Lewin

Gifte und Vergiftungen

Gifte und Vergiftungen

Lehrbuch der Toxikologie

Von Prof. Dr. med. Louis Lewin †

Mit 41 Figuren und einer farbigen Spektraltafel

6. Auflage

Karl F. Haug Verlag · Heidelberg

Die Deutsche Bibliothek – CIP-Einheitsaufnahme

Lewin, Louis:
Gifte und Vergiftungen : Lehrbuch der Toxikologie / von Louis Lewin. – 6. Aufl. – Heidelberg : Haug 1992
  ISBN 3-7760-1286-2

© der 5. Auflage 1962: Karl F. Haug Verlag, Ulm/Donau

Alle Rechte, insbesondere die der Übersetzung in fremde Sprachen, vorbehalten. Kein Teil dieses Buches darf ohne schriftliche Genehmigung des Verlages in irgendeiner Form – durch Photokopie, Mikrofilm oder irgendein anderes Verfahren – reproduziert oder übersetzt werden. Die Nutzung der Rechte für elektronische Datenträger obliegt den Übersetzern.
All rights reserved (including those of translation into foreign languages). No part of this book may be reproduced in any form – by photoprint, microfilm, or any other means without written permission from the publishers. The rights for translation into a machine language belong to the translators.

6. Auflage 1992 Karl F. Haug Verlag, Heidelberg
Titel-Nr. 2286 · ISBN 3-7760-1286-2

Gesamtherstellung: Pfälzische Verlagsanstalt, 6740 Landau/Pfalz

Inhaltsverzeichnis

Erstes Buch: Seite

    Die allgemeinen toxikologischen Erkenntnisgrundlagen 1
    Umfang und Bedeutung der Toxikologie 3
    Geschichte der Gifte. Ursachen von Vergiftungen 5
    Selbstmord und Mord durch Gifte 8
    Vergiftungsstatistik und benutzte Gifte 12
    Selbstmorde 13
    Die Begriffe „Krankheit", „Gift" und „Vergiftung" 14
    Die Gesetzgebung 15
    Krankheit und Vergiftung 17
    Bedingungen für die Wirkung von Giften 19
    Zustand des Giftes und seine angewandten Mengen 19
    Allgemein biologische, persönliche und Artverhältnisse in Beziehung
        zur Vergiftung 20
    Das Eindringen von Giften. Ihr Verbleib 21
    Individualismus und Giftwirkung 24
    Die Gewöhnung 28
    Die Wirkungsart der Gifte 31
    Die akute Entstehung der örtlichen Vergiftung. Nachwirkungen 33
    Die regelnden Vorgänge im Körper nach einer Vergiftung 34
    Das Erkennen der akuten und chronischen Vergiftungen am Lebenden
        und am Toten. Blutprüfungen 36
    Giftnachweis in der Leiche und in Giftresten 39
    Die Behandlung der Vergiftungen 44

Zweites Buch:

    Die organischen Gifte 53
    Ätzstoffe und gewebsentzündende Mittel 120
    Zusammenfassung der Grundwirkungen von Säuren und Ätzalkalien . . 123

Drittes Buch:

    Organische Stoffe 373

Viertes Buch:

    Giftige Pflanzen 589

Fünftes Buch:

    Tiergifte 935

Sechstes Buch:

    Metabolische Gifte 1013
    Sachverzeichnis 1043

Vorwort

Seit vielen Jahren ist dieses Werk völlig vergriffen. Andere Arbeitspläne waren zu verwirklichen, ehe ich mich dazu entschließen konnte, an eine Neubearbeitung zu denken. Das Material war mittlerweile auch so überaus stark angewachsen, daß Bedenken in mir wach wurden, ob ich im Stande sein würde, dasselbe zu bewältigen.

Ich überwand die Schwierigkeiten, von der Überzeugung getrieben, daß dieses Werk, in dem zuerst Gifte der gesamten Welt behandelt worden sind, und das auch durch die französische, von Gabriel Pouchet besorgte, Ausgabe die weiteste Verbreitung in der Welt gefunden hat, nicht aufhören dürfe.

Es ist zwar seit Jahren mehr oder minder skrupellos geplündert und z. T. so schamlos abgeschrieben worden, daß die Dreistigkeit dieser Plagiatoren ein Fernstehender nicht für möglich halten würde.

Die Ergebnisse einer Lebensarbeit: Fragen über die Wirkungsenergien vieler Stoffe, haben in diesem Werke ebenso einen Platz gefunden wie die Erforschungsergebnisse der tropischen Pflanzenwelt, für die mir das Material von Freunden oder Regierungen in Ostasien, Afrika, Amerika und Australien zuging, oder Erfahrungen über Vergiftungen durch chemische Stoffe, die mir als Gutachter für Gerichte, wie z. B. für das Reichsversicherungsamt, unterbreitet wurden, — alles dieses fand in dem Buche seine Stelle und gaben ihm seine besondere Signatur.

Gar manche hier zuerst formulierte Probleme sind von Anderen bearbeitet worden und haben zu Fortschritten in der Erkenntnis geführt. Es gibt deren noch viele weitere, die der Bearbeiter harren. Hunderte von Themen habe ich hier als solche gekennzeichnet, und vieler Arbeit wird es bedürfen, um sie ihrer Lösung entgegenzuführen. Zumal die Wirkungswunder der Pflanzenwelt sind unübersehbar und unerschöpfbar. Hier muß noch intensive Arbeitsleistung für das tiefere Erkennen einsetzen. Die Wege dazu sind in diesem Werke gekennzeichnet.

Berlin im Mai 1928.

Lewin.

Geleitwort

Lewins „Lehrbuch der Toxikologie" galt über Jahre und Jahrzehnte als das Standardwerk über Gifte und Vergiftungen, ein erstaunlich umfangreiches Werk, in welchem zum ersten Male die „Gifte der gesamten Welt" (so im Vorwort, 1928) behandelt wurden. Das Werk konnte im Jahre 1928 bereits seine fünfte Auflage erfahren und gilt auch heute noch – und nicht nur für Medizinhistoriker oder Pharmakologen – als vielbenutztes Nachschlagewerk. Hierbei ist freilich zu berücksichtigen, daß es den Forschungsstand des Jahres 1925 repräsentiert; auf nahezu allen angesprochenen Feldern ist die Toxikologie in den letzten 50 Jahren weitergekommen, hat neue Methoden entwickelt und neue Ergebnisse gezeitigt –; was an *Lewins* Werk nach wie vor bedeutsam blieb, das sind die Ausmaße seines enzyklopädisch ausgebreiteten Materials, das sind die Prinzipien seines ärztlichen Denkens und Handelns, nicht zuletzt auch die Maximen seiner ethischen Haltung.

Louis Lewin (1850–1929) hatte sich bereits durch sein Frühwerk über „Die Nebenwirkungen der Arzneimittel" (Berlin 1881) einen Namen gemacht. Unvergessen blieb sein berühmtestes Werk: „Die Gifte in der Weltgeschichte" (Berlin 1920). Nach eigenen toxikologischen und ethnologischen Untersuchungen publizierte er 1923 „Die Pfeilgifte" und 1924 die „Phantastica", eine Monographie über narkotisierende Drogen. Nicht von ungefähr galt für *Lewin* die Lehre von den Giften als „der Angelpunkt der Medizin". Toxikologie im weitesten Sinne bildete für ihn „die Lehre vom Leben unter bekannten krankmachenden Bedingungen" – ein auch heute noch attraktives Programm!

Lewin selbst verstand sein Werk, das die Matrix aller toxischen Phänomene repräsentiert, als eine Pionierleistung, die auf weitere Forschung dränge; vor allem die „Wirkungswunder der Pflanzenwelt" seien in ihrer unübersehbaren Fülle noch längst nicht erschöpft. Als eine Fundgrube des Wissens und als Wegweisung der Forschung – und weniger als Rezeptbuch für den heutigen Alltag – findet das Werk denn auch heute noch ein auffallend breites Interesse, nicht nur bei Pharmakologen, Arbeitsmedizinern und Umwelthygienikern, sondern auch bei Immunologen und Ethnologen, nicht zuletzt bei aufgeschlossenen Phytotherapeuten. Und so rechtfertigt sich auch 65 Jahre später noch eine Neuausgabe dieses erstaunlichen Werkes.

Heidelberg, im Herbst 1992   *Prof. Dr. med. phil. Heinrich Schipperges*

Erstes Buch.

Die allgemeinen toxikologischen Erkenntnisgrundlagen.

Umfang und Bedeutung der Toxikologie.

Die Lehre von den Giften ist innig verknüpft mit dem Tun und Leiden des Menschen. Sie kann als der Angelpunkt der Medizin bezeichnet werden. Ihren Umfang und ihre Bedeutung erkennen nur wenige. Man sieht nicht, wie bedeutungsvoll die Gifte auch in das Leben der Völker schon zu einer Zeit eingegriffen haben, in der man viel weniger kompliziert in den individuellen Bedürfnissen und der Bewertung des Lebens als heute war, und aus Mangel an Wissen will die Erkenntnis noch nicht wachsen, daß sie gerade jetzt den Gegenstand emsigsten Studiums bilden müßte, wo ihre Verwendungen sichtlich von Tag zu Tag zunehmen, und wo es z. B. nur wenige Betriebe gibt, die den Menschen mit Gegenständen für sein Leben versorgen, in denen nicht Gifte Benutzung finden. In kleinen Werkräumen und in den mächtigen Hallen der Großindustrie müssen Menschen damit arbeiten, und aus jenen Räumen strömen viele giftige Erzeugnisse wieder hinaus in die Lebensflut, in die Hände der Menschen zu weiterer Bearbeitung oder zu persönlichem Gebrauch oder Mißbrauch. Ihre chemische Energie wird ausgenutzt, gleichgültig, ob auf dem Gebiet der Technik oder der Medizin oder des Verbrechens. Für alles, was mit solcher Energie versehen ist, reift der Tag, wo ihm der Verwendungszweck ersteht.

Allem Ermessen nach ist auch die Energie, die wir als toxische bezeichnen, eine chemische. Die Erkenntnis kommt jetzt, daß die Zahl der Giftenergien fast unübersehbar groß sein muß. Jede neue Vermutung, die in bezug auf die Gifteigenschaft eines Stoffes aufkommt und gewöhnlich vorerst bezweifelt wird, hat bereits eine gewisse positive Unterlage, und die Vermutungen werden zu Wahrscheinlichkeiten oder Gewißheiten, wenn sie sich häufen.

Die Erfahrung ist, soweit Vergiftungen von Menschen in Frage kommen, sicherlich die beste Lehrmeisterin. Denn abgesehen von allem anderen liefert sie die Erkenntnis, die das Tierexperiment allein nicht zu liefern vermag. Sie lehrt z. B. alle jene Störungen erkennen, für die es keine sichtbaren körperlichen Unterlagen gibt, die zahlreichen Störungen in den Funktionen des Nervensystems, die dem Menschen wohl noch die Arbeit gestatten, wenn Wille oder Notwendigkeit es erheischen, ihn aber trotzdem minderwertig sein lassen und die frische, freie Entfaltung seiner körperlichen, seelischen und geistigen Kräfte hindern.

Die Toxikologie im weitesten Umfange ist die Lehre vom Leben unter bekannten krankmachenden Bedingungen. Eine sehr lange Erfahrung und viel Wissen gehören dazu, um nicht nur die zahlreichen Variationen der so gestörten Lebensvorgänge ursächlich richtig einzuschätzen, sondern auch um die krankmachenden Bedingungen in ihrer Tragweite in chemischer, physikalischer und medizinischer Hinsicht zu beurteilen. Derartige intime Kenntnisse können nicht von heute auf morgen erworben werden, weil es außer den größten Abänderungen der normalen Lebensvorgänge durch Gifte noch viel zahlreichere und gefährlichere gibt, die still und langsam in den Mahlgängen der Körpermühle entstehen, die der Wissende trotzdem schon früh zu erschließen vermag, und die später erst als grobe Leistungsstörung zutage treten — oft erst, wenn Abhilfe zu spät ist.

Die toxikologische Erkenntnis ist für einen sehr großen Teil menschlichen Lebens bedeutungsvoll, weil zahlreiche Einwirkungsmöglichkeiten von Giften auf Menschen bestehen. Zeugt doch auch die belebte Natur Tausende von solchen, die an und in den menschlichen Leib als Schädlinge gelangen können, von den niedersten Pilzen an, die als Gifterschaffer Krankheit und Verderben den Menschen bringen, bis zu den hochorganisierten Giftpflanzen, und von den einzelligen Lebewesen tierischer Art bis zu dem in seinem chemischen Bau so vollendet zweckmäßigen Gifte der Schlangen. Und wie in der belebten, so drohen Gifte mit der Verwirklichung ihrer Energie auch in der unbelebten Natur, vom Bergschacht an, in dem Nützliches, aber auch Giftiges gefördert wird, bis zu den Gasen, die hier und da der Erde entquellen, bis zu den Stätten, in denen die Mineralprodukte Verarbeitung finden, oder anderen, in denen der menschliche Geist neue ersinnt und gewinnt. Man kann es als Wahrheit aussprechen, daß die Giftigkeit der meisten solcher Erzeugnisse die Regel und die Nichtgiftigkeit die Ausnahme ist.

Derartige Schädlichkeiten müssen der Erkenntnis ihres körperschädigenden Einflusses oder der Verhütung ihrer verderblichen Energiebetätigung nach beurteilt werden. Dies ist nicht immer leicht, weil die Schädigungen selbst nicht immer gleich auszusehen brauchen. Es gibt hier keine starren Gesetze der Erscheinungsformen. Kann doch sogar die Verwirklichung der Vergiftungsgefahr selbst in weiten Grenzen so schwanken, daß auch der klügste Verstand unfähig ist, auch nur einen kleinen Teil der Möglichkeiten auszudenken, wie sie sich zu vollziehen vermag. So kommt es, daß man auf den oft so unzuverlässigen Induktionsschluß angewiesen ist, wenn man die Wahrheit bei einem bestimmten Geschehnisse, das den Menschen betroffen hat, feststellen will. Die Sicherheit dieses Schlusses wächst mit der Zahl der sicheren Schlußglieder. Aber selbst wenn deren hundert oder tausend vorhanden wären, wenn zum Beispiel hundert- oder tausendmal die Beschäftigung mit einem Gifte keinen Schaden erzeugt hätte, wer wollte von vornherein leugnen, daß nicht auch einmal Vergiftung bei einem solchen Tun eintreten und den leugnenden Induktionsschluß aufheben könnte?

Geschichte der Gifte. Ursachen von Vergiftungen.

Durch Sage und schriftliche Überlieferung ward uns schon aus den ältesten Zeiten des Menschengeschlechtes Kunde von gewissen, in der Natur sich vorfindenden Substanzen, die im Gegensatz zu mechanischen äußeren Einwirkungen imstande sind, nach innerlicher Beibringung in kleinen Mengen die Gesundheit zu schädigen. Nur wenige bevorzugte Individuen kannten anfangs diese Stoffe und ihre Eigenschaften. Mit dem Fortschreiten der Naturerkenntnis mehrten sich die Zahl solcher verwendeten Substanzen und die Giftkundigen. Priester und Herrscher waren gewöhnlich die Träger solchen Wissens, aber auch alle jene, die, in der freien Natur lebend, die Eigenschaften der Kräuter durch Zufall oder durch die Abneigung der Tiere dagegen kennen lernten. Im Laufe der Zeit wurde die Giftkunde bei zivilisierten Völkern verallgemeinert und auch praktisch verwertet. Athen wählte den Schierlingssaft als Todesstrafe für seine Staatsverbrecher, und schon viel früher scheint nach dem Papyrus Ebers in Ägypten die Blausäurevergiftung (durch Pfirsichkerne) eine Strafart gewesen zu sein. Schon um das Jahr 404 vor der jetzigen Zeitrechnung haben die dreißig Tyrannen in Athen den Schierlingstod an ihren Widersachern strafrechtlich vollziehen lassen. Diese Strafe war in der damaligen Welt bekannt und verabscheut: „Der Schierling ist auch ein Gift, verhaßt durch den Gebrauch, den man in Athen davon machte, um Verbrecher zu töten"[1]. Diodor nennt diese Strafart eine „vaterländische Sitte". Durch sie starben viele bekannte Männer, z. B. Phokion und einer seiner Freunde, Theramenes, und vor allem Sokrates. Noch im fünfzehnten und sechzehnten Jahrhundert scheinen nach noch vorhandenen Rechnungen in der Schweiz Gifte an Verurteilten verwendet worden zu sein[2].

In weitem Umfange benutzen Völker Gifte, um **Pfeile und andere Waffen verderblicher zu machen**. Wahrscheinlich taten es schon Urmenschen.

Die aus Knochen oder Renntierhorn gefertigten Speerspitzen des Menschen aus der Madeleine-Epoche besitzen Kerbe, die nicht als Zierrat, sondern als Giftbehälter aufgefaßt werden. Sie sind übereinander transversal, in fast gleichen Zwischenräumen angeordnet.

Dieselbe Deutung lassen die gewellten Furchen zu, die an manchen derartigen Waffenspitzen ihrer Länge nach verlaufen. So fand man z. B. in der Höhle von Massat (Ariége), in der sich Knochen von Nagern, Wiederkäuern, Fleischfressern, Bären, Hyänen, Tigern oder Löwen neben Topfscherben, Kohlen und menschlichen Zähnen befanden, auch mehrere Pfeile aus Tierknochen, an denen Rillen ausgehöhlt waren. Und in der Höhle von Excideuil in der Dordogne wurde ein 14 cm langer Pfeil entdeckt, der auf jeder seiner Flächen eine tiefe Rinne aufwies. Man kennt auch Harpunenspitzen aus dem gleichen Material, die seitlich mit Widerhaken versehen sind, von denen ein jeder eine in seiner Mitte ver-

---
[1] Plinius, Historia naturalis, lib. XXV, cap. 13.
[2] L. Lewin, Gifte in der Weltgeschichte 1920.

laufende, sauber gearbeitete, feine Rinne hat, die sehr wahrscheinlich Gift in sich zu bergen bestimmt war. (Fig. 1—3.)

Das sahen auch jene Urmenschen ein, daß der Pfeil, der an sich das Opfer nur verwundet und selten einmal sofort tötet, das letztere bewirken kann, wenn ein geeignetes Gift seiner Spitze anhaftet. Ein dadurch verendetes Tier bleibt, nachdem die Umgebung der vergifteten Pfeilwunde herausgeschnitten ist, meist noch genießbar — auch das hatten jene Menschen in der Zeiten Lauf herausgefunden. Nur winzige Mengen gewisser solcher Gifte reichen zum Töten aus, so daß, selbst wenn die Verteilung im Körper eine gleichmäßige wäre, durch Verzehren der Muskulatur Menschen nicht vergiftet werden können. Was einst Scythen, Parther, Gallier, Germanen hierin vollbrachten, was noch in Europa bis zum fünfzehnten Jahrhundert vereinzelt geübt wurde und heute in Afrika, Amerika und Ostasien geleistet wird, ist jetzt, auch in der Erkenntnis der verwendeten Gifte selbst, zum größten Teil kein Geheimnis mehr.[1]) Der große Krieg hat Gifte als Vernichtungsmittel neu aufleben lassen. Meine Stellungnahme hierzu ist bekannt.[2]) Ich halte diese Verwendung für unmoralisch. Daß ein trotz allen zivilisatorischen Schliffes im Wesen so rohes Volk wie die Römer, wie lange vor ihnen Juden und andere Völker des Orients, Gifte als Waffe verabscheuten, entsprang dem richtigen menschlichen Empfinden, in diesen Mitteln etwas Gesittungsfremdes zu erblicken. Feldherren, Dichter, Philosophen und Geschichtsschreiber konnten kaum genug warnende und verurteilende Worte finden, um schon nur den Gedanken als Beleidigung menschlicher Würde und Gesittung zurückzuweisen, daß man seinen Feind durch heimlich beigebrachtes Gift oder im offenen Kampfe durch den schwirrenden Pfeil als Giftträger töten sollte. Dies überließ man Verbrechern, die dafür mit ihrem Leben büßten, oder Barbaren, vor deren Tun man Abscheu, aber auch Furcht empfand.

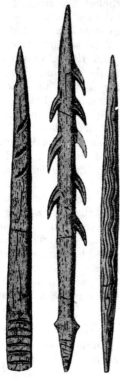

Fig. 1. Fig. 2. Fig. 3.
Fig. 1. Spitze eines Spießes aus Renntierhorn mit Kerben für Gift. Magdalenen-Epoche. Etwa ¹/₂ nat. Größe.
Fig. 2. Harpunenspitze aus Renntierhorn mit gerinnten Widerhaken als Giftträger. Etwa ¹/₂ nat. Größe.
Fig. 3. Speerspitze aus Renntierhorn mit gewellten Furchen für Gift. Etwa ¹/₂ nat. Größe.

Nennt man die Betätigung des Erreichungswillens Kriegsnotwendigkeit, so kann damit, wie es tatsächlich auch in neuester Zeit geschehen ist, alles, selbst das als erlaubt bezeichnet werden, **was bisher als schimpflich und gesitteter Menschen unwürdig selbst bei denen galt**, die ein schnelles Erreichen des Kriegszieles unter

---

[1]) L. Lewin, Das Hauptwerk: Die Pfeilgifte nach eigenen toxikologischen und ethnographischen Untersuchungen, Leipzig 1923.
[2]) Vergl. L. Lewin, Gifte in der Weltgeschichte 1920, S. 65.

energischster Ausnutzung aller zulässigen Kriegsmittel ohne Rücksicht auf die Zahl der Menschenopfer zu verwirklichen bestrebt waren. Selbst dabei kann Menschlichkeitsgefühl walten. Am besten hat dies Moltke mit dem Ausspruch gekennzeichnet: Die größte Wohltat im Kriege ist seine schnelle Beendigung. **Dafür müssen alle nicht geradezu verwerflichen Mittel freistehen.**

Gäbe es keine anderen Gründe für die Zurückweisung von Giften als Kampfmittel, **so wäre es die Erkenntnis, daß der menschliche Geist Mittel ersinnen kann, um sich vor der rohen Gewalt jeder anderen Art von Kriegsmitteln in irgendeinem Umfange dinglich zu schützen oder ihr moralisch gewappnet entgegenzutreten, es aber, wie die Dinge wirklich liegen, dem Giftbedachten, und, wenn es sich z. B. um giftige Gase handelt, sehr oft auch dem Giftwerfenden trotz Maske und trotz Atmungsapparat schwer oder unmöglich ist, dem ausgesandten und ihn treffenden Gift bzw. dessen Wirkungsfolgen zu entgehen,** daß sogar schwere Körperverletzungen durch mechanische Gewalt, wie Herz- und Gehirnschüsse, noch ein medizinisches Eingreifen mit der Hoffnung auf einen Erfolg zulassen, daß aber das Schicksal des Vergifteten nicht nach Wunsch und Willen wesentlich beeinflußbar ist. Dies gilt sowohl für die akuten Folgen der Vergiftung als auch für die Nachleiden. Ich habe genug davon in meinem Leben zu sehen bekommen und auch von der Ratlosigkeit von Ärzten in der Vornahme des Notwendigsten, um mein Urteil für sicher auszugeben. Man braucht nur an die sogenannten Gegengifte, deren Wesen und Bedeutungslosigkeit ich an anderer Stelle geschildert habe, zu denken, um den Beweis dafür zu haben, daß viele Ärzte und immer Laien ihre Hoffnungen auf Hilfe bei Vergiftungen an dieses Schema hängen und meistens darüber unterlassen, Wichtigeres zu versuchen.

Ließen einem von Wunde und von Gift im Kampfe akut Heimgesuchten die erstere noch die Hoffnung auf Erhaltung des Lebens, so unterliegt er dem letzteren, ungreifbaren, unbindbaren, nach einem nur selten erkennbaren Plane im menschlichen Körper wirkenden. **Wer bewußt dies herbeizuführen bestrebt ist, handelt, nach dem Empfinden unzähliger Menschen der Vergangenheit und der Gegenwart, grausam und tückisch.** Er ist unhuman und unzivilisiert, weil er sich mit dem zu erstrebenden Erfolge, den Gegner kampfunfähig zu machen, nicht begnügen, sondern unter allen Umständen töten will. **Gifte sind illoyale Waffen,** und wer sie, in der Absicht, mit ihnen dem Gegner einen vernichtenden Schaden zuzufügen, anwendet, ist ein illoyaler Feind, der sich außerhalb des Gesetzes stellt. Der Begriff der illoyalen Waffe braucht ebensowenig begrifflich umgrenzt zu werden, wie der des Meuchelmordes, des Treubruchs, des Diebstahls oder der Notzucht. Würden einst die Menschen der Stimme ruhiger Prüfung und leidenschaftsloser, edler Empfindung Gehör geben — was leider undenkbar ist —, dann würde Scham sie ergreifen ob alledem, was unter so mannigfachen Deckmänteln an Häßlichstem im Kriege verübt worden ist, vor allem mit der entehrenden Waffe Gift. Für keinen Zweck haben Gifte, Menschen gegenüber, die Berechtigung einer beabsichtigten Verwendung als Zerstörer der Gesundheit und des Lebens. Nichts, selbst nicht die Notwehr, gestattet und entschuldigt hierfür ihren Gebrauch. Sie sind nun einmal in der Welt wie mancher andere unheilvolle Energieträger, den man missen möchte, an dem aber nicht alles jene Häßliche haftet, wie an ihnen, wenn das dringende Wollen der Menschen sie zu Tod und Verderben bestimmt. Hierfür haben sie keine Daseinsberechtigung.

Selbstmord und Mord durch Gifte.

Auch die bewußte freiwillige Lebensbeendigung fand ihr Erfüllungsmittel in Giften. Seit der erste Mensch der Lebensverzweiflung entfliehen, der Not aus Krankheit, Bedrückung, Schicksalstücke, seelischer Erschütterung oder aus Ekel vor seinen Mitmenschen, oder der Nutzlosigkeit und Inhaltslosigkeit seines eignen Daseins ein Ende bereiten wollte, beginnt ein unübersehbarer Millionenzug der durch Selbstvergiftung Dahingegangenen. Im Leben hoch und niedrig Stehende, solche, die als Schatten durch die Welt zogen oder als Leuchtende der Menschheit Befreiung oder Erkenntnis brachten oder als Unterdrücker und Peiniger schwer auf ihr gelastet, ihr Verderben und Tod gebracht haben, sind in diesem Todeszuge. Und die Kurve steigt und steigt in unserer Zeit als Nachkriegssymptom so hoch, wie auch Erfahrene es zuvor nicht für möglich gehalten haben würden.

Früh schon sind betäubende Mittel für diesen Zweck verwendet worden, vor allem Opium, das den Tod mit dem Schlaf vermählt, „die finstere Nacht auf das Haupt sich senken läßt" und allen Nöten ein stilles Ende bereitet. So tötete sich damit der Vater des Konsulars Licinius Caecina in Spanien aus Lebensüberdruß und nach ihm Hunderttausende in dem Lauf der Zeiten.

Aus irgendeiner Quelle floß solches Gift, nicht selten auch aus ärztlicher, trotz des Eides der Asklepiaden: „auch auf Bitte niemand ein tödliches Gift zu gewähren". Um sicherzugehen, erfand man sogar Kombinationen von Opium mit anderen Stoffen, z. B. dem Schierling. So war schon im Jahre 370 v. Chr. eine Mischung von Opium mit Schierlingssaft bekannt, die zweckmäßig den Todesschrecken fernhält und die Gehirnstelle, von der aus die Atmung reguliert wird, lähmt.

Das Hinüberschlafen in den Tod ist Wunsch und Ziel von vielen in unserer Zeit. Opium und Morphin, Veronal und ähnlich wirkende Stoffe, Gase, wie Kohlenoxyd und andere das Bewußtsein schnell beseitigende, werden von Unterrichteten, Ätzgifte oder Arsenik und andere Peiniger des Leibes von Unwissenden verwendet, denen nur der Begriff Gift, der sich mit solchen Stoffen verbindet, Leiter in der Wahl ist.

Eine Besonderheit bot die an einigen Orten im Altertum zutage tretende Bezugserleichterung von Gift. So soll in Massilia, dem heutigen Marseille, und auf der Insel Cea die Gewohnheit bestanden haben, Lebensüberdrüssigen und in Körpernot befindlichen Menschen das freiwillige Sterben dadurch zu erleichtern, daß ihnen behördlicherseits Gift auf ihren Antrag geliefert wurde, wie es scheint, Opium und Schierling. Die Begründung für ein solches Vorgehen gab schon vor über 2200 Jahren Menander in den Worten: „Nicht lebe schlecht, wer gut nicht zu leben vermag."

Mit dem Wachsen und der Verbreitung der Giftkenntnisse konnte die Verwendung der einzelnen Stoffe auch zu **verbrecherischen Zwecken** nicht unterbleiben. Giftmorde über Giftmorde zu allen Zeiten und trotz aller, auch der schwersten, Leibes- und Freiheitsstrafen, in allen Landen, überall auf dem Erdballe, wo Gift wächst, wo Gift in irgendeiner Form erlangbar ist. Ihre Verüber und Erdulder: Kaiser und Könige, Vertreter von Republiken, Päpste und Kardinäle, alle, die Macht besaßen, sie vergrößern oder erlangen wollten und nur über Giftleichen unauffällig zu ihr gelangen konnten, Männer und Frauen, Haß- und Rachsuchterfüllte, Knechtende und Geknechtete, Habsüchtige, denen dieser Weg zum Erlangen von Besitz und Stellung in der Welt der bequemste und sicherste erschien.

Besonders Frauen haben sich bis in unsere Zeit hinein — oft aber auch aus einem sadistischen Lustgefühl heraus — als Lebenszerstörerinnen durch Gift erwiesen[1]. Diese Erscheinung läßt sich von der sagenhaften Epoche des Menschengeschlechts bis in unsere Zeit erkennen, von der Hekate, Medea, Kirke, Dejanira bis zu der Marquise von Brinvilliers, zu der Tofania und zu den modernen Typen der Giftmischerin Koenig, die 21 Morde mit Arsenik, der Gottfried, die 15 Morde und 15 Mordversuche, der van der Linden, die von 1869—1885 23 Morde und 50 Mordversuche, und der Jeanneret, die in drei Monaten 6 Morde mit Atropin vollzogen hat.

Giftmorde gehören zu den nicht aussterbenden Übeln dieser Welt, weil die Beweggründe, aus denen sie geboren werden, zum Menschentum gehören. Sie stellen ein Stück seiner Nachtseiten dar, das verdammenswerteste, weil es Verbrechen und das größte Ausmaß von Feigheit in sich vereint. Was die Blätter der Geschichte davon künden, das habe ich zum ersten Male kritisch und vollständig dargestellt[2] und damit die Möglichkeit geschaffen, in das unheimliche Walten der Gifte in der Welt von einst bis zu jetzt einen vollständigen Einblick zu gewinnen.

Erschütternde Formen nahmen zu Zeiten jene **Massenvergiftungen** an, die darauf hinausliefen, Eingeborene in fernen Erdteilen auszurotten, um ihr Land zu bekommen. In den Wüsten Utahs vergiftete man Brunnen mit Strychnin, in Australien gab man bettelnden Maori Mehl mit Arsenik und in Brasilien sollen Portugiesen die Kleider von Scharlach- und Blatternkranken auf das Gebiet der Eingeborenen gelegt haben, um die Seuchen unter ihnen zu verbreiten. In Feuerland sollen landgierige Ansiedler die Indianer, die Ona und andere durch große Fleischstücke, die mit Strychnin vergiftet waren, getötet haben.

Berufsmäßige Vergifter gibt es auch fernab von der Zivilisation. Ihr Tun wirft ein Licht auf die Entwicklung der Vergiftungskunde. Schon Humboldt gibt an, daß Vergiftungen von Otomaken dadurch bewerkstelligt würden, daß der Vergifter mit dem gespitzten und unterwärts Curare enthaltenden Daumennagel sein Opfer verletze. Ich halte den Erfolg für möglich. Im Distrikt von Lamas in Peru bringt der Vergifter das unter dem langen Daumennagel gehaltene Gift in das gegorene

---

[1] L. Lewin, Die Gifte in der Weltgeschichte, X. Buch, S. 363.
[2] L. Lewin, ibid.

Getränk aus der Yuccawurzel. Am Amazonas gibt es Weiber, Feiticeiras, die giftige Pflanzen kennen und Menschen damit krank machen, gewöhnlich aus Eifersucht. Es erinnert an die Verwendung des Nessusgewandes, wenn von einem solchen Weibe berichtet wird, daß sie die Wäsche einer Dame mit dem scharfen Safte einer Arum-Art bespritzt und dadurch Hautentzündung hervorgerufen habe.

Auf Jamaika kommen Vergiftungen durch O b e a h - oder O b i männer vor, die zu einer religiösen Sekte gehören. Sie sollen ein Herzgift unter dem scharf zugeschnittenen Fingernagel tragen, mit dem sie beim Handgeben verletzen. Neben Pflanzengiften sollen hierfür auch Tiergifte, z. B. von Skorpionen oder Schlangen, benutzt werden.

In den Nordwest-Provinzen von Indien kommen absichtliche Vergiftungen mit gepulverter Datura in Wirtshäusern zu Betäubungs- und Beraubungszwecken vor. Das gleiche soll sich gelegentlich in entlegeneren Teilen Chinas gegenüber Reisenden vollziehen.

Gewohnheitsmäßiges Vergiften wird auch aus den Fidschiinseln durch die giftkundigen „Todesmänner", „Matai-nimate" berichtet.

Im Bismarck-Archipel sind Giftpflanzen bekannt und dienen gelegentlich dazu, einen Feind aus dem Wege zu räumen. Aus neuester Zeit wird von der Nordküste Neu-Pommerns die folgende Unterhaltung in Pidjin-Englisch mitgeteilt: Ein Häuptling wird den Forschungsreisenden vorgestellt: „Dies ist der große Häuptling Mone: S'posed Mone he speak „fight-fight; s'posed he speak „poison-poison . . .", d. h. Wenn Mone befiehlt, es sei Krieg, dann wird Krieg; wenn er spricht, e s w e r d e m i t G i f t g e m o r d e t, wird mit Gift gemordet.

Reichlicher ereignet sich dies in Afrika. Im Westen, in dem Gebiete von Groß-Bassam soll das Gift, unter dem Daumennagel der linken Hand verborgen, in das Trinkgeschirr gelassen werden. In Nord-Rhodesia lassen Vergifter das Gift in Bier gelangen.

Bei den Ngangela in Angola spielen Pflanzengifte, aus den östlichen Gebieten der Tjivokve bezogen, eine gewisse Rolle. Sie werden dem Maisbier beigemischt. Wird einem dieses Getränk angeboten, so trinkt stets der Geber zuerst aus der Kalebasse, um zu beweisen, daß kein Gift darin ist. Der Vergifter bringt es aber doch fertig. Das Gift wird dann unter dem Nagel des Daumens aufbewahrt, der beim Halten des Gefäßes über den Rand hinweg unauffällig in das Maisbier getaucht wird. Der Tod tritt meistens nach 24 Stunden unter heftigen Krämpfen ein.

Aus dem Lande der Dju-Dju in Westafrika ist jetzt gleichfalls der Vergiftungsgebrauch durch heimlich beigebrachte Gifte bekanntgeworden.

Auf Madagaskar vergiften Betsimiraraka-Frauen durch den Saft des „Azuru", wonach Krämpfe, Wahnsinn und Tod entstehen.

Noch aus der neuesten Zeit wird mitgeteilt, daß auf der Insel Pemba, nördlich von Zanzibar, von „Zauberern" Gift zu Tötungszwecken reichlich verwendet werde, z. B. das von der bohnengroßen Protuberanz an der Frucht des „Kirosko-Baumes" stammende.

Unter dem Scheine der Rechtlichkeit werden ferner in Nordwestafrika und in anderen afrikanischen Gebieten Gifte, meistens Erythrophlaeum guineense[1]), für die sogenannten Gottesurteile (Ordalien) noch immer verabfolgt. Meistens stirbt das Opfer.

---

[1]) L. L e w i n , Archiv f. path. Anatomie. 1888, Bd. CXI.

Abtreibung. Zu den am häufigsten verwendeten Giften gehören die in allen Weltteilen und zu allen Zeiten für den Zweck der **Abtreibung** benutzten[1]). Wie viele Früchte dadurch nicht zur Entwicklung gelangen, sondern aus dem Dunkel der Gebärmutter in das Dunkel des Todes wandern, kann man nur ahnen. Die Zahl muß — allein in großen Städten — nach vielen Tausenden jährlich gerechnet werden. Aus dem Mineral- und Pflanzenreich, von Tiergiften, ja sogar von Infektionskrankheiten, wie Variola, wird hierfür Gebrauch gemacht. Sehr oft wird nicht nur der Embryo, sondern auch die Mutter ein Opfer des genommenen Giftes. Dadurch steigt der Menschenverlust auf der Welt noch weiter um ein Beträchtliches.

Krankheit und Vernichtung als Vergiftungsfolge spielen sich — mit dem Steigen der Industrie und Technik parallel laufend — überall da ab, wo chemische Stoffe mit Giftcharakter nicht mehr entbehrt werden können.

Betriebsgifte. Eine unheilvolle Rolle spielen **Betriebsgifte** oft auch in nicht rein chemischen Betrieben, wo Laien an Giftwirkungen auf den Menschen nicht denken. So fordert dieses Gebiet in unserer Zeit eine ganz besondere Beachtung, weil die Verursacher von Unfall- und Betriebsvergiftungen[2]) nach Hunderten zählen und besonders deswegen, weil dadurch auch chronische Krankheiten erzeugt werden können, z. B. Geschwülste, die man früher als durch Gifte nicht erzeugbar ansah.

Zufallsvergiftungen durch Unvorsichtigkeit (Einatmung giftiger flüchtiger Stoffe) oder **Verwechselung von Medikamenten** seitens der Arzneiabgeber, oder durch zu hohe Dosen seitens der Ärzte (Digitalis, Morphin, Karbolsäure, Belladonna u. a. m.), Vergiftungen durch Verwechselung giftiger mit ungiftigen Stoffen und Pflanzen (Schierlingswurzel mit Petersilie, Sellerie usw.) und besonders ökonomische Vergiftungen durch Nahrungs- und Genußmittel, zumal eiweißartiger Natur (Fleisch, Wurst, Fische, Käse, Büchsengemüse u. a. m.), die in irgendeiner Weise verdorben sind, d. h. bei dem chemischen Zerfall giftige Produkte haben entstehen lassen, oder von krankmachenden niederen Pilzen befallen wurden, oder Nahrungsmittel, in die giftige Produkte gelangt sind, z. B. Brot mit Mutterkorn, erzeugen meiner Überzeugung nach überaus häufig Krankheiten, die der Ursache nach schwer oder gar nicht erkannt werden können. Leiden, die akut oder chronisch auch in den Tod verlaufen, sind auf diesen Entstehungsgrund zurückzuführen. Und nach Tausenden zählen jährlich die Opfer, die in den Tropen **Tiergifte**, zumal das Gift der Schlangen, fordern. Und noch viel mehr von Vergiftungsursachen ließe sich anführen, z. B. die Giftverwendung zu Simulationszwecken, wie des chronischen Gebrauchs von Digitalis und Essig, oder von Urotropin, um Störungen im Harnapparat einschließlich der Hämaturie, oder von Pikrinsäure, um Gelbsucht vorzutäuschen.

Chronische Vergiftungen können sich als Folge von **akuten** herausbilden (Blei, Quecksilber, Arsen usw.), aber auch durch **lang-**

---

[1]) L. Lewin, Die Fruchtabtreibung durch Gifte und andere Mittel. Vierte Auflage. Berlin 1925.
[2]) L. Lewin, Obergutachten über Unfallvergiftungen, Leipzig 1911.

same, zufällige (Arsen, Quecksilber usw.) oder gewerbliche (Chlor, Phosphor, Blei, Braunstein, Kohlenoxyd, Anilin, Blausäure und hunderte anderer) oder verbrecherische (Arsen, Kalomel bei Kindern, um den Anschein sommerlicher Brechdurchfälle hervorzurufen, Engelmacherei). Auch der zu lange arzneiliche Gebrauch mancher Stoffe, wie der Digitalis, des Silbernitrats (Argyrie) usw., und der absichtliche von Giften als Genußmittel (Morphin, Kokain, Cannabis indica usw.) erzeugt chronische Vergiftungen.

Zu Mordzwecken werden gar nicht selten Stoffe beigebracht, von denen man nicht begreift, wie sie, ohne die Opfer zu warnen, in den Magen gelangt sein können. So wurde z. B. im Jahre 1905 in Berlin Lysol fünfmal für Mord benutzt. Auch das so überaus bittere Strychnin ist für diesen Zweck verhältnismäßig oft, noch bis in die letzte Zeit hinein, Menschen beigebracht worden, ebenso das Sublimat. Die Verdeckungsversuche des Geschmacks und der Reizung von Zunge und Mundschleimhaut versagen bei solchen Substanzen. Oft ist ein außerordentliches Raffinement in der unauffälligen Beibringungskunst entwickelt worden, z. B. Nieswurz in Speisen, Kokkelskörner in Sauerkraut, Morphin in Glühwein, Bilsenkrautsamen in Punsch, Strychnossamen in Bratensoße usw.

Gegengifte. War und ist die Not der Vergiftungen groß, so wächst damit auch das Bestreben, ihrer Herr zu werden. Man suchte stets nach Gegengiften, die an sich schon aus biologischen Gründen eine Chimäre sind, an die aber auch heute noch viele glauben, und die, wenn man sie an Menschen offiziell anwandte, das Schicksal der Versuchsobjekte von vornherein besiegelten. So berichtet Matthiolus, wie auf Befehl des Papstes Clemens VII. im Jahre 1524 auf dem Kapitol ein angebliches Gegengift, das Gregorius Caravita, entdeckt zu haben glaubte, an zwei Räubern versucht worden ist. Beide starben, wie nicht anders zu erwarten war. Und gleiche Versuche mit dem gleichen Mißerfolg machte Matthiolus im Jahre 1561 in Prag. Ebenso verlief ein auf Geheiß Karl IX. von Frankreich vorgenommener Versuch.

So zeigen sich schon an den vorstehend geschilderten Ursachstypen Umfang und Bedeutung der Gifte für die Menschheit. Von den vielen Unbilden, von denen diese heimgesucht werden, sind Gifte mit die schwerwiegendsten.

Vergiftungsstatistik und benutzte Gifte.

Eine, die Wahrheit auch nur ahnen lassende Statistik der Vergiftungen, selbst für einzelne europäische Länder, wie Deutschland, Frankreich oder England, zu geben, ist aus Gründen unmöglich, die ohne weiteres aus den geschilderten Ursachen ihrer Entstehung einleuchten. Ein verschwindend kleiner Bruchteil der akuten und noch weniger der chronischen Vergiftungen kommt zu öffentlicher Kenntnis. Nur ein allwissender Geist könnte jene Tausende und Abertausende von Dramen, die sich fern von der Öffentlichkeit als Giftkrankheit oder Gifttod abspielen, wissen. Selbst die Giftopfer eines Krieges ließen sich, einschließlich derer, die durch die Gase krepierter Geschosse im Kriege zugrunde gegangen sind, nicht zahlenmäßig feststellen, z. T. schon deswegen nicht, weil bei den meisten der Feststeller das erkennende toxikologische Wissen fehlt. Ich habe in dieser Hinsicht einiges während des Krieges erlebt.

Was an Vergiftungen durch Abtreibung oder in Betrieben, oder durch unglückliche Zufälle und durch Verbrechen oder Selbstmord amtlich bekannt wird, stellt, meiner Schätzung nach, etwa ein Fünftel der Wirklichkeitsverhältnisse dar.

Selbstmorde.

Ein besonderes Interesse in dieser Beziehung haben die durch Gift herbeigeführten Selbstmorde. Worauf ich schon vor dreißig Jahren hinwies, nämlich das Wachsen der Verwendung narkotischer Stoffe für diesen Zweck, das zeigt sich jetzt deutlich in weiterem Fortschreiten: Diese Vergiftungen überflügeln in allen Ländern alle anderen an Zahl und werden nur teilweise öffentlich in Rechnung gestellt. Der Gründe hierfür gibt es viele, z. B. das Widerstreben der Angehörigen, einen Selbstmörder in der Familie gehabt zu haben. Deswegen werden viele Giftselbstmörder mit der Kennzeichnung des tödlichen Krankheitsausganges, aber nicht mit der Angabe der wahren Todesveranlassung begraben.

Zur Charakterisierung des Wachsens dieser Vergiftungen mögen die folgenden amtlichen Angaben dienen:

Noch um die Wende unseres Jahrhunderts überschritt in **Preußen** die absolute Zahl der **Giftselbstmorde**, die bekannt wurden, kaum das dritte Hundert und wuchs dann schnell bis zu den letzten Jahren. Von allen Selbstmorden wurden durch Gift bewerkstelligt in **Prozenten:**

1900	1901	1904	1905	1919	1920	1921	1922
ca. 3	4	6	9	20.4	19.8	17.1	18.8

In absoluten Zahlen:

1900	1901	1906	1909	1910	1911	1912	1913	1919
258	307	628	772	713	795	857	957	1386
						von 8723 Selbstmorden	von 9214 Selbstmorden	von 6784 Selbstmorden

Unter den verwendeten Giften stehen obenan **Kohlenoxyd enthaltende Gase**, vor allem **Leuchtgas** und gehirnlähmende Stoffe, wie Opium, Morphin, Veronal. Während 1885 nur 7 Selbstmorde durch Kohlenoxyd bekannt wurden, betrug ihre amtliche Zahl:

Kohlenoxyd

1885	1909	1910	1911	1917	1918	1919	1920	1921	1922
7	164	167	207	679	817	831	898	725	984.
				d. h. mehr als je ²/₃ aller Giftselbstmorde					

Die Zahlen der letzten drei Jahre sind im Hinblick auf die Gebietsverringerung Preußens beträchtlich höher als in den Kriegsjahren. Und in diesen waren sie in Wirklichkeit schon ungeheuerlich. Wie oft hörte ich, wenn ich während des Krieges in Großbetrieben mit Tausenden von weiblichen Arbeitern diese nach ihrem Ergehen fragte, antworten: „Wenn es so weiter geht, drehen wir den Gashahn auf."

Durch **narkotische Stoffe** endeten im Selbstmorde nach amtlicher Bekundung:

1906	1907	1919	1920	1921
36	27	127	141	125

Die Wirklichkeit ergäbe, falls man sie kennte, ganz andere Zahlen.

Cyankalium-Selbstmorde kommen in Preußen etwa seit 1900 jährlich 30—40mal vor.

Für Selbstmorde wird zeitweilig das eine oder das andere Gift modemäßig bevorzugt. So wandten sich eine Reihe von Jahren hindurch viele, die nicht ahnten, wie schlimm eine solche Vergiftung verläuft, dem **Lysol** zu. Allein in **Berlin** kamen im Jahre 1905 auf 174 Selbstmord-Vergiftungen 139 durch diesen Stoff — eine damals geschäftlich gute Absatzkonjunktur. Dann folgten Selbstmorde damit:

1906	1913	1917	1919	1920	1921	1922
270	198	68	92	112	94	56.

Man hat den Eindruck, als wenn Gifte mit Vorliebe vom weiblichen Geschlecht zum Selbstmord benutzt werden. Sicher ist dies jedoch nicht. Gewünscht wird von allen Selbstmördern ein schmerzfreies Dahinscheiden in Bewußtlosigkeit. Dies wird erreicht, falls Vergiftungen durch Kohlenoxyd oder Narcotica oder Blausäure akut tödlich verlaufen, während Ätzgifte wie Lysol, Sublimat — von dem z. B. in Preußen in den Jahren 1903—1905 35mal mit 18 tödlichen Ausgängen Gebrauch gemacht wurde —, Oxalsäure, Mineralsäuren, Laugen usw. körperliche Qualen für irgendeine Zeitdauer verursachen.

In **England** kamen zu Beginn unseres Jahrhunderts (1903) die meisten Selbstmordvergiftungen durch **Karbolsäure** zustande (140). Es folgten dann in der Häufigkeit Oxalsäure (64), Opiumpräparate (56), Salzsäure (43), Blausäure (50), Strychnin (11), Arsen (6), Phosphor (8). Das Kohlenoxyd hatte dort seine verhängnisvolle Rolle damals noch nicht zu spielen begonnen.

In **Bengalen** wurden — in einem bestimmten Zeitraume — offiziell 770 Leichen auf Gifte untersucht und unter diesen 317 mal Gift gefunden.

Die Begriffe „Krankheit", „Gift" und „Vergiftung".

In der praktischen Toxikologie soll über Krankwerden und Kranksein geurteilt werden: auf welche Weise jenes erfolgt und der Zusammenhang mit Gift zu erweisen ist, ferner, insoweit Unfall- oder Betriebsvergiftung in Frage kommt, in welchem Umfange eventuell eine Entschädigung zu gewähren oder, strafrechtlich ein Verschulden durch verbrecherische Absicht oder Fahrlässigkeit nachzuweisen sei. Solche Feststellungen, die keine Mühe verursachen, wenn grobe mechanische Gewalten auf den Körper eingewirkt und sichtbare Verletzungen erzeugt haben, werden schwierig, wenn ein tückisches, nicht einmal immer noch greifbares Gift in Frage kommt, das anfangs vielleicht nur eine scheinbar leichte Ohnmacht erzeugt hat, an die sich aber dann schwere Folgezustände, sogar mit tödlichem Ausgange, angeschlossen haben.

„Was ist Krankheit?" Auf dem Gebiete der Krankenversicherung wird in der Regel definiert, im Sinne des Gesetzes sei krank, wer der ärztlichen Hilfe bedarf und solange er ihrer bedürfe, gesund, wer keinen Arzt nötig hat und deshalb seinem Erwerbe nachgehen kann. Dieser Begriffsbestimmung kann vom medizinischen Standpunkt aus nicht beigestimmt werden, und auch nicht derjenigen, nach welcher Krankheit als ein anormaler Körperzustand eines Menschen bezeichnet wird, der in der Notwendigkeit der Behandlung oder in einer Beeinträchtigung der Erwerbsfähigkeit wahrnehmbar zutage tritt. Denn es gibt genug Kranke, bei denen eine Behandlung nicht „notwendig" ist, und andere, bei denen eine Beeinträchtigung der Erwerbsfähigkeit nicht „wahrnehmbar" zutage tritt, sondern für eine gewisse Zeit überhaupt nicht besteht. **Vor allem ist es wichtig, festzustellen, daß ein Mensch im Betrieb und durch den Betriebsunfall krank geworden sein kann, ohne daß das Kranksein von ihm oder gar von anderen alsbald wahrgenommen wurde.**

Als Voraussetzung für eine Definition des Begriffs „Krankheit", die der reinen Wissenschaft und zugleich den Wirklichkeitsverhältnissen entspräche, müßte man eigentlich einen dem Menschen zukommenden Normaltypus konstruieren in bezug auf den Bau aller Körpergewebe und Körperorgane, ihre Ernährung durch die Säfte, ihre Funktionen, ihre Abhängigkeit voneinander, ihre Empfindlichkeit und ihren Widerstand gegen äußere Einflüsse, ihren natürlichen Abnutzungskoeffizienten, ihre Regenerationskraft, wenn sie Schaden genommen haben, usw. Dies ist unmöglich. Man umgeht alle diese Forderungen, wenn man, wie ich es jetzt tue, definiert: **Krankheit ist ein Zustand, den eine körperfremde Energie bewirkt hat.** Ist eine solche Energie eine chemische Substanz, so trägt diese **den Charakter eines Giftes.** Eine andere Charakterisierung des Begriffes Gift zu geben, ist unmöglich. Ich selbst gab eine Definition des Begriffes, die auf dem Boden neuzeitlicher Forschungsergebnisse steht und doch nicht ganz verwendbar ist: **„Gifte sind chemische, nicht organisierte Stoffe oder organisierte Gebilde (krankmachende niedere Pilze, Bakterien usw. oder Protozoen), die, an oder in den menschlichen Leib gelangt, hier durch chemische Wirkungen unter bestimmten Bedingungen Krankheit oder Tod veranlassen."** Man erkennt schnell, daß die Worte „unter bestimmten Bedingungen" eine allgemein verwendbare und einfache Handhabe zur Beurteilung der Frage, ob eine Substanz als Gift anzusprechen sei, nicht gestatten, denn unter bestimmten Beschaffenheitszuständen eines Stoffes und des von ihm getroffenen Menschen kann ein Gift zu einem Nichtgift und ein der landläufigen Auffassung nach als Nichtgift geltender Stoff ein Gift werden.

Die Gesetzgebung.

Seit Roms erster Gesetzgebung war man bemüht, nicht nur gerechte Strafen für Giftmischer festzusetzen, sondern auch eine allen Verhältnissen Rechnung tragende Begriffsbestimmung von „Gift" zu geben. Die letztere Bemühung mußte notwendig scheitern. Deswegen umging man dies in den Gesetzen, obschon in jedem konkreten Falle der Richter von dem Sachverständigen darüber eine Auskunft zu verlangen bestrebt ist. Schon vor mehreren Jahrhunderten wurde es richtig ausgesprochen: „Non dari venena absoluta talia, sed illorum essentiam totam esse relativam". Diese Relativität des Giftcharakters eines Stoffes muß auch jedem Sachverständigen vor Gericht zum Bewußtsein kommen. Das Strafgesetzbuch für das Deutsche Reich (31. Mai 1870, 15. Mai 1871, 26. Februar 1876 und 10. Februar 1877) verordnet:

§ 299. Wer vorsätzlich einem Anderen, um dessen Gesundheit zu beschädigen, Gift oder andere Stoffe beibringt, **welche die Gesundheit zu zerstören geeignet sind**, wird mit Zuchthaus bis zu zehn Jahren bestraft. Ist durch die Handlung eine schwere Körperverletzung verursacht worden, so ist auf Zuchthaus nicht unter fünf Jahren und, wenn durch die Handlung der Tod verursacht worden, auf Zuchthaus nicht unter zehn Jahren oder auf lebenslängliches Zuchthaus zu erkennen. Ist die vorsätzliche, rechtswidrige Handlung des Gift- etc. Beibringens auf das „Tödten" gerichtet, soll also durch dieselbe (gewollter Weise) der Tod eines Anderen herbeigeführt werden, so kommt in Betracht § 211: „Wer vorsätzlich einen Menschen tödtet, wird, wenn er die Tödtung mit Überlegung ausgeführt hat, wegen Mordes mit dem Tode bestraft."

§ 324. Wer vorsätzlich Brunnen oder Wasserbehälter, welche zum Gebrauche Anderer dienen, oder Gegenstände, welche zum öffentlichen Verkaufe oder Verbrauche bestimmt sind, vergiftet oder denselben Stoffe beimischt, **von denen ihm bekannt ist**, daß sie die menschliche Gesundheit zu zerstören geeignet sind, ingleichen wer solche vergiftete oder mit gefährlichen Stoffen vermischte Sachen **wissentlich** und mit Verschweigung dieser Eigenschaft verkauft, feilhält oder sonst in Verkehr bringt, wird mit Zuchthaus bis zu zehn Jahren und, wenn durch die Handlung der Tod eines Menschen verursacht worden ist, mit Zuchthaus nicht unter zehn Jahren oder mit lebenslänglichem Zuchthaus bestraft.

Der Entwurf des Strafgesetzbuches von 1919 hat das Wort „Gift" und „Vergiftung" mit Begründung ausgeschaltet und ordnet ohne weiteres „Vergiftung" in den Begriff „Körperverletzung" ein. An sich kann man diesen Weg billigen, ohne mit der Fassung der Bestimmungen einverstanden zu sein. Dies gilt auch von den hierhergehörigen, etwas modifizierten Paragraphen des Entwurfes von 1925, in dem der § 205 von einer besonderen Art der Giftbeibringung und Vergiftung, nämlich der **Wasservergiftung in Brunnen, Leitungen** oder **Behältern** handelt. Er soll den § 324 des alten Strafgesetzbuches ersetzen, ist aber, medizinisch, ebenso schlecht wie dieser abgefaßt[1]).

Die neuen Bestimmungen über die hier wohl allein in Frage kommende: „**Absichtliche Herbeiführung einer schweren Körperverletzung**" in den beiden genannten Entwürfen lauten:

---

[1]) § 205: Wer Wasser, das zum Gebrauche von Menschen dient, in Brunnen Leitungen oder Behältern vergiftet oder verunreinigt und dadurch Gefahr für Menschenleben oder die Gesundheit von Menschen herbeiführt, wird mit Zuchthaus bestraft.

1919.	1925.
§ 295. Wer durch eine Körperverletzung absichtlich herbeigeführt, daß der Verletzte im Gebrauch seines Körpers oder seiner Geisteskräfte lange und bedeutend beeinträchtigt wird oder in gefährliche und langdauernde Krankheit verfällt, wird mit Zuchthaus bestraft.	§ 236. Wer durch Körperverletzung absichtlich eine der im § 234 Abs. 2 bezeichneten Folgen herbeiführt: [Wenn der Verletzte in Lebensgefahr gerät, verstümmelt, dauernd und auffallend entstellt wird, im Gebrauch seines Körpers oder seiner Geisteskräfte längere Zeit bedeutend beeinträchtigt wird oder in eine gefährliche oder langdauernde Krankheit verfällt] wird mit Zuchthaus bis zu 10 Jahren bestraft.

Schon die Überschrift des § 295: „Absichtliche Herbeiführung einer schweren Körperverletzung" gibt neben anderem insofern zu Bedenken Anlaß, als eine heimliche Vergiftung nicht immer darauf hinauszulaufen braucht, einen solchen Zustand herbeizuführen, z. B. dann, wenn beabsichtigt wird, durch oft wiederholte Beibringung kleiner, an sich nicht schlimm wirkender Mengen, den Eindruck eines aus inneren Gründen entstandenen Leidens entstehen zu lassen. Auch das in den Paragraphen 294 und 234 ausgesprochene Bedingnis der erzeugten „gefährlichen und langdauernden Krankheit" kann bei Vergiftungen, die wegen der Tücke der heimlichen Beibringung in der Strafhöhe besonders beschwert werden müßten, fehlen, ohne daß dadurch an der Schwere der Straftat etwas geändert wird.

Der Code pénal in Frankreich behandelt im § 301 nur Vergiftungen, die den Tod, aber nicht Krankheit herbeiführen.

Krankheit und Vergiftung.

Viele Krankheiten und Vergiftungen ähneln einander in ihren Erscheinungen, weil die Angriffspunkte der wirkenden Stoffe die gleichen sein können. Die Ähnlichkeit kann so groß sein, daß es ohne eine eingehende Abschätzung aller in Frage kommenden Umstände unmöglich ist, über die Ursache des Leidens ein Urteil abzugeben. Für die menschlichen Gewebe, die zu einer Reaktion gezwungen werden, ist es gleichgültig, ob die veranlassende Ursache als körperfremder Stoff von außen eindringt oder ob er aus irgendeinem inneren Erkrankungsgrund in ihnen sich bildet. Es gibt eben kein Organ des menschlichen Körpers und keine Gewebsart, die nicht durch bestimmte Gifte so erkranken können wie durch Leidensursachen anderer Art. Eine Vergiftung ist deswegen eine örtliche oder allgemeine Krankheit, und eine Krankheit im landläufigen Sinne, unter Ausschluß der Verletzungen, ist eine örtliche oder allgemeine Vergiftung. Vor vielen Jahren sprach ich es aus, daß die Zeit kommen werde, wo dieser Satz als richtig erwiesen werden würde, und schon liegen so viele Erkenntnistatsachen vor, daß er als wahr gelten kann.

Er hat auch eine praktisch weittragende Bedeutung. Denn die Vergiftungskrankheiten sind zahlreich, auch soweit sie im engeren Sinne einem Unfall ihr Entstehen verdanken. Sie sind viel zahlreicher als sie praktisch zum Gegenstand öffentlich-rechtlicher Fürsorge werden, weil die Erkenntnis der zu einer richtigen Deutung notwendigen Tatsachen dem Betroffenen und leider auch Ärzten oft fehlt. Wenn zum Beispiel ein Gelegenheitsarbeiter nur einen Tag lang **in der Bleikammer einer Bleiweißfabrik** arbeitet und dabei so viel von dem Bleiweiß aufnimmt, daß er nach Wochen oder Monaten an Blei-Asthma oder Bleiblindheit erkrankt, so ist die Ursache hierfür nicht ohne weiteres als Ursache zu erkennen. Einer **Lungenentzündung** kann niemand ansehen, ob sie durch ein Betriebsgift oder durch ein Kampfgas oder durch den Lungenentzündungspilz erzeugt worden ist. Die Übereinstimmung in den Krankheitsbildern zwischen Giftkrankheiten und „natürlicher Krankheit" erstreckt sich sogar auf **Geschwülste**, von denen man früher meinte, daß Gifte sie nicht erzeugen könnten. Es mußte aber auch dieses sein, **weil letzten Endes alles, was Leben in jedem Sinne, also auch krankhaftes heißt, durch chemische Prozesse Antrieb, Entwicklung und Verlauf erhält**. So erkannte man zum Beispiel, daß bei Arbeitern in der Farbenindustrie, bei der Beschäftigung mit Anilin, Toluidin, Naphthylamin usw. in meistens sehr langsamer Entwicklung Geschwülste der Harnblase bösartiger Natur entstehen können, die einer erfolgreichen Operation gewöhnlich unzugänglich sind. Auch Arsenik kann böse Geschwülste, Krebs u. a. m. erzeugen.

Es gibt weiter kaum ein **Nerven-, Gehirn- oder Rückenmarksleiden**, keine Störung in der Empfindung oder Bewegung, die nicht durch Gifte veranlaßt werden könnte. Von einer einfachen Neurasthenie bis zu Geisteskrankheiten, bis zu schwerer Gehirn- und Rückenmarkserweichung, von leichtem Handzittern bis zu schwersten Zuckungszuständen, Herz-, Atmungs-, Darm- und Nierenleiden, Verluste in den Sinneswahrnehmungen, Sehstörungen bis zur Blindheit, Gehörsverlust — kurz alles, was Krankheit heißt, fällt auch in die Erzeugungsmacht von Giften. In mehr oder minder langsamer Minierarbeit können Funktionen von Körperorganen zerstört werden, bis dann schließlich dem Individuum die Pforten zur Arbeit und zur Lebensfreudigkeit verschlossen werden. Es ist, wie zum Beispiel bei der nicht ausgeheilten Syphilis, die durch das langsame, unheimliche Wirken **des syphilitischen Giftes** noch nach Jahrzehnten das Individuum dem Irrenhaus zuführt oder es zu einem rückenmarkskranken Krüppel macht, den seine Bewegungsstörungen schließlich auf das Dauerlager zwingen. Hier Giftwirkung wie dort! Hier — wie bei den meisten Infektions- und Nichtinfektionskrankheiten — ein chemisch unbekanntes, das syphilitische, dort in Betrieben bekannte Gifte als Leidensursachen, nämlich diejenigen, mit denen gearbeitet wird.

Zeitliche Unterschiede im Erscheinen der **Betriebs-Giftkrankheiten** bestehen und hängen von den Eigenschaften der betreffenden Stoffe, ihren schnell oder langsam sich verwirklichenden Beziehungen zu Teilen des menschlichen Körpers und von der mehr oder minder großen Fähigkeit des Arbeitenden ab, durch seine natürlichen Ausscheidungsorgane mehr oder minder von dem aufgenommenen Gifte auszuscheiden.

Versuche mit solchen Betriebsgiften, wären sie auch noch so sinnreich erdacht, vermögen nicht die überaus zahlreichen Vergiftungsvariationen so zu schaffen, wie das Wirklichkeitsleben sie hervorruft. Von diesem lernt daher die Wissenschaft. Es hieße ein Unrecht begehen, wollte man einen Kausalitätszusammenhang einer Betriebsvergiftung nur deshalb a priori leugnen, weil sie bisher noch nicht klar als solche erkannt worden ist.

Bedingungen für die Wirkung von Giften.

Zustand des Giftes und seine angewandten Mengen.

Gift und Individuum sind für die Gestaltung einer Vergiftung maßgebend. Für die Beurteilung des Giftes sind seine Herkunft, sein Alter und sein zeitlicher Zustand zu berücksichtigen. Herkunft und Alter können seine Wirkung modifizieren. Als Beispiele sollen die folgenden Angaben dienen: Flores Cinae, die im Mai geerntet werden, enthalten 0,15 Proz., aber im August 1,14 Proz. Santonin. Alte Digitalisblätter sind fast ungiftig, und kultivierte wegen ihrer Wirkungsdürftigkeit arzneilich nicht zu gebrauchen. In der wildwachsenden Belladonna überwiegt der Atropingehalt gegenüber dem der kultivierten. In Cyankalium kann ein großer Teil der Blausäure durch die Kohlensäure der Luft ersetzt und damit die Giftwirkung entsprechend herabgesetzt werden. Secale cornutum (Mutterkorn), verliert seine Wirkung, wenn es nicht gehörig getrocknet und fest verschlossen aufbewahrt wird, und Granatrinde verliert gleich der Lobelia und vielen anderen Pflanzen, die als wirksame Bestandteile flüchtige Alkaloide oder energievolle ätherische Öle oder leicht zersetzliche Glykoside enthalten, allmählich Wirkung und Giftcharakter. Bleizucker, in einem Kaffeeaufguß genommen, wird durch Bildung von Bleitamat für eine geraume Zeit seiner Ätzwirkung im Magen beraubt. Lorcheln, in Butter gebacken, wirken giftig, während sie durch Trocknen oder Auslaugen mit Wasser genießbar werden.

Für Pulver kommt ihr Feinheitsgrad in Frage. Grobe Pulver, die in irgendeine Körperhöhle gelangen, wirken weniger stark als feine. Daher sind z. B. Arbeiter an nicht ganz dichten Kugelmühlen, in denen Gifte wie Bleifarben, Braunstein u. a. m. vermahlen werden, mehr gefährdet als diejenigen, die nur mit der rohen, stückigen oder grobpulverigen Masse zu tun haben.

Für die Beurteilung der Bedeutung der Giftmenge auf Entstehung und Verlauf einer Vergiftungskrankheit sollte eigentlich das Gesetz der chemischen Massenwirkung maßgebend sein: Die Wirkung der an einem chemischen Vorgange beteiligten Stoffe verhält sich wie ihre wirksame Masse. Die Übertragung dieses Gesetzes auf Giftwirkungen am Menschen erfordert aber so viele Einschränkungen, die zum Teil auf der später auseinanderzusetzenden persönlichen Empfindlichkeit beruhen, daß sie praktisch nur mit der allergrößten Vorsicht zu geschehen hat. Die Wissenschaft kann die Grenzwerte für die krankmachenden oder tötenden Giftdosen nur am Tiere liefern und auch hier nur unvollkommen. Für praktische Feststellungen können nur die Vorkommnisse des Lebens herangezogen werden.

Jeder neue Vergiftungsfall stellt für uns mehr als ein Objekt der Beurteilung, nämlich ein Objekt der Belehrung dar. Ein Laie urteilt falsch, der — vielleicht sogar entgegen der Meinung des Gutachters — eine geringe Menge eines gewissen Giftes für nicht ausreichend hält, um einen bestimmten Umfang von Vergiftungssymptomen zu erklären. Dies kann er sicher nicht wissen, der wirklich erfahrene Gutachter aber erschließen. Während nach der Seite der kleinsten, noch eine Giftwirkung veranlassenden Dosis feste Normen für die einzelnen Gifte nicht bestehen, läßt sich nach der Seite der tödlichen mehr feststellen. Was zwischen diesen beiden Grenzwerten liegt, läßt sich gar nicht voraussagen.

Für die **Art der Symptome** einer allgemeinen Vergiftungskrankheit haben die Giftmengen keine ausschlaggebende Bedeutung. Nach verhältnismäßig kleinen Mengen eines Giftes, z. B. des **Kohlenoxyds**, können sie unter Umständen anders und nachhaltiger sein als nach größeren. Dies beweisen unter anderem zahlreiche Fälle, die sich durch Aufnahme des Gases aus offenen Koksöfen oder aus **Gasleitungen an Hochöfen** ereigneten.

Bedeutungsvoller als die Giftmenge kann die **Giftkonzentration** werden, die an einer Körperstelle ihre örtliche Wirkung entfaltet. Spritzt z. B. einem Arbeiter konzentrierte Schwefelsäure in ein Auge, so wird die Ätzung an der Hornhaut sich schneller und gründlicher vollziehen, als wenn diese Stoffe verdünnt dahin gelangten. Man kann aus den vorhandenen Erfahrungen den allgemeinen Satz aufstellen: Je konzentrierter eine mit der Fähigkeit der Verätzung lebender Gewebe versehene Substanz zur Wirkung gelangt, um so größer ist in der Zeiteinheit die dadurch erzeugte Schädigung an derjenigen Stelle, an der die Berührung stattgefunden hat, und um so geringer die Aussicht, das betroffene Gewebe wieder funktionsfähig werden zu sehen.

Allgemein biologische, persönliche und Artverhältnisse in Beziehung zur Vergiftung.

Das erste Erfordernis einer im chemischen Sinne vor sich gehenden Wirkung mehrerer Stoffe aufeinander ist **die innige Berührung**. Je inniger die Berührung zwischen Gift und Körpergeweben ist, und je länger sie andauert, um so energischer gestalten sich die Folgen, unter Umständen schon am Orte der Einwirkung selbst oder an von diesem entfernteren Körperteilen. Es kann zum Beispiel ein Arbeiter Gefäße reinigen, in denen sich Morphium befand, ohne an seinen Händen eine Veränderung zu bekommen, weil die Berührung zwischen dem Gift und seiner Hand- oder Armhaut keine allzu feste war. Wenn aber dann einmal ein solcher Arbeiter an einem Tage Tücher waschen muß, in denen unreines Morphium selbst nur in geringer Menge vorhanden ist, so kann die hierbei erforderliche besonders innige, unter erhöhtem Druck vor sich gehende Berührung des Giftes mit der Haut eine akute Hauterkrankung, die ihn möglicherweise arbeitsunfähig macht, als Unfall eintreten lassen. Dieses Prinzip gilt für alle Gifte, für flüssige ebenso wie für pulverförmige.

Das Eindringen von Giften. Ihr Verbleib.

Für die Aufnahme von Giften in die Säftemasse des menschlichen Körpers, für die sogenannte Resorption[1]) hat die hohe Konzentration eines Giftes die eben angeführte Bedeutung in der Regel nicht. Ja, unter Umständen können verdünnte Giftlösungen leichter eindringen als konzentrierte. Umfangreiche Erfahrungen haben über die Frage der Giftresorption, die vielleicht wichtigste der ganzen Medizin, mancherlei Aufklärungen gegeben, freilich nicht über das letzte Wissen in dieser Beziehung, nämlich wie sich der Vorgang der Aufnahme abspielte.

Die Haut ist ein Schutzorgan für den Körper gegen das Eindringen von fremden Stoffen. Sie ist für die gewöhnlichen Verhältnisse so zweckmäßig wie möglich eingerichtet. Es gibt aber chemische Kräfte, welche diese Zweckmäßigkeitseinrichtung, die wesentlich in dem Bau und der Produktion fettartiger Substanzen besteht, aufheben. Die normale menschliche Haut ist für wässerige Flüssigkeiten mit darin gelösten Stoffen im allgemeinen nicht durchgängig, d. h. sie gestattet solchen nicht das Eindringen bis zu den Schichten, die Blut- oder Lymphgefäße führen. Denn das von außen an und in den menschlichen Körper Dringende kann nur durch Aufnahme in die Blut- oder Lymphgefäße weiterverbreitet werden. Die Überwindung des konstruktiven und chemischen Widerstandes der Haut gegen die Aufnahme von Fremdem gelingt aber vielen Giften, vor allen solchen:

a) Die flüssig und flüchtig sind und das widerstrebende Hautfett lösen. So ereignet es sich z. B. oft, daß in Kautschukfabriken Arbeiter und Arbeiterinnen, die Gummigegenstände in Schwefelkohlenstoff eintauchen müssen und ihre Finger mit dieser Flüssigkeit in Berührung bringen, erkranken, weil das Gift durch die Haut in das Blut gelangt. Ähnlich wirken andere flüchtige Stoffe, wie Chloroform, Äther, Benzol, Teerstoffe usw. Und nicht nur sie selbst nehmen auf diese Weise den Weg in das Blut, sondern sie schleppen hierbei auch in ihnen gelöste Stoffe auf diesem Wege mit sich.

b) Alle Gifte, welche die Haut in Entzündung versetzen und verätzen, sie also krank machen, brechen ihren Widerstand gegen das Eindringen von Fremdartigem. Lymphgefäße oder Blutgefäße, die mehr oder minder jetzt an ihr freiliegen, wehren dem Eintritt von Giften, durch die sie bloßgelegt wurden, nicht mehr, und gestatten auch, daß andere giftige Stoffe oder pilzliche Lebewesen eindringen und Vergiftung oder Infektion erzeugen. Allgemeine Vergiftungen durch Stoffe, die auch die Wunden schlugen, kommen leicht zustande. So kann z. B. eine Hautverätzung durch Karbolsäure schwer vergiftende Mengen derselben in die Blutbahn eintreten lassen.

c) Durch länger dauernden Druck können auch kleinste Teilchen von Stoffen, wie z. B. Quecksilberkügelchen, aber auch Blei und andere, in die Haut dringen und von hier nach einer weiteren chemischen Umwandlung in die Blutbahn gelangen. Für manche Bleiarbeiter kann dieses Verhalten der Haut eine Quelle von Vergiftungen werden.

Viel leichter als die Aufnahme mancher Gifte von der Haut aus vollzieht sich dieser Vorgang von Wunden, Unterhautgewebe, serösen Häuten,

---

[1]) L. Lewin, Deutsche med. Wochenschr. 1895, Nr. 2.

Muskelgeweben und Geweben parenchymatöser Organe sowie von den Körperstellen aus, die mit einer Schleimhaut versehen sind. Mit der Größe der Schleimhautfläche, der Höhe ihrer Wärme — die bei entzündlichen Zuständen die normale Grenze übersteigt — und der Dauer der Berührung mit dem Gifte wächst unter sonst gleichen Bedingungen die Menge, die von dem letzteren in das Blut eintritt. Wie vorzüglich der Schleimhautüberzug, das Epithel, schützt, ist daraus zu ersehen, daß die im Bindehautsacke vieler Augen vorkommenden krankmachenden Pilze, ohne Schaden zu erzeugen, dort verweilen. Eine Ausnahme von der Resorptionsfähigkeit der Schleimhäute macht die Harnblase. Von ihr aus findet keine Aufnahme von chemischen Stoffen statt, falls nicht eine Antiperistaltik der Ureteren solche in das Nierenbecken schafft[1]). Das gesunde Hornhautgewebe scheint ebenfalls nicht zu resorbieren. Langes Bedecktsein mit einer nicht ätzenden Lösung läßt diese in das Auge diffundieren — doch aus anatomischen Gründen nicht bis zum Glaskörper. Wunden der Hornhaut resorbieren.

Die Aufnahme von Giften kann direkt von den Gefäßwänden oder primär von den perivaskulären Lymphbahnen oder anderen Lymphgefäßen aus stattfinden. Wir besitzen keinerlei sichere Anhaltspunkte dafür, wie sich der Übergang gelöster Stoffe von einer Schleimhaut in die Blutbahn vollzieht. Oft habe ich es in der Vorlesung gezeigt, wie ein Frosch, der auf einer mit einer Strychninlösung stark befeuchteten Platte 10—12 Minuten lang belassen wird, sicher in Starrkrampf verfällt. Spielt die Diffusion in diesem Versuche eine Rolle? Oder in dem anderen, den man so anstellen kann: Man legt die äußere Halsschlagader eines Tieres auf eine größere Strecke frei, schiebt unter sie eine Glasplatte und bringt auf diese eine Strychninlösung. Nach einiger Zeit tritt auch hierdurch Starrkrampf oder, wenn man z. B. eine Hydroxylaminlösung auf die Glasplatte gebracht hat, eine Blutvergiftung ein.

Wenn die Diffusion eine Rolle hierbei spielt, so kann sie nur klein sein. Für bedeutungsvoller halte ich meine Annahme, daß das strömende Blut oder die strömende Lymphe ansaugend auf die Umgebung des Gefäßes wirkt und dadurch Fremdes in die Gefäßbahn gelangen läßt. Je blutreicher eine solche aufnehmende Stelle ist, um so schneller und reichlicher vollzieht sich der Übergang des fremden Stoffes.

Manche Stoffe, wie z. B. Karbolsäure und Opium, haben nach der Resorption vom Mastdarm aus scheinbar heftiger als von anderen Körperstellen aus gewirkt. Quillajasäure und Sapotoxin sind in fünfhundertfacher Menge der tödlichen Dosis vom Magen und Darm aus fast unwirksam, wahrscheinlich, weil sie, wie auch Schlangengift und manche andere Stoffe, an diesen Stellen unwirksam werden.

Die Aufnahme von Gasen und Dämpfen erfolgt fast immer von der Lunge aus, wohin oft genug auch fein staubförmige Gifte, z. B. Bleiverbindungen, gelangen, um dort, durch die Gewebszellen und Gewebssäfte löslich gemacht, falls sie nicht löslich sein sollten, in den Körper überzugehen.

---

[1]) L. Lewin, Archiv f. exper. Pathologie u. Pharmakologie 1896, Bd. 37. — Ebendort Bd. 40, 1897. — Verhandl. der Physiologischen Gesellschaft, 1897, 15. Dez. — Deutsche med. Wochenschrift 1897, Nr. 52.

Aber nicht nur der Übergang eines Giftes in das Blut kann sich bei seiner Berührung mit der Lunge vollziehen, sondern diese selbst kann dabei eine Schädigung erfahren. So sah man Arbeiter, die Dämpfe von Dimethylsulfat eingeatmet hatten, an Lungenentzündung sterben. Einem Laboratoriumsdiener spritzte aus einem zersprungenen Glaskolben Chlorschwefel an die Kleidung, durchnäßte sie und benetzte die Haut. Der Dampf, den er hierbei einatmete, tötete ihn durch Erstickung. Und ebenso können **saure Gase und Dämpfe**, Chlorgas, Bromdampf usw., Arbeiter in unfallartiger Weise schädigen. Auch pulverförmige Stoffe bewirken derartiges und können, wie z. B. Chromsalze oder Arsenverbindungen, Zerstörungen im Innern der Nase, die bisweilen eine Ähnlichkeit mit syphilitischen haben, oder schnell sich ausbildende Lungenentzündungen erzeugen. So billigte das Reichs-Versicherungsamt nach meiner Begutachtung den Hinterbliebenen eines Mannes eine Rente zu, der durch Einatmen von **Thomasschlackenmehl** an einer solchen Lungenentzündung gestorben war.

Das Eindringen von Giften durch die Schleimhäute in die Säftebahnen findet natürlich auch an den Schleimhäuten des Mundes und von dort weiter an denjenigen des Magens und Darmes statt. So kommen wesentlich die Vergiftungen in Betrieben mit pulverförmigen Giften zustande. Sie vollziehen sich um so leichter und schneller, je mehr die bezeichneten Schleimhäute von ihrem natürlichen Zustand abweichen, vor allem, wenn die feine Schutzdecke der Schleimhaut, das Epithel, verwundet ist.

Dringt ein Gift in oder durch die unversehrte Haut hindurch oder in die unversehrte Schleimhaut, überhaupt über deren Schutzdecke in ein tiefer liegendes Gewebe oder in Wunden usw., so können örtliche oder allgemeine Leiden die Folge davon sein. **Und nun kreist das auf irgendeine Weise aufgenommene Gift im Blute des Vergifteten und kann an alle Organe gelangen.** In der Minute fließen 3,6 l Blut durch das Herz, und da die ganze Blutmenge des Menschen 5½ l beträgt, so müssen diese und gegebenenfalls das in ihnen gelöste Gift das Herz in 1½ Minuten durchströmen, d. h. in die Peripherie gepumpt werden. An denjenigen Stellen wird das Gift die alleinigen oder stärksten Störungen erzeugen, zu welchen es die stärksten chemischen Beziehungen hat.

Wo bleibt das aufgenommene Gift? Sieht man von der meistens nicht umfänglichen Zerstörung und dem Übergang in kleine Mengen ungiftiger Produkte ab, die manche Gifte im menschlichen Leibe erfahren, so bleiben zwei Möglichkeiten ihres Verbleibs übrig, nämlich die Ausscheidung und die Ablagerung. Wohin werden körperfremde Stoffe ausgeschieden? Der menschliche Leib hat das eingeborene Bestreben, in ihm entstandene oder von außen in ihn hineingelangte, ihm fremdartige, nicht assimilierbare Stoffe schnell abzustoßen. Als Ausführungswege stehen ihm **die Drüsen** zur Verfügung, die er unter normalen Verhältnissen benutzt, um sich von Abnutzungsprodukten seines Zellenlebens und seiner Säfte zu befreien. Man kann als wahr annehmen, daß bis auf gewisse Widerstände, die in ihren besonderen chemischen und physikalischen Eigenschaften liegen, oder bis auf Abweichungen, die durch die Veranlagung der betroffenen Person begründet sind, die Ausscheidung giftiger Stoffe in einem Verhältnisse steht zu der Größe der Drüsen, bzw. der Flüssigkeitsmenge, die sie liefern. Obenan stehen die Nieren und die vielen Darmdrüsen, dann die Nasen-, Augen-, Milch-, Schweiß- und Speicheldrüsen. So kann, wenn nicht sehr große Giftmengen aufgenommen wurden, eine Entlastung des Körpers auf dem bezeichneten Wege zustandekommen. Funktioniert die Ausscheidung gut, so kann nach Maßgabe des aufgenommenen Giftes auch seine Ausstoßung erfolgen.

Viele Gifte, besonders die Metalle, können auch nach nur einmaligem Eindringen für längere oder kürzere Zeit im Körper, in Drüsen, Gehirn, parenchymatösen Organen, zumal der Leber, abgelagert bleiben und entweder ein verhältnismäßiges Gesundsein oder ununterbrochenes oder nur zeitweiliges Kranksein durch erneutes Übergehen der Gifte aus den Ablagerungen in die Säftebahnen veranlassen. Gerade dieses Verhalten verdient bei Vergiftungsfällen die größte Beachtung, weil es häufig vorkommt, daß die akute Vergiftung leicht überstanden wird, aber sich an sie nach längerer oder kürzerer Zeit ein chronisches Leiden anschließt. Die Leber soll die Wirkung mancher Gifte (Strychnin, Nikotin, Kupfer usw.) vermindern oder aufheben, und diese antitoxische Wirkung mit dem Glykogengehalt der Leber zusammenhängen. Hungern hebt dieselbe auf, während Zuckergenuß sie wieder schafft. Andere Substanzen, wie z. B. Digitalin und Colchicin, werden so langsam resorbiert und so langsam zur Ausscheidung gebracht, daß durch Kumulation der Wirkung einzelner, an sich unschädlicher Dosen Giftwirkung entstehen kann. Man kann eine funktionelle und eine chemische Kumulation unterscheiden. Die erstere stellt ein Fortschreiten einer durch ein Gift einmal eingeleiteten Störung dar, ohne daß das ursprüngliche Gift noch im Körper vorhanden ist, die letztere eine Summierung von Funktionsstörungen unter Einwirkung immer neuer, wenn auch kleiner Giftmengen[1]).

Individualismus und Giftwirkung.

In Tieren und Menschen findet man eigenartige Veranlagungen, die schon in der Verschiedenheit der normalen physiologischen Verrichtungen zutage treten. Kaum eine Funktion von Körperorganen, von der Gehirn- und Rückenmarkstätigkeit an bis zu der Arbeit der Drüsen, der Assimilation von Nahrung, den allgemeinen Stoffwechselvorgängen, der Bewegung innerer Organe, der Kraftentfaltung muskulöser Teile, vollzieht sich bei verschiedenen Lebewesen in gleich starker Weise. Diesen Verschiedenheiten in der Höhe physiologischer Leistung gleichzustellen sind diejenigen der reaktiven Äußerungen auf körperfremde Einflüsse. Nichts hat, von der ältesten Zeit bis heute, biologisch Ärzte und Laien so in Staunen gesetzt, wie die Tatsache, daß Krankheitsursachen, einschließlich der Gifte, einen so verschiedenartigen Resonanzboden bei dem einzelnen Menschen und Tier finden. Bei gewissen Individuen ist eben die reaktive Kraft der Gifte unter sonst gleichen Verhältnissen kleiner oder

---

[1]) L. Lewin, Untersuchungen über den Begriff der cumulativen Wirkung, Deutsche med. Wochenschrift 1899, Nr. 43.

größer als bei anderen, oder bricht sich an einer bestimmten eigenartigen Organisation des Betroffenen.

Welch langes Register würde es werden, wollte ich allein hier aufzählen, was mir an vielgradiger Toleranz oder abnormer Empfindlichkeit von Tieren und Menschen gegen Gifte bekannt ist. Weit unten im Tierreiche müßte man beginnen, und hoch hinauf bis zu Menschen muß man gehen, um eine Schätzung dieser so eigentümlichen Verhältnisse zu gewinnen. Jahrelanger Arbeit hat es bedurft, um nur erst auf diesem verhältnismäßig so kleinen biologischen Gebiete das Tatsachenmaterial, so gut es ging, festzustellen. Aber schon das, was wir darüber wissen, ist so eigenartig, daß man es als wunderbar bezeichnen kann.

Wie kommt es, daß Tylenchus tritici, das Weizenälchen, in Glyzerin leben und sogar vortrefflich gedeihen kann und von Belladonna, Morphin, Atropin, Curare, Strychnin unbeeinflußt bleibt? Wie geschieht es, daß die Larve von Deiopeia pulchella sich von der Calabarbohne nähren kann, wie, daß Enten, Hühner, Tauben durch innerlich verabfolgtes Opium nicht vergiftet werden, daß der Nashornvogel Strychnossamen frißt, oder, wie nach meinen Beobachtungen, Mäuse Lolium temulentum schadlos verzehren, und Kaninchen beliebige Mengen Belladonnablätter oder Tollkirschen als Futter aufnehmen können? Warum vertragen Kaninchen selbst grammweise Kokain oder Haschisch ohne Symptome, oder Hühner und Schildkröten ebenso hohe Dosen von Abrin, oder Schweine Rhizoma Filicis? Es ist dies und vieles andere ähnliche unbegreiflich: wie Ziegen Wolfsmilcharten, gleich der Wolfsmilchraupe (Sphinx osulina), oder Veratrum fressen, der Salamander Arsen in beträchtlichen Mengen, das Wasserschwein Riesentausendfüße, der Igel die Übertragung des Pestbazillus, die Raupe der Bienenmotte (Galeria melonella) Tuberkulose der Menschen, Rinder und Vögel usw. vertragen. Es ist wohl möglich, daß in dem einen oder dem anderen Falle doch Symptome vorhanden sind, die wir nicht zu erkennen vermögen, aber warum fehlen dann diejenigen, die bei anderen Tieren durch die gleichen Gifte zu erzielen sind? Und nun gar das Verhalten gewisser Menschen gegen Gifte, und zwar gegen solche, an die sie ihren Körper nicht haben gewöhnen können, die vielleicht zum ersten Male von ihnen aufgenommen werden! **In jedem Teil ist das vieltausendfältige Tatsachenmaterial der Nichtempfindlichkeit, Unter- oder Überempfindlichkeit von Menschen gegen Gifte ein absolutes Rätsel**, genau so wie es rätselhaft ist, warum der eine durch **seelische Eindrücke** kaum oder wenig berührt wird, die bei einem anderen starke Erschütterung, Geisteskrankheit oder Tod veranlassen[1]. Diese individuellen Reaktionsarten sind ihrem Wesen nach heute noch so ein Mysterium, wie sie alten Forschern erschienen. Nicht der kleinste Lichtstrahl ist in dieses Dunkel bisher zu bringen gewesen. Auch das beste Nachdenken vermag nicht den Pfad zur Erkenntnis zu finden, warum winzige Mengen von **Ipecacuanhastaub** in der Luft bei **einem** Menschen unangenehme Gesichtsschwellungen machen und demgegenüber Arbeiter, die die Droge in großen Mengen pulvern und massig den Staub an und in ihren Körper bekommen, freibleiben. Oder

---

[1] L. Lewin, Furcht und Grauen als Todesursache. Obergutachten über Unfallvergiftungen, Leipzig 1911, S. 356.

gar, warum die meisten Menschen durch die Berührung, einige sogar durch irgend etwas, was von Rhus toxicodendron bei Windbewegung durch die Luft fortgehen kann, eine unangenehme und evtl. langwierige Hautkrankheit bekommen, andere aber nicht nur ungestraft die Pflanzen berühren, sondern sie sogar kauen, oder ihren Saft sich in das Auge bringen können? Oder warum sich besondere Individualitäten dem Teer an der Haut oder dem Chinin oder Arsen, oder Quecksilber oder hunderten von anderen Stoffen gegenüber ähnlich, d. h. von hoher Toleranz bis zu unerträglicher Empfindlichkeit verhalten. Es erstreckt sich dies allgemein wohl auf alle chemischen Stoffe, einschließlich der Nahrungsmittel, Duft- und kosmetische Substanzen, z. B. Himbeeren, Erdbeeren, Krebse, Käse, Schweinefleisch, Rosen-, Veilchen-, Lilienduft. **Es gibt zweifellos für jedes Individuum eine persönliche toxische Gleichung. Die Konstatierung einer solchen Anders- oder Überempfindlichkeit (Idiosynkrasie) — wofür auch das nichtssagende Wort Anaphylaxie erfunden wurde — ist für forensische Fälle, namentlich da, wo Ärzte als Angeschuldigte sich zu verteidigen haben, besonders notwendig.** Andererseits gibt es Menschen, die in gewissen Grenzen gegen manche, zumal narkotische Gifte, in bezug selbst auf größere als die üblichen Dosen sich stark tolerant verhalten (Bromäthyl. Morphin). Auch Delirierende können große Mengen von Narcoticis (Opium, Chloralhydrat) vertragen.

Die Verschiedenartigkeit der Wirkungsäußerung chemischer Stoffe bei verschiedenen Lebewesen ist auf Unterschiede in der reaktiven Zellenenergetik zurückzuführen, die die Alten Lebenskraft nannten. Sie bringt auch zuwege, daß Störungen durch Gifte bei dem einen nur leichte, bald wieder ausgeglichene Eindrücke machen, bei anderen dagegen tief gehen und schwere, langwierige Nachleiden erzeugen. Das Unfaßliche wird auf diesem Gebiet zum Ereignis, daß z. B. von zwei Menschen, die in dem gleichen Raume dem Kohlenoxyd ausgesetzt sind, der eine leicht erkrankt, der andere aber stirbt oder mit einem oft unheilbaren Gehirnleiden oder einer Lungenentzündung dem Gifte den Tribut zahlt.

So wirkt sich, bei allen Menschen erkennbar, die Veranlagung in besonderen Gestaltungen aus. Sie wirkt und ist doch in allen ihren Teilen ein Geheimnis. Sie unterschätzen kann verhängnisvoll werden, ihre große Bedeutung leugnen ist ein Zeichen medizinischer Unbildung, in ihrem Wesen sie zu erklären, wird nie einem Sterblichen gegeben sein. Sie stellt eine Gleichung mit so vielen unbekannten Größen dar, daß es unmöglich ist, sie aufzulösen. Sie gibt sich erst kund bei Einwirkungen der Außenwelt auf den Menschen und verrät sich durch kein besonders erkennbares äußerliches Körperverhalten. **Ein körperlich starker Mensch kann gegen eine bestimmte Schädlichkeit überempfindlich, ein schwacher dagegen unter- oder sogar unempfindlich sein.**

Die persönliche Eigenart schafft auch jene regelwidrigen Verlaufsarten von Vergiftungskrankheiten, die, da sie einmal möglich sind, keine Voraussage gestatten. **Alle gewollte Begrenzung des Urteils durchbricht die Individualität.**

Die sichere Voraussage ist nach alledem unmöglich, wie der Verlauf einer Vergiftungskrankheit bei einem vorher gesunden Menschen auf der Grundlage seiner Eigenart sich gestalten wird, und sie ist auch nicht zu machen bei den vor der Vergiftung nicht ganz gesunden Menschen, bei denen sich zu der angeborenen Anlage die krankhafte gesellt. So kann ein bestehendes Leiden in der Lunge sich verschlimmern, wenn ein saurer Dampf eingeatmet wird, und eine bestehende Nierenreizung zu einer Entzündung anwachsen, wenn ein Arbeiter in einer Alkalichromatfabrik das Gift aufnimmt; aber mit Sicherheit derartiges von vornherein zu behaupten, ist nicht angängig.

In unserer Zeit glaubte man, mancherlei auf diesem Gebiete erklären zu können. Aber allen diesen Versuchen muß ein wissenschaftlicher, d. h. ein Wirklichkeitswert versagt werden, weil sie widerlegt werden können. Weder die angeborene, noch die durch Gewöhnung oder andere Einflüsse erworbene Immunität ist durch die völlig unerweisbaren, dem philosophischen Kalkul entstammenden **Nurwortstoffe**, denen man den Namen Antitoxin gegeben hat, dem Verständnis näher gerückt. **Es gibt kein einziges chemisch gekanntes Gift, das beliebig lange Zeit Tieren eingeführt, ein Gegengift im Blute entstehen läßt, dem die Fähigkeit zukommt, in irgendeiner Weise das Gift unschädlich, oder, vorbeugend, eine Giftwirkung unmöglich zu machen.** Auch habe ich erwiesen, daß bei Tieren, wie dem Igel, die eine angeborene große oder sehr große Widerstandsfähigkeit gegen manche Gifte besitzen, diese Eigenschaft nicht im Blute liegt, und daß ihr Blutserum, auf andere Tiere übertragen, diese vor einer bestimmten Vergiftung nicht schützt, die der Igel überstehen würde. **Die sog. Serumtherapie schließt kein Prinzip ein.** Kein Alkaloid, kein Glykosid, keine blutverändernden oder anderswie giftigen, chemisch gekannten Substanzen aus der Reihe der anorganischen oder organisch-synthetischen Stoffe kann durch die Serologie verhindert werden, seine Giftwirkung zu entfalten, und auch nicht mit Eiweißstoffen, wie dem Abrin, oder dem Schlangengift ist dies zu erzielen. Es gibt kein „Antitoxin" und keine „Antikörper". Sie bestehen nur in der Einbildung.

Als weitere Umstände, die einen Einfluß auf Entstehen und Verlauf von Vergiftungen haben können, sind anzuführen:

Das Alter und der Ernährungszustand. Kinder brauchen im allgemeinen geringere Mengen eines Giftes, um vergiftet zu werden, wie Erwachsene. Aber auch das Umgekehrte findet statt. So vertragen z. B. Kinder Kalomel sehr gut und ebenso Dosen der Belladonnatinktur, die bei Erwachsenen Vergiftung hervorrufen würden. Experimentell läßt sich das letztere auch an jungen Hunden erweisen. Gut genährte, robuste Menschen sind gegen manche Gifte widerstandsfähiger als schwache, dekrepide, z. B. durch geschlechtliche Ausschweifungen, Trunksucht oder Krankheit heruntergekommene. **Auch psychische Affekte können die Giftwirkung beeinflussen.** So unterliegen dem Chloroform leichter Individuen, die kurz vorher Kummer, Sorge, Schreck usw. zu überstehen gehabt haben.

Die Rasse. Neger und Malayen sollen nach großen Opiumdosen in Konvulsionen und Delirien verfallen, während Kaukasier durch dieselben narkotisiert werden.

Die Gewöhnung.

Für jetzt schon recht viele Gifte — nicht nur solche, die Betäubungs- und Rauschzwecken dienen — hat das Problem der Gewöhnung an sie durch allmähliches Ansteigen mit den Dosen eine hohe praktische Bedeutung gewonnen. Auf dem Gebiete des Materiellen ist es hiermit so bestellt, wie auf dem des Immateriellen rein Seelischen.

Psychische Eindrücke von größter Lust bis zur stärksten Unlust, von höchster Freude bis zum tiefsten Schmerze, verlieren, wenn sie andauernd auf den Menschen einwirken, immer mehr und mehr an Einfluß. Es tritt Gewöhnung an sie ein, und der Maßstab ihrer Einwirkung, die subjektiven Äußerungen, mit denen jene Affekte gewöhnlich beantwortet werden, bleiben allmählich ganz aus. Wir können annehmen, daß hierbei die Zentren der Empfindung durch den in häufiger Aufeinanderfolge auf sie ausgeübten Reiz allmählich energielos werden und nicht mehr die gewöhnlichen Reaktionsäußerungen von sich geben. Eine weitere faßbare Analogie hierzu liefert das Verhalten von Geweben, z. B. Muskeln, gegen den auf sie einwirkenden elektrischen Strom. Läßt man den Muskel Arbeit leisten, dadurch, daß man den Nerven oft reizt, so nimmt die Arbeit anfänglich bis zur maximalen Grenze zu, um dann in ein Stadium der Ermüdung überzugehen. Dieses hält so lange an, als dem Muskel nicht Ruhe und Zeit gegeben wird, um die während der Arbeit erzeugten Zersetzungsprodukte an das Blut abführen zu können.

Ähnliche Verhältnisse finden wahrscheinlich bei der Gewöhnung an manche chemische Stoffe statt. Schon aus dem Altertume sind Beispiele von Gewöhnung an solche überliefert. So sollte, was am bekanntesten ist, M i t h r i d a t e s zuletzt kein Gift mehr haben finden können, um sich zu töten, da er sich aus Furcht vor Vergiftung nach und nach an die damals bekannten so gewöhnt hatte, daß er zuletzt auch große Dosen derselben ohne Schaden ertragen konnte. Dieser hyperbolischen Überlieferung gegenüber ist auf den mehr spezialisierten Gebrauch von Alkohol, Arsen, Opium, Morphium, Äther, Chloralhydrat, Chloroform und anderer Stoffe hinzuweisen, wie er heutzutage von vielen Individuen geübt wird.

Daß sich auch andere Lebewesen als der Mensch an Gifte gewöhnen können, beweist z. B. die S ü ß w a s s e r - A m o e b e, die stirbt, wenn man dem Wasser, in dem sie lebt, plötzlich so viel Kochsalz hinzufügt, daß es 2 Prozent enthält. Setzt man dagegen dem Süßwasser allmählich von Tag zu Tag $1/10$ Prozent Chlornatrium hinzu, so gelingt es, die Amoebe auf einer immer stärkeren Lösung zu züchten, so daß sie endlich auch in 2 Prozent Chlornatrium-Lösung bestehen kann. Bringt man sie nun in Süßwasser zurück, so stirbt sie.

Das Wachstum der B i e r h e f e wird schon durch 0,17 F l u o r w a s s e r s t o f f im Liter aufgehoben, während die an das Mittel gewöhnte Hefe noch in einer Lösung von 1 g Fluorwasserstoff im Liter wächst.

Kaninchen können sich an J e q u i r i t y (Abrin) so gewöhnen, daß selbst das Vierfache der Menge eines Infuses, welche sonst den Tod herbeiführt, ohne Störungen des Allgemeinbefindens vertragen werden. Hunde und Kaninchen, denen mehrfache Dosen von Curare beigebracht werden, zeigen diese Anpassung an das Gift ziemlich schnell. Man muß die Dosen bald erhöhen, um die nach den ersten Gaben beobachteten Vergiftungserscheinungen hervorzurufen. Bei Tieren verschwinden nach mehrmaliger Darreichung des Atropins nicht nur die leichteren Atropinsymptome, sondern auch die schwereren nehmen an Intensität bedeutend ab.

Die Mengen der genannten Substanzen, welche durch allmähliches Steigern scheinbar ohne Nachteil genommen werden, stellen mitunter das Zehnfache einer, für einen normalen Menschen tödlichen Dosis dar. Andererseits zeigen auch weniger differente Mittel, wie viele aus der Gruppe der Laxantien (Rhabarber, Mittelsalze) und der Diuretica (Scilla usw.), die Eigenschaft, häufig angewandt, ihre arzneiliche Wirkung zu verlieren. Anfangs erreicht man noch durch Steigerung der Dosen einen Effekt, aber schließlich bleibt dieser auch bei Vermehrung der Mengen aus.

Wie sind diese Verhältnisse zu erklären? Denkt man sich, es wirke ein reaktionsfähiger Stoff auf gewisse Zellkomplexe im Körper ein, so wird meist eine normale Wirkung zustande kommen. Sowie aber der Nerv oder der Muskel unter dem dauernden Einflusse des elektrischen Stromes dadurch, daß in ihnen materielle Veränderungen vor sich gehen, leistungsunfähig werden, so findet eine solche auch bei der Einwirkung von Arzneimitteln auf die Gewebe statt, mit dem Unterschiede, daß, während mit dem Aufhören des elektrischen Stromes bald eine Restitution erfolgt, sei es durch Fortschaffung von Zerfallsprodukten oder durch ergiebige Zufuhr von frischem Ernährungsmaterial, bei der Einwirkung von Arzneistoffen auf Organe nur dann ein Normalwerden eintritt, wenn außer der Erholung der beeinflußten Gewebe die einwirkende Substanz von ihnen ferngehalten wird. Bei häufiger Zufuhr eines mit chemischer Energie versehenen Stoffes findet aber weder das eine noch das andere statt. Jede neuere, eingeführte Dosis findet noch Reste der alten und eine veränderte Funktionsfähigkeit des beeinflußten Gebietes vor. Während **das Leben der Zelle, d. h. ihre durch chemische Vorgänge erlangten Spannkräfte**, eine Zeitlang imstande ist, einen ihr zugeführten fremden, reaktiven, nicht assimilierbaren Stoff in irgendeiner Weise auf chemischem Wege zu überwinden oder eventuell ihn oder seine Umwandlungsprodukte wieder abzustoßen, wird bei seiner immer erneuten Zufuhr eine Erholung unmöglich werden. Die Leistungsfähigkeit der Zelle oder ihres Protoplasmas, die durch die stärkere Inanspruchnahme eine Zeitlang sogar gesteigert sein kann, nimmt ab, d. h. ein ektogener chemischer Reiz wird nicht mehr eine adäquate gewebliche Reaktionsfähigkeit an der geeigneten Basis vorfinden. Um eine solche herbeizuführen und zu erhalten, muß eine fortschreitende Steigerung der wirksamen Mengen des Fremdstoffes vorgenommen werden. Der Vorgang der Abstumpfung der Zellenergie wiederholt sich dann auch bei diesen, bis schließlich bei einer gewissen Dauer des ganzen Prozesses und einer bestimmten, individuell verschiedenen Menge des aufgenommenen chemischen Stoffes die Lebensvorgänge in der Zelle nur noch ausreichen, um sie notdürftig vegetieren, d. h. sich ernähren zu lassen, aber nach einer gewissen Zeit weder genügen für die Abwehr des ihr dauernd zugeführten Schadens, noch zu einer normalen physiologischen Tätigkeitshöhe, einschließlich normaler Wechselbeziehungen mit andersartigen Zellgruppen des Körpers.

Mithin beruht nach meiner Auffassung die Gewöhnung an schließlich große Mengen von Arzneimitteln oder Giften nicht auf einer erhöhten Leistungsfähig-

keit, sondern auf einer progressiv zunehmenden Schwäche des Zellebens. Die Adaptation ist die erworbene Unfähigkeit, auf eine bestimmte Summe von Reiz in normaler Weise, d. h. mit einer bestimmten Funktionsgröße zu reagieren.

Gewöhnung an gewisse chemische Einflüsse können sogar die Haut und die Schleimhäute zeigen. Manche Individuen, die z. B. nach Petroleumeinreibungen einen blasigen Hautausschlag bekommen, lassen bei erneuter Anwendung des Mittels die erwartete Entzündung vermissen. An die charakteristischen örtlichen Veränderungen, die das Dionin am Auge erzeugt, findet derart Gewöhnung statt, daß z. B. nach dem Einträufeln einer 10proz. Lösung das fünfte Mal keine Lymphstauung mehr, sondern nur noch Rötung erfolgt — eine Folge der Zellschwäche, aber nicht die Wirkung von „Antikörpern", den Hirngespinsten, die zu Glaubensartikeln ausgewachsen sind. Mit der Wahrheit haben sie jedoch nichts gemeinsam. Man kann Lebewesen in gewissen Grenzen an Nitroglyzerin, an Abrin, an Taxus, an Gallensäuren, an arsenige Säure, an Brechweinstein und sogar an Dimethylsulfat und viele andere Stoffe gewöhnen, aber es ist unmöglich, als Grund dieser Toleranz „Antitoxin" im Blute zu finden. Welche unausdenkbare Eigenschaft des Tierkörpers wäre es, für eine so überaus große Reihe von Giftstoffen der denkbar verschiedensten Art just immer das entsprechende „Gegengift" zu produzieren!

Eine Giftwirkung kann aber auch selbst noch bei Gewöhnung an innerlich genommene Gifte eintreten, wenn plötzlich mit der Giftdosis so hochgestiegen wird, daß die vegetative Sphäre der Gewebe ergriffen und diese in ihrer Existenz bedroht werden. So erzeugt bei Menschen und Tieren, denen z. B. Atropin bis zur Gewöhnung, d. h. bis zum Ausfall leichterer oder Abschwächung schwerer Symptome gereicht worden ist, eine viel höhere Dosis, als die zuletzt erreichte, alle Vergiftungssymptome, auch diejenigen, die bei kleineren Mengen nicht mehr zur Beobachtung kamen.

Diese plötzliche Steigerung der Menge ist jedoch nicht die einzige Möglichkeit, wie abnorme Wirkungen im Verlaufe des chronischen, gewohnheitsmäßigen Gebrauches von Arzneimitteln zustande kommen können. Es ist begreiflich, daß die Ausschaltung oder Tätigkeitsbehinderung gewisser Organe sich auch durch Störungen in der Tätigkeit von solchen bemerkbar machen wird, die mit den eigentlich betroffenen in funktionellem Zusammenhange stehen. Es kann also auf diese Weise z. B. ein dauerndes Ergriffensein von Gehirn und Rückenmark auch Störungen in peripherischen Nerven, oder in der Herzarbeit usw. im Gefolge haben. Deswegen beobachtet man bei Morphinisten, Kokainisten, Chloralisten und anderen ähnlich Gebundenen nicht nur funktionelle zerebrale Ausfalls- oder Reizsymptome, sondern auch Störungen im Bereiche der Verdauung, der Atmung usw. Wird dem Körper die betreffende Substanz entzogen, so treten Abstinenzsymptome auf, die sich als Störung des bisher künstlich erhaltenen Gleichgewichtszustandes in der Funktion der einzelnen Organe darstellen. Am charakteristischsten ist, soweit Narkotika in Frage kommen, das unausgesetzte Verlangen nach dem entzogenen Mittel.

Dasselbe erinnert an den Salzhunger, den man nach längerer Enthaltung von dieser Substanz hat. So wie diese als notwendiger Bestandteil des Körpers eingeführt werden muß, so ist auch das entzogene Narkotikum durch den langen gewohnheitsmäßigen Gebrauch für das Nervensystem zu einem integrierenden Bestandteil, zu einem Hormon, geworden, und sein Fehlen wird so wie das eines elementaren Körperbestandteils empfunden. Die Zelle verlangt weniger nach physiologischen, als nach dem künstlichen Reiz, **als dem stärkeren**, der ihre Funktion für eine gewisse Zeit wach erhalten kann.

Es gibt auch Stoffe, an die **keine** Gewöhnung stattfindet. Dahin gehören solche, denen erfahrungsgemäß Kumulativwirkungen zukommen, ferner Phosphor, den Blutfarbstoff verändernde Stoffe u. a. m.

Die Wirkungsart der Gifte.

Die Erkenntnis der eben beschriebenen vielseitigen Verhältnisse ist gewonnen und wird vermehrt durch das Experiment und durch die Erfahrung. Diese beiden Quellen unseres Wissens müssen sich gerade hier ergänzen, um zu Resultaten zu führen. **Sehr weit freilich sind wir bis jetzt in dem Begreifen der endlichen Ursache vieler Giftwirkungen noch nicht gekommen. Das Rätsel des Entstehens einer Ganglienzelle ist nicht größer als das des Untergangs ihrer Funktionen durch Morphiumeinwirkung.** Alle Erklärungen, die in diesen Beziehungen gegeben worden sind, sind notdürftige Behelfe. Es fehlen uns eben für alle jene Gifte, die keine anatomischen Läsionen im Tierkörper erzeugen, die Hilfsmittel der Untersuchung. Es ist freilich unseren heutigen Anschauungen nach ein notwendiges Postulat, daß die durch diese Gifte erzeugten Funktionsstörungen mit chemischen, in der Zelle oder in den Säften ablaufenden Veränderungen einhergehen. Aber diese entziehen sich durch ihre Komplexität, respektive ihre Feinheit, unserem Beobachten. Immerhin haben die Experimente an Tieren und die zahllosen Vergiftungen von Menschen ein bedeutendes Tatsachenmaterial zutage gfördert, das gewisse theoretische Schlüsse auf die Ursache des Zustandekommens einiger Giftwirkungen ziehen läßt (z. B. chemische Alteration von Gehirn und Nerven durch Inhalations-Anästhetika, die das gleiche auch außerhalb des Körpers erzeugen) und auch nach der praktischen Seite hin besonders für die kurative und prophylaktische Seite von Nutzen gewesen ist. **Die Übertragung der beim Tierexperiment beobachteten Erscheinungen auf den Menschen sind mit Vorsicht vorzunehmen.** Hühner vertragen Strychnin, Kaninchen und Schnecken Belladonna und Igel Canthariden ohne Nachteil in Dosen, die für einen Menschen tödlich sein würden, und daß auch für den Menschen unschädliche Substanzen, wie Mohrrüben, für Tiere (weiße Mäuse) ein Gift darstellen können, ist bekannt. **Andererseits lehren, wie ich schon anführte, Vergiftungsfälle am Menschen Symptome kennen, wie z. B. die an den Sinnesorganen ablaufenden, welche bei Tieren schwer oder gar nicht wahrnehmbar sind.**

Wie auch immer die Giftwirkung sich gestaltet, letzten Endes findet sie ihre Erklärung durch örtliche Einwirkung des Giftes auf die Organe, deren Funktion gestört ist. Dies gilt sowohl für die Gifte, die wesentlich **örtlich** (Säuren, Laugen usw.) als auch für diejenigen, die **resorptiv, entfernt** wirken (Morphin, Physostigmin usw.). Reflektorische Giftwirkungen kommen nur in einem Umfange vor, der toxikologisch nicht schwer ins Gewicht fällt.

Die Gifte teile ich[1]) **ihren Wirkungen nach ein in:**

1. **Entzündungsgifte**, d. h. solche, die lebendes Eiweiß zerstören, oder es biologisch reizen. Sie rufen in verschiedener Kombination hervor: Würgen und Erbrechen auch von Blut und Schleimhautfetzen, Schmerzen im Munde, Schwellung der Zunge, grauweiße Aetzplaques oder die Zeichen korrosiver Erweichung (Ätzalkalien), weit irradiierende Magenschmerzen, Koliken, Durchfälle, Störungen in der Harnentleerung (Albuminurie, Hämaturie, Hämatinurie usw.), der Herzarbeit, der Atmung, Ohnmachtsanfälle und eventuell den Tod unter Lähmungen oder Konvulsionen.

2. **Nervengifte.** Je nach ihren spezifischen Eigenschaften kann die Wirkung derselben sich an **nervösen Gebilden** (Herzganglien, Gefäßnerven, Gehirn, Rückenmark, peripherischen Nerven) **als Lähmung oder Erregung** kundgeben. Dadurch entstehen: Verlangsamung oder Beschleunigung, Unregelmäßigkeit oder Schwächung der Herzarbeit, respektive Benommensein, Schwindel, vasomotorische Störungen, Pupillenveränderungen, Störungen in den Sinnesorganen (Lähmung der Augenlider, Amblyopie, Amaurose, Farbensehen), Bewußtseinsstörungen, Schlaflosigkeit, Koma oder Delirien, Katalepsie, Wahnsinn oder Atemstörungen (Dyspnoe, Cheyne-Stokessche Atmung, Asphyxie), Krämpfe, respektive Lähmungen an Skelett- oder Schließmuskeln, an sensiblen und motorischen Nerven. Da es auch **Muskelgifte** gibt, so können Herz- und Atemmuskulatur, sowie Skelettmuskeln als solche primär gelähmt werden. Fast immer geschieht dies jedoch in realer Konkurrenz mit nervöser Beeinflussung.

3. **Blutgifte. Als solche bezeichne ich Stoffe, die während des Lebens mikroskopisch die roten Blutkörperchen (Stroma mit wenig oder gar keinem Blutfarbstoff, Gestaltsveränderungen usw.) oder spektroskopisch erkennbar den Blutfarbstoff verändern.** In letzterer Beziehung (v. Spektraltafel) kommen als Derivate des Oxyhämoglobins in Frage: Hämoglobin, Sulfhämoglobin, Methämoglobin, Hämatin, Hämatoporphyrin und andere, bisher nicht genauer untersuchte Produkte. Die Störungen, welche durch Blutveränderungen in **der Atmung**, durch mangelhaften Gasaustausch in der Lunge und durch Lieferung eines untauglichen Ernährungsmaterials (Dyspnoe, Asphyxie), im **Zentralnervensystem** (Bewußtlosigkeit, Koma oder Erregung), **an der Haut** (Icterus, Hellrotfärbung, Grünfärbung, Grauviolettfärbung), **in den Nieren** (Anurie infolge von Verlegung der Harnkanälchen durch Zerfallsprodukte der roten Blutkörperchen, Methämoglobinurie, Hämatinurie, Hämatoporphyrinurie) auftreten, lassen sich ungezwungen aus den spektroskopischen Befunden erklären. Sie sind teilweise sehr charakteristisch, teils aber auch den nach anderen Giften auftretenden ähnlich.

---

[1]) Auch diese Einteilung, wie fast alles andere, haben Abschreiber (Kobert und seine Abschreiber und andere) aus diesem Werk „annektiert".

Mehrfach wurde der, wie mir scheint, nicht erfolgreiche Versuch einer anderen Gruppierung der Gifte gemacht und als Grundlage wesentlich die Labilität des lebenden, aktiven Protoplasmas und seine Überführung in totes durch Gifte gewählt — eigentlich nichts anderes als eine Benennung dessen, was sinnfällig genug, z. B. bei Ätzgiften, sich abspielt. Die allgemeinen, alles Lebende tötenden, durch Veränderung des aktiven Proteins wirkenden Gifte sollten danach zerfallen: in oxydierende, katalytische, durch Salzbildung wirkende und substituierende (Diamid, Hydroxylamin). Die speziellen Gifte, welche gewissen Klassen von Organismen nicht schaden, schied man a) in solche, welche nur in Plasmaeiweiß von bestimmter Konfiguration eingreifen (toxische Proteinstoffe), b) solche, welche strukturstörend in den Zellen durch Anlagerung an das aktive Plasmaeiweiß wirken (organische Basen), c) solche, welche indirekt wirken durch Behinderung der Atmung oder durch ihre Zersetzung oder durch Änderung des Quellungszustandes organischer Gebilde.

Mancherlei Veränderungen können aber auch Gifte selbst im menschlichen Organismus erleiden. Sie können ihren Giftcharakter wenigstens teilweise durch Oxydation, Reduktion, Paarung und Zerlegung verlieren. **Praktisch haben diese Vorkommnisse keine Bedeutung, da z. B. selbst die vielgerühmte Paarung der Karbolsäure mit Schwefelsäure den Ablauf einer Karbolsäurevergiftung nicht ändert.**

Die akute Entstehung einer örtlichen Vergiftung. Nachwirkungen.

Das Kranksein eines Menschen durch ein Gift kann sich, wie die bisherigen Auseinandersetzungen lehrten, am Orte der Einwirkung oder an von diesem entfernten Stellen kundgeben. Die örtlichen Giftwirkungen stellen sich meistens als Entzündungen mit oder ohne Schwellung oder als schnell erfolgende Zerstörung dar. Nicht die Menge des Giftes, sondern seine Art und Konzentration ist für den Charakter der ersten Veränderung maßgebend, die Dauer der Berührung auch für die Schwere der Erkrankung. Legt sich jemand ein Stück Senfpapier auf die Haut, so werden die subjektiven und objektiven Veränderungen bei einer normalen Empfindlichkeit zunehmen, je länger das Mittel an der Hautstelle belassen wird, und zuletzt können Bläschen entstehen. Dieser Wirkungscharakter ändert sich selbst nicht, wenn beispielsweise Arbeiter in Senffabriken Senföldämpfe in die Augen bekommen: Augenentzündung oder auch Bläschen an der Hornhaut sind auch hier die charakteristischen Folgen. Spritzt dagegen einem Maurer gelöschter Kalk in das Auge, so ist der Charakter der Wirkung ein anderer, denn es werden auf der Grundlage einer bestimmten chemischen Wirkung die betroffenen Augengewebe typisch zerstört. Es ist aber auch möglich, daß die Wirkung eines solchen Giftes über seine erste Wirkungsstelle hinaus erst nach einiger Zeit vorrückt, und daß Nachwirkungen eines solchen örtlichen Leidens entstehen, die zum Verluste der zuerst getroffenen und auch davon entfernter liegenden Gewebsteile führen. Derartige Wahrnehmungen wurden in folgendem Falle gemacht: Beim Bersten eines Rohres mit Salmiakgeist kamen dessen Dämpfe einem Arbeiter in die Augen. Alsbald sahen diese wie die Augen eines gekochten Fisches aus. Am anderen Tage gelang es, eine Haut, die die Augen deckte, abzuziehen. Die Hornhaut erschien klar. Aber bald entstand ein Star, die Hornhaut trübte sich und der Mann wurde blind. Was hier als Nachwirkung eines örtlichen Leidens am Auge eintrat, kann auch an anderen Körperteilen, zum Beispiel an den Händen auftreten. Arbeiter, die in Emaillierwerken Geschirre in Salzsäure beizen, bekommen Verätzungen der Haut, die allmählich tiefer greifen können, auch ohne daß die Arbeit fortgesetzt wird, und schließlich können die Wunden bis auf die Knochen gehen. Bei noch anderen Arbeitern kann nach einer Arbeitsschicht mit einem die Haut reizenden Gifte ein sich ausbreitendes Hautleiden entstehen, das Arbeitsunfähigkeit veranlaßt.

Ganz ähnlich können allgemeine Vergiftungskrankheiten verlaufen, die durch innerliche Aufnahme von Giften in Betrieben entstanden sind. Als typisches Beispiel hierfür mögen die Unfälle durch die sogenannten nitrosen Gase angeführt werden. Auf eine anfängliche schwere Vergiftung kann eine scheinbare Besserung und nach einigen Tagen der Tod unter Erstickungserscheinungen folgen. Bei anderen Vergiftungen schließt sich an das akute Leiden ein chronisches an, das den Arbeiter seiner Arbeitskraft beraubt. Und hierbei braucht keine Gleichmäßigkeit in den Erscheinungsformen der Vergiftung bei verschiedenen Menschen, die durch dasselbe Gift heimgesucht werden, zu bestehen, so daß der Laie leicht geneigt ist, auch verschiedene Ursachen für so verschiedene und erst nach längerer Zeit sich entwickelnde Leiden anzunehmen.

Der innige Zusammenhang von menschlichen Organen untereinander und die mehr oder minder große Abhängigkeit der normalen Tätigkeit des einen von dem anderen oder aller von der normalen Beschaffenheit der sie ernährenden Körpersäfte bringen es sehr oft zuwege, daß nach einem Vergiftungsfall auch Leiden an Organen entstehen, die gar nicht von dem Gifte getroffen sind. Hat ein solches, z. B. das Anilin, den roten Blutfarbstoff, von dessen Unversehrtheit unser aller Leben abhängt, durch Bildung eines kaffeebraunen Farbstoffs, des Methämoglobins, verändert, so kann bei stärkerem oder schwächerem sonstigem Kranksein die Haut schieferartig, bläulichgrau aussehen, als wenn der Mensch blausüchtig, cyanotisch durch schwere Herz- und Atemstörungen geworden wäre. Diese Abhängigkeitserscheinung ist an sich belanglos, aber sie zu erkennen ist wichtig, um nicht eine falsche Behandlung einzuschlagen. Treten aber bei einer solchen Blutveränderung schwere Gehirnsymptome auf, so erschließt man, daß das nervöse Zentralorgan nicht mehr gehörig ernährt wird. Selbst noch monatelang nach dem völligen Überstehen einer echten Blutvergiftung kann diese Ernährungsstörung mangels regelnder Körperkräfte bestehen bleiben. So sieht man z. B. nach der Kohlenoxydvergiftung Erweichungsherde im Gehirn oder Eiterungen in der Lunge sich ausbilden.

Die regelnden Vorgänge im Körper nach einer Vergiftung.

Jedes Lebewesen verfügt gegen einen ihn treffenden Schaden über ein gewisses Maß abwehrender und regelnder Energie, deren Größe einen ebenso schwankenden Wert darstellt, wie die Energie der normalen Lebensvorgänge. Die Betätigung der Selbsthilfe erfolgt stets in irgendeinem

Umfange, hört aber auf, wenn die chemisch-reaktive Kraft des Giftes die vitale Energie am Orte der Giftwirkung oder allgemein ausschaltet. Um so leichter wird dies geschehen, je massiger das Gift einmal eingewirkt hat, oder je häufiger seine Angriffe zustande kommen. Auch mit der Reservekraft, über welche die betroffenen Gewebe verfügen, wird ein Ausgleich der Schädigung dann nicht mehr so, wie es die Regel will, herbeigeführt. So ist es mit Wunden, die statt zu heilen, sich immer mehr in die Fläche und in die Tiefe ausbreiten, weil die an ihnen bestehende Zersetzung immer wieder neue giftige Produkte schafft, so ist es mit innerlichen, infektiösen oder nichtinfektiösen Krankheiten, z. B. einer kruppösen Lungenentzündung, die, statt mit einer Krisis zu enden, anfängt chronisch zu werden und mit Zerfall des Lungengewebes endet, und so ist es mit Vergiftungen. Hat ein Arbeiter zum Beispiel im Hochofenbetriebe Kohlenoxyd bis zum Eintreten von Bewußtlosigkeit aufgenommen, so ist die Wahrscheinlichkeit nicht gering, daß der Körper den ihm zugefügten Schaden durch seine ausgleichenden chemischen und andersartigen Kräfte bewältigt. Statt dessen können andere, vielgestaltige Verlaufsarten, z. B. Schwellungen an irgendeiner Körperstelle mit darauf folgendem eitrigen Zerfall oder Blindheit oder der Tod eintreten — Folgen einer dem Wesen nach unerklärlichen, vielleicht auf einer Zellenerschöpfung beruhenden körperlichen Unzulänglichkeit.

Hat ein Mensch, der Gift aufnimmt, Glück, a r b e i t e n s e i n e A u s s c h e i d u n g s a p p a r a t e g u t, dann braucht sogar — vorausgesetzt, daß die Giftmengen nicht übermäßig groß sind — überhaupt keine Vergiftung einzutreten, denn dann kann nach Maßgabe des in den Körper aufgenommenen Giftes auch seine Ausstoßung erfolgen. Wird einem Menschen eine Bleikugel eingeschossen, z. B. in das Schienbein, so geht sicher von dem Geschosse stetig ein gewisser Teil in Lösung und kommt in die Körpersäfte. Solange wird keine Bleivergiftung eintreten, als im Verhältnis zu der in das Blut übergetretenen Menge die Körperdrüsen, die für die Ausscheidung tätig sind, das in sie gelangende Blei abstoßen. Erst dann erfolgt eine Vergiftung, wenn diese Drüsenfunktion nicht genügend im Gange ist. In einem Falle sah ich erst nach 17 Jahren eine Bleivergiftung mangels einer regulierenden Ausscheidung eintreten. In dem aufgemeißelten Knochen fand sich die Kugel nicht mehr, dafür aber eine, erst bei näherem Ansehen erkennbare, graue Verfärbung, die auf der Anwesenheit der letzten Bleimengen beruhte, und Blei ließ sich im Urin als Zeichen der Aufnahme in die Blutbahn nachweisen. D i e S t e c k s c h u ß t r ä g e r vom Kriege her sind stets der Gefahr einer Bleivergiftung ausgesetzt.

Der Vergleich des gekennzeichneten Vorganges mit der Tätigkeit eines Springbrunnens gibt eine Vorstellung von solchen regelnden Einrichtungen. Solange Zu- und Ablauf geregelt sind, erfolgt kein Überlaufen, wohl aber, wenn einer von ihnen, besonders aber der letztere, nicht richtig arbeitet.

Eine der wichtigsten Handhaben für die Vermeidung oder die Beseitigung unzulänglicher Regelung ist die reichliche und gleichmäßige Ausscheidung des Giftes, wenn es gasförmig ist, durch die Lungen, bei andersartigen durch die Drüsen. F r ü h z e i t i g müssen solche Menschen durch

Trink- und Badekuren in die Lage gebracht werden, in erhöhtem Maße ihre ausscheidenden Drüsen in Tätigkeit zu setzen.

Wenn die Beschäftigung mit einem Gifte bei Menschen keinen Schaden erzeugt hätte, wer wollte von vornherein leugnen, daß nicht auch einmal ein Unfall bei einem solchen Tun eintreten und den leugnenden Induktionsschluß aufheben könnte?

Das Erkennen der akuten und chronischen Vergiftungen am Lebenden und Toten. Blutprüfungen.

Die Diagnose einer akuten Vergiftung ist am noch lebenden Individuum zu erschließen durch:

1. Die Symptome, die begleitenden Umstände (Anamnese) und den Verlauf. Man wird Verdacht auf eine akute Vergiftung hegen, wenn ein bisher gesundes Individuum ohne Prodromalerscheinungen und ohne wahrnehmbare anderweitige äußere Ursache innerhalb kurzer Zeit — etwa 2 Stunden — besonders nach einer Mahlzeit unter Symptomen erkrankt, wie sie sonst nur im Gefolge schwerer genuiner Erkrankungen aufzutreten pflegen. Je nach der Art der Substanz können auch die Erscheinungen nach den verschiedenen, oben gekennzeichneten Erkrankungsformen variieren. Selbstverständlich gibt es akute Erkrankungen, z. B. den Riß eines extra-uterinen Fruchtsackes, perforierende Magenabszesse, die akuteste Form der Cholera, die den Eindruck einer exogenen Vergiftung machen können. Die Sektion wird hierüber jedoch Zweifel nicht bestehen lassen.

2. Die Veränderungen an Sekreten und Exkreten und am Blute. In einer Reihe von Fällen werden hierdurch mindestens Wahrscheinlichkeitsdiagnosen gestellt werden können. Der Harn kann z. B. Eiweiß enthalten durch toxische Nierenveränderung oder Blutveränderungen und Blut aus denselben Gründen aufweisen.

Unter den Nachweisen von Blut steht obenan der spektroskopische, der auch beim Fehlen von Formelementen im Blute nicht versagt, der aber geübt sein will, weil nicht immer die Absorptionsstreifen sich als dicke Linien präsentieren (v. Spektraltafel). Die Konzentration der Blutlösung, die Dicke der Flüssigkeitsschicht, die Weite des Spaltes und die Stärke der Lichtquelle beeinflussen in weiten Grenzen die Sichtbarkeit der Absorptionsbänder, besonders wenn sie Blutderivaten zugehören, die nur in kleinen Mengen vorhanden sind. Handelt es sich um konzentrierte, normale Blutlösungen, so ist so stark zu verdünnen, daß der linke Teil von Grün hervorkommt. Sind beide Oxyhämoglobinlinien hervorgetreten (fremde Farbstoffe, z. B. karminsaures Ammoniak, können Täuschungen veranlassen), so hat man etwa 10 Minuten abzuwarten, um zu sehen, ob dieselben nicht in den verwaschenen Streifen des Hämoglobins übergehen, das durch Autoreduktion des Blutes entstanden sein kann und nur durch Verdünnen mit sauerstoffhaltigem Wasser für einige Zeit in Oxyhämoglobin überging. Vermutet man Blutderivate, die verschieden gelagerte Absorptionsstreifen im Rot haben, z. B. Methämoglobin, das auch durch Erwärmen von normalem Blut entsteht, Sulfhämoglobin, Hämatin, Hämatoporphyrin, so ist die Untersuchung anfangs in so dicker Schicht vorzunehmen, daß nur rote Strahlen durchgelassen werden. Der Spalt ist dementsprechend zu verengern. Ist ein Extrastreifen konstatiert, dann kann man weiter verdünnen, um weitere spektrale Erscheinungen sichtbar zu machen.

Der **Methämoglobinstreifen** verschwindet sofort auf Zusatz von gelbem Schwefelammonium, und statt der beiden eventuell sichtbaren Oxyhämoglobinstreifen erscheint der des Hämoglobins. Bei geeigneter Verdünnung erkennt man vor der Reduktion noch einen Absorptionsstreifen im Blau.

Der **Sulfhämoglobinstreifen** wird durch Schwefelammonium höchstens verstärkt.

Der **Streifen des Hämatins** in saurer Lösung verschwindet auf Zusatz von Schwefelammonium, und es treten ein: ein scharf konturierter dunkler Streifen im Grün und ein rechts davon gelegener verwaschener Streifen (**Hämochromogen**, reduziertes Hämatin). **Methämoglobin kann durch höhere Temperaturen in Hämatin umgewandelt werden.** Es kann in einer blutverdächtigen Flüssigkeit so wenig Hämatin vorhanden sein, daß Absorptionsstreifen nicht vorhanden sind. Schwefelammonium schafft auch in solchen Fällen Hämochromogen[1]). Der Nachweis dieses Produktes gelingt in größerer Verdünnung als der des Oxyhämoglobins. Hierbei ist es gleichgültig, ob es sich um saures oder, wie gewöhnlich im Blute, um alkalisches Hämatin handelt. Ich habe, was Spätere anzugeben vergaßen, nicht nur die Übergangsmöglichkeit von Methämoglobin in Hämatin zuerst erwiesen, sondern auch bei verschiedenen Vergiftungen die Bildung von Hämatin im Blute feststellen können, z. B. nach Vergiftung mit xanthogensauren Salzen[2]), mit Nitrobenzol[3]), mit Hydroxylamin[4]), mit chlorsaurem Kalium[5]), Anilin, Trinitrotuluol[6]).

Hämatoporphyrin liefert (v. Spektraltafel) in saurer Lösung ein anderes Spektralbild als in alkalischer.

Der **kristallographische Nachweis der Teichmannschen Häminkristalle** ist bei unverändertem Blute leicht. Man verreibt das trockene Objekt mit etwas Kochsalz, bedeckt die Masse mit einem Deckgläschen, läßt Eisessig unter dasselbe fließen, erhitzt bis zur Blasenbildung und läßt erkalten. Hat sich Hämin (salzsaures Hämatin) gebildet, so findet man meist rhombische Tafeln, aber auch Rauten-, Paragraphen-, Schlüsselbart-, Hanfsamen- und Wetzsteinformen. Amorphe, körnchenartige Massen, sogenannte Granulationen, können, wenngleich sie vielleicht wirklich aus Hämin bestehen, keine absolute diagnostische Bedeutung beanspruchen. Die Färbung der Kristalle (hellgelb bis dunkelbraun) gehört zur Wesenheit des Hämins. **Keine Kristalle** entstehen durch: Erhitzen des Blutes über 142°[7]), oder längeres Einwirken des Sonnenlichtes auf einen Blutfleck, ca. 4—6 Monate langes Faulen von

---

[1]) L. Lewin, Arch. f. path. Anat. 1879, Bd. 76.
[2]) Derselbe, ebenda, 1879, Bd. 76, S. 443.
[3]) Derselbe, Arch. f. exp. Pathol. u. Pharmak., Bd. 25, S. 317.
[4]) Derselbe, Zentralbl. f. med. Wissensch. 1887, Nr. 20.
[5]) Derselbe, Archiv f. experim. Pathol. 1889, S. 311.
[6]) Derselbe, ebenda, 1921, Bd. 89.
[7]) Katayama, Viertelj. f. ger. Med., 1888, Bd. 49, p. 269. — Hammerl, ibid. 1882, Bd. 4, p. 44.

Blut, Vorhandensein von Hämochromogen und Hämatoporphyrin oder saurem Hämatin (falls dieses durch Salz-, Salpeter-, Jodsäure, Jod, Brom- oder Kaliumchlorat entstand), längeres Gemischtsein mit met. Eisen, basischem Eisenacetat, Eisenoxychlorid, Eisenchlorid und Rost, Bleiacetat, Sublimat, Silbernitrat (vielleicht wird durch die genannten Metalle eine Bindung der Salzsäure veranlaßt, die zur Bildung von Hämin erforderlich ist) und Hämin läßt sich auch nicht aus Mischungen des Blutes mit Tierkohle oder Sand darstellen[1]).

Blut kann auch nachgewiesen werden, indem man eine Emulsion aus gleichen Teilen Guajaktinktur (1 Guajakharz : 18 Alkohol) und altem ozonreichen Terpentinöl über die flüssige blutverdächtige Masse schichtet. An der Grenze entsteht ein weißer Ring, der bei Anwesenheit von Hämoglobin blau wird (Schönbein-Almén). Die Probe ist untauglich, da auch andere Stoffe (Eiter, Gummi arab., Zigarettenrauch usw.) sie positiv ausfallen lassen. Der mikroskopische Nachweis von roten Blutkörperchen ist in altem Blute schwierig.

Die Benzidin- oder Pyramidonprobe ist schon für den Nachweis von Blut oft unbrauchbar, und gar nicht für den von Blutfarbstoffderivaten.

Manche Gifte, wie Kohlenoxyd, Oxalsäure usw., schaffen eine Glycosurie. Der Zucker ist am zuverlässigsten durch Gärung, aber auch durch Reduktion alkalischer Kupferlösung, durch Osazonbildung (einstündiges Erhitzen mit salzsaurem Phenylhydrazin und essigsaurem Natron) usw. nachweisbar.

3. Die pathologisch-anatomischen Veränderungen an sich geben zur Stellung der Diagnose auf Vergiftung nur in relativ wenigen Fällen die nötigen Anhaltspunkte. Nach Vergiftung mit Methämoglobin bildenden Giften sind die Haut- resp. Leichenflecke blaugrau, nach Kohlenoxyd streifig oder fleckig kirschrot, nach Schwefelwasserstoffvergiftung erscheinen die Organe grünlich, aber ebenso auch nach Phenylhydrazinvergiftung auf Grund einer ganz anderen Einwirkung. Methämoglobin und Hämatin können aber auch in der Leiche, letzteres durch eine Art saurer Gärung entstehen. Diese Säuerung, die der ammoniakalischen Zersetzung vorangeht, läßt sich auch an Organen nachweisen. Ätzgifte zeichnen ihre Spuren deutlich ein, auch manche Stoffwechselgifte lassen in parenchymatösen Organen ein Übermaß von Fett erscheinen. An keiner Stelle zeigt sich jedoch die Ohnmacht der pathologischen Anatomie so, wie bei den meisten Vergiftungen, sobald man nämlich auf Grund der sichtbaren Wirkung allein versucht, die spezielle Ursache derselben zu erschließen. Ich habe manches Sektionsprotokoll über supponierte oder erwiesene Vergiftungen gelesen und mich oft genug über die Dreistigkeit gewundert, mit der z. B. ein Fettbefund an parenchymatösen Organen, oder Hyperämien an bestimmten Körperteilen oder ein Lungenödem geradezu als Beweis für das Vorhandensein der betreffenden Vergiftung angesehen wurden, nur weil sich in irgendeinem Lehrbuche bei jenem Gifte die Angabe findet, daß dieser oder jener absolut nicht

---

[1]) L. Lewin, Virchow's Arch., 1895, Bd. 142.

charakteristische Befund einmal bei der entsprechenden Vergiftung gemacht wurde. Dies ist mindestens eine Selbsttäuschung. Es gibt nur wenige Gifte, die an und für sich charakteristische Gewebs- oder Säfteveränderungen hervorrufen; der allergrößte Teil der übrigen erfordert noch einen chemischen Nachweis, oder den vergleichenden Versuch am Tier. Eine Gastroadenitis parenchymatosa mit rundzelliger Infiltration des Interstitialgewebes z. B. kann nicht nur durch arsenige Säuren, sondern durch Dutzende von entzündungserregenden Stoffen erzeugt werden. **Es ist Zeit, daß die forensische Medizin, soweit bestimmte Vergiftungen in Frage kommen, unter Umständen lieber ein non liquet ausspricht, als Symptome von örtlichen oder allgemeinen Ernährungsstörungen, die nichts Charakteristisches an sich tragen können, für charakteristisch auszugeben.**

Ist die Vergiftung durch subkutane Beibringung eines Giftes herbeigeführt worden, so ist, selbst wenn die Autopsie 10 bis 30 Stunden nach dem Tode vorgenommen wurde, die Stichstelle meistens nicht mehr aufzufinden. Leicht kann die Vergiftungsursache erkannt werden, wenn in den Körperhöhlen (Brust, Bauch, besonders Gehirnhöhlen) riechende Stoffe (Phosphor, Nitrobenzol usw.) vorhanden sind, oder im Magen-Darmkanal leicht erkennbare Giftreste (Schweinfurter Grün, Pflanzenreste usw.).

Ungleich schwieriger als die Diagnose der akuten ist die **der chronischen Vergiftung**, wenn sie sich nicht gerade durch besonders auffällige Symptome (Bleisaum, Stomatitis und Salivatio mercurialis usw.) kundgibt. Während bei der ersteren häufig Giftreste gefunden werden, ist das Auffinden des Giftes oder der Giftquelle bei der letzteren die schwierigste ärztliche Aufgabe. Allgemeine Symptome einer chronischen Vergiftung sind Störungen in der Verdauung und der Ernährung, Abmagerung, Kraftlosigkeit, nicht selten übler Geruch aus dem Munde, Änderungen in der Harnzusammensetzung (Glycosurie, Albuminurie, Lipurie, Cylindrurie usw.), Leberveränderungen (meist Zirrhose), Milzschwellung, auch wohl Motilitäts- und Sensibilitätsstörungen, Schwäche des Gedächtnisses und eventuell tiefere psychische Störungen.

Die Ausgänge der Vergiftungen können sein: Genesung oder Siechtum, Strikturen des Oesophagus, Verkleinerungen des Magens, Hautleiden, Lähmungen von Muskelgruppen, Myelitis, allgemeine Paralyse, Störungen in den Sinneswerkzeugen (Taubheit, Amblyopie, Amaurose), Geisteskrankheiten oder der Tod.

Giftnachweis in der Leiche und in Giftresten.

Für den Nachweis einer noch vorhandenen oder bereits abgelaufenen Vergiftung ist das Auffinden des eingeführten Giftes von entscheidender Bedeutung. Dieser Giftnachweis kann geführt werden in Resten der gebrauchten Substanz, dem Erbrochenen und den während des Lebens noch gelieferten Se- und Exkreten, sowie in der Leiche oder in einzelnen Teilen, z. B. den **Binnenflüssigkeiten des Auges**. Für den Nachweis in der Leiche kommen eine Reihe von Kautelen in Betracht. Gifte können nämlich nach dem Tode aus böswilliger Absicht der Leiche eingeführt worden sein. **Durch Imbibition, respektive Diffu-**

sion können sich Gifte, die postmortal in Körperhöhlen gebracht wurden, weiter ausbreiten[1]). Die Wirkungsart des betreffenden Giftes ist hierbei gleichgültig. Die Gesetze der Endosmose kommen allein in Frage, mit der Berücksichtigung, daß die der Ausbreitung von Giften im Wege stehenden, trennenden Gewebe verschiedene Dicke und ihrer Natur nach eine verschiedene Permeabilität besitzen. Vom Mastdarm, Magen, der Nasenhöhle aus kann in einigen Tagen die Wanderung des Giftes bis in das Gehirn stattfinden. Durchgreifende diagnostische Unterschiede zwischen vitaler Resorption und postmortaler Diffusion gibt es nicht. Die Annahme, daß Arsen nach postmortaler Einführung in den Magen nur in die linke Niere, aber nicht in die rechte geht, so daß Freisein der letzteren für eine postmortale Vergiftung spricht, ist unüberlegt und in dieser Allgemeinheit absolut unhaltbar, da z. B. die Lage der Leichen hiervon Abweichungen schaffen muß. Zu bedenken ist ferner, daß, wenn Gift in der Agone, ja selbst nach dem letzten Atemzuge beigebracht wurde, noch Resorption erfolgt.

Gifte können auch aus den der Leiche mitgegebenen Gegenständen: künstlichen Blumen, Kleiderstoffen, Zierat usw., in diese hineinkommen. Beachtet muß ferner der etwaige vorangegangene medizinale Gebrauch von Giften (Arsen, Quecksilber usw.) werden. Für solche Fälle, ingleichen für diejenigen, in welchen sehr kleine Mengen gewisser, mit der Nahrung eingeführter Metalle, wie Kupfer, gefunden werden, ist eine quantitative Bestimmung erforderlich. Aber es kann auch in der Leiche das Gift fehlen, entweder weil schwer oder gar nicht nachweisbare Pflanzenstoffe gebraucht wurden, oder weil das Gift erbrochen oder während des Lebens im Organismus verändert, oder es in der Leiche durch Fäulnis zersetzt worden ist. Niemals aber schließt ein negativer Befund hierbei eine Vergiftung aus. Es kann eine solche aus den begleitenden Umständen mitunter so sicher gefolgert werden, daß z. B. eine Verurteilung eines Giftmörders erfolgen kann.

Über die Entnahme von Leichenteilen behufs weiterer Untersuchung bei Vergiftungen hat das preußische Regulativ vom 13. Februar 1875 (§ 22), sowie die österreichische Vorschrift vom 28. Januar 1855 (§§ 98 bis 111) Bestimmungen getroffen. Dieselben erstrecken sich im wesentlichen auf die Untersuchung des Inhalts des Magens und Zwölffingerdarms nach Menge, Konsistenz, Farbe, Zusammensetzung, Reaktion und Geruch, auf Untersuchung der Schleimhaut des Magens, des Zustandes der Gefäße und etwa ausgetretenen Blutes, Mikroskopierung von vorhandenen Pflanzenteilen usw. Auch andere Substanzen und Organteile, wie Blut, Harn, Leber, Nieren, sind zu entnehmen und dem Richter abgesondert zu übergeben. In je ein Gefäß aus Glas oder Porzellan werden gebracht: Blut (zur spektral-analytischen Untersuchung), Harn, Magen und Duo-

---

[1]) Taylor, Die Gifte, übers. v. Seydeler, I, 109. — Multede, Ageno, Granara, Annal. univ. di Med., Vol. 158, Okt. 1856. — Walter, Vierteljahrschr. f. ger. Med., 1862, Bd. 22, p. 185. — Reese, Transact. of the College of Physic., 1877. — Torsellini, Rif. med., 1889, p. 866, p. 872 u. ff. — Miller, Amer. Natur., 1886, Vol. 21, Nr. 2. — Haberda und Wachholz, Zeitschr. f. Med.-Beamte, 1893, p. 393. — Straßmann u. Kirstein, Virchow's Archiv, 1894, Bd. 136.

denum nebst ihrem Inhalte (eventuell kann auch die Speiseröhre und der Inhalt des Leerdarms in dasselbe Gefäß mit dem Magen gebracht werden), Leber, Niere usw. **Die Gefäße müssen rein und mit einem Glas- oder Korkstopfen verschließbar sein. Hafengläser, mit Pergamentpapier überbunden, sollten von dem Untersucher, besonders da, wo Verdacht auf flüchtige Stoffe vorhanden ist, zurückgewiesen werden.**

Bezüglich der chemischen Untersuchung bestimmt die Strafprozeßordnung § 91: „Liegt der Verdacht einer Vergiftung vor, so ist die Untersuchung der in der Leiche oder sonst gefundenen verdächtigen Stoffe durch einen Chemiker oder durch eine für solche Untersuchungen bestehende Fachbehörde vorzunehmen. **Der Richter kann anordnen, daß diese Untersuchung unter Mitwirkung oder Leitung eines Arztes stattzufinden habe.**"

Diese Bestimmungen überantworten dem Chemiker zu viel. Physiologisch- und toxikologisch-chemische Fragen gehören nicht in sein Wirkungsgebiet. Blutuntersuchungen usw. sollten nur von gut geschulten Ärzten vorgenommen werden.

a) Nachweis metallischer Gifte.

Die Untersuchung von anorganischen Giftresten wird nach den Regeln der chemischen Analyse geführt. Hier sollen nur einige Prozeduren, soweit sie zum Verständnis der bei den einzelnen Giften angegebenen Reaktionen dienen können, aufgeführt werden. Unorganische Substanzen, die fest sind, werden durch Wasser, Salzsäure, Salpetersäure, Königswasser oder durch Schmelzen mit kohlensaurem Kalinatron in Lösung gebracht. Aus wässeriger, saurer oder neutraler Lösung von Metallsalzen fällt **Salzsäure**: Silberoxyd, Quecksilberoxyd und Bleioxyd. **Schwefelwasserstoff** erzeugt in sauren Lösungen Niederschläge von Schwefelmetallen, a) die in Schwefelammonium löslich sind: Arsen, Antimon, Zinn, Gold, Platin, Molybdän, b) die in Schwefelammonium unlöslich sind: Kupfer, Blei, Quecksilber, Silber, Kadmium, Wismuth, Osmium. **Schwefelammonium** schlägt, wenn die ursprüngliche salzsaure Lösung mit **Ammoniak** neutralisiert worden ist, nieder: Eisen, Nickel, Kobalt, Mangan, Zink, Tonerde, Chrom und beim Vorhandensein von Phosphorsäure oder Oxalsäure: Kalk, Baryt, Strontium, Magnesium. **Kohlensaures Ammoniak, Ammoniak und Salmiak** fällen aus der ursprünglichen Lösung: Baryt, Kalk, Strontium. **Phosphorsaures Natron und Ammoniak** fällen aus der ursprünglichen Lösung: Magnesium. Einer besonderen Untersuchung ist nach Auffindung der Base noch derjenigen der Säure zu widmen.

Sind anorganische Substanzen in organischen Massen, Se- und Exkreten, mit denen sie meistens innige Verbindungen eingehen, nachzuweisen, so müssen die letzteren erst zerstört werden. Die Wahl der Methode richtet sich nach der Art des supponierten Giftes. Man erreicht diesen Zweck u. a. 1. durch Erwärmen der zerkleinerten und mit Wasser zerriebenen Massen mit chlorsaurem Kali und konzentrierter Salzsäure, Verjagen des Chlors durch Erhitzen und Filtration oder durch Behandeln mit Chlorsäure und Salzsäure; 2. durch Erhitzen der getrockneten organischen Massen mit konzentrierter Salzsäure oder Königswasser; 3. durch Schmelzen mit Salpeter und Aufnehmen der Schmelze mit Wasser oder Säuren. Die weitere Behandlung wird in den nach der Zerstörung der Massen erhaltenen Flüssigkeiten nach dem obigen analytischen Gange vorgenommen.

Viele Metalle (Quecksilber, Blei, Kupfer usw.) können auf elektrolytischem Wege nachgewiesen werden. Der elektronegative Teil scheidet sich an der Anode, der elektropositive an der Kathode ab. Die Methode der Dialyse (Trennung der kolloiden und kristalloiden Substanzen durch eine feuchte Membran) hat weder für die toxikologische Untersuchung organischer, noch anorganischer Substanzen besondere Vorteile ergeben.

b) Nachweis organischer Gifte.

Der chemische Nachweis organischer Substanzen, speziell der Pflanzenstoffe, kann schwierig sein. Der Grund liegt in der leichten Zersetzbarkeit vieler derartiger Stoffe im tierischen Organismus, in dem vielfachen Fehlen scharfer Reaktionen, in der Unkenntnis über das chemische Verhalten mannigfaltiger, bis jetzt nicht erforschbar gewesener pflanzlicher Produkte und vorzüglich in dem Vorkommen von Alkaloiden in Leichen (Ptomaïne, Leichenalkaloide), von denen manche Vergiftungserscheinungen an Tieren hervorrufen, die denen einiger Pflanzenalkaloide ähnlich sind.

Die speziellen Reaktionen und Methoden des Nachweises der einzelnen organischen Verbindungen finden sich an Ort und Stelle angegeben. Den Alkaloiden kommt aber ein gemeinsames Verhalten gegen einige Reagentien zu, mit denen sie Niederschläge geben: Gerbsäure, Jodlösung (Jodjodkalium), Phosphormolybdänsäure, Sublimat, Kaliumkadmiumjodid, Kaliumwismutjodid, Kaliumquecksilberjodid, Sublimat, Platinchlorid, Goldchlorid u. a. m.

Eine gewisse Übereinstimmung zeigen auch die Alkaloide nebst einigen anderen, bisher nicht genau klassifizierten Pflanzenstoffen, gegen Lösungsmittel. Hierauf ist von Stas-Otto ein analytischer Gang zur Auffindung derselben in Organen, Speisen, Mageninhalt usw. gegründet worden, der auf folgendem Prinzip beruht: Die Alkaloide bilden mit Säuren, z. B. Weinsäure, saure Salze, die in Alkohol und Wasser löslich sind. Man extrahiert dabei breiartige Untersuchungsobjekte mit weinsaurem Alkohol und verjagt den letzteren. Aus der bleibenden sauren, wässerigen Lösung nimmt Äther beim Schütteln nichts auf, mit Ausnahme von Colchizin, Digitalin, Spuren von Veratrin, Atropin, Narkotin und von andersgearteten Stoffen: Kantharidin, Pikrotoxin, Digitalein. Macht man die wässerige Lösung alkalisch, so gehen beim Schütteln in Äther alle Alkaloide mit Ausnahme von Morphin, Narcein, Curarin, Muscarin, Cytisin, Apomorphin über.

Das Dragendorffsche Verfahren verwendet andere Ausschüttelungsmittel für die mit verdünnter Schwefelsäure eingedampften und mit Alkohol versetzten und filtrierten Objekte: Petroleumäther, Benzol, Chloroform, Amylalkohol erst in saurer, dann in alkalischer Lösung.

Auch durch Fällung der salzsauren, wässerigen eingedampften Auszüge mit Phosphormolybdänsäure, Behandeln des Niederschlages mit

Barythydrat, Destillation zum Auffangen flüchtiger Basen in saurem Wasser, Zerlegung der rückständigen barythaltigen Masse durch Kohlensäure und Extraktion der Alkaloide durch Alkohol lassen sich Alkaloide gewinnen[1]). Nach einem anderen Verfahren extrahiert man die Objekte mit salzsäurehaltigem Wasser, dunstet ein, nimmt mit Alkohol auf, fällt diese Lösung durch alkoholisches Bleiazetat, filtriert, entbleit, fällt von neuem mit alkoholischer Sublimatlösung und erhält hierdurch im Filtrat und im Niederschlag Basen, die nach Entfernung von Quecksilber und Alkohol erhalten werden[2]). Neuerdings wurde die Behandlung des Untersuchungsmaterials mit Glyzerin-Gerbsäure[3]) empfohlen.

Gewisse flüchtige Basen, Blausäure, Nitrobenzol usw. lassen sich aus dem Untersuchungsmaterial **durch direkte Destillation** gewinnen.

Die Identifizierung der nach irgendeinem Verfahren gewonnenen Alkaloide geschieht durch Speziallösungsmittel oder besondere Farbenreagentien, Elementaranalyse, das spektroskopische Verhalten[4]) usw.

Es sei jedoch nicht unterlassen, darauf hinzuweisen, daß es eine sehr große Zahl von Pflanzengiften gibt, deren Nachweis auf chemischem und auch oft auf botanischem Wege nach dem bisherigen Stande unseres Wissens nicht nur schwierig, sondern unmöglich ist. Es gilt dies sowohl für viele unserer einheimischen als den größeren Teil der exotischen Pflanzen.

c) Nachweis von Giften durch Einführung in belebte Wesen.

Zur Unterstützung des rein chemischen Nachweises und für alle Fälle, in denen ein solcher nicht ganz zu führen ist, hat der Arzt den Versuch vorzunehmen, das isolierte Gift an entsprechenden belebten Wesen zur Wirkung kommen zu lassen. Eine Fülle von Angaben liegen über solche Einwirkungen an niederen Pflanzen und Tieren vor.

Minimale Giftdosen erzeugen z. B. an Infusorien (mehrtägiges Stehenlassen von Wasser mit Fleisch und Brot an einem warmen Orte): Drehbewegungen, starke Aufquellung ihrer kontraktilen Blase und schließlich Zerfließen des ganzen Körpers. Wendet man verhältnismäßig starke Dosen an, so sieht man blitzschnelle Aufhebung ihres molekularen Zusammenhanges und vollständiges Zerfließen in einen formlosen Detritus. Strychnin bewirkt in Verdünnung von 1 : 15 000 hochgradige Erweiterung und Lähmung der kontraktilen Blase, Aufquellung des Körpers, so daß für ein infusorienhaltiges Wassertröpfchen von 0,001 g etwa 0,00000006 g Strychnin genügen. Veratrin wirkt bei Verdünnung von 1 : 8000 = 0,00000012 g, Chinin in Lösungen von 1 : 5000 = 0,0000002 g, Säuren und Alkalien wirken schon bei Verdünnung von 1 : 400—600, Salze bei 1 : 200—300 nicht mehr giftig[5]).

Derartige Versuche, sowie solche an wirbellosen oder überlebenden Organen höherer Tiere haben einen hohen wissenschaftlichen, aber keinen praktisch toxikologischen Wert. Der Arzt, dem die Aufgabe gestellt ist, das vom

---

[1]) Sonnenschein, Ger. Chemie, 1869, p. 317.
[2]) Brieger, Unters. üb. Ptomaïne, III, 1886, p. 19.
[3]) Kippenberger, Beiträge usw., Wiesbaden 1895.
[4]) Grabe, Über d. Verwendbark. d. Spektrosk. Dorpat 1891.
[5]) Rossbach, Berl klin. Wochenschr. 1880, p. 509.

Chemiker gewonnene giftige Produkt oder Giftreste diagnostisch zu gruppieren oder verifizieren, hat die entsprechenden Versuche an Kalt-, respektive Warmblütern vorzunehmen. Die Auswahl muß sich nach der Wirkungsart des supponierten Giftes richten. Folgende allgemeine Gesichtspunkte können berücksichtigt werden:

a) **Beeinflussung der Pupillenweite und der Akkommodation** (Hunde oder Menschen nach Einbringung in das Auge). Erweiterung: Tropeïne, Gelsemin, Lobelin usw., Verengerung: Nikotin, Physostigmin usw. b) **Wirkung auf das Herz** (Kaltblüter nach Freilegung des Herzens und subkutaner Einspritzung des Giftes). Es können Verlangsamung, Beschleunigung, Arhythmie, Herzperistaltik und Herzstillstand eintreten. Systolischer Herzstillstand bei eine Zeitlang normaler Haltung des Frosches spricht für ein digitalinartiges Herzgift. Atropin kann die digitalinartige Pulsverlangsamung oder den muskarinartigen Reizungsstillstand aufheben. Bei Warmblütern leidet frühzeitig die Atmung (Giemen, Schnalzen), wenn digitalinartige Herzgifte einwirken. c) **Wirkung auf die Atmung** (Kaninchen oder Meerschweinchen): Vermehrung, Verminderung, Unregelmäßigkeit der Atemzüge, Dyspnoe, Apnoe, Asphyxie mit Exophthalmus. d) **Wirkung auf die Motilität** (Kalt- oder Warmblüter): gesteigerte Reflexerregbarkeit, Krämpfe, Reflexkrämpfe, Lähmung. e) **Örtliche Minderung der Sensibilität** (am Auge des Kaninchens zu prüfen). f) **Beeinflussung des Blutes** (Frosch oder Meerschweinchen).

Die Behandlung der Vergiftungen.

Alles helfende Beginnen läuft bei einer akuten Vergiftung auf folgendes hinaus[1]):

A. Die schnelle und vollständige Entfernung des Giftes aus und von dem Körper.

Die Entleerung kann, wo auch immer sich das Gift in Körperhöhlen findet, durch mechanische Mittel (Schlauch, Pumpen, Spritzen), aus Magen und Darm auch durch Brech- und Abführmittel bewerkstelligt werden.

a) Mechanische Giftbeseitigung.

Am häufigsten werden Gifte in den Magen eingeführt und demgemäß wird die Entleerung des Magens von seinem Inhalte am häufigsten in Frage kommen. Es gibt Vergiftungen, z. B. mit Karbolsäure, bei denen, selbst wenn der Magen verätzt ist und schwere Allgemeinerscheinungen, wie Krämpfe, Bewußtlosigkeit usw., aufgetreten sind, eine zuverlässige Befreiung des Magens von seiner Giftquelle volle Wiederherstellung herbeiführt. Der eventuelle Nutzen wird wesentlich von der Schnelligkeit des Handelns und der Art des genommenen Giftes abhängen. Bei der Blausäurevergiftung wird meistens schon nach 5—10 Minuten zu spät sein, was bei der Phosphor- oder Bleizuckervergiftung noch nach einer halben oder einer Stunde Nutzen schafft. Trotz ausgesprochener Vergiftungssymptome muß die Magenreinigung vorgenommen werden, in der Hoffnung, noch, wenn auch nur Spuren resorptionsfähigen Giftes zu entfernen.

---

[1]) L. Lewin, Die ersten Hilfsleistungen bei Vergiftungen, Berlin. klin. Wochenschr. 1895, Nr. 24.

Und auch da muß sie vorgenommen werden, wo das Gift subkutan oder z. B. in Zysten oder Körperhöhlen eingespritzt wurde und von diesen Orten aus, wie es Morphin, Jod, Antipyrin und viele andere Stoffe tun, seinen Eliminationsweg in den Magen genommen hat. Eingetretenes Erbrechen schließt niemals ein, daß der Magen in genügender Weise von seinem schädlichen Inhalte befreit ist; denn es gibt Gifte, wie z. B. Phosphorzündholzköpfchen oder Schweinfurtergrün, die infolge fester Adhäsion an der Magenwand nicht mit dem Erbrochenen herauskommen. In solchen Fällen muß man an die Ausspülung, respektive Auswaschung des Magens gehen. Diese ist, gleichgültig, ob man nur mit Wasser spült oder dem Wasser chemisch das Gift bindende Stoffe hinzusetzt, das souveränste Mittel, um der Weiteraufnahme von Gift Einhalt zu tun.

Die Magenpumpe läßt sich anwenden, ist aber zu schwer, zu teuer, und setzt die Einführung eines starrwandigen, leicht Läsionen an verätzten oder entzündeten Geweben hervorrufenden Katheters voraus. Beim Anziehen des Stempels kann auch leicht ein Stückchen Magenschleimhaut, in das Fenster des Katheters gesogen, den Weg verlegen und nekrotisch werden. Besser ist die Einführung eines etwa 2½ m langen, elastischen Gummischlauches (Lumen 8—10 mm, Wanddicke 3½—3 mm[1]) zu empfehlen, an dessen einem Ende zweckmäßig, wie an einem gewöhnlichen Heber eine weich- oder hartwandige Saugvorrichtung für den Mund vorhanden sein kann. Nötig ist eine solche nicht; denn ist einmal der Schlauch in den Magen eingeführt, so kann man mit dem Mund Wasser einfüllen und heberartig dasselbe ablaufen lassen. Etwaige Verstopfungen durch Mageninhalt lassen sich durch Hereinblasen beseitigen. Verbindet man mit dem Schlauche einen drückenden und saugenden Ventilball, so ist die Prozedur dadurch erleichtert. Auch zur Entleerung anderer Körperhöhlen läßt sich das Verfahren gebrauchen. Mittels Irrigator kann man hohe Darmeingießungen zur Entfernung von Giften auch aus dem Darm vornehmen. Nicht nur chemisch giftbindende Stoffe (Kupfersulfat bei Phosphor-, Glaubersalz bei Karbol-, Kalkwasser bei Oxalsäurevergiftung), sondern auch pharmakotherapeutische lassen sich auf diese Art bequem einführen, z. B. Kokainlösung (0,05—0,1 : 500 Wasser) bei hartnäckigem Erbrechen, geeistes Wasser bei Entzündungen usw. Ist durch ätzende Stoffe Schwellung der Zunge und der Pharynxschleimhaut erzeugt und der Zugang zum Ösophagus verlegt worden, so ist unverzüglich die Ösophagotomie vorzunehmen, um die Einführung des Schlauches zu ermöglichen.

b) Giftentleerung durch Brech- und Abführmittel.

Niemals darf Erbrechen durch ölige oder fettige Mittel und niemals durch Trinkenlassen von warmem Wasser veranlaßt werden. Viele in Wasser unlösliche Gifte werden durch Erwärmen der Magenschleimhaut leichter als sonst resorbiert. Drei Brechmittel sind zu verwenden: Gutes Senfpulver, mit Wasser angerührt (8—10 g auf ein Glas Wasser), schwefelsaures Kupferoxyd (1 g), Apomorphinum hydrochloric. subcutan (0,02 g).

---

[1] Oser, Wiener Klin., 1875 u. Wien. med. Presse, 1877.

Leicht gelangen Giftteile bei einer schnellen Öffnung des Pylorus in den Darm. Viele Stoffe, die erst im Darm löslich werden, wie z. B. Öle oder Säfte von Euphorbiaceen, aber auch alle löslichen Stoffe, die der Resorption im Magen entgangen sind, müssen durch stärkere Erregung der Darmperistaltik oder besser dadurch, daß man einen Strom von Wasser aus den Gefäßen in den Darm sendet, herausbefördert werden. Hierfür eignen sich nur salinische Abführmittel, z. B. Seignettesalz (10—20 g in Wasser gelöst), Glauber- und Bittersalz.

c) Durchspülung des Körpers.

Selbstverständlich haben alle vorerwähnten Maßnahmen keinen Wert gegenüber dem bereits in die Blutbahn übergetretenen Gifte. Nur durch Anregung der Tätigkeit der Drüsen, die sich an der natürlichen Elimination solcher Stoffe beteiligen, ist hier ein Erfolg zu ereichen. Die Nierentätigkeit kann gleichzeitig mit der Magenausspülung, eventuell der Darmreinigung oder für sich allein angeregt werden. Man pumpt in den Magen wässerige Lösungen von Liquor Kalii acetici (50 : 500 Wasser) oder von Tartarus boraxatus (25 g : 500) oder führt die entsprechenden Dosen innerlich ein. Vor allem wird diese Therapie dort in den Vordergrund treten, wo Blutgifte bereits zerstörend auf die roten Blutkörperchen gewirkt haben, die Produkte dieser Zerstörung die Nierenkanälchen verstopfen und so eine Retention des Giftes im Körper veranlassen.

d) Entfernung des Giftes von der Haut.

Es ereignet sich oft genug, daß in chemischen Laboratorien feste oder flüssige oder gelöste Gifte mit größeren oder kleineren Hautgebieten in Berührung kommen. Besonders gefährlich sind die in flüchtigen Mitteln (Äther, Alkohol usw.) gelösten. So vergiftet z. B. Nitrobenzol, das man in das Unterhautzellgewebe einspritzt, langsamer das Blut, als wenn man es in Alkohol gelöst auf die Haut bringt[1]). Sind derartige Gifte, durch die Kleider dringend, auf die Haut gekommen, so sind die ersteren schnell zu entfernen und die Haut mit Seife und möglichst kaltem Wasser zu waschen. Warmes Wasser ist zu vermeiden, weil die Aufnahme des Giftes dadurch begünstigt wird, ebenso die oben genannten flüchtigen Lösungsmittel, da sie eine Weiterbeförderung des Giftes veranlassen würden. Auch starkes Reiben ist aus demselben Grunde zu unterlassen. Verätzungen der Haut sind durch geeignete chemische Antidote zu behandeln, z. B. Bromätzungen mit dünnen Karbollösungen. Immer sind sofort entzündungswidrige Mittel (kalte Umschläge), später ölige Einreibung zur Verminderung der Spannung anzuwenden.

B. Chemische Jnactivierung des Giftes.

Chemische, mit dem Gift in direkte Berührung kommende Gegengifte sollen wirken: entweder durch Neutralisierung (Säuren, Alkalien) oder durch Umwandlung in unlösliche Verbindungen (Arsen und Eisen, Silber und Kochsalz) oder in unschädliche Verbindungen (Phenol und Schwefelsäure) oder durch Zerlegung Schwefelwasserstoff und Chlor). Sind Substanzen genommen, die mit Eiweiß Niederschläge geben, so kann dieses, und bei Alkaloidvergiftungen

---

[1]) L. Lewin, Arch. f. exp. Path. u. Pharmak. 1895, Bd. 35, H. 6.

Gerbsäure oder die Tinct. Gallarum (1—2 g), um Fällung zu erzeugen, oder Tierkohle, die manche Alkaloide — Morphin nicht — und auch Schwermetalle zurückzuhalten vermag, gereicht werden. Diese **Adsorptionstherapie** kann so gestaltet werden, daß man Magenspülungen mit dreiprozentiger Suspension von bester Tierkohle vornimmt und weitere 30—40 g der Kohle in zehnprozentiger Suspension folgen läßt. Drei gehäufte Teelöffel von gelöstem künstlichen Karlsbader Salz oder etwa 8 g gelösten trockenen Glaubersalzes schaffen dann Abführwirkung mit Herausbeförderung der Kohle. Universalgegenmittel (Alexipharmaca, Alexiteria) gibt es nicht[1]). Im großen und ganzen sind die Erfolge der antidotarischen Behandlung viel geringer, als man bisher annimmt. Ein durch Schwefelsäure zerstörtes Magengewebe kann nicht wieder lebendig und eine Säure oder ein Ätzalkali, das durch die Magenwand gedrungen ist, und die Leber und die der Magenwand anliegenden und entferntere Därme verätzt hat, kann nicht unschädlich gemacht werden, da das verdünnte Gegengift nicht dieselben Wege wandelt. Niemals ist auch bisher sicher der Nachweis geführt worden, daß ein bereits in der Blutbahn befindliches Gift von einem chemischen Gegengift ganz gebunden worden ist. Während z. B. Arsenik, das im Magen mit Eisenoxydhydrat zusammentrifft, wirkungsunfähig wird, kann es, einmal im Kreislauf, von dem „Gegengift" nicht oder nur in geringem Maße gefaßt werden. Neben dem nicht genügenden Aufeinandertreffen sind es die mannigfachen Veränderungen, welche die Gifte auf ihrer Wanderung erleiden, die ihre chemische Reaktivität „Gegengiften" gegenüber mindern. Selbst die Vorstellung, die Jahrtausende lang in der Medizin und heute noch vielfach bei Medizinern und Laien herrscht, daß für viele oder gar alle Gifte Gegengifte($Κακουργῶν$ $ἴαμα$) vorhanden seien, die den Kampf mit dem Gift aufnehmen — pugna sit inter venenum et bezoarticum — ist völlig unhaltbar.

Dasselbe gilt von der **Immunisierung gegen infektiöse Eiweißvergiftungen.** Es ist durch nichts gestützt, wenn man annimmt, daß durch die Immunisierung oder durch die Gewöhnung an solche Gifte sich in den Körpersäften **Antitoxine** bilden, und die Übertragung solcher Körpersäfte auf andere Individuen Schutz durch diese Antitoxine liefert. So lange muß eine hier zustandekommende chemische Inaktivierung des Giftes geleugnet werden, als die „**Antikörper**" nicht vorgezeigt werden. Auch die Erklärung der **natürlichen Immunität** z. B. der Hühner gegen Tetanus kann nicht auf ein präformiertes, beständig in den Adern kreisendes, giftzerstörendes oder bindendes Gegengift zurückgeführt werden, **denn sonst müßte man ja durch Übertragung des Blutes oder Serums solcher Tiere Immunität gegen Tetanus bei anderen Lebewesen erzeugen können, was aber nicht möglich ist.**

C. Antagonistische Beeinflussung der Vergiftung.

Nur selten wird man in die Lage kommen, so schnell zu einer Vergiftung hinzugezogen zu werden, daß noch keine Vergiftungssymptome erschienen sind. Die erforderliche symptomatische Behandlung soll nur da prädominieren, wo direkte Lebensgefahr vorhanden ist, und wo man vermutet, daß das Gift sich an der Stelle, wohin es eingeführt worden war,

---

[1]) L. Lewin, Deutsche med. Wochenschr., 1888. Nr 16.

nicht mehr findet. Sonst sind die beschriebenen Ausspülungen des Giftbehälters vorzunehmen, eventuell unmittelbar danach das entsprechende symptomatische Mittel einzuspritzen oder einzugeben. Die direkt antagonistisch wirkenden Stoffe wie Atropin gegenüber Morphin, Pilocarpin gegenüber Atropin usw. leisten sehr viel, mehr aber noch die Giftbeseitigung. Als bedrohliche Symptome sind anzusehen:

1. Vorgeschrittene Herzschwäche. Bei kalter Haut sind die Mittel wegen mangelhafter Resorption nicht subkutan, sondern in den Mastdarm zu injizieren (Ammoniaklösung 30 Tropfen auf 2 Glas Wasser, Alkohl: 1 Teelöffel voll Kognak auf 1 Glas Wasser mit etwas Gummi arabicum-Lösung, Kampferöl (½ Teelöffel voll mit Olivenöl verdünnt), Cardiazol und Kaffeeaufgüsse. Subkutan eignet sich am besten Tinct. Moschi (2—4 Pravazsche Spritzen). Ferner sind anzuwenden: Heiße Umschläge auf die Herzgegend (heiße Wasser-, Sand- oder Breiumschläge, Heizkissen). Beim Aussetzen der Herzarbeit wurden neuerdings intracardiale Einspritzungen von Adrenalin vorgenommen. Angeblich sollen dadurch keinerlei Nachteile erzeugt werden, und viele Menschen hätten ihre Rettung vor sicherem Tod dieser Vornahme zu verdanken gehabt. Ich halte sie für außerordentlich gefährlich. Man soll eine Spritze mit langer Nadel im 4. Intercostalraum, dicht am Sternalrand, nach der Unterseite des Brustbeins, danach medial aufwärts einstechen. Nach Durchtritt durch die etwa 2 cm dicke Brustwand kommt man auf den etwa 0,5 cm dicken Herzmuskel und in den Herzraum, sobald man keinen Widerstand mehr fühlt.

2. Aussetzen der Atmung. Zur Anregung einer Inspiration kann man auf den Nacken kaltes Wasser fallen lassen.

Nach welcher Methode die künstliche Atmung — den freien Luftzutritt zu dem Kehlkopf vorausgesetzt — vorzunehmen ist, entscheiden die Umstände. Das abwechselnde Wälzen des Vergifteten von der Seiten- in die Bauchlage und Ausüben eines Druckes auf die Brust durch Pressen des Rückens zwischen den Schulterblättern (Marshall-Hall), oder das Heben der Arme des auf dem Rücken Liegenden über den Kopf, dann gerade in die Höhe und ihr Andrücken an den Rumpf (Sylvester) kann die Atmung wieder in Gang setzen. Wenn zwei oder drei Menschen zur Hilfe anwesend sind, kann die modifizierte Schwingungsmethode verwandt werden. Der Kopf des Vergifteten wird zwischen den Knien gehalten, während zwei Helfende die Beine fassen und dieselben sowie den Rumpf möglichst hoch und oft heben und senken.

Ich habe einen Atmungstisch konstruiert, der diese Methode mühelos und in viel ergiebigerer Weise sich vollziehen läßt. Er dient gleichzeitig als Tragbahre, ist zusammenlegbar und kann in seiner Längsachse durch eine Griffbewegung nach beiden Seiten, insgesamt um 145 Grad gedreht werden. Der Vergiftete wird auf ihm durch eine einfache Bandage befestigt. Durch eine 10—20 Sekunden dauernde rhythmische Senkung des Tisches am Kopfende wird bei vollendeter Kopfstandstellung eine eventuelle Entleerung von Flüssigkeit aus der Lunge, eine Verkleinerung des Brustraumes durch die gegen das Zwerchfell drängenden Baucheingeweide und damit eine passive Exspiration veranlaßt. Bewegt man den Tisch alsdann nach der entgegengesetzten Seite in die Fußstandstellung, so wird sich der Thorax erweitern, weil Baucheingeweide und Zwerchfell wieder nach unten sinken. Beide Bewegungsphasen kann man 10—15mal in der Minute sich vollziehen lassen. Mit alledem werden die Forderungen erfüllt, die an eine Wiederbelebungsmethode, zumal bei der Kohlenoxydvergiftung, gestellt werden können. Es wird bewirkt:

1. daß dadurch auch eine unangenehme Anhäufung von Gift in bestimmten Organen oder Organteilen, zu denen es Beziehungen hat, zumal im Beginne der Einwirkung, gemindert wird;
2. daß gasige bzw. dampfförmige Gifte bei dieser starken Lungenventilation leichter den Körper verlassen;
3. daß entzündliche Hyperämien, die akut entstehen würden, hintangehalten werden,
4. daß auch eine Entlastung des kleinen Kreislaufs von pathologischer Blutüberfüllung dadurch herbeigeführt wird;
5. daß unter Umständen dem Herzen Arbeit abgenommen wird;
6. daß eine bessere Ernährung lebenswichtiger zerebraler Teile mit noch funktionsfähigem Blut zustande kommt;
7. daß auch durch Gift geschaffene giftige Zersetzungsprodukte eiweißartiger Natur von ihrem Entstehungsorte fortgeschwemmt und einer konzentrierten Einwirkung entzogen werden können;
8. daß aus allen genannten Gründen die Grenzen für die Verwendung des Apparates mit einer nicht geringen Aussicht auf Erfolg auch noch weiter, als bisher angedeutet wurde, gezogen werden können.

Auf diesem Wege allein ist meiner Überzeugung nach die Rettung vor allem in denjenigen Fällen noch möglich, wo die Atmung versagt oder durch Insuffizienz dem Versagen gleichkommt. Andere Vorrichtungen, wie der „Pulmotor", der sich den Atembewegungen des Vergifteten automatisch anpaßt, sind demgegenüber wertlos, falls die Atmung auf dem bezeichneten Punkte steht.

Die Traktionen der Zunge galten eine Zeitlang für besonders hilfreich. Ist der Zutritt der Luft zu den Lungen verlegt, so ist, wenn das Hervorziehen der Zunge nicht genügt, die Tracheotomie zu machen und eventuell die Einblasung von Luft durch die Kanüle geboten. Diese letztere Maßregel kann, auch ohne Verlegung der Luftwege, lebensrettend wirken, selbst wenn die Atmung bereits relativ lange ausgesetzt hat. Die elektrische Reizung des N. phrenicus (posit. Pol auf den M. scalen. antic., negativer in die Magengrube) hat nur sehr geringe Bedeutung, und ebenso die gewaltsame Erweiterung des Sphincter ani. Gewarnt muß vor der Methode werden, bei Bewußtlosigkeit, gleichviel aus welcher Ursache, Ammoniak riechen zu lassen, da die Glottis sich für einige Zeit schließt und somit einige Inspirationen, die sonst noch gekommen wären, ausfallen.

Hierher gehört die Verwendung von Sauerstoff, die, zumal bei asphyktischen Zuständen, einen großen Umfang angenommen hat. Es sind viele Fälle bekannt geworden, in denen bisweilen einmal im Beginne der Sauerstoffatmung eine vorübergehende Besserung in tetanoiden Krämpfen oder dem komatösen Zustande oder der Atmung eintrat, der Vergiftungszustand selbst aber sich nicht änderte und z. B. bei der Kohlenoxydvergiftung entweder in den Tod oder in schwere Nachleiden überging. Trotzdem ist anzuraten, den Sauerstoff zu gebrauchen.

Die wahllose Verwendung von Lobelin (3—10 mg subkutan oder intramuskulär) zwecks Anregung der Atmung ist nicht wünschenswert. Einigen Erfolgen, z. B. bei der Vergiftung durch Kohlenoxyd, stehen andere Erfahrungen über Nichterfolge oder unerwünschte Beeinflussungen des Mittels gegenüber. Trotzdem sollte das Mittel bei Störungen in den Funktionen des Atmungszentrums gebraucht werden. (Größte Einzelgabe 0,02, größte Tagesdosis 0,1 g. Zu verschreiben ist also: Lobelini hydrochlor. 0,1, Aquae ad. 10,0 g. Eine bis zwei Spritzen auf einmal zu injizieren.)

3. **Gehirnlähmung** kann eine Folge von Herz-, respektive Atmungsstörungen sein, aber auch primär durch Gehirngifte entstehen. Anzuwenden sind: Fortgesetzte Reizungen der Haut, Schlagen derselben oder Herumziehen des von zwei Menschen unter die Arme gefaßten Vergifteten im Zimmer (ambulatory treatment), Senfteige (Fußsohlen, Nackengegend, Magengrube), Salmiakgeist (eine damit getränkte Kompresse erzeugt Blasen), und von Arzneimitteln: Moschustinktur (subkutan), Kupferlösungen, kleine Mengen schweren Weines oder Kognaks (per os oder rectum) und Kaffee.

4. Gegen tetanische oder epileptoide **Krämpfe** sind Inhalations-Anästhetica (Äther, Chloroform) zu benutzen. Die ganz oberflächliche Narkose ist solange fortzusetzen, bis das Gift aus Magen und Darm oder durch den Harn entleert worden ist. Einspritzungen größerer Mengen eines Aufgusses von Radix Valerianae per rectum reichen bei leichteren Formen klonischer Krämpfe aus. Ich habe von der Einführung von Oleum Valerianae bei epileptoiden Krampfzuständen nach vorangegangener leichtester Annarkotisierung außerordentlich günstige Erfolge gesehen. Der Gebrauch von Chloralhydrat ist wegen der herzlähmenden Eigenschaft zu meiden. Empfehlenswert sind: Paraldehyd (3 g, mit Eigelb gemischt, in das Rektum zu injizieren), Opium, respektive Morphium.

5. **Veränderungen der roten Blutkörperchen** und des Blutfarbstoffs werden durch viele Gifte erzeugt. Diese Blutgifte im engeren Sinne wandeln das Oxyhämoglobin in Produkte um, die in einer gewissen Menge die Atmung nicht mehr normal vor sich gehen lassen und dadurch Funktionsstörungen herbeiführen. Schlecht gewordenes Blut muß **durch einen vollen Aderlaß** entfernt werden. Dadurch wird auch momentan die Herztätigkeit günstig beeinflußt. **Denn wahrscheinlich strömt aus den großen Lymphgefäßen nach Maßgabe des entleerten Blutes durch Ansaugen Lymphe in die leerer gewordenen Bluträume nach.** Nach dem Aderlaß ist eine intravenöse Infusion von Kochsalzlösung (0,9 %) mit oder ohne Zusatz von 0,1 % Soda in der doppelten Menge des entleerten Blutes vorzunehmen. Gebrauchsfähig ist auch die Ringer-Lockesche Lösung: 10 g Chlornatrium, 0,1—0,3 g doppeltkohlensaures Natron, 0,42 g Chlorkalium und 0,24 g Chlorkalzium auf 1000 g Wasser. Auch die Einspritzung in das lockere infraklavikulare Bindegewebe ist gestattet. Der Blutdruck hebt sich, und damit werden alle jene Blutzersetzungsstoffe (Stromata der roten Blutkörperchen, Schollen von umgewandeltem Blutfarbstoff), die sich erfahrungsgemäß in der Niere ansammeln und diese verstopfen, herausgeschafft. Durch die Infusion erfährt der Organismus auch indirekt eine Entgiftung. Gerade die Be-

hinderung der Giftausscheidung durch die Nieren ist ein die Vergiftung verschlimmernder Umstand. Je früher die Wegsamkeit, auch durch harntreibende Mittel, erzielt wird, um so schneller schwinden die schlimmsten Symptome.

Wo aus irgendwelchen Gründen die Infusion nicht vorgenommen werden mag, ist an ihre Stelle die Hypodermoklyse, d. h. die subkutane Injektion oder der Einlauf einer etwa 40 Grad warmen, sterilen 0,9prozentigen Kochsalzlösung, oder der Ringerschen Lösung oder eines anderen „künstlichen Serums" zu setzen. Man läßt die Lösung in einer Menge von ½—2 l aus einem Irrigator unter die Haut der Brust, am besten in das subklavikulare Gewebe oder in das Unterhautgewebe der Oberschenkel einlaufen. Der den Irrigator und die Infusionsnadel verbindende Gummischlauch ist vor der Injektion mit der Flüssigkeit gefüllt zu halten.

Von der Milchinfusion (300 ccm), die sich bei einem Vergifteten hilfreich erwies, ist abzusehen. Soll an die Stelle der Salzinfusion die Bluttransfusion treten? Dies ist trotz aller Beharrung von der Gegenseite zu verneinen. Die Begründung, daß man dadurch normales Blut an die Stelle des durch einen reichlichen Aderlaß entfernten verdorbten setzt, ist irrig. Das transfundierte Blut ist kein normales, lebensfähiges, oder zum Leben des noch in den Adern zurückgebliebenen irgendetwas beitragendes. Dies gilt auch für das zu transfundierende Menschenblut, das ja überhaupt ganz allein in Frage käme.

Empfohlen wurden, zumal nach Vergiftung durch Schlafmittel, wiederholte Lumbalpunktionen. Die Liquorproduktion, die sekretorische Tätigkeit des Plexus chorioideus sowie auch der Übertritt von Gehirnlymphe aus den perivaskulären Lymphräumen in den Subarachnoidalraum sollen dadurch gefördert werden. Ich verspreche mir hiervon keinen sonderlichen Nutzen.

6. Beeinflussung von Gewebsverätzung. Um die durch Ätzgifte in den ersten Wegen entstandene Entzündung zu mildern, sind einhüllende schleimige Mittel zu verabfolgen. Dieselben wirken mechanisch, indem sie die entzündeten und noch intakten Teile der Schleimhaut vor weiterer Einwirkung des Giftes durch Bedeckung schützen, die Spannung vermindern, und eventuell kleinere Blutungen hemmen. Man gebraucht: Pulvis gummosus (teelöffelweise mit Wasser), oder Mucilago Gummi arabici (50.0 : 200 Wasser), Mucilago Salep (eßlöffelweise allein oder mit Wasser), Arrow-root, oder einen kalten Auszug von Radix Althaeae (20.0 : 200.0), dünnen Stärkekleister und Haferschleim, Gummi Tragacanthae (3,0 : 200 Wasser). Entzündung und übermäßiges Erbrechen werden ferner durch Eisstückchen, eventuell durch kohlensäurehaltige Getränke, in viel Wasser verteilte Rad. Colombo und dünne Cocainlösungen (0.5 g) oder Morphiuminjektionen (0.1 : 10.0 Wasser) gebessert. Auch das Auflegen von Senfteigen und anderen hautreizenden Mitteln, eventuell die Applikation von Schröpfköpfen oder Blutegeln in die Magen- und Nierengegend liefert oft überraschend gute Erfolge.

Zweites Buch.

Die anorganischen Gifte.

Kohlenoxyd.

Die Geschichte der Kohlenoxydvergiftung.

Die Entstehungs- und Wirkungsmöglichkeit von Kohlenoxyd innerhalb des Rahmens des menschlichen Lebens und Tuns war stets und ist noch so groß wie bei kaum einem anderen Gifte. Von dem Augenblicke an, wo der Mensch in den Besitz des Feuers kam, mußte auch die Geschichte der Kohlenoxydvergiftung beginnen, die deshalb allein von allen anderen in naher Beziehung zu der Zivilisationsgeschichte der Menschheit steht. Denn die Bedingungen für das Entstehen dieses Gases: Verbrennung von Kohle bei unzureichendem Luftzutritt und einem Überschuß kohlenstoffhaltigen Materials erfüllen sich leicht. Was immer der Mensch verbrannte, ob Kohle oder Holz oder Torf, ob trockenes Gras oder trockenes Laub oder tierische Exkremente, um Wärme für irgendeinen der Zwecke zu erzeugen, die für seine Bedürfnisse unabweislich notwendig waren, oder ob er Leichname verbrannte oder Brände erzeugte — immer konnte das Eindringen des „Dunstes", Dampfes oder Rauches in die Lungen unter ungünstigen Bedingungen d a s an Krankheitssymptomen veranlassen, was der Ursache nach in früheren Epochen dem Menschheitsgeschlechte zeitweilig in manchen Ländern allgemein bekannt war und in anderen zu anderen Zeiten nur von Erfahrenen oder Einsichtigen richtig vermutet oder erkannt, von Unwissenden freilich auch oft verkannt wurde. Denn wie viele von den akuten Todesfällen oder den chronischen Siechtumszuständen, die in alten Zeiten als Teufelswerk gedeutet oder böswilligen Vergiftungen zugeschrieben wurden, mögen nichts anderes als Wirkungen des Kohlenoxyds gewesen sein? Dies konnte um so leichter von Unerfahrenen angenommen werden, als der Kohlendunst auch im Beginne der Vergiftung Erbrechen erzeugt, das, wenn es noch, wie gewöhnlich, mit Kopfschmerzen vergesellschaftet ist, den Eindruck von Wirkungen eines beigebrachten Giftes machen konnte.

Der Kundige erkennt leicht in manchem, was aus vergangenen Jahrhunderten an auffälligen Erkrankungen und Todesereignissen berichtet wurde, das Kohlenoxyd als Ursache: Zufallsvergiftungen, Morde, Selbstmorde hochstehender oder unbekannt gebliebener Menschen. Sie kommen als Einzelvergiftungen oder auch, wie im Jahre 200 v. Chr., als Massenvergiftungen vor. Damals töteten Kampaner, die es mit Karthago hielten, viele Römer durch Kohlendunst. Wo in ganz alter Zeit und viele Jahrhunderte später die Erwärmung der Wohnräume durch offene Kohlenbecken erfolgte (Johann. 18, 18), wo dem Rauch der Heizstoffe als Abzugsort keine geschlossene Leitung, sondern nur eine Tür oder eine Zeltöffnung oder ein Mauerloch (Hos. 13, 3) zur Verfügung steht, wo, wie in China, eine gemauerte Bettstatt von unten durch Heizstoff erwärmt wird — der Graf York v. Wartenberg fand bei der Chinaexpedition 1900 auf diese Weise seinen Tod — immer besteht hierbei die Gefahr der Vergiftung. Im Jahre 1727 wurde an Menschen und 1778 im Experiment die Farbenveränderung erkannt, die dieses Gasgemisch im Blute erzeugt, und im Jahre 1826 ausgesprochen, daß die erkennbare Blutveränderung die Ursache der Vergiftungssymptome sei. Im Jahre 1857 wurde weiter erwiesen, daß der veränderte Blutfarbstoff aus chemischen Gründen nicht mehr fähig sei, seine lebenswichtigen Funktionen zu erfüllen.

Vorkommen und Eigenschaften.

In Spuren will man das Gas im Blute des Meeraals gefunden haben[1]). Es wurde ferner behauptet, daß normales Blut von Tieren, die auf offenem Meer oder auf dem Lande oder in großen Städten gelebt haben, stets, mit gewissen Mengenunterschieden, Kohlenoxyd enthalte[2]), z. B. solches von Kaninchen 0,025—0,04 Vol.-%, Hunden 0,04—0,08 Vol.-%. Hunde in Paris, dessen Luft Kohlenoxyd im Verhältnis von 2 : 100 000 besitzt, sollen davon 0,15 Vol.-% in ihrem Blute bergen. In 100 Teilen Blut von Menschen aus Städten will man als normal 0,2 ccm, und in solchen vom Lande 0,1 ccm nachgewiesen haben. Selbst im Nabelblut des neugeborenen Menschen soll sich das Gas in Mengen von 0,05—0,14, im Mittel zu 0,11 Vol.-% finden. Es wird weder in der Chloroformnarkose noch bei Anaemischen noch sonstwie gebildet, auch nicht bei der Oxalsäurevergiftung. Dagegen findet es sich in der Luft einiger Steinkohlengruben, in matten Wettern, in Erdgasen usw. In manchen Grubengasen und in Braunkohlen wurde es zu 2—3 Prozent erwiesen. Folgende Gasgemische, die toxikologisch bedeutungsvoll sind, führen es:

Der Kohlendunst ist das Produkt der unvollkommenen Verbrennung von irgendwelchen in der Welt vorkommenden kohlenstoffhaltigen Massen, toxikologisch im wesentlichen ein Gemisch von Kohlenoxyd und Kohlensäure, das schwerer als atmosphärische Luft ist. An sich sollte er, ebenso wie Kohlenoxyd, geruchlos sein. Er verrät sich aber gewöhnlich, zumal im Beginn seiner Entwicklung, infolge von Beimengung von riechenden, brenzligen Produkten und mehr oder minder großen Mengen von Rauch, durch einen brandigen, die Luftwege reizenden, beklemmenden Geruch. Seine Zusammensetzung wechselt je nach dem Verbrennungsmaterial: Steinkohle, Braunkohle, Holz, zellulosehaltige Stoffe, wie Pappe, Papier, baumwollhaltige Stoffe, Kleider, Lumpen, Mehlarten und mehr noch nach den äußeren Verbrennungsbedingungen. Er findet sich in der

---

[1]) Nicloux, Compt. rend. de la Soc. de Biol. Tom LIV, 1902, p. 1169.
[2]) Nicloux, Mém. de la Soc. de Biologie Tom. LII, 1901. — Nicloux et Desgrez, Compt. rend. de l'Acad. des Sciences tom CXXVI, p. 758.

Luft, die die Gase eines Kohlenbeckens enthalten, zu 0,45 Prozent, durch Holzkohle werden 0,34—10 Prozent, aus Kokskörben in schlecht ventilierten Räumen 1,3—1,6 Vol.-Prozente, aus Rauch bis zu 3,6 Prozent, aus 1 g künstlich verrauchter Zigarre 13—19 ccm Kohlenoxyd erzeugt. Gase aus Grubenbränden enthalten davon 0,1 bis 1 Prozent, Auspuffgase von Automobil-Benzinmotoren 3,7 Prozent neben Akrolein. Bei der Verbrennung von über 8 Prozent Acetylen mit Luft entsteht Kohlenoxyd, auch wenn die Acetylensauerstoffflamme beim Schweißen im Mischbrenner zurückschlägt. Leuchtgas enthält 4—7 Prozent. Ein Auerbrenner liefert in mehreren Stunden in einem Raum von 6,5 cbm 0,078 Prozent, Hochofengase etwa 25 Prozent. Wassergas besitzt davon etwa 30 Prozent, Generatorgas (Dawson-Gas) 22—26 Prozent und Explosionsgase von Sprengstoffen (Ammonal, Kohlenkarbonit, Gelatinedynamit, Pikrinsäure usw.) 24—61 Prozent Kohlenoxyd. Bei Schlagwetterexplosionen unter Mitwirkung von Kohlenstaub entstehen davon bis 1,5 Prozent, auf offenem Flugzeug nach einem eigenen Versuch 0,02 Prozent.

Verhalten zu Blut.

Das Kohlenoxyd geht mit dem Blutfarbstoff eine chemische Verbindung ein. Das daraus resultierende Kohlenoxydhämoglobin hat einen deutlichen Ton nach Rosa, während normales Blut eine mehr gelblichrote Farbe zeigt. Die Unterschiede werden in dem nach dem Schütteln der entsprechenden Lösungen auftretenden Schaum für den Geübten deutlich. Man kann Kohlenoxydhämoglobin in den Oxyhämoglobin isomorphen, etwas schwerer als dieses löslichen, pleoachromatischen, ins Bläuliche gefärbten, doppeltbrechenden Kristallen erhalten, die bei Berührung mit Wasser rasch amorph werden. Die Menge des vom Blute aufgenommenen Kohlenoxydgases ist in ähnlicher Weise vom Druck unabhängig, wie dies vom Sauerstoff bewiesen wurde. Das Kohlenoxyd wird im Blute durch chemische Kräfte zurückgehalten. Ein und dasselbe Blut, mit Kohlenoxyd oder mit Sauerstoff geschüttelt, verschluckt gleiche Volumina dieser Gase. Es stehen demnach die vom Blute aufgenommenen Mengen Sauerstoff und Kohlenoxyd im einfachen Atomenverhältnis. Praktische Vergiftungsvorkommnisse veranlassen mich, die maximal in das Hämoglobin eintretende Kohlenoxydmenge als inkonstant anzusprechen. Temperatur und Konzentration beeinflussen die Bindung des Gases an den Blutfarbstoff. Ich habe ferner die Überzeugung, daß, so wie man „Artzellen" mit verschiedenen Reaktionsfähigkeiten annehmen muß, es auch individuelle Blutverschiedenheiten gibt, die Unterschiede in dem Gasbindungsvermögen und damit auch in der Vergiftungsgefahr ergeben.

Die Frage: wieviel wird von einer gewissen Menge von gelöstem Blutfarbstoff bei einem bestimmten Kohlenoxydgehalt eines damit geschüttelten Luftvolumens an Kohlenoxyd, und wieviel an Sauerstoff gebunden, findet in den folgenden Ergebnissen ihre Beantwortung[1]):

---

[1]) Hüfner, Arch. f. exp. Path. u. Pharmak., Bd. 48, 1902, S. 90. — Journ. f. pr. Chemie, Bd. 28 u. Bd. 30.

Bei einem Gehalt der Luft an Kohlenoxyd in Vol.%	beträgt die Menge des Sauerstoffs in Vol.%	bildet sich Kohlenoxydhämoglobin in Gew.% der Gesamtmenge an Blutfarbstoff
0,01	20,958	6,83
0,025	20,955	15,50
0,050	20,950	27,00
0,100	20,939	42,40
0,200	20,918	59,50
0,500	20,855	78,65
0,700	20,813	83,79
0,800	20,792	85,54
1,000	20,750	88,10

Alle solche an totem Blute gewonnenen Ergebnisse gestatten nicht eine unmittelbare Übertragung auf den durch Kohlenoxyd vergifteten lebenden Menschen. Was z. B. im Glase restlos zu erreichen ist, nämlich die innige Berührung des Gases mit der Blutfarbstofflösung, vollzieht sich hier nicht immer in dem gleichen Umfange und in den gleichen Zeiten, wie man vielleicht glaubt erwarten zu dürfen. Wäre dies der Fall, so würden sich die Verlaufsarten der Vergiftungen mit Kohlenoxyd rechnerisch im voraus bestimmen lassen, während tatsächlich weder die Kenntnis der gesamten eingeatmeten Gasmenge und ihrer Konzentration noch das Wissen über die mitaufgenommenen Sauerstoffmengen einen Schluß auf Form und Verlauf der Vergiftung zu machen gestatten könnten.

Das Schicksal des Vergifteten liegt in seiner eigenen lebensenergetischen Gestaltung. Dies geht neben manchem anderen noch Wichtigeren aus den Erfahrungen hervor, daß bei verschiedenen Tieren und Menschen unter sonst, unserem Erkennen nach, gleichen Vergiftungsbedingungen, die von dem Hämoglobin gebundenen Kohlenoxydmengen beträchtlich voneinander abweichen müssen. Es braucht nur daran erinnert zu werden, daß kleine Vögel schon in drei Minuten zugrunde gehen, wenn sie eine Luft mit 0,5 Prozent Kohlenoxyd einatmen, daß, um ein Meerschweinchen in zwei Minuten empfindungslos zu machen, es einer zweiprozentigen Mischung bedarf, und, daß von zwei Menschen, die in der gleichen giftigen Atmosphäre geatmet haben, der eine sterben und der andere mit nur geringem Schaden davonkommen kann.

Die Verbindung des Kohlenoxyds mit dem Blutfarbstoff ist lösbar. Es können dies andere, dem Blutfarbstoff gegenüber chemisch indifferente oder differente Gase bewerkstelligen. Stand Kohlenoxydblut einige Zeit, so gibt es sein Kohlenoxyd immer schwieriger beim Luftdurchleiten ab, bis es schließlich fast unmöglich wird, auf diesem Wege es ganz auszutreiben. Es kann als wahr angenommen werden, daß die Spaltung des Kohlenoxydhämoglobins um so leichter erfolgt, je frischer es ist.

Schon ein- bis anderthalbstündiges Umschütteln frischen Kohlenoxydblutes mit wiederholtem Umgießen der Flüssigkeit von Gefäß in Gefäß läßt das Kohlenoxyd aus ihm verschwinden. Frei an der Luft stehendes Kohlenoxydblut gibt gleichfalls Kohlenoxyd ab in einem Verhältnis zu der Größe seiner der Luft ausgesetzten Oberfläche, der Dicke der Flüssigkeitsschicht und vielleicht auch der Wärme und der Belichtung. Angaben, die diese Umstände unberücksichtigt lassen, haben nur einen geringen Wert. Sie weichen begreiflicherweise auch bedeutend von einander ab. Während der eine noch nach zwei Monaten Kohlenoxyd in einem Blute, das sich in einem offenen Gefäß befunden hatte, nachzuweisen vermochte, vermißte der andere es schon nach 14 Tagen. Unter sehr günstigen Bedingungen, in der Wärme, kann das Gas schon nach 24—28 Stunden aus der Verbindung entwichen sein. In dicht verschlossenen bzw. zugeschmolzenen Glasgefäßen hält sich die Verbindung, wofern Fäulnis ferngehalten worden ist, jahrelang, ja selbst bis zu einem und zwei Jahrzehnten. Unter einem solchen Schutz kann angeblich auch kohlenoxydhaltiges Leichenblut über ein Jahr lang sein Gas bewahren.

In faulendem Blut muß unter anderem die Zersetzung des Kohlenoxydhämoglobins in einem Verhältnis zu den chemischen Wandlungen stehen, die der Blutfarbstoff durch den Fäulnisprozeß erfährt, und die ihn von seinem Normalzustande entfernen. Da das Gas sich nur mit Hämoglobin verbindet, so wird des letzteren Übergang in andere Formen auch ein Freiwerden des ersteren notwendig werden lassen. Wirkt z. B. irgendeine Säure auf den Blutfarbstoff im Kohlenoxydhämoglobin, so entsteht Hämatin und das Kohlenoxyd wird frei. Die äußerlichen und inneren Bedingungen für den Ablauf der Fäulnis beeinflussen demnach auch das Freiwerden des Kohlenoxyds. Gegenüber der Angabe, daß man in frei faulendem Kohlenoxydblut noch nach einigen Monaten, oder wenn es faulend 1½ Jahre lang in einem nur mit Wattepfropfen verschlossenen Gefäße gehalten wird[1]), noch Kohlenoxyd erweisen könne[2]), kann ich auf Grund von sehr vielen in einem Zeitraum von fast vier Jahrzehnten ausgeführten Vorlesungsversuchen aussagen, daß es nur selten einmal gelingt, in offenen oder geschlossenen, noch Luft enthaltenden Gefäßen stehendes Blut vergifteter Tiere oder außerhalb des Körpers mit dem Gase versehenes Blut als kohlenoxydhaltig zu erkennen, sobald einmal die Fäulnis umfangreich in demselben Platz gegriffen hat. Es ist mir wiederholt vorgekommen, daß schon nach 14 Tagen ein solches Blut frei von Kohlenoxyd war.

Meine Beobachtungen stimmen auch nicht mit der Behauptung überein, daß in spontan aufgetrocknetem Blut das Kohlenoxyd erst nach 5½ Monaten fehlte. Im Uhrglasversuche war die Dissoziation des Kohlenoxydhämoglobins gewöhnlich schon nach 8—10 Tagen vollzogen.

Daß der Atmungsprozeß den Bestand des Kohlenoxydhämoglobins gefährden muß, bedarf keiner Begründung. Das Verschwinden des Gases aus dem Blute Überlebender ist dem in den Lungen sich abspielenden Dissoziationsvorgang zuzuschreiben. Sein Verlauf bei verschiedenen Vergifteten läßt keine allgemeinen gesetzlichen Abstraktionen machen. Weder die Vergiftungsdauer noch der Gehalt der Atemluft an dem giftigen Gase, noch die Art des Vollzuges der Vergiftung haben einen nachweisbaren konstanten Einfluß auf die Schnelligkeit und Vollständigkeit der Zerlegung, wenngleich die Möglichkeit einer solchen Beeinflussung zugegeben werden muß[1]). Von Bedeutung sind allein die Individualität des Vergifteten und das Wiederatmen in normaler Luft. Die Ausscheidungskurve zeigt nicht nur Verschiedenheiten zwischen warmblü-

---

[1]) Kratter, Archiv f. Kriminalanthropologie, Bd. 14, 1904.
[2]) Wachholz u. Lemberger, Vierteljahrschr. f. ger. Medizin, Bd. XXIII, 1902, S. 223

tigen Tieren und dem Menschen auf, sondern auch innerhalb des Kreises verschiedener Tiere und mehr noch der gleichen Tierart und der Menschen. Wie überall spielen auch hier unverkennbare Verhältnisse der inneren Organisation eine Rolle. Die Konstitution eines Lebewesens, seine immanente Lebensenergie, machen jeden Versuch illusorisch, auf induktivem oder deduktivem Wege Normen für reaktive biologische Vorgänge zu schaffen. Dieser Satz hat meiner Überzeugung nach allgemeine Geltung für alles körperliche Geschehen und somit auch für die Zerlegung des Kohlenoxydhämoglobins.

Die Ausscheidung des Gases muß wesentlich durch die Lungen vor sich gehen, wie dies für alle im Körper entstandenen oder in ihn von außen hineingelangten Gase die Regel ist. Nach zuverlässigen Feststellungen stellt sich der Betrag des ausgeschiedenen Gases auf mindestens 88—90 Prozent der eingeführten Menge. Die Ausscheidung erfolgt im Beginne der Vergiftung sehr stark, weiterhin nimmt sie ab, und von der dritten Stunde an vollzieht sie sich nur in einem unbedeutenden Umfange[1]). Mit der Vervollkommnung der chemischen Bestimmungsmöglichkeit minderte sich auch die Menge des nicht nachweisbaren Kohlenoxydrestes, so daß man bei Tieren, die in kohlenoxydhaltiger Luft bis zur Betäubung geatmet hatten, die aufgenommene Gasmenge fast quantitativ mit einer Fehlerquelle von 2—4 Prozent nachweisen konnte[2]).

Selbst in vollster Bewertung des machtvollen Einflusses individueller Eigenschaften muß ich die Nachweisbarkeit des Kohlenoxydhämoglobins bei einem Individuum, das noch einen Tag und länger in reiner Luft geatmet hat, in einem oder dem anderen Falle infolge von besonderen Umständen zwar nicht als unmöglich, im allgemeinen aber als sehr unwahrscheinlich bezeichnen. Es liegen Nachrichten darüber vor, daß unter solchen Bedingungen nach 24 bis 48 Stunden[2]), nach drei Tagen — wo angeblich noch fünf Prozent des Hämoglobins mit Kohlenoxyd belegt gewesen sein sollen[3]) —, ja, nach vier oder sieben oder gar neun[4]) Tagen das Gas im Blute noch nachgewiesen sein soll. Die Atmung als stärkstes körperliches Mittel für die Zustandsänderung des Kohlenoxydhämoglobins schließt in der Regel, wofern die Herztätigkeit in genügendem Maße für den Blutumlauf im Gange ist, ein langes Bestehenbleiben dieser Verbindung aus. Hierbei bleibt es zulässig, nach praktischen Erfahrungen anzunehmen, daß, wie später noch eingehender dargelegt werden soll, durch eine zeitlich nicht genügende Sauerstoffeinwirkung auf gewisse Lagerungsstellen des Kohlenoxydhämoglobins, z. B. in Etravasaten oder in Muskeln, eine Zustandsänderung desselben langsamer erfolgt als etwa im zirkulierenden Blute in großen Gefäßen. Als sicher kann aber jedenfalls angenommen werden, daß das Verschwinden des Kohlenoxyds aus dem Blute weit langsamer vor sich geht als seine Aufnahme.

In Leichen von Menschen, die in Kohlengruben durch Kohlenoxyd starben, und die sich durch auffälliges, wie lebendiges Aussehen aus-

---

[1]) de Martin, Compt. rend. de l'Acad. des Sciences t. CXV, 1892, p. 835, t. CXVII, p. 260. — Gréhant, L'oxyde de carbone 1903.
[2]) Gaglio, Arch. f. experim. Pathol. u. Pharmak., Bd. 22, 1887, S. 235.
[3]) Smith, Brit. med. Journ. 1899, 1 Apr., p. 780. — Posselt, Wien, Klin. Wochenschr. 1893, 21, 22
[4]) Wachholz, Vierteljahrsschr. f. ger. Medizin, Bd. 23, S. 231. — Med. Korrespondenzbl. f. württemb. Ärzte, 1909, Bd. 79, S. 862.

zeichneten, war das venöse Blut zu 79—83 Prozent mit Kohlenoxyd gesättigt[1]). Das Blut eines Ziegelarbeiters, der in seiner Schlafkammer durch Gas getötet worden war, das in dieselbe durch einen Ofen der Ziegelhütte geströmt war, besaß nur mehr noch 36 Prozent Sauerstoffhämoglobin, mithin 64 Prozent Kohlenoxydhämoglobin[2]).

Bei einem Menschen, der durch Hochofengas gestorben war, fanden sich 61,79 ccm an auspumpbaren Gasen. Davon waren:

Kohlenoxyd	12,56 ccm
Sauerstoff	0,96 „
Kohlensäure	48,27 „

Alle diese Verschiedenheiten haben, wie sich von selbst versteht, ihre gesetzmäßigen Gründe, die in den inneren Lebensbedingungen des Individuums oder in äußeren, mit der Vergiftungsart zusammenhängenden Verhältnissen liegen. Es ist auch ohne weiteres anzunehmen, daß das vergiftete Blut, das verschiedenen Körperstellen entnommen wird, nicht immer in dem Gehalte an Kohlenoxyd übereinstimmen wird. Bei Kindern, die durch einen von ihnen angelegten Brand umgekommen waren, fand man im Blute der Venae crurales: 4,8 ccm Kohlenoxyd in 100 ccm Blut, und im Blute der Hirnleiter: 2,08 ccm in 100 ccm Blut. Es ist dies nicht nur nicht befremdlich, sondern entspricht sogar einer landläufigen und richtigen pharmakologischen Ansicht, daß nicht nur Gase, sondern auch in den Körper eingeführte andersartige Arzneimittel und Gifte im Blute und in den Geweben ungleichmäßig verteilt zirkulieren und später ev. ungleichmäßig verteilt gefunden werden.

Das Kohlenoxyd erleidet in belebten Wesen keine Umwandlung. Es wirkt als solches, verbleibt als solches eine gewisse Zeit im Blute und verläßt unverändert nach seiner Dissoziation den Körper. Es wird aus ihm nicht Kohlensäure gebildet.

Die Ursachen der Giftwirkung des Kohlenoxyds.

Alle überhaupt möglichen Vorstellungen über die Entstehung der Symptome der Kohlenoxydvergiftung sind erschöpft worden, um eine Erklärung ihrer letzten Ursachen zu geben. Die Grundwahrheit wird immer bleiben, daß sie ein eigenartiges chemisches Trauma darstellt. Die sinnfälligste Deutungsmöglichkeit liefert die Veränderung des chemischen Verhaltens des Blutfarbstoffes, von dessen Integrität das normale menschliche Leben abhängt. Da das Kohlenoxyd unvermögend ist, die Funktionen des Blutsauerstoffs zu erfüllen, so müssen an allen Geweben — verschieden stark je nach dem benötigten Funktions- bzw. Existenzsauerstoff — eine entsprechende vitale Minderleistung oder krankhafte Veränderungen durch Unter- oder Nichternährung, bzw. der Tod eintreten.

Die Verarmung des Blutes und damit der Gewebe an Sauerstoff steigt mit der Konzentration des eingeatmeten Kohlenoxyds. Bei 0,75 Prozent Kohlenoxyd in der Lungenluft besitzt das Blut nur noch 12—13 Vol.-Prozente Sauerstoff, also eine Menge, mit der die dem Sauerstoff zufallende Rolle in dem Körpermechanismus nicht mehr erfüllt werden kann. Führt

---

[1]) Haldane, Journ. of Physiologie, vol. XX, p. 521.
[2]) Dreser, Arch. f. exp. Pathol. u. Pharmak., Bd. 29, S. 134.

man bei Tieren den sauerstoffverarmten Geweben künstlich Sauerstoff, zumal unter erhöhtem Druck zu, so kann der Tod abgewendet werden. In reinem Sauerstoff vertragen Mäuse 13 mal so viel Kohlenoxyd bis zur Giftwirkung als in der atmosphärischen Luft. Läßt man diese Tiere in einer Mischung aus gleichen Teilen Kohlenoxyd und Sauerstoff atmen, so sterben sie. Wird jedoch das Kohlenoxyd unter normalem, der Sauerstoff aber unter erhöhtem Druck (2 Atmosphären) atmen gelassen, so kann das Leben mehrere Stunden unter diesen Bedingungen erhalten bleiben. Wenn man vor der Druckaufhebung den Rezipienten mit Luft reinigt, so bleiben die Tiere symptomlos am Leben, obschon in ihrem Blute nachweislich Kohlenoxyd vorhanden ist. Werden sie plötzlich dem normalen Druck ausgesetzt, so erliegen sie rasch der Kohlenoxydvergiftung.

Zu der Gleichstellung der Kohlenoxydvergiftung mit der bezeichneten Art der Erstickung würden ferner die Glykosurie, die Albuminurie und die Erhöhung des Eiweißumsatzes gehören. Und schließlich wird das Verhalten hämoglobinfreier Tiere herangezogen, um u. a. an dem Beispiel des Krebses zu zeigen, wie das Atmen dieses Tieres selbst in reinem Kohlenoxyd nur Symptome des Sauerstoffmangels hervorruft und der Aufenthalt in einer Luft mit 80 Prozent Kohlenoxyd und 20 Prozent Sauerstoff unbegrenzt lange fortgesetzt werden kann, wofern man nur den verbrauchten Sauerstoff wieder ersetzt[1]).

Eine andere Auffassung geht dahin, anzunehmen, daß, da die entscheidenden Vergiftungswirkungen am Nervensystem sich abspielen, das Gas primär die Ganglien des zentralen Nervensystems krank mache. Es würde als ein narkotisches Gift wie Opium oder wie Chloroform wirken und, wie manche sogar meinen, „spezifische" Beziehungen zu den Nervenzentren betätigen, die in einer „Asthenie und Lähmung des Nervensystems" beständen. Die Nervenzellen der Rinde sollten durch eine Bindung des Gases analog derjenigen mit dem Hämoglobin erkennbar verändert werden und die tangentialen Fasern unabhängig von Gefäßläsionen degenerieren. Diese Anschauung halten ich und andere[2]) für verfehlt. Es macht keine Schwierigkeit, anzunehmen, daß, gleichgültig, ob die erste akute Gifteinwirkung mit oder ohne Bewußtlosigkeit verläuft, die Blutveränderung an sich in dem Gehirngewebe eine zeitlich irgendwie begrenzte Ernährungsstörung herbeiführt. Diese ist geeignet, das Entstehen der verschiedenen Stadien der schwereren Vergiftungsformen, einschließlich derjenigen Störungen, die am Kreislaufsystem, vor allem an den Gefäßen, ablaufen, zu erklären. Durch die Minderung der Herzarbeit und die Erweiterung der Gefäße erfahren die Ernährungsstörungen einen Zuwachs. Die in eine falsche Bahn gelenkten Stoffwechselvorgänge des Gehirns, des bluthungrigsten aller Körperorgane, können auch akute Abhängigkeitsleiden in Gestalt von allgemeinen oder örtlichen Ernährungsstörungen im übrigen Körper veranlassen. Wie alle Vergiftungsleiden unterliegen diese Vergiftungswirkungen den drei möglichen Ausgängen: in Genesung, d. h. dem völligen Ausgleich, oder in den Tod, d. h. der absoluten Ausgleichsunfähigkeit, oder in Nachleiden, d. h. der Fortwirkung und

---

[1]) Wehmeyer, Archiv. ital. de Biologie, 1901, S. 405.
[2]) S. auch: Kochmann, Biochem. Zeitschr., Bd. 111, 1920. — Grinker, Zeitschr. f. die ges. Neurol., Bd. 98, 1925. — Grinker, l. c., fand, daß Kulturen von Hühnernervengewebe in 70 Proz. Kohlenoxyd gediehen.

Fortentwicklung der im Gehirn selbst eingeleiteten Störungen bzw. der Schädigungsimpulse, die von ihm aus auf andere Körperteile ausgestrahlt worden sind. Sind diese einmal krank geworden, so können sich in ihnen auch giftige Zerfallsprodukte bilden und durch Übergang in die Säfte, vor allem in die trägen Lymphbahnen, weiter Schaden stiften.

Die Tatsache, daß nicht rotblütige Tiere, wie z. B. Insekten, Schnecken, aber auch niedere und höhere Pflanzen eine Einwirkung des Kohlenoxyds nicht erkennen lassen, stützt meine dargelegte Ansicht über die Wirkungsgründe des Gases.

Die Individualität in der Kohlenoxydvergiftung.

Man hat die Verschiedenheiten im Auftreten und der Gestaltung der Kohlenoxydvergiftungen schließlich auch durch die Annahme zu erklären versucht, daß im Blute von Menschen mehrere Arten von Hämoglobin mit gleichen spektralen Eigenschaften, aber verschieden großem Gasbindungsvermögen vorkommen, und daß von deren wechselnden Mengen die spezifische Gasbindungskapazität abhängt. Diese Hypothese wurde für unmöglich erklärt, weil die gebundene Menge Sauerstoff oder Kohlensäure auch für ein und dieselbe Blutprobe, je nach der Menge Kohlensäure, die sie enthält, wechselt[1]). Trotz dieser Feststellung darf man doch dem Begriffe Blut bzw. Hämoglobin, entgegen der bisherigen Auffassung, keine Einheitlichkeit zuschreiben.

In Betracht kommen bei den Vergifteten die Verschiedenheit der Atmung, Atmungsgröße, Atmungshäufigkeit usw. Als beschwerend für den Vergiftungsverlauf wurde auch ein bestehendes Herz- bzw. Lungenleiden, allgemeine Körperschwäche, Absinthtrinken, starke Bewegung in der Vergiftung, das weibliche Geschlecht, das Alter u. a. m. angenommen. Es ist nicht richtig, daß Kinder leichter unterliegen. Das Gegenteil ist wiederholt gesehen worden.

Wie alles Geschehen in belebten Wesen wird auch die Symptomatologie und die Verlaufsart der Kohlenoxydvergiftung gesetzmäßig vor sich gehen, wenn wir auch nur selten einmal die Gründe für die Besonderheiten erkennen können, die gerade hier so überaus stark hervortreten. Nach vielen Hunderten zählen solche bekannt gewordenen Vorkommnisse, für die ein Erkenntnisschlüssel nicht gefunden werden kann. Ob das Gas einen oder viele Menschen, im Schlafe oder im wachen Zustande, bei der Arbeit oder während der Ruhe überfällt, unter Bedingungen, die schwer oder gar nicht eine Verschiedenheit erkennen lassen — gewöhnlich werden Unterschiede in den akut eintretenden Symptomen oder den eventuell sich anschließenden Nachleidenssymptomen festzustellen sein. Häufig beziehen sie sich auf Funktionsstörungen im Nervensystem, aber auch fast jedes andere Körperorgan kann bei gleichzeitig Vergifteten in seinen Leistungen intakt bleiben oder in irgendeinem Umfange gestört sein. So fand man unter 35 zugleich mit Gas Vergifteten 12, die Albuminurie hatten, und von zwei Brüdern, die Sprenggase aufgenommen hatten, bekam nur der eine Albuminurie und Hämaturie, der andere nicht. Ebensolche Verschiedenheiten kommen in bezug auf den tödlichen Ausgang vor. Von zwei Bootsleuten, die das Gas in einer Schiffskabine ein-

---

[1]) Manchot, Annal. d. Chemie, Bd. 370, S. 277.

geatmet hatten, starb der eine am 17. Tage, während der andere schon am 3. Tage aus dem Krankenhause entlassen wurde. Zwei Knaben, die durch Rauch brennenden Strohs vergiftet worden waren, starben, der eine nach 5 Tagen, der zweite erst nach fast 2 Monaten.

Eine G e w ö h n u n g an Kohlenoxyd, derart, daß ein Mensch durch einmalige Mengen nicht vergiftet wird, die andere schädigen, oder bei wiederholter Einwirkung eventuell auch steigender Mengen gegen eine Schädigung geschützt ist, findet nicht statt. Man wollte freilich gefunden haben, daß Hunde, die man öfters dem Gase ausgesetzt hatte, schwer oder gar nicht durch dasselbe asphyxiert werden konnten[1]), und daß Meerschweinchen an so kohlenoxydreiche Luft gewöhnt werden konnten, daß zuletzt 25% ihres Hämoglobins mit dem Gase gesättigt waren[2]). Sieht man sich dagegen Arbeiter näher an, die häufig dem Einfluß kohlenoxydhaltiger Gasgemische ausgesetzt sind, so sieht man an ihnen Stigmata eines gestörten Blutlebens. Ich habe viele solcher, z. B. an G e n e r a t o r e n oder in schlecht ventilierten S c h m i e d e n usw., gesehen, die an den Folgen der wiederholten Gasaufnahme in irgendeinem Umfange litten. Wirkt auf solche einmal akut eine größere Menge von Kohlenoxyd, z. B. aus den Einschüttöffnungen des Generators ein, so erkranken sie — unter Berücksichtigung des allgemeinen Empfindlichkeitsunterschiedes der Menschen — wie andere. Sie gewöhnen sich nur an den subjektiv für den Arbeitsfremden unangenehmen Geruch und die Reizwirkungen des den Öfen entströmenden Rauches mit seinen die Schleimhäute reizenden Inhaltsstoffen.

D i e g i f t i g w i r k e n d e n M e n g e n des Kohlenoxyds hängen meistens von individuellen oder objektiven unerkennbaren Umständen ab. Es ist als sicher anzunehmen, daß die Gasmengen, die Kranksein oder Tod herbeiführen können, von Mensch zu Mensch schwanken. Dadurch erklären sich die Verschiedenheiten in den vorhandenen Angaben über giftig oder tödlich wirkende Mengen. Durch je dreistündiges Einatmen von 300 ccm einer Luft mit 0,02—0,024% Kohlenoxyd an zwei aufeinander folgenden Tagen fand keine Befindensänderung statt.

Als im ganzen, aber nicht für alle Fälle zutreffend kann angenommen werden, daß das Einatmen von Luft mit einem Oxydgehalt unter 0,05% keine merklichen Folgeerscheinungen bei Menschen veranlaßt — vorausgesetzt, daß es nicht über viele Stunden, z. B. eine Arbeitsschicht, sich erstreckt. Für diesen Fall besteht für die meisten Menschen die Möglichkeit einer Anreicherung von Kohlenoxydhämoglobin im Blute und einer Addition kleiner, durch das, wenn auch in geringem Umfange minderwertig gewordene Blut veranlaßter Störungen in der Ernährung, vor allem des Nervensystems.

Bei einem Gehalt der Atemluft von 0,15—0,2% erscheinen schon bedrohliche Vergiftungssymptome[3]). Innerhalb 2½ Stunden wird hierbei eine dem Kohlenoxydgehalt der Atmungsluft entsprechende Sättigung des Blutes mit Kohlenoxyd durch die Atmung erreicht. Falls durch Offenstehen eines Gashahns auch nur 1—3% Leuchtgas in ein Zimmer strömen, so würde dies einem Kohlenoxydgehalt der Luft von etwa 0,06—0,2% entsprechen.

---

[1]) F a u r, Arch. génér. de Médecine T. VII, 1856, 1, 3, 5, 7.
[2]) N a s m i t h and G r a h a m, Journ. of Physiology T. XXXV, 1906, p. 32.
[3]) H a l d a n e, Journ. of Physiol. Vol. XVIII, p. 430, Vol. XXII, 1897, p. 231.
— G r é h a n t, Compt. rend. de l'Académie des Sciences 1888.

Es ist ein Irrtum, zu glauben, daß diese Menge nicht Menschen töten könnte, die z. B. im Schlafraum sie aufzunehmen genötigt sind. Eine Zumischung von 4—5% Leuchtgas oder von 10% Kohlendunst oder 1% Wassergas zur Atmungsluft kann als tödlich angesehen werden. Ein Mensch, der in einer Atmosphäre mit 0,37% Kohlenoxyd etwa 2 Stunden lang atmet, stirbt dann für gewöhnlich. Für einen 70 kg schweren Menschen wurde die tödliche Dosis auf 0,8 g Kohlenoxyd berechnet[1]).

Alle diese Feststellungen können indessen nur als Möglichkeitswerte angesehen werden.

Entstehungsmöglichkeiten der Vergiftung.

Das Kohlenoxyd kann, wenn es irgendwo und irgendwie frei geworden ist, entsprechend seiner Gasnatur, alle scheinbaren Hindernisse, wie Mauerwerk und Holzbaue, überwindend, weit fort von seinem Entstehungsorte wandern und sehr entfernt von diesem ahnungslose Menschen überfallen und vergiften. So kann das Kohlenoxyd aus offnen und geschlossenen Heizeinrichtungen, oder geborstenen Gasröhren, oder Gaskanälen usw. nicht nur aufwärts, sondern auch horizontal und unter Umständen, wenn z. B. im Boden Sprünge sind, durch solche sich abwärts fortbewegen, zumal wenn es noch mit viel Kohlensäure beschwert ist. Das Gas kann stammen aus Öfen, glimmenden Balken und Schlacken. Aus Leuchtgasleitungen sah man es vom Erdgeschoß bis zum fünften Stockwerk steigen und aus Brüchen von Gasröhren im Straßenboden 60 m wandern und dann in ein Haus dringen, zumal im Winter wegen der Temperaturdifferenz des Bodens bzw. der Luft und des Hauses.

Es kann in Menschen gelangen aus **Feuerstellen ohne geschlossenen Abzug**, also offener Kohlenfeuerung zur Heizung (Kohlenbecken usw.), oder aus offenem Kohlenfeuer (offenen Bügeleisen, Feldschmieden, offenen Kokskörben für die Trocknung von Räumen), oder bei der Herstellung von Koks und Holzkohle, oder aus **Staub, der Kohlenoxyd durch Adsorption lange festhält**[2]), oder aus offenen Öfen in Metallgießereien, oder aus Rauch, selbst schon dem von glimmendem Docht von Öl- oder Petroleumlampen, oder von Lokomotiven in Tunnels, z. B. die Vergiftung im Rikkentunnel, oder in der Rauchkammer einer Lokomotive[3]), oder von Bränden, oder von Rauchtabak, ferner aus Abgasen von Benzin-, Benzol- oder Petroleummotoren, bei denen die Verbrennung schlecht geregelt ist. So kamen wiederholt Todesfälle im Automobil vor. Von 13 Menschen, die in einem Motorboot fuhren, zeigten 9, die im Bootsraum, hinter der Kajüte, in frischer Luft gesessen hatten, Übelkeit, Kopfschmerzen, Erbrechen, Bewußtseinsstörungen bis zum Koma, während zwei, die in der Kajüte gewesen waren, starben. In ihrem Blute fand sich Kohlenoxydhämoglobin. Am Schalldämpfer des Bootes bestand eine Leckage, wodurch Abgas in Boot und Kabine gelangt war. Garagenmechaniker und Chauffeure sind gefährdet. Man fand in Garagenluft 7mal 0,05%, 6mal 0,1%, 9mal 0,15%, 1mal 0,2%. Im Gehirn eines auf diese Weise Gestorbenen fanden sich Veränderungen.

---

[1]) Dreser, l. c. S. 119.
[2]) L. Lewin, Obergutachten, 1917, in Lewin, Kohlenoxydvergift. 1920.
[3]) L. Lewin, Obergutachten und Entscheidungen des Reichsversicherungsamts, Bd. 16, 1925.

Auch aus geschlossenen, mit Abzug versehenen Feuerstellen (Stubenöfen, Dauerbrandöfen, Carbon-Natronöfen, Gasöfen, Gasschnellheizern, Gasleitungen, Gasbadeöfen, Gasplätteisen usw.) kann das Gas falsche Wege nehmen, z. B. durch Verschluß des Abzugsweges (Klappenschluß, zufällige oder in verbrecherischer Absicht herbeigeführte Verstopfung von Abzugsröhren oder des Schornsteins), durch Undichtigkeiten, atmosphärische Einflüsse (Winddruck auf die Schornsteinmündung) usw.

Vergiftungen ereignen sich auch weiter z. B. beim Hochofenbetrieb bei Erzeugung und Verwendung von Wassergas, Generatorgas, im Bergwerksbetrieb durch Sprengstoffgase und bei der Herstellung von Minen — Minengase enthalten Kohlenoxyd neben viel Kohlensäure und Spurer von Schwefelwasserstoff — ferner durch schlagende Wetter, durch Kriegssprengstoffe u. a. m. Entscheidend für Entstehung und Verlauf der Vergiftung ist das Kohlenoxyd, womit es sonst auch beschwert sein mag (Stickstoffdioxyd, Schweflige Säure u. a. m.).

Der Weg, den das Gas in den lebenden Körper hinein nimmt, sind die Lungen. Praktisch belanglos ist das Eindringen durch die Haut. Ich kenne nur ein Vorkommnis, in dem in eine Wunde gedrungene Gase — Treibgase aus dem Leuchtsatz einer Leuchtpistole, die unter anderem auch Schweflige Säure enthalten — Kohlenoxydwirkungen erzeugten.

Daß die lebende Haut in gewissen Grenzen und Zeiten für auch nicht reizende Gase durchgängig ist, kann als sicher angenommen werden. Das Experiment ergab nämlich, daß das Gas auch in die unversehrte Körperdecke menschlicher Leichen durch Diffusion einzudringen vermag, wenn dieselben einem solchen Einflusse längere Zeit, bis zu 24 Stunden, ausgesetzt werden. Regelmäßig fand sich außer einer Hellfärbung der Totenflecke ein deutlicher Farbenunterschied zwischen dem an der Oberfläche lagernden, mit Kohlenoxyd gesättigten, und dem darunter liegenden, an Kohlenoxyd noch armen Muskelhämoglobin. Man suchte ferner die Frage zu beantworten, ob bei sehr langem Aufenthalt einer Kinderleiche in einer Kohlenoxydatmosphäre eine solche Sättigung mit dem Gase eintritt, daß die Unterschiede zwischen postmortaler und vitaler Aufnahme verwischt werden. Dies ist nicht der Fall. Obschon Kohlenoxyd durch die Hautdecke hindurch in den Körper dringt und obschon die eingedrungene Kohlenoxydmenge in der Haut, dem Unterhautgewebe und in der oberflächlichen Muskulatur so reichlich ist, daß sie mittels Spektroskops nachweisbar ist, so dringt doch in die tieferen Teile des Körpers, besonders in das Blut des Herzens, der großen Gefäße und der parenchymatösen Organe postmortal keine mit dem Spektroskop oder den gewöhnlichen chemischen Proben nachweisbare Kohlenoxydmenge ein. Ein Soldat hatte aus unmittelbarer Nähe einen Leuchtpistolenschuß in die rechte Gesäßhälfte bekommen. Schlimme Weichteilverletzungen mit überaus weitgehendem Hautemphysem entstanden. Der Kranke wurde bewußtlos, hatte Trismus, 160 unregelmäßige Pulsschläge und Dyspnoe. Es bildeten sich Lungenödem und Hautgangrän aus. Allmählich wurden Puls und Atmung schwächer, bis sie aufhörten. Im Blute der Leiche wurde Kohlenoxydhämoglobin nachgewiesen. Der Chirurg und sein Assistent bekamen bei der Hilfeleistung plötzlich ein Gefühl von Luftmangel, verbunden mit Angstgefühl, Übelkeit und Schwächegefühl, das sie zum Sichhinsetzen nötigte. Die

Atembeklemmung ließ nach etwa 20 Minuten nach, doch bestand noch länger als eine Stunde Schwächegefühl in den Knien, Kopfschmerzen und Übelkeit. Das eingedrungene Gas muß einen sehr hohen Kohlenoxydgehalt gehabt haben, um diese Symptome mit so großer Schnelligkeit von Wunden aus erzeugen zu können.

Über die Gesamthäufigkeit des Vorkommens der Kohlenoxydvergiftung kann man kaum eine Vermutung hegen, weil nur ein verschwindend kleiner Teil davon zur öffentlichen Kenntnis kommt[1]). Zur Orientierung führe ich die Zahlen an, die in Preußen für eine freilich an sich betrübliche Zeit offiziell angegeben werden:

	1919	1920	1921	1922	Insgesamt in 4 Jahren
Verunglückung	771	712	671	716	2870
Selbstmord	831	897	725	984	3437
Mord	23	31	33	38	125
	1625	1640	1429	1738	6432

Im Hamburger Hafenkrankenhaus kamen von 1912 bis 1920 neben einer Kohlenoxydvergiftung für Mord und 52 durch Unglücksfall 117 Fälle von Selbstmord vor, darunter 62 Frauen[2]).

Die akute Vergiftung.

Ich unterscheide nach den Symptomen:

A. Typische Formen.

Als subjektiv vor dem ersten, dem Lähmungsstadium, empfundene Warnung erscheinen an Symptomen in wechselnder Kombination: Unlust zum Essen, Ekel vor Speisen, Druck im Magen und den Präkordien, brennendes Gefühl an der Gesichtshaut, zumal der Backen, bisweilen auch bei Kohlendunst- oder Rauchvergifteten: Husten, Augentränen, Nasenlaufen, Brausen vor den Ohren, stärkeres Pulsieren der Temporalarterien, allgemeine Unruhe, Angstgefühl, Zittern im Körper und in den Armen, Flimmern und Schwarzwerden vor den Augen, Störungen in der Empfindung mit anästhetischem Charakter, Druck oder Klopfen in den Schläfen, Schwere und Eingenommensein des Kopfes oder ein Zangengefühl um denselben, und vor allem, fast konstant, Kopfschmerzen in der Schläfen- oder noch häufiger in der Stirngegend, die auch intermittierend auftreten und so stark werden können, daß sie nach den Angaben von Vergifteten den Kopf auseinanderzutreiben scheinen. Seltener sind Schmerzen im Rücken, allgemeine Gliederschmerzen oder Schmerzen in den Kniescheiben, häufig ist Schwindel, seltener entstehen Gehörs- und Gesichtshalluzinationen. Ferner kommen vor: Beklemmung beim Atmen oder das Gefühl des Luftmangels ohne Dyspnoe und gelegentlich auch ein retrosternaler oder ein unerträglicher Schmerz in der Herz- und Magengegend. Der Puls wird schneller, kleiner, auch unregelmäßig. Bei manchen stellt sich Schlummersucht bzw. ein Gefühl der Ohnmacht oder

---

[1]) L. Lewin, Die Kohlenoxydvergiftung, S. 343.
[2]) Kenneweg, D. Zeitschr. f. ger. Mediz. 1922, 1, S. 423.

Betäubung bei blassem, fahlem Gesicht ein, auch ziemlich oft Übelkeit und Erbrechen und gelegentlich Speichelfluß. Das Bewußtsein ist in irgendeinem Umfang während der Dauer dieser Symptome erhalten und braucht nicht zu schwinden, wenn es dem Vergifteten glückt, frische Luft einzuatmen. In der Regel gelingt dies aber nicht, weil schnell die entscheidendste Giftwirkung sich einstellt, nämlich die L ä h m u n g. Die Muskeln der Gefäße sowohl wie auch die der Gliedmaßen erschlaffen. Der Vergiftete kann sich nicht aufrechterhalten, wird ataktisch und bricht schließlich zusammen. Bisweilen gelingt es ihm mit Aufbietung der letzten Kraft, sich bis zum Fenster oder zur Tür zu schleppen und diese zu öffnen. In der Regel ist die Bewegungsschwäche so stark, daß trotz des angstgepeitschten bewußten Willens dem Unheil zu entgehen, eine Selbstrettung selten möglich wird. Nicht lange hält in diesem Lähmungsstadium das Bewußtsein noch an. Manche Kranke ächzen und stöhnen, bevor sie in Betäubung mit Ideenverwirrung verfallen.

Nachdem dieser Zustand eine Zeitlang gedauert hat, erscheint d a s z w e i t e S t a d i u m, d a s d e r m o t o r i s c h e n E r r e g u n g. Es kann fehlen oder als Ausdruck nur eine gesteigerte Reflexerregbarkeit darbieten. Die Muskelerregung kann verschiedene Formen annehmen: starkes Zittern, klonische Zuckungen einzelner Muskelgruppen, Nackensteifigkeit oder allgemeine, eventuell stundenlang anhaltende klonische Krämpfe mit nebenhergehenden fibrillären Zuckungen, oder tonische Krämpfe, krampfhafte Flexion der Gliedmaßen, Opisthotonus sowie ausgebildeter Tetanus und Trismus und Zähneknirschen. Tetanische Anfälle können bisweilen durch schwache peripherische Reize, Anrufen usw. ausgelöst werden. Bisweilen findet man Bißwunden an einer Seite der Unterlippe und der Zunge. Der Trismus kann unüberwindbar werden und mehr als 24 Stunden anhalten. An dem Krampfzustand, der mit erhöhter Körperwärme einhergehen kann, ist bisweilen der Augapfel beteiligt.

Diese Krämpfe werden bald früher, bald später von dem d r i t t e n S t a d i u m, d e m d e r D y s p n o e, dem Kampfe des Atmungszentrums gegen das auf ihn einwirkende schlechte Blut, abgelöst. Gelegentlich schließt es sich gleich an das erste an. Die Atmung wird flach, aussetzend, krampfhaft, stertorös. Auf fünf bis sechs ruckweis schnell folgende Inspirationen tritt eine starke Exspiration ein. Diese geht mit Aufblasen der Wangen vor sich, wodurch vor dem Munde Speichel zu weißem Schaum geschlagen wird. Auch ohne dies sieht man bisweilen die Backen bei der Exspiration Rauchbewegungen machen. Manchmal stellt sich bald Trachealrasseln ein. Der Puls wird frequenter, unregelmäßig und klein. Die Körperwärme, die vorher erhöht gewesen sein kann, sinkt, das Gesicht wird cyanotisch oder blaurot, stark gedunsen, die sichtbaren Schleimhäute sind stark kongestioniert und die vorher engen Pupillen gewöhnlich erweitert, oder auch paradox reagierend und bald unempfindlich. Die Reflexerregbarkeit ist stark gemindert oder aufgehoben. Kneifen an den Gliedmaßen wird nicht wahrgenommen. Die Empfindlichkeit in der Regio mammalis und subclavicularis soll länger anhalten. Selbst wenn das Glüheisen an den unteren Extremitäten nicht mehr wahrgenommen wird, soll dies an der Brustwand noch der Fall sein. Die asphyktischen Erscheinungen nehmen in den schlimm ausgehenden Fällen weiterhin zu. Die Respirationshilfsmuskeln arbeiten noch eine Zeitlang automatisch, alsdann macht das Individuum eine ungewöhnlich tiefe und laute Inspiration, bewegt sich konvulsivisch, und die Glieder erstarren. Die Pupillen sind starr und stark erweitert. Blutiger Schaum erscheint bisweilen vor dem Munde. In anderen Fällen wird die Atmung gradweise seltener und schwächer, und das Leben schwindet so allmählich, daß der Übergang zum Tode kaum wahrnehmbar ist. Das Herz überlebt fast immer die Atmung.

Verläuft diese Vergiftungsform gutartig, so kann sie, wenn rettende Einflüsse eingreifen, schnell beendet sein. Unter Umständen dauert es aber geraume Zeit — bisweilen einen Tag und länger — bis zum Ausgleich der krankhaften Symptome. Die asphyktischen Erscheinungen mindern sich allmählich. Der Atmungstypus ändert seine drohende Gestalt, die Inspirationen verlieren ihre gewaltsame Tiefe, die Exspirationen ihren krampfhaften Charakter. Der Kranke beginnt auf peripherische Reize merklich zu reagieren. Angedeutete Schluckbewegungen, Bewegungen der Nasenflügel und der Lider, allgemeines leichtes Zittern am Körper, bisweilen auch Herausgestoßenwerden von gelblichem Schleim aus den Luftwegen, Vollerwerden des Pulses leiten das erste Erwachen aus der Bewußtlosigkeit wie aus einem tiefen Schlafe ein. Erst nach und nach vermag der sich verwundernd umsehende Kranke auf Fragen, meist unbefriedigend, zu antworten. Er ist noch ganz unorientiert über Gegenwart und Vergangenheit. Wenn Klagen laut werden, so beziehen sie sich auf Kopfschmerzen, Brustbeklemmung, Trockenheit im Munde, auch wohl auf Durst und Schluckbeschwerden. Gelegentlich machen sich Delirien, starker Betätigungsdrang, Lachen, Singen usw. bemerkbar. Ein solcher Vergifteter schrie nach Wiederkehr des Bewußtseins einen halben Tag lang[1]). Der bewußte Gebrauch der Gliedmaßen vollzieht sich nur ganz allmählich. Die restlose Wiederherstellung kann erfolgen.

B. Atypische Formen.

Aus ihnen lassen sich herausheben:

1. **Die Abortivformen** a) **mit apoplektischer Verlaufsart**, ohne Initialsymptome mit plötzlichem Hinstürzen, Bewußtlosigkeit und tödlichem Ausgang oder b) mit schneller Wiederherstellung. Zur Charakterisierung des letzteren Verlaufes mag das folgende dienen: Ein Mann atmete von Mitternacht bis morgens um ½8 Uhr Leuchtgas ein. Als man das Gas von außen roch, erbrach man die Tür und fand den Vergifteten bewußtlos, mit gedunsenem, kongestioniertem Gesicht, weiten Pupillen und Trismus. Am Nachmittag um 6 Uhr reiste der Wiederhergestellte mit der Bahn ab. Ein anderer, der, um sich zu töten, um ½9 Uhr des Morgens Kohlendunst bei verstopften Fenster- und Türritzen stundenlang eingeatmet hatte, war am Nachmittag um 6 Uhr, bis auf ziehende Schmerzen in den Gliedern, wieder gesund.

2. **Die Rezidivformen**, bei denen anfangs nur Kopfweh, Übelkeit und Erbrechen oder Gesichtsblässe und Schweiße vorhanden zu sein brauchen und sich doch, auch nach bereits tagelanger Berufsarbeit bis zu 24 Tagen, erneut schwere, eventuell mit Tod endende **Symptome** einstellen.

---

[1]) Rosenberger, D. med. Woch. 1924, S. 763. — Aufrecht, D. Z. f. die ges. ger. Medizin, Bd. 4, S. 391.

C. Die Postmorbidformen.

Das akute Vergiftungsleiden setzt sich recht oft mit belanglosen kurzen Besserungsansätzen oder ohne solche in eine chronische Krankheit fort, die Wochen, Monate oder viele Jahre dauert und meistens mit dem Tode endet. Es sind zumeist Störungen im zentralen Nervensystem — dem Rückenmark und dem Gehirn —, die sich mehr oder minder langsam entwickeln und allerlei schwere somatische Abhängigkeitsleiden von solcher zentralen Erkrankung zeitigen. Anatomische Veränderungen im Nervensystem sind erkennbar oder lassen sich nicht feststellen. Wie später im einzelnen noch ausgeführt werden soll, handelt es sich hier oft um psychische Ausfallserscheinungen, Bewußtseinstrübung, Gedächtnisstörungen bis zu völliger Amnesie, Defekte oder Verlust der Merkfähigkeit, des Urteils, der Assoziationsfähigkeit, der Orientierung, Störungen im Gemütsleben bis zu stumpfer Teilnahmlosigkeit, selten nur mit kurzen luziden Intervallen, auch um psychotische Störungen des Handelns, fortschreitende Verblödung mit gelegentlichen episodischen Erregungszuständen, selbst mit Halluzinationen der Sinne. In manchen Fällen treten Symptome von Paralyse oder der multiplen Hirn-Rückenmarkssklerose in den Vordergrund. Andere Symptomengruppen können sich mit den vorgenannten vereinen, oder in mannigfacher Aggregation für sich auftreten: teilweise oder völlige motorische bzw. sensible Lähmungen mit oder ohne Muskelkontrakturen, Zittern oder Krämpfe in verschiedenen Muskelgebieten, auch Ausfalls- bzw. Reizerscheinungen in Sinnesorganen, Änderungen in der Herzarbeit, allgemeine oder an einzelnen Organen sich abspielende, z. T. grobe, erkennbare Stoffwechselstörungen, Zerfallsvorgänge und Blutungen an inneren Körperteilen u. a. m. Das Ende kann nach Monaten oder erst nach Jahren erfolgen. Das Schlußstück ist meistens eine Lungenentzündung oder ein Lungenödem. Die völlige Wiederherstellung in den früheren Gesundheitszustand gehört zu den Ausnahmen.

Aus der so vielgestaltigen Symptomatologie verdienen einzelne Gruppen noch eine besondere Erwähnung.

Das Kohlenoxydfieber tritt am häufigsten in der Bewußtlosigkeit ein, kann bis auf 41° C steigen und einige Tage bestehen bleiben[1]). Die Ausscheidung von Stickstoff durch den Harn steigt in verschieden großem Ausmaß. Bei Menschen kann als Nachwirkung Abmagerung erfolgen.

Im Harn erscheint bisweilen Zucker — wie man annimmt, als Ausdruck einer vermehrten Zuckerbildung. Ich halte es für wahrscheinlich, daß das Gehirn durch die eigenartige Ernährungsstörung, die das Kohlenoxyd vermöge seiner Blutwirkung bei hierfür disponierten Individuen zuwege bringt, mithin sekundär, an der Auslösung der Glykosurie beteiligt ist. Diese Ernährungsstörung wirkt wie irgendein mechanischer, Glykosurie erzeugender Eingriff. Die Schwere der Vergiftung steht in keiner Beziehung zum Erscheinen oder zur Menge des Zuckers, sondern zu individuellen Verhältnissen. Der Diabetes erscheint bald nach der Vergiftung oder nach Stunden oder Tagen und kann Stunden,

---

[1]) Marthen, Arch. f. path. Anat., Bd. 136, 1894, S. 535. — Schott, Vierteljahrschr. f. ger. Medizin, Bd. 26, 1903, S. 58. — Barthelemy et Magnan, Annal. d'hyg. publ. Sér. 3, T. VI, 1881, p. 406.

mehrere Wochen, vielleicht auch Monate bleiben und mit 0,5—2—9 Prozent Zuckerausscheidung verlaufen[1]).

An der Haut können als Vergiftungsfolge entstehen: Ödeme, auch teigig-sulziger Form, an Armen und Beinen, glossy skin-artige Zustände, Ausschläge verschiedenartigster Gestalt, auch Nekrosen[2]), ferner im Munde und an anderen Schleimhäuten Ecchymosen oder entzündliche Prozesse, seitens des Magens Übelkeit und Erbrechen, das sich bisweilen an mehreren Tagen oder in Monaten oder Jahren wiederholen kann[3]). Erfolgt es in der Bewußtlosigkeit, so kann Mageninhalt in die Lungen aspiriert werden.

Seitens des Darms beobachtete man, auch mehrere Wochen bestehenbleibende, selbst blutige Durchfälle[4]), bei durch Kohlenoxyd geisteskrank Gewordenen auch für lange Zeit Sphinkterenlähmung, vereinzelt Ikterus und Milzschwellung. Wiederholt fand man entzündliche parenchymatöse Nierenveränderungen[5]), Albuminurie, die nach einem oder mehreren Tagen oder Wochen schwindet, Cylindrurie, ferner Inkontinenz oder Harnverhaltung.

Das Kohlenoxyd geht auf den Fötus über[6]). Man fand im mütterlichen Blute 18 ccm auf 100 ccm Blut, im Blute des Fötus 4,07 ccm auf 100 ccm. Es kann so zum Absterben des Kindes und zur Frühgeburt kommen[7]).

Atmungsstörungen, von Cheyne-Stokesschem oder anderem Typus, können bald nach der Vergiftung oder sogar erst nach 24 Stunden einsetzen. Oft wiederholtes Nasen- und auch Lungenbluten sind nur Teilerscheinungen der Blutungsvorgänge, die an allen Körperstellen Platz greifen. Glottisödem, Laryngitis[8]), lange anhaltender Husten, selten kruppähnliche Veränderungen in den oberen Luftwegen, bronchitische Prozesse[9]), sehr häufig Lungenödem[10]), bilden sich aus. Besondere Beachtung verdient die Lungenentzündung, die meistens zum Tode führt. Irrigerweise glauben Unkundige noch immer, daß eine solche eine Nurinfektionskrankheit sei, und daß auch Kohlenoxyd sie nicht unmittelbar erzeuge, sondern höchstens den Infektionserregern den Boden vorbereite. Demgegenüber nehme ich an, daß Lungenentzündungen letzten Endes

---

[1]) Ziesché, Monatsschr. f. Unfallheilkunde, Bd. 15, 1908, S. 131.
[2]) Panski, Neurol. Zentralblatt 1902, S. 242.
[3]) Stierlin, Über die mediz. Folgezustände der Katastrophe von Courrières 1909.
[4]) Greidenberg, Annales méd.-psychologiques, VIII. Sér., T. XII, 1900, p. 65.
[5]) Ascarelli, Friedreichs Blätter f. ger. Medizin, Bd. 56, 1905, S. 251. — Ottolengi e Nazari, Archivi di Psichiatria, Vol. XXV, 1904. — Engels, Vierteljahrschr. f. ger. Medizin, 1905, Suppl. — Balthazard, Annales d'hygiène publ., T. XX, 1913. — Schaefer, Med. Korrespondenzbl., Bd. 79, 1909, S. 862.
[6]) Nicloux, Comptes rend. de l'Acad. des Sciences, T. CXXXIII, 1901. — Tissier, Journ. de Médecine 1910, p. 132.
[7]) Weiteres darüber in: L. Lewin, Die Fruchtabtreibung durch Gifte, 4. Aufl., 1925.
[8]) Coullaud, Annales d'hyg. publ., Tom. XII, 1909, p. 490. — Block Beiträge zur Kohlenoxydvergift. 1902.
[9]) Ivor Davies, Brit. med. Journ. 1914, p. 58. — L. Lewin, Obergutachten S. 37.
[10]) Kratter, Arch. f. Kriminalanthropologie, Bd. XIV, S. 225.

immer Vergiftungsfolgen sind[1]), entweder durch sich erst im Körper bildende Entzündungsgifte—Pneumonia endotoxica—wozu als Erreger Kohlenoxyd mit seiner, wahrscheinlich auch giftiges Zerfallseiweiß erzeugenden Fähigkeit gehört, oder durch von außen eingedrungene gasige, dampfförmige oder staubförmige Entzündungsgifte — Pneumonia exotoxica. Die Kohlenoxydvergiftung bedingt häufig bei Kindern und Erwachsenen mehr einseitige als doppelseitige Bronchopneumonien, am leichtesten dann, wenn bereits irgendwelche krankhafte Veränderungen vorhanden sind[2]), aber auch ohne solche. Auf Besserung kann Rückfall folgen, Genesung nach Tagen oder Monaten oder der Tod schon am dritten bis achten Tag eintreten. **Es ist völlig unmöglich, während des Lebens oder aus den anatomischen Befunden nach dem Tode die Herkunft des Leidens zu erkennen.** An dem entzündlichen Prozeß kann die Pleura teilnehmen. Gelegentlich bilden sich eitrige Zerfallsvorgänge in der Lunge aus, auch mit Tuberkelbazillenbefunden[3]).

Am Herzen kommt als Funktionsstörung nach Einatmung irgendeines kohlenoxydhaltigen Gases, akut oder als spätere Folge, bisweilen von Fieber begleitet, eine Beschleunigung der Herzarbeit, die Monate und sogar zwei Jahre andauern[4]) und von Herzklopfen begleitet, aber auch ohne dieses bestehen kann. Angstgefühl und Brustbeklemmung lassen den Eindruck einer Angina pectoris entstehen. In einem Vergiftungsfalle entstand am 9. Tage eine Endocarditis, nachdem schon nach einem Tage eine Bronchopneumonie, weiterhin Facialisparese, Blasenstörungen, alimentäre Glykosurie vorangegangen waren. Am 19. Tage stellte sich Singultus ein[5]).

Bedeutungsvoll sind die als Nachleiden auftretenden Störungen im Nervensystem, die von einer direkten örtlichen Wirkung des Gases unabhängig sind. Am häufigsten erscheinen Kopfschmerzen, die bis zu mehreren Jahren anhalten können. Auch in anderen Nervenbahnen, z. B. in den Nn. tibiales, peronei, crurales und besonders häufig in den Ischiadici[6]), in Gelenken usw., kommen Schmerzen, vergesellschaftet mit anderen Kohlenoxydsymptomen, vor, ferner Hyperalgesie, Hyperästhesie und Parästhesien, die Schmerzen gelegentlich mit tetanieähnlichen Zuckungen an den Gliedmaßen[7]). Die Reflexerregbarkeit an Haut, Schleimhäuten und Sehnen ist uneinheitlich. Von Bewegungsstörungen können alle Grade von Muskelschwäche, Schwindel u. a. m. bis zu ausgesprochenen Lähmungsformen zentralen Ursprungs, die an einer oder beiden Körperhälften, an oberen oder unteren Gliedmaßen, nacheinander oder auf einmal, als Monoplegie, z. B. im N. axillaris, Hemiplegie oder Para-

---

[1]) L. Lewin, Medizin. Klinik 1918, Nr. 39. — Archiv f. experim. Pathol. u. Pharmakologie, Bd. 43, S. 351. — Berlin. klin. Wochenschr. 1908, Nr. 42. — Obergutachten über Unfallvergiftungen 1912, S. 45, 86. — Ärztl. Sachverständigen-Zeitung 1907, Nr. 11.
[2]) L. Lewin, Amtliche Nachrichten d. Reichsversicherungsamts, Dez. 1908.
[3]) Ascher, Über den Einfluß des Rauches auf die Atmungsorgane, Stuttgart 1905. — Peiper, Mediz. Klinik, Greifswald 1887/88.
[4]) L. Lewin, Obergutachten, S. 52. — Benedicentie Treves, Arch. ital. de Biologie, T. 34, 1900, p. 372.
[5]) Loewy, Wien. med. Woch. 1925, Nr. 29.
[6]) Leudet, Arch. génér. de Médecine, VI. Sér., T. V. p. 825.
[7]) Mayer, Ärztl. Sachverständig.-Zeit. 1908, S. 358.

plegie erscheinen und schnell schwinden oder noch nach Monaten bestehen. Es gibt keine Nervenbahn, vom Trigeminus- bis zu dem Peroneusgebiet, die nicht ergriffen sein kann. Motorische Reizzustände, Zitterbewegungen[1]) klonische und tonische Krämpfe[2]), Reflexkrämpfe, epileptiforme und choreatische Zustände, auch Kontrakturen, können, selbst anfallsweise, auftreten. Bei manchen Gelähmten stellt sich Atrophie ein.

Die Sinnesorgane nehmen an den Vergiftungsfolgen teil. Dreißig Tage nach einem Selbstmordversuch stellten sich ein: Muskelspannung mit Katalepsie und eigenartigen Parakinesen, Iterativbewegungen, gelegentlich völliger Mutismus und pseudonegativistische Erscheinungen bei intaktem Sprachverständnis. Die Sektion ergab hier symmetrische Erweichung im Pallidum und Nekrosen im Putamen[3]).

Am Auge kommen vor: Exophthalmus, Nystagmus (Nystagmus der Bergleute), Augenmuskellähmungen, zumal des Levator palpebrae super., neben anderweitigen Lähmungen im Bereiche des Facialis, Trigeminus, Hypoglossus usw. Ungleichheit und Starre der Pupillen, Akkommodationslähmung, Schielen, Herpes zoster ophthalmicus, Amblyopie, konzentrische Gesichtsfeldeinschränkung[4]), Amaurose, Hemianopsie, und als objektive Befunde präretinale und retinale Blutungen, Stauungspapille, Papillarexsudat, Sehnervenatrophie u. a. m.

Ohrgeräusche, Ohrenschmerzen, Abnahme des Gehörs, Neuritis der Hörnerven, bestehen eine oder mehrere Wochen lang[5]).

Störungen in der Geistestätigkeit. Die früh eintretende Bewußtlosigkeit führt bisweilen zu der Ausbildung amnestischer, auch intermittierend auftretender, für Tage, Wochen oder für immer bleibender Zustände, nämlich der antakzidenten Amnesie, d. h. zum Gedächtnisverlust für das Unfallereignis oder zeitlich davor liegender Tatsachen des gesamten Individuallebens oder für Teile desselben, oder der postakzidenten Amnesie, d. h. zur Erinnerungsausschaltung für Ereignisse oder das bewußte Empfindungsleben nach dem Unfall. Die Merkfähigkeit kann beschränkt oder verlorengegangen sein.

Auch motorische Aphasie und Psychosen von großem Formenreichtum und verschiedensten Verlaufsarten — intervalläre und nichtintervalläre Formen[6]) — können entstehen: maniakalische[7]) oder depressive, hysteroide, bisweilen mit Sinnestäuschungen oder Wahnvorstellungen und dysarthrischen Sprachstörungen einhergehende, oder den Korsakowschen

---

[1]) L. Lewin, Obergutachten über Unfallvergiftungen 1912, S. 98 (Fall von multipler Sklerose des Gehirns u. Rückenmarks).

[2]) Dorsecker, Allgem. Wien. med. Zeit. 1899, S. 463. — Kissinger, Monatsschr. für Unfallheilk. 1908, S. 261.

[3]) Pineas, Zeitschr. f. d. ges. Neurol., Bd. 93, 1924, S. 36.

[4]) Stursberg, Deutsche Zeitschr. f. Nervenheilk. 1908, S. 432. — Manzutto, La clinic. ocul. 1911, p. 610. — Fejér, Americ. Journ. of Ophthalmologie, Vol. VII, 1924. Nach Einatmung von Kohlengas (Kohlenoxyd, Kohlensäure, Grubengas). Nach Wiederkehr des Bewußtseins bestanden: Verlust des Sehvermögens. Nach 14 Tagen auf $1/30$ bezw. $1/10$. Nach 4 Wochen Heilung. Als Ursache wird eine Blutung im Sehzentrum angenommen.

[5]) Weidner, Schädigung d. Nervensystems nach Vergiftung mit Kohlenoxyd, 1910.

[6]) Sibelius, l. c. 84, 147.

[7]) Petersen-Borstel, Vierteljahrschr. f. ger. Medizin, Bd 32, 1906, S. 57. — Finkelstein, Jahrb. f. Psychiatrie, 1897, S. 116.

Typus tragende, oder an eine Demenz oder eine Paranoia oder an eine progressive Paralyse erinnernde, oder als multiple Sklerose sich darstellende Gestaltungen von kurzer oder langer Dauer[1]).

Die chronische Kohlenoxydvergiftung.

Die Gefahr einer solchen Vergiftung[2]) liegt in gewissen Berufen oder in Zufälligkeiten. Es kommen in Frage Köche, Köchinnen, Heizer, Büglerinnen, Schneider, die mit Kohlen- oder Gasplätteisen arbeiten, Gasarbeiter, Gießer, Arbeiter an mit Gas (Generatorgas, Leuchtgas usw.) geheizten Pressen, Setzmaschinen oder an Gaskraftmaschinen, Arbeiter an Lumpenkesseln und in Papierfabriken, Grubenarbeiter (Explosionsgase), Chemiker, Kellner, Köhler, Feuerwehrleute, Arbeiter an Motoren mit Generatorgas oder Petroleum, Benzin, Benzol, oder an Gußöfen, oder Menschen, die Kohlendunst in raucherfüllten öffentlichen Aufenthaltsräumen aus schlechten Öfen oder aus Heißluftheizungen oder aus offenen Kohlengefäßen oder Leuchtgas aus Gasöfen, schlecht schließenden Hähnen oder aus nicht defekten oder defekten Schlauchleitungen oder geborstenen Gas-Straßenrohren usw. aufnehmen[3]).

Das Entstehen des Leidens darf nicht allein auf eine Kumulation des Gases im Körper zurückgeführt werden, für die man als Grund seine langsame Ausscheidung aus dem Körper annahm. Obschon ich eine chemische Kumulation in einem gewissen Umfange für möglich halte, sehe ich das für das Krankwerden Entscheidende in der funktionellen Kumulation[4]), d. h. der Summation aller einzelnen, an sich kleinen Blutverschlechterungen und der dadurch notwendig werdenden ungenügenden Ernährung der Gewebe, vor allem auch der blutbildenden Organe. Es mag dahingestellt bleiben, ob man solche Verschlechterungen schon als Anoxhämie bezeichnen darf. Immerhin kann als sehr wahrscheinlich angenommen werden, daß Gewebe nicht nur dadurch leiden, sondern auch in ihrem Beeinträchtigungszustande sekundäre Produkte mit Giftwirkungen zu liefern vermögen. Der Zustand der durch Kohlenoxyd veränderten Gefäße hat mit der Entstehung einer chronischen Vergiftung nichts zu tun.

Eine zweite auf den vorstehenden Blättern genügend eingehend besprochene Notwendigkeit für die Entstehungserfüllung von Vergiftung bei oft wiederholter Gasaufnahme sind individuelle, nicht vorher erkennbare Daseinsbedingungen.

Unter sonst gleichen Umständen und gleicher Aufnahmedauer des Gases können sich zwei Individuen gesundheitlich verschieden verhalten. So erkrankte z. B. von mehreren Menschen einer schon nach wenigen

---

[1]) Quensel, Medizin. Klinik 1912, Nr. 11.
[2]) Es gibt geschäftlich interessierte Fabrikärzte, für die eine solche Vergiftung nicht besteht.
[3]) Rogues de Fursac, l. c. p. 43. — Courmont, l. c. p. 491. — Maulwurf, Wien. klin. Wochenschr. 1891, S. 188. — Cadet de Gassicourt, Journ. de Médecine de Paris, 1888, Nr. 72. — Reinhold, Münch. med. Wochenschr. 1904, S. 739. — Stempel, Arch. f. klin. Chirurg., Bd. 64, 1901, H. 2. — Wendel, Friedreichs Blätter, Bd. 57, 1906, p. 470. — Beck Harvey u. Wetherbee, D. Zeitschr. f. ger. Medizin 1926, S. 318.
[4]) L. Lewin, Deutsche med. Wochenschr. 1899, Nr. 43.

Wochen seines Aufenthaltes in einem kohlenoxydhaltigen Raume mit Kopfschmerzen, Neuralgien, Albuminurie usw., während andere 2—3 Jahre in derselben Atmosphäre sich ohne erkennbare Störungen aufhielten[1]). Es ist möglich, daß gewisse gleichzeitig bestehende Leiden, wie z. B. anämische Zustände, aus irgendeiner Ursache, Alkoholismus usw., die Entstehung und Vertiefung der chronischen Kohlenoxydvergiftung begünstigen können. Albuminurie und alimentäre Glykosurie, die man bei zwölf bzw. drei so vergifteten Menschen fand, führte man auf in der Kindheit erworbene Disposition und Heredität zurück. Durch die chronische Ernährungsstörung der Gewebe könnten auch alte latente Krankheitsprozesse, z. B. Tuberkulose wieder von neuem aufflackern.

Vereinzelt gelang es, die Mengen von Kohlenoxyd annähernd festzustellen, die auf Menschen in Aufenthaltsräumen längere Zeit hindurch bis zur Vergiftung eingewirkt hatten. Dies vollzog sich z. B. in einem Raum von 100 cbm, in dem 35 Menschen durch undichte Leitungen von Leuchtgas in der Zeit von 2—3 Jahren sämtlich gesundheitlichen Schaden genommen hatten. Die Atmungsluft enthielt stets wechselnde Kohlenoxydmengen von 1 : 1000 — 1 : 10 000[2]). Fünf Menschen, darunter drei Kinder, die in ihrem Wohnraum aus einem fehlerhaft konstruierten Wärmeapparat längere Zeit hindurch Kohlendunst eingeatmet hatten, erkrankten. Die Luft enthielt an Kohlenoxyd 0,4—0,5 : 1000. Die Zeit, in der gesundheitliche Schädigung erfolgte, schwankte in den vorliegenden Beobachtungen zwischen zwei Wochen, einigen Monaten oder einigen Jahren.

Als Frühsymptom dieser Vergiftungsart wird neuerdings labyrinthärer Schwindel angegeben[3]). Auffallend sind bei chronisch Vergifteten: das anämische, bleiche oder auch wohl gelbliche Aussehen, die Minderung der Zahl der roten Blutkörperchen, vasomotorische und trophische Störungen, muskuläre Asthenie in Armen und Beinen, Magen- und Darmstörungen, Albuminurie, nicht selten auch Herzklopfen und Herzgeräusche, sogar Andeutungen von Angina pectoris und die Ausbildung von Tuberkulose. Die Funktionen des Nervensystems können in weitem Umfange leiden. Man beobachtet: Bei der Arbeit Schlafsucht bzw. Betäubungsgefühl und in der Nacht Schlaflosigkeit, gegen die meistens Alkohol gebraucht wird — Alkoholismus von Köchinnen usw. — Charakteränderungen, Kopfschmerzen, Sehstörungen, Gedächtnislücken oder sogar psychotische Zustände in Erregungsformen.

Die Prognose des Leidens kann im allgemeinen günstig gestellt werden, zumal bei jungen Individuen, die nicht lange dem Gase ausgesetzt gewesen waren. Bei solchen, die das mittlere Lebensalter überschritten und lange Jahre Kohlenoxyd aufgenommen haben, soll, zumal wenn sie Alkoholisten sind, die Prognose ungünstig sein, weil u. a. Arteriosklerose und Intelligenzstörungen Platz griffen[4]). In dieser Verallgemeinerung wird dies für unrichtig gehalten[5]). Die Möglichkeit auch schlimmer Ausgänge besteht freilich.

---

[1]) Rogues de Fursac, Annales d'hygiène publ., T. XXI, 1914, p. 43.
[2]) Courmont, Bullet. de l'Académie de Médecine, T. LXIV, 1910, p. 491.
[3]) Loewy, Zeitschr. f. Hals-, Nasen- . . . Heilk., Bd. 14, 1926.
[4]) Bruneau, De l'intoxication par l'oxyde de carbone, Paris 1893.
[5]) Rogues de Fursac, l. c.

Veränderungen an der Leiche.

Rußanflüge können sich im Gesicht, den Luftwegen und sogar im Darme finden, wenn der Vergiftete im Raum geatmet hat. Die Haut des Gesichts, der Gliedmaßen, der Schleimhäute, der Lungen, der Muskulatur kann rosen- oder kirsch- oder zinnoberrot sein. Blutaustritte kommen an fast allen Organen, so auch im Magen und Darm vor. An der Darmschleimhaut zeigen sich in einzelnen Fällen nekrotische und diphtheritische Entzündung mit Blutungen vom Coecum bis zum Mastdarm. Tuberkulöse Geschwüre wurden an der Ileocoecalklappe, dem Coecum und dem Colon bei gleichzeitiger Tuberkulose beider Lungen und Thrombose der Pulmonararterien des linken Unterlappens bei einer nach drei Monaten gestorbenen Frau gefunden. Ekchymosen am Zwerchfell, ev. auch nach protrahiertem Vergiftungsverlauf, degenerative Veränderungen und kapillare Blutungen in der Leber[1], der Milz und den Nieren, öfters auch Blutungen in die Papillarmuskelspitzen der Mitralis, Nekroseherde mit Schwund der Muskelkerne und Querstreifung, auch subendokardiale Blutungen an Septum und Vorhof[2], parenchymatöse und interstitielle Myocarditis, Trübung der Epithelien in den Harnkanälchen oder Bluterguß in diese oder Ödem der Bowmanschen Kapsel sind seltene Vorkommnisse. In der Harnröhre erkannte man wiederholt Samenfäden.

Gehirnhäute und Gehirn weisen nicht selten außer Blutaustritten noch Ödeme auf, das letztere bisweilen auch Erweichungsherde[3] von Andeutungen bis zu Apfelgröße. Sie sitzen am häufigsten in den basalen Ganglien, im Corpus striatum, im Nucleus lentiformis, in der Capsula interna, im Thalamus opticus usw. Auch die ganz akut ablaufende Vergiftung kann Erweichungen an symmetrischen Teilen des Globus pallidus entstehen lassen. Neben der Pallidumerweichung bestanden mehrere Wochen nach einem Selbstmordversuch noch Degeneration des tieferen Großhirnmarklagers. Striatum und Kapsel waren frei. Bei der Person hatten Verwirrtheitszustände, Parkinsonismus sine tremore, Akinese und Rigidität bestanden[4].

Zur Erklärung der Entstehungsart der Erweichungsherde im Zentralnervensystem sind wohl alle überhaupt in Frage kommenden Möglichkeiten herangezogen worden. Wiederholt habe ich auf den vorangegangenen Blättern dargelegt, daß an das Kohlenoxyd als direkten chemischen Veränderer der Gehirnmasse nicht zu denken ist. Ich lehne auch unbedingt eine direkte entzündungserregende Wirkung auf das Nervensubstrat ab. Für die Erweichungen können meiner Ansicht nach nur sekundäre Umstände wirksam sein.

---

[1] Chauffard, Journ. des Praticiens, 1913, 15. Mars.
[2] Rudolf, Arch. f. path. Anat. 1924, S. 251. — Gürich, Münch. Med. Woch. 1925, S. 2194.
[3] Simon, Arch. f. Psychiatrie, Bd. I, 1868. — Kranhals, Petersb. med. Wochenschr., Bd. 9, 1884. — Kolisko, Beitr. zur gerichtl. Medizin, Bd. 2. — v. Sury, Zeitschr. f. Medizinalbeamte 1908, S. 571. — Geipel, Münch. med. Wochenschr. 1909, 32. — Posselt, Wien. klin. Wochenschr. 1893, S. 377. — Koch, Zur Enzephalomalazie durch Kohlenoxydverg., 1892, S. 837. — Söeder, Jahrb. f. Psychiatrie, 1902, S. 287. — Poelchen, Berl. klin. Wochenschr. 1882, S. 399, u. Arch. f. path. Anat., Bd. 112, 1888.
[4] Grinker, l. c.

Es gibt Gifte, die, langsam wirkend, z. B. eine progressive Demenz oder andere schwere Gehirnfunktionsstörungen veranlassen, ohne irgendwie mit unseren Hilfsmitteln erkennbare Spuren ihres Wirkens in das Gehirn einzuzeichnen. Das Nichterkennenkönnen derselben ist aber nur eine Auswirkung der menschlichen Unfähigkeit. Veränderungen müssen vorhanden sein. Wollte man es anders haben, so entzöge man begrifflich der ganzen Pathologie die Basis und ließe sie etwas Phantastisches, „Dynamisches", sein. Eine Nurfunktionsstörung ohne materiellen Grund kann es weder pharmakologisch noch toxikologisch geben. Es ist möglich, daß die vorhandene Gefäßanordnung (Endarterien) die großen Gehirnganglien besonders für Zerfallsprozesse bei einmal eingeleiteten Ernährungsstörungen prädisponiert, oder, was sehr in Frage kommt, daß der chemische Bau, bzw. die chemische Dignität dieser Gebilde trotz scheinbarer Gleichheit, von dem des übrigen Gehirns abweicht[1]).

Meiner Überzeugung nach sind die krankhaften Prozesse, die sich im Gehirn abspielen, analog den an anderen Körperstellen vorkommenden, allgemein auf Ernährungsstörungen zurückzuführen, die, wenn einmal eingeleitet, Produkte chemischer Umwandlung entstehen lassen können, denen verschiedenartige und verschieden schnelle Giftwirkungen zukommen. Darunter gibt es gewiß solche mit entzündungserregenden Eigenschaften, die schnell eine grobe Encephalitis oder eine hämorrhagische Encephalitis bewirken, und andere, die gleichfalls, aber in langsamer Entwicklung, chemische Veränderungen am Gehirn hervorrufen, die sich zwar histologisch unserem Erkennen entziehen, aber funktionell das erzeugen, was auf den vorstehenden Blättern schon dargestellt ist. Gefäßveränderungen spielen hierbei sicherlich mit. Proliferativer Natur waren sie in einem nach 17 Tagen sezierten Falle[2]).

Der Nachweis des Kohlenoxyds in forensischer Beziehung.

Die Nachweisbarkeit des Kohlenoxyds in der Leiche kann von individuellen Verhältnissen, von Konzentration und Menge des aufgenommenen Gases, von dem Erfolgsein des Todes in der vergifteten Atmosphäre bzw. von dem Zeiteintritt und der Dauer der Atmung in frischer Luft, dem Zustand der Atmung, der Art und Dauer der angewendeten Hilfe, besonders der künstlichen Atmung, von der Zeit des Todeseintritts vom Beginn der Vergiftung an, und von der Aufbewahrungsart der Leiche abhängen. Außerdem kann die gesamte Hantierung mit dem Untersuchungsmaterial, von der Auswahl seiner Entnahmestelle beginnend, bis zu seiner Aufbewahrungsart, dem Zeitraum bis zu seiner Untersuchung und die Methode der Untersuchung selbst zu dem Ausfall des Nachweises nach der einen oder anderen Richtung hin beträchtlich, wenn nicht sogar entscheidend beitragen. Eine weitere Begründung dieser Gesichtspunkte erübrigt sich — sie laufen bis auf den letzten auf Umstände hinaus, die eine Spaltung des Kohlenoxydhämoglobins verzögern oder bewerkstelligen. Dazu gehört auch für den Fall, daß in einer bereits begrabenen Leiche das Gas nachgewiesen werden soll, die Berücksichtigung des Bodens, des Sarges und des Leichenzustandes. In einem lockeren Sand- oder Geröllboden könnte die Boden-

---

[1]) L. Lewin, Die Nebenwirkungen der Arzneimittel. 3. Aufl., S. 7.
[2]) Wilson, Arch. of Neurol. 1925, Vol. XIII.

ventilation, sobald sie die Leiche trifft, in ihr vielleicht noch vorhandenes Kohlenoxydhämoglobin leichter als in einem dichten Tonboden spalten. Im Blute des Sichelblutleiters wurden 70%, im Blute des rechten Herzens 50,4% und in einer Schenkelschlagader 63,3% Kohlenoxydhämoglobin nachgewiesen.

Über den Einfluß der Fäulnis auf kohlenoxydhaltiges Blut habe ich das Erforderliche bereits angegeben. Die Verhältnisse seiner Lagerung im Körper können Bedingungen schaffen, die es vor der Berührung mit Luft und eventuell auch vor tiefgehenderer fauliger Zersetzung bewahren. So kommt es, daß sich das Kohlenoxyd in tief gelegenen oder abgeschlossenen Körperteilen: Gehirn, Knochenmark, Leber usw. erhalten kann. Selbst noch nach 2, 5 und fast 6 Monaten fand man es im Blute der Brusthöhle bzw. in dem des Herzens, der Lunge, der Milz und Leber. Das bemerkenswerteste Vorkommnis in dieser Beziehung ereignete sich nach dem Explosionsunglück auf der Wellingtongrube in Whitehaven im Jahre 1910. Fünf Monate nach derselben wurden 136 Leichen hochgebracht. Bei 85 derselben wurde Erstickung durch Rauch bzw. Kohlenoxyd als Todesursache angenommen und bei 35 der Nachweis des Kohlenoxyds spektroskopisch geführt. Dieses letztere Ergebnis ist gut deutbar. Die in der Grube vom Unglück überraschten Bergleute sind wahrscheinlich sehr akut durch Kohlenoxyd zugrunde gegangen. Sie atmeten, starben und blieben noch lange tot in einer Kohlenoxydatmosphäre. Hierdurch war ein Schutz gegen die Zerlegung des Kohlenoxydhämoglobins in ihrem Körperinnern gegeben.

Um ganz sicher über Vorhandensein oder Nichtvorhandensein von Kohlenoxyd im toten Körper Auskunft zu erhalten, halte ich es für erforderlich, Blut aus möglichst vielen Stellen des Körpers, auch aus Gefäßen der Gliedmaßen, zu untersuchen, weil ich davon überzeugt bin, daß die Bildung des Kohlenoxydhämoglobins sich nicht gleichmäßig und nicht gleichmäßig stark in allen Gefäßstrecken des Körpers vollzieht. Daher kommt es auch, daß man im gleichen Körper, ja selbst im gleichen Organ, z. B. im Sichelblutleiter, den Lungen, im Herzen, stellenweise hellrotes neben dunklem Blut finden kann. Es ist ferner erforderlich, daß jede solche Blutuntersuchung sofort nach der Entnahme an Ort und Stelle vorzunehmen ist, weil durch das Einfüllen in Fläschchen und längeres Stehenlassen die Möglichkeit des Nachweises sich verringern kann.

Nach dem Tode durch Verbrennen wurde in stark verkohlten Leichen im bröckeligen Inhalte der Aorta, Cava ascendens und Pfortader Kohlenoxyd nachgewiesen. Ich kann aus eigener Erfahrung hinzufügen, daß ich unter Hunderten tot in den Verbrennungsofen geworfener Tiere niemals in den verschiedensten Stadien der Verbrennung Kohlenoxyd im Herzen gefunden habe.

Im allgemeinen kann man als zutreffend annehmen, daß, falls das Leichenblut Kohlenoxyd enthält, das Individuum, bevor es von den Flammen ergriffen wurde, Kohlenoxyd durch Rauch usw. eingeatmet, also während des Brandes noch gelebt hat. Andererseits wird Kohlenoxyd im Blute vermißt werden, wenn die Tötung auf irgendeine Weise bewirkt worden und das tote Individuum in die Flammen geraten ist. Auf Grund dieses Indiziums wurde ein Arbeiter zu langer Zuchthausstrafe verurteilt, der seinen Vater —, wie man annahm — nach einem Streit erschlagen und dann das Haus angezündet hatte. Es kann auch so sein, daß das Opfer nicht getötet, sondern nur verwundet und dann den Flammen ausgesetzt wurde. Hier könnte, wenn die Atmung in der Rauchatmosphäre nur kurze Zeit gedauert hat, Kohlenoxyd im Blute fehlen. Eine letzte Gruppe von Verbrennungen bis zur Verkohlung umfaßt jene bei großen Bränden jäh ums Leben kommenden Menschen. Auch hierbei kommen weite, von der Art des Brandes abhängige Verschiedenheiten vor. Der Brand der Opéra comique in Paris forderte 27 Opfer, die, unverbrannt, durch Gas erstickt waren und nur durch die Hitze bedingte Risse in den Lederhandschuhen aufwiesen. Bei anderen Bränden, z. B. dem Wiener Theaterbrand, kam es auch zu schweren Brandveränderungen der Leichen, in deren Blut Kohlenoxyd nachgewiesen wurde.

S c h u ß w u n d e n. Unter Umständen kann es wertvoll sein zu wissen, daß beim N a h e s c h u ß sowohl das in der nächsten Umgebung der Schußwunde ergossene Blut als auch die Muskulatur K o h l e n o x y d h ä m o g l o b i n enthält und kirschrot ist. Grobes Revolverpulver und Militärpulver, aber nicht gutes Jagdflintenpulver erzeugen dies.

Das physikalische und chemische Erkennen von Kohlenoxyd.

Das Kohlenoxydhämoglobin zeigt in einer Verdünnung, die noch das Grün des Spektrums erkennen läßt, zwei Absorptionsstreifen zwischen den F r a u e n h o f e r schen Linien D und E, fast identisch mit der Lage derjenigen des Sauerstoffhämoglobins. Unter Benutzung besonders von mir und meinen Mitarbeitern mit Isokoll sensibilisierter photographischer Platten gelang es[1]), die Lage dieser Streifen im Spektrum festzulegen.

Normale Blutlinien	Kohlenoxyd-Blutlinien
$\lambda = 577$	$\lambda = 570$
$\lambda = 537$	$\lambda = 542$

Die bloße Beobachtung durch das Spektroskop läßt jedoch diese praktisch nicht in Frage kommenden Lageunterschiede nicht erkennen. Dagegen ist für jeden der weitere Nachweis des Vorliegens von Kohlenoxydblut dadurch möglich, daß man dem Blute ein Reduktionsmittel — als bestes einige Tropfen gelb gewordenes Schwefelammonium — unter Umschütteln zusetzt und etwa 6—8 Minuten wartet. Hierbei wird Kohlenoxydhämoglobin nicht verändert, während Sauerstoffhämoglobin dadurch reduziert wird: seine beiden Absorptionsstreifen schwinden und dafür erscheint der verwaschene Absorptionsstreifen des Hämoglobins bei der Wellenlänge $\lambda = 559$. Wenn — wie immer im Blute der mit Kohlenoxyd vergifteten Lebewesen — neben dem Kohlenoxydhämoglobin noch Sauerstoffhämoglobin sich findet, muß das letztere durch die Reduktion mit Schwefelammonium einen zwischen den bleibenden Kohlenoxyd-Absorptionsstreifen sich lagernden Schatten von Hämoglobin liefern, der mit der Menge des vorhandenen Sauerstoffhämoglobins an Intensität zunehmen muß. Dadurch kann unter ungünstigen Umständen der Nachweis des Kohlenoxydhämoglobins sehr erschwert oder gar unmöglich werden.

---

[1]) L e w i n, M i e t h e und S t e n g e r, Compt. rend de l'Acad. des Sciences, 9 juillet 1906. — Arch. f. die ges. Physiologie, Bd. 118, S. 80.

Die spektroskopische Nachweisbarkeit des Kohlenoxydhämoglobins liegt sehr weit unter einem Gehalt des Blutes von 10%. Welche große Empfindlichkeit sie nach der reduktiven Behandlung des Blutes besitzt, geht aus den Untersuchungen hervor, **Kohlenoxyd mit Hilfe von Blut in einem Raume nachzuweisen**. Schon wenn man eine mit Wasser gefüllte Flasche von nur 100 ccm Inhalt in dem das Gas enthaltenden Zimmer entleert, dann 2—3 ccm eines sehr stark mit Wasser verdünnten Blutes, welches eben noch einen Stich ins Rote, dabei aber die Absorptionsstreifen des Oxyhämoglobins zeigt, hinzusetzt und einige Zeit umschüttelt, läßt sich auf Zusatz von Schwefelammonium das Kohlenoxydhämoglobin noch deutlich bei einem Gehalt der Luft von nur 0,25% Kohlenoxyd nachweisen. Schärfer gelingt dieser Nachweis, wenn man mehr Luft zur Untersuchung nimmt, also z. B. in eine Flasche von 6—10 l Inhalt etwas sehr verdünntes Blut (5—10 : 50 Wasser), von dem eine Kontrollprobe zurückbehalten wird, gießt, die zu untersuchende Luft mittels Blasebalges einbläst, die Flasche verschließt, etwa 20—30 Minuten lang Blut und Luft durchschüttelt und das Blut, wie angegeben, der Reduktion unterwirft.

Die Anwendung der **Maus** als Versuchstier zur Entscheidung der Frage, ob eine Luft toxische Mengen Kohlenoxyd enthalte, ist oft, so auch in den Minen von North Staffordshire, mit Erfolg in Anwendung gebracht worden. Es ist schon der Nachweis von Kohlenoxyd im Raum durch einen solchen biologischen Versuch gelungen, wo die chemischen Proben versagten. Die Grenze der Nachweisbarkeit auf diesem Wege scheint bei 0,03—0,05% zu liegen.

Von **chemischen Nachweisen** kommen als wichtigste die folgenden in Frage. Versetzt man kohlenoxydhaltiges Blut mit dem gleichen oder doppelten Volumen einer 10—15%igen **Natronlauge**, so entsteht eine zinnoberrote Farbe. Bei Vorhandensein von 25% Kohlenoxydhämoglobin soll der Nachweis noch möglich sein. Die Probe steht in der Wertigkeit nicht hoch. Nicht viel besser ist die folgende Modifikation:

Um die Färbung des Kohlenoxydhämoglobins sichtbar werden zu lassen, hat man allerlei Zusätze zu dem zu untersuchenden Blut vorgeschlagen, die eine gröbere **Fällung der Bluteiweiße** veranlassen. Man kann von ihnen allen keine völlig gesicherten Ergebnisse erwarten, weil die Beurteilung allein von einer subjektiven Abschätzung der dabei auftretenden Farbentöne abhängt und überdies einen Kontrollversuch mit normalem Blut als Sicherung voraussetzt. Die Grenzen der Nachweisbarkeit des Kohlenoxyds auf diesem Wege sind nicht enger gezogen als bei dem spektroskopischen Verfahren, das für sich in Anspruch nehmen darf, in den Grenzen des billigerweise zu Verlangenden, exakt naturwissenschaftlich zu sein. Jeder von den so überaus vielen anorganischen oder organischen Eiweiß fällenden Stoffen kann für den Fällungsnachweis benutzt werden. Die Unterschiede in der Wirkung beziehen sich auf die mehr oder minder deutliche Rotfärbung des Niederschlages und ihre Dauer.

Niederschläge verschiedener Färbung sind z. B. erhältlich, wenn man zu Kohlenoxydblut und dem Vergleichsblut hinzufügt: Phosphormolybdänsäure, Zinkchlorid, Sublimat (1—2%ige Lösung), Platinchlorid (1,5%ige Lösungen), Bleiazetat, Bleisubazetat, Pikrinsäure, Karbolsäure und fast alle anderen Eiweiß fällenden Stoffe, z. B. Kupfersulfat, Kupferchlorid, Kupfernitrat, salzsaure Kupferchlorürlösungen, Alaun usw.

Mehr noch wird die Wirkung des Tannins gerühmt. Man versetzt eine Blutlösung (1:4 verdünnt) mit der dreifachen Menge einer 1%igen Tanninlösung. Erst nach einigen Stunden ist der Farbenunterschied gut erkennbar, am deutlichsten nach 24 Stunden, soll aber durch Monate bestehen bleiben. Durch die beiden letztgenannten Proben sollen noch 10% oder, wie man irrigerweise meinte, sogar 1% Kohlenoxydhämoglobin im Blute erkennbar sein.

Für die Nachweisbarkeit des Kohlenoxyds in der Luft verfährt man auch so: Ein mit Palladiumchlorür getränktes Papier wird durch Kohlenoxyd bräunlich oder schwarz; die Empfindlichkeit wird bei 24stündigem Hängen in der Luft auf 0,05 p. m. geschätzt. Die Reaktion ist aber nicht zu verwenden, da das Palladiumpapier sich durch Sonnenlicht schnell bräunt und außer Kohlenoxyd noch Ammoniak, Schwefelwasserstoff, Grubengas, Äthylen und Wasserstoff Palladiumchlorür braun färben. Um Spuren von Kohlenoxyd in der Luft nachzuweisen, kann man dieselbe in eine verdünnte Silbernitratlösung einleiten, die mit so viel Ammoniak versetzt worden ist, daß der entstandene Niederschlag sich gerade löst. Bei Anwesenheit von Kohlenoxyd entsteht in der Kälte Braunfärbung, in der Wärme ein schwarzer Niederschlag. Man kann auch die Luft durch ammoniakalische Kupferchlorürlösung, die CO quantitativ absorbiert, leiten und die Lösung in gelöstes Palladiumchlorür tropfen, wobei Schwärzung durch Palladium erfolgt. Durch langes Erwärmen unter Ätzkali kann man ebenfalls aus Blut Kohlenoxyd austreiben und durch Palladiumlösung leiten.

Die Behandlung.

Veranlassung für ein Eingreifen bei dieser Vergiftung gibt eigentlich nur die akute Lebensgefahr, die durch Minderung oder Stillstand der Atmung bedingt wird. Sie ist die Folge der durch das veränderte Blut akut im Gehirn, speziell in dem Atmungszentrum gesetzten Ernährungsstörung. Die normale Erregbarkeit dieses und anderer Gehirnteile für endogene, für ihre normale Funktion notwendigen Reizimpulse wiederherzustellen und zu erhalten, muß das Ziel aller Bemühungen sein. Selbst wenn das Kohlenoxydhämoglobin aus dem Blute geschwunden ist, brauchen die durch dasselbe veranlaßten ersten Störungen noch nicht aufzuhören. Trotzdem muß, besonders wenn eine Bewußtseinsstörung besteht, eingegriffen werden. Der Vergiftete muß zuvörderst aus dem vergiftenden Raum entfernt werden. Alsdann sind künstliche Atmung, Aderlässe, Kochsalzinfusion usw., wie bereits allgemein auseinandergesetzt wurde[1]), zu verwenden.

Als Grundlage der Sauerstoffverwendung für diese Vergiftung dient die an sich richtige Annahme, daß die Geschwindigkeit des Dissoziationsvorganges des Kohlenoxydhämoglobins durch reinen Sauerstoff fünfmal so groß sei, als die durch Luft, in welcher der Partiardruck des Sauerstoffs nur ein Fünftel beträgt. Mit zunehmender Sauerstoffspannung

---

[1]) Vergl. Einleitung.

mindere sich bei gleichbleibendem Kohlenoxyddruck die Bindung des Kohlenoxyds an Hämoglobin. Der Wirkungserfolg der Sauerstoffatmung bei vergifteten Tieren und Menschen wird als Beweis für die Richtigkeit dieser theoretischen Überlegung angeführt. Während z. B. ein Hund, der mit 1% Kohlenoxyd gemischte Luft einatmete, bereits nach 20 Minuten starb, ging ein anderer noch nicht nach 2½ Stunden zugrunde, der Sauerstoff mit 1% Kohlenoxyd eingeatmet hatte. Andererseits sank der Kohlenoxydgehalt des Blutes eines Hundes, der mit 1% Kohlenoxyd enthaltender Luft partiell vergiftet worden war und nach 15 Minuten in seinem Blute 18,1% Kohlenoxyd enthalten hatte, nach dreistündiger Zuführung von frischer Luft auf 4,5%. Ließ man dagegen ein solches Tier Sauerstoff atmen, so fiel der Kohlenoxydgehalt in 1 Stunde von 16,2% auf 1,1%.

Leider versagt hierbei der Sauerstoff auch so oft, daß man zu der Überzeugung kommen muß, daß die Bedingungen für eine Besserung des Vergiftungszustandes durch ihn nicht so einfach liegen, wie die theoretische Überlegung es glauben machen will. Nach alledem, was andere und auch ich selber an Negativem gesehen haben, darf man ihm wenigstens bei dieser Vergiftung nicht die souveräne therapeutische Stellung einräumen, die er heute in der Vorstellung vieler besitzt. Für seine Wirkung ist die Voraussetzung, daß er mit dem in die Lunge strömenden Blute in innige Berührung kommt. Dafür ist aber eine ausreichende Herztätigkeit notwendig, die nicht immer besteht. Aber selbst wenn sie gut ist und der Sauerstoff die Dissoziation des von ihm erreichbaren Kohlenoxydhämoglobins zuwege bringt, so wird dadurch nicht die Wiederherstellung der einmal eingeleiteten **tieferen** Funktionsstörungen erkrankter Gehirnteile gewährleistet, selbst wenn das Blut ganz kohlenoxydfrei geworden ist. **Das Fortbestehen der akuten Störungen muß unter solchen Umständen von anderen Faktoren als dem Kohlenoxyd im Blute abhängen.** Entweder müßte man annehmen, daß hier sich noch anderweitige schädigende Stoffe im Blute finden, die das vergiftende Werk des Kohlenoxyds fortsetzen, oder daß eine akute Fortentwicklung der einmal eingeleiteten, vielleicht der regressiven Gewebsmetamorphose zugehörenden Prozesse stattfindet. Das letztere ist das Wahrscheinlichere. Unter solchen Umständen ist an eine bessernde Wirkung des Sauerstoffs nicht zu denken. Ich selbst sah einmal, auch nach Verbrauch von fünf Stahlflaschen komprimierten Sauerstoffs großen Kalibers in 5—6 Stunden nicht die geringste Änderung im Aussehen der Kranken, noch in der Bewußtseinsstörung, noch in der Dyspnoe eintreten. Solche Erfahrungen, die zu den gewöhnlichen gehören, müssen mit Recht die Rühmungen des Sauerstoffs als Allheilmittel bei der Kohlenoxydvergiftung stark niederdrücken.

Das neuerdings gegen die Atmungsstörungen empfohlene L o b e l i n (0,1 : 10 Wasser) erwies sich in einigen Fällen hilfreich.

Neuerdings ist von der Auergesellschaft ein Atmungsapparat konstruiert worden, der mit einer Kohlenoxyd ungiftig machenden Masse (Metalloxyde [Mangan- und Kupferverbindungen], die als Katalysatoren wirken) gefüllt ist. Er gestattet, wie meine eigenen Versuche ergaben, einem Menschen in einer Atmosphäre mit über 1 Prozent Kohlenoxyd ohne Störung des Befindens zu atmen, während Tiere darin schnell zugrunde gehen.

Kohlensäure.

Schon um das Jahr 100 berichtet ein griechischer Historiker, daß er sich in Babylon die Erdkluft habe zeigen lassen, aus der ein so gefährlicher Dunst aufstiege, daß „Tiere nur vom Geruch desselben stürben". Eine ähnliche Höhle habe er in Hierapolis — unterhalb des Tempels des Apollo — gesehen und dort auch einen Versuch mit Vögeln gemacht. Es war Kohlensäure, die an jenen Stellen wirkte, wie sie auch heute noch an anderen Stellen der Erde aus Höhlen (Mofetten), die durch ihre Verbindung mit Vulkanen oder aus Rissen und Spalten im Boden, aus irgendwelchen unterirdischen Quellen, das Gas erhalten (Hundsgrotte bei Neapel, Dunsthöhle bei Pyrmont, Gifttal auf Java, Todesschlucht im Yellowstone-Park, aus der neben Kohlensäure (50 Prozent) noch etwa 1 Prozent Schwefelwasserstoff strömen, usw.)

Die atmosphärische Luft hat 0,4 Vol. Kohlensäure auf 1000 ccm Luft. Der Mensch erzeugt das Gas bei seinen Stoffwechselvorgängen. Es findet sich in der Ausatmungsluft zu 4,4 Vol.-Prozent. In einer Stunde scheidet der Mensch 22 l Kohlensäure aus.

Ein Licht erlischt in einer Atmosphäre mit etwa 8 Prozent des Gases — bei vermindertem Sauerstoffgehalt schon bei einem Gehalt von etwa 5 Prozent. Es kann aber ein Licht in einer solchen Atmosphäre verlöschen und diese doch noch für Menschen eine Zeitlang atembar sein.

Die hygienisch zulässige Menge der Kohlensäure für unbeleuchtete Wohnräume beträgt 0,7 p. m., für beleuchtete 1 p. m. Schlecht ventilierte, mit Menschen überfüllte Räume weisen einen eventuell vergiftenden Kohlensäuregehalt von 5 und mehr Prozent auf. Für die Behauptung von Brown-Séquard, daß die Exhalationsluft noch einen anderen giftigen Stoff enthalte, läßt sich kein Beweis erbringen. Flüchtige „Ekelstoffe", die bei Eiterungen im Munde oder der Luftwege entstehen und wahrgenommen werden, sind nur sinnlich unangenehm, aber im engeren Sinne des Begriffes nicht giftig.

Kohlensäurevergiftungen auch mit tödlichem Ausgange können eintreten z. B. in chemischen Fabriken (Platzen von Säureballons auf Kalksteinen), ferner beim Reinigen von Saturationspfannen in Zuckerfabriken, wenn die Kohlensäurepumpe nicht abgestellt ist, oder wenn die Kohlensäure aus dem Kalkofen nicht genügend abgeleitet wurde, oder — was man schon im 17. Jahrhundert wußte — beim Verweilen in jedem, gärende Massen enthaltenden Raume, z. B. in den Gärräumen der Bierbrauereien, oder in Weinkellern bei dem Einlegen neuen Weines während der Gärung, bei der Reinigung eines Bottichs, in welchem sich vorher gärungsfähiges Jungbier befunden hatte, in Branntweinbrennereien durch die Kartoffelmaische, auch in Kalkbrennereien oder in Aufenthaltsräumen, in die die spezifisch schwere Kohlensäure aus Kalkbrennereien hat hineindringen können. So sah ich mehrere umgekommene Menschen, die auf dem Boden eines Raumes schliefen, in den sich an einem windstillen Sommerabend das Gas aus benachbarten Kalköfen ergossen hatte. Viele Menschen sind schon vergiftet worden, die in lange bedeckt gewesene Brunnenschächte[1]) hinabstiegen, oder auch in solche, die durch Entzündung von

---

[1]) Aus Paris aus dem Jahre 1516: „Andict an mil cing cens seize moururent ... quatre hommes qui avec autres faysoint ung puys; et advint ce à cause de la quanteur quils sentirent après l'avivr cavé fort profond."

Stroh frisch ausgebrannt worden sind. Wo Fäulnis und Verwesung bestehen, wie in Grüften, verlassenen Bergwerken, Kanälen, Dunggruben, wo schimmlig gewordene organische Massen, verdorbenes Getreide usw. die Kohlensäure bilden, können ihr ausgesetzte Menschen asphyktisch werden. In einer Mineralwasserfabrik wurde durch das schnelle Hinausströmen der Kohlensäure ein Arbeiter getötet. Wo ferner, wie z. B. in Walkfettfabriken, Säuren und kohlensaures Salz benutzt werden, kann Vergiftung erfolgen, falls Arbeiter in Scheidebassins oder in andersartige gasgefüllte Räume gelangen. Auch in gewissen Steinkohlenbergwerken, in denen oft explosionsartig oder weniger heftig, in Nestern eingeschlossenes Gas sich bis zu 50 Prozent der Luft beimischt, kann Erstickung von Arbeitern erfolgen. So erlagen im Jahre 1925 fünf Arbeiter der Rubensgrube bei Neureden einem Kohlensäureausbruch. Dreistündige Wiederbelebungsversuche blieben bei ihnen erfolglos.

Die Kohlensäure ist ein nur relativ giftiges Gas. Ein Gehalt der Luft von 3—5 Prozent Kohlensäure kann Vergiftung erzeugen — obschon ich mehrfach Menschen in Räumen mit einem so hohen Kohlensäuregehalt in sechs- bis achtstündigem Verweilen bei gutem Wohlsein gefunden habe —, während 8—10 Prozent Atemnot, zerebrale Erregung, ev. mit Narkose, hervorruft, und 20—30 Prozent Menschen töten können. Das mehrstündige Arbeiten in einer Atmosphäre mit 1—2,5 Prozent Kohlensäure macht keine Störungen. In gewissem Grade findet Gewöhnung an das Gas statt. Tiere, die ich unter einer großen Glasglocke längere Zeit dem Einfluß von fast reiner Kohlensäure aussetzte, bedurften, wenn ich sie nach ihrer baldigen Wiederherstellung wieder vergiften wollte, eines größeren Quantums, um dieselben Vergiftungserscheinungen wie das erste Mal aufzuweisen. Insekten (Fliegen usw.) werden in einer Kohlensäureatmosphäre nach wenigen Sekunden bewegungslos und erscheinen tot, erholen sich aber wieder schnell. Frösche können in einer Atmosphäre von reinem Kohlendioxyd 24 Stunden verweilen und lassen nachher keine krankhaften Symptome erkennen.

Die Kohlensäure rötet und anästhesiert die Haut unter Prickeln und Brennen. Bei allgemeinen Gasbädern wird sie auch von der Haut aus resorbiert. Blut wird durch direkt auf dasselbe einwirkende Kohlensäure dunkelbraun, durch Bildung von saurem Hämatin (vgl. Spektraltafel). Die Muskelerregbarkeit und die Flimmerbewegung schwinden in Kohlensäure.

Symptome bei Menschen. Nach längerer Einatmung giftiger Mengen entstehen: Kopfschmerzen, Schwindel, Brustbeklemmung, selten Erbrechen, Ohrensausen, Schläfrigkeit und eine mitunter rauschartige Bewußtlosigkeit mit vorhergehendem Bewegungsverlust. Puls- und Respirationszahl sinken, die Atmung wird dyspnoëtisch, es können noch Delirien auftreten und der Tod erfolgt unter Zyanose in Asphyxie. Krämpfe sind nur unbedeutend oder fehlen ganz. Der Tod kann auch binnen wenigen Minuten erfolgen, wenn z. B. Arbeiter, die in der Tiefe arbeiten, aus dem Boden strömende CO_2 aufnehmen.

Bei der Verwendung der Kohlensäure zu Einlassungen in die Vagina wurden beobachtet: Kopfschmerzen, Schwindel, Gesichtsschwäche, Übelkeit und Schläfrigkeit. Eine Schwangere starb, bei welcher Kohlensäure zur Herbeiführung der Frühgeburt eingelassen war. Gelegentlich kamen bei der Magenaufblähung durch das Gas Vergiftungen zustande. Bei einem Kranken trat alsbald nach der Einführung der gewöhnlichen Salzmenge Schock ein, nach einer halben Stunde Erbrechen von etwa einem halben Liter Blut und Tod. Die Obduktion ergab eine Zerreißung von größeren Blutgefäßen am Grunde eines Magengeschwürs. Zwei weitere, an Ösophaguskrebs Leidende starben in ähnlicher Weise.

Bei Bädern und bei Trinkkuren, in denen Kohlensäure einwirkt, stellt sich öfters ein Brunnenrausch ein, der sich in Kopfschmerz, Schwindel und Aufgeregtsein äußert. In höheren Stadien verlieren die Kranken das Orientierungsvermögen. Dieser Zustand muß getrennt werden vom Brunnenfieber. Er geht mit Magenstörungen und Fieber einher.

Für das Zustandekommen der Kohlensäure-Giftwirkung liegen zwei Möglichkeiten vor. Die Kohlensäure könnte durch ihre Unfähigkeit, den Sauerstoff im Körper zu ersetzen, Erstickung herbeiführen oder an und für sich giftig wirken. Da auch bei einem Überschuß von Sauerstoff in der Atmungsluft Kohlensäure vergiften kann, so ist die Kohlensäure ein Gift sui generis. Ihre Wirkung wird dadurch noch unterstützt, daß, wenn ihr Partiardruck in der Atmosphäre sehr hoch ist, die im Organismus gebildete Kohlensäure im Blute zurückgehalten wird. Ihre erregende Wirkung erstreckt sich auf die nervösen Zentralorgane, wie Atmungszentrum, vasomotorisches und regulatorisches Herzzentrum. Im allgemeinen erfolgt die Wiederherstellung schnell. Mir ist nur ein Fall mitgeteilt worden, in dem sich an die überstandene akute Vergiftung ein chronisches Leiden mit Rückenmarkssymptomen angeschlossen hat.

Die in Räumen durch Kohlensäure umgekommenen Individuen zeigen gewöhnlich die Stellung, als wären sie auf der Flucht begriffen gewesen. Der anatomische Befund ist nicht charakteristisch (Blutüberfüllung der Lungen und des Herzens).

Nachweis: Einfüllen der Luft mittels Blasebalges in eine Flasche von 5—10 l Inhalt, Zugießen einer vorher mit Oxalsäure (2.8636 : 1 l Wasser) titrierten Barythydratlösung (50 ccm einer Lösung von 21 Barythydrat : 1 l Wasser), Umschütteln, um die Kohlensäure von dem Baryt binden zu lassen und Zurücktitrieren des nicht von der Kohlensäure gebundenen Baryts. Da von jedem Kubikzentimeter obiger Oxalsäurelösung so viel Baryt gebunden wird wie durch 1 mg Kohlensäure, so gibt die gefundene Differenz den Kohlensäuregehalt des Luftvolumens der Flasche (minus dem Volumen der Barytlösung) dem Gewichte nach an (1 mg $CO_2 = 0,5$ ccm bei 0^0 C und 760 mm Druck).

Behandlung: Entfernung des Kranken aus der giftigen Atmosphäre, lange zu unterhaltende künstliche Atmung, Analeptica, kalte Begießungen, Hautreize. Es ist erstaunlich, wie schnell selbst im tiefsten Koma mit vollster Unempfindlichkeit gegen die energischsten Reize daliegende Tiere sich erholen, wenn die künstliche Atmung vorgenommen wird.

Kohlensaures Kali.

Die Vergiftung mit Pottasche (K_2CO_3) kommt meistens durch Versehen zustande. Von zwölf Fällen verliefen elf tödlich. Es töteten 15 g selten nach drei, resp. zwölf Stunden, meist durch sekundäre Veränderungen erst nach zwei bis vier Monaten. Die Pottasche ätzt Gewebe (Kolliquationsnekrose). Die Intensität ist von der Konzentration und der Dauer der Einwirkung abhängig. Konzentrierte Lösungen erzeugen auf Schleimhäuten anfangs weißliche Trübungen, die mit einer Konsistenzzunahme einhergehen, und bilden aus Oxyhämoglobin alkalisches Hämatin. Später schwindet die Trübung. Es tritt Kolliquation in wechselnder Tiefe und rubinrote Färbung ein. Außer der lokalen besitzt die Pottasche noch die allgemeine Kaliwirkung.

Symptome: Brennender Schmerz vom Schlunde bis zum Magen, Schwellung von Lippen, Zunge und Rachen, Empfindlichkeit des Unterleibes, Erbrechen blutig gefärbter, alkalischer, oder mit Schleimhautfetzen versehener Massen. Das Schlingvermögen ist gestört oder aufgehoben, das Gesicht verfallen, die Haut mit klebrigem Schweiße bedeckt, die Atmung mühsam, man hört Rasseln in der Trachea, der Puls ist klein und schnell und der Tod erfolgt im Kollaps oder suffokatorisch unter Krämpfen oder, wie dies gewöhnlich der Fall ist, nach Monaten durch Nachkrankheiten (Verengerung, Vereiterung, schließliche Perforation des Ösophagus, Marasmus oder Peritonitis usw.). Wiederherstellung nach Pottaschevergiftung ist selten.

Langer arzneilicher Gebrauch von Pottasche schafft Funktionsstörungen im Magen-Darmkanal, die auf eine Behinderung der Assimilation hindeuten. Es entsteht eine „alkalische Dyspepsie".

Sektion: War das Gift mäßig konzentriert, so sind die oberen Schleimhautschichten nekrotisch, verfärbt, während die tieferen Gewebe hämorrhagische, zellige oder seröse Infiltration aufweisen. Konzentrierte Lösungen erzeugen tiefgreifende Mortifikation. War die Pottasche an die Epiglottis gelangt, so erfolgt der Tod durch Erstickung (Glottisödem). In Fällen, die nach Monaten zur Obduktion kommen, findet man Verdickung des Ösophagus, Strikturen (Kreuzungsstelle mit dem Bronchus sinister) und Narben und Geschwüre auch im Magen.

Nachweis: In Lösungen von kohlensaurem Kali erzeugt Kieselfluorwasserstoffsäure einen gelatinösen, schwefelsaure Magnesia einen weißen, Platinchlorid einen gelben Niederschlag. Organische Massen werden zu ein Drittel abdestilliert, der zur Trockne eingedampfte Rückstand mit Alkohol ausgezogen und geglüht. Die Schmelze kann in die Bunsenflamme gehalten (Violettfärbung) und auch spektroskopisch auf die Kalilinien geprüft werden. Behandlung: Essigsäure, Zitronensäure, Eisstückchen, Milch, schleimige Getränke, Opium, Kokainlösungen (0,05 : 500,0 wasserglasweise).

Chlor.

Vergiftungen mit Chlorgas können u. a. in chemischen Laboratorien und Fabriken, in Chlorkalkfabriken, zumal bei dem Leeren der Chlorkammern von Chlorkalk, bei dem Verfahren, Chlorkalium durch Elektrolyse in Chlor und Ätzalkalien zu zerlegen, durch das Undichtwerden von mit flüssigem Chlor gefüllten Behältern, in Wäschereien, bei der Schwarzfärberei von Baumwolle (chlorsaures Kalium und Salzsäure), ferner bei der Herstellung von Chlorwasser, in Schnell- und Papierbleichereien, auch von Leinwand-, Baumwoll- und Strohstoffen, in Verzinnungsanstalten und in mit Chlor desinfizierten Räumen entstehen. Ein Todesfall kam durch Schlafen in der Nähe geplatzter Chlorkalkkisten zustande[1].

---

[1] Cameron, Dublin. Quart. Journ., Febr. 1870.

Blätter werden durch Chlor, das ein **protoplasmatisches Gift** ist, runzlig und sterben in einer Atmosphäre ab, in der so wenig Chlor enthalten ist, daß es von Menschen nicht empfunden wird. **Auf der Haut** entsteht, je nach der Dauer der Einwirkung: Brennen, Stechen, Entzündung, Gelbfärbung und Runzligwerden, Knötchen und Blasen. In einer elektrolytischen Chlorfabrik litten Arbeiter an einem knötchen- und knotenförmigen Ausschlag, der den größeren Teil des Körpers einnahm. Einige Knoten hatten Walnußgröße und waren vereitert. Nebenher bestand Abmagerung, Bronchitis, Schlaflosigkeit u. a. m. **Auf Schleimhäuten** tritt Entzündung unter stärkerer Sekretion ein, ferner Augentränen, Schnupfen, Gedunsensein des Gesichtes, Husten, Brustbeklemmung und Atemnot. Die Symptome sind teilweise auf die Bildung von Salzsäure, teilweise auch auf halogenhaltige Additions- bzw. Substitutionsprodukte zurückzuführen. Eiweiß wird durch Chlor gefällt und der Blutfarbstoff in amorphe unbestimmbare Massen übergeführt.

Pferde, die viel Chlor eingeatmet hatten, zeigten hochgradige Atemnot, schmerzhaften Husten und Erhöhung der Pulszahl. Chlor geht teilweise in unterchlorige Säure über.

Atmet ein Mensch viel Chlor auf einmal ein, so stürzt er unter den Symptomen höchster Atemnot hin, bekommt Zyanose, kalte Schweiße, kleinen Puls und kann, wie sieben solcher Fälle dartun, sterben. Meistens lassen die Symptome nach der Entfernung aus der Chloratmosphäre nach und der Patient erholt sich wieder. Ein Soldat atmete in einem mit Chlor desinfizierten Kasernenzimmer viel Chlor ein, bekam starke Zyanose des Gesichts und hochgradige Atemnot, war aber nach zwei Tagen wiederhergestellt. Ein Arbeiter, der schon öfters ein paar Atemzüge voll reinen Chlorgases aufgenommen hatte, ohne mehr als einige Stunden dadurch zu leiden, unterlag dem gleichen, aber nunmehr tödlichen Einflusse. Er bekam alsbald unstillbaren Hustenreiz, Atemnot, Stechen auf der Brust, später hochgradige Dyspnoe, Unruhe, Bangigkeit und Verstopfung und nach einem Tage: Zyanose, schaumigen Auswurf, heftige Kopfschmerzen, Orthopnoe und einen kleinen und sehr frequenten Puls. Ein Laboratoriumsdiener erkrankte, nachdem er bei dem Bereiten von **Chlorwasser** zuviel von dem Gas eingeatmet hatte, mit Lungenblutungen und Fieber. Die Hornhaut kann getrübt und entzündet werden.

Arbeiter, die jahrelang in einer Chloratmosphäre leben, verlieren ihr früheres gesundes Aussehen, zeigen eine bleiche, grünliche Farbe und altern früh. Bronchialleiden, Lungenblutungen bestehen meistens und bei einer geeigneten Disposition können sich Herde mit tuberkulösem Charakter in der Lunge ausbilden. Auch Tiere, die sich länger in einer Chloratmosphäre aufhalten, magern binnen kurzer Zeit sehr ab. Ungefähr 45—50 Prozent der Chlorarbeiter erkranken jährlich, meist an akuten Katarrhen der Luftwege, sowie an Magenschmerzen mit Sodbrennen. Die Arbeit soll bei einem Gehalt der Luft von 0,001—0,002 p. m. ungestört, bei 0,002—0,003 p. m. noch möglich, aber lästig und bei 0,004 p. m. unmöglich sein[1]). Ein Gehalt der Luft an 1 Prozent Chlor ist lebensgefährlich. Angeblich sollen 2,5 mg im Liter bei einem Aufenthalt von 30 Minuten tödlich wirken. Gewöhnung läßt solche und höhere Konzen-

---

[1]) **Matt**, Exper. Beiträge, Würzburg, 1889, p. 8.

trationen ertragen. Als Ursache der Dyspnoe wurde Spasmus glottidis, sowie die Behinderung des Gaswechsels durch die Anätzung und dadurch bedingte Schwellung der Respirationsschleimhaut angesehen. Bei Tieren fehlt der Stimmritzenkrampf ganz. Der Tod erfolgt nicht durch diesen, sondern durch Herz-, resp. Atemlähmung, denn die Glottis öffnet sich bald wieder und die ab und zu von neuem eintretende Verengerung ist nicht bedeutend genug, um Erstickung herbeizuführen. Das Gas soll von den Lungen aus als unterchlorige Säure in entferntere Organe, z. B. das Gehirn, gelangen und dort nachweisbar sein[1]).

Anatomischer Befund bei Tieren: In den Lungen: Ödem, disseminierte Hämorrhagien, Hepatisationen, bei Menschen Hämorrhagien und Katarrh im Magen und Dünndarm[2]), noch zwei Tage nach dem Tode Chlorgeruch im Gehirn[3]), dickflüssiges, in den Schleimhautgefäßen der Luftwege dunkelbraunes, Hämatin enthaltendes Blut. Hämatin kann sich, rein örtlich, in den Gefäßen durch das diffundierende und in Salzsäure verwandelte Chlor bilden. Nekrosen in der Trachea und in den großen Bronchien.

Nachweis: Wirkt Chlor auf Papier ein, das mit Jodkalium- oder Jodzink-Stärkekleister getränkt ist, oder auf Jodkalium-Stärkelösung, so tritt Bläuung ein (Jodstärke). Behandlung: Zufuhr frischer Luft, Inhalationen von sehr verdünntem Ammoniak (zur Bildung von Salmiak), Analeptica, Senf- und kalte Umschläge auf Hals und Brust oder ebendort trockene Schröpfköpfe. Chlorarbeiter, die infolge ihrer Beschäftigung körperlich heruntergekommen sind, müssen diese Beschäftigung für längere Zeit aufgeben. Unter den zur Füllung der Gasmasken bestimmten Stoffen, die einen Schutz gegen Chlorgas als Kampfgift gewähren sollen, steht auch Natriumthiosulfat. Am wirksamsten war eine Lösung von 60 Teilen kristallisierter Soda und 52 Teilen Natriumthiosulfat in 100 Teilen Wasser und etwas Glyzerin.

Chlorteerderivate. Chlorakne.

Reizwirkungen, die Chlor an menschlichen Geweben ausübt, haben dazu geführt, ein bei der elektrolytischen Zerlegung des Chlorkaliums auftretendes Hautleiden als „Chlorakne"[4]) zu bezeichnen. Man erkennt bei diesem Einflusse Ausgesetzten nach einigen Wochen an den verschiedensten Stellen des Körpers — hinter den Ohren und um die Augen herum, am Kopf, an Armen und Rumpf, am Penis und Skrotum usw. — Komedonen (Mitesser), die, wo sie dicht gedrängt stehen, mit ihren schwarzen Punkten eine schwärzlich graue Verfärbung der Haut bedingen. Der Hauttalg kann sich in den Drüsen so reich anhäufen, daß es zur Bildung bis haselnußgroßer Zysten kommt. Meistens gehen im weiteren Verlaufe die anfangs unempfindlichen Knötchen in Entzündung und Eiterung über. Es können furunkelartige Gebilde bis zu Walnußgröße entstehen. Das

---

[1]) Binz, Archiv f. exp. Pathol. u. Pharmakol., Bd. XIII, p. 142.
[2]) Sury-Bienz, Vierteljahrsschr. f. ger. Med., 1888, Bd. XLIX, p. 345.
[3]) Cameron, Dubl. Quart. Journ., Febr. 1870, p. 117.
[4]) Herxheimer, Münchener medizin. Wochenschr. 1899, S. 278. — Scholze, Deutsche militärärztl. Zeitschr. 1900, Nr. 5. — Renon et Latron, Soc. méd. des hôpit. 1900, 6. avril. — Thibierge et Pagniez, Annales de Dermatol. 1900, Nr. 7. — Bettmann, Deutsche med. Wochenschr. 1901, Nr. 17.

Leiden bleibt eine Zeitlang stationär, auch wenn die betreffende Arbeit ausgesetzt wird. Heilung kann spontan eintreten, aber auch jahrelang trotz Behandlung mit immer neuen Nachschüben bestehen bleiben und angeblich auch direkt zum Tode führen. Auch bei vollkommener Ausheilung bleiben oft sehr entstellende Narben und Knoten.

Von Allgemeinstörungen sind Erkrankungen der Verdauungsorgane und eine starke Neigung zu Lungentuberkulose angegeben worden.

Die Annahme, daß freies Chlor der Verursacher des Leidens sei, läßt sich nicht aufrechterhalten. Es muß angenommen werden, daß es durch die Atmungsorgane oder durch die Hände aufgenommene Chlorteerderivate sind, die die Haut verändern. Diese entstehen bei dem Zersetzungsprozesse am Chlorkalium durch Einwirkung des freiwerdenden Chlors auf den in den Kohlenanoden enthaltenen Teer und werden in dem Schlamme, der sich im Laufe der Zeit in den Anodengefäßen (Zellen) ansammelt, aufgespeichert. Unter diesen Chlorteerderivaten gibt es sehr flüchtige und stark giftige.

Angeblich soll die Chlorakne nicht mehr auftreten, seitdem man an Stelle der Kohlenstäbe, die als Anoden in den „Zellen" dienen, Magnetit genommen hat.

Das gleiche Krankheitsbild ist bei zwei Arbeitern gesehen worden, die in einer chemischen Fabrik mit der Ausräumung eines Säureturms beschäftigt gewesen waren, der zur Herstellung von Salzsäure diente. Die Bretter des Turms waren geteert.

Unterchlorige Säure und ihre Salze.

Unterchlorigsaures Kali. Die Wirkung der Javelleschen Lauge, Bleichflüssigkeit (Gemisch von Kaliumchlorid und Kaliumhypochlorit $KCl + KClO$) beruht auf Chlorentbindung, die durch Zusatz von sehr verdünnten Säuren, selbst von Kohlensäure, vor sich geht. Bei Hunden erzeugen größere Mengen Entzündung des Magens und der Därme, und bei Menschen, die durch Versehen oder zu Fruchtabtreibungen, Mordzwecken oder Selbstmord diese Substanz aufnehmen[1]), ebenfalls Gastroenteritis und deren Folgen. In der Literatur fand ich 14 Fälle einer derartigen Vergiftung, von denen 5 letal endeten. Wiederherstellung wurde noch nach ca. 700 g beobachtet.

Einem vier Monate alten Kinde waren etwa 15 g Bleichflüssigkeit behufs Ermordung mittelst Saugflasche eingegeben worden. Die nach drei Wochen untersuchten Leichenteile enthielten kein freies Chlor mehr, während sich an den Scherben der zerbrochenen Saugflasche kohlensaures Natron und Chlornatrium nachweisen ließen[2]). Wiederherstellung erfolgte bei einem anderen, aus Versehen durch einen Kaffeelöffel voll Bleichflüssigkeit vergifteten Kinde. Dasselbe wurde asphyktisch, wimmerte, wälzte sich herum und hatte einen kleinen, kaum zählbaren Puls. Die Schleimhaut des Mundes und Rachens war weiß und stellenweise abgelöst. Die Exhalationsluft roch nach Chlor, ebenso die unter Auftreibung des Leibes und Schmerzen erfolgenden diarrhöischen Stuhlentleerungen. Behandlung: Magenausspülungen, Brechmittel, schleimige und ölige Getränke,

---

[1]) Pottier, Bull. de la Soc. anat. de Paris 1892, T. VI, p. 381.
[2]) Pharmac. Centralhalle 1883, S. 88.

Eiweiß, Magnesia usta oder Ammon. chlorat. Trinkenlassen von Harn ist ekelhaft, aber empfohlen worden.

Chlorsaures Kali.

Das Kaliumchlorat ($KClO_3$) ist ein Gift. Früher gebrauchte man arzneilich 10—46 g täglich[1]), Dosen, die jetzt als tödlich angesehen werden. Die Toleranz ist vielleicht durch den Füllungszustand des Magens bedingt, da das Mittel besonders giftig wirkt, wenn es bei leerem Magen genommen wird. Wichtiger noch scheint mir der zeitige Zustand der Nieren zu sein, da, wenn die Nieren nicht normal arbeiten, eine kumulative Wirkung zustande kommen kann. Mehrfach diente Kaliumchlorat zu Selbstmorden[2]), zu Mord[3]), oder kriminellem Abort[4]). Vergiftung kam ferner zustande durch Verwechselung, durch Trinken einer übersättigten Lösung statt Wasser im angerauschten Zustande[5]), durch unvorsichtiges Verschlucken seiner Lösungen bei dem Gurgeln oder sogar ohne Verschlucken bei sehr häufigem Gurgeln durch Resorption vom Munde aus. Wenn sehr vorsichtig gegurgelt wird, gehen nur Spuren davon in den Harn. Vergurgelt man aber z. B. eine Lösung von 10 : 300 in 10 Stunden, so finden sich etwa 12 Prozent im Harn wieder. Todesfälle nach Gurgeln damit kamen vor. so nach Verbrauch von 50 g oder 125 g in 36 Stunden[6]), ja, angeblich auch nach Gebrauch einer geringprozentigen Lösung. Es mögen etwa 100 wirkliche Vergiftungsfälle mit ca. 70 Prozent Mortalität vorgekommen sein.

Giftig wirken für Erwachsene Einzeldosen von ca. 10 g, tödlich 15 bis 30 g[7]). Durch sechs gehäufte Teelöffel voll starb ein Mann in 7 Tagen. Nach dem Verbrauch von 15 g in 12 Tagen entstand nur leichtes Fieber und ein maculöses Exanthem, auch Purpura. Hunde sterben erst durch 50 g, während Kühe 100 g vertragen. Sehr große Dosen wirken bei Menschen alsbald, kleinere nach 3—6 Stunden, während der Tod nach 6—8 Stunden[8]) oder bis zu 7 Tagen eintritt. Kaliumchlorat wird schnell vom Magen aus resorbiert und fast ganz — sehr wenig Chlorkalium bildet sich — unzersetzt durch Urin (nach 10 Minuten), Speichel (nach 5 Minuten), Milch, Tränen, Nasenschleim in 36 Stunden ausgeschieden. Es

---

[1]) Herpin, Du Chlorate de Potasse, Paris 1856. p. 27. — Isambert, Etudes chim., phys. du chlorate de Potasse, Paris 1853, p. 21. — Bernheim, Ther. Monatsh. 1892. Keine Wirkung nach etwa 20 g.
[2]) L. Lewin, Centralbl. f. med. Wissensch. 1887, Nr. 20. Außerdem beobachtete ich noch drei solcher Fälle. — Schuchardt, D. med. Wochenschr. 1888, Nr. 41.
[3]) Riedel, Zeitschr. f. Medizinalbeamte 1897: Mordversuch an einem einjährigen Kinde mit schwedischen Zündhölzchen.
[4]) L. Lewin, Die Fruchtabtreibung, 4. Aufl., S. 307.
[5]) Eigene Beobachtung an einem an Agina leidenden Studenten in der Nacht nach einem Kommers.
[6]) Lenhartz, D. med. Wochenschr. 1887. — Lesser, Viertelj. ger. Mediz. 1898, Bd. 25.
[7]) Ferrio et Orlandi, Chemiker-Ztg. 1901, 23. — Zillner, Wien. med. Wochenschr. 1882. — Huber, Verein f. inn. Medizin 1912/13. Tod durch 8 g nach 26 Stunden. Kein reiner Fall, da auch Leuchtgas eingeatmet war.
[8]) Manouvriez, Annales d'hyg. publ. 1880. Einnehmen von 57 g statt Natriumsulfat.

zirkuliert im Blute als solches und vermag hier tiefgreifende Veränderungen hervorzurufen. Es erzeugt in Blut oder Hämoglobinlösungen Braunfärbung durch Bildung von Methämoglobin[1]). Eintritt und Intensität der Veränderung hängen von der Menge des zugesetzten Salzes ab. Beträgt dieselbe ca. 4 Prozent, so wird das Blut eigentümlich gallertartig und in Wasser unlöslich. Die geringe Flüssigkeit über der festen Gallerte enthält Hämatin. Im Tierkörper wird die analoge Blutveränderung gefunden. Die Blutkörperchen werden bei Berührung mit dem Mittel aufgelöst. Je höher die Blutwärme, um so leichter entsteht Hämatin. Die Blutzersetzung wird durch viel Kohlensäure, saure Phosphate und durch Abnahme der Alkaleszenz des Blutes beschleunigt, durch kohlensaure Alkalien gemindert. Die Ursache der Wirkung des chlorsauren Kali ist noch nicht erwiesen. Im Körper findet eine nur geringe Abgabe von Sauerstoff seitens des Salzes statt. Das Überhandnehmen des letzteren in der Blutbahn kann das Gleichgewicht zwischen Serum und Blutkörperchen stören, diese zum Zerfall bringen, Methämoglobin bilden und dadurch örtliche Ernährungsstörungen in lebenswichtigen Organen veranlassen. Die Wirkung des Kali auf das Herz ist ebenfalls zu berücksichtigen. Herzverlangsamung soll durch Vagusreizung entstehen[2]). Auf intravitale Blutgerinnung die Vergiftung zurückzuführen, nehme ich Anstand, obschon bei Tieren nach Anwendung von chlorsaurem Natron Thrombosen in den verschiedensten Gefäßabschnitten gefunden worden sein sollen.

Symptome: In mittleren Dosen werden unangenehme Wirkungen vermißt, oder es treten auf: Salivation, Trockenheit im Schlunde, vermehrte Harnabsonderung und leichte Nausea. Nach Einnehmen großer Mengen, 10—20 g und mehr, können sich nach kurzer Zeit zeigen: Unaufhörlicher Durst, Übelkeit, anhaltendes, auch galliges Erbrechen, Schmerzen im Magen, Stuhldrang und ikterische Hautfärbung. Die Schleimhäute und die Haut unter den Finger- und Zehennägeln erschienen in einigen Fällen blaugrau, schieferfarben, das Gesicht wie die übrige Haut weißlich-grau, leichenartig, anfangs trocken, später klebrig schweißig. Diesem Aussehen kann ein ikterisches folgen. Gleichzeitig hiermit oder später zeigen sich Schmerzen in der Nierengegend, Harndrang, meistens Verminderung der Harnmenge, bzw. vollständige Anurie, die selbst 5 bis 6 Tage dauern kann, sehr selten Polyurie, häufig Albuminurie, Cylindrurie, Methämoglobinurie, Hämatinurie, Hämoglobinurie, Cholurie und Ausscheidung von roten Blutkörperchen. Die letztere hielt bei einem Manne, der unvorsichtig gegurgelt hatte, acht Tage lang an. In einem Falle, in welchem Kollaps, Leber- und Milzschwellung bestand, war der Harn normal. Im lebenden Blute fanden sich ein Viertel der roten Blutkörperchen im Hauptteil des Stromas entfärbt und die Reste des Inhalts als kleine rundliche, hämoglobingefärbte Kügelchen im Stroma und im Serum zwischen den Blutkörperchen. Auch entfärbte Blutkörperchen (Schatten), sowie kernhaltige kommen vor. Die weißen Blutkörperchen waren um

---

[1]) Marchand, Virchow's Archiv, Bd. LXXVII, p. 455. — Jaederholm, Zeitschr. f. Biolog., Bd. XII, 1877, p. 227. — Stokvis, Arch. f. exp. Path., Bd. XXI, p. 169. — Lewin, l. c. und L. Lewin, Die Nebenwirk. d. Arzneimittel, 3. Aufl., S. 594.

[2]) Abelous et Bardier, Compt. rend. de la Soc. de Biologie, Tom. LXIII, 1907.

etwa das Zehnfache vermehrt[1]). In dem von mir untersuchten Falle fand sich im Blute Methämoglobin und zuerst im Harn auch Hämatin. Es können ferner auftreten: Nasen-, Nieren- und Darmblutungen, Meteorismus, unfreiwillige Kotentleerung, allgemeine Schwäche, Schlaflosigkeit, Frost und Hitze ohne nachweisbares Fieber, kleiner, schneller Puls, prognostisch unangenehmer Singultus, röchelnde Atmung, Hervorquellen von Schaum aus dem Munde, Cyanose, Verlust des Bewußtseins, Pupillenerweiterung und Delirien. Das Bewußtsein kann auch bis kurz vor dem Tode erhalten sein und dieser plötzlich nach vorangegangenem Opisthotonus und klonischen Krämpfen oder bei schweren Atmungs- und Herzstörungen oder unter Lungenödem erfolgen[2]). In anderen Fällen herrscht tiefer Sopor, von Schüttelfrösten bei hohem Fieber unterbrochen, bis zum Tode vor. Bisweilen findet man Leber und Milz, etwa am zweiten Tage, geschwollen. Dabei können Schmerzen im Unterleib bestehen. Trotz eines tödlichen Ausganges braucht bei Schwangeren kein Abort einzutreten. Manchmal erscheinen Hautausschläge: Kupferrote Flecke, die später konfluieren können, Erythema exsudativum, Purpura haemorrhagica. Ein typisch verlaufender Fall gestaltete sich so: Am ersten Tag gastrische Störungen, graublaue Verfärbung der Haut, Atemstörungen, Verfall der Herzarbeit, Somnolenz, Methämoglobin im Blute. Am zweiten Tag Fieber, Durchfall, Anurie, Methämoglobin im Harn, Delirium nach vorübergehender Rückkehr des Bewußtseins. Am dritten Tag Unruhe, Delirien, Tod unter wachsender Herzschwäche. Als Nachleiden kommen Hautblutungen, Ischias und blassikterische Hautfärbung vor.

In den Chloratzündholzfabriken leiden Arbeiter durch das staubförmig aufgenommene chlorsaure Kali an allgemeinen Ernährungsstörungen, Dyspepsie, bronchitischen Symptomen u. a. m.

Anatomischer Befund: Die Haut ist bleich mit einem Stich ins Graue, mit grauvioletten Totenflecken versehen, das Blut in den Hirnsinus und im Herzen kaffeesatzartig, die Magenschleimhaut, Duodenalschleimhaut, der Gallenausführungsgang und die Peyerschen Plaques sind geschwollen, die ersteren ecchymosiert und blaugrau gefärbt. Die Nieren sind auf der Schnittfläche graubraun oder braunrot, am intensivsten in den Markkegeln. Im Nierenbecken kann sich schwarzes, bröckliges Blut finden. Mikroskopisch zeigen sich die Harnkanälchen mit rotbraunen Zylindern gefüllt, die sich aus Fragmenten roter Blutkörperchen zusammensetzen. Die mittleren Teile der Markkegel sind davon am meisten betroffen. Die Nierenepithelien sind geschwollen und körnig getrübt, diejenigen in den gewundenen Kanälchen scheinen auch keine Kerne mehr zu besitzen. Das Knochenmark ist in der oberen Hälfte des Oberschenkels braun gefärbt, in der unteren normal[3]), aber der Knochen selbst auch mißfarbig. In einigen Fällen soll das Leichenblut eine saure Reaktion besessen haben, was ich immer für einen kadaverösen Zustand halte.

Nachweis: Setzt man zu der mit Schwefelsäure angesäuerten, Kaliumchlorat enthaltenden Flüssigkeit Indigo bis zur Blaufärbung und

---

[1]) Riess, Berliner klin. Wochenschr., 1882, p. 786. — Jacob, Berl. klin. Wochenschr. 1898.
[2]) Zillner, Wiener med. Wochenschr., Nr. 45, 1882.
[3]) Hofmeier, Deutsche med. Wochenschr., 1880, Nr. 38—40.

schwefligsaures Kali zu, so entsteht Gelb- bzw. Grünfärbung. Im Mageninhalt usw. kann chlorsaures Kalium durch Dialyse erwiesen werden. Das Diffusat wird auf Chlorate mit Indigo geprüft. Bringt man 1 ccm der fraglichen Chloratlösung in ein Reagenzrohr, fügt 2 Tropfen einer 10 prozentigen Anilinsulfatlösung hinzu und unterschichtet die Flüssigkeit vorsichtig mit 3—4 ccm konz. Schwefelsäure, so erscheint bei mindestens $^5/_{100}$ mg Chlorat an der Trennungszone beider Flüssigkeiten ein blauer Ring, der stundenlang bleibt. Nimmt man statt Anilinsulfat eine Benzidinlösung, so entsteht ein orangegelber Ring, der den Nachweis von $^5/_{1000}$ mg Chlorat ermöglicht (modifizierte Lafittesche Reaktion). Man kann auch in einer Portion Harn die Chloride durch Behandeln mit Silberlösung und Salpetersäure, Schmelzen und Wägen des Niederschlages bestimmen und in einer anderen Portion die gleiche Bestimmung vornehmen, nachdem man den Harn 4—5fach verdünnt, mit Zinkstaub und Schwefelsäure eine Stunde lang erwärmt hat. Aus der Differenz im Chlorgehalt des Harns vor und nach der Behandlung mit Zinkstaub läßt sich die Menge des vorhanden gewesenen Chlorates berechnen. Dampft man den Harn ab und glüht den Rückstand, so tritt Explosion ein.

Behandlung: Energische Magenwaschungen, hohe Darmeingießungen, Kokain (0,05 : 500), Pulv. rad. Colombo in viel Wasser und Eispillen gegen das Erbrechen, Senfteige evtl. Schröpfköpfe in die Magen- und Nierengegend, Excitantien (Moschustinktur subk.). Vor allem ist die auf Verstopfung der Harnkanälchen beruhende Anurie zu bekämpfen und die Ausscheidung des Salzes durch Liquor Kalii acetici (20 : 200), Tartarus boraxatus (5 g) zu betreiben. Zur Anregung der Speichelabsonderung habe ich das Pilocarpin (subk. 0,01—0,03 g) empfohlen. Ein ergiebiger Aderlaß schafft unbrauchbares Material fort. Dafür kann eine Infusion von 0,9 Prozent Kochsalzlösung gemacht werden. Um die Blutzersetzung zu verlangsamen, ist die Zufuhr von kohlensaurem Natron rationell. Auch prolongierte heiße Bäder sind anzuwenden. Prophylaktisch sollten zu große Mengen des Mittels weder bei leerem Magen noch im Fieber genommen und dasselbe in Drogenläden nicht im Handverkaufe abgelassen werden. Säuglinge dürfen nicht angelegt werden, da das Gift in die Milch geht.

Chlorkalk entwickelt mit Säuren Chlor. Arbeiter, die Chlorkalklösungen zum Händereinigen gebrauchen (Anilinfarben), leiden an Hyperhidrosis. Auch Ekzeme, Bläschen, Furunkel und Abszesse sah man entstehen. Dazu können sich Schmerzen und Unbeweglichkeit der Finger infolge von Schrunden gesellen. Reizwirkungen an den zugänglichen Schleimhäuten — am Auge mit unangenehmen subjektiven Empfindungen, Blepharitis oder Lidekzem — und schwere Allgemeinstörungen können auch durch das sich aus dem Chlorkalk entwickelnde Chlor entstehen und auch zum Tode führen[1]).

Zum Tötungszweck gab eine Dienstmagd dem vorzeitig geborenen Kinde, noch während es mit der Nabelschnur mit dem im Mutterleib befindlichen Mutterkuchen in Verbindung war, aus einer Flasche, die Chlorkalk und Pottasche enthielt, etwas in den Schlund. Es folgten Unruhe, Schreien, Verätzungsspuren an Lippen, Mund und Rachen und deren

---

[1]) Cameron, l. c.

Folgen, Schluckunvermögen und Tod am sechsten Tage. Auf der Zunge saß ein Geschwür, die Schleimhaut von Gaumen, Rachen, Speiseröhre war geschwollen, und an der letzteren saßen nekrotische Beläge. Freies Chlor war in den Leichenteilen nicht mehr nachweisbar[1]).

Dakin-Lösung. So benannt wird eine 0,5proz. Lösung von Natriumhypochlorit, die durch Borsäure neutralisiert ist. Bei der Verwendung als Antiseptikum können Hautröte oder ein bläschenförmiger Ausschlag (z. B. in der Achselhöhle) oder ein scharlachartiges Exanthem entstehen.

Chloroxyd und Chlordioxyd.

In einem engen Raum waren hintereinander mehrere photographische Aufnahmen mit Benutzung von Magnesiumblitzlichtpatronen gemacht worden, die aus Magnesiummetall und chlorsaurem Kalium bestehen. Bei deren Entzündung entwickeln sich Chloroxyd und gasiges Chlordioxyd ($KClO_3 + MgO = MgO + KClO + Cl_2O + ClO_2$). Ein Mann, der später den Raum betrat, wurde dort bewußtlos gefunden und blieb es zwei Stunden. Der Puls war klein. Später zeigten sich: Erbrechen, Schmerzen im Hinterkopf und den Schläfen, Anästhesie und Parästhesie an Händen und Füßen, Bronchitis, und an den Augen: Minderung der Sehschärfe, maximale Mydriasis, linksseitige Abduzenslähmung, Trübung beider Linsen. Nach 13 Wochen war Wiederherstellung erfolgt[2]).

In einer chemischen Fabrik, in der Chlor und Chloroxyd sich in der Atmungsluft der Arbeitslokale fand, wurde das Nervensystem der Arbeiter in der Weise beeinflußt, daß sich eine Störung der Verstandestätigkeit zeigte. Die Veränderungen im Gehirn gaben sich auch dadurch kund, daß ein auch bescheidener Genuß alkoholischer Getränke Berauschung herbeiführte.

Barsche, die in einer Lösung von 1 mg Chlordioxyd auf 1 l Wasser belassen wurden, starben in drei Tagen, Plötze in einer Lösung von 4 mg auf 1 l in 40 Minuten.

Perchlorate (Kaliumperchlorat, $KClO_4$, oder Ammoniumperchlorat, NH_4ClO_4) besitzen Reizwirkungen auf Zellgebilde, die dazu führen, daß die Ernährungs- und Entwicklungsvorgänge von Pflanzen bei Verwendung wenig konzentrierter Lösungen gefördert werden. Größere Mengen wirken giftig. Hefepilze aber werden auch durch solche nur zu lebhaftem Wachstum angeregt. Warmblüter bekommen durch solche Mengen Krämpfe.

Salzsäure.

Die in der Technik (Soda-, Glas- und Kautschukfabriken, Emaillierwerke usw.) vielbenutzte Salzsäure veranlaßte unter 617 Vergiftungen, die in Frankreich in 12 Jahren konstatiert wurden, nur eine, in London in 16 Jahren nur drei, aber in 1892 23, und in 1903 unter 587 Vergiftungen 14 mal solche durch Zufall und 43 mal zum Selbstmord. In Berlin kamen unter 114 Säurevergiftungen nur 8 Vergiftungen durch Salzsäure zustande. Benutzt wird gewöhnlich die rohe Salzsäure, eine an der Luft rauchende Flüssigkeit, die ca. 30—40 Prozent Salzsäuregas enthält.

---

[1]) Kob, Viertelj. f. ger. Medizin, III. F., Bd. XXVII.
[2]) Graefe, D. Medic. Wochenschr. 1902, S. 191.

Die Gründe für eine Vergiftung waren bisher: Selbstmord (etwa 70 g, oder 30 g mit tödlichem Ausgang nach 50 Tagen, oder 20 g mit Genesung usw.), Mord an einem 3½jährigen Kinde[1]), Mordversuch durch Beibringen in Kaffee, versehentliches Trinken im Alkoholrausch (etwa 60 g, Tod nach 24 Stunden), oder durch Verwechselung von Flaschen (schwere Vergiftung von fünf jungen Leuten, die Salzsäure statt Danziger Goldwassers bekamen)[2]), vereinzelt die den Tod veranlassende Einspritzung der Säure statt einer physiologischen Kochsalzlösung bei einem achtjährigen Kinde, ferner der Versuch der Fruchtabtreibung[3]) (ein Schnapsglas voll, Tod nach 12 Tagen), der auch durch Eingießen von Salzsäure in die Scheide bewerkstelligt wurde, Verletzungen durch rachsüchtige Begießungen mit Salzsäure — sie ist die am häufigsten zu Attentaten benutzte Säure —, was in einem neuen Falle (1924) zum Verlust des Augenlichts führte, oder Selbstbeschädigung durch Salzsäure durch eine Hysterische[4]).

In gewerblichen Betrieben, chemischen Laboratorien usw. kann die berufsmäßige Aufnahme von Salzsäuregas erzeugen: Allmählichen Verlust der Zähne, Blutspeien, auch anämische Zustände durch Minderung des Blutalkalis, in Emaillierwerken tiefgehende Wunden an den Händen, Zerstörung der Fingernägel, schmerzhafte, auch pustulöse Ausschläge mit Schwellung der befallenen Teile, z. B. beim Arbeiten an Sulfatöfen, beim Reinigen von Kondensationstürmen für Salzsäuregewinnung auch nach dem Hargreave-Verfahren[5]), und, wie ich es beobachtete, auch in Marmorschleifereien. Solche Störungen kommen ebenfalls vor bei Arbeitern in der Textilindustrie beim Karbonisieren, beim Bleichen der Zeuge, in Töpfereien beim Glasieren von Tonwaren, durch Aufstreuen von Salz bei dem Löten mit Lötwasser, beim Beizen der Eisengeschirre vor dem Emaillieren oder Verzinken, bei der Herstellung von Chlorzink u. a. m.

Von der käuflichen, rauchenden Säure können für Erwachsene 15 bis 20 g als kleinste letale Dosis, für Kinder 5 g angesehen werden. Wiederherstellungen sind noch nach 45 und angeblich sogar nach 200 g Salzsäure gesehen worden. Der Tod kann nach 2—24 Stunden, aber auch erst nach 7—8 Wochen oder Monaten eintreten. Die Mortalität beträgt 66—70 Prozent.

Tiere, die in einem ventilierten Raume Salzsäuregas atmen, ertragen gerade noch eine Luft mit 0,1—0,14 pro mille des Gases. Bei 0,3 pro mille entstehen schon Korneatrübungen in ca. sechs Stunden, schnell bei 2,67 und 5,88 pro mille. Auch Nasenkatarrh, Nasengangrän, Bronchial-, und Lungenaffektionen, Magenekchymosen treten auf. Für Menschen läßt sich angeblich nur ein minutenlanger Aufenthalt in einer Atmosphäre mit 1 pro mille vertragen. Zulässiger Grenzwert in Fabriken soll 0,1—0,15 pro mille sein.

Die Salzsäure fällt Eiweiß und erzeugt in totem Blut Hämatin. Bei durch Salzsäure Gestorbenen findet sich aber niemals der Hämatinstreifen

---

[1]) Tardieu, Die Vergiftungen, S. 130.
[2]) Beyerlein, Friedreichs Blätter 1890.
[3]) L. Lewin, Die Fruchtabtreibung durch Gifte. Vierte Aufl., 1925, S. 282. — Ziemke, Münch. med. Wochenschr., 1905, Nr. 25.
[4]) Groß, Deutsch. Arch. f. klin. Mediz., 1904, S. 181. — Zieler, Zeitschr. f. Nervenheilk., 1905.
[5]) L. Lewin, Obergutachten vom 18. Juni 1913.

entfernt von dem Orte der Einwirkung im Blute. Ja, selbst wenn man die Säure in statu nascendi (Einatmung von Phosgengas) bei Tieren einwirken läßt, ist diese Blutveränderung nicht zu erreichen. **Während des Lebens von Menschen kann das Blut nur alkaliärmer, aber nicht sauer werden. Jede gegenteilige Angabe beruht auf einem Irrtum.**

Die Benetzung der Haut mit konz. Salzsäure, z. B. durch Säureattentate, die noch in neuester Zeit vorkamen, läßt ziemlich schnell subjektive Reizungsempfindungen und bei langer Berührung starke Reizung bis zur Entzündung und Gewebstod entstehen.

Gelangt Salzsäure in das Auge, so entstehen durch Gerinnung grauweiße Schorfe und an diesen Stellen ev. Geschwüre. Schmerzen, Chemosis, Lidschwellung fehlen fast nie. Hornhauttrübung kann bestehen, aber auch fehlen. Nach einer oberflächlichen Verätzung der Conjunctiva bulbi mit der Säure kam in einem Falle ein Erysipel mit darauffolgendem eiterigen, nekrotischen Gewebszerfall und eine sekundäre Osteomyelitis der Orbitalwände — vielleicht durch eine sekundäre Infektion mit Streptokokken. Linsentrübung ist wiederholt beobachtet worden. Die Ausgänge der Ätzung sind: Heilung mit oder ohne Symblepharon, dauernde Hornhauttrübung, Hornhautnekrose mit Irisvorfall usw. Heilung kommt auch bei doppelseitiger Erkrankung vor, auch selbst wenn ein starkes Hornhautfiltrat vorhanden war[1]).

Symptome: Tagelang anhaltendes, ausnahmsweis nur seltenes Erbrechen, das nach den Mahlzeiten sogar noch nach mehreren Wochen erscheinen kann. Das Erbrochene ist gewöhnlich blutig und enthält Schleimhautfetzen. In dem dunklen Erbrochenen wies ich in einem Falle, in dem 100 g rauchende Salzsäure verschluckt worden waren, und die Vergiftete, ohne Klagen laut werden zu lassen, sich stundenlang noch bewegt hatte, saures Hämatin nach. War die Säure sehr konzentriert, so sollen kurz nach der Vergiftung Salzsäuredämpfe durch Mund und Nase ausgestoßen werden. Die Haut in der Umgebung des Mundes wird nicht verändert. Die Lippen können verschorft sein. In einem Falle war Salzsäure statt Kirschlorbeerwasser getrunken worden. Hier waren die sichtbaren Schleimhäute unversehrt[2]). Man beobachtet ferner: Brennen und Schmerzen in den ersten Wegen, Schwellung der grauweißen, geschwollenen, stellenweise ihres Epithels beraubten, oder an der Oberfläche in einen grauen Brei verwandelten, auch graublau gefärbten Zunge, grauweiße Pseudomembranen im Rachen, Schlingbeschwerden, Speichelfluß, Parotitis, Schmerzen beim Atemholen, Beklommensein, einen kleinen, sehr frequenten Puls, stieren, ängstlichen Blick, kalte Schweiße, Frost und Fieber[3]), Dysurie oder Harnverhaltung, Albuminurie, Cylindrurie und Hämaturie[4]), auch wohl vorübergehenden Verlust des Kniereflexes, sowie schweren Kollaps. Als Nachleiden können entstehen: Pleuritis, Perinephritis, Peritonitis und Strikturen.

Die Einatmung von Salzsäuregas bewirkt akut Reizung aller zu-

---

[1]) Lewin in Lewin u. Guillery, Wirkungen von Arzneimitteln und Giften auf d. Auge, 2. Aufl., 1913, Bd. II, 735.
[2]) Laude, Gazeta lekarska, 1897, Nr. 8.
[3]) Wunschheim, Prager med. Wochenschr., 1891, Nr. 52.
[4]) Gehle, Berliner klin. Wochenschr., Nr. 22, 1884, p. 337.

gänglichen Schleimhäute, Augentränen, Hornhauttrübung, Husten, Sekretfluß aus der Nase und an den Bronchien, und bei längerer Einwirkung hoher Konzentrationen auch Blutung aus den Luftwegen, Rhinitis und Zerstörungen an der Nasenscheidewand und den Nasenmuscheln, entzündliche Vorgänge an Bronchien und Lungen, Lungenödem, Bronchiolitis.

Die mißbräuchliche Verwendung der verdünnten Säure als Arzneimittel bewirkt Verdauungsstörungen, Koliken usw. und bei nicht ganz normalen Nieren Albuminurie infolge von Nephritis.

Der Tod erfolgt oft bei Bewußtsein unter allgemeiner Prostration, gewöhnlich ohne Krämpfe, die bei Tieren vorkommen, bisweilen unter peritonitischen oder bronchitischen, resp. pneumonischen Symptomen, wenn während des Erbrechens Mageninhalt aspiriert wurde[1]), meist in 3 bis 24 Stunden.

Zieht sich die Vergiftung in die Länge, so bestehen: Erbrechen nach den Mahlzeiten, Dysphagie, oft infolge von Stenosen des Ösophagus, Appetitlosigkeit, Abmagerung, Stuhlverstopfung, Fieber, Albuminurie, Leber- und Milzschwellung, und schließlich kann der Tod durch Eiterungsprozesse oder Pylorusstenose mit Magendilation, d. h. Erschöpfung, erfolgen. Restitution ist möglich.

Sektion: Hautätzungen in der Umgebung des Mundes fehlen. Die übrigen Ätzungen gehen nicht so tief wie bei der Schwefel- und Salpetersäurevergiftung. Erfolgt der Tod innerhalb 48 Stunden, so findet man die ersten Wege entzündet, der Schleimhaut beraubt, in den tieferen Teilen des Mundes Schorfe oder kruppartige Exsudationen, die Magenwand, in verschiedenem Umfange je nach der Magenfüllung, stellenweise nekrotisiert, mitunter schiefrig verfärbt. Die Magenschleimhaut ist fetzig oder stark mameloniert, höckerig und auf der Höhe der Höcker verschorft, die Muscularis hypertrophiert. Das Blut in den prall gefüllten Gefäßen des Magens kann in eine feste schwarze Masse verwandelt sein und die Gefäße sich als starre, feste Leisten erheben[2]). Auch im oberen Darm können noch Ätzwirkungen sichtbar werden, dagegen der Ösophagus nur geringe oder keine aufweisen.

Tritt der Tod spät ein, so findet man Verschorfungen beim Übergange des harten Gaumens in das Velum palatinum, ebensolche Verschorfungen, auch lederartige Stellen an der hinteren Wand des Pharynx, Verätzungen und Schwellung am Kehlkopfeingang, an der Epiglottis und Umgebung, den Stimmbändern usw., tiefe, bis in die Muscularis und darüber hinaus reichende, zottige, gelbbraune, hämatinhaltige oder schiefergraue Schorfe, Geschwüre im brüchigen Ösophagus, in der Höhe der Kreuzungsstelle mit dem Bronchus sinister, Geschwüre an der Cardia, streifenförmige Ätzschorfe an der kleinen Kurvatur zwischen Cardia und Pylorus und tiefe Ringgeschwüre an der Pars pylorica des Magens. Auch die Umwandlung von Teilen der Magenschleimhaut in eine pulpöse Masse oder in eine Eschara unter Zugrundegehen sämtlicher drüsiger Elemente kommt vor. In sehr seltenen Fällen ist die Ätzwirkung der Säure nur am Pylorus wahrnehmbar. Tief in das Duodenum kann sich die Verätzung erstrecken.

---

[1]) Letulle et Vaquez, Arch. de Phys., 1889, Janv. et Avril.
[2]) Schad, Inaug.-Dissert., München 1885. Hier waren 70 g Salzsäure bei vollem Magen genommen worden.

Vom Ösophagus kann sich die Entzündung fortsetzen und z. B. im Mediastinum posticum Phlegmone und Verjauchung, oder Abszesse im Zwerchfell, eiterige Pleuritis oder selbst eine eiterige Infiltration des die Nieren (besonders die rechte) umgebenden Fettgewebes (Phlegmone paranephritica), sowie stellenweise Verschorfung der Nierenkapsel erzeugen. In sehr seltenen Fällen ist der Magen an einer oder mehreren Stellen perforiert[1]). War die Säure sehr konzentriert, so setzt sich ihre sichtbare Ätzwirkung durch P e n e t r a t i o n auch auf die untere Fläche der Leber, die Milz, die Flexura Coli dextra usw. fort. Sie kann z. B. 3—4 mm tief in die Leber eindringen. Auch Fettansammlung in der Leber, dem Herzen und der Niere — wie sonst, so auch hier an sich meist diagnostisch bedeutungslose Symptome — sind gesehen worden. Wenn das Blut sauer befunden worden ist, so ist dies auf einen postmortalen Vorgang zurückzuführen.

N a c h w e i s i n G i f t r e s t e n : Salzsäure gibt u. a. mit Silbernitrat einen in Ammoniak löslichen, weißen Niederschlag. I m E r b r o c h e n e n u n d i m M a g e n i n h a l t e läßt sich die Salzsäure, wenn sie in bedeutender Menge vorhanden ist, durch Destillation dieser Substanzen bei niedriger Temperatur, Wasserdampf oder Luftstrom, nachweisen oder durch fraktionierte Destillation eines alkoholischen Auszuges der Eingeweide und Untersuchung der drei Fraktionierungsprodukte auf Salzsäure, resp. Chlor. Sodann werden die Eingeweide 24 Stunden mit Wasser ausgezogen, der Verdampfungsrückstand mit Alkohol gefällt und sowohl dieser Niederschlag als der Verdunstungsrückstand des überstehenden Alkohols mit Soda geglüht und auf Chlornatrium untersucht. Erhebliche Mengen desselben verraten Salzsäure[2]). Freie Salzsäure kann mit $^1/_{10}$-Natronlauge titriert werden.

B e h a n d l u n g : Entleerung und Auswaschung des Magens mit neutralisierenden Substanzen (Magnesia usta mit viel Wasser oder Schleim angerührt, oder Seifenwasser) und Verabfolgung von Eiweiß, Exzitantien, Opiaten und Eispillen. Strikturen werden durch Bougieren behandelt. Die Pylorusstenose wurde durch die Gastroenterostomie mit Erfolg behandelt.

Brom.

Die aus dem flüssigen Brom sich entwickelnden schweren, r o t b r a u n e n D ä m p f e reizen oder ätzen, wie Brom selbst, Haut und Schleimhäute. Die Reizung der oberen Luftwege kann sofortigen Glottisschluß veranlassen. Das Gewebseiweiß wird durch Brom gefällt. Es tritt wahrscheinlich in dieses an Stelle von Wasserstoff substituierend ein. Rote Blutkörperchen werden dadurch zerstört. Beim Herausnehmen aus einem Transportkasten zerbrach eine Flasche mit Brom, das sich über den ganzen Unterkörper des Arbeiters ergoß. Die entstandenen Verätzungen töteten ihn.

B r o m d ä m p f e haben wiederholt Vergiftungen erzeugt, z. B. in Betrieben, wie Bromfabriken oder chemischen Laboratorien, oder beim Betreten von Räumen, in denen sich von Desinfektionen her noch viel davon fand. Die Mengen von Bromdampf, die in einem Betriebsraume

---

[1]) B u r d e t , Lyon médic. 1895, p. 191.
[2]) V i t a l i , L'Orosi, 1886, Nov., p. 361.

vertragen werden, stimmen mit den beim Chlor angegebenen überein. Nach Einatmung kleiner Mengen entstanden bei einem Manne nach einigen Stunden Brechdurchfall und Leibschmerzen, die bald abklangen, um am anderen Tage einem allmählich schwindenden, masern- bzw. urtikariaähnlichen Ausschlag an Rumpf und Gliedern Platz zu machen[1]). Dieser Hautausschlag läßt erkennen, daß irgendwie aufgenommenes Brom sich für eine Zeit in der Haut fixiert und in ihr als Bromsalz Reizwirkungen hervorruft. In schwerer Einwirkung kommt es zu Braunfärbung der Haut am Munde, Konjunktivitis, Koryza, Speichelfluß, Erstickungsgefühl, Husten, Glottiskrampf, Bronchitis, Heiserkeit und Bronchialasthma. Später können sich schwerere Symptome daran anschließen. Den tödlichen Ausgang einer solchen Einatmung sah man bei einem 1¾jährigen Kinde eines Photographen, das durch Zerbrechen einer Flasche den Bromdämpfen ausgesetzt war. An den Kleidern war die Farbe zerstört. Vom Munde an nach abwärts war die Haut entzündet, gelbbraun. Die Stimme war eine Stunde nach dem fraglichen Vorfall völlig heiser geworden und bis zum Tode geblieben, so daß das Kind nur wimmernde Laute zu äußern vermochte. Atmen beeinträchtigt. Bauchrespiration. Nasenflügelbewegung. Auf Milch war anscheinend Besserung in dem Befinden des anfangs sehr schreienden Kindes eingetreten. Drei Tage später gastrische und Schling-Beschwerden. Abends vorübergehend Zähneknirschen und leichte Zuckungen der Finger. Am sechsten Tage heftiger Anfall von Dyspnoe, der sich abends wiederholte und mit Angst und starkem Herzklopfen verbunden war. In der Nacht erdfahles, verfallenes Gesicht, Zähneknirschen, Verdrehen der Augen, Zuckungen der Finger, Sehnenhüpfen, welche Erscheinungen auf ein warmes Bad etwas nachließen, dann aber immer stärker wurden. Unter Rasselgeräuschen auf der Brust, allgemeinen Konvulsionen mit völliger Besinnungslosigkeit trat am sechsten Tage der Tod ein[2]). Alkoholistische Arbeiter in Bromfabriken bekommen oft Lungenentzündungen.

Nach Einbringen von 10—15 Tropfen flüssigen Broms in den Magen von Tieren zeigen sich: Speichelfluß, Augen- und Nasentränen, Erbrechen, Unruhe, erweiterte Pupillen und depressive Symptome seitens des Nervensystems. Der Tod erfolgt in fünf bis sechs Stunden, selten später, ohne Krämpfe. Bei Menschen erschienen nach Verschlucken von 30 g Brom: Erbrechen, Schmerzen im Magen-Darmkanal, Durchfall, beschleunigtes mühsames Atmen, ein kleiner, gespannter Puls, Speichelfluß, kalter Schweiß, Schwindel, Benommensein, Kollaps. Der Tod erfolgte nach 7½ Stunden[3]).

Sektionsbefund: In dem tödlich verlaufenen Falle durch Bromdampf fand man: Die Haut an Mundwinkeln, Kinn und Hals von Epidermis entblößt, pergamentartig, bläulichweiße Entfärbung an Unterarmen, Händen, Zahnfleisch und Wangenschleimhaut, kleine Blutflecke im Magen, zwei kleine Ätzschorfe in der Nähe der Cardia, einzelne schmutziggrau belegte Stellen im Ösophagus und Rötung der Schleimhaut der Luftwege.

---

[1]) Bruck, Berlin. med. Gesellsch., 1895, 6. Nov.
[2]) Kornfeld, Friedreichs Blätt. f. ger. Medizin, 1883, S. 228.
[3]) Snell, Newyork. Journ. of Medec. 1850, Vol CLXX, p. 340.

Nach Verschlucken von Brom zeigte sich bei einem Menschen die Innenfläche des Magens mortifiziert und mit einer wie gegerbt aussehenden Schicht bedeckt, Bauchfell und Netz entzündet und die Bauchhöhle nach Brom riechend, bei Tieren auch Pseudomembranen in den Luftwegen. Ein geisteskranker Mann, der 90 g reinen Broms verschluckt hatte, wies bei der Sektion auf: graue, trockene Verätzungen der Schlingorgane, in der Bauchhöhle braunschwarze, saure Massen, eine teilweise Zerstörung des in eine schwarze, schmierige Masse verwandelten Magens und oberen Darms. Das Blut in den betroffenen Gefäßen war in schwarze, lakritzenähnliche Zylinder verwandelt.

Nachweis von Brom und Bromiden in Giftresten, Harn, Speichel, Milch und dem Inhalt der danach auftretenden pustulösen Akne usw. Um das gesamte Brom nachzuweisen, wird das Untersuchungsmaterial mit Soda bis zur alkalischen Reaktion versetzt, eingedampft und verkocht. Der wässerige Auszug wird mit Salpetersäure angesäuert und auf Bromionen geprüft: Mit Silbernitrat erhält man einen in heißer Ammoniumkarbonatlösung löslichen Niederschlag, mit Karbolsäure einen weißen, in Alkohol löslichen, kristallinisch werdenden Niederschlag von Tribromphenol und durch Zusatz von Chlorwasser und Chloroform liefert es nach dem Schütteln eine Braunfärbung des letzteren. Erwärmt man 1 ccm der Lösung mit 10 ccm konz. Schwefelsäure und 1 g Kaliumbichromat oder Kaliumpermanganat und leitet die Dämpfe über einen mit fuchsinschwefliger Säure getränkten Papierstreifen, so färbt sich dieser blauviolett. Die Violettfärbung kann auch für eine quantitative kolorimetrische Bestimmung benutzt werden[1]). Ohne Verkohlung lassen sich Bromionen im Harn so nachweisen: Zehn ccm werden in einem enghalsigen Kölbchen mit Schwefelsäure angesäuert und im Überschuß mit Kaliumpermanganat versetzt. In den Hals des Kolbens bringt man ein mit p-Dimethylphenylendiamin getränktes Filtrierpapier und erwärmt die Flüssigkeit. Bei Gegenwart von Brom entsteht auf dem Papier ein Farbenring, der innen violett ist und an den Rändern durch Blau in Grün und Braun übergeht. Die Reaktion zeigt noch 0,001 Natriumbromid in 100 ccm Harn an. Fügt man zu bromidhaltigem Speichel oder Urin ein wenig Chromsäure oder Schwefelsäure, erwärmt zum Kochen und hält ein mit Fluoresceïn gelb gefärbtes Filtrierpapier darüber, so tritt Rötung desselben ein.

Brom kommt normal nicht im Körper vor. Der Bromgehalt des Gehirns und anderer Organe dürfte im wesentlichen auf den Gehalt bromhaltigen Blutes bezogen werden[2]). Das Gehirn scheint keine besondere Anziehungskraft für Brom zu haben.

Behandlung der innerlichen Bromvergiftung: Stärkekleister oder Eiweißlösungen, ev. eine 0,5 prozentige Karbolsäurelösung (0,05 g pro dosi in Lösung). Gegen Bromdämpfe: Inhalationen von Ammoniak. Örtliche Verätzung mit Brom ist durch einprozentige Karbolumschläge zu behandeln.

Bromide.

Die Bromalkalien (Bromkalium, Bromnatrium usw.) weisen die gleichen toxischen Wirkungen auf. Sie gehen auf den Fötus über. Man findet

---

[1]) Wünsche, Arch. f. exper. Path. u. Pharmak., 1919, S. 328.
[2]) Authenrieth, Münch. med. Wochenschr. 1918, S. 33.

z. B. Bromkalium im Harn des Neugeborenen, wenn die Mutter es in
Mengen von 3—5 g eine halbe Stunde vor der Niederkunft eingenommen
hat. Das Neugeborene scheidet es in sehr geringer Menge in 48—60 Stunden aus. Eine Frau nahm seit drei Jahren und während ihrer Schwangerschaft täglich 2 g und im ganzen 1 kg Bromkalium ein. Sie setzte den Gebrauch des Mittels auch noch während des Nährens fort. Das Kind erschien
nach 19 Tagen sehr abgemagert, seine Haut schlotterte wie ein leerer Sack
um die Schenkel. Auf äußere Reize reagierte es nicht. Der Ausdruck seines
Gesichts war greisenhaft, die Färbung bläulich. Die Atmung war auf zehn
Atemzüge verlangsamt. Es schlief ununterbrochen und erwachte nur des
Morgens und des Abends für kurze Augenblicke, wo es die Brust nahm.
Im Bade schrie es mit hoher, pfiffartiger Stimme. Es erfolgte Genesung,
nachdem sich noch Brom-Hautleiden, Erysipel im Gesicht, Pusteln und
Abszesse in der Hand, der Sohle, den Gliedmaßen eingestellt hatten. Durch
den Übergang in die Milch kann der Säugling bromvergiftet werden, wenn
die Mutter Bromsalz einnimmt[1]).

Vereinzelt zeigen Menschen Toleranz für das Mittel[2]). Ein Morphinist
erhielt 31 g Bromkalium in etwa 7 Stunden. Keinerlei Zeichen einer Einwirkung waren zu erkennen. Dagegen stellten sich bei einer Frau, die
in einigen Stunden vom Bromnatrium 60 g genommen hatte, um Kopfweh
zu beseitigen, ein: Somnolenz und Schlaf für zwei Tage. Nach dem Erwachen war sie völlig amnestisch, sprach langsam und unzusammenhängend, unartikuliert, und die Bewegung war gestört. Die Wiederherstellung dauerte zehn Tage. Durch Verwechselung nahm man für das
Brotbacken statt Kochsalz Bromkalium. Dadurch erkrankten acht Glieder
einer Familie, darunter ein Säugling, mit Mattigkeit, Schlafsucht, Abnahme
des Gedächtnisses und Veränderungen des ganzen psychischen Verhaltens[3]).

Den Tod bewirkten Bromsalze wiederholt[4]). So beobachtete ich ein
zweijähriges Kind, das nach dem Einnehmen von 3 g Bromnatrium in
24 Stunden starb. Ein zehnmonatiges keuchhustenkrankes Kind ging
durch versehentliche Einführung von vier Gramm-Dosen Bromkalium, und
ein angeblich an Delirium tremens leidender Gefangener durch drei solcher
Dosen zugrunde. Auch 75 g in 2 Tagen, und etwa 3 g täglich, vier Wochen
lang, gebrauchtes Bromkalium töteten, ebenso wie dieses Ende nach
zwanzigtägiger Einführung von 11 g, indirekt durch den dadurch erzeugten
Bronchialkatarrh eintrat[5]). Ein Mann nahm in 1½ Tagen gegen 100 g
B r o m n a t r i u m. In tiefem Schlaf mit leichter Zyanose, etwas Trachealrasseln und beschleunigter Atmung wurde er ins Krankenhaus gebracht.
Am zweiten Tage stellte sich doppelseitige Lungenentzündung ein, am
vierten starb er.

D e r   c h r o n i s c h e   G e b r a u c h, den man nicht nur bei Epileptikern, sondern auch bei Nervösen recht oft findet, kann mancherlei
Krankheitsbilder hervorrufen. Schon bei T i e r e n veranlassen häufig
verabfolgte größere Bromkaliummengen: Körperverfall, Verminderung der

---

[1]) L o e w y, Wien. med. Presse 1880, S. 9071. — C o m b y, La Presse
médic. 1912, Nr. 37.
[2]) L. L e w i n, Die Nebenwirkungen, 3. Aufl., S. 155.
[3]) G r a l k a, Klin. Wochenschr. 1924.
[4]) L. L e w i n, l. c.
[5]) L. L e w i n, l. c.

roten, Vermehrung der weißen Blutkörperchen, Verminderung des Blutfibrins, Fettdegeneration des Herzmuskels, der Leber und der Nieren, Lähmung und angeblich auch erkennbare Veränderungen im Nervensystem, Rückenmark usw.[1]). Die letzteren halte ich für sehr unwahrscheinlich. Bei Menschen zeigen sich nach hohen arzneilichen Dosen, die immer unvernünftig sind, weil Brom länger und hartnäckig im Körper verbleibt und nur langsam durch die Nieren ausgeschieden wird, besonders unangenehme Störungen. So wies ein Kranker, der in einigen Monaten 1100 g Bromkalium verbraucht hatte, einen Zustand auf, der von Ärzten für allgemeine progressive Lähmung der Irren gehalten wurde. Eine Epileptikerin, die 2½ Wochen lang 11 g Bromkalium verbraucht hatte, wies auf: Benommenheit und artikulatorische Sprachstörung, sowie Störungen der Schrift, Suchen nach Worten, Halluzinationen vorwiegend des Gesichts, hochgradige Störung der Merkfähigkeit. Bei anderen erschienen Neigung zu Ptosis der Lider mit, auch halbseitigen, Lähmungssymptomen, sowie melancholische oder maniakalische Zustände, Abstumpfung von Sensibilität und Reflexerregbarkeit, Muskelzittern, ferner Magenschmerzen, Erbrechen auch von Blut, Durchfälle mit Koliken, Heiserkeit und Aphonie, Herzklopfen auch mit Unregelmäßigkeit der Herzarbeit, Störungen in der Harnentleerung. Ob hierfür oder für andere, auch nervöse Äußerungen des Bromismus eine kochsalzarme Nahrung fördernd wirkt, kann immer noch nicht als sicher gelten. Ich nehme es nicht an. Die geschilderten depressiven Symptome können begleitet sein von fötidem Geruch aus dem Munde, Appetitverlust, Hustenparoxysmen, Herabsetzung des Geschlechtstriebes, Gelbfärbung des Gesichts. Vereinzelt wollte man den Verlust der oberen Schneidezähne als Folge des Bromismus ansehen. Das Sehvermögen leidet bisweilen. In einem Selbstversuche erschien Gesichtstrübung nach 1½ Stunden. Beobachtet wurde ferner vorübergehende Blindheit mit Blässe der Papille und Verengerung der Retinalgefäße, Chromatopsie, Diplopie, auch einseitige Mydriasis. Ein Morphinist, dem man 93,5 g Bromkalium in weniger als 28 Stunden gereicht hatte, bekam danach eine schleimigeitrige Blepharoconjunctivitis[2]).

Am häufigsten stellen sich Hautausschläge wahllos an den verschiedensten Körperstellen (Gesicht, Kopfhaut, Brust, Rücken usw.) und verschiedenartigster Gestaltung[3]) ein, darunter auch das bisweilen sehr in die Tiefe dringende Bromoderma tuberoulcerosum, rasch auftretende papillarförmige, warzenartige Geschwülste an Ober- oder Unterschenkeln, bisweilen bis zu 11 cm im Durchmesser haltend, oder eigentümlich fungös aussehend und mit einem schmierigen Belag versehen. Andere Bromeinnehmer bekamen Erytheme oder Akneformen, oder erysipelasähnliche Knötchen, oder blasenförmige Ausschläge, oder auch eine eiterige oder brandige Dermatitis, oder umfangreiche Infiltrationen, oder warzenförmige Gebilde. Selten sind Schleimhäute, z. B. die Konjunktiva, von Knötchen befallen.

Es kommt vor, daß auch nach einer relativ langen Toleranz, zumal

---

[1]) Pandi, Pester med.-chir. Presse 1893, S. 780.
[2]) L. Lewin in Lewin u. Guillery, Die Wirkungen von Arzneimitteln und Giften auf das Auge, 2. Aufl., 1913, Bd. I, S. 105.
[3]) L. Lewin, Nebenwirkungen, S. 155. Hier gab ich zuerst eine Systematik der toxischen Hautausschläge.

Ausfallssymptome seitens des Zentralnervensystems, wie Lähmungen, Sprachstörungen, Benommensein u. a. m. einsetzen. Es kann als wahr gelten, daß im allgemeinen die Zeichen des Bromismus nach dem Aussetzen des Mittels schwinden. Es kommt aber auch vor, daß an dem einmal vorhandenen Zustand sich nicht nur nichts ändert, sondern allmählicher Körperverfall zum Tode führt.

Sedobrol, ein wesentlich aus Bromnatrium und pflanzlichen Extraktivstoffen bestehendes Präparat, rief bei einem vierjährigen Mädchen hervor: ausgesprochene Schlafsucht, Benommenheit in wachem Zustande, stammelnde Sprache und taumelnden Gang[1]).

Jod.

Jod, bzw. dessen Dämpfe und seine Lösungen in Alkohol oder in Jodkalium (Lugolsche Lösung) oder Glyzerin erzeugten akute Vergiftungen durch Selbstmord, Zufall, in Gewerben oder bei der arzneilichen Anwendung (Jodpinselungen, Einspritzungen in Geschwülste, Ovarialzysten usw.), während chronische Vergiftungen sowie Nebenwirkungen zumeist mit Jodsalzen vorkommen. Zwölf Stunden nach mehrfacher Joddesinfektion eines Operationsfeldes kam eine tödliche, mit Purpura einhergehende Jodvergiftung zustande[2]).

Freies Jod geht leicht in die Blutbahn von der Haut, Schleimhäuten, Kanälen, Wunden aus, und verbreitet sich sehr schnell im Körper. Die Ausscheidung erfolgt durch alle sekretorischen Drüsen: Magen-Darmdrüsen, Harn, Speichel — nach Einspritzung von Jodtinktur ist in dem letzteren schon nach fünf Minuten Jod nachweisbar — Talgdrüsen, Schweiß, Milch, Tränen, Galle, Nasenschleim usw. Nach 0,5 g Jodkalium dauert die Ausscheidung etwa 40 Stunden, nach drei innerhalb 10 Stunden genommenen Mengen 70 Stunden. Das beim Jodschnupfen abgesonderte Nasensekret enthält Jod, das ca. 1—1,5 Prozent der aufgenommenen Menge entspricht. Aufspeicherung vollzieht sich in Drüsen mit innerer Sekretion, Leber, Gehirn. Jod geht in das Fruchtwasser über und ist im Mekonium des Neugeborenen zu finden. In syphilitisch erkrankten Drüsen, tuberkulösen Geweben usw. findet sich viel mehr Jod als im Blute.

Mit Eiweiß geht Jod eine lockere Verbindung ein. Oxyhämoglobin wandelt sich dadurch in Hämatin um. Rote Blutkörperchen werden zerstört. Die tödliche Dosis für Jod beträgt 3—4 g, für Jodtinktur 20 bis 30 g. Doch sollen einmal über 100 g der letzteren ohne Schaden getrunken worden sein.

Jodtinktur, innerlich in großen Dosen genommen, erzeugt: ein Gefühl von Zusammengeschnürtsein im Schlunde, Brennen im Munde und Schlunde, Erbrechen dunkelgelber, oder beim Vorhandensein stärkemehlhaltiger Speisen im Magen blauer Massen, reißende Magenschmerzen, Kleinheit des Pulses, Ohrensausen, Leichenblässe, diarrhöische, resp. blutige Entleerungen, Anurie, Kollaps und den Tod. Dieser erfolgte nach Einnehmen von 120 g Jodliniment in 12 Stunden. Der gewöhnliche Ausgang ist jedoch die Heilung.

---
[1]) Ochsenius, Medizin. Klinik 1921.
[2]) Rowell, Surgic. gynecol. and obstetr. Journ. 1923, T. XXXVI.

Nach Injektion von Jodtinktur oder einer Jodjodkaliumlösung in Körperhöhlen oder Geschwülste (Kröpfe, Spina bifida) usw. oder Aufpinseln von Jod auf die Haut beobachtete man: polymorphe Hautausschläge, mit oder ohne Schwellung, Blasen mit serösem oder blutigem Inhalt, durch Jodkollodium- Gangrän an einem Finger, durch Pinseln mit Jodtinktur am Hoden Gangrän der Haut desselben, und resorptiv: fadenförmigen schnellen Puls, Zyanose, anhaltendes Erbrechen jodhaltigen Mageninhaltes, heftigen Durst, Schluckbeschwerden, brennende Schmerzen im Hypogastrium, Koryza, Nasenbluten, Speichelfluß, Durchfall, Harndrang, Dysurie, Anschwellung der Augenlider, Sehstörungen, Schmerzen im Kehlkopf und Aphonie, Todesahnungen, mitunter hohes Fieber und Albuminurie, Cylindrurie, Hämoglobinurie. So behandelte Kröpfe können durch Schwellung zu Erstickung Anlaß geben, auch in Eiterung und Brand übergehen. Einspritzung von Jodlösungen bei Netzhautablösung rief Iridochorioiditis, Glaskörpertrübung usw. hervor. Starke Bepinselung von Drüsengeschwülsten in der Regio parotidea schuf nach fünf Stunden gastrointestinale Störungen, am anderen Morgen einen kleinen, sehr schnellen Puls, brennende Schmerzen im Hypogastrium, Urinverhaltung. Der Tod erfolgte bei erhaltenem Bewußtsein nach 30 Stunden. In den Organen fand sich keine Veränderung. Der Urin war jodhaltig. Jodpinselung in der Mundhöhle kann Schwellung und Ätzung des Gaumens und der Schleimhaut sowie Periostitis alveolaris veranlassen. Eine Frau, die zweimal die linke Gaumenmandel mit Jodtinktur gepinselt hatte, bekam nach drei Tagen ein fluktuierendes Ödem unter dem linken Kiefer und brandige Veränderungen der ganzen Mandel bis in das Gaumensegel hinein, neben dauernden Schmerzen und schwerem Allgemeinleiden. Dann setzte, nach einer scheinbaren Besserung von 24 Stunden, Fieber von 39,5° C ein, das Ödem ging zurück, aber der Brand bekam einen grauen, diphtherieartigen Überzug. Man entfernte die Membranen und spritzte Diphtherieheilserum ein, worauf die Frau am andern Morgen prompt tot war.

Ein Kranker starb an einer durch eine Jodinjektion in einen Kropf veranlaßten Pneumonie. Der Tod kann unter Dyspnoe bald nach der Einspritzung oder nach 14—30 Stunden oder erst nach mehreren Tagen unerwartet ohne Konvulsionen durch Herzlähmung eintreten.

Die Verwendung von Jodtinktur zu desinfektorischen Wirkungen an der menschlichen Haut hat wiederholt schwere Vergiftungen erzeugt. So haben angeblich auch Joddämpfe, die von der so behandelten Haut emanierten, nicht den Kranken, wohl aber den Arzt und das ärztliche Personal mit Schwindel, Ohnmacht, Krämpfen und Zyanose der Lippen vergiftet[1]). Hier lag der vergiftende Stoff wohl in einem gifttragenden Alkohol. Ausgedehnte Jodpinselungen des Operationsfeldes haben einen Jodtod herbeigeführt. Er trat in einem Falle zwölf Stunden später ein und war von einer Purpura begleitet. Nachdem — in unzulässiger Weise — vor einer Leistenbruchoperation der Unterleib von der Leistenbeuge bis zum Nabel und seitlich bis zu den Spinae mit einer zehnprozentigen Jodtinktur eingepinselt worden war, entstanden in der

---

[1]) Weichert, Klin. therap. Wochenschr. 1922.

Nacht nach der Operation: Erythem, Fieber von über 40° C, Krämpfe, Durchfälle, Strabismus divergens, dann am Morgen des dritten Tages Somnolenz, Stertor und Tod. Man fand Leber und Milz geschwollen, erweicht, brüchig.

Sektion: Bei der schnell tödlich verlaufenden akuten, innerlichen Jodvergiftung fanden sich Pseudomembranen am Gaumensegel, im Kehlkopf, im Ösophagus, dessen Schleimhaut geschwollen oder phlegmonös eitrig angetroffen wurde. Die Magen- und Duodenalschleimhaut kann geschwollen und von Effloreszenzen und Geschwüren durchsetzt sein, auch wenn Jod auf andere Weise als per os dem Körper beigebracht wurde. Bei Purpura jodica fand man einen Bluterguß im Gehirn. Bei Tieren findet sich nach Einführung von Jodsäure und deren Salzen fettige Entartung der Leber.

Nachweis: Jod wurde in jedem Organ des Körpers qualitativ und quantitativ nachgewiesen. Die größte Menge findet sich jedoch in der Schilddrüse. Bei einem Durchschnittsgewicht der letzteren von 7,2 g fand sich in ihr 4,04 mg Jod. In Kröpfen schwankt der Gehalt zwischen 5,5 und 11 mg[1]). Jod wird durch Chloroform oder Schwefelkohlenstoff violettrot gelöst und durch Stärkekleister blaugefärbt. Aus Salzen, z. B. Jodkalium, machen es wenig Chlorwasser oder salpetrige Säure frei. Zu 10 ccm Harn werden 10 ccm konzentrierter Salzsäure (sp. Gew. 1,19) und 2 ccm zehnprozentige Kupfersulfatlösung gesetzt und mit 2 ccm Chloroform ausgeschüttelt. Dieses färbt sich violett. Die Empfindlichkeit liegt bei 0,006 Prozent Jodkalium[2]). Aus organischen Massen, in welchen sich Jod in gebundenem Zustande befindet, kann es durch Glühen nach Zusatz von Ätzkali, Auslaugen der Schmelze mit Alkohol und Lösen des alkoholischen Verdampfungsrückstandes in Wasser, Neutralisation mit Schwefelsäure und Anstellen obiger Reaktionen erkannt werden.

Behandlung der akuten Jodvergiftung: Stärkeabkochungen, Eiweiß und das selbst in größeren Dosen ungiftige, gelöste unterschwefligsaure Natron. Es bildet sich dadurch Jodnatrium und tetrathionsaures Natrium: $2 Na_2S_2O_3 + 2J = 2 NaJ + Na_2S_4O_6$. Bei einem Kinde, das etwa 15 g Jodtinktur verschluckt hatte, gelang die Wiederherstellung durch 2 g Natriumthiosulfat in 150 g Wasser.

Jodide.

Jodsalze steigern die Leistungen des Organismus, die in direkter Beziehung zur Aufspaltung des Eiweißmoleküls und vielleicht auch der Weiterverarbeitung von dessen Spaltprodukten stehen. Stickstoff- und Phosphorsäureausscheidung wachsen. Dies deutet auf eine gesteigerte Zersetzung von Nukleinen der Kernsubstanzen hin. Hierfür sind aber auch verhältnismäßig große Joddosen erforderlich, durch die gleichzeitig auch der Grundumsatz gesteigert wird[3]). Dieses experimentelle Ergebnis, das meinen Erfahrungen nach z. B. auch für Quecksilber und manche andere,

---
[1]) Weiss, Münch. med. Wochenschr. 1937, Nr. 1.
[2]) Jolles, Berl. klin. Wochenschr. 1913, S. 1903.
[3]) Hesse, Arch. f. exp. Path. u. Pharmak., 1924 Bd. 102.

der Gruppe der Alterantia zugehörigen Stoffe Geltung hat, erklärt nicht die zum Teil so sonderbaren Jodalkaliwirkungen[1]).

Die Einatmung von Joddämpfen ruft Husten, Schnupfen, Augentränen, Nasenlaufen, Schwellung der Regio parotidea, Kopfschmerzen, vorübergehende Benommenheit, Schwindel (Ivresse jodique), Ohrensausen und Funkensehen hervor. Eine chronische Jodvergiftung kommt als Kachexie und Darniederliegen der Ernährung bei Arbeitern vor.

Nach dem therapeutischen innerlichen und äußerlichen Gebrauch der Jodsalze[2]) — auch zur Abtreibung sind sie vereinzelt benutzt worden[3]) — entstehen bisweilen außer der katarrhalischen Entzündung der Nasenschleimhaut, die sich auf die Choanen, die Sinus frontales und die Highmorshöhlen erstrecken kann (Jodschnupfen), ferner derjenigen der Schleimhaut der Luftwege (Jodasthma), außer Speichelfluß, Nasen- und Lungenblutungen, Glottis- und Larynxödem, Aphonie, Hämoptoë, Tachykardie, akute Thyreoiditis (Jodothyreoidismus, Jod-Basedow, „Thyreotoxikose") — ev. schon nach zwei Eßlöffeln einer fünfprozentigen Jodkaliumlösung, oder ein tödlicher Ausgang bei einer Strumösen, nachdem 9 g Jodkalium in vier Wochen verbraucht worden waren, unter Kachexie, Tachykardie usw.[4]). Die „Thyreotoxikose" kann auch nach relativ kleinen Jodkaliummengen entstehen und zum Tode führen. Das wesentlich hierbei wirkende ist meiner Auffassung nach das Jod, und in zweiter Reihe erst irgendein aus der kranken Thyreoidea mobil gemachter Stoff. Ich habe dargelegt, daß, um das Jodniveau zu erhalten, einige Milligramme Jodsalz in vierzehn Tagen ausreichen[5]). Der dauernde Gebrauch von „Halkajod", dem jodhaltigen Siedespeisesalz, an Stelle des gewöhnlichen Speisesalzes, rief wiederholt bei Strumösen schwere Vergiftung hervor: hohe Pulszahl, vasomotorische Erregbarkeit, Schweiße, Tremor, psychische Labilität, Glykosurie, Albuminurie, Azetonurie, Verminderung der Zahl der roten Blutkörperchen. Eine Frau litt an alter rezidivierender Endokarditis geringen Grades, die aber niemals zu Insuffizienzerscheinungen geführt hatte. Durch den Genuß des im freien Handel käuflichen Halkajods entstand bei ihr, die besonders disponiert war, eine Thyreotoxikose, die durch Herzbeeinflussung zum Tode führte[6]). Als weiteres können Jodsalze hervorrufen: Polyurie oder Oligurie, Hämaturie und Albuminurie, Melaninurie, und noch: Trübung des Sehvermögens, bis zu Blindheit nach Jodpemphigus, Blutungen in die Netzhaut, Keratitis, Linsentrübung usw.[7]), Gewebsschwellung an den ver-

---

[1]) So werden z. B. bei wachsenden Tieren durch Jodkali und Jodnatrium die Schilddrüsen im Wachstum gehemmt und statt der Drüsensubstanz entwickeln sich Fett- und Bindegewebe. Bei erwachsenen Tieren tritt beim Jodkaligebrauch eine kolloide Entartung und Atrophie des Drüsenepithels, bei Jodnatriumgebrauch eine entzündliche Wucherung des interstitiellen Bindegewebes ein. Ähnliches vollzieht sich auch in anderen Drüsen.

[2]) L. Lewin, Die Nebenwirk. der Arzneimittel, 3. Aufl.

[3]) L. Lewin, Die Fruchtabtreibung durch Gifte, 4. Aufl.

[4]) Roth, Deutsch. Arch. f. klin. Mediz., 1924, Bd. 144.

[5]) L. Lewin, Veröffentlichungen aus dem Gebiete der Medizinalverwaltung, Bd. XXIII, 1927, S. 53.

[6]) Bennhold, Münchener med. Wochenschr. 1925, S. 1148. — Wießmann, ebenda 1925.

[7]) L. Lewin, Wirk. von Arzneimitt. u. Giften auf das Auge, 2. Aufl.

schiedensten Körperteilen und vielgestaltige Hautausschläge bis zum Erythema nodosum und zu Pemphigusformen. Die Knoten in der Haut (Jododerma tuberosum) können bis zu Handtellergröße wachsen. Auch Hautblutungen und Hautgangraen kann entstehen. Zu den Hautveränderungen können sich andere Symptome, wie Perikarditis, gesellen und in den Tod führen. Von nervösen Störungen erscheinen bisweilen: Zittern, Nystagmus, Parese von Gliedern, Hemiplegie, Brustbeklemmung und Schmerzanfälle in verschiedenen Nervenbahnen, auch im Trigeminus. Nach längerer Einführung selbst kleiner Dosen kann Jodkachexie oder der konstitutionelle Jodismus auftreten, der sich durch fahle Hautfarbe, Abmagerung, Schwund des Fettes und in seltenen Fällen auch der drüsigen Organe (Brustdrüsen, Hoden), durch gestörte Verdauung, Herzklopfen, allgemeine Körperschwäche, sogar auch durch vorübergehende Lähmung der Extremitäten kundgibt. Es sind auch zweifellose Todesfälle nach arzneilichem Gebrauche der Jodsalze beobachtet worden. Bei einem Nephritiker erfolgte der Tod nach Verbrauch von zehn Tagesdosen zu 1 g Jodnatrium, in einem anderen Falle nach einem mehrwöchentlichen Tagesverbrauch von 4 g.

Gegen die Gastroenteritis: Eis, schleimige Getränke, Opiate, Extr. Belladonnae, Schröpfköpfe, Blutegel, Analeptica. Die Nebenwirkungen, die nach medizinalem Jodgebrauch auftreten, verschwinden nach dem Aussetzen des Mittels. Bei Jodkachexie ist für eine Hebung der Ernährung und Vermeidung ferneren Jodeinflusses zu sorgen. Sulfanilsäure ist gegen Jodismus absolut unwirksam. Sie bindet nur im Buche salpetrige Säure.

Jodtrichlorid. Dieses 54,4 Prozent Jod enthaltende Produkt ist flüchtig, riecht durchdringend, stechend, reizt zu Husten und Tränen. Auch wässerige Lösungen geben freies Jod ab, so daß Resorption und Wirkung sich stark vollziehen müssen. Es ist ein Irrtum, zu glauben, daß die subkutane Injektion von mehreren Kubikzentimetern einer einprozentigen Jodtrichloridlösung harmlos sei.

Fluor.

Die Fluorwasserstoffsäure oder Flußsäure (HFl) veranlaßte einmal zu 15 g eine in einer halben Stunde tödliche Vergiftung beim Menschen. In einem weiteren, tödlich verlaufenen Falle war eine 15prozentige Flußsäure genommen worden[1]). Auch durch Trinken von Ätztinte kommen tödliche Vergiftungen vor[2]). Ein Glasätzer, der aus Übermut einen Eßlöffel voll verdünnter Flußsäure mit 9,2 Prozent HFl getrunken hatte, wurde blaß, kalt, erbrach und starb nach einer Stunde.

Flußsäure wirkt von allen anorganischen Säuren am heftigsten auf tierische Gewebe ein und erzeugt z. B. an den Fingern mehrtägigen Schmerz, Fieber und Schlaflosigkeit, weiße, sich mit Eiter füllende Blasen und indurierte, langsam vernarbende Geschwüre. Flußsäure darf nicht in verzinkten Kannen gehalten werden. Es entsteht Wasserstoff, der den Korkverschluß und Flußsäure herausschleudern und Arbeitern Ätzwunden schaffen kann.

---

[1]) Stevenson, Brit. med. Journ. 1899, p. 1376.
[2]) Festschr. des Allgem. Krankenhauses Hamburg, 1912.

Eine ca. 6prozentige Lösung bewirkt im Munde ein stechendes Gefühl, Mortifikation des Epithels und 10—30 Tropfen davon eingenommen: Brennen und Konstriktionsgefühl im Schlunde, Magendrücken, Aufstoßen und Würgen, Erbrechen und Mattigkeit. Wird die Flußsäure in konzentriertem Zustande in den Magen zu ca. 15 g eingeführt, so folgen Erbrechen und andere Symptome korrosiver Gifte und der Tod in 35 Minuten[1]). Die Atmung überdauert die Herzarbeit.

Bei der Sektion wurden Zunge, weicher Gaumen, Epiglottis und Ösophagus vom Epithel entblößt und die Magenschleimhaut ecchymosiert und schwarz von Hämatin befunden. Eine saure Reaktion des Herzblutes halte ich nicht für möglich, sofern dies nicht einen postmortalen Effekt darstellt. Auf dem Perikardium fanden sich kleine Ecchymosen.

Die Inhalation verdünnter Fluorwasserstoffsäure bewirkt Reizung der getroffenen Schleimhäute mit Brennen und Stechen, Nasenlaufen, Tränenfluß, Husten, sowie Schleimhautblutungen. Dazu können sich Erbrechen, Koliken, zerebrale Symptome, Sehstörungen u. a. m. gesellen. Ein Pferd, das in einen Abzugskanal einer chemischen Fabrik eingebrochen war und dort diese Dämpfe 10 Minuten eingeatmet hatte, bekam Unruhe, Schweiß, Dyspnoe, Mydriasis, Lähmung der Hinterhand und verendete nach vier Stunden.

Das Fluornatrium (NaF) koaguliert nicht Eiweiß. Trotzdem ist es mit starken örtlichen Wirkungen versehen. Nerven und Muskeln des Frosches sterben in Lösungen desselben ab. Die Cornea wird dadurch bei längerer Einwirkung getrübt. Zu 0,5 g : 15 Wasser Hunden in den Magen gebracht, erzeugt es Erbrechen. Dem Tode von Tieren, die durch Fluorkalium vergiftet werden, gehen Beschleunigung der Atmung und Konvulsionen voraus. Junge Hunde, die mit Fluornatrium enthaltendem Futter ernährt werden, bekommen schnell Karies der Zähne sowie große Porosität der Extremitäten-Knochen. Bei ältern, ebenso behandelten, werden die Knochen weiß und weisen an angeschliffenen Flächen eine glitzernde Spiegelung auf. Die Haversschen Kanäle der kompakten Knochensubstanz und die Lücken der Spongiosa enthalten Würfel und Oktaeder von Fluorkalzium. Es mag hier darauf hingewiesen sein, daß früher Fütterungsversuche mit Fluornatrium angestellt wurden, um einen Zusammenhang des Fluors mit dem Entstehen des Kropfes darzutun. Das Fluorkalzium des Trinkwassers sollte die direkte Ursache sein. Entscheidendes ergab sich nicht. Der Tod der Warmblüter erfolgt durch Lähmung der Atmung, die anfangs beschleunigt und vertieft ist. Sopor und Schwäche sind hauptsächlich als Folge der Lähmung der Gefäßnervenzentren aufzufassen.

In der Umgebung von Industrieanlagen, die Fluor in die Atmosphäre entweichen lassen, leiden die Pflanzen erheblich, und durch Fressen stark fluorhaltiger Pflanzen leidet das Vieh an Fluorose oder Fluorkachexie, bei der der Fluorgehalt der Knochen erhöht ist. In Wochen oder Monaten kann der Tod solcher Tiere erfolgen, wenn das Futter etwa 0,1—1 Fluor auf 1000 enthält.

Ein Gehalt von 0,1—1 pro mille im Heu tötet die Tiere in einigen Wochen. Das Halogen reichert sich im Knochen an.

---

[1]) King, Transact. of the patholog. Society, Vol. XXIV, p. 98.

Nach Einnehmen von 0,25 g Fluornatrium in Lösung entstanden bei Menschen Magenschmerzen, Nausea, Erbrechen, Durchfall, 1½stündige, durch Atropin nicht zu beeinflussende Salivation und Hautjucken. Solche Symptome beobachtete man auch nach Genuß von Pfannkuchen, in die versehentlich Natriumfluorid gelangt war. Es waren 0,2—0,25 g genommen worden[1]). Größere Mengen erzeugen nicht viel anderes. Nach 1 g kamen auch Kopfschmerzen, und nach etwa 5 g neben anderen Symptomen Herzschwäche. Der Tod soll nach 10 g, aber noch nach 50 g Wiederherstellung erfolgt sein. Von vier durch 5—10 g Fluornatrium vergifteten Frauen — darunter eine, die das Mittel zum Selbstmord, die anderen durch Verwechselung nahmen — starben drei nach 45 Minuten bis vier Stunden unter Leibschmerzen, Erbrechen, Durchfällen und Muskellähmung.

Nach **intravenöser Beibringung** von 0,2—0,25 g Fluornatrium entstehen, bis zu zwanzig Stunden Dauer: Durst, Erbrechen, Fieber, Zittern, Unruhe, und nach geringerer Dosis heftige Magenschmerzen.

Chronische Aufnahme auch kleiner Mengen der Fluoride in damit konservierten Nahrungs- und Genußmitteln („Krysoleïn" für Butter, „Remarkol" für Wein, „Salufer" für Fleisch, für das letztere auch **Kieselfluornatrium**, s. dieses) ist unstatthaft, weil dadurch unliebsame Vergiftungen mit Magen-, Darm- und Nierenreizung, oder auch Schmerzen und Schwellung an Gliedmaßen, z. B. durch **Fluor-Bier** zustande kommen können[2]).

Nachweis: Die **Fluorwasserstoffsäure** ätzt Glas. Die löslichen Fluoride geben mit Kalziumchlorid in Ammoniaksalzen lösliches Kalziumfluorid. Mit Schwefelsäure liefern die Fluoride glasätzende Fluorwasserstoffsäure.

Behandlung der Flußsäurevergiftung: Eiweiß, Milch, schleimige Getränke, Eispillen, Opiate, Kokain (0,05 : 500), ev. auch das Kalziumchlorid (5—10,0 : 150,0 Wasser). Für die Behandlung der **Fluornatrium-Vergiftung** kämen Magenspülungen mit Kalkwasser oder dünnen Lösungen von Chlorkalzium in Frage.

Fluorsilber ätzt und wirkt sonst wie Fluoralkalien.

Die **organischen Fluorverbindungen**, wie **Methylfluorid** und **Äthylfluorid** wirken wie Fluornatrium. Meerschweinchen sterben bei einem Gehalt der Atmungsluft von 7 Prozent **Äthylfluorür** unter Erregung, Atembeschleunigung, Paraplegie. Das Herz pulsiert noch lange nach dem Tode. **Azetylfluorid** spaltet sich an Schleimhäuten in Flußsäure und Essigsäure und erzeugt bronchitische Zustände und Blutspeien[3]).

Wasser. Beim Hunde veranlassen 170 ccm **destillierten Wassers** pro Kilo Körpergewicht und beim Kaninchen 100 ccm intravenös injiziert, den Tod, und schon Dosen von 25 und 20 ccm pro Kilo genügen, um ev. in wenigen Tagen unter Störungen der Respiration, Zirkulation, Hämaturie und Entkräftung den Tod herbeizuführen.

---

[1]) Hérissey, Journ. Pharmac. et Chemie 1919, XX, 334.
[2]) Hagemann, Vierteljahrschr. f. ger. Medizin 1902, S. 347.
[3]) Heusler, Aromat. Fluorverbindungen, Bonn 1887. — Moissan, Acad. des Sciences, 17. Décembre 1888.

Von dem gewöhnlichen Wasser muß man, um den Tod herbeizuführen, beim Kaninchen 90—100 ccm pro Kilo Körpergewicht, beim Hunde 170 ccm injizieren, aber im Gegensatze zum destillierten wirkt das gewöhnliche Wasser schon nicht mehr tödlich bei Injektion von 120 ccm für den Hund und 80 ccm für das Kaninchen. Bei diesen Dosen und darunter hat es keine toxischen Wirkungen mehr[1]).

Wasserstoffsuperoxyd (H_2O_2) ist vom Magen aus ungiftig. Nach subkutaner Injektion kleiner Mengen entsteht Dyspnoe, nach großen sterben Kaninchen unter rasch anwachsender Dyspnoe, bekommen Krämpfe, Exophthalmus und Pupillenerweiterung[2]).

Einträuflungen von 1—3prozentigen Lösungen in das Auge machen Schmerzen, an die bei Wiederholungen Gewöhnung stattfindet. Bei einzelnen Menschen fehlen sie. Nach subkonjunktivaler Einspritzung von 0,3 ccm einer mehrprozentigen Lösung entstand Chemosis und Hornhauttrübung. Allenthalben erkennt man im Gewebe Sauerstoffbläschen. Nach dem Gebrauch einer 30prozentigen Wasserstoffsuperoxydlösung zum Entfärben der Haare entstand bis auf den Knochen gehende Gangraen in einer Ausdehnung von 10×9 cm, vom Vertex bis zum occipitalen Haarrand und in der Querrichtung in der Mitte der Verbindungslinie zwischen beiden Ohren. Erst nach drei Monaten erfolgte Wiederherstellung. Eine kahle Narbe blieb zurück[3]). Fleischfresser besitzen angeblich Immunität gegen die subkutanen Injektionen von Wasserstoffsuperoxyd. An der Injektionsstelle bildet sich nur ein Emphysem aus. Nach direkter Injektion von Wasserstoffsuperoxyd in die Venen soll keine Zersetzung desselben stattfinden. Ich weiß, daß dies nicht richtig ist. Wichtig ist es, daß nach siebenmaliger subkutaner Einspritzung von je 8 ccm einer 3prozentigen Lösung von Wasserstoffsuperoxyd ein Kranker, bei dem man dadurch auf eine Fistel heilend einwirken wollte, über Schmerzen und Schwäche klagte. Der Puls setzte aus, und Dyspnoe und Cyanose gingen dem nach 10 Minuten erfolgenden Tode voraus. Wahrscheinlich war das Mittel in die Gefäßbahn direkt gelangt.

Bei der Sektion findet man in der Vena cava infer. und im rechten Herzen von Gasbläschen erfülltes Blut. Der Tod erfolgt durch Erstickung, indem durch Zersetzung des Wasserstoffsuperoxyds in Wasser und Sauerstoff letzterer Lungenembolie erzeugt: $H_2O_2 = H_2O + O$. Der Zusatz von Wasserstoffsuperoxyd zu Milch ist in Deutschland verboten.

Ozon. Es liegen akute und chronische Vergiftungsversuche mit diesem Oxydationsmittel vor. Ozon soll auch narkotisch wirken. Sicher ist, daß es eine direkte starke Reizwirkung auf Gewebe ausübt. Ich selbst habe bei dem Arbeiten damit nicht nur Hustenreiz und Reizung der Augen- und Nasenschleimhaut, sondern auch Beengnis auf der Brust, Stirnkopfschmerz und Schwindel bekommen. Auch Stechen unter dem Brustbein, Speichelfluß, Schweiß und zunehmende Müdigkeit beobachtete man[4]). Chronisch einwirkend entstanden: Somnolenz, Zittern, Schauer, Genitalreiz usw. In der Niere und Leber wurden bei Tieren fettige Degeneration, in der

---

[1]) Bosc et Vedel, Bullet. et Mém. de la Soc. de Biologie, 10. juin 1896.
[2]) Gutmann, Arch. f. path. Anat., Bd. LXXIII, S. 23.
[3]) v. Berde, Dermatol. Wochenschr. 1926.
[4]) Konrich, Zeitschr. f. Hygiene, 1913, Bd. 73.

Lunge Bronchitis, Blutungen, Pneumonie, ferner eitrige Pleuritis und an den Augen eitrige Entzündung gefunden.

Eine sehr verdünnte 0,0001prozentige Fluoreszeinlösung wird beim Schütteln mit schwach ozonisierter Luft entfärbt und verliert ihre Fluoreszenz. Eine 0,1prozentige Fluoreszeinlösung verliert ebenfalls ihre Fluoreszenz, wird aber nicht entfärbt.

Schwefel.

Große Dosen feinverteilten Schwefels, die als Abortivmittel oder zum Selbstmord genommen werden, sind giftig, wenngleich einmal nach 22 g und ein anderes Mal nach 60 g, die in zwei Tagen verbraucht worden waren, vielleicht aus individuellen Gründen keine Giftwirkung auftrat. Kleine Mengen werden durch das Darmalkali in Schwefelalkali und dieses durch Kohlensäure in Schwefelwasserstoff umgewandelt, der durch die Lungen ausgeschieden wird, während andere im Harn als Sulfate, resp. organischer Schwefel erscheinen. Von nicht ganz heiler Haut wird der Schwefel aus Salben aufgenommen und wandelt sich im Körper wesentlich in Schwefelwasserstoff. Auch bei Kaninchen wird er aus 25prozentigen Salben resorbiert und kann sie töten, wenn die Einreibungsstelle exkoriiert war[1]). Die Wirkung des Schwefels als Abführmittel kommt durch sich bildendes Schwefelalkali und nicht durch schweflige Säure zustande, auch nicht durch einen eiweißartigen Bestandteil, von dem man annahm, daß er die Schwefelwasserstoffentstehung, hier wie im Blute, durch einen oxydablen Bestandteil der Blutzellen bedinge.

Nach dem Einnehmen von 10—20 g und mehr Schwefel kommen **bei Menschen** vor[2]): Erbrechen, auch von Blut, Halsschmerzen, übler Geruch der Ausatmungsluft nach Schwefelwasserstoff, Schlingbeschwerden, Fieber, Rötung der epithelberaubten Zunge, ebensolche Veränderungen am Kehldeckel und den Aryknorpeln, Kopfschmerzen, Schwindel, Leibschmerzen, nach Schwefelwasserstoff riechende, auch blutige Durchfälle, Hämaturie, Harnbeschwerden, Prostration und Kopfschmerzen. Bei **der arzneilichen Verabfolgung** von Schwefel kommen bisweilen fieberhafte Darmkatarrhe[3]), auch blutige Stühle, Hautausschläge, wie Ekzem, Blasen und zerebrale Depressions- oder Exzitationszustände vor. Eine schwefelhaltige Haarpomade (10,0 : 100) erzeugte nach langem Gebrauch Symptome der Schwefelwasserstoffvergiftung, wie fahle Gesichtsfarbe, starre Pupillen, Brechneigung, Brustbeklemmung, Kopfschmerzen, Schwindel u. a. m.

Gewerbliche Schwefelwirkungen können sich ausbilden beim Schwefeln der Reben, bei der Schwefelgewinnung, beim Vulkanisieren von Kautschuk, beim Schwefeln der Rollgerste.

Nachweis: Der Schwefel verbrennt, angezündet an der Luft, zu schwefliger Säure. Auf einer Silbermünze erhitzt, erzeugt er schwarzes Schwefelsilber. Mischt man eine schwefelhaltige Substanz mit konzen-

---

[1]) B a s c h , Arch. f. exp. Pathol. u. Pharmak., Bd. 111, 1926.
[2]) D r a s c h e , Ber. d. Allgem. Krankenhaus. Wien 1883, S. 41. — Wiener Medizinalhalle 1863. — V a u g h a n , Brit. med. Journ. 1888, 3. Nov.
[3]) Schon nach dem Einnehmen von K u r e l l a s B r u s t p u l v e r kann, wie ich aus zwei Fällen weiß, eine solche Darmstörung erfolgen

trierter Kalilauge und setzt einige Tropfen Nitrobenzol und Alkohol zu, so entsteht eine rote Färbung. B e h a n d l u n g: Entfernung des noch im Magen und Darm befindlichen Schwefels, Verabfolgung von Milch und Magnesium carbonicum, heiße Umschläge auf den Leib.

Schwefelwasserstoff.

Die Vergiftung durch Schwefelwasserstoff kann, der wirkenden Masse nach, unter drei Bedingungen zustande kommen: Das Gas wird fertig als solches eingeatmet, oder nach seinem Freiwerden aus einem Schwefelalkali, oder aus faulenden Stoffen von Kloaken, Mistgruben, Sielen und Abtritten. Die Zahl dieser Unglücksfälle ist erheblich. Sie entstanden bisher: in chemischen Laboratorien, wo lange oder unvorsichtig mit dem Gas oder dasselbe liefernden Stoffen gearbeitet wurde, in Betrieben, in denen es durch Einleiten von Kohlensäure in Schwefelbarium bzw. Schwefelstrontiumlaugen ausgetrieben wird und z. B. ein Arbeiter durch Riechen an einem Probehahn die Vollendung der Reaktion zu überwachen hatte, oder durch sein Austreten aus einer Leitung bei der Fabrikation von Bariumkarbonat, oder durch Einatmung in einer Superphosphatfabrik, in welcher Hornspäne in Zylindern gedämpft wurden, ferner im Vakuumpumpenraum einer Teerdestillation, oder beim Ausfällen von Karbolsäure in einer solchen, oder bei der Fabrikation von Permanentweiß, oder durch Aufnahme aus dem Schlackensandbassin eines Hochofens — aus dem Schwefel der Beschickung des letzteren bilden sich bis 9 Prozent zersetzbaren S c h w e f e l k a l z i u m s — oder in Lohgebereien oder Darmsaitenfabriken, bei der Enthaarung von Häuten durch Schwefelnatrium, besonders wenn dies mit sauren Abwässern in Berührung kommt, bei Caissonarbeitern, die bei einer Schachtarbeit dem hochkonzentrierten Gase ausgesetzt waren, auch bei Menschen, die aus künstlichen Schwefelbädern zu viel davon einatmeten usw. Neuerdings wird berichtet, daß drei Pilger, die sich auf einer Pilgerfahrt nach dem wundertätigen Quellwasser einer Waldkapelle in Mittelitalien befanden, starben, als sie in einem unterirdischen Gewölbe von diesem Wasser trinken wollten. Die aufsteigenden „Schwefeldämpfe", also Schwefelwasserstoffgas, betäubte und erstickte sie. Auch im Bergbau kann das Gas unheilvoll werden: Beim Anfahren von Wasseransammlung im alten Mann läßt das ausströmende und verspritzende Wasser dasselbe erkennen und wirken. In Westfalen kamen auf diese Weise Vergiftungen zustande. Häufiger findet sich der Schwefelwasserstoff auf Kalisalzgruben im Salze eingeschlossen. Auf Leopoldshall verunglückten dadurch beim Schachtabteufen acht Bergleute infolge Anfahrens des Gases im oberen Steinsalz. Auch in Schwefelgruben kamen solche Vergiftungen, selbst mit tödlichen Ausgängen, vor.

Schon sehr kleine Mengen, etwa $1/10\,000$ Volumprozent, wie sie in Schwefelbädern aufgenommen werden, erzeugen alsbald einen vorübergehenden Druck auf der Brust. Bei längerer Einatmung nimmt man Reizempfindungen in der Nase, dem Schlunde und der Luftröhre wahr. Die Schleimhäute sondern mehr ab, die Augenbindehaut brennt. Dazu können sich Schwindel, Eingenommensein und Muskelerschlaffung gesellen. Es werden von Menschen noch 0,01 Prozent in der Atemluft vertragen trotz noch stärkerer Reizsymptome, Kopfschmerzen, Mattigkeit und Brechneigung. Dagegen werden 0,03 Prozent nicht längere Zeit vertragen, und

0,05 Prozent veranlassen nach 15—30 Minuten außer der Schleimhautreizung die bis zur Schwellung der Lider und Bläschenbildung, z. B. an den Lippen, gehen kann, entferntere Wirkungen wie Tachykardie mit Herzklopfen, Kopfschmerzen, Schüttelfrost mit Fieber, Zittern, Bewegungsschwäche, Brechreiz, Koliken, Durchfälle u. a. m. Bei 0,07—0,08 Prozent in der Atemluft können nach einigen Stunden lebensgefährliche Zustände und bei 0,15 Prozent der Tod eintreten.

Ein Hund, der 5 Liter Luft mit 2 Prozent Gas einatmete, endete in 2 Minuten, ein anderer, der 100 Liter Luft mit 0,5 Prozent aufnahm, in ¾ Stunden. Bei Kaninchen erfolgt bei 0,037 Volumprozent Vergiftung, bei 0,072 Prozent nach 3½ Stunden der Tod. Katzen gehen bei 0,32 Prozent in 10 Minuten zugrunde[1]). Bei einem Pferde erfolgte der Tod nach dem Atmen in einer Atmosphäre mit 0,25 Prozent.

Die Schwefelwasserstoffvergiftung kann bald nach der Einatmung, der Tod augenblicklich oder nach Verlauf einiger Stunden erfolgen. Ein Arbeiter entnahm eine Probe einer schwefelwasserstoffhaltigen Schwefelsäure aus einem Kessel. Statt hierfür den vorgeschriebenen Hahn zu benutzen, öffnete er das Mannloch und beugte sich hinein, wodurch er konzentriertes Schwefelwasserstoffgas einatmete. Es trat sofort Bewußtlosigkeit und baldiger Tod ein. Ein anderer Arbeiter war mit Kohlenfahren in einem Betriebe beschäftigt, als in dem Nebenraum, in dem Gasreiniger für Absorbierung von Schwefelwasserstoff standen, sich plötzlich die Glocke eines Reinigers hob und das Gas ausströmte. Durch ein geöffnetes Fenster drang dieses Gas in den Nebenraum, gerade als der Kohlenfahrer vorbeifuhr. Er fiel sofort um und konnte nur als Leiche herausgeschafft werden. Es kommt aber auch ein Inkubationsstadium vor. Man sah es bei einem Studenten, der etwa zwei Stunden im Schwefelwasserstoffraum gearbeitet hatte[2]). Erbrechen und Fieber stellten sich bei einem Arbeiter, der das Gas aus einer Bombe eingeatmet hatte, nach etwa einer Stunde ein und nach 24 Stunden eine Lungenentzündung mit Herzmuskelschwäche, von der er erst nach acht Wochen genas[3]).

Das Gas wird von allen Körperteilen aus in die Blutbahn gebracht, dort zeitlich in Schwefelalkali umgewandelt, das bald wieder durch die Kohlensäure des Blutes Schwefelwasserstoff abspaltet. Die Ausscheidung erfolgt teilweise wieder durch die Lungen. Ein Teil wird oxydiert und vermehrt die Harnschwefelsäure.

Wenn man **Blut mit Schwefelwasserstoffwasser** mischt, so nimmt es eine schmutzig-grüne, in dicken Schichten schmutzig-braune Farbe an. Statt der beiden Absorptionsstreifen des Sauerstoffhämoglobins tritt das Band des Hämoglobins, sowie ein Absorptionsstreifen im Rot zwischen den **Fraunhofer**schen Linien C und D, bei der Wellenlänge 623[4]) auf. Dieser Sulfhämoglobinstreifen bildet sich, wie ich nachwies, wenn man Schwefelwasserstoff in statu nascendi aus **Schlippe**schem

---

[1]) Biefel u. Polek, Zeitschr. f. Biologie, Bd. XVI, S. 299. — Lehmann, Arch. f. Hygiene 1892, Bd. 14.
[2]) Cahn, D. Arch. f. klin. Medizin 1883.
[3]) L. Lewin, Obergutachten über Unfallvergiftungen 1912, S. 124.
[4]) L. Lewin, Miethe u. Stenger, Arch. f. d. ges. Physiologie, Bd. 118, 1907.

Salze oder aus Schwefelalkalien entstehen läßt[1]). Führt man Kaninchen 0,2—0,4 g dieses Salzes subkutan ein, so läßt sich der Streifen aus dem den Gefäßen entnommenen Blute spektroskopisch **noch während des Lebens** nachweisen. **Die gegenteilige Behauptung ist falsch und beruht auf schlechter Untersuchung unkundiger Experimentatoren.** Den Streifen haben andere nach mir auch in allen Stadien der Vergiftung von Warmblütern gefunden, die in einer sehr konzentrierten Schwefelwasserstoffatmosphäre geatmet haben[2]). Er läßt sich weder durch Einleiten von Sauerstoff, noch von Kohlenoxyd zum Verschwinden bringen. Diese Verbindung, die auch vorhanden ist, wenn der Absorptionsstreifen nicht sichtbar wird, geht der Schwefelwasserstoff auf Kosten des Blutsauerstoffs ein. Wenn die Gesamtheit der roten Blutkörperchen so wenig Sauerstoff besitzt, daß der zur Lebenserhaltung notwendige Gaswechsel nicht mehr stattfinden kann, erfolgt der Tod, da das Sulfhämoglobin unfähig ist, sich an dem Gasaustausch zu beteiligen. Je mächtiger die Einwirkung des Gases auf das Blut stattfindet, um so heftiger sind die Symptome, und um so schneller tritt der Tod ein. Nachgewiesen wurde, daß der Schwefelwasserstoff dem Blute auch Alkali entzieht[3]). Es ist wahrscheinlich, daß er außer als Blutgift noch lähmend auf nervöse Zentralorgane wirkt. Beweisend hierfür scheint mir die Fähigkeit des Gases zu sein, auch Insekten sehr schnell zu töten und für Pflanzen ebenso giftig wie für Tiere zu sein. Die Blätter werden gelb bzw. braun und schwarz.

Mit den Veränderungen des Blutes bewirkt das Gas auch eine Lähmung des nervösen Zentralapparates, der Atmung und der Koordinationszentren.

Die **Symptome** sind in ihrer Schwere und Mannigfaltigkeit, abgesehen von der Konzentration und der Menge des aufgenommenen Gases, von äußerlichen Verhältnissen und in weiten Grenzen schwankender individueller Empfindlichkeit abhängig. So beobachtete man in einem Falle nach nur fünf Minuten langer Einatmung des sich aus einem mit Säure beschickten Kippschen Apparates entwickelnden Gases in einem Laboratoriumsraume: Zusammenbrechen, opisthotonisches Zurückziehen des Kopfes, Zittern am ganzen Körper, Zuckungen an einzelnen Muskeln, Bewußtlosigkeit von 24 Stunden und Wiederherstellung in einigen Tagen unter Zurückbleiben von Kopfschmerzen und Schwindel[4]).

Bei einem Arbeiter, der den bei der Paraffinfabrikation sich entwickelnden Schwefelwasserstoff gelegentlich einer Kesselreinigung eingeatmet hatte, entstand Strabismus convergens. In einem anderen Falle stellte sich nach einem Verweilen von etwa 2½ Stunden in einer Atmosphäre mit 0,2 pro mille Schwefelwasserstoff als Nachwirkung schlechtes Sehen für die Ferne ein[5]). In einer nach dem Viscoseverfahren arbeitenden Kunstseidefabrik stellte sich bei vielen Arbeitern eine schmerzhafte, mit Erblindung verbundene Augenerkrankung ein, die in wenigen

---

[1]) L. Lewin, Arch. f. path. Anatomie, Bd. 74, 1878, und Monatsber. der Akademie der Wissensch. Berlin, 27. Juni 1878.
[2]) Meyer, Arch. f. exper. Pathol., Bd. XLI, S. 235.
[3]) Pohl, Arch. f. exper. Pathol., Bd. XXII, p. 1.
[4]) Burckhardt, Korrespondenzbl. f. schweiz. Ärzte 1903, Nr. 5
[5]) L. Lewin in: Wirkung v. Arzneimitteln u. Giften auf das Auge I, S. 630.

Tagen schwand. Sie stammte von Sulfiden der Kunstseide her, aus deren Verarbeitung sich Schwefelwasserstoff bildete.

In anderen Fällen zeigten sich neben den Gehirnsymptomen noch Übelkeit, Erbrechen, schwarzgrüne Darmentleerungen, auch auffallende Zyanose, ein kleiner, frequenter Puls, Fieber und Reizzustände an den Atmungsorganen, Trachealrasseln und reaktionslose Pupillen. Die Ausatmungsluft roch nach Schwefelwasserstoff. Trismus kann sich hinzugesellen und der Tod nach einigen Stunden erfolgen[1]).

Der Vergiftete, bei dem eine mehrstündige Inkubation den Symptomen voranging, bekam galliges Erbrechen, graue Verfärbung, einen heftigen allgemeinen Schmerzzustand, eine im Anfang nicht gestörte, später, als auch Sopor eingetreten war, nach dem Cheyne-Stokesschen Typus verlaufende Atmung, Fieber, Urobilinurie und ein am Tage nach der Vergiftung sich einstellender Diabetes mit 0,5 Prozent Zucker. Erst nach vier Tagen schwanden Schmerzen und Urobilinurie und die Erholung setzte ein. Als Reizfolge in den Luftwegen kann auch eine Lungenentzündung kommen[2]).

Wiederholte Aufnahme des Gases schafft Übelkeit, Anorexie, Neigung zu Verstopfung, Ohnmacht, Schwindel, Kopfschmerzen und Augenlidveränderungen. Chemiker, die das Gas berufsmäßig einatmen, werden nicht selten, namentlich in späteren Jahren, von Kopfschmerzen und anderen nervösen, an Neurasthenie erinnernden Störungen befallen. Sie werden dagegen hochempfindlich.

Die grünen Beläge an den Zähnen mancher Menschen stammen nach meinen Untersuchungen nicht vom Chlorophyll, sondern wahrscheinlich vom Sulfhämoglobin her, das mit Hilfe des Schwefelwasserstoffs des Mundes entstanden ist.

Schwefelwasserstoffsymptome waren es, die an einigen antiken Orakelstätten, z. B. in Delphi, die Pythiae aufwiesen. Sie waren auf ihrem Dreifuß dem aus einer Erdspalte hervordringenden Gase ausgesetzt. Die Orakel endeten mit dem Aufhören der Ausströmungen, die in kleinen Mengen eine geistige Alienation herbeiführten. Sie „sagten wahr" in zerebralen Exzitationszuständen, die man gelegentlich auch bei Sielarbeitern beobachten kann. Sie wechselten wahrscheinlich sehr oft, weil sie chronisch vergiftet wurden.

Schwefelalkalien.

Schon die Kohlensäure der Luft macht aus Alkalisulfiden, von denen einige arzneilich gebraucht werden, Schwefelwasserstoff frei, so daß z. B. schon nach äußerlicher Verwendung von **Schwefelleber,** die aus Polysulfiden besteht, Vergiftung entstehen kann. Nach Verbrauch einer Krätzsalbe aus 10 Prozent Kaliumkarbonat und 40 Prozent Schwefel in drei Malen in 36 Stunden zeigten sich bei einem Manne Bewußtlosigkeit, Pulsvermehrung, unregelmäßige schluchzende Atmung, schaumiges Blut vor dem Munde und Erbrechen. Es erfolgte Wiederherstellung[3]). Hier hatte sich schon in der Salbe Schwefelkalium (K_2S) gebildet. Auch bei Pferden sah man

---

[1]) Römer, Deutsche med. Wochenschr. 1897.
[2]) L. Lewin, l. c.
[3]) Burmeister, Arch. f. Dermatolog. u. Syphilis 1902, Bd. 58, 3

nach Waschen der Haut mit einer 10prozentigen Lösung von Schwefelleber motorische Unruhe und Atmungsbeschleunigung.

Mehrfach kamen innerliche Vergiftungen durch Schwefelleber oder Schwefelnatrium bzw. Schwefelkalzium vor. Der Tod erfolgte nach 12 bis 15 g in 15 Minuten bis nach 2 Tagen. Wiederherstellungen nach größeren Giftdosen (30 g) kamen unter geeigneter Behandlung vor. Hunde sterben durch 4 g Schwefelkalium. Die Schwefelalkalien zersetzen sich im Körper unter dem Einflusse verdünnter Säuren und der Kohlensäure und liefern Schwefelwasserstoff, der in der bereits angegebenen Weise auf das Blut destruierend einwirkt. Ein Teil des Schwefelkaliums geht in schwefelsaures Kali über. Die Schwefelalkalien wirken als ganzes Molekül ätzend auf Gewebe, z. B. Magen, Darm, Nieren. Nerven und Muskeln verlieren durch sie ihre Erregbarkeit. Der Annahme, daß das Schwefelnatrium als solches eine spezifische Wirkung auf nervöse Zentren habe, kann ich mich nicht anschließen.

Nach Verschlucken von Schwefelleber treten alsbald unter Brennen und Schmerzen Erbrechen, Schwindel, Kopfschmerzen, Verlust des Bewußtseins und der Tod ein. Bei langsamem Verlauf wird der Puls klein, unregelmäßig, die Haut kalt, das Auge unbeweglich, stier, die Züge verfallen, es tritt tiefes Koma ein, und in diesem kann Erbrechen und auch Durchfall anhalten. Bei schneller Hilfeleistung läßt der Sopor nach, und es bleiben nur die Symptome der Magen-Darmentzündung zurück. Sonst erfolgt der Tod im Koma. In einem Selbstmordversuch mit Kaliumpolysulfid, der mit Koma, Zyanose, Krämpfen, Jaktation bis zur Tobsucht, Hämaturie und Albuminurie verlief, bestand hinterher noch lange Nephritis[1]).

Nach Verschlucken von wenig **Schwefelammonium** entstand nur Verätzung der ganzen Zunge und der hinteren Rachenwand neben Erbrechen und Durchfall[2]).

Kloakengas.

Das Kloakengas besteht im wesentlichen aus Kohlensäure, Ammoniak, Schwefelwasserstoff und Grubengas. Es liefert 1 cbm Grubeninhalt in 24 Stunden u. a.: 619 g Kohlensäure, 113 g Ammoniak und 2 g Schwefelwasserstoff. Der Gehalt an letzterem schwankt zwischen 0,25 und 4 Prozent. Vergiftungen sind seit dem Beginne des 16. Jahrhunderts bekannt geworden. Sie kamen vor in Lohgruben durch das in ihnen enthaltene Schwefelkalzium, im Baggerschacht des Fäkalienbassins einer Abfuhranstalt, in Senk- und Dunggruben, Kanalisationsschächten, kurz, überall da, wo zumal stickstoffhaltige, faulfähige Massen zur Entwicklung von Schwefelwasserstoff und Ammoniak Anlaß geben.

Die Symptome stellen sich verschieden dar. Entweder fallen die Betroffenen lautlos um, sobald sie in die Grube gestiegen sind, werden komatös und gehen unter den Zeichen der Erstickung schnell zugrunde, und jedem, der sie ohne Schutzmaßregel retten will, ergeht es ebenso, oder es treten, wenn sie bereits in der Grube einige Minuten verweilt haben, zuerst leichtere Symptome, wie Kopfschmerzen, Schwindelgefühl, Übelkeit, Erbrechen auf; sodann gesellt sich hierzu Schwäche und 1—24 Stunden

---

[1]) Stadelmann, Deutsche med. Wochenschr. 1901.
[2]) Hess, Deutsche med. Wochenschr. 1901, Nr. 35.

dauernde Bewußtlosigkeit, Dyspnoe, Zyanose, stertoröse, beschleunigte Atmung, Pulsbeschleunigung und erhöhte Körperwärme. Der Harn kann Eiweiß und Schwefelwasserstoff enthalten. Die Pupillen sind in einigen Fällen verengt, in anderen erweitert. Es bestehen ferner: Konjunktivitis, seltener Schwellung der Augenlider, eine Roseola oder Pemphigus[1]), bei schwererer Vergiftung auch fibrilläre Muskelzuckungen und Zuckungen des Rumpfes und der unteren Glieder sowie Rasselgeräusche, blutiges Sputum, Tachykardie und Fieber. Im Koma kann der Tod erfolgen. Manche Vergiftete, z. B. Sielarbeiter, die herausgeholt werden, tanzen, springen, stoßen unartikulierte Laute aus (chanter le plomb) und stürzen dann tot zu Boden. Wendet sich die Vergiftung zur Besserung, was nach zwei bis drei Tagen eintreten kann, dann kehrt allmählich die geschwundene Reaktion auf äußere Reize wieder, die Dyspnoe läßt nach, und schließlich erfolgt Rückkehr des Bewußtseins. Amnesie (antaccidentelle und postaccidentelle) kommt vor. Durch das **plötzliche Hineinfallen in die Abtritts- oder Mistgrube** können Dejekte verschluckt oder in die Lunge aspiriert werden, wodurch eine Gastroenteritis mit Fieber, resp. eine evtl. tödliche Pneumonie erzeugt wird.

Sielarbeiter und ähnliche erkranken recht oft **beruflich** anfangs mit Kopfschmerzen und äußerst lästiger Abgeschlagenheit in den Gliedern und leichter Atemnot. Selbst bei Gewöhnung bestehen noch große Trockenheit im Halse, fortwährendes Trinkbedürfnis, Appetitverlust und gelegentliche Würgebewegungen, übler Geruch aus dem Munde, fahles Aussehen, auch wohl eine Angina mit Belägen, allgemeine Schwäche, Kopfschmerzen, Schwindel, Furunkulose u. a. m.

Sulfhaemoglobinaemie.

Die Bildung von Schwefelwasserstoff im menschlichen Körper kommt vor und deswegen auch Selbstvergiftung dadurch (Hydrothionämie) mit Ausscheidung von Schwefelwasserstoff durch die Lungen oder durch diese und den Harn, infolge von Magen- und Darmkatarrhen mit vorzugsweiser Beteiligung des Cöcums, bei Perityphlitis, bei starker Kotstauung, Perforationen des Verdauungskanals, Pneumothorax, bei Abdominaltyphus, Blattern, Tuberkulose und bei Rückenmarksleiden. Im Blute findet sich Sulfhämoglobin mit der von mir festgelegten Absorption. Exspirationsluft und Harn rochen in mehreren Fällen nach Schwefelwasserstoff und Azeton. Der Gehalt des Harns an dem Gas kann von Resorption oder Diffusion von anderen Körperstellen, aber auch von Zersetzungsvorgängen in den Harnwegen selbst stammen.

Anatomische Befunde bei Menschen, die durch Schwefelwasserstoff, Alkalisulfid oder Kloakengas starben: Hochgradige Totenstarre, schwärzlich-grüne Färbung der Totenflecke; bei Tieren, die durch Schwefelwasserstoff starben, weist z. B. die Pektoralmuskulatur einen grünen Schimmer auf, übereinstimmend mit dem grünlichen Schaum, der durch Schütteln des Blutes solcher Tiere erzeugt wird. Das Blut ist mißfarbig. In ihm vermißte einer oder der andere den Sulfhämoglobinstreifen. **Ich halte diese negativen**

---

[1]) Style, The Lancet, 1889, II, 791.

Befunde für nicht beweisend, da das Auffinden dieses lichtschwachen Streifens gute Übung im Spektroskopieren voraussetzt, eine solche aber leider oft nur ein Desiderat ist. Mitunter riechen die Körperhöhlen nach Schwefelwasserstoff, selbst wenn die Individuen nicht in die Fäkalmassen gefallen sind. Mit Schwefelwasserstoff vergiftete Tiere riechen immer nach dem Gase. Das Gehirn ist besonders in frischen Leichen schwärzlich-grün gefärbt[1]); Mark- und Rindensubstanz erscheinen blaugrau bis schmutziggrün. Das Herz ist matsch. Ödem und Kongestion der Lungen, Tracheitis, Bronchitis fanden sich bei mit Schwefelwasserstoff vergifteten Tieren, Lungenödem und Bronchopneumonie bei Menschen[2]). War Grubeninhalt in die Lungen gelangt, so findet man hier Hypostasen, Ödem oder Bronchopneumonie, auch verdichtete gelbgraue Partien, aus denen sich auf Druck Eiter und Fäkalmassen entleeren. Die Nieren können entzündet sein[3]).

Nachweis: Zu verwenden sind der charakteristische Geruch, die Braun- oder Schwarzfärbung eines Bleipapiers und die Bildung von Sulfhämoglobin in verdünntem, normalem Blut. Man kann auch die Luft durch wenig mit Natronlauge versetztes Wasser aspirieren und durch Zusatz einer sehr verdünnten Lösung von Nitroprussidnatrium rotviolette Färbung erzeugen. Oder man versetzt das Objekt mit $^1/_{50}$ Vol. rauchender Salzsäure, einigen Tropfen verdünnter Eisenchloridlösung und wenigen Körnchen von schwefelsaurem Paraamidodimethylanilin (Blaufärbung noch bei 0,0000182 g : 1 l Wasser). Für den Harn ist die Methode wegen seiner Eigenfarbe weniger empfindlich. Man kann das fertige Reagens über den Harn schichten. An der Berührungsstelle bildet sich ein blauer Ring. Im Harne von an Selbstinfektion mit Schwefelwasserstoff leidenden Personen läßt sich das Gas besser durch Bräunung eines Bleipapiers nachweisen, gegen das ein durch den Harn getriebener Luftstrom geht[4]). Bei Kloakengasvergiftung vermißte man in einem Falle Schwefelwasserstoff im Harn.

Behandlung: In leichteren Fällen: Zufuhr frischer Luft, Einführung von Aqua chlori (5—10 : 200,0 Wasser), in schweren: die Venäsektion, Wasserstoffsuperoxyd (2.0 : 100,0 teelöffelweise), kalte Begießungen, warme Bäder und Ätherinjektionen. Bei Hydrothionämie würden gleichfalls Hautreize und Chlorwasser zu versuchen sein.

Schwefelammonium. Gegen Verstopfung nahm ein Mann aus einer zugeschmolzenen Glaskugel eine gelbe Flüssigkeit, die er für Rizinusöl hielt, die aber eine „Stinkbombe" zur Verübung von Unfug war. Es entstanden: Erbrechen, Durchfälle, eine Weißfärbung der verätzten Zunge und des Rachens. Andere Symptome waren bedeutungslos und die Ätzung schwand sehr schnell[5]).

Ultramarin. Von dem Wäscheblau verschluckte ein 1¼ jähriges Kind zweimal an einem Tage je eine Kugel und bekam danach Erbrechen,

---

[1]) Blumenstok, Real-Enzyklopädie d. ges. Heilk., Bd. XII, p. 380.
[2]) L. Lewin, Obergutachten über Unfallvergiftungen, 1912.
[3]) Vachell, Lancet, 1894, I, p. 98.
[4]) Müller, Berliner klin. Wochenschr., 1887, p. 405.
[5]) Hess, Deutsch. med. Wochenschr., 1901, Nr. 35.

Durchfall, Verlust des Bewußtseins, Krämpfe, Zyanose, oberflächliche, intermittierende Atmung, unregelmäßigen, fadenförmigen Puls, Somnolenz, Mydriasis, Pupillenstarre und Atemstillstände. Nach mehrstündiger künstlicher Atmung und dem Gebrauch von Vinum stibiatum schwanden die Symptome[1]). Das blaue Ultramarin wird durch die Salzsäure des Magens unter Abscheidung von Schwefel, Schwefelwasserstoff usw. zersetzt. Es verhält sich so, als ob der Schwefel als Thiosulfat und Polysulfid gebunden wäre.

Kohlenoxysulfid (COS) findet sich in einigen Schwefelquellen. Es zerfällt durch Wasser oder Basen in Kohlensäure und Schwefelwasserstoff. Für Kaninchen sind 1—9 ccm tödlich. Meerschweinchen und Vögel sah ich dadurch schnell unter Dyspnoe und Lähmung zugrunde gehen. Unmittelbar nach dem Tode fand ich das Blut unverändert, nach 24 Stunden zeigte es den Sulfhämoglobinstreifen. Chronische Aufnahme jeder Art soll intermittierendes Fieber erzeugen.

Phosphorsesquisulfid (P_4S_3) wird für schwedische Zündhölzchen verwendet. Es entwickelt Schwefelwasserstoff.

Tellur. Das Tellurdioxyd ruft zu 0,015 g einen knoblauchartigen Atem und ebenso riechenden Schweiß und Harn hervor, welcher Geruch im Harn ca. 15, im Schweiß 19, im Kot 3 und im Atem ca. 9 Tage anhält. Verunreinigung des basischen Wismutnitrats mit diesem Stoff erteilen dem ersteren die gleichen unangenehmen Eigenschaften. Aus Tellur oder telluriger Säure machen der Tierkörper, besonders drüsige Organe, Tellurmethyl, das den Geruch veranlaßt[2]). Nach Eingabe von Tellursäure fand man Tellur in den Kernen der Ganglien, Leber, Pankreas, Harnkanälchen, Sarkolemm, Knochenmarkzellen usw.[3]). Die Organe sind grau gefärbt. Nach Gebrauch von tellursaurem Kalium gegen Nachtschweiße kamen auch dyspeptische Symptome zustande. Die wiederholte Anwendung veranlaßte Aufstoßen und Appetitlosigkeit. Die gastrischen Störungen, die auch nach tellurigsaurem Natron auftreten, schwinden erst nach zwei Wochen, während der Knoblauchgeruch nach Verbrauch von 0,34 g in sieben Tagen sieben Wochen anhielt.

Eine Menge von weinsaurem Telluryl-Kalium, die 0,024 telluriger Säure entspricht, tötet ein Meerschweinchen in 45 Minuten. Es entstehen danach eine Art von Stupor und Muskellähmung sowie Durchfälle. Hunde gehen durch 0,072 g in zwei bis drei Stunden zugrunde. Tellurigsaures Natron tötet Warmblüter zu 0,02 g pro Kilogramm. Lähmungssymptome beherrschen das Vergiftungsbild bei Kalt- und Warmblütern[4]).

Selen. Selen wurde im Knochengewebe zu etwa 0,1 Prozent gefunden, in gesunden Zähnen zu etwa 0,12 Prozent, in kranken zu etwa 0,07 Pro-

---

[1]) Kramer, Petersb. med. Wochenschr. 1903. Nr. 18.
[2]) Hofmeister, Arch. f. exp. Path. u. Pharmak., Bd. XXXIII, p. 198.
[3]) Beyer, Archiv f. Anat. u. Phys., 1895, p. 225.
[4]) Czapek u. Weil, Arch. f. exper. Pathol., Bd. XXXII, S. 428.

zent. In 200 ccm Harn eines gesunden Mannes waren 0,002 Prozent Selen. Spinat, gelbe Rüben, Salat sind selenhaltig. Die Selenige Säure (CH_2ScO_3) und ihr Natronsalz wirken wie Arsenik. Das selensaure Natrium tötet Hunde zu 0,003 g pro Kilo (subkutan). In einer Glashütte starb ein Glasmacher an den Folgen einer Vergiftung durch ein selenhaltiges Entfärbungsmittel. Auf unaufgeklärte Weise gelangte eine gewisse Menge in seine Kaffeeflasche, und er starb fünf Stunden nach dem Genusse des Getränkes. Bei der gerichtlichen Untersuchung wurde im Kaffee selenigsaures Natrium festgestellt. Selen findet sich im Bleikammerschlamm der Schwefelsäurefabriken. Eine Selen und Arsen enthaltende Schwefelsäure, die zur Inversion von Kartoffelzucker benutzt worden war, rief bei dessen Verwendung für Bierbereitung Massenvergiftung hervor. In etwa 4 l Bier fanden sich 0,01—0,06 g Arsenige Säure und etwa 0,003—0,02 g Selenige Säure[1]). Die letztere beschuldigte man, mehr als die erstere an den Vergiftungssymptomen schuld zu sein[1]). Bei einem Pferde, dem man gelöstes Selensaures Natron (10 g) in die Jugularvene injizierte, nahm man bald einen eigentümlichen phosphorartigen Geruch wahr, dann Vermehrung von Puls und Atmung, Abgang übelriechender Kotmassen, Parese der Glieder und Tod durch Atemstillstand. Das Herz überdauerte die Atmung. Im Darm fanden sich Ecchymosen und Entzündung. Auch neuere Untersuchungen bestätigen diese alten Angaben von dem Auftreten von Ausfalls- und Lähmungssymptomen. Die Tiere sterben im Tetanus. Chronische Zufuhr von Seleniger Säure veranlaßt bei Tieren eine besonders durch Abmagerung charakteristische Vergiftung.

Selenwasserstoff. Leitet man ihn direkt in Blut ein, so wird dieses braun, ohne daß angeblich ein besonderer Absorptionsstreifen sichtbar würde. Eine Atmosphäre mit 0,04 Vol.-Prozenten gestattet eine Stunde die beschwerdelose Einatmung. Kaninchen, die eine Stunde solche Luft eingeatmet hatten, starben in der folgenden Nacht. Die Atemwege waren mit Selenkörnchen besät und eitrig entzündet. Bei Menschen erzeugt eine hohe Konzentration des Gases Kopfschmerzen und Druck in der Brust für eine halbe Stunde[2]).

Ätzstoffe und gewebsentzündende Mittel.

Es bestehen prinzipielle Wirkungsunterschiede zwischen Alkalien einerseits und andererseits Säuren und Eiweiß fällenden Stoffen. Gemeinsam ist beiden die schnelle Wirkung am lebenden Eiweiß gegenüber der anderen großen Gruppe gewebsverändernder Stoffe, die man als Entzündungsgifte bezeichnet und die eine erkennbare primäre Einwirkung auf das Gewebseiweiß nicht besitzen. Die chemischen und biologischen, durch alle hierhergehörigen Stoffe erzeugbaren Vorgänge gestatten deshalb die folgende Einteilung, die den Wirklichkeitsverhältnissen entspricht und weitere Erfahrungstatsachen in sie einzubauen gestattet:

---

[1]) Reynolds, Lancet, 1901, T. 1.
[2]) Meißner, Zeitschr. f. die ges. exper. Medizin, Bd. 42, 1924.

Ätzmittel und Entzündungsstoffe.

A. Mit akuter Wirkungsentwicklung und sichtbarer primärer Störung des chemischen Gewebsbaues. Sie heißen

Ätzmittel.

1. Stoffe mit der Fähigkeit, Eiweiß zu fällen und feste Ätzschorfe zu erzeugen: Säuren, Metallsalze, Halogene, alkalische Erden, viele synthetische Stoffe aus allen organischen Reihen (Phenole, Kresole usw.).

2. Stoffe mit der Fähigkeit, Eiweiß zu verflüssigen und weiche Ätzschorfe zu erzeugen: Alle Alkalien von einer bestimmten Konzentrationsgröße an, manche Metalloxyde, z. B. Quecksilberoxyd, Chlorzink usw.

B. Mit langsamer Wirkungsentwicklung und nicht erkennbarer primärer Störung im chemischen Gewebsbau. Sie heißen

Entzündungsstoffe.

Noch nicht einheitlich klassifizierbare Stoffe pflanzlicher, mineralischer, tierischer Herkunft, einschließlich der Zerfallsprodukte von Albuminoiden usw., die sich biologisch voneinander durch die ihnen angeborene Reaktionsenergie unterscheiden, mit welcher sie Entzündung und sekundären Gewebszerfall veranlassen. Diese Reihe umfaßt viele Tausende von Stoffen, von dem Senf an bis zum Rhus toxicodendron, zu den spanischen Fliegen, zu dem Dimethylsulfat und der arsenigen Säure.

1. Eiweiß fällende Ätzgifte.

Wirkt ein solches Gift in geeigneter Konzentration auf ein weiches, feuchtes Gewebe ohne Hornschicht ein, so betätigt es seine chemische Beziehung zu dem erreichbaren zellularen und interzellularen Eiweiß fast augenblicklich, an der Oberhaut etwas langsamer. Es treten Fällungs- bzw. Gerinnungsvorgänge ein. Das morphologisch organisierte, mit seiner Umgebung organisch im Zusammenhang stehende, nach biochemischen Gesetzen sich wandelnde lebende Eiweiß wird zu einem unorganisierten, toten. In den Kreis der Desorganisation können auch Nervengebilde einbezogen werden. Durch manche solcher Ätzstoffe, wie z. B. durch Karbolsäure, wird ihre Umwandlung in chemische Abbauprodukte so schnell und so energisch vollbracht, daß alsbald Schmerzlosigkeit durch Leitungsunterbrechung eintritt. Schon die erste oberflächlichste Schicht des ausgefällten Eiweißes mindert das Weitervordringen des Ätzmittels. Es kann sich die Wirkung des letzteren durch die Bindung an Eiweiß erschöpfen, am schnellsten bei der Bildung von Metallalbuminaten, etwas langsamer bei den Säurealbuminaten.

2. Eiweiß kolliquierende Ätzstoffe.

Die ätzenden Alkalien entfalten ihre Wirkung auf einer ganz anderen Grundlage als die Säuren und die meisten Metalle, Metalloide usw. Sie belassen das Eiweiß der Zellen oder des interzellularen Gewebes scheinbar noch in ihrem normalen Gefüge. Sie durchdringen es, je nach ihrer Eigenart, schneller oder langsamer — die flüchtigen, wie Ammoniak, dringen alsbald jäh und tief ein, und die laugigen, wie Pottasche, Soda, Natronlauge, bringen, abhängig von ihrer Konzentration, ihrer Wärme und der Berührungsdauer, in stetigem, schichtweisem Vorrücken in den Geweben deren Eiweiß bzw. Hornstoff in den Zustand der Kolliquation. Das betroffene Gewebe imbibiert sich unter glasigem Aufquellen. Dieses Stadium stellt die Umwandlung des Eiweißes in Alkalialbuminat dar.

Keine Barriere hindert das Vordringen des Alkalis in die Tiefe. Jedes, auch das kleinste Alkalialbuminatteilchen dient als Überträger des Giftes auf das nächste Eiweißteilchen. Die Wirkung des Ätzalkalis kann sich hier sehr bald nicht erschöpfen, weil das von ihm gebildete Eiweißprodukt noch einen Teil seiner örtlichen Giftwirkung besitzt.

Wie immer auch der Ätzvorgang sich abspielt, ob es zur Gerinnung oder zur Kolliquation kommt, sicher ist, daß das einmal betroffene Gewebe nicht wieder funktionsfähig werden wird. Deswegen ist es auch bedeutungslos, ob man den Versuch macht, eine Aufhellung von Trübungen, z. B. an der Hornhaut, die durch Säuren oder Metalle veranlaßt worden sind, herbeizuführen, oder es unterläßt. Die Trübung ist unter diesen Verhältnissen das Zeichen von aus der Organisation gerissenem Eiweiß, das bis zu irgendeiner Gewebstiefe den Funktionstod einschließt. Nur der Gesichtspunkt eines Antriebes zur schnelleren Regeneration des Totgewordenen könnte Veranlassung geben, überhaupt an die Behandlung solcher Ätzstellen zu gehen.

3. Reiz und Entzündung erzeugende Stoffe.

Zu dem eigenartigsten Giftmaterial gehören die Stoffe, denen die Fähigkeit innewohnt, mit Gefäßen versehene Körpergewebe zu reizen und zu entzünden. In pathologischer Beziehung kommt diesen Substanzen ein hoher erkenntnistheoretischer Wert zu. Denn ein sehr hoher Prozentsatz aller menschlichen Leiden stellt in seiner letzten Ausdrucksform eine Entzündung bzw. deren Folgen dar. Wissenschaftlich reihen sich die Veranlasser solcher Leiden durchaus in die kaum übersehbar große Gruppe der ihrer Herkunft nach gekannten, in der Natur vorkommenden oder chemisch darstellbaren Entzündungsgifte ein. Erst wenn einmal die Medizin viel weiter als jetzt in dem Forschen und Erkennen der letzten Krankheitsursachen gekommen sein wird, und wenn weiter einstens auch nur ein Zipfel des Schleiers zu heben möglich sein wird, der völlig undurchdringlich die Erkenntnis über das letzte Geschehen von Arznei- und Giftwirkungen deckt, dann wird man wissen, was jetzt nur geahnt werden kann, wie hoch die Bedeutung dieser Gruppe von Stoffen ist. Gewöhnlich macht man zwischen den einzelnen von ihnen keine Wesenheitsunterschiede, weil die subjektiven und objektiven Zeichen der Entzündung: Rötung, erhöhte örtliche Wärme, Schmerzen, Schwellung und gestörte Funktion bzw. deren Folgen: Bläschen- oder Blasenbildung oder Eiterung nach der Einwirkung vieler, wenn nicht der meisten von ihnen erscheinen. Und doch übt meiner Überzeugung nach jeder dieser Stoffe beim bloßen Kontakt mit Geweben einen eigenartigen, von jedem andern sich unterscheidenden Reiz aus, genau so, wie verschiedenartige Reizstoffe dazu gehören müssen, um die verschiedengestaltigen Geschwulstformen hervorzurufen. Auch hier hat in Zukunft die Forschung einzusetzen, um die bisherige unzulängliche, viel zu allgemeine Einteilung der Reizqualitäten in elektrische, thermische, mechanische und chemische durch auf besserem Erkenntnisboden ruhende zu ersetzen. Gerade die biologisch verbreitetsten chemischen, mit Reizeigenschaft versehenen Stoffe erfordern dringend, soweit dies zu erfüllen möglich sein wird, eine Sonderung bezüglich ihrer eigenartigen Reizfähigkeit.

Von keinem einzigen Medikament oder Gift verstehen wir den letzten Grund seiner Energieentfaltung — aber unter allen sollten keine mehr als die Entzündungsgifte mit ihren verschiedenen Reizfähigkeiten die Forschung veranlassen, der Frage nach der Eigenart der von ihnen offenbarten Energie nachzugehen. Was ist es? Das Eiweiß der Gewebe wird, soweit man zu erkennen vermag, primär nicht chemisch verändert. Während die Ätzwirkung aus erkennbaren chemischen Gründen mit Zerstörung einhergeht und für das Zerstörte eine Narbe eintreten läßt, bewirkt das Entzündungsgift aus einem ganz unbekannten Energieantriebe nicht nur ein starkes Zuströmen von Blut zu der betroffenen Stelle, nicht nur Ausscheidung von Flüssigkeit in die entzündeten Gewebe hinein, sondern auch Antriebe zu erhöhter funktioneller und formativer Funktion der verschiedenartigsten Gewebe und ev. sekundäre Störung des chemischen Baues der letzteren. Nirgendwo in der Biologie findet sich ein Vorgang, der mit diesem, nur in Umrissen gezeichneten, verglichen werden könnte.

Die Stärke aller dieser Vorgänge hängt von der Größe der Reizfähigkeit des Entzündungsmittels und der Eigenart des in Entzündung zu versetzenden Objekts ab. Bei der außerkörperlichen Verbrennung eines Stoffes ist es die Wärmeenergie, die einen kohlenstoffhaltigen Körper bis zur Entzündungstemperatur und damit zur Verbindung mit Sauerstoff bringt. Bei den Entzündungsgiften, die auch eine erhöhte Wärme an ihrer Wirkungsstelle und schließlich sogar einen Abbau komplizierter Gewebsstoffe in einfachere, wenn auch indirekt, veranlassen, ist die Quelle dieser Energie nicht zu erkennen. Und vollends ist es in Dunkel gehüllt, warum das eine Gift, wie z. B. der Senf, nur Hautröte oder höchstens in hoher Konzentration Bläschen, ein anderes, wie das Kardol akut eine Phlegmone auch schlimmster Form und ein drittes, wie das Dimethylsulfat akuten Gewebszerfall, z. B. auch in Dampfform Verschorfung der Lider hervorrufen kann. Die Annahme wird nicht von der Hand zu weisen sein, daß hier eine chemische Energie zur Betätigung kommt. Ein Beweis hierfür ist aber nicht zu erbringen und als unmöglich erscheint es selbst unter einer solchen Annahme, dies für die schier unübersehbare Zahl aller Entzündungsgifte, die chemisch denkbar weit auseinanderstehen, einheitlich zu erhärten. Hierbei kann die individuelle Empfindlichkeit, die übrigens der Verschiedenartigkeit der Entzündungstemperatur und der Verbrennungstemperatur der brennbaren Körper vergleichbar wäre, völlig außer acht gelassen werden, weil dieser Faktor bei allen fremden Einwirkungen auf das tierische Substrat eine Rolle spielt.

Zusammenfassung
der Grundwirkungen von Säuren und Ätzalkalien.

Säuren.	Ätzalkalien.
1. Koagulieren Eiweiß.	Kolliquieren Eiweiß.
2. Am lebenden Gewebe entsteht Ätzung, Koagulationsnekrose.	Am lebenden Gewebe entsteht Ätzung, Kolliquationsnekrose.
3. Die Wirkung ist in der Regel in die Fläche und in die Tiefe begrenzt.	Die Wirkung erfolgt unbegrenzt in Fläche und Tiefe.

Säuren.	Ätzalkalien.
4. Die Verletzungen heilen ziemlich schnell mit Narbenbildung.	Überlanges Bestehen der Wunden, weil das Alkali sich nicht aufbraucht.
5. In Magen und Darm gelangt, können sie bei sehr hoher Konzentration deren Wände durchdringen und zur Ätzung anliegender Teile, z. B. der Leber, führen.	Das Gleiche können Ätzalkalien bewirken.
6. Blut wird bei direkter Berührung mit Säuren braunschwarz durch saures Hämatin. Dieses geht nach Reduktion in Hämochromogen über.	Blut wird bei direkter Berührung mit Ätzalkalien rubinrot durch alkalisches Hämatin. Nach Reduktion desselben entsteht Hämochromogen.
7. Zirkulierendes Blut wird bei Vergiftungen damit nicht sauer.	Zirkulierendes Blut wird bei Vergiftungen alkalischer.

Schwefelsäure.

Schwefelsäurevergiftungen kommen häufig zustande. Ihre Mortalität beträgt etwa 45 Prozent. Die Gründe des Zustandekommens sind: **Selbstmord**, durch eine 10—20- oder höher prozentige Säure („Oleum", „Vitriolöl"[1]), oder **Giftmord**, an kleinen Kindern oder Betrunkenen, oder durch Eingießen in den offenen Mund eines Schlafenden, oder wiederholte täuschende Beibringung **als Medikament**, selbst in der Form des Klistiers[2]). Wiederholt diente die Säure, innerlich genommen oder in die Vagina gespritzt, für die **Fruchtabtreibung**[3]). Auch **Zufallsvergiftungen** ereignen sich dadurch, daß die Säure in Bier-, Schnaps- oder Ölflaschen gefüllt worden war. Häufig sind die Verletzungen von Haut und Schleimhaut durch die **in Betrieben**: chemischen Fabriken, z. B. bei der Sodafabrikation, Färbereien, Bleichereien, in der Textil- und Kunstseideindustrie, Hutfabriken, bei der Petroleumdestillation, in Kunstdüngerfabriken usw. benutzte Säure. In Akkumulatorenwerken wird im Formier- bezw. Laderaum die Schwefelsäure durch den am Schlusse des Formierens entstehenden Wasserstoff in die Höhe gerissen und zu einem feinen Nebel zerstäubt. Er gelangt in die Luftwege und gibt, wie ich dies öfters an mir wahrgenommen habe, zu unerträglichen Reizempfindungen bis in die Bronchien hinein Anlaß. Man fand bei intensiver Ladung der Akkumulatoren, bezw. deren Überladung in dem betreffenden Raume eine Schwefelsäuremenge von 75—85 mg, und bei der Formierung der Bleiplatten in den Formierräumen 90—130 pro cbm Luft. Die chronische Einwirkung solcher Mengen soll unschädlich sein[4]),

---

[1]) Ein solcher Fall ist bereits um 1550 beschrieben worden. Ein Mönch, der die Tochter des Klostergärtners aussichtslos liebte, kaufte sich „Vitriolum", trank es und starb schnell.
[2]) Taylor, Die Gifte II, S. 15. — Deutsch, Preuß. Vereinszeitung 1848, Nr. 13.
[3]) L. Lewin, Die Fruchtabtreibung durch Gifte, 4. Aufl., 1925, S. 279.
[4]) Sprenger, Zeitschr. f. Arbeiterwohlfahrtseinrichtungen 1895, Bd. 2. — Kirstein, Vierteljahrschr. f. öff. Gesundheitspflege 1902, Bd. 34, S. 309.

was ich bezweifle. Die Arbeiter stumpfen jedoch im Laufe der Zeit gegenüber den unangenehmen Reizempfindungen ab.

Ganz vereinzelt erzeugten einmal 19 g Hallersche Säure, die als Arznei genommen wurden, Vergiftung, und schließlich kommen mit der Schwefelsäure Anspritzungsattentate (Vitriolage) unter Umständen mit schlimmen Folgen zustande.

Die tödliche Dosis hängt von der Konzentration der Säure und der Magenfüllung ab. Unter ungünstigen Umständen kann sie bei Erwachsenen 5—6 g, bei Kindern 10—40 Tropfen betragen. Ein mit 1 Prozent Schwefelsäure versetzter Kaffee ist freilich, trotz eines vorhandenen Gutachtens, nicht imstande, die Gesundheit zu zerstören. Genesung ist noch nach 50—90 g beobachtet worden, bei einem Kinde noch nach 30 g. Der Tod kann nach 2—36 Stunden oder durch Nachkrankheiten nach Wochen oder Monaten erfolgen, selbst wenn die Anfangssymptome nur in Schmerzen und Erbrechen bestanden haben[1]).

Die Folgen der direkten Haut- und Schleimhautvergiftung bauen sich auf erkannten Eigenschaften des Giftes auf. Die Schwefelsäure ätzt durch Wasserentziehung und Eiweißveränderung. Dieses wird aus der lebenden Organisation herausgerissen und mortifiziert. Die Ätzplaques an der Haut sehen grauweiß aus, schmerzen sehr und hinterlassen rote Flecke bzw. Geschwüre. Ein Finger, der länger als zwei Minuten mit der Säure in Berührung bleibt, wird meistens wund. Benetzt sie in konzentriertem Zustande Mundwinkel, Kinn usw., so werden diese Stellen bräunlich. Diese Färbung rührt, nach meinen Versuchen, von der Einwirkung auf die Oberschicht der Epidermis, die Keratinzellen des Stratum corneum, her. So färben sich auch Psoriasisschuppen, was in derer dicken Schicht zu erkennen ist. Haare und Lanugo kommen dabei nicht in Betracht, obschon sich Haare weißer Mäuse z. B. durch eine 22prozentige Säure rotbraun färben.

Am Auge entstehen Entzündung und Schwellung der Konjunktiva, evtl. bei geeigneter Säurekonzentration auch ein weißlicher grauer Ätzschorf. Ebenso können die Lider erkranken. Geschwürige Veränderungen oder auch Phlyktänen kommen vor. Die Hornhaut färbt sich nebliggrau. In der Vorderkammer erscheint bisweilen Eiter. Das Leiden kann in Heilung ausgehen und die Hornhaut sich wieder aufhellen, oder teilweise Wiederherstellung erfolgen, oder das verätzte Auge verloren gehen. Iritis, Perforation der Hornhaut und Panophthalmitis sind vorgekommen[2]).

Die Folgen der innerlichen Vergiftung: Das aus verätzten Gefäßen tretende Blut wird da, wo es mit der Säure in Berührung kommt, in braunschwarzes, saures Hämatin[3]) umgewandelt. Diese Umwandlung kann auch in Gefäßen nach direkter Penetration der Säure durch die Gefäßwandung stattfinden. Ein Teil der Säure tritt in das Blut ein, bindet Alkali und wird als schwefelsaures Salz ausgeschieden. Sauer kann das Blut während des Lebens nicht werden.

---

[1]) Ackermann, Deutsche med. Wochenschr. 1895, Nr. 44.
[2]) L. Lewin, in: Wirkungen von Arzneimitteln und Giften auf das Auge, 2. Aufl., Bd. II, S. 731.
[3]) Vergl. die Spektraltafel.

Eine Ausscheidung von freier Schwefelsäure durch die Nieren halte ich für ausgeschlossen. Die Herztätigkeit sinkt durch die Einwirkung auf die regulatorischen Zentra. Es können Thromben entstehen.

Der Tod erfolgt durch Herzschwäche oder Lähmung, wobei die Alkalientziehung eine Rolle spielt, oder durch Erstickung infolge von Ödema glottidis, falls die Säure an dieses Organ gelangt ist, oder durch Schock, der als Folge der Schmerzen aufzufassen ist, oder durch Perforation von Magen und Darm und dadurch bedingter Peritonitis, oder marastisch durch Nachkrankheiten.

Bei säurevergifteten Tieren wurde eine Verminderung der Kohlensäureproduktion, des Sauerstoffverbrauchs (um 17—49 Prozent gegen normal) und der Wärmeproduktion erwiesen. Es handelte sich bei dieser Vergiftung also um eine Gewebserstickung der Organe, wobei das lebende Protoplasma verhindert wird, den ihm dargebotenen Sauerstoff aufzunehmen.

Symptome: Bald nach dem Verschlucken der konzentrierten Säure — selten nach einem freien Intervall, der dem Individuum gestattet, irgendeine Handlung vorzunehmen — erfolgt Schluchzen und anhaltendes Erbrechen von mit Epithelfetzen oder großen Stücken der Ösophagus- oder Magenschleimhaut versehenen, durch Hämatin schokoladebraunen oder schwärzlichen klumpigen Massen. War vor der Vergiftung zellulosehaltige Nahrung aufgenommen worden, so wird diese durch die Säure schwarz gefärbt (Verkohlung). Lebendes oder totes Gewebe wird nicht verkohlt. Die Mundwinkel, Lippen, bisweilen auch das Kinn, werden durch die Säure bräunlich gefärbt oder sind mit braunen, schmierigen Fetzen bedeckt. Lippen und Zunge schwellen an. Mitunter sind auch die Submaxillar- und Zervikaldrüsen vergrößert. Das Epithel der Mundschleimhaut ist grauweiß wie gequollenes Pergamentpapier, wird später bräunlichgelb und dunkelbraun. Nach Abstoßung der Schorfe erblickt man an den Gaumenbögen, dem Zäpfchen und dem Pharynx eiterige Stellen. Die Speichelsekretion ist meistens vermehrt; Schleim fließt mit den dunklen, verschorften, abgestoßenen Schleimhautpartien über die Lippen. Vereinzelt soll eine Schwarzfärbung der Zähne zustande kommen.

War das Gift aus einem Gefäß mit sehr langem Hals getrunken, so können ausnahmsweise die Verätzungen im Munde fehlen. Das Gesicht erscheint mitunter gedunsen, leicht zyanotisch und angstvoll. Es bestehen unerträgliche Schmerzen. Der Körper krümmt sich, die Lage wird beständig geändert, die Kranken schreien und stöhnen. Nur selten bewältigt die Willensenergie die Schmerzensqualen. Das Schlingen ist durch Schwellung des Isthmus schmerzhaft und gestört, die Stimme heiser, die Atmung dyspnoëtisch, stertorös, auch wie bei Krupp-Kranken tönend, besonders bei Kindern schwer asphyktisch, der Puls klein, schwach, mitunter beschleunigt. Die Körperwärme sinkt anfangs, später ist sie bisweilen erhöht. Die Glieder sind mit kaltem Schweiße bedeckt und blaß, das Sensorium benommen. Die Kranken klagen über Frost. Dabei kann das Erbrechen fortbestehen. Der wegen Dysurie mittelst Katheters oder freiwillig entleerte, meist geringe Urin enthält oft Eiweiß, das noch über 20 Tage nach der Vergiftung andauern kann, Hämatin, Hämoglobin, rote Blutkörperchen, verfettete Zylinder und, so lange nicht Nahrung aufgenommen wird, azetonbildende Substanz (Rötung durch Eisenchlorid). Harnverhaltung ist nicht selten. Gewöhnlich besteht Verstopfung, seltener Diarrhöe. Der Tod erfolgt im Kollaps, häufig nach vorhergegangenem Singultus, oder bei freiem Bewußtsein unter Krämpfen, nachdem die Atmung mühsam oder röchelnd geworden, die Magenschmerzen weit ausgestrahlt haben und der Körper sich mit kaltem Schweiße bedeckt hat. Hat die Säure bei dem Verschlucken oder dem Erbrechen die Epiglottis, resp. die Glottis berührt, so vermag das entstehende Glottisödem für sich Erstickung und Tod herbeizuführen, wenn nicht schleunigst die Tracheotomie gemacht wird. Die Aspiration kann Säureteilchen auch in den Kehlkopf und in die Bronchien bringen.

Es gibt noch andersgestaltete akute Verlaufsarten, von den nur mit Schmerzen, Schlingbeschwerden, Erbrechen einhergehenden bis zu den seltenen, ohne sonderliche Klagen verlaufenden, obschon mit Pupillenstarre, Zyanose, unfühlbarem Puls, erschwerter Atmung, Schluckbeschwerden, Schwindel, Ohrensausen und Krämpfen einhergehenden, bis zu den sehr schnell — sogar schon nach einigen Stunden — durch Magenperforation oder durch Kehlkopfverätzung, oder durch sehr starke Magenblutungen endenden Fällen, bis schließlich zu der scheinbar zum Guten sich wendenden Gestaltung, die aber eine sichere Voraussage über das Ende nicht gestattet.

Als Nachleiden der örtlichen Verletzung können sich ausbilden z. B. Narben am Halse, die zum Verziehen des Kopfes Anlaß geben. Auch am Munde kommen narbige Verkleinerungen vor. Schwellung oder Entzündung der Speicheldrüse mit sehr starkem Speichelfluß können nach Wochen folgen. Als Folgen der Verätzungen im Rachen: Phlegmonen, Narbenbildung mit Verziehungen, Verlötung des Kehldeckels, Perichondritis der Gießbeckenknorpel, die im Zusammenhange mit einem Oesophagealgeschwür noch nach Wochen ein zur Erstickung führendes Glottisödem veranlassen kann[1]). Im Ösophagus: Geschwüre, die auch in den angrenzenden Gebieten vorhanden sein können, Durchbrüche in die Bronchien, Lungen, Pleura, Mediastinum mit den entsprechenden Symptomen, Abstoßung seiner Schleimhaut, Stenosen mit Divertikelbildung oberhalb derselben am Isthmus faucium, oder der Kreuzungsstelle des Bronchus sinister mit dem Ösophagus oder an der Kardia. Gelegentlich besteht nur eine isolierte Striktur am Pylorus. In einem Falle stieß sich acht Tage nach der Vergiftung ein Stück Magenschleimhaut von 14 cm Länge und 12 cm Breite ab. Dabei aß die Person, die ein viertel Liter „Oleum" getrunken hatte, trockene Semmel und zeigte ein gutes Befinden. Gastritis mit allen üblichen Symptomen, Perigastritis, ruhrartige Durchfälle, Polyurie, Hämaturie, vielleicht auch einmal Hämatinurie, selten Nierenentzündung kommen vor, ebenso gelegentlich Bronchopneumonie oder kruppöse Pneumonie. War das Gift in Vagina oder Rektum eingeführt, so können Stenosen, Atresien, Perforationen, Fistelbildungen usw. die Folge sein.

Umfangreiche Verätzungen haben bisweilen allgemeine Folgen, wie sie nach Verbrennungen vorkommen. Auch sonst können sich solche aus-

---

[1]) Meyer, Über Sulfoxysmus, Diss. Greifswald 1899.

bilden, z. B. Neuralgien, Interkostalneuralgie, Kardialgien, Gelenkschmerzen, selten einmal Neuritis optici, Ptosis, Muskellähmung[1]) oder Schwindel und maniakalische Anfälle.

Chronische Aufnahme von Schwefelsäure macht Appetitstörungen und angeblich eine Entkalkung der Knochen.

Sektion: Die Schleimhaut der ersten Wege ist gewöhnlich grau oder schieferig gefärbt, schorfig, bisweilen wie gekocht aussehend, brüchig und schält sich leicht ab. Unter ihr erscheint das Gewebe schmutzigrot, geschwollen. Die Ätzung im Munde kann fehlen, wenn, wie dies vorgekommen ist, das Gift aus einem Gefäß mit sehr langem Hals genommen wurde. Der Magen kann so geschrumpft sein, daß er nur noch ein Ei zu fassen vermag. Wo die Säure länger eingewirkt hat, sind tiefgreifende Substanzverluste oder Kontinuitätstrennungen vorhanden, die leicht Perforationen eintreten lassen[2]). Die Schwarzfärbung einzelner Stellen rührt von Hämorrhagien her, deren Produkt in Hämatin umgewandelt ist. Auch im Dünndarm finden sich diskontinuierlich, häufig nur auf der Höhe der Valvulae conniventes, Trübungen oder leichte Defekte. Im Dickdarm fand man in einem Falle schwarze, blutige Flüssigkeit, während im Dünndarm nur gallige enthalten war[3]). Die dem Magen anliegenden Organe, Leber, Milz, sowie Darmschlingen zeigen sich nicht selten durch die Penetration der Säuren, die ich nicht als Diffusionswirkung auffasse, grauweiß, härter und brüchiger. Leber und Herz können normal sein. An der Milzkapsel fand man ein eiteriges Exsudat. An der Niere wurde Entzündung, in anderen Fällen ausgesprochene Koagulationsnekrose gefunden[4]). Die Harnkanälchen sind oft mit Hämatin angefüllt. Vereinzelt kommt Ätzung und Nekrotisierung mit schwarzbrauner Verfärbung an der Epiglottis und tieferen Teilen, Ödem des Kehlkopfes und lobuläre Entzündungsherde in den Lungen vor. Es ist auch möglich, daß durch Verätzung der Magenwand an der kleinen Kurvatur ein Defekt entsteht, dessen Ränder mit der Leber verwachsen und so eine Perforationsperitonitis verhindern. Das entsprechende Stück der Leberfläche kann durch Ätzung wie eine Hohlpelote ausgehöhlt sein, und diese Verwachsung des Magens auch eine Verziehung desselben und damit einen Pylorusverschluß veranlassen.

Durch leichtfertiges Urteil eines Medizinalkollegiums wurde ein Mann verurteilt, sein Kind mit Schwefelsäure vergiftet zu haben, obschon dieselbe nicht nachgewiesen werden konnte. Nach acht Jahren wurde er freigesprochen, nachdem man erkannt hatte, daß die an der Haut, im Munde und im Magen gefundenen leichten Veränderungen durch Ameisen entstanden waren[5]).

Nachweis: Schwefelsäure bildet mit Chlorbarium Bariumsulfat. Aus Leichenteilen kann man sie durch Extraktion der wässerigen Auszüge mit absolutem Alkohol und Verjagen des Alkohols mit Chlorbarium nachweisen. Bariumsulfat verwandelt sich, mit Kohle geglüht, in Schwefelbarium, und dieses entwickelt mit Salzsäure Schwefelwasserstoff. Gegen-

---

[1]) Wernicke, Lehrb. der Gehirnkrankheiten.
[2]) Lesser, Arch. f. path. Anat., Bd. LXXXIII, p. 196.
[3]) Schad, Inaug.-Dissert., München 1885.
[4]) Fraenkel u. Reiche, Arch. f. path. Anat., Bd. CXXXI, Heft 1.
[5]) Vierteljahrschr. f. ger. Medizin, Bd. 36, 193. — Maschka, ebendas., Bd. 34, 193. — Klingelhoefer, ebendas., Bd. 15, 1878.

stände (Kleider usw.), die mit Schwefelsäure befleckt sind, werden mit Wasser ausgelaugt und mit Chlorbarium geprüft. Es ist möglich, an den Kleidern eines vergifteten Individuums die Säure nachzuweisen, sie aber im Verdauungskanal nicht dartun zu können, obschon auch die Gewebsveränderungen im letzteren für eine solche Vergiftung sprechen. Die phosphorsauren Salze des Blutes zersetzen die Schwefelsäure unter Bildung freier Phosphorsäure. Das Vorhandensein der letzteren kann also neben anderem auch ein Beweis für eine Schwefelsäurevergiftung sein. War, wie gewöhnlich, unreine Säure genommen, so kann sich in den Eingeweiden auch Arsen finden.

Behandlung: Magnesia usta (10,0 g : 500,0 Wasser), Seifenwasser, Liquor Natrii caustici (1 Prozent), Eiweißlösungen (aus 4 bis 8 Eiern auf 1—2 Liter Wasser), und viel Wasser oder schleimige Getränke behufs Verdünnung, und später Alkalien zum Ersatze des durch die Schwefelsäure entzogenen Blutalkali, Frottierungen, warme Einwicklungen, Wärmflaschen, Analeptica und gegen die Gastritis: Eispillen, Eisumschläge auf die Magengegend, Senfteige, Blutegel usw. Vorsicht ist in dem Gebrauche der Narkotika (Morphin. hydr. pro dosi 0,005 g) zu üben. Es würde sich empfehlen, kleine Mengen von sehr verdünntem Kokain (0,05 : 500 Wasser) wasserglasweise einzuführen. Der Gebrauch von Schlundsonden ist kontraindiziert. Bei Glottisödem ist die Anwendung einer Eiskravatte um den Hals, evtl. die Tracheotomie, indiziert. Nahrung ist durch den Darm einzuführen. Gegen die örtlichen Veränderungen an der Haut und am Auge sind Waschungen mit großen Mengen frischen, auch alkalischen Wassers vorzunehmen, an der ersteren ist danach Öl einzureiben. Verdünnte Lösungen von Bleiazetat oder Bleiessig sind am Auge zu vermeiden, da sie Hornhauttrübungen machen, die sich langsam, oft unter Zurücklassen von Hornhautgeschwüren, lösen. Es lassen sich dagegen Einträufelungen von Natrium aceticum (0,3 : 100) oder eine Salbe von Hydrargyrum oxydatum (0,01 : 5 Fett) gebrauchen.

Hallersches Sauer (Mixtura sulfurica acida) enthält neben Schwefelsäure und Alkohol noch **Äthylschwefelsäure.** Einem kranken, an hämorrhagischer Diathese leidendem Kinde wurde ein Kaffeelöffel der Säure unverdünnt gegeben. Sofort stellten sich unter Schmerzen die Säurewirkungen ein. Nach etwa 24 Stunden erfolgte der Tod. Die Ätzwirkungen in Magen und Darm waren nicht stark[1]).

Sulfurylchlorid. SOCl$_2$, eine flüssige, an der Luft rauchende, äußerst stechend riechende Flüssigkeit, ferner die **Chlorsulfonsäure,** SO$_2$(OH)Cl, eine sich ebenso verhaltende Flüssigkeit, sowie der flüchtige **Chlorsulfonsäuremethylester** ätzen alle Gewebe sehr stark und wurden deshalb als Kriegsgifte verwendet.

Dimethylsulfat.

Der Schwefelsäuredimethylester (CH$_3$)$_2$SO$_4$, eine farblose Flüssigkeit, wird jetzt vielfach in der chemischen Industrie zum Methylieren von Anilin usw. verwandt. Mehrere Menschen wurden getötet, die dessen in der Wärme sich entwickelnde Dämpfe aufnahmen. Seine Wirkung soll

---

[1]) Keiji Uyeda, Ther. Monatsh. 1910.

von dem ganzen Molekül der Verbindung und nicht von den abgespaltenen Komponenten desselben abhängen[1]). Ich habe die Überzeugung, daß die eingeatmete Methylschwefelsäure sich im Körperinnern zersetzt und daß die in statu nascendi entstehende Schwefelsäure die schlimmen Gewebszerstörungen erzeugt.

Die S y m p t o m e werden zuerst an den zugänglichen Schleimhäuten sichtbar. Die Augen schmerzen und tränen, die Lider schwellen ödematös an, die Conjunctiva palpebrarum wird zyanotisch, evtl. mit Ätzschorfen von über Stecknadelkopfgröße bedeckt. Dabei kann Lichtscheu bestehen. Kommt die Substanz längere Zeit mit der H a u t in Berührung, so entstehen Ätzungen resp. Verbrennungen ersten bis dritten Grades. Seitens der L u f t w e g e erscheinen: Weiße Verfärbung der hinteren Rachenwand, brennende Schmerzen im Rachen und der Brust, Husten, Tracheitis, Bronchitis, Expektoration schleimig-eitrigen Sputums, Lungenentzündung, auch mit putridem Charakter, Schleimbrechen, Albuminurie, Cylindrurie, Ikterus und eine Pneumonie, die zweimal in 48 Stunden zum Tode führte. Einmal dauerte die Rekonvaleszenz 9 Wochen. Ein Chemiker, dem etwa 40 g davon an die Kleider kamen, drangen sie trotz Abtrocknens bis auf die Haut und erzeugten ihm, der noch weiter arbeitete, nach einiger Zeit Brandwunden. Gleichzeitig stellten sich Heiserkeit und Schmerzen im Rachen ein. Er starb an einer schlimmen Lungenentzündung.

Die Dämpfe verursachen am A u g e heftige, hartnäckige Entzündung mit Schwellung und Schmerzen, und besonders Hornhauttrübung — eine Quellungstrübung — mit blasiger Abhebung des Epithels. Rückbildung kann erfolgen, es bleibt jedoch meist eine feinfleckige, parenchymatöse Trübung bestehen[2]). Es ist auffällig, daß die Dämpfe so stark wirken, da doch ihr Siedepunkt sehr hoch ist (188 Grad).

A u t o p s i e. Die Schleimhäute der Luftwege bis zu den Bronchien waren bräunlich, verätzt und zerstört, die Lunge hepatisiert und Ecchymosen fanden sich überall, sogar im Nierenbecken.

Bei T i e r e n wirken subkutan oder vom Magen aus 0,05 bis 0,975 g pro Kilo. Jede Art der Anwendung erzeugt am Orte der Wirkung örtliche Reizung bis zur phlegmonösen Entzündung und zum völligen Gewebszerfall. Die verätzten Schleimhäute reagieren alkalisch. Die r e s o r p t i v e n S y m p t o m e vom Magen oder Unterhautgewebe aus bestehen in Krämpfen, die von Koma oder Lähmung gefolgt sind.

Natriumsulfat.

Das Glaubersalz (Na_2SO_4) wirkt in großen Dosen giftig. Eine Kuh ging durch drei Kilo davon, die in einem Tage gegeben worden waren, zugrunde. Bei Menschen können dadurch auch heftige Magen-Darmreizungen mit den entsprechenden Symptomen entstehen.

Saures schwefelsaures Kalium.

Das primäre Kaliumsulfat ($KHSO_4$) gibt bei hohen Temperaturen Schwefelsäure ab. Während des Krieges wurde es deswegen als Beiz-

---

[1]) W e b e r, Arch. f. exp. Path. u. Pharmak., Bd. 47, S. 113. — Concordia 1901, S. 30.

[2]) E r d m a n n, Arch. f. Augenheilk., Bd. LXX, 1908.

mittel für Metalle verwendet. Ich habe in einem solchen Betriebe wiederholt bei Arbeitern Ätzungen an der Haut und Schleimhäuten dadurch entstehen sehen. In einem Betriebe, in dem mit einer Lösung von 30 Kilo Bisulfat auf 100 Liter Wasser gebeizt wurde, erkrankte ein Arbeiter mit halbseitigem, bei intendierten Bewegungen immer stärker werdendem Zittern, das wie eine Schüttellähmung aussah. Auch an multiple Sklerose konnte gedacht werden. Es bestand Gesichtsstarre. Beim Gipsen des Weines bildet sich das Salz und kann bei langem Gebrauch solchen Weines zu Magenstörungen Anlaß geben.

Kaliumsulfat.

Das neutrale Kaliumsulfat (K_2SO_4) hat wiederholt zu Vergiftung und Tod Anlaß gegeben, nachdem es für Abortivzwecke oder als Abführmittel benutzt worden war. Dem Stoff kommen in großen Dosen auf Grund einer „reinen Salzwirkung" Giftwirkungen zu. Nach 22,5 g trat noch Genesung, durch 40 g in drei Dosen nach zwei Stunden, und nach 60 g der Tod von Frauen ein[1]). Es töteten aber auch schon 30 g, die versehentlich als Milchzucker genommen waren[2]). Als Symptome beobachtete man: Schmerzhaftes Brennen im Schlunde, in 2½ Stunden 12 Stuhlentleerungen, Durst, häufiges Erbrechen, lähmungsartige Schwäche der Beine, Kleinheit des Pulses, Kälte der Extremitäten, später Kollaps und kurzdauernde, von Verlust des Bewußtseins begleitete Konvulsionen. Erst nach 10 Tagen war die Bewegungsfähigkeit der Beine wieder normal. Der Tod trat bei einer Frau schon nach etwa zwei Stunden ein, nachdem sie 7 g davon und in kurzer Aufeinanderfolge trotz bereits eingetretener warnender Symptome noch fünfmal solche Dosen eingenommen hatte. Es gibt nur einen Fall von chronischer Vergiftung mit diesem Salz. Ein Mann nahm 10 Monate hindurch täglich 4 g davon und starb. In der Bauchhöhle fanden sich 1800 ccm freier Flüssigkeit. Außer diesem Ascites bestand noch Leberzirrhose.

Nachweis in Giftresten: Eindampfen, Auskristallisieren und Prüfen auf Schwefelsäure (Chlorbarium, Bleiazetat) sowie auf Kali.

Natriumperoxyd (Na_2O_2) wurde für die Sterilisierung von Trinkwasser empfohlen und wird als Zusatz zu Waschmitteln benutzt. Bei seiner Zersetzung durch Wasser bildet sich Ätznatron und Sauerstoff $2 Na_2O_2 + 2 H_2O = 4 NaHO + O_2$. Es ist ein stark ätzender Stoff, der bei der Verwendung als Waschmittel schon zu einem tödlich verlaufenden Unglücksfall geführt hat.

Natriumpersulfat.

Das Natrium- bzw. Kaliumpersulfat wirken als Derivate des Wasserstoffperoxyds stark oxydierend. Mit Wasser zerlegen sie sich:

$$Na_2S_2O_8 + H_2O = Na_2SO_4 + H_2SO_4 + O.$$

Sie sind stark bakterizide Stoffe. Kaninchen sterben durch Einbringen von 0,4 g pro Kilo in den Magen, und durch 0,5 g subkutan eingespritzt

---

[1]) Bonnassies, Journ. de Pharmacie 1843, Janv. — Frickhinger, Arch. de Pharmacie, Bd. 221, p. 754.
[2]) Harbitz, Schmidts Jahrbücher 1898.

unter Durchfällen und Schwäche in 10—20 Stunden. Das Blut erscheint braun. Totes Blut liefert mit dem Mittel geschüttelt Methämoglobin. Im Magen-Darmkanal finden sich Rötung, Schwellung, Blutungen und Läsionen der Schleimhäute — Folgen der in statu nascendi abgespaltenen Schwefelsäure.

Natronlauge. Kalilauge.

Die Laugen (Laugenessenz, Seifensiederlauge) sind leicht zugänglich und können deswegen aus Fahrlässigkeit, Verwechslung[1]), Trinken von Lauge, die sich in Bier- oder Selterflaschen findet, oder durch irrtümliche subkutane Infusion von Kalilauge statt Chlornatriumlösung, selten zu Mord oder Selbstmord genommen werden. Ich kenne nur einen Mord durch Lauge und zwei Mordversuche. In einem der letzteren hatten Zigeuner einer Zigeunerin, durch die sie denunziert worden waren, Kalilauge in den Mund gegossen und eine Hand abgehackt, im zweiten wurden zwei Arbeiter zu langer Zuchthausstrafe verurteilt, weil sie ein viermonatliches Kind mit Natronlauge zu vergiften versuchten, um sich der Alimentationsklage zu entziehen. In Preußen ereigneten sich durch Verunglückung mit Laugen (Kali-, Natron-, Seifen-) 1919 10 Fälle; 1920 13, 1921 10 und 1922 7 Fälle. In Berlin kamen in 3 Jahren 8, in Wien in 2 Jahren 17, im Kinder-Krankeninstitut zu Mariahilf von 1857—1862 46 Vergiftungen, und in einem anderen Krankenhaus von 1879 bis 1886 52 vor, von denen 30 in selbstmörderischer Absicht erfolgt waren. Die Mortalität schätze ich auf 60—70 Prozent. In Belgrad wurden in den Jahren 1919 bis 1922 62 Vergiftungsfälle durch Natronlauge seziert. Sie machen 76 Prozent aller Vergiftungen aus. Davon waren 50 Erwachsene (3 Männer, 47 Frauen), die das Gift für Selbstmord genommen hatten, und 12 Kinder von 1—3 Jahren, die durch Zufall damit vergiftet worden waren. Der Tod trat frühestens nach 15 Stunden, resp. nach 12 Tagen oder als Nachwirkung nach 1—3—27 Monaten durch Unterernährung, Ösophagus- oder Magenstrikturen ein. In dem Falle der versehentlichen Infusion von 220 ccm Kalilauge starb der Kranke nach 15 Minuten unter den Symptomen der Herzlähmung[2]). Die tödliche Dosis beträgt von dem Liquor Kalii caust. etwa 20 g, also 150 ccm Laugenessenz entsprechend, aber noch kleinere Mengen können den Umständen nach tödlich wirken. Hineinstürzen in einen Laugenbottich hat Arbeiter getötet.

Die Wirkung des Kalium- resp. Natriumhydrats hängt von der Konzentration der Lösungen, der Dauer der Berührung, der Wärme des vergifteten Ortes und der Magenfüllung ab. In totem Blut erzeugt Natronlauge ein schokoladenbraunes, in dünnen Schichten grünliches Magma, das mit Wasser verdünnt eine fluoreszierende, in dünnen Schichten grünliche, in dicken granatrote Flüssigkeit liefert. Spektroskopisch erkennt man den Streifen des Hämatin in alkalischer Lösung (vgl. Spektraltafel). Konzentrierte Lauge macht Gewebe aufquellen und transparent. Bei weiterer Einwirkung tritt am schnellsten am Epithel, Erweichung (Kolliquation), resp. Auflösung zu einer gelbbraunen, wenn Blut vorhanden ist

---

[1]) Zeitschr. f. Med.-Beamte, 1894, p. 379, Tod durch 220 g Kalilauge subkutan in 15 Minuten.
[2]) Hofacker, Zeitschr. f. Medizinalbeamte 1894. S. 379

braunroten, fadenziehenden Masse ein. Dies lehrt z. B. ein einfacher Versuch mit Eiweißstücken, die mit verschiedenen Laugenkonzentrationen bei Körperwärme oder schon in der Kälte behandelt werden.

S y m p t o m e : Unerträgliche Schmerzen im Halse, der Speiseröhre, Erbrechen von alkalischem, blutigem Mageninhalt oder nur Würgen, Beeinträchtigung oder Verlust des Schlingvermögens, Speichelfluß und Empfindlichkeit des Leibes und nach einigen Stunden Diarrhöe. Der Harn wird alkalisch und enthält Tripelphosphat. Dieser Zustand hält Stunden oder Tage an, bis sekundäre Symptome: Kleinheit und Unregelmäßigkeit des Pulses, Kälte der Haut, allgemeine Prostration und Singultus auftreten und der Tod unter Bewußtlosigkeit und Konvulsionen erfolgt. Andernfalls geht die Vergiftung i n e i n c h r o n i s c h e s S i e c h t u m über, herbeigeführt durch die Verätzungen von Ösophagus, Magen und Darm. Das mortifizierte Gewebe trennt sich oft in großen zusammenhängenden Teilen von dem lebenden durch eine dissezierende Entzündung und wird, auch membranös, durch Erbrechen oder mit dem Stuhlgang entfernt. An den exfoliierten Stellen finden sich Geschwüre, die sehr schwer oder unter Narbenbildung mit starker Retraktion heilen und im Ösophagus zu Strikturen, im Magen zu Verkleinerungen führen. Die zerstörten Magendrüsen regenerieren sich nicht. Hierdurch wird die Verdauung der stickstoffhaltigen Nahrung fast aufgehoben, während Kohlehydrate noch assimiliert werden. Dies und die durch Strikturen verminderte Nahrungsaufnahme veranlassen schließlich tötenden Marasmus. Vereinzelt sah man nach Laugenvergiftung Glykosurie auftreten. Heilung ist selten. Von 46 mit Lauge vergifteten Kindern bekamen 35 (76 Prozent) Strikturen des Ösophagus. Von diesen 35 wurden 23 geheilt, 3 gebessert, 5 starben (4 unbekannt). Der Tod erfolgte viermal an Entkräftung und einmal an sekundärem Lungenbrand. Auch an Pleuritis, phlegmonöser Gastritis, Empyem (Durchbruch einer periösophagealen Eiterung in die Pleura) leiden solche Kranke. D u r c h a k u t e P e r i t o n i t i s können sie noch sterben, wenn bei Strikturen Dilatationsversuche gemacht werden und die Sonde, infolge noch vorhandener geschwüriger Veränderung, den Ösophagus an der Kardia durchbohrt.

Die Veränderungen, die durch zufälliges E i n s p r i t z e n v o n L a u g e n i n d a s A u g e zustande kommen, stellen sich sehr verschieden dar. Es spritzt dem einen etwas K a l i l a u g e ein, Schmerzen und Augenröte folgen, die obere Hälfte der Konjunktiva wird blutig, die Hornhaut bleibt aber frei, und nach acht Tagen ist Genesung erfolgt. Ein anderer, dem bei der Arbeit ein N a t r o n l a u g e - Spritzer Konjunktiva und Kornea trifft, bekommt Lidschwellung, Konjunktivitis, Grauweißtrübung und Anästhesie der Hornhaut. Die getrübten Schichten stoßen sich größtenteils ab, der Pupillarrand verlötet sich trotz Atropin. Die Konjunktiva wird narbig und an den einzelnen Stellen über den Rand herübergezogen. Der Defekt füllte sich auch nach Monaten nicht vollständig. Die Kornea erreichte höchstens zwei Drittel ihrer normalen Dicke. In noch einem anderen Falle gelangt S e i f e n s t e i n (60 Prozent N a t r i u m h y d r o x y d mit 20—30 Prozent Soda, Glaubersalz usw.) in das Auge und erzeugt Keratokonjunktivitis, oder Symblepharon usw.

Gegenüber den überraschend günstigen Ausgängen stehen auch solche, bei denen, z. B. nach Verätzung mit verdünnter Kalilauge, in drei Tagen

Chemosis, Hornhauttrübung, blättrige Abstoßung von Hornhautlamellen, Eiterinfiltration entstanden, nach neun Tagen Blut und Eiter in der Vorderkammer erschienen und in weiterer Verschlechterung der Vereiterung die Enukleation des einen Auges gemacht werden mußte, während das andere, mit Symblepharon versehene, blind blieb. Aus Versehen (!) wurde in einer Klinik eine Einspritzung von 20 ccm einer zehnprozentigen Natronlauge in die Harnröhre vorgenommen. Es wurden sofort Spülungen gemacht. Nach einer dreitägigen ambulanten Behandlung kamen Schüttelfrost, hohes Fieber, „septische Symptome". Der Kranke starb nach vierzehn Tagen. Bei der Obduktion fand man vollständige Nekrose der Urethralschleimhaut, eitrige Entzündung der Prostata und der Blase.

Auch mit schmelzendem Kali oder im Wasser explodiertem Natrium sind Augenvergiftungen der gleichen Art entstanden.

Bei Tieren macht eine zehnprozentige Kali- bzw. Natronlauge langsam eine Hornhauttrübung, eine 25prozentige fast augenblicklich und eine noch stärkere erzeugt aus dem Gewebe eine fadenziehende Masse.

Die Behauptung, daß eine Verminderung der Konsistenz der Gewebe bzw. der verätzten Partien für die Laugenvergiftung nicht bestehe, ist völlig irrig[1]). Was man in der Leiche in dieser Beziehung beobachtet, sind in erster Reihe nicht sekundäre, sondern primäre Prozesse, die der Wirkung von Schwefelsäure ganz fernstehen.

Sektion: Erfolgt der Tod in den ersten 48 Stunden, so findet man[1]) die bisweilen arrodierte Zunge, den weichen Gaumen, den Rachen und die Umgebung des Kehlkopfeinganges durch ödematöse Infiltration des submukösen Bindegewebes geschwollen, die Speiseröhre verdickt und ihre Epithelien getrübt. Die hämorrhagisch-entzündlichen Partien des stellenweis stark gefalteten Magens und des Duodenums sind rubinrot gefärbt. Schwarzbraune Massen sollen vorkommen. Ich habe sie nie gefunden. Die Schleimhaut ist glasig gequollen. Mit einer Pinzette kann man von ihr gelatinöse Fäden hochziehen. Selten wird Perforation des Magens bei Menschen beobachtet. Bei vielen Tieren, die ich mit Natronlauge vergiftete, fand ich solche in der Nähe des Pylorus. Penetration der Lauge durch die Magenwand findet statt. Hierdurch können auch die angrenzenden Organe, Leber, Pankreas usw., die genannten Kolliquationswirkungen aufweisen. Dies kann sich schon, wie ich es oft im Tierversuch demonstriert habe, während des Lebens ereignen, kommt aber ausgeprägt meistens nach dem Tode zustande. Ist der Tod erst nach Wochen oder Monaten erfolgt, so können an den Lippen, im Munde, Schlunde und Ösophagus Geschwüre vorhanden sein, ferner mattweiße Färbung des Zahnfleisches und des weichen Gaumens und außerdem im Ösophagus Einziehungen und Strikturen (Isthmus Ösophagi, Kreuzungsstelle des Ösophagus mit dem linken Bronchus, Kardia, Pylorus[2]). Im Bereiche der Stenose ist die Wand verdickt, oberhalb derselben das Gebiet erweitert. Die eiterige Entzündung kann zu einer zunderartigen Erweichung der Wand in ihrer ganzen Dicke führen. Auch im periösophagealen Gewebe sind mitunter Entzündungen. Die durch Lauge entstan-

---

[1]) Lesser, Arch. f. path. Anat., Bd. 83, S. 193.
[2]) Torday, Jahrb. f. Kinderheilk. 1901 — Hadenfeldt, Münch. med. Wochenschr. 1900.

denen Geschwüre haben, worauf ich immer wieder hinwies, keinerlei Tendenz zur Vernarbung, weil die kolliquativen Vorgänge, die einmal durch das Gift zustande kamen, dem entgegenwirken. Dadurch können beim Sondieren auch noch drei oder vier Wochen nach der Vergiftung, wie man dies neuerdings bei Kindern erfuhr, Perforationen und tödlicher Ausgang geschaffen werden[1]). In dem häufig sehr verkleinerten Magen finden sich neben alten Narben und Blutergüssen von einem Entzündungshofe umgebene, selbst über die Submukosa greifende Geschwüre. Auch die Darmschleimhaut kann entzündet und geschwollen sein. Die Grenze zwischen der vitalen und kadaverösen Ätzung läßt sich bei schnellem Tode nicht feststellen. Wenn der Kranke erst nach längerer Zeit stirbt, so kann man die vorhandenen Ätzwirkungen als vitale ansehen. Wenn L a u g e in die L u f t w e g e g e l a n g t ist, so findet man hier analoge entzündliche Veränderungen. Mitunter zeigt sich im Kehlkopf eine kruppöse Membran.

N a c h w e i s : Der Mageninhalt wird eingedampft, der Rückstand mit warmem absolutem Alkohol ausgezogen, der Alkohol verjagt und der Rückstand geglüht. Mit dem erhaltenen kohlensauren Kali, resp. Natron, stellt man die entsprechenden Reaktionen an.

B e h a n d l u n g : Essigsäure, Weinsäure, Zitronensäure und vorsichtiges fortgesetztes Ausspülen des Magens mit angesäuertem Wasser, Milch, Öl, Eisstückchen, Kokainlösungen (0,05 : 500,0), Kampfer, Äther, Moschustinktur, warme Einwicklungen, Senfteige in die Magengegend, Morphin subkutan. Pinselungen mit Kokain (2—3 Prozent) schaffen beim Schlucken Erleichterung. Die Ernährung (Milch usw.) kann mittelst N é l a t o n schen, evtl. durch die Nase in den Ösophagus geführten Katheters oder besser per Klysma stattfinden. Vor allem ist eine Sondierung vor etwa acht Wochen zu unterlassen.

Natriumaluminat.

Aus dem Mineral Bauxit, das im wesentlichen aus Tonerdehydrat, Kieselsäure und Eisenoxyd besteht, wird durch Glühen mit Soda, Auslaugen, Filtrieren und andere Operationen N a t r i u m a l u m i n a t gewonnen, dem die Zusammensetzung $NaAlO_2$ zukommt. In reinem Zustande ist es eine weiße, in Wasser leicht lösliche Substanz, die als Beize zum Färben und zum Drucken von Krappfarben dient. Auf das Auge wirkt das gelöste Natriumaluminat wie eine entsprechend konzentrierte N a t r o n l a u g e , nicht nur örtlich, sondern auch durch weiteres Vordringen in das Augeninnere hinein, auf dieses ein. Die Sehschärfe kann beträchtlich abnehmen[1]). Zwei Arbeitern war ein Auge dadurch verätzt worden. Bei dem einen war nur die Bindehaut des linken Unterlides verätzt worden, die mit Narbenbildung heilte. Bei dem anderen entstand vollständige Narbenbildung der Hornhaut und Symblepharon oben. Die Sehschärfe war auf Unterscheidung von Hell und Dunkel gesunken[2]).

---

[1]) J a n k o v i c h , László, Therap. 1926.
[2]) L. L e w i n , Obergutacht. f. das Reichsversicherungsamt. Monatsbl. f. Augenheilk. 1911, S. 534.

Seifen.

Sowohl die feste **Natronseife** als auch die **Kaliseife** haben Vergiftung erzeugt. Nach Verschlucken eines Stückes der ersteren, die angeblich kein freies Alkali enthielt, entstanden bei einem Geisteskranken Würgen und Erbrechen. Am anderen Morgen waren an den Lippen Verätzungen zu sehen, die Atmung war beschleunigt, der Puls klein, das Atmen über einer Lunge verschärft. Nach etwa 24 Stunden erfolgte der Tod. In der Lunge fanden sich bronchopneumonische Herde und im Dickdarm eine entzündete Stelle[1]). Ein anderer Mann aß ein Stück Natronseife mit über ein Prozent freiem Alkali, worauf Blaufärbung und Kurzatmigkeit erfolgten. Während des Versuches, eine Magensonde einzuführen, kollabierte der Kranke und starb. Man fand Verätzung von der Speiseröhre bis zum Magen und Zwölffingerdarm mit Blutaustritten — letztere auch im Nierenbecken.

Die **Schmierseife**, die neben 5—10 Prozent Kaliumkarbonat bzw. freies Alkali enthält, kann, entsprechend der genommenen Menge, Ätzwirkungen und deren Folgen erzeugen.

Eine Kuh, die 250 g **Schmierseife** verschluckt hatte, erkrankte mit vorgequollenen Augen, Schaum vor dem Maule, Röcheln, kolossaler Aufblähung, kalten, steifen, gelähmten Gliedern, zeitweiligem Zucken und fast unempfindlicher Kornea und starb nach 9—12 Stunden. **Bei der Sektion** fand man u. a. Blutungen im Netz, den Dünndarm hinter dem Duodenum schwarzrot, zundrig, blutig, und Blutungen im Epi- und Myocard.

Ein 18 Monate altes Kind, das ein Stück davon verschluckt hatte, erlag. **Bei der Sektion** fand sich die Schleimhaut vom Munde bis zum Magen verschorft[2]). Ein Klystier mit einer solchen Seife erzeugte bei zwei Menschen nach etwa 20 Minuten Kollaps mit Bewußtlosigkeit. Atmung und Puls waren unregelmäßig, das Gesicht zyanotisch, die Pupillen erweitert, der Kornealreflex fehlte. Dieser Zustand hielt etwa zwei Stunden an. Erbrechen und Durchfall dauerten zwei Tage. Für **Abtreibungszwecke** wird solche Seife oft verschluckt und in Lösungen in den Uterus gespritzt. Im letzteren Falle kommen meist: Schüttelfrost, hohes Fieber, Übelkeit, Erbrechen und Schmerzen im Leibe. Parametritis, auch mit Eiterung, sah man entstehen, wenn die Einspritzung in das Parametrium erfolgt ist. Auch zur Kolliquationsnekrose[3]) führende Wirkungen können eintreten, wenn viel Alkali eingeführt worden ist. Es kommt zu Zyanose, Kurzatmigkeit, Tachykardie und schnellem Tod. Man fand dann in Vagina und an der Portio die Gewebe zerfallen, sulzig durchfeuchtet, und ebenso verändert waren Fett- und Bindegewebe bis zum Nierenlager. Die Wand des Uterus erschien ödematös durchtränkt und enthielt Pseudomembranen[4]). In einem Vergiftungsfalle waren die örtlichen durch eingespritztes Sodawasser mit grüner Seife erzeugten Veränderungen nur gering, dafür bestand aber eine schwer erklärliche, erst nach zehn Tagen weichende Pupillenstarre und Blindheit des befallenen **Auges.**

---

[1]) **Liebetrau**, Therap. Mon. 1907, Nr. 1.
[2]) **Langen**, Münch. med. Wochenschr. 1901, Nr. 15.
[3]) Vergl. S. 121.
[4]) L. **Lewin**, Die Fruchtabtreibung durch Gifte, 4. Aufl., 1925, S. 307. — **Wemmer**, Centralbl. f. Gynäkol. 1921, S. 618.

Schweflige Säure.

Schwefeldioxyd (SO_2) kann an seinem Entstehungsorte und bei seiner technischen Verwendung Giftwirkungen erzeugen, z. B. in der chemischen Großindustrie, beim Rösten von schwefelhaltigen Erzen und Hüttenerzeugnissen (Rösterauch), oder bei der Verarbeitung von Rückständen aus der ca. 60 Prozent Schwefel enthaltenden Gasreinigungsmasse, bei der Gasfabrikation, der Schwefelsäure und Ultramaringewinnung, bei der Darstellung von Venetianischrot, bei der Aufschließung der Phosphorite und Knochenasche durch Schwefelsäure in Kunstdüngerfabriken, bei der Verbrennung von pyrithaltiger Kohle und Koks, wo es sich in den Rauchgasen findet, auch bei der Petroleumreinigung und beim Undichtwerden der Pfannen in Salzsiedereien, ferner bei seiner Verwendung in komprimierter Form in Kühlmaschinen, beim Schwefeln des Malzes und Hopfens, bei dem Bleichen von Leim, Stroh, Seide, Wolle, Borsten, Schwämmen, Darmsaiten, Zellulose in der Papierfabrikation, oder auch bei der Saturation des Saftes in der Zuckerfabrikation, oder bei der Desinfektion von Schiffen, Wohnräumen, Fässern, ferner bei dem Mazerieren von Holz in Zellulose- bzw. Papierfabriken, wobei als Abfallprodukt S u l f i t l a u g e, L i g n o s u l f i t gewonnen wird. In einem solchen Falle entstand Vergiftung durch Herausfallen einer Dichtung an einem Kocher und Ausströmen von Dampf, dem schweflige Säure beigemengt war. Auch durch Explodieren eines Kessels eines Landtransportwagens mit flüssiger schwefliger Säure wurden Menschen vergiftet und getötet, ebenso in großer Zahl bei einem Brande in einer sizilianischen Schwefelgrube.

Außer gewerblichen Vergiftungen kommen vereinzelt[1]) auch solche durch Mord — bei einem Schlafenden wurde Schwefel auf glühende Kohle gestreut — oder Selbstmord, durch Verbrennen von Schwefel in einem geschlossenen Zimmer — vor. Durch Zufall starb ein Mann nach dem Einatmen von viel schwefliger Säure, die er bei einer bengalischen Beleuchtung eingeatmet hatte. Auf einem Schiffe, das aus einer deutschen Hafenstadt, in der Cholera herrschte, nach Amerika ausgelaufen war, desinfizierte der Kapitän Passagiere so gründlich in einem Desinfektionskasten mit schwefliger Säure, daß einer starb. Bei „Begasungen" sah man Pferde nach wenigen Minuten mit Dyspnoe, Unruhe, Muskelzittern, Scharren und bei schwerer Vergiftung mit allgemeinem Tetanus erkranken.

Eiweiß und Blut werden bei direkter Berührung dadurch koaguliert und Blut unter Bräunung in Hämatin umgewandelt. Auf Kosten des Blutsauerstoffs wird das Gas nach seiner Resorption in Schwefelsäure, ev. in schwefligsaures Salz umgewandelt und als schwefelsaures Salz ausgeschieden. P f l a n z e n leiden durch höhere Konzentrationen des Gases im Längenwachstum. In „Rauchschwadengebieten" lassen die Blätter, zumal in der Nähe der schweflige Säure liefernden Rauchquelle, das Gas erkennen. Das Gas dringt in die Spaltöffnungen der Blätter ein. Überwiegend soll an der Schädigung der in solchen Gebieten immer stark humussaure Boden beteiligt sein, in dem die Kalksalze durch die Säure zersetzt werden.

---

[1]) O s i a n d e r in Hasselt, Handb. d. Toxikol., übers. v. H e n k e l, 2, S. 405. — O e h m k e, Zeitschr. f. Medizinalbeamte 1902, S. 181. — H u f e l a n d s Journ., Bd 17, 2, St. VI.

Zwei Grundwirkungen kommen der schwefligen Säure zu: Gewebsreizung bis zur Mortifikation und Allgemeinwirkungen, die entweder Abhängigkeitsleiden von der ersteren sind, oder von chemischen Störungen im Blute bzw. solchen, die vom Gehirn und dem Atmungszentrum ausgehen. Die letzteren können evtl. zum Tode führen, ohne daß die erstgenannte sonderlich hervorgetreten ist. Ist dies aber der Fall, dann wird zumal der Respirationsapparat geschädigt, das Schleimhautepithel verätzt, und durch Schädigung der Gefäßwände Blut- und Serumaustritt veranlaßt. Größere Bezirke des Lungenkreislaufs werden verlegt, die Atmung durch Hypersekretion gestört und dadurch Lungenödem veranlaßt. Ziemlich weit von der Entwicklungsstelle entfernt, kann das Gas noch vergiften. So wurden Pferde und Schweine, die dasselbe aus einem Gefrierapparat in zehn Meter Entfernung fünf Minuten lang aufzunehmen genötigt waren, tödlich vergiftet. Gewöhnung an das Gas findet bei Arbeitern in einem nicht weiten Umfange statt. Immerhin sind bei älteren Arbeitern damit die Reizfolgen nicht sehr ausgesprochen. Es gibt auch eine individuell hohe Empfindlichkeit für diesen Stoff.

Bei verschiedenen Tiergattungen und bei verschiedenen Individuen derselben Gattung ruft ein bestimmter Konzentrationsgrad der schwefligen Säure nicht immer die gleiche Wirkung hervor. Solche Unterschiede erkennt man übrigens auch an Holzpflanzen. In der Nähe von Hütten, die das Gas liefern, findet man gesunde, kranke und abgestorbene Bäume durcheinanderstehen. Frösche, Mäuse, Kaninchen vertragen dasselbe schlecht. Ein Gehalt der Atemluft von 0,006—0,02 : 1000 Luft erzeugen subjektiv Reizempfindungen, die sich bei 0,03 pro mille als Husten, Niesen, Augenbrennen, Kopfschmerzen bemerkbar machen, und bei 0,5 pro mille entstehen sichtbare Ätzwirkungen an Schleimhäuten und Erstickung. Es erzeugen 0,05—0,07 pro mille bei Kaninchen nach zwei Stunden Dyspnoe, Hämorrhagien in den Stimmbändern, Lungenhyperämie, Emphysem usw., und Trübung der Hornhaut. Eine Maus stirbt bei 0,06 Prozent nach zwei Stunden, ein Kaninchen bei 0,24 Prozent nach viereinhalb Stunden[1]). Der Tod erfolgt durch Lähmung des Atmungszentrums.

Akute Einwirkung großer Mengen kann bei Menschen, denen die Säure in verflüssigter Form an die Haut gelangt, auch schwere Verätzungen, evtl. mit Lymphdrüsenschwellung und sekundärer Knocheneiterung, erzeugen[2]) und als Allgemeinwirkungen: Benommensein, Verwirrtheit, Atemnot, Zyanose, Unmöglichkeit zu Sprechen und Schlucken, Abnahme der Bewegungsfähigkeit und Konvulsionen. Nach dem Schlafen in einem mit Schwefel geräucherten Zimmer stellte sich bei einem Manne Asphyxie ein, die sich erst nach dreistündiger Bemühung heben ließ.

Der Verlauf kann noch ein anderer sein: Ein Alkohol liebender Arbeiter nahm das Gas an einem zum Bleichen von Seide bestimmten Schwefelkasten auf. Er bekam anfänglich — unter Ausschluß von Reizsymptomen an den zugänglichen Schleimhäuten — Störungen des Bewußt-

---

[1]) Ogata, Arch. f. Hygiene 1884, S. 223. — Pfeiffer, Arch. f. exp. Pathol. 1890, Bd. 27, S. 261.

[2]) Schweflige Säure wurde als Ursache von Jucken und Ausschlägen auf Brust und Rücken bei einem Manne erkannt, der neue Unterkleider angelegt hatte. Das Gas haftet an damit gebleichten Geweben lange und fest. (Rösler, Arch. d. Pharm. 1899, S. 391.)

seins, benahm sich viele Stunden wie ein Geistesverwirrter oder schwer durch Alkohol Vergifteter, lag dann apathisch da und starb nach einem Tage unter Röcheln und Krämpfen. Der Tod kann auch früher erfolgen. Ein Monteur, der in einem Raume, in dem drei Bottiche mit 0,7 Prozent schweflige Säure enthaltender Leimbrühe standen, oberhalb derselben eine halbe Stunde lang eine Leitung gelegt, den Raum aber verlassen und im Freien gearbeitet hatte, weil er sich belästigt fühlte, klagte nach einer weiteren Viertelstunde, daß ihm schlecht würde. Er wurde blau, bekam Zuckungen, röchelte und starb nach kurzer Zeit[1]). Hier lag vielleicht, disponierend für den Ausgang ein Herzleiden vor. In einem anderen Fall, in dem ein Arbeiter beim Beschicken eines Schwefelkiesofens das Gas eingeatmet hatte, soll eine vorhandengewesene Tuberkulose durch das Gas zu einem akuten Ausbruch und zum Tode Veranlassung gegeben haben. Auch bei tuberkulösen Tieren, die eine Luft mit 0,05—0,07 pro mille schwefliger Säure einatmeten, entwickelte sich die Tuberkulose erheblich stärker als bei Kontrolltieren[2]).

Als Wirkungsfolge des Gasreizes kann unmittelbar ein- oder doppelseitige Lungenentzündung entstehen, ebenso wie eine mittelbare Entstehung durch Sekundärinfektion möglich ist. Ein Schmied hatte in einer Schwefelsäurefabrik am Kiesofen eines Gloverturmes Ausbesserungen vorzunehmen, atmete trotz wiederholter Arbeitsunterbrechung giftige Gasmengen ein und erkrankte unmittelbar danach an Lungenentzündung, der er nach neun Tagen erlag. Es kann auch eine gewisse Inkubation zwischen Vergiftung und der Erkrankung liegen.

Auch Lungenemphysem kommt als Nachwirkung der schwefligen Säure vor, begleitet von Bronchialkatarrh. Die Schädigung der Lungenepithelien und eine Bronchiolitis exsudativa obliterans sind für die Erklärung der Entstehung heranzuziehen. Das Krankenlager eines solchen, in der Schwefelei einer Seidenfabrik in üblicher Weise erkrankten Arbeiters dauerte zwei Monate.

Die chronische Aufnahme größerer Mengen des Gases führt zu entzündlichen Vorgängen in den Luftwegen: Heiserkeit, Husten, Brustbeklemmung, reichlicher Absonderung in der Nase, Blutauswurf und zu Magenstörungen. Die Arbeitsfähigkeit kann dadurch beträchtlich herabgesetzt sein. Bei Frauen entstehen Störungen der Menstruation.

An anatomischen Veränderungen findet man bei Tieren Entzündungszustände in den Luftwegen, auch kruppartige Trachealveränderungen, alveolares Emphysem, eitrige bronchopneumonische Herde, Stauungsniere, bei Menschen im wesentlichen das gleiche, auch Lungenblutungen und fleckweise oder diffuse Braunrotfärbungen in der Lunge, die ich von Hämatin ableite. Reizzustände im Magen und in den Nieren sind nach dem Gesagten erklärlich.

Nachweis der schwefligen Säure in der Luft. Zu benutzen sind, der stechende Geruch, Rötung von blauem Lackmuspapier, Blaufärbung eines Gemisches von jodsaurem Natron und Stärkekleister und die Erzeugung des Hämatinstreifens in dünnen Blutlösungen. In Leichnamen würde wohl kaum die schweflige Säure als solche nachzuweisen sein, viel-

---

[1]) L. Lewin, Obergutachten über Unfallvergiftungen 1911, S. 136.
[2]) Kisskalt, Zeitschr. f. Hygiene, Bd. 48, S. 269.

mehr in den Luftwegen sowie im Mageninhalte Schwefelsäure. Zink- und Salzsäure erzeugen aus schwefliger Säure, z. B. in Genußmitteln, Schwefelwasserstoff.

Behandlung: Zufuhr frischer Luft, ev. die künstliche Respiration, die Inhalation zerstäubter 0,5—1prozentiger Lösungen von kohlensaurem Natron oder die Infusionen schwach alkalischer Lösungen (Liq. Natr. caustici 0,5—1 pro mille). Gegen die gastrischen Beschwerden der Arbeiter sind Milch und kohlensaure Alkalien zu verabfolgen. Arbeiter, die nicht gesunde Lungen haben, sollten von der Beschäftigung in den obengenannten Fabriken ausgeschlossen werden.

Chlorschwefel.

Es wird angenommen, daß der für die Kaltvulkanisation, zusammen mit Schwefelkohlenstoff gebrauchte Chlorschwefel (S_2Cl_2) auch in starker Konzentration bei Tieren nur unbedeutende Störungen, als Reizsymptome, an Schleimhäuten hervorrufen, selbst wenn man sie in einem Raume mit 0,1—0,2 mg auf den Liter Luft fünf Stunden beließ. In der Fabrikpraxis verdampft eine nur 1—3 Prozent Chlorschwefel enthaltende Flüssigkeit, die ungeeignet ist, zu schädigen. Unter ungünstigen anderweitigen Bedingungen kann dies dennoch erfolgen.

Der Gewerbeinspektor in Berlin I berichtet über einen besonderen Unfall, welcher einen Beitrag zu der Gefährlichkeit des Schwefelchlorürs (Chlorschwefel) bildet, das bei der kalten Vulkanisierung von Gummi verwendet wird. In dem Laboratorium einer chemischen Fabrik zersprang der Glaskolben, in welchem die zur Herstellung des Schwefelchlorürs erforderliche chemische Reaktion vorgenommen wurde, und die Flüssigkeit spritzte weit umher. Da der Laboratoriumsgehilfe sofort über Atmungsbeschwerden klagte, so nahm man an, daß die Flüssigkeit sein Gesicht getroffen habe, und übergoß ihn in gebückter Stellung mit Wasser. Wie sich später herausstellte, war jedoch hauptsächlich die Brustbekleidung von der Lösung durchnäßt und war das Einnehmen der gebückten Stellung die Veranlassung, daß der Arbeiter die aus seiner Kleidung ausströmenden Gase einatmete. Die Erstickungserscheinungen traten bald darauf in erhöhtem Maße ein und am folgenden Tage erfolgte Lungenlähmung.

Salze der schwefligen Säure.

Aus den Sulfiten entsteht im Magen freie schweflige Säure, deren Giftdosen und Giftwirkungen bereits angegeben wurden. Bedeutungsvoll ist die Verwendung der Sulfite zur Konservierung von zerkleinertem Fleisch, Früchten, Gemüsen usw., die verboten ist. Nach einer Entscheidung des Reichsgerichts wird in einem solchen Zusatz eine Nahrungsmittelverfälschung erblickt. Es wurden und werden trotzdem noch Mengen von etwa 10—500 mg auf 100 g der zu behandelnden Masse zugesetzt.

Natriumsulfit (Na_2SO_3), Der Giftcharakter dieses neutralen Salzes ist ausgesprochen, falls es in den Magen eingeführt wird. Es wirkt bei Tieren lähmend auf das vasomotorische Zentrum, auf die peripherischen Gefäße und zuletzt direkt auf den Herzmuskel. Auch das Respirationszentrum wird in funktionell schwächender, bzw. lähmender Weise beeinflußt. Tödlich wirken, subkutan angewendet, 1,5 g pro kg Tier. Im Harn findet sich schwefelsaures Salz.

Ein Mensch nahm versehentlich 120 g des Natriumsulfits ein. Es stellten sich Erbrechen, nach einer halben Stunde Kollaps, Herzschwäche, sehr verlangsamte Atmung, Pupillenerweiterung, aufgehobene Sensibilität und Reflexlosigkeit, und eine Stunde nach dem Einnehmen der Tod ein. Die Sektion ergab nur Hyperämie der Abdominalorgane. Es bestand eine zirkumskripte interstitielle Hepatitis. Schweflige Säure wurde im Blute nicht gefunden[1]). Auch die kleinen Mengen, die als Konservierungsmittel gebraucht werden, können Körperstörungen veranlassen, wobei freilich zu berücksichtigen ist, daß die Empfindlichkeit der Menschen hierfür in ziemlich weiten Grenzen schwankt. Mengen, die 10—50 mg schwefliger Säure entsprechen, erzeugen Schmerzgefühl im Magen, Aufstoßen, Durchfälle[2]). An dieser Auffassung der Giftigkeit dieses Salzes ändern Versuche an Katzen und Hunden, denen lange Zeit 15—62 mg pro Kilo Körpergewicht eingeführt wurden und die nicht dadurch krank wurden, vor allem keine hämorrhagische Nephritis bekamen[3]), nichts, da andere, zahlreiche Versuche vorliegen, die besagen, daß länger fortgesetzter Gebrauch eines Präservesalzes in den für die Konservierung üblichen Mengen bei Hunden u. a. Gefäßverlegung, Blutungen, entzündliche oder degenerative Prozesse, und bei schwangeren Tieren Frühgeburt erzeugten[4]). Fiebernde Wöchnerinnen können durch die Sulfite um so heftiger ergriffen werden, je höher der Grad des bestehenden Erkrankungszustandes, insbesondere des Fiebers ist.

Weine, welche größere Mengen schwefliger Säure (über 0,08 g im Liter) enthalten, sind bei gewohnheitsmäßigem Gebrauch fähig, die Gesundheit zu beeinträchtigen. Die aldehydschweflige Säure, die sich in geschwefelten Weinen findet, wirkt weniger unangenehm als die schweflige Säure, der Art nach aber gleich[5]).

Die sauren schwefligen Salze wirken sowohl örtlich als auch resorptiv stärker als die neutralen. Das schwefligsaure Ammoniak tötet Kaninchen zu 0,5 g schnell unter Krämpfen.

Lignosulfit. Die Lösung des Kalziumbisulfits erzeugt in Dampfform, z. B. bei 0,01 Prozent, Schmerzen in Larynx, Trachea und Bronchien, nach 0,07 Vol.-Prozenten Glottiskrampf, Husten, Schmerzen in den Luftwegen und Schwindel. Es sind dies Wirkungen der schwefligen Säure.

Hyposulfite. Die unterschwefligsauren Salze, z. B. das Natriumhyposulfit ($Na_2S_2O_4$), liefern im Magen schweflige Säure. Es kommen ihnen stark reduzierende Eigenschaften zu. Bei Tieren soll das letztere Salz in Mengen bis zu 1 g pro Kilo und mehr ungiftig sein. Bei Menschen erzeugt es unangenehme Wirkungen, zumal Reizwirkungen im Magen und Darm, Erbrechen und profuse Durchfälle.

[1]) Arnavielhe et Laffongue, Arch. d'Antropol. criminelle, 1910.
[2]) Jacoby u. Wallbaum, Arch. f. exp. Path. 1906, Bd. 54, S. 121.
[3]) Lehmann u. Treutlein, Arch. f. Hygiene 1909, S. 103.
[4]) Kionka, Zeitschr. f. Hygiene, 1902, S. 123. Deutsche med. Wochenschr. 1902. Ärztl. Sachverständigenzeit. 1902, Nr. 4.
[5]) Kerp, Arbeit. aus dem Reichsgesundheitsamt, Bd. 21, 1904.

In der Färbetechnik besteht die Möglichkeit einer Schädigung der damit Arbeitenden.

Die Emanationen des unterschwefligsauren Kalziums erwiesen sich bei Meerschweinchen als ungiftig. Nur die Lungen zeigten eine Hyperplasie und Fettentartung der Epithelialzellen.

Thionylchlorid $SOCl_2$ ist das Chlorid der schwefligen Säure, eine erstickend riechende Flüssigkeit, die an Geweben starke Reizwirkung und Wasserentziehung ausübt. Die Einatmung kann Folgen wie die schweflige Säure verursachen.

Ammoniak.

Ammoniak (NH_3) vergiftet in gasförmigem und gelöstem Zustande (Salmiakgeist, Dzondischer Spiritus). Unglückliche Zufälle im Gewerbebetrieb haben oft Menschen und Tiere geschädigt oder getötet, z. B. in Bleichereien, Zeugdruckereien, Verzinnereien, in Farbenfabriken für die Extraktion von Orseille oder Kochenille, in der Lackindustrie, bei der Silberspiegelfabrikation, in der Quecksilberindustrie, bei dem Verzinnen und Verzinken von Eisenblech, in der Gerberei, der Rübenzuckergewinnung, in der Kälteindustrie bei der Herstellung von Kunsteis, wo es durch undichte Leitungen ausströmen kann, bei dem Ammoniaksodaprozeß, beim Platzen einer mit komprimiertem Ammoniak gefüllten Stahlflasche, bei der Arbeit damit in chemischen Laboratorien, auch durch Hinfallen von Ammoniakflaschen, ferner bei der Gewinnung aus Gaswasser, auch bei dem Befahren eines geschlossenen Sättigungskastens für Ammonsulfatgewinnung — hierbei starb ein Arbeiter, obschon der Kasten entlüftet worden war —, bei Kloaken- und Sielarbeitern, die ammoniakhaltige Kanalgase aufnehmen, bei der Reinigung von Ammoniakkesseln usw. Vergiftungen kommen auch bei unverständigem Einatmenlassen bei Scheintoten, Asphyktischen, Betrunkenen, Epileptikern[1]) usw. vor. Hierbei kann es zu einem bedrohenden Glottisverschluß bzw. zu Glottisödem kommen. Ein Mann starb, der sich zur Vertreibung eines Rausches Ammoniak aus der Apotheke holen ließ und die Lösung, die 15 Tropfen auf 100 Wasser enthalten sollte, statt dessen aber 15 g enthielt, trank. In dem ärztlichen Buch, aus dem er die Vorschrift entnommen hatte, stand der Fehler. Selten sind Selbstmord[2]) oder Mord durch Ammoniak, ebenso das Einnehmen oder die Einspritzung in den Uterus für die Fruchtabtreibung[3]), oder das Einnehmen für die Simulation einer Epilepsie[4]) (Pain-Expeller), oder das versehentliche Trinken von Ammoniak aus Flaschen, die für Genuß- oder Arzneizwecke dienen sollten[5]), oder die arzneiliche Einspritzung von Ammoniak in einen Naevus bei einem Kinde, das bald danach unter Krämpfen starb[6]), und schließlich durch Verwechselung —

---

[1]) Tardieu, Vergiftungen S. 154.
[2]) Français, Annal. d'hyg. publ., 2. Ser., T. 47, 1877, p. 556. — Chaplain, Archives du Midi 1845, p. 84. — Fonssagrives, Union méd. 1857, p. 49 u. andere: p. 90, p. 522, 1862, p. 119 usw.
[3]) Lewin, Die Fruchtabtreibung, 4. Aufl., 1925, S. 284.
[4]) Helbig, Deutsche milit.-ärztl. Zeit. 1879, S. 10.
[5]) Romeick, Zeitschr. f. Medizinalbeamte 1905. — Gallard, Ann. d'hyg. publ. 1877, T. 47. — Mendelsohn, Charité-Annalen 1887, 12, S. 206.
[6]) Paget bei Christison, A treatise on Poisons, p. 247.

Eingeben eines Kinderlöffels mit Ammoniak, das zur Einreibung bestimmt war[1]).

Die toxischen oder tödlichen Dosen des gelösten Ammoniaks richten sich nach der Konzentration und der Dauer der Einwirkung. Pferde sterben durch 30 g in 16 Stunden, durch 90 g in 50 Minuten. Die gleiche Tierart weist gegen die gleiche Konzentration verschiedene Reaktion auf. Bei ½ pro mille Luft entstehen bei Tieren schwache, bei 1 pro mille starke Reizsymptome, bei 2 pro mille wird der längere Aufenthalt bedenklich. Dosen über 4—5 pro mille werden häufig rasch lebensgefährlich oder veranlassen Pneumonien. Von 2 Prozent an fängt Ammoniak an tödlich zu wirken. Menschen können nur unter Vergiftungssymptomen in einem Raume mit 0.33 pro mille Ammoniakgas 20—30 Minuten atmen. Bei 0.5—1 pro mille ist die längere Arbeit unmöglich[2]). Vom Liquor ammonii caust. sind für Erwachsene 5—10 g giftig, 30 g tödlich. Der Tod kann nach dem Einatmen des Gases in 5—10 Minuten, durch Verschlucken nach 4 Minuten bis 5 Stunden oder erst nach 6—12 Tagen erfolgen. Ein Mann verschluckte einen Teelöffel voll Ammoniakflüssigkeit. Das Atemholen erfolgte mühsam, im Leibe bestanden Schmerzen. Plötzlich legte er sich auf die Seite, wurde blau im Gesicht und starb nach wenigen Minuten asphyktisch[3]). Wiederherstellung kam noch nach 60 g zustande. Ich schätze die Mortalität auf etwa 50—60 Prozent.

Die Resorption des Ammoniaks geht schnell vor sich, ebenso die Penetration in die Gewebe hinein und die Ausscheidung, die oft durch die Lungen und auch durch den Schweiß erfolgt. Zehn Minuten nach Einträuflung von Ammoniaklösung in den Konjunktivalsack von Tieren ließ sich Ammoniak in der vorderen Kammer nachweisen. Bei direkter Berührung von Ammoniak mit Blut wird dieses dunkelrot, später durch Zerstörung der roten Blutkörperchen lackfarben und endlich rubinrot und weist den Absorptionsstreifen des Hämatins in alkalischer Lösung auf (v. Spektraltafel). Festes Eiweiß wird kolliquiert, Fette verseift. Das in die Leber gelangende Ammoniak wird Harnstoff. An lebenden Geweben entsteht Ätzung, an Schleimhäuten auch mit Exsudation. Die verätzten Stellen machen bisweilen den Eindruck von Belägen[4]).

Nach dem Hineingelangen in das Auge entstehen Entzündung, Chemosis, nach Tagen Hornhautinfiltration, Katarakt, Iritis, Irisvorfall, Hypopyon, Erweichung, Perforation der Hornhaut, Panophthalmitis u. a. m. Die Hornhaut kann auch noch einige Tage nach der Vergiftung scheinbar noch unversehrt sein und sich dann erst trüben, oder sofort wie die eines gekochten Fisches aussehen. Man sah auch schon am zweiten Tage nach der Ätzung eine Pseudomembran entstehen, die das Auge deckte. Nach dem Abziehen derselben fand man eine transparente Hornhaut, die sich später noch trübte. Völlige Heilung ist selten. Augenentzündungen entstehen bei Kloakenreinigern (Ophthalmie des vidangeurs). Die

---

[1]) Romeick, l. c.
[2]) Lehmann, Arch. f. Hyg. 1886, V, S. 1.
[3]) Stevenson, Guys Hosp. Rep., 3. Ser., 1872, XVII, p. 225.
[4]) Lewin, in Lewin u. Guillery, Wirkungen von Arzneim. u. Giften auf d. Auge, 2. Aufl., Bd. II, S. 792. — Einem Arbeiter wurde einmal absichtlich Ammoniakwasser ins Auge gespritzt.

Konjunktivalerkrankung kann von Tränenfluß begleitet oder trocken und schmerzhaft sein, oder mit Entzündung der Stirnhöhlen einhergehen.

Symptome: Schmerzen vom Munde bis zum Magen, Erbrechen, auch blutiger, alkalischer, auch nach Ammoniak riechender Massen, blutige Stühle mit Tenesmus, Schlingbeschwerden, Schwellung, Epithelverlust, weiche, graue Schleimhautzerstörung und Blasenbildung im Munde und an den Lippen — in einem Falle schwoll die Zunge in 24 Stunden so an, daß der Mund nicht geschlossen werden konnte —, Durst und Salivation — bei einem Vergifteten wurden nach einigen Tagen in 24 Stunden drei Liter Speichel abgesondert —, Schwellung der Konjunktiva, Tränenfluß, starke Nasensekretion. Dazu kommen in wechselnder Kombination: Stimmlosigkeit, konvulsivischer Husten und paroxysmenweise auftretende, die Tracheotomie erfordernde, manchmal von normaler Atmung unterbrochene Dyspnoe mit Pfeifen, Krächzen und Rasseln in den Lungen. Durch den Husten können kleinere oder größere Epithelfetzen sowie Blut ausgeworfen werden. Die Exhalationsluft kann nach Ammoniak riechen. Der alkalische Harn kann Blut, Hämatin oder Eiweiß und Zylinder enthalten und Ischurie bestehen. Als Allgemeinerscheinungen treten auf: Kleinheit und Verlangsamung des Pulses, Blässe und Zyanose des Gesichtes, Kälte der Glieder, Sinken der Körperwärme, Frösteln — nach Einspritzung in den Uterus stellte man 24 Stunden später neben Durchfällen Fieber von 39.6 fest —, Beklemmungen, Verlust des Sehvermögens, Präcordialangst und Koma, in dem der Tod, auch asphyktisch, erfolgen kann. Nach Beseitigung des Kollapses kommen mitunter Krämpfe vor. Eine Frau, die ein halbes Weinglas voll Ammoniakflüssigkeit getrunken hatte, bekam gleich danach konvulsivische Zuckungen in einem Arm, und ein anderer Vergifteter, der zwei Schluck Salmiakgeist genommen hatte, endete nach vier Stunden unter Sopor, Delirien und Krämpfen[1]). Schwangere Frauen abortieren, wie man auch bei Tieren experimentell dadurch Abort eintreten sah. Die Menses können in Genesungsfällen früher auftreten. Die subjektiven Beschwerden mindern sich entsprechend der Heilung der Gewebsveränderungen. Lange kann noch Fieber, Muskelschwäche, ja selbst komplette Lähmung der unteren Extremitäten bestehen[2]).

War die Flüssigkeit an die Glottis gelangt, so erfolgt der Tod plötzlich ohne Asphyxie oder später nach Aufhören der gefahrdrohenden Erscheinungen unter den Zeichen entzündlicher Kehlkopf- und Lungenveränderung. Zum Verständnisse der letzteren ist anzuführen, daß das Ammoniak in der Luftröhre schon in geringen Quantitäten eine katarrhalische Entzündung, in größeren eine Quellung der Epithelien mit Infiltration der Schleimhaut durch Rundzellen und in den Lungen eine heftige Entzündung, resp. Blutung in die Alveolarräume hervorruft.

Werden Ammoniakdämpfe eingeatmet, so treten die eben geschilderten Veränderungen des Mundes und der Luftwege auf. Die Kranken bekommen Erstickungsgefühl, blaue Lippen, Brustbeklemmung, Präcordialangst, Schwindel, Brennen im Halse, Speichelfluß, Schmerzen im Magen und sind unruhig, manche auch deliriös. Die Haut ist heiß,

---

[1]) Bei Fröschen steigert subkutan gegebenes Ammoniak die Reflexerregbarkeit bis zu tetanischen Krämpfen, die als zentrale toxische Wirkung aufgefaßt wird.

[2]) Page, Mich. med. News 1881, p. 27.

trocken oder feucht. Der Schweiß riecht nach Ammoniak. Erbrechen und Ischurie können Stunden oder Tage anhalten. Die Augen werden entzündet. In 3—7 Tagen ist Besserung oder das Ende während eines Erstickungsanfalles oder durch schnell überhandnehmende Entkräftung zu erwarten. Meist zeigen sich einige Zeit nach der Vergiftung durch fortschreitende entzündliche Veränderungen in den Luftwegen bedingte Schmerzen vom Kehlkopf bis unter das Brustbein, sowie Atemstörungen. Es kann zu einer Lungenentzündung kommen, wenn z. B. ein Arbeiter nicht gut gelüftete Ammoniakkessel zu reinigen hat. Sie kann nach Tagen tödlich enden[1]. Dies ereignete sich auch bei einem durch Leuchtgas vergifteten Mädchen, dem man in der Verwirrung Ammoniak in das Gesicht gespritzt hatte, das auch in Mund und Nase gelangte. Das Kind starb durch kruppöse Pneumonie. Auch bei Pferden, die durch Zufall das Gas einatmen mußten — infolge eines solchen wurden 30 nur vergiftet und 24 gingen ein —, entstand neben Hornhauttrübung, blutigem, schaumigem Nasenauslauf, Husten, erschwerter Atmung und Rasselgeräuschen schwere Lungenentzündung.

Die chronische Beschäftigung mit Ammoniak oder auch mit Ammoniumkarbonat schafft bei Arbeitern Verdauungsstörungen durch dauernde Neutralisation des Magensaftes und chronischen Bronchialkatarrh mit Husten und evtl. auch blutigem Auswurf. Als Nachleiden entstehen bisweilen hochgradige, auch mehrfache Strikturen im Ösophagus, die schon einmal eine Gastrostomie erforderlich gemacht hat. Vereinzelt kam es zur Abstoßung von Stücken der Ösophagusschleimhaut. Die Assimilationsvorgänge leiden. Infolgedessen stellt sich Abmagerung mit den Folgezuständen ein.

Anatomischer Befund: Vom Munde bis zum Darm kann die Schleimhaut entzündet und weißlich vermulmt sein. Man findet nach großen Dosen: Erweichungen im Ösophagus, dessen Schleimhaut in einen schmierigen Brei verwandelt sein kann — bei Tieren auch Zerfressensein des Ösophagus und dadurch bedingte Irrigation der Lunge und des Herzens mit dem Gifte —, ferner Blutungen und Erweichungen im Magen, die sich bisweilen auch auf angrenzende Organe fortpflanzen, seltener Perforation[2]. In den Luftwegen bestehen oft: Glottisödem, Erweichung der Schleimhäute und Verschluß der Bronchialäste durch häufige krupartige Zylinder. Solche ½—1 mm dicke, röhrenförmige, abziehbare fibrinöse Membranen lassen sich auch bei Tieren mit oder ohne einen, der krupposen Pneumonie bisweilen ähnlichen Zustand (fibrinöser Alveolarinhalt) erzeugen. Injektion von Ammoniakwasser in die Trachea bei Tieren schafft Membranen aus Fibrinfäden und Epithelien. Die Nieren können gleichfalls entzündet sein. Bei Tieren findet man Fett in Leber und Niere.

Nachweis: Ammoniakgeruch, Bläuung von rotem Lackmuspapier, Bräunung des Nesslerschen Reagens (mit Kalilauge im Überschuß versetzte Lösung von Jodquecksilber in Jodkalium), Nebelbildung (Salmiak), wenn ein mit Salzsäure befeuchteter, oder Grau-, resp. Schwarzfärbung, wenn ein mit gelöstem Quecksilberoxydulnitrat befeuchteter Glasstab über den Giftrest gehalten wird. Leichenteile werden bei niedriger Tem-

---

[1] Lewin, Berl. klin. Wochenschr. 1908, Nr. 42.
[2] Taylor, Gifte, Bd. 2, S. 144. — Clarus, Jahresb. f. Pharmacie 1858.

peratur bis zu $^2/_3$ destilliert und das alkalisch reagierende Destillat, wie eben angegeben, geprüft, oder man leitet das Ammoniak in Salzsäure und fällt mit Platinchlorid. In fauligen Massen ist wegen des hierbei spontan entstehenden Ammoniaks der Nachweis unter Umständen unmöglich. Harnstoff kann beim Eindampfen auch kohlensaures Ammon liefern. In Räumen läßt sich Ammoniak dadurch objektiv dartun, daß man die Luft durch Nesslersches Reagens hindurchleitet. Hämatoxylinpapier färbt sich mit Ammoniak blau, Rosolpapier purpurn, Phenolphthaleïnpapier rot.

Behandlung: Sehr vorsichtig vorzunehmende Magenausspülungen, Essig, Zitronensaft, Weinsäure, Milch, Eiweiß, Öl, Emulsio papaveris, Haferschleim, Gummilösungen, Eisstückchen, Kokainlösungen (0.05—0.1 : 500), evtl. Morphium oder Opium und Sinapismen, resp. Schröpfköpfe. Gegen die Vergiftung durch Einatmung des Gases empfiehlt sich die Anwendung heißer Wasserdämpfe. Sind Strikturen, die als Nachkrankheiten auftreten, zu behandeln, so ist jederzeit daran zu denken, daß neben Narben noch alte Geschwüre vorhanden sein können, die Gelegenheit zu einer künstlichen Perforation geben.

Liquor Ammonii anisatus. Die anisölhaltige Ammoniakflüssigkeit erzeugte nach der unvernünftigen Einspritzung in das Unterhautgewebe als Excitans kleine Abszesse. Größere, nicht eingehüllte, innerlich gereichte Mengen, z. B. ein halber Teelöffel bei einem Kinde, schädigte das Mundepithel und erzeugte Erbrechen und Allgemeinstörungen.

Pain expeller. Dieses Geheimmittel besteht aus Ammoniak, Tinct. Capsici und Alkohol. Eine Frau, die es längere Zeit hindurch, zuletzt zu 50—60 Tropfen, genommen hatte, bekam anfangs nur Magenschmerzen, Erbrechen, blutige Durchfälle, Schwindel, Bewußtlosigkeit und nach der letzten großen Dosis Asphyxie, tiefen Sopor, Zyanose, unfühlbaren Puls, Blutbrechen. Im Krankenhause gesellten sich hierzu noch Darm- und Uterinblutungen, Gesichtsödem, Gliederschmerzen und braunlivide Färbung der Haut. Erst nach 43 Tagen erfolgte Wiederherstellung.

Stickstoffwasserstoffsäure (N_3H) ist eine ätzende Flüssigkeit. Tiere gehen nach subkutaner Einspritzung derselben unter heftigen Krämpfen zugrunde. Auch Pflanzen vertragen die Substanz nicht[1]). Menschen bekommen Schwindel, Kopfschmerzen und Entzündung der Nasenschleimhaut.

Stickstoffoxydul.

Das Stickoxydulgas (Lachgas N_2O) wird rein oder mit Sauerstoff (Schlafgas) bei normalem oder erhöhtem Drucke arzneilich eingeatmet und hat mehrfach auch tödlich vergiftet. Dasselbe vermag den Sauerstoff weder im Tier noch in Pflanzen zu vertreten. Die Keimung wird dadurch gehindert. Rein eingeatmet, tötet es durch Asphyxie. Im Blute von Tieren erzeugt es keine chemischen oder morphologischen Veränderungen, sondern wird auf Grund physikalischer Gesetze gelöst und wieder ausgeschieden. Es kann ihm spektroskopisch nachweisbares Stickoxyd beigemischt sein, das sich angeblich mit dem Blute verbindet. Die Anästhesie soll eine Kombination der lähmenden Einwirkung des Gases auf das Ge-

---

[1]) Loew, Ber. d. chem. Ges., 1891, Bd. XXIV, p. 2947.

hirn und der Erstickung sein[1]). Es gibt Menschen, die sich selbst 18 Liter Gas gegenüber refraktär verhalten[2]).

Symptome: Nach der Einatmung entstehen: Sausen in den Ohren, Funkensehen, Muskelerschlaffung, Willensverlust, Blässe und Zyanose des Gesichtes, Schwellung der sichtbaren Kopf- und Halsvenen — Symptome, die nach Luftzufuhr schwinden —, aber auch schon vor Eintritt der Narkose: Krampfhaftes Strecken und Dehnen des Körpers, Weinen, Schreien, heitere Delirien, aber auch Halluzinationen und Aufregung, auch erotischer Natur, Zuckungen der Hände, mehrstündiges Koma[3]), unwillkürliches Harnlassen, epileptoide Anfälle und Delirien sowie Kopfweh, Sopor und Glykosurie. Unter 112 Narkotisierten sah man 27mal eine leichte, 16mal eine starke Zyanose. Die Atmung setzte meist bei Bestehen von Zyanose plötzlich, oder nachdem sie zuvor stertorös geworden war und die Pupillen sich erweiterten, aus[4]). In einem Falle stockten Atem und Puls gleichzeitig und der Tod trat ein. Würgen, Erbrechen und unwillkürliche Harn- und Samenentleerung kommen vor — wohl als Folge der Atmungsstörungen. Infolge der Lachgasnarkose wurde auch einmal Abort bei einer im 5. Monat Schwangeren beobachtet. Der Fötus war tot[5]).

Nachwirkungen können sich unmittelbar nach der Narkose oder nach 1—2 Stunden oder bis zu 2 Tagen einstellen: Kopfweh, Weinen oder Sopor und Gesichtsrötung, Erregungszustände u. a. m. Vereinzelt kam es vor, daß das Lustgas gewohnheitsmäßig, um Euphorie zu erzeugen, benutzt worden ist. Die Sektion ergibt entweder gar keine auffälligen Veränderungen oder bedeutungslose Hyperämien von Organen und Fett in der Leber[6]).

Prophylaktisch sind von der Anästhesierung auszuschließen: Herzkranke und vollblütige Personen, Emphysematiker und Kranke mit anderen Lungenleiden wegen der Gefahr einer Blutung. Kurativ ist die künstliche Atmung einzuleiten.

Nitrose Gase.

Stickstoffdioxyd. Salpetrige Säure

Die nitrosen Gase stellen die Summe mehrerer niederer Oxydationsstufen des Stickstoffes dar, die als Gifte fast immer synergetisch wirken. Überall wo Salpetersäure in geeigneter Konzentration, z. B. auf Kupfer und Kupferlegierungen, auf Zink, Quecksilber, Silber, Blei, Zinn usw. einwirkt, findet ihre Reduktion statt. Die Metalle ziehen einen Teil ihres Sauerstoffs an sich, gehen zuerst in Oxyde und dann in Gegenwart von noch unzersetzter Säure in die Nitrate über.

---

[1]) Zuntz u. Goldstein, Pflügers Archiv 1878, S. 331.
[2]) Blum, Ärztl. Intelligbl., 1878, p. 324.
[3]) Bordier, Journ. de Thérap., 1877, p. 855.
[4]) Lewin, Die Nebenwirkungen der Arzneimittel, 3. Aufl.
[5]) Lewin, Fruchtabtreibung, 4. Aufl., 1925, S. 284.
[6]) The Lancet, 1877, I, 14. April, p. 544. — D. Monatsschr. f. Zahnheilk., 1884, H. 11.

In der Metalltechnik bedürfen wohl fast alles Gußgut und sehr viele durch Pressen oder andere Bearbeitung gewonnene Metallgegenstände aus Kupfer und Kupferlegierungen vor der endlichen Verarbeitung einer Reinigung. Die Behandlung mit Salpetersäure bedingt die Bildung niederer Oxyde des Stickstoffs, die durch ihre Eigenschaften nicht nur ein leichteres Eindringen in den menschlichen Körper, sondern auch sehr unangenehme toxische Wirkungen entfalten. Wie immer man die Umsetzung der Salpetersäure mit Kupfer in den einzelnen Phasen verlaufen läßt, so wird schließlich das Resultat in der folgenden Gleichung den richtigen Gesamtausdruck finden[1]:

$$\underbrace{3\ Cu}_{\text{Kupfer}} + \underbrace{8\ HNO_3}_{\text{Salpetersäure}} = \underbrace{3\ Cu(NO_3)_2}_{\text{Salpeters. Kupfer}} + \underbrace{4\ H_2O}_{\text{Wasser}} + \underbrace{2\ NO}_{\text{Stickoxyd}}$$

Neben salpetersaurem Kupfer entwickelt sich mithin Stickoxyd. Dieses farblose Gas bleibt unter den gewöhnlichen Bedingungen seines Entstehens nicht als solches unverändert. Es verbindet sich bei gewöhnlicher Temperatur mit dem Sauerstoff der Luft. Dadurch entstehen unter Erwärmung **rotbraune Dämpfe** von Stickstoffdioxyd:

$$\underbrace{2\ NO}_{\text{Stickoxyd}} + \underbrace{O_2}_{\text{Sauerstoff}} = \underbrace{2\ NO_2}_{\text{Stickstoffdioxyd}}$$

oder:

$$2\ NO + O_2 = \underbrace{N_2O_4}_{\text{Stickstofftetroxyd}}$$

Der Dampf des Stickstoffperoxyds ist ein Gemenge von Stickstoffdioxyd und dem polymeren Stickstofftetroxyd. Bei steigender Temperatur findet ein Zerfall der Moleküle des farblosen Stickstofftetroxyds in solche des tiefbraunen, bzw. schwarzroten Stickstoffdioxyds und bei abnehmender Temperatur der umgekehrte Vorgang statt:

$$N_2O_4 \rightleftarrows 2\ NO_2$$

Stickstoffdioxyd zerfällt mit Wasser in Salpetersäure und salpetrige Säure:

$$2\ NO_2 + H_2O = HNO_3 + HNO_2.$$

Somit läuft, wie ich dies zuerst dargelegt habe, die Wirkung der nitrosen Gase von der Lunge aus schließlich auf diejenige von Salpetersäure und salpetrige Säure aus. Außer bei der Metallbeizung (Brennen), für die auch Schwefelsäure + Salpetersäure gebraucht wird, und der Salpetersäuregewinnung wird zum Entstehen der vorgenannten Gase Anlaß gegeben: bei Nitrierungsprozessen organischer Körper, z. B. von Sprengstoffen, Zelluloid, Nitrozellulose (Schießbaumwolle, Kollodiumwolle), Nitroglyzerin, Dynamit, Pikrinsäure, Nitrojute, Nitromannit usw. Nitrose-Schwefelsäure (Abfallsäure von Nitrierprozessen, Gay-Lussac-Säure) liefert beim Verdünnen mit Wasser nitrose Gase. Vergiftung entstand auch oft durch Einatmen von Stickstoffdioxyd aus zerplatzten Salpetersäure-Ballons, auch als Massenvergiftung, z. B. bei aufräumenden Feuerwehrleuten —

---

[1] L. Lewin, Zeitschr. f. Hygiene 1911, Bd. 68.

ein Arbeiter, der eine Stunde lang solche Scherben aufgesammelt hatte, bekam erschwerte Atmung und starb nach 28 Stunden an akutem Lungenödem[1]). — Besonders gefährlich werden die Folgen solcher Säureergießungen zumal dann, wenn man die Säure durch Sägespäne aufnehmen ließ, statt sie mit Wasser fortzuspülen. Vergiftungen kommen ferner beim Reinigen von Glovertürmen oder bei dem Ausräumen der Bleikammern[2]) oder der Gay-Lussac-Türme oder durch Einatmen der aus Rohrleitungen dieser entströmenden Gase, ferner bei der Darstellung von Eisenbeize, Oxalsäure und der Glühkörperfabrikation, oder beim Reinigen von Feilen in Schwefel-Salpetersäure, und auch durch zufällige Einatmung der Dämpfe von rauchender Salpetersäure[3]).

Experimentell fand man, daß bei Tieren durch einen höheren Gehalt als 0.05 nitrose Gase auf 1000 Raumteile Atmungsluft bereits Körperstörungen, auch solche im Blut entstehen. In Betrieben soll die Atmungsluft selten mehr als 1 Prozent der nitrosen Gase enthalten. Ich habe Vergiftungen gesehen, in denen diese Grenze bei weitem nicht erreicht wurde, und solche, in denen sie weit überschritten wurde[4]). Das Metallbeizen im Freien kann die Arbeiter gleichfalls schädigen und auch Anwohner solcher Beizstätten, die bei bestimmten Windrichtungen die Gase aufnehmen müssen. Kleine Mengen der sich an den feuchten Membranen der Luftwege bildenden salpetrigen Säure gehen als Salz in das Blut und erzeugen hier Methämoglobinämie. Die individuelle Empfindlichkeit schwankt hierbei ganz bedeutend. Die meisten Menschen bekommen sogleich Reizerscheinungen in den Luftwegen sowie Allgemeinsymptome, andere können sich stundenlang in einer solchen Atmosphäre aufhalten.

Die Blutveränderungen bilden sich, wenn nicht gerade viele rote Blutkörperchen funktionell geschädigt wurden, wieder zurück. Ich habe auch sehr schwere Fälle von Methämoglobinämie mit bedrohlichsten Gehirnsymptomen gut verlaufen sehen[5]). Die nitrosen Gase, vor allem das Stickstoffdioxyd, schädigen zuerst und am stärksten materiell die oberen Luftwege. Es entsteht an der Bronchialschleimhaut, tief hinabgreifend, entzündliche Schwellung mit Ödem, die bis zu den Alveolen fortschreiten kann. Die Folgen sind: schwere Atmungsbehinderung mit entsprechenden Empfindungen und objektiven Befunden. Das Herz kann in seiner Funktion leiden, wenn auch Thromben in den feinen Lungengefäßen entstehen.

Symptome. Stickstoffdioxyd, wie andere saure niedrige Oxydationsstufen des Stickstoffs, erzeugen an den zugänglichen Schleimhäuten Säurewirkungen. Die akute Einwirkung kann an der Augenbindehaut Entzündung und, wenn die Gase konzentriert an die Hornhaut kommen, auch eine Schädigung dieses Organs veranlassen. In einem Falle entstanden durch Schlafen in einem Zimmer, in dem sich diese Gase während der Nacht entwickelt hatten, schwere Sehstörungen. Das akute Vergiftungsbild wird aber meistens beherrscht von den Folgen der an den

---

[1]) Balthazard, Ann. de Médec. lég. T. IV, 1924.
[2]) Picht, Zeitschr. f. Medizinalb. 1902, Nov.
[3]) Schmitz, Berlin. klin. Wochenschr. 1884, S. 428. — Becker, Ärztl. Sachverst.-Zeit. 1899, S. 277.
[4]) L. Lewin, Über nitrose Gase u. eine neue Schutzeinrichtung gegen ihre Giftwirkungen, Zeitschr. f. Hygiene 1911, Bd. 68.
[5]) L. Lewin, Arch. f. exper. Pathol. 1895, Bd. 35, S. 401.

Luftwegen sich abspielenden Veränderungen. Die Glottis schließt sich beim plötzlichen Eindringen der Schädlichkeiten, und wenn sie sich auch bald wieder öffnet, so ist in der Zwischenzeit der Betroffene von Atemnot heimgesucht. Entzündliche Schwellung der oberen und tieferen Luftwege kann folgen. Die hier in Frage kommenden Gase gehören nach der wissenschaftlichen Klassifizierung zu den „irrespirablen". Diese Bezeichnung ist deswegen irreführend, weil sie einschließt, daß eine solche Substanz nicht in die Lunge gelangen, also auch nicht resorbiert werden kann. **Jedes Gas und jeder Dampf ist aber so weit respirabel, daß er eine Allgemeinvergiftung bzw. eine Lungenentzündung erzeugen kann.** Dies ist auch bei den nitrosen Gasen der Fall, die bei dem Metallbeizen einem Unglücklichen in größerer Menge in die Luftwege gelangen und hier, außer den genannten örtlichen entzündlichen Schleimhautveränderungen, Alveolarschädigungen usw., eine Umwandlung beträchtlicher Mengen von Oxyhämoglobin in Methämoglobin und schwere funktionelle Störungen im Zentralnervensystem veranlassen können. Diese letzteren hat man — meiner Ansicht nach mit nicht genügender Begründung — als reflektorische Wirkung der durch die inhalierten Gase bedingten Reizung der Nerven im Respirationstraktus auffassen wollen. Die gefahrdrohenden Symptome entstehen manchmal erst nach 3—8 und noch mehr Stunden: Ein Gefühl des Zusammengeschnürtseins der Kehle und Atemnot — in einem Falle trat neben dieser schon nach drei Stunden Blutspeien auf —, Hustenparoxysmen, Beklemmung, Angstgefühl, Kopfschmerzen, Durst, qualvoller Lufthunger, zeitweiliger Verlust der Sprache, Schwindel, Zyanose der Haut und Schleimhäute und Kälte der Extremitäten. Die Dyspnoe steigert sich zu Orthopnoe, das Gesicht ist schweißbedeckt, blaugrau (Methämoglobin), die Augen quellen vor. Das Aderlaßblut fließt nur schwer aus der Vene, ist dick und bräunlich. Nach mehreren Stunden stellen sich ein: Rasseln in der Lunge, meist retrosternale Brustschmerzen, sowie reichlicher, anfangs zäher, dann rostfarbener, später braunroter, flüssiger, schaumiger, pneumonieartiger Auswurf bei gleichzeitig bestehendem Lungenödem oder reichlicheren Blutungen. Ein Arbeiter, der ein offenes Gefäß mit rauchender Salpetersäure trug, begann alsbald zu husten und nach kurzer Zeit für eine halbe Stunde flüssiges Blut auszuwerfen. Dies wiederholte sich an den nächsten elf Tagen stark und später noch, nachdem er die Arbeit wieder aufgenommen hatte. Er hatte eine rechtsseitige kranke Lungenspitze bekommen. Auch Übelkeit, Erbrechen und Diarrhöe sowie Kopfschmerzen können auftreten. Der Harn kann Methämoglobin und Hämatin, Eiweiß und Zucker enthalten. **Das Sensorium ist klar.** Erst mit zunehmender Zyanose und Dyspnoe erscheint Benommensein. Es kommt auch vor, daß nach dem Vorübergehen solcher böser Symptome eine scheinbare Besserung eintritt, die aber nach 1—3 Tagen von meist zum Tode führenden Atmungs- bzw. Herzstörungen gefolgt wird, oder daß die Primärsymptome nur gering sind und nach einem ebenso langen Intervall Verschlimmerung und Tod eintreten. Solche tödlichen Ausgänge kommen im Gewerbebetriebe noch immer reichlich vor. In Fällen, die meiner Begutachtung unterlagen[1]), erfolgte der Tod zumeist in den ersten 40—50 Stunden nach

---

[1]) L. Lewin, Obergutachten über Unfallvergiftungen, Leipzig 1911, S. 139, und andere unveröffentlichte.

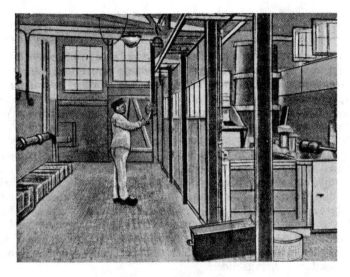

Fig. 4. Vorderer Beizraum.

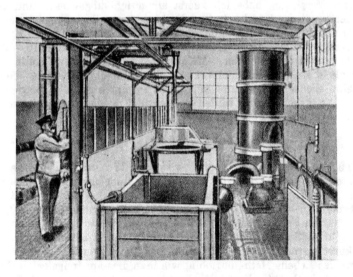

Fig. 5. Hinterer Beizraum.

der Vergiftung unter wachsender Atemnot und Herzbeschleunigung. Glottisödem allein bedingt ihn nur äußerst selten, vielmehr eine durch das Reizgift erzeugte Pneumonie bzw. Lungenödem. Eine solche doppelseitige Lungenentzündung entstand und verlief einmal nach wenigen Stunden tödlich, nachdem ein Arbeiter beim Einlegen einer neuen Dichtung an einem der Ventile eines Druckfasses für Schwefelsäurenitrose während seiner Arbeit die Gase eingeatmet hatte. An Zungengrund, Kehldeckel, Luftröhre bis in die kleineren Verästelungen kommen Verätzungen vor, ebenso an der Magenschleimhaut durch Verschlucken der Gase. Als Nachleiden der akuten Vergiftung kommt auch Lungenemphysem vor.

Arbeiter, die dauernd mit Metallbeizen beschäftigt sind und von den Gasen immer nur so wenig aufnehmen, daß Abwehräußerungen seitens des Körpers nicht veranlaßt werden, bekommen allerlei Körperstörungen. An den schmerzhaft werdenden Schneidezähnen sind die Kronen mürbe. Sie verkleinern sich fortschreitend bis zur Wurzel durch die Säurewirkung. Das Zahnfleisch legt sich schließlich über den Wurzelstummel. Meistens bestehen Reizzustände an den Schleimhäuten vom Munde bis zum Darm, auch solche in den Luftwegen: Tracheobronchitis usw. Nach langer Zeit kommt es hier auch zu tieferen Veränderungen mit Lungenblutungen. Resorptiv erscheinen als Nitritwirkungen: die Folgen der Entziehung von Körperalkali, fahle, kachektische Gesichtsfarbe, Stoffwechselstörungen, Muskelschwäche, Herzschwäche und, was ich wiederholt sah, nervöse Störungen. Es vermindert sich bei solchen Arbeitern die Widerstandsfähigkeit der Respirationsorgane gegen andere Schädlichkeiten und deswegen können sich bei ihnen leichter chronische Lungenaffektionen herausbilden.

Behandlung: Die Empfehlung des Chloroforms als Gegenmittel bei dieser Vergiftung habe ich zuerst als töricht abgewiesen und andere annektierten dies. Frische Luft, Aderlässe, kalte Begießungen, Senfteige an Hals und Brust und Inhalationen von heißen Wasserdämpfen bzw. von feinst vernebelten Lösungen von doppeltkohlensaurem Natron (10—20 : 500 Wasser) sind zu verwenden. Metallbeizer, Nitrierer usw. sollten nicht länger als drei Monate hintereinander diese Arbeit verrichten. Alsdann sollte eine ebenso lange Pause mit Arbeit in einem anderen Betriebe eintreten. Die Arbeitsräume sollten so gestaltet werden, daß nitrose Gase nicht in vergiftender Menge in sie gelangen können[1]).

Natriumnitrit.

Die salpetrige Säure sowie die salpetrigsauren Salze stellen heftige Blutgifte dar, die Methämoglobin resp. Hämatin erzeugen. Bei Tieren und Menschen werden gleichzeitig die Gefäße erweitert und der Blutdruck erniedrigt. Nach Einspritzung von salpetrigsaurem Natron in das Unterhautzellgewebe von Tieren entstehen schnell Schmerzen, sehr bald an den Ohren erkennbare Blaufärbung, kurzdauernde Dyspnoe, Krämpfe und Tod. Das Blut enthält schon während des Lebens Methämoglobin, wie man dies am freigelegten Froschherzen direkt beobachten kann. Wiederholt kamen Vergiftungen mit Natriumnitrit durch Verwechselung mit Salpeter vor. Einmal wurden davon etwa 11 g in fünf Tagen verbraucht. Charakteristisch war die wie Zyanose aussehende, graublaue Verfärbung von Gesicht, Mundhöhlenschleimhaut, Zunge. Dazu kamen Durchfälle, Kraftlosigkeit, Hautexantheme und schnarchende, verlangsamte Atmung. Ähnlich gestalten sich die Nebenwirkungen nach arzneilicher Aufnahme von Natriumnitrat: Von 120 Arbeitern in den Salpeterfabriken von Notodden erkrankten 25 an Nitritvergiftung. Alle hatten 1—3 Jahre damit gearbeitet. Die Haare wurden rot,

---

[1]) L. Lewin, l. c., S. 405, 407.

die Nägel hypertrophisch. Dazu kamen: Mattigkeit, Herzklopfen, Atemnot, Husten, hohe Pulszahl, Nervosität, allgemeines Unbehagen, Unruhe in den Arterien, Herzbeklemmung, Unregelmäßigkeit der Herzschläge, Erbrechen, Diarrhöe, Graublaufärbung durch Methämoglobin, Schwindel, Kopfschmerzen, auch Zittern.

Der Zusatz von Nitriten, um Fleisch und Wurst rot erscheinen zu lassen, ist durchaus zu verwerfen.

Als Reagens auf salpetrige Säure ist Jodstärkekleister zu verwenden. Eine mit Schwefelsäure angesäuerte Lösung salpetriger Säure blaut Jodstärke augenblicklich. Auch Metaphenylendiamin, Naphthylamin sowie salzsaures Diamidobenzol mit konz. Schwefelsäure (Gelbfärbung), ferner Pyrogallussäure (1 : 20) und konz. Schwefelsäure (violette Zone beim Schichten und Gelbfärbung der überstehenden Flüssigkeit) sowie vor allem das Lunge sche Reagens, d. h. eine zehnprozentige essigsaure Lösung von einprozentiger Sulfanilsäure mit einprozentigem α-Naphthylaminsalz. Ein Tropfen einer einprozentigen Natriumnitritlösung auf ein Liter Wasser färbt sich mit 5 ccm dieses Reagens blaurot.

Hydroxylamin.

Hydroxylamin [$NH_2(OH)$] ist ein intensives Blutgift. Die spektroskopisch erkennbare Einwirkung desselben auf totes Blut besteht in der Bildung von Methämoglobin neben wenig Hämatin[1]). Auch die morphologische Beschaffenheit der roten Blutkörperchen leidet. An einem dem Finger entnommenen Blutstropfen, dem Hydroxylaminlösung zugesetzt wird, sieht man eine zusehends stärker werdende Granulierung innerhalb der roten Blutzellen; der Farbstoff drängt sich bald hier und da in denselben zusammen, und nach weiterer Zeit werden zahlreiche rote Blutzellen farbstoffrei gefunden. Den gleichen spektroskopischen und mikroskopischen Befund liefert der Tierversuch. Schon während des Lebens läßt sich Methämoglobin neben Hämatin nachweisen. Die Ursache der Giftwirkung ist in der Bildung von salpetriger Säure zu suchen: $2(NH_3O + O_4 = 2 HNO_2O + 2 H_2O$. Da diese aber nicht in so kurzer Zeit und so mächtig wie Hydroxylamin lebendes Blut verändert, so kann man annehmen, daß es der Status nascendi der Säure aus dem Hydroxylamin ist, der für die Wirkungsdifferenz verantwortlich gemacht werden muß.

Symptome: Kaninchen (724 g) zeigen nach 0,04 g subkutan: Unruhe, klonische Zuckungen, tetanische Streckung, Nystagmus und vermehrte Atmung. Bei Kaltblütern sind motorische und Atmungsstörungen besonders auffallend. Bei Menschen entstanden nach äußerlichem Gebrauch (1 : 1000 Lösung) langwierige Ekzeme, Dermatitis, Blasenbildung, Eiterung, Entzündung an der Kopfhaut und Albuminurie.

Salpetersäure.

Unter 432 Berliner Vergiftungen waren nur 7 mit Scheidewasser (ca. 40proz. Salpetersäure HNO_3) oder Königswasser[2]) (Salzsäure und

---

[1]) L. Lewin, Arch. f. exper. Path. u. Pharm., 1889, Bd. XXV. — Raimondie Bertoni, Rendic. del. istit. Lombard, 1882, Vol. XV, p. 122. — Binz, Virchow's Archiv, Bd. CXIII, 1888.

[2]) Hermann, Petersb. Med. Wochenschr. 1884, S. 410.

Salpetersäure). Selbstmord, unglücklicher Zufall, wiederholte Anwendung zum Abort[1]), Mord, Selbstmord, der einmal sogar vor Zeugen vorgenommen wurde[2]), zur absichtlichen Selbstbeschädigung, durch arzneiliche Anwendung gegen Aphthen bei einem Kinde, auch durch Eingießen in das Ohr einer Berauschten, waren die bisherigen Ursachen dieser Vergiftung. Intoxikationen **mit rauchender Salpetersäure** sind noch seltener.

Im Wesen stimmt die Ätzwirkung der konzentrierten Salpetersäure mit derjenigen anderer mineralischer Säuren überein. Eiweiß wird durch sie koaguliert und gelb gefärbt (Xanthoproteinsäure). An der Haut erzeugt eine etwa 30prozentige Säure bei längerer Berührung Gelbfärbung und Entzündung, auch mit Blasen. Bei einem zehnjährigen Kinde entstanden infolge Beseitigung einer Warze am Finger, dessen Spitze mit einer in Salpetersäure getauchten Kompresse umgeben worden war, starke Schmerzen, der Finger wurde nach einer Stunde gelb, schwärzlich, unempfindlich und brandig. Die Fingerspitze stieß sich nach Wochen ab[3]). Die giftigen, respektive tödlichen Dosen hängen von den äußeren und individuellen Verhältnissen (Konzentration, Magenfüllung usw.) ab. Die kleinste tötende Dosis betrug 2 g, während Wiederherstellungen noch nach 15 g beobachtet wurden. **Die rauchende Salpetersäure** tötete einmal zu 15 g nach 18 Stunden und zu 125 ccm nach 3 Stunden[4]). Der Tod erfolgt gewöhnlich in 48 Stunden, kann aber noch — wie z. B. nach Trinken eines Bierglases voll Scheidewasser — am fünften Tage[5]) — oder nach 14 Tagen, bisweilen nach einer scheinbaren Besserung und durch sekundäre Veränderungen nach Monaten eintreten.

Symptome: Anfangs Weiß-, später Gelbfärbung von Schleimhäuten und Haut (Mundwinkel, Kinn, Hals), Schmerzen im Munde, Schlunde und Magen, Würgen, Erbrechen von Mageninhalt mit gelblichen Schleimhautfetzen und Hämatin, mehrtägige Dysphagie, Zungenschwellung, eine beschwerliche Atmung, Singultus, Heiserkeit, Kleinheit und Jagen des Pulses, Kälte und Blässe der Haut bei mitunter erhöhter Eigenwärme, Auftreibung des Leibes, Verstopfung, seltener Durchfall — vereinzelt wurde ein dysenterieartiger Verlauf angegeben — und Harnversiegen. Wird Harn entleert, dann kann er Blut, Eiweiß, Zylinder und Epithelien enthalten. Dieser Zustand kann zwölf Stunden andauern und dann der Tod bei Bewußtsein unter Prostration ohne Krämpfe eintreten, oder es setzt sich das Erbrechen, auch von Blut, fort, die Dysphagie wird quälend, Durchfälle gesellen sich hinzu und die Kranken gehen durch die im Verdauungskanal sich ausbildenden geschwürigen Veränderungen später zugrunde. Schnell kann **der Tod durch Glottisödem** eintreten, wenn **die Säure in die Luftwege** gelangt ist. **Nach der Vergiftung mit Königswasser** scheint die Ätzung auch nach Aufnahme kleiner Mengen energischer wie die durch Salpetersäure zu sein. In einem solchen

---

[1]) L. Lewin, Die Fruchtabtreibung . . . ., S. 283.
[2]) Strassmann, Zeitschr. f. Mediz.-Beamte 1922.
[3]) L. Lewin, Nebenwirkungen d. Arzneimittel.
[4]) Ipsen, Vierteljahrschr. f. ger. Mediz. 1893, VI, 1. — Auch: Annales d'hyg. publ. 1886, I, 88.
[5]) Krannhalz, Petersb. med. Wochenschr. 1884, S. 410.

Falle wurde am neunten Krankheitstage die Schleimhaut des Ösophagus in toto (32 cm) ausgebrochen und der Kranke starb 14 Tage später.

Nach Eingießen von Salpetersäure in das Ohr bei einer Berauschten traten Schmerzen und später auch am Gesicht und Hals, wo die Säure berührt hatte, Ulzerationen auf. Es erfolgten nach sechs Tagen reichliche, ca. vier Wochen anhaltende Ohrblutungen. Der Arm der entsprechenden Seite war am siebenten, die ganze Körperhälfte nach vierzehn Tagen gelähmt. Der Tod erfolgte nach zirka sechs Wochen nach einer scheinbaren Besserung[1]). Man fand die pars petrosa des Felsenbeins erweicht, letzteres kariös.

Von acht öffentlichen Mädchen, die, um zu abortieren, chronisch Salpetersäure in Mengen von mehrmals täglich 15—20 Tropfen oder einen Teelöffel oder gar ein Schnapsglas voll genommen hatten, abortierten vier. Die nach fünf bis sechs Wochen auftretenden Vergiftungserscheinungen bestanden in großer Blässe des Gesichts und der Schleimhäute, Erbrechen, Meteorismus, Verstopfung, ikterischer Färbung der Konjunktiva, allgemeine Schwäche, Zittern, Minderung der Harnabsonderung[2]).

Als Nachleiden kommen neben den gewöhnlichen Stenosen noch Magen-Darmgeschwüre vor, die noch nach langer Zeit, z. B. durch profuse Blutungen, töten können.

Sektion: Man findet Verschorfungen im Munde, Rachen und der oberen Speiseröhre, die in einem Falle nicht gelb waren, während die Schleimhaut von der unteren Speiseröhre an bis zum oberen Dünndarm hellgelb bis hellgrün war. Nach 2 g konzentrierter Säure, die nach acht Tagen getötet hatten, war die Rachenschleimhaut schon während des Lebens mit gelben Krusten und Exkoriationen bedeckt, die Epiglottis geschwollen, mit schwarzen Krusten versehen, im Ösophagus gleichfalls Krusten und Geschwüre aufweisend. Durch eine 15prozentige Säure entstehen an der Magenschleimhaut hämorrhagische, zellige, ödematöse Infiltrationen. In einem Falle zeigten sich Pseudomembranen am Rachen, Kehldeckel, Kehlkopf. Die hämorrhagisch infiltrierten Teile können der Verdauung anheimfallen und sich Defekte herausbilden. Im oberen Darm werden Ätzungen von grauweißer Farbe beobachtet. War die Säure 33prozentig, so findet sich Gelbfärbung der Gewebe vom Munde an abwärts in abnehmender Intensität; der obere Darm kann nur in den obersten Schichten gelb, in den unteren schmutzig-grau gefärbt sein und tiefere Abschnitte des Darmes dieses letztere Aussehen allein darbieten, oder auch Geschwüre, Eiterinfiltrationen unter der Schleimhaut und Pseudomembranen aufweisen. Einmal, nach Aufnahme der rauchenden Säure, fand sich Perforation der Speiseröhre dicht über der Durchtrittsstelle durch das Zwerchfell, durch die das Gift in den linken Pleuraraum eingedrungen war. Im Magen findet man braunschwarze Blutergüsse (Hämatin) oder Erweichungen seiner Wand, selten Perforation. Auch ohne Perforation kann, wie ich es nenne, durch Penetration Säure durch seine Wandung hindurchtreten, die Unterleibseingeweide oberflächlich verätzen und sich

---

[1]) Morrisson, Dublin. Journ. 1836, Nr. 15.
[2]) L. Lewin, Fruchtabtreibung l. c.

sogar in der serösen Bauchflüssigkeit nachweisen lassen. Ein solcher Befund braucht nicht lediglich auf eine postmortale Diffusion hinzuweisen, selbst dann nicht, wenn das Peritoneum reaktiv unverändert ist[0]). Wenn eine Perforation zustande gekommen ist, so kann durch Verwachsung mit der Bauchwand und der Milz ein Erguß in die Bauchhöhle verhindert werden[1]). Im Herzen und in den dem Magen benachbarten Gefäßbezirken fand man in einem Falle[2]) das Blut in eine starre, braunschwarze, saure Masse verwandelt, während es in den Kopf- und Gliedergefäßen alkalisch reagierte. Die Säure war hier durch die Ösophagusperforation in den linken Pleuraraum gelangt. Das Blut im linken Ventrikel enthielt in 10 g 0,30 g Salpetersäure, im rechten 0,21 g. Man führte dies auf eine postmortale Säuerung zurück. Auch teilweise Entzündungen des Peritoneums und interstitielle Nephritis kommen vor. In den Nierenepithelien fand man einmal Koagulationsnekrose. Tritt der Tod erst nach längerer Zeit ein, so können u. a. Strikturen des Ösophagus, Verengerungen am Pylorus und vernarbte Geschwüre neben frischen zur Beobachtung kommen.

Nachweis: Salpetersäure färbt sich mit einer Lösung von Brucin in Schwefelsäure purpurrot. Versetzt man ihre Lösung mit konzentrierter Schwefelsäure und schichtet darauf nach dem Erkalten ein wenig Eisenvitriollösung, so bildet sich eine braune Zone (Stickoxyd und Ferrisulfat). Blaue Indigolösung wird durch Salpetersäure, der Schwefelsäure zugesetzt ist, entfärbt. Diphenylamin und konzentrierte Schwefelsäure färbt sich durch Salpetersäure blau. Fügt man sehr wenig Pyrogallussäure zu der zu untersuchenden Substanz und läßt schichtend konzentrierte Schwefelsäure zufließen, so entsteht eine braune oder gelbe Zone. Eine Lösung von Paratoluidin in Schwefelsäure färbt Salpetersäure rot, Cinchonaminhydrochloratlösung liefert mit S. einen kristallinischen Niederschlag. Ein Reagens auf NO_3-Ionen ist auch das 2,4-Diamino-6-oxypyrimidin. Vermischt man 1 ccm einer 1—2prozentigen Lösung davon mit 1 ccm NO_3-haltiger Flüssigkeit und unterschichtet mit 3 ccm konzentrierter Schwefelsäure, so entsteht nach einer Minute an der Berührungsstelle ein himbeerroter Ring. Aus Mageninhalt usw. wird die Salpetersäure mit Alkohol ausgezogen, das alkoholische Extrakt mit festem Kalihydrat versetzt, gekocht, der Alkohol verjagt, der Rückstand in Wasser aufgenommen und auf Salpeter (s. oben) geprüft. In der Leiche soll nach einem Jahre die Salpetersäure als solche, und als Salze, die im Körper nicht oder nur in sehr geringen Mengen vorkommen, noch nach zehn Monaten nachweisbar sein.

Behandlung wie bei der Schwefelsäurevergiftung.

Salpetersaures Natron.

Der Chilisalpeter ($NaNO_3$, Natrium nitricum). Er wird im Tierkörper, besonders in den Muskeln, zum Teil zu salpetrigsaurem Natron reduziert. Auch im toten Blute bildet Natriumnitrit Methämoglobin. Nach größeren Mengen (für Hunde 6 g) treten

---

[0]) Vergl. das Kapitel Schwefelsäure.
[1]) Erichsen, Petersb. med. Zeitschr., XII, p. 225.
[2]) Ipsen, l. c.

Erbrechen, schwankender Gang, Muskelzuckungen, Herabsetzung der Reflexerregbarkeit und schließlich der Tod ein. Herz und Atmung leiden nur wenig. Bei längerem Kontakt mit Wunden und Schleimhäuten entsteht durch nicht zu schwache Lösungen infolge eines direkten Reizes und Erhöhung der Diffusion, Entzündung und Transsudation. Als einem Manne beim Düngen Chilesalpeter an und in die Augen gekommen war, entstanden Rötung und Schwellung der Lider, teilweiser Verlust der Epidermis, Verdickung des Tarsus und an den Lidrändern eine eitergelbe, schwer abziehbare Membran. Außer der Bindehautreizung bestand im Hornhautscheitel des einen Auges ein stecknadelkopfgroßes graues Infiltrat. An der Lidhaut bildeten sich Blasen und Borken. Heilung erfolgte mit zentraler Hornhautnarbe[1]. Bei Menschen, denen größere Mengen dieses Salpeters öfters verabfolgt werden, nimmt die Harnabsonderung bisweilen unter Harndrang zu und das Gesicht wird blaß. Nicht oder wenig gewässertes Pökelfleisch kann durch seinen Salpetergehalt, zumal bei Kindern, Vergiftungssymptome hervorrufen. Rinder zeigten nach der Vergiftung mit Salpeter durch Verwechslung mit Lecksalz oder durch Saufen von Waschwasser der Salpetersäcke usw.: Speichelfluß, Durchfall, Muskelzittern, zuweilen Krämpfe und stöhnende Atmung. Von 105 Kühen starben 19 plötzlich. Im Darm fand sich bei einer derselben Entzündung. Ich zweifle nicht daran, daß sich auch Methämoglobin hätte nachweisen lassen.

Ammoniumnitrat verursacht bei Arbeitern, z. B. in Sprengstoffabriken, unerträgliches Jucken an Armen, Füßen, am Rücken usw., entstanden durch eine Hautreizung, die zu Entzündung führen kann.

Salpetersaures Kali.

Das Kaliumnitrat (KNO_3, Kalisalpeter) erzeugte bisher Vergiftungen durch Verwechslung mit Bittersalz oder Glaubersalz[2]), durch arzneiliche Verabfolgung von Schießpulver in Branntwein, ferner durch Verabreichung einer größeren Menge aus Scherz in Wurstbrühe, auch durch zu große arzneiliche Dosen auch nach Einführung als Klistier[3]). Giftig wirken ca. 5 g, tödlich 8 g, meistens aber 15 bis 30 g in einer Viertelstunde bis zu einer Stunde, bis zu vier Tagen, während Wiederherstellungen noch nach 30 bis 60 g vorkamen. Nach einem Klistier aus Kamillentee mit 8 g Salpeter erfolgte der Tod 18 Stunden später im Kollaps. Angeblich sollen sehr große Mengen in stark verdünnten Lösungen vertragen werden. Die Mortalität beträgt ca. 56 Prozent. Das Mittel geht u. a. in den Harn, den Schweiß und die Milch, zu einem Teil als Nitrit über.

Symptome: Nagende Magen- und Leibschmerzen, Ekel, Erbrechen von Mageninhalt und Blut[4]), und Durchfall von nicht selten ruhrartigen, noch eine Woche lang blutig gefärbten Massen. Auch der Harn kann Blut enthalten. Der Leib ist bei Berührung schmerzhaft, er sowie andere Körperteile können bald nach der Giftaufnahme enorm anschwellen. Es erscheinen ferner in wechselnder Kombination: Kleinheit, Verlangsamung

---

[1]) Bondi, Münch. med. Wochenschr. 1908, Nr. 15.
[2]) Alexander, Mediz. Versuche 1775, S. 77.
[3]) Mayer, Verm. Abhandl. Petersb. Ärzte 1823, Bd. 2, p. 211.
[4]) Husemann, Journ. f. Pharmakodyn., 1860, p. 178.

und Unregelmäßigkeit des Pulses, Kälte der Haut, Ohnmacht, erschwerte Atmung, Aphonie, Zuckungen der Extremitäten, Wadenkrämpfe, oder Krämpfe anderer Muskelgruppen, allgemeine Konvulsionen auch mit tetanischem Charakter, Delirien und schließlich unter Herzstillstand der Tod. Nach dreitägigem Einnehmen von 15 g binnen 24 Stunden erschienen bei einem an Gelenkrheumatismus mit Endokarditis leidenden Manne keine Symptome, wohl aber, als er bis zu 24 g gestiegen war. Sogleich verlor er Sprache und Besinnung, wurde bleich, kollabierte und der Puls wurde klein. Zur Besinnung gebracht, stellten sich ein: Schmerzen im Unterleibe, ruhrartige, blutige Entleerungen, Hämaturie, Harnzwang, Zittern und Zuckungen. Wiederherstellung erfolgte. Schwere Symptome können noch 10—20 Tage lang anhalten. Frauen abortieren seltener in den ersten Monaten der Schwangerschaft, in späteren Stadien mit ziemlicher Sicherheit. Die Wiederherstellung dauert in manchen Fällen ein bis drei Monate. Es zeigen sich als Residuen lähmungsartige Zustände und wirkliche, halbseitige, nicht wieder schwindende Lähmung, transitorische Blindheit, Stummheit und Taubheit, oder nur Störungen der Verdauung und Magenschmerzen.

In der Leiche findet man gewöhnlich Entzündung des Magens und Darms, in einzelnen Fällen lokalisierte Ablösung der Magenschleimhaut, Blutungen mit Imbibition, während Perforation im Fundus[1]) wohl nicht dadurch zu erzielen ist. Bei Hühnern, die durch große Dosen zugrunde gingen, fand sich Gastroenteritis, Nephritis und eine leichte Hämolyse des Blutes.

Nach lange fortgesetztem Gebrauch von täglich 4 g Salpeter entstand angeblich eine Armlähmung. Pulsverlangsamung, Diarrhöen, Blasenzwang und allgemeine Körperschwäche kommen bei langer arzneilicher Verwendung vor. Nachweis: Durch die bei Salpetersäure angegebenen Reaktionen. Im Filtrate des Speisebreis kann Salpeter direkt erkannt werden. Man kann auch die Massen mit Wasser ausziehen, die Auszüge aufkochen, filtrieren, das Filtrat einengen und mit konzentrierter Schwefelsäure destillieren. Im Destillat prüft man auf Salpetersäure. Bei der fauligen Zersetzung kann Kaliumnitrat reduziert werden und evtl. nicht mehr in der Leiche nachweisbar sein. Behandlung: Ausspülungen des Magens, Apomorphin (subkutan), Eiweißlösungen, Haferschleim, dem etwas Opium zugesetzt wird, schmerzstillende Morphininjektionen, Eisstückchen, Senfteige in die Magengegend, Äther- oder Kampferinjektionen, besonders aber Anregung der Harnsekretion.

Phosphor.

Die Statistik der akuten Phosphorvergiftungen zeigt je nach den Jahrgängen Schwankungen. Von den in Berlin von 1876 bis 1878 konstatierten Vergiftungen entfiel ca. 1 Prozent — in früheren Jahren mehr — auf Phosphor. In Stockholm beobachtete man von 1879 bis 1889 15 Phosphorvergiftungen und ebensoviel in 1890 und 1891. Während in Schweden von 1866 bis 1870 nur 16 solcher Vergiftungen vorkamen, betrug die Zahl für 1876

---

[1]) Souville, Journ. de Médic., T. LXXIII, 1.

bis 1880 schon 66. Von 1889 bis 1893 betrug diese Vergiftung fast die Hälfte aller in Hamburg vorgekommenen. Seit 1904 verschwanden sie dort ganz. An ihre Stelle traten für Selbstmord Lysolvergiftungen. In Prag kamen für Phosphor von 1898 bis 1902 jährlich zwischen 94 und 127 Fälle zur Kenntnis. In Preußen starben durch Phosphor, der für Selbstmord benutzt worden war, in den Jahren 1919 bis 1921 jährlich vier, 1922 fünf Menschen, durch Verunglückung in diesen vier Jahren sechs, und durch Mord ein Mensch. Das Jahr 1925 weist nach meinen Feststellungen verhältnismäßig ganz besonders viel Mordversuche und Morde durch Phosphor auf[1]). Die Abnahme der Phosphorvergiftung ist mitbedingt durch die, freilich noch lückenhafte, Ausschaltung der Verwendung des gelben Phosphors für die Herstellung von Zündhölzchen durch internationale Abmachungen von 1906 bis 1911. Die Mortalität beläuft sich auf etwa 55 Prozent. Die akuten Vergiftungen haben als Grund Mord, Selbstmord, Fruchtabtreibung und Unvorsichtigkeit. So nahm ein Bäckersohn statt Weizenmehl aus einer Tüte Rattengift zum Plinsenbacken, wodurch zwei seiner Brüder starben. Auch verschluckte ein Kind einen Feuerwerkskörper mit gelbem Phosphor und starb am vierten Tage, und ein anderes starb in 48 Stunden, nachdem es an einem phosphorhaltigen „Speiteufel" (Rakete) gelutscht hatte. Es führten ferner zu Vergiftung die arzneiliche Verwendung, z. B. von Phosphorlebertran[2]), zur chronischen die Einatmung von Phosphordampf in Betrieben, in Phosphorfabriken, Phosphorbronzefabriken, in Fabriken von Phosphorpillen, deren Herstellung nur einige Wochen im Jahre dauert, oder die Aufnahme eines Auszuges von Zündholzköpfchen mit Rotwein. Vereinzelt kam auch bei Tieren eine Vergiftung durch Phosphordampf zustande. Sehr selten kam es zu einer chronischen Vergiftung mit Phosphor zu Mordzwecken[3]). Benutzt wurden zu Vergiftungen die Köpfe der Zündhölzchen (0,0009—0,002 g Phosphor pro Stück) oder Phosphorlatwerge (Rattengift), seltener ölige Phosphorlösungen[4]).

Als **tödliche Dosis** kann 0,1 g Phosphor angesehen werden, wenngleich schon kleinere Dosen (0,05 g) den Tod und größere (0,3, resp. 0,5 g) nur leichtere Symptome hervorgerufen haben. Ein Apotheker nahm zu Selbstversuchen am ersten Tage 0,06 g, am zweiten Tage 0,12 g und am dritten Tage 0,18 g und starb. Ein anderer nahm 0,3 g ohne Erfolg, aber nach drei Tagen 0,09 g mit tödlichem Ausgang. Der Tod erfolgt innerhalb sieben, vereinzelt erst nach 12—15 Tagen, meistens am zweiten oder dritten Tage, bisweilen bereits 7—9½ Stunden nach der Vergiftung. Bei Kindern ist die Zeit besonders kurz, nämlich 3—8 Stunden. Die völlige Wiederherstellung kann in 10—12 Tagen oder erst nach Wochen erfolgen. Die Prognose ist stets als zweifelhaft zu stellen.

---

[1]) Rattengift schüttete 1925 ein Bierwirt einem Gaste in das Bier, und trank, da er sich das Leben nehmen wollte, auch davon. Beide genasen. Der Wirt erhielt nur 2 Monate Gefängnis. Zu Zuchthaus wurden in Potsdam eine Frau und ihr Geliebter verurteilt, weil sie den Mann der ersteren durch Rattengift in Kakao zu töten versucht hatten. Eine Landfrau in Kempten wurde zum Tode verurteilt, weil sie ihren Mann durch Rattengift ums Leben gebracht hatte.
[2]) Nebelthau, Zentralbl. f. Kinderheilk. VI, 11.
[3]) Marandon, Bordeaux méd. 1876, Nr. 11.
[4]) Taylor, Pharmac. Journ. and Transact. 1880, p. 747.

Die Resorption des Phosphors geht langsam von der Schleimhaut aus vor sich. So können die Vergiftungssymptome sogar 24 Stunden auf sich warten lassen und in dieser Zeit relatives Wohlbefinden bestehen. Der in die Lungen dampfförmig eindringende Phosphor wird als solcher, resp. nach Maßgabe seiner Löslichkeit in den dort vorhandenen Säften resorbiert, während durch in Wunden geratenen oder an der Haut verbrannten Phosphor wohl heftige lokale Entzündung, Lymphangitis usw., aber niemals allgemeine Vergiftungssymptome entstehen. Der Phosphor wirkt nicht als **phosphorige oder Phosphorsäure**, weil die aus einer tödlichen Dosis Phosphor sich entwickelnde Menge hierfür zu klein ist, auch nicht als **Phosphorwasserstoff**, weil dieser, obschon dem Phosphor ähnlich wirkend (Dyspnoe, Sinken der Pulszahl und des Blutdruckes, Erbrechen, Krämpfe oder Lähmung und Asphyxie), nur in winziger Menge entstehen könnte[1]) und im Wesen seiner Wirkung auch nicht erkannt ist. Unwahrscheinlich ist es ebenso, daß der durch Phosphor übermäßig ozonisierte Blutsauerstoff stärkere Verbrennung im Körper veranlasse, und als sicher kann angesehen werden, daß kein innerer Zusammenhang zwischen vitaler Sauerstoffsättigung und Phosphorvergiftung besteht. Der Phosphor wird entweder als Dampf oder in Wasser oder durch Körperfett gelöst, in das Blut aufgenommen. Nach zehn Minuten langem Verweilen von Zündholzköpfchen in heißer Milch ist die Masse von den Köpfchen abgelöst. Wasser löst so viel Phosphor, daß die Lösung leuchtet und vergiften kann. Unverändert wurde der Phosphor durch sein Leuchten in Leber, Blut[2]) und Exspirationsluft nachgewiesen.

Die örtliche Wirkung des Phosphors kommt durch fein verteilten oder gelösten Phosphor an der Haut und Schleimhäuten als Entzündung und deren Folgen zustande. Phosphorgeschwüre heilen schwer. Von den resorptiven Wirkungen sei folgendes hervorgehoben: Im Phosphorblute nimmt die Zahl der roten Blutkörperchen meistens ohne gleichzeitige Steigerung des Hämoglobingehaltes bei Menschen vorübergehend zu, später als die der anfänglich gleichfalls vermehrten Leukozyten ab. In der Rekonvaleszenz stellte man Leukozytose mit 6,8 Prozent Myelozythen fest[3]). Im Phosphorblute soll keine Geldrollen-, sondern Haufenbildung stattfinden, die roten Blutkörperchen sich nicht mehr mit Methylviolett-Kochsalzlösung färben lassen und viele von ihnen zertrümmert sein. Bei Kaninchen werden die roten Blutkörperchen und ihr Farbstoff nicht alteriert, die weißen vermehrt. Bei Hühnern tritt eine enorme Zerstörung der roten Blutkörperchen und Leukozytose ein[4]). Die Alkaleszenz des Blutes fand man vermindert, und im Blutplasma mit Phosphor subakut vergifteter Hunde soll kein Plasmafibrinogen, Fibrinferment und Prothrombin enthalten[5]) sein. Das Flüssigbleiben des Blutes wird durch die Leber- und Darmläsionen bedingt. In der Milz häufen sich Körnchen

---

[1]) Briliant, Arch. f. exp. Path. u. Pharmak., Bd. XV, S. 449.
[2]) Husemann u. Marmé, Götting. Nachrichten, S. 164.
[3]) Pisarski, D. Arch. f. klin. Medizin, Bd. 93.
[4]) Fränkel u. Röhmann, Zeitschr. f. phys. Chem., IV., p. 439. — Taussig, Arch. f. exp. Path. u. Pharmak., Bd. XXX, p. 161.
[5]) Corin und Ansiaux, Vierteljahrschr. f. ger. Med., 3. Folge, Bd. VII, 1.

des Blutpigments[1]), während eine Gefäßverlegung nicht vorhanden ist. Bei Tieren soll angeblich eine solche durch subkutane Einspritzung von 5—10 ccm Phosphoröllösung (1 Prozent) zustande kommen. Bei der Phosphorvergiftung ist die Autolyse gesteigert. Die Lebersubstanz wird ärmer an Stickstoff, indem zugleich die Menge des Arginins, Histidins und Lysidins abnimmt. Die Untersuchung der Lebern von mit Phosphor vergifteten Mäusen auf Lipasen und Oxydasen ergab, daß die Tätigkeit der letzteren regelmäßig gesteigert ist[2]).

Herztätigkeit und Blutdruck sinken stetig. Der Eiweißumsatz wird gesteigert, die Fettzersetzung vermindert, die Fettbildung vermehrt, ebenso wie der Gesamtstickstoffgehalt des Harns. In ihm steigt auch die Menge des Oxyproteins erheblich an. In einem von mir angestellten Versuche stieg die Harnstoffausscheidung eines hungernden Hundes von 15,5 bzw. 14,1 g an den beiden Tagen vor der Vergiftung auf 20,5 und 19,5 g nach der Darreichung von 0,03—0,06 g Phosphor an den nächstfolgenden Tagen[3]). Der Harnstoff soll bisweilen vermindert sein. Die Sauerstoffzufuhr zu den Geweben und die Abgabe von Kohlensäure ist verringert[4]) oder der Sauerstoff des Blutes in fast normaler Menge vorhanden, dagegen nur die Kohlensäure vermindert[5]). Wenn es auch dadurch wahrscheinlich gemacht wird, daß der Phosphor den Eiweißzerfall vermehrt und die Sauerstoffaufnahme vermindert, wenn man auch so ein Mißverhältnis zwischen Zersetzung und Verbrennung im Körper statuiert, so braucht die Fettanhäufung in einzelnen Organen, über die weiter unten noch gesprochen wird, nicht, wie man dies annahm, einer wahren Nekrobiose zu entspringen, d. h. das die Stelle der Zellen einnehmende Fett aus dem Eiweiß gebildet zu sein. Es ist sehr viel wahrscheinlicher, daß diese Fettansammlung nicht allein das Resultat einer sogenannten fettigen Metamorphose, sondern eine Fettinfiltration, einen Fettimport in parenchymatöse Organe, darstellt. Das Fett stammt zum größeren Teile aus fettreichen Organen Unterhautzellgewebe usw.). Bei mit Phosphor vergifteten Mäusen sind die sonst strotzend gefüllten Fettläger, z. B. in der Umgebung der Geschlechtsorgane und in den paraperitonealen Räumen ausgeleert[6]). Ob der Phosphor bei seinem Verweilen im Blute noch giftige Verbindungen eingeht (Phosphorptomaine), ist bisher nicht sicher zu entscheiden gewesen.

Verlauf der Vergiftung: Ich unterscheide eine gastrische, synkoptische und zerebrale Form. Die letztere entsteht bei schneller Überschwemmung des Körpers mit Phosphor, wenn im Beginne der Vergiftung Fette verabfolgt worden sind. Mitunter erst mehrere Stunden nach der Vergiftung, in seltenen Fällen nach ein bis zwei Tagen, treten Durst, Brennen im Halse, Schmerzen in der Magengegend ein; die Bauchdecke ist auf Druck empfindlich, der Leib bisweilen aufgetrieben. Es erscheinen dann: Aufstoßen und Würgen, in den ersten 24 Stunden, selten

---
[1]) Podwysozki, Deutsche Med.-Ztg., 1888, p. 655.
[2]) Staemmler, Arch. f. path. Anat. 1925, Bd. 257.
[3]) Lewin, Zeitschr. f. Biologie, Bd. XIV, S. 63.
[4]) Bauer, Zeitschr. f. Biol., Bd. XIV, p. 527 und Bd. VII, p 63. — v. auch Thibaut, Compt. rend., T. XC, Nr. 20.
[5]) H. Meyer, Arch. f. exp. Path. u. Pharmak., Bd. XIV, p. 313.
[6]) Kraus u. Sommer, Beitr. zur chem. Physiologie, Bd. 2, 1902.

am 2.—4. Tage, Erbrechen von im Dunkeln leuchtenden Massen. Der Atem riecht nach Knoblauch. Bei einem Kinde, das ca. 0,015 g Phosphor genommen hatte, sah man weiße Dämpfe dem Munde entströmen. Es besteht in ca. 30 Prozent der Fälle Diarrhöe; der Kot kann Phosphorpartikelchen enthalten, leuchten und bluthaltig sein. Die Zunge ist belegt; die Magenschmerzen strahlen nach der Leber aus, die zu schwellen beginnt — in einem Falle geschah dies erst 12 Tage nach der Vergiftung —, seltener nach der Milz und nur ausnahmsweise nach der Nierengegend. Mit der Lebervergrößerung an einem oder allen Leberlappen und der dadurch bedingten Kompression der Gallenwege, insbesondere der Gallengangkapillaren, entsteht gewöhnlich am 3. bis 5. Tage Gelbsehen und ikterische Hautfärbung. Bei Hunden mit Gallenfisteln, die Phosphoröl erhalten haben, wird im Anfangsstadium infolge von Leberreizung der Gallenfarbstoff vermehrt gebildet und ausgeschieden; in einem zweiten Stadium wird die Galle trüb und schleimig, Bildung und Absonderung derselben vermindert sich und Ikterus entsteht. Gleichzeitig vermindern sich die Gallensäuren. In einem dritten Stadium werden Galle und Gallensäuren in ihrem Verhalten normal. Der Ikterus kann 12—30 Tage und länger anhalten. In der synkoptischen und zerebralen Verlaufsform kann er fehlen. Mit demselben erscheinen in seltenen Fällen blaßrote, auf Druck nicht schwindende Flecke oder auch eine erysipelatöse Gesichtsröte. Statt der Vergrößerung kann auch eine Verkleinerung der Leber eintreten. Unter 64 Fällen soll sie 13 mal vorgekommen sein (20 Prozent). Mitunter besteht Milzschwellung. Der oft sparsame, gegen das Ende der Vergiftung hin fast versiegende, sehr selten leuchtende H a r n enthält Gallenfarbstoff, Gallensäuren, Eiweiß, Hemialbumose, mitunter hyaline Zylinder, Leukin, seltener Tyrosin, auch Zucker, Ammoniak, vermehrte Oxysäuren (Paraoxyphenyl-Essigsäure, Hydroparacumarsäure, Oxymandelsäure), Blutfarbstoff, Fleischmilchsäure, letztere besonders in schweren Fällen, wenn die Muskelentartung hochgradig ist und die Vergiftung langsam verläuft, ferner Fett, vereinzelt Pepton und angeblich auch phosphorhaltige Ptomaine. Alle stickstoffhaltigen Bestandteile des Harns werden verstärkt ausgeschieden. Bis 20 Prozent der gesamten Stickstoffausscheidung werden durch Ammoniakausscheidung bedingt. Die Phosphorsäureausscheidung nimmt anfangs zu, dann ab. Bei Hunden fand man im Magen Fleischmilchsäure. Die Produktion von Salzsäure und Pepsin ist aber nicht behindert.

Am 2. bis 3. Tag kann ein Nachlaß der Symptome und Genesung eintreten. Häufig zeigen sich jedoch bald erneutes Erbrechen, dazu bohrende Kopfschmerzen, die Kranken kollabieren, und an der Haut, besonders des Rückens, entstehen Petechien oder größere Blutergüsse. Hierzu gesellen sich vom 2.—7. Tage an: Nasenbluten, Darmblutungen oder auch Blutungen aus den weiblichen Genitalien, Muskelzittern, Sehnenhüpfen oder Muskellähmungen, auch der Schließmuskeln, Fieber, Ohrensausen, Taubheit, Flimmern vor den Augen, Schwachsichtigkeit, Strabismus externus und Parästhesien. Oft bestehen quälende Gliederschmerzen — wahrscheinlich eine Folge von Blutungen im intermuskulären Bindegewebe Der Puls wird unregelmäßig, fadenförmig, setzt auch aus. Die Herztöne sind blasend, der erste schwindet bisweilen. Der C h e y n e - S t o k e s sche Atemtypus kommt vor. Die Kranken werden benommen, livid, kalt, delirieren und enden unter stertoröser Atmung im Koma. Die Körperwärme bleibt entweder ganz normal oder sinkt weit unter die Norm (31,2°) oder steigt final (41,5°)[1].

Als Seltenheiten sind beobachtet worden: ein urtikariaähnliches Exanthem und eine symmetrische Gangraena pedum. Nach Verschlucken der Köpfe von drei Päckchen Phosphorzündholz entstanden nach 24 Stunden Kopf- und Magenschmerzen und Erbrechen. Ikterus und Leberschwellung blieben aus. Dafür wurde nach drei Tagen die Nasenspitze gangränös, dazu kam symmetrische Gangrän beider großen Zehen und nach drei weiteren Tagen erfolgte der Tod[2]).

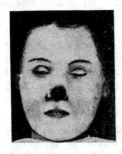
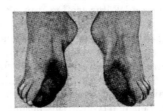

Fig. 6.   Fig. 7.

Dieser kann früher erfolgen. Einige Stunden nach der Giftaufnahme stellen sich Leibschmerzen, Sopor mit Konvulsionen und in 8—9 Stunden das Ende ein. Ausnahmsweise früher. Ein zweijähriges Kind biß Zündholzköpfchen ab und verschluckte sie. Bald danach starb es unter Krämpfen. Zu den gastrischen Symptomen können sich bei dieser schnellen Ablaufsart Bewußtseinsstörungen, Zyanose, Kälte der Haut und klonische Krämpfe, auch mit Trismus und Opisthotonus abwechselnd, einstellen. In noch anderen Fällen kommen nach 3—4 Tagen Ikterus und Tetanie[3]), ausnahmsweise Lähmungssymptome vor. Bei einem Kinde, das 60 Teelöffel Phosphorlebertran (0,01 : 100) in 60 Stunden erhalten hatte, erschien am zweiten Tage Ikterus. Das Mittel wurde ausgesetzt. Eine Woche später erschienen: Leibschmerzen, Verstopfung, Urinverminderung, Pupillenstarre, Lebervergrößerung, Tetanus, Opisthotonus, und am 10. Tage nach der ersten Phosphordarreichung nach vorangegangenem Erbrechen schwarzer Massen der Tod. In der Leiche wurde Phosphor nachgewiesen.

Es kommt auch vor, daß während scheinbaren Wohlseins die Herzarbeit plötzlich abnimmt, Kollaps und ohne Agonie der Tod eintritt.

In noch anderen Fällen bestehen neben oder ohne manche der vorgenannten Symptome für kurze Zeit: psychische und somatische Erregung, Ruhelosigkeit, Schlaflosigkeit, Kribbeln in der Haut, irradiierte

---

[1]) Haberda, Friedreichs Blätter f. ger. Medizin 1895.
[2]) Wagner, Zeitschr. f. Medizinalbeamte 1911, S. 91. — Vollbracht, Wiener klin. Wochenschr. 1901, S. 1298.
[3]) Stransky, Prag. med. Wochenschr 1897, Nr. 32.

Schmerzen, furibunde Delirien und Konvulsionen, die dann in Koma und den Tod übergehen. Im Delirium kann Selbstmord begangen werden. Geht die Vergiftung in Genesung über, so nehmen die Harnmenge und die Kraft des Pulses zu, das Sensorium wird frei, und die etwa vorhandene Gastroënteritis schwindet allmählich. Für längere Zeit kann noch bedeutende Muskelschwäche bestehen. Die Lähmung, die beobachtet wurde, ergreift zuerst die unteren Extremitäten und entwickelt sich unter Schmerzen. Selten führt sie zu deutlicher Atrophie.

Der Gebrauch als Abortivmittel.

Der Tierversuch wie die Vorkommnisse bei Menschen beweisen, daß dem Phosphor abortive Wirkungen zukommen können. Im wesentlichen wird es sich hierbei, abgesehen von den allgemeinen Störungen, die Mutter und Fötus treffen, um akut eintretende fettige Gefäßveränderungen handeln, die zu Blutungen in die Eihäute führen. Von 1851—1903 kamen in Schweden allein zur öffentlichen Kenntnis 1408 durch Phosphor bewerkstelligte Abtreibungshandlungen, d. h. 90,6 Prozent aller während dieses Zeitraumes überhaupt beobachteten Fälle. Aber auch in anderen Ländern kamen diese Abtreibungs-Vergiftungen vor. Von den 1408 schwedischen Frauen, die den Phosphor einnahmen, kamen nur 10 mit dem Leben davon. Die besonders hohe Mortalität ist auf die großen Dosen zu beziehen, die von den unter allen Umständen zum Ziel gelangen wollenden Schwangeren genommen wurden.

Es kommt vor, daß der Phosphor Abort hervorruft, ohne zugleich schwere Intoxikation und Tod der Mutter zu verursachen. In einem dieser Fälle erfolgte der Abort erst 12 Tage nach der Einführung des Phosphors, nachdem vorher nur äußerst leichte Vergiftungserscheinungen beobachtet waren. Es waren hier die Köpfe von einer halben Schachtel Zündhölzer genommen worden, eine Dosis, welche die gewöhnlich als letal angesehene Phosphormenge von 0,05 g nicht überschreitet. In den meisten Fällen war die doppelte, ja, vereinzelt sogar die zehnfache Menge genommen worden. Der Abort trat meist nach 3—5 Tagen, manchmal nach 12 Stunden, zuweilen auch erst nach 5—6 Wochen ein. Die Vergiftungssymptome tragen das bekannte Gepräge. Die gastrischen Symptome können nur angedeutet sein, oder auch stark, mit Magen- und Unterleibsschmerzen, Übelkeit und Erbrechen hervortreten. Der Ikterus, der sonst nach etwa 24 Stunden kommt, erscheint hier auch erst nach drei, vier oder gar erst nach 19 Tagen und kann bis zu vier Wochen bestehen bleiben. Ich kenne nur einen Fall, in dem er überhaupt nicht vorhanden war, obschon die Vergiftete starb. Ganz vereinzelt stellt sich einmal ein renaler Hydrops ein.

Die chronische Phosphorvergiftung.

Sie gibt sich bei Arbeitern in Phosphor- oder Phosphorzündhölzchen-Fabriken besonders durch Veränderungen in den fleischigen und knöchernen Teilen der Mundhöhle kund. Es ist unrichtig, das Entstehen der Phosphornekrose von einem Eindringen der Phosphordämpfe durch einen von „penetrierender Caries" ergriffenen Zahn abzuleiten. Die Nekrose kommt zum Teil durch Fortpflanzung der Entzündung des Zahnfleisches auf das Periost und den Knochen unter dem Einflusse des in den Mund gelangten festen Phosphors oder Phosphordampfes, zum Teile durch den in das Blut gelangten Phosphor zustande. Immer ist es aber der Phosphor als solcher, der dies veranlaßt. Menschen mit kariösen Zähnen werden nicht schneller als solche mit guten ergriffen, wohl aber solche mit stomatitischen Zuständen. Diese Annahme wird durch amerikanische Beobachtungen gestützt, die gegenteilige hat noch neuerdings zu der Forderung geführt, keinen mit Karies behafteten Arbeiter einzustellen. Sicher ist es, daß es große individuelle Schwankungen in der Widerstandsfähigkeit gegen den chronischen Phosphoreinfluß gibt. Selbst da, wo die durch das Reichsgesetz (13. Mai 1884) gegebenen Bestimmungen bezüglich solcher Fabriken genau beobachtet werden, können Vergiftungen entstehen. Ja, unter diesem Gesetze haben sich in Thüringen die Opfer des Phosphors sogar vermehrt. Im Kanton Bern kam in 10 Jahren in 18 solchen Fabriken unter 250 Arbeitern 27 mal Phosphornekrose vor. Ein solcher Arbeiter starb. In vier Fällen gingen die Veränderungen spontan zurück, in den anderen mußte operiert werden. Ich selbst habe in früheren Jahren in Frutigen von Arbeitern Angaben gehört, die mir die obige Statistik nicht ganz vollständig erscheinen lassen.

Bisweilen tritt die Phosphornekrose spät auf. So arbeitete ein Mann 30 Jahre in Zündholzfabriken, ohne krank zu werden. Nachdem er etwa zwei Jahre den Beruf verlassen hatte, bekam er das Leiden mit Kieferklemme, stinkender Eiterung in der Mundhöhle und starker Schwellung, die eine Resektion erforderlich machte[1]).

Es entstehen Schwellung und Ulzeration am Zahnfleische und an den Wangen, Salivation, Schmerzen in gesunden Zähnen, Reißen in der betreffenden Kieferhälfte, Zähne lockern sich und fallen aus, der Kiefer wird gegen Berührung empfindlich, und es bildet sich Periostitis resp. Kiefernekrose heraus. Man sieht Verdickungen dieses Knochens durch Osteophyten, welche stellenweise selbst von Nekrose ergriffen sind, und profuse Eiterung aus zahlreichen, teils nach außen, teils in die Mundhöhle mündenden Fistelgängen. Mitunter entstehen selbst am Halse Senkungsabszesse. Nach einem fünf- bis zehnwöchentlichen Aufenthalte in phosphorhaltiger Luft tritt auch bei Kaninchen eine Auftreibung der Kiefer ein, die ihren Grund in einer käsigen Infiltration des Periostes und der anstoßenden Weichteile und in Knochenauflagerungen hat, die, vom Alveolarrand ausgehend, sich nach innen und außen verbreiten und mit Nekrose verbunden sein können[2]).

Als resorptive Wirkung bildet sich am Knochenskelett wachsender, geringen Phosphormengen ausgesetzter Individuen statt der spongiösen, weitmaschigen Knochensubstanz eine dichte „Phosphorschicht" durch Verminderung der normalen Markräume und Verminderung und Einengung der Gefäße. Große Phosphormengen vergrößern dagegen die Markräume und veranlassen die Bildung zahlreicher, ausgedehnter Blutgefäße[3]). Derartig krank gewordene Knochen zeigen eine leichte Brüchigkeit[4]). Mit der Knochenerkrankung oder ohne sie kann bei Phosphor-

---
[1]) Jordan, Münch. med. Wochenschr. 1909.
[2]) Wegner, Virchows Arch., Bd. LV, 1872, p. 11.
[3]) Kassowitz, Zeitschr. f. klin. Med., Bd. VII, p. 36.
[4]) Dearden, Brit. m. Journ. 1899, I.

arbeitern eine Phosphorkachexie bestehen, die sich durch fahle Gesichtsfarbe, Daniederliegen des Appetits, Abmagerung, Durchfall mit Tenesmus, Gliederschwäche, hektisches Fieber und Gliederschmerzen kennzeichnet. Bisweilen kommt es auch zu Bronchialkatarrh bzw. fieberhafter Bronchitis. Hersteller von Phosphorpillen können hierzu noch Störungen in den Verdauungsorganen[1]) bekommen. Bei einzelnen Kranken kommt es zu amyloider Entartung der Unterleibsorgane und meningitischen Zuständen. Angeblich beobachtete man an einem Vergifteten (mit Kiefernekrose) nächtlich leuchtenden Ruktus. Infolge einer mißbräuchlichen chronischen arzneilichen Phosphoranwendung seitens eines Scharlatans sah man Erbrechen mit heftigen Leibschmerzen, Stupor mit Konvulsionen, außerordentliche Dyspnoe und schließlich den Tod eines Kindes eintreten. Bei der Sektion fand man im Ösophagus eine 4 cm lange schwarze Linie, als wenn eine starke kaustische Lösung an diese Stelle herangebracht wäre. In zwei anderen Fällen entwickelte sich nach zirka achttägigem Phosphorgebrauch bei Kindern eine diffuse, zur Eiterung führende Phlegmone des Unterkiefers. Bei einem Kinde war der Knochen vom Periost entblößt. Außerdem bestanden ziehende Schmerzen an den Epiphysen der Glieder. Auch Störungen im Magen-Darmkanal und der Harnabsonderung kommen vor.

Die multiple rezidivierende Knochenentzündung der Perlmutterdrechsler ist bisweilen mit einer Phosphoreinwirkung verwechselt worden. Jugendliche Arbeiter bekommen plötzlich an irgendeinem Teile ihres Skelettes (Unterkiefer, Schlüsselbein, Schulterblatt, Humerus, Tibia und Wadenbein, Mittelfußknochen usw.)[2]) reißende Schmerzen und Schwellung der Weichteile. Die letztere geht zurück, während der Knochen zwischen Epi- und Diaphyse noch verändert bleibt. Wer einmal erkrankt war, wird bei Fortsetzung der Beschäftigung rückfällig. Schließlich kann Nekrose eintreten. Die Erkrankung ist nicht häufig. Nach einer mir gemachten mündlichen Mitteilung kommt dieselbe in Damaskus, wo Perlschleifereien sich zahlreich finden, gar nicht vor. Die Ätiologie des Leidens ist dunkel. Die Muscheln (Avicula margaritifera, Haliotis gigantea, Turbo marmoratus)[3]) enthalten neben kohlensaurem Kalk angeblich noch Konchiolin, einen von Phosphor und Schwefel freien Stoff. Dieser soll von der Lunge in die Knochenmarkskapillaren kommen und hier entzündungserregend wirken. Diese Erklärung ist unhaltbar. Auch den faulenden Schlamm der Schleifsteinkästen, den die Arbeiter durch Anspritzen aufnehmen, wollte man dafür verantwortlich machen[4])

Sektion: Bei der akuten Phosphorvergiftung sind die zu erwartenden Veränderungen um so geringer, je schneller der Tod erfolgt ist. Neben Totenflecken und Ecchymosen der Haut, des Unterhautzellgewebes, der serösen Häute, der Konjunktivae usw. werden meistens Ikterus der Bindehäute und der Hautdecke und recht häufig auch Blu-

---

[1]) Kohn, Vierteljahrschr. f. ger. Medizin, 1899, Bd. 17.
[2]) Broca, Gazette des hôpit. 1904, Nr. 61.
[3]) Englisch, Wiener med. Wochenschr., 1870, Nr. 43 u. ff. — Gussenbauer, Langenbecks Archiv, 1875, p. 642. — Fischer, Zwei Fälle multip. Knochenentzünd., Berlin 1888.
[4]) Levy, Berliner klin. Wochenschr., 1889, p. 973.

tungen in der Haut, dem Unterhautgewebe, den Schleimhäuten, dem Parenchym der Organe, auch wohl im vorderen mediastinalen Zellgewebe, an der Lungenoberfläche, der Herzbasis usw. wahrgenommen. Nur bei subakutem Verlauf bleibt das Blut flüssig. Das durch Absetzen der roten Blutkörperchen erlangte Plasma enthält kein Fibrinogen, d. h. keine bei 57° gerinnende Substanz. Die Körperhöhlen riechen zuweilen nach Phosphor. Der Ösophagus ist selten entzündet. In dem von Speisen leeren Magen findet sich neben glasigen Schleimmassen oder auch Hämatin eine trübe Schwellung der vergrößerten fetthaltigen Schleimhautdrüsen — ein pathognostisch nicht verwertbarer Befund. Die Schleimhaut sieht gequollen, gelblich aus; sie kann Blutungen, hämorrhagische Erosionen und stellenweise auch, wenngleich selten, flache Geschwüre und ausnahmsweise einmal gangränöse Gastritis aufweisen. Ihre tieferen Schichten besitzen mitunter kleinzellige Infiltration. Auch die **Darmschleimhaut** kann geschwollen und entzündet sein. Bisweilen fehlt aber jedwede Veränderung im Intestinaltraktus und nur das Kolon weist Ecchymosen auf. Bei Schweinen, die durch Phosphor verendet waren, fand sich an der Magenschleimhaut eine verschorfte Stelle. Bisweilen besteht eine Hyperplasie der Peyerschen Plaques. Häufig ist die Milz vergrößert. Bei akuter und subakuter Vergiftung sollen bei Tieren und Menschen Fettembolien vorkommen[1]).

Die **Leber** ist brüchig, gelb, teigig und unverhältnismäßig viel breiter als dick, selten verkleinert. Bei einem starken Manne wog sie nur ca. 1200 g. Die Azini sind sichtbar, die Leberzellen mit Fettröpfchen angefüllt[2]). Nach Versuchen an Fröschen nimmt das Gesamtfett der Leber zu mit stärkster Beteiligung des Lezithins. Das interstitielle Bindegewebe soll auf der Höhe dieser Leberveränderung zugenommen haben. **Als diagnostische Unterschiede zwischen der akuten gelben Leberatrophie und der akut durch Phosphor erzeugten** sind anzuführen: die erstere weist mehr zerfallene Gewebsreste als die Phosphorleber auf und enthält allein die scholligen Gebilde und die Klebsschen Korbzellen. Bei der Phosphorleber dagegen finden sich um die körnig zerfallenen Detritusmassen Granulationsgewebe mit zahlreichen Rundzellen und blindsackartigen Schläuchen, aus welchen heraus eine Regeneration des verlorengegangenen Epithels stattzufinden scheint. Nach dem Absterben der Leberzellen erfolgt eine Proliferation der unversehrten Gewebselemente, des Bindegewebes und der Gallengänge[3]). Bei der chronischen Phosphorvergiftung fand man bei Tieren eine primäre Nekrose der Leber- und wahrscheinlich auch der Sternzellen, ferner eine damit verbundene hyaline Degeneration von Gefäßen und eine reaktive Bindegewebshyperplasie[4]). Die letztere scheint bei Menschen nicht konstant zu sein.

Die **Nieren** sind etwas vergrößert. In den Harnkanälchen findet sich Fett. Die Pyramiden sind etwas dunkler als die Rinde gefärbt und

---

[1]) Puppe, Vierteljahrschr. f. ger. Mediz. 1896, Bd. XII.
[2]) Hauff, Württ. Correspondenzbl., 1860, Nr. 34. — Ehrle, Charakteristik der akuten Phosphorvergiftung des Menschen, Tübingen 1861, p. 39.
[3]) Yamané, Wiener klin. Wochenschr., 1891, Nr. 29.
[4]) Krönig, Verhandl. des Ver. f. inn. Med., Berlin 1887, 4. Juli.

waren in einem Falle von zahlreichen, gegen die Papillen zu konvergierenden, weißlich-gelben Streifchen durchzogen. Mikroskopisch erwiesen sich dieselben als mit eckigen, auch zylindrischen, stark glänzenden Schollen (Tripelphosphat, Fettröpfchen) erfüllte Harnkanälchen[1]). Bei Menschen fand man in der Marksubstanz der Nieren Kalksalze, bald in Klumpen, bald zu Zylindern zusammengeschmolzen. Es sind ferner Fettansammlungen im Herzmuskel (nicht konstant), den Herzganglien, den Lungen (verfettete Alveolarepithelien) und in der Wand der kleinen Gefäße und Kapillaren (Gehirn usw.) beobachtet worden. Die Hämorrhagien in das Bindegewebe des Herzens, die Extremitätenmuskeln, das Gehirn usw. werden dadurch verständlich. Letztere weisen bisweilen abnormes Fett auf, ebenso wie einzelne Drüsen, z. B. die Submaxillaris. Blutinfiltrationen sah man auch entlang den Ästen der Pulmonalarterie auftreten. Petechien kommen am Perikard, Endokard, Pleuren, Peritoneum, größere Blutungen zwischen den Platten des Mediastinum und Mesenterium, aber auch intraperitoneal vor. Bei einem am vierten Tage nach der Vergiftung gestorbenen Kinde fand sich neben einer Pleuritis eine Tymushyperplasie. Bei kurz vor der Menstruation vergifteten Frauen entstehen Eierstockblutungen mit oder ohne nachfolgende Perforation und Übertritt des extravasierten Blutes in die Beckenhöhle oder das Rektum und auch sonst wohl parenchymatöse Oophoritis. Kapillare Blutungen ohne Konstanz erscheinen bei Tieren auch in der Medulla spinalis. Myelitische Veränderungen sind bei Tieren gesehen, aber auch als Kunstprodukte geleugnet worden.

In sehr schnell (7—8 Stunden) tödlich verlaufenden Fällen können die angegebenen Veränderungen nur wenig ausgeprägt sein oder ganz fehlen. In einem Falle, in dem die Köpfchen von 38 Pack Zündhölzchen verschluckt wurden und der Tod nach 9 Stunden erfolgte, fand man nur die Ganglienzellen der Hirnrinde mit Fettröpfchen vollgefüllt. Diese erschienen auch längs der Markscheiden der Nerven in der weißen Substanz und auch sonst im Gehirn. Phosphor wurde aber trotzdem im Magen, der Leber, dem Herzen nachgewiesen[2]). Bei einem 9 Stunden nach der Vergiftung gestorbenen Mädchen fand sich nur hochgradiges Lungenödem mit reichlicher Schaumbildung in den Luftwegen, Transsudation im Herzbeutel und körnige Entartung in Herzfleisch, Drüsen und Muskeln[3]).

Nachweis: Der Phosphor leuchtet im Dunkeln, durch Phosphortrioxyd (P_4O_6) bedingt, und stößt an der Luft weiße Dämpfe aus. Das Leuchten wird verhindert durch Alkohol, Äther, Petroleum, Benzin, Chloroform, Schwefelwasserstoff, Karbolsäure, Kalomel, Sublimat und alle löslichen Quecksilberoxydsalze, die sich mit den vorhandenen Chloriden zu Sublimat umsetzen, Kupfersulfat, Fettsäuren, Terpentinöl und einige andere ätherische Öle. Silbernitrat wird durch Phosphordampf schwarz. Diese Reaktion geben noch 0,0006 g Phosphor nach 3—4 Tagen. Der Phosphor kann im Magen- und Darminhalte, in der Leber, im Herzen, auch in Gehirn und Rückenmark, Lungen, Nieren und im Blute auf-

---

[1]) Paltauf, Wiener klin. Wochenschr., 1888, p. 153, 642.
[2]) Hammer, Wiener med. Presse, 1889, p. 153.
[3]) Fischer u. Müller, Vierteljahrsschr. f. ger. Med., N. F., Bd. XXIV, 1876.

gesucht werden und nach 8 Wochen als solcher, nach 12 Wochen als phosphorige Säure, nach 15 Wochen in der Leiche nicht mehr nachgewiesen werden[1]). Die Möglichkeit des Nachweises hängt in der ausgegrabenen Leiche wesentlich von der Beschaffenheit des Bodens und seinem Luftwechsel ab, so daß mitunter schon nach 4 Wochen die Untersuchung negativ, in anderen Fällen noch nach 15 Wochen positiv ausfällt. Im Kot konnte der Phosphor als solcher noch nach 3 Monaten und als phosphorige Säure noch nach 6 Monaten[1]) nachgewiesen werden. Ja, selbst nach 10 Monaten gab ein Teil der Därme noch die Flammenreaktion

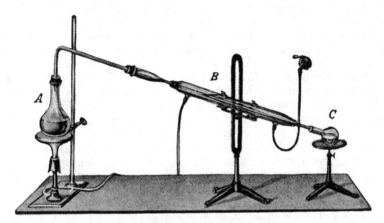

Fig. 8. Mitscherlich'sches Verfahren.

der phosphorigen Säure. Bei mumifizierten Leichen darf man unter allen Umständen noch nach länger als 3 Monaten phosphorige Säure erwarten. Der Nachweis des Phosphors kann mißlingen, obschon der Vergiftete den Phosphor als genommenes Gift bezeichnet hat.

1. Das Verfahren von S c h e r e r. Man hängt in den Kolben, der die verdächtige Substanz enthält, einen mit Silberlösung und einen anderen mit Bleilösung getränkten Papierstreifen. Tritt nur Schwärzung des ersteren ein, so ist Phosphor nachgewiesen, färben sich beide dunkel, so ist Schwefelwasserstoff vorhanden.

2. Die M i t s c h e r l i c h sche Methode. Die angesäuerten Substanzen werden in einem Kolben (A), der mit einem L i e b i g schen Kühlrohr (B) verbunden ist, zum Sieden erhitzt. Beim Vorhandensein von Phosphor beobachtet man im Dunkeln ein auf- und absteigendes, ringförmiges, schwefelgelbes Leuchten, besonders an der Stelle, wo der Phosphordampf zuerst vom Kühlwasser umspült wird. Die Dämpfe lassen sich auch in ein Silbernitrat enthaltendes Gefäß (C) überdestillieren. Wenn Phosphor zugegen ist, wird das Silber geschwärzt (Phosphorsilber) und Phosphorsäure gebildet, die ihrerseits nach Abscheidung des Silbers im Filtrat konstatiert wird. Das Leuchten kann bei Vorhandensein von $1/100000$ Phosphor ½ Stunde anhalten. Mit einem Phosphorteig, der 4 Jahre an der Luft gelegen und zum Vergiften gedient hatte, konnte diese Leuchtprobe noch ausgeführt werden.

---

[1]) B i s c h o f f, Pharmaceut. Zeitung 1904, S. 380.

3. Die Dusart-Blondlotsche Methode beruht auf der Eigenschaft des Phosphors, durch naszierenden Wasserstoff (Zink und Schwefelsäure) Phosphorwasserstoff zu liefern, der nach dem Hindurchleiten durch Natronlauge haltende Bimsteinstückchen an der smaragdgrünen Farbe erkannt wird, mit der er verbrennt.

Behandlung: Magenwaschungen mit warmem Wasser, bis dasselbe klar abfließt, Brechmittel (nur Cuprum sulfuric. 1 g in viel Wasser, evtl. mehrmals). Eine verdünnte Lösung des letzteren Mittels (1 : 500 Wasser) muß weiter angewandt werden, da das Kupfer sich hierbei metallisch auf die Phosphorstückchen niederschlägt und eine weitere Lösung resp. Diffusion dadurch beendet wird. Man sollte mit 5—10 Liter einer 0,2—0,3prozentigen Kupfersulfat-Lösung Magenspülungen vornehmen. Von Spülungen mit mehreren Litern einer $^{1}/_{10}$—$^{2}/_{10}$prozentigen Lösung von Kaliumpermanganat[1]) erwarte ich nichts. Es sind ferner zu reichen: Eis, kalte Getränke, Gummischleim, Stärkekleister, sowie Exzitantien. **Ganz zu vermeiden** sind wegen der dadurch entstehenden Lösung des Phosphors Milch, Öle, fetthaltige Speisen, auch Rizinusöl zur Beseitigung bestehender Verstopfung. Sauerstoffhaltiges Terpentinöl (2—10 g in kurzen Intervallen pure oder in Emulsion) soll die unschädliche „terpentinphosphorige Säure" bzw. „Pinolunterphosphorigesäure" bilden und nur in den ersten 24 Stunden wirken. Beides beruht auf Irrtum. Magnesia usta oder eine Mischung von Magnesia usta mit Liquor Chlori, ebenso wie die Bluttransfusion sind bei Phosphorvergiftung empfohlen worden, aber nicht empfehlenswert.

Die **Kiefernekrose** ist durch Resektion, die Kachexie durch Entfernung aus der Phosphoratmosphäre und Besserung der Ernährung zu behandeln. Selbst nach Verlust beider Oberkiefer oder der ganzen Unterkiefer können sich durch das außerordentliche Reparationsvermögen des Periosts neue Kiefer bilden, am Unterkiefer selbst dann, wenn die Gelenkfortsätze nekrotisch geworden waren. Es bilden sich, wenn die Kontraktionsfähigkeit der Muskeln erhalten ist, sogar neue Gelenke. Aber der neue Kiefer ist verkürzt und der Alveolarrand mit den Zähnen fehlt. Es kann fast nur aufgeweichte Nahrung genommen werden.

Prophylaktisch ist in Hinsicht auf die chronische Phosphorvergiftung für ausgiebige Ventilation der Arbeitsräume und für Reinigung derselben nach der Arbeitseinstellung zu sorgen. Die Arbeiter sollen besondere Arbeitskleider haben und sollen in der Fabrik und ehe sie die Arbeitskleider abgelegt und sich gewaschen haben, nicht speisen. Auch muß die Mundhöhle häufig ausgespült werden. Die tägliche Arbeitszeit ist auf sechs Stunden einzuschränken. Statt mit Terpentinöl gefüllten Blechkapseln auf bloßer Brust sollten Respiratoren, in die man von Zeit zu Zeit ein mit Kupfersulfatlösung getränktes Zeugstück oder Asbest einlegt, getragen werden. Zündhölzer in der Hausindustrie darzustellen, muß gesetzlich untersagt sein.

Der rote Phosphor entsteht durch Erhitzen des gewöhnlichen Phosphors im luftleeren Raum auf 260°. Er leuchtet nicht im Dunkeln und ist den bisherigen zuverlässigen Versuchen nach, durch den Mund auf-

---

[1]) Weiss, München. med. Wochenschr. 1896, S. 689.

genommen für Menschen ungiftig. Bringt man ihn bei Kaninchen in die Vena jugularis, so gehen sie nach einigen Tagen zugrunde, und man findet herdweise Leberverfettung. Nach der arzneilichen Anwendung desselben will man Erbrechen, Muskelzittern und Kollaps beobachtet haben, ja sogar Phosphornekrose nach jahrelanger Beschäftigung damit — was ich aber bezweifle.

Phosphorsesquisulfid (P_4S_3) besitzt für Menschen und Tiere eine verhältnismäßig geringe Giftigkeit[1]). Man bezeichnete es für Arbeiter in der Zündholzfabrikation als ungefährlich[2]), was zuviel gesagt sein dürfte, trotzdem man bei der berufsmäßigen Beschäftigung damit in Frankreich in zwei Jahren keine Vergiftung hat nachweisen können. Größere Mengen, etwa 0,2—0,6 g wirken auf Kaninchen tödlich in 1—2 Tagen. Es spaltet sich Phosphor ab. Es darf auch darauf hingewiesen werden, daß im Phosphorsesquisulfid 1 Prozent gelber Phosphor nachgewiesen wurde.

Phosphorwasserstoff.

Käufliches Kalziumkarbid liefert Azetylen mit einem Gehalt von Phosphorwasserstoff bis zu 0,06 Prozent. Berufsmäßiges Arbeiten damit kann deshalb gesundheitlich schädigen. Auch überall da, wo Menschen in der Nähe von feucht gewordenem Phosphorkalzium atmen, kann dies durch freigewordenen Phosphorwasserstoff geschehen. Phosphorkalzium findet sich auch im elektrolytisch hergestellten Ferrosilizium, das in der Stahl- und Eisenindustrie gebraucht wird. Es liefert 1 Kilo davon 0,0227 Phosphorwasserstoff. Feucht gewordenes Ferrosilizium kann mithin durch Phosphorwasserstoff vergiften und töten. So kamen wiederholt Todesfälle auf Schiffen vor, die Ferrosilizium geladen hatten. Die Mortalität betrug bisher etwa 50 Prozent. Eine tödlich endende Vergiftung mit Phosphorwasserstoff kam bei der Schweißarbeit mit technischem **Kalziumkarbid** unter den Symptomen eines Lungenödems mit Trachealrasseln und Herzschwäche in Bewußtlosigkeit zustande[3]).

Ratten und Frösche werden auch tödlich durch eine Konzentration von 1 : 100000 in 16—30 Stunden und durch 1 : 10000 bereits in 2½ bis 3¾ Stunden vergiftet[4]). Kaninchen bekommen danach Schwäche, Zittern, beschleunigte Atmung, Blutdrucksenkung, allgemeine Lähmung und ersticken ohne oder mit Krämpfen[2]). Dem Gase kommen kumulative Wirkungen zu, so daß häufigeres berufliches Einatmen desselben Gefahren in sich schließt. Für Menschen würde der Aufenthalt in einer Atmosphäre mit 0,25 Prozent als tödlich anzusehen sein.

Als Symptome bei Menschen sind zu verzeichnen: Mehrtägiges Gefühl von Frost, erschwertes Atmen mit Spannungsgefühl in der Brust[5]) und, bis zu [Erstickungsanfällen sich steigernd, stechende Schmerzen

---

[1]) Mörner, Svensk farmac. tidskrift 1901, S. 177.
[2]) Santesson u. Malmgren, Arch. f. d. ges. Phys. 1903, Bd. 15.
[3]) L. Lewin, Medizinische Klinik 1917, Nr. 52.
[4]) Jokote, Arch. f. Hygiene, Bd. 49, S. 275.
[5]) Hünefeld, Horns Archiv f. med. Erfahrungen 1829, Bd. 2, S. 789.

hinter dem Brustbein, Husten, aussetzender Puls, tiefste Schwäche mit Ohnmachtsanwandlungen, Schwindel, Ohrensausen und gastrische Störungen[1]). Wiederholt wurden solche Vergiftungen als Fleischvergiftung oder Typhus oder Genickstarre aufgefaßt. Fünf Todesfälle durch Phosphorwasserstoff gingen mit choleraartigen Symptomen einher. In den Därmen fanden sich choleraähnliche Vibrionen[2]). Auf Schiffen, die Ferrosilizium geladen hatten, das feucht geworden war, erkrankten Kinder und Erwachsene[3]) mit Kopfschmerzen, Unruhe, Erbrechen, Durstgefühl, großer Hinfälligkeit, auch Beklemmung, Atemnot[4]) und Benommensein. Der Ablauf des Leidens bis zum Tode kann 1—3 Tage dauern. Der Leichenbefund weist nichts Charakteristisches auf.

Als Folgen der beruflichen Arbeit damit wies ein Pharmazeut, der mehrere Jahre Hypophosphite dargestellt hatte, nach drei Monaten Sehstörungen auch akkommodativer Art, Sprach- und Gehstörungen und Zahnzerfall auf.

Phosphoroxychlorid ist eine farblose, an der Luft rauchende Flüssigkeit, die sich mit Wasser zu Phosphorsäure und Salzsäure umsetzt: $POCl_3 + 3 H_2O = H_3PO_4 + 3 HCl$. Arbeiter, die es darstellen, bekommen Reizwirkungen an Schleimhäuten, Schmerzen an den Augen, die sich besonders zu Hause äußerten, wenn bei Licht zu lesen versucht wurde, Kurzatmigkeit, Beklemmungen und Husten mit schaumigem Auswurf. Die Atmungsstörungen können anhalten und sich mit Blutauswurf, Herzstörungen — auch Herzvergrößerung —, auffälliger Anämie, Leberschwellung, Albuminurie und Vergrößerung der Lungengrenzen verbinden. Bis auf die letztere können die Symptome wieder schwinden. Es ist möglich, daß an der Entstehung der Lebervergrößerung der Phosphor der Verbindung beteiligt ist[5]). Bei einem anderen Arbeiter bestanden Atemnot, Blutauswurf und Herabsetzung des Hämoglobingehaltes des Blutes bis auf 45 Prozent.

Phosphortrichlorid (PCl_3) ruft bei einem Gehalt in der Luft von etwa 0,004 mg pro Liter bei Tieren in sechs Stunden nur geringe Erkrankungssymptome hervor. Ein Gehalt von 0,3—0,5 mg pro Liter bedingt schwere Störungen und 3,5 mg auf 1000 Luft den Tod in drei Stunden[6]). Beim Zuschmelzen einer mit Phosphortrichlorid gefüllten Glasröhre sprang deren Spitze ab. Der ausströmende Dampfstrahl des Mittels schoß dem Chemiker ins Gesicht. Er atmete ihn ein und Salzsäurenebel wieder aus. Es entstanden: schmerzhafte Augenentzündung, Schmerzen in Nase und Hals, Druck auf der Brust, erschwertes Schlucken, Halsweh und Katarrhe. Heilung nach acht Tagen.

Jodphosphonium (H_4PJ) zerfällt leicht in Phosphorwasserstoff und Jodwasserstoff. Es ist sehr giftig, Kaninchen sterben durch 10—15 mg, die höchstens 2—3 mg Phosphorwasserstoff entwickeln. In der Leiche findet

---

[1]) Diez, Württemb. Correspondenzbl. 1852, Bd. 22, S. 52.
[2]) Dold u. Harris, D. med. Wochenschr. 1909, Nr. 6.
[3]) Bahr u. Lehnkering, Vierteljahrschr. f. ger. Mediz. 1906, 3. Folge. — v. Lindemann, Tidsskrift for Kemie 1916, S. 348. — Cronquist, Chemiker-Zeitung 1907.
[4]) van Bever, Arch. internat. de Médecine légale 1910, I.
[5]) Rumpf, Med. Klinik 1908, S. 1367. — Vaubel, Chemiker-Zeitung 1903, 13. September.
[6]) Butjagin, Arch. f. Hygiene, Bd. 49, 1904.

man Blutaustritte in Lungen und Magen. Fettansammlungen fehlen. Bei tödlichen Dosen kommen: beschleunigte Atmung, gesteigerte Darmperistaltik, Zittern, Krämpfe, Erstickung[1]).

Triäthylphosphoniumjodid. Diese Verbindung zeigt keine symptomatologische Übereinstimmung mit der Phosphorwirkung. Der Harn wird dunkelgefärbt und enthält Hämoglobin. Es fehlen die für Phosphor charakteristischen Stoffwechselgiftwirkungen[2]).

Phosphorsäure (H_3PO_4). Sie kann bei längerem Gebrauche außer den allen Säuren zukommenden, z. T. auf Alkalientziehung beruhenden Störungen, Magenreizung, auch Magenkrampf hervorrufen. In einem Falle entstand dadurch ein pemphigusartiger Hautausschlag, der schwand und wiederkehrte, sobald das Mittel fortgelassen oder von neuem gebraucht wurde.

Phosphorsäureanhydrid kann schwere Verätzung hervorrufen, Meta- und **Pyrophosphorsäure** bzw. ihre Salze, starke Gewebsreizung.

Unterphosphorigsaures Kalium bzw. Natrium riefen in arzneilicher Anwendung Kopfschmerzen, Schwindel und Koliken hervor.

Superphosphat. Thomasschlacke.

Behufs Darstellung des zu Düngungszwecken verwendeten Superphosphats wird Trikalziumphosphat durch Schwefelsäure in Monokalziumphosphat, Phosphorsäure und Kalziumphosphat zerlegt. Diese Arbeit bietet, wie ich aus eigener Anschauung weiß, Gefahren, einmal durch den stark alle zugänglichen Schleimhäute reizenden, sauren Staub, sodann durch die Einwirkung von Fluorwasserstoff bzw. Fluorsilizium. Schon bei dem Zulassen der Schwefelsäure zu dem Phosphatmehl, das abwechselungsweise mit auch schlechter Abfallschwefelsäure in dem Turm geschieht, entwickelt sich Fluorwasserstoff, Fluorsiliziumgas. Hier und bei dem Abstechen, Einschaufeln und Fortkarren des aufgeschlossenen Produktes nimmt der Arbeiter Staub und Gas auf. Ich habe nach dem Öffnen des Mischraums, in der Nähe stehend, arge Kehlkopfreizung und Atembeschwerden durch Fluorsilizium und Fluorwasserstoffgas empfunden.

Nicht nur bei der Herstellung, sondern auch bei der Verwendung von Superphosphat als Düngungsmittel kann an einer vorhandenen Wunde der beim Streuen sich entwickelnde Staub entzündungerregend wirken und, falls Infektionskeime vorhanden sind, einen solchen Menschen durch Sepsis zugrunde gehen lassen[3]). Daß die Luftwege Reizfolgen durch Berührung mit Superphosphatstaub bis zum Entstehen einer Lungenentzündung aufweisen können, liegt nahe. Ich sah einen Knecht, der solche Einwirkung bekam, aber nach viertägigem Kranksein unter hohem Fieber wieder genas.

Bei dem Streuen von Superphosphat können auch die Augen leidend werden. Phosphorsäure und das primäre Kalziumphosphat sind die Verursacher. Selbst in starker Verdünnung kann die Phosphorsäure

---

[1] Santesson, Arch. f. d. ges. Physiol. 1904, Bd. 15.
[2] Lindemann, Arch. f. exper. Pathol. 1898, Bd. 41.
[3] L. Lewin, Ärztliche Sachvers.-Zeitung 1907, S. 221. — Obergutachten über Unfallvergiftungen, Leipzig 1912, S. 181.

noch Hornhauttrübungen machen. Das in ein Auge gelangte Kalziumphosphat macht eine dichte bläulichweiße Parenchymtrübung und schließlich nekrotischen Zerfall. Mit Superphosphat selbst ist der Verlauf ähnlich. Die Trübungen hellen sich in der Regel wieder auf.

Ammoniak-Superphosphat vergiftete Pferde, auch tödlich unter erhöhter Puls- und Atemzahl, Schwäche und schwankendem Gang. Man fand Magen-Darmentzündung.

Noch unangenehmer kann die gemahlene Thomasschlacke — vierbasisches Kalziumphosphat $Ca_3(PO_4)_2 + CaO$ — wirken, die bei der Entphosphorung des Eisens in den Thomasstahlwerken gewonnen wird. Nach dem Zusatz von Kalk zu dem flüssigen Eisen schwimmt die Schlacke obenauf. Gepulvert stellt sie das zu Düngungszwecken benutzte, in der Zusammensetzung nicht konstante Material dar, das etwa 17 Prozent Phosphorsäure und 50 Prozent Kalk u. a. m. enthält. Gelangt dieser Pulverstaub, der aus glasähnlichen, scharfen Plättchen und aus scharfen Eisenkörnchen besteht, in die Atmungsorgane, so können heftige Bronchialkatarrhe und schnell verlaufende Lungenentzündungen entstehen. Dies ist beim Ausstreuen auf den Acker, wenn der Wind gegen den Streuer weht, wiederholt vorgekommen. Einer solchen Wirkung des Kunstdüngers erlag ein Ackerer, der ihn einen Tag lang gestreut hatte. Er bekam Kehlkopfentzündung und Glottisödem[1]). Ein Arbeiter, der eine Mischung von Thomasmehl mit Superphosphat bzw. Kainit durchzuschaufeln, in Säcke zu füllen und auf den Acker zu streuen hatte, starb einige Tage nach dieser Arbeit, nachdem schon nach 24 Stunden Brustbeschwerden sich eingestellt hatten, die den Beginn einer schweren Lungenentzündung anzeigten[2]). Auch Gelbsucht war hier Wirkungsfolge. Der verschluckte und in den Darm gelangte Staub veranlaßte, meiner Ansicht nach, Schwellung und Verlegung des Gallenganges. Phosphatschlacke, die behufs Düngung auf einer Wiese ausgeschüttet und von Kühen und Schafen mit Begierde gesucht und aufgeleckt worden war, verursachte heftige Diarrhöe mit schwarzen Entleerungen. Eine Kuh ging an Enteritis ein. Etwas beteiligt an dem Zustandekommen der Phosphatmehlwirkung mag der mechanische Einfluß sein. Die Hauptursache liegt in der chemischen Wirkung des Pulvers. An ihr dürfte evtl. auch Ätzkalk beteiligt sein, aber nicht Schwefel- oder Phosphorkalzium.

Arbeiter in Thomasschlackenmühlen sind gesundheitlich gefährdet. In acht solchen Mühlen mit 273 Arbeitern erkrankten 66 an Störungen der Atmungswege und sechs starben an Lungenentzündung. In einem anderen Werke mit 296 Arbeitern erkrankten 168 mit 1596 Krankheitstagen, davon 67 mit Lungenstörungen und vier tödlich.

Ähnlich kann die phosphorsäurehaltige Martinschlacke wirken.

Arsen.

Bis in das zweite Jahrhundert vor der jetzigen Zeitrechnung geht erweislich die Kenntnis der Giftwirkungen von Arsenverbindungen. Man kannte damals die tödliche Energie der Schwefelverbindungen, des Realgars und des Trisulfids, des Auripigments. Im Jahre 20 wurde von diesen

---

[1]) Borntraeger, Ärztliche Sachverst.-Zeitung 1904, S. 50.
[2]) L. Lewin, Obergutachten für das Oberversicherungsamt Schleswig, 1919.

Sulfiden ausgesagt, daß sie beizen und ätzen. Arabische Ärzte des 9. bis 13. Jahrhunderts vertieften das toxikologische Wissen über ihn. Es gipfelte die Erkenntnis in dem Satze: „Der Arsenik ist sehr tödlich und von seinen nachteiligen Folgen kann man nicht errettet werden." Trotzdem gebrauchten Ärzte Auripigment für arzneiliche Zwecke. Sehr viele Vergiftungen sind sicherlich in jenen Zeiträumen schon damals mit Arsen vorgekommen. Ihre Zahl wuchs mit der Möglichkeit, arsenige Säure oder andere Arsenverbindungen erhalten und verwenden zu können. Im 14. Jahrhundert konnte man diese schon kaufen.

Im Jahre 1384 mietete Karl der Böse von Navarra den Spielmann Wourdreton, um Karl VI. von Frankreich und einige seiner Verwandten mit Arsenik zu töten. Er bezeichnete ihm die Städte Pampeluna, Bordeaux und Bayonne als Einkaufsorte für das Gift. Gehalten wurde es als Ratten- und Mäusegift. Im 15. Jahrhundert standen in Frankreich Strafen auf den Kauf von Arsenik, und in Nürnberg, Straßburg, Basel wurde der Verkauf von „Hüttenrauch" mit Maßregeln gegen Mißbrauch umgeben. Es hat im ganzen wenig Erfolg gehabt. Die in der Weltgeschichte bekanntgewordenen systematischen Vergiftungen kleinen und großen Stils sind fast immer, bis in unsere Tage hinein, mit Arsenverbindungen, vor allem der arsenigen Säure, bewerkstelligt worden. Aus dem Jahre 1680 wurde mitgeteilt, daß eine Frau vier Ehemänner, vier Stiefkinder und fünf andere Menschen mit „Mausegift vergeben" habe. Sie wurde verbrannt. Arsen war das Gift, mit dem man am byzantinischen Hof vergiftete, das Gift, das Venedig für die Tötung Unbequemer sogar einem ihrer Gesandten übergab, mit ihm arbeiteten die Borgia, aus ihm waren die verschiedenen, von drei Weibern in der Zeit von etwa 1630—1730 vertriebenen „Aqua Toffana" hergestellt, Arsen benutzte die Marquise von Brinvilliers und andere ihrer Zeitgenossen. Die 1831 hingerichtete Giftmischerin Gottfried tötete mit Arsenik 15 Menschen und machte damit 15 Mordversuche, die von der Linden tötete in 14 Jahren von 1869—1883 23 Menschen und machte überdies 50 Mordversuche mit Arsenik.

Einzel- und Massenmorde ereignen sich dauernd. Allein aus dem Jahre 1925 wurde von Weibern berichtet, von denen die eine im Verlaufe von einigen Jahren ihre fünf Kinder und die andere 30 Menschen damit vergiftet hat. Für einen solchen Vergiftungs-Sadismus seitens des Weibes habe ich noch weitere Unterlagen gegeben[1]. Im Jahre 1926 wurde eine Krankenschwester in Paris zum Tode verurteilt, weil sie 12 Menschen mit Arsenik vergiftet hatte. Aus Rache gegen ihren Meister vergifteten wiederholt Bäckergesellen das Brot mit Arsenik, wodurch einmal 83 Menschen im Alter von 1¾ bis 92 Jahren und ein anderes Mal 400 Menschen erkrankten[2]. Besonders leicht kann wegen der großen Ähnlichkeit der Symptome ein Mordversuch in Zeiten bewerkstelligt werden, in denen Cholera herrscht[3]. Fälle solcher Vergiftungen sind erschütternd zahlreich, wenn man erfährt, wie Frauen ihre Männer, Männer ihre Frauen, darunter auch Schwangere[4], Mütter ihre erwachsenen Kinder, Kinder ihre Eltern durch Arsen getötet haben.

---

[1] L. Lewin, Die Gifte in der Weltgeschichte 1920.
[2] Fischer, Friedreichs Blätter 1873, S. 309.
[3] Kornfeld, Friedreichs Blätter 1885.
[4] Journ. de Chimie médic. 1857, p. 414.

Die Beibringung des Arseniks oder der Arsen-Schwefelverbindungen erfolgte in Nahrungs- und Genußmitteln, in Kuchen, Brot, Suppen, Gemüsen, Wein — auch im Abendmahlskelch —, Hostien[1]), Schnaps, Schokolade, Kaffee, Zuckerwerk, grüne Arsenverbindungen in grünen Gemüsen usw. Eine später für geisteskrank erklärte Frau vergiftete ein Kind durch arsengefüllte, ihm an den Weihnachtsbaum gehängte Schokoladen-Pralinés, weil ihr dessen Mutter Beziehungen zum eigenen Mann zu unterhalten schien.

Auch Selbstmorde mit Arsenik, Auripigment, vereinzelt mit Schweinfurtergrün[2]) und in überreichem Maße arzneiliche Vergiftungen, zumal durch organische Arsenverbindungen, ereignen sich. Allein in Preußen kamen durch Selbstmord mit Arsenik um:

1919	1920	1921	1922
33	34	42	26

Dazu kommt die nicht seltene Verwendung zur Fruchtabtreibung durch die Schwangere selbst oder durch einen anderen, oder verbrecherische Vergiftung auf dem gleichen Wege bei Nichtschwangeren.

Als weitere Ursachen von Arsenvergiftungen dienen die Böswilligkeit zu schaden oder der Zufall. Kinder fanden in einem Pferdestall Arsentabletten, hielten sie für Zucker, aßen sie und starben kurze Zeit darauf. Solche Zufallsvergiftungen haben noch viele andere Ursachen, z. B. da, wo Arsenpräparate zur Vernichtung von Schädlingen, oder von Schwaben, Ratten[3]), Mäusen usw. in Pulverform benutzt werden, oder wo Verwechselung stattgefunden hat, z. B. von Natriumarseniat mit Kaliumnitrat zur Konservierung von Wurstfleisch[4]). Das Streuen von Kalzium-Arsenpulver aus Flugzeugen zur Bekämpfung von waldverwüstenden Raupen (Nonnen, Forleulen) kann, wenn das Pulver durch Wind oder Blattfall verstreut wird, vergiften und viel Unheil anrichten. Ich halte diese „Methode" für durchaus unzulässig. Nachdem man zur Vernichtung des Kieferspanners größere Wälder mit Arsen bestäubt hatte, gingen an einem Orte Bayerns über hundert Bienenvölker durch Arsenvergiftung zugrunde.

Produkte, die durch Zufall oder Absicht arsenhaltig werden, haben oft Menschen schwer geschädigt. So konnte bei einer Massenvergiftung Arsen in dem genossenen Wein nachgewiesen werden, dem es durch Verwechselung mit Kaliummetadisulfid zugesetzt worden war[5]). In der Stadt Hyères tranken Einwohner lange Zeit arsenhaltigen, nämlich mit Arsenik gegipsten Wein. Über 400 erkrankten, einige starben[6]). Vergiftung wäre auch durch einen Dessertwein möglich, dem, wie französische Weinhändler es tun sollen, zum Zwecke der Denaturierung Natriummethylarseniat (Arrhénol) hinzugesetzt worden ist[7]). Es besteht die Möglichkeit, daß

---

[1]) L. Lewin, Gifte in der Weltgeschichte 1920. Dort finden sich auch Einzelheiten.
[2]) Fürbringer, Ther. Monatsh. 1888. — Huber, Zeitschr. f. klin. Mediz. 1888. — Zinn, Deutsche med. Wochenschr. 1901. — Mayerhoff, Berl. klin. Wochenschr. 1905. — Seidel, Maschkas Handb., Bd. 2.
[3]) Stempel, Ärztliche Sachverst.-Zeitung 1903, S. 497.
[4]) Hébert, Répert. de Pharmacie 1906, p. 110.
[5]) Revue d'hygiène 1922, T. 44, p. 993.
[6]) Congit, Annales d'hygiène publ. 1888, 3. Sér., p. 348.
[7]) Fleury, Journ. de Pharmacie et de Chimie, Tom. 27, 1923.

Pflanzen, die wiederholt mit verdünnten Arsenlösungen benetzt werden, Arsen in ihren Früchten anhäufen. So können Weintrauben arsenhaltig werden, wenn die Rebstöcke mit Arsenpräparaten, wie Bleiarseniat, zumal nach der Blüte, behandelt worden sind. Weinbauern, z. B. im Elsaß, verfügen, wie ich weiß, oft über Arsenblei kiloweis. Arsenhaltige Trauben haben wiederholt Menschen geschädigt bzw. getötet. Es können ferner z. B. nach Bestreichen von Apfelbäumen mit arsenhaltigen Lösungen die Äpfel giftig werden. Die Untersuchung von amerikanischen Äpfeln, die in London Menschen vergiftet hatten, ergab in 453 Stücken 0,13 g Arsenik. Solche Äpfel waren gegen Insektenfraß direkt mit Arsenlösungen besprizt worden. Epidemische, nach Tausenden zählende Arsenvergiftungen durch Bier in England[1]) ließen sich schließlich darauf zurückführen, daß der Brauzucker das Gift in Mengen von 0,05—0,15 Prozent enthielt. Es stammte von arsen- und selenhaltiger Schwefelsäure, die für seine Darstellung benutzt worden war.

Massenvergiftungen durch arsenhaltiges Mehl, das durch Versehen so geworden war, oder weil es von Saatgetreide stammte, das mit Arsen gegen Mäusefraß oder pilzliche Schädlinge behandelt worden war, fehlen nicht. Erwachsene und Kinder sind gestorben durch ein arsenhaltiges Mehl bzw. arsenhaltige Speisen, wie Eierkuchen, Pfannkuchen, Mehltunken, Stollen[2]). In einem solchen fand man 0,18 Prozent Arsen auf arsenige Säure berechnet. Als Symptome traten hierbei neben Erbrechen, Durchfall, Wadenkrämpfen, Schlundbrennen noch Kopfschmerzen, Steifheit in den Beinen, Schwellung der Augenlider, nach Tagen auch Hautausschläge und anderes mehr auf. Auch mit Anilinfarben versehene Genußmittel, Zuckerwerk usw. können Träger von Arsen sein. Eine Frau kochte Kartoffeln in einer Kasserolle, in der sie unmittelbar vorher wollenes Garn mit Anilinrot gefärbt hatte. Nach Genuß dieser Kartoffeln erkrankte die ganze Familie. Drei Kinder starben. In ihren Leichen war Arsen[3]). Marmeladen können Spuren von Arsen enthalten, der aus dem Zucker stammt. Das in Speisegelatine erwiesene Arsen soll aus mit Arsen behandeltem Leimleder stammen. In einer „Konserven-Essenz" wurden in einem Liter 0,1 g arsenige Säure neben 37,4 g schwefliger Säure gefunden: Fleisch, Milch oder Eier[4]) von Tieren, die aus irgendeinem Grunde Arsen erhalten haben oder arsenhaltiges Futter, z. B. aus der Nähe von Arsen liefernden Betrieben, oder vergiftetes Mäusefutter oder giftigen Köder, aufgenommen haben, können bei Menschen Vergiftung erzeugen, um so leichter, je kleiner das arsenhaltig gewordene Tier ist.

Gelegentlich hat eine Limonade durch Weinsäure oder Soda Menschen

---

[1]) Brit. medic. Journ. 1901, 5. jan. Bericht über 169 Fälle von Arsenvergiftungen in Liverpool. — Reynolds, Lancet, I. — Brit. med. Journ. 1902, I.
[2]) Morley, Brit. med. Journ. 1873 (Vergiftung von 15 Menschen durch einen aus arsenhaltigem Reismehl bereiteten Pudding, die mit Magenstörungen, Blutbrechen, Schüttelfrost, Sehstörungen, Hautausschlägen einherging). — Seisser, Bayerisch. ärztl. Intelligenzblatt, 1869, S. 45 (Vergiftung von 400 Menschen durch Hörnchen, in deren Mehl Arsen gelangt war). — Raumer u. Späth, Zeitschr. f. Unters. der Nahrungs- u. Genußm. 1902. — Krzizan u. Pahl, Österr. chem. Ztg. 1904.
[3]) Jäderholm, Hygiea, 1873, S. 323.
[4]) Mit Arsen vergiftete Hennen können arsenhaltige Eier legen.

vergiftet[1]). Trinkwasser, das aus einem arsenhaltigen Boden stammt (Reichenstein in Schlesien), kann giftig wirken.

Es erkrankten 28 Menschen, die Obstwein aus Tönnchen genossen hatten, die zum Transport von Arsen gedient hatten. Trotz der großen Mengen, die aufgenommen worden waren, kamen 15 mit dem Leben davon. Die Gestorbenen hatten die paralytische, bzw. gastrointestinale Vergiftungsform aufgewiesen[2]). Durch Zuckerplätzchen wurden 56 Schulkinder vergiftet. Jedes hatte 1—4 Stück davon genommen. Nach einer Stunde stellten sich Vergiftungssymptome ein. Man stellte in den Bonbons bis zu 3 mg Arsen fest, das sich in ihrem Kern und an ihrer Oberfläche fand. Über die Herkunft des Giftes ließ sich nichts feststellen.

Gebrauchsgegenstände, die arsenhaltige Farbe oder arsenhaltige Beiz- oder Fixiermittel[3]) tragen, erzeugten wiederholt auch tödliche Vergiftung, so z. B. Kinderspielzeug[4]), Malkasten usw., Kerzen — in grüngefärbten wies man einmal 1,8 Prozent Arsen nach —, ferner bunte Papiere, Kleiderstoffe — in einem grünen „Tarlatan"-Ballkleid fanden sich 15—30 Prozent Arsen, von dem ein beträchtlicher Teil an einem Ballabend abstäubte —, auch ein mit arsenhaltigem K o r a l l i n gefärbtes Jäckchen, das ein zweijähriges Kind schwer vergiftete, Strümpfe — durch solche sind Dermatitis und Allgemeinsymptome erzeugt worden. Gefärbte und ungefärbte Wolle und wollene Stoffe für Herrenkleider und Unterkleider erwiesen sich in einer größeren Zahl von Proben als arsenhaltig — wie man annahm, weil die Schafe in arsenhaltigen Bädern gewaschen worden waren[5]). Arsenhaltige Dipflüssigkeiten zur Abtötung von Parasiten beim Vieh können dieses vergiften. Ein Knabe, der an grünen Strickgattern seines Bettes genagt hatte, bekam für zwei Tage Durchfälle, Erbrechen und Schwäche. Die Schnüre enthielten über zwei Prozent Arsen. Vergiftungen entstanden wiederholt, auch noch in neuester Zeit[6]), durch gefärbte oder farblose Tapeten, auf denen durch Abstäuben des Giftes, oder durch seine von Schimmelpilzwirkung stammende Umwandlung in flüchtige organische oder unorganische Arsenverbindungen das Gift in Menschen gelangt. Aus den gleichen Gründen kann bei Angestellten in zoologischen Sammlungen durch mit Arsen behandelte ausgestopfte Tiere Vergiftung entstehen. Ich sah derartige Fälle. Ich halte es nicht für ausgeschlossen, daß auf diese Weise, bei einer besonderen Disposition, auch Magen- bzw. Darmkrebs sich entwickelt. Arsenizierte, in Zimmern liegende Felle können ebenso Arsen an die Luft abgeben. Die „H a f f k r a n k h e i t" halte ich nach eigenen Beobachtungen für eine Vergiftung durch flüchtige Arsenverbindungen, die sich im Wasser durch in dasselbe aus Arsen liefernden, dort gelegenen Fabriken hineingelangtes Arsen gebildet haben[7]). Sie hat absolut nichts mit dem Essen von rohen Aalen zu tun, woran anfangs jeder gedacht hatte. Es mußte diese Ver-

---

[1]) B e g g s, Journ. of royal army med. Corps 1905.
[2]) L a w s o n, J a c k s o n and C a t t a n a c h, Journ. amer. medic. Association, 1925, T. 85.
[3]) M a y e r, Annal. d'hygiène 1874, p. 335.
[4]) v. L i m p r u n, Bayer. ärztl. Intelligenzbl. 1869, S. 81. — C h e v a l l i e r, Annal. d'hygiène 1874, p. 92.
[5]) A b e n i u s, Chemiker-Zeitung 1900, S. 374.
[6]) K u t t n e r, Berlin. klin. Wochenschr. 1912, Nr. 45. Ich verfüge über derartige eigene Beobachtungen und viele fremde.
[7]) L. L e w i n, D. med. Wochenschr. 1925.

mutung fallen, nachdem ich in dem braunen Harn der vergifteten Fischer Methämoglobin nachgewiesen hatte. Auch schon eine mäßige klinische und toxikologische Bildung müßte genügen, um das mit überaus starken Muskelschmerzen und Methämoglobinurie einhergehende Krankheitsbild auf Arsen zu beziehen.

Mancherlei chemische, praktisch verwendete Stoffe, wie z. B. Schellack, auch Pottasche[1]), erwiesen sich neuerdings als arsenhaltig. Aus arsenhaltiger Steinkohle kann arsenhaltiges Leuchtgas entstehen. Arsen, das als Härtemittel, vielleicht auch in der Vorstellung, damit eine Giftwirkung herbeizuführen, zum Blei von Schrapnellkugeln hinzugefügt wird, kann für sich nach meinen analytischen Untersuchungen[2]) keine Giftwirkungen erzeugen, da ein solches, auch in kleine Teilchen zerlegtes Geschoß, z. B. nach einem vierzehnstündigen Verweilen in einer 0,2prozentigen Sodalösung nur 0,0002 Prozent Arsen in Lösung übergehen läßt.

Im Gewerbebetriebe kommen zumeist chronische Arsenvergiftungen vor, z. B. in Arsenbergwerken, beim Rösten arsenhaltiger Erze[3]), — der Hüttenrauch eines solchen Werkes enthielt 30 Prozent Blei und 15 Prozent Arsen —, bei der Glasfabrikation, der technischen Gewinnung des Silbers aus Blei, bei der chemischen Herstellung von anorganischen oder organischen Arsenverbindungen, z. B. bei Arbeitern in Fuchsin- oder Schweinfurtergrün- oder Arsenikfabriken[4]), ferner in der Fabrikation von Glas, Soda, farbiger Kreide, farbiger Lichte, von Bleischrot, bunter Tapeten, Buntpapier[5]), künstlichen Blumen, Wachstuch, in der Zeugdruckerei und -färberei, bei dem Emaillieren von Eisenblech, bei Malern, Feuerwerkern (indisches Weißfeuer), Gerbern oder Arbeitern, die alte arsenhaltige Tapeten abreißen usw.

Von den Arsenpräparaten kommen toxikologisch in Frage:
1. Die kristallisierende, aber auch amorphe, glasige und porzellanähnliche arsenige Säure (As_2O_3) (Arsenmehl, Hüttenrauch) und deren Salze, besonders das arsenigsaure Kali (Solutio Fowleri). Die pulverförmige Säure schmeckt in größeren Mengen süßlich, später brennend. Sie führt zu Vergiftungen durch Mord oder Selbstmord, Verwechselung (Rattengift), medizinale Anwendung, ferner in Gewerbebetrieben, auch durch Genuß von Fleisch und Milch von Tieren und Nahrungsmitteln, die damit behandelt wurden. Mehrfach ist es auch vorgekommen, daß das Vorhandensein ausgestopfter, mit Arsen behandelter Tiere in Wohnräumen chronische Vergiftung mit oder ohne Arsen-Neuritis erzeugte. 2. Arsenhaltige Farben: Scheeles Grün[6]) (Kupferarsenit, Mineralgrün, Smaragdgrün) ($Cu_3(AsO_3)_2 + 2H_2O$). Arbeiter, die mit Smaragdgrün beschäf-

---

[1]) Apothekerzeitung 1924, Nr. 79 u. Nr. 99. — Rundschreiben des Reichsministers des Innern.
[2]) L. Lewin, Münch. med. Wochenschr. 1916, S. 1649.
[3]) L. Lewin, Obergutachten über Unfallvergiftungen, Leipzig 1912, S. 198 u. 210. Dort sind zwei derartige Fälle mitgeteilt.
[4]) Mayet, Lyon médical 1869, p. 547.
[5]) Gailleton, Lyon médical 1869, p. 543: Arbeiten mit durch Scheeles Grün gefärbtem Papier. Es entstanden Koliken, Erbrechen, Kopfweh, nach einigen Tagen Blutauswurf, Konjunktivitis, Ikterus usw.
[6]) Tod eines Kindes dadurch: Bullet gén. de Thérap. 1851, 41. — Gaz. méd. d'Orient 1860, p. 181. — Caspers Wochenschr. 1842, S. 528.

tigt waren, bekamen Geschwüre und Durchlöcherung der Nasenscheidewand. **Schweinfurtergrün** (Mitisgrün, Parisergrün, Wienergrün) entsteht durch Kochen von Kupferarsenit mit Grünspan, enthält aber meist ungebundene arsenige Säure. Vergiftungen damit kamen zu Selbstmord, Zufall und im Gewerbebetriebe vor. Pferde wurden vergiftet, die es mit damit verunreinigtem Gras aufgenommen hatten. **Arsenhaltige Anilinfarben**, Fuchsin usw. und auch andere Farben, wie **Smalte** (Waschblau), **Kobaltultramarin** usw. werden, auch wider vorhandene Verordnungen, für bunte Farbstifte, zum Färben von Tapeten, Papieren, als Wandanstrich, als Zusatz zu Tapetenkleister behufs Beseitigung von Ungeziefer, für Tuschkästen, zur Färbung von Kinderspielzeug, Gummibällen, Kleider- und anderen Stoffen, künstlichen Blumen gebraucht und können akut und meistens durch Verstäuben und Aufnahme des Staubes chronisch giftig wirken. Verderblich können auch mit Scheeles Grün gefärbte Lichte wirken. Es gibt solche im Handel. Der Dampf erzeugt eine schwere akute Vergiftung. Ich halte es aber andererseits trotz einiger angeblich beweisender Fälle im allgemeinen für nicht sehr wahrscheinlich, daß durch gefärbte Strümpfe oder arsenhaltiges Hutfutter eine Arsenvergiftung erfolgt. Auch dunkle Aquarellfarben, wie Sepia, Terra di Siena, Vandyk-, Kassler-, Umbrabraun und verschiedene Ockerfarben erwiesen sich als arsenreich. 3. Die **Arsensäure** (H_3AsO_4) sowie das arsensaure Natron (**Liquor Pearsonii**) und Liquor Ammonii arsenicici (**Liquor Bietti**) erzeugen selten Vergiftung. Die Arsensäure wirkt qualitativ gleich, aber viel langsamer als gleich viel Arsen enthaltende Dosen von arseniger Säure. 4. **Arsendisulfid, Realgar** (As_2S_2), soll in reinem Zustande ungiftig sein. Das käufliche Präparat enthält immer arsenige Säure bis zu 30 Prozent. Das **Arsentrisulfid** (As_2S_3) (**Auripigment**, Operment, Rauschgelb) verhält sich wie das vorige. In Berührung mit faulenden Stoffen wird es teils zu Arsensäure, teils zu arseniger Säure oxydiert[1]). Die Fütterung von Hunden mit **reinem Arsentrisulfid** (25 Tage lang) ließ im Harn Arsensäure, im Kot geringe Mengen arseniger Säure neben unverändertem Sulfid erscheinen. Giftwirkungen sollen trotzdem nicht vorgekommen sein, was nur durch die in dieser Zeit eingetretene Gewöhnung zu erklären ist. Vergiftungen kommen mit **Auripigment** vor: zu Mordzwecken, durch Färbung von Nahrungs- und Genußmitteln (es findet sich auch im **Neugelb** und **Königsgelb**), bei der Anwendung als Enthaarungsmittel (in Mischung mit gelöschtem Kalk und Wasser) und gegen Karzinome. Vergiftungen auch von Tieren kamen damit vor. 5. **Arsentrichlorid**, eine dicke Flüssigkeit, tötete einen Arbeiter, der durch Unfall sein Bein damit benetzt hatte. 6. **Metallisches Arsen** (Fliegenkobalt) wirkt giftig durch Gehalt an und durch Umwandlung in arsenige Säure. Auch vollkommen reines, keinerlei Oxydationsprodukte enthaltendes Arsen wird sowohl von dem Unterhautzellgewebe als auch von der äußeren Haut aus resorbiert und kann Arsenwirkungen veranlassen. Absichtliche Vergiftungen (zu Mordzwecken) und unabsichtliche (bei Kindern mit Fliegenpapier) sind beobachtet worden. 7. **Salvarsan, Arsa-**

---

[1]) Fleck, Zeitschr. f. Biol., Bd. VIII, S. 444. — Selmi, Ber. der deutsch. chem. Ges., Bd. VII, S. 1642. — Bischoff, Vierteljahrschr. f. ger. Med., 1884.

cetin, Atoxyl, Kakodylsäure, Benzarsinsäure und Mono- und Diphenylarsinsäure usw. können schwere gesundheitliche Schädigung und evtl. den Tod veranlassen. Sie wirken nur durch ihren Arsengehalt.

Die krankmachenden und tödlichen Dosen der Arsenverbindungen schwanken je nach dem Zustande, in dem das Gift genommen ist. So tötet pulverförmige arsenige Säure langsamer und erst in größerer Dosis als gelöste. Mit Butter gemischt und nach dem Essen genommen, sollen angeblich giftige Mengen derselben vertragen werden. Für Kinder wird eine gewisse Toleranz für relativ hohe Dosen angenommen. Von der arsenigen Säure wirken giftig 0,005—0,05 g, tödlich 0,1—0,3 g; doch kann unter günstigen Umständen nach größeren Mengen Gesundung erfolgen. Dies soll z. B. nach 2—3—60 g vorgekommen sein. Nach 10 g Solutio Fowleri wurde noch Restitution beobachtet. Ein Mann, der aus Versehen 15 g davon getrunken hatte, entsprechend 0,15 g arsenigsaurem Kalium, und diese Menge 2½ Stunden bei sich behalten hatte, bekam nur Magenstörungen. Man führte den günstigen Ausgang auf einen krampfhaften Verschluß des Pylorus zurück, wodurch eine merkliche Resorption des Giftes ausgeblieben sei[1]). Ein Mord wurde ausgeführt durch zwei hintereinander gereichte Gaben von je etwa 46 g Fowlersche Lösung. Hier war der Tod nach drei Wochen eingetreten. In der Leiche ermittelte man 9,4 mg arsenige Säure[2]). Manche Menschen vertragen viel Arsen. Vom Schweinfurtergrün führten 50, resp. 90 g, nach fünf Stunden, bei einem Kinde schon eine kleine Menge, den Tod herbei, aber nach 15 bzw. 30 g erfolgte noch Wiederherstellung. Auripigment, das von einem Manne zum Selbstmord in einer Menge von etwa 32 g genommen worden war, tötete ihn unter Erbrechen, blutigen Durchfällen, Wadenkrämpfen, Singultus, im Kollaps nach 17 Stunden. Nachdem auf eine an der Schläfe befindliche fungöse Geschwulst ca. 1,8 g Kosmisches Pulver gebracht waren, erfolgte der Tod nach 96 Stunden. Die Giftwirkung kann, wenn Arsenverbindungen nüchtern und in Lösung genommen werden, sehr schnell (1 Stunde[3]), der Tod nach zehn Stunden, aber auch schon nach 20 Minuten oder erst nach 16 Tagen oder mehreren Wochen erfolgen.

Die Resorption der gelösten oder mit Fett verriebenen arsenigen Säure geht von allen Körperteilen aus vor sich. In Pulverform wird sie von der intakten Oberhaut nicht, wohl aber von Wunden aufgenommen. Wenn, wie es in einem Falle geschehen sein soll, durch Aufstreuen von Arsenik statt Puders auf den Kopf zum Mordzweck Vergiftung erzeugt worden ist, so muß vorgängig die Haut durch das Gift entzündet worden sein. So erfolgte z. B. der Tod eines Menschen, der krätzige Körperteile mit einer Arsenlösung genetzt hatte, oder nach Verwendung an Geschwüren, oder bei Pferden, die mit einer solchen gewaschen worden waren[4]). Eine Frau, die sich eine Arsenkreosotpaste wegen Schmerzen ins Ohr gebracht hatte, nachdem sie vorher schon Laudanum und Glyzerin

---

[1]) Lépine, Semaine médic. 1901, Nr. 19 et 20.
[2]) Howard, Boston med. and surg. Journ., Tom. 190, 1924.
[3]) Finlay, The Lancet, 1883, II, p. 943.
[4]) Jahresber. f. Veterinärk. 1902, 24.

eingeträufelt hatte, bekam danach sofort Schmerzen, die Teile wurden entzündet und schwollen an, die entsprechende Gesichtshälfte war gelähmt, dazu kam Erbrechen und Durchfall mit Leibschmerzen und Prostration. Sie starb nach zwei Monaten[1]). Ein Zahnarzt legte sich selbst etwas eilig eine derartige Füllung ein. Kurz darauf verschluckte er sie, da sie nicht fest genug eingekittet war. In der Nacht bekam er Übelkeit, Erbrechen und anhaltende Durchfälle. Die Arsenvergiftung führte hier am vierten Tage zum Tode. Arsenhaltiges Cerat tötete einen Menschen, nachdem es auf eine Blasenpflasterwunde aufgelegt worden war. Der menschliche Organismus, vorzugsweise der Darm mit seinen Mikroorganismen, vermag unlösliche Arsenverbindungen löslich und resorbierbar zu machen. Selbst metallisches Arsen wird vom Unterhautzellgewebe aus resorbiert. Pflanzen nehmen leichter Arsensäure als arsenige Säure auf. Die letztere scheint für einige, wie Ranunculus sceleratus, unschädlich, die Arsensäure aber schädlich zu sein. Auch bei der äußerlichen Anwendung wird ein Teil des resorbierten Arsens in den Mund, Magen und Darm ausgeschieden. Niere und Leber weisen den größten Gehalt auf, sodann die Muskeln, die Knochen und das Gehirn[2]). Im Harn erscheint Arsen als arsenige Säure. Führt man Hunden 24 Stunden **nach dem Tode** Arsenlösungen in den Magen ein, begräbt sie und prüft nach 3 Tagen bis 3½ Monaten die Organe auf Arsen, so erhält man in Leber, Nieren und Gehirn positive Resultate. Es kann mithin post mortem beigebrachtes Arsen wandern.

Durch den beim Rauchen in die Mundhöhle gezogenen Dampf von Zigarren, die mit Arsenik getränkt oder gefüllt sind, kann ein Mensch vergiftet werden. Eine mit einer konzentrierten Lösung von Arsenik getränkte Zigarre kann höchstens etwa 0,14 g davon enthalten und ihr Aufrauchen todbringend wirken. Geruch und Geschmack sind aber dabei so ekelhaft, daß ein Mensch mit gesunden Sinnen nicht genügend für dieses Ende davon aufzunehmen vermag[3]). Bei dem Rauchen einer bloß am Mundende mit Arsenik durchtränkten Zigarre soll eine Vergiftung nicht zustandekommen können.

Die Ausscheidung des Arsens erfolgt durch den Harn — einer Angabe nach höchstens zu 8—10 Prozent — ungleichmäßig, ferner durch die Galle, den Darminhalt, den Schweiß, und es findet sich in den spontan entstandenen oder künstlich bei mit Arsenik Vergifteten durch Blasenpflaster erzeugten Blasen der Haut. Auch in die Milch geht es über[4]). Eine Frau, die zu Mordzwecken Arsenik erhalten hatte, vergiftete ihr Kind, das sie säugte, tödlich. In der mehrere Monate nach dem Tode ausgegrabenen zwei Kilo schweren Leiche wurden 5 mg Arsenik gefunden. Das in den Fötus gelangte Arsen wird in den gleichen Organen wie bei dem Erwachsenen deponiert. Ein Fötus, der abging, nachdem die Mutter infolge einer akuten Arsenvergiftung gelähmt wurde, erwies sich bei der Untersuchung frei von Arsen, ebenso wie die Früchte einer trächtigen, mit Arsen vergifteten Hündin. In den Speichel scheint es nur in Spuren überzugehen. Es läßt sich im Harn schon nach 2, meistens erst nach 7—8 Stunden

---

[1]) Prentiss, Therap. Gaz. 1892, p. 103.
[2]) Roussin, cit. La Semaine médic., 1889, p. 248. — Brouardel et Pouchet, ibid., 1889, p. 223.
[3]) Bunsen, Caspers Zeitschrift XI, 1.
[4]) Jahresber. f. Kinderheilk. 1888, S. 462. — Therapeut. Gazette 1897, p. 407

nachweisen. Nach Gebrauch von ca. 1,62 g Fowlerscher Lösung in 3 Tagen war die Ausscheidung des Arsens im Harn erst nach 58 Tagen und nach Einnahme von 4,1 g dieser Lösung nach 82 Tagen und in einem Vergiftungsfalle erst nach 93 Tagen beendet. Arsen ist bei akuter Vergiftung nicht in 10—20 Tagen aus dem Körper geschwunden, sondern verharrt in den Röhrenknochen viele Wochen[1]) und Monate. Auch die Beckenknochen und die Wirbel bewahren Arsen sehr lange. Dort läßt es sich noch nachweisen, wenn alle übrigen Gewebe davon frei sind. Es findet ein Ersatz des Phosphors des Knochens durch Arsen statt. Die aus arseniger Säure gebildete Arsensäure verbindet sich entweder gleich nach ihrem Entstehen oder als Zersetzungsprodukt arsenhaltiger Lezithine mit Kalk und tritt in die Knochen ein. Die Leber und das Gehirn behalten ebenfalls lange das Arsen — bei vergifteten Tieren noch nach über 40 Tagen — bei mit 0,06 g arseniger Säure vergifteten Tieren war das Gift noch nach 102 Tagen in Gehirn und Knochen zu finden. **Dadurch kann in gewissen Zeiten nach der akuten Vergiftung diese in irgendwelcher Gestalt, umfangreich oder nur in Teilsymptomen, wiederaufleben. Bei chronisch mit Arsen Vergifteten** (Zufall oder medizinale Anwendung) kann nach Entfernung der Giftquelle die Ausscheidung des Arsens mit dem Harn noch monatelang andauern. In solchen Fällen erweisen sich die Haut und die Hautanhänge, Haare und Nägel, als arsenhaltig.

Die Arsenverbindungen verändern Blut im Reagenzglase nicht, auch nicht gelöstes Eiweiß. Doch läßt sich nach Versuchen in meinem Laboratorium sowohl an der Froschzunge als an der Serosa des Dickdarms vom Kaninchen, auf die direkt arsenige Säure gebracht wurde, eine sichtbare Ätzung, wie sie nur Eiweiß zur Gerinnung bringende Stoffe erzeugen, dartun.

In der Umgebung der Freiberger Hütten erkrankte nach Eröffnung der hohen Hüttenesse das Rindvieh. Bei manchen Tieren bildete sich in der Magengegend ein langsam wachsender Tumor, der nach seiner Öffnung zu einer Magenfistel führte. Es war eine Perforation des Labmagens durch das mit dem Gras aufgenommene Arsen zustandegekommen. Eine adhäsive Entzündung hatte die Verlötung des Labmagens mit der Bauchwand veranlaßt. Bei Kühen, die je 4 g Arsenik erhalten hatten, entwickelte sich eine adhäsive Peritonitis des Labmagens mit der Bauchwand[2]). Bei Schafen kann man durch Fütterung mit pulverförmigem Arsenik experimentell das gleiche erzeugen. In gelöstem Zustande vermag das Mittel dies aber nicht hervorzurufen.

In Tierversuchen mit Arsenik fand man eine Zerstörung von roten Blutkörperchen, in der Milz Anhäufung von Schollen und Körnchen des Blutpigments. Diese Veränderung ist wichtig, erklärt aber nicht die Vergiftung, da auch Tiere mit farblosem Blute (Infusorien, Insekten, Krustazeen, Würmer, Mollusken, Fische) dadurch getroffen werden. Pferde besitzen eine gewisse Toleranz für Arsen.' Die Tätigkeit einiger Fermente (Hefewirkung usw.) wird durch Arsenik aufgehoben[3]). Immunität dagegen

---

[1]) Brouardel et Pouchet, L'Union méd., 1889, p. 393. — Brouardel, La Semaine méd., 1889, p. 248.
[2]) Guinard, Journ. de Médecine vétér. de Lyon 1890, p. 296.
[3]) Johannsohn, Arch. f. exp. Path. u. Pharm., Bd. II, p. 99.

genießen gewisse Bakterien, sowie Schimmelpilze. Durch die Tätigkeit der letzteren, besonders von Penicillium brevicaule, aber auch von Mucor mucedo und in beschränktem Maße von Aspergillus glaucus werden arsenige Säure und arsenhaltige Farbstoffe („Scheeles" und „Schweinfurtergrün") unter günstigen Bedingungen zu Arsenwasserstoff reduziert. Bei Pferden, die aus Versehen je etwa 80 g Arsenik erhalten hatten, ließ der Kot einen auffallenden Knoblauchgeruch erkennen, was eine Bildung von Arsenwasserstoff oder Kakodylverbindungen vermuten läßt[1]). Die arsenige Säure wird als solche mit dem Harn ausgeschieden. Wahrscheinlich ersetzt die letztere die Phosphorsäure im Lezithin. Manches Vergiftungssymptom seitens des Zentralnervensystems findet dadurch, meiner Ansicht nach, seine Erklärung.

Der Glykogengehalt der Leber schwindet schnell[2]), während die Muskulatur von akut vergifteten Tieren noch glykogenhaltig sein kann[3]); auch das Gegenteil wird behauptet. Der Eiweißumsatz wird durch große Arsendosen gesteigert. Der Kohlensäuregehalt des Blutes soll sich mindern. Das Knochenwachstum wird gesteigert. Fettinfiltrationen kommen nach Arsenvergiftung in der Leber, den Nieren, der Gefäßwand, den Epithelien vom Magen und Darm und dem Herzmuskel vor. Öfter gereichte kleine Arsendosen verursachen bei Gesunden eine progressive Abnahme der roten Blutkörperchen. Bei Hunden und Kaninchen kommen angeblich nach Vergiftung mit arsenigsaurem Natron intravitale Blutgerinnungen im rechten Herzen, der Pulmonalis, den Ven. cavis vor. Defibriniertes Blut mit Arsen vergifteter Tiere anderen in geringer Menge intravenös beigebracht, soll den Tod veranlassen. Die Erythrozyten des Arsenblutes sollen bald zackig werden und die Leukozyten an Zahl abnehmen. In solchem Blute finden sich farblose Schollen. Die Veränderungen der Blutzellen sollen die Gefäßverlegungen veranlassen[4]). Selbst wenn eine intravitale Blutgerinnung — was unerwiesen ist — bei Menschen vorkommen sollte, so kann dies nicht das Wesen der Arsenvergiftung ausmachen, da auch Pflanzen und weißblütige Tiere durch Arsen zugrundegehen.

Bei längerer Berührung von Arsen mit Schleimhäuten entsteht unter brennendem Schmerz entzündliche Schwellung, selbst Eiterung. War das Gift in die Vagina eingeführt worden[5]), so können Ödem, Entzündung, Pustelbildung, fibrinöse Exsudationen[6]), evtl. auch Gangräneszenz vorhanden sein. Diese Veränderungen können auch auf angrenzende Teile übergreifen. Auf der Haut treten durch längere Berührung mit Arsenik, in irgendeiner Form, auch nach dem Tragen von Bekleidungsstücken, die dem Körper eng anliegen und mit arsenhaltigen Farben imprägniert sind, oder innerlichem Gebrauche von Arsenik auch schmerzhafte erythematöse, hämorrhagische, bullöse, ekzematöse oder pustulöse Exantheme auf[7]). Bei starker örtlicher Einwirkung können Geschwüre mit wochenlang bestehen bleibendem lederartigen Schorf, oder

---

[1]) Nodet, Recueil. de Médecine vétérin. 1884, p. 104.
[2]) Rosenbaum, Arch. f. exp. Path. u. Pharm., Bd. XV, p. 450.
[3]) Paderi, Arch. di farmacol. sperim., T. 41, 1926, p. 47.
[4]) Silbermann, Arch. f. path. An., Bd. CXVII, p. 228.
[5]) L. Lewin, Die Fruchtabtreibung durch Gifte, 4. Aufl., 1925, S. 294.
[6]) Wiener klin. Wochenschr. 1897, 13 Mai (mit Literatur).
[7]) L. Lewin, Die Nebenwirkungen der Arzneimittel, 3. Aufl.

auch Brand entstehen. Die Haare gehen nach längerer Arseneinführung aus. Nachdem aus Versehen einem 4 Tage alten Kinde wegen Wundseins in der Schenkelbeuge arsenige Säure eingestreut worden war, entstand eine Entzündung dieser Teile, die sich schnell bis zum Nabel erstreckte und in Gangrän überging. Begleitet war dieser Zustand von Erbrechen, Diarrhöe und meteoristischer Auftreibung des Leibes. Nach 7 Tagen erfolgte der Tod des Kindes. In Niederländisch-Indien wird von Kurpfuschern ein Mittel „W a r a n g a p u l v e r", das zu 90—96 Prozent aus arseniger Säure, mit Schwefelarsen gemischt, besteht, bei Ohrenerkrankungen verwendet. Hierbei beobachtete man bisweilen Verschwinden der Ohrmuscheln bis auf einen Stumpf, Obliterierung des äußeren Gehörganges, Fistelbildung mit Eiterfluß, Nekrose des Felsenbeines usw. neben allgemeinen Vergiftungssymptomen.

Nach Einbringung in hohle Zähne entstehen oft Schmerzen für 3 bis 4 bis 14 Stunden. War der Verschluß der Höhle nicht dicht, so können Ätzwirkungen an Zahnfleisch und Wangen entstehen. Weiter sah man Periostitis, Ostitis, Nekrose und Sequester entstehen. Der Kiefer kann zugrundegehen und an dem Leiden auch nicht direkt betroffene Teile partizipieren. Giftige Dosen von Arsen bewirken Abnahme der Herztätigkeit durch Lähmung der Herzganglien, Sinken des Blutdruckes, bei welchem vielleicht die Erweiterung der Unterleibsgefäße eine Rolle spielt, verlangsamen die Atmung und mindern die Körperwärme. Nach akuter Arseneinwirkung sollte eine Myelitis centralis, bei chronischer eine Myelitis diffusa entstehen. Diese Angaben sind bezweifelt und die entsprechenden Befunde als Kunstprodukte angesprochen worden.

Die akute Arsenvergiftung.

Die Symptome der akuten Vergiftung nach jeder Art der Arsenverwendung lassen meist als Gesamteindruck zwei Hauptformen unterscheiden: Die gastrische und die nervöse. Die erstere ist die häufigere. Übergänge beider ineinander, Mischformen, gibt es.

1. Die gastrische Form. Choleraähnlich erscheinen oft nach vorgängigen Reizsymptomen im Munde, Schlunde, Halse Schmerzen im Verdauungskanal, nach 10—20 Minuten oder auch erst nach Stunden, gallig oder blutig gefärbtes, bisweilen tagelang anhaltendes Erbrechen (grüne Beimengungen, wenn S c h e e l e s oder S c h w e i n f u r t e r g r ü n, graue, wenn Fliegenstein genommen war), Durchfall galliger, bluthaltiger oder reiswasserähnlicher Massen unter schmerzhaftestem Tenesmus, auch wohl Geschwollen- und Gespanntsein des Leibes, Verfallensein, zyanotische Verfärbung und Gedunsensein des Gesichtes, Kälte der Haut, Erniedrigung der Körperwärme, Krämpfe in den Händen und Waden, ein frequenter, auch unregelmäßiger, fadenförmiger Puls, verfallenes Aussehen, Präkordialangst, Singultus, erschwertes Atmen, Bewußtlosigkeit, Delirien, Albuminurie, Hämaturie, Cylindrurie, auch Urinverhaltung durch den starken Wasserverlust und der Tod unter Konvulsionen nach 4 bis 24 bis 30 Stunden. Das Bewußtsein kann auch erhalten sein. Dies sah man z. B. nach einer sehr schweren Vergiftung mit Schweinfurtergrün, bei der der Tod nach fünf Stunden erfolgte. Nach Aufbringen von zu viel a r s e n i g e r S ä u r e a u f W u n d e n (Karzinom der Mamma, verlausten

Kopf usw.) entstehen in Stunden heftige Schmerzen und dann die vorgenannten Symptome.

Kam die Resorption langsam zustande, so entstehen: Brennen im Halse, Salivation, anhaltendes Erbrechen, begleitet von bohrenden Schmerzen in der Magengegend, Schlingbeschwerden, unstillbarem Durst, Unmöglichkeit der Nahrungsaufnahme und Schwellung der Zunge, erhöhte Puls- und Atemfrequenz, Unregelmäßigkeit und Schwäche des Pulses, anderweitige Respirationsstörungen, Hautausschläge, Benommenheit und Abnahme der Körperkräfte. Haut und Konjunktivae können ikterische Verfärbung aufweisen. Der Tod erfolgt auch hier im Koma, bisweilen unter Dyspnoe und Zyanose nach 4—10 Tagen, oder die Vergiftung, die gelegentlich auch Remissionen und Intermissionen in der Wucht der Symptome aufweist, geht in Heilung, evtl. in ein chronisches, nach mehreren Wochen oder Monaten oder sogar zwei Jahren zum Tode führendes Leiden über. Die Prognose ist, auch bei Besserung, vor einigen Monaten nie als gut zu stellen.

Bei Schwangeren kann, wie auch immer die Arsenvergiftung zustande kam, Abort erfolgen[1]).

2. **Die nervösen Verlaufsformen.** Wie bei der Vergiftung durch Phosphor können auch hier — wenngleich dies selten vorkommt — die gastrischen Symptome fehlen oder nur zeitweilig anklingen, wenn eine akute, massige Überschwemmung des schnell resorbierten Giftes zustandegekommen ist, oder vielleicht auch besondere individuelle Verhältnisse vorliegen. Auf diese Weise kann auch der Tod in sehr kurzer Zeit — in einem Falle geschah dies schon innerhalb einer Stunde — eintreten. Man beobachtete unter solchen Umständen: Unruhe, Angstgefühl, Präkordialschmerz, Zusammengeschnürtsein des Schlundes, Kopfweh, Schwindel, Ohrensausen, Heiserkeit, Gliederschmerzen, Schwellung an den Füßen usw., Parotitis, Mydriasis, Exophthalmus, Amblyopie, Amaurose, Kälte der Haut, Herzklopfen auch bei schlechtem Puls, Beklommensein, Erschwerung der Atmung, Ohnmacht, Schwere in den Gliedmaßen, Krämpfe in ihnen, Somnolenz oder auch Delirien. Nach versehentlicher Anwendung einer Arsenlösung in der Nase bekam ein Mann Schwindel, Sprachverlust, Minderung des Gedächtnisses und Amblyopie. Nur allmählich lernte er wieder sprechen und lesen. Er starb nach zwei Jahren unter Konvulsionen. In einem anderen Falle war viel Arsen zum Selbstmord verschluckt worden. Die Frau fühlte sich anfangs danach durchaus nicht krank. Erst nach einigen Stunden kollabierte sie, bekam Schwindel, allgemeine Kälte, Schwäche des Sehvermögens und verschied. In ihrem Körper wurde Arsen nachgewiesen.

Bewegungs- und Empfindungsstörungen[2]). Bei Tieren sind sie auch experimentell erzeugt worden. Man unterscheidet eine motorische und sensible Arsenneuritis. Symptomatologisch kommen zum Ausdruck: **Lähmungen meist mit Atrophie, Koordinationsstörungen, Kontrakturen.** Von den Lähmungen kann man unterscheiden:

---

[1]) L. Lewin, Die Fruchtabtreibung durch Gifte, 4. Aufl., S. 294.
[2]) Dana, Brain, Vol. XXXVI, 1887, p. 456. — Kovács, Wiener klin. Wochenschr., 1889, p. 649. — Marik, ibid., 1891, Nr. 31—40. — Erlicki u. Rybalkin, Arch. f. Psych., Bd. XXIII, p. 861.

a) Die vorübergehenden, die schon 24 Stunden nach der Vergiftung entstehen und in 2—3 Tagen schwinden,

b) die bleibenden und

c) die verzögerten Lähmungen, die erst eine gewisse Zeit nach der Genesung von der akuten Vergiftung eintreten.

Als Vorläufer und Begleiter der Erkrankung zeigen sich meistens schneidende, blitzartige, qualvolle Schmerzen, die monatelang anhalten können, dem Kranken den Schlaf rauben, auch bei Ruhe vorhanden sind und bei Bewegung oder auf Druck stärker werden. Mit zunehmender Besserung können dieselben z. B. in den oberen Extremitäten schwinden, dagegen in den unteren immer mehr gegen die Peripherie vorrücken und am längsten in den Zehen verweilen. Ganz ausnahmsweise fehlen diese Schmerzvorboten, wie in einem Falle, in dem innerlich 0,275 g Arsenik innerhalb 20 Stunden genommen worden waren, ohne daß Reizsymptome seitens des Darms usw. sich eingestellt hatten[1]). Bei einem Geisteskranken, der eine reichliche Mahlzeit und danach einen Teelöffel voll Arsenik mit einem Schluck Wasser zu sich genommen hatte, kam Erbrechen und für 2—3 Tage Durchfälle. Die Eßlust war ungestört, Leibschmerzen fehlten. Nach einer Woche stellten sich bohrende und nagende Schmerzen in den Knochen mit Schwellung der Glieder ein, und nach einigen weiteren Tagen Lähmung, die erst nach einigen Monaten unter Strychningebrauch schwand. Parästhesien, auch mit Verlust des Lagegefühls, stellen sich früh ein: Pelzigsein an den Gliedmaßen, Ameisenlaufen oder ein Gefühl von Rieseln in der Urethra, das dem Kranken ein unfreiwilliges Harnlassen vortäuscht, ferner Herabsetzung der Sensibilität, Hyperalgesie der Finger- oder Zehenkuppen, Störung des Muskelsinns, Kältegefühl und Ödeme oder selten sehr schmerzhafte Gelenkschwellungen mit Unbeweglichkeit der Gliedmaßen, die einen akuten Gelenkrheumatismus vortäuschen können und nach ihrem Verschwinden nach Monaten Lähmung und Atrophie erkennen lassen. Meist nach 8—14 Tagen oder früher zeigen sich Schwäche der unteren und oberen Glieder, darauf Lähmung meistens mehr der Strecker als der Beuger, ferner der Nacken-, Rumpf-, Rachen- und sehr selten der Gesichts- und Schließmuskeln. Sprachstörungen, Störungen im Gehör und im Auge: Akkommododationsstörungen, Diplopie, Exophthalmus und Lagophthalmus, Nystagmus usw. sind nicht ungewöhnlich. Die Muskeln, die am meisten arbeiten, sind auch am meisten ergriffen. Bisweilen kommt es zu Paraplegie oder Hemiplegie. Der Gang wird unmöglich, die Füße hängen beim Sitzen schlaff herab, fast mit dem Rande der Tibia eine gerade Linie bildend. Vereinzelt kamen isolierte Nervenlähmungen, wie z. B. des Recurrens, vor[2]).

Atrophie kann 1—2 Wochen nach Beginn der Lähmung, bisweilen an den Streckmuskeln ausgesprochener erscheinen und schnell fortschreiten, z. B. an der Rückseite des Vorderarmes, an den kleinen Handmuskeln (Eingesunkensein der Interossealräume), den Waden, der Vorderfläche der Unterschenkel. Die elektrische Prüfung ergibt für

---

[1]) Kron, Neurolog. Zentralbl. 1902.
[2]) Mackenzie, Med. times and gaz. 1862. — Heymann, Arch. f. Laryngologie 1896.

beide Stromesarten Herabsetzung oder Fehlen der Reaktion, sowie Entartungsreaktion. Die elektrokutane Sensibilität kann erlöschen, die elektromuskuläre erhöht sein. Die Sehnenreflexe, auch das Kniephänomen fehlen gewöhnlich, selbst nach Schwinden der Motilitäts- und Sensibilitätsstörungen. Koordinationsstörungen (Pseudotabes) entstehen nach akuten, besonders aber nach chronischen Vergiftungen in der Zeit der Rückbildung. Die bei der motorischen Arsenneuritis beobachtete Ataxie wurde als solche bezweifelt und durch die ungleiche Lähmung synergischer Muskeln erklärt. Als motorische Reizerscheinungen bei der Arseniklähmung kommen z. B. Flexionskrämpfe in den großen Zehen oder krampfhaftes Zusammenziehen der Gliedmaßen, auch

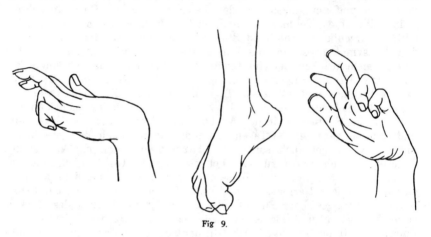

Fig 9.

athetosisartige Bewegungen der Finger oder Zittern vor. Die Lähmung bessert sich in der 5.—6. Woche, braucht zum Verschwinden oft 1 bis 5 Jahre, läßt auch häufig Reste für immer zurück. Selten tritt keine Besserung ein, oder die Begleiterscheinungen der Vergiftungen oder Komplikationen führen zum Tode. Als Residuen können auch an den Gliedmaßen paralytische Kontrakturen bleiben, deren passive Überwindung fast ganz erfolglos ist. Anaphrodisie, sowie Lähmung der Stimmbänder, Amblyopie und Amaurose (Neuritis optica) sind seltener.

Zerebrale Störungen. Das Gedächtnis leidet bisweilen, außerdem kommen vor: Schwindel, Kopfschmerzen, Schlaflosigkeit, Unruhe, Aufgeregtsein oder melancholische Gemütsstimmung, Intelligenzdefekte und ausnahmsweise epileptiforme Zustände und Koma.

Die anatomische Lokalisation der Lähmung usw. im Zentralnervensystem wird bestritten und die entsprechenden Resultate bei Tieren sieht man als Artefakte an. Die Auffassung dieses Zustandes als multiple Neuritis scheint richtiger zu sein. Vermittelnd ist die Ansicht, wonach bei Menschen zentrale Prozesse trophischen Charakters im Rückenmarke und eine Neuritis der Nerven der gelähmten Extremitäten gefunden wurde. Wie andere marastische Zustände kann auch diese Vergiftung evtl. nach erfolgten hydropischen Ergüssen oder als Wirkungsfolge der Veränderungen in Leber und Niere erfolgen und im Koma tödlich enden.

Arzneiliche Nebenwirkungen.

Nach nur sehr wenigen anderen Arzneistoffen sind so häufig und so unangenehme unerwünschte Wirkungen auf den Menschen vorgekommen, wie nach Arsenverbindungen, zumal den besonders unerfreulichen organischen, obenan dem therapeutisch wertlosen Salvarsan. Ich habe zuerst eine Gesamtdarstellung derselben gegeben[1]). Im Munde entstehen Reizzustände mit den entsprechenden Symptomen, evtl. eine Stomatitis oder eine Angina mit Speichelfluß, fleckige Röte am weichen Gaumen, evtl. Tubenverschluß. Durch Einbringen von arseniger Säuren in kariöse Zähne entstehen nach 30—45 Minuten für 3—4 Stunden Schmerzen evtl. bis zur Unerträglichkeit. Außerdem können, wie ich schon angab, Periostitis, die sich auch auf benachbarte Alveolen erstreckt, und gelegentlich nekrotische Vorgänge sich abspielen. Von der Zahnhöhle aus kann Arsen resorbiert werden. Gelegentlich entstand Vergiftung und Tod durch Verschlucken einer arsenhaltigen Zahneinlage. In einem solchen Falle hatte die Einlage 0,115 arsenige Säure, 0,075 Kokain und 0,05 g Karbolsäure. Seitens des Magens kommt es häufig zu Druck- und Schmerzempfindung sowie zu Aufstoßen, Brechneigung oder Erbrechen. Dazu gesellen sich starke Blähungen und Durchfälle. Es können ferner durch Beeinflussung der Nieren erscheinen: Polyurie, Dysurie, Ischurie, Albuminurie, Glykosurie, ferner Impotenz oder Oophoritis parenchymatosa u. a. m. Es kommen ferner vor: Schnupfen und Koryza, seltener Nasenbluten, Pharynxkatarrh, Heiserkeit, Kehlkopfkatarrh, Husten, Bronchitis, bei Lungentuberkulosen blutiger Auswurf, auch Atmungsbeschwerden, Präkordialangst, kalte Schweiße und Kollaps. Nach jeder Art der Beibringung kann schnell oder nach 2—3 Wochen Fieber, auch mit intermittierendem Typus, z. B. einer Quotidiana, für 14 Tage anhalten. Bei Kindern, die wegen Lymphadenom, Lichen usw. mit Arsenik längere Zeit behandelt wurden, soll eine Pneumonie an der Lungenbasis entstanden sein[2]). Konjunktivalkatarrh, auch evtl. einseitiges Lidödem mit Jucken und Brennen, ikterische Färbung der Skleren mit Gelbsehen, Pupillenstarre nach großen Dosen, Doppeltsehen, Ptosis, Nystagmus mit Flimmern bei längerem Fixieren zeigten sich nach einem Gesamtverbrauch von 134 g Solutio Fowleri bei einem Hautkranken, nachdem schon vorher Durchfälle, Mattigkeit, Zittern und Lähmung aufgetreten waren. Sehstörungen, auch mit Neuritis optici, Skotome für Farben sowie absolutes Ödem der Retina, Glaskörpertrübung und Katarakt, ebenso wie Gehörs-, Geschmacks- und Geruchstäuschungen kommen vor.

Seitens des Zentralnervensystems entstehen bei Menschen Stirnkopfschmerz, Schmerzen in Augäpfeln, Waden, Beinen, ferner Anästhesie, Analgesie, Parästhesie, Verlust des Lagegefühls für Finger und Zehen, Tremor, Unruhe, Aufgeregtsein oder Depressivstimmung. Schwäche bzw. Lähmung an den oberen und unteren Gliedmaßen oder universell kann zustandekommen, und daneben Koordinationsstörungen und Krämpfe.

Seitens der Haut kommen, auch in Kombinationsformen, vor: Dermatitis infolge örtlicher oder innerer Anwendung, bisweilen eine erysipelatöse Geschwulst und auf dieser sanguinolente Exantheme. Haut-

---

[1]) L. Lewin, Die Nebenwirkungen der Arzneimittel in allen Auflagen.
[2]) Parkes Weber, Brit. med. Journ. 1913, I.

färbungen, Arsenmelanose, wie es scheint, unabhängig von der Höhe der Dosis, an symmetrischen Körperteilen oder nur an einem am Gesicht wie am Rumpf, wie an Extremitäten. Die Farbe ist bronze- oder leicht graphitartig. Heilung kann nach Aussetzen des Arsens oder nach Wochen oder Monaten oder gar nicht erfolgen. Ich sah die graphitähnliche Färbung, die durch E l a r s o n entstanden war, schnell nach Bestrahlung mit blauem Licht schwinden. Nach subkutaner Einspritzung von Arsenpräparaten, auch dem verderblichen Salvarsan, sah man meistens den Radialis gelähmt werden, wenn die Einspritzung in der Nähe der Umschlagstelle erfolgt war, seltener waren der Medianus und Ischiadicus bzw. Peroneus betroffen. In einem solchen Falle fand man an der Injektionsstelle eine neuromähnliche Anschwellung. E r y t h e m e von masern- oder scharlachartigem Aussehen, nach vorangegangenem Jucken oder Hautschwellung entstehend, und etwa fünf Tage bis zu zwei Monaten anhaltend, K n ö t c h e n, die einzeln oder in Gruppen stehen, stark jucken und 6 bis 8 Tage gewöhnlich an Gesicht, Hals, Armen und Händen verbleiben und unter Schuppung verschwinden, U r t i k a r i a, wie die vorigen lokalisiert. B l ä s c h e n u n d P u s t e l n. Auf entzündeter Basis erhebt sich ein solcher Arsen-Pemphigus, der pustulös werden kann. Die Pusteln können pocken- oder ekthymaähnlich sein. Auch Ulzerationen können hierbei an verschiedensten Körperstellen entstehen. H e r p e s Z o s t e r kommt häufig nach Arsengebrauch einseitig oder doppelseitig als Herpes Zoster dorso-pectoralis, oder Z. dorso-abdominalis oder Z. lumbo-femoralis, schon eine Woche nach Beginn des Arsengebrauchs oder späterhin unter Schmerzen und evtl. Fieber. Die Heilung erfolgt in längstens 3 Wochen. Sehr langer Gebrauch von Arsen kann E p i t h e l i a l k r e b s an oberen und unteren Gliedmaßen, auch Hyperkeratosen entstehen lassen.

Die chronische Arsenvergiftung.

Sie kann als Wirkungsfolge einer akuten Vergiftung oder durch zufällige oder berufsmäßige oft wiederholte Aufnahme von Arsenverbindungen entstehen. Sie weist nicht selten verschiedene Gruppierungen und Stadien auf. Ich unterscheide:

1. E r n ä h r u n g s - u n d A l l g e m e i n s t ö r u n g e n (e i n s c h l i e ß l i c h d e r t r o p h i s c h e n): Abmagerung, erdfahles, ikterisches oder fleckig bronzeartiges oder, wie ich es beobachtete, fleck- oder strichweises graphitähnliches Kolorit (Arsenmelanose) im Gesicht oder auch an Rumpf und Extremitäten oder allgemein am Körper. Bei Kindern, die mit Solutio Fowleri 4—5 Monate lang behandelt worden waren, erschien die eigentümliche Färbung unter 80 Fällen 14mal, entweder gegen Ende der Kur oder, selten, einige Wochen nach dem Aussetzen stark an Hals, Brust, Bauch, Rücken. Pferde, die in Arsendistrikten arbeiten, magern ab, die Haare fallen aus, die Haut wird trocken. Das Trinken von arsenhaltigem Wasser schafft akute Vergiftung und Tod nach wenigen Stunden unter hochgradigen entzündlichen Lungensymptomen, Lividität und Blutungen des Zahnfleisches, Metallgeschmack, Appetitlosigkeit, Abmagerung mit starkem Fettschwund, Magendrücken, Erbrechen nach Speiseaufnahme, bisweilen mit Knoblauchgeruch, Kolikschmerzen, Verstopfung oder Diarrhöen, oft mit blutigen Beimischungen, Kraftlosigkeit.

Dazu und auch zu Milzschwellung sich gesellendes Fieber kann, wie ich es sah, einen typhösen Zustand vortäuschen. Gelegentlich erscheinen Schüttelfröste, gefolgt von Schweiß, Kopfweh, Mattigkeit, Verstimmung über die Unkenntnis der Leidensursache, Schlaflosigkeit und infolge der unzulänglichen Ernährung auch Delirien. Weiter kommen vor: Oppressionsgefühl, Vermehrung der Puls- und Atemzahl (Arsenasthma), gelegentlich auch Minderarbeit des Herzens und Hydrops. Ausnahmsweise soll der Atem knoblauchartig riechen. Es können ferner kommen: Minderung der sexuellen Erregbarkeit, Ausfallen der Haare und Nägel, Deformierung der letzteren, Trockenheit und Welkheit der graugelben, bisweilen auch rein ikterischen Haut, Abschuppung der Epidermis, Hautfärbungen, Erytheme, bei Arbeitern mit Schweinfurtergrün papulös-ulzeröse Hautausschläge an Nasenflügeln, Gliedern usw., Herpes Zoster[1]), Zoster pectoralis gangränosus, Petechien, „glossy skin", Ekthymapusteln usw. und vasomotorische Störungen (Hyperhidrosis mit flüchtiger Rötung oder leichtes Blauwerden der Gliedmaßen). Nach langem, arzneilichem Gebrauch von Arsenik (Psoriasis usw.) kann sich an der Haut auch Epithelialkrebs entwickeln, z. B. an den Gliedmaßen, an Hand- und Fußteller. An Fußsohlen und Handflächen kamen vereinzelt nebenbei Keratosen, weiche Hörner, vor[2]). Im Harn fand ich wiederholt eine Kupferoxyd reduzierende Substanz. Auch Albuminurie kommt häufig vor. Sehr selten nimmt man Knoblauchgeruch wahr. Erhöhte Pulsfrequenz kommt häufig vor, auch Fieber, seltener Oophoritis parenchymatosa. An Schleimhäuten treten katarrhalisch entzündliche Zustände ein: Konjunktivitis, Blepharadenitis, Lidödem, Laryngitis und Bronchitis (Husten, Schnupfen, Heiserkeit, Aphonie, Ronchi sibilantes usw.). Pferde in Cornwall, die im Bergbaubetriebe chronisch Arsen aufnehmen, weisen auf: teilweisen Haarausfall, trockene Haut und Abmagerung. Nehmen solche Tiere arsenhaltiges Wasser auf, so erkranken sie akut und gehen nach einigen Stunden zugrunde unter starken entzündlichen Symptomen in den Lungen, leichter Stomatitis, Salivation, selten Ulzerationen, Parotitis, Schwellung der Submaxillardrüse. Ferner kommen Otitis interna durch Übergreifen der Entzündung im Pharynx auf die Tube und Paukenhöhle, und bei Arsenikarbeitern: Entzündung und Ulzeration in der Nasenhöhle und Nekrotisierung des Vomer und auch Lungenleiden. Bei den Arbeitern in den Schneeberger Gruben in Sachsen, wo Erze mit schwefelhaltigen Arsenverbindungen (15—20 Prozent Arsen, 5—6 Prozent Kobalt, 2—3 Prozent Nickel) gefördert und staubförmig in den Gruben inhaliert werden und durch die Alveolen zu den retrobronchialen Lymphdrüsen gelangen, entstehen Lymphosarkome. Der größere Teil dieser Arbeiter erliegt dem Übel. Brustschmerzen, asthmatische Beschwerden, Bluthusten, Abmagerung, Wassersucht bei zunehmender Vergrößerung der Drüsen stellen das Krankheitsbild dar, das sich meist nach 10—20 Jahren dieser Arbeit deutlich zeigt[3]).

---

[1]) L. Lewin, Die Nebenwirkungen der Arzneimittel, 3. Aufl. — Nielsen, Monatshefte f. pr. Dermatologie 1890, S. 302. — Bettmann, Arch. f. Dermatologie 1900. — Solger, Dermatolog. Zentralbl. 1907.
[2]) Hutchinson, The Lancet 1887, 10. Dez., p. 1166. — Ullmann, Allgem. Wiener med. Zeit. 1906. — Stern, Verein Düsseldorf. Ärzte 1907. — Ruete, Münch. med. Wochenschr. 1910, S. 2332.
[3]) Haerting u. Hesse, Vierteljahrschr. f. ger. Medizin, N. F., Bd. 30.

Angeblich soll auch bei Kohlenarbeitern Arsenkarzinom vorkommen[1]). Aus der Sheepdipindustrie[2]), d. h. der Arbeit, die arsenhaltiges Schafpulver zur Desinfektion der Schaffelle benutzt, werden Fälle von Epitheliomen bei den Arbeitern neben tiefen Pigmentierungen angegeben. Desgleichen aus Kupferschmelzwerken und Zinngießereien in Cornwall. Dort sollte man auch oft in den Hürden Tiere auf den Knien kriechen sehen, da sie krebsige Leiden an dem Steiß hätten.

Das Arsenikessen.

Der absichtliche chronische Arsengebrauch seitens gesunder Personen als Genußmittel ist schon vor mehr als 100 Jahren bekannt gewesen. So gebrauchen z. B. manche Menschen in Steiermark und Tirol von Jugend an Arsenik oder Auripigment bis zu 0,4 g pro dosi als Reizmittel auch für die geschlechtliche Potenz. Diesem Mißbrauch (arsenige Säure, arsenhaltige Mineralwässer)[3]), huldigen auch anderwärts in Deutschland, Rußland, Frankreich, England, Amerika (Dippers) Frauen, Mädchen und Männer aus kosmetischen oder anderen Gründen, vor allem aus Nachahmungssucht und weil sie dadurch leistungsfähiger und ausdauernder werden wollen. Während dieser Mißbrauch des Arsens angeblich gewöhnlich nicht krank macht, ist das Wohlbefinden der Arsenikesser an den dauernden Gebrauch des Mittels gebunden. Bedingung für das Ertragen von schließlich sehr großen Mengen ist das allmähliche Ansteigen. Die steierischen Arsenikesser nehmen das Mittel gewöhnlich alle 7—14 Tage, selten jeden zweiten Tag oder gar täglich zu sich. Sie nehmen es mit Schnaps oder auf Brot oder Speck gestreut zu sich. Auch Pferde können durch Gewöhnung zu dem Vertragen hoher Arsenikdosen gebracht werden. Man begann bei einem mit 0,36 g und stieg in 23 Tagen bis zu 7,3 g. Insgesamt hat das Tier 40,4 g Arsenik bekommen. Vereinzelt wird Arsenik von Menschen auch mit Tabak geraucht.

Der Versuch der Entwöhnung schafft unangenehme Abstinenzsymptome, Magenschmerzen, Diarrhöen, Kollapszustände. Der Direktor einer Arsenikfabrik hatte sich an das Mittel gewöhnt und war nach vielen Jahren angeblich bis zu 1.38 g aufgestiegen. Bei einem Entziehungsversuch starb er. Der Tod eines heimlichen Arsenessers kann unter unglücklichen Umständen den Verdacht eines Giftmordes erregen und einen Unschuldigen als Giftmörder verurteilen lassen. Dies war in dem berühmten Graudenzer Giftmordprozeß der Fall. Die zum Tode verurteilte und zu lebenslänglichem Zuchthaus begnadigte angebliche Mörderin ihres Mannes wurde, nachdem durch mein Gutachten[4]) Klärung eingetreten war, im Wiederaufnahmeverfahren freigesprochen.

Leichenbefund bei akut mit Arsenik Vergifteten: Die Leichen sollen gut erhalten sein. Dieses Verhalten ist nicht diagnostisch zu verwerten, da auch heute noch richtig ist, was früher ausgesprochen

---

[1]) Del Buono, Rinascenza medica, Tom. 1, 1924.
[2]) O'Donovan, Brit. Journ of Dermat. 1924.
[3]) L. Lewin, Berlin. klin. Wochenschr. 1886, p. 25. — Die Nebenwirkungen der Arzneimittel in allen Auflagen.
[4]) L. Lewin, Medizin. Klinik 1913, Nr. 40. —Medizin. Klinik 1918, Nr. 16. — Deutsche Strafrechtszeitung 1918, Heft 5.

wurde: „Elucet nullo jure morti arsenici veneficio inductae, ullum certum influxum tribui posse in progressum putrefactionis partium organicarum quae non proxime a veneno contactae fuerunt." Die Leichenmumifikation hängt wesentlich von äußeren Verhältnissen ab. Arsenikfreie Leichen können unter denselben Bedingungen wie arsenikhaltige ebensogut erhalten bleiben und auch mumifizieren. Die relativ häufige Mumifikation der Bauch- und Brustwand, der Haut um die Hand-, Fuß- und Kniegelenke, der Hand- und Fußhaut ist, unabhängig von dem Einflusse des Arseniks, sehr gut zu erklären. Es gibt also keine sog. Arsenikmumifikation, und die Leichenmumifikation ist gerichtlich-toxikologisch überhaupt bedeutungslos[1]). Auch kann nicht eine gute Konservierung innerer, im Gegensatz zu starker Zersetzung äußerer Körperteile zu gültigen Schlüssen verwandt werden, wie dies geschah[2]). Die Haut erscheint oft zyanotisch. Das Blut ist weniger alkalisch, kann aber erst nach dem Tode sauer werden. Mund und Ösophagus sind selten verändert, dagegen meistens Magen und Darm, wie auch das Gift eingeführt sein mag. Nachdem ein Mann etwa 0,35 g Arsenik in den Mund genommen, es aber nach einer Weile wieder ausgespieen hatte, erschienen bei ihm heftige Glossitis und Anätzung der Mund- und Schlundhöhle, bis zu dem nach sieben Tagen erfolgenden Tod anhaltende Anurie[3]). Die Magenschleimhaut ist blutrot tingiert und geschwollen, auch mit zähem, glasigem Schleim bezogen, die Serosa ecchymosiert und eine krupppöse Entzündung, resp. Ecchymosen und Sugillationen oder größere Blutergüsse finden sich an den Stellen, wo Arsenik in Pulverform länger gewirkt hat. Selten bemerkt man Geschwüre, Gangrän oder Perforation. Einen Brandschorf sah man bei einem Manne, der 9 g arseniger Säure genommen hatte, an der hinteren Magenwand. Die sog. Gastroadenitis parenchymatosa ist an sich diagnostisch wertlos und nur eine örtliche Einwirkung. Die Gastritis ist als eine peptische bezeichnet worden[4]). War Schweinfurtergrün genommen worden, so findet man dies, zu größeren grünen Klumpen mit Schleim geballt, innig an die Vertiefungen des Magens angelegt[5]).

Die Dünndarmschleimhaut weist bei Tieren Pseudomembranen auf, das Kapillarnetz der Zotten ist erweitert und ihr Epithelüberzug abgestoßen. Die Belagmassen bestehen aus Gerinnseln mit Epithelien und adenoiden Zellen[6]).

Geschwollen findet man die Darmschleimhaut am Ductus choledochus, die Follikel und die Milz. Der Dickdarm kann ruhrartig aussehen. Im Cökum und Kolon, aber auch anderwärts im Darm bemerkt man, durch Schwefelwasserstoff gebildete, hellgelbe, abspülbare Flecke, die durch Betupfen mit Ammoniak sofort schwinden, und Schwefelarsenik darstellen. In der vergrößerten Leber und der Niere, auch am Herzen und den Lungenepithelien sind Verfettungen gefunden worden. In einem Falle wog die Leber 2350 g und war in 26 Stunden — in dieser Zeit war die Ver-

---

[1]) Zaaijer, Vierteljahrsschr. f. ger. Med., Bd. XLIV, p. 249.
[2]) Murray, Lancet, II, 22. Okt. 1892.
[3]) Herrmann, Petersb. med. Zeitschr., XVI, 2, S. 103.
[4]) Filehne, Virchows Archiv, Bd. LXXXIII, p. 1.
[5]) Zinn, Deutsche med. Wochenschr. 1901, Ver.-Beil. Nr. 10. — Fürbringer ebendort.
[6]) Pistorius, Arch f. exp. Path. u. Pharm., Bd. XVI, p. 198.

giftung abgelaufen — fast vollkommen verfettet. Die Leberzellen sowie die Kupfferschen Sternzellen sind bei Tieren fettig degeneriert; man kann ferner eine makroskopisch oder nur mikroskopisch sichtbare herdweise Nekrotisierung des Lebergewebes an der Peripherie der Leberläppchen erkennen. Eine Beziehung der in den Leberzellen vorkommenden Mitosen zu den nekrotischen Herden ist nicht nachweisbar. Vereinzelt kommen auch atypische Formen der Kernteilung vor. Bei Tieren fand man nach chronischer Verabfolgung von Arsen Vergrößerung und Verfettung der Mesenterialdrüsen, besonders der peripherischen Zone, sowie entzündliche Vorgänge in den Gallengängen. Subpleurale und subperikardiale Ecchymosen, Herzverfettung, sowie Ergüsse in die Hirnventrikel und nephritische Zustände können ebenfalls vorhanden sein. Nach einer Vergiftung durch etwa vier Teelöffel voll Schweinfurtergrün, die nach 19 Stunden tödlich geendet hatte, fanden sich in der Niere Veränderungen, im Sinne der hämorrhagischen parenchymatösen und fleckweise der interstitiellen Nephritis. Einmal soll bei einer durch Auripigment gemordeten Frau sich im Herzen eine Ablagerung davon am Endokard gefunden haben. Die Blasenschleimhaut wurde bei obenerwähnten, nach sieben Tagen Verstorbenen fast überall epithellos und am Orifizium urethrale geschwollen und ecchymosiert gefunden.

Forensisches und Nachweis.

Sämtliche zum chemischen Arsennachweis verwendeten Geräte und Chemikalien müssen als arsenfrei erwiesen sein. Ist dies nicht gewährleistet, so kann leicht ein falscher Schluß gezogen werden.

Gar nicht selten wird vor Gericht gegenüber einem Arsennachweis in der exhumierten Leiche der Einwand erhoben: das Arsen sei aus dem umgebenden Boden in die Leiche gelangt. Arsen findet sich tatsächlich ziemlich verbreitet im Boden. So enthält eisenschüssiger, lehmhaltiger Boden fast immer Spuren von Arsen. Man wies z. B. im feinen gelben Lehm der Frankfurter Kirchhofserde 0,0125 Prozent Arsen nach. Reines Wasser löst dieses Bodenarsen nicht auf. In einem roten Sandboden der Vogesen findet sich Arsen zuweilen als Eisenarsenit, der zwar in heißem, aber gar nicht in kaltem Wasser löslich ist, und ein Erdboden in Edelsbach (Steiermark) ließ einen Gehalt an einer Arsenverbindung erkennen, die 0,037 g Arsenik in 1000 g Erde entsprach. Ja, diese Arsenverbindung gab sogar an Wasser von Zimmertemperatur Arsen ab. Eine solche Arsenverbindung kann durch Schimmelpilze oder faulende Flüssigkeiten in lösliche Arsenverbindungen übergeführt werden. Falls daher nach der Zerstörung des Sarges arsenhaltige Erde mit den faulenden Leichenteilen in Berührung gekommen ist, kann ein sicherer Nachweis für intravital eingeführtes Arsen kaum noch geführt werden. Hierbei ist es dann ganz belanglos, ob die Arsenverbindung des Bodens in Wasser oder ammoniakalischem Wasser löslich oder unlöslich ist. Denn selbst wenn man ein mit der Erde noch nicht in Berührung gekommenes Gewebe fände und darin Arsen nachweisen könnte, so würde man immer noch den Einwand erheben können, daß löslich gewordenes Arsen durch Wanderung in der Leiche auch bis zu dem betreffenden Gewebe gelangt sei. Die Schnelligkeit und der Umfang dieser Arsenwanderung hängen von der Diffusionsfähigkeit des benutzten Präparates und der Art des zu durchwandernden Organs ab. Die Entscheidung, ob Vergiftung oder Gifteinfuhr nach dem Tode vorliegt, ist nicht zu führen. Die Behauptung, daß das Vorhandensein von Gift in der linken Niere und Fehlen desselben oder nur spurweises Vorkommen in der rechten für eine postmortale Beibringung spreche, ist unrichtig. Die Frage, ob Arsen aus dem den Sarg umgebenden Erdreich in die Leiche eindringen kann, ist nur von Fall zu Fall zu entscheiden. In jedem Falle ist das Verhalten des Bodenarsens gegen Lösungsmittel festzustellen, ferner der Zustand des Sarges, der Feuchtigkeitsgehalt besonders des unteren Sargbrettes und der umgebenden Erde, ferner das Absorptionsvermögen der betreffenden Erde für Arsen, der Erhaltungszustand der Leiche, der Sauberkeitsgrad, mit dem derjenige, der die Leichenteile entnahm, vorgegangen ist usw. Es ist unter gewissen Bedingungen das Eindringen von Arsen in die Leiche aus dem umgebenden Boden möglich und unter anderen nicht zu erwarten[1]).

Ein weiterer Beurteilungsfehler eines Arsenbefundes in der Leiche kann dadurch entstehen, und ist auch noch in der Neuzeit vorgekommen, daß aus Gewebsstoffen, religiösen Emblemen und Zierat, die mit **arsenhaltigen Farben** versehen und der Leiche mitgegeben waren, beim Zerfall derselben Arsen in die Zerfallsmasse hineingerät. Dadurch kann ein ursprünglicher Gehalt der Leiche an diesem Gifte vorgetäuscht werden. Jede derartige Beigabe (Stoffe, Kränze, Kreuze usw.) muß für sich auf Arsen untersucht werden[2]).

Die letzte der Sicherungen gegen eine falsche Schlußfolgerung aus einem Arsenfunde in der Leiche bezieht sich auf den in unserer Zeit geführten Nachweis, daß **Arsen normal in Menschen und Tieren vorkommt**. An der Zuverlässigkeit dieses Ergebnisses kann nicht gezweifelt werden. Besonders reich an diesem Stoffe scheinen die Keratingewebe zu sein: Nägel, Haare, Haut enthalten davon Spuren, ebenso wie die Knochen. Die Brustdrüsen besitzen 0,13 mg Arsen auf 100 g des frischen Organs, die Milch Spuren. In der Schilddrüse stellte man 0,75 mg auf 100 g des frischen Organs fest — sogar in Schilddrüsen von bei Spitzbergen gefangenen Robben fand es Bertrand, der Arsen als einen normalen Bestandteil sämtlicher Organe höherer und niederer Tiere anspricht. Im Menstrualblut stellte man es zu 0,028 mg auf 1000 g Blut fest, und ferner war es in vaginalen und uterinen Produkten vor und nach der Menstruation, aber nicht immer, erweislich. Auch im Gehirn fanden sich wechselnde Mengen Arsen oder auch nichts und im Harn bis zu 0,52 mg.

Der biologische Nachweis des Arsens in normaler Schilddrüse, Leber, Niere, Thymus, Hoden, Muskeln und Plazenta konnte nach der Autolyse dieser Teile, aber nicht in dem frischen Material von einem Untersucher geführt werden.

Das Arsen gelangt durch Lebensmittel in den Menschen: durch Wein, Trinkwasser, Kochsalz, vegetabilische Nahrungsmittel, wie Kohlrüben, Kohl, Kartoffeln, Zerealien, ferner mit Fleisch (darin von 0,03 bzw. 0,05 mg in 100 g Trockensubstanz), Eiern, Speisegelatine, Marmeladen (aus zuge-

---

[1]) Garnier, Revue méd. de l'Est, 1882, Nr. 22, p. 692. — Schlagdenhauffen et Garnier, Compt. rend. de l'Acad., T. C., p. 1388.
[2]) Ludwig u. Mauthner, Wiener med. Blätter, 1884, 3. Januar, Nr. 1.

setztem Stärkezucker) usw. Die täglich mit der Nahrung aufgenommene Arsenmenge wird von Gautier auf ungefähr $^{21}/_{1000}$ mg oder im Jahre auf 7,66 mg angegeben. Diese Menge wird wieder verloren durch Schneiden von Kopf- und Barthaaren, Nägeln, durch die Darmentleerung usw. Für die forensische Toxikologie muß im Zusammenhange darauf hingewiesen werden, was ich schon vor Jahren gefordert habe, daß, sobald man im Magen und Darm nach Arsen sucht, die zuletzt eingenommene Nahrung des Individuums bezüglich ihres Arsengehaltes berücksichtigt werden muß. Falls jedoch die hier gefundene Arsenmenge sich einem Zehntel Milligramm nähert, so darf man sie unter keinen Umständen dem Nahrungsarsen zuschreiben. Zur Untersuchung auf Arsen werden Magen und Darm, Leber, Milz, Nieren, Lungen, Gehirn, Muskeln, Haare, Knochen, bei Vergiftungen per vaginam auch die Geschlechtsteile, und immer Späne aus den unteren Sargbrettern zu nehmen sein. Arsen kann in der Leiche 2—20 Jahre lang nachgewiesen werden, besonders wenn die Erde trocken war. Wird Arsen in inneren Organen, aber nicht in den Haaren nachgewiesen, so soll dies auf eine akute Vergiftung, wenn aber nur die Haare arsenhaltig und andere Teile der Leiche arsenfrei gefunden werden, so soll dies auf eine vor langer Zeit überstandene akute oder auf eine chronische Arsenvergiftung schließen lassen. Mindestens der erste Teil dieser Meinung ist falsch.

Verhältnismäßig reich an Arsen sind von den Körperteilen, an die es auf dem Wege der Resorption gelangt, Leber, Niere, Lunge, Herz und Milz, Blut, während Muskeln und Gehirn gewöhnlich nur wenig davon enthalten. So erwies z. B. Lührig in einer Leiche, die drei Jahre in der Erde gelegen hatte: in 100 g Leber 0,0267 g Arsenik, in 100 g Niere 0,0160 g Arsenik in 100 g Lunge, Herz, Milz 0,0107 g Arsenik.

Der Gehalt der ersten Wege — Speiseröhre, Magen, Darm — an Arsen ist von dem Verlauf der Vergiftung abhängig. Er kann sehr hoch, aber auch — zumal wenn Erbrechen und Durchfall stark waren — sehr klein oder gleich Null sein. In dem vorberichteten Fall waren: in 100 g Magen 0,0220 g Arsenik, in 100 g Darm 0,0144 g Arsenik.

In Experimenten an Hunden und Kaninchen, denen Natriumarseniat beigebracht worden war, will man im Kleinhirn, und namentlich im Bulbus, unabhängig von der Art der Einführung, das meiste Arsen gefunden haben. Alsdann würden Niere, Großhirn und Leber folgen[0]).

Ist die arsenige Säure in festem Zustande gefunden oder durch öfteres Abschlemmen erhalten worden, so kann dieselbe wie folgt erkannt werden: Beim Erhitzen mit Kohle oder Zyankalium wird sie zu Arsenmetall reduziert.

Bei a (Fig.) liegt die Substanz, bei b ein Kohlensplitter. Erhitzt man diesen zum Glühen und dann die Spitze des Röhrchens, so daß die Dämpfe der arsenigen Säure über die glühende Kohle streichen, so legt sich bei c ein Arsenspiegel an, der, nach Entfernen der Kohle für sich erhitzt, glänzende Oktaeder an dem kälteren Teile des Glases absetzt.

Kocht man gelöste arsenige Säure mit blankem Kupfer, so belegt sich letzteres mit metallischem Arsen (noch ein Resultat bei 0,000015 g arseniger Säure in 1 ccm Wasser). Gibt man in einem Reagierglas zu 3 ccm

---

[0]) Lopes d'Andrade, Arch. de Médecine lég. 1922.

der arsenhaltigen salzsauren Flüssigkeit ein gefaltetes, talergroßes Stück Stanniol und erwärmt, so färbt sich die Flüssigkeit gelb bis braungelb. Eine Zinnchlorürlösung (1,45 spez. Gew.) scheidet aus Lösungen von arseniger Säure das Arsen in braunen oder schwarzen Flocken ab (zeigt noch $1/1000$ mg arseniger Säure an). Silbernitrat gibt mit neutralen arsenigsauren Alkalien einen gelben Niederschlag. Wasserstoff in statu nascendi liefert mit löslichen Arsenverbindungen Arsenwasserstoff. Leitet man diesen durch eine Glasröhre, die an einer Stelle zum Glühen erhitzt wird, so zerfällt er in Wasserstoff und Arsen, und letzteres bildet jenseits der erhitzten Stelle schwarze Flecke. Eine in den angezündeten Arsenwasserstoff gehaltene Porzellanschale bekommt schwarze Arsenflecken. Diese, sowie die in dem Rohr noch durch $1/20$ mg Arsen erzeugten werden auch für festen Arsenwasserstoff gehalten.

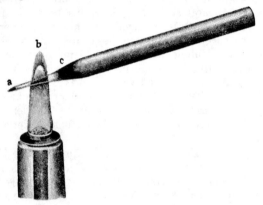

Fig. 10.

Dieser Arsenspiegel löst sich in unterchlorigsaurem Natron (der Antimonspiegel nicht), liefert mit Schwefelammonium gelbes, in Salzsäure unlösliches Schwefelarsen (Antimonsulfid löst sich in Salzsäure) und nach dem Erwärmen mit Salpetersäure und Hinzufügen von einigen Tropfen einer salpetersauren Lösung von molybdänsaurem Ammon schon bei $1/100$ mg Arsen einen mikrokristallinischen Niederschlag. Die zuvor geschilderte Analyse wird im Marshschen Apparat vorgenommen[1]). In der Wulfschen Flasche A wird aus Zink und Schwefelsäure Wasserstoff entwickelt und dieser durch die Trockenröhre a in die Reduktionsröhre d geleitet. Um das Arsen in tierischen Organen nachzuweisen, behandelt man diese in der Wärme mit chlorsaurem Kalium und Salzsäure, filtriert, verjagt durch öfteres Abdampfen das freie Chlor und die überschüssige Säure, leitet durch die Flüssigkeit Schwefelwasserstoff, filtriert das erhaltene Schwefelarsen ab und löst es in Schwefelammonium oder in Schwefelkaliumlösung. Das Filtrat dieser Lösung wird eingedampft, mit einem Gemische von kohlensaurem Natron und Natronsalpeter in einem kleinen Tiegel erhitzt, die Schmelze mit Wasser aufgenommen und filtriert. Im Filtrat befindet sich arsensaures Natron. Durch öfteres Eindampfen dieses Filtrats, nach mehrmaligem Zusatz von ver-

---

[1]) Otto, Ausmittelung d. Gifte, p. 167.

dünnter Schwefelsäure (zur Entfernung von Natriumnitrat und -nitrit) erhält man einen Rückstand, der, in Wasser gelöst, für den Marshschen Apparat geeignet ist. Man kann auch die Leichenteile durch Kochen mit Schwefelsäure und Kupferoxyd zerstören. Die resultierende Flüssigkeit kann nach Beseitigung etwa vorhandener schwefliger Säure in den Marshschen Apparat gebracht werden.

Für den Arsennachweis in Gebrauchsgegenständen (Tapeten usw.) digeriert man das zerkleinerte Objekt mit reiner 25prozentiger Schwefelsäure 18—24 Stunden bei 50—60° C, oder setzt, wenn dadurch nicht aller Farbstoff gelöst wird, auf 100 Tl. 25prozentiger Schwefelsäure noch 3—5 Tl. Salpetersäure (1,24 sp. Gew.) hinzu (bei Anwendung von Salpetersäure ist diese durch Abdampfen wieder zu entfernen); darauf wird filtriert, das Filtrat auf 200 ccm verdünnt und davon 20—30 ccm in den Marshschen Apparat gebracht. Oder, das Material wird zerkleinert, mit 20—25prozentiger Salzsäure angerührt, mit 20 g einer 4prozentigen Eisenchlorürlösung vermischt, und von dieser Mischung wird aus einer mit einem Liebigschen Kühler verbundenen Retorte mit der nötigen Vorsicht ein Dritteil abdestilliert, so daß in der Minute etwa 3 ccm übergehen. Sehr wasserhaltige Substanzen sind vor dem Ansäuern einzudampfen. Das Chlorarsen enthaltende Destillat kann in dem Marshschen Apparate und auch quantitativ bestimmt werden (Oxydieren und Fällen mit Magnesiamixtur oder Neutralisieren mit Kaliumkarbonat und Titrieren mit $^1/_{100}$-Normal-Jodlösung).

Der biologische Nachweis. Schimmelpilze, Mukor-, Aspergillus- und Penicilliumarten, auch verschiedene Bakterien besitzen die Fähigkeiten, wohl aus allen Arsenverbindungen flüchtige Arsine, vielleicht Diäthylarsin oder Äthylkakodyloxyd zu erzeugen, die nach Knoblauch riechen. Hierauf gründet sich ein Nachweis. Von dem zerkleinerten Untersuchungsmaterial werden etwa 5—10 g in einem Erlenmeyerschen Kölbchen mit Wasser zu einem dünnen Brei verrieben, bei saurer Reaktion mit Kalziumkarbonat neutralisiert und bei alkalischer mit Weinsäure sauer gemacht und ebenfalls mit Kalziumkarbonat neutralisiert. Man fügt dann mehr zerkrümeltes Graubrot hinzu als erforderlich ist, um die Flüssigkeit aufzusaugen, und sterilisiert das Kölbchen. Alsdann impft man mit einer Reinkultur von Penicillium brevicaule, die auf einem Kartoffelschnitt gezüchtet war, und schließt das Kölbchen mit einer Gummikappe ab. Läßt man es bei Blutwärme stehen, so zeigt sich nach etwa 12 Stunden ein Pilzrasen auf dem Brot, und mit ihm der tage-, ja wochenlang anhaltende Knoblauchgeruch. Auf diese Weise sind 0,00001, häufig sogar noch 0,000001 g Arsenik nachgewiesen worden.

Noch einfacher gelingt der Nachweis, wenn man eine gesunde Kartoffel kocht, sie in Scheiben schneidet und diese, mit der auf Arsen zu prüfenden Substanz versehen, in eine Petrischale bringt. Dann sterilisiert man eine halbe Stunde bei 110° C und begießt jede Kartoffelscheibe mit etwa ½ ccm sterilisierten Wassers, das Spuren von Penicillium brevicaule enthält. Läßt man das ganze bei 37° C ca. 24 Stunden stehen, so nimmt man nach Öffnung der Schale den Knoblauchgeruch wahr. So läßt sich das Arsen in Nahrungs- und Genußmitteln und in Gebrauchsgegenständen, wie Tapeten usw., nachweisen. Will man in Psoriasisschuppen das Arsen während oder nach dem Arsengebrauch feststellen, so hat man nur nötig, ein wenig Nähragar mit einer geringen Menge der Hautschuppen zu versetzen und die schräg erstarrte Oberfläche mit dem Penicillium zu impfen. Nach 48 Stunden nimmt man den Knoblauchgeruch wahr. Bei einem Studenten, der Arsenik sublimierte, dabei Arsendämpfe aufnahm und neben starken Schwellungen von Augen, Nase, Lippen, dann Durchfall und Blutharnen, Ohnmachten, Zittern, Krämpfe, Speichelfluß, Zahnfleischgeschwüre u. a. m. bekommen hatte, konnte man nach 21 Tagen im Harn und nach neun Monaten Spuren davon in den Nägeln der Füße nachweisen.

Behandlung: Brechmittel mit Ausschluß des Brechweinsteins, Auswaschen des Magens, hohe Darmeingießungen, Diuretica und evtl. Antidotum Arsenici (Eisenoxydhydrat) oder Liquor Ferri oxychlorati, oder Magnesia usta mit Wasser angerührt, oder Kalkwasser. Das bereits resorbierte Arsen kann durch diese Mittel nicht unlöslich und unschädlich gemacht werden. Ferner sind anzuwenden: Heiße Einpackungen, Friktionen, Exzitantien (Moschustinktur, Cardiazol, Kampfer), heiße Milch, evtl. bei sehr hartnäckigem Erbrechen Kokain (0,05 : 500,0). Gegen die Arsenlähmung ist vielfach der konstante Strom mit Erfolg angewandt worden. Subkutane Strychnininjektionen sind zu versuchen. Verschlimmernd scheint auf dieselbe die Kälte einzuwirken. Das gerühmte Natriumthiosulfat erwies sich, obschon in großen Dosen verabfolgt, nicht als ein Besserungsmittel für den Zustand.

Arsenwasserstoff.

Der Arsenwasserstoff (96,2 Prozent Arsen), ein knoblauchartig riechendes[1]) Gas ist stark giftig. Die Giftigkeitsgrenze für Hunde liegt bei 1 : 100 000. Die Minimaldosis des Gases, welche bei Säugetieren eine schwere Vergiftung mit nachfolgendem raschen Tod herbeiführt, liegt bei 3,5 pro mille und die Minimaldosis für eine langsame, tödlich endende Vergiftung unter 0,05 pro mille[2]). Für 1 kg Katze sind 5 mg sicher tödlich. Für Menschen sollten etwa 0,3 g, also ungefähr 87 ccm Arsenwasserstoff den Tod veranlassen, eine Menge, die ich für viel zu hoch erachte. Die Mortalität bei Menschen berechne ich auf etwa 60 Prozent.

Das Gas kann entstehen und vergiften, wo Wasserstoff aus arsenhaltigem Zinn, Zink, Eisen oder mit arsenhaltigen Säuren hergestellt wird. So kommen Vergiftungen vor beim Füllen von Ballons, auch der Kinderballons in der Hausindustrie, bei Galvaniseuren, die Metallgegenstände auf galvanischem Wege mit einem Niederschlag von metallischem Arsen versehen, um „Altsilber" zu machen, und dafür ein Bad mit Arsen, Antimon, Salzsäure, Eisen, benutzen, in Emaillefabriken, Verzinnungs-, Verzinkungs- und Verbleiungsbetrieben, beim Eisenbeizen, oder beim Löten und Schweißen, oder bei der Goldgewinnung aus minderwertigen Erzen nach dem Mc Arthur-Forest-Zyanprozeß, in Blei- und Silberhütten, beim Extrahieren des Silbers aus Erzen mittels Salzsäure, in chemischen Fabriken, bei der Herstellung von Chlorzink[3]), bei der Benzidinfabrikation, wo Zink-

---

[1]) Jaeger, Münch. med. Wochenschr. 1925, S. 1053. In statu nascendi soll es geruchlos sein.
[2]) Chevalier et Chaignot, Hébert et Heim, Bullet. de la Soc. chim. de France [4], 1, 571. — Führer, Arch. f. exp. Pathol., Bd. 92, S. 288.
[3]) Clayton, Brit. med. Journ. 1901.

staub einer für den Benzidinprozeß erforderlichen Reaktion zugeführt wird, selten bei der Reduktion des Nitrobenzols zu Anilin, in Akkumulatorenfabriken beim Formieren der Platten, bei dem Reinigen von Schwefelsäurekesselwagen von Schlamm, wo die beim Ausspülen erfolgende Verdünnung der Säure das Metall stark angegriffen hat[1]). Bei dem Arbeiten an einem Ätzbassin, aus dem sich das Gas entwickelte, erkrankten zwölf Arbeiter[2]). Unter Umständen entwickelt sich das Gas auch aus Akkumulatorenbatterien der Unterseeboote. Angestellte erkrankten chronisch, die in einem Dienstraum arbeiten mußten, in dem sich aus einer galvanischen Batterie, die mit arsenhaltiger Flüssigkeit beschickt war, Gas absonderte. Einmal soll angeblich eine Arsenwasserstoffvergiftung auch zu Selbstmord bewerkstelligt worden sein[3]). Ein Teil der Giftwirkung arsenhaltiger Tapeten ist auf dieses Gas zurückzuführen. Es kann entstehen, wenn Schimmelvegetationen den von ihnen gebildeten Wasserstoff auf Tapetenfarben oder Tapetenkleister, die arsenhaltig sind, wirken lassen. Schon im Jahre 1830 wurde der Übergang von Arsen in Arsenwasserstoff durch Fäulnis auf Grund von Beobachtungen angenommen.

Der Arsenwasserstoff reduziert bei direkter Berührung Oxyhämoglobinlösungen und löst die Erythrocyten auf. Das Blut wird auch in starker Verdünnung bald nach der Berührung dunkel, in dicker Schicht fast schwarz. In ihm wies ich den Absorptionsstreifen des Methämoglobins bei der Wellenlänge 608 nach. Es handelt sich bei der Vergiftung mit dem Gas um eine echte Blutvergiftung mit Zugrundegehen von roten Blutkörperchen und chemischer Veränderung des Blutfarbstoffs — die auch den Zusammenhang von Gallen- und Blutfarbstoff im Laufe des Leidens erkennen läßt.

Weiße Mäuse sterben durch eine Luft mit 0,5—1 mg auf ein Liter in einer Stunde, durch 0,1—0,2 mg auf ein Liter in 2—3 Stunden.

Die Vergiftung tritt akut auf und äußert sich alsbald oder nach ½—2 Stunden in wechselnder Kombination der Symptome durch häufiges Erbrechen, Kopfweh besonders in der Stirngegend, Schmerzen im Magen, Diarrhöe, Fötor ex ore, Frösteln, Angstgefühl, kalte Schweiße, Schmerzen in der Brust, Hyperästhesie, Nieren- und Leberschmerzen, Vergrößerung von Leber und Milz, Kälte der Glieder, ikterische oder bräunliche Färbung von Haut und Konjunktiva, Entleerung eines meist sehr sparsamen, selten reichlichen, bisweilen roten oder schwärzlichen Harnes, der Hämoglobin, Methämoglobin neben Oxyhämoglobin, auch Hämatin, Urobilin, wenig Gallenfarbstoff, aber meist keine roten Blutkörperchen enthält. Es kommen ferner vor: Schwindel, Delirien, Zittern, Schwäche oder Muskelzuckungen. Der schwarze Kot enthielt in einem Falle fast nur Galle. Die Bildung von Gallenfarbstoff ist beim Hunde vermehrt bei gleichbleibender Gallenmenge, die Gallensäuren sind vermindert. Das Blut zeigte in dem eben erwähnten Falle noch während des Lebens eine große Armut an roten Blutkörperchen, aber viele Trümmer von solchen, Blutschatten und Hämoglobinämie. Im weiteren Verlaufe der Vergiftung kann Anurie eintreten. Der Tod erfolgt oft unter voran-

---

[1]) Gerbis, Münch. med. Wochenschr. 1925.
[2]) Guelman, Journ. of industr. hyg., Vol. VII, 1925.
[3]) Cöster, Berlin. klin. Wochenschr. 1886, Nr. 13.

gegangenem Benommensein entweder plötzlich oder nach 2—6, ausnahmsweise einmal nach 27 Tagen unter Pulsverlangsamung und Respirationsstörung. Die längste Krankheitsdauer betrug 90, die durchschnittliche 22 Tage. Selten beginnt die Vergiftung mit einer tiefen Ohnmacht, an die sich dann nach dem Erwachen einige der vorgenannten Symptome anschließen können. In mittelschweren Vergiftungsfällen erfolgt Wiederherstellung in 8—14—22 Tagen. Sie kündigt sich durch Besserwerden der Hautfarbe, Nachlassen der Schmerzen oder Klarwerden des Harns an, der trotzdem noch eiweißhaltig sein kann. Dies kann vor sich gehen, auch wenn die vorangegangene Zerstörung der roten Blutkörperchen sehr umfangreich gewesen ist und ihre Zahl bis unter eine Million gesunken war[1]). Rezidive beobachtete man nach sichtbarer Besserung meist zwischen dem 7. und 9., selten am 3. Tage. Bei wiederholter Einwirkung kann eine toxische Polyneuritis entstehen. Bei Tieren, die mit Arsenik vergiftet wurden, sind Gallenblase und Gallengänge, oft auch der Darm mit zäher Galle angefüllt. Fast nie fehlt Ikterus (Resorptionsikterus)[2]). Bei der Sektion fand man u. a. ikterische Verfärbung der Konjuktiva, Polycholie, Leber- und Milzschwellung und im Darm schiefrige Verfärbung der Schleimhaut und auf derselben braun-grünlichen Schleim. In der Niere können sich Hämoglobininfarkte finden und das Blut kann Methämoglobin und Hämatin enthalten.

Ein Gruppenreagens für Arsen-Antimon und Phosphorwasserstoff ist eine Lösung von Goldchlorid-Natriumchlorid. Damit befeuchtetes Filtrierpapier läßt an der Einwirkungsstelle eines dieser Gase einen violetten Fleck erkennen.

Organische Arsenverbindungen.

Vergiftungen durch diese Gruppe haben sich u. a. seit ihrer Einführung in die Syphilistherapie in erschreckender Weise vermehrt. Sie alle wirken, auch bei Nichtsyphilitikern, wesentlich entsprechend ihrem Arsengehalt und der individuellen Empfindlichkeit. Alle Symptome, die durch sie veranlaßt werden, sind Arsensymptome und haben mit der Syphilis nichts zu tun. Die Verschleierung dieser Tatsache durch nichtssagende Worte kann nur toxikologisch Unerfahrene täuschen. Die strafrechtliche Verantwortlichkeit für den Vergiftungsschaden könnte der heutigen Rechtsprechung nach dem Arzte nur dann zufallen, wenn keine rechtsgültige Einwilligung des Kranken vorliegt, oder wenn die Anwendung unter großer Mißachtung der bisherigen Erfahrungen oder unter Begehung von technischen Fehlern erfolgt ist. Zivilrechtlich kämen Schadenersatzansprüche in Frage bei Erblindung und sonstigen gelegentlichen Beschädigungen[3]).

Atoxyl.

Das Mononatriumsalz der p.-Amidophenylarsin-Säure mit 25 Prozent Arsen, das ohne innere Begründung und ohne Erfolge gegen Schlafkrankheit verwendet wurde, hat viel Vergiftungsunheil angerichtet, das nur auf

---

[1]) Joachim, Deutsch. Arch. f. klin. Medizin 1910, S. 51.
[2]) Stadelmann, Arch. f. exp. Pathol., Bd. XVI, H. 3.
[3]) Hübner, Ärztl. Sachverst.-Zeitung, 1923, Nr. 5.

Arsen zurückgeführt werden muß. Nach Einspritzung von viermal je 0,6 g in 8 Tagen, also von 2,4 g folgten schwere Vergiftung und Tod an Lungenödem zwei Tage nach der letzten Injektion. Eine Kranke starb, nachdem ihr das Mittel in allmählicher Steigerung von 0,06—0,35 beigebracht worden war, nach drei Monaten. Schwindel, Taubheit und fast völlige Blindheit, die erschienen waren, hatten nach Aussetzen des Mittels einen Rückgang erfahren[1]). Atoxyl wird zum größeren Teil unzersetzt binnen 24 Stunden ausgeschieden, doch kann sich die Ausscheidung spurenweis wochenlang hinziehen. Ein anderer Teil zerfällt in anorganisches Arsen[2]). Dies findet sich im Harn. Auch in die Augäpfel der mit Atoxyl vergifteten Tiere, in die Haare usw. geht Arsen über.

An Symptomen kommen u. a. vor: Allgemeine Mattigkeit, Schwellung an Händen und Füßen, Frösteln, mehrtägiges Fieber bis fast 40°, Kratzen im Halse, Übelkeit, starker Harndrang, Harnverhaltung bei Harndrang, Kopf- und Gliederschmerzen, Schwindel, Somnolenz, Herzschwäche, bei Herzkranken Anfälle von Dyspnoe und besonders Sehstörungen mit oder ohne Lidschwellung. Sie beginnen mit konzentrischer Gesichtsfeldeinschränkung. Diese kann so weit gehen, daß nur ein zentraler Bezirk von wenigen Graden erhalten bleibt, so daß ein röhrenförmiges Gesichtsfeld wie bei der Retinitis pigmentosa entsteht. In wenigen Tagen kann sich dann an beiden Augen Minderung oder völliger Verlust des Sehvermögens, auch mit Störung des Farbensinnes einstellen. Ein Kranker, der in 7 Monaten 50,0 g Atoxyl verbraucht hatte, erkrankte unter dem Bilde der retrobulbären Neuritis. Das eine Auge erblindete ganz, das andere behielt Sehschärfe $1/_{15}$[3]). Die Prognose ist sehr schlecht. Der Augenspiegelbefund kann anfangs normal sein, bald aber entwickelt sich das Bild der Sehnervenatrophie. In einem Falle begann das Leiden nach 14 Tagen und nach 4 Monaten bestand die grau-weiße Atrophie. Die Netzhautgefäße können verengert sein. Seltener kommen Netzhautblutungen vor, zuweilen werden die Pupillen lichtstarr gefunden. Im Sehnerven wurde ein Schwund der Nervenfasern ohne entzündliche Veränderungen mit sekundärer Wucherung der Glia festgestellt. Dieser Befund war zentralwärts bis in das Corpus geniculatum externum, peripherisch bis in die Nervenfaser- und Ganglienzellenschicht der Netzhaut nachweisbar. Auch Degeneration der Stäbchenkörner und hyaline Veränderungen an den Gefäßen wurden gefunden. Bei vergifteten Tieren fand man noch viel umfangreichere Veränderungen.

Die Giftmengen, welche solche Wirkungen bei Menschen hervorriefen, schwanken sehr. Bei einem Kranken genügte schon eine Menge von 0,05 g, um Amblyopie, und fünf solcher Injektionen, um unheilbare Erblindung hervorzurufen.

Als Begleiterin der Sehstörungen werden öfter solche des Gehörs erwähnt.

---

[1]) Nonne, Berlin. klin. Wochenschr. 1908, Nr. 14. — Schlecht, Münch. med. Wochenschr. 1909, Nr. 19.
[2]) Igersheimer, Arch. f. Ophthalmologie, 1909, Bd. LXXI. — Lockemann u. Paucke, Pharmaz.-Ztg. 1908, Nr. 69.
[3]) v. Krüdener, Zeitschr. f. Augenheilk. 1906, S. 47.

Salvarsan.

Was nach dem Gebrauche des Dioxydiamidoarsenobenzols an Giftwirkungen bei Syphilitischen und Nichtsyphilitischen hundert- und tausendfach beobachtet worden ist, hat nur Arsen als Ursache. Die Meinung, daß an dem Unheil, das mit diesem Stoffe und den anderen seiner Gruppe eine Überdosierung schuld sei, ist ganz abwegig. Das an Stelle dieser Erkenntnis erfundene Wort „Neurorezidiv" ist ein Täuschungsversuch, ebenso wie die Zurückführung auf „Wasserfehler" und ähnliche Erfindungen ihres Urhebers. Die Arsenausscheidung beginnt im Urin sehr schnell. Es geht auch in die Milch über. Noch nach Monaten findet es sich im Körper. Es lagert sich in Leber, Milz, Nieren ab[1]).

Die Vergiftungssymptome treten nach wiederholten und dann im unmittelbaren Anschluß an eine neue Injektion auf (Beklemmung, Hustenreiz, Schwellung und Ödeme, Schwindel, Atemstörungen, Koma usw.) oder einige Tage nach der ersten Injektion (Koma, Krämpfe usw.). Die intravenösen Injektionen geben hierfür häufiger als andere Anwendungsarten Veranlassung. Dauerleiden und Todesfälle sind dadurch in erschreckender Zahl zustandegekommen.

Nach subkutaner oder intramuskulärer Einspritzung können ausgedehnte Nekrosen entstehen. In den Gewebsstücken ist noch nach Monaten Arsen nachweisbar. Resorptiv kommt es bisweilen, wie nach arseniger Säure, zu Herpes Zoster[2]) oder andersartigen Hautveränderungen. Es stellten sich auch, z. B. nach intravenöser Beibringung von 0,5 g, unstillbares Erbrechen und Diarrhöen, oder nach einer dritten Injektion von 0,3 g schwerer Kollaps mit Herzstillstand, später dauernde Bradykardie usw. ein. Bei Tieren und Menschen sah man danach Nephritis bzw. akute hämorrhagische Nephritis mit darauf folgender Retinitis albuminurica von monatelanger Dauer auftreten. Im Harn fanden sich rote und weiße Blutkörperchen, auch Blut bei bestehender Nephritis, Epithelien, Zylinder — bei Tieren auch Zucker. Oft sind, auch nach vorangegangenen gastrointestinalen Arsensymptomen, Lebererkrankungen mit Ikterus, auch „Spätikterus" gesehen worden. Es wurde Leberatrophie festgestellt.

Ein Mädchen, dem wegen doppelseitiger Keratitis 0,2 g Salvarsan in Ölemulsion in die Glutäalgegend injiziert worden war, bekam vier und fünf Tage später epileptiforme Anfälle. Sie hatte drei Jahre vorher an Meningitis gelitten[3]). Häufiger sind Lähmungssymptome. Nach intravenöser Injektion von 0,6 g Salvarsan trat Schüttelfrost und innerhalb der nächsten 12 Stunden eine linksseitige Hemiplegie, auch Herpes labialis auf. Unter zunehmender Herzschwäche mit ansteigendem Fieber erfolgte am neunten Tage der Tod[4]). Nach Injektion von 0,5 g in die Schulterblattgegend kam nach einer Woche Schwäche in einem Fuß, dann Schwellung im Gelenk, Peroneuslähmung und Muskelschwund. An der Injektionsstelle hatte sich eine gänseeigroße Geschwulst gebildet.

Störungen in den Sinnesorganen sind sehr häufig; nicht nur Augenmuskellähmungen, z. B. des Obliquus superior und des Abducens, oder

---
[1]) Greven, Münch. med. Wochenschr. 1910, S. 2079. — Fischer u. Hoppe, ibid., 1910, S. 1531. — Carlson, Zeitschr. f. phys. Chemie 1910, Sept.
[2]) Bethmann, Deutsche med. Wochenschr. 1911, S. 13.
[3]) Gilbert, Münch. med. Wochenschr. 1911, S. 350.
[4]) Hoffmann, Münch. med. Wochenschr. 1912, Nr. 4.

Ophthalmoplegie, Glaskörpertrübung, Netzhautödem, Unkenntlichsein oder Schwellung der Papille, Blutungen an derselben, Maculablutung, Verschwommensein der ganzen Netzhaut, Photopsie, Iritis usw., sondern auch Blindheit, wie sie Atoxyl hervorruft. Tiere, wie Katzen, denen das Mittel beigebracht wurde, bekamen Zelldegeneration der Netzhaut, am Sehnerven ausgeprägte Marchireaktion u. a. m. Bei vorher ohrgesunden Menschen erkrankte der schallempfindliche Apparat. Schwerhörigkeit und Ertaubung hat mancher so Behandelte erfahren, ebenso Sprachlähmung, Gehirnaffektionen, Bewußtseinsstörungen, Trismus, Tetanus, Delirien.

Neosalvarsan.

Wie Salvarsan, hat auch Neusalvarsan viel Schweres über Menschen gebracht: Dermatitis mit Ödemen des ganzen Körpers, Einrisse an der Epidermis, die später sich mit Krusten bedeckte, Ausfallen der Haare, Melanose im Gesicht und am Leib, Herzschwäche, Fieber bis fast 40° C, Schwellung und Eiterung an den Augen, eitriges Sekret quoll aus der Lidspalte hervor, akutes Glottisödem bei schlechtem Puls, Aphonie, Zyanose schon nach einer Injektion von 0,15 g[1]), Erbrechen und Durchfälle, Anurie, Zystitis, nach intravenöser Beibringung von 0,3 g hohes Fieber und Tod in 18 Stunden[2]), ferner in einem Falle von Malaria nach Beibringung von 0,15 und 0,3 g in fünf Tagen: Addisonsche Symptome mit nachgewiesenen Veränderungen in einer Nebenniere, auch Frühikterus, Gehirnödem, Schwindel, Sprachstörungen. Encephalitis hämorrhagica mit den entsprechenden symptomatischen Folgen, begleitet von anderen Arsensymptomen, auch Krampfanfällen, wurden bei Kindern nach Beibringung einer Gesamtdosis von 0,36 g festgestellt. In einem solchen Falle fand man im Thalamus opticus und dem linken Linsenkern Blutungen, wie sie auch Salvarsan erzeugen kann, in einem anderen Ependymitis ventriculi und Leberdegeneration. Einer Frau, die Quecksilber nicht vertrug, brachte man Dosen von 0,15—0,3 g Neosalvarsan bei. Vierzehn Tage nach Beendigung der „Kur" bekam sie eine akute Leberatrophie, an der sie starb. Wassermann war negativ. Wiederholt starben auch Neosalvarsanierte[3]). Bei einer Frau erschienen 14 Tage nach der Kur mit Neosalvarsan in Dosen von 0,15 bis 0,3 g eine Dermatitis und eine sehr schnell zum Tode führende Leberatrophie[4]). Nach Einspritzung von 0,15 g in eine Vene erfolgte der Tod bei freiem Bewußtsein, nachdem Übelkeit, Erbrechen, Zyanose am ganzen Körper und unfühlbarer Puls vorangegangen waren. Die Atmung war nicht verändert.

Auch beruflich haben Arsenobenzolpräparate Schädigung herbeigeführt. Ein damit arbeitender Chemiker bekam diffuse Pigmentation, ferner Hyperkeratosen an Hand- und Fußtellern und andere Arsensymptome, wie Ataxie, Romberg, Fehlen von Sehnenreflexen u. a. m.

Bei damit vergifteten Tieren erwies sich am arsenhaltigsten die Milz.

---

[1]) Trimarchi, Bollet d. malatt. dell' orecchio, Tom. 43, 1925.
[2]) Giacardy, Bullet. de la Soc. française de Dermatol. 1924, T. 31.
[3]) Wertheim, Klin. Wochenschr., Bd. 3, 1924.
[4]) Kircher, Wien. klin. Wochenschr. 1924.

Silbersalvarsan. Ein Mann wies zwei Stunden nach der zehnten Injektion von 0,25 g in die Kubitalvene an dem betreffenden Arm von der Ellenbeuge abwärts eine weißbläuliche Färbung auf. Der Radialpuls war unfühlbar, die linke Hand motorisch und sensibel gelähmt. Als der Zustand sich nicht besserte, wurde operiert. Thromben fehlten in den Gefäßen. In den nächsten Tagen stellte sich Gangrän der Hand ein. Man amputierte den Unterarm einfach! Die Allgemeinerscheinungen, z. B. der Ikterus, sind Arsenvergiftungssymptome. Daß auch untilgbare Argyrie eintreten kann, ist selbstverständlich.

Arsacetin hat neben anderen Vergiftungssymptomen auch menschliche Augen geschädigt und Blindheit erzeugt. So kamen u. a. vor bei einer Nichtsyphilitischen: Skotom für Grün und Rot, Sehstörungen mit Abblassen der Papille, absolute Amaurose unter dem Bilde der genuinen Sehnervenatrophie, Blutungen am Augenhintergrunde. In einem Falle, in dem kaum der sechste Teil der Maximaldosis gegeben worden war, entstand dadurch beiderseitige Optikusatrophie[1]. Eine solche ließ sich auch bei damit versehenen Ratten erzeugen.

Spirarsyl. Nach drei Injektionen von je 0,3 g des Arsenophenylglycinnatrium innerhalb drei Wochen bekam ein Mädchen schwere Allgemeinerscheinungen und außerdem Rötung und Verwaschensein der Papillen. Im Urin waren Eiweiß, granulierte Zylinder, Gallenfarbstoff. Es erfolgte der Tod. Im Opticus fand sich Entzündung[2].

Soamin. Nach zehn Injektionen von Natriumamidophenylarsinat stellte sich Sehschwäche und nach erneuter Anwendung Sehnervenatrophie ein[3]. Nach **Orsudan,** Natriumazetarsonat, erfolgte nach 9 Injektionen von je 0,5 g Sehnervenatrophie mit Veränderungen an der Macula[4]. **Indarsol** erzeugt an Katzen und Kaninchen neben schweren Allgemeinsymptomen degenerative Veränderungen an Netzhaut und Sehnerven.

Durch **Arsphenamin** kamen in New-York 29 Todesfälle zustande, davon 21 wenige Stunden nach der Einspritzung. In acht dieser Fälle folgte der Einspritzung akute gelbe Leberatrophie[5]. Bei manchen der damit Behandelten entstand ein Exanthem mit fast schwarzer Pigmentierung.

Alle anderen organischen Arsenverbindungen, wie **Metaarsensäureanilid, Elarson, Solarsan, Kakodylsalze, Arsalyt, Stovarsol** bzw. **Spirocid, Azetyloxaminophenylarsinsäure** usw., zeigen in irgendwelcher Kombination Arsenwirkungen wie die vorstehend geschilderten, die letzteren

---

[1] O p p e n h e i m , Berlin. klin. Wochenschr. 1910, Nr. 5. — H a m m e s , D. med. Wochenschr. 1910, Nr. 6. — R u e t e , Münch. med. Wochenschr. 1909.
[2] H e g n e r , Klin. Monatsbl. f. Augenheilk. 1910.
[3] H e n d e r s o n , Americ. Journ. of Ophthalm. 1910, p. 336.
[4] C l a r k e , Ophth. Society of the Unit. Kingdom, 1910. Dort mehrere Fälle.
[5] W e i s s , Journal of the americ. medic. Associat. 1925, Vol. 84. Für solche Vorkommnisse sind Ärzte, meiner Auffassung nach, zivil- und strafrechtlich verfolgbar.

hohes Fieber mit zerebralen Reizsymptomen. Nach **Hectin,** Benzolsulfoamidophenylarsinsaures Natrium, wurden u. a. beobachtet: Myopie, Fieber, Kopfschmerzen, Albuminurie. **Arrhenal.** Methylarsinsaures Natrium ruft bei Tieren Hämoglobinurie, Hämaturie, Durchfälle, degenerative Prozesse sowie Blutungen hervor[1]).

Sulfarsenol, von dem man einem Manne drei intramuskuläre Einspritzungen von 0,069, 0,12 g und 0,18 g gemacht hatte, bekam Schmerzen in der injizierten Extremität, am vierten Tag Ödem, nach 10 Tagen Schmerzen an der rechten Lungenbasis, blutigen Auswurf und Fieber von 39,5°. Einige Tage später starb er unter Schmerzen und Asphyxie. Die Symptome wurden als Emboliefolge durch Sulfarsenol gedeutet[2]).

Chlorvinyldichlorarsin (Lewisite), ein Kriegsgift, wirkt auf Haut und Schleimhäute sehr stark Entzündung erregend.

Antimon.

Es besteht die Annahme, daß alle stark wirkenden Antimonverbindungen ein dreiwertiges, alle schwach wirkenden fünfwertiges Antimon enthalten[3]). Ich erkenne nicht an, daß dies gesetzmäßig sicher sei. Es sind andere Umstände, denen die Entscheidung über das Giftigkeitsmaß zukommt. Die Sauerstoffverbindungen des Antimons werden schwerer als die des Arsens resorbiert.

Antimondämpfe machen Brustbeklemmung, Husten, Schmerzen, Anschwellung der Halsdrüsen, Magen-, Darmstörungen, pustulöse Ausschläge besonders am Hodensack, erschwertes Harnlassen und Anaphrodisie.

Antimonstaub. Das Letternmetall besteht aus 70—80 Prozent Blei, 5 Prozent Zinn und 15—20 Prozent Antimon. Schriftgießer und Schriftsetzer, die damit umgehen, scheinen dadurch in eigenartiger Weise beeinflußt zu werden. Unter 120 ein Jahr lang beobachteten, besonders jüngeren Arbeitern fanden sich solche, die, ohne bleikrank zu sein, erkennen ließen: müden Gesichtsausdruck, Nervosität, Schlaflosigkeit, Schwindel, Stirn- und Hinterhauptkopfschmerzen, Muskelschmerzen, Neuralgien, Brechneigung und Verstopfung. Basophile Granulationen waren bei ihnen selten und in normalem Ausmaß, der Urin normal, im Kot einige Male Antimon. Es bestand eine beträchtliche Leukopenie. Das Krankheitsbild wird als dem Antimon zugehörig aufgefaßt[4]). In einer Pulverisieranstalt veranlaßte der reine Antimonstaub bei Arbeitenden mehrere Tage anhaltenden Brechdurchfall.

Der Antimonwasserstoff (Sb H_3) soll auf Kaninchen, die in einer Atmosphäre mit 1 Prozent des Gases atmen, angeblich nicht giftig wirken. Er ist aber ein Gift. Hunde erkranken ½—¾ Stunden nach Beginn des Atmens in einer Atmosphäre mit dem Gase, bekommen Atmungsstörungen, hartnäckiges, auch blutiges Erbrechen, Durchfälle, Prostration, anfängliche Beschleunigung, später Sinken der Herzarbeit und enden in 3—4 Stunden oder 1—2 Tage nach der Einatmung von etwa 144 ccm. Blutveränderungen entstehen nicht. Die Lungen sind kongestio-

---

[1]) Testoni e Castagna, Arch. di farmac. sperim. 1925.
[2]) Muniagurria, D. Zeitschr. f. ger. Mediz. 1923, S. 336.
[3]) Brunner, Arch. f. exper. Pathol. 1912, S. 186.
[4]) Schrumpf, **Straßburger** med. Zeitung 1910, Nr. 5.

niert, haben schwärzliche Ecchymosen, Ulzerationen an solitären Follikeln und Peyerschen Plaques.

Die Antimonbutter (Antimontrichlorid, $Sb\ Cl_3$) zieht an der Luft Wasser an und zersetzt sich in Salzsäure und Antimonoxychlorid. Sie ätzt lebende tierische Gewebe, wahrscheinlich durch die sich bildende Salzsäure. Die tödliche Dosis beträgt ca. 30 g; 1 Teelöffel voll verursacht schwere Vergiftung. Nach Einnehmen von 2 Teelöffel voll entstanden weiße Schorfe im Munde und Schlunde, Erbrechen hämatinhaltiger Massen, Dysphagie, diarrhöische Stühle mit Blut, Kollaps, Krämpfe u. a. m.[1]). Es erfolgte Wiederherstellung nach einer Woche. Ein Selbstmörder, der etwa 60—90 ccm derselben genommen hatte, starb nach 10 Stunden[2]). Unachtsame Anwendung der Antimonbutter an einem Lide veranlaßte Zerstörung der Kornea.

Das Schlippesche Salz (Natriumsulfantimoniat, $Na_3\ Sb\ S_4$) wirkt im tierischen Organismus wesentlich durch den sich aus ihm bildenden Schwefelwasserstoff[3]). Der Goldschwefel (Antimonpentasulfid, $Sb_2\ S_5$) wird durch das Alkali des Darms gelöst und kann in großen Mengen dem Brechweinstein ähnliche Symptome, Erbrechen und Durchfall, erzeugen.

Antimontrisulfid ($Sb_2\ S_3$) bewirkt bei Kaninchen, bevor Störungen des Allgemeinbefindens eintreten, Leukopenie und Eosinophilie. Nach Eingeben größerer Mengen an Schafe sah man nach 2—10 Tagen auftreten: Krämpfe, Verstopfung und Haarausfall. Im Magen fand sich Entzündung.

Kermes minerale, das Karthäuserpulver, besteht aus Antimontrisulfid und Antimontrioxyd. Leicht werden durch dasselbe Übelkeit, Erbrechen, Koliken, Durchfälle hervorgerufen. Nach Anwendung eines Saftes mit Kermes bei Lungenentzündung entstanden auf der Zunge und im Rachen Pusteln.

Antimonoxyd ($Sb_2\ O_3$) macht bei Tieren Leukopenie. Chronisch zugeführt, veranlaßt es Störungen wie Arsen. Eine Katze, die es etwa drei Monate in steigender Dosis, insgesamt zu 0,628 g erhalten hatte, wies einen allmählichen Kräfteverfall auf, der mit Tod endete. Leber, Lunge usw. waren stark fetthaltig.

Antimonsaures Kalium. Nach Einnehmen des weißen Spießglanzoxyds bis zu 5 g täglich entstanden bei zwei Kranken Delirien, die auf Verringerung der Dosen schwanden.

Antimosan, ein Komplexsalz des Antimonoxyds mit einem Brenzkatechinderivat, wurde bei einer syphilitischen Kranken zweimal verwendet. Nach der zweiten Injektion fiel sie sofort bewußtlos um und starb.

Antimonfluorid. Ein Knabe verschluckte ein haselnußgroßes Stück davon und starb nach wenigen Stunden. In Milz, Leber, Magen, Urin fanden sich Spuren von Antimon.

Brechweinstein.

Der Brechweinstein ($C_4H_4K[SbO]O_6$) hat jetzt nur toxikologisches Interesse. Das 17. Jahrhundert lieferte viele Todesfälle durch

---

[1]) Middleton, Lancet 1908, II.
[2]) Taylor, Die Gifte, Bd. 2, S. 508. — Houghton, Lancet, 1843.
[3]) L. Lewin, Monatsber. der Akademie der Wissensch. 1878, Juli, und Arch. f. path. Anat. 1878, Bd. 34.

Brechweinstein. Vergiftungen entstehen jetzt durch Selbstmord, Giftmord[1]), Verwechselung, z. B. mit Brausepulver, Magnesia, durch Schikane und arzneilichen Gebrauch, auch für die Ekelkuren gegen Bronchialleiden, Pneumonie, Psychosen, Trunksucht (Poudre de tranquillité, Poudre d'ivrognes) und in Salben, um durch Entzündungserregung ableitend zu wirken. Eine Frau wurde zur Deportation verurteilt, weil sie ihren trunksüchtigen Mann durch das „Beruhigungspulver" getötet hatte. Baumwollarbeiter bedienten sich desselben (Brechweinstein 0,24, Cremor tartari 0,9), um sich „die Brust zu reinigen". Die Mortalität beträgt ca. 40 Prozent. Pneumonie und psychische Erregungszustände sollten eine Toleranz für das Mittel abgeben, was nicht richtig ist. Giftig kann schon 0,01 g wirken. Seine kleinste tödliche Dosis betrug bei einem Kinde 0,034 g und bei einem Erwachsenen, der ihn als Medikament genommen hatte, 0,12 g. Hier war der Tod nach 2 Tagen[2]) und bei zwei Kindern von 5 und 3 Jahren, die davon je 0,6 g pulverförmig verschluckt hatten, nach 8 bzw. 12 Stunden unter Krämpfen, und in weiteren Fällen nach 1 g in 6 Stunden, ferner durch 0,36 und 0,72 g, die an zwei aufeinanderfolgenden Tagen einem Pneumoniker eingegeben worden waren, nach 0,6 g in drei Dosen an drei Tagen[3]) nach 20 Tagen[4]), und schließlich nach 4 g trotz frühzeitigen Erbrechens nach 10 Stunden erfolgt. Wiederherstellungen kenne ich nach 0,24 g in 14 Tagen, nach versehentlich einem dreijährigen Kinde verabfolgten 4—5 g, ferner nach ca. 0,56 g, die in 4 Stunden verbraucht worden waren[5]), nach 15 g, die man statt Magnesia eingenommen hatte, und selbst nach 30 g. Ein Pferd, das in zwei Tagen 24 g erhalten hatte, wurde schwer vergiftet, genas aber nach 5 Wochen. Ein anderes, dem 15 g in 8 Liter Wasser gegeben worden waren, endete nach 4 Tagen, nachdem Zittern, Körperkälte, unfühlbarer Puls, Ödeme und Atmungsstörungen vorangegangen waren. Die Resorption erfolgt von allen Körperstellen, auch von der Haut aus, die Ausscheidung durch Harn, Galle, Kot, Milch. Selbst nach epidermaler, subkutaner und intravenöser Anwendung findet sich in Magen und Darm Antimon. Knochen, Haare, Nieren, Muskeln, Leber und Haut enthalten bei damit vergifteten Tieren nur wenig, das Gehirn nichts von dem Gift[6]).

Der Brechweinstein vernichtet die Muskelerregbarkeit und fällt Eiweiß beim Vorhandensein freier Säure. Auf die Haut eingerieben, ruft er unter reißenden Schmerzen variolaähnliche Pusteln mit folgender Vereiterung der Hautfollikel hervor. Bisweilen entsteht nach den Pusteln ein knorpelartiges Gebilde an der Einreibungsstelle. Ich sah nach der wiederholten Einreibung der „Pockensalbe" in die Schläfengegend von Paralytikern eitrige Zerstörung sämtlicher Weichteile, Periostitis und Nekrose des Knochens entstehen[7]).

Antimonverbindungen, zumal der Brechweinstein, werden noch in der Färberei zum Beizen von Stoffen gebraucht. Wird die Arbeit nicht sorg-

---

[1]) Brit. med. Journ. 1887, I, p. 44.
[2]) Constant, Lancette française, Tom. V, 1831.
[3]) Harnack, Vierteljahrschr. f. ger. Med., Bd. 21, 1901. — Strube, ibid. Bd. 22, 1901.
[4]) Andral, Clinique médic., Tom. I, 1834, p. 247.
[5]) Deutsch, Mediz. Zeitschr. d. Vereins für Heilkunde, 1851, S. 133.
[6]) Pouchet, Compt. rend. de l'Acad. des Scienc., T. 133, p. 526.
[7]) L. Lewin, Die Nebenwirkungen der Arzneimittel, S. 683.

fältig ausgeführt, so kann von dem Beizstoff genug auf der Gewebsfaser bleiben, um beim Tragen derselben Reizwirkungen an der Haut zu veranlassen. Dies sah man, meist in der Sommerzeit, bei Trägern von derartigen Strümpfen, Pulswärmern usw. Es entstanden Follikulitiden mit stark schmerzhafter Entzündung ihrer Umgebung, wozu sich in schweren Fällen Abszedierung, Lymphangitis und Lymphadenitis gesellte. Der saure Schweiß und Druck am Strumpfband oder Schuhrand scheinen hierfür begünstigend zu wirken.

Die nach jeder Art der Beibringung mögliche Brechwirkung kommt durch die starke Magenreizung reflektorisch zustande. Die entsprechende Darmwirkung kann auch zu Blutungen und Geschwürsbildung führen. **Weinsaures Antimonoxyd-Natrium** macht bei Tieren eine kontinuierliche Blutdruckerniedrigung durch Erweiterung der Gefäße[1]). Brechweinstein erzeugt als solcher Lähmung der gangliösen Herzzentren sowie des Muskels und Sinken der Körperwärme. Auch die Atmung kann leiden und der Stickstoff-Stoffwechsel Veränderungen erfahren.

Symptome der Vergiftung mit Brechweinstein: Schmerzen im Munde, Schwellung der Lippen, auch Bläschen an Gaumen und Schlund, Schlingbeschwerden, Frösteln, Erbrechen, Magenschmerzen, Schmerzen im aufgetriebenen Unterleib, Durchfall, auch von choleraartiger Beschaffenheit und als entferntere Wirkungen: Angstgefühl, Krämpfe, Wadenkrämpfe, auch Krämpfe der Gesichtsmuskulatur, ein frequenter kleiner Puls, erschwerte Atmung, Stimmlosigkeit, Ausschläge, Schweiße, Blässe und Kälte der Haut, Kollaps, Zyanose, Schwindel und Ohnmacht. Unter Aussetzen des Pulses und Verlust des Bewußtseins kann unter Krämpfen der Tod auch nach arzneilichem innerlichen oder äußerlichen Gebrauch besonders bei Kindern eintreten. Rezidive nach auffälliger Besserung kommen vor. Ausnahmsweise sind die Symptome seitens des Magens und Darms gering, dafür aber Herz- und Atemstörungen maßgebend: Herzklopfen, Präkordialangst, Prostration, Zyanose, Dyspnoe mit Sprachlosigkeit. Sehr selten sind Blindheit und Taubheit.

Leichenbefunde. Bei Tieren und Menschen werden die Entzündung bzw. Eiterung erzeugenden Wirkungsfolgen des Brechweinsteins gesehen: Pusteln im Munde (Aphtae antimoniales), Ösophagus und Kehlkopf, auch kruppartige Entzündung, ferner Substanzverluste an der Magenschleimhaut, Pusteln an der inneren Fläche des Peritoneum, Schwellung der Follikel und Zerfall derselben samt der darunter liegenden Schleimhaut zu einer breiigen Masse, Geschwüre vorzugsweise im Ileum und in den solitären Follikeln und Peyerschen Plaques. Die Leber kann vergrößert sein und viel Fett aufweisen. An den entzündlichen Reizwirkungen und deren Folgen können Nieren und Harnblase teilnehmen. In einem Falle fand sich Schwarzfärbung von Hoden und Penis durch Blutergüsse in deren Zellgewebe.

Nachweis: In sauren Antimonlösungen entsteht durch Schwefelwasserstoff orangegelbes Antimonsulfid, durch Wasserstoff in statu nascendi Antimonwasserstoff, der in Javellescher Lauge unlösliche Antimonspiegel liefert, und Zink erzeugt in Platinschälchen, in denen Antimonlösungen sind, schwarze Flecke. Tierische Gewebe werden durch

---

[1]) Soloweitschyk, Arch. f. exp. Path. u. Pharm., Bd. XII, p. 438.

chlorsaures Kali und Salzsäure zerstört, Schwefelwasserstoff in die Lösung eingeleitet, das Schwefelantimon mit Schwefelammon behandelt, das Filtrat durch Salzsäure gefällt, der Niederschlag in konz. Schwefelsäure gelöst und diese Lösung in den Marshschen Apparat gebracht, um Antimonspiegel zu erzeugen. Antimonverbindungen lassen sich in Leichen (Leber, Nieren, Knochen, Gehirn, Blut, Magen, Darm) noch nach drei Wochen nachweisen.

Behandlung: Ausspülung von Magen und Darm, Verabfolgung gerbsäurehaltiger Mittel (Tannin 1—2 Prozent; es entsteht unlösliches, gerbsaures Antimonoxyd). Besser wirkt nicht das Kaliumhexatantalat[1]), weil es, ebensowenig wie Tannin, in der Blutbahn befindliches Antimon ungiftig machen kann. Eispillen, Kokain (0,1:500,0), Opium, Belladonna, schleimige Mittel, Analeptica (Wein, Kampfer usw.), sowie Diuretica. Bei Antimonbuttervergiftung ist noch dazu Eiweiß oder Magnesia usta in Milch zu reichen.

Wismut.

Seit mehr als hundert Jahren wird Wismut in der Form des basischsalpetersauren Salzes arzneilich innerlich und äußerlich angewendet, und seit ebenso lange sind bei beiden Anwendungsformen nicht nur schwere Störungen an Körperorganen, sondern auch tödliche Ausgänge dieser Therapie beobachtet worden[2]). Es ist wenig an neuer klinischer und experimenteller Semiotik seither hinzugekommen. Auf der einen, nicht immer unterrichteten, aber darum desto dreisteren Seite wird behauptet, man könne ungestraft auch sehr große Mengen z. B. des Wismutsubnitrats einführen. Gab doch einmal ein französischer Arzt einem Kranken „wegen Hyperazidität" in 80 Tagen 1600 g von dem Mittel, das nur Stomatitis und Gesichtspigmentierung nebenher bewirkt haben soll, und für Röntgenaufnahmen sind auf einmal nicht nur 50, sondern 100 g dieses Salzes und darüber gereicht worden, ohne daß angeblich körperliche Störungen eintraten.

Mit aller Schärfe muß der Ansicht von der Harmlosigkeit großer Dosen des Wismutsubnitrats entgegengetreten werden. Jeder Mensch leidet durch sie. Die Differenz zwischen den verschiedenen Menschen besteht nur in der Verschiedenheit der Angriffsstellen und der zur eigentlichen Wirkung kommenden Mengen[3]). Die Resorptionsgröße, die Löslichkeit, bzw. die Schnelligkeit der Umwandlung des Mittels in Schwefelwismut sind vielleicht für den Vergiftungseintritt und Verlauf maßgebend. Nach dem heutigen Standpunkte der Erfahrung würde ein durch große Dosen Wismut Geschädigter bzw. die Hinterbliebenen strafrechtlich oder zivilrechtlich gegen den Arzt vorgehen können mit einer nicht geringen Aussicht auf Erfolg.

Basisches Wismutnitrat.

Das basische Wismutnitrat (Magisterium Bismuti) (Bi_2O_6NH) hat mehrfach bei dem innerlichen oder äußerlichen arzneilichen Gebrauch

---
[1]) Rosenthal u. Severin, Arch. f. exp. Pathol. 1912. S. 275.
[2]) L. Lewin, Die Nebenwirkungen der Arzneimittel, 3. Aufl.
[3]) L. Lewin, Münch. med. Wochenschr. 1909, Nr. 13.

— innerlich schon nach Gebrauch von 3 g in drei Tagen — vergiftet und zu 4—8 g auch getötet. Ein drei Wochen altes Kind, dem 3—4 g davon in 100 ccm Buttermilch für röntgenologische Untersuchung gegeben worden waren, erkrankte 12 Stunden nach der Zufuhr des Mittels mit Zyanose und Kollaps und starb bereits nach drei Stunden[1]). Für den gleichen Zweck erhielt eine Erwachsene 50 g mit Bolus. Sie starb unter den gleichen Symptomen in Bewußtlosigkeit. Gelegentlich wurden 4—5 g, auch 10 g von einem 2½ Wochen alten Kinde, ja sogar 30 g mit geringen Vergiftungssymptomen vertragen[2]). Weder der Blei- noch der Arsengehalt (bis 0,02 Prozent) haben mit der Giftwirkung etwas zu schaffen.

Die Resorption vollzieht sich nach den allgemeinen Regeln. Ein hoher Salzsäurewert des Magensaftes und verlangsamte Magenbewegung befördern die Aufnahme vom Magen aus[3]). Wunden, zumal Brandwunden, resorbieren das Wismutsubnitrat als Pulver, Salbe usw. Auf diese Weise kamen gar manche tödliche Vergiftungen zustande[4]), weil irgendein „Empfehler" wissenlos diesen Stoff für ungiftig erklärt hat. Wiederholt wurde bei den Verstorbenen eine Nephritis gefunden. Vergiftung und Tod stellten sich auch nach Einspritzung von Beckscher Paste — einer 33 Prozent Wismutsubnitrat enthaltenden Vaselinverreibung — in eine vereiterte Körperhöhle[5]), oder in den Douglas-Raum (am 11. Tage) oder in Abszeßhöhlen am 12. bis 32. Tage ein. Noch zwei Wochen nach der letzten Beibringung eines organischen Wismutpräparates bestanden Übelkeit und Blutbrechen. Die Ausscheidung erfolgt durch Harn, Speichel, Brustdrüse und den Magen-Darmkanal. Noch wochenlang nach der Beibringung dauert sie an, wie bei anderen Metallen auch hier mit Unterbrechungen. Dies gilt besonders nach subkutaner Beibringung öliger Wismutverteilungen[6]).

Alle nach Wismutverbindungen auftretenden Vergiftungssymptome sind nur Wismutwirkungen. Es ist völlig auszuschließen, daß die Bildung von Nitrit aus dem Wismutnitrat irgendwie daran beteiligt sei. Wer das Gegenteil behauptet, kennt weder Wismut- noch Nitritwirkungen Es braucht in der Medizin nur irgendeine Unsinnigkeit ausgesprochen zu werden, um auch Nachsprecher zu finden. Wismutsubnitrat wirkt ebensowenig durch Nitritbildung wie etwa Strychninnitrat.

Gegen die völlig unberechtigte Deutung der Wismutnitratvergiftung als eine Nitritvergiftung kann ferner noch als schon allein genügender Beweis angeführt werden, daß auch Wismutkaliumtartrat, ferner Wismutsubgallat (Dermatol) und Wismutoxyjodidgallat (Airol), Wismutoxyd, Wismutkarbonat usw. Symptome veranlassen können, wie sie vom Wismutsubnitrat gesehen wurden.

---

[1]) Benneke u. Hofmann, 1906.
[2]) Prior, Münch. med. Wochenschr. 1907, S. 1935.
[3]) L. Lewin, Die Nebenwirkungen, 3. Aufl., S. 664. — Dorner u. Weingärtner, D. Arch. f. klin. Med.
[4]) Gaucher, Société des hôpit. 1895. — Mühlig, Münch. med. Wochenschr. 1901. — Mahne, Berl. klin. Wochenschr. 1905. — Schaeche, D. med. Wochenschr. 1905 u. andere.
[5]) Wettman, Pharmac. Journ. u. Pharmacist 1925, S. 84.
[6]) Müller u. Kürthy, Biochem. Zeitschr. 1924, Bd. 149.

Hunde, die 3—5 g basisches Wismutnitrat per os erhalten, erbrechen, werden gelähmt, und bei der Sektion erweist sich die Magenschleimhaut gerötet, ecchymosiert. Die Epithelien der Harnkanälchen, der Henleschen Schleifen, der Glomeruli und Glomeruluskapseln werden nekrotisiert. Als Folgezustand ist Verkalkung anzusehen, die sich weit ausdehnen kann. Nach 15 g erfolgt der Tod schnell unter Heulen und Winseln, Erbrechen und Durchfall, und die Entzündung und Blutung in Magen und Darm sind umfangreich. Als Wismutstreupulver wird das Mittel von Wunden resorbiert und erzeugt u. a. Albuminurie. Energischer wirken das korrodierende neutrale und saure Wismutnitrat. Bismutum citricum ammoniatum erzeugt zu 0,008 g bei Kaninchen: Zittern, Trismus, Erhöhung der Atem- und Pulsfrequenz, Dyspnoe, Sinken der Körperwärme, Diarrhöe- Blutungen, Herabsetzung der Reflexe, Krämpfe, Atmungsverlangsamung und den Tod, während öftere Einführung (0,003—0,02 g) Mattigkeit, Unvermögen, sich aufrecht zu erhalten, Albuminurie und Glykosurie veranlaßt. Auch eine Stomatitis wird erzeugt. Es entstehen meist auf Zahnfleisch und Oberlippenschleimhaut grünliche, diphtheroide Schorfe ohne Entzündung und Schwellung in der Nachbarschaft. Nach dem Loslösen derselben bleiben schlecht heilende oberflächliche Geschwüre zurück, die sich nach erneuter Einspritzung des Mittels wieder mit einer diphtheroiden Membran belegen. Dazu kann sich eine doppelseitige Hornhautentzündung gesellen. Bei der Sektion findet man: Atrophie und Verfettung der Leber, Verkleinerung der Milz, schwarze Pigmentierung im Magen und Geschwüre und Entzündung der Nieren. Bei Kaninchen fand man eine langsam sich einstellende Nekrose des Nierenepithels. Das Protoplasma wird grau mißfarbig. In späteren Stadien stellt sich Vergiftung ein[1]). Nach 24 bis 48 Stunden (subkutane Einspritzung) ist der Dickdarm durch Schwefelwismut geschwärzt und von nekrotischen Herden durchsetzt. Werden gleichzeitig Schwefelpräparate gegeben, so weisen auch Magen und Dünndarm diese Veränderungen auf. Die Nekrose ist eine Folge von Gefäßverstopfung durch Schwefelwismut[2]).

Symptome bei Menschen: Nach dem irrtümlichen Einnehmen von 8 g Wismutsubnitrat mit Cremor tartari entstanden: Brennen im Rachen, anhaltendes Erbrechen, Durst und Durchfall. Nachdem das Erbrechen 11 Stunden gedauert hatte, wurde der Puls klein, intermittierend, der Körper kalt, zyanotisch, Krämpfe erschienen, und die Rachenhöhle war entzündet und schmerzhaft. Nach zwei Tagen war diese Entzündung schlimmer geworden, das Atmen wurde schwierig, Betäubung und Sehstörungen stellten sich ein, die Harnabsonderung hörte auf. Nach vier Tagen erschienen Schmerzen im Unterleibe, Salivation, nach fünf Tagen Delirien, nach sechs Tagen schwoll der Unterleib an, nach sieben Tagen wurde Harn gelassen, nach acht Tagen steigerte sich das Auf-

---

[1]) Mayer, Therap. Monatshefte 1908, August. — Lesueur et Rome, Bullet. soc. des hôpit de Paris, 1909. Tod nach 2 Tagen nach Beibringung von 50 g, Vergiftungssymptome nach 4 Stunden. — Prior, Münch. med. Wochenschr. 1907, S. 1935. — Perutz u. Kaestle, 1908.

[2]) Orfila, Lehrb. d. Toxik., Bd. II, p. 9. — Mayer, Hufel. Journ. 1831, Bd. 73, p. 68. — Steinfeld, Archiv f. exper. Path., 20, p. 40. — Feder-Meyer, Dissert., Würzburg 1879. — Dalché, Ann. d'hyg., 1886, Bd. II, p. 358.

stoßen mit aashaftem Geruch, die Besinnung schwand, und unter Dyspnoe und Delirien starb der Kranke am neunten Tage nach der Vergiftung. In anderen Verlaufsarten der Vergiftung erschienen schon einige Stunden nach dem Einbringen in den Magen Schwindel, Nausea, Schwäche, Kältegefühl, Schmerzen im Leib, Schüttelfrost von Stunden Dauer und Trismus. Die Haut war bläulich, Lippen, Nase, Nägel fast schwarz gefärbt, der Puls klein, frequent, die Atmung beschleunigt. In einem Falle erfolgte der Tod unter den Symptomen der Bronchopneumonie. Auch Ödem der Lippen und Schleimhautecchymosen, Schwellungen im Gesicht und an Händen, Speichelfluß, gangräneszierende Stomatitis, Dysphagie, Aussetzen des Pulses, Singultus und Dyspnoe, Schwarzfärbung von Kehldeckel, Mandeln, Kehlkopf, Schlund, dazu Kopfschmerzen und Fieber begleiten den Zustand. Mitunter nehmen die Mundveränderungen ein kruppöses oder kruppösdiphtheritisches Aussehen an. Nach oft wiederholtem Aufstreuen von Wismutsubnitrat auf eine Rückenbrandwunde wurde u. a. das Gaumensegel brandig. Ausnahmsweis entsteht Kiefernekrose. Die Zähne können locker werden und durch Erbrechen, kolikartige Schmerzen und Durchfall mit Entleerung blutiger oder grauschwarzer Massen, seltener Verstopfung den Krankgewordenen erschöpfen. Dazu stellen sich ein: starke Minderung der Harnabsonderung, Albuminurie, Epitheliurie, Cylindrurie. Bisweilen erscheinen die Symptome seitens der Nieren spät. In die Pleurahöhle gebracht, entstand adhäsive Pleuritis, in der Bauchhöhle Verklebung der Darmschlingen. Nach drei Einspritzungen einer Wismutpaste (Wismutsubnitrat und Vaseline) in eine Spondylitisfistel bei einem dreijährigen Kind entstanden: schwarze Verfärbung e i n e r Zungenseite, Geschwüre im Munde, Erbrechen, sehr frequenter Puls, blutige Stühle und kolossale Abmagerung. Drei Monate nach der letzten Injektion erfolgte der Tod. Als Anfangssymptom nach der Injektion von B e c k scher Paste kann Fieber bis 40,6° C erscheinen[1]. Nach dem Behandeln einer Brandwunde mit einer 10prozentigen Wismutsalbe stellten sich nach zwei Tagen Phantasieren und Durchfälle, später an Rumpf und Extremitäten Pusteln ein, die eitrig zerfielen, und der Tod 14 Tage später[2]. Seltener bildet sich eine Polyneuritis heraus[3]. Nach Wismutgebrauch sah man eine Neuralgie des N. frontalis eintreten.

Auch die arzneiliche innerliche Anwendung dieses Stoffes kann in irgendwelcher Kombination die vorgenannten, oder auch nur wenige Symptome, wie Frieren, einseitigen Kopfschmerz, Mattigkeit, hervorrufen. Der knoblauchartige Geruch, welcher nach dem Einnehmen von Wismutsubnitrat auftritt (Wismutatem), ist auf eine Verunreinigung mit Tellur zurückzuführen. Vom Tellurdioxyd rufen noch 0,0000005 g diesen Geruch hervor. Nach Einspritzungen des Mittels in Schüttelmixturen in die Harnröhre gegen Gonorrhöe kann das Harnlassen mühevoll werden und von Analschmerzen begleitet sein. In einem solchen Falle fand man an der Pars prostatica eine harte Konkretion. Derartiges kann auch an anderen Körperstellen vorkommen. Bei einer Frau, die etwa vier Wochen lang mit Wismutsubnitrat in Dosen von 0,5 g mehrmals täglich und Klistieren von Zinkoxyd behandelt worden war, fand sich nach dem Tode

---
[1] R e i c h , Beiträge zur klin. Chirurgie, Bd. 65, 1909, S. 184.
[2] W i n d r a t h , Medicin. Klinik 1910.
[3] C r i t c h l e y , Brit. Journ. of venereal-diseas., Vol. 2, 1926.

im Rektum ein enteneigroßer Darmstein, dessen Mitte Zinkoxyd und wenig Wismutsubnitrat, während die Rinde Schwefelwismut und Zinkoxyd enthielt. Auch in Darmulzerationen einer durch Wismut gestorbenen Tuberkulösen wies man Konkremente aus Schwefelwismut nach.

Bei der Sektion des oben berichteten Falles fand man angeblich durchgängig brandige Veränderungen in den Digestionsorganen, vom Velum palatinum bis zum Rektum. Ich nehme an, daß die Schwarzfärbung, die zu einer solchen Diagnose Anlaß gab, zum Teil eine Imprägnierung mit schwarzem Schwefelwismut war. Dieses lagert sich entlang den Lymphgefäßen. Nebenbei können jedoch auch, wie jetzt erwiesen wurde, bei Menschen und auch bei Tieren brandige Geschwüre vorhanden sein. Außer Geschwüren fand man auch Stenosen im Dünndarm, und entzündete Nieren, eine Glomerulonephritis, in den gewundenen Harnkanälchen einmal auch Verkalkung. Nie wurde bisher im Harn oder im Blute Methämoglobin spektroskopisch, der allein sicheren Nachweisungsart, erwiesen.

Nachweis: Saure Lösungen von Wismutnitrat geben mit kohlensauren Alkalien einen weißen Niederschlag und werden durch Wasser milchig unter Abscheidung eines basischen Salzes. Schwefelwasserstoff erzeugt braunschwarzes Wismutsulfid, chromsaures Kali einen gelben, wie der vorige in Salpetersäure löslichen Niederschlag, das Reagens aus 1 g Cinchonin, 2 g Jodkalium und 100 ccm Wasser und etwas Salpetersäure gibt mit Wismutsalzen (salzsäurefrei) einen orangeroten Niederschlag. Die Empfindlichkeitsgrenze liegt bei 1 : 500 000. In Geweben, wie Speicheldrüsen, Nieren, Knochen, Leber, Magen, Kot, Harn, wird das Wismut nach Zerstörung derselben mittelst Salzsäure und chlorsaurem Kali, Fällen durch Schwefelwasserstoff und Lösung des Wismutsulfids durch Salpetersäure nach obigen Reaktionen erkannt.

Behandlung: Prophylaktisch: Vermeidung von Magist. Bismuti mit Säuren; kurativ: Entleerung des Giftes, Apomorphin, Magenwaschungen, auch salinische Abführmittel und Diuretica (pflanzensaure Alkalien), evtl. zur Bindung von Schwefelwasserstoff im Darm noch Ferrum carbonic., ölige und schleimige Mittel.

Airol. Das Wismutoxyjodidgallat wirkte wiederholt giftig. Auf Wunden gebracht, erzeugte es Blasen wie nach einer Verbrennung zweiten Grades und Schmerzen. Bei einem an Schanker Leidenden schwoll der Penis an und bedeckte sich mit Blasen, und an einem Panaritium entstand eine bullöse Dermatitis. Nach der Behandlung eines Trippers mit einer Airolemulsion kam es zu Erregung, Jodschnupfen und geschwollenen Augenlidern[1]. Nach Einspritzung in einen Senkungsabszeß (35 g einer 10prozentigen Aufschwemmung in Öl und Glyzerin) entstanden neben Jodsymptomen solche vom Wismut: Entzündung der Mundschleimhaut und des Zahnfleisches mit graublauer Verfärbung am Zahnfleisch und Zungenrande, den Wangen und der Lippenschleimhaut. Dazu kamen Brechreiz, Kopfweh, Mattigkeit. Der Vergiftung wurde nach Entleerung des Airols aus der Eiterhöhle ein Ende gesetzt[2]. Nach intramuskulären Einspritzun-

---
[1] Zelenski, Monatsh. f. Dermatol., Bd. XXV. — Spiegel, ibid. Bd. XXVII, 1898. — Zelenski, Wratsch 1897, Nr. 31.
[2] Aemmer, Correspondenzbl. f. Schweiz. Ärzte 1897. — Stoeckel, Centralbl. f. Gynäk. 1900, Nr. 23.

gen einer 12prozentigen Suspension gegen Syphilis erschien zwischen der achten und zwölften Anwendung Albuminurie. Die Niere kann dadurch ziemlich schwer angegriffen werden, und der Harn auch hyaline und Granulationszylinder, Nierenepithelien aufweisen. Damit zusammengehend stellte sich auch Anasarka, Fieber und Schwellung der Augenlider ein.

Dermatol. Das basische Wismutgallat wird durch alkalisches Wundsekret in gailussaures Alkali und Wismuthydroxyd zersetzt. Nach dem Aufstreuen auf Wunden kam es zu örtlichen Veränderungen: juckendem Hautausschlag, Blasenbildung[1]) und zu allgemeinen Störungen, z. B. nach Aufstreuen von 15 g auf ein Ulcus cruris. Es entstanden außer ausgedehnter Stomatitis Salivation, Appetitlosigkeit, in einem tödlich abgelaufenen Falle auch Nephritis, blutige Durchfälle und Darmschmerzen[2]), Fieber, Kopfschmerzen, Müdigkeit, Appetitlosigkeit. Nach intraperitonealer Verwendung entstanden die geschilderten Verfärbungen im Munde, aber auch heftiger Darmkatarrh, Albuminurie, Schwellung des Zahnfleisches, der Zunge, Lockerung sämtlicher Zähne, Schwarzfärbungen im Munde[3]). Auch den beobachteten Ikterus führe ich auf Wismut zurück. Kaninchen, denen man 3—5 g Dermatöl unter die Haut spritzte, gingen in drei Wochen an Diarrhöen und Lähmung zugrunde. —

Wismutsalizylat hat gleichfalls Darmstörungen und die beschriebenen Mundveränderungen erzeugt.

Die Verwendung von Wismutpräparaten gegen Syphilis in subkutaner, intramuskulärer und intravenöser Injektion hat Menschen schwer leiden bzw. sterben lassen. Keines dieser oft geradezu sinnlos verwendeten Mittel kann anders als durch Wismut wirken und keines kann davon frei sein, unter Umständen schwer zu schädigen. Zu meiner Kenntnis kamen zwei Todesfälle, die nur auf die intravenöse Beibringung zurückzuführen waren. „Neurorezidive" haben sich noch nicht für eine Erklärung herangewagt. Ikterus, Leberschwellung, zerebrale Reiz- und darauf folgende Lähmungssymptome, Metrorrhagien u. a. m. kommen vor.

Wismuthydroxyd rief an der Injektionsstelle nach 72 Tagen Schwellung und Vergiftungssymptome hervor, die zum Einschneiden nötigten. Tief in der Muskulatur fanden sich Zysten mit Öl und Wismutoxyd. Es kommen nach Einspritzungen von solchen Verreibungen des Wismutoxyds oder **Wismuthydroxyds** mit Öl häufig entweder Rötung und Schmerzen an der Injektionsstelle neben Schwindel u. a. m. vor, oder harte Knoten bis zu Taubeneigröße in den ersten 14 Tagen nach der Verwendung, oder Infiltrationen für Wochen oder Monate, oder Abszesse[4]).

Bismogenol, eine ölige Emulsion einer Bismutylverbindung einer Oxybenzoesäure, intramuskulär beigebracht, tötete einen Menschen 35 Tage nach der letzten Anwendung durch Lungenentzündung[5]). Ein anderer Kranker bekam nach 15 intramuskulären Einspritzungen einen mit Krusten bedeckten Hautausschlag und Fieber. Das Kranksein dauerte zwei

---

[1]) Weismüller, Berl. klin. Wochenschr. 1891, S. 1201.
[2]) Dorn, Beitr. z. klin. Chirurgie 1911, S. 76.
[3]) Wiemer bei Dreesmann, Berl. klin. Wochenschr. 1901, Nr. 36, S. 924.
[4]) Lacapère et Galliot, Bull. Société franç.-de Dermat. 1925, p. 449.
[5]) Autenrieth u. Meyer, Münch. med. Wochenschr. 1924. — Munk, Derm. Wochenschr. 1927.

Monate[1]). **Curalues,** ebenso verwendet, rief Fieber, motorische Unruhe, Kopfschmerzen, Stomatitis, Diarrhöen hervor. **Trepol** veranlaßte u. a. Albuminurie und Cylindrurie, **Neotrepolin** nach der dritten Injektion Hämoptysis,, die sich nach einer erneuten Injektion wiederholte. **Wismulen,** intravenös zu 1 ccm beigebracht, veranlaßte sofort Bewußtlosigkeit, Krämpfe und Tod eines Zwanzigjährigen, der vorher schon einige solcher Einspritzungen vertragen hatte[2]). **Casbis,** eine ölige Suspension, die in einem ccm 0,1 Wismut enthält. verursachte nach 15 Einspritzungen von je 1 ccm, eine exfoliative Dermatitis von über sieben Monaten Dauer. Allmählich verwandelte sich die Dermatitis in eine teilweis gitterförmig angeordnete Neurodermitis[3]). **Mesurol,** das basische Wismutsalz des Dioxybenzoesäuremonomethyläthers, rief Erythem, Urticaria und Nierenschäden hervor. Noch anderes werden die intramuskulären Einspritzungen damit erzeugen.

Vanadium. Nach Einführung von vanadinsaurem Natrium bei Säugetieren beobachtet man motorische Lähmung, Aufhören der Reflexerregbarkeit, Konvulsionen, Betäubung, Reizung des Darmkanals bis zur Entzündung, Sinken der Körperwärme, Verlangsamung der Atmung und Schwäche der Herzaktion. Die Wirkung erstreckt sich auf die vasomotorischen und respiratorischen Zentren, sowie auf die intrakardialen Ganglien. Der Blutdruck wird herabgesetzt, der Puls schwach, unregelmäßig und aussetzend und die Atmung anfangs beschleunigt, später verlangsamt und versagend[4]). Hunde sterben durch intravenöse Beibringung von 0,075 g pro Kilo Tier unter Dyspnoe und Krämpfen. Bei Menschen, denen es gegen Tuberkulose, Diabetes usw. gereicht wurde, vermißte man bisher Giftwirkungen. Ausgedehnter Gebrauch wird solche kennen lehren, zumal Magen-Darmstörungen. Aus der Technik, in der Vanadiumsalze, z. B. für photographische Zwecke, bei dem Zeugdruck, als Stahlzusatz, bei der Diamantschwarzfabrikation usw. weiß man, daß unter ihrem Einflusse nur unangenehme Reizfolgen nicht nur an direkt zugänglichen Schleimhäuten, sondern auch an denen des Magen-Darmkanals sowie der Nieren entstehen können. Als Allgemeinstörungen werden Kopfschmerzen, Zittern und psychische Störungen angegeben.

Germanium.

Der Versuch wurde gemacht, Germaniumdioxyd an Stelle von Arsentrioxyd zur Aufbesserung des Blutes zu verwenden, mit der Behauptung, daß seine Giftwirkung geringer als die des letzteren seien. Während Arsenik zu 8—10 mg Tiere tötete, wurden vom Germaniumoxyd noch 180 mg vertragen. Es hat sich schließlich herausgestellt, daß dieses arzneilich nicht in der behaupteten Richtung wirke und im Körper Giftwirkungen erzeuge, die den durch Arsen erzeugten z. T. sehr ähnlich sind. Lange Verabfolgung von Germaniumdioxyd macht in den Nieren degenerative Schädigung der Glomeruli[5]).

---

[1]) Kerl, Wien. med. Wochenschr. 1925, Nr. 6.
[2]) Magnus, Klin. Wochenschr. 1924, S. 1275.
[3]) Holzamer u. Schultze, Klin. Wochenschr. 1925, S. 1448.
[4]) Platt, Lancet 15. January 1876. — Lyonnet, Martz, Martin, Société nation. de Médecine 1899, 13. Févr. — Larran, La Presse Médic. 1899.
[5]) Bodansky, Meyer, Hartmann, Journ. of Metabolic research. 1923, Vol. IV.

Titan. Titan ist im Blute und den Knochen von Rindern und Menschen nachgewiesen worden. Es ist sehr verbreitet, und soll 0,33 Prozent des Gewichts der Erdkruste ausmachen. Nach den bisherigen Versuchen mit titansauren Salzen kommt ihnen keine Giftigkeit zu. Weder örtlich besitzen sie Reizwirkungen, noch rufen sie zu 0,2 g, innerlich eingeführt, unangenehme Symptome hervor. Das eingenommene Titan geht in den Harn über[1]).

Borsäure

Vergiftungen mit Borsäure (H_3BO_3) kommen bei dessen arzneilichem Gebrauch oder bei seiner Verwendung als Konservierungsmittel für Nahrungs- und Genußmittel, oder zum Abort, oder als Entfettungsmittel (Grazilpulver) oder sehr selten zum Selbstmord[2]) vor. Vergiftend wirkten bei Menschen 1—3 g und mehr von jeder Körperstelle aus, auch sogar als Inhalation zerstäubter wässeriger Lösungen, oder von Wunden, besonders Brandwunden, oder von Körperhöhlen aus. Eine Borsäurelösung (1 : 60), die nur 2—3 Minuten im Magen gelassen wurde, rief ein Exanthem hervor[3]). Als tödlich erwiesen sich, je nach dem Lebensalter, 8—15—17 g. Einmal tötete auch eine Borsalbe[4]). Die Vergiftung äußerte sich nach Resorption von Wunden aus gewöhnlich nach vier bis sechs Stunden, aber auch erst nach zwei bis drei Tagen. Nach Anwendung einer 10prozentigen Borsalbe auf eine große Geschwürsfläche entstand eine schwere Enteritis[5]). Nach Tagen erfolgte der Tod. Sieben Tage nach einer Vergiftung durch einen Borsäureverband war Bor noch im Harn nachweisbar. Die Ausscheidung kann aber auch intermittierend 16 Tage lang anhalten[6]). Ich kenne elf tödliche Borsäurevergiftungen.

Kaninchen sterben durch 4 g Borsäure in 17 Stunden unter Beschleunigung von Puls und Atmung, Gastroenteritis und Mattigkeit[7]), Hunde unter Lähmung des Nerven- und Muskelsystems und Meerschweinchen, die täglich 0,2 bis 0,5 g mit der Nahrung bekommen, enden nach einem oder 14 Tagen. Die Borsäure geht in Schweiß, Speichel und Harn über. Ihr Zusatz zu Nahrungsmitteln in Höhe von 1—3 Prozent — Fleisch, Wurst, Milch, Butter, Margarine, Krabben, Blanc manger u. a. m. — ist trotz der anders lautenden Gutachten dafür bezahlter Professoren als gesundheitswidrig zu betrachten, da die Resorption der Nahrungsstoffe dadurch beeinträchtigt und wahrscheinlich auch eine vermehrte Abstoßung von Darmepithelien veranlaßt wird[8]).

Örtliche Wirkungen. Reizwirkungen der Borsäure stellten sich z. B. nach Verwendung einer 10prozentigen Lösung zur Reinigung nach einem Koitus als Entzündung und Geschwürsbildung an der Eichel dar. Nach Einblasungen von Borsäurepulver in das Ohr, zumal wenn die Paukenhöhle weit offen lag, erschienen Schmerzen und starke seröse Sekretion. Am äußeren Gehörgange kommt es bisweilen zu Schwellungen, Der-

---

[1]) Pick, Medizin. Klinik 1911, S. 1270.
[2]) Noorden, Therapie der Gegenwart 1903.
[3]) Dopfer, Münch. med. Wochenschr. 1905.
[4]) Handfort, Brit. med. Journ. 1900.
[5]) Wälsch, Prag. med. Wochenschr. 1903.
[6]) Wiley, Journ. of biol. Chem., Bd. 3, 1907.
[7]) Neumann, Arch. f. exp. Path. u. Pharmak, Bd. XIV, S. 149.
[8]) Forster und Schlenker, Arch. f. Hygiene II, S. 75.

matitis, akutem Ekzem. Das letztere kann auch in der Umgebung von Wunden erscheinen. Nach Einbringen in die Vagina kamen neben resorptiven Symptomen Schmerzen. Eine korrodierende, die Vulva entzündende Flüssigkeit floß aus ihr aus. Sogar Schleimhautnekrose kann entstehen.

Resorptiv beobachtete man anfangs gewöhnlich Unruhe und Schlaflosigkeit. Daran können sich, auch von der Individualität abhängig, Vergiftungssymptome verschiedener Gestaltung[1]) schließen. Man sah sie nach Aufbringen undosierter Mengen auf Operationswunden, nach Ausspülungen der Blase mit ca. 1 Liter einer 4prozentigen, des Magens mit 300 ccm einer 2,5prozentigen, der Pleurahöhle und des Rektums mit 4 bis 5prozentigen Borsäurelösungen, oder nach innerlichem Gebrauch usw. Es kommen vor: Subkutanes Ödem, Ekzeme, papulöses Erythem auch über den ganzen Körper, Urtikaria, Purpura, Dermatitis an den verschiedensten Körperstellen und von verschiedener Bestehensdauer[2]). Eine sonst gesunde Frau nahm, um mager zu werden, bei jeder Mahlzeit einen Teelöffel voll des „Grazilpulvers". Danach sanken der Appetit und das Körpergewicht um mehrere Kilo. Nach einem Monat stellten sich juckende Papeln an Extremitäten und Rumpf und Ödem ein. Heilung erfolgte nach vierzehn Tagen. Nach innerlichem Gebrauch von täglich 0,5—1,2 g Borsäure gegen Zystitis kamen Dermatitis[3]) mit Schwellung und Anschwellung der Speicheldrüsen. Kopf- und Gesichtshaare fielen aus, so daß der Mann in 14 Tagen völlig kahl war. Erst nach 6 Wochen erschienen die Haare wieder. Reizung der Schleimhaut der Nase, des Pharynx, Koryza, Speichelfluß, Schlingbeschwerden, Schmerzen im Epigastrium, galliges Erbrechen, Durchfälle, unfreiwilliges Kot- und Harnlassen im Zusammenhang mit Gehirnstörungen kommen vor. Nach 2—4 g Borsäure entstand Drang zum Harnlassen, Tenesmus vesicalis, auch Blutharnen, Albuminurie und Schmerzen in der Nierengegend. Als Störungen des Allgemeinbefindens sind zu erwähnen: Hinfälligkeit, Muskelschwäche, Gefühl von Frost und Hitze. Nach Auspackung einer Bubohöhle mit etwa 180 g Borsäure folgten Fieber in Verbindung mit Zyanose, klebrige Schweiße, Unregelmäßigkeit des Pulses, Delirien mit Halluzinationen des Gesichts und Gefühls[4]). Bei Kranken mit Dickdarmkatarrh wurden Einläufe von etwa einem Liter einer 1½—2prozentigen Lösung gemacht. Bei drei von sieben zeigten sich nach 2, 4 und 5 Injektionen Schwindel, Kopfweh und Erbrechen und erschienen bei jedem erneuten Versuch. Kollaps kam z. B. nach wiederholter Ausfüllung des oberen Drittels der Vagina mit 40—50 g Borsäure. Die Augen sanken ein, die Harnsekretion wurde spärlich. Vereinzelt zeigten sich auch Atembeschwerden, Bronchitis, Singultus und Fieber. In der Prostration kann der Tod auch bei erhaltenem Bewußtsein erfolgen. Dies sah man z. B.

---

[1]) Moledenkow, Petersburger med. Wochenschr. 1881, Nr. 42 (tödlicher Ausgang, Einbringen in die Pleurahöhle). — Bruzelius, Schmidts Jahrb., Bd. 197, 1883. — Spencer, Monatsh. f. prakt. Dermatologie 1888, S. 500. — Evans, Brit. m. Journ. 1899. — Grumpelt, Brit. med. Journ. 1899, I, p. 17. — Savariaud, Gaz. médic. de Paris 1916. — Wälsch, Prag. med. Wochenschr. 1903, Nr. 15. — Kaufmann, Klin.-Therap. Wochenschr. 1903, Nr. 42. — Robinson, Viertelj. f. ger. Mediz. 1900.

[2]) L. Lewin, Die Nebenwirkungen . . ., 3. Aufl., 550.

[3]) Féré et Lamy, N. Iconographie de la Salpétr. 1899, II, 305.

[4]) Lemoines, Gaz. méd. de Paris 1890, p. 205.

nach der Ausspülung eines Senkungsabszesses an den Nates mit einer 5prozentigen Borsäurelösung, nachdem ein Erythem, Erbrechen und Pulsschwäche vorangegangen waren. Das Sehvermögen kann für 14 Tage leiden, die Sehschärfe um mehr als die Hälfte herabgesetzt sein und Doppeltsehen, Gesichtsfeldeinschränkung[1]) und Neuritis optici von kurzer Dauer bestehen. Bei der S e k t i o n wurden in einem Falle, der durch Aufstreuen von Borsäure auf eine Wunde letal endete, Schwellung von Leber und Milz und im Magen Erosionen und in einem anderen Fettansammlung in Leber und Niere gefunden[2]).

Borax.

Die durch Natriumtetraborat ($Na_2B_4O_7 + 10\,H_2O$) hervorgerufenen Körperstörungen decken sich im wesentlichen mit denen der Borsäure, z. B. soweit bei der Verwendung als Konservierungsmittel für Nahrungsmittel die Beeinträchtigung der Resorptionsfähigkeit des Darms und die Ausnutzung von Nahrungsstoffen als Folge von Epithelbeschädigung in Frage kommen. Aber auch die arzneiliche Verwendung als Antepilepticum[3]) hat akute und chronische Vergiftung erzeugt.

Ein H u n d , der im Laufe mehrerer Tage 30 g B o r a x erhalten hatte, erbrach sich, wurde unruhig, heulte und verschmähte die Nahrung. Nach der Tötung wurde eine Darmentzündung vorgefunden. Bei M e n s c h e n erregen 2—6 g Borax Übelkeit und Erbrechen, breiige Stuhlentleerungen und hartnäckige Hautausschläge: Erytheme, Papeln, impetiginöse Veränderungen, Psoriasis, Furunkulosis, gelegentlich auch Myositis des Sternocleidomastoideus. Die Haare am Körper werden trocken und fallen aus, wachsen aber wieder reichlich. Die Nägel können streifig und das Nagelbett entzündet werden. Die Zunge wird rot, die Lippen trocken und rissig. Mit oder ohne Ausschläge können bei chronischem Gebrauch auftreten: Abmagerung, Ödem der Glieder, wachsbleiche Hautfarbe, Appetitlosigkeit, Albuminurie. Es ist wohl möglich, daß Dosen von 20 g und mehr, wie sie zu verbrecherischem Abort eingenommen werden, Enteritis und fortgeleitet Entzündung des Fruchthalters und damit Abtreibung erzeugen. Die Ausscheidung des Borax geht durch Speichel, Milch, Harn und Kot vor sich. Nach Einnehmen von 4 g läßt sich derselbe 2 Stunden lang im Harn nachweisen.

Der N a c h w e i s von Borsäure und Borax gelingt noch nach längerer Zeit. Man dampft den Harn ab, versetzt mit Schwefelsäure, extrahiert mit Alkohol und zündet diesen an. Die Flamme ist grün. Milch dampft man ein, fügt rauchende Salzsäure hinzu und läßt die Flamme des Bunsenbrenners horizontal über den Tiegel streichen. Die Flamme färbt sich grün. Bei Prüfung auf Borsäure bedarf es keines Zusatzes von Schwefelsäure. Schwefelsaures Manganoxydul erzeugt in Lösungen von borsauren Alkalien einen in Salmiaklösung löslichen Niederschlag.

Bortrichlorid, BCl_3, eine Flüssigkeit, und **Bortrifluorid,** BF_3, ein Gas, ätzen die Gewebe durch Abspaltung von Salzsäure bzw. Borfluorwasserstoffsäure bei Gegenwart von Wasser.

---

[1]) L. L e w i n . . . , Die Wirkung von Arzneim. u. Giften auf das Auge, 2. Aufl., S. 836.
[2]) B r o s e , Correspondenzbl. f. schweiz. Ärzte 1884. — B e s t, l. c.
[3]) eré, Semaine médic. 1892.

Silicium.

Kieselsaures Natron (Natrium silicicum) tötet angeblich Hunde zu 1 g (intravenös) in 24—30 Stunden[1]) und vergiftet Kaninchen zu 0,5 g (per os) unter Diarrhöe, Mangel an Freßlust und Erhöhung der Puls- und der Atemfrequenz. Bei der Sektion soll sich Entzündung des Magens und des Darms und Gezacktsein der roten Blutkörperchen finden. Es wäre anzunehmen, daß das im unreinen Wasserglas vorhandene Alkali solche Wirkungen bedingt hat. Dafür scheinen mir die Symptome zu sprechen, die man nach versehentlichem Trinken von 200 ccm Wasserglas beobachtete: Brennen im Munde, Erbrechen, Magenschmerzen, Durchfall, Blut im Stuhl, Albuminurie, Glykosurie, Azetonurie. Nach fünf Tagen gesundete der Mensch.

Siliziumfluorid (SiF_4). Das farblose Gas bildet mit Wasser gelatinöse Kieselsäure (H_4SiO_4) und Kieselfluorwasserstoffsäure (H_2SiF_6). Es gehört zu den reizenden Gasen, erzeugt Stechen in der Nase und Husten und bei Tieren Reiz, Rötung und Wundsein an der Nase mit abgeschiedener Kieselsäure.

Siliziumchlorid. Siliziumtetrachlorid, eine flüchtige Flüssigkeit, zersetzt sich an feuchten Schleimhäuten zu gallertartiger Kieselsäure und Salzsäure. Der letzteren Dampf verätzt in statu nascendi am Wirkungsorte die Gewebe energisch. Es war ein Kriegsgift.

Kieselfluorwasserstoffsäure (H_2SiF_6). Durch den Dampf der Kieselflußsäure sah man ein Pferd verenden. Schleimhäute werden dadurch verätzt.

Kieselfluornatrium (Na_2SiF_6). Dieses Salz löst sich zu 1 : 153 in Wasser. Es ist ein Gift für Pflanzen und tierische Lebewesen. Menschen sind dadurch durch Selbstmord[2]) oder Verwechselung, z. B. statt Natriumbikarbonat, bzw. statt Mehl zu einer Suppe, oder durch Mord nach 5 bis 15 Minuten bis 2 Stunden zugrundegegangen. Dies letztere wird dadurch ermöglicht, daß das Mittel für Konservierungs-, Desinfektions- und Auftrocknungszwecke oder zur Vertilgung von Ratten, Schwaben, Wanzen usw., auch gegen Maul- und Klauenseuche unter den Namen Montanin (20 Prozent H_2SiFl_6), Kerman, Orwin (Mäuseschrot), Rawatol (Kieselfluornatrium + Fluornatrium), Gasoform-Schwabenpulver „Erun" verwendet wird.

Die Symptome sind meistens anfangs nicht schwer, verstärken sich aber allmählich und führen gewöhnlich zum Tode[3]), nachdem Schluckbeschwerden, Speichelfluß, Magenschmerzen, Erbrechen, auch hämatinhaltiger Massen, Dyspnoe, Kollaps, Krämpfe und Koma vorangegangen sind. Ein 2½jähriges Kind trank versehentlich von einem als „Kerman" bezeichneten Mittel. Hier erfolgte der Tod schon nach fünf Minuten, wahrscheinlich, weil beim Gifteinnehmen besondere Verhältnisse vorlagen. Das Bewußtsein kann bis zum Tode erhalten bleiben. Der Leichenbefund in den ersten Wegen entspricht einer Säureverätzung. Die Nierenentzündung zeigt, daß auch entferntere Reizungsfolgen entstehen können.

---

[1]) Picot, Compt. rend. de l'Acad., Tom. LXXVI, p. 99
[2]) Deutsche mediz. Wochenschr. 49, S. 319. — Zeitschr. f. Medizinalbeamte 1924, S. 295.
[3]) Lührig, Chemiker-Zeit. 1924, S. 613 und 1925, S. 114. — Sommelet, Sciences pharmacolog. 1923, T. 29.

Für Kieselfluorammonium, das den Charakter eines spinalen Giftes tragen soll, wird die evtl. für einen Menschen tödliche Dosis auf 4 bis 6 g berechnet.

Kieselfluorkalzium nahmen Mann und Frau zu etwa 15 g ein. Der Mann erkrankte für zwei Tage schwer und hatte noch nach zwei Wochen Nierenreizung[1]).

Zinn.

Bisher haben bei Menschen meistens die Chlorverbindungen des Zinns, Zinnchlorür ($SnCl_2$, Zinnsalz), Zinnchlorid ($SnCl_4$), Pinksalz ($SnCl_4 + 2 NH_4Cl$) Körperstörungen erzeugt. Doch können dies, wie schon aus alten Beobachtungen hervorgeht, auch pflanzensaure Zinnsalze (saures Obst, Spargel, Sauerkraut, Tomaten) und andere veranlassen, die zumal in kochsalzhaltige und fette Nahrungsmittel (Büchsenfleisch kann bis 0,125 Prozent Zinn enthalten)[2]) oder Genußmittel gelangen. Todesfälle dadurch sind nicht bekannt geworden[3]), aber immer wieder wird auf die Möglichkeit einer Gesundheitsbeschädigung durch das in den Büchseninhalt übergehende Zinnsalz hingewiesen[4]). So wurde eine Zinnvergiftung nach Genuß von etwa 150 g Ostseedelikateßheringen in Weinsoße berichtet. Die Heringsschnitte enthielten 0,103 Prozent, die Soße 0,03 Prozent Zinn. Der Zinnüberzug der Konservenbüchse war zum größten Teil aufgelöst[5]). Auch in Käse geht aus der Stanniolverpackung Zinn über, so daß er 1—2 g in 1 Kilo schließlich enthalten kann[6]).

Essigsaures Zinntriäthyl und weinsaures Zinnoxydul-Natrium wirken auf Verdauungskanal, Rückenmark und Gehirn von Tieren giftig. Hunde bekommen danach: Erbrechen, Durchfälle, Schwäche der Bewegungen, Herabsetzung der Reflexerregbarkeit, Lähmung, Muskelzittern, Zuckungen, und sterben durch Erstickung. Nach einer Remission kann ein erneutes Auftreten der Vergiftungserscheinungen erfolgen. Blut und Harn von Kaninchen enthielten nach dem Einspritzen von 5 mg Stannotriäthylazetat kein Zinn, wohl aber nach dem Doppelsalz. Die Dämpfe dieser Substanz riefen Kopfschmerzen, Übelkeit, Durchfälle und Albuminurie hervor[7]).

Zinnchlorür tötet Hunde zu 4—6 g (per os) durch eine korrosive Magenentzündung[8]) und, intravenös beigebracht, unter Krämpfen, Dyspnoe und Lähmung, Zinnchlorid zu 0,05 g (intravenös) unter Zittern, Tetanus, Cheyne-Stokesscher Atmung. Vom Magen aus erzeugen 0,4 g nichts, 0.9 g Erbrechen[9]). Subkutane Einspritzung macht Brand. Nach Einnehmen von ½ Teelöffel voll einer konzentrierten Chlorzinnlösung zum

---

[1]) Schmidt, D. mediz. Wochenschr. 1924.
[2]) Schützenberger u. Boutmy, Ann d'hyg. publ., Sér. IV, Nr. 27, 1881.
[3]) Einer, den ich für zweifelhaft halte, soll durch zinnhaltige Tomaten zustande gekommen sein.
[4]) Niederstadt, Apotheker-Zeitung 1891, Nr. 87.
[5]) Günther, Zeitschr. f. Unters. v Nahrungs- u. Genußmitteln 1899, S. 915.
[6]) Eckardt, Zeitschr. f. Unters. von Nahrungsmitteln 1909, XVIII, S. 193.
[7]) White, Arch. f. exp. Pathol. u. Pharm., Bd. XIII, S. 53.
[8]) Orfila, Lehrb. d. Toxik., Bd. II, p. 1.
[9]) Patenko, Arch. de Physiol., 1886, Nr. 1.

Selbstmord erfolgte der Tod nach drei Tagen nachdem Erbrechen, Magenschmerzen, Unruhe, Angstgefühl, Pulsvermehrung und Delirien vorangegangen waren. Zinnoxyd (SnO_2), Putty powder, führte einmal durch Verwechselung mit weißem Pfeffer zum Tode[1]). Chronische Zufuhr von Zinnpräparaten bei Tieren ruft neben Störungen im Magen und Darm und Abmagerung noch Motilitätsstörungen (Ataxie usw.) hervor[2]).

Bei Menschen erscheinen nach Vergiftung mit Zinnchlorür: Metallischer Geschmack, Konstriktionsgefühl im Halse, Erbrechen, Schmerzen im Epigastrium, Durchfälle und mehrtägige Koliken. Nach dem Verzehren von feuchtem, auf einem Zinnteller befindlichen Kochsalz mit Brot (Chlorzinn) entstanden: Frösteln mit Hitze, Stirnkopfschmerz und Schmerzen in der aufgetriebenen, auf Druck schmerzhaften Magengegend, Belegtsein der Zunge, eine mit fötigem Geruche verbundene Salivation, Graufärbung des Zahnfleisches und Geschwürchen am Zungenrande[3]). Menschen, die Kirschen, Kirschsoße und Fleisch aus verschlossen gewesenen Zinngefäßen aßen, erkrankten bald unter gastroënteritischen Symptomen. Dazu gesellten sich Albuminurie, Unregelmäßigkeit der Herzarbeit, Kollaps und Zyanose. In der Soße wurden erhebliche Mengen apfelsaures Zinnoxyd (ca. 3,5 : 0,5 l) nachgewiesen. Ich habe schon vor Jahren darauf hingewiesen, daß man bei solchen Störungen auch an Zersetzungsstoffe des Nahrungsmittels selbst als mitwirkende denken müsse.

Akute Zinnvergiftung soll auch durch Tragen von mit Zinnsalz (Zinnchlorid) stark beschwerten Seidenstrümpfen zustandegekommen sein. Im Harn zeigten sich Einweißstoffe und wenig Zylinder. Man nahm an, daß das durch die Haut eingedrungene Zinn einen gesteigerten Zerfall von Blutkörperchen herbeigeführt habe[4]).

Sektion: Bei Tieren, die durch Zinnsalze akut vom Magen aus vergiftet wurden, ist die Innenfläche des Magens entzündet, evtl. geschwürig verändert. Unter der Schleimhaut können sich Blutergüsse finden. Die chronische Vergiftung zeitigt Magendarmkatarrh, Schwellung der Follikel und graubraune Verfärbung der Cöcalschleimhaut. Nachweis: In Zinnchlorürlösungen entsteht durch Salzsäure und überschüssiges Sublimat ein Niederschlag von Kalomel, durch Goldchlorid ein rotvioletter Niederschlag (Purpur des Cassius), Ätzalkalien fällen im Überschuß lösliches Zinnoxydulhydrat. Fügt man zu 0,1 g Brucin 1 ccm Salpetersäure und nach erfolgter Lösung 50 ccm Wasser hinzu, erhitzt zum Kochen und läßt abkühlen, so gibt ein Tropfen hiervon mit Zinnchlorid eine Purpurfarbe. Organe (Gehirn, Rückenmark, Leber, Niere, Muskeln) werden durch chlorsaures Kali und Salzsäure zerstört, Schwefelwasserstoff eingeleitet, der Niederschlag in Schwefelammonium gelöst und wieder durch Salzsäure gefällt. Das Schwefelzinn wird als solches durch Darstellung von metallischem Zinn vor dem Lötrohr identifiziert.

Behandlung: Brechmittel, Milch, Althee, Haferschleim, Eisstückchen, evtl. auch Opiate. Heiße Bäder und Diuretica sind zur Elimination von Zinn aus dem Körper förderlich.

---

[1]) Ind. med. 1893, 56; Pharmaceut. Journ. 1894, 21. Apr.
[2]) Ungar u. Bodländer, Zeitschr. f. Hyg., Bd. II, S. 241.
[3]) Meinel, Deutsche Klinik, 1851, Nr. 41.
[4]) Jolles, Wien. med. Presse, 1901, S. 496.

Thorium.

Nach Verwendung von Thoriumpräparaten sind öfters unangenehme körperliche Störungen beobachtet worden, die sich erst nach Tagen bemerkbar machen. In der Toleranz für Thorium scheinen sehr große individuelle Verschiedenheiten zu bestehen. Reizerscheinungen können in weiter Spanne an der Haut zu Dermatitis und an anderen, auch inneren Organen, zu entsprechenden Gewebs- und Funktionsstörungen führen. Das Thorium X ist ein wasserlösliches Umwandlungsprodukt des Radiothoriums. Es wird durch Darm, Harn und durch Schweiß ausgeschieden. Bei Tieren vermag es nicht nur eine akute, unmittelbar tödliche, sondern auch eine chronische, evtl. nach Monaten tödlich endende Vergiftung zu erzeugen, die mit Gewichtsabnahme, Anämie oder Leukopenie einhergeht. Selbst wenn diese drei Symptome fehlen, können die Tiere noch unter Thorium X leiden. Der Tod ist nicht auf Veränderungen der hämatopoietischen Organe zurückzuführen. Bei der arzneilichen intravenösen Verwendung kommt es manchmal nach 24 Stunden zu Brechreiz, Appetitlosigkeit, Schwindelanfall, Mattigkeitsgefühl und noch Schlimmerem. Eine Frau, die seit einigen Jahren an chronischer Arthritis litt, erhielt im Verlauf von 16 Tagen drei Injektionen von Thorium X in Mengen von 900 000, 550 000 und 3 000 000 und außerdem eine Injektion von Thorium A von M.—E. Nach der vierten Injektion von Thorium X bestand drei Tage Wohlbefinden, am vierten Übelkeit und Leibschmerzen. Vier Tage, nachdem sie entlassen, kam sie wieder mit Kräfteverfall, Leibschmerzen und Durchfällen, welche am 10. Tage nach der letzten Einspritzung blutig wurden. Dazu kamen Blutbrechen und hohes Fieber. Sie starb unter dem Bilde einer akut verlaufenden hämorrhagischen Diathese[1].

Thoriumsulfat tötet die Ellritze (Phoxinus laevis) in einem Wasser, das davon nur 0,05 Prozent enthält, fast augenblicklich, während es auf Meerschweinchen und Frösche selbst zu 160 mg pro Kilo Körpergewicht nicht einwirkt. Für Bierhefe, Aspergillus, Emulsin und Diastase ist es, gleich dem Zirkon, in Konzentrationen von 0,05—0,1 Prozent ebenso giftig wie Sublimat. Im Imprägnierraum einer Gasglühlichtfabrik mußte ein Mädchen Glühstrümpfe durch eine Lösung von Thoriumsulfat hindurchziehen. Erst nach einjähriger Arbeit entstand eine diffuse, starke Dermatitis auf der Hand, dem Handrücken und in einzelnen Herden auf dem Vorderarm. Neben Rötung bestand seröse Durchtränkung und polsterartige Schwellung, also ähnlich dem durch Radium und Röntgenbestrahlung vorkommenden Zustande. Das Leiden wich fast ganz nach sechs Quarzlampenbestrahlungen von je 10 Minuten Dauer.

Mesothorium. Befestigt man Mesothoriumkapseln auf die rasierte Bauchhaut von Kaninchen dicht oberhalb der Symphyse, so tritt, wie nach entsprechender Verwendung von Röntgenstrahlen, deren vagabundierende Strahlen in zahlreichen Fällen Röntgentherapeuten kinderlos gemacht haben[2]), Schädigung der Keimzellen ein. Große Mengen vernichten die Samenzellen, so daß die Zeugungsfähigkeit aufgehoben wird. Nur die hochorganisierten Samenzellen reagieren auf die Schädlichkeit —

---

[1]) Gudzent, Berl. klin. Wochenschr. 1912, Nr. 20.
[2]) Meyer, Arch. f. Dermatol. 1926, Bd. 151, S. 486.

die derberen Sartorizellen, die mit der Spermatogenese nichts zu tun haben, leisten lange Widerstand[1]).

Chlornatrium.

Nur große Mengen oder sehr hohe Konzentrationen von Kochsalz vergiften, im wesentlichen durch „Salzwirkung", d. h. durch lokale Schwellung bzw. Entzündung erzeugende und das osmotische Gleichgewicht störende Wirkungen und deren Folgen. Von 23 Hühnern, die ein Futter mit 65 Prozent Kochsalz bekommen hatten, starben 18 unter choleraähnlichen Symptomen. Ein Huhn im Gewichte von 1 Kilo verendet durch 4 g Kochsalz, sobald in den ersten 24 Stunden kein Wasser aufgenommen werden kann. Bei Hunden entstehen nach 10 g eingegebenen Kochsalzes Erbrechen und Durchfall, bei Kühen, die sehr viel davon erhielten, kamen: Abmagerung, Zittern, Polyurie, Leibschmerzen, Durchfall, Tenesmus, beschleunigte Atmung, Kreuzschwäche, ein schlafloser Zustand, Taumeln, Amaurose und Tod unter Konvulsionen nach 4 bis 24 Stunden. Massenerkrankungen von Tieren, Schweinen usw., durch Kochsalz, Viehsalzleckstein, Salzlake, Seesalz sind zahlreich bekanntgeworden. Bei manchen Tieren kommt es, neben Durchfällen, zu verjauchenden Kronengeschwüren. Bei Kaninchen soll es zu Hydrämie kommen. Schweine, die täglich 100 g Viehsalz bekommen hatten, wiesen danach auf: Krämpfe, Bewegungsstörungen — Rückwärts- und Zeigerbewegungen — und Erblindung. Sie mußten notgeschlachtet werden. Bei der Obduktion fanden sich Anätzungen der Magenschleimhaut und Leberdegeneration.

Bei Menschen entstanden nach 15—60 g, die gegen Lungenblutungen, Oxyuris usw. auch als Klistier[2]) gereicht wurden, Gefühl der Trockenheit im Schlunde, Erbrechen, Durchfall, heftiger Durst, Polyurie durch Nierenreizung, Albuminurie, allgemeine Prostration. Nach 250 bis 500 g kann der Tod nach gastroenteritischen Symptomen, Atem- und Herzstörungen unter allgemeiner Lähmung eintreten.

Intravenöse Injektion von Kochsalz tötet Kaninchen zu 4 bis 5 g, Hunde zu 3—4 g einer 7prozentigen Lösung pro Kilo Körpergewicht schnell unter Verlangsamung der Atmung, Erhöhung der Pulszahl und Krämpfen. In der Dura und der Pia fanden sich Blutungen. Nach Kochsalzinfusionen[3]) (0,9 Prozent) in Venen kommen gelegentlich Störungen in Magen, Darm und Nieren, Cheyne-Stokesche Atmung, Glykosurie, Fieber und Somnolenz vor.

Subkutane Injektion von Kochsalz kann Abszesse und Gangrän veranlassen[4]). Die Tavelsche Kochsalz-Sodalösung tat dies häufig. Nach wenigen Tagen erschienen Schwellung und Schmerzen als Vorläufer. Die Heilung erforderte bis zu fünf Monaten[5]). Nach der subkonjunktivalen Einspritzung erschienen Reizungsfolgen. Ecchymosen, sogar Verwachsung zwischen Konjunktiva bulbi und Sklera sowie

---

[1]) Simmonds, D. med. Wochenschr. 1913, Nr. 47.
[2]) Zahorski, Zeitschr. f. inn. Mediz. 1904, S. 408.
[3]) Rössle, Berl. med. Wochenschr. 1907, S. 1165.
[4]) Wormser, Deutsche med. Wochenschr. 1902, S. 741.
[5]) Baisch, Deutsche med. Wochenschr. 1902, Nr. 21.

partielle Gangrän der Konjunktiva, Hornhaut und Linsentrübung[1]). Nach Einspritzung bis 30 ccm einer 0,7prozentigen Lösung sah man Fieber, Angstgefühl und Delirien entstehen. Auch Krämpfe können kommen. Einer Frau wurden aus Versehen statt einer physiologischen eine konzentrierte unter jede Brust, insgesamt etwa 120 g Kochsalz injiziert. Vier Stunden später wurde sie bewußtlos, erbrach, nach sechs Stunden stellten sich Koma und dann Manie ein, die bis zu dem nach 24 Stunden erfolgenden Tode anhielt[2]).

Die Leidenschaft des übermäßigen Salzgenießens, die man vielfach antrifft, kann zu schweren Störungen, auch skorbutähnlichen und hydropischen, Veranlassung geben.

Als gewerbliches Leiden beobachtet man bei Salzmüllern und Salzverladern in Salzbergwerken, die in einer Salzstaubatmosphäre verweilen müssen, zumal in der Nase starke Reizwirkungen, die sich in stärkster Form als Katarrhe, Gewebszerstörungen, Geschwüre, Perforation der Nasenscheidewand darstellen[3]). Veranlasser hierfür ist das Kochsalz in Verbindung mit Chlorkalzium, Chlormagnesium usw. (Kainit, Karnallit, Steinsalz und anderen). Da diese Störungen nicht in allen Salzbergwerken vorkommen, so muß es eine besondere Zusammensetzung der Salze sein, durch die sie bewirkt werden. Feuchtes Kochsalz kann aber bei immer erneuter Berührung für sich allein an der Haut entzündliche und geschwürige Veränderungen schaffen.

Chlorkalium (KCl) ruft bei Kaninchen zu 1 g vom Unterhautgewebe aus hervor: Sinken der Herzarbeit, Dyspnoe, Konvulsionen und den Tod. Größere Mengen bewirken bei Hunden (per os) krampfhafte Kontraktionen des Zwerchfells, Abnahme der Herzpulsationen, Dyspnoe und Tod. Die Reflexerregbarkeit wird durch Chlorkalium aufgehoben. Bei manchen Menschen zeigen sich nach dessen arzneilicher Anwendung: Benommenheit, Schläfrigkeit, Schmerzen und Minderung der Motilität, Erschwerung der Sprache, Verringerung des Appetits und Abnahme der Pulsfrequenz[4]).

Kainit ($KCl \cdot MgSO_4 \cdot 3 H_2O$), ein Düngemittel, verursachte in einer Kratzwunde eine Blutblase[5]). Er vergiftete Rehe, Kühe, die davon reichlich geleckt hatten, unter Fieber (40,8°), Speichelfluß, Milchverminderung, Durchfall und Schwerbeweglichkeit. Bei der Sektion fanden sich im Intestinalkanal Blutungen in und unter den Schleimhäuten und ferner in der Niere. Bei ebenso vergifteten Ochsen zeigten sich auch Geschwüre in der Nase. Auch Tauben können dadurch vergiftet werden.

Kohlensaures Natron.

Arbeiter in Sodafabriken leiden häufig an Hautverätzungen am Halse, den Füßen usw. und an Reizungen in den Luftwegen durch den Staub. Bei einem Arbeiter führte die Nichtbeachtung einer am Vorderfuß

---
[1]) Lewin in Lewin u. Guillery, Wirk. von Arzneimitteln u. Giften auf das Auge, 2. Aufl., S. 600 ff. — Alexander, Arch. f. Augenheilk. 1904.
[2]) Combes, American Medecine 1905, Nr. 27.
[3]) Müller, Viertelj. f. ger. Medizin, 3. Folge, 1895, Bd. 10.
[4]) Stark, Zeitschr. f. Psych., Bd. 32, S. 159.
[5]) Mayer, Ärztl. Sachv.-Zeit. 1907, S. 274.

infolge von Verätzung durch kaustische Soda aufgetretenen Wunde zum Tode. Die innerliche Aufnahme großer Mengen von Soda (Na_2CO_3), die sich durch Verwechselung mit dem Bikarbonat oder durch Selbstmordabsicht gelegentlich vollzogen hat, schafft Ätzveränderungen an der Magenschleimhaut, die subkutane Einspritzung z. B. einer vierprozentigen Sodalösung evtl. Gewebsnekrose. Die Gangrän, die durch die Tavelsche Lösung (7,5 Kochsalz und 2,5 kalzinierte Soda auf 1000 Wasser) wiederholt erzeugt wurde, ist wesentlich auf das Alkali zurückzuführen.

Bei einem vierjährigen Knaben, der versehentlich kaustische Soda verschluckt, danach schwere Symptome der Ätzung bekommen hatte und nach einem halben Jahr skelettartig abgemagert war, fand man als Folge unmittelbar oberhalb der Kardia eine impermeable Striktur, die durch retrograde Sondierung von einer Gastrotomiewunde aus beseitigt wurde. Nach 1½ Jahren wurde die Magenfistel geschlossen. Es erfolgte Genesung[1]).

Natriumbikarbonat ($NaHCO_3$). Führt man Hunden 3—4 Wochen lang insgesamt 150 g davon mit dem Futter ein, so stellen sich Erbrechen, Durchfall, Abmagerung, Schwellung und leichtes Bluten des Zahnfleisches, Alkaleszenz und Eiweißgehalt des Harns und schließlich der Tod durch Erschöpfung ein. Im Darme findet man die Follikel durch Hyperplasie ihrer Formelemente vergrößert, die Schleimhaut geschwollen; die Nieren sind vergrößert, das Epithel der Harnkanälchen selbst bis zum Verschluß der Kanälchen geschwollen, die Malpighischen Körper der Milz vergrößert; die Leber enthält gar keinen oder wenig Zucker[2]). Bei Menschen, die gewohnheitsmäßig das Salz nehmen, leidet durch die stetige Neutralisation des Magensaftes die Verdauung, wodurch Appetitlosigkeit, Abmagerung und Hinfälligkeit entstehen. Die häufige Entwickelung von Kohlensäure im Magen kann zu einer wahrnehmbaren Dilatation desselben führen. Von den kohlensauren Wässern ist dies angegeben worden[3]). Es ist aber auch vorgekommen, daß ein Mensch im langsamen Anstieg zu einem Tagesverbrauch von 15—70 g ohne unangenehme Wirkungen gelangt ist. Der reichlich abgesonderte Harn war alkalisch. Die Sippykur mit hohen Natriumbikarbonat-Dosen kann bei nicht ganz gesunden Nieren gefährlich werden.

Magnesium.

Magnesiumsalze können unter bestimmten Bedingungen der Dosen, des Zustandes des Magens, in den sie eingeführt werden, und der Empfindlichkeit des Menschen körperstörend, z. T. durch reine Salzwirkung, wirken. In den Magen von Tieren gebracht, sind sie ungiftig. Vom Unterhautgewebe oder Blute aus können sie unter Abnahme der Herzarbeit und Atemlähmung töten. Das Herz steht in Diastole still. Die peripherischen motorischen Nervenstörungen werden gelähmt, die Respirationsmuskeln aber länger als durch Kurare geschont. Schon eine physiologisch normale Magnesiumchlorid-Lösung tötet Froschmuskeln. So wirken 0,3—0,5 g **Magnesiumsulfat** (Bittersalz) pro Kilo Hund vom Blute aus tödlich. In das

---

[1]) Roemhold, Münch. med. Wochenschr. 1898, Nr. 46.
[2]) Lomikowsky, Berliner klin. Wochenschr. 6. October 1873, p. 475.
[3]) Durand-Fardel, Rev. hebd. de Thérap. génér. et therm., 1882, p. 193.

Unterhautgewebe von Pferden injiziert, verursacht Magnesiumsulfat Nekrose. Nach Einspritzung in den Rückenmarkskanal bewirkt das Salz fast unmittelbar eine Lähmung und Anästhesie der unteren Gliedmaßen und Analgesie[1]). Man will durch seine subkutane Beibringung Tetanus geheilt haben, auch wenn man intradural anfangs 5 g einer 25prozentigen, nachher 10 g einer 15prozentigen Magnesiumsulfatlösung einspritzte. Die Gefahr der Atemlähmung liegt hierbei nahe.

Mehrere Vergiftungen von Menschen durch dieses Salz (Epsom salt) wurden berichtet. Die Dosen betrugen bis 120 g. Eine Frau nahm, in der Absicht, Abort herbeizuführen, 120 g davon, in Wasser gelöst, ein, verfiel aber nach 75 Minuten in Kollaps und starb, nachdem heftige Magen- und Leibschmerzen, Atmungsstörungen, Pupillenerweiterung und Schwäche bzw. Lähmung in Armen und Beinen vorangegangen waren[2]). Ein anderes Mal bekam ein 15jähriger Bursche 30 g des Salzes. Nur wenige Stühle folgten. Dann setzten Erbrechen, Zyanose, Hyperämie oder Konjunktiva, Pupillenerweiterung, Roseola und gürtelförmiges Ekzem unter der linken Brust, enorme Ausdehnung des Magens und der Harnblase, Harnträufeln, das Katheterisieren nötig machte, Krampf der rechten Gesichtshälfte und des rechten Armes mit Pronation der Hand und Abwesenheit des rechten und Schwäche des linken Radialpulses ein. Es erfolgte Genesung. Das genommene Salz war Magnesiumsulfat mit geringen Mengen Natrium- und Kaliumchlorid[3]). Nach 60 g soll ein zehnjähriger Knabe unter Pulsschwäche, erschwerter Atmung und Adynamie nach noch nicht einer Stunde gestorben sein[4]). Auch zum Mordzweck hat das Magnesiumsulfat einmal gedient. Man brachte viel davon einem starken Trinker in das Bier. Es traten heftige Durchfälle und im Anschluß an sie der Tod ein[5]). Die Schleimhaut des Nahrungskanals wurde entzündet gefunden[6]).

Chronischer Gebrauch von Magnesiumsulfat kann Anämie, fahle Gesichtsfarbe und psychische Depression erzeugen.

In den Faeces einer Entbundenen, die während ihrer Schwangerschaft etwa 50 g **Magnesiumoxyd** eingenommen hatte, wurden gegen 20 Steine gefunden, die 0,3—0,8 g wogen. In dieser Beziehung ist besonders der gleichzeitige Gebrauch von Magnesia mit Eisen zu fürchten.

Lithium. Lithiumsalze wirken auf Frösche wie die entsprechenden Kaliumverbindungen toxisch und letal. Sie erzeugen diastolischen Herzstillstand. Bevor er definitiv ist, treten diastolische Stillstände ein, welche bei Vagusdurchschneidung ausbleiben und durch Atropin vorübergehend aufgehoben werden. Auch die Erregbarkeit der Nerven, Nervenzentren und der Muskeln wird durch Lithiumsalze herabgesetzt. Bei Warmblütern entsteht starkes Sinken der Temperatur.

---

[1]) Meltzer, Berlin. klin. Wochenschr. 1906, 73. — American Journ. of Physiology 1905, Nr. IV, 1906, Nr. IV usw.
[2]) Sang, Lancet 1891, 7. Nov., p. 1057.
[3]) Neale, Lancet 1896, 15. Aug., p. 361.
[4]) Christison, A treatise on poisons, p. 657.
[5]) Taylor, Die Gifte, Bd. I, S. 8.
[6]) Meltzer and Auer, Americ. Journ. of Physiology, Vol. XIV—XVII.
— Meltzer u. Lucas, Journ. of Exper. Medecine, Vol. IX, 1907.

Nach Einnehmen von 8 g Lithiumchlorid in vier Dosen im Verlaufe von 24 Stunden traten nach einigen Stunden auf: Schwindel und nach der dritten Dosis Schwächung des Sehvermögens, so daß nur ganz große Buchstaben gelesen werden konnten, dazu Ohrenklingen, allgemeine Schwäche und Tremor-Symptome. Nach der vierten Dosis wurde der Schwindel so stark, daß sich der ganze Raum zu drehen schien und nun eine Bettruhe nötig wurde. Die Augen- und Ohrensymptome hielten anderthalb Tage, Schwäche und Tremor fünf Tage an. Gastrointestinale Symptome fehlten. Die gleichen, etwas schwächeren zeigten sich später nach zwei Dosen von je 2 g Lithiumchlorid.

Rubidium. Rubidiumchlorid erzeugt an quergestreiften Muskeln des Frosches erst Reizung (fibrilläre Zuckungen), dann Lähmung, eine Zuckungskurve wie nach Veratin und reizt zu 0,02 g das Herz anfangs fast bis zum systolischen Stillstande. Der arterielle Druck hebt sich. Die Pulszahl nimmt ab. Als Ursachen werden Reizung des zentralen Vagus, des peripherischen Hemmungsapparates und Beeinflussung des peripherischen Gefäßsystems angegeben. Rubidiumammoniumbromid reizt die Schleimhäute. Es können Magenkatarrh, auch Erosionen und Hämorrhagien entstehen. Auf eine schnell vorübergehende Exzitation folgt Anästhesie und Paralyse. Die Rückenmarksreflexe sind erst erhöht, später aufgehoben. Jodrubidiumgebrauch für arzneiliche Zwecke ließ erkennen, daß eine Spaltung des Salzes im Körper eintritt, da sich die üblichen Jodnebenwirkungen einstellten, z. B. Acnepusteln u. a. m. Rubidiumchlorid hat Herzwirkungen, die denen des Kalziums gleichen. Zu etwa 1 g scheint es vertragen worden zu sein. Wenn die tödliche Minimaldosis für 1 kg Körpergewicht bei Lithium 0,1, bei Kalium 0,5 beträgt, so ist sie für Rubidium 1 g.

Cäsium. Das Cäsiumchlorid wirkt schwächer als Rubidiumchlorid auf Herz und Muskel ein. In absteigender Intensität wirken muskellähmend: Kalium, Rubidium, Cäsium, Natrium. Die Herzarbeit wird durch Cäsiumchlorid verlangsamt, wie man meint, durch zentrale Reizung des Vagus. Der Blutdruck steigt.

Chlorammonium. Tiere, denen man 2—5 g Salmiak (NH$_4$Cl) in den Magen bringt, gehen unter Unruhe, beschleunigter Atmung, Dyspnoe und Krämpfen zugrunde. Ihre Reflexerregbarkeit ist beträchtlich erhöht. Im Magen findet man Entzündung. Bei langem arzneilichem Gebrauche des Salmiaks entstehen Verdauungsstörungen und Erbrechen und nach vielen großen Dosen: Mattigkeit, Appetitverlust, verstärkte Diurese, Fieberanfälle, skorbutähnliche Mundsymptome und Koliken. Häufig findet sich Stuhlverstopfung wegen Atonie des Darms, bisweilen auch das Gegenteil: Kolik und Durchfälle neben Ekelgefühl und Erbrechen. Lange anhaltender Gebrauch kann Abmagerung erzeugen. Vereinzelt wurde eine starke Schweißabsonderung berichtet. Der Schweiß roch urinös. Eine größere Menge einer konzentrierten Salmiaklösung veranlaßte Pulsvermehrung, erschwerte Atmung, Schwellung von Zunge, Uvula und Schlund und Schädigung ihrer Schleimhaut. Nach einem Tage war die Harnmenge vermindert, im Harn viel Eiweiß, rote und weiße Blutkörperchen und Zylinder. Es folgte Wiederherstellung, wie auch in dem Falle eines Irrsinnigen, der in selbstmörderischer Absicht sechs Stunden lang Kristalle und Pulver von Salmiak gegessen hatte. Nach einigen Stunden stellten sich Magenschmerzen, Schwindel, Ohrensausen ein, alsdann Gehörs- und Gesichtshalluzinationen, Krämpfe mit Flexionsstellung der Hände, Zucken der Augenlider, schluchzender Atmung und einem Puls von 100. Es folgten in der Nacht Delirien, dann Schwindel, Zittern und allgemeine Schwäche mit Bewußtseinsverlust und sensibler wie motorischer Lähmung, nochmals Delirien, Kopfschmerzen, Leibschmerzen usw.

Kohlensaures Ammoniak. Das Hirschhornsalz ($[NH_4]_2CO_3$), sowie das brenzlich kohlensaure Ammoniak (Ammonium carbonic. pyrooleosum) veranlassen selten Vergiftungen. Sie geben freies Ammoniak an die Luft ab. Die Symptome sind denen durch Ammoniak ähnlich. Es kann Wiederherstellung oder der Tod unter allmählicher Abmagerung und Kräfteverfall eintreten. Ein Knabe, der 30 g Ammoniumkarbonat verschluckt hatte, schrie sogleich laut auf, erbrach, zeigte geschwollene Lippen, mühsames Atmen, schmerzhaftes Schlingen und Störungen in den Luftwegen. Es erfolgte Wiederherstellung. Andere Fälle verliefen tödlich. Nach dem Verschlucken einer unbekannten Menge trat oft wiederholtes, auch blutiges Erbrechen für einige Tage ein. Der Magen war empfindlich, Nahrung wurde nicht aufgenommen, die Kräfte verfielen, und nach drei Monaten stellte sich der Tod ein. Schon nach 48 Stunden endete so ein Kind, das das Mittel verschluckt hatte. Hier fehlten Erbrechen und Durchfall. Das Ende führten Körperverfall und zunehmende Herzschwäche herbei.

Bei der Obduktion fand sich in dem ersteren Falle eine beträchtliche Pylorusstenose und an der hinteren Magenwand eine feste Narbe. Bei Arbeitern, welche aus dem Gaswasser der Kohlenleuchtgasfabriken kohlensaures Ammoniak darstellen, kommen Zufälle vor, die sich mit den durch Einatmung von Ammoniakgas erzeugten decken. Bei den mit der Sublimation von kohlensaurem Ammoniak Beschäftigten bilden sich Risse und Schrunden der Haut und Trübwerden der Hornhaut. Essigwaschungen beheben die Hautkrankheit, während die Trübung der Hornhaut schwindet, wenn die Arbeiter sich dem schädlichen Einflusse entziehen. Bei Tieren treten nach Einbringung von kohlensaurem Ammoniak in das Blut Konvulsionen, Erbrechen, unwillkürlicher Abgang von Harn, und Koma auf. Auch bei Menschen entsteht durch Zersetzung des Harnstoffs in Ammoniumkarbonat Ammoniämie, die der Urämie ähnelt.

Ein Mann, der gewohnheitsmäßig festes Ammoniumkarbonat kaute, bekam Blutungen aus Nase, Zahnfleisch und dem Darm, Zahnausfall, hektisches Fieber und starb, trotz Fortlassens des Mittels, nach einigen Monaten an Erschöpfung[1]).

Karbaminsaures Ammoniak ähnelt dem Ammoniumkarbonat in der Wirkung.

Silber.

Das salpetersaure Silberoxyd ($AgNO_3$, Argentum nitricum) erzeugt akute Vergiftungen durch Verwechslung seiner Lösungen oder bei der Ätzung im Munde oder im Rachen mit Höllenstein, der z. B. durch Entweichen aus dem Halter in den Magen, resp. die Luftwege geraten kann. Eine Giftwirkung des verschluckten Mittels tritt in ein bis zwei Stunden,

---

[1]) Huxham, Essay on fevers, p. 308.

der Tod sehr selten ein. Er erfolgte bisher einmal bei einem Menschen, der in selbstmörderischer Absicht drei Höllensteinstifte verschluckt hatte. Zur Fruchtabtreibung diente das Silbernitrat in der Weise, daß ein verzinntes Rohr in die Scheide eingeführt wurde, und mit einer in dieses eingeschobenen, mit einer dreiprozentigen Silbernitratlösung genetzten Feder die erreichbaren Genitalteile beschmiert wurden. Die Vornahme hatte Erfolg[1]). Ich habe als tödliche Dosis 10 g angenommen, glaube aber jetzt, daß schwere, der akuten Vergiftung folgende Abhängigkeitsleiden nach viel kleineren Mengen in den Tod führen können. Kaninchen gehen durch etwa 4 g nach 53 Stunden zugrunde. Mehrfach vermißte man nach Verschlucken von 2—2½ g Höllenstein resorptive Symptome, obwohl kein Antidot verabfolgt wurde[2]). Wiederherstellung erfolgte in einem Falle in fünf Tagen nach Aufnahme von ca. 32 g Höllenstein. Allgemeinvergiftung trat mehrfach bei Menschen ein, die sich einer Höllensteinlösung als Färbemittel für ihr Haar mehrere Jahre hindurch bedienten, was durch Hautresorption erklärlich ist. Von ihr kann Silber in die Säftebahnen gelangen, ebenso wie von Schleimhäuten, Wunden usw. Im Magen geht Silbernitrat in Silberalbuminat über, das in Chloralkalien löslich ist und in dieser Lösung oder evtl. als Chlorsilber aufgenommen wird. Die Elimination erfolgt durch die Nieren und den Darm, nach subkutaner oder parenchymatöser Anwendung auch in den Magen. Ein Teil des Metalls lagert sich aber in Körperorganen als metallisches Silber ab.

An Schleimhäuten und Wunden erzeugt der Silbersalpeter unter Gefäßverengerung einen bläulich-weißen, sich nach Tagen ablösenden Ätzschorf, an der äußeren Haut Weißfärbung der Epidermis. Auch Blasen können unter Schmerzen entstehen. Die betroffenen Teile werden unter dem Einflusse des Lichtes schließlich grauschwarz (metallisches Silber oder Silberoxydul oder chlorhaltiges Photosalz des Silbers). Die Ätzwirkungen im Magen fallen wegen der Bindung des Höllensteins durch Eiweiß und Chlor geringer aus. Bei Kaltblütern kann man als resorptive Wirkungen Steigerung der Sensibilität, Krämpfe und Lähmung, bei Warmblütern Lähmung ohne Krämpfe sowie Atmungsstörungen erzeugen[3]).

Die subkutane Einspritzung ruft Brennen und nach zwei bis drei Tagen Abszesse, denen Fieber vorangehen kann, hervor. Der Eiter enthält keine Mikroorganismen. Die Ätzung an der Augenbindehaut bedingt fast immer starken, Stunden anhaltenden Schmerz, Kongestion, Schwellung und, falls die Konzentration des Mittels hoch war, Verätzung, Vereiterung und Tendenz zu Verwachsungen. Gelangt durch Zufall — bei Chemikern — oder Absicht — um vom Militärdienst freizukommen — Silbernitrat in das Auge, so kann Hornhauttrübung, Nekrose der Sklera, Symblepharon, Linsentrübung u. a. m. entstehen[4]), durch die Einspritzung in die Urethra nach der darauffolgenden Harnentleerung Schmerzen, Blutung, und als Nachwirkung (Eiterung) und sehr häufig Strikturen. Auch die Einspritzung in die Harnblase ist von Beschwerden gefolgt.

---

[1]) Hedren, l. c. — Perlsee, Prager med. Wochenschr. 1898.
[2]) Hoppe, Memorabilien, Bd. XX, 1875, S. 385.
[3]) Curci, Lo Sperimentale, 1875, p. 636.
[4]) L. Lewin, Die Wirkung von Arzneimitteln u. Giften auf das Auge. 2. Aufl., Bd. II, S. 743.

Symptome: Als Ätz- und Resorptionswirkungen erscheinen bei Menschen: Erbrechen käsig aussehender, beim Liegen dunkel werdender Massen, Durchfall, Schmerzen im Digestionstraktus, Beeinträchtigung der Herzarbeit, Schwindel und Krämpfe. In einem Falle (ca. 32 g) erschienen schnell: Bewußtlosigkeit, Empfindungslosigkeit am Körper und Krämpfe der oberen Glieder und der Gesichtsmuskeln. Die erweiterten Pupillen reagierten nicht auf Licht. Nach elf Stunden kehrten erst Sensibilität und Bewußtsein zurück. Darauf folgte zweistündiges Koma, das sich mit Unterbrechungen in den nächsten zwei Tagen wiederholte. Genesung nach fünf Tagen. Aber noch nach 17 Tagen erschien Erbrechen von Massen, welche die Wäsche schwarz färbten. In einem tödlich verlaufenen Selbstmordfalle traten besonders hervor: Foetor ex ore, diarrhöische Stühle, zu Anfang mit weißlichen Flocken, wie mit geronnener Milch vermischt. Drei Tage später kam es zu einer fibrinösen Pneumonie, die nach einigen weiteren Tagen zum Tode führte[1]). Noch ein anderes Bild: Beim Touchieren der Mandeln eines 15 Monate alten Kindes brach der Ätzstift und wurde verschluckt. Es folgten Erbrechen und Konvulsionen, anfangs für zwei Stunden, um nach einer Unterbrechung wiederzukehren. Der Puls wurde unfühlbar und nach sechs Stunden war das Kind tot.

Mehrfach wurden nach innerlichem, medizinalem Silbergebrauch Gehörsstörungen, Benommenheit, Herzklopfen, Unregelmäßigkeit der Herzarbeit, Dyspnoe und Albuminurie festgestellt. Bei Menschen, die eine partielle Argyrie bekamen, zeigten sich Durchfälle, Abgeschlagenheit, Eingenommensein des Kopfes mit Gedächtnisschwäche, Schmerzen im Hinterkopf, Gesichtsschwäche. Gelegentlich erschien unter den Silbersymptomen auch Herpes Zoster.

Die chronische Silbervergiftung.

Die allgemeine Argyrie kann durch chronische äußerliche oder innerliche Anwendung (Gesamtverbrauch von 4—5—30 g) des Silbernitrats entstehen. Eine Frau, die das Mittel gegen Epilepsie bekommen hatte, wurde nach sechs Monaten im Gesicht schwarz wie eine Negerin und entleibte sich aus Verzweiflung darüber. Eine andere, die wegen des gleichen Leidens etwa 6 g in vier Monaten verbraucht hatte, wurde und blieb schwarz, ebenso eine, der sechs Jahre lang Pillen mit Silbernitrat wegen eines Magenleidens verordnet worden waren. Die Hautveränderung stellt sich als schiefer- oder stahlgraue, bleistiftähnliche oder blauschwarze Färbung der befallenen Teile dar. Bei einem Menschen bestand ein schwarzgeflecktes Gesicht, stahlgraue Haut, während die übrigen Körperteile schiefrig aussahen. Die Färbung sitzt nicht im Epithel, so daß Vesikatore an dem Zustand nichts ändern. Das Pigment löst sich durch Zyankalium oder konz. Salpetersäure. Vorzüglich sind die dem Lichte ausgesetzten, aber auch andere Teile verfärbt, z. B. Gesicht, Hände, seltener Nägel und Haare, Lippen, Zahnfleisch, Zunge, weicher Gaumen, Sklera, Conjunctiva, Nasenrachenraum, Kehlkopf, Membrana tympani, Schleimhaut der Nymphen und des Introitus vaginae, Drüsen, Darm, Leber, Mesenterium, Nieren usw. Es kann auch nur ein einziger Körperteil, z. B. die

---

[1]) Edel, Psychiatrischer Verein, Sitzung vom 15. Dez. 1900.

Nackenhaut, befallen sein. Narben der Wange, Nase usw. fanden sich unverändert. Der Gebrauch des Höllensteins (in Lösungen, Pomaden usw.) als Ätzmittel an zugänglichen Körperteilen (Zunge, Schlund, Kehlkopf)[1]) oder als Haarfärbemittel vermag nicht nur am Anwendungsorte, sondern auch an entfernteren Körperteilen (Gesicht, Hals, obere Bauchhälfte) oder am ganzen Körper die argyrotische Färbung neben sehr unangenehmen Begleitsymptomen zu erzeugen[2]).

Arbeiter, die für das Versilbern von Glasperlen eine Silberlösung in 3—4 cm lange Glasröhren, die perlschnurartig in Glasperlen ausgeblasen sind, saugen, bekommen zuweilen etwas von der Lösung an Lippen, Zähne, Zunge usw. Manche setzen diese Arbeit trotz Schwarzfärbung ihrer Haut Jahre hindurch fort. Die Verfärbung erstreckt sich auf Lippe, Nase, Ohren, Kopfhaut, Nacken, Hals, Hände und Füße, weniger auf den Rumpf, das Mundinnere, den Kehlkopf, Bindehäute, Iris. Auf beiden Augen erkannte man den Beginn einer Starbildung. Die Zähne waren fast völlig abgebröckelt, die wenigen Reste schwarz, das Mittelohr von chronischem Katarrh ergriffen. Zwei Silberabschneiderinnen, die ein bzw. mehrere Jahrzehnte mit Silber in einem Raum gearbeitet hatten, dessen Staub silberhaltig war (1 g Staub = 0,03 Prozent), bekamen an den nichtbedeckten und bedeckten Körperstellen, sowie im Munde, Rachen usw. eine silbergraue Färbung.

Über das Zustandekommen der resorptiven Argyrie bestehen mehrere Auffassungen. Nach einer Ansicht wird der Höllenstein im Darme reduziert und gelangt als metallisches Silber in die bezeichneten Teile[3]), nach einer anderen, richtigeren, wird das im Blute als gelöstes Silberalbuminat, vielleicht z. T. auch als Chlorsilber, kreisende Metall erst in der Haut, in den Drüsen und anderen Orten reduziert und abgelagert[4]). Für die Nieren wurde nachgewiesen, daß weder Vas afferens noch deferens der Glomeruli reduziertes Silber enthielten, somit letzteres in Form einer gelösten Verbindung eingedrungen und erst in jenen Zellen reduziert sein mußte.

Die Argyrie entsteht allmählich und kann ohne jegliche Krankheitssymptome die Individuen alt werden lassen. Vor dem eigentlichen Bläulichwerden nimmt die Haut meistens ein eigentümliches kachektisches Aussehen an. Bisweilen entstehen Ödeme der unteren Gliedmaßen, Ascites und bei Menschen, die eine partielle Argyrie bekamen, Stomatitis ohne Speichelfluß, Gingivite argentique[5]), Gastritis, Durchfälle, Albuminurie, Abgeschlagenheit, Benommensein, Gedächtnisschwäche, Ohrensausen, Schwerhörigkeit, Sehschwäche, Schwindelanfälle und Krampf der Augenmuskeln oder auch Konvulsionen.

Bei Tieren läßt sich die Argyrie an einzelnen inneren Organen, aber nicht an der Haut erzeugen. Bei ihnen zeigen sich vorwiegend Ernährungsstörungen, Unregelmäßigkeit der Herzarbeit und der Atmung. Bei der Sek-

---

[1]) Kanitz, Arch. f. Dermatol. 1894: Bestreichen des Mundinnern seitens eines Syphilitikers, um ein Rezidiv zu verhüten.
[2]) Duguet, Gaz. méd. de Paris, 1874, Nr. 28. — Onody, Pest. med.-chir. Presse, 1889. — L. Lewin, Die Nebenwirk. der Arzneim., 3. Aufl., S. 656.
[3]) Riemer, Arch. d. Heilk., Bd. XVII, p. 296, Bd. XVIII, p. 330.
[4]) Frommann, Arch. f. path. Anat., Bd. XVII, p. 135.
[5]) Guipon, Bull. de thérap., Vol. LXXI, p. 86. — Magitot, Gaz. des hôpit., 1879, p. 165.

tion findet man u. a. fettige Degeneration der Leber und Nieren, Darmkatarrh und venöse Stauung (Transsudate in serösen Höhlen).

Die bei Silberarbeitern an den Händen (besonders links) beobachteten dunklen Flecke stellen eine lokale, durch an Ort und Stelle eingedrungenes Silber veranlaßte Argyrose dar. Ich habe in den Mußestunden vieler Jahre mit Silber gearbeitet und infolgedessen zwei solcher Flecke an der Streckseite beider linken Daumengelenke erworben. Sie haben sich in vierzig Jahren nicht geändert. Die Flecke sind nicht charakteristisch, da ähnlich aussehende z. B. auch bei alten Kaminkehrern infolge von eingedrungenem Ruß vorkommen und bleiben, selbst wenn die betreffende Beschäftigung schon zwei Jahre ausgesetzt war[1]).

Anatomische Befunde bei der akuten Silbervergiftung: Strich- oder fleckweise Ätzung der Teile des Digestionstraktus, die mit dem Silber in Berührung kamen, weißgraue oder bläulichgraue Ätzschorfe im Munde, Ösophagus, Magen und Darm, in letzterem auch wohl Geschwüre. Wo die Luft weniger Zutritt hat, ist der Schorf weißlich. Bei dem Manne, der drei Höllensteinstifte verschluckt hatte, bestand eine Verklebung der rechten Lunge mit Brustwand und Herzbeutel, Hyperämie und Ödem der linken Lunge und Hepatisation der rechten Lunge. Zunge, Schlund, Kehlkopf und Speiseröhre waren von braunschwarzem bis weißlichem Schorf bedeckt. Die Uvula, Tonsillen und weichen Gaumen waren von einer dicken, mißfarbenen, graugrünlichen Membran bekleidet, die sich bis in die Speiseröhre ausdehnte und diese ausfüllte. Nach Abkratzen derselben trat die Schleimhaut unversehrt hervor. Am stärksten war der Sinus pyriformis, wo das Gift wohl länger verblieb, befallen. An dem Kehlkopf sah man geschwürige Partien oberhalb der Stimmbänder. Die anderen Verätzungen waren oberflächlicher Art und wären sicherlich bei weiterem Leben der Verletzten zur Heilung evtl. mit Narbenbildung gekommen. Der Magen zeigte keine Anätzung, aber eine Entzündung der Schleimhaut, ebenso das Duodenum. Im Darm fand sich nichts Abnormes. Die Todesursache war eine Lungenentzündung.

Bei an Argyrie Leidenden fand man das Silber im Corpus papillare, an der Außenwand der Haarbälge und Talgdrüsen und der Wandung der Schweißfollikel. Die derben Bindegewebsfaserzüge der Cutis erscheinen violett und gelbgrau gefärbt und zwischen ihnen, radiär von gröberen Silberklümpchen ausstrahlend, von dunkler, dem feinen elastischen Fasernetz des Corium entsprechendes Maschenwerk, dessen Äste sich auch an den Gefäßwandungen, den Schweißdrüsenkanälen und an den Tastkörperchen nachweisen ließen. Der Panniculus adiposus zeigte reichlichen Silbergehalt. Die schwarzen Körperchen sind auch u. a. im Duodenum und Jejunum, in den Darmzotten, an den Malpighischen Knäueln und der Zwischensubstanz der Markkanälchen, dem Knochenmark, den Hoden und der Leber.

Nachweis: Das Silbernitrat gibt mit Kochsalzlösung oder Salzsäure in Ammoniak lösliches Chlorsilber, mit Zyankalium in Ammoniak lösliches Zyansilber, mit Kaliumchromat braunrotes Chromsilber. In der Leber ist das Silber noch fünf Monate nach beendetem Gebrauche, aber

---

[1]) Schilling, Münch. med. Wochenschr., 1887, p. 77.

nicht mehr nach sieben Monaten aufzufinden[1]), was ich bezweifle. Haut, Leber, Darm, Blut der Pfortader usw. werden eingetrocknet und mit Salpeter und Soda verpufft. Aus der durch weiteres Glühen erhaltenen Schmelze nimmt Salpetersäure das Silber auf, das durch obige Reaktionen erkannt werden kann. Auch in den Knochen wurde dasselbe gefunden.

Behandlung der akuten Silbervergiftung: Brechmittel, Magenwaschung, Kochsalz zur Bildung von Chlorsilber und entzündungswidrige Mittel. Die Argyrie ist unheilbar. Prophylaktisch muß darauf gesehen werden, daß das Silber therapeutisch nicht zu lange Zeit verabfolgt wird, da sonst zivilrechtlich gegen den betreffenden Arzt vorgegangen werden kann.

Organische Silberverbindungen.

Es ist für eine evtl. Giftwirkung gleichgültig, welche Gestalt die Silberverbindung hat. Der Löslichkeitszustand und die Beziehung zu Eiweiß haben auf die Entstehung örtlicher Wirkungen einen Einfluß. Reizzustände an Geweben sah man z. B. nach Protargol, ferner nach einer irrtümlich in zu hoher Dosis angefertigten und in das Auge gebrachten Ichtharganlösung, wodurch ein neugeborenes Kind die Sehkraft auf einem Auge ganz und auf dem anderen teilweis verlor. Lysargin, das kolloidale Silber, soll erheblich weniger giftig als irgendwelche andere Silberverbindung sein, und Argyrie, selbst nach Gesamtverbrauch von 30—40 g, nicht erzeugen. Diese Behauptung zu erhärten, würde ich einem Arzte nicht raten.

Kollargol tötet, intravenös beigebracht, einen Hund zu 0,16 und intraperitoneal zu 0,31 g pro Kilo. Es erzeugt hierbei oft Ödeme, Zirkulations- und Atmungsstörungen. Nach intravenöser Beibringung bei Menschen kam es mehrmals zu tödlichen, akut und chronisch verlaufenden Ausgängen. Beide Male bestand eine fieberhafte Purpura haemorrhagica mit einem Blutbefund, der auf schwere Knochenmarksschädigung hinwies[2]). Einer Zweitgebärenden wurde Elektrokollargol wegen Puerperalfieber intravenös beigebracht. Sie wurde unruhig, fühlte sich schlecht, bekam Schüttelfrost, kalte Schweiße, schrie, delirierte und starb nach zwölf Stunden[3]). Für eine solche „Therapie" ist der Arzt verantwortlich. **Argyrol,** eine Verbindung des Getreideproteins Gliadin mit Silber, kann unangenehme Wirkungen bei dem arzneilichen Gebrauch veranlassen[4]).

Kalkverbindungen.

Örtliche und allgemeine Vergiftung erzeugt der gebrannte Kalk, d. h. Kalziumoxyd. Er zieht beim Liegen an der Luft Kohlensäure und Wasser an und zerfällt zu einem feinen Pulver. Die gewebsverändernde Fähigkeit von Kalkverbindungen kommt dem Ätzkalk in erster Reihe zu. Aber auch der nicht mehr löschbare ruft an Geweben Veränderungen hervor. Legte ich auf eine Dünndarmschlinge eines toten Kaninchens ein Stück

---
[1]) Taylor, Die Gifte, Bd. I, S. 103.
[2]) Herzog u. Roscher, Arch. f. path. Anat. 1922, Bd. 236.
[3]) Zangenmeister, Münch. med. Wochenschr. 1925, S. 15.
[4]) Therap. Monatshefte 1907, 38.

von solchem auf, so fand ich am nächsten Morgen an der betreffenden Stelle einen fast perforierenden Substanzverlust. Ich sehe als Ursache aller derartigen Veränderungen, auch am Auge, die Bildung eines Kalkproteides an[1]), wozu bei dem ungelöschten Kalk noch Wärme- und Alkaliwirkung hinzukommen würde. Vergiftungen kommen durch versehentliches Verschlucken von gelöschtem und ungelöschtem Ätzkalk oder durch Hineingeraten von solchem in das Auge vor. Noch bis in die Mitte des 18. Jahrhunderts hinein nahm man an, daß sogar schon der Aufenthalt in frisch geweißtem Zimmer Gesundheitsstörungen veranlassen könne[2]).

Ein Knabe, der Ätzkalk verschluckte, bekam Fieber, Durst, Schmerzen im Schlunde und Leibe und starb am 9. Tage[3]). Mit ungelöschtem Kalk durch Zufall bestäubte Äpfel erregten neben den eben angeführten Symptomen noch Krämpfe[4]). Ein nicht gelungener Mordversuch mit ca. 150 g **Kalkmilch und Ultramarin** an einem Säugling kam zu meiner Kenntnis. Ich glaube, daß schwere Gastroenteritis durch das freie Alkali des Präparates erzeugt werden kann. Der Kaiser Emanuel Comnenus mischte den Kreuzzüglern Ätzkalk unter das Mehl und tötete dadurch einige Tausend derselben. Bei Pferden erzeugte Ätzkalk Speichelfluß, beschleunigte Atmung, Korrosionen und Schwellung an der Maulschleimhaut[5]). Der Tod erfolgte unter den Symptomen der Gastroenteritis bzw. des Lungenödems. Hunde gehen durch 12 g unter Erbrechen und Konvulsionen zugrunde. Die ersten Wege findet man entzündet. Auch der **frisch gelöschte Kalk** kann lokale Entzündungen hervorrufen. Ein dreijähriger Knabe, der von ihm reichlich gekostet hatte, bekam, trotz eines schnell gereichten Brechmittels, Fieber, Blasen im Munde, Schmerzen im Unterleib und blutigen Stuhl. Wie stark dieser wirken kann, geht daraus hervor, daß Fische dadurch vergiftet werden, wenn sie ihn aufnehmen. Dieses Fischfangverfahren war jahrhundertelang in Europa im Gebrauch und soll auch heute noch, z. B. in Ungarn, benutzt werden.

Die Kalkverletzungen des Auges haben nichts Charakteristisches. Nach dem Hineingelangen des Giftes werden die Lider krampfhaft und schmerzhaft geschlossen. Die Masse hat die Tendenz, sich fest an die feuchten Membranen anzulegen. Es entstehen: Konjunktivitis mit Chemose, Lidschwellung, kleine nekrotische Herde zwischen den geschwollenen Partien, dort auch Blutaustritte, evtl. Zerstörung der Konjunktiva. Selten entsteht auf der Konjunktiva eine Blase. Die Hornhaut ist in irgendeiner Stärke getrübt, bis zu porzellanartigem Aussehen. Blasen auf ihr sind selten. Die Empfindlichkeit kann erloschen sein. Die gleichen Veränderungen beobachtete man auch, als einem Manne **Kalkmörtel** und **Zement** in das Auge geflogen waren. Meistens besteht Lichtscheu und Miosis. Im weiteren Verlaufe kann es zu Geschwüren, Trichiasis, Symblepharon und Ankyloblepharon, Entropium kommen. Das letztere entstand z. B. nach Hineingelangen von **Wiener Ätzkalk** (Ätzkalk plus

---

[1]) L. Lewin, Die Wirkung. von Arzneim. u. Giften auf das Auge, 2. Aufl., Bd. II, S. 774.
[2]) Vergl. L. Lewin, Die Gifte in der Weltgeschichte.
[3]) Amatus Lusitanus, Curat. med. Lips., 1567, Cent. V, Curat. 91. — Schenk v. Graefenberg, Obs. med. varar. Francof. 1600, T. II, p. 859.
[4]) Wagner, Ephemer. Acad. Dec. III, ann. 2, obs. 162.
[5]) Hertwig, Pract. Arzneimittellehre, 1833, p. 696.

Ätzkali) in das Auge. Ein Stuckarbeiter, dem eine aus Gips und Kalk bestehende Masse in das Auge gelangt war, bekam Hornhauttrübung, ein Hypopion und einen fast vollkommenen Sehverlust. Trotzdem erfolgte Wiederherstellung. Sehr selten kommt es zu Panophthalmitis, Phthisis bulbi usw. Bisweilen gestaltet sich der Verlauf sehr günstig. So entstand z. B. nach einer Verätzung mit Ätzkalk auf der Hornhaut eine Blase. Nach dem Abtragen derselben war die Kornea schon nach 24 Stunden wieder glatt, glänzend und das Epithel wenig getrübt.

Wird der Staub von frischgebranntem Kalk eingeatmet, so entstehen: Kopfschmerzen, Mattigkeit, Benommensein, Hustenreiz, Verminderung der Eßlust usw. Der Staub von gebranntem Zement wirkt direkt reizend nicht nur auf die Lungen, sondern auch an der Haut und die zugänglichen Schleimhäute. In einer Zementfabrik erkrankten in einem Jahre von 499 Arbeitern 208, darunter 76 (38 Prozent) an den Atmungsorganen. Bei diesen Arbeitern kommen harte Konkremente in den Nasen vor. Bei dem Kalkbrennen sind die Arbeiter unter anderem dem Kalkstaub ausgesetzt, der auf das Nasen- und Mundinnere reizend wirkt. Er löscht sich durch die Schleimhautflüssigkeit und geht in das stark alkalische Kalziumhydrat über. Bei Maurern beobachtet man infolge der Einwirkung des Zementmörtels auf die Haut, die sogenannte Zementkrätze: Bläschen zwischen den Fingern, die auf den Vorderarm übergreifen, außerdem Lungenaffektionen. Von den Todesfällen von Maurern entfallen etwa 39 Prozent auf Lungenschwindsucht (Chalicosis pulmonum, Emphysem, Peribronchitis usw.). Schon um die Mitte des 16. Jahrhunderts sprach ein Arzt es aus, daß Gipsarbeiter zu einem größeren Teil an Phthisis sterben. Ganz besonders schädlich soll der Kieselgurstaub, die vollständigen Kieselpanzer der Diatomeen wirken. Arbeiter in Dynamitfabriken u. a. sind genötigt, ihn aufzunehmen.

Chlorkalzium ruft bei Hunden bis 1,5 g (intravenös) Herzverlangsamung, Erbrechen, hyänenartigen Gang oder auch diastolischen Herzstillstand hervor[1]). Bei Menschen entstehen: Durchfälle, Schwindel, Gliederzittern, kleiner Puls und Prostration.

Kohlensaurer Kalk. Kreide ist oft zur Herbeiführung von Abort gebraucht worden. Sie ist hierfür ein untaugliches Mittel. Ganz ausnahmsweise soll bei einer Frau, die Krebssteine einnahm, Gebärmutterblutung und bei Kindern, die Kalziumkarbonat zu reichlich nahmen, Blutharnen aufgetreten sein.

Behandlung der Vergiftung durch ätzende Kalkverbindungen: Magenentleerung, fette Öle, Essig, Weinsäure, Zitronensäure in großen Mengen und Zuckersirup (Bildung von Kalksacharat). Der Sirup oder konzentrierte Zuckerlösungen sind auch bei Ätzungen des Auges durch Kalk zu empfehlen. Ausgiebigstes Entfernen der Giftreste. Reichliches, schnelles Spülen mit Wasser oder mit Öl oder — was ich vorgeschlagen habe — mit Milch oder einer Mandelemulsion. Öfteres Abziehen der Lider vom Bulbus können Verwachsungen verhindern, wenn die Übergangsfalte intakt geblieben ist.

Nachweis: Lösliche Kalziumverbindungen geben mit oxalsauren Salzen in Essigsäure unlöslichen, in Salzsäure löslichen oxalsauren Kalk;

---

[1]) Rabuteau et Ducoudray, Compt. rend., 10. Févr. 1873.

Schwefelsäure fällt, evtl. nach Zusatz von Alkohol, Kalziumsulfat. Aus Leichenteilen gewinnt man den Kalk durch Behandeln mit Salpetersäure, Eindampfen des Filtrats, Aufnehmen mit Alkohol und Prüfung des alkoholfreien Rückstandes.

Kalkstickstoff.

Kalkstickstoff wird gewonnen durch Zusammenschmelzen von Kohle und Kalk im elektrischen Ofen — wobei sich Kalziumkarbid bildet — und Zuführung von Stickstoff, der **Kalziumzyanamid** bilden hilft: $CaC_2 + 2N = CaCN_2 + C$. Im Kalkstickstoff ist das letztere zu etwa 57 Prozent enthalten. Kalkstickstoff und Stickstoffkalk sind in ihren Zusammensetzungen identisch. Dem letzteren sind nur 10 Prozent Chlorkalzium hinzugesetzt. Beide enthalten als wertgebende Bestandteile Kalziumzyanamid. Dieses kann unter dem Einfluß von Wasser freies Zyanamid und dieses bei längerem Stehen zu Dizyanamid werden. Der Kalkstickstoff stäubt sehr. Um dies zu verhindern, werden ihm Melasse oder Ablaugen von Zellulosefabriken oder Teerstoffe zugesetzt. Deswegen erscheint das Produkt im Handel ohne solchen Zusatz als „ungeöltes", oder mit Zusatz als „geöltes".

Der Kalkstickstoff wirkt schon auf Pflanzen giftig. Vergiftungsversuche an Tieren ergaben, daß nach jeder Art der Beibringung gewisser genügender Mengen davon ein bestimmter, mit Blausäurewirkungen sich nicht deckender Vergiftungstypus entsteht. Die Symptome setzen gewöhnlich allmählich ein. Bei Tieren, die erbrechen können, ist dieses Symptom sowie Durchfälle und eine zunehmende Schwäche die Regel. Vom Zyanamid sind für Kaninchen, subkutan beigebracht, 0,1 g, innerlich 0,75 g, und vom Dizyanamid subkutan 0,25 g und innerlich 2 g tödlich. Vergiftung von Menschen kommen beim Umfüllen des Kalkstickstoffs in Säcke und bei dem Düngen damit vor. Eine Frau vollzog die erstere Arbeit einen Tag lang. In der Nacht stellten sich Beschwerden ein, so daß sie nur auf dringendes Zureden am anderen Tag weiter arbeitete. Gegen Mittag fiel sie um und mußte fortgetragen werden. Sie war bewußtlos, blau im Gesicht und atmete nur selten. Die Haut war kalt, der Puls kaum fühlbar, die Herztätigkeit gesunken. Über der ganzen Lunge wurden Geräusche wahrgenommen, in den oberen Lungenpartien abgeschwächtes Atmen[1]). Durch das Streuen erkrankte ein Mann in ähnlicher Weise mit Bewußtlosigkeit, Zyanose, schwerer Dyspnoe und Blutaustritten in die Brusthaut[2]).

Vergiftung mit Kalziumzyanid könnte auch entstehen, wenn es in Verbindung mit Kochsalz zur Härtung von Eisen oder bei der Laugung von Gold, Silber usw. gewerblich verwendet wird.

Die besondere Giftigkeit des Kalziumzyanamids geht zur vollen Bestätigung auch daraus hervor, daß Rinder vergiftet wurden, die in einem Waggon befördert wurden, in dessen einer Ecke Kalkstickstoff lag, an dem sie wohl geleckt hatten. Sie bekamen Abstumpfung, Schwindel, unregelmäßiges und erschwertes Atmen, Zittern, vereinzelt auch klonische Krämpfe, Durchfall und Mydriasis. In einem gestorbenen Tier fand sich eine hämorrhagische Entzündung des Labmagens.

---

[1]) L. Lewin, Gutachten für die Detailhandel-Berufsgenossenschaft vom 14. Juli 1918.
[2]) Fuchs, Casopis lékaru ceskych. 1925.

Baryt.

Baryt als solcher besitzt eine, andere Erdalkalien übertreffende Giftenergie, die lebendig wird, sobald es in löslicher Bindung zur Wirkung kommen kann. Die praktisch in Frage kommenden Barytsalze sind hierfür genügend löslich. Bariumsulfat, das als Kontrastmittel[1]) für Röntgenaufnahmen Verwendung findet, soll hiervon eine Ausnahme und wegen seiner fast völligen Wasserunlöslichkeit absolut ungiftig sein. Ich bin jedoch der Überzeugung, daß der menschliche Körper auch von ihm etwas löslich machen kann. Sicherheit hierüber wird sich erzielen lassen, wenn bei mit Bariumsulfat behandelten Menschen methodische Untersuchungen von Se- und Exkreten auf Baryt vorgenommen sein werden.

Vergiftungen von Menschen kamen bisher vor, durch das technisch gegen Kesselstein gebrauchte, auch gegen gewisse Rebenerkrankungen verwendete und auch sonst noch zugängliche Bariumchlorid, ferner durch Bariumnitrat, Bariumkarbonat, Bariumazetat, Bariumsulfid, teils durch Verwechslung mit Arzneistoffen, z. B. mit Natrium bicarbonicum und öfter noch mit Glaubersalz oder Bittersalz[2]) oder Karlsbader Salz, oder durch Verunreinigung des als Kontrastmittel verwendeten Bariumsulfats mit löslichen Barytverbindungen, oder durch Verwechslung des Bariumsulfats mit Bariumsulfid, oder durch versehentliche Abgabe von Bleikarbonat statt Bleisulfat in einer Apotheke. Das erstere war für einen Kammerjäger, das letztere für ein Krankenhaus bestimmt. Die Verwechselung kostete das Leben von zwei Menschen, oder durch mit Bariumkarbonat verfälschtes Mehl, oder zum Mord oder Mordversuch — hierfür sind etwa sechs Fälle bekannt geworden —, zum Selbstmord mit dem als Rattenpulver verwendeten Bariumkarbonat oder mit Chlorbarium und zur Fruchtabtreibung mit Bariumkarbonat[3]). Die Entzuckerung der Melasse durch Baryt ist gefährlich und deswegen nicht zu dulden[4]).

Bariumchlorid tötet eine Taube durch 0,08 g sicher, Hunde durch intravenöse Beibringung von 0,1 g. Die rhythmischen Herzschläge hören bald nach der Injektion auf, und es erfolgt Herzstillstand. Bei Menschen scheint bisher die kleinste tödliche Dosis 3 g betragen zu haben, wonach der Tod nach etwa 18 Stunden eintrat. Durch 9 g erfolgte er nach 12 bzw. 9¾ Stunden, durch 10 g nach 3 Tagen[5]), durch 16 g nach 2 und durch 32 g nach 1 Stunde. Einmal haben 8 g, die für Glaubersalz gehalten worden waren, schon in 2 Stunden getötet.

Bariumkarbonat tötet Hunde zu 1,5 g. Vergiftungen von Tieren dadurch kamen häufig vor, z. B. daß sie in einem Eisenbahnwagen transportiert wurden, in dem vorher Witherit transportiert worden war. So erkrankten 30 Schweine, von denen 8 verendeten. Ein Mensch genas noch nach 30 g. Die tödliche Dosis liegt trotzdem sehr viel niedriger, da ja im Magen Bariumchlorid entsteht. Durch 4 g wurde ein Mensch getötet.

---

[1]) L. Lewin, Münch. Med. Wochenschr. 1909, Nr. 13. Hier habe ich die Wismutverwendung für den gleichen Zweck beseitigen geholfen und dafür den völlig ungiftigen Magneteisenstein empfohlen. Siehe darüber und über Bariumsulfat auch: Aus u. Kron, Ärztl. Sachverst. Zeitung 1921, S. 139.
[2]) Wolf, Wochenschr. f. die ges. Heilk. 1850, Nr. 37.
[3]) Lewin, Fruchtabtreibung, 4. Aufl., S. 333.
[4]) L. Lewin, Chemik.-Zeit. 1887, 23. Nov.
[5]) Husemann, Zeitschr. f. prakt. Heilk. 1866, S. 232.

Bariumnitrat wirkt zu 0,6 g für Kaninchen in weniger als einer Stunde tödlich. Ein Mensch starb nach Verschlucken von 32 g nach einer Stunde. Eine Frau, die aus Versehen einen Teelöffel dieses Salzes, also etwa 3—4 g genommen hatte, büßte nach 3 Stunden das Leben ein[1]). Wiederholt wurde dieses Salz fahrlässig mit Soda verwechselt und führte zum Tode. Auch die Verunreinigung von Schwefel durch hineingeschüttetes, aus Bariumnitrat bestehendes Grünfeuer, gab zu einer Tötung in 6½ Stunden Anlaß, nachdem von diesem Schwefel 32 g für einen arzneilichen Zweck genommen worden waren[2]).

Bariumazetat vergiftete dadurch, daß es als starke Verunreinigung von der Darstellung her in das als Abführmittel verwendete äthylschwefelsaure Natrium gelangt war. Nach wenigen Stunden zeigten sich: Äußerste Prostration, verfallenes Aussehen, Leichenblässe des Gesichts, schwache Herzarbeit, fast unhörbare Atemgeräusche, Unfähigkeit, sich zu bewegen, unwillkürlicher Abgang von Harn und Kot. Der Tod stellte sich nach 12 Stunden ein[3]).

Bariumsulfid tötete einen Menschen, der etwa 36 g davon durch Verwechslung mit Bariumsulfat in einem Krankenhaus verschluckt hatte, nach 5 Stunden[4]).

Es mögen jetzt etwa 40 Vergiftungen mit Barytverbindungen bekannt geworden sein.

Die Resorption derselben erfolgt nach den allgemeinen Regeln[5]), ihre Ausscheidung durch die Nieren, den Darm, die Speichel- und Brustdrüsen, wie ich weiß, gewöhnlich in unregelmäßiger Weise. Bei damit vergifteten Tieren findet sich Baryt in allen Organen, bei Fütterung mit Chlorbarium am meisten in den Knochen, Nieren, Gehirn, Knochenmark. Nach der Fütterung von Kaninchen mit Bariumkarbonat (Gesamtmenge 30 g) enthielten am reichsten Baryt die Knochen (bis 0,56 Prozent der Wirbelasche), aber auch die Muskeln, Herz, Leber, Nieren[6]). Das in den Knochen befindliche Gift kann bei irgendeiner Gelegenheit löslich werden. In der Leiche eines durch Chlorbarium Gestorbenen war Barium nicht im Magen und Duodenum, wohl aber in Herzen, Herzblut und Lungen vorhanden. Bei einem Menschen, der durch einen 2,34 Prozent Bariumkarbonat enthaltenden Pudding gestorben war, fanden sich als Bariumsulfat: in Magen, Leber, Nieren 40 mg, im Harn 29 mg, in Dick- und Dünndarm 65 mg und in Herz, Lunge und Milz 11,5 mg. Das Blut war davon frei. Die gefundenen 145,5 mg Bariumsulfat entsprechen 12,3 mg kohlensaurem Baryt[7]).

Die löslichen Barytsalze erzeugen neben Reizung des Darms und seiner bewegenden Apparate, Herzlähmung (Vagus- und Muskelbeeinflussung) und von Krämpfen (Reizung der Krampfzentra in der Medulla, dem Mark)

---
[1]) Eschricht, Ugeskr. f. Laeger., 4. R., 1881, p. 241.
[2]) Tidy, Pharmac. Journ. and Transact., 1868, June.
[3]) Lagarde, L'Union médic., 1872, p. 537. — Chevallier, Annales d'Hygiène, 2. Sér., Tom. XXXIX, 1873, p. 395.
[4]) Neuerdings starb ein indischer Fürst durch eine solche Verwechslung. Der Röntgenologe erhielt drei Monate Gefängnis.
[5]) Vergl. die Einleitung.
[6]) Felletar, Pest. med.-chir. Presse 1892, S. 1073.
[7]) Baumann, Zeitschr. f. Untersuch. der Nahr.- u. Genußmittel, Bd. 43, 1922.

eingeleitete Gliederlähmung. Als Erklärung für die Todesursache nahm man irrtümlich an, daß Baryt, durch die Schwefelsäure des Blutes niedergeschlagen, die Lungenkapillaren verstopfe[1]). Kaninchen weisen nach dem Wirkungseintritt von Chlorbarium Diarrhöe, starken Harnfluß und meistens bei schlimmerer Wendung auch Lähmung und Konvulsionen auf. Die Herzarbeit ist im Anfang vermindert bzw. unregelmäßig, z. B. nach Bariumbromid. Pferde, die zufällig verstreutes Chlorbarium geleckt hatten, erkrankten unter den Erscheinungen der Kolik mit Diarrhöe und allgemeiner Lähmung und verendeten nach einer bis vierzehn Stunden.

Bei Menschen kann gelegentlich in engem Umfange Gewöhnung an ein Bariumpräparat eintreten. Für gewöhnlich treten in irgendwelchen Kombinationen und Intensitäten z. B. nach Bariumkarbonat oder Bariumchlorid auf: Würgen, Erbrechen, Magenschmerzen, Diarrhöe, Frostschauer, Schwindel, Kälte und Zuckungen der Extremitäten, Verziehen der Gesichtsmuskeln, Pulsverlangsamung, Herzklopfen, Steigerung des Blutdrucks und andere der Digitalis ähnliche Wirkungen, Schwindel, Taubheit, Angstgefühl, Sehstörungen, seltener aufsteigende Lähmungen[2]) und solche des Schluck- und Sprechapparats. Der Tod erfolgt unter Zunahme des fruchtlosen Würgens und der Zuckungen oder unter Angst- und Schwächegefühl, Erbrechen und Diarrhöen im Kollaps. Geht die Vergiftung in Genesung über, so bleiben noch lange Muskelschwäche, Magen- und Darmstörungen evtl. die Folgen von zustande gekommenen Blutaustritten in die Organe bestehen. Nach der Aufnahme von Bariumkarbonat kann eine Inkubationszeit von mehreren Stunden bis zum ersten Vergiftungszeichen vorhanden sein.

Schwefelbarium rief schnell nach dem Verschlucken hervor: Schweiße, Übelkeit, Erbrechen und Durchfall. Trotz Ausspülung des Magens und Exzitantien erfolgte der Tod unter fortschreitender Herzschwäche.

Nach einem Teelöffel voll von Bariumnitrat stellten sich, drei Stunden später, Zyanose, Kollaps, Herzschwäche und Erbrechen ein. Nachdem sich im Verlaufe von fünf Stunden der Puls gehoben hatte, zeigte sich allgemeine Paralyse des ganzen Körpers selbst von Schlund und Zunge, Schlucken und Sprechen waren erschwert. Dazu trat bei freiem Sensorium Dyspnoe hinzu, bis der nach 24 Stunden erfolgende Tod die Vergiftung beendete. Noch in anderer Weise äußerte sich einmal die Giftwirkung des Bariumnitrats: Bei dem Platzen einer Leuchtkugel, die neben Chlorkalzium nur Bariumnitrat enthielt, entstanden, neben örtlicher Gewebsnekrose an den Weichteilwunden, bei den Betroffenen eine auffällige Abgeschlagenheit und Stumpfheit, die auf das von den Wunden aufgenommene Bariumnitrat bezogen wurde.

Nach der arzneilichen Verwendung des Chlorbariums treten mancherlei Nebenwirkungen[3]) auf. Als Störungen des Allgemeinbefindens: Fieber, Hitze- und Frostgefühl, Trockenheit der Zunge und Durst. Nach 24tägigem Barytgebrauch bekam ein Kranker Speichelfluß, Anschwellung der Speicheldrüsen und des Gaumens, üblen Geruch aus dem Munde und

---

[1]) Onsum, Arch. f. path. Anat., Bd. XXVIII, S. 233.
[2]) Reincke, Vierteljahrschr. f. ger. Medic., Bd. XXVIII, S. 248.
[3]) L. Lewin, Nebenwirkungen, 3. Aufl., S. 381.

Lockerwerden der Zähne. Es handelt sich hier um die Wirkung des sekundär durch den Speichel ausgeschiedenen Stoffes. Seitens des Digestionsapparates kamen vor: Schluckbeschwerden, Ekel, Übelkeit, Erbrechen, selbst Blutbrechen, kolikartige Schmerzen und Diarrhöen, letztere auch nach B a r i u m j o d i d. Selten besteht hierbei Verstopfung. Es stellen sich gelegentlich weiter ein: Katarrh der Konjunktiva, der Nase und der Respirationsschleimhaut, Nierenreizung mit ihren Folgen, auch Pollutionen, ferner Kopfschmerzen, Schwindel, Ohnmachten, Muskelschwäche, Zittern und Hautausschläge.

S e k t i o n : Magen und Duodenum ecchymosiert[1]) und evtl. mit dem genommenen unlöslichen Barytsalz bestreut, Ödem der Darmschleimhaut und Fettleber, selten viel heftigere Entzündung, angeblich sogar auch Perforation (?)[2]).

N a c h w e i s : Kohlensaurer oder schwefelsaurer Baryt müssen, ersterer durch verdünnte Salzsäure, der letztere durch Kochen mit kohlensaurem Kali gelöst werden. In Barytlösungen erzeugen Schwefelsäure weißes Bariumsulfat, chromsaures Kali gelbes Bariumchromat. Spektroskopisch sind beim Glühen besonders drei grüne, bei E liegende Streifen erkennbar. Aus Leichenteilen zieht man Baryt mit Wasser aus und stellt die obigen Reaktionen an. Um unlösliche Bariumsalze (die phosphorsauren und schwefelsauren Salze des Tierkörpers erzeugen solche) nachzuweisen, wird die organische Masse durch Glühen zerstört, der Rückstand gereinigt und mit kohlensaurem Natron geschmolzen oder mit einer Lösung desselben ausgekocht. Der Rückstand wird nach dem Lösen in Salzsäure auf Baryt untersucht.

B e h a n d l u n g : Magenreinigung, Einführen von Natriumsulfat (20 bis 50: 1 l Wasser) — vielleicht sogar 20 ccm in 0,5—1prozentiger Lösung intravenös oder subkutan — Demulgentien, Eiswasser und kleine Mengen Atropin (subkutan ½ mill).

Strontium. Die Strontiumsalze sind in ihrer Giftigkeit nicht den Barytverbindungen gleichzustellen. S t r o n t i u m c h l o r i d ($SrCl_2$) erzeugte zu 7 g (per os) bei einer Hündin einmaliges Erbrechen[3]), zu 15 g bei Kaninchen Gliederlähmung und Tod, S t r o n t i u m n i t r a t zu 7 g bei Kaninchen beschleunigte Herzaktion und Durchfall. B e i d e r S e k t i o n fanden sich Ecchymosen im Magen. Das Strontiumnitrat soll von Menschen für arzneiliche Zwecke zu 10—14—20 g ohne Schaden gegeben worden sein. Bei wachsenden Tieren sind unter dem Einflusse der Strontiumsalze eigentümliche Knochenveränderungen gefunden worden[4]). Sie werden als Sklerose des Skeletts angesprochen, die eine große Ähnlichkeit mit den nach Verfütterung minimaler Phosphordosen beschriebenen Phosphorsklerose aufweisen. Das Strontium übt auch einen formativen Reiz auf das osteogene Gewebe aus. Dadurch kommt es zu einer Knochengewebsneubildung sowohl in der Corticalis als auch in der Spongiosa[5]). Die Stärke der Giftwirkungen (nach intravenöser Beibringung) soll abnehmend

---

[1]) S e i d e l , Viertelj. f. ger. Medic., Bd. XXVII, S. 213. — S t e r n , Zeitschr. f. Medizinalbeamte 1896, H. 13.
[2]) W a c h , Zeitschr. f. Staatsarzneik., Bd. XXX, H. 3.
[3]) G m e l i n , Über die Wirk. d. Baryts . . ., Tübingen 1826.
[4]) H e i d e n r e i c h , Centralbl. f. Chir. 1884, S. 422.
[5]) L e h n e r d t , Jahrb. f. Kinderheilkunde, 1910, 395.

folgende sein: Baryt, Kali, Magnesia, Kalk, Strontium, Natron. **Bromstrontium** kann sich im Körper ansammeln. Trotzdem sind 3—4 g mehrmals täglich, bei Menschen höchstens unter den Symptomen des Bromismus, gereicht worden. Es wirkt herabsetzend auf die Geschlechtserregbarkeit. Angeblich sollen auch bei der technischen Verwendung des Strontiums nur dann Giftwirkungen entstehen, wenn ihm Barium beigemischt ist. Die französische Akademie sprach sich deswegen gegen seinen Gebrauch für die Weinbehandlung aus.

Milchsaures Strontium rief bei Menschen, in Pulverform genommen, Übelkeit, Brechreiz und Erbrechen hervor. Es vermehrt die Harnmenge. Größere Gaben sollen die Nierenepithelien schädigen und Albuminurie sowie Hämaturie entstehen lassen. Bei Tieren veranlaßten mehr als 0,7 g pro Kilo Minderung der Harnabsonderung, Hämaturie, Albuminurie und Epitheliurie. Der arterielle Blutdruck sinkt[1]).

Strontiumoxyd verbindet sich mit Wasser unter lebhafter Wärmeentwicklung zu dem Hydroxyd. Gelangt das Oxyd an das Auge, so zerstört es die Gewebe tiefgehend.

Zink.

Akute Vergiftungen mit Zinkverbindungen kamen bisher zustande durch fahrlässiges Handeln von Laien, oder von Ärzten, durch Selbstmord — in Preußen kamen im Jahre 1922 zwei solcher Todesfälle vor, von denen es im ganzen etwa zehn gibt — gewerbliche Einfluß dieses Metalls und chronische Vergiftungen durch gewerbliche Betätigung sowie die Aufnahme desselben in Nahrungs- und Genußmitteln. Am häufigsten führte das Chlorzink zu Krankheit und Tod, weniger häufig betätigten Zinksulfat, Zinkdampf, Zinkoxyd ihre Giftenergie. Etwa 70 Zinkvergiftungen wurden mitgeteilt.

Das **Chlorzink** vergiftete oft durch innerliche Aufnahme, z. B. ein Kind, dem es anstatt Kalkwasser eingegeben worden war[2]), oder durch versehentliches Einnehmen an Stelle von Magentropfen oder durch Einnehmen von seinen für äußerliche Anwendung gedachte Lösungen, oder durch subkutane Einspritzung statt Sublimat, oder durch zu hohe Konzentrationen, die von ihm in die weiblichen Geschlechtsteile eingespritzt wurden. Benutzt wurden Lösungen, auch unter dem Namen „S o l d e r i n g f l u i d", oder C r e w sches und B u r n e t t sches „Desinfecting Fluid" (22,1 Chlorzink auf 30 g Wasser). Ein 15 Monate altes Kind kam mit dem Leben davon, nachdem es davon einen Teelöffel voll, nach einer Mahlzeit von Milch und Semmel, bekommen hatte. Von 40 gesammelten Fällen war der Ausgang dieser Vergiftung in 65 Prozent ein tödlicher, in den übrigen Fällen erfolgte Genesung. Die tödliche Dosis beziffere ich auf 3—5 g. Der Erfolg kann in 3—4—20 Stunden oder Tagen oder durch Nachleiden nach 3—12 Wochen eintreten.

Das gleiche kann sich einstellen, wenn Chlorzinklösungen in die Scheide oder in den Uterus gespritzt werden, z. B. nach Einspritzung von einem Eßlöffel voll einer 53prozentigen Lösung in 1 Liter Wasser bei einer Schwangeren. Sofortige Pulslosigkeit, Atemnot, Erbrechen und nach

---

[1]) B r o n o w s k i, Wien. med. Presse, 1899, S. 177.
[2]) S e y d e l, Vierteljahrschr. f. ger. Mediz. 1896, Bd. 11, S. 286.

20 Stunden der Tod folgten[1]). In einem anderen Falle wurde eine Lösung von Chlorzink und Wasser zu gleichen Teilen verordnet und davon dreimal täglich ein Teelöffel voll auf 1 Liter warmen Wassers eingespritzt bei bestehender Menstruation. Hierauf folgten Leibschmerzen, Durchfall, beschleunigter, kleiner Puls, Albuminurie, Cylindrurie. Die Heilung begann nach fünf Tagen[2]). Die Injektion in den Uterus erwies sich oft als verhängnisvoll. So trat z. B. nach Einspritzung von 2 ccm einer 50prozentigen Lösung mit einer Intrauterinspritze mit sehr schmalem Ansatzstück nach 12 Stunden der Tod ein[3]). Eine Verletzung oder Durchtritt des Mittels durch die Tuben braucht hierbei nicht zustande gekommen zu sein.

Die Mortalität der Chlorzinkvergiftung beträgt etwa 50 Prozent.

Als Reduktionsmittel sah ich Chlorzink zu dem schmelzenden Aluminium hinzusetzen. Hierbei können Chlorzinkdämpfe aus dem Schmelzkessel herausjagen und evtl. schädigen.

Zinksulfat. Akute und selten chronische Vergiftungen wurden durch das schwefelsaure Zink veranlaßt, einmal auch für Selbstmord, und aus Verwechselung mit Magnesiumsulfat, einmal auch durch Essen von Gänsebrüsten, die statt mit Salpeter mit Zinksulfat behandelt worden waren.

Die tödliche Dosis des Zinksulfats scheint zwischen 5—10 g zu liegen, obschon Wiederherstellungen nach 30 g und ausnahmsweise der Tod schon nach ca. 0,5 g innerhalb drei Tagen, seltener später beobachtet wurde. In einer Strafanstalt Frankreichs wurde durch eine mit Besorgung der Hausapotheke betraute Ordensschwester monatelang Zinkvitriol statt Glaubersalz infolge eines Irrtums verabfolgt, obschon die Kranken häufig nach dem Mittel erbrachen. Bei einem neuen, so behandelten Manne trat statt der erwarteten Glaubersalzwirkung akute, schwere Vergiftung ein, der er nach wenigen Stunden erlag. In Leber und Milz wurde viel Zink gefunden. Angeblich soll auch einmal eine tödliche Vergiftung durch äußerliche Verwendung von Zinksulfat entstanden sein[4]).

Zinkoxyd. Bei der äußerlichen und innerlichen arzneilichen Verwendung dieser Verbindung sind nicht selten Vergiftungssymptome gesehen worden. Durch wiederholtes Aufstreuen auf wunde Flächen — an denen, wie ich zuerst darlegte[5]), die Bedingungen für ein Löslichwerden vorhanden sind — können Erbrechen, Fieber, Schwindel und Beklemmung veranlaßt werden. Der innerliche Gebrauch schafft in Magen und Darm Reizwirkungen, die um so intensiver werden, je leichter an der Magenschleimhaut Zinkalbuminat entsteht. So kommen Übelkeit, Erbrechen, Durchfall. Nach zweimaligem täglichen Gebrauch von 0,3 g Zinkoxyd entstanden diese Symptome neben Präkordialangst und Kolikschmerzen. Tiere, die in der Nähe von Zinkweißfabriken gehalten werden, erkranken unter Zinksymptomen.

Zinkstearat soll, als Streupulver bei Kindern gebraucht, in Amerika neuerdings 131mal Vergiftung mit 28 tödlichen Ausgängen veranlaßt haben[6]).

---

[1]) Roller, Zeitschr. f. Medizinalbeamte 1912, Nr. 24.
[2]) Engelsmann, Deutsche med. Wochenschr. 1922.
[3]) Hofmeier, Münch. med. Wochenschr. 1907, S. 2379.
[4]) Pyls Aufsätze und Beobachtungen, II, S. 12.
[5]) L. Lewin, Die Nebenwirkungen ..., 2. u. 3. Aufl., S. 173.
[6]) Abt, Woodward Leech, Journ. Americ. Medic. Assoc., Vol. 84, 1925

Vergiftungen in Verzinkereien haben nicht Zinkdampf als Ursache, sondern die dabei verwendete Salzsäure, vielleicht auch mit Beteiligung von Chlorzink. So fasse ich ein Betriebsleiden auf, das mit Schmerzen beim Schlucken, Hustenreiz, Atemnot, leichter Gesichtszyanose, fast tonloser Sprache, leichtem Ödem der Uvula, starker Schwellung der Epiglottis, grauweißen Belägen auf der Kehlkopfschleimhaut usw. einherging. Dazu kamen Abgeschlagenheit und Kopfweh[1]).

Die löslichen Zinksalze fällen Eiweiß. Die Zinkalbuminate, deren es nach meinen Untersuchungen mehrere mit verschiedenem Bindungsvermögen gibt, sind in verdünnten Säuren, Alkalien und einem Überschuß des Fällungsmittels löslich. Die Aufnahme der löslichen erfolgt wie üblich, die der unlöslichen nach ihrer Umwandlung. Die Ausscheidung erfolgt durch Harn, Kot, Milch, die Magendarmschleimhaut und vielleicht auch den Schweiß. Die Knochen und Muskeln halten Zink zurück.

Die örtlichen Wirkungen löslicher Zinkverbindungen ergeben sich aus ihren chemischen Beziehungen zu dem lebendigen Eiweiß. So kann unzweckmäßige Anwendung von Zinksulfat an der Konjunktiva eine unangenehme Ätzung und deren Folgen zuwege bringen, und große Dosen den Magen reizen bzw. ätzen und dadurch Erbrechen oder, falls das Mittel schnell in den Darm gelangt ist, Koliken und Durchfall durch chemische Veränderungen erzeugen.

Bei längerer Behandlung von Hornhautgeschwüren mit Zinksulfat können sich in dem Gewebe Zinkinkrustationen bilden.

Am stärksten wirkt Chlorzink ein. Es erzeugt einen Schorf, der in den unteren Schichten weich, in den oberen trocken ist. Je weicher und poröser das Gewebe ist, um so rascher und tiefer erfolgt die Verschorfung. Die Wirkung entsteht durch Eiweißfällung. Schon in sehr verdünnter Lösung des fällenden Mittels erfolgt sie. Besonders die Verwandtschaft des Zink zu Hornhautproteiden ist groß. Der Niederschlag ist in kochsalzhaltigen Flüssigkeiten löslich. Am Auge ruft Chlorzink Hornhauttrübung hervor mit intensiv weißen Niederschlägen, evtl. auch ein hartnäckiges Hornhautgeschwür mit Iritis. Zinkinkrustationen in der Hornhaut können sich, wie nach anderen unzweckmäßig am Auge verwandten Metallen bilden. Desgleichen im Gewerbebetriebe, z. B. durch Chlorzink[2]).

Nach Verwendung von Chlorzinkpaste an Geschwülsten oder Chlorzinksalben an weichen Geweben zwecks Ätzung entstehen etwa am dritten Tage Hautröte, und bei weiterer Verwendung Eiterpusteln. Die Gewebszerstörung geht bisweilen so energisch über das gewünschte Ziel hinaus, daß schließlich entstellende, dem Knochen adhärierende Narben zurückbleiben. Ich sah eine solche grubige Veränderung an der Schläfe einer Frau, die ein Arzt an dieser Stelle zur Beseitigung einer Teleangiektasie trotz Schmerzen und sichtbarer Gewebszerstörung, die bis auf den Knochen ging, hartnäckig weiter versah. Er wurde wegen Körperverletzung angeklagt. Nach Anwendung einer 10prozentigen Schwefelzinkpaste an Körperteilen mit impetiginösem Ekzem bei einem zweimonatigen Kinde, entstand neben schlechtem Aussehen Fieber von 40° C.

---

[1]) Nürnberg, Arch. f. Ohren-, Nasen- u. Kehlkopfkrankheit., Bd. 109, 1922, S. 76.
[2]) Nedden, Arch. f. Ophthalm. 1906, Bd. 63.

Die Einspritzung von einigen Tropfen einer 10prozentigen Chlorzinklösung in das Unterhautgewebe schuf blutige Infiltrationen, und als einmal versehentlich 2 ccm einer Lösung injiziert worden waren, eine örtliche, tiefgehende Nekrose. Als Begleitsymptome entstanden sehr starke, tagelang dauernde Schmerzen, Erbrechen und Kollaps. Es erfolgte Genesung[1]).

Als Folgen der Einspritzung in die weiblichen Geschlechtsteile entstehen Ätzungen und Verschorfungen[2]) mit daran sich evtl. schließender Stenose und narbiger Atresie des Collum uteri, und sogar ein vollkommenes Verschwinden der Gebärmutterhöhle kann auftreten, wenn die Uterusschleimhaut zu ergiebig geätzt wurde. Ein unzureichender örtlicher Befund schließt nicht die Allgemeinvergiftung aus. Eine dreimalige Ätzung der Gebärmutter mit steigenden Chlorzinkdosen in Zwischenräumen von wenigen Tagen ließ einen urämischen Tod ohne lokale Ätzerscheinungen eintreten.

Resorptiv rufen Zinkverbindungen anfänglich zentrale Erregung, später Herabsetzung der Reflexerregbarkeit und Muskellähmung hervor. Die roten Blutkörperchen sollen schneller zerfallen und im Harn Hämoglobin, Albumin und Zucker erscheinen.

Symptome der akuten, resorptiven, innerlichen Chlorzinkvergiftung. Gefühl von Zusammengeschnürtsein und Brennen im Schlunde, Magenschmerzen, Erbrechen und Durchfall, auch blutiger oder fetziger Massen, Albuminurie, Tränenfluß, Husten, auch substernale Schmerzen, meist Atmungsbeschwerden, Schwäche, kleiner, auch intermittierender Puls, kalte Schweiße, Dyspnoe, Koma, Konvulsionen, Kollaps oder allgemeine epileptiforme Krämpfe. Der Tod erfolgt meist ohne Getrübtsein des Sensoriums, oft in Dyspnoe[3]). Nach Auflegen einer Chlorzinkpaste auf ein Karzinom der Lippe (wahrscheinlich wurde von dem Mittel auch etwas heruntergeschluckt) stellten sich Frostschauer, Taubheit, in den Beinen Krämpfe und der Tod im Koma ein. Nimmt die Vergiftung, wie es oft bei Chlorzink der Fall ist, einen chronischen Verlauf, so bleiben noch Schmerzen im Epigastrium, Übelkeit und herber Geschmack zurück, oder es erscheinen nach mehreren Tagen Krämpfe in den Gliedmaßen und evtl. selbst noch nach vier Wochen allgemeine Konvulsionen. Nach scheinbarer Besserung kann der Tod noch nach Tagen erfolgen — in einem Falle, in dem viel von Chlorzinklösungen genommen worden war, geschah dies noch nach zwei Monaten — unter Blutbrechen, blutigen Stuhlgängen, Meteorismus und Kollaps oder nach 10—14 Wochen durch zunehmende Schwäche, nachdem hartnäckiges Erbrechen, lokalisierte Magenschmerzen[4]), Petechien[5]) vorausgegangen waren.

In viel weniger eingreifender Weise spielt sich die Vergiftung durch Zinksulfat ab, obschon die Wirkungsfolgen der chemisch zustandegekommenen Magenveränderungen sich entsprechend gestalten und auch zerebrale Störungen des Zinktypus sich einstellen können. Durch Verwechslung eingenommene 30 g Zinksulfat erzeugten Erbrechen und Pur-

---

[1]) Eschle, Ther. Monatsh. 1897, S. 125.
[2]) Roller, Zeitschr. f. Medizinal-Beamte 1912, 24.
[3]) Crosse, Brit. med. Journ. 1883, 27. Oct.
[4]) Tuckwell, Brit. med. Journ. 1874, p. 297.
[5]) Honsell, Berl. klin. Wochenschr. 1866, S. 191. — Jalland, Brit. med. Journ. 1887, I, p. 1387.

gieren. Vier Tage nach der Vergiftung bestanden noch Krämpfe in Armen und Beinen, Schmerzen im Leib, namentlich in der Blasengegend, Schwindel und Wundsein im Halse.

Die akute gewerbliche Zinkvergiftung.

Die akute Vergiftung durch reine Zinkdämpfe sowie durch Dämpfe aus Legierungen des Zinks mit Kupfer kann in Zinkhütten oder in Messing-, Tombak-, Neusilber- oder Bronzegießereien entstehen. Generell bezeichnet man die Erkrankungsform als G i e ß f i e b e r. Ich habe seit etwa 25 Jahren fast in jeder Woche solchem Gießen in einer der größten Gießereien Berlins, in der elektrisch oder durch Ölfeuerung geschmolzen wurde, beigewohnt und nicht wenige Schmelzer und Gießer, die durch ihre Arbeit wiederholt krank wurden, auch in ihrem Kranksein in ihrer Behausung gesehen. D e n g a n z e n K r a n k h e i t s k o m p l e x h a l t e i c h f ü r e i n e n a u s - s c h l i e ß l i c h d u r c h D a m p f v o n Z i n k, d e s s e n S i e d e p u n k t b e i 920° C l i e g t, b z w. h ä u f i g e r d u r c h Z i n k o x y d, d a s s i c h b e i 650° C b i l d e t, e n t s t a n d e n e n. Ich habe Schmelzer und Gießer kennengelernt, die nie bei ihrer Arbeit in Jahren erkrankt sind, auch solche, die gelegentlich das Gießfieber bekamen, und schließlich solche, die so stark von den Dämpfen beeinflußt wurden, daß sie die Arbeit aufgeben mußten. Ich schätze die Zahl der diesem Einfluß unterliegenden auf etwa 60 Prozent. Das Leiden tritt um so heftiger und häufiger ein, je weniger regelmäßig die Gießarbeit vollzogen wird. So konnte ich feststellen, daß schon das Freibleiben von der Arbeit am Sonntag Anfälle am Montag und Dienstag auftreten ließen, die sich im Laufe der Woche vorher nicht gezeigt hatten. Das Aussetzen der Arbeit für mehrere Tage vergrößert noch die Disposition. Trübes, feuchtes, diesiges Wetter scheint den Eintritt des Anfalls zu begünstigen, der schon kurz vor Schluß der Arbeitsschicht einsetzen kann, gewöhnlich aber nach der Heimkehr kommt. Es ist fraglos, daß bei kontinuierlicher Arbeit bei den meisten der Arbeiter eine Gewöhnung an den Metalldampf stattfindet. Stärke und Häufigkeit der Anfälle stehen, abgesehen von der verschiedenen individuellen Empfindlichkeit, in einem Verhältnis zu der Menge des im Arbeitsraum vorhandenen bzw. durch die Lungen aufgenommenen Zinks. Es ist mir, mit Hilfe bester technischer Kräfte und Mittel, ermöglicht gewesen, in der mächtigen, hoch oben gelegenen Gießhalle, die Ventilation so zu gestalten, daß beim Schmelzen oder Gießen aus Kippöfen in Kokillen die Verbreitung von Zinkdämpfen oder Zinkoxyd ganz verhindert wird. Freilich gestaltete sich durch die weitestgehenden, kostspieligen Maßnahmen die Häufigkeit der Erkrankung geringer als in kleineren Betrieben. Schon Regenwetter und gewisse Winde, die die Dämpfe in die Halle zurückdrängen, können sonst gute Verhältnisse an einzelnen Tagen verschlechtern.

Der Gießfieberanfall, einem Malariaanfall ähnelnd, hat als Vorboten ein allgemeines Übelbefinden, Schwächegefühl mit ziehenden Schmerzen, zumal im Rücken. Es folgen dann Frösteln, ein halb- bis mehrstündiger Schüttelfrost bei nicht erhöhter oder bis 40° C steigender Körperwärme, manchmal Erbrechen, Kratzen im Halse, Pulsvermehrung, mit quälendem Husten, dem Gefühle des Wundseins auf der Brust, später auch Auswurf und Stirnkopfschmerz, selten Muskelzuckungen, Speichelfluß[1]) und Schwindel. Hierauf folgen Schweiß und Schlaf. Der Anfall ist nach etwa vier bis fünf Stunden beendet. Selten ist dieser typische Verlauf durch eine Abortivform, mit nur Frösteln oder Atembeschwerden, ersetzt. Ganz vereinzelt steht der an einem Gießer beobachtete tödliche Ausgang eines Anfalles von Gießfieber nach dem Schmelzen von Zinkabfällen. Hirnödem schloß sich an einen, acht Tage zuvor überstandenen Anfall. Ein zweiter, bei dem Schmelzen beteiligter Arbeiter bekam vier Tage nach dem eigentlichen Anfall Darmblutung und Milztumor. Der letztere fand sich auch bei dem Gestorbenen[2]). Mir will scheinen, als wenn bei dem hier in Frage kommenden Zinkdampf sich noch etwas anderes als Verursachendes befunden habe. Auch Delirien, die vor Jahrzehnten als Einatmungsfolge von Zinkdämpfen beschrieben wurden, stellen eine Ausnahme dar.

Eine Vergiftung, die sich bei der Darstellung von Zinkoxyd ereignete, stellte sich so dar: Der damit Beschäftigte hatte viel von diesem aufgenommen, worauf sich Brustbeklemmung, Schwindel, Kopfschmerzen, Schlaflosigkeit, am nächsten Tag Husten, Erbrechen und Steifigkeit der Glieder, und am dritten Tag Speichelfluß, Magendrücken und Leibschmerzen einstellten. Der Schwindel war so stark, daß das Bett aufgesucht werden mußte. Dann erst folgten Fieber mit Schweiß und Heilung.

Auch bei Lötern, z. B. solchen, die in Automobilwerken Röhrenkörper für Automobilkühler bearbeiten, oder für andere Zwecke viel mit Chlorzink-Lötwasser arbeiten, kann Vergiftung entstehen[3]). Bei einem solchen Arbeiter fand man Schüttelfrost, Kopfschmerzen, Atembeklemmung, Schlingbeschwerden, Singultus, eine trockene, lederartige, rissige Mundschleimhaut. Der Tod erfolgte hier am 15. Tage unter septischen Erscheinungen[4]).

Nach dem Zerlegen einer „Zinkoxydplatte" mittels Schneidebrenner bei einer Temperatur von 1200—1500° C entstanden bei dem Arbeiter vier Stunden später Brechgefühl, Schwindel, Krämpfe, Blaufärbung des Gesichts und Durchfälle. Im Harn waren Eiterkörperchen und Epithelien. Am achten Tage war Wiederherstellung erfolgt.

Experimentell läßt sich durch subkutane Injektion von Zinksalzen bei geeigneten Versuchstieren Fieber hervorrufen[5]). Ob dies eine Beziehung zu dem Gießfieber anzunehmen gestattet, muß dahingestellt bleiben. Jedenfalls ist dieses als eine unter besonderen Bedingungen zustandekommende resorptive Wirkungsfolge einer löslichen Zinkverbindung, die sich im Körper bildet, anzusehen.

Die chronische Zinkvergiftung.

Die chronische Zinkvergiftung stellt eine allgemeine Ernährungsstörung dar. Das Vorkommen solcher Zustände halte ich für absolut sicher. In einer galvanischen, hygienisch mangelhaften Verzinkungsanstalt wurden bei den Arbeitern schwerere Magen-Darmstörungen einschließlich von

---

[1]) Elfes, Rusts Magazin, Bd. 11, S. 563.
[2]) Graeve, Viertelj. f. ger. Medic., 3. T., Bd. 33, 1907.
[3]) L. Lewin, Gutachten in einer Klage wider die NAG-Aktiengesellschaft, vom 23. Jan. 1909.
[4]) Koelsch, Münch. med. Wochenschr. 1924, S. 718.
[5]) Kisskalt, Zeitschr. f. Hygiene, Bd. 71, 3.

Magen- und Darmgeschwüren beobachtet. Von 15 Arbeitern, die über ein Jahr in dem Betriebe tätig gewesen waren, wiesen zwölf derartige Störungen auf. Bei allen Arbeitern fand sich Zink im Harn. Steht ein solcher Betrieb auf der Höhe moderner hygienischer Schutzvorrichtungen, so leiden die Arbeiter nicht. Hunde, die eine Zeitlang 0,5 g Zinkoxyd täglich bekommen hatten, wiesen auf[1]): Erbrechen, Schwäche, Abmagerung, teilweisen Verlust der Sensibilität, Albuminurie (bis 0,9 Prozent) und Glykosurie (bis 1,7 Prozent), Zerstörung roter und Zunahme weißer Blutkörperchen. Tauben und Enten, die Zink bekommen haben, brechen reichlich und gehen in 4—15 Tagen marastisch zugrunde. Auch Menschen, die arzneilich viel Zinkoxyd aufnehmen, können vergiftet werden. Ein Epileptiker verbrauchte in fünf Monaten ca. 194 g Zinkoxyd. Er wurde bleich, abgezehrt, entstellt und geistig abgespannt. Appetit und Kräfte schwanden, der Unterleib schwoll, die Beine bis zum Knie wurden ödematös, die Haut pergamentartig. Es erfolgte Wiederherstellung. Häufiges Erbrechen kann ebenfalls eintreten. Auch ökonomische Vergiftungen durch Zink kommen vor, z. B. bei solchen, die dasselbe mit Konserven oder mit anderen Nahrungs- und Genußmitteln — Brot, Fleisch, Wein, Bier, Dörrobst usw. — aufgenommen haben, die durch lange Berührung mit Zink metallhaltig geworden sind. Dazu gehört auch Trinkwasser. Das Zink löst sich in Regenwasser leichter als in hartem. Aus Reservoiren von verzinktem Eisenblech oder sog. galvanisierten Röhren geht es in Lösung. Die ersteren sind mit Recht von der französischen Regierung für die Marine verboten worden. Quellwasser, das durch die galvanisierten Röhren ca. 182 m fließt, nimmt etwa 0,06 g kohlensaures Zink : 1 l auf; beim Durchlaufen von 800 m fanden sich 0,09 g : 1 l. Diese und selbst halb so große Zinkmengen halte ich bei chronischer Zufuhr für Schädiger der Gesundheit. Ein Wasser, welches im Liter 8 mg Zink, entsprechend 15 mg kohlensaures Zink enthielt, und zum Trinken bzw. für den Haushalt Verwendung fand, rief keine Erkrankung hervor. Ein höherer Gehalt im Trinkwasser veranlaßte eine Massenvergiftung[2]). Zinkgeräte und verzinkte Eisengeräte wurden durch Wasser, stärker noch durch Chlornatriumlösung und verdünnte organische Säuren angegriffen. In solchen Gefäßen zubereite Speisen werden daher zinkhaltig. Kalbfleisch nimmt darin eine rote Farbe an[3]).

Zinkgießer, die lange diese Arbeit verrichtet haben, können chronisch erkranken. Ein solcher bekam z. B. eine chronische Nierenentzündung, wurde blind und starb. Ein Arbeiter, der zwölf Jahre lang täglich, unter schlechten hygienischen Einrichtungen, in einer Bronzegießerei Zinkoxyd aufzunehmen genötigt war, bekam nach der Rückkehr in seine Wohnung täglich Kopfschmerzen, Frostgefühl, Krämpfe in den Gliedmaßen, Übelkeit, Erbrechen und manchmal Durchfälle, einen grauen Zahnfleischsaum und Parese der rechten Extremitäten, sowie Pylorusstenose. Im Harn fand sich noch 2½ Monate nach dem Verlassen dieser Arbeit Zink[4]). Bei anderen Arbeitern des Betriebes bestanden die gleichen

---

[1]) d'Amore, Falcone et Maramaldi, Compt. rend. Soc. de Biolog., 1892, T. IV.
[2]) Gimlette, Brit. med. Journ. 1901, Vol. II.
[3]) Wefers, Bettink u. van Eyk, Nederl. Tijdschr. Pharm., Bd. 10.
[4]) Popoff, Berl. klin. Wochenschr. 1873, S. 369.

Symptome oder auch wesentlich nur Husten, Kurzatmigkeit und Blutspeien. An der Entstehung dieser Symptome dürfte noch Blei beteiligt gewesen sein.

In Zinkhütten kommen gewerbliche Vergiftungen vor[1]). Die Arbeiter leiden u. a. im Beginn ihrer Tätigkeit an Durchfall mit Schmerzen und Tenesmus[2]). Am meisten gefährdet sind die Röster, Spurer, Schmelzer und deren Gehilfen. Zu dem Entstehen des Zinkhüttensiechtums tragen aber noch eine Reihe anderer Einflüsse, wie Kohlenoxyd, Kohlensäure, schweflige Säure und andere Metalle bei. Zu 40 Jahren können diese Arbeiter schwere Arbeit nicht mehr verrichten. Hier ist es schwer zu entscheiden, welchen Anteil an den Krankheitsbildern das Zink und das gerade in diesen Betrieben stets mitwirkende Blei bzw. das Arsen hat. Wird doch z. B. der Bleisaum bei fast allen Zinkhüttenarbeitern gefunden, die mit Blei in Berührung kommen, besonders bei den Schmelzern und ihren Helfern. Des letzteren Wirkung erkennt man an den Symptomen, die Zinkhüttenarbeiterinnen aufweisen. Sie leiden an hochgradiger Anämie, monatelangen Menstruationsstörungen, vorzeitigen Geburten, u. a. m.

Sektion: Bei Tieren, die mit Zinksulfat vom Magen oder Wunden aus vergiftet wurden, fanden sich im Magen Entzündung, Blutung und kleine Geschwüre, bei Menschen das gleiche neben Wandverdickung. In schweren Fällen von Chlorzinkvergiftungen ist die Schleimhaut der ersten Wege geschwollen, teilweise zerstört oder in Fetzen abgelöst, die Mundschleimhaut weißlich, geschrumpft, am Pharynx zeigen sich Ulzerationen, und die Magenhäute sind bisweilen lederartig verdickt. Kam etwas von dem Gifte an die oberen Luftwege, dann können, wie man dies bei einem zweieinhalbjährigen Kinde sah, Kehldeckel, Kehlkopf, Trachea verätzt sein[3]). Bei chronischem Verlaufe kann der Ösophagus seichte Geschwüre aufweisen, die Magenschleimhaut gewulstet, schiefergrau, geschwürig verändert sein und evtl. Narben oder Perforation aufweisen. In einem Falle erfolgte der Tod nach drei Monaten. Der Magen war so zerstört, daß man ihn nicht auffinden konnte; eine wurstartige, entzündliche Masse mit peritonealen Adhäsionen war an seiner Stelle. Bei einem 22 Monat alten Kinde, das Lötwasser (Chlorzink und Salzsäure) getrunken hatte, bildete sich nach Wochen eine Pylorusstenose, die mit tödlichem Ausgang operiert wurde. Ein Zentimeter vor dem verengten Pylorusring war ein rundes Geschwür von 8 mm Durchmesser. Die übrige Schleimhaut von Mund, Rachen und Speiseröhre war intakt[4]). Die chronische Vergiftung mit Zinkoxyd schuf nach 10—15 Tagen bei Hunden: Anämie und Verfettung in Leber, Nieren und Pankreas, Schwellung und Desorganisation des Epithels der Gallengänge, Anämie in Gehirn und Rückenmark, sowie Atrophie und trübe Schwellung an den Ganglienzellen der grauen Vorderhörner. Bei chronischer Vergiftung mit löslichen Zinksalzen fand man parenchymatöse Nephritis[5]).

---

[1]) Schlockow, Deutsche med. Wochenschr. 1879. — Tracinski, Deutsche Viertelj. f. öffentl. Gesundheitspfl. 1888, Bd. 20.
[2]) Seiffert, Deutsche Vierteljahrschr., Bd. 29, H. 3.
[3]) Seydel, Vierteljahrschr. f. ger. Mediz. 1896, Bd. 11.
[4]) Stohr, Zentralblatt f. Chirurgie 1925, S. 2644.
[5]) Helpup, Deutsch. m. Wochenschr. 1889, Nr. 38, p. 782.

Nachweis. Wie manche andere anorganische Substanz, soll auch Zink normal im tierischen Körper vorhanden sein, z. B. im Säugetierblut, zumal in den weißen Blutkörperchen, zu 15—25 mg auf ein Liter, ferner in Leber, Niere, Milch. Man wies es sogar in einem Rinderfötus nach. Daß es in Pflanzen vorkommt (Zinkpflanzen), ist bekannt. Aus zinkreichem Boden nehmen sie es auf, z. B. Viola lutea. Man meint sogar, daß alle Pflanzen unter dem Einfluß geringer Zinkmengen besser gedeihen. Schwefelammonium fällt weißes Zinksulfid, Natronlauge und Ammoniak weißes, im Überschuß lösliches Zinkhydrat, Soda basisches Zinkkarbonat. Erbrochenes, Urin, Kot, Muskeln, Leber, Milz werden zerstört (Salzsäure und chlorsaures Kali), das freie Chlor und die Säure durch Erwärmen verjagt und durch Ammoniak und Schwefelammonium Zink als Schwefelzink nachgewiesen. Das in Salzsäure gelöste Zinksulfid wird mit Ferrozyankalium als Ferrozyanzink gefällt. Versetzt man den Niederschlag mit Bromwasser, so tritt sofort ein tief gelbes Oxydationsprodukt auf.

Behandlung der akuten Zinkvergiftung: Magenwaschungen, evtl. Emetika, warme Milch, Eiweißlösungen (Zinkalbuminat), verdünnte Lösungen von Natrium oder Kalium carbonicum (Zinkkarbonat), gerbsäurehaltige Mittel, z. B. Tctr. Gallarum (Zinktannat). In der ersten Zeit nach der Vergiftung sind vorwiegend flüssige Nahrungsmittel zu reichen. Nur bei Verätzung der oberen Luftwege und dadurch bedingter Umwegsamkeit durch Chlorzink ist die Tracheotomie zu machen. Unter Umständen ist bei eingetretenen Verwachsungen an den Eingeweiden nach dieser Vergiftung der operative Eingriff gerechtfertigt. Das Gießfieber bedarf keiner besonderen Behandlung. Arbeiter, deren Ernährung bei dieser Beschäftigung leidet, müssen sich möglichst durch Respiratoren mit feuchten alkalischen Einlagen vor den Dämpfen schützen. Prophylaktisch ist auf Vermeidung sog. galvanisierter Eisenröhren und verzinkter Eisenbleche für Wasserbehälter zu sehen.

Zyanwasserstoffsaures Zink wurde als Antineuralgikum zu 0,1 g täglich angewendet. Wurde diese Menge überstiegen, so entstanden: Blutandrang zum Kopfe, Beängstigung, Verstimmung, Zittern. Schon 0,007 g riefen aber gelegentlich Erbrechen, Schwindel und Augenverdunkelung hervor — Symptome, die wohl wesentlich auf Blausäure zurückzuführen sind.

Cadmium.

Lösliche oder im Körper löslich werdende Kadmiumverbindungen[1]), Kadmiumoxyd, z. B. Chlor- und Bromkadmium, Natriumkadmiumchlorid, schwefelsaures, salpetersaures, kohlensaures und essigsaures Kadmiumoxyd, wirken giftig und lassen sich in Blut, Leber, Herz, Gehirn, besonders schnell im Harn nachweisen. Kadmiumsalze bilden Kadmiumalbuminat, das im Eiweißüberschuß und in Chloralkalien löslich ist. Hunde sterben durch 0,03 g (intraven.), oder 0,3—0,6 g per os und Kaninchen durch ca. 0,5 g (per os).

---

[1]) Marmé, Zeitschr. f. nat. Mediz., Bd. XXIX, 1867. S. 113. — Johns and Finks, Journ. of Pharmac. 1923, Vol. XXI. — Schwarz u. Otto, Zeitschr. f. Hygiene 1925, Bd. 104.

Kadmiumsalze veranlassen Gewebsentzündung. Eine Salbe aus Kadmiumsulfat erzeugt Pusteln, die den durch Brechweinsteinsalbe erzeugten ähnlich sind. Es entsteht nach innerlicher Anwendung nach größeren Dosen katarrhalische bis ulzerative Gastroenteritis und als resorptive Wirkung bei Tieren Schwindel, Erbrechen, Durchfall, Verlangsamung von Puls und Atmung, Kräfteverfall, Bewußtlosigkeit, Krämpfe und Tod. Das Herz ist das ultimum moriens.

Fütterung mit Kadmiumsalzen erzeugt chronische Vergiftung mit gestörter Verdauung und fortschreitender Abmagerung. Ratten sterben nach sehr kleinen Kadmiummengen (125 : 1 Million) innerhalb 50 Tagen. Bei der Sektion findet man Gastroënteritis, bisweilen subpleurale Hämorrhagien und Lungeninfarkte, Fett in Leber und im Herzen und diffuse Nierenentzündung, Epithelnekrose, Bildung von granulösen Zylindern in den Harnkanälchen und Kalkablagerungen in den Nieren. Bei Menschen wurde nach Einnahme von 0,03 g Kadmiumsulfat Salivation, Würgen, anhaltendes Erbrechen, Schmerzen in der Magen- und Nabelgegend, Durchfall und Tenesmus beobachtet. Ganz Ähnliches neben Prostration und Kleinheit des Pulses erschien nach Verschlucken von Bromkadmium.

Es ist meiner Überzeugung nach sicher, daß in Zinkhütten (die Poussière enthält bis 5 Prozent destillierbaren Kadmiums) das Kadmium an dem Auftreten der Stoffwechselstörungen der Arbeiter beteiligt ist. Da Kadmium jetzt auch als Ersatz für Zinn zum Löten, z. B. von Konservenbüchsen, benutzt wird, ist die Entstehungsmöglichkeit von gewerblichen Vergiftungen damit vergrößert. Für akute Vergiftungen sind kohlensaure Alkalien neben Eiweißlösungen die besten Antidota. Nachweis: Schwefelwasserstoff fällt gelbes Kadmiumsulfid. Kleine Mengen lassen sich in mit Salzsäure und chlorsaurem Kali zerstörtem Harn und Blut durch Elektrolyse nach acht bis zehn Stunden oder im Magen- und Darminhalt durch Dialyse nachweisen.

Quecksilber.

Quecksilber besitzt eine hohe toxische Energie, die sich oft auch bei seiner arzneilichen Verwendung in unliebsamer Weise bemerkbar macht. Dies gilt sowohl für das Metall selbst als auch für irgendeine Zubereitung aus ihm oder irgendeine seiner chemischen Verbindungen. In jeder Form ist es ein eigenartiger, gewebs- und lebensfeindlicher Stoff, sobald die von ihm wirkende Masse gewisse Grenzen überschritten hat. Tiere und Pflanzen werden dadurch in ihrem Bestande und in ihrem Leben gefährdet.

Die Entstehung der akuten Vergiftung.

Sie kommt vor zum Mord kleiner Kinder, meist unehelicher, mit Kalomel oder Sublimat. Wegen der Ähnlichkeit mit akutem Brechdurchfall kann sie hier schwer erkennbar werden. Ein Vater vergiftete wiederholt sein Kind mit Kalomel, um das Lebensversicherungskapital zu erhalten. Bei einem Kinde von sieben Tagen wurde Sublimat in Milch gegeben. Der Tod erfolgte erst nach 30 Stunden. Auch sonst ist dieser Zweck zu erfüllen versucht worden. Schon aus der Mitte des 15. Jahrhunderts wird von einem Mordversuche an einem Weibe berichtet, dem man Sublimat in einer Brühe reichte. Sie merkte den unangenehmen Geschmack, erbrach und wurde gerettet[1]). Aus der gleichen Zeit berichtet Benvenuto Cellini über eine solche Vergiftung, die ihn selbst betroffen hat. Sie verlief mit den typischen Symptomen: Schmerzen im Magen, Erbrechen und blutigen Stühlen. Man hatte ihm Sublimat mit der Mahlzeit beigebracht[5]). Das Leiden hielt über ein Jahr an. In neuester Zeit verurteilte das Essener Schwurgericht einen jungen Menschen zum Tode, weil er seine Eltern nacheinander mit Sublimat vergiftet hat, das ihm ohne Giftschein von einem Drogisten verkauft worden war, und das Schwurgericht München eine Frau zu Zuchthaus, weil sie in die ihrem Manne gereichten Speisen und Getränke fortgesetzt Sublimat getan hat. Einer Trinkerin brachte man Sublimat gewaltsam in Schnaps bei, so daß der nach vier Stunden eingetretene Tod auf Alkohol bezogen wurde[2]). Zum Giftmorde, bzw. Giftmordversuch diente gelegentlich auch Zyanquecksilber oder Quecksilberamidchlorid u. a. m. Als Beibringungsort des Giftes, z. B. des Sublimats, diente wiederholt die Scheide. So wurden Weiber zielgemäß auch tödlich vergiftet. Ein Mädchen starb dadurch nach 13 Tagen[3]). Mit metallischem Quecksilber wurden gleichfalls öfters Mordversuche unternommen. Eine einmalige Eingießung z. B. in ein Ohr kann keinen Schaden stiften, wohl aber die wiederholte innerliche Beibringung kleiner Mengen bei Kindern. Ein solches, freilich vorher schon krankes, zehn Wochen altes, starb nach etwa fünf Wochen. Drei Tage nach der Beibringung fanden sich in den Windeln Quecksilberkügelchen, und an Symptomen: wässrige grüne Stühle mit Quecksilber, aphthöse Geschwüre im Munde und Fieber.

Die Möglichkeit der Vergiftung eines Brunnens durch absichtlich hineingeschüttetes Quecksilber halte ich für gegeben.

Selbstmorde mit Quecksilberverbindungen sind zeitweilig unverständlich häufig zustande gekommen. Ich weiß von über 300 solcher Vorkommnisse, denen am häufigsten Sublimat zugrunde lag, und die eine Mortalität von mehr als 80 Prozent aufwiesen. Von 1897—1905 kamen in Deutschland, soweit dies amtlich gemeldet wurde, 101 Vergiftungen nur durch Sublimatpastillen vor, von denen 92 absichtliche und neun durch Zufall entstandene waren. Den Tod erlitten dadurch 58 dieser Menschen. Das weibliche Geschlecht überwog bei den Selbstmorden mit Sublimat das männliche. Die Nachkriegszeit ließ diese Zahlen ungeheuerlich ansteigen. Allein in Preußen starben durch Selbstmord mit Sublimat:

Im Jahre:	1919	1920	1921	1922
Menschen:	72	77	53	44

während in dieser Zeit nur ein Mord durch Sublimat vorkam.

Zum Selbstmord dienten auch Zyanquecksilber, oder rotes Quecksilberoxyd, Quecksilbernitrat usw.[4]).

---

[1]) Amatus Lusitanus, Cent. quarta, Curat. LII.
[2]) Howard, Boston med. and surgic. Journ. 1924.
[3]) Ponzio, Jahresb. f. die ges. Medizin, 1906. — L. Lewin, Gifte in der Weltgeschichte, 1920.
[4]) Moos, Arch. f. path. Anat. 1864 (0.12 Zyanquecksilber in Bier mit Wiederherstellung). — Nicholson, Brit. med. Journ. 1896 (rotes Quecksilberoxyd). — Vogel, Charité-Annalen (Zyanquecksilber). — Lottmann, Ther. Monatshefte 1901 (Quecksilberoxyanat).
[5]) Möglicherweise handelte es sich dabei um Arsenik, das auch wohl als Sublimat bezeichnet wurde.

Medizinale Vergiftungen, vor allem mit Sublimat, die infolge der unglückseligen auf falschen Versuchen von Koch beruhenden Empfehlung einer Lösung von 1 : 1000 als Desinfektionsmittel und Antiseptikum zustande kamen und kommen, zählen nach Tausenden. Dabei sah man schlimmste Vergiftungsformen, wie sie nur aus den Zeiten unsinnigster Verwendung des Metalls gegen Syphilis in vergangenen Jahrhunderten berichtet worden sind. Schon das Einpinseln von Papeln mit einer stärkeren Sublimatlösung führte einmal den Tod herbei. Nach 22 Sublimatbädern bildeten sich schwere Quecksilbersymptome heraus, desgleichen durch das Einbringen einer Sublimatlösung in einen Zahn zwecks Desinfektion[1]), oder durch einen Einlauf von Sublimat (1 : 1000) in den Mastdarm, oder die Spülung der weiblichen Genitalien mit Lösungen von 1 : 1000 bis 1 : 5000, oder ihre Verwendung für Wunden oder durch die subkutane Einspritzung unlöslicher Quecksilberpräparate, z. B. von Oleum cinereum oder Kalomel als Depot, aus dem der Körper schöpfen soll. Tödliche Vergiftungen sind aus solchen Veranlassungen wiederholt vorgekommen. Elementarste Kenntnisse ließ der vermissen, der 8 ccm einer 2prozentigen Sublimatlösung einem Kranken intravenös beibrachte. Dadurch entstand nach 14 Tagen eine Paraplegie. Betroffen waren zumeist die oberen Gliedmaßen. Bei zwei Mädchen wurde der Körper gegen Krätze mit einer Sublimatsalbe eingerieben. Nach den typischen Quecksilbersymptomen starb die eine nach 4½, die andere nach sechs Tagen[2]). Akute, auch tödliche Vergiftung schufen ferner zu große Kalomeldosen[3]), oder Einreibungen von zuviel grauer Salbe. Eine aus 50 g Quecksilber hergestellte Salbe wurde von einem Vater an seiner ganzen aus elf Mitgliedern bestehenden Familie gegen Flöhe verrieben. Alle erkrankten nach etwa 24 Stunden an Kolik, Diarrhöe, Stomatitis. Die beiden jüngsten Kinder starben. Hier wirkte, da alle nur in einer Stube wohnten, wohl auch der von den Leibern emanierte Quecksilberdampf mit. Aber auch kleinere Mengen bis herunter zu 2 g riefen nicht selten bei besonderer Empfindlichkeit schwere und evtl. tödliche Vergiftung hervor[4]).

Für den Abtreibungszweck kamen metallisches Quecksilber[5]) oder Quecksilberverbindung erfolgreich[6]), oder mit tödlichem Ende der Mutter zur Verwendung. Es gibt indessen auch Fälle, in denen selbst

---

[1]) Klamann, Allgem. med. Centralzeit. 1889.
[2]) Anderseck u. Hamberger, Vierteljahrschr. f. ger. Mediz. 1864, S. 137.
[3]) Schroen, Zeitschr. f. Medizinalbeamte 1909, S. 218. — Leutert, Über die anatom. Veränderungen durch Quecksilberintoxikation 1895. — Holmgreen, Schmidts Jahrb., Bd. 262, S. 101. — Scheldt, Inaugur.-Dissert. 1899. — Adam, ebenso 1892. — Sury-Binz, Vierteljahrschr. f. ger. Mediz., Bd. 34. Ellmer, Therap. Gazette 1910. — Sinhuber, Charité-Annalen 1906. — Münch. med. Wochenschr. 1908, S. 508. — Gaucher, Société des hôp. de Paris, 1900. — Runeberg, Deutsche med. Wochenschr. 1889, u. a. m.
[4]) L. Lewin, Die Nebenwirkungen der Arzneimittel, 3. Aufl. Dort habe ich das gesamte Material kritisch verarbeitet und es dadurch den Abschreibern bequem gemacht.
[5]) L. Lewin, Berlin. klin. Wochenschr. 1899, S. 276. Littauerinnen nahmen bis 9 g Quecksilber, mit Schmalz oder grüner Seife verrieben. Siehe auch: L. Lewin, Die Fruchtabtreibung, 4. Aufl., 1925.
[6]) Pfaff, Mitteilungen 1835, III, S. 73.

pfundweise genommenes Quecksilber den Abort nicht herbeiführte und auch ein solcher, bei dem eine in die Vagina eingeführte Sublimatpastille, die nach acht Stunden, zerfallen, aus ihr entfernt worden war, den Tod veranlaßte[1]). Ein Weib, das sich eine solche Pastille einbrachte und außerdem noch eine heiße Sublimatscheidenausspülung, starb nach 28 Tagen[2]). Bei der Syphilisbehandlung Schwangerer kam es[3]) häufiger zu vorzeitigen Geburten. Für die Konzeptionsverhütung oder um einer Ansteckung vorzubeugen[4]), hat die Einbringung von Sublimat in die Scheide vergiftet und getötet.

Fahrlässigkeit bzw. Unkenntnis über die Giftwirkung von Quecksilberpräparaten war oft die Quelle für Vergiftungen. So gab der Verwalter einer Hausapotheke einer Handelsgesellschaft einem Angestellten, der sich nicht wohl fühlte, eine Sublimatpastille, die den Tod herbeiführte. Ein Sanitätsgefreiter benutzte zum Durchseihen seines Tees eine dicke Schicht Sublimatmull. Er erkrankte lebensgefährlich, wurde aber gerettet. Durch Verwechslung wurde Sublimat, das äußerlich verwendet werden sollte, innerlich gegeben, oder wiederholt Sublimat statt Kalomel in das Auge gebracht, wodurch dies verloren ging, oder es wurde eine 1 pro mille Sublimatlösung zum rektalen Einlauf statt essigsaurer Tonerde benutzt[5]). So wurden ferner mit Sublimat verwechselt: Chloralhydrat oder Bromsalz, oder salzsaures Morphin, oder in einer Apotheke Antipyrin, oder Kalomel. Eine sogenannte Pharaoschlange, die Schwefelzyanquecksilber enthielt, wurde statt eines Bonbons genommen[6]). Ein Mann verschluckte in einer Tasse warmen Wassers einen halben Teelöffel Sublimat statt Brechweinstein. Statt mit einem Liniment rieb eine Pflegerin die Brust und den Rücken einer Kranken 4—5 Minuten lang mit einer Lösung von salpetersaurem Quecksilber ein, was den Tod zur Folge hatte[7]). Gelbes und rotes Quecksilberoxyd, die aus Versehen genommen worden waren, riefen Erbrechen, Diarrhöe, Speichelfluß, Wadenkrämpfe usw. hervor, und Quecksilberamidchlorid statt Magnesia tötete nach sieben Tagen[8]).

Der Zufall spielt gleichfalls eine Rolle für diese Vergiftung. Auf dem Segelschiff „Triumph" auf dem sich 200 Menschen und Tiere befanden, erfolgte eine Massenvergiftung durch Zerreißen von Ledersäcken, in denen Quecksilber transportiert wurde. Das Schlafen in Betten, die einige Wochen vorher zum Vernichten von Wanzen mit Quecksilber ausgeräuchert worden waren, vergiftete 45 Kranke. Auch die Desinfektion von Gegenständen und Räumen hat wiederholt akute Vergiftung erzeugt, ebenso die noch in unserer Zeit gemachte ungeheuerliche Räucherung mit Zinnober, deren schlechte Folgen schon 1651 beschrieben worden sind. Zinnober, der

---

[1]) Michel u. Barthélemy, Correspondenzbl. f. schweiz. Ärzte, 1908.
[2]) Magid, Zentralbl. f. Gynäkologie 1926.
[3]) Thoret, Münch. med. Wochenschr. 1923, S. 569. Einführung einer Sublimattablette von 0.5 g. Trotz Verätzung der Vagina wurde der Koitus ausgeführt. Tod am 7. Tage.
[4]) Demuth, Schmidts Jahrb., Bd. 249.
[5]) Huber, Zeitschr. f. klin. Medizin 1888.
[6]) Brit. med. Journ. 1885, II, p. 873. — van de Moer, Tijdschr. voor Pharmac. 1896.
[7]) Kerner, Medic. Annalen I, S. 835.
[8]) Vidal, Gaz. des hôpit. 1864, Juillet.

in roten Wachsstöcken zu 0,98 Prozent entsprechend 0,845 Prozent metallischem Quecksilber gefunden wurde, läßt beim Brennen des Wachsstockes Quecksilber frei werden, ebenso wie der in Siegellacken befindliche. Durch einen Zufall wurden in einem Krankenhaus neun Menschen dadurch vergiftet, daß bei der Dampfheizung ein Druckreduktionsventil, das in Quecksilber tauchte, in der Weise defekt geworden war, daß der Dampf durch das Quecksilber hindurch in die Luftzuleitungsschächte und somit mit Quecksilber in die Krankenzimmer gelangte. Zwei Kinder starben[1]).

Als Beizmittel für Getreide wird eine 20prozentige Mischung von **Chlorphenolquecksilber** mit Ätzkali und Soda gebraucht, eine außerordentlich giftige Substanz, die in Preußen n i c h t unter die Giftordnung fällt, weil Gerichte — ungleich der Auffassung der bayerischen Regierung, — dieses „U p s u l u n" genannte Produkt unglaublicherweise nicht als Quecksilberpräparat, sondern als Zubereitung einer Quecksilberverbindung ansehen. Tiere, die mit Upsulun vergifteten Weizen gefressen hatten, wurden schwer vergiftet.

Die Entstehung der chronischen Vergiftung.

Sehr häufig erkranken Menschen durch eine täglich erkannte, oder nicht erkannte Aufnahme von Quecksilber in irgendeiner Form. K e i n quecksilberhaltiges Präparat und kein Verwendungszweck eines solchen schließen die Verursachung von Leiden aus. So können Menschen erkranken, die Quecksilber für therapeutische Zwecke lange an und in ihren Körper auf irgendeine Weise und in irgendeiner Form haben bringen lassen müssen.

Aus Amalgamplomben, zumal aus Kupferamalgamplomben kann sich das Metall in die Mundhöhle hinein verflüchtigen, bzw. in irgendeiner Umwandlungsform von der Zahnhöhle aus in die Säftebahnen aufgenommen werden und eine chronische Vergiftung erzeugen, die sich, abgesehen von örtlichen Veränderungen, im Munde durch die verschiedensten Organstörungen, besonders durch Ausfallssymptome von normalen Gehirn- und Nervenfunktionen darstellt. Nicht immer gehört zum Zustandekommen solcher Störungen eine besondere Empfindlichkeit für Quecksilber. Ich habe dies schon seit Beginn dieses Jahrhunderts nicht nur in meinen Vorlesungen gelehrt, sondern die Konsequenzen dieser Erkenntnis an solche Plomben tragenden Menschen betätigt, die sich an mich wegen dunkler, nervöser Krankheitssymptome gewendet haben. Ich ließ stets solche Plomben entfernen und erzielte dadurch Heilungen, sogar an Professoren[2]). Außer mir haben auch andere z. B. Speichelfluß, Geschwüre im Munde, Fötor ex ore, Diarrhöen auch mit Blut, Fieber, Abgeschlagenheit, Abmagerung, Schwäche u. a. m. bei Trägern von Amalgamplomben, zumal aus Kupferamalgam, gesehen. Bei einer quecksilberempfindlichen Person, der am zweiten linken unteren Backzahn eine solche Plombe eingetan worden war, entstanden Störungen, die den Charakter der akuten trugen. Nach etwa 30 Stunden bestanden entzündliche Reizfolgen im Munde: Schwellung von Lippen und Zunge, des exsudativ belegten Gaumensegels, Speichelfluss, übelriechender Atem, Dyspnoe, ein scharlachartiger Ausschlag am Körper und Diarrhöen.

---

[1]) B i n g , Arch. f. Hygiene, Bd. 46, 2.
[2]) Prof. S t o c k wurde durch mich über diese Fragen aufgeklärt und gesund.

Auch der für die Herstellung künstlicher Gebisse verwendete, durch Zinnober (30 Prozent) rot gefärbte Kautschuk kann, wie schon vor Jahrzehnten angegeben wurde, im Laufe der Zeit Giftwirkungen erzeugen. Menschen, die zu kosmetischen Zwecken Quecksilberpräparate gebrauchen, sind der Gefahr einer chronischen Vergiftung ausgesetzt. Eine solche erlitt ein Weib, das sechs Jahre lang eine Salbe aus weißem Präzipitat gegen Sommersprossen benutzt und sich dadurch täglich etwa 0,17 g Quecksilber einverleibt hatte[1]). Eine andere, die für den gleichen Zweck einige Wochen lang „Siemerlings Kosmetikum" eingerieben hatte, verlor Haare und Zähne, bekam Speichelfluß u. a. m.

Bedeutungsvoller sind die gewerblichen Vergiftungen von Menschen durch Quecksilber. So bleibt in Quecksilberbergwerken und Hütten[2]) nur selten ein Arbeiter von Quecksilberwirkungen verschont. Der tägliche Aufenthalt in einer Quecksilberatmosphäre, die nur 2 mg Quecksilber auf 3 cbm Luft enthält, kann schon nach zwei bis drei Monaten Vergiftung zeitigen. Dies ist besonders für Spiegelbelegereien[3]) zu berücksichtigen. Schon aus dem Jahre 1717 wird von den venetianischen Spiegelbelegern gesagt: „Qui Venetiis speculis operantur apoplexiae maxime obnoxii sunt." Noch weiteres Schlimmes als „Apoplexie" kann entstehen. Es erkrankten noch 1885 von 160 Spiegelbelegern in Fürth 100, also 60,6 Prozent mit 54,6 Krankheitstagen pro Kopf und Jahr an Merkurialismus. Es ist später in dieser Beziehung viel besser geworden. Es gehören ferner hierher die Goldarbeiter, von denen es vor 200 Jahren hieß: „Wenn sie Gefäße vergolden, werden sie so von Quecksilberdämpfen ergriffen, daß schließlich der Hals und die Hände zittern und die Beine schwanken." Merkurialismus kann ferner in elektrotechnischen, physikalischen und chemischen Instituten entstehen. Ich habe in einem solchen so unglaubliche Zustände gesehen, daß man die Unwissenheit über Wirkung von Quecksilber, das in kleinen und großen Räumen am Boden unter dem Linoleum, unter den Scheuerleisten, auf Tischen, an Apparaturen usw. lag, tief bedauern mußte. Fast alle dort Arbeitenden waren quecksilberkrank. Dies kommt auch vor bei Herstellern von Quecksilberpräparaten, bei deren nachlässiger Verwendung für praktische Zwecke, bei Verfertigern von Barometern und Thermometern, bei Arbeitern und Arbeiterinnen, die Glühlampen mittels Quecksilberluftpumpe luftleer machen, auch bei solchen, die elektrische Meßapparate herstellen, auch in Fabriken von Quecksilberdampfumformern, bei der Beschäftigung an elektrischen Widerstandsöfen mit Quecksilberkontakten, wo es bei höheren Temperaturen zur Bildung von Quecksilberdämpfen und durch diese zu schweren Vergiftungen kommen kann, bei Arbeitern in Zündhütchenfabriken, Filtrieren und Ausdrücken des Knallquecksilbers und Mengen desselben mit Kaliumchlorat, und auch bei Menschen, die in Schießsälen den Dampf aus Knallquecksilber enthaltenden Patronen einatmen. Zwei solcher, die sich in einem Schießraum während dreier Tage täglich

---

[1]) Deutsche med. Wochenschr. 1923, Nr. 31.

[2]) Gomez, Les mines de mercure d'Almades, Journ. d'hyg. 1888 (Zinnoberstaub).

[3]) Kussmaul, Der konstitutionelle Merkurialismus 1861. — Wollner, Münch. med. Wochenschr. 1891, Nr. 15. — Schönlank, Die Fürther Spiegelbeleger . . . 1888.

12 Stunden aufgehalten hatten, bekamen Stomatitis und andere Symptome. Ein Mann, der jeden Abend den Dampf von 700 bis 800 Schüssen in unmittelbarer Nähe einatmete, bekam nach einem Monat: Schwachsichtigkeit, Kopfschmerzen, Schmerzen in der Kinnlade, Speichelfluß, üblen Geruch aus dem Munde, verändertes Zahnfleisch und nach weiteren vierzehn Tagen Wadenkrämpfe und Zittern der Glieder und am Rumpfe. Quecksilberkrank wurde ein Mann, der täglich mehrere Stunden in einem Raum war, in dem Kupferamalgam für Zahnplomben gemacht wurde. Fünf Monate lang bestanden nervöse Symptome, Zittern und Schwäche in den Gliedmaßen. Im Urin war Quecksilber[1]). Ebenso können Haarfärber für Hüte, die mit Quecksilbernitrat arbeiten, erkranken. In den präparierten Haaren fanden sich nach einer neuen Untersuchung 2,41 Prozent Quecksilber, nach drei Monaten Lagerung 1,88 Prozent und in den fertigen Hüten 0,85 Prozent. Ich habe in einem Südtiroler Ort Haarfärber gesehen, die Zähne und Kopfhaare verloren hatten und an Stomatitis litten[2]). Auch in der Filzhutfabrikation fand man solche Erkrankungen[3]), ebenso bei Färbern von anderen Waren, ferner bei Bronzierern, Damaszierern von Stahl und Eisen, bei Gürtlern, bei dem Zeugdruck als Reservage, bei dem Imprägnieren von Herbarien mit Sublimat, bei dem Einbalsamieren von Leichen, bei anatomischen Präparatoren, die für bestimmte Zwecke Sublimat verwenden, bei Apothekern, die graue Salbe bereiten, bei Ärzten, die Sublimat zur Händedesinfektion benutzen, bei Heilgehilfen, die graue Salbe bei Syphilitikern einreiben, bei Arbeitern, die quecksilberhaltige Saatbeizmittel herstellen (Upsulun usw.), bei Photographen und bei Arbeitern, die Holz mit Sublimat imprägnieren. Einer Vergiftungsgefahr sind auch Menschen in ihren Wohnungen, z. B. durch Quecksilberdämpfe aus schlechtgewordenen Spiegeln, ausgesetzt. Eine Familie litt jahrelang an chronischen Vergiftungssymptomen, bis endlich die von einer Desinfektion her quecksilberhaltig gewordenen Tapeten gewechselt wurden[4]). Gefährdet sind auch solche, die prophylaktisch gegen Ungeziefer metallisches Quecksilber bei sich tragen oder medikamentös zu lange mit diesem Mittel behandelt werden. Einer meiner Schüler teilte mir mit, daß die Litauer in der Nähe von Tilsit und auch die Russen von jenseits der Grenze sich aus der Apotheke am Sonnabend metallisches Quecksilber kaufen, das für diesen Zweck in Federposen bereitgehalten wird. Sie verschlucken dasselbe. Schon Kinder sollen mit dem Gebrauche beginnen. Man steigt allmählich mit den Dosen.

---

[1]) Meinertz, Medizin. Klinik, 1910, Nr. 23.
[2]) Zum Einreiben von 100 Hasenfellen sind etwa 4 Liter verdünnter Beize (1 : 5 bis 1 : 7) erforderlich, so daß auf das einzelne Fell mehr als 1,5 g Quecksilber entfällt.
[3]) Heuke, 4. Sektion des internat. Kongresses für Hygiene, Brüssel 1903. — Heuke, Die Gefahr der Quecksilbervergiftung in Hutstoff und Hutfabriken. Quecksilber wurde in gefachten und gefilzten Hüten, in dem Staub und Kehricht der Arbeitsräume usw. gefunden. Bei den mit dem Beizen der Felle beschäftigten Arbeitern kommt es durch die Salpetersäure zu Zahnbeschädigungen bzw. Zahnausfallen. Unter 30 war dies bei 20 der Fall. — Adler, Medical News, 1891, p. 186.
[4]) Mörner, Zeitschr. f. Hygiene 1898, Bd. 2. — Bertucelli, ibid. Bd. 42, leugnet die Gefährdungsmöglichkeit, falls eine Sublimatlösung von 10 : 1000 genommen worden war (?).

Von vergiftenden Quecksilberpräparaten kommen in Frage: Das metallische Quecksilber, bis zu 500 g innerlich genommen, geht mit dem Kot ab, und äußert gelegentlich Durchfall und Stomatitis, ausnahmsweise auch schwerere und selbst tödliche Symptome. Aus alter Zeit wird berichtet, daß Frauen zum Zwecke des Aborts pfundweise ohne Schaden Quecksilber genommen hätten. Markgraf Georg von Brandenburg trank, von Durst gepeinigt, in angerauschtem Zustande eine Flasche mit Quecksilber ohne Schaden aus. In Knochenhöhlen oder in die Gefäße gebrachtes Quecksilber kann sich an entfernteren Stellen, z. B. in den Lungen, einkapseln[1]). Eine besondere Empfindlichkeit veranlaßte in einem Falle, nach dem Einnehmen von fünf Pillen zu 0.06 g Quecksilber (Massa pilul. Hydrargyri) in drei Tagen heftige Entzündung und Ulzeration am harten Gaumen, Destruktion der Zunge usw., Asthenie und den Tod[2]).

Quecksilberdampf. Eine Frau starb, die den Dampf von 2,4 g auf glühendes Eisen geschütteten Quecksilbers einatmete[3]). Auch die äußerliche oder subkutane Anwendung des mit Fett verriebenen Quecksilbers (graue Salbe) oder des Oleum cinereum (subkutan)[4]) führte bei Tieren und Menschen zu Vergiftungen. Schafe und Kühe wurden öfter durch Einreibung von grauer Salbe vergiftet. Ein Hund, der von dieser 170 g verschluckt hatte, genas, es fielen ihm aber während einiger Tage die Haare aus. Fünf Kühe, bei denen 60 g einer 20prozentigen Lösung eingerieben worden waren, wurden quecksilberkrank und zwei von ihnen starben. Ungemein häufig sind Vergiftungen mit grauer Salbe bei Menschen, die zu große oder individuell unpassende Mengen verschrieben bekommen haben[5]). So starb z. B. eine Frau nach 24 Einreibungen von je 3 g, nachdem sich, wie üblich, Fieber eingestellt hatte[6]). Auch nach weniger kann dies eintreten, so nach Gesamtverbrauch von nur 10—15 g. Tötung veranlaßten vom grauen Öl 21 Einspritzungen innerhalb zweier Monate. Manche der dadurch Gestorbenen wiesen neben Stomatitis usw. eine Lungenembolie auf.

Quecksilberchlorür (HgCl, Kalomel). Die kleinste toxische Dosis nach dem Einnehmen betrug bisher 0,05—0,01 g, die tödlichen 0,3—4,8—6 g. Die Zeiten bis zum Erscheinen der Vergiftungssymptome und dem Eintreten des Todes stehen nicht in einem Verhältnis zu der Höhe der Dosis. Der letztere erfolgte mehrmals nach Sublimat schon nach einer halben Stunde, durch 0,4 g nach drei Wochen, nach elfmaligem halbstündlichem Einnehmen von 0,06 g stellten sich keine Abführwirkung, aber Schwäche, Fieber ein und in den nächsten Tagen der Tod. Nachdem in drei Tagen achtmal je 0,2 g verschluckt worden waren, kam nach zwei Tagen Gingivitis und am 24. Tage der Tod[7]). Statt 0,05 g enthielten einige gegen Gallensteinkolik gebrauchte Kalomelpulv. 0,098 g. Es entstand Vergiftung[8]). Das Einnehmen von 2,7 g innerhalb 32 Stunden in Oblaten-

---
[1]) Claude Bernard, Journ. de Pharmac. et de Chimie 1849, p. 150.
[2]) Sillard, Brit. med. Journ. 1876, 17. June, p. 750.
[3]) Jahresber. üb. d. ges. Medizin, 1877, I, S. 401.
[4]) Klien, Deutsche med. Wochenschr. 1893, S. 745, mit pathol.-anatom. Angaben.
[5]) L. Lewin, Die Nebenwirk. der Arzneimittel, 3. Aufl., S. 266.
[6]) Deutsche med. Wochenschr. 1908, Nr. 49.
[7]) Sinnhuber, Charité-Annalen 1906.
[8]) Schroen, Zeitschr. f. Medizinalbeamte 1909, S. 218.

kapseln von 0,4 bis 0,5 g schuf blutige Stühle, Herzschwäche und den Tod am dritten Tage. Nach Verschlucken eines Teelöffels voll versehentlich in der Apotheke gegebenen Kalomels starb ein Mann 14 Tage später. Auch nach großen Dosen kann Wiederherstellung erfolgen, z. B. nach in acht Stunden genommenen drei Dosen von je 2 g. Als unheilvoll hat sich wiederholt die subkutane oder intramuskulare Einspritzung von Kalomel erwiesen. So erfolgte der Tod nach drei Injektionen von je 0,05 g in Abständen von fünf Tagen oder nach Einspritzung von je 0,1 g in 21 Tagen, wonach Zahnfleischulzerationen, Veränderungen der roten Blutkörperchen in Form und Größe, Kolitis, Koma sich einstellten und nach langer Zeit sich noch Quecksilber an den Einspritzungsstellen fand[1]), ferner durch 0,35 g Kalomel-Vasenol nach zwei Wochen unter schwerer Kolitis, oder durch im ganzen 0,7 g Kalomel-Vasenol (10 Prozent)). Hier setzten Diarrhöen nach der vierten Einspritzung ein, und der Tod kam plötzlich nach Darmblutungen[2]).

Das Quecksilberoxyd (HgO) bedingte zu 0,5—0,8 g Intoxikation, zu 1—1,5 g den Tod, der durch 2 g mit 30 g Essigsäure nach 17 Stunden[3]) oder durch 30 g nach 48 Stunden erfolgte. Genesung sah man nach ca. 1,8 g, resp. nach 10 g gelbem oder 3,5 g rotem Quecksilberoxyd, die mit Milch verschluckt worden waren, eintreten. Nach drei Minuten war Erbrechen und nach 15 Minuten Diarrhöe erschienen. Dazu waren Wadenkrämpfe, Speichelfluß u. a. m. gekommen[4]). Eine Schwangere, die aus Versehen eine Messerspitze voll davon genommen hatte, genas trotz schlimmster Symptome und gebar zur richtigen Zeit. Schwarzes Quecksilberoxydul (Lotio Hydrargyri nigra), mit dem acht Tage lang ein Bein- und Armekzem behandelt worden war, veranlaßte Speichelfluß[5]). **Quecksilbersulfid.** Ein Chemiker verschluckte aus Verzweiflung eine Tablette hiervon und starb, obschon der Magen sofort ausgepumpt worden war, nach zehn Tagen. **Quecksilberamidchlorid** (NH_2HgCl, weißes Präzipitat) tötete zu 8 g einen Erwachsenen nach sieben Tagen. Nach 1,2, 2,4 und 6 g wurde Wiederherstellung beobachtet. **Merkurinitrat,** $Hg(NO_3)_2$, tötete zu 1,5 g in elf Tagen[6]). Die Einspritzung eines Eßlöffels voll Quecksilbernitratlösung (Liquor Hydrargyri nitrici) in die Scheide in abortiver Absicht, veranlaßte: Erbrechen, blutige Stühle, Schmerzen, Tod im Kollaps. Vom **Merkurisulfat** ($HgSO_4$) wirkten 3,6 g in einer Woche tödlich. Giftwirkungen können auch die beim Verbrennen der sog. Pharaoschlangen **(Quecksilberschwefelzyanür)** entstehenden Quecksilberdämpfe erzeugen. Eine in Heilung übergegangene Vergiftung ereignete sich auch mit diesem Stoff, der aus Versehen zu ca. 0,4 g eingeführt worden war. Zyanquecksilber ($[Hg(CN)_2]$) vergiftete zu 0,12 g schwer und tötete zu 0,6—1,2 g[7]). Eine Frau bekam am ersten Tage 0,01 g, am übernächsten 0,015 g und zwei Tage darauf wieder

---

[1]) Runeberg, Deutsche med. Wochenschr. 1888, Nr. 12.
[2]) Bartsch, Therap. Monatshefte, 1908.
[3]) Nicholson, Brit. med. Journ. 1896, I, p. 19.
[4]) Lee, Brit. med. Journ. 1889, II, p. 719.
[5]) Walker, Brit. med. Journ. 1891, II, 1147.
[6]) Prévost, Revue méd. de la Suisse rom. 1882, p. 553, u. 1883, Nr. 1.
[7]) Moos, Arch. f. path. Anat., Bd. XXXI, 1864. — Ollivier, Arch. génér. de Médec., IX, p. 99.

0,015 g, also im ganzen 0,04 g. Nach der zweiten Dosis war schon Stomatitis entstanden. Es folgten nach der dritten Dosis Koliken, Darmblutungen, Kollaps und Tod[1]). Im Sprechzimmer eines Arztes starb eine Frau, die vorher schon sieben intravenöse Injektionen von Quecksilberzyanid vertragen hatte, vier Minuten nach der achten, ebensolchen Beibringung. Quecksilberzyanid scheint auch als sogen. „Bändiger" gekauft und verwendet worden zu sein. **Quecksilberoxyzyanid** (ein Gemisch von diesem) $(HgCN)_2 \cdot HgO)$ und Quecksilberzyanid — jetzt in völliger Verkennung des Unwertes in Deutschland offizinell — vergiftete zu 0,02 g (?), subkutan injiziert, und veranlaßte nach elf Tagen den Tod, nachdem Mundentzündung, Anurie, Dysenterie und Nierenentzündung vorausgegangen waren[2]). Genesung erfolgte nach Einnehmen von 0,5 g, nachdem sich am dritten Tage vollständige Anurie für sechs Tage neben anderen Quecksilbersymptomen eingestellt hatte, im Laufe von vier Wochen[3]), und sogar nach Verschlucken von 5 g. Es entstanden hier alsbald Erbrechen mit Gewebsfetzen der Magenschleimhaut, Kollaps, Zyanose und andere schwere Symptome[4]). **Quecksilberbijodid** (HgJ_2) kann schon zu 0,06 g unangenehme Vergiftung typischen Gepräges erzeugen. **Kaliumquecksilberjodid** vergiftete zu 1,5 g mit Ausgang in Genesung. Versehentlich wurden zwei Pastillen von je 1 g in die Scheide eingeführt. Danach entstanden: Schmerzen, Ödem der Vulva, Benommenheit, Stuhldrang, blutige Stühle, am sechsten Tage auffällige Harnverminderung. Vier Tage später folgten ulzeröse Stomatitis und dann der Tod[5]).

Schwefelquecksilber (Zinnober) soll in reinem Zustande ungiftig sein. Praktisch wurde wiederholt durch lange aufgenommenen Zinnoberstaub in einem Raume, in dem damit gearbeitet wurde, Quecksilbervergiftung erzeugt.

Salizylsaures Quecksilber, das zu 0,1 g einem kräftigen Mädchen beigebracht worden war, tötete[6]). Solche Ausgänge kamen auch vor nach Einspritzung von 0,25 g, 0,35, bzw. 1,15 g[7]).

Quecksilberchlorid $(HgCl_2,$ S u b l i m a t) kann, zu 0,18—0,6 g innerlich genommen, den Tod bei Kindern nach 3—11 Stunden, resp. nach mehreren bis zu 20 Tagen und zu 0,8 g bei Erwachsenen in neun Tagen[8]) herbeiführen. Zwei ein bis eineinviertel Jahre alte Kinder, bei denen überdies noch eine falsche Diagnose auf Syphilis gestellt worden war, bekamen irrtümlich je 0,06 bis 0,07 g Sublimat intramuskular. Beide erkrankten fast augenblicklich und starben nach 13—15 Tagen unter Stomatitis, Kolitis mit Pseudomembranbildung und Follikelschwellung usw.[9]). Als durchschnittliche letale Dosis ist 0,5 g anzusehen. In einem Falle erfolgte der Tod nach

---

[1]) L a k a y e , Arch. med. belge 1921, T. 73. — L. L e w i n , Die Nebenwirkungen . . ., 3. Aufl., S. 324.
[2]) M e r k e l , Vierteljahrschr. f. ger. Medizin 1914.
[3]) A x l e r , Monatsh. f. pr. Dermatologie, Bd. 46.
[4]) v. J a c k s c h , D. med. Wochenschr. 1901.
[5]) L i e g n e r , Monatsh. f. Geburtshilfe, 1926, Bd. 72.
[6]) H o m b e r g e r , Zeitschr. f. pr. Ärzte 1900.
[7]) N e u b e c k , Dermatol. Zeitschr. 1903, Bd. 9. — B a r t s c h , Münch. med. Wochenschr. 1907.
[8]) B a r t h é l e m y , Annal. d'hygiène publ. et méd. legale, 1880, p. 337.
[9]) R o s e n b a u m , Fortschr. der Medizin 1921.

8—12 g Sublimat nach vier oder erst am 19. Tage, und Genesung noch nach Verschlucken von 0,2 g durch ein dreijähriges Kind nach Gastroenteritis und Koma, nach 0,7 g, 2 g Sublimat als Pulver[1]), oder 2,5 g in Lösung, wiederholt nach 5 g. Opiumesser sollen Sublimat bis zu 1,8 g pro die genießen können[2]). Für eine Kuh erwies sich 0,5 subkutaninjiziertes Sublimat als tödlich. Die äußerliche Anwendung des Sublimats (gegen Krätze, Grind usw.) kann ebenfalls Vergiftung herbeiführen. Zwei Mägden, denen Sublimatsalbe gegen Krätze in die Oberschenkel eingerieben wurde, starben viereinhalb, resp. sechs Tage nach der Einreibung, und ebenso Kinder und Erwachsene, denen man solche Salben 7—10 : 30,0 auf den Kopf einrieb. Ein Kind, dem eine alkoholische Sublimatlösung gegen Herpes tonsurans aufgepinselt worden war[3]), starb nach fünf Tagen, und ein anderes, nachdem ihm aus Versehen statt Streupulver Sublimat auf einen wunden Oberschenkel gebracht war, trotz sofortiger Entfernung alles sichtbaren Giftes am 15. Tage. Schwere Vergiftung, aber Wiederherstellung sah man nach Überrieseln einer Wunde mit einer Lösung von 0,5 1000 Wasser[4]). Auch Lösungen von 1 : 3000 und selbst 1 : 5000 haben, wie schon angeführt wurde, in der chirurgischen und geburtshilflichen Praxis Schaden gestiftet oder den Tod veranlaßt.

Die organischen Quecksilberverbindungen entwickelten in den bisher bekannt gewordenen Vergiftungsfällen eine auffällig starke toxische Energie, die eine arzneiliche Anwendung ausschließen muß. Das **Methylquecksilber** tötete zwei damit arbeitende Chemiker in zehn Tagen, resp. einem Jahre unter Amaurose, Taubheit, Stomatitis, Salivation, Anästhesie, Delirien und Koma, resp. Abmagerung und geistiger Verblödung. Hunde sterben in der mit **Äthylquecksilber** geschwängerten Luft oder durch subkutane Einführung von 0,1 g unter Herabsetzung von Puls und Atmung. Bei der Sektion findet man u. a. die Kortikalis der Nieren verfettet, die Marksubstanz körnig getrübt. Das **Diphenylquecksilber** wirkt ebenso. **Novasurol**, Oxymerkurichlorphenoxylessigsaures Natrium mit Dimethylmalonharnstoff, hat u. a. als Diuretikum bei Herzkranken mit Stauungen und Syphilis, intravenös oder intramuskulär verwandt, wiederholt vergiftet und getötet. Nach Einspritzung von 2 ccm einer 10prozentigen Lösung, entstanden in den nächsten Tagen heftige Kopfschmerzen, nach sieben Tagen Benommenheit, epileptische Anfälle vom Typus Jackson und der Tod[5]). Ein Quecksilberpräparat **Meroxyl** tötete nach vier Tagen, nachdem eine Wunde mit einer einprozentigen Lösung ausgespült worden war, nachdem Durchfälle, Erbrechen und Kollaps vorangegangen waren. Der Darm- und Nierenbefund war der übliche[6]). **Embarin** (merkurisalizylsulfonsaures Natrium) und **Merjodin** (Dijodphenol-p-sulfonsaures Quecksilber) verursachten heftiges Fieber, Schüttelfrost und Halsdrüsenschwellung. Sehr Unangenehmes sah man auch nach **Peptonquecksilber, Glutinpeptonsublimat, Thymolquecksilber, Quecksilberbenzoat, Formamidquecksilber, Alaninquecksilber** usw.[7]).

[1]) Illingworth, London med. Gazette, 1843.
[2]) Rigler, Die Türkei und deren Bewohner, 1852, Bd. I.
[3]) Meeres, Lancet, 1871, 16. Sept.
[4]) Demme, Centralbl. f. d. ges. Therap. 1886, S. 330 und viele andere.
[5]) Marlinger, Mediz. Klinik, 1922.
[6]) Buckley, Journ. Amer. Medic. Assoc. 1925, T. 84.
[7]) L. Lewin, die Nebenwirk. v. Arzneimittel, 3. Aufl., S. 325 ff.

Die **Aufnahme** löslicher und unlöslicher Verbindungen findet von Schleimhäuten, Wundflächen, dem Peritoneum, der Haut, dem Unterhautgewebe aus statt. Aus der in die Haut verriebenen grauen Salbe kann das Quecksilber als fettsaures Salz, oder in Substanz von den Haarfollikeln oder als Quecksilberdampf von den Lungen aus aufgenommen werden, wo er sich kondensieren muß und in eine resorbierbare Form übergeführt wird. Sehr langsam vollzieht sich die Aufnahme von unlöslichen in das Unterhautgewebe, z. B. als graues Öl (Oleum Hydrargyri) eingespritzten Quecksilberverbindungen. So fand man nach einer einzigen Einspritzung, die nach zehn Tagen den Tod veranlaßte, noch etwa 70 Prozent Quecksilber vor. Vom Skrotum soll wegen des Reichtums an Lymphgefäßen die Aufnahme von Quecksilber besonders leicht von statten gehen. Die Resorption von Kalomel vollzieht sich vom Magen, Unterhautgewebe usw. nach vorgängiger Umwandlung in Sublimat, bzw. Quecksilberalbuminat[1]). Ein Quecksilberalbuminat ist es wohl auch, welches schließlich sämtliche Quecksilberverbindungen im Tierkörper bilden, und als welches sie im Blute, gelöst durch Choralkalien, zirkulieren. An der Verteilung des Quecksilbers nehmen in abnehmenden Mengen Teil: Niere, Leber, Milz, Dickdarm, oberer Darm, Herz- und Skelettmuskeln, Lungen, Gehirn, Speicheldrüsen, Galle, Knochen. Die **Ausscheidung** erfolgt vorzugsweise in den unteren Darm und in den Magen, aber auch in den Harn, die Milch — ein Säugling, der solche Milch trinkt, hat in seinem Harn Quecksilber —, ferner reichlich in den Speichel, in die Haut, den Schweiß, und in sehr geringer Menge in Haaren und Nägeln. Bei akuter Vergiftung von Schwangeren kommt es zu Plazentarerkrankungen und zum Übergang des Giftes auf den Fötus. Die Ausscheidung geht, wie ich feststellte, unregelmäßig vor sich[2]). Es wechselt der Ort der Elimination und die Menge des Ausgeschiedenen von sehr viel bis zu Null. An mir selbst konnte ich, als sich mir der Inhalt einer Flasche, aus rauchender Salpetersäure und Quecksilber bestehend, über Hände und Arm ergoß, einige Tage Quecksilber im Speichel nachweisen. Dann schwand es plötzlich daraus, um nach vierzehn Tagen und sieben bis acht Wochen darin wieder zu erscheinen. Die Ausscheidung beginnt schon nach zwei Stunden[3]) in den Harn. Nach 0,01 g Sublimat läßt sie sich hier für 24 Stunden nachweisen, im Speichel vier Stunden, nach subkutaner Beibringung von Sublimat. Bei Kindern, die 0,06 bis 0,07 g Sublimat eingespritzt bekommen hatten und nach 13 bis 15 Tagen gestorben waren, war Quecksilber im Stuhl bis zum sechsten, im Harn bis zum fünften Tage nachweisbar. Nach intramuskulärer Einspritzung von 0,03 g Sublimat war in anderen Fällen die Ausscheidung nach 44 Tagen, nach 0,06 Kalomel nach 62 Tagen beendet[4]). In einer Untersuchungsreihe erschien, wie immer man arzneilich das Quecksilberpräparat beibrachte, fünf Stunden später im Harn Quecksilber, und ließ sich durchschnittlich darin ein bis sieben Tage nachweisen. Die Schwankungen fallen mehr dem Individuum als der Anwendungsweise zur Last. Die verschiedenen Personen und die nämliche

---

[1]) Oettinger, De ratione . . ., Dorpat 1848. — Voit, Über die Aufnahme des Quecksilbers, Augsburg, 1857.
[2]) L. Lewin, Die Nebenwirk. d. Arzneimitt., 3. Aufl.
[3]) Byasson, Journ. de l'Anat. et de la Physiol., 1872, p. 410.
[4]) Davidesen, Monatsh. f. prakt. Dermat. 1906, Bd. 43.

Person an verschiedenen Tagen verhalten sich hierin verschieden. Nach Einreibungen mit grauer Salbe erscheint und verweilt das Quecksilber mit trostloser Eigenwilligkeit. Nach einer vollen Schmierkur kann noch nach Jahr und Tag Quecksilber ausgeschieden werden. Angeblich soll auch einmal durch die Haut metallisches Quecksilber abgeschieden worden sein[1]). Unwahrscheinlich ist es, daß dieses im Harn erscheinen könne. Doch ist darauf hinzuweisen, daß bei einer 38 Tage mit Quecksilbersäckchen behandelten und einen Tag nach der Beendigung der Kur gestorbenen Frau in der Niere metallisches Quecksilber gefunden worden ist, und bei einer anderen während 22 Tagen behandelten, dasselbe im Blute und den Nieren erwiesen wurde[2]). Behauptet wurde sein Vorkommen in Knochen, im Gehirn, in Gehirnknochen usw. Alle derartigen, meist aus älterer Zeit stammenden Angaben haben bisher keine zuverlässige Bestätigung gefunden. An den Zähnen findet sich nach längerem Quecksilbergebrauch das Metall in unbekannter Verbindung.

Lösliche (Sublimat) und unlösliche Quecksilberverbindungen (Quecksilberoxyd und -jodid) ätzen zum Teil durch Eiweißfällung, zum Teil durch eine spezifische Eigenschaft, die allen Merkurialien zukommt. Lipoidbeeinflussung ist außerdem wahrscheinlich. Tote rote Blutkörperchen werden durch Quecksilberalbuminat allmählich zerstört. Bei Fröschen werden sie durch Quecksilbersalze granuliert, und bei Menschen sollen sie, was auch bestritten wird, an Zahl abnehmen[3]). Tiere weisen nach Fütterung mit Quecksilberverbindungen selbst bis zur Dauer eines Jahres bei ausreichender Nahrung eine Zunahme an roten Blutkörperchen auf[4]). Neuerdings will man jedoch durch Beibringung von Sublimatlösungen (0,1 : 1000) bei Tieren Schwächung der Lebensenergie oder Abtötung der Leukozyten und Auflösung der roten Blutkörperchen beobachtet haben[5]). Die Stärke der Hämolyse ist von der Dauer der Wirkung und der Temperatur abhängig[6]). Durch größere Dosen sinken Blutdruck und Herzfrequenz. Die nervösen Erscheinungen können nur auf einer chemischen Einwirkung des Quecksilbers auf das Gehirn beruhen. Bei Tieren beobachtet man nach akuter Vergiftung einen mehrere Tage anhaltenden Diabetes[7]). Die nach Quecksilbervergiftung beobachtete starke Dislokation des Kalks im Organismus, kann auf Bildung einer Quecksilberkalkverbindung beruhen, die in den Ausscheidungsorganen sich spaltet, derart, daß der Kalk mehr oder minder vollständig ausgeschieden wird und das Quecksilber zurückbleibt. Wie immer es letzten Endes zustande kommen mag, Experiment und Erfahrung am Menschen stimmen darin überein, daß z. B. Sublimatkalk aus den Knochen zu 2—10 Prozent entfernt wird und sich in der Rindensubstanz ablagert. Bei Kaninchen können die Knochen so verwandelt werden, daß ihre Epiphysen beweglich werden. Der Tod erfolgt durch Herzparalyse. Die Funktion der innersekretorischen Drüsen wird geschädigt. Die Nebennieren

---

[1]) Salméron et Maldore, Bull. de Thérap., Bd. LXXI, p. 44.
[2]) Welander, Arch. f. Dermat. LVII, 1901. — Schmidt, Deutsche med. Wochenschr. 1906, Nr. 38.
[3]) Wilbouchewitch, Arch. de la Phys. norm., 1874, p. 509.
[4]) Schlesinger, Archiv f. exp. Path., Bd. XIII, p. 317.
[5]) Maurel, Bullet. gén. de Thérap., Bd. CXXIV, 1893, p. 193.
[6]) Detre und Selbi, Berl. klin. Wochenschr. 1904, Nr. 30. — Wien. klin. Wochenschr., 1904, Nr. 45.
[7]) Saikowski, Virchows Archiv, Bd. XXXVI, p. 346.

erwiesen sich als praktisch adrenalinfrei, wenn die vergifteten Tiere ein schlechtes Allgemeinbefinden aufzuweisen hatten. Auch die Hypophysis zeigt ähnliche Schädigungen[1]). Die Parallelisierung der Fermentintoxikation mit der Sublimatvergiftung scheint mir willkürlich zu sein, selbst wenn die Beobachtung konstant wäre, daß bei schnell verlaufender Sublimatvergiftung in Lungen, Leber, Niere hochgradige Ausstopfung der Blutgefäße mit Blutkörperchen, blutige Imbibition, körniger Zerfall usw. vorkomme. Die Sublimatvergiftung soll zur Bildung roter Thromben im kreisenden Blute Anlaß geben.

Bei der Sublimatvergiftung tritt ein gewaltiger toxogener Eiweißzerfall ein, der im Stadium der Anurie zu Retention von Stickstoff und Kochsalz mit Anstieg des Reststickstoffes und des Molenrestes im Blut führt. Im Stadium der Reparation kommt es zu Negativität der Stickstoff- und Kochsalzbilanz von ungeahnten Ausmaßen infolge von Ausscheidung der zu Schlacken zerfallenen Gewebe. Durch diese Protoplasmaschädigung wird mehr als durch die Nierenerkrankung eine maximale Transmineralisation des Körpers mit Abwanderung von Natrium, Chlor und Hydrokarbonat aus dem Blute ins Gewebe im ersten Stadium hervorgerufen, während im polyurischen Stadium eine Rückwanderung ins Blut und Ausscheidung im Harn stattfindet[2]). Einige Symptome der Sublimatvergiftung, wie Polyurie, Glykosurie, Hypothermie, werden mit einer Schädigung endokriner Drüsen in Beziehung gesetzt[3]).

Die Symptome der akuten Vergiftung.

Es gibt typische und atypische Verlaufsarten — die letzteren bisweilen so paradox, wie sie nur auf dem Boden der unübersehbar vielgestaltigen Individualität möglich sind. Wo Eiweiß fällende Salze, wie Sublimat, mit Geweben in Berührung gekommen sind, da werden die entsprechenden örtlichen Veränderungen und daraus sich ergebenden Funktionsstörungen erscheinen. Das in die Säftebahnen in irgendeiner löslichen Form übergegangene Quecksilber kann dann Allgemeinwirkungen veranlassen. Als besonders unheilvoll haben sich die Einspritzungen unlöslicher Quecksilberverbindungen, zumal der in Vasenol fein verteilten oder in Öl suspendierten, erwiesen, vor denen ich schon vor Jahrzehnten so eindringlich wie möglich gewarnt habe. Viele Menschen haben dadurch schwer leiden und auch sterben müssen. Im Verlaufe weniger Wochen ereigneten sich in einem Breslauer Krankenhaus vier solcher Todesfälle. Wiederholt sah man nach einer solchen „Therapie" Lungenembolien mit den entsprechenden Symptomen erscheinen, z. B. nach einer Suspension von Quecksilbersalizylat. Alsbald nach der intramuskulären Beibringung entstanden heftiger Husten, Schüttelfrost, Schwindel, Erbrechen, Schmerzen in der Lungengegend, Rasselgeräusche, Schüttelfrost und hohes Fieber. Schon eine subkutane Einspritzung von gerbsaurem Quecksilberoxydul erzeugte Krampfhusten, Schmerzen beim Atmen, als wäre ein embolischer Infarkt vorhanden.

---

[1]) Hesse, Archiv f. exper. Path., Bd. 107, H. 1—2.
[2]) Straub und Gollnitzer-Meier, Deutsche med. Wochenschr., 1925, Nr. 16.
[3]) Granzow, Zeitschr. f. d. ges. exper. Medizin, 1926, Bd. 49, S. 487.

Bald nach dem Verschlucken des löslichen Giftes (Sublimat usw.) entstehen in wechselnden Kombinationen: Gefühl von Zusammengeschnürtsein und Brennen im Schlunde, dauernder metallischer Geschmack, Lippenschwellung, Grauweißfärbung der Zunge (Sublimat), Schmerzen längs der Speiseröhre und im Magen und Erbrechen schleimig-blutiger, fetziger Massen. Das Erbrechen kann, wie man dies nach Zyanquecksilber sah, eine mehrtägige Unterbrechung erfahren und dann wiedererscheinen. Sehr schnell können Kolikschmerzen, schmerzhafte, unter Tenesmus erfolgende Entleerungen bluthaltiger, Schleimhautfetzen enthaltender Stühle folgen. Der Leib ist aufgetrieben. Bei manchen Vergifteten wird das Krankheitsbild von solchen blutigen Diarrhöen beherrscht, die weder durch Opium noch durch Einläufe gestillt werden können. Blutungen, die hier ihren Grund nur in einer chemischen Veränderung der Gefäßwände durch Quecksilber haben, kommen innerlich von einem bis zwei Tagen auch aus anderen Gefäßbahnen vor. So bekam ein Mädchen, das eine Scheidenausspülung mit Sublimat erhalten hatte, neben heftiger Entzündung der Labien und der Vagina bald auch Erbrechen, Durchfälle, Nasenbluten und Anurie. Sie starb[1]). Blutungen aus Mund und Zunge kommen auch ohne schwere Mundveränderungen und aus anderen Körperstellen vor. Es stellen sich weiter ein: Schlingbeschwerden durch Schwellung der Organe der Mundhöhle und der Anfangsteile des Kehlkopfes, brennender Durst, Minderung der Harnabsonderung bis zu 50 ccm in 24 Stunden oder Versiegen für fünf bis sieben bis zu zwölf Tagen[2]). Nach einer fünftägigen vollständigen Anurie durch S u b l i m a t, als deren Ursache eine Verstopfung der gewundenen Harnkanälchen durch nekrotische Epithelien anzusehen ist, erfolgte innerhalb von 25 Tagen Regeneration mit nur Spuren von Eiweiß und Zylindern. Nach Vergiftung mit Z y a n q u e c k s i l b e r stellten sich ein: Erbrechen, Durchfall und völlige Anurie. Erst am zehnten Tage begann die Harnabsonderung und dann folgten Ohnmacht, Dyspnoe und starke Blutungen aus dem Munde[3]). Albuminurie bis vier und mehr Prozent Eiweiß, Cylindrurie, Hämaturie, Glykosurie bestehen. Nur einmal kam nach arzneilichem Gebrauch von nukleinsaurem Quecksilber eine isolierte Glykosurie ohne sonstige Vergiftungssymptome vor. Die Kranken liegen schlaflos, gekrümmt, im Bett, gequält von Stuhldrang und Erbrechen, mit kleinem Puls, kühler, schweißiger und zyanotischer Haut. Atmungsbeschwerden, oft durch Glottisödem bedingt, machen den Zustand qualvoller. Die Augen sind trübe, matt, das Leiden und den Schrecken des sicheren Todes ausdrückend. Der kleinste Schluck Flüssigkeit verursacht Dysphagie durch Krampf der Speiseröhre und des Magens mit erneutem Erbrechen. Die Kranken kollabieren, bekommen wohl auch Singultus, Anästhesie, so daß bei manchen auch tiefes Stechen in die Haut nicht empfunden wird, Lähmung der Beine, und sterben unter Krämpfen, evtl. bei vollem Bewußtsein. Nach dem ersten bis zweiten Tage zeigen sich bisweilen Bronchitis mit blutigem Auswurf, Ikterus und unter Fieber fortschreitende e n t z ü n d l i c h e V e r ä n d e r u n g e n i m M u n d e.

Die letzteren gehören zu dem typischen Bilde der Vergiftung. Pharynxhydrargyrose erscheint als Entzündungssymptom. Sie beginnt unterhalb

---

[1]) P a t e k , Journ. americ. medic. Association, 1910, 4. June.
[2]) M e n é t r i e r, Bullet. et Mém. de la Société des hôpit. de Paris 1922, T. 38.
[3]) C a r n o t , Société méd. des hôpit. 1911.

der Papillae circumvallatae, geht dann bis zu den Fossae glossoepiglotticae und an den Larynxeingang. Die Schleimhaut wird blau. Schwellungszustände und evtl. weiße Auflagerungen kommen dazu. Meistens setzen sehr früh Speichelfluß — in 24 Stunden 1—10 Kilogramm Speichel — und Stomatitis ein. Diese kann schon nach sehr kleinen Mengen eintreten, z. B. nach 0,05 oder 0,3 g Kalomel. Sie beginnt nach etwa 24 Stunden oder erst nach Tagen. Auch Zahnlose bekommen sie. Sie kann bei Menschen und Tieren fehlen. Rinder, die man mit Quecksilbersalbe wegen Läusen eingerieben hatte, starben in großer Zahl, ohne daß Stomatitis eingetreten war. Es können sogar schwere Haut- und Darmblutungen und andere Symptome zum Tode führen und nur geringe Störungen im Munde vorhanden sein.[1]).

Ich unterscheide drei Formen der Stomatitis nach der Schwere der Veränderungen:

1. **Stomatitis simplex** mit Schwellung und Loslösung der Schleimhaut des Zahnfleisches hinter dem letzten Molarzahn. Weitergehend zeigt sich eine peripherische, dann eine mediane Gingivitis. Die Schleimhaut ist geschwollen, empfindlich, blutet auf Druck, und der Speichel riecht übel.

2. **Stomatitis ulcerosa.** Ihre Dauer beträgt 1—3 Wochen. Das Zahnfleisch hat einen grauen, schmierigen, stinkenden Belag, der Atem riecht faul, die Zunge ist geschwollen, so daß sie den Innenraum des Mundes ausfüllt oder darin nicht mehr Platz findet. Die Mundhöhle kann das Aussehen haben, als wäre sie mit altem Käse beschmiert, oder als wäre sie mit einer dicken, weißen aphtösen Kruste überzogen. So sah man es unter anderem nach einer Vergiftung mit rotem Quecksilberoxyd. Es bilden sich schmerzhafte, belegte Geschwüre an Zahnfleisch, Zunge, Wange, hartem Gaumen, Tuben, die an den Rändern oft kronenzackig, dreieckig sind. So sah man sie nach Zyanquecksilber, Kalomel (0,3 g) usw. Sublingual- und Maxillardrüsen sowie Parotiden schwellen. In der letzteren fand man frische Entzündungsherde und die Speichelröhren mit einer geronnenen Masse angefüllt[2]). Heftige Ohrenschmerzen können die Folge des Übergreifens des Prozesses auf die Tuben sein. Fieber, Schlaflosigkeit und Allgemeinstörungen begleiten den Zustand. Lockerwerden und Ausfallen der Zähne sind nicht selten.

3. **Stomatitis gangraenosa.** Die brandige Zerstörung von Flächen in der Mundhöhle können umfangreich sein und an den Knochen nekrotische Veränderungen vorkommen. Das geschwollene Zahnfleisch ist blau, weist mißfarbige, auch brandige Geschwüre auf, und auch die Lippen sah man gangränös sein. Der Speichel fließt dauernd. Die auch sprungweis vorrückende Mundgangrän kann einen erschreckenden Umfang annehmen, so daß ein Wegfaulen großer Weichteilpartien möglich ist. Die Zungenspitze sah man brandig werden. Damit einher gehen dann Atmungsstörungen, Verfall, und als Ende Verwachsungen im Munde, der Zunge mit dem Mundboden, der Wangenschleimhaut mit dem Zahnfleisch usw. Die hin und wieder beobachtete Periostitis und Kiefernekrose wurde mit Unrecht nicht dem Quecksilber als solchem, sondern der Stomatitis zu-

---

[1]) Crippa u. Feichtinger, Münch. med. Wochenschr. 1907.
[2]) Eichhorst, Medizin. Klinik, 1909.

geschrieben. Das Knochengewebe kann durch Quecksilber schwer ergriffen und sogar eine Epiphysenlösung und Spontanfraktur dadurch ermöglicht werden. Der übermäßige Gebrauch von Kalomel und anderen Quecksilberverbindungen rief mehrfach ähnliche schlimme Zerstörungen im Munde hervor: Gangrän der Zunge, der Wange usw. und später narbige Verwachsungen, die den Mund zu öffnen nicht gestatteten. Schwangere Frauen abortieren gewöhnlich.

Die angeführten Symptome können auch bei übermäßiger **äußerlicher Anwendung des Quecksilbers, besonders des Sublimats**, in langsamerem Verlaufe entstehen und hierbei die gastrischen Symptome ganz fehlen und nur Mundveränderungen, resp. schwere zerebrale Symptome vorhanden sein. Der Einführung einer Sublimattablette von 0,5 g in die Scheide zwecks Konzeptionsverhütung folgten, außer Verletzungen der Scheide, Mundentzündung, Anurie und Tod am siebenten Tage[1]). In einem analogen Fall stellten sich Leibschmerzen, blutige Durchfälle, Blutharnen, Geschwüre an den Schamlippen und in der Scheide ein. Hier erfolgte nach zwölf Tagen Genesung. Nach Berieselung einer Brandwunde mit Sublimat (0,05 : 1000) entwickelten sich Erbrechen schleimig-blutiger Massen, dünnflüssige Stühle, Schluckbeschwerden, Schlaflosigkeit, Ohrensausen und Veränderungen am Zahnfleische mit fötidem Geruch. Die **Prognose** der akuten Quecksilbervergiftung ist immer zweifelhaft, und stets mit der Neigung zum Schlechten. **Bei der arzneilichen Anwendung von Quecksilberverbindungen** kommen oft mit den vorgenannten übereinstimmende Symptome zur Beobachtung, mitunter andersartige. Es gehören hierher außer Stomatitis in allen Intensitätsgraden und der Pharynxhydrargyrose, außer den mehr oder minder tiefen Störungen der Ernährung und des Allgemeinbefindens: Blässe und Eingefallensein des Gesichts, Schwäche, Hinfälligkeit, Anämie, schlechter, schreckhafter Schlaf, Beklemmungen, allgemeine Unruhe, Herzklopfen, Erstickungsgefühl, Appetitverlust, subnormale Körperwärme oder häufiges Fieber, auch mit Atembeschwerden verschiedenen Grades und Brustschmerzen, so daß die Symptome einer Lungenentzündung ohne pneumonischen Auswurf bestehen können. Es kommt aber auch die letztere mit braunrotem Sputum vor. Nach zwei Scheidenausspülungen mit Sublimatlösung war der Tod eingetreten. Der anatomische Befund ergab blutreiche, hepatisierte Lungen. Das Bild können Hautausschläge erweitern: Erythem, Ekzem, Dermatitis erysipelatoidea, Urtikaria, Purpura, Abszesse, Infiltrationen, Knoten und Tumoren — die letzteren z. B. nach Einspritzung von Oleum cinereum. Nach Verbrauch von insgesamt 0,45 g Kalomel erschien ein scharlachartiger Ausschlag schon nach zwei Stunden nach der letzten Dosis unter Fieber. Er verbreitete sich über den ganzen Körper und heilte unter Abschuppung. Es können ferner auftreten: Durchfälle mit Meteorismus, Koliken, Tenesmus. Bisweilen halten diese leichteren Darmzustände — falls nichts Schlimmeres erfolgt — zwei Wochen und länger an. In schlimmen Fällen handelt es sich um eine Diphtherie des Dickdarms. Der Harnapparat leidet meistens: Anfängliche Harnvermehrung, spätere Harnverminderung und Albuminurie. Die letztere kommt in etwa 35—40 Prozent der Fälle vor.

---

[1]) Thorot, Münch. med. Wochenschr. 1923, S. 569.

Es leiden die gewundenen, weniger die geraden Harnkanälchen, in denen trübe Schwellung, Epithelialnekrose, Kalkinfarzierung häufige Befunde sind, ebenso wie Glykosurie, Menstruationsstörungen und andere des Geschlechtsapparates und vorzeitige Geburt. Auch bei mit Quecksilber behandelten Tieren kommt Abort vor. Funktionsstörungen im Zentralnervensystem stellen sich bisweilen schon im Laufe einer Schmierkur, vor allem als psychischer Erethismus, Stimmungswechsel und erhöhte Reizbarkeit dar. Es kommen ferner vor: Störungen der Bewegung und Empfindung, als Polyneuritis, bisweilen schon wenige Tage nach einer Schmierkur, reißende und brennende Schmerzen in den Gliedmaßen, Taubheitsgefühl in den Füßen usw., ferner Ataxie, Fehlen der Sehnenreflexe, Zittern oder Zuckungsformen, selbst epileptoiden Charakters, Schwindel, halbseitige Lähmung u. a. m. Tiere können ähnliches aufweisen.

Die örtlichen Veränderungen nach Einspritzung von Sublimat oder anderen Verbindungen bestehen in Schmerzen, Infiltrationen, Knoten, Abszessen. Es entsteht Quecksilberalbuminat. Ein Teil der Muskelfasern wird chemisch verändert. Es bleiben die leeren Sarkolemmschläuche übrig. Nach Einspritzung von Mercuriolöl fand man bei zwölf Menschen wohlausgebildete Keloide mit wurzelähnlichen Ausläufern. Meist war diesen Keloiden ein Abszeß an der Injektionsstelle mit spontanem Durchbruch durch die Haut vorangegangen.

Am Auge[1]) können durch direkte Berührung mit Quecksilberverbindungen, zumal denen, die Eiweiß erkennbar verändern, alle Folgen einer krankhaften Gewebsreizung entstehen. So kommen z. B. nach Sublimateinwirkung, die sich chemisch als Fällung von zellularem und interzellularem Eiweiß darstellt, vor: Schwellung, Entzündung, Hornhauttrübung und Infiltration, Chemosis, Iritis, Pupillarexsudat, amblyopische und amaurotische Zustände, graue Ätzschorfe, die weiterhin evtl. zu Verwachsungen zwischen Lid und Augapfel führen können. Von einem so merkurialisierten Auge aus kann genügend in die Säftebahnen eintreten, um resorptive Quecksilbersymptome zu erzeugen. Solche entstanden auch bei Tieren. Nach zweimal täglicher Kalomeleinblasung bei einem Rinde entstanden Hautveränderungen und die typischen Quecksilbervergiftungssymptome.

Gestaltung und Verlauf der chronischen Vergiftung.

Chronische Quecksilbervergiftung ist, z. B. durch Glykokoll-Quecksilber, auch bei Tieren erzeugbar. Der kaum eine Organfunktion verschonende Merkurialismus ist stets das Produkt der Verbreitung von Quecksilber im Körper, Gestaltung und Ziel desselben sind, abgesehen von den Mengen, die aus den ionisierten Verbindungen in Drüsen beider Arten zur Wirkung kommen — Entzündung der Parotis, Nebennieren u. a. m. kommen bei dieser Vergiftung vor —, die Folge der Empfindlichkeit des Betroffenen und seines Glückes, von dem Gift durch Ausscheidung schnell befreit zu werden.

Bei Quecksilberarbeitern kann sich das Leiden nach wenigen Monaten oder Jahren grob bemerkbar machen. Die größte Erkrankungsziffer weisen

---

[1]) L. Lewin in L. Lewin u. Guillery, Wirkungen von Arzneimitteln und Giften auf das Auge, 2. Aufl., 1913. — L. Lewin, Ungewohnte Arzneiwirk. am Auge, Berlin. Fortbildungskurs für Augenärzte 1926.

das zweite bis sechste Arbeitsjahr auf. Frauen und schwächliche, mit konstitutionellen Krankheiten behaftete Menschen sind besonders gefährdet. Chronisch dem Quecksilber Ausgesetzte zeigen eine besondere Disposition für Tuberkulose. Manche derselben sollen sich in gewissem Grade an diesen Gifteinfluß gewöhnen — was ich, wenngleich der „habituelle Merkurialismus" vielfach als bestehend angesehen wird, bezweifle. Einzelne Symptome können allein auftreten, verschwinden und nach langer Quecksilberkarenz wieder erscheinen, wie ich annehme, durch Löslichwerden gebundener Quecksilberverbindungen. Ich führe die ganzen Symptomenkomplexe hier an:

1. **An der Haut** treten oft unter Fieber Flecken, Knötchen, Pusteln usw. auf. Gelegentlich kommt durch die gewerbliche Vergiftung Dystrophie der Nägel vor. Die Nagelsubstanz ist weich, Nagelfalz und Nagelwand fehlen auch gänzlich[1]. In dem Quecksilberbergwerke Idria sah man in folgender Reihenfolge die Symptome erscheinen[2]: Stomatitis, Mund- und Rachengeschwüre, Magen-Darmleiden, Erethismus, Tremor, Kachexie.

2. **Die Erkrankung der Nahrungswege** gibt sich kund durch Angina, Lockerung, Entzündung und Schmerzhaftigkeit des mit einem schmutzig graugelben, pulpösen, aus eitriger Masse bestehenden Saume versehenen, meist abgehobenen, zwischen den Zahnfugen kolbig verdickten und wohl auch ausgefransten Zahnfleisches, Lockerwerden und Ausfallen der Zähne und Speichelfluß. Dieser kann aber auch fehlen trotz Vorhandenseins anderer schwererer Symptome. Nach langem arzneilichen Gebrauche von Quecksilber können sich die Zähne schwarz färben. Ich habe solche Zähne untersucht und an ihnen Quecksilber nachweisen können. **Die ulzeröse Stomatitis** kann ein bis drei Wochen anhalten. Die Geschwüre sind flach, kronenartig gezackt. Der vermehrte Speichel ist oft mit Blut gemischt, die Hals- und Speicheldrüsen geschwollen. Aus der ulzerösen kann eine **gangränöse Stomatitis** werden. Die sehr angeschwollene Zunge weist ebenso wie andere Mundteile brandige, auch ausgedehnte stinkende, diphtheroide Veränderungen auf. Es kommt in manchen Fällen zur Nekrose und Exfoliation von Kieferknochenteilen und später zu narbigen Verwachsungen, z. B. der Zunge mit dem Mundboden, der Wangen mit den Kiefern und zu einer Pseudoankylose in den Kiefergelenken, so daß der Mund kaum geöffnet und nur flüssige Nahrung aufgenommen werden kann. Ferner zeigen sich bei Manchen Blutungen aus der Nase, dem Zahnfleisch, der ganzen Oberfläche der Mundhöhle, aus den Augen und Augenlidern, dem Gesicht, dem Magen, den Nieren usw., Druck und Schmerz in der Magengegend, Übelkeit, Erbrechen, Meteorismus, Durchfälle und Leibweh. Bei allen Arbeitern einer Hutfabrik bestanden Speichelfluß, auch Merkurialparalyse und Tremor, aber niemals Enteritis. Das Gesicht ist eingefallen und es bestehen allgemeine Unruhe, Schwäche, Hinfälligkeit, Neigung zu Ohnmachten, schlechter Schlaf und bisweilen chronisches Fieber. Die Anämie soll mit Veränderung der roten Blutkörperchen (Zerfall, Megalo- und Mikrozythen) einhergehen.

3. **Die Störungen der Empfindung (Erethismus mercurialis).** Solche Individuen sind psychisch in ihrem Benehmen und

---
[1] Hirschfeld, Berlin. mediz. Gesellsch. 1901, 27. März.
[2] Baaz, Wien. med. Presse 1886, Nr. 22 u. ff.

Empfinden erregt, verstimmt, verlegen, schreckhaft, zornig; Angstempfindungen lassen sich häufig nachweisen. Dazu kommen manchmal Halluzinationen, fleckweise An- oder Hyperästhesien, Steigerung der Sehnen- und Muskelreflexe, Schmerzen in den Gelenken oder Sensibilitätslähmungen, Sprachstörungen (Psellismus mercurialis), meist in Gestalt von Aufregungsstottern, auch krampfhaftes Schluchzen, erschwerte, asthmaähnliche Respiration, Beklemmung und Stechen in der Brust, Abschwächung der Herztätigkeit, Herzpalpitationen, Nierenzirrhose, Albuminurie und sehr selten Glykosurie. Bei Frauen entstehen Menstruationsstörungen. Sowohl solche, die mit Quecksilber Umgang haben, als diejenigen, deren Männer Quecksilberarbeiter sind, erleiden häufige Aborte oder gebären tote oder lebensschwache oder später mit Krämpfen, Rhachitis, Skrophulose und Tuberkulose behaftete Kinder. Bei Männern sinkt oder schwindet die Geschlechtserregbarkeit.

4. Störungen der Bewegung. Willkürliche und dem Willen nicht unterworfene Muskeln werden von dem Tremor mercurialis befallen, der in manchen Fällen ein reiner Intentionstremor ist. Zuckungen am Mund, den Augenlidern, an den Händen, konvulsivisches Ergriffensein des Stimmapparates (Stottern). Später werden ganze Muskelgruppen vereinzelt oder kombiniert, anhaltend oder paroxysmenweise in Zittern und Krämpfe versetzt, so daß der Gebrauch der Glieder, oft auch der Schlingmuskeln usw. beschränkt oder aufgehoben ist. So zucken z. B. die Gesichtsmuskeln unaufhörlich, die Augenbrauen sind gerunzelt, die Mundwinkel weit zurückgezogen, der Kopf schwankt hin und her, die zitternde Zunge folgt nur schwer dem Willensimpulse, der Gang wird breitspurig, schlotterig, die Zwangsbewegung des unaufhaltsamen Vorwärtslaufens macht sich bemerkbar, und beim Sitzen zucken und pendeln anfangs die Füße, um dann die übermäßigsten Bewegungen des Hüpfens und Springens auszuführen. Ähnlich verhalten sich die Hände, die z. B. ein Glas statt an den Mund an die Stirne oder das Ohr führen. Manche dieser Kranken sind zeitweilig ganz frei von Krämpfen, bekommen sie aber durch einen kalten Luftzug, durch das Eintreten eines Menschen in das Zimmer oder durch Berührung mit der Hand. In den schlimmsten Fällen befinden sich die Muskeln im Zustande so exzessiver Zuckungen, daß die Kranken nicht zu liegen imstande sind und aus dem Bett geworfen werden, wenn man sie nicht befestigt. Dabei können Schwindel, Kopfschmerzen, Schlaflosigkeit und Irrereden, auch Trugwahrnehmungen bestehen, und im weiteren Verlaufe auch Seh- und Gehörsstörungen, Gedächtnis- und Verstandesschwäche sich ausbilden, und der Tod in Verblödung und Lähmung erfolgen. Eine eigentliche merkurielle Hysterie gibt es. Sie stellt, wie der psychische Erethismus, eine direkte Wirkungsfolge des Quecksilbers dar. Wirkliche merkurielle Lähmungen sind selten, häufiger Hemiplegie und Hemianästhesie. Die Lähmungen sind meist begrenzt, die befallenen Muskeln schlaff, aber nicht atrophisch.

Das Ende des Merkurialismus kann nach Wochen oder Jahren erfolgen. Oft behalten die Kranken einzelne Symptome, wie Anämie, leichtes Gliederzittern, Schwindel u. a. m. bis zu ihrem Tode. Der Tremor veranlaßt selten direkt den Tod, wohl aber gelegentlich das eretische Stadium. Man sah auch den Tremor tödlich enden, wenn sich ihm Delirien, Durchfälle usw. hinzugesellten. Bei einem Feuervergolder trat nach langem Leiden der zuvor geschilderten Art ein komatöser Zustand mit völliger Unbesinnlichkeit, stillem Phantasieren, bei fauligem Geruch aus dem Munde und am ganzen Körper ein. Der Kranke starb, nachdem noch eine halbseitige Lähmung hinzugetreten war.

Leichenbefund bei akuter Vergiftung. Nach Gewebseiweiß grob verändernden Quecksilbersalzen: Aschgraue Färbung von Lippen, Zunge, Schleimhaut des Rachens und Ösophagus, Loslösung der Schleimhaut, Schwellung der Glottis, Entzündung, Schwellung, Blutungen, Geschwüre und evtl. Gangrän der Magenschleimhaut. Nach Vergiftung mit einer alkoholischen Sublimatlösung war der Magen fast nicht verätzt, die Speiseröhre stärker. Nach einer Vergiftung mit Eiweiß nicht fällendem Zyanquecksilber, die nach acht Tagen tödlich endete, fanden sich die oberen Teile des Digestionsapparates bis auf stellenweise Rötung und Schwellung intakt. Verändert zeigen sich ferner das Ileum und Cöcum, nicht selten so, daß absatzweise die Flexurstellen erkrankt sind und auch sonst kranke auf gesunde Partien folgen. Im Dünndarm: Schwellung auch der Plaques mit grauer Imprägnierung der einzelnen prominenten Follikel. Nach Einspritzung von 0,05 g Quecksilbersalizylat, die den Tod veranlaßt hatte, fand man die ganze Schleimhaut von einer grünlich-schwarzen, schmierigen Masse bedeckt. Auf den prominenten Falten hafteten schwarzgrüne, diphtheritische Membranen, von denen einige abgelöst fetzig in das Darmlumen hineinhingen. An der Stelle der Ablösung fand sich ein tiefes, schmierig belegtes Geschwür[1]). Die Verschorfungen beginnen in der Regel im S-Romanum. Sie können sich bis zur Bauhinschen Klappe und sogar bis zum Anus erstrecken. Die Entzündung und Verschorfung kann sich bis auf die Serosa erstrecken. Schwellung und Loslösung der Schleimhaut, Ödem, Hämorrhagien und diphtheroide Geschwüre, ja selbst Perforation kommen vor. Bei Tieren findet man in den Gefäßwandungen des Darmes dunkelkörnige Niederschläge, die zweifellos von Schwefelquecksilber und nicht von Quecksilberalbuminat herrühren. Die Darmveränderungen können bei ganz akut verlaufenden Vergiftungen nur angedeutet sein oder fehlen. Nach akuter Vergiftung mit Sublimat (etwa 3 g) mit tödlichem Ausgang am fünften Tage fand sich neben Gangrän im Munde und im Dickdarm noch eine solche in der Scheide. In den Nieren findet sich eine interstitielle, auch hämorrhagische Entzündung. In den Tubulis der Rindensubstanz sind Niederschläge von Kalksalzen, oft makroskopisch nur als „trübe Schwellung", aber mikroskopisch sehr deutlich ausgeprägt. Die Kalkablagerung beginnt gewöhnlich in den geraden Harnkanälchen und geht später auch auf die gewundenen über. Bei Kaninchen ist die Verkalkung mitunter so stark, daß das Messer beim Durchschneiden knirscht. Bemerkenswert ist, daß Knochenstücke, die in Sublimat oder Quecksilberalbuminat eingelegt werden, an Kalkgehalt verlieren. Bei Hunden kommt es nur zu fettiger Entartung. Das Epithel scheint primär, nicht aber später zu verkalken und herdweis zu nekrotisieren. Ursache dieser Nekrose ist nicht eine Kapillarthrombose, sondern das durch die Nieren ausgeschiedene, direkt wirkende Quecksilberpräparat. Bei einem an Sublimatvergiftung gestorbenen Manne fand sich eine Hypertrophie der Nebennieren. Nach Versuchen an Meer-

---
[1]) Schwatz, Med. Korrespondenzbl. 1909, 37.

schweinchen soll eine Erkrankung an diesem Organ konstant sein. Seine Entzündung soll für gewisse Vergiftungssymptome an Menschen die Erklärung abgeben. Die Leber wurde wiederholt als Fettleber bezeichnet. Nach Quecksilbersalizylat fand sich fettige Muskatnußleber. Die Milz zeigt oft degenerative Vorgänge. Ekchymosen im Perikardium und evtl. Peritonitis boten vergiftete Tiere dar. Das Knochenmark war blutüberfüllt[1]). Innere und äußere Blutungen, deren ich schon Erwähnung getan habe, sind nicht selten. Bei zwei Kühen, bei denen durch Einreibung von 30 g grauer Salbe nach acht Tagen Vergiftung entstanden war, fand man schon während des Lebens Blutungen auf allen Schleimhäuten und innerhalb der Augenhöhle, wodurch die Augäpfel hervorgedrängt wurden, und nach der Schlachtung Blutungen im Epi- und Endokardium, in der Muskulatur usw. Ein anderes Tier hatte Blutungen im Lungenparenchym, nachdem Husten und zeitweiliges Nasenbluten während des Lebens bestanden hatten.

Bei an chronischem Merkurialismus Gestorbenen machte man bisher keinen, mit Sicherheit auf dieses Leiden zu beziehenden Fund. Die Untersuchung von Nerven solcher Tiere, bei denen chronisch Einspritzungen in die Nähe der Nerven ausgeführt worden waren, oder die Quecksilberdämpfe einatmeten, ergab Zerstörung des Nervenmarks, so daß der nackte Axenzylinder lose in der Schwannschen Scheide flottierte. Vielleicht erklärt dieser Befund das Zittern. Hunde, denen man 21 Tage lang täglich 0,0015 g Sublimat in 50 ccm Wasser, bzw. 42 Tage lang 0,002 g in den Magen gebracht hatte, bekamen danach Tremor und epileptiforme Zuckungen. Bei ihnen will man Veränderungen an Großhirnzellen, Ganglienfortsätzen, Neurogliazellen, zumeist in der grauen Substanz, an Vorder- und Seitensträngen als degenerative Vorgänge gefunden haben.

Der Nachweis gelingt bei Lebenden bis zu sechs Monaten. Nach Schmierkuren soll das Metall viele Jahre im Körper bleiben können[2]). Im Harn wurde es nach acht Monaten, in der Leber nach einem Jahr gefunden. Kalilauge erzeugt in Quecksilberoxydverbindungen gelbes Oxyd, Jodkalium rotes, im Überschuß lösliches Quecksilberbijodid, Schwefelwasserstoff fällt schwarzes Schwefelquecksilber. Durch metallisches Kupfer, Messingwolle, Zinkstaub, Gold werden alle Quecksilbersalze zu Quecksilber reduziert, welches sich auf dem Metall niederschlägt und nach dem Trocknen durch Erhitzen in einer Glasröhre als grauer Belag erhalten werden kann.

In den angesäuerten, auf ca. 60° erwärmten Harn[3]), resp. mit Wasser angerührten Kot wird ca. 0,5 g aufgefaserter Messingwolle (Lametta) oder Zinkstaub[4]) gebracht und unter Umrühren 10—20 Minuten darin belassen; man spült die Lametta mit Wasser, Alkohol und Äther

---

[1]) Heilbrunn, Arch. f. exp. Pathol., Bd. VIII, S. 367.
[2]) Vajda u. Paschkis, Über den Einfluß des Quecksilbers auf Syphilis, 1880.
[3]) Fürbringer, Berl. klin. Wochenschr. 1878, S. 332. — Schridde, ebendort 1881, S. 485. — Oppenheim, Zeitschr. f. analyt. Chemie 1903, S. 431. — Perelstein u. Abelin, Münch. dem. Wochenschr. 1915, S. 1181.
[4]) Ludwig, Wien. med. Jahrb. 1877, S. 19. — Heinzelmann, Chem.-Ztg. 1911, S. 721. — Glaser u. Ilsenburg, Chem.-Ztg. 1909, S. 1258. — Robertson, Pharmazeutic. Journ. 1909, p. 745.

ab, bringt die trockene Masse in ein spitz ausgezogenes Glasröhrchen und erwärmt. Bringt man sodann in das erkaltete, von der Lametta befreite Glas wenig metallisches Jod, erwärmt und bläst den Joddampf durch das an der Spitze abgebrochene Röhrchen, so bildet sich überall, wo er auf Quecksilber am Glase trifft, rotes oder gelbes Jodquecksilber. Leichenteile werden durch chlorsaures Kali und Salzsäure zerstört, und in der von Chlor und dem Überschuß von Salzsäure befreiten filtrierten Lösung läßt sich das Quecksilber wie oben oder durch Elektrolyse (3—4 Bunsensche Elemente, Anode: Platinblech, Kathode: Goldstift) nachweisen[1]). Das amalgamierte Gold wird wie die Messingwolle behandelt. Quantitativ wird das Quecksilber nach dem Zerstören der organischen Substanzen durch Einleiten von Schwefelwasserstoff in die resultierende Lösung und Wägen des Schwefelquecksilbers bestimmt. Um Quecksilberdampf in einem Raume nachzuweisen, wird in demselben ein Goldplättchen behufs Amalgamierung aufgehängt[2]).

Behandlung der akuten Quecksilbervergiftung: Auswaschen der quecksilberhaltigen Körperhöhle, Eiweiß oder Milch und als Antidote Limatura ferri, frisch gefälltes Schwefeleisen — Erfolg wurde im Experiment nur bei gleichzeitiger oder unmittelbar auf das Gift folgender Eingabe des Eisens beobachtet —, Ol. Ricini, hohe Darmeingießungen (auch gegen Tenesmus und Blutungen), Kampher (subkutan), Tinktura Moschi, Blutegel in das Epigastrium und die Nierengegend, Morphium, Eisstückchen. Einführung größerer Mengen gut adsorbierender Kohle. Gegen die Stomatitis: Gurgelungen mit Kalium chloricum 10:500 Wasser). Helfen soll Natriumhyposulfit ($Na_2S_2O_4$) zu 0,2 g zusammen mit 0,2 g eines aus gleichen Teilen Neutralon und Natriumhydrokarbonat bestehenden Alkaligemisches. Es soll dadurch eine Reduktion der vergiftenden Quecksilberverbindung in metallisches Quecksilber und Quecksilbersulfid erfolgen[3]). Neuerdings wird Magnesiumhydroxyd empfohlen. Opium ist zu meiden, weil es durch Stillegung des Darms die Quecksilberwirkung, zumal im unteren Teil, stabilisieren würde. Mehrfach wurde die Entkapselung beider Nieren ohne jeden Erfolg vorgenommen.

Behandlung des chronischen Merkurialismus. Prophylaktisch: Hygienische, gesetzliche Maßnahmen, die nicht von Fabrikärzten, sondern nur durch staatliche Aufsichtsbeamte in viel energischerer Weise als es bis jetzt geschah, in ihrer Ausführung kontrolliert werden. Aussetzen der Arbeit bei den ersten Anzeichen eines Quecksilbereinflusses, und kurativ: Warme Bäder, Schwefelbäder, hydroelektrische Bäder, Heißluftbäder, und vor allem Jodkalium zu nur 0,02—0,05 g zweimal täglich. Von innerlich gereichtem Schwefel ist wenig zu erwarten. Häufige Durchspülung der Nieren durch Mineralwässer, vor allem durch Vichy (Célestins) kann Gutes stiften. Die nervösen Symptome werden durch Aufenthaltsänderung und gute Ernährung günstig beeinflußt.

---

[1]) Schneider, Ber. d. Wien. Akad. d. Wissensch., Bd. XL, S. 239. — Palme, Zeitschr. f. physiol. Chemie 1914, S. 345. — Stock u. Heller, Zeitschr. f. angew. Chemie 1926.
[2]) Klotz, Zeitschr. f. phys. Chemie 1914, S 286. — Kof u. Haehn, Arch. d. Pharmacie, Bd. 245. — Kunkel u. Fessel, Würzb. Verhandl. 1899.
[3]) Hesse, Arch f exper Pathologie, Bd 107, H 1

Kupfer.

Akute Kupfervergiftungen sind in Deutschland außerordentlich selten, sie waren dagegen in Frankreich früher recht häufig. Zwischen 1851 und 1862 kamen auf 617 Vergiftungen 110 mit Kupfersalzen zustande. Die Veranlassung für sie sind: ganz vereinzelt einmal ein Mordversuch[1]), meistens jedoch der Selbstmord. Für die Herbeiführung des Aborts wurde einmal 1 g Fehlingscher Lösung, entsprechend 0,034 g Kupfersulfat in den Uterus gespritzt. Ganz ausnahmsweise schafft der Zufall, z. B. das Verschlucken eines gefundenen Kristalls von Kupfersulfat durch ein Kind, oder das Genießen von sauren oder fetten Speisen, die in Kupferkesseln Grünspan oder fettsaures Kupfer gebildet und aufgenommen haben, oder — was ich bestreite — von mit Kupfersulfat gefärbten Gurken oder Mixed Pickles oder Konservengemüsen (Reverdissage)[2]). In Frankreich ließ man früher einen Gehalt solcher Konserven an Kupfer von 40 mg pro Kilo zu[3]). Anderwärts legte man den Grenzwert auf 55 mg pro Kilo. Nachgewiesen wurden z. B. in sechs Pfeffergurken 2½ mg Kupfer. Äße mithin ein Mensch eine solche Gurke, so würde er 0,0004 g Kupfer eingeführt haben, von denen noch der größere Teil unresorbiert mit dem Kot fortgeht. Es ist sicher, daß selbst wenn ein Mensch 1 Kilo solcher gefärbter Nahrung aufnehme, eine körperliche Störung nicht eintritt. Selbst wenn man, um das Aufgehen des Brotteiges bestens zu beeinflussen, 8—16 mg Kupfer auf 1 Kilo Brot verwenden würde, so wäre ein unangenehmer Einfluß auf die Gesundheit mehr als unwahrscheinlich, zumal wenn man bedenkt, daß im Getreide, in Gemüsen, in Hülsenfrüchten, Kakao, in Heringen usw. als natürlicher Gehalt 6—15 mg Kupfer und mehr gefunden werden.

Die Furcht vor kupferhaltigen Nahrungsmitteln ist zweifellos übertrieben. Es gibt kein Metall, das ganz unschädlich ist, besonders wenn es wie die löslichen Kupfersalze Eiweiß fällt, also auch Nahrungseiweiß, evtl. die Magenschleimhaut verändert. Die Kupfermengen jedoch, die in den genannten Nahrungs- und Genußmitteln vorkommen, können, da sie zumeist als Schwefelkupfer den Körper verlassen, nicht schädigen. Ja, nicht einmal das mit Speisen aufgenommene oder im Magen entstehende Kupferalbumin kann sonderlich in Betracht kommende akute oder chronische Vergiftung erzeugen[4]). Viele sogenannte akute Kupfervergiftungen halten keine Kritik aus, und sind, wie ich dies zuerst für Vanilleeis schon vor Jahren angab, Vergiftungen durch verdorbene Nahrungsmittel. So erzeugte z. B. eine Mahlzeit grüner Bohnen, angeblich weil sie zwischen Weinstöcken gewachsen und wie die letzteren mit einer Mischung von Kupfervitriol und Kalkmilch

---

[1]) Vor dem Cour d'assises de la Moselle wurden im Jahre 1854 ein vierfacher Mordversuch mit Grünspan verhandelt. Es erfolgte Freisprechung, weil ein schädigender Erfolg nicht eingetreten war. Der tödliche Erfolg trat bei einem Kinde ein, dem sein Vater Kupfersulfat in Tötungsabsicht beigebracht hatte. Die Strafe war lebenslängliches Zuchthaus.

[2]) Das grüne Produkt ist entweder ein grüngefärbtes Kupferalbuminat oder eine Verbindung des von Schunk und Marchlewski gefundenen Phyllozyanins (Phyllozyansäure) mit Kupfer. Dies meint Tschirch (Das Kupfer, Stuttgart 1893).

[3]) Brouardel et Galippe, Ann. d'hyg. publ. 1880, p. 193 u. 531.

[4]) Filehne, Deutsche med. Wochenschr. 1896, S. 145, und 1895, Nr. 19.

bespritzt waren, Erbrechen, Kolik, Diarrhöe usw. Wenn Wein mit Kupfer in Berührung kommt, soll er giftig werden können, weil sich weinsaures Kupferzyankalium bildet. Oder: Ein Pfleger erkrankt nach dem Genuß von Backobst mit Klößen mit Erbrechen und langer Bewußtlosigkeit. Auch dies wurde als Kupfervergiftung beschrieben, weil in dem durch Magenspülung gewonnenen Mageninhalt „Spuren" von Kupfer nachgewiesen wurden. In der Folge klagte dieser Mann über Schwindel, Gedächtnisschwäche, Sensibilitäts- und Bewegungsstörungen in einem Arm, was gleichfalls auf Kupfer bezogen wurde[1]), aber wohl einen anderen Grund gehabt hat.

Metallisches Kupfer ist vom Magen aus in der Regel wirkungslos. Kinder, die Kupfermünzen usw. verschluckten und lange im Körper tragen, erkranken meist nicht. Doch kommen gelegentlich dadurch auch Störungen zustande. So erzeugte eine verschluckte Kupfermünze fünf Monate lang Erbrechen, Kardialgien und Kopfschmerzen auch noch nach der Entleerung der Münze[2]). In einem anderen Falle gesellten sich zu dem Erbrechen, Abmagerung und Schmerzen. Alsbald nach dem Monate später erfolgten Ausbrechen der Münze trat Genesung ein. Ich erhielt eine vollkommen inkrustierte Kupfermünze aus dem Magen einer Ziege, die diese ohne Schaden viele Jahre mit sich herumgetragen hat. Kaninchen sollen durch 0,6 g fein verteilten Kupfers (per os) und durch 0,04—0,08 g in Öl verteilten Kupfers (subkutan) in 8—24 Stunden sterben[3]). Die Giftwirkung bei Hunden ist gering, auch bei chronischer Fütterung. Auf 15 g Kupferfeilspäne, die mit Fett, Öl, auch mit Essig vermengt, Hunden beigebracht wurden, reagierten sie nicht. Dagegen sollen Tiere, die mit Kupfervitriol-Kalklösung bespritztes Weinlaub gefressen hatten, dadurch Vergiftungssymptome bekommen haben, die wohl mehr auf die Kalklösung zurückzuführen sind. Kupferoxyd und Schwefelkupfer sind, wenn sie nicht mit Säuren genommen werden, praktisch ungiftig[4]). Kupferchlorid kann Erbrechen erzeugen. Ein Hund erbrach nach 1 g, während weitere Dosen von 0,1—2 g ihn gesund ließen. Ölsaures und buttersaures Kupferoxyd konnte man dem Tiere ohne Vergiftung verabfolgen[5]). Stearinsaures Kupfer ist nicht imstande, Hunde und Katzen akut zu töten. Chronische Fütterung soll in der Leber und der Niere Degeneration schaffen. Milchsaures Kupfer, das 210 Schweine, Ferkel und Sauen aufgenommen hatten, denen saure, im kupfernen Kessel gekochte Molke gereicht wurde, bewirkte bei allen nach zwei Stunden Vergiftung. Von 120 Ferkeln verendeten 85, unter Erbrechen, Konvulsionen und plötzlichem Niederstürzen, während die Sauen, nachdem sie an Durchfall, beschleunigter Atmung und geröteten Augen gelitten, genasen. Bei den ersten fand sich Magen-Darmentzündung.

Halb-, sowie einfach basisch-essigsaures Kupferoxyd und zweifach deutsches (Grünspan) töteten einen Er-

---

[1]) Patschke, Ärztl. Sachverst.-Zeitung 1912, Nr. 9.
[2]) Senfft, Würzburger med. Zeitschr., 1865, VI, p. 135.
[3]) Moor, Ann. d. la Soc. de Méd. de Gand, 1893, p. 287.
[4]) Jacobi, Arch. f. wissensch. Tierheilk. 1893. Die angebliche Vergiftung durch Kupferoxyd ist eine solche mit milchsaurem Kupfer.
[5]) Meyerhardt, Stud. über die hyg. Bedeut. des Kupfers, Würzburg 1890, p. 68.

wachsenen zu ca. 15 bis 20 g in 60 Stunden, während schon kleinere Mengen (3 bis 10 g) Magen- und Darmsymptome erzeugen. Ein Mädchen verschluckte ca. 60 g Grünspan, bekam häufiges Erbrechen und Konvulsionen und starb nach zweieinhalb Tagen. Nach 45 g erfolgte noch Wiederherstellung. Ein Mädchen, das eine Messingpipe in ein Weinfaß eingeschlagen und von dem trüb auslaufenden Wein etwa sechs Eßlöffel gekostet hatte, bekam Magenschmerzen und wurde bewußtlos. Dies soll eine Grünspanvergiftung sein, ist gewiß weder eine solche, noch auch eine Kupferkaliumtartrat-Vergiftung gewesen, sondern gehört wohl zum akuten Alkoholismus. Kupfersulfat soll Kaninchen zu 0,01 g (subkutan), Hunde zu 0,08 g tödlich vergiften. Ein Kind, das etwa 1,2 g grüner Tuschkastenfarbe, wohl aus **Kupferoxychlorid** (Braunschweigergrün) bestehend, verschluckt hatte, bekam Erbrechen und Kälte der Gliedmaßen und starb. Zwei Pferde erkrankten angeblich nach Genuß von Kupfersulfat, das zum Beizen von Weizen verwandt worden war, unter hohem Fieber, Verstopfung, Kolik und Muskelstarrheit. Eines starb, das andere blieb noch mehrere Wochen lang steif. Ebenso sollen vom Weinlaub nur die Weinschößlinge, die man mit einer Kupfervitriol-Kalkmischung behandelt hat, für Ziegen und Rinder, wenn sie frisch besprizt, und in großen Mengen allein aufgenommen werden, giftig (Koliken), evtl. tödlich wirken. In kleinen Mengen und mit anderem Futter gemischt, erzeugt ein solches Rebenlaub keine Störungen. Subkutan beigebracht, sollen 10 g Kupfersulfat Pferde vergiften und 15 g töten. Für Menschen liegt die tödliche Dosis über 10 g. Genesungen erfolgten noch nach 10 g, nach 16 g (4½jähriges Kind[1]), nach 32 g und 150 g (Erwachsener). Die Vergiftungssymptome durch Kupfersulfat erscheinen nach 10—30 Minuten. Der Tod tritt in 5—10 Stunden oder nach acht Tagen ein[1]). Nach dem Inhalieren von Salmiak mittelst Sieglescher Inhalationsapparates, dessen Röhrchen aus schlecht vernickeltem Kupfer bestanden, erschien bei einer Dame Fieber, Brechdurchfall und Kollaps. Sie hatte Kupferoxyd-Ammoniak aufgenommen. Vom Kupferarsenit (Scheeles Grün, Schwedisches Grün) verschluckte ein Kind mehrere Tuschkastenstücke und bekam danach anfangs nur Erbrechen, dann Schmerzen, Anschwellung des Leibes, Kälte der Haut, Blässe des Gesichts usw. Es trat Genesung ein. **Basisches Kupferkarbonat** und **Kupferazetat** fand sich durch Zufall einmal im Brot und ließ eine fünfköpfige Familie mit Erbrechen und Durchfall leicht erkranken. Nur ein Kind hatte für zwei Tage hohes Fieber. Alle genasen. In das Mehl war Kupfer geraten, das bei dem Gärungsprozeß die angegebenen Kupfersalze gebildet hatte[2]).

Von der Haut aus findet eine Aufnahme von Kupfersulfat in der Regel nicht statt. Es müßten schon besondere Verhältnisse vorliegen, um hier einen Erfolg zu liefern. Ein Arbeiter, der während einer Woche von Zeit zu Zeit seine Hände in eine Kupfersulfatlösung tauchen mußte, um Zinkplatten herauszunehmen, soll Ohnmachten, Schmerzen in Gliedmaßen, Krampfsymptome u. a. m. bekommen haben. Dies stammte sicherlich nicht vom Kupfersulfat her. Ist die Haut wund, dann findet Kupfersulfat

---

[1]) Maschka, Wien. med. Wochenschr. 1871, S. 627.
[2]) Gardner, British Medic. Journ. 1925, I, p. 798.

durch sie den Eingang. So stellte sich eine Vergiftung mit bedrohlichen, an Cholera in asphyktischem Stadium erinnernden Symptomen ein, nach seiner vor 24 Stunden erfolgten Anwendung von 5 g, in Milch gelöst, auf eine ekzematöse Kopfhaut[1]). Von Wunden aus wird Kupfersulfat resorbiert. Auf diese Weise sah man z. B. Hunde zugrundegehen. Ihr Magen war entzündet. Grünspan wird nicht so aufgenommen. Von der Magendarmschleimhaut aus werden Kupfersalze dann schnell aufgenommen, wenn durch sie das Epithel verletzt worden ist. Die Ausscheidung des Kupfers erfolgt langsam, aber kontinuierlich durch die Galle, Magen- und Darmdrüsen, Pankreas, Nieren, Speicheldrüsen und angeblich auch durch die Hautdrüsen. In die Milch geht bei Ziegen per os eingeführtes Kupfer in der Regel nicht über, höchstens zeitweise. So ist es aber mit allen Schwermetallen der Fall. Auf den Fötus geht es über und lagert sich in seinen Organen ab. Bei Messingarbeitern wurde Kupfer im Urin und Schweiß nachgewiesen. Eine Magazinierung des Metalles für Monate und Jahre findet in der Leber, dem Pankreas, der Milz, den Nieren, dem Nervensystem und den Muskeln statt. Je kleiner die Dosis, um so größer ist die Ablagerung. Die letztere im Verein mit der Überführung löslicher Kupfersalze in unlösliche im Magen durch Eiweiß, im Darm durch Schwefelwasserstoff bedingen die relative Ungiftigkeit dieses Metalls. Die löslichen Kupfersalze geben mit Eiweiß in verdünnten Säuren und Alkalien lösliches Kupferalbuminat. Es soll zwei verschiedene Kupferalbuminate geben, die durch Fällung von frischer Eiweißlösung mit Kupfersulfatlösung, bzw. unter Neutralisierung mit Kalilauge entstehen. Die eine, das saure Kupfersulfatalbuminat ist ziemlich leicht löslich, die andere, das neutrale Kupferalbuminat ist unlöslich. In der Leber soll sich das Kupfer mit Nukleinen verbinden, ohne eine beständige Vereinigung einzugehen. Die gleiche Annahme besteht für Arsen, während Quecksilber an Globuline gebunden werden soll[2]). Dem Kupfer wird neuerdings die Schuld an Hämochromatose zugeschoben. So entsteht die ätzende Wirkung dieser Kupfersalze, die das Eiweiß der Magen-Darmschleimhaut usw. angreifen.

Pflanzen werden von Kupfersulfat beeinflußt. Sporen schimmelartiger Pilze können sich in einprozentigen Lösungen entwickeln. Die Menge von Kupfersulfat, die Fäulnisbakterien hemmt, ist mindestens viermal so groß wie das Meerschweinchen tötende Quantum, und zehnmal größer als das den Tod von Hunden herbeiführende. Die Bakterien entwickeln sich in dem Blute der Tiere, wenn ihnen das Mittel z. B. subkutan beigebracht worden ist. Auf höhere Pflanzen wirkt es in nicht zu hohen Mengen als Wachstumsreiz[3]), große Mengen dagegen rufen das Gegenteil hervor. Die Wurzeln erleiden ein vermindertes Längenwachstum, treiben aber reichliche, kurze, harte Seitenästchen[4]). Auf Wiesen, die durch Bachwasser berieselt wurden, in das jahrelang Messingstaub gelangt war, fand eine starke Beschädigung des Graswuchses statt. Die Humussäuren

---

[1]) Spannbauer, Wien. med. Wochenschr. 1904, Nr. 43. — Petheö, Mediz. Klinik 1924.
[2]) Slowtzof, Beiträge zur chem. Physiologie 1902, Bd. 2.
[3]) Vedrödi, Chem.-Ztg. 1893. — Tschirch, Schweiz. Wochenschr. f. Chemie, 1895, Nr. 13.
[4]) Lehmann, Münch. med. Wochenschr. 1902, S. 340.

des Bodens schaffen aus dem in den letzteren gelangten Kupfer **giftig wirkende Verbindungen**.

Die **örtlichen Wirkungen** eiweißfällender Kupfersalze geben sich in entsprechender Weise kund. So kann z. B. die unvorsichtige Touchierung damit am Auge eine tiefgehende Zerstörung der Schleimhaut, Verschorfung, evtl. mit unangenehmer Narbenbildung, totale Hornhauttrübung, Symblepharon und Erblindung schaffen. Nach Einspritzung von Cuprum sulfocarbolicum in die Gebärmutter erfolgte der Tod einer Wöchnerin. Hier hatte das Mittel Fällung an der Schleimhaut und das gebildete Kupferalbuminat Embolie erzeugt. Nach Einschieben eines Stückes Kupfersulfat in die Scheide statt in den Mastdarm, entstand in gleicher Weise Verschorfung[1]). Die subkutane Beibringung von Kupfersulfat macht heftige örtliche Reizung, Entzündung, Eiterung. Bei Pferden sah man auf diese Weise eine entzündliche Geschwulst und Nekrose der Haut, und wenn 15 g beigebracht worden waren, den Tod eintreten. Fohlen starben sogar nach nur 3 g, die in sechs Tagen injiziert worden waren. Bei ihrer Obduktion fanden sich hämorrhagische Nephritis und Verkalkung der Rindensubstanz.

Die **entfernten Kupferwirkungen** erscheinen am reinsten, wenn man Tieren subkutan nicht lokal wirkende Salze beibringt, z. B. **weinsaures Kupferoxydnatron** oder **gelöstes Kupferalbuminat**. Es entsteht fibrilläres Zittern und Lähmung der quergestreiften Muskeln[2]). Die Herzarbeit nimmt ab, und es erfolgen bald Herz- und Atemstillstand. Erbrechen ist durch subkutane Einführung von Kupfersulfat nicht zu erzielen, dagegen entsteht durch **Kupferazetat** (subkutan) Nierenentzündung, Atmungsstörungen und Herzlähmung.

Akute Symptome nach innerlich aufgenommenem Kupfersulfat oder Grünspan: Ekelhafter Metallgeschmack, Erbrechen grünlicher oder blauer Massen, Färbung der Lippen am Mundwinkel und der Zunge, Schwellung des Gesichts und der Augenlider, brennender Durst, Schmerz im Epigastrium, später im ganzen auch meteoristisch aufgetriebenen Unterleib und Kopfschmerzen. Der Puls wird klein, die Extremitäten kalt. Es folgen unter Tenesmus wässrige, mitunter blutige Stühle. Die Absonderung des bisweilen blutigen Harns nimmt ab. Der Harn kann auch blutfrei sein, aber Eiweiß und Zylinder enthalten. Bei einem Knaben, der einen Kristall von Kupfersulfat verschluckt hatte, und danach starb, betrug der Hämoglobingehalt 60 Prozent. Selten erscheint auch noch Ikterus am zweiten bis siebenten Tage. Nach 10 g Kupfersulfat kamen anfangs Apathie, dann Unruhe, Jaktation, in den ersten drei Tagen auch Ikterus mit Leibschmerzen, blutiger Harn, vom vierten Tage an hochgradige Anämie und vom siebenten Tage an Besserung[3]). Unter Betäubung, Verlust des Bewußtseins — in einem Falle nach sechs Stunden —, Schwindel, Krämpfen mit hochgradiger Zyanose, auch Wadenkrämpfen[4]), Zittern und Lähmung, kann der Tod eintreten. Kommt es, wie meistens, nach einigen Tagen zur Genesung, so

---

[1]) Kühn, Vierteljahrschr. f. ger. Mediz. 1899, S. 232.
[2]) Harnack u. Hafemann, Archiv. f. exper. Pathol., Bd. XVII, S. 145.
[3]) Pollak, Deutsche med. Wochenschr. 1910, S. 1999.
[4]) Maschka, Vierteljahrschr. f. ger. Medizin, Bd. 39, S. 55.

bleibt kein Nachleiden zurück. Nach Verschlucken von 30 g Kupfersulfat kamen Hämoglobinurie und Ikterus.

Eine gewerbliche chronische Kupfervergiftung bei Menschen, z. B. bei Kupferarbeitern (Kupferschmieden, Arbeitern am Messingstangenzug, Schabern von Messingplatten, Herstellern und Verwendern von unechtem Blattgold oder Bronzepulver, Grünspan und Kupfervitriol, Gelbgießern usw.), gibt es nach meinen, seit Jahren fortgesetzten Nachforschungen nicht. Der Satz ist wahr: „Au point de vue de l'hygiène le plomb a fait plus de mal que de peur, et le cuivre plus de peur que de mal!" Ich habe in fast 25 Jahren viele Hunderte von solchen Arbeitern in sehr großen Betrieben beobachtet und mich bemüht, einen etwaigen Einfluß des von ihnen bearbeiteten Materials festzustellen[1]). Vereinzelt stellte ich nicht abwaschbare Grünfärbung der Haare (Kopf-, Bart- und Körperhaare) fest. Wo Kupferstaub, wie z. B. bei Kupferschmieden oder Arbeitern, die Kupferdraht trocken ziehen und deswegen dem feinen Kupferstaub ausgesetzt sind, oft einwirken kann, fand ich öfters am Zahnfleisch eine, am Rande sich auch als Leiste abhebende Rotfärbung. An den Grenzen zwischen Zahn und Zahnfleisch findet man oft eine schmutziggrüne Zahnfärbung, die an den Schneide- und Augenzähnen am breitesten und nur wenig merklich an den hinteren Backzähnen ist. Diese Patina ist anfangs grauschwarz und wird dann bläulichgrün, bzw. blauschwarz. Sie kann als Belag den ganzen Zahn bedecken. Die erstere besteht aus basischem Kuprikarbonat, die letztere aus Schwefelkupfer. Der feine Kupferstaub kann Übelkeit und Erbrechen, und wenn er stark eingeatmet wird, Reizerscheinungen in den Luftwegen, wie z. B. Druckgefühl auf der Brust und evtl. Röcheln durch vorübergehenden Glottisschluß, Husten und roten, evtl. grünlichen Auswurf erzeugen. Unter den Berliner Kupferschmieden wurde in den Jahren 1887—1897 eine geringere Erkrankungsziffer als bei anderen Arbeitern festgestellt. Während bei diesen letzteren auf 100 Erkrankungen 24,4 auf Krankheiten der Atmungsorgane kamen, gab es bei den Kupferschmieden davon nur 16,7. Der Schweiß soll so grün werden können, daß das Bettzeug am Morgen grün gefärbt erscheint[2]). Ich habe von den von mir befragten Arbeitern dies niemals bestätigt erhalten. Andere Symptome dürfen nicht als Kupfer- oder Messingwirkung angesprochen werden, weil es solche nicht gibt. Was als chronische Kupfersymptome sonst angeführt wird, wie Koliken, Gliederzittern, Schwäche, Extensorenlähmung usw., sind Wirkungen des dem Kupfer beigemengten Bleis oder anderer Metalle. Ich glaube deswegen auch nicht, daß die bei Uhrmachern, besonders bei Kupfer (?) feilenden Lehrlingen in einigen Fabriken beobachtete übergroße Sterblichkeit an Lungentuberkulose, die man dem Kupferstaub zuschrieb, auch nicht die bei solchen Arbeitern beobachtete konstante Pulsvermehrung, Hitze der Haut, Trockenheit im Schlunde, Schmerzen im Kopf, Epigastrium und der Nierengegend, Enteritis, Diarrhöe usw. mit dem aufgenommenen Kupfer etwas zu tun haben. Vielmehr halte ich diese, sowie die schwereren, mit heftigen Koliken, Fieber, hartnäckiger Verstopfung, kachektischen Erscheinungen usw. einhergehenden Symptome für Wirkungen von Blei oder Zink. Auch

---

[1]) L. Lewin, Untersuchungen an Kupferarbeitern, Deutsche med. Wochenschrift 1900, S. 689.
[2]) Goodmann, Münch. med. Wochenschr. 1910, S. 624.

die aus den Freiberger Hütten beschriebenen angeblichen Kupfervergiftungen sind Bleivergiftungen. Es gibt keine Pathologie der Kupfer- und Messingarbeiter[1]). Wenn ein Kupferschmied eine Neuritis im Plexus brachialis und Plexus lumbosacralis bekommt[2]), so verdankt er diese anderen Einflüssen als dem Kupfer. Ebenso beurteile ich die Mitteilung, daß das Blasen auf einem Messing-Blasinstrument die Ursache von Gastralgie und einer Amblyopie (SR = $^1/_{10}$ und L. ein zentrales Skotom) gewesen ist, oder daß „durch Einatmung oder Verschlucken von Kupferstaub eine Kehlkopflähmung entstanden sei". Eine chronische Kupfervergiftung, die mit der entsprechenden Bleivergiftung in Parallele gestellt werden könnte, gibt es bei Menschen nicht. Toussaint[3]) nahm über sechs Monate lang täglich Kupferpräparate ohne Alteration seines Befindens, und andere[4]) wiesen an Kupferarbeitern nach, daß die beständige Einatmung von mit Kupferstaub imprägnierter Luft der Gesundheit nicht nachteilig sei. Die gelegentlich gemachte Mitteilung, daß ein Elektrotechniker, der zur Stromprüfung die Enden der Poldrähte oft in den Mund nahm, durch das Kupfer Alveolarerkrankung bekommen habe, beruht auf Irrtum.

An Schafen ist durch tägliche Verabfolgung von 0,5—3,0 g Kupfersulfat ein Zustand hervorgerufen worden, der meiner Ansicht nach gar nichts Charakteristisches für Kupferwirkung besitzt. Es wurden beobachtet: Albuminurie, Ikterus, bei Kaninchen auch Glykosurie, Hämoglobinurie, Hämaturie, Muskelschwäche, Mattigkeit, Abnahme der Ernährung und des Körpergewichtes und Verstopfung. Andererseits ergab jedoch die chronische Fütterung von Kaninchen mit selbst 0,8 g Kupfersulfat täglich, keinerlei krankhafte Veränderungen, und auch die Beibringung von täglich 2 g Kupferazetat bewirkte bei Kaninchen nicht nur nicht Schädigung, sondern nach sechs Monaten eine Gewichtszunahme um das Doppelte.

Kupfer-Salmiak verursacht Pollutionen. Jäger benutzen Kupfer, um Hündinnen läufig zu machen.

Sektion: Bei durch Kupfersulfat oder Grünspan getöteten Menschen fand man: Ikterus, Schwellung, seltener Geschwüre der Organe der Mundhöhle, und Schwellung, Verätzung, Verschorfung, evtl. Geschwüre im Magen und Darm bis zum Rektum. Perforation kommt nicht vor. Nach 30 g Kupfersulfat fand man nur im unteren Ileum ziemlich große Substanzverluste der Schleimhaut. Bei einem durch Kupfersulfat gestorbenen, zweieinhalbjährigen Knaben war der Magen nur an der Grenze von Fundus und Antrum pylori stark verätzt, an übrigen Teilen geschwollen. Wiederholt wurde festgestellt, daß Magen und Darm frei von Veränderungen waren. Grünspan ist meist durch die grünen Partikelchen erkennbar. Die Leber ist verfettet, die Nieren sind entzündet. Einmal, nach einer Kupfersulfatvergiftung, fanden sich in den wenig vergrößerten Nieren die Tubuli mit körnigen roten Massen ausgefüllt. Auch

---

[1]) Murray, Brit. med. Journ. 1900, I, p. 1334. — Suckling, ibid. 1888, p. 887. — Kurth, Medical Record, 1900.
[2]) Auerbach, Deutsche Zeitschr. f. Nervenheilk., Bd. 39.
[3]) Toussaint, Vierteljahrschr. f. ger. Medizin, 1857, Bd. XII, p. 228.
[4]) Houlès et de Pietra Santa, Journ. de Ph. et de Chim., Sér. V, T. IX, p. 303.

im Harn waren solche. Das Blut ist nie spektroskopisch verändert. Einmal fanden sich Veränderungen an den roten Blutkörperchen als Anisozytose usw.[1]). Bei chronisch mit Kupfersulfat vergifteten Schafen wiesen die Nieren eine hämorrhagische, parenchymatöse Entzündung auf, die Leber war fettig degeneriert, die Körper- und Herzmuskulatur körnig getrübt, der Darm katarrhalisch, die Milz geschwollen, und in fast allen Körperteilen zeigte sich Gallenfarbstoff. Auch die weinsauren Doppelsalze und Kupferstearat lassen Veränderungen in Leber und Nieren erkennen. Bei einem angeblich durch ein Kupferpräparat gestorbenen dreitägigen Kinde sollen darauf zurückführbar gewesen sein: Eine fleckige, gelbgraue Haut, Blutaustritte in die Schläfenmuskulatur, in das Herz, die Nieren, die Lungen, Zwerchfell, Thymusdrüse usw., Geschwüre im Dickdarm, Leberverfettung[2]). Obschon man in Teilen des Darms und der Leber 5 mg Kupfer gefunden hatte, haben die Symptome meiner Auffassung nach nichts mit Kupfer zu tun.

Nachweis: In Kupferlösungen erzeugt Ammoniak eine tiefblaue Farbe, gelbes Blutlaugensalz einen rotbraunen, Schwefelwasserstoff einen schwarzen Niederschlag, und ein in eine angesäuerte Kupferlösung getauchtes blankes Eisenstück erhält einen hellroten Überzug von metallischem Kupfer. Setzt man zu einem ccm Bromwasserstoffsäure einen Tropfen einer Kupfersalzlösung, so entsteht eine purpurrote Färbung, wenn die Kupferlösung stark, eine schwach Lilafärbung, wenn sie schwach war. So soll sich noch $^1/_{10}$ mg Kupfer nachweisen lassen. Eine Lösung von 1,2-Diamidoanthrachinon-3-sulfosäure in verdünntem Alkali wird durch Kupfersalzlösungen intensiv blau. Dies wird noch sichtbar bei 0,000019 g Kupfer[3]). Setzt man zu einer Kupfersalzlösung einige Tropfen einer verdünnten Kaliumrhodamidlösung und ebensoviel von einer starken alkoholischen Benzidinlösung, so entsteht ein tiefblauer Niederschlag. Die Blaufärbung soll noch bei einer Verdünnung von 1 : 200 Millionen eintreten. Quantitativ kann Kupfer jodometrisch bestimmt oder in alkalischer Lösung durch salzsaures Hydroxylamin als Kupferoxydul ausgefällt und gewogen[4]) oder elektrolytisch bestimmt werden. In der Leiche muß der Nachweis möglichst quantitativ geführt werden, da fast in jeder Leiche Spuren von Kupfer sind, die aus der Nahrung (Mehl, Brot usw.) stammen. Leber mit der Gallenblase, Pankreas, Magen- und Darminhalt und Urin werden benutzt. Befindet sich das Kupfer z. B. im Mageninhalt in Lösung, so läßt sich durch Eintauchen eines blanken Eisens oder einer mit Platindraht umwickelten Stricknadel in die angesäuerte Masse auf dem Eisen Kupfer niederschlagen. Sonst verascht oder zerstört man die Masse durch chlorsaures Kali und Salzsäure, fällt aus der von Chlor befreiten Flüssigkeit durch Schwefelwasserstoff Schwefelkupfer, filtriert, glüht, löst in Salpetersäure und weist darin Kupfer nach. Bei mit Kupfer lange gefütterten Tieren fand man noch nach einem Monate das Metall in der Leber.

Behandlung: Entleerung des Magens, Eiereiweiß, Milch und Magnesia usta, alkalische, warme Trauben- oder Milchzuckerlösung (um Kupferoxydul zu erzeugen), Limatura ferri (um metallisches Kupfer aus-

---

[1]) Reichmann, Münch. med. Wochenschr. 1913, Nr. 4.
[2]) Schäffer, Ärztl. Sachverst.-Ztg. 1903.
[3]) Uhlenhuth, Chemiker-Zeitung 1910, S. 887.
[4]) Bayer, Zeitschr. f. analyt. Chemie 1912, S. 729.

zufällen), gelöstes gelbes Blutlaugensalz (Ferrozyankupfer) und Tierkohle (10,0 g pro dosi in Wasser verteilt).

Bronzepulver. Blattmetall, aus dem Bronzepulver hergestellt wird, kann bei seiner Herstellung durch Reiben, Mahlen, Pulvern, Separieren usw. sowie bei seiner Verwendung z. B. in lithographischen Anstalten, unangenehme Wirkungen zeitigen. Gegenstände und Personen in solchen Betrieben sind mit einer Bronzeschicht bedeckt. Der feine, wesentlich aus Kupfer, Zink und Aluminium bestehende Staub ruft an den zugänglichen Schleimhäuten durch die, wenn auch feinen, so doch immer noch irritierend wirkenden Teilchen, mechanisch Reizfolgen hervor, die sich an der Nase durch Entzündung, auch wohl Blutung oder Geschwüre, in den weiteren Luftwegen als Katarrh und im Magen, in dem die entsprechenden Chloride entstehen, als Verdauungsstörungen kundgeben. Jugendliche scheinen hierfür besonders empfindlich zu sein. Es kommen bei Arbeitern außerdem resorptive Wirkungen, z. B. Kopfschmerzen, Atemnot, Gliederzittern u. a. m. vor, die ich auf das gebildete Chlorzink beziehe.

Die Herstellung des Bronzepulvers hat in geschlossenen Maschinen mit Absaugevorrichtungen zu geschehen.

Blei.

Im zweiten Jahrhundert vor der üblichen Zeitrechnung werden bereits Giftwirkungen von Bleiweiß und Bleioxyd beschrieben: die Bleikolik, die Minderung der Harnabsonderung, das bleigraue Aussehen, die Lähmung. Die Möglichkeit, solche Vergiftungen akut oder chronisch entstehen zu lassen, war vorhanden. Schminkte man sich doch mit Bleiweiß: „τὸ πρόσωπον ἅπαν ψιμύθῳ κατάπλαττε"[1]) und färbte man doch damit die gelben Haare: „εἴ τίς σου ξανθὰς οὔσας τὰς τρίχας ψιμυθῷ ἀλείψειε". Man versuchte ferner im alten Rom, durch Tragenlassen von Bleiplatten Menschen zeugungsunfähig zu machen, und fand wahrscheinlich manche andere, auch verbrecherische Wege für die Bleiverwendung, die dauernd wuchs. Heute haben wir einen Überblick über die außerordentliche Ausdehnung der Bleiproduktion und Bleiverarbeitung für die Bedürfnisse des modernen Lebens und die Einsicht, daß, da sich alle hierfür benötigten Arbeiten nur durch Menschen vollziehen, die Zahl der leicht oder schwer erkennbaren, leichten oder schweren Vergiftungen überaus groß sein muß.

Für sie kommen in Frage: Der Bleistaub und der Bleidampf, das **essigsaure Bleioxyd**, Bleizucker $(C_2H_3O_2)_2Pb + 3H_2O$, der basische Bleiessig [Liquor Plumbi subacetici $Pb(C_2H_3O_2)_2 + x.PbO)$], die **basischen Bleikarbonate** (Bleiweiß); die **Bleiglätte** (Lithargyrum, PbO); die **Mennige** (Pb_3O_4), das **chromsaure Blei**, das Bleinitrat und Bleinitrit $[Pb(NO_3)_2]$, Tetraäthylblei $[(C_2H_5)_4Pb]$. **Bleisulfat** löst sich im Körper und kann, ebenso wie **Plumbisulfat** $[Pb(SO_4)_2]$, **Bleisuperoxyd** und **Plumbosulfid** (Bleiglanz) giftig wirken. Diese und andere Bleiverbindungen bringen, wenn sie in größerer Menge oder längere Zeit hindurch auf den Menschen einwirken, Vergiftung hervor, deren Intensität nicht im Verhältnisse zu der Menge des aufgenommenen Metalls steht. Eine wirkliche Immunität oder Gewöhnung an dieses Gift ist nicht bekannt. Aber die verschiedene Individualität der

---

[1]) L u c i a n, ep. 6 (XI, 408). — P l a t o, Lysias, 217 d.

Menschen und auch der Tiere läßt den Saturnismus bald früher, bald später und in sehr wechselnden Formen auftreten. Auch Pflanzen in der Nähe von Hütten leiden durch den bleihaltigen Hüttenrauch, und Tiere, die solche Pflanzen aufnehmen, können dadurch bleikrank werden.

Die akute Bleivergiftung.

Akute bzw. subakute Vergiftungen kamen zustande zum Mordzweck. Im Jahre 1925 wurden eine Frau und ihr Liebhaber zum Tode verurteilt, weil sie den Mann der ersteren durch Verabreichen von Bleiweiß in Speisen und Getränken zum langsamen Dahinsiechen gebracht hatten, so daß er trotz der Behandlung durch zwei Ärzte, die eine richtige Diagnose zu stellen nicht vermochten, im Krankenhause starb. Die gerichtliche Untersuchung der ausgegrabenen Leiche ergab die Todesursache[1]). Wiederholt vergifteten sich Lebensüberdrüssige durch Bleiazetat oder Mennige, auch mit tödlichem Ausgange. Mit Genesung endeten einige Vergiftungen durch basisch essigsaures Blei oder Bleizucker, oder Bleikarbonat oder Mennige[2]), die durch Verwechselungen mit anderen Stoffen (Schnaps, Glaubersalz, Kreide usw.) seitens Erwachsener oder Kinder[3]) zustande gekommen waren. Arzneiliche Vergiftungen, auch mit tödlichem Ausgange, ereigneten sich nach unzweckmäßiger Anwendung z. B. von Bleiweißsalbe auf Brandwunden oder von Bleioxydsalbe (Unguentum diachylon) auf großen Körperflächen[4]). Manche Opfer fordert das Einnehmen von Bleioxyd in Pulverform oder als Pflaster (Emplastrum diachylon) zum Abortivzweck, früher zumeist in England, jetzt auch in Deutschland. Nach einem Teelöffel voll Bleioxyd sah ich nach vier Tagen den Tod eintreten. Nach etwa 90 g hierfür eingenommenen Bleiweißes ging die Frucht ab, aber nach drei Tagen starb das Mädchen. Durch Verunglückung starben an Blei in Preußen:

1919	1920	1921	1922
23	15	22	11

Die akut giftigen bzw. tödlichen Dosen der Bleiverbindungen liegen ziemlich hoch. Selbst 25—50 g töteten noch nicht. Nach 30 g sah man Wiederherstellung in vier bis fünf Tagen. Durch 4 g, die ein Phthisiker in 18 Tagen nahm[5]), kann er nicht tödlich vergiftet worden sein, selbst wenn Blutungen im Magen und Darm gefunden wurden. Erwachsene genasen nach 15 g und mehr Bleiessig[6]). Ein Säugling starb durch zwei Teelöffel[7]) davon. Bleiweiß erzeugte bei Erwachsenen zu 20—25 g schwere allgemeine Vergiftung, in einem Falle auch schon zu 1,5 g in mehreren Portionen genommen Geschwüre im Munde und in größeren

---

[1]) Hugouneng, Arch. d'anthropologie criminelle, 1889, T. XIV (Mord durch Bleiessig). — Kratter, Arch. f. Kr. 1903 (Bleikarbonat wiederholt gegeben). — Schniewind, Vierteljahrschr. f. ger. Medizin, 1862, Bd. 21 (Bleizucker, mehrfach gegeben). — Stevenson, Guys Hosp. Report. 1884.
[2]) Wirsing, Deutsche med. Wochenschr. 1907.
[3]) Stephenson, Lancet, 1898, II. Tödliche Vergiftung eines 4 Wochen alten Kindes durch Bleiweiß als Puder.
[4]) Pässler, Münch. med. Wochenschr. 1894, 30. Jan.
[5]) Israel, Berl. klin. Wochenschr. 1895, S. 575.
[6]) Gasco, El Siglio medico, 1881, 4. Sept.
[7]) Aigre et Planchon, Annales d'hygiène 1890, T. XXIV, p. 444.

Dosen oft den Tod von Kindern. Nach Verzehren eines walnußgroßen Stückes von Bleiweiß seitens eines dreieinhalbjährigen Knaben erfolgte Wiederherstellung. Nach versehentlichem Verschlucken eines Teelöffels voll Bleiglätte statt Natriumbikarbonats in der Dunkelheit bekam eine Frau nach Verlauf von sechs Stunden Erbrechen und Kolik und einen deutlichen Bleisaum. Hier trat nach einigen Wochen Genesung ein[1]). Ein 16jähriges Mädchen starb zwei Tage nachdem sie mehrere Bleichromat enthaltende Oblaten verschluckt hatte unter Unterleibsschmerzen, Konvulsionen, Trismus. Akute Vergiftung dadurch sah man auch durch Kuchen entstehen, in den es ein Bäcker statt Eigelb getan hatte.

Akute Bleivergiftungen bei Tieren (Kühen usw.) durch Bleiverbindungen, z. B. Mennige oder Bleiweiß, sind häufig. Der Puls kann verlangsamt, beschleunigt oder normal sein und dabei in wechselnder Kombination bestehen: Ptyalismus, Verstopfung, Kolik, Verlust der Milchsekretion, auch Schwindelanfälle, Krämpfe, allgemein oder lokalisiert, z. B. der Kaumuskeln, Pupillenerweiterung, Verlust des Gesichtes, periodische Tobsucht, Lähmung der Zunge oder Koma. Zwei Kühe, von denen eine 48 g Bleiazetat in drei Tagen, die andere 52 g erhalten hatte, erkrankten nach sieben bzw. acht Tagen chronisch mit motorischen Lähmungssymptomen resp. maniakalischen Symptomen.

Der Körper (Magen, Darm, Drüsen usw.) kann auch unlösliche Bleiverbindungen, wie Bleiglätte, Mennige, in lösliche resorbierbare Formen überführen. An der Lösung von metallischem Blei beteiligen sich Körperfette. Blei wird in gewissen Mengen durch Milch in vier Tagen, durch Milch mit Eigelb schon nach drei Tagen gelöst. Unter Verwendung des radioaktiven Bleiisotopen der Thoriumreihe (Thorium B) zeigte sich in Versuchen an Mäusen und Katzen, daß peroral zugeführtes Bleichlorid erst nach zehn Stunden mit etwa 10 Prozent der zugeführten Mengen maximal resorbiert ist[2]). Bei Menschen vollziehen sich Aufnahme und Wirkung schneller und reichlicher. Selbst Bleisulfat kann, wenn es staubförmig in die Bronchien gelangt, vergiften. Bleikarbonat geht im Magen zum Teil in Bleichlorid über. An seiner Umwandlung scheint auch die Kohlensäure der Gewebe beteiligt zu sein. Der Lymphapparat des Halses und der Lungen ist bei der Inhalation von staubförmigem Blei wohl die erste Ablagerungsstätte, von wo es weitergeschleppt wird und in einer entsprechenden Form mit den roten Blutkörperchen in Berührung kommen kann. Bleisalze werden auch von der Haut aus aufgenommen, wenn Bleilösungen oder Bleisalben öfter mit Borstenpinsel eingerieben werden[3]). Der Druck von z. B. 50 kg und mehr wiegenden Bleibarren läßt bei Arbeitern, die mit ungeschützten Händen damit hantieren, Bleistaub oder Bleioxyd in die Haut gelangen. Aber auch schon die Verwendung bleihaltiger Haarfärbemittel oder arzneilicher Bleimittel läßt, bei häufiger Wiederholung, ein Eindringen in tiefere Hautschichten und damit Resorption zustande kommen. Man erkannte dies an tiefen Hautverfärbungen, die nach dem zufällig gleichzeitigen Gebrauch von löslichen Bleipräparaten und Schwefelbädern kamen. Das Tragen eines Bleikammes oder einer Bleiplatte behufs Färbung der Haare schuf

---

[1]) Zinn, Berl. klin. Wochenschr. 1899, S. 1093.
[2]) Behrens, Arch. f. exper. Pathol. u. Pharmak., Bd. 109.
[3]) L. Lewin, D. medizin. Zeitung 1883.

Vergiftung, zumal dann, wenn noch dabei reichlich Haaröl verwendet worden ist, das Blei löst.

Ausgeschieden wird es am stärksten durch die Galle, den Kot, durch den Harn — in einer Untersuchungsreihe war dies bei 70 Prozent der Untersuchten feststellbar —, den Speichel — bei Bleigelähmten nachgewiesen[1]) — und die Haut[2]). Bei chronisch Bleikranken kann so viel Blei in der letzteren vorhanden sein, daß ein Bestreichen derselben mit einer fünfprozentigen Lösung von Schwefelnatrium die bestrichenen Stellen durch Bildung von Schwefelblei schwarz werden läßt. Macht man eine solche Haut vorgängig durch Waschen mit weinsaurem Ammoniak ganz bleifrei, so daß sie nicht mehr auf Schwefelnatrium reagiert, so strömt nach einigen Tagen wieder Blei in die Epidermis nach und gibt die Reaktion. In künstlich durch Pilokarpin oder Tees oder durch ein Lichtbad erzeugtem Schweiß findet sich Blei. Daß die Milch bleihaltig wird, ersieht man u. a. aus jenem Falle, in dem eine Kuh durch verschluckte Schrotkörner bleikrank wurde und verendete, bald darauf aber auch das Kalb, das mit der Milch ernährt worden war. Im ganzen ist aber die Ablagerung in den Organen so fest, daß man noch nach Jahren bei Personen, die einmal bleikrank waren und sich dann vom Bleieinflusse fern hielten, Blei nachweisen kann. Die Ausscheidungskurve verläuft nie kontinuierlich. Ich fand Unterbrechungen von Wochen. Dies habe ich nicht nur bei Arbeitern, sondern, wie auch andere, an Steckschußträgern nachgewiesen. Die Bindungen im Gehirn, in Drüsen usw. lösen sich nicht gleichmäßig. Das zeitlich variable chemische Ichleben gibt hierfür die Erklärung.

Bei der Verteilung des Bleis im Körper erlangten davon nach Tierversuchen in abnehmender Menge: Leber, Knochen, Nieren, Rückenmark, Darm, Gehirn und Muskeln. In bezug auf die letzteren ist jedoch darauf hinzuweisen, daß nach einer neueren Erfahrung ein Hund, der längere Zeit mit dem Fleische eines Rindes ernährt worden war, das durch Versehen große Mengen Bleizucker bekommen hatte, abmagerte, Durchfälle und Parese im Hinterteil bekam. In anderen Organen als den genannten sowie im Blute fanden sich nur Spuren. Die Sekrete der Nase, des Mundes und der Bronchien wurden frei von Blei befunden. Diese Ergebnisse an Tieren lassen sich nicht ohne weiteres auf menschliche Verhältnisse übertragen. So fand man z. B. bei zwei Bleiweißarbeiterinnen einer Londoner Fabrik, die, an Saturnismus leidend, plötzlich unter epileptischen Anfällen zugrunde gegangen waren, im Gehirn Blei. Seine Hauptmasse lag bei der einen weder in den Eiweißstoffen noch in den mit Wasser ausziehbaren Teilen sondern in den stickstoff- und phosphorhaltigen, mit Alkohol und Äther ausziehbaren. Bei der anderen Arbeiterin enthielt das Kleinhirn (0,0107 Prozent) mehr als das Großhirn (0,0092 Prozent), und in beiden war das Blei teilweise an Zephalin gebunden. Die aus dem Gehirn gewonnene Gesamtmenge von Bleisulfat belief sich auf 105 bis 117 mg.

Es wäre denkbar, daß alle Bleiverbindungen nach ihrer Resorption im Körper durch Übergang in eine einzige Verbindung, vielleicht Chlor-

---

[1]) Pouchet, Gazette hebdom. de Médec. 1879, p. 509.
[2]) Du Moulin, Ann. et Bullet. de la Société de Gand, 1884, p. 172.

blei, ihre Wirksamkeit entfalten. Gelöste Bleisalze geben mit Eiweißlösungen Bleialbuminate, die sich in Säuren, Alkalien, sowie in einem Überschusse von Eiweiß lösen. Hierdurch vermag das Blei leicht in den Kreislauf zu gelangen. Wahrscheinlich macht das Blei mehrfache chemische Wandlungen durch, darunter möglicherweise auch den kolloidalen Zustand[1]). Die organischen Bleiverbindungen, wie Bleitriäthyl und Bleitetraäthyl scheinen eine erhöhte Energie im Menschen und in Tieren zu entfalten. Das erstere erzeugt bei den letzteren, wahrscheinlich nach seiner Zersetzung, eine chronische Vergiftung mit Kolik und Wirkungen auf das Zentralnervensystem[2]), das letztere tötete oder vergiftete Werkangestellte unter schweren Gehirnsymptomen. Sie hatten sich mit der Herstellung von „Äthylgas" („Ethylfluid", „Äthylgasolin") beschäftigt, d. h. einer Mischung von Gasolin mit Tetraäthylblei, dem „Anti-Knock"-Mittel, das das lästige Klopfen der Automotoren bei starker Belastung oder minderwertigem Brennstoff verhüten soll. Auch andere Bleialkyle, wie Trimethyläthylblei $(CH_3)_3Pb.C_2H_5$, das ein sehr flüchtiges Öl darstellt, können, wenn ihre Dämpfe eingeatmet werden, schädigen. Bleitetraäthyl erzeugt an der Haut nach längerer Einwirkung Nekrose, bei kürzerer mindestens Entzündung mit Abschuppung. Die Allgemeinwirkungen setzen erst nach Stunden ein, was auf eine Zerlegung im Körper schließen läßt. Die Ausscheidung erfolgt in größerem Umfange durch den Darm, aber auch durch die Nieren. An Symptomen treten außer Übelkeit und eventuell auch Erbrechen auf: Schwindel und Kopfschmerzen, Schlaflosigkeit, Schwäche und Schmerzen in den Muskeln, Blässe des Gesichts, subnormaler Blutdruck, Körnelung von Erythrozyten[3]). Albuminurie wurde bisher vermißt, wird aber noch beobachtet werden. In einigen Fällen wurden die Vergifteten im Delirium eingeliefert und starben nach zehn Stunden bis zu fünf Tagen. Es bestand bei ihnen ein leichter Ikterus. Die Obduktion ergab das Bild der hämorrhagischen Pneumonie usw., außerdem Nieren- und Milzschwellung. Im Gehirn fanden sich auch flüchtige Bleiverbindungen.

Die Symptome der akuten Vergiftung.

Die toxische Einwirkung, welche Bleipräparate auf den Tierkörper äußern, läßt sich in eine örtliche und eine allgemeine sondern. Die örtliche Alteration, fast ausschließlich durch akute Vergiftung mit gelösten Bleiverbindungen in konzentriertem Zustande hervorgebracht, besteht in einer Läsion von Schleimhäuten, die sich als Ätzwirkung charakterisiert. Dieselbe kann die ersten Wege, sowie den Magen und das Duodenum, in sehr seltenen Fällen auch tiefer gelegene Darmabschnitte betreffen. Der Mechanismus für das Zustandekommen derselben besteht darin, daß das eingeführte Blei mit den Eiweißstoffen der betreffenden Schleimhautsekrete Bleialbuminat bildet. Sobald jedoch ein Überschuß von Blei vorhanden ist, werden die Schleimhäute selbst angegriffen und in wechselnder Tiefe korrodiert. Das gleiche findet im Magen statt, nur daß hier zuerst die gelösten Eiweißstoffe des Mageninhaltes, sodann erst

---

[1]) Schmidt, Deutsch. Arch. f. klin. Mediz., Bd. 96.
[2]) Harnack, Arch. f. exper. Pathol., Bd. IX, S. 152.
[3]) Kehoe, Journ. amer. medical Association, 1925.

die Magenschleimhaut, respektive die tiefer gelegenen Schichten der Magenwand ergriffen werden. Diese örtliche Läsion stellt sich in leichteren Formen als ein weißer oder grauweißer Belag auf der betreffenden Schleimhaut dar, unter dem sich eine Wundfläche befinden kann. Bei längerer Einwirkung des Giftes, wie dies zumeist im Magen der Fall ist, sind die Schleimhäute mit einer aschgrauen Schicht bedeckt, sie selbst entzündet, geschrumpft, mitunter ecchymosiert und geschwürig verändert. Auch die Submukosa, sowie die Muskularis des Magens können noch an der Entzündung partizipieren. Derartige Veränderungen sind von Orfila u. a. bei Tieren, die durch größere Bleimengen vergiftet waren, konstatiert worden.

Die **allgemeinen Vergiftungssymptome** zeigen sich selbst nach Einnahme von Bleiessig oft erst nach einigen Stunden und bestehen in einem widerlichen Metallgeschmack, einem Gefühle von Brennen im Schlunde, dem Ösophagus und dem Magen, das sich allmählich zu lebhaften Schmerzen steigert, und außerdem treten Übelkeit, wiederholtes Erbrechen evtl. grauweißer, bleihaltiger Massen ein, mitunter auch Entleerungen bluthaltiger Stühle. In diesem Stadium ist der ganze Leib auf Druck empfindlich, auch wohl eingezogen, es kann Magenkrampf und nach weiterer Resorption des Giftes Lähmung der Darmmuskulatur und dadurch bedingte Verstopfung auftreten. Blutige Diarrhöen stellen eine seltene Ausnahme dar[1]). In einem solchen Falle bestand eine Kolitis mit starkem Blutabgang, auf die Kollaps und Tod folgten. Diese Kolitis wurde als eine durch Gefäßkontraktion bedingte Ernährungsstörung der Darmschleimhaut aufgefaßt. Sie war begleitet von Schwellung des Leibes und Schmerzen. Der Körper ist mit kaltem Schweiß bedeckt, und die Kranken klagen über anhaltendes Ameisenkriechen. Meist werden jetzt schon entferntere Organe in Mitleidenschaft gezogen, besonders das Herz, dessen Tätigkeit sowohl hinsichtlich der Frequenz als der Ergiebigkeit der Kontraktionen bedeutend herabgesetzt wird. Die Harnabsonderung ist erschwert oder unmöglich. Der Harn kann Eiweiß, Blut, Gallenfarbstoff, Urobilin, Zylinder enthalten. Der Puls kann beschleunigt sein, ist aber auch oft verlangsamt oder sogar normal. Es ist weniger die Zahl der Pulsschläge als deren Qualität, die sich mit der Beschaffenheit im Kollaps deckt, von Bedeutung bei dem akuten Saturnismus[2]). Hierzu können sich Störungen in den Funktionen des zentralen und peripherischen Nervensystems gesellen, wie Schwindel, Mattigkeit, Kopfschmerz, Anästhesie, Bewußtlosigkeit oder Lähmungserscheinungen an den Extremitäten, selbst Paraplegie und Unvermögen zu sprechen.

In seltenen Fällen, wie nach Einnehmen von Bleioxyd usw. zur Fruchtabtreibung, ist der Ausgang der akuten Bleivergiftung ein tödlicher und erfolgt dann unter heftigen Konvulsionen und Verlust des Bewußtseins, vereinzelt unter maniakalischer Unruhe in einigen Tagen. Nach dem Einnehmen von über 100 g Bleiazetat folgten den stürmischen akuten Symptomen innerhalb zweier Monate eine Abmagerung zum Skelett, Paralyse und Tod. Krampfartige Bewegungen der oberen Glieder, sowie schwere allgemeine Krämpfe können neben Schlaflosigkeit, fötidem Atem und Stuhlverstopfung die einzigen Symptome sein. Man beobachtete sie

---

[1]) Carson, Lancet 1897, II, 4. Sept., p. 595.
[2]) L. Lewin, Deutsche med. Wochenschr. 1897, Nr. 1.

bei einem Kinde, das mehrfach an eine mit Bleiweiß wegen Wundsein beschmierte Brustwarze angelegt worden war. Ausnahmsweise erschien in einem anderen Falle ein starker Bleisaum nach dem Einnehmen von 1,5 g Bleiweiß in geteilten Dosen schon am dritten Tage und auch Stomatitis mit umfangreicher Geschwürbildung im Munde. Meist tritt innerhalb einiger Tage Besserung des Zustandes ein, und unter geeigneter Behandlung können die lokalen Veränderungen der ersten Wege und des Magens ganz zur Heilung gebracht werden. Trotzdem kann sich lange Zeit nach stattgehabter Vergiftung noch eine chronische Bleiintoxikation entwickeln.

Der medizinale Gebrauch von Bleisalzen (Plumbum aceticum innerlich, Bleiwasserumschläge, Bleipflaster) erregte mehrfach akute und chronische Symptome. Eine besondere individuelle Empfindlichkeit ist oft hierfür erforderlich. Außer Hautausschlägen, Magenschmerzen, Koliken, Nierenentzündung, Sehstörungen, Aphonie, Kollaps mit Dyspnoe, Cheyne-Stokescher Atmung oder nur asthmatischen Anfällen kommen auch vor: Steifigkeit des Halses, Paresen, Paralysen, Krämpfe und Fieber. Wiederherstellung erfolgt meist nach einiger Zeit, seltener bleiben Lähmungen für eine Zeit oder für immer zurück[1]).

Sehr häufig ist die Verwendung von Bleipräparaten zur Fruchtabtreibung[2]). Nachdem für diesen Zweck etwa 90 g Bleiweiß genommen worden waren, stellten sich Übelkeit und Erbrechen, am folgenden Tage Fieber und Gelbsucht und bald danach Abort und Tod ein. Nach dem Verschlucken von etwa 45 g Bleiweiß folgten am nächsten Morgen Kreuzschmerzen, am vierten Tage Körperverfall, Krämpfe und am fünften Tage der Tod. Häufiger als Bleiweiß findet, wie ich schon angab, Bleioxyd, „Silberglätte", auch in der Form des Diachylonpflasters, oder von Pillen aus Bleioxyd, „Frauenpillen" (Female pills), Verwendung. Auch danach beobachtete man unter geeigneten körperlichen Verhältnissen Erbrechen, nach zwei bis drei Tagen Ikterus, Leberschwellung, Brust- und Bauchschmerzen, Sinken der Körperwärme, kalte Schweiße, Pulsverlangsamung, paroxysmenweis auftretende Krämpfe, Bewußtlosigkeit, auch eine Psychose[3]), maniakalische Zustände, fötiden Atem (Bleiatem), Sehstörungen, in einzelnen Fällen mit Stauungspapille, seltener im akuten Ansturm des Giftes Bleikolik und Bleisaum. Eine Frau kam darauf, täglich vier Eßlöffel voll Bleiwasser zur Beendigung ihrer Schwangerschaft zu trinken. Der Erfolg trat gewöhnlich ein. Bei der letzten jedoch stellten sich Kolik, Krämpfe und Delirien ein, und das Kind wurde ausgetragen. Es war stark anämisch, hatte einen Milztumor und starb im 26. Monat[4]). Der tödliche Ausgang kann auch dem Einnehmen verhältnismäßig kleiner Mengen folgen, nachdem die Frucht abgegangen oder nicht abgegangen ist. Wiederherstellung kam selbst nach 15 g Bleiweiß vor. Nach zwei Eßlöffeln voll Bleioxyd, die eine akute Anämie erzeugt hatten, erfolgte nach einem Vierteljahr Heilung, nachdem als Komplikation eine Phlebitis sich eingestellt hatte.

---

[1]) L. Lewin, Die Nebenwirkungen, 3. Aufl.
[2]) L. Lewin, Die Fruchtabtreibung, 4. Aufl., 1925.
[3]) Warner, Lancet, 1907, Nr. 4376.
[4]) Auban, Arch. de Médecine des enfants, 1923.

Die chronische Bleivergiftung.

Einzelne Symptome der durch eine Allgemeinwirkung auf die verschiedensten Körperfunktionen sich darstellenden chronischen Bleivergiftung, besonders diejenigen zentralen Ursprunges, waren bereits sehr früh bekannt. Dioskorides bespricht ein durch Blei hervorgerufenes Delirium, Paulus Aegineta eine Epilepsie nach Bleivergiftung und Aretäus, Vitruvius u. a. kannten eine durch Metalle erzeugte Kolik und Lähmung, ohne direkt das Blei als ursächliches Moment anzugeben. Die erste Vergiftung eines Töpfers durch Glasuren, die er zuerst hergestellt hatte, fand ich in einer Chronik aus dem Jahre 1283. Die genauesten und umfassendsten Untersuchungen über diesen Gegenstand verdanken wir Tanquerel des Planches, von dem auch die jetzt noch übliche Gruppierung der verschiedenartigen Affektionen der chronischen Bleiintoxikation herrührt.

Alle Bleiverbindungen bringen, wenn sie in größerer Menge oder längere Zeit hindurch auf den Menschen einwirken, Vergiftungserscheinungen hervor, deren In- und Extensität jedoch nicht im geraden Verhältnisse zu der Menge des aufgenommenen Bleies stehen. Eine wirkliche, vollkommene Immunität oder Gewöhnung an dieses Gift ist nicht bekannt, und deswegen fordert es seine Opfer vom Bergschachte an, in dem das Roherz gefördert wird, bis in die Schmelzhütte und von dort in die Werkstätten, in die Häuser und Küchen. Es lassen sich hiernach die der Bleieinwirkung gewöhnlich unterliegenden Menschen sondern: 1. in solche, die berufsmäßig gezwungen sind, mit metallischem Blei oder dessen Verbindungen umzugehen, und 2. in solche, denen das Blei in einer resorbierbaren Form, sei es in Nahrungs- oder Genußmitteln oder in medizinalen oder kosmetischen Substanzen, oder endlich aus bleihaltigen, den Körper direkt berührenden Gegenständen zugeführt worden ist.

Zu der ersten Gruppe gehören Bergleute und Arbeiter in Bleihüttenwerken, die Blei sowohl durch Berühren mit den Händen als auch dampfförmig aufnehmen können. Nach meinen Untersuchungen geht Blei aus einem Bleischmelzkessel bei Temperaturen von 500—520° C. nicht in Dampfform über. Die Verdampfung von reinem Blei erfolgt in geringem Umfange zwischen Temperaturen von 850 und 900° C. Bei der Verhüttung von Bleierzen, besonders bei der Röstreaktions- und Röstreduktionsarbeit, verdampft Blei bei noch höher liegenden Temperaturen — für den Hochofen werden sie auf 1200—1300° C. geschätzt — und kann als Bleistaub oder Bleioxyd in Menschen eindringen. Ist das Blei nicht rein, so kann es bei niedrigeren Temperaturen in Arbeitsräume gelangen, wenn die fremdstofflichen Begleiter z. B. von Bleierzen früher als Blei dampfförmig entweichen und Blei als solches oder als Bleioxyd mitreißen. Dies wies ich durch Erhitzen von Bleiglanz nach. Es ging hierbei schon bei 750—800° C. Blei dampfförmig fort[1]). Der Schmelzpunkt von Bleioxyd wurde zu 875° C. bestimmt. Durch Zusatz von Kupferoxyd sinkt er. In den Flammräumen einer Hütte fanden sich in 1 cbm Luft 0,0136 g, in den Schmelzräumen 0,0094 g Blei, im Boden der Schmelze 3,5 Prozent schwefelsaures Blei

---

[1]) L. Lewin, Die Bedingungen für die Bildung von Bleidampf in Betrieben, Zeitschr. f. Hygiene, Bd. 73, 1912.

und 1,25 Prozent Bleioxyd. Die Menge des während eines Tages an den Händen des Arbeiters klebenden Bleis betrug 0,0959 g und vom ganzen Körper wurden 0,236—1,7 g davon bestimmt[1]). Der Gefahr der chronischen Bleivergiftung sind ferner ausgesetzt: die Arbeiter in Bleikabelfabriken — nicht durch das schmelzende Blei, sondern durch Berührung des Bleis mit den Händen und Einatmung von Blei- bzw. Bleioxydstaub —, Arbeiter in Abwrackbetrieben von Werften, bei Bleilötern, bei Bronzestaubarbeitern, Zinkhüttenarbeiter, die durch das aufgenommene Blei mit 40 Jahren verbraucht sind[2]), Wasser- und Gasrohrleger, Feilenhauer — die Feilen werden auf Bleiplatten geschlagen —, Schriftgießer, Bleischrottarbeiter, außerdem Schriftsetzer — der Staub in einer Setzerei enthielt etwa zwei Prozent Blei[3]) —, Stereotypeure, die die Lettern fortwährend berühren, Typenreiniger — in Setzkästen sind unter dem schweren Anteil des Staubes 38,7 Prozent und unter dem leichten flockigen Anteil 17,2 Prozent Blei gefunden worden —, Arbeiter an Setzmaschinen, Klempner, Verfertiger von Messingblasinstrumenten — diese werden behufs Biegens erst mit Blei ausgegossen —, Arbeiter in Bleikapselfabriken, Gießer, Bearbeiter und Einpacker von Kinderspielzeug aus Blei, Diamantarbeiter, zumal Brillantversteller, Rosettenversteller und Brillantschleifer, Bernsteinarbeiter und Jacquardweber — von den Bleigewichten, die an den Fäden der Ketten hängen, löst sich infolge der dauernden Bewegung derselben Bleistaub ab —, Asbestweber, welche einen Bleifaden in der Kette benutzen, Steinschneider — die Kristalle werden auf einem Bleirad geschnitten —, Marmorschleifer — die Politur enthält zerkleinertes Blei —, Glasschleifer, Poliererinnen in Metall — der gefährlichste weibliche Bleiberuf, der auf 1000 Personen 86,7 Prozent Bleivergiftungsfälle aufweist —, Glaser, die Scheiben in Blei fassen, Löter und manche andere, die mit metallischem Blei berufsmäßig in Berührung kommen. Durch Bleistaub werden Arbeiter in den Automobilfabriken geschädigt, in denen das unzulässige Abschmiergeln mit Schmiergelpapier im sogenannten „Sanding room" vorgenommen wird. Es muß das nasse Verfahren geübt werden.

Tiere und Menschen, die Blei in den Magen aufnehmen, können ebenfalls vergiftet werden. Eine Kuh verendete nach dem Verschlucken von etwa 300 Bleischroten an Bleivergiftung. Kühe, die auf der Weide Bleikugeln aufnahmen, die durch militärische Schießübungen dahin gelangt waren, erkrankten an Saturnismus, und ebenso Rinder, die Hasenschrot und Vogeldunst aufgenommen hatten. Die Bleikörner saßen zu ca. ¼ kg in der Haube. Nach provisorischer Füllung eines Zahnes mit Guttapercha entstand Glossitis, weil durch das Essen von Wild ein Schrotkorn in die Masse gelangt war. Schrote, die von einem Manne aus Spielerei im Munde wiederholt längere Zeit gehalten und dann ausgespieen worden waren, schufen die Symptome der Bleikachexie. Schon vor über 200 Jahren wurde bei einem Manne, der eine Bleikugel verschluckt hatte, eine Bleikolik festgestellt. Eine verschluckte und nach sieben Tagen ausgestoßene Bleikugel hatte während dieser Zeit um 0,6 g an Gewicht verloren. Ein Mann, der 24 Bleikugeln, um Magenschmerzen zu stillen, verschluckt hatte, wurde schwer bleikrank und starb, nachdem er hemi-

---

[1]) Tóth, Orvosi Hetilap 1907, Nr. 2.
[2]) Seiffert, Deutsche Vierteljahrschr. f. Gesundheitspflege, Bd. XXIX, 3.
[3]) Fromm, Hygien. Rundschau 1898.

plegisch, stumm und anästhetisch geworden war. Eine besondere Bedeutung beanspruchen die Vergiftungen durch eingeschossene Bleiprojektile. Seit Jahrzehnten habe ich, wohl als erster, wiederholt auf die Bleigefahren hingewiesen, denen Steckschußträger ausgesetzt sind. Die chemische Notwendigkeit erfordert, daß Blei, das irgendwo in einem lebenden Gewebe liegt, so viel von seinem Bestande an vorhandene, mit ihm in Berührung tretende lösende oder Salze schaffende Faktoren abgibt, als nach chemischen Gesetzen erfordert wird. Unter anderen lösenden Einflüssen kommt

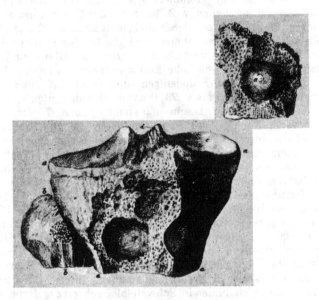

Fig. 11.

besonders Gewebsfett in Frage. So wies ich nach, daß eine in die Tibia gedrungene Bleikugel noch nach 18 Jahren Bleivergiftungssymptome veranlaßte. Die Kugel fand sich nicht mehr im Knochen, wohl aber erschien dieser grau von nachweisbarem Blei[1]). Ein Schrapnellsteckschuß kann schwere, auch zerebrale Symptome oder auch nur das Bild einer Bleineurasthenie erzeugen, die schleichend, mit variationsfähigen Symptomengruppen, über Jahre hinaus sich erstreckt und zu diagnostischen Irrtümern Veranlassung gibt.

Bleierne Signalpfeifen z. B. von Bahnangestellten haben wiederholt Bleisymptome veranlaßt. Auch bleihaltige Mundstücke von Blasinstru-

---

[1]) L. Lewin, Archiv f. klin. Chirurgie 1892, Bd. 43. — L. Lewin, ebendort, Bd. 94, 1911. — L. Lewin, Medizin. Klinik 1916, Nr. 2. — L. Lewin, Amtl. Nachricht. des Reichsversicherungsamts 1907. — Dennig, Württemberg. Korrespond.-Blatt, 1915. — Schlesinger, Münch. med. Wochenschr. 1918, Nr. 2. — Kohlschütter, Mediz. Klinik, 1919. — Neisser, Münch. med. Wochenschr. 1917, Nr. 7. — Wieting u. Ibrahim, Deutsche Zeitschr. f. Chir., Bd. 104, 1910. — Habs, D. Zeitschr. f. Chirurg., Bd. 200, S. 584. Die beste der klinischen Untersuchungen.

menten¹) oder das zeitweilige Halten von Kugeln oder bleihaltigen Nägeln im Munde können solche veranlassen.

Gleich dem metallischen Blei können auch Bleiverbindungen gewerbliche Vergiftungen erzeugen. Davon betroffen werden z. B. Arbeiter in Bleiweißfabriken und in chemischen Fabriken, die sich mit der Herstellung anderer Bleipräparate, zumal von Bleifarben, oder von Bleisuperoxyd beschäftigen, oder solche, die in den Bleikammern der Schwefelsäurefabriken, oder um Mennige zu mischen oder herzustellen, oder mit dem Füllen und Entleeren von Trommeln beschäftigt sind, die zum Mahlen von bleihaltigen Farben dienen, z. B. Mennige oder Bleichromat enthaltende (Grün, Lackrot, Neugelb, Oker), deren Bleigehalt zwischen 2 und 28 Prozent liegt²). Zu solchen Arbeitern gehören auch die bei der Montage der Akkumulatorenzellen (Anrühren und Einschmieren von Glätte und Mennige in die Bleiplatten) tätigen, die hohe Erkrankungsziffern liefern, ferner mit besonders hoher Gefährdung diejenigen, die Kabel mit einer Mischung von Öl bzw. Firniß und etwa 73 Prozent Mennige imprägnieren und dauernd die Hände damit beschmutzt haben, auch Töpfer, Steingut-, Glasurhersteller³), Kachel- und Fayencearbeiter, die zur Erzeugung von Glasuren auf Geschirren Bleiglätte, Mennige oder Bleiglanzpulver verwenden — in einem deutschen Werk waren von 16 solcher Töpfer sieben schon bleikrank gewesen —, ebenso Emailleure, Arbeiter in Bunt- und Brillantpapierfabriken, Verfertigerinnen von künstlichen Blumen, Buntweber und Garnhaspler (Chromblei), Arbeiter in Glashütten, Farbenreiber, Stuben- und Porzellanmaler, Weißbinder, sowie Lackierer, die Bleifarben verarbeiten. Es gehören auch hierher: Kürschner und Hutmacher, welche Felle mit Bleisalzen färben, Hornfärber, die bei ihrer Beschäftigung eine Auflösung von Bleioxyd in Natronlauge (Natronplumbat) verwenden, ferner Seidenfärber und Arbeiter in Roßhaarfabriken — die Haare werden, wenn sie mit Bleisalzen in Berührung kommen, infolge ihres Schwefelgehaltes durch das sich bildende Schwefelblei schwarz gefärbt, und das überschüssige mechanisch adhärierende Blei wird durch Maschinen abgerieben, Pelzfärber, Handschuhwäscherinnen (die Bleiweiß zum Auffrischen gebrauchen), Arbeiter in Fabriken von Bleifarben, wie Mennige, Bleiweiß und Bleichromat, Glasarbeiter (Kristallglas, optische Gläser usw.), die mit bleihaltiger „Zinnasche" schleifen, Arbeiter in solchen Fabriken von elektrischen Apparaten, in denen zum Überziehen der Batterieplatten eine aus Bleipulver und Schwefelsäure bestehende Paste benutzt wird, auch solche, die in Fabriken von bleihaltiger Kohle (braise chimique) beschäftigt sind. Es ist eine reine Erfindung, daß tabakkauende Bleiarbeiter seltener als andere heimgesucht werden.

Es ist selbstverständlich, daß die Produkte der eben angeführten, weit ausgedehnten Gewerbe mehr oder minder bleihaltig sind, und deswegen zu Vergiftungen der sie benutzenden zweiten Gruppen von Menschen Veranlassung geben. So kommen vielfach Vergiftungen da-

---

¹) Vario, Gazette des hôpit. 1902.
²) L. Lewin, Amtl. Nachr. des Reichs-Versicherungsamts, 15. Mai 1906. — Auch längerer Aufenthalt in einer mit Bleichromat versehenen Luft einer Weberei hat Menschen vergiftet und ein Weberkind nach 7 Tagen getötet.
³) In einer Kachelfabrik bei Berlin sah ich einen solchen Arbeiter mit schwerer Bleinephritis, Ascites und Kachexie.

durch zustande, daß essighaltige oder überhaupt saure Genußmittel oder Speisen genossen werden, die in schlecht glasierten Tongefäßen gekocht oder aufbewahrt werden. So beobachtete man in einem Jahre 18 Vergiftungen von Menschen, die Pflaumenmus, das in irdenen Töpfen aufbewahrt worden war, gegessen hatten. Die Symptome bestanden in Schmerzen im Leibe, hartnäckiger Stuhlverstopfung, heftiger Kolik, einem Bleisaum. In einem der Fälle enthielt das Mus 454 mg in 100 g[1]). Auch der Genuß von Fleisch oder Fischkonserven, Tomaten usw., die sich in mit Blei gelöteten Blechbüchsen finden, oder Speisen von bleihaltigen Zinntellern kann dazu führen. Der Bleigehalt des besonders an den Lötstellen anliegenden Fleisches in solchen Büchsen schwankt zwischen 0,008 und 0,148 Prozent. In Blechbüchsen aufbewahrtes Gemüse aus dem Pariser Verkehr hat einen durchschnittlichen Bleigehalt von 2,5 mg im Kilogramm. Der Bleigehalt wächst mit der Aufbewahrungszeit. In den Büchsen mit Sardinen wurden 20—50 mg Blei pro Kilogramm der Fische gefunden; das in den Büchsen enthaltene Olivenöl zeigte einen größeren Bleigehalt. Im Kilogramm Gänseleberpastete fanden sich 11,8 mg Blei; Hummer in Büchsen enthielt durchschnittlich 27 mg Blei pro Kilogramm. **Alle bleihaltigen Geschirre lassen ihr Blei in das in ihnen aufbewahrte Nahrungs- und Genußmittel übergehen.** Durch mehrmonatliches Benutzen eines mit bleihaltigen Roßhaaren gepolsterten Sofas als Bett kam eine Bleivergiftung zustande. Ferner können Schrotkörner, die in Weinflaschen nach dem Reinigen derselben zurückgeblieben sind, den frisch eingefüllten Wein bleihaltig machen.

Durch Zerstäuben eines bleihaltigen, meist gelben älteren Zimmeranstrichs und durch längeren Aufenthalt in einem frisch mit Bleiweiß gestrichenen Zimmer soll bisweilen Vergiftung entstehen. Zwei Kinder, die sich etwa acht Tage nach dem Neuanstrich in einem solchen aufhielten, erkrankten unter Koliken, Bleisaum und Extensorenlähmung[2]). Eine bisher gesunde Frau bekam nach dreitägigem Aufenthalt in einem Hause, in dem Zimmer frisch gestrichen wurden, Kopfschmerzen und eine rechtsseitige Hemiplegie. Bleisaum und Blei im Urin waren vorhanden. Genesung erfolgte durch Jodkalium. Die Entstehung einer solchen Vergiftung ist schwer zu erklären. Sollte sich vielleicht eine flüchtige Bleiverbindung unter Mitwirkung des Terpentinöl-Firnisses bilden? Durch Verstauben von Bleichromat aus Tapeten, von denen 1 qm 1,4 g enthielt, entstanden Vergiftungen[3]). Arbeiterinnen, die mit Blei gefärbtes Garn abhaspelten, litten an Vergiftung. Das Garn enthielt zehn Prozent, die Abfälle 18 Prozent und der Staub des Fußbodens im Haspelraum 44 Prozent Bleichromat. Eine Blumenmacherin, die zehn Jahre lang mit bleichromathaltigem Papier gearbeitet hatte, hatte eine Bleilähmung. Schneider, Näherinnen usw., die bleihaltige Stoffe verarbeiten, können durch das an denselben adhärierende Metall vergiftet werden. Hierher gehören auch Sortierer von Briefmarken. Besonders die gelben Marken sind mehrfach **chrombleihaltig** gefunden worden. Mehr noch entstehen Vergiftungen durch lange Anwendung bleihaltiger Gebrauchsgegenstände und Genußmittel, z. B. von Puder. Schwere Nerven-

---

[1]) Wengler, Ärztl. Sachverst.-Zeitung 1910, 24.
[2]) Thomas, Brit med. Journal, 1887, II, p. 349.
[3]) Becker, Zeitschr. f. Medizinalbeamte 1908, S. 402.

lähmung und andere Bleisymptome fand man bei zwei Personen, die sich fortgesetzt das Gesicht mit Bleisubkarbonat („Flake white") puderten¹). Ebenso wirken Schminke (Säuglinge können bleikrank werden, wenn die Ammen Bleischminke gebrauchen), Haarfärbemittel²), Bleikämme, Lockenwickeln (mit Leder bezogener Bleistab), Bleichromat³) enthaltender Zunder (zum Anzünden von Pfeifen) und Konditorwaren (mit Bleichromat gefärbt). Das Tragen von Gebissen mit Bleiplatten erzeugte schwere Vergiftung⁴). Kinderspielzeug aus Blei, der Lack von Abziehbildern⁵), Gummifiguren, Saughütchen können bei chronischer Verwendung Giftwirkungen veranlassen. **Bleivergiftungen werden auch durch Nahrungs- und Genußmittel veranlaßt**, die in bleihaltigen Hüllen (schlechtes Stanniol, Pergamentpapier mit bisweilen 0,27 Prozent Blei usw.) verpackt sind, z. B. durch Käse, Tee und Schnupftabak⁶). Abduzensparese, Neuritis optica, Bleisaum entstanden bei einer schnupfenden Frau, die daran zugrunde ging. Die umhüllende Metallfolie für den Schnupftabak enthielt 89,9 Prozent Blei, der Tabak 1,75 Prozent. Durch Wein, der zum Abstumpfen der freien Säuren mit Bleiglätte oder zum Klären mit Bleizucker versetzt wird, ein Verfahren, gegen das seit 1497 Verordnungen bestehen sowie durch Mehl⁷), das aus verbleiten Mühlsteinen, und durch Mineralwasser, das aus der Bleiverkleidung des Siphons Blei aufnimmt, kann Vergiftung entstehen. In Vidin (Bulgarien) erkrankten etwa 1000 Menschen von 20 000 Einwohnern an Saturnismus. Die Bleiquelle fand man schließlich in der vielbenutzten Paprika, die 20 Prozent Mennige enthielt⁸). Paralytische Symptome erzeugte eine saure Milch, die in einem bleihaltigen Topf sich befand. Mit einer Portion Milch von 330 g hatte das Opfer 0,793 g Blei aufgenommen. Das Aufbewahren alkoholischer Getränke selbst nur in Steinkrügen mit bleihaltigem Zinndeckel kann an letzterem durch Kondensation des verdampfenden Alkohols und Übergang in Essigsäure essigsaures Blei schaffen. Durch Zerschlagen von Zucker auf Bleiplatten entstanden Vergiftungen, und aus dem bleihaltigen Schellackanstrich der Fußböden sollen sich Bleiteilchen loslösen und in die Luftwege kommen können. Chronisch vergiften kann auch arzneilicher Bleigebrauch.

Wasser, das durch Bleiröhren fließt, kann unter Umständen schädigen. Schon Vitruv wies auf die Gefahr der bleiernen Röhren für die Wasserleitung hin. Meistens ist es als unschädlich zu betrachten. Sauerstoffhaltiges Wasser greift Blei nur mäßig an, sehr viel energischer, wenn Kohlensäure, und besonders wenn doppelt so

[1] Robinson, Journ. amer. medic. Assoc. 1915, Nr. 10.
[2] Augier, Journal des Sciences médic. de Lille, Tome IV, p. 665.
[3] Schuchardt und Wehling, Corresp. Blätter, 1893, p. 144.
[4] Oliver, Brit. med. Journ. 1891. March 7., 14., 21., 28. Dort auch Berichte über Vergiftungen durch Schminke und Haarfärbemittel.
[5] Focke, Zeitschr. f. Medizinalbeamte 1905.
[6] Meyer, Virchows Archiv, 1857, Bd. XI, 1. — Stadler, Korrespondenzblatt f. Schweiz. Ärzte 1912, Nr. 5.
[7] Strauss, Berliner klin. Wochenschr., 1894, Nr. 34. — Niemann, Archiv f. Hygiene, Bd. 69. Massenvergiftung in 73 Fällen. Im Mühlstein waren über 5 kg Blei.
[8] Nicoloff, Zeitschr. f. Unters. v. Nahrungs- u. Genußm. 1924, S. 268.

viel als Sauerstoff im Wasser ist. Das entstandene Bleioxyd geht in Karbonat und langsam in Bikarbonat über. Entsteht mehr Bleioxyd, so entzieht dies bei Mangel an freier Kohlensäure die halbgebundene Kohlensäure des Bikarbonats, und sämtliches Bleikarbonat schlägt sich als schützende, unlösliche Deckschicht nieder[1]). Alle Bikarbonate der Alkalien und Erdalkalien schützen, während angeblich Nitrate, Nitrite, Chloride, Sulfate, Ammoniaksalze diese Deckschicht lösen. Durch elektrolytische Vorgänge kann die Bleiauflösung unter Umständen wesentlich erhöht werden. So kann wohl Wasser bleihaltig werden und entweder akute oder durch Summierung kleiner Mengen im Körper chronische Störungen veranlassen. Angeblich beginnt die Gesundheitsschädlichkeit bei einem Gehalt von 0,35 bis 0,75 mg im Liter. Wasser aus einer bleiernen Wasserzisterne enthält natürlich mehr Blei und schafft leicht Vergiftung. In der Nähe der Wärmeherde geht mehr Blei aus Röhren in Lösung. Bleihaltiges Brunnenwasser hat in der Neuzeit wiederholt zu Vergiftungen Anlaß gegeben. Von 34 Erkrankungsfällen, die sich auf einen Zeitraum von zehn Jahren erstrecken, endeten 24 mit Heilung, teils schnell, teils erst nach längerer Zeit, vier mit unvollständiger Heilung und sechs tödlich[2]). In einer Erkrankungsreihe starben von 17 Vergifteten zwei[3]). Auch für diese Erkrankung scheint eine Disposition erforderlich zu sein. In Vergiftungsfällen in Dessau enthielt das Wasser 4,14 mg Blei im Liter. Sogar 15 mg und mehr pro Liter kamen zu einer Wirkung. Ein tödlicher Ausgang ereignete sich durch das Trinken eines abnorm aussehenden und schmeckenden Wassers mit 950 mg im Liter[4]).

Die Symptome der chronischen Vergiftung.

1. **Störungen des Allgemeinbefindens, des Stoffwechsels und an einzelnen Organen.**

Die Ablagerung einer für die tierischen Gewebe und Gewebssäfte feindlichen Substanz in den einzelnen Organen muß zu Funktionsstörungen führen, gleichgültig in welcher Form die Ablagerung geschieht. Als Ausdruck dieser Störungen können die krankhaften Veränderungen des Allgemeinbefindens angesehen werden. Das Darniederliegen der Verdauung, sowie die konsekutive Abmagerung sind auf die direkte Einwirkung des Bleies auf den Verdauungskanal, speziell den Magen zurückzuführen. Für diejenigen Fälle, in denen nachweislich das Blei durch Aufnahme in die Lungen oder auch durch Haut-, respektive Schleimhautresorption seine Wirkung entfaltet, kann man eine primäre Ausscheidung des Giftes in den Magen, respektive den Darmkanal annehmen. Vom Magen und Darm aus kann das Blei, da es sich hier bereits in einer resorbierbaren Form befinden muß, leicht in andere Organe fortgeführt werden, nachdem es in der Schleimhaut, respektive deren Drüsen, Veränderungen gesetzt hat. Diese werden sich jedoch erst dann objektiv bemerkbar

---

[1]) Reichard, Arch. f. Pharm., 1887, p. 858. — Müller, Journ. f. pr. Chemie, 1887, Bd. XXXVI, p. 317.
[2]) Helwes, Vierteljahrschr. f. ger. Medizin 1906, 2.
[3]) Fortner, Arch. f. Hygiene, Bd. 54, H. 4.
[4]) Lesser, Vierteljahrschr. f. ger. Medizin, 1898. — Picht, Zeitschr. f. Medizinalbeamte 1906, S. 437.

machen können, wenn sich der gleiche Vorgang öfter an den genannten Stellen abgespielt hat.

Die Versuche, die in bezug auf die Ernährungsstörungen nach chronischer Bleieinfuhr an Tieren angestellt wurden, ergaben stets nach zehn bis zwanzigtägiger Dauer ein Schwinden der Freßlust und eine ungemein starke Abmagerung, Erscheinungen, die auch nach Einführung anderer Schwermetalle in den Tierkörper beobachtet werden. Das Bild dieser die verschiedensten Körperfunktionen in Mitleidenschaft ziehenden Störungen wird jedoch erst durch die Beobachtung bleikranker Menschen vervollständigt. Als erstes Symptom der Bleiaufnahme in den Körper ist eine vermehrte Gefäßspannung anzusehen. Dieses Symptom läßt sich bei genauer Untersuchung bereits zu einer Zeit nachweisen, in der noch jedes Zeichen von Störung im Allgemeinbefinden, sowie jede subjektive Beschwerde fehlt. Hierauf folgt Verlust des Appetits, allmähliches Sinken der Körperkräfte und schnell eintretende Abmagerung, an welcher Fett und Muskeln partizipieren. Hand in Hand mit diesen Erscheinungen geht das Auftreten eines kachektischen bleigrauen Aussehens, Zittern der Extremitäten, Trockenheit der Haut, ein süßlicher Geschmack, selten Salivation, ein übler Geruch aus dem Munde (Bleiatem), auch Ekel gegen Speisen, Nausea, Erbrechen und Pulsverlangsamung. In einem Falle bestanden die Symptome des Saturnismus nur in beschwerlichem Asthma (Asthma saturninum), Konstriktionsgefühl in der Brust, Husten und Schweiß. Ein Mann, der früher an Syphilis und Malaria gelitten hatte, bekam, nachdem er Seh- und Bewußtseinsstörungen überstanden hatte, Husten, Spitzendämpfung, krepitierendes Rasseln, Foetor ox ore, Hämoptoe, und ging an Lungengangrän zugrunde. Das Asthma saturninum wurde unter 1186 Bleierkrankungen 26mal beobachtet (8mal selbständig). Es soll besonders vorkommen, wenn feiner Bleistaub (Bleiweiß, Ausblasen der Setzkästen mittelst Blasebalges) eingeatmet wird. Es sind anfangs leichte Atembeschwerden, denen Unruhe, Herzklopfen, Stiche in der Zwerchfellgegend bei tiefer Inspiration, Husten und bis zu sechs Stunden später ein voller, einige Minuten anhaltender asthmatischer Anfall mit spärlichem, zähen Auswurf folgt. Ich glaube nicht, daß diese Erkrankung, die übrigens auch vereinzelt nach arzneilichem Gebrauche von Bleisalzen erscheint, eine zentrale Ursache hat. Die z. B. durch zentrale Erkrankung im Vagusgebiete auftretende Atemstörung stellt sich nur durch Puls- und Atembeschleunigung dar.

Versuche mit Bleinitrat- bzw. Bleisulfatfütterung an Meerschweinchen ergaben, daß außer Körpergewichtsabnahme — nach dem ersteren mehr als nach dem letzteren — die Widerstandskraft gegen künstliche Tuberkuloseinfektion vermindert wird. Die chronische Bleikrankheit disponiert erfahrungsgemäß auch bei Menschen zur Tuberkulose, zumal wenn Bleistaub eingeatmet wird.

Der chronische Saturnismus kann auch Herzfehler (Mitralstenosis) zeitigen, die von einer Bleiendokarditis ihren Ausgang nehmen. Vorgängige degenerative Veränderungen an den Gefäßwänden können ätiologisch beteiligt sein. Schon früher behauptete man, daß die bei einer Typenreinigerin nach Dyspnoe, Husten und Hämoptysis aufgetretene Aorteninsuffizienz einen saturninen Ursprung habe. Eiweiß findet sich nicht selten im Harn. Interessant ist, daß in der Anaemia saturnina eine Ausscheidung von Eisen durch die Haut stattfindet. Gleich dem Gesichte können auch die übrigen Hautdecken eine graugelbe, mitunter wirklich ikterische Färbung annehmen. Hierbei besteht — und dies ist sehr häufig das zuerst sichtbare äußere pathognostische Symptom und kann sogar das einzige bleiben — ein schiefergrauer bis blauschwarzer, feiner, nur angedeuteter oder breiter, die Eckzähne des Unterkiefers oder sämtliche Zähne umfassender Saum des lockeren und meist geschrumpften Zahnfleisches. Dieser Bleisaum fehlt bisweilen auch in ausgesprochenen Fällen von chronischer Bleivergiftung, wird aber bei der Bleikolik selten vermißt. Derselbe besteht aus Schwefelblei, das in den Schleimhautpapillen des Zahnfleisches, im Endothel der Kapillaren liegt[1]). Bei Zahnlosen und an Zahnlücken wird der Saum meistens vermißt. Das an den genannten Stellen abgelagerte Blei kann sehr leicht seine Umwandlung in die Schwefelverbindung bewerkstelligen, da die Zähne und ihre Adnexe oft der Sitz fauliger Zersetzung mit Bildung von Schwefelwasserstoff sind. Eine Verwechslung des Bleisaumes ist nur möglich mit dem ab und zu durch den Gebrauch von gepulverter Kohle als Zahnreinigungsmittel entstehenden schwarzen Saume am Zahnfleisch. Läßt man unter dem Mikroskop zu der schwärzlichen Saummasse Salpetersäure treten, so löst sie sich, während Kohlensplitterchen unverändert bleiben. Konzentriertes Wasserstoffsuperoxyd auf ein exzidiertes Stückchen Bleisaum einwirkend, macht aus Schwefelblei Bleisulfat. Auch die Zungenspitze kann schwarz sein, wie man dies bei einem Säugling sah, der an einer mit Bleiweißsalbe beschmierten Brustwarze etwa acht Tage lang gesaugt hat. Vereinzelt wurde angegeben, daß neben dem Bleisaum ein Hervorgeschobensein der Zähne bestanden habe. Starke Mundentzündung oder Ulzerationen sind selten. Eine Alveolarpyorrhöe kommt vor.

Die Zahl der roten Blutkörperchen und der Hämoglobingehalt nehmen ab. Außerdem kommt, wie es scheint, dem Blei in allen seinen Verbindungen die Fähigkeit zu, bei längerer Einwirkung auf Menschen die roten Blutkörperchen zu verändern, vor allem, reichlich basophil gekörnte Blutkörperchen entstehen zu lassen[2]). Diese kommen auch sonst bei gesunden und anämischen Menschen und schlecht ernährten Tieren vor. Bei solchen fanden sie sich indessen nur in zwei Prozent der Fälle zu über 100 in der Million. Dagegen wurde wiederholt bei einer größeren Zahl von Bleiarbeitern die letztere Zahl durchweg festgestellt[3]). Es gibt überwiegend viele Bleiarbeiter, bei denen sie fehlen. Man bestimmte bei Puderinnen, An- und Auslegerinnen usw. in keramischen Druckereien den Zeitpunkt des Auftretens der Blutkörperchenveränderung. Unter 40 Puderinnen wurden die Erythrozytengranula zweimal in der Zeit von 8—14 Tagen, viermal zwischen der dritten und vierten Woche, und siebenmal bis zur siebenten Woche gefunden. Bei manchen dieser Arbei-

---

[1]) Ruge, Deutsch. Arch. f. klin. Mediz., Bd. 58.
[2]) Fixierung 15 Min. lang in absolutem Alkohol. Färbung 2 Min. lang mit einer Lösung von 0,05 g Azur II Giemsa auf 100 ccm destillierten Wassers. Dreimal hintereinander nach Abgießen der Farbe das Präparat mit Wasser bedecken und gleich wieder abgießen, trocknen und in Cedernöl untersuchen (Koch, Arch. f. Hygiene 1924, Bd. 94).
[3]) Trautmann, Münch. med. Wochenschr. 1909, Nr. 27. — Schmidt, Arch. f. Hygiene, Bd. 63.

terinnen wurden aber selbst nach 76 und 84 Tagen keine gefunden[1]). Die Zahl dieser Blutkörperchen schwankt auch bei derselben Person. Bei Tieren gibt es solche, die z. B. auf die Beibringung von 50 mg nicht mit Bildung der gekörnten Blutkörperchen reagierten. Die mindeste Bleimenge, durch die sie bei Kaninchen entstanden, betrug 5 mg Blei pro Kilo, zehn Tage verabreicht. Bleimengen von 0,25 mg pro Kilo subkutan, oder 2,5 mg per os blieben auch durch drei Monate ohne diese Blutwirkung, obgleich im ganzen pro Kilo 26, bzw. 226 mg Blei gegeben worden waren. Im Blute von Hühnchen und Katzen, die subkutan Bleikarbonat erhalten hatten, ließ sich ein solcher Befund auch nicht erzielen[2]). Ist er das erste deutliche Anzeichen für die beginnende Bleivergiftung? Dies ist bejaht und verneint worden. Von 110 Bleiarbeitern hatten 50 Prozent die basophile Körnelung, 65 Prozent den Bleisaum und 70 Prozent Blei im Harn. Von 20 Bleiarbeitern, die man 16 Monate beobachtete, hatten 85 Prozent die basophile Körnelung, 60 Prozent den Bleisaum und nur 3 Prozent Koliken. Man kann das Vorhandensein von großen Mengen von den gekörnten Erythrozyten als Folge einer Bleieinwirkung, aber nicht als diagnostischen Beweis einer Bleivergiftung ansehen.

Die Wassermannsche Probe fiel wiederholt bei nicht syphilitischen Arbeitern positiv aus. Sie beweist eben kaum etwas.

Daß bei dem Saturnismus und seinen akuten Exazerbationsformen Stoffwechselstörungen stattfinden, ist auch chemisch erwiesen. Man beobachtete vor dem Kolikanfall Verminderung, nach demselben eine auffallende Vermehrung der Harnmenge und Chloride, Steigerung der Stickstoffausscheidung im akuten Anfalle, Sinken der Phosphorsäure in dem Erschöpfungszustande, welcher dem akuten Anfalle folgt, während die Harnsäuremenge im arthritischen und Kolikanfalle an der unteren Grenze der Norm liegt und bei der chronischen Vergiftung innerhalb normaler Grenzen auf- und abschwankt[3]). Es ist mehr als bisher Gewicht auf den Zustand des Nervenstoffwechsels zu legen, da Störungen desselben auch umfangreiche funktionelle Störungen an Organen hervorzurufen vermögen, die selbst mit unseren heutigen Hilfsmitteln der Untersuchung als nicht erkrankt befunden werden können. Bei akuter gewerblicher Vergiftung und bei Bleinephritis soll der Cholesteringehalt des Blutes herabgesetzt sein.

Die Stoffwechselstörungen können sich auch an den Knochen bemerkbar machen. So sah man bei Bleikranken Karies und Nekrose (an den Vorderarmknochen, Oberschenkeln, Rippen und Sternum, besonders aber am Oberkiefer) und bei Tieren Einlagerung von phosphorsaurem Kalke in die Niere auftreten.

Zu den nicht häufigen krankhaften Veränderungen durch Blei gehören die drüsigen, z. B. an der Parotis, ein- oder doppelseitig, die meist erst sehr spät — nach zehn Jahren — mitunter aber schon nach mehrmonatlicher Beschäftigung mit Blei, vereinzelt sogar als erstes Symptom des Saturnismus auftritt. Meistens besteht nur eine chronische Schwellung in der Drüsengegend, aber die Drüse, die Orangengröße er-

---
[1]) Trautmann, Arch. f. Hygiene, Bd. 94, 1924.
[2]) Key, Americ. Journ. of Physiology, Vol. LXX.
[3]) Goetze, Würzb. Verhandl. 1893, Bd. 26, Nr. 7.

langen kann, kann auch schmerzen. Der Zustand kann unverändert Jahr und Tag bestehen, oder auch einen Wechsel im Schwellungsgrade aufweisen, aber auch anfallsweis, meist gleichzeitig mit Kolik oder Lähmung auftreten. Stomatitis begleitet die Parotitis, deren Ursache in durchpassierendem oder wahrscheinlich eingelagertem Blei zu suchen ist. Unter 33 Bleikranken wurde sie fünfmal gefunden, doch gaben verschiedene solcher Kranken an, früher daran gelitten zu haben.

Zum Entstehen der Bleigicht, d. h. der Ablagerung harnsaurer Salze in der Niere, wie man bisher annahm, oder einer Hyperproduktion von Harnsäure, die sich im Blute findet[1]), muß ein bisher unbekannter Faktor notwendig sein. Die Bleigicht dehnt sich schnell über viele Gelenke aus und führt leicht zu Tophi und Deformationen. Ein Maler, der bereits an Bleikolik gelitten, bekam plötzlich Arthritis urica (Gelenkschwellung, Schmerzen in einer großen Zehe), gegen die sich Salizylsäure als hilflos erwies. Dazu gesellte sich Urethritis urica (Gichttripper). Gonorrhöe und Prostataerkrankung ließen sich sicher ausschließen[2]).

Blei beeinflußt die Geschlechtssphäre. Bei Männern kann die Potentia coeundi leiden — schon im Altertum stand das Blei im Rufe, dies bewirken zu können — und, freilich sehr selten, Hodenschwellung bzw. Hodenatrophie vorkommen. Kühe, die das Wasser eines durch Bleihütten bleihaltig gemachten Flüßchens tranken, litten an Störungen der Sexualfunktionen (Mangel der Empfängnis, Verwerfen usw.). Enten und Gänse legten unter demselben Einflusse oft Windeier. Bei Frauen werden Verminderung, selbst Versiegen der Milchsekretion, Amenorrhöe, vorzeitige Menstrualblutung oder Rückkehr der Menstruation, wo sie schon aufgehört hatte, nach einer vereinzelten Angabe auch Vaginismus, sowie oft Abort im dritten bis sechsten Monat und Totgeburten beobachtet. Die Schwangerschaft kann sowohl Störungen erleiden, wenn die Mutter selbst mit Blei arbeitet, als auch wenn nur der Mann bleivoll war. Verläßt die Bleiarbeiterin ihren Beruf, so kann sie wieder gebären. Eine solche Frau war fünfmal während ihres Arbeitens mit Blei schwanger und abortierte ebenso oft. Als nach ihrem Austritt aus dem Betriebe der Bleieinfluß aufgehört hatte, gebar sie ein am Leben bleibendes Kind. Wiederholt sich das Aufhören und die Wiederaufnahme der Bleiarbeit, so kann dieser Wechsel auch in den Schwangerschaften zum Ausdruck kommen[3]). Bei Föten und Neugeborenen wird eine Vergrößerung und eigentümliche Form des Kopfes beobachtet, an dem die Tubera frontalia und parietalia stark hervorspringen, wodurch er fast viereckig wird und die Geburt erschwert. Auch Bleisiechtum der Kinder kommt vor. In einem hessischen Dorfe, dessen Einwohner sich mit dem Glasieren von Tonwaren abgeben und deswegen meist bleikrank sind, beträgt die Sterblichkeit der Kinder 50 Prozent in den ersten 5—6 Lebensjahren. Die Überlebenden leiden an Hydrocephalus und sehr großen Köpfen. Eine Frau, die an einen bleikranken Maler verheiratet war, gebar

---

[1]) Lüthje, Zeitschr. f. klin. Mediz. 1896, Bd. 29.
[2]) Schrader, Deutsche med. Wochenschr. 1892, S. 181.
[3]) L. Lewin, Beiträge zur Kenntnis der Vergiftungen .. Bericht an die 3. Delegierten-Versammlung der internation. Vereinig. f. gesetzl. Arbeiterschutz.

elfmal, und nur ein Kind blieb am Leben. Von 31 Schwangerschaften bei sieben Frauen bleikranker Maler endeten elf mit Totgeburten und eine mit Abort, während eine dieser Frauen vor der Beschäftigung ihres Mannes mit Blei sieben lebende Kinder hatte. Von einer Setzerin, die zwölf Jahre bleikrank war und deren Mann (Setzer) auch bleikrank war, wird berichtet, daß sie fünfmal schwanger war, davon viermal abortierte und einmal ein Kind gebar, das nach sieben Monaten an Konvulsionen starb. Bei der sechsten Schwangerschaft abortierte sie wieder. Das Kind starb nach 15 Tagen. Es fand sich bei ihm Leberzirrhose. Die Leber, 45 g wiegend, enthielt etwa 16 Prozent Blei. In den Nieren fand sich epitheliale Degeneration, interstitielle Proliferation und in vielen Organen Endarteriitis. **Der chemisch krankgewordene Samen bzw. das Ei sind die Ursachen dieser Vorgänge bei Mann und Weib.**

Häufig schon nach kurzer Beschäftigung zeigt sich bei Bleiarbeitern vorübergehende leichte Albuminurie. Seltener kommt es — auch nach Einatmung von Bleiazetat[1]) — zu chronischer **Nierenentzündung** mit Ausgang in Nierenschrumpfung, die zu Herzhypertrophie, Aszites usw. führen kann. Hier lassen die Erkrankten reichlichen Urin mit den Erscheinungen der Stauung und des Hydrops. Er enthält wenig Eiweiß. Allmählich treten Verfall und Atemstörungen ein, und der Tod erfolgt unter starker Benommenheit. In einem solchen Falle, der sich lange Zeit nach einer Bleikolik ausgebildet hatte, fand man in den Nieren rote Granularatrophie. Eine Reihe von Glomerulis war geschrumpft, andere waren degeneriert. Es handelte sich hier um eine Erkrankung der Nierengefäße mit nachfolgender Nierenatrophie. Bleikranke können auch Hämatoporphyrin mit dem charakteristischen Spektrum ausscheiden[2]). Bei Tieren ist die Hämatoporphyrinurie mit essigsaurem Bleitriäthyl erzeugbar. Sie wird durch schwere Blutveränderung auch nach dem geschilderten „Antiknock" eintreten. Nicht selten enthält der Harn Gallenfarbstoff. Bei zerebralem Blei-Gehirnleiden mit meningitischen Symptomen fanden sich 1,1 Prozent Zucker im Harn und 0,135 Prozent im Blutserum. Die **Leber** kann in verschiedenen Äußerungsformen erkranken. Es gibt als Wirkungsfolge des Bleis auch eine Leberatrophie, die mit Milzschwellung und Aszites einhergehen kann. Dieses Leiden beobachtete man, unter Ausschluß von Alkoholismus, gleichzeitig auch mit Bleikolik und Bleilähmung. Bei der saturninen Zirrhose sollen die Veränderungen der Leberzellen gewöhnlich in einfacher Atrophie mit Erhaltung des Kerns, seltener in Fettdegeneration oder Pigmentablagerung bestehen.

2. Störungen der Empfindung.

a) Die **Bleikolik** (Colica saturnina, pictorum, Colique des peintres, Hüttenkatze). Nachdem einige Zeit hindurch Appetitlosigkeit, schlechter Geschmack im Munde, auch Übelkeit und unregelmäßige, meist

---

[1]) Stieglitz, Arch. f. Psychiatrie, Bd. XXIV, H. 1.
[2]) Stokvis, Zeitschr. f. klin. Mediz., Bd. 28, H. 1. — Centralbl. f. med. Wissensch. 1896. — Nakarai, Zeitschr. f. klin. Mediz., Bd. 58, H. 2. — Götzl, Wien. klin. Wochenschr. 1911, 50.

feste Stuhlentleerungen, gewöhnlich aber Verstopfung vorgeherrscht haben, treten ab und zu, besonders nach der Mahlzeit, abnorme Empfindungen an verschiedenen Stellen des Unterleibes ein, die sich bald als Druckgefühl im Epigastrium, bald als ein stechender, nur kurze Zeit anhaltender Schmerz in der Nabelgegend oder den Hypochondrien kennzeichnen. Nach diesen Prodromen, die nur selten fehlen, tritt plötzlich ein Kolikanfall von wechselnder Intensität ein, der mit Remissionen in einigen Tagen beendet sein, mitunter aber intermittierend mehrere Wochen andauern, und mit anderen Bleivergiftungssymptomen, wie Sehstörungen, Papillitis, Trochlearislähmung usw. vergesellschaftet sein kann. Der Kranke sucht das Bett auf, da die paroxysmenweise auftretenden, reißenden und zusammenschnürenden Schmerzen fast unerträglich werden. Dieselben haben vorzüglich ihren Sitz in der Nabelgegend, strahlen jedoch bei manchen auch in die Regio hypogastrica, ferner in das Becken, in die Nierengegend sowie auf die Schenkel aus. Sie können so heftig sein, daß selbst willensstarke Personen schreien und jammern, sich im Bette hin- und herwerfen und durch verschiedene Lagen sich Erleichterung zu verschaffen suchen. Meist wird die Bauchlage eingenommen, da es als Charakteristikum dieses Schmerzes gilt, daß er sich durch Druck vermindert. Derselbe hat Remissionen und Exazerbationen. Die letzteren treten unregelmäßig und ebenso häufig bei Tag wie bei Nacht ein. In dem Remissionsstadium ist der Kranke entweder ganz schmerzfrei oder empfindet, was gewöhnlich der Fall ist, nur ein leichtes Zusammengeschnürtsein des Leibes. Im Paroxysmus sieht man oft den Leib bei gespannten Bauchdecken fest gegen die Wirbelsäule eingezogen. Diese Retraktion macht sich besonders am Nabel bemerkbar. Auf der Höhe der immer fieberlos verlaufenden Schmerzen können sich noch einstellen: quälender Tenesmus, Strangurie, Ischurie mit starker Verminderung der Harnmenge, selten Albuminurie, Cylindrurie, evtl. Hämatoporphyrinurie und Urobilinurie, sowie irradierte Schmerzen in der Gegend der Gallenblase, des Hodens, respektive der Scheide. In den Intermissionen der Schmerzanfälle wird eine normale Harnmenge entleert.

Der Puls ist verlangsamt und hart „wie ein starkgespannter Eisendraht". Die Pulsspannung ist bei der Bleikolik keine gleichmäßig konstante. Es nimmt vielmehr im Schmerzparoxysmus die Spannung des Gefäßrohres so beträchtlich zu, daß schon aus der Differenz die Diagnose auf Vorhandensein von Schmerzen gestellt werden kann. Der im Beginne erhöhte Blutdruck nimmt allmählich ab. Die Atmung ist nur auf der Höhe des Schmerzes beschleunigt (Asthma saturninum). Bestand nicht schon vor dem eigentlichen Anfalle Obstipation, so bildet sie sich nach kurzem Bestehen der Paroxysmen bei dem größten Teile der Fälle (etwa 93,6 Prozent) derart aus, daß es der Anwendung von großen Dosen von Drastizis oder von Klistieren bedarf, um eine Stuhlentleerung zu bewerkstelligen. Meist erfolgt eine solche erst nach einigen Tagen, sie kann aber auch eine Woche und noch länger ausbleiben. Unter 1217 an Bleikolik Leidenden fand man nur 3,6 Prozent, bei denen Diarrhöen bestanden. Bei durch **Bleichromat** chronisch Vergifteten bewirkt der Chromkomponent Diarrhöe bei der Bleikolik. Während des Anfalles ist meist starker Durst vorhanden; dagegen sind Ekel und Erbrechen häufiger Begleiter der ganz oder teilweise schmerzfreien Intervalle und hören dann erst kurz vor dem definitiven Ende des Anfalles auf. Bei manchen dieser Kranken wechseln Schlaflosigkeit und häufiges Aufschrecken im Schlafe. Mit der Beendigung der Kolik können schon vorher bestandene Schmerzen und Krampf in den Gliedern wieder stärker hervortreten. Manche Arbeiter erkranken 2—10mal an Bleikolik. Wann diese in dem einzelnen Falle eintritt, läßt sich niemals vorausbestimmen, da die Kolik eine Dauer von Tagen bis zu Monaten mit selbst längeren Intermissionen haben kann. Sobald sie jedoch eingetreten ist, erfolgt auch bis auf eine zurückbleibende Schwäche, eine schnelle oder allmähliche Restitution der vorher gestörten Körperfunktionen, besonders des Appetits, des Schlafes und der Defäkation. Dagegen stellen sich bei einem Teile der so Erkrankten (zirka 5 Prozent), selbst wenn jeder weitere Bleieinfluß ausgeschlossen ist, nach langen, mitunter mehrjährigen, vollkommen freien Zwischenräumen Rezidive ein, die erfahrungsgemäß hinsichtlich der Intensität der Schmerzen den primären Anfall übertreffen sollen. Die Bleikolik führt nur in 0,5—1 Prozent aller Fälle zum Tode; der gewöhnliche Ausgang ist in Genesung. Als ihre Ursache wurden angenommen: Neurose des Darmplexus, oder Neurose des Sympathikus, Hyperästhesie des Plexus meseraicus, Neurose dieses Plexus und des Plexus coeliacus, abnorme Reizung der Nn. splanchnici, direkte Erregung der glatten Muskulatur des Darms, kombiniert mit einer Einwirkung auf die Muskularis der Darmgefäße usw.

Mit oder ohne Bleikolik kommen Störungen der Magen- bzw. Darmfunktionen vor, zumal nach Bleistaub-Einatmungen. Man fand als konstant eine Herabsetzung der Gesamtazidität. Die freie Salzsäure fehlt. Die Fermente bzw. Profermente fehlen nur in schweren Fällen. Die sekretorische Insuffizienz bleibt oft monatelang bestehen, auch bei subjektivem Wohlbefinden der Kranken. Bei einigen Arbeitern, die wiederholt Bleikoliken überstanden hatten, hat man im Duodenum ein rundes Geschwür gefunden[1]. Kußmaul und Maier[2] fanden bei einem an Saturnismus chronicus zugrunde gegangenen Anstreicher die Magendrüsen durch fettige Degeneration atrophiert bis zum Schwunde derselben, die Submukosa des Magens und des Darmes durch Wucherung ihres areolären Bindegewebes und Verdickung und Verdichtung der Scheidenhaut ihrer Gefäße stärker entwickelt, die Schleimhaut — sowohl Stroma als Drüsen (Lieberkühnsche Drüsen, solitäre und Peyersche Follikel und die Zotten) — im Jejunum, Ileum und oberen Kolon atrophiert, und die Muskelschichten des Darmes fettig entartet. Wenn auch nur in seltenen Fällen eine derartige handgreifliche Erklärung für eine bestehende Dyspepsie, sowie für die Störungen der Darmfunktionen gefunden wird, so steht doch nichts der Anschauung im Wege, daß geringere, vielleicht objektiv kaum nachweisbare Veränderungen der Magenschleimhaut sekretionsbehindernd auf die Magendrüsen einwirken und so zu anhaltenden Verdauungsstörungen und deren Folgezuständen Veranlassung geben können.

b) Bleiarthralgie. Dieselbe kann selbständig auftreten, oder, was meist der Fall ist, sich mit der Bleikolik vergesellschaften. Häufig gehen ihr — abgesehen von den Allgemeinerscheinungen der Bleivergif-

---

[1] Alvazzi, Riforma medica, I, 1897.
[2] Kussmaul u. Maier, Deutsch. Arch. f. klin. Medizin, IX, S. 285.

tung, die vorhanden sein oder fehlen können — Prodromalerscheinungen vorauf, die in Muskelschwäche, Eingeschlafensein der Glieder und allgemeiner Müdigkeit bestehen. Sie selbst tritt meist in der Nacht auf und charakterisiert sich als ein hauptsächlich die Flexoren der unteren, seltener der oberen Extremitäten, aber auch alle übrigen Körpermuskeln, sowie andere Weichteile, selbst die Knochen befallender, reißender oder bohrender Schmerz. Derselbe nimmt durch mäßigen Druck an Intensität ab, durch stärkeren zu. Er hält nicht dauernd an, sondern hat verschieden lange Remissionen. Aber selbst während derselben bleibt eine, wenn auch geringe Schmerzempfindung, sowie ein eigentümliches Kribbeln in den Extremitäten zurück. Auf der Höhe des Anfalls können sich auch besondere Krampfstellungen bemerkbar machen. Gleichwie die Bleikolik hat auch die Arthralgie verschiedene Intensitätsgrade und verhält sich auch hinsichtlich der Rezidive wie diese. Gleichzeitig mit den arthralgischen Schmerzen, die in höheren Graden dem Kranken die kläglichsten Schmerzensäußerungen abnötigen, tritt Gebrauchsunfähigkeit der Glieder, selbst Zuckungen und Steifheit derselben ein. Puls, Respiration und Harnsekretion zeigen ein normales Verhalten. Früher behauptete man eine Kombination der Arthralgie mit Fieber. Mehrfach wurden auch Gelenksschwellungen, wie Neuralgien des N. frontalis, supra- und infraorbitalis usw. beobachtet. Der arthralgische Anfall ist gewöhnlich in 5—8 Tagen beendet, doch kann er analog der Bleikolik auch mehrere Wochen andauern, um dann meist in Genesung überzugehen. In sehr seltenen Fällen endet die Arthralgie in Paralyse oder geht in ein zentrales Leiden über.

Die quergestreiften Muskeln sollen Sitz der Krankheit sein, oder motorische Nerven, oder eine direkte Einwirkung des Bleies auf sensible Nervenendigungen. Auf Grund von Versuchen an Tieren, bei denen durch Bleidarreichung krampfähnliches, mit Schmerzen verbundenes Zittern und Zucken der verschiedensten Muskelgruppen zustande kam, wird die Arthralgie auch von einer Erregung zentral gelegener motorischer Apparate abgeleitet.

c) Bleitrophoneurose. Bei einem Manne, der an Bleikolik gelitten hatte, erschienen unter Schmerzen an den Händen und Ohren bläulich-rote Flecke, später auch an den Zehen. Diese waren kalt und wiesen vereinzelt Phlyktänen mit schwärzlichem Inhalte auf. Bäder von Sauerstoff ließen alle Symptome schwinden. In anderen Fällen erschienen fast schwarze Flecke und Papeln an verschiedenen Körperstellen und brauchten sechs bis acht Wochen für ihre Rückbildung. Bei drei Schriftsetzern entstand Gangrän an den unteren Extremitäten[1]). Wie nach Kohlenoxyd, Quecksilber, Arsenik, Ergotin, scheint vereinzelt bei einem mit Bleisaum und anderen Bleisymptomen versehenen Bleiarbeiter ein Zoster aufgetreten zu sein: Herpesbläschen im Verlaufe von Interkostalnerven[2]). Vereinzelt sah man auch beim Saturnismus Blasenbildung im Munde, weichen Gaumen, Rachen und Kehlkopf.

d) Die Bleianästhesie. Dieselbe kommt als Begleiterin der Bleilähmung, seltener allein nach vorausgegangener Bleikachexie zur

---

[1]) Kazda, Wien. klin. Wochenschr. 1923, Bd. 36.
[2]) Koettlitz, La Policlin. 1904, 16.

Beobachtung und besteht in einer meist beschränkt auftretenden, aber den Ort wechselnden Empfindungslosigkeit entweder der Haut allein oder auch der unter derselben liegenden Weichteile für jede Art von Reiz. Sie tritt plötzlich auf oder nachdem Taubsein der ergriffenen Körperstellen vorangegangen ist. Fieber ist niemals vorhanden. Die Dauer der Affektion beträgt gewöhnlich 8—14 Tage. Noch andere Empfindungsstörungen kommen auch ohne zerebrale Störungen vor. Von 310 Schriftsetzern, Druckern usw. litten 79 an Kopfschmerzen, 78 an Erhöhung der Kniereflexe, 16 an Parästhesie, 19 an Hyperästhesie[1]).

e) **Die Blei-Sehstörungen.** Unter 172 von mir berichteten Fällen waren 46 Maler, Malerinnen und Anstreicher, und 20 im Bleiweißbetrieb Beschäftigte. Alle anderen Bleiarbeiter stehen an Zahl sehr weit hinter diesen. Zwei Gruppen von Augenstörungen unterscheide ich hier[2]). 1. **Die plötzlich auftretenden Amaurosen, die schnell ohne Folgen schwinden.** In einigen Stunden kann sich Entstehen und Verschwinden abspielen. 2. **Die unter dem Bilde der Neuritis sich allmählich, selten plötzlich entwickelnde und häufig in Atrophie endigende Blindheit.**

1. Die transitorische Amblyopie ist gewöhnlich doppelseitig, die Pupillen sind meistens erweitert, auch starr. Der ophthalmoskopische Befund kann negativ sein. Meistens ist die Papille und die angrenzende Netzhaut leicht getrübt. Bewußtseinsstörung ging gelegentlich dem Blindwerden voran. In dem größeren Teil solcher Fälle hatten die Erkrankten schon eine Bleikolik hinter sich. Es kommt aber auch vor, daß vorher keinerlei Bleisymptom bestanden hat.

Die Neuritis optici ist die häufigste Form der Blei-Sehstörung. Sie erscheint meist in späteren Perioden der chronischen Bleivergiftung und ist mit kachektischem Aussehen, Bleisaum, Kolik, Extensorenlähmung, Kopfschmerzen oder auch Zerebralsymptomen, wie Hemiplegie, optischer Aphasie, Krämpfen usw. verbunden. Sie kann zu allmählicher Wiederherstellung oder zur Erblindung führen. Zentrale Skotome, relative Farbenskotome mit konzentrischer Gesichtsfeldeinschränkung, Ringskotom, große absolute zentrale Defekte u. a. m. kommen vor. Die Papillen erscheinen nur etwas gerötet und getrübt, mit verwaschenen Rändern, oder der Sehnervenkopf geschwollen. Es kommen ferner vor: Stauungspapille, Ödem der Papille, Neuroretinitis, helle Punktgruppen in der Makula ohne Albuminurie, Ptosis, die letztere bei einem Manne, der wiederholt Kolikanfälle überstanden hatte und nun noch Gesichtsfeldeinschränkung, Abnahme der Sehschärfe auf einem und Verwaschensein der Sehnervenpapille auf beiden Augen bekommen hatte. In späteren Stadien

---

[1]) Neiding u. Feldmann, Deutsche Zeitschr. f. Nervenheilk. 1925, Bd. 84.

[2]) L. Lewin in Lewin u. Guillery, Die Wirk. von Arzneimitteln Blätter, 1886, p. 169. — Uhthoff, Arch. f. Ophthalm., Bd. 33, p. 271 Die und Giften auf das Auge, 2. Aufl., Bd. 1, S. 454. — Bergmeister, Wien. m. folgenden Gesichtsfelder stammen von einem Maler nach 9 monatlichem Bestehen des Augenleidens: partielle Atrophie N. optici, atrophische Verfärbung der äußeren Papillenhälften, herabgesetzte Sehschärfe, zentrale absolute Gesichtsfelddefekte mit freier Pheripherie.

der nicht zur Heilung gelangenden Fälle findet man das Bild der Atrophie. Die Sehschärfe sinkt — in einigen Fällen soll sie während der ganzen Erkrankungsdauer normal geblieben sein. Die Erblindung kann nach dem Schlafen eintreten und der Kranke mit weißen Papillen erwachen. Farbensinn und Lichtsinn sind auch einseitig gestört gewesen, ebenso die Akkommodation bis zur völligen Lähmung, Mikropsie, Chorioiditis, Retinalblutungen, Verengerung der Netzhautgefäße u. a. m. Die Prognose ist ungewiß. Ein günstiger Ausgang ist am wahrscheinlichsten, wenn Besserung bald einsetzt. Von 70 solcher Fälle genasen 30, und von 97 nur 37.

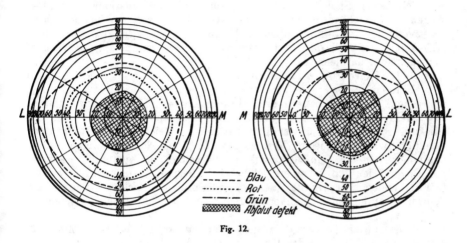

Fig. 12.

Ein dem Bilde der **Retinitis albuminurica** ähnelnder Zustand kann bei dem Saturnismus vorkommen, ohne daß der Urin Eiweiß enthält. Es kommen ferner vor: Störungen unter dem Bilde der retrobulbaren Neuritis, und eine **Hemianopsia saturnina**. Ein Maler bekam Bleikolik. Im Anschluß an diese sah er jeden Gegenstand nur zur Hälfte. Diese Hemiopie schwand mit dem Aufhören der Kolik. In einem Falle nahm man einen Herd im Chiasma als Ursache für eine heteronyme Hemianopsie an.

Muskelstörungen am Auge können die einzige Erkrankungsform darstellen. Es kommen vor: Ophthalmoplegien, oder muskuläre Einzelerkrankungen, am seltensten Trochlearislähmung, einseitige oder doppelseitige Abduzens oder Okulomotoriuslähmung, Krämpfe an Augenmuskeln u. a. m.

Die örtliche Berührung von Bleipräparaten, Bleiwasser u. a. mit der Hornhaut kann hier, wie ich annehme, Blei Eiweiß- bzw. Bleikarbonat-Niederschläge entstehen lassen. Sie bilden milchfarbene oder kreidige Streifchen oder Bänder, die fest haften und undurchsichtige Trübungen darstellen.

2. **Die Bleitaubheit.** Auf der Höhe einer polyneuritischen Erkrankung entstand z. B. bei einem Schriftsetzer, nach vorangegangenen Schwindel und Erbrechen, eine für mehrere Jahre anhaltende Ausschal

tung des Vestibularapparates. Eine Akustikus-Neuritis, wahrscheinlich von einer meningitischen Nervenstammerkrankung herrührend, war bei einem Kranken mit Polyneuritis saturnina und Bleikolik vergesellschaftet[1]). Ein- oder doppelseitige Bleianosmie, sowie Ageusie für Sauer oder auch für alle anderen Geschmacksqualitäten können fehlen.

3. Störungen im Gehirn (Encephalopathia saturnina) entstehen selbständig oder mit anderen Bleileiden, mitunter schon nach einhalbjähriger Beschäftigung mit Blei und vielleicht besonders bei Alkoholikern, in vier Grundformen:

a) als ein meist nur einige Tage anhaltendes, bisweilen durch ein melancholisches Stadium eingeleitetes, auch mit Halluzinationen und Illusionen einhergehendes Delirium, das selten von einem der progressiven Paralyse ähnlichen Zustand gefolgt ist. Nach halluzinatorischen Attacken kann sich das Bild einer chronischen Paranoia, gepaart mit Schwachsinn, darbieten.

b) Melancholie mit Wahnideen.

c) Koma, das ein bis zwei Tage dauert (Jaktation, Stöhnen, Knirschen), das prognostisch am schlimmsten ist. Meningo-Enzephalitis bzw. Meningitis saturnina wurden mehrfach bei Menschen beobachtet, die Bleikolik schon einmal überstanden hatten. Die Zeichen der meningealen Reaktion waren klinisch: Kernigsches Zeichen, Nackensteifigkeit und anatomisch (in der Lumbalflüssigkeit ausgesprochene Lymphozytose und viel Eiweiß) deutlich. In einem solchen Falle bestanden außerdem Verwirrtheit und epileptische Anfälle, in einem anderen neben Nackensteifigkeit nur Schwerbesinnlichkeit. Nach etwa drei Monaten erfolgte völlige Wiederherstellung[2]).

d) Konvulsionen, die auch allein auftreten, bis zu 30 Minuten dauern und das Gepräge der Epilepsia s. Eclampsia saturnina tragen. Im Anfang kann das Bewußtsein dabei erhalten sein. Die Krampfsymptome können auch einer Tetanie ähneln[3]), und mit einem Dämmerzustand einhergehen. Lokalisierte Kontrakturen, z. B. eine Retraktion der Palmaraponeurose, kommen als Spät- und Dauersymptom der chronischen Bleivergiftung vor. Gelegentlich kommt es zu einer spastischen Spinalparalyse: Spasmen in den Beinen, Steigerung der Sehnenreflexe, positives Babinskisches Zehenphänomen[4]).

Eine Abgrenzung der Erscheinungsformen der Enzephalopathie ist nicht angängig, da viele andere Gehirnsymptome zeitlich verschieden innerhalb der Leidensdauer erscheinen können. Dahin gehören mit oder ohne Anämie anhaltende Kopf- und Gliederschmerzen, choreatische Bewegungen, Schwindel, Zittern der Glieder und unsicherer Gang, Schlaflosigkeit, Verminderung der Sensibilität am ganzen Körper, Hemianästhesie, Hemiplegie, Sprachstörungen, Aphasie, bisweilen mit Hemianopsie verbunden, Beschleunigung der Atmung und des Pulses ohne Herz- und Lungenerkrankung (Gehirnstörungen im Vagusgebiet), Störungen im Be-

---

[1]) Thielemann, Beitr. zur Anatomie . . . des Ohrs, 1925.
[2]) Troisier, La Tribune médicale, 1909, Nr. 2. — Plate, Münch. med. Wochenschr. 1913, Nr. 42.
[3]) Steinert, Münch. med. Wochenschr. 1905, Nr. 3. — Haenel, Neurol. Centralbl. 1902, Nr. 5.
[4]) Bechtold, Münch. med. Wochenschr. 1904, Nr. 37.

reiche des Fazialis, Akustikus, und Glossopharyngeus, sehr selten des Hypoglossus. Auch unter dem Bilde eines Typhus kann die Krankheit in zwei Monaten verlaufen. Gedächtnis, Intellekt und Willen leiden. Manche Kranke werden reizbar, verstimmt oder haben Angstanfälle (Neurasthenia saturnina). Charcot leitet irrigerweise manche Fälle, die mit Amaurose, Hemianästhesie, Ageusie, Anosmie verlaufen, von einer Hysterie ab, die, bisher latent, durch die Bleivergiftung aktiv wurde.

Die Mortalität der Enzephalopathie beträgt ca. 23 Prozent. Manche zentrale Symptome, wie Fazialislähmungen, Schlingbeschwerden, Hemianopsie, Hemianästhesie können nach einigen Tagen schwinden, aber auch jahrelang bestehen bleiben. Die Ursache dieses Leidens ist in einer Einwirkung des Bleis auf das Gehirn zu suchen. Mehrfach wurde Blei im Gehirn, sogar als Chromblei nachgewiesen. Bei einer Bleiepilepsie gewann man aus dem Gehirn 117 pro mille Bleisulfat. Gehirnanämie durch Erregung der glatten Muskeln der Hirngefäße oder Gehirnödem wurde für das Koma usw. verantwortlich gemacht. Vielleicht spielen die bereits erwähnten arteriitischen Prozesse an den Hirngefäßen hier eine Rolle. Auch die Bleiniere kann urämische Gehirnerscheinungen veranlassen. Bei Hunden, die chronisch mit Blei vergiftet wurden, entstanden meist in der vierten bis fünften Woche plötzlich eklamptische Anfälle, die mit den an Menschen beobachteten in Parallele gebracht werden.

4. **Störungen der Bewegung.** Die auch bei Tieren, die bleihaltiges Wasser oder Bleiweiß, Bleioxyd und Mennige aufnahmen, beobachtete Bleilähmung ist selten eine generalisierte, meist eine partielle und befällt gewöhnlich bilateral, selten einseitig, die oberen Extremitäten (bei linkshändigen den linken Arm) und an diesen mit Vorliebe die Extensoren des Vorderarmes, nachdem in den affizierten Teilen vorher Schwäche, Zittern oder Taubsein aufgetreten ist. Ein Kutscher, dem ein Faß Bleiweiß platzte und der mit der Hand das ausgeschüttete wieder einfüllte, bekam noch an demselben Abend Ameisenlaufen und Lähmung der Finger der zum Einfüllen benutzten Hand, ohne daß irgendein anderes Bleisymptom vorhanden war. Die motorische Kraft der Muskeln nimmt nicht proportional der elektrischen Kraft ab.

Zuerst wird in der Regel der Extensor digit. commun., sodann der Ext. indicis und Ext. digiti minim., der Ext. pollicis longus, der Ext. carpi ulnar. und radial., der Ext. pollicis brev. und der Abductor pollicis longus befallen. Abänderungen in der Reihenfolge kommen vor. An den Beinen sind, wenn überhaupt, meistens die Adduktoren und Abduktoren ergriffen. Gelegentlich kommen atypische Lähmungen vor, z. B. Lähmung und Atrophie der Mm. interossei oder der Nervi tibiales[1]) oder neben einer einseitigen Radialislähmung Lähmungssymptome im Peroneusgebiete, z. B. bei einem Kinde, das mit bleihaltigen Seidenfäden gespielt hatte, die von der gleichfalls bleikranken Mutter verarbeitet wurden[2]), oder Lähmung der Supinatoren eines Teiles der Schultermuskeln, des einen Serratus anticus major bei einem Anstreicher, der schon mehrere Jahre vor diesem nach einem Sturze entstandenen Leiden Schulterschmerzen gehabt hatte[3]). Auch

---

[1]) Köster, Deutsche med. Wochenschr. 1902.
[2]) Zappert, Gesellsch. f. innere Medizin 1904, 16. Juni.
[3]) Stertz, Allgem. Zeitschr. f. Psychiatrie, Bd. 68, 1911, S. 727.

die Atemmuskeln können der Lähmung verfallen, nachdem schon Arm- und Beinmuskeln in diesen Zustand geraten sind[1]). Die Mm. supinatores longi werden nur ausnahmsweise befallen[2]). Der Daumenballen kann an der Bleilähmung beteiligt sein, ohne daß seine Muskulatur berufsmäßig angestrengt ist. Man hat dies irrtümlich von Feilenhauern behauptet. Der Deltoideus, Bizeps und Brachialis zeigen selten Störungen im elektrischen Verhalten. Man beobachtete aber auch bei Epilepsie, Delirien und Somnolenz durch Blei Lähmung aller vier Extremitäten. Stehen und Gehen kann unmöglich werden. Die Kranken können nicht den Fuß gegen den Schenkel anziehen, die Fußspitze sieht nach vorn und unten, die Fußsohle ist konkav. Sind Unter- und Oberschenkel auch in die Affektion einbezogen, so ist der Unterschenkel halb flektiert, die Extension im Kniegelenk ist unmöglich und Füße und Zehen sind plantarwärts gebeugt. Das Kniephänomen fehlt oft ganz, ist bisweilen aber verstärkt. Gelegentlich werden Krämpfe an den Vorderarmmuskeln beobachtet. Auch progressive spinale Muskelatrophie durch Bleivergiftung kommt vor.

Auch Lähmung des Stimmapparates wird beobachtet. In einem Falle waren die Mm. thyreoarytaenoidei int., in einem anderen die Adduktoren der Stimmbänder gelähmt, und außerdem bestand eine Parese des M. levator veli palatini. Pferde, die in Bleimanufakturen gebraucht werden, leiden bisweilen an Lähmung der Stimmbänder durch Rekurrenslähmung, so daß, um der Asphyxie zu begegnen, man die Tracheotomie machen muß. Atrophie und Kontrakturen entstehen. Die faradische Kontraktilität schwindet früher als die zeitweilig gesteigerte galvanische. Die Entartungsreaktion sah man bisweilen auch in nicht gelähmten Muskeln. Vereinzelt wird von ataktischen Störungen berichtet. Heilung der Bleilähmung ist selbst nach sehr langem Bestehen möglich.

Als Ursache der Bleilähmung wurden zirkumskripte Läsionen der grauen Vorderhörner angesprochen[3]). Man fand Veränderungen am Rückenmark (Polyomyelitis mit Degeneration und Atrophie einzelner Ganglienzellen, sklerotische Inseln in den Wurzeln der Zervikalanschwellung), vermißte sie aber auch. Doch konnte man bei Tieren, die Bleiazetat längere Zeit einatmeten und gelähmt wurden, entzündliche Prozesse in der grauen Substanz des Rückenmarks, daneben degenerative Erscheinungen an den großen Ganglienzellen der Vorderhörner in Gestalt von Vakuolen, sowie auch Degeneration in den Wurzeln usw. bei intakten peripherischen Nerven nachweisen. In den befallenen Muskeln wurden Verschmälerung der Muskelfasern mit Kernvermehrung und zum Teil körnig-fettiger Metamorphose der kontraktilen Substanz aufgefunden[4]). Die motorischen Nervenäste der gelähmten Muskeln zeigen bisweilen Zerklüftung der Markscheiden, teilweises Fehlen der Achsenzylinder und Vermehrung der Kerne des Neurilemms. Diese Auffassung der Bleilähmung als eine motorisch-trophische Neuritis wird bestritten. Die Meinung hat

---

[1]) L. Lewin, Amtl. Nachr. des Reichs-Versicherungsamts, 1906, 15. Mai, und Obergutachten über Unfallvergiftungen 1912. — Karcher, Korresp. f. schweiz. Ärzte, 1898 (Lähmung des Deltoideus, pectoralis major, Levator scapulae).

[2]) Dreisch, Zwei seltene Fälle von Bleiverg., 1890.

[3]) E. Remak, Arch. f. Psych., 1875, Bd. VI, p. 1. — Vergl. auch: Ceni, Arch. f. Psychiatrie, Bd. 29, H. 2.

[4]) Friedländer, Virchows Archiv, Bd. LXXV, p. 24, und Eisenlohr, Deutsch. Arch. f. kl. Med., Bd. XXVI.

auch Vertreter, daß bei der Bleilähmung eine poliomyelitische Affektion mit oder nach primären peripherischen Läsionen entsteht. An den arteriellen Blutgefäßen des Epi-, Peri- und Endoneuriums fand sich in einem Falle starke Verdickung der Gefäßwände neben degenerativer Atrophie des Radialis.

Leichenbefund bei akut Vergifteten: Man findet in leichteren Fällen an der Magen- und Darmschleimhaut grauweiße Beläge, unter denen Wunden sein können. Nach längerer Einwirkung des Giftes sind die Schleimhäute mit einer aschgrauen Schicht bedeckt, auch in tieferen Schichten entzündet, geschrumpft, mitunter ecchymosiert und geschwürig verändert. Unter Gehirn- und Rückenmarkshäuten fand man Ansammlung seröser Flüssigkeit und in Leber, Nieren und Lungen entzündliche Infiltrate.

Die Sektion chronisch Bleikranker ergab: Fettige Entartung und Atrophie der Magendrüsen, die Submukosa des Magens und Darmes durch Wucherung ihres Bindegewebes und Verdickung der Scheidenhaut ihrer Gefäße stärker entwickelt, die Schleimhaut des Jejunum, Ileum und oberen Kolon atrophiert und die Muskelschichten des Darmes fettig entartet[1]). Bei mit Bleiazetat chronisch vergifteten Kaninchen war die Intestinalschleimhaut bis zur Muskularis entzündet. Die Epithelien der Lieberkühnschen Drüsen zeigten Mitosen. Die Endothelien der kleinen Blutgefäße waren stellenweise in Kernteilung begriffen. Auch Schrumpfniere kann auftreten durch die Ausscheidung des den Nieren feindlichen Metalls. In einem Teile der Rinde sah man u. a. Verkleinerung, resp. Schwinden der Harnkanälchen, Vermehrung des interstitiellen Bindegewebes, Schrumpfung, resp. hyaline Degeneration der Glomeruli und ihrer Gefäße. Nierenveränderungen erzeugt ebenfalls die Einatmung von Bleiazetat[2]). Die Schrumpfniere kann zu Herzhypertrophie[3]), Ascites usw. führen. Bei Bleikolik, deren anatomischer Befunde ich bereits oben Erwähnung getan habe, fand sich oft eine Leberverkleinerung. Bei bleikrank gemachten Tieren wies die Leber eine nekrotische, staubig-körnige Degeneration ihres Plasmas auf. Um die Gallengänge herum sieht man eine Entzündung, die anfangs nur exsudativ, später bis zur Bindegewebsneubildung fortschreitet. Es besteht eine ausgesprochene Periangiocholitis chronica hyperplastica. Bei Kühen, die zufällig Bleikugeln auf einer Wiese mit dem Gras verschluckt hatten, und infolgedessen an Bleikolik erkrankt waren, fand man im Pansen eine Bleimenge von zwei bis acht Kilo in der Form abgeplatteter, zackig gewordener Kugeln. Die Tiere ließen Leberatrophie und interstitielle Nephritis erkennen. In der Blase war blutiger Harn und in den Muskeln Fett. In anderen Fällen von chronischem Saturnismus der Kühe fanden sich regelmäßig Hypertrophie der Mesenterial- und Leistendrüsen bis zur Größe eines Hühnereies. Dabei waren diese entweder nur sukkulent oder enthielten — namentlich die Mesenterialdrüsen — käsige Herde. Gemeinhin fanden sich solche Herde auch in beiden Lungen und in den Bronchialdrüsen[4]).

---

[1]) Kußmaul, Arch. f. klin. Medizin, Bd. IX, S. 285.
[2]) Stieglitz, l. c.
[3]) Musehold, Die Bleivergiftung, 1883.
[4]) Über Veränderungen an Nerven, siehe oben.

Therapie der akuten Bleivergiftung. Natrium-, resp. Magnesiumsulfat, Milch, Eiweißlösungen, viel von bester Kohle, Natriumthiosulfat 1 : 30 Wasser. Es sollte sogar 1 g evtl. bis dreimal täglich gegeben werden. Sogar intravenös (!) wurden große Mengen einverleibt. Dies sollte auch prophylaktisch geübt werden — was auf eine schwere medizinische Unbildung hinweist. Magenwaschungen, darauf: Abführmittel, Diuretika und Schweißmittel.

Prophylaktische Therapie der chronischen Bleivergiftung. Diejenigen Fälle, die als individuelle Immunität aufgefaßt werden, sind nur als ein längeres Freibleiben von der Intoxikation anzusehen und betreffen Personen, die entweder unter günstigen hygienischen Verhältnissen mit Blei arbeiteten oder sich selbst, bewußt oder unbewußt gegen eine Vergiftung schützten. Dies setzt voraus, daß es sanitäre Maßregeln gibt, die einen wirksamen längeren, vielleicht vollständigen Schutz gewähren. Hierzu gehört, daß die Besitzer von Fabriken, in denen Bleipräparate in fein verteiltem Zustande dargestellt werden, oder in denen Bleidämpfe entstehen, nicht nur für eine ausreichende Ventilation, Staubkammern (in einer Mennigefabrik sammelte man mehrere tausend Kilo solchen Staubes in einem Jahre), für Abzugschächte, sowie für geeignete zahlreiche Waschvorrichtungen mit warmem Wasser in den Arbeitsräumen, die oft z. B. in großen Druckereien viel zu wünschen übrig lassen, sondern auch für einen genügenden Schutz der Arbeiter durch Darreichen von Respiratoren, Arbeitshandschuhen usw. sorgen. Zum Waschen — ausreichende Zeit hierfür ist zu geben — ist eine Seife zu verwenden, die Bimsteinpulver und einen Schwefelwasserstoff liefernden Zusatz enthält. Ein fernerer Schutz wird durch die den Arbeitern zu gebenden Belehrungen geboten. Danach dürften dieselben in den Arbeitsräumen nichts genießen und nicht rauchen, sondern müssen dies an einem vor Blei geschützten Orte tun, nachdem sie sich vorher von den ihren Fingern oder der Gesichtshaut anhängenden Bleipartikelchen sorgfältig gereinigt haben. Sie sollten in der Fabrik Arbeitskleider haben, die beim Verlassen derselben abgelegt werden, und sollten öfter baden. Noch besser wäre es, wenn in großen Fabriken Einrichtungen für warme Brausebäder geschaffen würden, die ein drei- bis viermaliges Baden in der Woche ermöglichten. Dem Milchgenuß in Bleibetrieben, vor allem mit Bleistaub, ist wegen der bleilösenden Eigenschaft von Fetten zu widerraten[1]). Für wichtig erachte ich eine genaue staatliche Kontrolle der Verwendung von bleihaltigen Farben für Gegenstände des menschlichen Gebrauches und hierbei unter anderem das Verbot der technischen Verwendung des Chrombleies (Textil-, Buntpapierindustrie, Färbung von Nahrungs-, Genußmitteln und Spielzeug). Ein Lack- und Firnißüberzug über solchen Gegenständen ist ein ungenügender Schutz.

Besondere technische Schutzmaßregeln gegen bleierne Wasserleitungsröhren (Überziehen der inneren Bleiflächen mit einer Schicht von Schwefelblei, das Einstecken eines Rohrstutzens aus Zinn in einen Rohrstutzen aus Blei oder emaillierte Röhren, oder die Ver-

---

[1]) L. Lewin, Die Belehrung der Arbeiter über die Giftgefahren in gewerblichen Betrieben, Berlin 1906, S. 103.

wendung schmiedeeiserner verzinkter Rohre) halte ich für überflüssig. Bleiröhren für geschlossene Leitungen, namentlich zu Druckleitungen, sind unbedenklich, während solche für offene Leitungen zu verbieten sind. Für die Reinigung bleihaltigen Wassers ist das beste Mittel die Tierkohle[1]). Für Trink- und Küchenwasser kann an den Wasserhahn ein Kohlenfilter angeschraubt werden. Hinüberleiten des Wassers über Quarzstücke soll demselben seine bleilösenden Eigenschaften nehmen.

Schon im Jahre 1543 wurde in Antwerpen der zulässige **Gehalt des Zinns an Blei** gesetzlich bestimmt (2½ Prozent). Durch deutsches Reichsgesetz dürfen **Eß-, Trink- und Kochgeschirre** aus Metall nicht mehr als 10 Prozent Blei enthalten, glasierte oder emaillierte dürfen bei einhalbstündigem Kochen mit verdünntem Essig (vierprozentige Essigsäure) kein Blei an diesen abgeben. **Kautschuk darf nicht bleihaltig sein**, falls er als Behältnis für Nahrungsmaterial oder zu Spielzeug benutzt wird. Gummidichtungsringe für Verschlußflaschen enthalten meistens Mennige bis zu 60 Prozent. **Metallfolien zur Packung** von Schnupf- und Kautabak, Käse dürfen nicht mehr als ein Prozent und **Verzinnungs- und Lötmassen** nicht mehr als 10 Prozent Blei enthalten.

Kurative Therapie, a) **Bleikolik**: Entleerung des Darmes (Ol. Ricini, Kalomel, große Dosen von Olivenöl), Schmerzstillung (gesättigtes Chloroformwasser aa. mit Wasser, 1 g Äther als Dampf per rectum (?), Morphin, Einatmungen von Amylnitrit oder Atropin subkut.). Man hat auch zur Behebung der Schmerzen Kokain in die harte Rückenmarkhaut — 1—3 cg in 2—4 ccm sterilisierten Wassers — gemacht, und angeblich danach in einem bis zwei Tagen Heilung erzielt. Antidotarische Einwirkung (Schwefel mit Honig, schwefelsaure Salze, beide ohne Nutzen, aber Schwefelnatrium zu 0,3—0,4 g pro die in Pillen gerühmt), Beschleunigung der Bleiausscheidung (Jodkalium. Wasser von Vichy-(Célestins). b) **Bleiarthralgie**: Schwefelbäder (50 bis 100 g Kal. sulfurat. auf ein Bad). c) **Bleilähmung**: Dampfbäder und elektrische Behandlung — „elektrolytische Bäder", Strychnininjektionen (0,005, allmählich steigend); Heilung wurde durch Jodkalium und Schwefel erzielt bei linksseitiger Fazialislähmung, Hemianopsie und motorischer und sensibler Lähmung. d) **Encephalopathia saturnina**: Blutentziehungen, forcierte Abkühlungen und Drastika sind zu vermeiden, dagegen zu verwenden laue Bäder, Herzstimulantien und Jodkalium. Bei einem bleikranken Arbeiter, der an epileptoiden Krämpfen und Koma litt, will man nach einem Aderlaß von 450 g und Einspritzung von 800 ccm physiologischer Kochsalzlösung schnelle Heilung erzielt haben. Viel gerühmt wird in den letzten Jahrzehnten die Verwendung von Natriumthiosulfat, sogar in intravenöser Injektion (0,3 bis 0,6 bis 1,0 in 10 ccm destillierten Wassers) oder subkutan. Bei akuter Vergiftung innerlich 1,5 g auf 400 Wasser, eßlöffelweise.

Nachweis: Man kocht die Leichenteile mit **Natronlauge**. Enthalten sie Blei, so färbt sich die Flüssigkeit braun bis schwarz durch Schwefelblei (der Schwefel kommt aus dem Eiweiß). Aus Metallen, Knochen usw. kann man durch Salpetersäure das Blei ausziehen, zu der

---

[1]) L. Lewin, Zeitschr. f. Biologie, Bd. XIV, p. 488. — Heyer, Ursache und Beseitigung des Bleiangriffs durch Leitungswasser. Dessau 1888.

Lösung Eiweiß und Natronlauge setzen und erhitzen. Auch so entsteht Schwefelblei. Zu Harn fügt man Eiweiß und Natronlauge und erhitzt. Nach dem analytischen Gange zerstört man die Leichenteile mit chlorsaurem Kali und Salzsäure, leitet H_2S in die chlorfreie Lösung, löst den Niederschlag in Salpetersäure und versetzt mit Schwefelsäure. Das entstehende Bleisulfat löst sich in basisch weinsaurem Ammoniak. Bei dem elektrolytischen Nachweis schlägt sich das Metall auf der negativen Elektrode nieder. Als bester qualitativer Nachweis wird die Tripelnitritreaktion nach Fairhall bezeichnet, durch die noch 0,001 mg Blei erfaßt wird.

Beryllium. Subkutane Anwendung von Beryllsalzen schafft bei Tieren außer Ätzwirkungen im Darm und den Nieren und den entsprechenden subjektiven Symptomen Krämpfe, Motilitäts- und Sensibilitätsstörungen[1]).

Zerium. Das Zeriumsulfat ($CeSO_4 . 6 H_2O$) verhält sich in biologisch-reaktiver Beziehung auf Lebewesen wie Lanthansulfat. Auf keimende Samen wirken die Sulfate der angeführten seltenen Erden erst in einer Konzentration von 0,4 Prozent[2]). Ein Zerisulfat [$Ce(SO_4)_2$] ruft an roten Blutkörperchen von Tieren körnige Degeneration und als Allgemeinwirkung Herz- und zerebrale Lähmung hervor[3]). Zersalze, z. B. das Nitrat, fällen Eiweiß. Das arzneilich gebrauchte Zeriumoxalat rief als Nebenwirkung nur übermäßige Trockenheit im Munde hervor.

Gold. Die löslichen, eiweißfällenden Goldverbindungen erzeugen an Geweben Ätzung mit Gelb-, resp. Violettfärbung. Schorfe entstehen nach 18—24 Stunden, die nach 5—6 Tagen abfallen. Von den Ätzstellen aus findet Resorption statt. Die Ausscheidung erfolgt durch die Nieren. Im Magen bilden sich Goldalbuminatverbindungen, die im Magensafte, sowie in Chlornatrium löslich sind. Dadurch entstehen Druck, Schmerz in der Magengegend und im Unterleibe, Salivation, Erbrechen und Durchfall. Längerer Gebrauch von Goldchlorid erzeugt: Hautausschläge, Fieber, Albuminurie, Polyurie, Kopfschmerz, Schlaflosigkeit und Zungensteifigkeit[4]). Subkutan angewandtes Goldmagnesium lieferte bei zu hohen Dosen Dyspnoe, Husten, Hämoptoë und Frostgefühl, und ebenso gebrauchtes Kalium-Aurobromid außer Infiltrationen noch Frösteln und Stechen in der Herzgegend. Bei der Vergiftung eines Hundes per os durch 0,6 g Goldchlorid fand sich Ulzerierung und Vereiterung der Magenschleimhaut, nach subkutaner Injektion: Leberverfettung, Nierenentzündung und der vorgenannte Magenbefund. Während gelöstes Gold zu 0,005 g pro Kilo Körpergewicht Tiere augenblicklich vergiftet, soll das in Serum, Harn und Kot nicht auffindbare kolloidale Gold in der gleichen Dosis keinerlei schädliche Wirkungen äußern.

Nach Einspritzung der Krysolgan genannten Goldverbindung: Aminoaurothiophenolkarbonsäure gegen Tuberkulose zu 0,05—0,2 g in 10prozentiger Lösung kam es bei einzelnen Kranken zu Stomatitis, Gesichtsödem, Exanthemen an Rumpf und Gliedmaßen, schwerer Dermatitis, Fieber, Albuminurie, Cylindrurie und gelegentlich zu hämorrhagischer

---

[1]) Siem, l. c.
[2]) Hébert, l. c.
[3]) Loewenthal, D. med. Wochenschr. 1902.
[4]) L. Lewin, Die Nebenwirkungen der Arzneimittel, 3. Aufl. — Stevenson, Guys Hospit. Reports, London 1894, Vol. I, p. 127. Vergiftung durch Goldterchlorid.

Nephritis. Unangenehmer kann Goldkaliumzyanid wirken. Es ist ein schwerer Blutschädiger. Schon 0,02 g lassen die Zahl der roten Blutkörperchen sinken[1]).

Knallgold, eine Verbindung von Goldoxyd mit Ammoniak, soll angeblich zu 0,25 g unter Magen-, Darmstörungen und Krämpfen getötet haben.

Nachweis: Kochen mit Königswasser. Schwefelwasserstoff fällt aus Goldchloridlösungen in Schwefelammonium lösliches Goldsulfid, Zinnchlorür gibt einen braunen bis purpurfarbenen Niederschlag. Behandlung: Eisstückchen, einhüllende Getränke, Eiweißlösungen und eventuell Morphium gegen die Schmerzen.

Radium. Auf Pflanzen, Tieren und Menschen kann Radium schädigend einwirken. Eine mit Radiumemanation erfüllte Luft verzögert das Wachstum der Pflanzen, obgleich bei direkter Bestrahlung von Samen ein fördernder Einfluß derselben festzustellen ist. Die Auswirkung hängt scheinbar von der Intensität des Radiumeinflusses und Nebenumständen ab, denn auch dem pflanzlichen Organismus gegenüber wirken die Radiumstrahlen bei direkter Anwendung schädigend.

In einer zerstörenden Wirkung liegen auch die Gefahren des Radiums, welche sich bei Menschen, die mit radioaktiven Stoffen zu tun haben, in schweren Formen als eitrige und brandige Gewebsveränderungen an Händen, Endgliedern der Zeige- und Mittelfinger, Armen usw. unter Stechen, Brennen und Schmerzen, in leichten als Abschuppung der Epidermis und Infiltrationen[1]) äußern können.

Läßt man eine genügende Menge zwei- bis dreimal in der Woche und jedesmal länger als zehn Minuten auf das Kaninchenauge einwirken, so entstehen Kornealtrübungen, Zerfall des Epithels, an der Deszemetis Ödem des Endothels und Veränderungen an der inneren Schicht der Retina. Andere Augenteile erscheinen hyperämisiert. Das Tragen eines in eine Glasröhre eingeschmolzenen Radiumpräparats erzeugte eine erst in sieben Wochen heilende Wunde.

Als Allgemeinstörungen durch Radiumemanation kommen vor: Allgemeines Unwohlsein, Kopfschmerz, Schwindel, Schwäche, Gelenkschmerzen und auch Abmagerung, Albuminurie und Neigung zu Blutungen[2]). Man schreibt diesem Einflusse auch eine Zersetzung der lezithinhaltigen Gewebe und der Kernsubstanzen zu. Als unschädliche Minimal- und Maximaldosen werden 100 und 900 M.-Einheiten bezeichnet.

Die Vergiftung trat bei einem seit 15 Jahren in einem Röntgeninstitut Angestellten spät ein. Innerhalb weniger Wochen entwickelte sich das Bild einer aplastischen akuten Leukämie mit hochgradiger Verminderung der Gesamtzahl der roten und weißen Blutkörperchen. In den letzten Lebenswochen traten bei dem an heftigen Kreuzschmerzen, Gewichtsabnahme, abendlichem Fieber und erhöhter Pulszahl Leidenden Poikilozytose und Makro-Mikrozytose auf[3]).

---

[1]) Hauck, Münch. med. Wochenschr. 1913, S. 1824. — Bruck u. Glück, ebendort 1913, Nr. 10.
[2]) Mesernitzky, Münch. med. Wochenschr. 1912, Nr. 6. — Arch. f. physik. Chemie VI, 1.
[3]) Foveau de Courcelles, Americ. Journ. of elektrotherap., Bd. 39, 1921.

Radiumbariumbromid, das in einer Zelluloidkapsel zwei Stunden lang auf dem Oberarm gelegen hatte, schuf anfangs nur Hautröte, aber nach zwei bis drei Wochen starke Entzündung mit Dunkelfärbung und Zerstörung der Oberhaut.

Polonium. Als Polonium wird ein Gemenge von Radium E und Radium F oder nur Radium F bezeichnet. Nach intravenöser, subkutaner und intraperitonealer Beibringung größerer Mengen an Kaninchen fand man akute Nephritis, starke Abmagerung und Schädigung des Blutes. Der Tod erfolgte nach 12 Tagen. Mittlere Dosen schaffen anfangs eine Zunahme der Leukozyten mit darauf folgender starker Verminderung. An den Nieren fanden sich herdförmig an den Tubuli contorti Hyalinisierung, Vakuolisierung, Schwellung.

Thallium.

Auch die schwer löslichen Thalliumsalze werden vom Magen und Darme aus aufgenommen[1]. Das Metall findet sich besonders in Muskeln[2]. Die Elimination erfolgt durch den Harn und durch alle anderen Sekrete. In der Milch einer Ziege fand es sich 17 Stunden nach subkutaner Injektion von 0,05 g. Leber, Niere, Milz enthalten nach Vergiftungen am meisten davon. Die Symptomatologie entspricht im wesentlichen der Vergiftung mit Schwermetallen überhaupt. Thalliummetall wirkt erst in großen Dosen und erst in fünf bis sieben Tagen vom Magen und Darm aus giftig. Von leichter löslichen Präparaten töten 0,5 g Kaninchen, 0,5 bis 1,0 g Hunde vom Magen aus. Subkutane Injektion von 0,06 g salpetersauren Thalliums erzeugt bei Fröschen und Kaninchen Unregelmäßigkeit, resp. Verlangsamung der Herzaktion bis zum Stillstande (Einwirkung auf die Herzzentren).

Nach wiederholter Verabfolgung kleinerer Dosen entstehen Ernährungsstörungen, Erbrechen, Speichelfluß, Abmagerung, Schmerzen im Darmkanal, diarrhoischblutige Entleerungen, erschwerte Respiration, Zittern und unkoordinierte Bewegungen. Nach arzneilichem Gebrauch von Thalliumazetat in Tagesdosen von 0,1—0,2 g vier Tage lang gegen die Nachtschweiße der Phthisiker beobachtete man rapid eintretenden Haarausfall. Eine Kranke, die wegen Nachtschweißen in drei Tagen 0,27 g Thalliumazetat eingenommen hatte, bekam bald darauf einen so starken Haarausfall, daß die ganze Kopfhaut vollständig kahl wurde. Drei Monate später zeigten sich nur ganz wenige junge Haare. Nach insgesamt 0,5 g Thalliumsulfat entstanden: Diarrhöen, Albuminurie, Parästhesien, Schmerzen im Leib und an den Gliedmaßen sowie motorische und sensible Lähmung der Beine[3]. Die Sektion ergibt Schwellung und Blutungen an der Magenschleimhaut. Bei Kaninchen, denen man Thalliumazetat wiederholt intravenös, mit 0,01 g beginnend und täglich um ebensoviel steigend beigebracht hatte und die am fünften bis sechsten Tage gestorben waren, fand man eine Schädigung der Tubuli contorti[4]. In den Lungen und auf dem Epikardium kommen Hämorrhagien vor.

---

[1] Marmé, Nachricht. d. Gesellsch. d. Wissensch. zu Göttingen, 1867, p. 397.
[2] Luck, Beitr. z. Wirk. d. Thalliums, Dorpat. 1891.
[3] Rullard, Boston med. and surgic. Joun. 1902.
[4] Dal Collo, Lo Sperimentale, 1924.

Nachweis: Man extrahiert mit angesäuertem Wasser, befreit die eingeengte Lösung von färbenden und organischen Bestandteilen und unterwirft sie der Elektrolyse. Man prüft die Kathode und die Anode spektroskopisch. Die minimalsten Mengen lassen sich durch das Auftreten einer intensiv grünen Linie nahe bei E erkennen.

Es gibt eine gewerbliche Thalliumvergiftung, die man bei der Gewinnung des Metalls aus Schwefelkiesrückständen beobachtet hat. Die Arbeiter erkrankten mit Müdigkeit, Appetitlosigkeit, Schmerzen in den Kniegelenken und Haarausfall. Bei zweien derselben bestand Albuminurie, bei einem, der die Arbeit aufgegeben hatte, wurde eine hintere Synechie der Iris und eine der Verwachsungsstelle entsprechende partielle Linsentrübung, eine beginnende Sehnervenatrophie, ein relatives zentrales Skotom für Rot und Grün und Abnahme des Sehvermögens auf Fingerzählen in 2½ Meter Entfernung beiderseits festgestellt. Patellarreflexe fehlten[1]). Bei Tieren kommt es durch chronische Beibringung[2]) zu Alopecie, epitheliomartigen Veränderungen an der Magenschleimhaut, Eosinophilie, in bestimmten Tierfamilien Katarakt mit Iritis und intraokularen Blutungen. Thallium soll seine Angriffspunkte wesentlich am endokrinen und vegetativen System haben.

Gallium soll auf Herz und Muskel giftig wirken.

Aluminium.

Akute Giftwirkungen erzeugen **Kali-Alaun**, sowie **gebrannter Alaun**, wenn sie in zu großen medizinalen oder aus Verwechselung verabreichten Dosen eingenommen wurden. Nur einmal traf ich auf eine Mitteilung, nach der sich ein Mann durch eine Alaunlösung tödlich vergiftet habe[3]). Zu Mordzwecken an Kindern fand Alaun Verwendung. Der eine dieser Fälle[4]) soll nach 0,9 g zum Tode geführt haben[5]). Dieser ist sicher nicht auf Alaun zurückzuführen. Auch **Liquor Aluminii acetici** kann giftig wirken. Die Aufnahme der gelösten Aluminiumverbindungen vom Magen und Darm aus ist bei kleinen Mengen problematisch, während große, durch welche die Schleimhäute angegriffen werden, leicht Eingang in das Blut finden und in der Leber und der Milz zur Ablagerung kommen; nur Spuren werden mit dem Harn eliminiert.

Der Alaun fällt Eiweiß und kann somit auf Schleimhäuten ätzend wirken. Kaninchen gehen nach Einführung von 8 g gelösten Alauns in den Magen in zwei Stunden unter Krämpfen zugrunde. Bringt man ihnen täglich 4 g bei, so erfolgt der Tod in zwei bis vier Tagen. Hunde bekommen nach großen Dosen Erbrechen, vertragen aber auch 30 g. Bei Pferden entstehen nach übermäßiger Alaunverwendung Ernährungsstörungen. Eine Kuh wurde durch 125 g davon schwer vergiftet. Die vergiftenden Dosen liegen aber für solche Tiere gewöhnlich bedeutend niedriger.

Bei einem Menschen veranlaßten einmal 30 g Alaun, die aus Versehen statt Magnesiumsulfat genommen worden waren, den Tod nach

---

[1]) Rube u. Hendricks, Medizin. Welt 1927, S. 733
[2]) Buschke, ibidem.
[3]) Eine Zeitungsnotiz vom 8. Oktober 1901.
[4]) Fagerlund, Vierteljahrschr. f. ger. Mediz. 1894.
[5]) Tardieu, Die Vergiftungen, 1868, S. 116.

acht Stunden[1]). Als Symptome erscheinen: Brennen vom Munde an bis zum Magen, Übelkeit, einmaliges blutiges Erbrechen, unerträglicher Angstzustand, ein kleiner, fadenförmiger, beschleunigter, später auch aussetzender Puls, kalte Haut, Unmöglichkeit, auch Flüssigkeiten zu schlucken, schnellste Atmung, Muskelzittern und Krampfbewegungen[2]).

Nach häufigerer innerlicher medizinaler Verwendung entstehen bei manchen Menschen Störungen der Eßlust und der Verdauung. Ein chronischer Magenkatarrh, Abmagerung und Schwäche schließen sich an. Große Dosen veranlassen Speichelfluß, Erbrechen sowie Magen- und Leibschmerzen bei Diarrhöe. Diese Wirkung rührt von einer direkten Reizung der Magen-Darmschleimhaut her, deren Epithel aus dem lebenden in den toten Zustand von Alaunalbuminat übergeführt wird. Dosen von 2 g Alaun und mehr rufen Druck und Schmerzen in der Magengegend, Kolikschmerzen, Übelkeit und Erbrechen hervor. Nach Verschlucken eines Schluckes von einer sehr konzentrierten, zum Gurgeln bestimmten Alaunlösung bekam ein Mann 39maliges Erbrechen von Schleim und Blut, Hämaturie, Cylindrurie, Magenschmerzen u. a. m. Erst nach dreizehn Tagen war der Kranke wieder gesund[3]).

Eine Schwangere, die aus Versehen statt Zucker Alaun genommen hatte, abortierte[4]). Sie bekam Erbrechen.

Eine Alauntrübung der Hornhaut wurde bei Trachomatösen, welchen man längere Zeit hindurch eine einprozentige Lösung eingeträufelt hatte, beobachtet. In der getrübten Zone sah man eine kristallinische Ablagerung[5]).

Speisen, die nur in Aluminiumgeschirren zubereitet wurden und mit denen zwei Männer fast ein Jahr lang ernährt wurden, verursachten keine Befindensstörungen, obschon Aluminiumgefäße von den meisten Speisen und Getränken angegriffen werden. Angeblich kommen pro Mann und Tag nur wenige Milligramme Aluminium hierbei in Betracht[6]). Das hier und da bei dem Brotbacken mitverwandte Alaun kann bei chronischer Aufnahme zweifellos Schaden stiften, wenn es auch nur in der Hinsicht einer mangelhaften Ausnutzung der Nahrung oder einer symptomlosen Affektion des Darmepithels wäre.

Sektionsbefund nach dem Alauntod bei Tieren: Anätzung der Mukosa des Magens. Sie ist grauweiß, bröckelig, mitunter auch ecchymosiert. Das Epithel des Dünndarms bis zum Blinddarm ist häufig in eine grauweiße Masse umgewandelt. In dem erwähnten Falle eines Alauntodes eines Menschen fand man einen gelblichgrauen Überzug an Mund-, Pharynx- und Ösophagusschleimhaut, einen Bluterguß zwischen dem oberen Teil der Trachea und dem Ösophagus, sowie eine Peritonitis.

Nachweis: In Alaunlösungen erzeugt Ammoniak und Kalilauge einen weißen Niederschlag von Aluminiumhydrat, das sich im Überschuß des letzteren Fällungsmittels löst, Natriumphosphat, weißes Aluminium-

---

[1]) Siem, Über die Wirkung des Aluminiums 1886.
[2]) Hicquet, Annales d'Hygiène, 2. Série, Tom. XXXIX, p. 192.
[3]) Kramolik, Therap. Monatshefte 1902, S. 325.
[4]) L. Lewin, Die Fruchtabtreibung ..., 4. Aufl., S. 317.
[5]) Zur Nedden, Arch. f. Ophthalmol. 1906, Bd. LXIII.
[6]) Plagge, Deutsche militärärztl. Zeitschr. 1892, S. 329. — Schmitz Untersuchungen über die Giftigkeit des Aluminiums, Bonn 1893.

phosphat. Leichenteile werden verascht, und in dem salzsauren Auszug der Asche kann Alaun nachgewiesen werden. **Alaunhaltiges Brot** wird beim Anfeuchten einer Kampecheholzlösung (1 Holz, 20 Methyl-Alkohol, davon 10 ccm mit 150 Wasser und 10 ccm gesättigter Lösung von Ammoniumkarbonat gemischt) an der Luft blau, normales Brot gelbbraun. **Behandlung der akuten Alaunvergiftung:** Brechmittel, kohlensaures Ammoniak, ölige Substanzen, Emulsionen und Eisstückchen.

Der gebrannte Alaun ätzt durch Wasserentziehung. Durch ihn sind auch Todesfälle veranlaßt worden.

Milchsaures Aluminium erzeugt, subkutan angewandt, bei Tieren grobe Stoffwechselstörungen, Appetitverlust, Erbrechen, Insensibilität, Sopor, Sinken der Körperwärme und Tod, bisweilen unter Atemstörungen.

Liquor Aluminii acetici. Bei vier Kranken riefen Verbände mit essigsaurer Tonerde binnen 24 Stunden ausgedehnte Nekrosen an der Hand hervor[1]). Die Haut sah man in einem Falle blauweiß oder schwarz, gefühllos werden und sich in Blasen abheben[2]). Innerlich verabfolgt, entstehen Magenstörungen und evtl. sogar Schwindelgefühl.

Die chronische Zufuhr von Liquor Aluminii acetici zum Zwecke des Selbstversuches rief bei 30—40 Tropfen nur Druckgefühl in der Magengegend, bei 60 Tropfen noch dazu Schwindel und Benommenheit hervor. Kleinere Mengen (bis zu 15 Tropfen täglich) ließen keine auffälligen Symptome erkennen.

Eisen.

Eisenverbindungen können unter Umständen bei jeder Art der Anwendung vergiften, resp. töten, z. B. **Eisenvitriol**, der gelegentlich einmal zu rachsüchtigem Mordzweck[3]) und öfters als Abortivmittel benutzt worden ist, und **Eisenchlorid**, das zu Einspritzungen in Körperhöhlen (Uterus) oder innerlich aus Versehen oder zur Abtreibung in großen Mengen benutzt wird. Die kleinste tödliche Dosis des **Liquor Ferri sesquichlorati** scheint 45 g zu sein. Wiederherstellung erfolgte noch nach 90 g. Die tödliche Dosis des **Eisensulfats** ist nicht mit Bestimmtheit festzustellen. Ein Mädchen, das 30 g davon verschluckte, kam mit dem Leben davon. Hunde erkranken schon durch 2 g, sterben durch 8—16 g, Pferde durch 250 g Eisenvitriol (per os) in 18—26 Stunden[4]). **Eisenchlorid**, das direkt in die Vene injiziert wird, tötet zu 1 g[5]). **Berlinerblau, Turnbull-Blau, Ocker, Umbra, Terra di Siena** sind ungiftig[6]).

Die **Resorption** löslicher Eisensalze geht von dem Unterhautzellgewebe und Wundflächen aus leicht vor sich, seitens des intakten Magens

---

[1]) Esau, Medizin. Klinik, 1912, Nr. 28.
[2]) Hanauer, Schweiz. Wochenschr. f. Chemie 1913, 32.
[3]) Taylor, Die Gifte, Bd. 2, S. 520. Ein Mann gab seinem Weibe eine große Dosis Eisensulfat ohne sonderlichen Erfolg. — Ein Weib brachte ihren Kindern Eisensulfat in Haferschleim bei. — Chevallier, Annales d'hygiène publ. 1851.
[4]) Orfila, Lehrb. d. Toxikol., übers. v. Krupp, 1854, Bd. II, p. 39.
[5]) Rabuteau, Union médicale, 1871, Nr. 52.
[6]) Hamburger, Zeitschr. f. phys. Chemie, Bd. II, p. 191 u. Bd. IV, p. 248.

wird sie bestritten und nur von der kranken oder durch das Eisensalz krank gemachten Schleimhaut zugegeben. Tatsächlich geht die Resorption von Oxydul- und Oxydverbindungen zum größten Teil vom Darm aus vor sich. Die **Ausscheidung** erfolgt durch die Galle und den Darm, die Milch (nach 48 Stunden), den Harn und minimal auch durch die Haut. Ein Teil des Eisens wird in der Leber (50 Prozent) und Milz aufgespeichert.

Das durch lösliche Eisenoxydsalze zu erzeugende **Eisenalbuminat** ist in verdünnten Säuren löslich. **Eisenchlorid** erzeugt dadurch auf Schleimhäuten und Wunden Ätzung, Blutgerinnung und außerdem Hämatin. Die subkutane Beibringung von Eisensalzen rief hervor: Brennen und Schmerzen, auch Schwellung, langdauernde Zellgewebsinduration (weinsaures Eisenoxydul) oder Abszesse (Ferrum pyrophosphoric. c. Ammonio citria). **Die entfernteren Eisenwirkungen** beobachtete man bei Salzen, welche Eiweiß nicht fällen, z. B. dem **Ferronatriumtartrat**[1]). Sie bestehen in: Lähmung des zentralen Nervensystems, der Gefäßnerven und Dunkelwerden des an Kohlensäure verarmten Blutes. Sowohl bei Tieren als auch bei Menschen ist nach Eisengebrauch Wärmesteigerung und Pulsbeschleunigung[2]) beobachtet worden. Nach zitronensaurem Eisen sah man Blutharnen entstehen. Koliken und Stuhlverstopfung können alle arzneilich gebrauchten Eisenverbindungen erzeugen.

Symptome der Eisenvitriolvergiftung bei Menschen: Erbrechen und Durchfall schwarzer Massen (Schwefeleisen); Schmerzen im Leib, Prostration und Somnolenz. Frauen, die ihn zur Abtreibung in Dosen von 3 g und mehr verwandten, bekamen Erbrechen, Durchfälle. Der Tod erfolgte einmal nach etwa 14 Stunden. Das Verschlucken von Schleifsteinschlamm kann in seinen Wirkungen z. T. auf Eisenwirkungen bezogen werden[3]). Ein Knabe, dem wegen Favus eine Kopfwaschung mit einer konzentrierten Eisensulfatlösung gemacht wurde, starb unter Erbrechen und Konvulsionen. Analoge Erscheinungen weisen mit Eisensulfat oder **weinsaurem Eisennatron** vergiftete Hunde auf.

Wird zu viel oder eine zu konzentrierte Lösung von **Eisenchlorid** in den Uterus oder intravaskular in Aneurysmen, Varicen, Teleangiektasien **eingespritzt**, so schreien die Kranken auf, werden blaß oder zyanotisch, atmen stertorös und sterben im Kollaps noch während der Injektion oder wenige Minuten später, entweder durch Embolie (Bildung von Eisenalbuminat) oder durch Peritonitis (Eindringen durch einen Eileiter in die Bauchhöhle[4]). Der Einfluß der Konzentration auf die Erzeugung von Schädigungen ist groß. Als ein Beleg hierfür kann angesehen werden, daß nach tropfenweiser Einspritzung von 2 g von reinem Liq. Ferri sesquichlor. mittels Braunscher Spritze in den Uterus der Tod nach

---

[1]) Meyer und Williams, Arch. f. exp. Path. u. Pharm., Bd. XIII, p. 70.
[2]) Laschkewitsch, Centralbl. f. med. Wissensch., Bd. IV, p. 369.
[3]) L. Lewin, Fruchtabtreibung, 4. Aufl., 1925, S. 335. — Die Nebenwirk., 3. Aufl. — Rehm, Friedreichs Blätter, 1887, Bd. 38.
[4]) R. Cory, Transact. of the Obstetr. soc. of London, 1880, Vol. XXI. — Herman and Gordon, Obstetr. Journ., VII, 633. — Cederschöld, Hygiea, 1878, p. 162, und Lewin, Nebenwirk. d. Arzneim., 1893, p. 432. — L. Lewin, Zeitschr. f. klin. Medizin, 1894, Bd. XXIV.

2¼ Stunden eintrat. Hier fand man Thrombosierung der Uterusvenen bis zur Teilungsstelle der Vena iliaca communis. In der Nähe der Injektionsstelle von Liquor Ferri sesquichlorati erscheint an der Haut bisweilen eine phlegmonöse Entzündung, auch Lymphangoitis mit Fieber und selbst Brand, ebenso an Schleimhäuten, z. B. der Vagina. Inhalation von zerstäubter Eisenchloridlösung kann bei Hämoptoe leicht wieder Blutungen auslösen.

Nach dem Verschlucken von viel Eisensesquichlorid entstehen: Husten, Schlingbeschwerden, Erbrechen blutiger Massen, Zungenschwellung, Kleinheit des Pulses, Kälte der Haut, Dyspnoe und Beschwerden beim Harnlassen, evtl. Hämaturie. Wiederherstellung erfolgte bei einer Schwangeren nach Einnehmen von 30 Tinct. Ferri sesquichlorati in vier Dosen an einem Tage. Starke Reizung des Harnapparates war eine Folge. Häufige subkutane Eiseninjektionen können eine chronische Eisenvergiftung erzeugen. Außer Erbrechen und Durchfällen entsteht bei Hunden Cholurie, Cylindrurie, Nephritis und Verkalkung der Harnkanälchen und Fettleber. Bei Menschen rief Ferrum citricum (subkut.) allgemeines Unwohlsein, Erbrechen und Mattigkeit hervor[1]).

Berufliche Beschäftigung mit Eisen kann Körperstörungen veranlassen. Ein Knabe, der damit beschäftigt war, die Kristalle aus einem Bottich, in dem Eisensulfat zur Kristallisation gebracht wurde, zu sammeln, klagte über Kopfschmerzen und Unwohlsein. Er erbrach mehrmals, fühlte Schmerzen in den Waden und Kolikschmerzen. Die Mutterlauge hatte ihm die Finger wund gemacht.

Eisenstaub lagert sich in der Lunge ab. Geschieht dies von Eisenoxyd, so entsteht die rote Eisenlunge, und wenn sich Eisenoxydul-oxyd oder phosphorsaures Eisenoxyd einlagert, die schwarze Eisenlunge. Die Entstehungszeit dieser Siderosis pulmonum umfaßt 1 bis 25 Jahre. Sie kann etwa zwei Jahre nach dem Beginn von Störungen enden. Der Auswurf ist entsprechend ockerfarbig oder schwärzlich. Man fand die roten Oxydkörnchen am dichtesten in den Lobular- und Infundibularseptis, z. B. bei Arbeitern, welche jahrelang Englischrot beim Glasschleifen eingeatmet hatten. Bei der schwarzen Eisenlunge war ein Oberlappen mit schwarzen Pigmentflecken und hanfkorngroßen, derben schwarzen Knötchen durchsetzt.

Sektion: Nach einer tödlich verlaufenden Eisenchloridvergiftung fand man den Magen entzündet, bei Tieren auch mit submukösen Hämorrhagien versehen. Bei mit Eisenoxydulsalzen vergifteten Tieren ist die Magenschleimhaut und der Inhalt des Duodenums gelb- bis rotbraun durch Eisenoxyd gefärbt und bei solchen, die durch intravenöse Injektion eines Eisendoppelsalzes zugrundegingen, die Schleimhaut des Magens und des Dünndarms geschwollen und hyperämisch und die Mesenterialgefäße ausgedehnt.

Nachweis: Eisenoxydulsalze geben mit gelbem Blutlaugensalz einen hellblauen, Eisenoxydsalze einen dunkelblauen Niederschlag. Schwefelzyankalium erzeugt in Eisenoxydulsalzen nichts, in Eisenoxydsalzen eine kirschrote Färbung. Schwefelammonium liefert in Lösungen

---

[1]) Glaevecke, Arch. f. exp. Pathol., Bd. XVI, S. 385.

beider Salze schwarzes Eisensulfid. Eine bräunliche Lösung von Dinitrosoresorcin (Solid- oder Echtgrün) gibt, in wenigen Tropfen zu einem Ferroion enthaltenden Material hinzugesetzt, eine Grünfärbung. In tierischen Geweben kann das Eisen nach Zerstörung derselben (chlorsaures Kali und Salzsäure) nach dem analytischen Gange nachgewiesen werden. **Eisenchlorid** läßt sich durch Alkohol ausziehen. Quantitative Bestimmungen sind unerläßlich.

Behandlung: Brechmittel, Abführmittel, Milch und Eiweiß. Die Gastroënteritis, sowie die Nierenentzündung sind symptomatisch (Eisstückchen, schleimige Getränke, Opiate, Senfteige und evtl. auch Blutegel) zu behandeln.

Chrom.

Das **Kaliumchromat** (K_2CrO_4) und das stärker wirkende **Kaliumbichromat** ($K_2Cr_2O_7$) gaben bisher durch Verwechselung, z. B. einer Chromatflüssigkeit für ein Element mit Schnaps oder Bier[1]), oder einer Chrombleisalbe statt einer Schwefelsalbe, wodurch eine Reihe von Krätzkranken in einem Krankenhaus vergiftet worden sind, ferner durch Unvorsichtigkeit in Gewerben (Färberei), zum Selbstmord[2]), oder zum kriminellen Abort[3]), oder zum Mord[4]) verwendet — statt eines Schlafmittels gab ein Dienstmädchen ihrer Herrin eine in acht Stunden tödlich wirkende Lösung von doppeltchromsaurem Kalium — die Ursachen für Vergiftungen ab. Giftmordversuche sollen mit diesem Salz vorgenommen sein, weil man meinte, es mit Schwefelarsen zu tun zu haben[5]), besonders in der gynäkologischen Praxis[6]). Manche andere gewerblich benutzte Chromverbindung kann giftig wirken, z. B. **Chromalaun** und **Chromblei** (siehe Blei). **Guignets Grün** (Chromoxydhydrat) und **Sideringelb** (chromsaures Eisenoxyd) sollen wegen Unlöslichkeit ungiftig sein, falls das erstere nicht Pikrinsäure enthält. Ich halte sie nicht für ungiftig[7]). **Chronische Vergiftung** kann bei arzneilichem Gebrauch

---

[1]) Meyer, D. Zeitschr. f. ger. Medizin, 1925, Bd. 7.
[2]) Standhartner, Bericht des Allgem. Krankenhauses, Wien 1890, p. 60. — Fürbringer, Deutsche med. Wochenschr. 1892, p. 102. — Heitz, Friedreichs Blätter, 1902.
[3]) L. Lewin, Fruchtabtreibung, 4. Aufl., 1925, S. 333. — Fagerlund, Vierteljahrschr. f. ger. Medizin, 1894. — Hedren, ibid. 1905. — Schrader und Horn, Vierteljahrschr. f. ger. Med., N. F., Bd. V, p. 113.
[4]) Mita, Zeitschr. f. Medizinalbeamte 1908, Nr. 213, S. 767.
[5]) Kratter, Arch. f. Kriminalanthropol. 1903.
[6]) Wiener med. Presse, 1895, Nr. 30. — Shaw, Virginia Medicat Semi-Monthly, 1901, 8. Febr. — White, Semaine Médic, 1889, p. 199.
[7]) Giftige Chromstoffe sind z. B. die Verbindungen des Chroms mit Kalium oder Natrium, oder mit Eisen (Sideringelb, Chromschwarz), oder mit Barium (Barytgelb, Douglasgrün), oder mit Kupfer (Chrombraun, Chromkupferschwarz), oder mit Zink (Lichtes Gelb, Zinkgelb, Violetter Lack, Marigolt Tint, Smaragdgrün), oder mit Quecksilber, oder mit Blei (Französisches Chromgelb, Parisergelb, Leipzigergelb, Kölnergelb, Hamburgergelb, Altenburgergelb, Kahlaergelb, Zwickauergelb, Baltimoregelb, Amerikanisches Gelb, Königsgelb, Kaisergelb, Bleigelb, Zitronengelb, Hautgelb, Neugelb, Ultramaringelb). Ein bestimmtes Chromblei heißt auch Chromzinnober, Österreichischer Zinnober, Chromorange, Chromrot, Derbyrot, Amerikanischer Vermillon. Giftige Verbindungen von Chromblei mit Berlinerblau heißen Elsners Grün, Grüner Zinnober, Laubgrün, Viktoriagrün, Preußischgrün, Myrtengrün, Seidengrün und auch wohl Deckgrün. Giftig ist die Verbin-

der Chromverbindungen, z. B. in der Behandlung der Syphilis mit Kaliumbichromat, und im Gewerbebetriebe entstehen.

Die Chromsäure vergiftete nur gelegentlich einmal einen Lebensüberdrüssigen[1]), oder durch Verwechselung mit einem alkoholischen Getränk[2]), häufig dagegen bei ihrer medizinischen Verwendung.

Die bisher als giftig, bzw. als tödlich festgestellten Dosen von Kaliumbichromat gehen weit auseinander. Die Art der Zuführungsstelle und der Zuführung, der Füllungszustand des Magens, das frühe Eintreten von Erbrechen u. a. m. beeinflussen unter sonst gleichen Bedingungen die Symptome und den Verlauf der Vergiftung. Ich halte unter der Voraussetzung der vollen Resorption 0,5—1 g des Bichromats für tödlich. In einem Selbstmordfalle erfolgte der Tod nach 2—3 g in etwa zwei Stunden[3]). Es töteten sonst 6 g in etwa acht Stunden[4]), 10 g in zwölf Stunden[5]) und etwa 25 g, in Teigen gehüllt, nach einer Reihe von Stunden, plötzlich unter vorangegangener Erregung[6]). Durch Verschlucken von 15 g erfolgte der Tod nach 50 Minuten und nach 30 g in 40 Minuten. Durch 30 g wurde eine Frau nach fünf Minuten bewußtlos und starb nach weiteren 15 Minuten.

Demgegenüber lehrte die Erfahrung folgendes: Nach Einnehmen einer Lösung von einer Messerspitze voll des Chromats entstanden nur mehrmaliges Erbrechen und ein zwei Tage anhaltender Magenkatarrh. Nach 8 g des festen Salzes erschienen wohl schwere Symptome, wie Erbrechen, kalte Schweiße, Schwindel, Kollaps, die jedoch schon nach 24 Stunden geschwunden waren[7]). **Genesung erfolgte auch nach** mehr als 10 g, obschon hier auch noch Darm- und Nierensymptome mit hohem Fieber bestanden hatten[8]). Zwei mit je 15 g Vergiftete kamen ebenfalls mit dem Leben davon.

Die Chromsäure tötete einen Menschen zu 6 g in vier Stunden[3]) Die löslichen Chromverbindungen werden von Haut, Wunden und Schleimhäuten aus aufgenommen, unlösliche kann der Mensch in irgendeinem Umfange löslich machen, falls ihr Verweilen an Schleimhäuten lange dauert. Nach der Verwendung von Chromsäurelösung gegen Fußschweiße sah ich bei einem Arzte Albuminurie bestehen. Ein Knabe steckte sich ein Stück Kaliumbichromat in die Nase, worauf nach einer halben Stunde Vergiftung eintrat. Eine Frau starb, die wegen Kondylomen an den Genitalien einmal mit ca. 15 g einer 20prozentigen Lösung von Chromsäure geätzt worden war[9]). Sehr bedrohliche Symptome veranlaßte die Touchierung der Labien

---

dung mit Chlor (Chrombronze, Permanentbronze), oder mit Fluor, oder mit Bor oder Plosphor (Arnaudons Grün), und auch die Verbindungen des Chroms mit Sauerstoff (Guignets Grün, Plessys Grün, Schnitzers Grün, Mittlers Grün, Türkisgrün, Gothaergrün), sowie der Chromalaun und die Chromsäure.

[1]) Limbeck, Prager med. Wochenschr. 1887 (Vergiftung durch Chromsäure einer Batterieflüssigkeit. — Rössle, D. Arch. f. klin. Med. 1905.
[2]) v. Baeyer, Münch. med. Wochenschr. 1901.
[3]) Reischer u. Gleisinger, Wien. med. Wochenschr. 1922, S. 1071.
[4]) Fürbringer, l. c.
[5]) Mucha, Vierteljahrschr. f. ger. Mediz. 1906, Suppl.-Band.
[6]) Berka, Münch. med. Wochenschr. 1903, Nr. 16.
[7]) Macniven, Lancet, 1883, II, p. 496.
[8]) Glaeser, D. Medic. Wochenschr. 1886, S. 292. — Klimesch, Wien. klin. Wochenschr. 1889.
[9]) White, La Semaine médic. 1889, p. 199.

mit einer Lösung von 0,6 g Chromsäure auf 30 ccm Wasser. Es erfolgte erst nach 36 Stunden Genesung. Ein „Kriställchen" Chromsäure auf die Portio cervicalis gebracht, rief heftige Lendenschmerzen, Diarrhöen, Würgen, sehr starke Albuminurie, Hämaturie, Cylindrurie, Epitheliurie hervor[1]). Nach dreimaliger Einpinselung einer Chromsäurelösung auf das Zahnfleisch entstanden eine Stunde später: Nackenschmerzen, Schwindel, Erbrechen, ein fadenförmiger Puls u. a. m. Etwas Chromsäure, zur Kauterisation auf die Tonsillen gebracht, rief Kollaps und andere Bichromatsymptome hervor. Die Ausscheidung der Chromate erfolgt durch Nieren und Darmdrüsen und bei Tieren vielleicht auch durch die Drüsen der Luftwege, welche entzündet gefunden wurden. In der Leber findet teilweise eine Magazinierung des Chroms statt. Die chromsauren Kalisalze fällen angesäuerte Eiweißlösungen, zerstören rote Blutkörperchen, verändern aber nicht den Blutfarbstoff. Ich fand keine Methämoglobinbildung. Die Chromsäure koaguliert Eiweißlösungen und erzeugt aus Oxyhämoglobin Hämatin.

An jedem Gewebe rufen die wasserlöslichen Chromate bzw. die Chromsäure und alle unlöslichen Chromverbindungen, aus denen der Organismus Chrom frei macht, Reizung oder auch Ätzung hervor. Die verwerfliche Therapie, Schweißfüße mit Chromsäure zu behandeln, erzeugt Jucken, Brennen für Stunden oder Tage, bisweilen Schrunden und Hautrisse, evtl. kleine, schwer heilende Geschwüre. Werden kleine Hautverletzungen übersehen, so kann der Fuß schwellen, und ein bläschenartiger, bis zum Unterschenkel wandernder Ausschlag, Lymphangitis sowie Lymphadenitis, und als entferntere Wirkung Konjunktivitis und Gelbsehen sich einstellen.

Arzneiliche Chromsäureverätzung eines Blutschwamms tötete resorptiv ein Kind. Pferde, die mit einer Salbe aus Kaliumbichromat (2 : 90) eingerieben worden waren, bekamen Schwellung und tiefe, schwer zu beseitigende Geschwüre. An Schleimhäuten können die örtlichen Ätzveränderungen noch viel unangenehmere Formen annehmen und sich zu tiefen geschwürigen Zerstörungen fortentwickeln. In der Nase blieb der Ätzschorf in einem Falle dreieinhalb Monate. Bei dieser Ätzung entstehen bisweilen Schmerzen und Kongestionen nach dem Auge. Häufigere Ätzungen der Vagina schufen neben allgemeinem Krankheitsgefühl Schwäche und Abmagerung und als örtliche Zerstörung einen mit grauem Belag bedeckten Defekt. Im Krankenhaus wurde die Frau, die durch Weiterätzung eine Blasen-Scheidenfistel bekommen hatte, von dem Arzte gerettet. Eine Frau starb, nachdem zur Beseitigung von papillomatösen Wucherungen der Nymphen im ganzen 3 g Chromsäure in Lösung verbraucht worden waren, nach 27 Stunden. Es gibt kein inneres Organ, das direkt von dem Gifte getroffen wird oder auf resorptiven Wege damit in Berührung gekommen ist, nicht materielle entzündliche Veränderungen erleiden kann. Auch Pflanzen leiden durch Schädigung ihres Eiweißbestandes.

Symptome: Nach der innerlichen Aufnahme der chromsauren Salze oder der Chromsäure oder resorptiv nach häufigen Ätzungen mit der letzteren entstehen in mannigfacher Kombination infolge von Entzündung und Schwellung Schmerzen im Munde und

---

[1]) Stricker, Münch. med. Wochenschr. 1895.

Schlunde, Schlingbeschwerden, sehr selten später noch eine Ösophagusstriktur, brennende Magenschmerzen bei maßlosem Durste, ferner häufiges Erbrechen, nicht selten von Schleimhautfetzen und bluthaltiger oder gelbgefärbter, resp. bläulicher oder grüner Massen. Gewöhnlich erscheint das Erbrechen, je nach der Magenfüllung, nach etwa 15—30 Minuten. In Feigen eingehülltes Kaliumbichromat ließ es erst nach drei bis vier Stunden entstehen. Es schließen sich daran Tenesmus mit Durchfällen, meist choleraartig mit oder ohne Blut, heftige Leibschmerzen, Präkordialangst, Kleinheit und Aussetzen des Pulses, Kälte der Extremitäten, Tremor, mitunter absolute Harnverhaltung, Schmerzen in der Nierengegend, Zystitis, Albuminurie, Glykosurie[1]), auch Blutharnen, sehr selten ein makulöses Exanthem, sowie Ausscheidung von hyalinen und granulierten Zylindern,

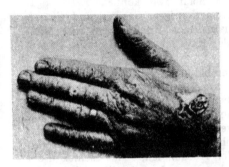 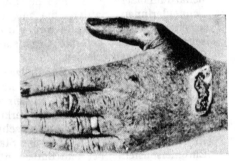

Fig. 13.

Ikterus, Gelbfärbung der Sklera, Erweiterung der Pupillen, Schwerhörigkeit (auch einseitig), Schwindel, dyspnoetische Atmung, auch wohl Fieber, Bewußtlosigkeit und Krämpfe in den Beinen. Bewußtlosigkeit erfolgte nach dem Verschlucken von 30 g Bichromat schon nach fünf Minuten. Der Tod erfolgte in einzelnen Fällen unter allgemeinen Konvulsionen, aber auch ohne solche, nachdem vom Beginn der Vergiftung an Bewußtlosigkeit, Erbrechen und Durchfall und eine Atmung mit sehr langen Atempausen bestanden hatte, durch Atemstillstand. Die Herztätigkeit kann die Atmung um ca. zwei Minuten überdauern. Die Wiederherstellung kann lange Zeit in Anspruch nehmen. Ein Vergifteter endete nach zwei Tagen, nachdem schon ein relativ gutes Befinden eingesetzt hatte, unter den Erscheinungen einer Kreislaufschwäche im Koma.

Die Benutzung von Kaliumbichromat als Abtreibungsmittel hat bisher jedesmal den Tod der Mutter zur Folge gehabt.

Eine besondere Bedeutung haben die Chromwirkungen bei **Menschen, die ihnen bei ihrer Arbeit ausgesetzt sind**[2]). Es kommen u. a. folgende Betriebe in Frage: Chemische Fabriken, die Chrom, Chromverbindungen, Chromfarben usw. herstellen oder die Chrom für chemische Arbeitszwecke, z. B. als Oxydationsmittel in der Teerfarben-

---

[1]) P a l, Wien. med. Wochenschr. 1902, Nr. 18. — M e y e r, D. Zeitschr. f. ger. Medizin 1925, Bd. 7.
[2]) L. L e w i n, Über die gewerbliche Vergiftung mit Chromverbindungen, Chemiker-Zeitung 1907. — Belehrungsblatt für Chromarbeiter, Berlin 1907.

industrie, oder bei der Bleicherei von Fetten, Ölen, Wachs, oder zur Herstellung von Umsetzungsprodukten organischer Stoffe, z. B. von Anthrachinon aus Anthrazen, oder für die Gewinnung von Aldehyden, Anilingrün usw., verwenden, ferner Färbereien aller Art, für Stoffe, Garne, Wolle, Papiere, Tapeten, Walkereien, Werkstätten für Buntdruck, oder für Fell- und Häutebearbeitung einschließlich des Gerbeverfahrens, oder für Wasserdichtmachen von pflanzlichen oder tierischen Stoffen, zum Bleichen von Seide, Zeugdruckereien, Tischlereien und Drechslereien, in denen Holz gelb gefärbt wird, in der Photographie, beim Kopierverfahren, zur Herstellung von Chromgelatinepapier, beim Pigment- und Kohledruck, in Betrieben zum Beizen von Metallen, zum Ätzen von Kupfer und Stahl, zum Färben von Glas und Tonwaren, oder für die Herstellung von Sicherheitszündhölzern und manche andere noch. So können z. B. sogar Schneiderinnen, Sattler, die mit chromathaltigen Garnen und Stoffen arbeiten, Maler, Stempler von chromathaltigen Briefmarken, oder Menschen, die damit gefärbte Gegenstände, Halstücher, Handschuhe tragen, Chromwirkungen erleiden.

Die schwedischen Zündhölzer enthalten als Zündmasse wesentlich chlorsaures Kalium und Kaliumdichromat — das letztere zu drei bis sechs Prozent. In einem Hölzchen findet sich ungefähr ½ mg. Bei der Herstellung erkrankten z. B. in einer Fabrik von 84 Arbeiterinnen dreizehn an schweren Veränderungen in der Nase. In Chromalkalifabriken ist es der Staub beim Mahlen und Zerkleinern des Chromeisensteins, bei dem Entleeren der Trockenöfen, dem Beschicken der Schmelzöfen, beim Anrühren der Schmelze, oder die Einwirkung der Lauge, die durch Anspritzen an die Haut kommt, die örtlich und resorptiv schädigen. In einer Chromatfabrik fand man in dem Raume, in dem das Salz zerkleinert wurde, in 1 cbm Luft, in Kopfhöhe entnommen, 3,3 bis 6,3 mg Chromatstaub, und sogar in den den heißen Chromatlaugen entweichenden Dämpfen konnte Chrom erwiesen werden, wo es sich wohl als mitgerissene Partikelchen findet.

Die Aufnahme des Chromatstaubes in die Luftwege oder die direkte Berührung mit Lösungen der chromsauren Salze mit, wie gemeint wird, nicht ganz heilen, wie ich aber sagen kann, auch gesunden Händen, Augen usw., und die Übertragung auch an entferntere Körperstellen (Glans penis, Präputium), können schädlich wirken. Es kann ein Hautleiden entstehen entweder als runde rote Flecken, welche sich ausbreiten und miteinander verschmelzen, oder als schuppige Flechte, oder als Bläschen, oder als juckende Knötchen, die eitrig werden, oder als Furunkel, oder als Blutschwären. Bei Vernachlässigung dieser Veränderungen oder zu langer Einwirkung des Chromgiftes, zumal auf die nun schon veränderte Haut entstehen Geschwüre. Das wie mit dem Locheisen ausgeschlagene, runde, glattrandige „Chromloch", das an Händen, Nägeln, Unterarmen langsam entsteht, stellt zuerst eine mit Eiter gefüllte Blase dar. Auch an Lippen und Füßen kommen Geschwüre vor. Die Nägel können sich abstoßen. Gelegentlich, z. B. bei Färbern, beobachtet man infolge der Geschwüre Durchbohrung der Hand oder des Arms.

Eine besondere Form von Rhinitis, Rhinonekrosis chronica, entwickelt sich bei Arbeitern, die sich dem Staub chromsaurer Salze aussetzen. Gewöhnlich entstehen an der Nasenscheidewand, nachdem für einige Tage Blutungen oder Koryza bestanden haben, Entzündung und Geschwüre, Perforation oder Zerstörung des Knorpels, so daß unten nur noch ein schmaler Rand stehen bleibt[1]). Die Entzündung beginnt vor und unterhalb des vorderen Randes der mittleren Muschel zu beiden Seiten der Nasenscheidewand, da, wo das verhornte Epithel der äußeren Haut aufhört. Der Einatmungsstrom wird in einem aufwärts gerichteten Bogen von der Seitenwand der Nase nach der Scheidewand herübergeführt, wo er, anprallend, dann längs ihrer nach den Nasenmuscheln führt. Die Chromteilchen gelangen so an die feuchte Nasenscheidewand, wo sie hängen bleiben und wirken. Auf der staatlichen Konferenz in Hagen[2]), in der ich auch über solche Verhältnisse sprach, meinte ein gefühlvoller Redner, die geschilderten Veränderungen seien „nur Schönheitsfehler". Am Rachen kommen Geschwüre vor, die den syphilitischen ähneln[3]). Als Begleiter solcher Zustände können auftreten:

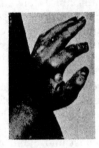 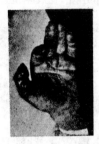

Fig. 14.

Bronchitis, Bronchialasthma, auch eitrige Tympanitis, Otorrhöe, Durchbohrung des Trommelfelles, schlimme Konjunktivitis, Diarrhöen. Abmagerung und Anämie sind Folgen der Berührung dieser Teile mit Chromaten, Kopfschmerzen und Nierenleiden der Ausdruck resorptiver Wirkungen. Solche kommen vor. Man hat behauptet, daß sie „vom Standpunkt der Gewerbehygiene unbeachtet bleiben können"[4]). Diese Meinung teile ich nicht, weil ich sie bei Arbeitern, die Messing mit Chromsäurelösung beizten, in schlimmen Formen festgestellt habe.

Der Leichenbefund. Nach dem Verschlucken von Chromaten fand man die Lippenschleimhaut entzündet, das Zahnfleisch bläulichgrau gefärbt und in der Bauchhöhle und den Gehirnventrikeln blutiges Serum[5]). Es besteht eine hämorrhagische Gastroenteritis: die Magenschleimhaut erscheint rot bis braunschwarz ohne oder mit Geschwüren und partiellen Ablösungen des Epithels. Im Darm: Schwellung, Entzündung und blutige Suffusionen der Schleimhaut mit

---

[1]) Mackenzie, London. medic. Record, 1885, p. 118. — Wutzdorff, Arbeit. aus dem Gesundheitsamt, 1897. — Bamberger, Münch. med. Wochenschr. 1902.
[2]) L. Lewin, in: Die Belehrung der Arbeiter über die Giftgefahren in gewerblichen Betrieben, Berlin 1906, S. 29.
[3]) Delpech et Hillairet, Annales d'hyg. publ. 1876, p. 5 et 193.
[4]) Lehmann, Schriften aus dem Gesamtgebiete der Gewerbehygiene, N. F., H. 2, 1914.
[5]) Kieser, Württ. Correspondenzbl. 1880, 38.

Substanzverlusten, Schwellung der Follikel und Plaques, Stauungserscheinungen im Bereiche der Leber und Nieren. Leber und Herz verfettet, schwer degeneriert. Einmal wurde eine Muskatnußleber festgestellt. In den Nieren parenchymatöse und interstitielle Entzündung oder Schrumpfung mit speckiger Infiltration der Rindensubstanz und der Pyramiden. Nach Einführung von **neutralem chromsaurem Kali bei Kaninchen** zeigen sich in den Nieren hämorrhagische Infarkte[1]). Die Henleschen Schleifen und die gewundenen Harnkanälchen können kruppös verändert sein; die Epithelien der letzteren weisen Trübung und ein zernagtes Aussehen auf. Die Kapsel der Glomeruli enthält Exsudat, ist auch geschwollen; in den Harnkanälchen sind Rundzellen. Verkalkung der Marksubstanz der Nieren bei Kaninchen[2]). An der Schleimhaut der Blase Entzündung sowie Eiterung.

Nachweis: Nach Vergiftung mit 2—3 g Kaliumbichromat fanden sich im Darm nur Spuren von Chrom, und nur 14 mg auf 100 g verarbeitete Substanz in Leber und Lungen. Die chromsauren Salze geben mit Silbernitrat einen roten Niederschlag von chromsaurem Silber (bei vorhandenem Kochsalz muß ein Überschuß von Silber angewandt werden), mit Bleiazetat gelbes Bleichromat, in angesäuerten Lösungen mit Wasserstoffsuperoxyd eine bald verschwindende blaue Färbung (Überchromsäure). Erbrochenes, Peritonealflüssigkeit, Magen-Darminhalt, Magen, Darm, Blase, Niere und Harn werden durch chlorsaures Kali und Salzsäure zerstört. In der durch Ammoniak neutralisierten Lösung erzeugt Schwefelammon einen schmutzig-grünen Niederschlag, der mit Soda und Salpeter geschmolzen wird. Die Schmelze wird in Wasser gelöst und damit die oben genannten Reaktionen angestellt. Man kann auch die getrockneten Massen mit Salpeter verpuffen und mit dem wässrigen Auszug der Schmelze die Reaktionen anstellen.

Behandlung: Magenwaschungen mit sehr viel Wasser, evtl. unter Zusatz von Magnes. carbon. (10,0 : 300,0 Wasser), Natriumbikarbonat, Bleiazetat (0,1 : 300 Wasser). Bei einer akuten Vergiftung durch zwei bis drei Eßlöffel voll einer konzentrierten Lösung von Kaliumbichromat machte man eine Magenausspülung mit 0,1prozentiger Silbernitratlösung, die zu günstigem Ausgange führte. Die am zweiten Tage nachher auftretende Zuckerausscheidung war nur geringfügig und vorübergehend. Natriumsulfit sollte bei Vergiftung durch Chromsäure günstig wirken, weil es dieselbe zu dem viel weniger giftigen schwefelsauren Chrom wandelt. Schleimige Mittel, Emulsionen, Milch, Eisstückchen und ergiebig Diuretica (Tartar. boraxatus). Für Fabriken kommen die beim Blei und Phosphor angegebenen prophylaktischen, hygienischen Maßregeln in Frage.

Mangan.

Kaliumpermanganat.

Für Vergiftungen zu Selbstmord und durch arzneiliche Verwendung kommt nur das übermangansaure Kalium in Frage. Pferde werden durch 10 g davon vergiftet und Kaninchen durch 0,24 g pro Kilo. Legte man die

---

[1]) Gergens, Arch. f. exp. Path., Bd. VI, p. 148.
[2]) Neuberger, Arch. f. exp. Path., Bd. XXVII, p. 45. — Kabierske Die Chromniere, Breslau 1880.

letztere Zahl zugrunde, um die tödliche Dosis für einen Menschen zu finden, so würde sie sich auf etwa 10 g belaufen. **Eine solche Rechnung halte ich für jedes Gift für unzulässig.** In Wirklichkeit[1]) wurde ein Mensch schon durch 5 g, die zum Selbstmord genommen worden waren, getötet. In anderen Fällen, in denen zwecks Sicherung Luxusdosen genommen worden waren, töteten 15—20 g in sechs Stunden, oder „eine Handvoll" Kristalle in Bier genommen, nach 35 Minuten, oder „eine Tüte voll" nach 50 Stunden. Es kam aber eine junge Frau mit dem Leben davon, die zum Selbstmord 15—20 g verschluckt hatte. Dieser günstige Ausgang wurde auf die mit Magnesiumoxyd vorgenommene Magenausspülung zurückgeführt, wodurch das Permanganat gefällt worden sei.

Injiziert man eine Lösung desselben, z. B. gegen Morphinvergiftung, so findet an den Injektionsstellen seine Reduktion statt. Dies geschieht ja schon bei der Benetzung der Haut damit. Aber von der Injektionsstelle findet trotzdem noch eine Resorption unveränderter Substanz statt. Von der Magen-Darmschleimhaut wird sie gleichfalls aufgenommen. Die Ausscheidung erfolgt wesentlich durch Magen und Darm[2]) und in geringem. Umfange durch die Nieren.

Die örtliche Wirkung des Permanganats kann verschiedene Ausdrucksformen haben. Nach der subkutanen Injektion bei Menschen findet man Entzündung bis zu gangränöser Zerstörung der mit dem Mittel in Berührung gekommenen Gewebe. Bei Hunden führte die intravenöse Beibringung einer fünfprozentigen Lösung den Tod herbei. Hochgradige Veränderungen finden sich, neben Venenthrombosen, wohl durch das entstandene Reduktionsprodukt, in sämtlichen Organen. Die Reizung, die an Schleimhäuten durch zu hoch konzentrierte Lösungen, z. B. durch 0,75 zu 200 Wasser erzeugt werden kann, führte seitens der Urethra zu mehrwöchentlichen Blutungen und Schmerzen. Gelangt Kaliumpermanganat durch Zufall oder arzneilich in das Auge, so verfärben sich die Gewebe bis zu kohlschwarz. Diese Verfärbung kann nach einigen Tagen von selbst schwinden. Neben der Färbung sieht man Konjunktivitis oder dazu noch Hornhauttrübung.

Nach der Aufnahme in die Säftebahnen, z. B. zu medizinischen Zwecken, veranlaßten schon Mengen des Permanganats von 0,12 g, auch in Pillen, Schmerzen vom Schlunde bis zum Magen, dazu noch Herzschwäche und Kollaps mit Zyanose. Die Frucht kann bei Schwangeren schon nach mehrfachen solchen Dosen abgehen. Die tödlichen Ausgänge von Vergiftungen damit erfolgten in einigen Fällen durch Herzlähmung. Der Verlauf gestaltete sich verschiedenartig, z. B. so: Eine Trinkerin nahm eine Handvoll Kristalle in Bier zu sich. Es stellten sich ein: Erbrechen, Unvermögen zu sprechen bei erhaltenem Bewußtsein, Lividität der Lippen, des Kinnes, der Finger, starke Schwellung und

---

[1]) Box and Buzzard, Lancet, 1899, II, p. 441. — Rubin u. Dorner, Arch. f. klin. Medizin, 1910, S. 267. — Siegel, Münch. med. Wochenschr. 1925, S. 259. — Thomson, Petersb. med. Wochenschr. 1895, Nr. 38. — Cohn, D. med. Wochenschr. 1911, S. 404.

[2]) Cohn, Archiv f. experim. Pathol., Bd. XVIII, S. 128. — Harnack, ebendort, Bd. 46.

Schwarzfärbung der Zunge. Die Atmung hörte nach dem Herzstillstand auf.

Wiederholt waren die Atmungsstörungen durch Glottisödem so stark, daß die Tracheotomie gemacht werden mußte. Ein mit 15—20 g Vergifteter wies ein bleiches, leidendes Gesicht auf, Unterlippe und Zunge waren stark geschwollen, dunkelschwarz, borkig. Glottisverschluß erheischte die Tracheotomie. Der Kranke starb, nachdem wegen einer Unwegsamkeit des Ösophagus die Gastrotomie gemacht worden war. Auch hier erfolgte der Tod durch Herzlähmung. Das Glottisödem ist wohl als direkte Folge der Berührung durch etwas vorbeigelaufenes Gift anzusehen — wie auch die Bronchopneumonie, die einmal zur Beobachtung kam.

In einem Genesungsfalle folgten nach 15—20 g Erbrechen schwärzlicher Massen und Bewußtlosigkeit. Das Sprechen war erschwert, der Puls klein und unregelmäßig, die Herztöne matt. Am nächsten Tage wurden nur 300 ccm Harn mit etwas Eiweiß abgeschieden. Vom siebenten Tage an setzte die Besserung ein. Puls und Diurese hoben sich.

Leichenbefund. Festgestellt wurde mehrmals Verätzung an der hinteren Rachenwand, auch Schorf an Kinn, Lippe und Mundhöhle, Schwellung am Kehlkopf, Bronchitis, Lungenödem, Bronchopneumonie. Entzündung oder Verätzung im Magen wurden vermißt. Einmal wurde angegeben, daß die Magenschleimhaut mit dem dunklen Permanganat inkrustiert und hyperämisch gewesen sei. Außerdem wurde einmal angegeben, daß sich eine „bakterielle Magenphlegmone" und schwere Degenerationen in Herz, Leber, Nieren befunden hätten.

Andere Manganverbindungen.

Das **Mangansulfat** erzeugt vom Magen aus bei Hunden Erbrechen, bei Kaninchen Gliederlähmung, nach intravenöser Injektion tötet es unter Erbrechen, Appetitmangel, Ikterus, tetanischen Krämpfen, Exophthalmus durch Herzlähmung[1]). Kaninchen sterben durch 4 g (per os.). Mehrmalige subkutane Beibringung veranlaßt eine Nierenentzündung, evtl. Nierenschrumpfung. Tiere, die durch große Dosen von **Manganoxydulsulfat** endeten, weisen Entzündung von Magen, Dünndarm, Leber und Milz auf. Subkutan beigebrachtes **Manganoxydul** tötet einen Hund zu 6—8 mg nach zwei Tagen, zu 13—24 mg nach 24 Stunden. Das **halbzitronensaure Manganoxydulnatron** ruft Ähnliches wie Mangansulfat neben Lähmung des vasomotorischen Zentrums, Ikterus, Abschwächung der Motilität und Sensibilität und Somnolenz hervor. Der Harn enthält neben Mangan noch Eiweiß, Gallenfarbstoff, hyaline Zylinder, weiße Blutkörperchen. **Kohlensaures Manganoxydul** erwies sich angeblich bei chronischer Fütterung von Kaninchen als ungiftig.

Nachweis. Mangan findet sich meistens in der Asche menschlicher Organe, wohin es aus Nahrungs- und Genußmitteln kommen kann. Nach Vergiftungen wurde es in Galle, Urin und Blut nachgewiesen. Die Leichenteile werden zerstört. Das Mangan wird aus der salpetersauren Lösung nach Neutralisation mit Ammoniak durch Schwefelammonium fleischfarben gefällt. Tetramethyldiamidodiphenylmethan, in der zwanzigfachen

---

[1]) Laschkewitsch, Centralbl. f. med. Wissensch., 1866, S. 369.

Menge zehnprozentiger Essigsäure gelöst, gibt mit Mangandioxyd eine blaue Färbung. Mischt man ein Mangansalz mit Kaliumoxalatlösung und säuert mit Essigsäure an, so entsteht auf Zusatz von Oxydationsmitteln, oder Natriumnitritlösung, eine johannisbeerrote Färbung.

Behandlung akut Vergifteter: Entleerung des Giftes aus Magen, Darm und Nieren durch Brech-, Abführ- und harntreibende Mittel und Reizmittel für das Herz.

Der chronische Manganismus.

Arbeiter, die mit dem Zerreiben oder Vermahlen von Mangansuperoxyd (Braunstein) oder der Darstellung von Kaliumpermanganat usw. beschäftigt sind, können in eigentümlicher Weise erkranken, was Couper im Jahre 1837 fand[1]). Zum Entstehen des Leidens ist eine Disposition erforderlich, wie es scheint, auch bei Tieren. Von acht mit Braunstein gefütterten Kaninchen erkrankten nur vier nach Wochen unter zeitweiligen Krampfanfällen, Zittern, Schreien. Es erkrankt bei ihnen die graue, weniger die weiße Substanz des zentralen Nervensystems entzündlich mit anschließenden degenerativen Folgen. Die Gefäßinnenhaut leidet ebenfalls. Roter Blutfarbstoff und rote Blutkörperchen sind stark vermehrt, später vermindert. Die Giftigkeit des chronisch durch die Atmungsorgane aufgenommenen Manganstaubes scheint durch mitaufgenommenes Manganoxydul erhöht zu werden. Daher soll der kaukasische Braunstein, der weniger niedrige Oxydationsstufen des Mangans enthält, als der thüringische und japanische, weniger giftig sein. Indessen wurde auch gefunden, daß reines Mangansuperoxyd besonders giftig wirke[2]).

Dem Nervenleiden der Arbeiter, das wohl frühestens nach etwa drei-, gewöhnlich nach fünf- bis sechsmonatlicher Arbeit beginnt, gehen bisweilen Nachtschweiße, Appetitlosigkeit, Schlafsucht und Ödeme an den Beinen voran. Alsdann entwickelt sich das Bild der multiplen Sklerose und, vereinzelt, das der Schüttellähmung. Das Gehen fängt an schwer und schmerzhaft zu werden, ebenso das Stehen. Beine und Arme sind schwach, die Stimme klanglos, abgehackt und monoton. Der Blick ist bei einigen auf Unendlich eingestellt. In der Fortentwicklung weist die Krankheit an Symptomen u. a. die folgenden auf: Kopfschmerzen, Aphonie, Glottisparese, Erhöhung der Reflexe, starren, maskenartigen Gesichtsausdruck, und Steifigkeit der Muskulatur, auch im Gesicht, zumal aber an den Beinen, die bei einem Kranken dauernd einwärts rotiert waren. Bei ihm standen die Füße infolge von Hypertonie der Wadenmuskeln in Pes equinovarusstellung. Bei schnellem Gehen wies dieser Kranke eine Armhaltung mit Hebung und Abduktion der Oberarme bei gebeugten Unterarmen auf[3]). Außerdem kommen vor: Zittern von Zunge und Gliedmaßen, Speichelfluß und Spitzfußstellung. Die Kranken treten mit den Metatarsophalangealgelenken auf, können aber einige Schritte auch mit vollem Aufsetzen der Fußsohle gehen. Der Gang ist spastisch. Propulsion und Repulsion sind

---

[1]) Auf diese unbekannt gewesene Arbeit habe ich zuerst 1885 hingewiesen, wie v. Jacksch, Die Vergiftungen 1897, S. 243, richtig angab. Im Anschlusse daran folgen v. Jacksch, Münch. med. Wochenschr. 1907, u. andere.
[2]) Schwarz u. Pagels, Arch. f. Hygiene, Bd. 92, 1923.
[3]) Seelert, Monatsschr. f. Psychiatrie, 1913, Bd. 34.

ausgesprochen. Auf geringen Druck gegen die Brust fällt der Kranke nach hinten. Bergabgehen führt zu Zwangslaufen und Hinfallen. Das Individuum zeigt eine allgemeine Haltungsstarre und fällt bei dem Versuche, rückwärts zu gehen, öfter steif nach hinten um. Bei manchen tritt Augenzittern ein, wenn die Blickrichtung schnell und stark geändert wird. Sehstörungen und vorübergehende Blindheit kommen vor. Unter fünf an typischem Manganismus Leidenden fand sich einmal Gesichtsfeldeinschränkung. Dazu können sich noch gesellen: Zwangslachen, Zwangsweinen, Schwindel und auch psychische Störungen als geistige Schwäche, von Urteilslosigkeit bis zur Verdummung und apoplektiforme Zustände mit zurückbleibender Lähmung.

Auch der Mangandampf kann den Manganismus spasticus erzeugen. In einem Bessemerstahlwerk wurden zwei Arbeiter, die ihn aus dem elektrischen Ofen bei der Nachfüllung einatmeten, krank. Er enthielt 18,7 Prozent Mangan und der grobe Ofenstaub 38 Prozent. Die Symptome deckten sich mit den geschilderten: Störungen der Muskelinnervation, Propulsion, Retropulsion, Gehstörungen, Zwangslachen, Zwangsweinen, Schreiben kleiner Schrift ohne die Möglichkeit, sie größer zu machen, und geistige Abstumpfung. Einmal sah man danach auch Haarausfall kommen.

Der ganze Symptomenkomplex ist einer Therapie unzugänglich. Entfernung aus dem Arbeitsbetrieb kann Besserung schaffen. Im ganzen bleibt das Krankheitsbild jahrelang unverändert. Zu versuchen wären Thermalbäder und eine starke Anregung aller evakuierenden Organe.

Nickel.

Schon in der Kälte, noch mehr beim Kochen von Essig und Kochsalz in einem nickelplattierten Geschirr geht Nickel in Lösung[1]), und wenn man Sauerkirschen in einem nickelplattierten Gefäße kocht, überzieht sich die Wandung des letzteren mit basischem Nickelsalz. Auch Milch-, Zitronen-, Buttersäure lösen Nickel[2]). Es lösen 2- und 4prozentige Essigsäure und Milchsäure (500 ccm) aus reinem Nickelgeschirr kalt in 24 Stunden gegen 30 mg Nickel, die heißen Säuren schon in drei Stunden einige 20 mg. Eine andere Untersuchung ergab, daß 250 ccm eines 3,5prozentigen Essigs, mit 0,5 g Kochsalz versetzt, nach einstündigem Kochen fast 1 g Nickel lösen. Auch sehr langer Gebrauch von Nickelgefäßen soll Körperstörungen trotzdem nicht erzeugt haben — wenigstens sind Erkrankungen durch einen solchen Einfluß bisher nicht mitgeteilt worden. Es ist jedenfalls vorzuziehen, saure Speisen nicht in solchen Gefäßen zu kochen. Manche Speisen werden in solchem Geschirr mißfarbig, z. B. Kartoffeln und Milch bläulich, Suppen grau.

Ein Hund bekommt nach 0,6 g Nickelsulfat Erbrechen, stirbt aber selbst durch 1—3 g (per os) nicht, während 0,6 g ein Kaninchen nach 17 Stunden unter Krämpfen töten[3]). Die intravenöse Injektion von 0,6 g bei Hunden hat Erbrechen (aus zentraler Beeinflussung), Durchfall und Bewegungsstörungen zur Folge. Den Tod erzeugen 1,2 g. Nager be-

---

[1]) Birnbaum, Dingl. Polyt. Journ., Bd. CCXLIX, Heft 12. — Rohde, Arch. f. Hyg., Bd. IX, Heft 4.
[2]) Laborde et Riche, Compt., rend. de la Soc. de Biol., 1888, p. 681.

kommen Krämpfe und tetanische Starre. Die kymographische Kurve zeigt nach jeder Einspritzung von 0,25 g Nickelsalz Druckerniedrigung und Schwächung der Herzschläge[1]). Verfütterung von 100 g Nickelsulfat, entsprechend 21 g Nickel an einen Hund in 160 Tagen rief Erbrechen, Diarrhöen, Sinken der Körperwärme, Schwäche und schlechte Herzarbeit hervor. Diese Symptome bildeten sich nach dem Aussetzen wieder zurück. Die Leber enthielt bei diesem Tier 8 mg Nickel, andere Organe nur 1—2 mg. Das essigsaure Nickeloxydul wird angeblich vom Magen aus in täglichen Dosen von 0,5 g von Hunden gut vertragen, tötet dagegen, subkutan appliziert, schon in einmaliger Dosis[2]). Doch scheint die Toleranz vom Magen aus nicht groß zu sein, da man nach 0,2—3,0 g Nickelsulfat Erbrechen, Diarrhöe, Kapillarhyperämie des Magen-Darmkanals und Temperaturerniedrigung eintreten sah. Die Ausscheidung des Nickels erfolgt teilweise durch den Harn und die Fäzes[3]).

In Vernickelungsbetrieben wird bei den Arbeitenden ein ekzemartiger Ausschlag — „Nickelflechte", „Nickelkrätze" — beobachtet. Die zu vernickelnden Gegenstände werden, ehe sie in das mit schwefelsaurem Nickeloxydulammoniak beschickte Bad eingehängt werden, mittels Kalk oder Kalkwasser oder Natronlauge durch Reiben und Bürsten von Fett und Schmutz gereinigt. Die Finger werden durch das Alkali und die mitbenutzten Reibemittel bei Empfindlichen wund und durch die Benetzung mit der Nickellösung vollends krank. Dieses Ergebnis ist nur eine Summationsfolge der beiden Schädlichkeiten und hat mit einer Sensibilisierung der Haut nichts zu tun. Unter Brennen und Jucken entstehen — wie ich es oft gesehen habe — zwischen den Fingerwurzeln und am Handgelenk Ekzemknötchen und Bläschen, die sich zu nässenden Geschwüren entwickeln und weitergreifend sich über weitere Teile der Körperhaut, sogar über den ganzen Körper verbreiten können. Es sind — meiner Auffassung nach — die Lymphbahnen, die den Reizstoff ganz langsam weiterführen.

Das Nickelkohlenoxyd ($NiCO_4$). Aus den kalzinierten Erzen wird Nickel mittels Kohlenoxyd extrahiert. Dabei verbindet sich das Metall mit dem Kohlenoxyd zu Nickelkarbonyl, das in England schon zu Vergiftungen Anlaß gegeben hat. So starben drei Arbeiter in Clydach (Südwales) an eingeatmetem Nickelkarbonyl, eine Flüssigkeit, die, bei Tieren subkutan angewandt, giftig wirkt. Es tritt dabei Spaltung in beide Komponenten ein. Nickel geht auch in das Blut wie das Kohlenoxyd. Letzteres bildet Kohlenoxydhämoglobin. Die Körperwärme sinkt, weil das Hämoglobin verhindert wird, die Gewebe mit Sauerstoff zu versorgen[4]). Als Betriebsgift veranlaßte das Nickelkohlenoxyd bei Arbeitern hauptsächlich Zyanose, beschleunigte Atmung, Pupillenerweiterung, Atembeschwerden und Erbrechen. Bei einem Menschen, der damit wissenschaftlich arbeitete, stellte sich nach zwei bis drei Stunden ein eigentümliches Unbehagen ein, auch Atmungsstörungen bis zu lebhaftem Erstickungsgefühl. Dazu kamen Fiebersymptome. Es blieb Mattigkeit für 24 Stunden zurück.

---

[1]) Gmelin, Vers. über die Wirk. d. Baryts. etc. Tüb. 1824, p. 70.
[2]) Schulz, Deutsche med. Wochenschr. 1882, Nr. 52.
[3]) Stuart, Arch. f. exp. Path., Bd. XVIII, p. 151.
[4]) Mc. Kendrick and Snodgrass, Br. m. Journ., 1891, Bd. I, p. 1215.

Nachwirkungen folgten[1]). Sektion: Entzündung und Ecchymosierung des Magens und Darms. Bei chronisch mit Nickelsalzen subkutan vergifteten Tieren wurden nephritische Veränderungen und Abnahme der Zahl der roten Blutkörperchen gefunden.

Nachweis: Kalilauge fällt Nickelmonoxydhydrat, Kaliumkarbonat basisches Nickelkarbonat, Zyankalium gelbgrünes Zyannickel, das im Überschuß von Zyankalium löslich ist. Kaliumsulfokarbonat färbt Nickelsalzlösungen rot. Nieren, Leber und Nerven müssen zum Nachweise des Metalls zerstört werden. Vielleicht wäre auch die Elektrolyse für Flüssigkeiten, wie den Harn, zu verwenden.

Kobalt. Durch 1,8 g Kobaltsulfat kann ein Kaninchen getötet werden[2]), während nach 0,6 g Kobaltchlorid (per os) bei Hunden Erbrechen eintritt. Im Magen und Darm zeigt sich bei jeder Art der Anwendung Entzündung. Bei Kaninchen fand man Ecchymosen. Nephritische Veränderungen wurden nach der chronischen, subkutanen Kobaltvergiftung dargetan. Der Kobaltharn hat bei Tieren eine braune bis tintenschwarze, durch eine Kobaltverbindung bedingte Farbe. Um Kobaltsalze nachzuweisen, benutzt man u. a. folgende Reaktionen: Ammoniak erzeugt in Kobaltlösungen rosenrotes Kobalthydrat, phosphorsaures Natron einen hellblauen, Soda einen violetten und Natronlauge einen blauen Niederschlag.

Platin.

Das metallische Platin scheint ungiftig zu sein. Platinchlorid erzeugt bei Menschen in konzentrierter Lösung auf der Haut Jucken, Rötung, Bläschen[3]) und nach innerlicher Verabfolgung: Brennen im Munde, Speichelfluß, Übelkeit, Erbrechen, Kolikschmerzen, leichten Ikterus, Kopfweh und blutige Stühle[4]). An Kaninchen und Hunden werden nach Vergiftung mit 0,7—1 g dieses Salzes per os die Glieder gelähmt. Auch Gefäßlähmung beobachtete man nach subkutaner oder intravenöser Beibringung von Natriumplatinchlorid[5]). In den Vordergrund drängen sich die schweren Darmsymptome, die auch mit Entleerung reinen Blutes einhergehen können. In späteren Vergiftungsstadien wird blutiger Urin entleert. Bewegungsabnahme, Sinken des Blutdrucks u. a. m. vervollständigen das Bild. Bei der Sektion fand man die Niere, die Blase, sowie den Darm vom Pylorus bis zum Ende des Ileums entzündet, ecchymosiert und mit blutigem Schleime bedeckt. Es erinnert diese Wirkung an die des Arsens. Nach versehentlicher Einführung von 0,5 g Natriumplatinchlorid bekam ein sieben Monate alter Knabe Schmerzen, Erbrechen, Durchfälle, Kollaps und starb nach fünf Stunden. Die Sektion ergab: An der hinteren Magenwand einen braungelben Fleck, Nierenhyperämie

---

[1]) Mittasch, Arch. f. exp. Pathol., Bd. 49, 1903, S. 367. Hier wird auch die Meinung ausgesprochen, daß außer den Spaltungsprodukten des Nickelkohlenoxyds, noch sein ganzes Molekül und die aus dem Präparat durch Oxydation sich bildenden Nickelhydroxyd und Kohlensäure an dem Entstehen der Symptome beteiligt gewesen seien. — Vahlen, Arch. f. exp. Pathol., Bd. 48, 1902.
[2]) Gmelin, l. c.
[3]) Hoefer, Observ. et rech. expérim. sur la Platine, Paris 1841.
[4]) Cullerier, Über die Lustseuche, Mainz 1822, p. 536.
[5]) Kebler, Arch. f. exp. Path., Bd. IX, p. 137.

mit Hämorrhagien und Milzvergrößerung[1]). Im Magen fand sich Platin, aber nicht in Darminhalt, Herz, Lungen, Leber usw.

Die Wirkung der Platinbasen[2]) ist zentral (Gehirn- und Rückenmark als Organe der spontanen Bewegung) und peripherisch (kurareartig). **Eine Vermehrung der Zahl der Ammoniakgruppen innerhalb des Moleküls der Platinbasen hat ein stärkeres Hervortreten der kurareartigen Wirkung zur Folge.** Die Platinbasen wirken im Organismus als ganzes Molekül. **Nachweis der Platinsalze:** Durch Schwefelwasserstoff werden sie gefällt. Ammoniak erzeugt in Platinoxydulsalzen einen grünen, in Platinoxydsalzen einen gelbbraunen Niederschlag.

Osmium.

Osmiumsäure. Die Dämpfe der Osmiumsäure reizen alle davon getroffenen Gewebe, besonders Schleimhäute. Dieselben werden entzündet. So können z. B. die Luftwege derart leiden, daß asthmatische Anfälle und Dyspnoe entstehen. Ein Arbeiter, der mit der Darstellung der Säure beschäftigt war, zeigte die verschiedensten Angriffspunkte für eine solche schädigende Wirkung. Er wies auf: Zuerst Entzündung der Konjunktiva, blutige Diarrhöen und einen squamösen Hautausschlag im Gesicht, an Armen und den Händen. Nach mehrmonatlicher Beschäftigung damit gesellten sich noch Kopfschmerzen, Schlaflosigkeit, Übelkeit, Albuminurie, Dyspnoe, Frostanfälle und schließlich eine Lungenentzündung dazu, die als unmittelbare Folge der Osmiumsäureeinwirkung anzusehen ist, in gleicher Weise wie nach anderen reizenden Gasen und Dämpfen[3]), z. B. auch nach Akrolein[4]), die solche Pneumonien erzeugen. Bei dem Arbeiter fand man selbstverständlich eine Nephritis[5]).

Das Auge kann stark durch die Dämpfe leiden. Ein Chemiker hatte Osmium und Iridium geschmolzen und dabei sein linkes Auge einem herausgenommenen Metallstückchen zu sehr genähert. Die Augenlider schlossen sich krampfhaft. Alsbald erschienen Konjunktiva und Sklera gerötet, es stellten sich Tränenlaufen, Lichtscheu und Schmerzen in beiden Augäpfel ein, und das Sehvermögen war auf ein Drittel herabgesetzt. Die Symptome hielten einen Tag an.

Als Folge der subkutanen und parenchymatösen Einspritzung, auch des osmiumsauren Kaliums, zur Zerstörung von Neubildungen oder gegen Neuralgien, entstehen Schmerzen und bis zur Gangrän führende Dermatitis, die Wochen für ihre Heilung bedarf. Die Haut erscheint hierbei bisweilen blaßgrün. Die gangränös gewordenen Teile stoßen sich schmerzlos ab. Bisweilen geht die Hautnekrotisierung mit Bildung blutgefüllter Blasen einher, die, eingetrocknet, hohe, pilzartige Borken bilden. Auch Knoten entstehen mit Schwarz-, Blau- oder Grünfärbung der darüberliegenden Haut. Die mikroskopische Technik gibt gleichfalls Anlaß zum Entstehen von entzündlichen Gewebsreizungen und deren Folgen.

---

[1]) Handmann and Wright, Brit. med. Journ. 1896, I, p. 529.
[2]) Gmelin, Vers. über die Wirk. des Baryts etc., Tübingen 1824.
[3]) L. Lewin, Die toxische Pneumonie, Medizin. Klinik, 1918, Nr. 39. — Berlin. klin. Wochenschr. 1908 usw.
[4]) L. Lewin, Arch. f. exper. Pathologie . . . 1900, Bd. 43.
[5]) Vulpian et Raymond, Gazette médic. de Paris, 1874, p. 356. — Raymond, Bullet. gén. de Thérapeut., Tom. 87, p. 237.

Der Magen wird durch die Säure gereizt. Als entfernte Wirkung erlitt eine Dame einen Ohnmachtsanfall.

Die Injektion von Osmiumoxyd bewirkt bei Tieren Erbrechen, Atemstörungen und Gliederlähmung[1]).

Wolfram. Trotz der ausgedehnten technischen Verwendung des Wolframs (Stahlbereitung, die Salze für Farben, zur Stoffimprägnierung usw.) sind Vergiftungen bisher nicht bekanntgeworden, obschon solche unter geeigneten Bedingungen zu erwarten sein könnten. Metallisches Wolfram wurde einem Hahn acht Tage hindurch täglich zu 0,44 g eingeführt. Er blieb frei von erkennbaren Störungen. Das wolframsaure Ammoniak soll am Hunde zu 4 g unwirksam sein. Dagegen erfolgt nach ca. 2 g wolframsauren Natrons (per os) bei Hunden Erbrechen. Vielleicht geht bei Einführung gelösten wolframsauren Natrons in den Magen der größte Teil dieses Salzes unter dem Einflusse der Salzsäure in das sehr schwer lösliche und schwer resorbierbare Natriumdiwolframiat über. Nach subkutaner Einführung von 400 bis 700 mg sterben Frösche unter Lähmungssymptomen, an denen das Herz teilnimmt. Bei Warmblütern beobachtete man u. a. Erbrechen, auch von Blut, blutige Durchfälle, Dyspnoe, Krämpfe. Bei langsamer Vergiftung von Kaninchen zeigen sich Lähmung und Sinken der Körperwärme. Die tödliche Dosis für sie beträgt etwa 55 mg, für Hunde 99 mg, für Katzen 1490 mg, für Ratten etwa 400 mg WoO_3 als wolframsaures Natrium. Das von der gesunden Magen-Darmschleimhaut nicht, wohl aber von der erkrankten, sowie vom Unterhautzellgewebe in das Blut übergeführte Wolfram wird teilweise von der Niere, mehr von der Darmschleimhaut ausgeschieden. Aufspeicherung erfolgt in Leber, Nieren, Knochen usw. Von Veränderungen an zugrundegegangenen Kaninchen sind zu nennen: Darmentzündung, Nierenblutung, Nierenentzündung[2]). Nachweis: Mischt man eine Lösung eines wolframsauren Alkalis mit Zinnchlorür, so entsteht ein gelber Niederschlag, der durch Zusatz von Salzsäure blau wird.

Molybdän. Molybdänsaures Ammoniak und Molybdänwasserstoff reizen Schleimhäute. Die molybdänsauren Alkalien fällen nicht Eiweiß. Kaninchen gehen durch 1,6 g molybdänsaures Ammoniak unter Schwächerwerden der Herzaktion und Konvulsionen zugrunde. Bei Hunden erzeugen Gaben von 1,6 bis 3,2 g dieser Verbindung vom Magen aus nur Erbrechen und Durchfall, bei Katzen Erbrechen und blutige Durchfälle, sowie Krämpfe. Hier sowie bei Kaninchen erfolgt der Tod unter Dyspnoe durch Herzlähmung. Bei dieser Anwendungsart erscheint die Magen- und Darmschleimhaut geschwürig verändert. Der Molybdänwasserstoff entsteht, wenn in Wollfärbereien mit einer Lösung von Molybdänkalium gedruckt und nachher das Zeug durch ein mit verdünnter Salzsäure angesäuertes Bad gezogen wird. Tiere, welche das Gas einatmen, lassen eine Reizung der Maulschleimhaut erkennen. Im ganzen ist Molybdän viel weniger giftig als Wolfram. Reaktionen des Molybdäns: In Lösungen von molybdänsaurem Natrium erzeugen Zink und Salzsäure Blaufärbung, Gerbsäure einen braun- bis blutroten Niederschlag, der sich in überschüssiger Salzsäure löst.

---

[1]) Hofmeister, Arch. f. exper. Pathologie . . ., Bd. XVI, S. 393.
[2]) Bernstein-Kohan, Dissert., Dorpat, 1890. — Luchsinger, Dissert., Bern 1883.

Lanthan. Das Lanthan, das in seinem chemischen Verhalten dem Kalzium sehr nahesteht, hat biologisch damit keine Ähnlichkeit. Mit 1- bis 5prozentiger **Lanthannitratlösung** behandelte Spirogyren starben in einer Stunde[1]). In bezug auf Meerschweinchen, Frösche und Fische verhält sich **Lanthansulfat** wie Thoriumsulfat. Bei Kaninchen soll durch 0,02—0,05 g des letzteren die Atmung stark erregt werden[2]). Ich konnte dies nicht feststellen.

Die Giftwirkung auf Fische steigt vom Lanthan zum **Cerium**, **Thorium** und zum **Zirkon**. Auf Bierhefe, Aspergillus usw. wirkt Lanthansulfat auch in Konzentrationen von 0,5 bis 1 Prozent gar nicht[3]).

Uran.

Uranylazetat stört zu 0,0001 Prozent die Zuckerbildung aus Stärke durch Speichel, 0,008 Prozent hebt sie auf. Auch die proteolytische Fähigkeit des Trypsins geht durch 0,5 Prozent zugrunde[4]). Das **Uransulfat** ist für Hunde zu 0,3—0,9 g (per os) unwirksam. **Urannitrat** bewirkte zu 3,2 g (per os) öfteres Erbrechen oder tötete Hunde schon in Dosen von 0,5 bis 1,0 g[5]). Subkutan eingeführt, erwies sich Uran schon bei 0,5—2 mg UO_3 pro Kilo Tier tödlich[6]). Kaninchen sterben durch subkutane Beibringung von 0,015 in vier bis fünf Tagen. Die Resorption geht vom Magen aus vor sich, die Ausscheidung durch Nieren und Darmdrüsen. Eiweiß wird durch Uranoxydsalze gefällt, die lebende Schleimhaut geätzt. Nach subkutaner Beibringung fand man den Harn eiweiß- und zuckerhaltig[7]). Beide Störungen sind den Uranmengen proportional. Die Harnsekretion wird sparsamer, und es erscheinen Respirationsstörungen. Auch andere resorptive Symptome, die darauf hinweisen, daß die Oxydationsvorgänge in den Organen leiden, können auftreten. Führt man kleine Mengen von Urannitrat, z. B. 0,005 g in den Magen von Tieren ein, so findet man nach drei- bis viermal 24 Stunden in der Brust- und Bauchhöhle sowie im Unterhautgewebe reichlich seröse Flüssigkeit bei Nephritis[8]). **Menschen**, die dreimal täglich 0,5 g Urannitrat gegen Diabetes erhielten, wiesen keine Körperstörungen auf. Trotzdem können schon kleinere Mengen Albuminurie hervorrufen.

Anatomischer Befund: Schwere hämorrhagische Gastroenteritis, hämorrhagische Nephritis, Epithelialnekrose in den gewundenen Harnkanälchen, auch Hepatitis und seröse Ergüsse in den Körperhöhlen.

Nachweis: Schwefelammonium erzeugt in Uranoxydulsalzen einen schwarzen, in Uranoxydsalzen einen braunen Niederschlag; Ferrozyankalium fällt Uranoxydulsalze hellbraun, Uranoxydsalze rotbraun. Versetzt man eine Uranlösung mit einer Lösung von Methylendiamin, so entsteht sofort ein hellgelbes, kristallinisches Salz, das in einem Überschuß des Fällungsmittels löslich ist.

---

[1]) Bokorny, Chemiker-Zeitung 1914, S. 153.
[2]) Bachem, Arch. internat. de pharm. 1907.
[3]) Hébert, Compt. rend. de l'Académie des Sciences, T. CXLIII, p. 690.
[4]) Chitenden and Hutchinson, Studies from the Labor., New-Haven, II, p. 55.
[5]) Leconte, Gaz. méd. de Paris, 1854, p. 196.
[6]) Woroschilsky, Dorpat. Arbeiten, Heft 5, p. 1.
[7]) Cartier, Terap. Gaz., 1891, p. 776.
[8]) Richter, Berl. klin. Wochenschr. 1905, Nr. 14.

Drittes Buch

Organische Stoffe

Anilin.

Das technisch verwandte Anilin (Anilinöl) ist ein wechselndes Gemisch von Anilin (Amidobenzol, $C_6H_5NH_2$) und Toluidin, mitunter auch Xylidin. Akute Vergiftungen kommen bei dem Arbeiten damit in Fabriken vor, ereigneten sich auch durch Trinken aus einer Bierflasche oder durch andersartiges Versehen[1]), ganz vereinzelt zum Mord, dadurch, daß zwei Arbeiter ihrem Vorarbeiter es in den Kaffee schütteten, sehr selten zu Selbstmorden[2]) und bei der medizinalen Anwendung und bisweilen bei der ökonomischen Verwendung von Anilin oder Anilinfarbstoffen. Bei den letzteren mögen auch noch andere Bestandteile als wirkende auftreten.

Die Resorption des Anilins geht von der Lunge in Dampfform, von den übrigen resorbierenden Flächen stark auch von der Haut aus, in jedem Aggregatzustande vor sich. Ein Arbeiter trat mit defekter Stiefelsohle in etwas verschüttetes Anilin. Die Aufnahme von der Fußfläche genügte, um bei ihm in wenigen Stunden Schwäche, taumelnden Gang, Graublaufärbung u. a. m. erscheinen zu lassen. Den gleichen Erfolg hatte die Einreibung gegen Frost, oder gegen Läuse[3]), oder das Einbringen in das Ohr mit Alkohol und Kokain, durch Tragen von Tanzfilzschuhen, die, ungefärbt gekauft, schnell mit Anilinöl gefärbt worden waren, das durch Oxydation dunkelbraun geworden war[4]). Den gleichen toxischen Erfolg fand man bei Menschen, die mit Anilinöl und einem Farbstoff tingierte Schuhe trugen. Ein solches Präparat vergiftete zehn Kinder z. T. sehr schwer. Es bestand aus 92 Prozent Anilin und 8 Prozent Teerfarb-

---

[1]) Frank u. Beyer, Münch. med. Wochenschr. 1897, Nr. 3.
[2]) Müller, Deutsche med. Wochenschr. 1887, Nr. 2. — Dehio Berl. klin. Wochenschr. 1888, Nr. 1. —
[3]) Sterne, Revue médic. de l'Est 1905, Nr. 14. — Trespe, Münch. med. Wochenschr. 1911, Nr. 32. — Thomson, D. med. Wochenschr. 1901, S. 80.
[4]) Landouzy et Brouardel, Annales d'Hygiene 1900. — Rindfleisch, D. med. Wochenschr. 1902, Nr. 26. — Noir, Progrès médic. 1902, Nr. 51. — Fiessinger, Journ. des Praticiens 1921, T. 35. — Mühlberger, Journ. Americ. Medic. Associat. 1925, Vol. 84. — Japha, Münch. med. Wochenschr. 1915, 40. — Leemo, Zentralbl. f. die ges. Innere Med. 1912. — Rivière, Ann. de Méd. infant. 1911.

stoff. Andere Schuhcreme wiesen etwa 42 Prozent Anilin auf. Es mögen jetzt etwa 58 solcher durch Anilin- oder Nitrobenzol-Schuhfarben erfolgte Vergiftungen berichtet sein. Sogar dadurch kamen solche zustande, daß man Säuglinge auf Windeln liegen ließ, die mit anilinhaltigen Wäschezeichenstempeln versehen waren. Die Lungen nehmen Anilindampf reichlich und schnell auf, was bei beruflichem Arbeiten damit zu vielen Vergiftungen Anlaß gab. Durch Eintröpfeln von Grays Lösung (10 Anilin, 90 Spiritus und 1 Cocain. hydrochlor.) in das Ohr eines Mädchens entstand Blaugraufärbung u. a. m. Es wird durch die Lungen und durch den Harn dann unverändert ausgeschieden, wenn sehr viel eingeführt wurde[1]). Zum Teil findet es sich in letzterem als Alkalisalz der Paramidophenolschwefelsäure[2]). Bei Menschen gelang es nicht, nach Einatmen des Dampfes das Mittel im Harn zu finden. Behauptet, aber nicht erwiesen ist die Bildung von Fuchsin im Tierkörper. Auf der Höhe der Vergiftung soll außerdem in Blut und Harn eine dunkle, körnige, wasserunlösliche Substanz entstehen[3]). Diese dunklen Körnchen finden sich auch in den Erythrozyten. Sie sind meinen Untersuchungen nach Methämoglobindetritus. Die „Innenkörper" oder „Heinzschen Blaukörnchen" sind das gleiche.

Die tödliche Dosis für Menschen ist nach den vorliegenden Fällen nicht ganz sicher zu bestimmen. Es wurden 10 g[4]) und in einem Falle 100 g einer 5prozentigen Anilinlösung in 24 Stunden überstanden. Eine Erwachsene starb durch 25 g Anilinöl. Kanichen werden durch 1 bis 3 g (subkut.), Hunde durch 2—4 g Anilin getötet. Anilin koaguliert Eiweiß und läßt im Blut die Absorptionsstreifen schwinden. Setzt man eine solche Blutprobe einer erhöhten Wärme aus, so entsteht Methämoglobin. Anilinsulfat läßt im toten sowie lebenden Blute die Absorptionsstreifen des Methämoglobins, resp. des Hämatins erscheinen. Anilin ist ein Blutgift. Als solches bedingt es die Vergiftung. Die roten Blutkörperchen erleiden anfangs Formveränderungen und zerfallen später. Bei Tieren konnte man demgemäß eine Verminderung des Sauerstoffgehaltes des Blutes von 16 bis 20 Prozent auf 5 bis 10 Prozent, ferner eine Verminderung der respiratorischen Kapazität des Blutes von 24 auf 7 Prozent, sowie ein Sinken der Körperwärme nachweisen[5]).

Bei Tieren entstehen: Verlangsamung der Atmung, Herzschwäche, fibrilläre Muskelzuckungen neben klonischen Konvulsionen. Die Pupillen erweitern sich, die Körpertemperatur sinkt — um 6 bis 8°, ebenso wie ich es vom Nitrobenzol beschrieb —, die Kornea wird anästhetisch, und der Tod erfolgt mit oder ohne Konvulsionen. Trächtige Tiere abortieren durch große subkutane Dosen. Der Harn kann Zucker, Hämoglobin, Methämoglobin, resp. Hämatin enthalten. Intravitale Blutgerinnung kommt nicht nach Anilineinführung zustande. Die Angabe, daß das durch Anilinvergiftung bei Kaninchen braungewordene Blut kein Methämoglobin enthalten habe[5]), halte ich für irrig.

---

[1]) Journ. de Chim. et de Pharmac. 1887, Vol. XVI, p. 128
[2]) Schmiedeberg, Zeitschr. f. phys. Chem., Bd. I, p. 266.
[3]) v. Engelhardt, Beitr. z. Toxikologie d. Anilins, Dorpat 1888.
[4]) Dehio, Berl. klin. Wochenschr. 1888, Nr. 1.
[5]) Young, Journ. of pharmac. and exp. therap. 1925, Vol. 25.

Die akute Vergiftung von Menschen kann in wenigen Stunden in Genesung oder in den Tod übergehen. In den leichtesten Fällen bekommen Arbeiter nach Einatmen von Anilindämpfen oder nach Resorption von der Haut aus Eingenommensein des Kopfes, Schwäche, Hinfälligkeit, taumelnden Gang, fahle Gesichtsfarbe, vermehrten Harndrang und Hautverfärbung. Letztere kann auch so ziemlich das einzige Symptom sein. Zwölf Arbeiter, die zwei Stunden lang in einer Brauerei Ritzen und Spalten des Fußbodens, Wände, Gebälk usw. mit einer Lösung von 1 Liter Anilinöl auf 10 Liter Wasser ausspritzten, um den Kornkäfer in den Gerstenlagerräumen zu vernichten, bekamen abends 9 Uhr Mattigkeit, gesunkene Körperwärme, Lufthunger, Graufärbung, bläuliche Lippen, waren aber am nächsten Tag wieder wohl[1]). Am dritten Tage verließ ein junger Mann das Krankenhaus, den man, betäubt, in einem Anilinfaß gefunden hatte, das er reinigen sollte. Neben der Graublaufärbung bestanden noch Kopfschmerzen und Schwindel. Nach einer noch schwereren Vergiftung eines Mannes, der eine Anilinflasche zerbrochen, den Fußboden aufgewischt und danach eine kadaverartige Farbe, Brustbeklemmung usw. bekommen hatte, trat schon nach 24 Stunden Genesung ein. Zwei Optiker hatten Quarzkristalle auf ihre Helligkeit zu prüfen, wozu sie dieselben mit Anilinöl bestrichen. Sie bekamen die Blaufärbung der Haut, Unwohlsein, Kopfschmerzen. Nur einer hatte geringe Veränderungen an den Erythrozyten und keine Methämoglobinämie. Sauerstoffeinatmungen beseitigten schnell den Krankheitszustand[2]). In schweren Fällen zeigen sich Kopfschmerzen, Neigung zu Somnolenz[3]) und fast immer eine durch die vor sich gehende Methämoglobinbildung und nicht durch Farbstoffbildung im Blute bedingte Graublaufärbung der Haut, Lippen und Nägel. Der Puls wird klein, frequent, der Kranke friert, wird schwindlig, fällt hin, verliert das Bewußtsein und bekommt Zuckungen. Die Exspirationsluft kann nach Anilin riechen. Seltener besteht mehrtägige Strangurie mit schmerzhafter Entleerung blutigen Harns oder Eiweiß oder Hämoglobin. Meistens geht auch dieser Zustand in zwei Tagen vorüber. Kopfschmerzen, Magenschmerzen und Gürtelgefühl, Widerwillen gegen Nahrung und Strangurie mit dunklem, dickem Urin treten bisweilen in der Rekonvaleszenz auf. Die graublaue Farbe weicht und macht einer ikterischen Platz. In einem Falle von Vergiftung durch Einatmung und Hautresorption bedeckte sich die Glans penis und das innere Vorhautblatt mit Geschwüren von schmutziggelbem Belag. Schwellung des Penis, Schwäche der unteren Glieder sowie zeitweilige Anschwellung des Kniegelenks blieb noch längere Zeit bestehen[4]). In tödlichen Fällen stürzt der Vergiftete plötzlich hin, die Blaufärbung ist stark ausgeprägt, die Respiration verlangsamt, die Sensibilität erlischt allmählich ganz, und der Tod erfolgt im Koma nach vorangegangenen Krämpfen.

Nach Verschlucken von Anilin beobachtete man: Erbrechen, Blaufärbung von Haut und Schleimhäuten, Wechsel in der Puls-

---

[1]) Wasserfall, Zeitschr. f. Medizinalbeamte 1925, S. 287.
[2]) Kraus, Mediz. Klinik 1908, S. 10.
[3]) Leloir, Gaz. méd. de Paris 1880, p. 49.
[4]) Stark, Ther. Monatsh. 1892, Nr. 7. Dieser Fall ist richtigerweise eine Toluidinvergiftung. S. diese.

zahl, Koma, träge Reaktion der Pupillen und schließlich nach ca. 24 Stunden den Tod ohne Krämpfe. In einem nach ca. 14 Tagen mit Genesung endenden Falle entstanden außer den genannten Symptomen noch Mangel der willkürlichen Bewegungen, Pulsbeschleunigung, Unregelmäßigkeit der Atmung, Sinken der Körperwärme, Schweiße, Ikterus, Hämoglobinurie am siebenten Tage, Verminderung der roten Blutkörperchen bis auf ¼ der Normalzahl und Verfall der Körperkräfte. Psychische Erregung mit Zerstörungstrieb nach Anilinaufnahme in Substanz kommt, wenngleich selten, vor. Dieselbe kann durch Koordinationsstörungen in den Beinen eingeleitet werden und so heftige Formen annehmen, daß man den Kranken, der dabei die übliche Methämoglobinfärbung zeigt, in eine Zwangsjacke oder die Isolationszelle bringen muß. Dabei können die motorischen, sensiblen und Reflexfunktionen sowie der Harn normal sein. Eine solche Erregung kann einige Stunden nach der Giftaufnahme beginnen und, allmählich abnehmend, drei bis vier Tage anhalten[1]).

Als Nachleiden nach akuter Vergiftung, die mit Graublausein, Kopfschmerzen, Brechneigung, Koma, Cheyne-Stokesscher Atmung einhergegangen war, blieben bei einem Vergifteten allgemeine Prostration, Blässe, Schlaflosigkeit, Appetitmangel noch wochenlang bestehen. Nur einmal blieben schwere Symptome zurück bei einem jungen Menschen, der Anilin in einem engen Raume 4 bis 5 Stunden umfüllen und in dieser ganzen Zeit Anilindampf einatmen mußte. Er fiel dann plötzlich in tetanischem Zustande, an dem Rumpf und Gliedmaßen teilnahmen, bewußtlos um und war graublau. Zum Bewußtsein gekommen, klagte er über vage Schmerzen. Das Graublausein hielt 14 Tage an. Alsdann stellten sich in langsamer Entwicklung innerhalb dreier Jahre bei ihm die Symptome einer allgemeinen Pseudo-Paralyse ein[2]). Ich kenne ferner zwei Fälle von Anilin-Schwarzfärbern, die unter den Symptomen der allgemeinen Paralyse zugrunde gingen. Ich vermute, daß hier ein Zusammenhang mit der Arbeit bestand. Einem Arbeiter spritzte beim Öffnen eines Anilinfasses ein Strahl über die Kleider. Noch fünf Stunden blieb er in ihnen. Durch Haut und Lungen drang Anilin in seinen Körper. Es erschienen: Blaufärbung durch Methämoglobin und 40stündige Bewußtlosigkeit. Nach 14 Tagen mußte er in eine Irrenanstalt gebracht werden. Auch nach seiner Entlassung aus derselben nach vier Monaten blieb er stumpf und interesselos. Seine Fähigkeiten waren geschwunden. Leichtere zerebrale Störungen, wie Stumpfheit und Steifigkeit als Nachwirkung sind gleichfalls beschrieben worden.

Die chronische Vergiftung in Anilinbetrieben kennzeichnet sich durch Kopfschmerzen, Sensibilitäts- und Motilitätsstörungen, Störungen der Verdauung, die mit Erbrechen, Mangel an Magensäure, rapider Abmagerung, angeblich auch mit einer rückbildungsfähigen Magengeschwulst einhergeht, Verfärbung der Haut, der Kopfhaare und der Fingernägel, und durch polymorphe Hautausschläge an verschiedenen Körperteilen: papulöse und pustulöse Exantheme, Hautgeschwüre mit verdickten Rändern, Methämoglobinurie, Schwindel, Sehstörungen in Form von Photophobie, leichter Ermüdung beim Sehen und Amblyopie, Akkommodations-

---

[1]) Friedländer, Neurolog. Centralbl. 1900, Bd. 19, S. 155.
[2]) Spillman et Etienne, Revue médic. de l'Est 1896, p. 584.

schwäche, Hemeralopie. Ein Färber atmete bei beruflichem häufigen Abwägen von Anilinsalz davon ein und bekam dadurch Einengung des Gesichtsfeldes für Weiß und Farben und ein dreieckiges Skotom für Rot und Grün. Ebenso erging es einem anderen, der Anilinöl umgoß.

Die Entstehung von Blasengeschwülsten in Anilinbetrieben.

Eine der auffälligsten Giftwirkungen stellen die zumeist bösartigen Blasengeschwülste dar, die bei Arbeitern in der Anilinindustrie beobachtet wurden[1]). Da andere Gewebe als die der Harnblase bei einer solchen

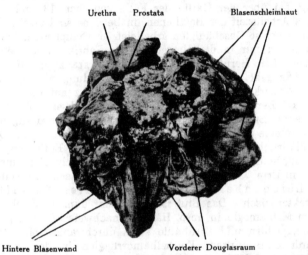

Fig. 15. Die Blase ist an der vorderen Wand aufgeschnitten. Papilläres Blasenkarzinom eines Arbeiters, der 35 Jahre in einer Anilinfabrik gearbeitet hatte.

chronischen Einwirkung von Anilin oder Anilinderivaten nicht in dieser Art erkranken, so kann angenommen werden, daß sie chemisch und histologisch Besonderheiten besitzen muß, die eine solche Reaktion möglich werden läßt. Eine besondere Reizqualität des Anilins hier anzunehmen, ist nicht angängig, weil sie sich, falls sie vorhanden wäre und allein in Frage käme, auch anderwärts im Körper kennzeichnen müßte. Hierdurch unterscheidet sich, meiner Ansicht nach, diese Anilinwirkung von denjenigen mancher Teere, wie z. B. dem Ruß, die auch an anderen Einwirkungsorten, z. B. an Lippen, Hoden usw. Geschwülste entstehen lassen können.

Bisher sah man Blasengeschwülste entstehen bei Arbeitern mit Anilin, Anilin und Naphthylamin, Anilin und Benzol und Toluol, p-Toluidin, Xylidinen, Cumidinen, β-Naphtol, Naphthylamin, Amidonaphtol, Benzidin, Benzidin und

---

[1]) Rehn, D. Gesellsch. f. Chirurgie, 1904. — Seybarth, Münch. med. Wochenschr. 1907, Nr. 32. — Nassauer, Frankf. Zeitschr. f. Pathol., Bd. 22, 1920, S. 353. — Oppenheimer, Münch. med. Wochenschr. 1920, S. 12. — Kuchenbecker, Zentralbl. f. Gewerbehyg. 1920.

Tolidin, Benzidinnaphthionat, Dianisidin, Fuchsin, blauen Rosanilinfarbstoffen. Die Zahl der so Erkrankten ist verhältnismäßig nicht gering. Nicht alle werden geschildert. Bisher sind etwa 150 solcher Fälle bekanntgegeben worden. Von 20 der durch Anilismus veranlaßten Geschwülste waren 19 Blasengeschwülste und eine ein Prostatakarzinom. In der Regel handelt es sich um medullare Karzinome, Plattenepithelkarzinom oder Adenome mit Karzinomcharakter, selten um Papillome, nicht um Sarkom. Unter sechs primär beobachteten Papillomen saßen fünf in unmittelbarer Nähe der Harnleiter, weniger typisch war die Lokalisation der Karzinome. Der Zeitpunkt der erkannten Erkrankung schwankt zwischen 10 und 35 Jahren[1]) nach begonnener Beschäftigung, bei über der Hälfte der Fälle zwischen 13 und 18 Jahren. Als kürzeste Arbeitszeit der Befallenen im Betriebe sind zwei Jahre anzusehen. Einige der so Geschädigten arbeiteten überhaupt nicht im Betriebe, sondern wohnten nur in der Umgebung der Fabrik. Nach Wegfall der Schädlichkeit bei Berufswechsel trat die Erkrankung 10—17 Jahre später auf. Es geht also die Geschwulstentwicklung weiter, auch wenn die direkte Einwirkung der schädigenden Substanz auf den Harnapparat aufgehört hat. Der einmal gestörte Gewebsstoffwechsel läßt sich aus der eingeschlagenen Entwicklungsbahn nicht wieder herausdrängen.

Die Symptome entsprechen den schlimmen Veränderungen. Zeitweise, auch unwillkürliche, bald stärkere, bald schwächere Entleerung von Blut mit dem Urin, heftige Schmerzen im Unterleib, Gewichtsabnahme. Eiweiß fehlt nicht im Urin. Kachexie kann fehlen, Metastasen sind selten.

Der Leichenbefund bei der akuten Vergiftung ist nicht charakteristisch. Das Blut ist meist sehr dunkel. Spektroskopisch sind in ihm Methämoglobin, resp. Hämatin nachweisbar. Die Därme sind aufgetrieben, Gehirn und Hirnhäute serös durchtränkt. Man fand auch subendokardiale Blutungen, Epithelhämorrhagien in den Lungen und Gallertzylinder und Hämorrhagien in den geraden Harnkanälchen.

Nachweis: Die wässerige Lösung des Anilins oder seiner Salze wird mit Chlorkalklösung violettrot. Schwefelsäure und Kaliumbichromat, sowie Kairin mit verdünnter Salzsäure und Natriumnitrit färben blau und wenige Tropfen einer verdünnten Schwefelammoniumlösung rosenrot. Aus Magen, Darm, Lunge, Niere und Harn kann das Anilin durch Destillation gewonnen werden. Es geht auch aus alkalischer Lösung beim Schütteln in Äther über.

Behandlung: Entfernung aus der Anilinatmosphäre, kalte Begießungen und subkutane Injektionen von Kampfer oder Moschustinktur. In leichteren Fällen wirken für den weiteren Verlauf Bittersalz oder Karlsbadersalz günstig. Durch Alkoholgenuß wird die Vergiftung schlimmer. Ist Anilin in den Magen gelangt, dann sind energische Entleerungen desselben, sowie des Darmes, starke Diurese, bei Blausein auch Aderlässe und Kochsalzinfusionen vorzunehmen. Prophylaktisch ist für gehörige Ventilation der Arbeitsräume, möglichste Vermeidung der Entwicklung von Anilindämpfen in die Räume hinein und Verbot des Alkoholgenusses während der Arbeit mit Anilin zu sorgen.

---

[1]) Das vorstehende Blasenbild wurde im Jahre 1927 von einem an Karzinom verstorbenen Anilinarbeiter im Krankenhause Neukölln für mich aufgenommen, wofür ich an dieser Stelle besonders danke.

Methylanilin ($C_6H_5.NH.CH_3$), **Äthylanilin** ($C_6H_5.NH.C_2H_5$) und **Amylanilin** erzeugen in Dampfform bei Fröschen in kleinen Dosen Benommensein, in größeren Verlust der Motilität, Aufhören der Reflexerregbarkeit und Atemstillstand bei unveränderter Herztätigkeit[1]). **Dimethylanilin** ($C_6H_5N[CH_3]_2$), eine Flüssigkeit, ist ein Blut- und Nervengift: Methämoglobinämie, Zerstörung roter Blutkörperchen, bei Fröschen Kurarewirkung, bei Warmblütern Krämpfe und dann Lähmung, **Diäthylanilin** ($C_6H_5N[C_2H_5]_2$) wirkt weniger stark als das vorige. Je kompliziertere und je mehr Radikale in das Anilin eingeführt werden, um so mehr schwächt sich die Wirkung desselben ab. **Diphenylamin** ($C_6H_5NH.C_6H_5$) ist ein relativ harmloses Anilinderivat, ebenso **Benzylanilin** ($C_6H_5.NH.CH_2C_6H_5$)[2]), das bei Fröschen Lähmung hervorruft und von Kaninchen zu 1 g pro Kilo ohne auffällige Symptome vertragen wird.

Nitroaniline.

Paranitroanilin ($C_6H_4.NO_2.NH_2$) tötet Tiere zu 0,04 g pro Kilo (intravenös). Es erzeugt nach meinen Untersuchungen Methämoglobin neben Hämatin. Ein Arbeiter, der viele, mit je 4,5 Kilo Paranitroanilin gefüllte Bleche während einer Arbeitsschicht in eine Schleuder zu schieben hatte, erkrankte. Bei seiner Heimkehr hatte er eine bläuliche Gesichtsfarbe, unstillbaren Durst, riß, wohl aus innerer Beängstigung, Fenster und Türen auf. Bei seiner Ankunft in dem Werke am anderen Morgen früh hatte er noch immer den „roten Kopf", einen ängstlichen Gesichtsausdruck, war schweißbedeckt und klagte über Luftmangel. Er setzte sich hin, bekam ein angstverzerrtes Gesicht, hatte Zuckungen der Hände und starb nach fünf Minuten. Der Anspruch auf Hinterbliebenenrente wurde auf mein Obergutachten hin vom Reichsversicherungsamt anerkannt[3]). Auch sonst wurden Methämoglobinämie, Erregung und Krämpfe nach diesem Gifte beobachtet. **Metanitroanilin** macht Methämoglobinämie und andere Symptome der Anilinvergiftung und **Orthonitroanilin** tötet Tiere zu 0,3 g pro Kilo unter Symptomen wie das vorige, wozu Pulsverlangsamung durch Vagusreizung hinzukommt. Die letztgenannte Verbindung bewirkt (per os) Niesen[4]).

Nitrosodimethylanilin wird zur Herstellung von Teerfarben und als Vulkanisationsbeschleuniger benutzt. Es veranlaßt bei Arbeitern Ausschläge, auch blasiger Natur mit Schwellung und Jucken sowie Brennen an Händen, Brust und Füßen.

Trichloranilin. Katzen zeigten nach Beibringung von 0,4 g pro Kilo nach 15 Minuten Methämoglobin im Blute, erholten sich aber nach 24 Stunden. Ein anderes Tier, das nur 0,15 g **Dichloranilin** bekommen hatte, starb nach zwei Stunden[5]).

---

[1]) Jolyet et Cahours, Compt. rend. de l'Acad., T. LVI, p. 1131. — Lazzaro, Arch. per le scienz. med. 1891, p. 241.
[2]) Vittinghoff, Studien über Anilinbasen, 1894.
[3]) L. Lewin, Obergutachten über Unfallvergiftungen, Leipzig 1912, S. 303.
[4]) Gibbs and Hare, Arch. f. Anatom. u. Phys. 1889, Suppl. S. 272.
[5]) Heubner, Verhandl. d. Naturf.-Versamml. 1910, II, 2. Hälfte.

Kreosot.

Das Buchenholzteerkreosot besteht aus Guajakol (C_7H_8O) und Kreosol ($C_8H_{10}O_2$). Vergiftungen damit kamen zustande durch Mord kleiner Kinder[1]), Selbstmord[2]), Verwechselung bzw. schlechte medizinale Verwendung[3]) — zur Fruchtabtreibung vereinzelt —, zusammen mit anderen Stoffen. Die tödliche Dosis betrug bei Kindern 18 bis 20 Tropfen bis 1,8 g — hiernach trat der Tod nach 14 bzw. 16 oder 17 Stunden ein. Eine Erwachsene starb durch 7,2 g nach 36 Stunden, ein Selbstmörder, der 100 Kreosotkapseln, d. h. 10 g, neben Morphin genommen hatte, nach etwa sechs Stunden, während eine andere Erwachsene noch nach Trinken von ca. 20 g genas.[4])

Das Kreosot koaguliert Eiweiß, aber nicht Leim. Auf der Haut entstehen bei längerer Berührung Entzündung und Blasen. Auf Wunden und Schleimhäuten bilden sich weiße Ätzschorfe. Im Munde kam es zu einer Stomatitis ulcerosa sowie Schwellung und Entzündung der Zunge, oder auch nur zu Bläschenbildung und brennenden Schmerzen. In die Augen gespritztes Kreosot veranlaßte Brennen, Lichtscheu, Rotsehen, Gesichtsabnahme, Pupillenungleichheit. Kreosot, das durch Verwechselung Pferden in die Augen gebracht worden war, rief kruppös-diphtheritische Bindehautentzündung mit chemotischer Schwellung, Hornhauttrübung und Iritis hervor. Die Heilung erforderte fünf bis sechs Wochen. Es gibt aber auch eine mit Somnolenz, Myosis, Cheyne-Stokescher Atmung und Suffusion beider Konjunktivae einhergehende Vergiftung mit nachgewiesenem Kreosot, in der örtliche Reiz- und Ätzwirkungen der ersten Wege fehlten. Pflanzen sterben durch Begießen mit Kreosotwasser. Tauben enden durch 0,2 g, Kaninchen und Katzen durch 2,5 g, Hunde durch 6—7 g unter Erbrechen, Zittern, Muskellähmung zentralen Ursprunges, Herabsetzung der Herztätigkeit und Atemnot ohne Krämpfe. Krämpfe und Tod ohne Asphyxie wurden beobachtet, als Tiere in einer mit Kreosot übersättigten Atmosphäre atmeten.

Die Resorption erfolgt von der Haut, Schleimhäuten, Wunden usw., wie energisch, geht daraus hervor, daß ein Tapir, dem gegen Räude Kreosot eingerieben worden war, dadurch verendete. Die Ausscheidung erfolgt zu einem kleinen Teile durch die Lungen, zumeist durch den Harn. Nach Einnehmen von 10 g konnte in der Leiche im Blute nur etwa 0,1 g, im Magen 0,2 g, im Harn aber 1,5 g Kreosot als Ätherschwefelsäure abgeschieden werden. Nach subkutaner Injektion erkannte man die Ausscheidung auch durch den Mund.

Bei Menschen erzeugen giftige Dosen in wechselnder Kombination: Speichelfluß, Schluckbeschwerden, Würgen, Erbrechen, Röcheln, Angst, Erstickungsanfälle, unfühlbaren Puls, Kälte der Glieder, Schwindel,

---

[1]) Pürkhauer, Blätter f. ger. Mediz. 1883, S. 430.
[2]) Boruttau u. Stadelmann, D. Arch. f. klin. Mediz. 1907.
[3]) Müller, Würt. med. Correspondenzbl. 1869, p. 337. — Freudenthal, New York Medic. Journ. 1892, 23. Apr., p. 456. — Friedheim, Berlin klin. Wochenschr. 1893, S. 1143 u. 1171. — Faisans, Gaz. des hôp. 1896. (Einspritzung von 9 g mit Öl verdünnt mit den Symptomen einer tuberkulösen Meningitis.) — Zawadzki, Zentralbl. f. inn. Mediz. 1894.
[4]) Schulze, Münch. med. Wochenschr. 1894, Nr. 11.

Kopfschmerzen, Verengerung und Reaktionslosigkeit der Pupillen, blutige Darmentleerungen, immer verminderte Harnabsonderung, Braunfärbung des Harns, Bewußtlosigkeit und Konvulsionen[1]). Vereinzelt sah man auch nach sehr großen Dosen nur Brechbewegungen, Zyanose und Nekrose der Rachenschleimhaut entstehen. Bei einem Säugling, der durch 1 g Kreosot nach zweieinhalb Tagen gestorben war — die Magenspülung war erst nach zehn Stunden gemacht worden —, erschienen Zyanose, Fieber, Ikterus, Hämoglobinurie, Cylindrurie, Dyspnoe, Benommensein und Ptosis. Bei dem chronischen Gebrauch von Kreosot findet man außer Hautausschlägen, Sehstörungen, Verdauungsstörungen, Erbrechen und Durchfall gelegentlich auch noch: Lungenreizung, Dyspnoe, Strangurie, Schwindel, Kopfschmerzen und bei entsprechender Disposition Lungenblutung und Kollaps. Eine Frau, die in zehn Monaten auf die Tagesdosis von 100 Tropfen Kreosot gekommen war und dann zu der gewöhnlichen Dosis 5 g genommen hatte, fiel in einen Zustand von Bewußtlosigkeit von acht bis neun Stunden mit Stertor und Rasseln auf der Brust, Zyanose, Pupillenverengerung, Trismus, allgemeiner Anästhesie und unfreiwilligem Stuhlabgang. Sie wurde gerettet.

Sektion: Bei Tieren, die öfters Kreosot erhalten haben, zeigen sich zirkumskripte pneumonische Herde und Entzündung von Magen und Darm. Nach öfterer Aufnahme von Kreosotdämpfen fand man: Miliarapoplexien, Kongestion des Gehirns und im Blute ölige Tropfen. Die jahrelange Einatmung kleiner Mengen erzeugte Sklerosierung besonders in Gehirn und Rückenmark, Nieren und Lungen. Bei Menschen, die das Mittel getrunken haben, ist Entzündung der getroffenen Stellen konstant: weiße Plaques auf der Zunge, pergamentartige Beschaffenheit der Lippen, Rötung, Schwellung und stellenweise Ecchymosierung der Schleimhaut des tieferen Verdauungsweges, frische Erosionen der Magenschleimhaut mit Schwellung der Nachbarschaft. Die Ätzschorfe können leicht sein. Der während des Lebens wahrgenommene Kreosotgeruch aus dem Munde kann in der Leiche fehlen. Auch bei vergifteten Tieren fand man ihn nach 45 Stunden nicht mehr. Ich nehme als Grund die feste Bindung mit Gewebseiweiß an, denn in dem Vergiftungsfalle eines Kindes hatte nach 51 Stunden das zum Abwischen des Erbrochenen benutzte Tuch noch den Geruch. Einmal beobachtete man auch eine schwarze Blutfarbe.

Behandlung: Entleerung des Giftes aus dem Magen und Bekämpfung der Entzündung durch Eis, schleimige Getränke, äußerlich Sinapismen usw.

Kresotal. Kreosotkarbonat kann außer Verdauungsstörungen noch andere Kreosotwirkungen erzeugen.

Phosphorsaures Kreosot-Phosphot. Bei drei Kranken, bei denen man 15—16mal je 1 g davon in der Gesäßgegend gegen Lungenleiden injiziert hatte, entstanden Brechdurchfall und daran sich anschließend Schwäche, bzw. Lähmungserscheinungen an den oberen und unteren Gliedmaßen. Die Beine wurden zuerst und in ungleich schwererer Form von motorischen Störungen befallen als die Arme und an den Beinen wiederum die Unter-

---

[1]) Pürckhauer, Blätter f. ger. Medic. 1883, p. 430. — Marcard, Vierteljahrschr. f. ger. Medizin 1889, Suppl. S. 20. — Steinheimer, Blätt f. ger. Medizin 1873, S. 347.

schenkel- und Fußmuskeln schwerer und dauernder als die Oberschenkelmuskulatur. Schmerzen und Parästhesien traten nur während gewisser Zeiträume auf. Die faradische Erregbarkeit erlosch im Peroneusgebiet und den Wadenmuskeln. Die Kranken hatten einen „Stepperschritt" (übertriebene Hebung des Oberschenkels). Atrophie kam an den Daumenballen, bzw. dem Peroneusgebiet zustande. Völlige Wiederherstellung scheint nicht erfolgt zu sein. Man nahm an, daß es sich um eine Neuronerkrankung handle, bei welcher die grauen Vorderhörner und die peripherischen, motorischen Bahnen gleichzeitig betroffen wurden. Nach einer brieflichen Mitteilung, die ich aus Haarlem erhielt, ist es sicher, daß auch der **innerliche** Gebrauch des Mittels Lähmung der Extremitäten veranlassen kann, und zwar nach einem Gesamtverbrauch von 25—120 g[1]).

Guajakol.

Der Brenzkatechinmethyläther ($C_6H_4O \cdot CH_3 \cdot OH$) wird schnell resorbiert, und ist nach 24 Stunden im wesentlichen ausgeschieden, z. T. durch die Lungen, z. T. durch den Harn als Ätherschwefelsäure, oder als gepaarte Glykuronsäure. Auf die Haut gepinseltes Guajakol wird auch in den Mund und den Magen ausgeschieden. Es erzeugt außer heftigen Reizerscheinungen im Magen und Darm in sehr großen Dosen Bewußtlosigkeit und Atmungsstörungen. Nach der äußerlichen Anwendung des Guajakol (2 g) zur Herabminderung von Fieber sah man bei einem Tuberkulösen, nachdem die Körperwärme bis auf 34,7° C gefallen war, nach 18 Stunden den Tod im Koma eintreten. Auch die subkutane Injektion größerer Mengen kann das letztere und Herzlähmung veranlassen. Nach subkutaner Injektion von 1 g entstanden bei einem achtjährigen Kinde: Übelkeit, Zyanose, Dyspnoe, Koma und nach weiteren Einspritzungen der Tod[2]). Um den Stichkanal entstand mehrmals eine beschränkte Gangrän. Innerlich zu 5 g aus Versehen genommen, tötete es ein Kind am vierten Tage nach dem Verschlucken[3]). Bei jeder Art der Anwendung können entstehen: Ohrensausen, Betäubung, Schwäche, Eingenommensein, Pupillenverengerung, Sehstörungen und nach Vergiftung (5 g) auch Delirien neben Magenschmerzen, Übelkeit, Erbrechen und Durchfall. Der Harn enthielt in einem solchen Falle Hämoglobin, Albumin, Gallensäuren, Zylinder, rote Blutkörperchen. Nach Verbrauch von 0,72 g Guajakol in acht Tagen abortierte eine Frau[4]).

Benzosol ($C_6H_4 \cdot OCH_3 \cdot CO \cdot O \cdot C_6H_5$) ist **Benzoesäureguajakol**. Es galt als eine harmlose Substanz, von der man 2—3 g täglich verabfolgte. In einem Falle erschienen aber bald Durchfälle, nach sechs Tagen Ikterus, Herzschwäche, hohe Pulsfrequenz, denen der Kranke in wenigen Stunden erlag. Die Sektion ergab unter anderem akute Enteritis[5]).

Guajakolkarbonat, das sich erst im Darm in seine Komponenten spalten soll, ist nach fünf bis sechs Stunden im Harn nachweisbar. Falls nicht der größte Teil unresorbiert durch den Darm fortgeht, können unangenehme Guajakolwirkungen auftreten.

---

[1]) Loewenfeld, Centralbl. f. Nervenheilk. 1907, S. 237.
[2]) Mosetig, D. med. Wochenschr. 1894.
[3]) Wyss, D. med. Wochenschr. 1894, S. 296.
[4]) Petrasko, Pester Medicin.-Chirurg. Zeitschr. 1896, S. 105.
[5]) v. Jacksch, Berl. klin. Wochenschr. 1893, S. 201.

Guajazetin. Die Brenzkatechinazetatsäure hat zu 0,5 g und mehr Magen- und Darmstörungen, vereinzelt Kopfschmerzen, Schwindel und Schwächegefühl erzeugt. Auch **Guäthol,** Äthyl-Guajakol, gehört zu dieser Wirkungsreihe.

Resorcin.

Das Resorzin ($C_6H_6O_2$) steht den zwei anderen Dihydroxylbenzolen an Giftigkeit nicht nach. Kaninchen bekommen nach 1 g Zittern und klonische Krämpfe. Tödlich wirken bei Tieren 1,0 g pro Kilo durch Herzlähmung. Gelöstes Eiweiß wird durch Resorzin koaguliert.

In jeder Verwendungsform an der Haut können Reizfolgen und unangenehme resorptive Symptome entstehen. So sah man eine Dermatitis nach einem Umschlag einer einprozentigen Lösung auf den Kopf: Hautröte, Schwellung, Ödem des Gesichts, Drüsenschwellung und im weiteren Verlauf auch ein papulöses Exanthem mit Jucken am übrigen Körper. Die Einspritzung einer fünfprozentigen Resorzinlösung in die Blase rief dort Schmerzen, blutigen Harn und Kopfschmerzen hervor.

Vergiftungen von Menschen: Nach Eingeben von zweistündlich ein Kaffeelöffel voll einer Mischung von 2 g Resorzin und 100 g Rizinusöl erfolgte bei einem Kinde der Tod nach Ikterus, Zyanose, Methämoglobinurie[1], nach 4 g traten Schwindel, Schwere in den Augen und Schläfrigkeit ein, und nach 8 g erschienen ein stechendes Gefühl am ganzen Körper und Verlust des Bewußtseins und der Sensibilität. Die Lippen waren weiß, die Zunge trocken, die Haut kühl und mit Schweiß bedeckt, die Eigenwärme erniedrigt, Atmung und Herzarbeit sehr schwach. Erst nach zwei Stunden trat wieder das Bewußtsein ein[2]. Auch Delirien und Wahnvorstellungen können entstehen. Das Vergiftungsbild ähnelt dem der Karbolsäure selbst bis auf die Konvulsionen, die in einer Selbstvergiftung mit 10 g, bei keuchender und seufzender Atmung in heftigen Starrkrampf mit Opisthotonus überging. Das Bewußtsein kehrte erst nach fünf Stunden zurück[3]. In schweren Fällen entstanden auch konvulsivisches Zittern, beschleunigter und unregelmäßiger Puls, Ikterus, Methämoglobinämie und Methämoglobinurie, z. B. nach Magen-Darmspülungen.

Ähnlich waren bisher die Verlaufsarten der durch epidermale Resorzinanwendung entstandenen Vergiftungen. Allein das Auflegen einer 25prozentigen Resorzinpaste auf den größeren Teil einer Wade schuf Unruhe, Unklarheit des Sensoriums, Zyanose, heftige Krämpfe, Tachykardie, Dyspnoe, Lethargie und als Ausgang den Tod. Nach Verreibung von 220 g einer etwa sechsprozentigen Salbe stellten sich Schwindel und ein tief komatöser Zustand ein, der in Genesung überging[4]. Wie groß die vergiftende Energie des Resorzins ist, geht ferner daraus hervor, daß nach seiner Anwendung als fünfprozentige Salbe gegen nässendes Ekzem bei einem drei Wochen alten Kinde nach wenigen Stunden schwere Methämo-

---
[1] Brudzinski, Therap. Monatsh. 1899, S. 517.
[2] Murrel, Medical Times and Gaz. 1881, 22. Oct. — Löffler, Das Resorcin, 1889.
[3] Andeer, Einleit. Studien, Würzburg 1880, S. 54.
[4] Kaiser, Berl. klin. Wochenschr. 1905, Nr. 33, S. 1039. — Nothen Medizin. Klinik 1908, S. 901.

globinämie, Unruhe, Benommenheit, schwere Atmung und der Tod nach zwei Tagen eintraten[1]). Dieses Ende erfolgte sogar schon nach dem Einreiben einer dreiprozentigen Salbe bei einem Kinde mit Pemphigus neonatorum.

Im Leichenblut ist nach Methämoglobin zu suchen. Milz und Niere können entzündlich verändert sein.

Der Nachweis des Resorzins. Bisweilen wurde im Harn vergeblich nach Resorzin gesucht. Erhitzt man eine kleine Menge Resorzin mit Phthalsäureanhydrid auf 200° C, so tritt nach Zusatz von Ammoniak Fluoreszenz auf (Fluoreszein). Eine gesättigte Lösung von Zinkchlorid in Ammoniak wird bei Gegenwart von Resorzin gelblich, dann alsbald olivgrün, himmelblau und dunkelblau (Nachweisbarkeit noch bei 0,001 bis 0,00005 Resorzin). Resorzin in wässeriger Lösung gibt mit Kupfersulfat und Kaliumzyanid eine grün fluoreszierende Färbung.

Behandlung: Entleerung und Ausspülung des Magens und Exzitantien.

Thioresorzin. Nach zweimaligem Bepulvern eines Geschwürs im Gesicht entstand mit Lidödem ein masernartiger Ausschlag[2]).

Karbolsäure.

Die Zahl der veröffentlichten Vergiftungen mit Karbolsäure (C_6H_6O) geht in viele Hunderte. Bis zum Jahre 1881 waren in England etwa 30, 1890 26, 1892 106 und 1894 201 solcher Fälle bekannt geworden. In fünf Sechsteln derselben führte dazu der unglückliche Zufall, in einem Sechstel der Selbstmord[3]). In Württemberg kamen von 1878—1888 19 amtlich bekannte Karbolvergiftungen vor, davon 14 durch Verwechselung[4]), und in Preußen von 1919 bis 1922 zehn durch Selbstmord und einer durch Verunglückung. In Neuyork betrug die Zahl der Selbstmorde im Jahre 1898 428, davon entfielen 152 auf Karbolvergiftungen. Vereinzelt diente das Phenol zu Morden an Kindern und Wehrlosen[5]). Vergiftungen entstanden auch durch zu große arzneiliche Dosen — Resorption durch Magen, Mastdarm, Brusthöhle, Uterus, Wunden, Eiterherde usw. — für die Fruchtabtreibung, ferner durch absichtliche oder zufällige Berührung größerer Karbolmengen mit normaler oder kranker Haut[6]), ja schon durch Auflegen eines mit 60prozentiger alkoholischer Karbolsäure getränkten Läppchens auf den Unterleib und den anhängenden Teil der Nabelschnur, und sogar nach einem Umschlag einer dreiprozentigen Karbollösung auf die lege artis unterbundene Nabelschnur[7]), oder durch eine in fünfprozentige

---

[1]) Haenelt, Münch. med. Wochenschr. 1925, S. 386.
[2]) Amon, Münch. med. Wochenschr. 1889, Nr. 33.
[3]) L. Lewin, D. med. Wochenschr. 1898, Nr. 16.
[4]) Jäger, Med. Correspondenzbl., 1888, p. 225. — Lesser, l. c. (zweimal Verwechslung mit Infus. Ipecacuanhae). — Davies, Lancet, 1900, I, p. 539 (Karbolsäure für Schafwäsche als Bier mit tödlichem Ausgang getrunken). — Bertog, Berl. klin. Wochenschr. 1888 (statt Schnaps).
[5]) Coester, Vierteljahrschr. f. ger. Mediz. 1896. — Lesser, l. c., Fall 146 u. 148. — Leonpacher, Friedreichs Blätter 1900, Bd. 51.
[6]) Zillner, Wien. med. Wochenschr., 1879, Nr. 47. — Abraham, Pediatrics, 1900 (Berührung eines Neugeborenen mit Karbolsäure).
[7]) Cohn, Vierteljahrschr. f. ger. Mediz., Bd. XI.

Lösung getauchten Watte auf eine Zirkumzisionswunde[1]), durch versehentliches Schlucken von Karbolöl und auch durch Einatmung von Karboldämpfen[2]), auch in desinfizierten Zimmern[3]), sowie durch karbolsaures Natron[4]). Kinder reagieren auf Karbolsäure heftiger als Erwachsene.

Die tödliche Dosis schwankte zwischen 4 und 60 g. Eine tödliche Selbstvergiftung eines 24jährigen Mädchens soll anscheinend durch 50 ccm einer dreiprozentigen Lösung zustande gekommen sein[5]). Gewöhnlich riefen erst viel größere Mengen den Tod herbei, z. B. ein Eßlöffel voll einer 90prozentigen Karbollösung[6]), oder ein Schluck 90prozentiger, oder 50 g reiner, flüssiger Karbollösung mit tödlichem Ausgang nach fünfviertel Stunden[7]), oder 60 g[8]), oder 200 g flüssiger[9]), oder ein Liter roher Karbolsäure[10]), die auch Kresole enthält. Wiederherstellung erfolgte nach 120 g roher Karbolsäure, die in den vollen Magen eingeführt und wahrscheinlich durch Erbrechen wieder herausbefördert wurde, in einem anderen Falle nach 35 g Karbolsäure, die sogar in Alkohol gelöst war[11]), oder nach 30 g (90 Prozent Karbolsäure), wobei erst nach fünf bzw. sieben Stunden ärztliche Hilfe eintreten konnte, und bei einem zweijährigen Kinde nach 15 g roher 30prozentiger Karbolsäure[12]), nach Anwendung von 200 ccm einer dreiprozentigen Lösung als Klistier statt einer Scheidenausspülung[13]), ja selbst nach einem Klistier von 15 g Acid. carbolicum liquefactum. Die giftigen Mengen können 0,25 bis 1 g bei Verwendung vom Mastdarm aus betragen. Die Wirkung tritt nach wenigen Minuten, der Tod in 10 bis 15 Minuten bis zu 60 Stunden, meistens aber in den ersten 12 Stunden ein, bisweilen scheinbar so paradox, daß 15 ccm verflüssigter Karbolsäure in zehn Minuten das Leben beenden lassen, ein anderes Mal ein Liter roher erst nach sieben Stunden. In 27 Fällen starben die Vergifteten zehnmal in der ersten, achtmal in den ersten 12, achtmal nach 12 und einmal nach 24 Stunden. War die Ätzung in den ersten Wegen sehr stark, so können die Vergifteten an den Folgen erst nach Monaten zugrunde gehen. Der chirurgische Karbolismus durch Haut- bzw. Wundresorption tötet bisweilen schnell durch Kollaps[14]).

Chronische Vergiftung kann bei gewerblicher Beschäftigung mit Phenol (Berührung, Aufnahme von Dämpfen), auch bei Ärzten, die viel davon auf die Haut, selbst in dünner Lösung, bekommen, entstehen.

---
[1]) Bogdanik, Wien. med. Presse 1895, Nr. 33. — Melker, Neuyork. med. Wochenschr. 1889.
[2]) Unthank, Brit. med. Journ., 1872, p. 579.
[3]) Schmitz, Centralbl. f. klin. Mediz. 1886, Nr. 15. — Bouloubach, Med. Obozr. 1892, 9.
[4]) Husemann, Deutsche Klin., 1871, Bd. III, p 32 u. ff.
[5]) de Vries, Allg. Centralzeit. 1900, Nr. 71.
[6]) Gade, Norsk Magar. for Laegevidenskab. 1884, XIV, p. 234.
[7]) Mihailescu, Spitatul, 1904, Nr. 17 u. 18.
[8]) Welby J'Anson, Brit. med. Journ. 1885, II, p. 756.
[9]) Krauss, Württemb. Correspondenzbl. 1893, Nr. 21. — Stitt-Thomson, Brit. med. Joun. 1896, II, p. 194.
[10]) Rummbold, Wien. med. Wochenschr., S. 1417
[11]) Rogivue, Soc. médic. de la Suisse Rom., 1888, 13. Okt.
[12]) Lancet, 1884, I, pp. 148 u. 235.
[13]) Herlyn, D. med. Wochenschr. 1895, Nr. 41.
[14]) Küster, Berliner klin. Wochenschr., 1878, Nr. 48. — Langenbeck, ibid. Busch, ibid., 1880, p. 304.

Haut, Wunden und Schleimhäute resorbieren die Karbolsäure in jedem Aggregatzustande. Die Resorption vom Mastdarm aus vollzieht sich sehr schnell und vollständig. Deswegen treten die Wirkungen oft unmittelbar nach der Einverleibung auf, etwa so, wie ich sie für die Blausäure, als apoplektische, geschildert habe. So sah man nach Einspritzen der Hälfte einer mittelgroßen Ballonspritze voll einer ½prozentigen Karbollösung in den Mastdarm bei einem dreijährigen Knaben sofort Bewußtlosigkeit eintreten. Nach zwei Stunden wurde ein schwarzer Urin entleert[1]). Am schnellsten werden verdünnte, Eiweiß nicht fällende Lösungen aufgenommen. In einem Vergiftungsfalle mit 15 g verflüssigter Karbolsäure, in welchem nach 15 Minuten der Tod eingetreten war, fand man sie in absteigender Menge in Leber, Gehirn, Nieren, Herzmuskel, Magen-, Darminhalt, Blut und Harn[2]). In einem anderen[3]) waren u. a. im Magen und Dünndarm nebst Inhalt 1,255 g und in Leber, Milz, Niere 0,7187 g Karbolsäure. Eine gewisse Menge der Karbolsäure geht in den Harn als Phenolätherschwefelsäure über, eine weitere verwandelt sich in Hydrochinon. Dieses wird teilweise schon im Körper zu gefärbten Produkten weiter oxydiert, die den Harn färben, teilweise erscheint es im Harne als Hydrochinonschwefelsäure. Die bei manchen, besonders alkalischen „Karbolharnen" erst beim Stehen eintretende Dunkelfärbung erfolgt durch Spaltung der Hydrochinonschwefelsäure und Braunfärbung des frei werdenden Hydrochinons. Die Ausscheidung der Karbolsäure bei Vergiftungen kann in ca. 20 Stunden beendet sein.

Eiweißlösungen werden durch fünfprozentige Karbollösungen koaguliert, durch ein Prozent intakt gelassen. Durch Waschen kann man aus dem koagulierten Eiweiß die Säure entfernen. Die Hornhaut wird durch Phenol, aber auch Phenoldampf weißfleckig. Die roten Blutkörperchen werden durch Karbolsäure zerstört; sie werden anfangs kleiner, runder, dunkler, schrumpfen, der Kern teilt sich dann, und der Farbstoff tritt heraus. Muskel- und Nervenfasern werden durch vierprozentige Karbollösungen in Detritus umgewandelt. An der Haut, und schneller an Schleimhäuten, entsteht durch Karbolsäure (rein oder in konzentrierter alkoholischer Lösung) unter Schmerzgefühl ein weißer, rotumsäumter, anästhetischer Ätzfleck, der später dunkelrot oder geschwürig wird. Umschläge auch mit einer 0,2prozentigen Karbollösung schufen eine eigenartige gelblich-braune Hautverfärbung, die sich über größere Hautbezirke ausdehnen kann. Als Hautexantheme können nach Verbänden erscheinen: Ein hellscharlachrotes Erythem, das gewöhnlich an den Wundrändern beginnt und sich weiter verbreitet, sowie papulöse Hautexantheme, als Erythema multiforme, Erythema papulatum, Erythema maculopapulatum. Diese sah man auch nach innerlicher Beibringung von Karbolsäure kommen. Als Mischform mit anderen Ausschlägen entstehen bisweilen nach dem Wundverband Urticaria (Erythema urticatum), ferner für sich Ekzem und Bläschen- bzw. blasenförmige Ausschläge, sowie Dermatitis.

---

[1]) Kottmeyer, Berl. klin. Wochenschr. 1879, S. 501. — Pürckhauer, Friedreichs Blätter 1883 (Einspritzung von 1 Liter ½ proz. Lösung). — Praetorius, Berl. klin. Wochenschr. 1879, S. 214.
[2]) Bischoff, Ber. d. deutsch. chem. Ges., Bd. XVI, p. 1341.
[3]) Fleck, Repertor. d. anal. Chem., Bd. II, Nr. 19, p. 295.

Eine besondere Bedeutung hat die **Karbolgangrän**[1]). Sie entstand z. B. beim Überlaufen aus einer zersprungenen Korbflasche über einen Finger. Der Betroffene wischte die Flüssigkeit nicht ab. Es entstand Brand, der zur Amputation führte. Karbolisierte Watte oder Salben oder Lösungen, selbst schon ein- bis dreiprozentige, haben sie oft bei Tieren und Menschen am Rumpf oder beim Baden von Fingern oder Zehen damit, an Lippen — einmal ging die ganze Unterlippe durch einen Tag langes Aufliegenlassen einer einprozentigen Karbolsalbe verloren — durch Einwirkung auf das Kinn oder den Unterarm usw. hervorgerufen. Die gangränösen mumifizierten oder andersgestalteten Teile können sich abstoßen. Meistens besteht Fieber. **Karbolglyzerin** zu zwei bis fünf Tropfen in Hämorrhoidalknoten gebracht, haben bisweilen Gangrän und Blutungen bewirkt. Bei einem Hunde ging durch Behandeln mit Karbolwasser die ganze Muskulatur einer Vorderextremität bis zum Ellenbogengelenk bis auf die Knochen verloren. Der Gebrauch von **Karbolparaffin** 1:10 als Ohrentropfen verursachte die Zerstörung des halben Trommelfelles und Verätzung von Gehörgang und Ohrmuschel.

Die resorptiven Symptome der Karbolvergiftung. Alle Lebewesen werden durch Karbolsäureeinwirkung vergiftet. Hierfür reicht jedwede Berührung in entsprechender Konzentration aus.

Bei Kaninchen treten — nach meinen vielen Versuchen konstant — nach subkutaner Einspritzung von 1 ccm flüssiger Karbolsäure klonische, mitunter ein bis zwei Stunden anhaltende, verbreitete Muskelzuckungen auf, die durch Chloroforminhalation schwinden. Gleichzeitig ist eine Beschleunigung der Atmung, später mitunter tiefe Dyspnoe vorhanden. Der Tod erfolgt asphyktisch. Katzen sind gegen Karbolsäure empfindlicher als Hunde. Von 120 Schafen, denen sie auf die Haut gerieben worden war, starben 15 und von 40 23 Stück.

Die Symptome der akutesten Karbolvergiftung sind nicht für resorptive, sondern für reflektorische gehalten worden. Erst wenn in solchen Fällen keine Karbolsäure außerhalb des Beibringungsortes gefunden werden sollte, könnte eine Reflexwirkung vermutet werden. Übrigens entstehen nach Ätzungen der Haut mit konzentrierten Säuren keine Reflexe vom Zentralnervensystem aus und auch der Blutdruck bleibt intakt. Der Ableitung nicht nur der örtlichen, gewebsschädigenden, sondern auch der Allgemeinstörungen von einer blutschädigenden Einwirkung, Veränderung der Blutscheiben als Schrumpfung usw. stehen gewichtige Bedenken gegenüber. Die Wirkung als Protoplasmagift halte ich für das Wesentliche. In der Mehrzahl der Fälle entstehen, trotz der Vielgestaltigkeit der Symptome, als Grundtypen: Kollaps mit oder ohne Bewußtlosigkeit, Krämpfe und Fieber, oder auch Störungen in der Magen- und Nierenfunktion. Als einleitende Symptome kommen Kopfweh, Unruhe, Jaktation, Schlaflosigkeit. Sie können aber auch fehlen.

---

[1]) **Tillaux**, Bullet. gén. de Thérap. 1871, T. 81, p. 275. — **Brochin**, Gaz. des hôp. 1871, p. 486. — **Lecoeuvre**, Contributions . . ., Lille, 1894. — **Frankenburger**, Karbolgangraen, 1891. — **Czerny**, Münch. med. Wochenschrift 1897, Nr. 16. — **Trier**, Ther. Monatsh. 1896. — **Reichel**, Ärztl. Sachverst.-Ztg. 1907. — **Romeick**, Zeitschr. f. Medizin.-Beamte, 1903. — **Bönninghaus**, Berl. klin. Wochenschr. 1921, Nr. 99. — **Silbermann**, D. med. Wochenschr. 1895, Nr. 4.

Bei Menschen entstehen: In leichten Graden der Vergiftung ein rauschartiger Zustand, zumal bei Trinkern und Frauen, oder Delirien, verbunden mit Kopfschmerzen, Schwindel, Ohnmacht, Ohrensausen, Blässe des Gesichts, gelegentlich auch Ikterus, immer erst einige Tage nach der vergiftenden medizinischen Anwendung, Magenschmerzen, auch blutige Durchfälle, Sinken der Kräfte, unregelmäßige Atmung und Kleinheit des Pulses. Das Bewußtsein kann auch in gutartig verlaufenden Fällen für kurze Zeit schwinden. Nach einem Verbande mit Watte, die mit 5prozentiger Karbolsäure befeuchtet und auf einen phlegmonös entzündeten Vorderarm gelegt worden war, entstanden neben Bewußtlosigkeit Jaktation, Myosis, Pulsverlangsamung und Dyspnoe. — Selten sind Wirkungen wie die folgenden: Eine Frau, die etwa 25 g reine Karbolsäure verschluckt hatte, wurde moribund, mit zahlreichen Blasen im Munde und auf den Lippen gefunden. Sie wurde gerettet. Am Tage nach der Vergiftung trat unter Schmerzen eine Schwellung der Parotis ein. Nach Einatmung von Karboldampf, d. h. mit Karbolsäure gesättigter Luft, entstanden noch stundenlang oder kurze Zeit dauernde klonischtonische Krämpfe mit kaltem Stirnschweiß, Zyanose der Lippen, dunkelgrünem Urin oder auch nach nur halbstündigem Verweilen eines Kindes in einer solchen Luft: Unruhe, Blässe, diarrhöische, grüne Stühle. Es gibt Fälle von innerlicher Phenolvergiftung, selbst durch 15 g, in denen nur Brennen und Schmerzen seitens der verätzten ersten Wege neben Erbrechen und Herzschwäche bestanden und die nach einigen Tagen zur Genesung führten. Die schwere Vergiftung beginnt gewöhnlich mit Bewußtlosigkeit, die mehrere Stunden anhalten und von Verlust des Empfindungs- und Bewegungsvermögens und Erbrechen begleitet sein kann. Die Kranken stürzen hin, atmen schnappend und sterben, oder bekommen partielle (mimische Gesichtsmuskulatur), oder universelle Krämpfe. Auch die Speiseröhre kann kontrahiert sein[1]). Bei einem Kinde, das etwa 2 g „konzentriertes Karbol" verschluckt hatte, waren Krämpfe neben Karbolurin die einzigen Symptome. Andererseits gibt es eine Reihe von Fällen, in denen schwere Symptome außer Krämpfen vorhanden waren, so bei drei in 5, resp. 15, resp. 90 Minuten Gestorbenen. Es kommt auch vor, daß anfangs leichte Zuckungen des ganzen Körpers erscheinen, die langsam bei zuerst erhaltenem, später geschwundenem Bewußtsein zunehmen, anfallsweise am ganzen Körper auftreten und zuletzt in Schüttelkrämpfe übergehen. Die kalte, feuchte Haut ist livid, selten schmutzig und ikterisch gelblich gefärbt[2]). Nach dem Verbinden einer Zirkumzisionswunde mit Watte, die, mit 5prozentiger Karbolsäure befeuchtet, zwei Tage auf der Wunde belassen blieb, folgten Zyanose, auch der Schleimhäute, und der Tod. Es können ferner erscheinen: Stertoröse Atmung, starke Myosis, selten Mydriasis, Unempfindlichkeit der Kornea und Pulsschwäche oder ein abwechselnd verlangsamter oder beschleunigter oder aussetzender Puls. Die Körperwärme sinkt im Kollaps und nicht selten besteht Trismus[3]). Das, zumal nach dem Karbol-Wundverband, oft beobachtete „aseptische Fieber" wird durch Einwirkung der Karbolsäure selbst oder durch sie erzeugte Gewebszerfallsprodukte auf das zerebrale Wärmeregulations-

---

[1]) Krönlein, Berl. klin. Wochenschr., 1873, Nr. 51.
[2]) Monti, Arch. f. Kinderheilk., Bd. III, 1881, 2.
[3]) Mosler, Deutsches Arch. f. klin. Mediz., Bd. X, 1, p. 113.

zentrum erzeugt. Nach Trinken von Karbolöl (100 g 5prozentig) fand man in den durch Abführmittel entleerten Stühlen das Öl. Gewöhnlich fehlen nicht Dysurie oder Anurie. Karbolausspülungen des puerperalen Uterus veranlaßten mehrfach Anurie bei gefüllter Blase. Urämie kommt nicht, eitriger Blasenkatarrh ausnahmsweise vor. Der Harn enthält oft Eiweiß und hyaline, zum Teil verfettete oder mit Blutkörperchen besetzte Zylinder, Blut, selten Hämoglobin[1]) — einmal kam es zu einer Hämoglobinämie — oder Gallenfarbstoff. Nach Karboleinspritzungen (2 bis 3 Prozent) in eine Rippenfistel entstand neben Würgen und stertoröser Atmung vollständige Amaurose beider Augen. Die Umgebung der Sehnervenpapille war verschleiert. Bestehen Krämpfe, so können die Augenmuskeln daran teilnehmen.

Trotz zeitweiligen Wiederkehrens des Bewußtseins kann der Tod im Kollaps eintreten. Eine evtl. Wiederherstellung erfolgt ziemlich rasch. Recht häufig wurde tödlich oder mit Genesung endende Bronchopneumonie im Anschluß an Vergiftungen gesehen und auf die durch das Gift erzeugten Kreislaufstörungen oder auf Reizwirkungen der durch die Lungen ausgeschiedenen Karbolsäure bezogen. Einmal folgten nach Waschen einer Wunde nach Kropfexstirpation Rekurrenslähmung und am dritten Tag der Tod durch Schluckpneumonie. Als Nachleiden kam auch eine mit nervösen Störungen verlaufende Laryngitis vor.

Anatomische Veränderungen: Wo direkte Berührung reiner oder hochkonzentrierter gelöster Karbolsäure mit Geweben stattfindet, entsteht Ätzung. Ausnahmsweise kann verschlucktes Karbolöl einmal dieselbe im Munde vermissen lassen. Die Korrosionen sind meistens milchweiß oder bleigrau, bei längerem Bestehen schieferfarben, greifen selten über die Muskelschicht der Schleimhaut hinaus und können sich bis in das Duodenum erstrecken. Die Schleimhäute erscheinen derb, runzlig, fühlen sich wie gegerbt oder gekocht an, können auch geschwollen, gelockert, stellenweise mit Exsudatfetzen bedeckt sein, durch Ecchymosen blaurot marmoriert oder suffundiert aussehen, sind aber selten abgelöst. In einzelnen Fällen riechen die Körperhöhlen, auch die Hirnventrikel, die Perirardialflüssigkeit, die Lunge, das Herz und der Harn nach Karbolsäure. Der Magen kann braunes Blut enthalten und der Darm mit blutigem Schleim bedeckt sein. In ihm fand man Geschwüre auch an Stellen, wo die Karbolsäure nicht direkt hingelangte. Bei einem neugeborenen Kinde, das durch einen Karbolverband des Nabels unter peritonitischen Symptomen gestorben war, fand sich die Peritonitis. In den Luftwegen kommen Entzündung, Laryngitis, Tracheitis, bronchopneumonische Herde und Lungenödem vor. Bei einem innerhalb einer halben Stunde durch Trinken einer spirituösen Lösung von Karbolsäure Gestorbenen zeigten das Endokard des linken Herzens, die Innenwand der Aorta nebst Klappen, bis in die Bauchaorta hinab, sowie die vom Aortenbogen abzweigenden Gefäße eine rote Färbung, ganz wie mit aufgelöstem Blutfarbstoff durchtränkt. In der Niere fand man bisweilen Hyperämie, Schwellung und hämorrhagische Infarkte in der Rinde, fettige Degeneration der Epithelien, sowie auch Fett in Herz, Muskeln usw. Die mit

---

[1]) P. zur Nieden, Berl. klin. Wochenschr., 1881, Nr. 48. — Werth, Arch. f. Gynäk., 1881, Bd. XVII, p. 122.

Phenol benetzte Haut kann verschorft sein. Auf der Konvexität des Großhirns und namentlich über den Stirnlappen fand man kongestive Herde. Der anatomische Befund an sich beweist nicht die Karbolvergiftung.

Nachweis: Eisenchlorid erzeugt in Phenollösungen eine blauviolette, Ammoniak und Chlorkalk (erwärmt) eine blaue, Anilin und unterchlorigsaures Natron eine dunkelblaue, Millons Reagens eine rote (1 : 1 000 000), Äthylnitrit (neutraler Spiritus ätheris nitrosi) mit etwas konzentrierter Schwefelsäure eine rosenrote Färbung (1 : 2 000 000) und Bromwasser einen Niederschlag von Tribromphenol. Mageninhalt, Se- und Exkrete, Blut, Gewebe werden, um Phenoläthersch wefelsäure nachzuweisen, mit Wasser verdünnt — wenn sie fest sind, zerkleinert und mit Wasser ausgezogen —, koliert, mit Schwefelsäure angesäuert und bis zu einem Dritteil abdestilliert. In dem Destillate erkennt man, wenn viel Karbolsäure vorhanden ist, diese als ölige Tropfen und kann sie auch quantitativ als Tribromphenol (Wägung des Niederschlages oder Titrieren mit unterbromigsaurem Kalium) bestimmen. Extraktion von Untersuchungsobjekten mit angesäuertem Alkohol liefert in diesem die freie Karbolsäure, die durch Reinigen des alkoholischen Extraktes mit Petroleumäther und Aufnehmen mit Benzol rein erhalten werden kann. Es ist zu berücksichtigen, daß Phenol sowohl normal als auch in pathologischen Zuständen (Ileus, akute Miliartuberkulose, Infektionskrankheiten usw.) im Körper gebildet wird und in großen Mengen bei der Fäulnis entsteht. Der Harn enthält selten freies, meist nur gebundenes Phenol. Erst nach dem Kochen mit Salzsäure auf Zusatz von Schwefelsäure liefert er einen Niederschlag von Bariumsulfat.

Behandlung: Wurde das Mittel verschluckt, so muß die Ausspülung des Magens mit lauwarmem oder essighaltigem Wasser solange fortgesetzt werden, bis das abfließende Wasser nicht mehr auf Karbolsäure reagiert. Es genügt hierzu bei erhöhtem Unterleib nur ein Schlauch, in den man Wasser wiederholt mit Trichter einbringt. Eine schnelle Drehung des Kranken um seine Längsachse vermag die Flüssigkeit aus dem Rohr fortzuschleudern und so eine genügende Aspirationskraft auf den Mageninhalt auszuüben. Auch durch Senken von Trichter und Schlauch kann die Ausleerung erfüllt werden. Ausspülungen sind auch vorzunehmen, wenn das Gift in das Rektum, den Uterus und Wundhöhlen gebracht wurde. Gebraucht werden ferner als Antidote: Zuckerkalk oder eine Mischung aus Zucker 16, Wasser 40 und Kalzium kaust. 5 Teile, Seife, Eiweiß, Milch und auch Natrium und Magnesiumsulfat, letzteres evtl. subkutan. Die Verwendung der beiden letzteren Salze hat sich in neueren Versuchen an Tieren als nutzlos erwiesen. Weder der Blutdruck noch die Krämpfe wurden dadurch beeinflußt. Trotzdem empfehle ich sie. Zu verwenden sind ferner Ätherinjektionen, Trinken von starkem Alkohol, Wärmflaschen, Frottierungen und, wenn das Individuum es verträgt, ein depletorischer Aderlaß. Der bei dem Wundverbande auftretende Karbolismus soll sich prämonitorisch durch ein hohes spezifisches Gewicht des Harns und eine Verminderung des letzteren anzeigen. Hautverätzungen durch Karbolsäure sind durch Essigumschläge oder durch Überstreichen eines sehr verdünnten Bromwassers zu beeinflussen. Karbolspritzer in das Auge wurden in einem Werk mit Einbringen verdünnten Alkohols (14 g 96prozentigen Alkohol auf 1 Liter Wasser) behandelt.

Krysolgan. Das Natriumsalz der Amino-aurothiophenol-karbonsäure enthält 50 Prozent Gold. Die Verwendung bei Tuberkulose und Lupus erythematodes hat Vergiftung erzeugt, die zum wesentlichen vom **Thiophenol** abzuleiten ist. Nach subkutaner Beibringung von 0,001 g gegen das letztgenannte Leiden stellten sich am Abend heftige Herdreaktion, Fieber, Kopfschmerzen und Erbrechen und am nächsten Tage Ödem und blaurote Schwellung von Gesicht, Hals, Brust, Mund- und Rachenschleimhaut, Urinverhaltung und Koma ein. Der Tod erfolgte 44 Stunden nach der Einspritzung[1]).

Nitrobenzol.

Die Giftwirkung des Nitrobenzol ($C_6H_5NO_2$) [Mirbanöl], das als Handelsprodukt meist Nitrotoluol in kleinen Mengen enthält, erscheint nach Aufnahme in Dampfform oder in Substanz von Schleimhäuten, Wunden oder der Haut. Vergiftungen damit kommen vor: zu Selbstmorden[2]), zum kriminellen Abort, sehr häufig, durch Verwechselung mit Schnaps, zumal dem Pfirsichbranntwein „Persico" — auf diese Weise wurden 18 Soldaten vor Paris vergiftet, die eine in einem Keller gefundene Flasche leerten[3]), durch Essen von damit versehenem Marzipan, oder durch Verwendung einer Nitrobenzollösung, z. B. von einem Teelöffel voll auf einen Kuchen an Stelle von echtem Bittermandelöl, durch Inhalation der Dämpfe, z. B. beim Übergießen aus großen in kleine Gefäße, einmal erkrankten auch sechs Menschen dadurch, daß statt Fußbodenöl Nitrobenzol zum Ölen des Bodens irrtümlich verkauft worden war, oder wenn sie bei der Verwendung des Nitrobenzols als Konservierungsmittel für Kleider in die Lungen kommen, auch durch Verwendung von Nitrobenzol enthaltenden Kosmeticis, Pomaden, Haarwässern, Cremes, ferner durch Haut- und Lungenresorption, auch wenn das Mittel auf Kleider und Haut gelangt und durch Anwendung desselben gegen Krätze oder gegen Kopfläuse[4]) oder in einem Formalin-Fußschweißmittel[5]) oder durch Tragen von Schuhen, die mit nitrobenzolhaltiger Wichse geschwärzt sind. Ein Mann, der solches frisch gefärbtes Schuhzeug noch feucht angezogen hatte, so daß auch seine Füße die Farbe annahmen, erkrankte in der Nacht mit Koma und starb[6]). Ich untersuchte den Methämoglobin enthaltenden Urin von Säuglingen, die in Windeln gewickelt waren, die man mit frischer nitrobenzolhaltiger Farbe gestempelt hatte. Häufig sind jetzt die Vergiftungen geworden, die bei der Fruchtabtreibung durch dieses Mittel entstanden[7]). Unter Nitrobenzolvergifteten finden sich auch Kin-

---

[1]) Bruhns, Dermatolog. Wochenschr., Bd. 79, 1924.
[2]) Schenk, Vierteljahrschr. f. ger. Mediz. 1866, Bd. 4. — Niewerth Zeitschr. f. Medizin.-Beamte. 1907.
[3]) Kreuser, Württemberg. med. Korrespondenzbl. 1867, Bd. 37, S. 207. — Lehmann, Vierteljahrschr. f. ger. Med. N. F., Bd. IV, 1866, S. 341.
[4]) Wolpe, D. med. Wochenschr. 1920, Nr. 4.
[5]) Durch eine 2 proz. Nitrobenzol-Formaldehyd-Einreibung wurde ein Ziegenbock in etwa 2 Stunden getötet.
[6]) Stone, Journ. of amer. medic. Assoc. 1904, Nr. 14. — Ewer, D. med Wochenschr. 1920, S. 1078. — Thomsen, Münch. med. Wochenschr. 1921, S. 399. — Manche solcher Schuhfärbemittel enthalten bis zu 68% Nitrobenzol.
[7]) L. Lewin, Fruchtabtreibung, 4. Aufl., 1925.

der[1]). Die Häufigkeit dieser Vergiftungen ist bemerkenswert, ebenso die hohe Mortalität, die ich auf über 45 Prozent schätze.

Die giftige Dosis (per os) beträgt 8—15 Tropfen, die tödliche zirka 20 Tropfen oder mehrere Gramm — auch zu je einem Punschglas voll wurden von mehreren Männern davon getrunken[2]) —, während Wiederherstellung noch nach 12—30 g, ja selbst 100 g[3]) oder 400 g[4]) vorkam. Ist der Magen leer oder das Gift in Alkohol gelöst, also auch in Schnäpsen, und reichlich genommen worden, so kann die Wirkung schon nach 10 bis 15 Minuten erscheinen. Nach Einnahme reinen Nitrobenzols ist — worauf hier zuerst hingewiesen wurde — wegen langsamer Resorption eine Inkubationszeit von 2 bis 3 bis 8 Stunden[5]) möglich[6]). So haben in einigen Fällen Arbeiter noch ca. zwei Stunden nach der Vergiftung sich beschäftigt oder, anscheinend wohl, ihr Mittagbrot gegessen. Ich kenne einen Fall, in dem ein Schiffsarbeiter durch ein geplatztes Gefäß übergossen wurde, trotzdem weiter arbeitete, nach vier Stunden blau aussah, aber erst nach acht Stunden bewußtlos wurde. Der Tod kann in ein bis zwei Stunden, aber auch erst nach 24 Stunden erfolgen[4]).

Das Nitrobenzol läßt in einer stubenwarmen Blutlösung nach einigen Stunden, dagegen in kürzerer Zeit in einer auf Bluttemperatur gebrachten Lösung neben den beiden Streifen des Oxyhämoglobins den des Methämoglobin erkennen. Dieser Streifen findet sich auch im lebenden Blute bei Hunden[7]) und Kaninchen, die etwa eine Stunde nach subkutaner Beibringung des Giftes starben. Bei sehr langsamer Vergiftung erhält man im methämoglobinhaltigen Blute nach der Reduktion mit Schwefelammonium das Spektrum des reduzierten Hämatins[8]). Das Blut selbst sieht bei diesen Tieren, die bei protrahiertem Verlaufe unter Lähmungserscheinungen, bei schneller Resorption unter Krämpfen und allmählicher Abnahme der Atmung zugrunde gehen, schokoladefarbig aus und hat die Fähigkeit, Sauerstoff aufzunehmen, verloren. Die Giftwirkung des Nitrobenzols beruht auf seiner Eigenschaft, die roten Blutkörperchen und deren Farbstoff zu verändern, den Sauerstoffgehalt des Blutes zu mindern und das Gehirn zu lähmen. Die Blutkörperchen können normal sein[9]) oder körnig werden. Das Blutbild zeigt Formen teils degenerativer, teils regenerativer Natur[10]), wie man sie bei schweren Anämien antrifft: Poikilozytose, rote Blutzellen mit Stromaveränderungen derart, daß das Protoplasma der Zellen an Hämoglobin verarmt, während im Stroma ein deutlich differenzierter, sich mit Eosin färbender, kernähnlicher Körper hervortritt. Es kommen alle Übergänge von kernhaltigen zu kernlosen Zellen vor. Die kernhaltigen Gebilde erschienen bei einer Vergiftung von 17tägiger Dauer plötzlich am dritten Krankheitstage und blieben 14 Tage im strömenden Blute nachweisbar, um erst kurz vor dem Tode zu verschwinden. Die

---

[1]) Wernher, Berl. klin. Wochenschr. 1884, p. 58. — Kiemann, Semaine méd. 1888, Nr. 1.
[2]) Jolin, Hygiea, Vol. XLIV, 6, p. 339.
[3]) Cissel, Med. chir. Centralbl. 1894, p. 171.
[4]) Bruglicher, Bayer. ärztl. Intelligenzbl. 1875.
[7]) Filehne, Arch. f. exp. Pathol., Bd. IX, H. 5.
[8]) L. Lewin, Arch. f. path. Anatomie, Bd. 76, 1879, S. 443.
[9]) Boas, D. med. Wochenschr. 1897, Nr. 51.
[10]) Ehrlich u. Lindenthal, Zeitschr. f. klin. Med., Bd. XXX, H. 5 u. 6

Zahl der Leukozyten war großen Schwankungen unterworfen. Im Harn[1]) findet man neben unverändertem Nitrobenzol und neben Glukuronsäuren p-Amidophenol, das sich durch die Indolreaktion nachweisen läßt. Die Bildung derselben vollzieht sich über p-Nitrophenol. Nach einer neueren Auffassung soll die Blutveränderung nicht direkt durch das Nitrobenzol veranlaßt werden, sondern durch Chinonimin und Nitrosophenol[2]). Entgegen einer anderen Angabe hebe ich hervor, daß ich durch Einwirkenlassen von salzsaurem p-A m i d o p h e n o l auf Blut Methämoglobin und Hämatin habe entstehen sehen[3]).

B e i M e n s c h e n, die durch Nitrobenzol vergiftet sind, tritt Blässe, blaugraues, durch Methämoglobinämie bedingtes, nur ausnahmsweise nach mehr als drei Stunden kommendes Aussehen, auch wohl Gedunsenheit des Gesichtes auf, auch ohne Empfindungen des Krankseins. Später werden auch Finger, Fingernägel, Nasenflügel, Zehen, Lippen, Zahnfleisch blaugrau, der Gang schwankend, die Glieder schwach, das Sehvermögen unklar. Die Muskulatur steht unter keinem Willensimpulse, die Sprache wird lallend, und der Atem riecht bis zu mehreren Tagen nach Nitrobenzol. Es entstehen ferner oftmaliges Erbrechen, bisweilen erst nach einer Stunde, Schwindel und Frösteln, resp. Schüttelfröste, Schläfrigkeit, Kopfschmerzen, dann Benommenheit, die schnell oder allmählich, mitunter erst zwei bis vier Stunden nach der Vergiftung in tiefes, bis 12 Stunden anhaltendes Koma übergehen kann. Das Bewußtsein kann noch nach anderthalb Stunden erhalten sein, wenn schon Schwerhörigkeit, Blausein, Pulsschwäche und Unregelmäßigkeit der Atmung bestehen[4]). Die Pupillen sind anfangs eng, später weit und reaktionslos oder auch verengt und ungleich, die Augen gläsern, die Augäpfel rotieren in den mannigfaltigsten Richtungen. Der Augenhintergrund erscheint durch Methämoglobin dunkel gefärbt. Die Verfärbung kann nicht nur die Retina, sondern auch den Sehnervenkopf betreffen. Ein Unterschied in der Färbung zwischen Venen und Arterien kann dann nicht vorhanden sein und beide Gefäßgebiete wie mit Tinte gefüllt erscheinen. Sehstörungen können fehlen. Das Gesichtsfeld wurde gelegentlich verändert. Auch Doppeltsehen und — freilich nicht sicher — eine Neuritis optica, Hemeralopie, lange dauernde Mydriasis usw. kamen vor. Bei einem durch 8 g Vergifteten, bei dem die Symptome mit Schwindel begonnen hatten und nach etwa zwei Stunden von Bewußtlosigkeit und Blausein gefolgt waren, bestand, als am zweiten Tage die Besserung begann, bis zum dritten Myosis. In einzelnen Gliedern, z. B. den Armen, kommen Zuckungen oder auch Trismus, sowie klonische, tonische und fibrilläre Zuckungen vor. Die Reflexerregbarkeit kann erhalten sein. Patellarreflexe und Fußklonus sind bisweilen vorübergehend gesteigert. Der Puls ist gewöhnlich unregelmäßig und unfühlbar, bisweilen stark beschleunigt. Nach Einatmung von Nitrobenzol zählte man 160 Pulse. Ebenso verhält sich die Atmung, die schnarchend ist, auch den C h e y n e - S t o k e s schen Typus tragen kann, an Häufigkeit bald nachläßt und mitunter aktive Exspirationen erkennen läßt. Die Exspirationsluft riecht nach Nitro-

---

[1]) M e y e r, Zeitschr. f. phys. Chemie 1905, Bd. 46, S. 497.
[2]) H e u b n e r, Zentralbl. f. Gewerbehyg. 1914, S. 409.
[3]) L. L e w i n, Arch. f. exper. Pathol., Bd. XXXV, 1895.
[4]) D o o d, Brit. med. Journ. 1891, I, 18. April.

benzol. Die Körpertemperatur sinkt — bei vergifteten Tieren maß ich unmittelbar nach deren Tod 30 ° C — und unfreiwillige Defäkation und Harnentleerung erscheinen. Während des Lebens können sich in protrahiert verlaufenden Fällen nach 30 Stunden Bluthypostasen von blauschwarzer Färbung, z. B. an den Skapulis und Glutäis, Blutungen an den Sohlen[1]), sowie Dekubitus ausbilden[2]) und am dritten bis vierten Tage Ikterus mit Fieber entstehen[3]). Der mittelst Katheter entleerte dunkle, einmal auch als tiefdunkelviolett bezeichnete Harn riecht gewöhnlich nach Nitrobenzol und kann neben Methämoglobin, resp. Hämatin eine nicht gärende, linksdrehende und reduzierende[4]) Substanz — wie schon angegeben, Glykuronsäuren —, selten auch Eiweiß, Blut oder Hämoglobin enthalten. Im Blute ist bisher während des Lebens, wie ich glaube, wegen nicht exakter Untersuchung, spektroskopisch nicht immer Veränderung nachgewiesen worden, wenngleich das Aussehen desselben öfter dunkel, dunkelbraun, schokoladenfarbig befunden wurde. Das durch Schröpfköpfe entnommene Blut erschien bei einem Vergifteten nach etwa acht Stunden teerartig schwarz und gerann nur langsam. Wenn das Blut für die spektroskopische Untersuchung so verdünnt wird, daß die Oxyhämoglobinstreifen wahrnehmbar sind, was meist geschehen ist, kann es nicht wundernehmen, daß der lichtschwache Absorptionsstreifen des Methämoglobin von Ungeübten nicht wahrgenommen wird. Bisweilen sah man einen tödlichen Ausgang bei Vergifteten, die nur geringfügige Symptome aufwiesen. Der Tod erfolgt gewöhnlich im Koma, nachdem vorher maniakalische Äußerungen, Krämpfe verschiedener, auch epileptiformer Gestalt an Gliedmaßen, Rumpf oder Augenmuskeln, einmal oder häufiger erschienen sind. Er kann aber auch, nachdem nur galliges Erbrechen und Bewußtlosigkeit vorangegangen sind, ohne Krämpfe und Lähmungssymptome nach etwa 18 Stunden eintreten[5]).

Nach dem Einnehmen für die Fruchtabtreibung stellten sich in mannigfacher Kombination die geschilderten Symptome ein: tetanische Krämpfe, Irismus, Blaugraufärbung des Gesichts, röchelnde, sehr häufige, oberflächliche Atmung, Bewußtlosigkeit, Rotieren der Augäpfel u. a. m. Abtreibungserfolg und Nichterfolg kamen vor.

Wenn Besserung eintritt, so heben sich Puls und Atmung allmählich, das Bewußtsein stellt sich wieder ein — die Erinnerung an das Vorgefallene kann aber noch fehlen — und nach einigen Tagen kann, nachdem noch Steifheit und Schmerzhaftigkeit des Körpers und Blausein der Haut — das letztere noch bis acht Tage lang — angehalten haben, die Restitution vollendet sein. Bisweilen erfolgt aber ein Rückfall, und die Kranken sterben unter den oben gekennzeichneten Zirkulations- und Respirationsstörungen. In einem Falle soll noch nach drei Jahren eine eigentümliche dunkel-purpurartige Hautfarbe bestanden haben[6]); bei einem anderen Vergifteten, einem Trinker, erschienen nach 12 Tagen Bronchialkatarrh mit Dyspnoe und großer Hinfälligkeit.

[1]) S i m e r k a , Wien. klin. Rundschau, 1901, Nr. 31.
[2]) P a g e n s t e c h e r, Nitrobenzolvergift., Dissert., Würzburg 1867, p. 17. — B o n d i , Prager med. Wochenschr., 1894, p. 129 und 143.
[3]) S c h i l d , Berliner klin. Wochenschr., 1895, p. 187.
[4]) v. M e r i n g , Centralbl. f. med. Wissensch., 1875, Nr. 55.
[5]) N i e w e r t h , Zeitschr. f. Medizin.-Beamte, 1907, Nr. 24.
[6]) T h o m p s o n , Brit. med. Journ., I, 1891, p. 801.

Eine chronische Intoxikation halte ich, nach einer persönlichen Erfahrung, u. a. durch den Gebrauch von stark mit Nitrobenzol versetzten Seifen, besonders bei Kindern für möglich. Es wäre dringend erwünscht, daß ein derartiger Zusatz gesetzlich untersagt würde.

Gewerbliche Vergiftungen ereignen sich in chemischen Fabriken und überall da sonst, wo Nitrobenzol in Substanz oder als Dampf an die Haut oder die Lungen von Arbeitern wiederholt gelangen kann. An eine akute Vergiftung können sich chronische Vergiftungsfolgen anschließen. Die wirkenden Mengen brauchen nicht sehr groß zu sein. Es stellen sich die Folgen ein, die ich als funktionelle Kumulation bezeichnet habe. So können z. B. Sattler erkranken, die Nitrobenzol enthaltendes Leder, oder Arbeiter, die Schuhwichse verarbeiten. Nach Einatmung der Dämpfe entstehen in leichten Fällen große Mattigkeit, Schwindelanfälle und Brechreiz. Ist nicht für ausreichende Abzugsvorrichtungen gesorgt, so stellen sich ein: die geschilderte Graublaufärbung des Gesichts oder eine eigentümliche Blässe, Mattigkeit, Husten, Bronchialkatarrh, Beklemmungszustände, Leibweh, Zittern des Kopfes, der Zunge, der Finger[1]) usw. Die Hautverfärbung kann dabei nur gering sein und die allgemeine Schwäche das Krankheitsbild beherrschen. Ikterus besteht häufig. Ganz vereinzelt wollte man gärungsfähigen Zucker im Harn nachgewiesen haben, Schwindel, Parästhesien, Gesichtsfeldeinengung und psychische Depression neben mannigfaltigen Magen-Darmstörungen. Bei einem Arbeiter, der täglich bis 1600 und mehr Kilo Nitrobenzol abfüllen mußte, bestand Gelb- bzw. Blaufärbung des Gesichts. Er fühlte sich schließlich wie betrunken, fiel auch einmal zusammen und mußte in tiefer Bewußtlosigkeit und in Zuckungen nach Hause getragen werden. Die Pupillen waren erweitert, die Haut blaugrau, der Puls beschleunigt und unregelmäßig, die Atmung verlangsamt. Auf Anrufen erwachte er für kurze Zeit. Es blieben für längere Zeit: allgemeine Schwäche, Schwindel, Kopfschmerzen, dazu nervöse Symptome. Hämoglobinmenge und die Zahl der roten Blutkörperchen waren krankhaft vermehrt.

Leichenbefund: Die Leichenstarre soll drei bis vier Tage anhalten können. Die Körperhöhlen riechen gewöhnlich nach Nitrobenzol, und im Magen, der ebenso wie der Ösophagus und das Duodenum Ecchymosen aufweist, wird mitunter noch Nitrobenzol in Tropfen oder als milchartige Flüssigkeit gefunden. Das Blut ist dunkelbraun und zeigt Schatten, neben gezackten, verkleinerten und zerfallenen Blutkörperchen. Das Gehirn war einmal blutüberfüllt und hatte einen geringen serösen Erguß in die Ventrikel. In einem durch Hautresorption zustandegekommenen tödlichen Verlauf fand man eine akute desquamative Nephritis und eine Hepatitis. Wiederholt wurde Lungenödem gefunden. Bei Tieren sollen sich nach dem Einatmen der Dämpfe Nitrobenzoltropfen im Blute gefunden haben. In den Nieren von Tieren fand man Katarrh mit körniger Trübung.

Nachweis: Der Nachweis des Nitrobenzols in der Leiche gelang noch nach fünf Monaten. Nach der Vergiftung eines Kindes mit etwa 7 g Nitrobenzol war dies im Magen und Darm, aber nicht in der Leber nachweisbar. In einem Vergiftungsfalle erhielt man durch Wasserdampf-

---

[1]) L. Lewin, Obergutachten über Unfallvergiftungen, Leipzig, 1912, S. 295.

destillation der mit Schwefelsäure angesäuerten Massen aus Eingeweiden 7 g, aus Lungen, Herz und Milz 0,012 g, aus Nieren 0,024, aus 600 g Leber 0,02, aus 160 g Blut 0.02 reines Nitrobenzol. Die Leichenteile (Blut, Magen, Darm, Lungen, Gehirn, Leber) werden mit Wasserdämpfen destilliert, wodurch Nitrobenzol als ölige, in Äther lösliche Tropfen übergeht. In Alkohol gelöst, und mit Zink und verdünnter Schwefelsäure behandelt, liefert es Anilin. Man macht die Flüssigkeit alkalisch und extrahiert das Anilin mit Äther. Nach dem Verjagen desselben färbt sich der Rückstand mit einer Chlorkalklösung violett. Mischt man Nitrobenzol mit etwas Schwefel, sehr konzentrierter Natronlauge und Alkohol, oder mit Alkohol und Schwefelalkalien, so entsteht eine rote Färbung. Erhitzt man zwei Tropfen Acid. carbolic. liquefact., drei Tropfen destilliertes Wasser und ein Stückchen Kaliumhydrat, so entsteht auf Zusatz von Nitrobenzol, proportional der Menge, beim weiteren Kochen am Flüssigkeitsrande ein roter Ring. Mit unterchlorigsaurem Kalk geht die rote Farbe in eine grüne über. Wurde durch starkes Erbrechen, sowie durch Harn und Kot viel von dem Gifte ausgeschieden, so kann der Nachweis selbst mit dem Magen nicht gelingen.

Behandlung: Entleerung des Giftes aus Magen und Darm durch Brechmittel, Ausspülungen und Abführmittel. Hierbei sind ölige und spirituöse Substanzen wegen der Löslichkeit des Nitrobenzols in ihnen zu vermeiden. Sodann ist nach vorhergegangenem Aderlasse alkalische Kochsalzinfusion (0,9 Prozent) vorzunehmen. Kalte Begießungen auf Kopf und Rücken im warmen Bade zur Hebung der Respiration, Friktionen der Haut, Einhüllen in warme Decken, künstliche Respiration, Reizmittel, z. B. subkutane Ätherinjektionen, Kognakklistiere (50 Kognak, 50 Wasser und 12 Tropfen Tictr. Opii), Sauerstoffeinatmungen sind weiterhin anzuwenden. Bei einem zwölfjährigen, schwervergifteten Jungen wurde intravenös Alkali beigebracht, in der Erwägung, dadurch Methämoglobin in Oxyhämoglobin überzuführen. Danach soll eine frappante ·Besserung eingetreten sein[1]). Nitrobenzolvergiftete sollten kühl und in dunklem Zimmer gehalten werden. Die Hämolyse durch Nitrobenzol wird durch Tageslicht und Wärme gesteigert[2]). Prophylaktisch müßte ein Verbot des Nitrobenzolverkaufes ohne Giftschein durch Drogisten ergehen und auch der Gebrauch „des Mirbanöls" zu kulinarischen oder kosmetischen Zwecken seitens der Branntweinfabrikanten, Konditoren (Marzipan) und Parfümeure streng bestraft werden.

Dinitrobenzol.

Das u. a. für die Roburitfabrikation benutzte Metadinitrobenzol ($C_6H_4[NO_2]_2$) erzeugt in Blut Methämoglobin bzw. Hämatin sowie Mikrozythen, und läßt die roten Blutscheiben in Schatten übergehen. Auf Zusatz von Wasser bleibt das Blut deckfarben. Ein Hund bekam nach zwei Dosen von 0,1 g allgemeine Parese, später Tetanus. Es scheint bei allmählicher Dosensteigerung Gewöhnung einzutreten. Im Harn erscheint eine reduzierende Substanz, bei subakuten Vergiftungen Blut, und ein gelber, auch im Blute vorhandener Farbstoff. Die Epithelien der gewun-

---

[1]) Hegler, Münch. med. Wochenschr. 1912, S. 2924.
[2]) Schanz, Zeitschr. f. physik. Therap. 1920, S. 473.

denen Harnkanälchen sind getrübt, pigmentiert[1]). Bei Kaninchen, die unter Dyspnoe starben, fand man submuköse Blutergüsse in Magen und Darm, sowie Leberverfettung.

Vergiftungen von Menschen sind, zumal in den Kriegsjahren, ziemlich reichlich vorgekommen. Sie ereigneten sich z. B. durch Einstreuen, mit Insektenpulver gemengt, in die Betten[2]), vor allem aber bei der Zerkleinerung und dem Vermahlen oder dem Abfüllen in Sprengkörper. Auch die Einatmung in Dampfform hat dazu geführt. Dies sah man bei einem Chemiker nach Einatmung des Dinitrobenzols in Alkoholdämpfen, oder in einem Betriebe, in dem der flüssige, heiße Stoff sich auf den Fußboden ergossen und die braunen stechenden Dämpfe sich im Raume entwickelt hatten[3]). Die Symptome kamen nach Dampfaufnahme[4]) fast sofort, vor allem die graublaue Hautverfärbung, oder nach etwa vierstündiger Arbeit des Vermahlens; für gewöhnlich in bzw. nach einer Arbeitsschicht. Im Jahre 1918 erkrankten in einem Versicherungskreise der Schweiz 36 Menschen an dieser Vergiftung. Ich kenne Fälle, in denen Vergiftung, trotz Tragens neuer Respiratoren, ja sogar von Rauchhelmen, Handschuhen und Überkleidung erfolgte. Der Staub drang durch zwei Anzüge. Der Tod erfolgte bei einzelnen Arbeitern, deren Krankheitsverlauf mir bekanntgeworden ist, fünf bis sechs Stunden nach dem Verlassen der Arbeit und dem ärztlichen Eingreifen, bei anderen später. Genesung ist trotz schwerer Symptome möglich. Die kleinste tödliche Dosis schätze ich auf etwa 1,5—2 g. In günstigen Fällen kann die Wiederherstellung eine bis zwei Wochen erfordern.

Die Resorption erfolgt auch von der Haut aus, besonders, wenn sie fettig ist, vollzieht sich aber in der Regel von den Schleimhäuten der Luftwege aus. Dinitrobenzol geht in den Harn über. Alkoholaufnahme verschlimmert den Vergiftungsverlauf.

Menschen, die Dinitrobenzol als Dampf aufnehmen, bekommen in wechselnder Kombination: graublaue Färbung von Haut und Schleimhäuten, schweres Kopfweh, Schlaflosigkeit, Pulsbeschleunigung, Durst, Mattigkeit, Übelkeit, Gastralgie, Erbrechen, nach vier Stunden gelbbelegte Zunge und Gaumen und Leber- und Milzschwellung. Mattigkeit bleibt noch für einige Tage bestehen. Nach der Aufnahme als Staub entstehen in leichten Formen Schwindel, Schwächegefühl, Flimmern vor den Augen und Atemnot. Diese Erscheinungen können alsbald wieder abklingen, wenn die Arbeit ausgesetzt wird. Wurde viel aufgenommen, so drängt sich als ausdrucksvollstes Symptom die Hautverfärbung hervor. Sie ist so auffallend, daß sie oft von der Umgebung schon bemerkt wird, bevor der Vergiftete subjektiv Unangenehmes empfindet. In einem der mir bekanntgewordenen Fälle war das Gesicht schmutziggrau bis graugrün und blaugrün. Lippen, Augenbindehäute, Ohren, Oberlippen hatten ein dunkles blaues bis graublaues Kolorit, die Hände waren blauschwarz verfärbt, die übrige Körperfarbe grau. Dabei kann das Bewußtsein noch frei sein. Übelkeit und Erbrechen können sich auch nach dem Schwinden des Bewußtseins ein-

---

[1]) Röhl, Intoxikation durch Nitrokörper der Benzolreihe, 1890.
[2]) Jaksch, Amtsarzt, 1911, Nr. 6.
[3]) Schroeder, Vierteljahrschr. f. ger. Mediz., 3. Folg., I, Suppl.-Bd.
[4]) Huber, Arch. f. path. Anat., CXXVI, p. 240. — Seitz, Correspondenzbl. f. schweiz. Ärzte, 1891, Nr. 21.

stellen, der Puls sich verlangsamen, klein werden, die Herzarbeit und die Atmung zeitweilig auch ganz aussetzen, die Reflexerregbarkeit nur schwach auslösbar sein, Kot und Harn unfreiwillig entleert werden. Im Blutserum fand sich Hämatin. Gröbere Mengen von Methämoglobin sind nachweisbar. Es kommt zur Auflösung von roten Blutkörperchen, die selbst schon Veränderungen aufweisen. In schweren Fällen sind sie gekernt. Basophile Granulationen bestehen neben Polychromasie. Kopfschmerzen, Schwindel, außerordentliche Abgeschlagenheit, auch Parästhesien, Krämpfe stellen sich in schwereren Fällen ein. Bei einzelnen Vergifteten wurde Fieber, bei anderen subnormale Temperatur festgestellt.

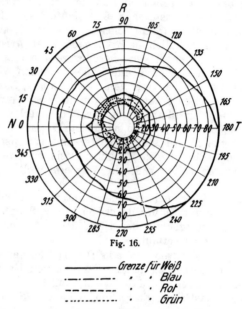

Fig. 16.

———————— Grenze für Weiß
—·—·—·— » » Blau
— — — — — » » Rot
················ » » Grün

Die Vergiftungsstadien bedingen das eine oder das andere. Bei einem Vergifteten stellte sich eine Lungenentzündung ein, die in schnellster Ausbildung zum Tode führte. Im Harn, der frei von Eiweiß oder eiweißhaltig befunden wurde, auch Hämoglobin bzw. Methämoglobin enthalten kann, fand sich eine reduzierende Substanz, wahrscheinlich eine Glykuronsäure. Urobilin und angeblich auch Hämatoporphyrin können darin vorkommen. Ikterus kann bestehen. Am Auge kommen vor: Einschränkung des Gesichtsfeldes und des Farbensehens, Verschleierung des Sehens, vereinzelt Papillenblässe. In einzelnen Fällen bestand ein zentrales Skotom für Rot und Grün oder nur für Rot auf beiden Augen. Gelegentlich kommt es zu einem Retinalexsudat[1]).

Leichenbefund. Verfärbung von Haut und Schleimhäuten, starke Blutüberfüllung aller Organe, besonders an weichen Gehirnhäuten und im Gehirn, Lungenödem. Vereinzelt fand sich eine Pneumonie im rechten Oberlappen, Lungenherderkrankung auf beiden Seiten, eitrige Bronchitis,

---

[1]) L. Lewin in Lewin u. Guillery, Wirk. v. Arzneim. u. Gift. auf d. Auge, 2. Aufl., Bd. 1.

Fettherz, und bei längerer Beschäftigung damit eine Leberverfassung, wie bei der akuten gelben Leberatrophie[1]).

Nachweis. Im Blute und im Harn findet sich Dinitrobenzol. Mit Zink und Salzsäure behandelt, entsteht Phenylendiamin und auf Zusatz von Natriumnitrit und Essigsäure Bismarckbraun. Dinitrophenol wurde vermißt.

Behandlung wie bei Nitrobenzol.

Roburit, das ein Gemenge von Ammoniumnitrat und Metadinitrobenzol darstellt, wirkt auf Blut wie Nitrobenzol. Akute Vergiftungen damit kamen bei Arbeitern vor, vereinzelt auch durch Schlafen in einem Raume, in dem man gegen Schaben Roburit auf den Fußboden gestreut hatte, oder durch kurzdauernde Reinigung eines Roburitarbeitsraums. In einer Roburitfabrik erkrankten im Jahre 1900 41 Prozent der Arbeiter an Nitro- und Dinitrobenzolvergiftung. Nur hochgradiges Blaugrausein durch Methämoglobin, von baldiger Erholung gefolgt, oder auch Zyanose neben Dyspnoe und subnormaler Temperatur, sowie Bewußtlosigkeit und evtl. der Tod wurden beobachtet. Bei chronischer Intoxikation sah man auftreten: Übelkeit und Erbrechen, Kopfweh, Taubheit in Fingern und Zehen, Palpitationen, auch lanzinierende Schmerzen, sowie Schwäche in den Gliedern, Abmagerung, Blaufärbung der Lippen, Fehlen des Kniephänomens, des Kremasterreflexes, Verlust der Libido sexualis, Methämoglobinurie bzw. Hämatinämie, bei einigen Kranken auch Amblyopie, resp. Amaurose und leichte Gelbfärbung der Konjunktivae[2]). Die Sehstörungen können mehr oder minder beträchtlich auf beiden Seiten sein. Konzentrische Einengung des Gesichtsfeldes ist in manchen Fällen mit einem zentralen Skotom für die Farben verbunden. Erweiterung besonders der venösen Retinalgefäße.

Propionsäure ($CH_3 . CH_2 . COOH$) entsteht bei Diabetikern und kann u. a. alkalivermindernd wirken. Subkutan angewandt, macht sie bei Katzen Erbrechen und angeblich auch Hirnlähmung.

Monochlorpropionsäure macht zu 0,2 g bei Fröschen Hypnose, **Monojodpropionsäure** zu 0,2 g anfangs gesteigerte Reflexerregbarkeit, dann Verlust derselben und Narkose.

Propionamid (C_3H_7NO) veranlaßt in großen Dosen bei Fröschen Reflexsteigerung und Krämpfe[3]).

Propylamin (C_3H_9N), das sich im faulen Leim und in den durch Darmbakterien auf Gelatine erzeugten Stoffen findet, rief bei einem Meerschweinchen zu 0,6 g subkutan Schmerzen hervor und tötete es nach einiger Zeit.

Propylidendisulfon ist bei Hunden unwirksam.

Propylnitrit wirkt dem Amylnitrit ähnlich.

Propylaldehyd reizt, wie ich an mir selbst erfuhr[4]), die Mundschleimhaut energisch.

---

[1]) Walker, Lancet, 1908, II. — Ibid. 1916, II, p. 1027.
[2]) Ross, London. med. Record, 1889, 20. May. — Spurgin, Brit. med. Journ., 1891, p. 801. — Snell, ibid. 1894, I, p. 449.
[3]) Buchholz, Theorie der Alkoholwirkung, Marburg 1895.
[4]) L. Lewin, Arch. f. exper. Pathol. 1900, Bd. 43, S. 365.

Azeton. Äthyldiazetsäure. Azetessigsäure.

Dimethylketon (C_3H_6O) wird als ein Produkt des Stoffwechsels im Harn gesunder Individuen bezeichnet, ist aber sicher in größerer Menge bei Krankheiten, z. B. Diabetes, Karzinom, Konvulsionen, Digestionsstörungen, im Harn Schwangerer und Gebärender als Zeichen des intrauterinen Fruchttodes, und bei Leiden mit hohem kontinuierlichem Fieber[1]) (Typhus usw.) vorhanden. Exstirpation des Plexus coeliacus oder des Pankreas macht auch Azetonurie. Auch nach Narkosen findet sich häufig dieses Produkt im Harn, wie angegeben wird, in zwei Dritteln aller Fälle, außerdem bei manchen Vergiftungen, wie mit Kohlenoxyd, Phosphor, Antipyrin usw.[2]). Der Tierkörper bildet aus **Isopropylalkohol** Azeton[3]). Aus diabetischem Harn ist **Oxybuttersäure** ($C_4H_8O_3$) gewonnen worden[4]). Diese, die in **Azetessigsäure** ($C_4H_6O_3$) durch Oxydation übergeführt werden kann, ist wahrscheinlich als eine Muttersubstanz des Azetons anzusehen. Die in manchen Harnen auftretende, Eisenchlorid rötende Substanz ist Azetessigsäure, deren Salze bei der Destillation Azeton abspalten. Ob zerfallendes Körpereiweiß oder Fett als Quelle des Azetons im Menschen anzusehen ist, scheint noch nicht ganz ausgemacht zu sein. Jedenfalls ist aus Gelatine und Fettsäuren Azeton gewonnen worden.

Die Giftwirkung des Azetons, resp. der β-Oxybuttersäure oder Azetessigsäure (Diazeturie) ist mit Unrecht zur Erklärung des Coma diabeticum herangezogen worden (Alkalientziehung). Die **tödliche Dosis** des durch Harn und Lungen wieder ausgeschiedenen **Azetons für Hunde** ist 5—8 g pro Kilo. Bei diesen Tieren wirken 0,045—1,3, intravenös beigebracht, pro Kilo und Minute tödlich. Atmungszentrum, Herz- und vasomotor. Zentrum werden dadurch gelähmt. Bei zehn Prozent in der Atmungsluft sah ich bei Lackiererinnen Hitzegefühl im Rachen und leichtes Benommensein eintreten. An das Mittel zu etwa 3—5 mg kann Gewöhnung eintreten[6]), aber nicht für große Dosen. **Ein Mensch** kann 10—20 g, ein Hund 25 g[7]) an einem Tage ohne Störung verbrauchen.

Von der **Äthyldiazetsäure** vertragen Hunde 20 g, von der **Azetessigsäure** 10 g. Von der Äthyldiazetsäure werden kleine Mengen zerstört, der größere Teil geht in den Harn über. Die Azetessigsäure wandelt sich in saurem Harn in Azeton um, in alkalischem erscheint sie unverändert.

Giftige Dosen Azeton erzeugen bei Hunden Reitbahnbewegungen, Zittern, allgemeine Paralyse. Bei Tieren, welche Azeton durch Ventile atmen[8]), werden Blutdruck, Puls und Respiration erhöht, später entstehen Anästhesie, Erlöschen der Reflexe, Erschlaffung der Muskulatur und der Tod durch Atemlähmung. Azeton kann auch Glykosurie hervorrufen. Gelegentlich fand man bei **Menschen**, die lange bewußtlos waren,

---

[1]) v. Jaksch, Zeitschr. f. phys. Chem., Bd. VI, p. 541, Bd. VII, p. 487.
[2]) Becker, Virchows Archiv, Bd. CXLI, 1895, p. 1.
[3]) Albertoni, Arch. ital. de Biol., Tome V, Fasc. 1, p. 75.
[4]) Külz, Zeitschr. f. Biol., Bd. XX, 1884, p. 165, und Minkowski, Arch. f. exp. Path. u. Pharmak., Bd. XVIII, p. 35. — Weintraud, Arch. f. exp. Pathol., Bd. XXXIV, 1894, p. 169.
[5]) Blumenthal u. Neuberg, D. med. Wochenschr. 1901, Nr. 1.
[6]) Kagan, Arch. f. Hygiene, Bd. 94.
[7]) Frerichs, Zeitschr. f. klin. Mediz., Bd. VI.
[8]) Tappeiner, D. Arch. f. klin. Mediz., Bd. 36, S. 450.

ebenso bei manchen Psychosen Azeton im Harn und betrachtete den Zustand als Autointoxikation durch Azeton[1]). Darauf werden auch schwere Symptome bezogen, z. B. komatöse Zustände, dauernde Atemnot, Asthma, Kopfschmerzen, Zyanose, Albuminurie, Dyschromatopsie, auch Erscheinungen von Meningealreizung u. a. m.[2]). Die Einatmung von konzentrierten Azetondämpfen erzeugt Kopfschmerzen und Betäubung. Geschieht dies längere Zeit, so können schwere Störungen kommen. Nach Anlegung eines Zelluloidverbandes (1:3) entstanden bei einem zwölfjährigen Kinde: anfangs Unruhe und Erbrechen, und sodann tiefes Koma mit weiten, nicht reagierenden Pupillen, kaum fühlbarem Puls, kalten Händen und Füßen und geräuschvollen Atemzügen. Künstliche Atmung, Prießnitzsche heiße Einwicklung und eine Kochsalzinfusion besserten den Zustand. Benommenheit und Schläfrigkeit blieben noch für 24 Stunden, ebenso die Ausscheidung von Azeton durch die Lungen[3]).

Äthyldiazetsäure erzeugt bei Kaninchen und Hunden (subkutan) Hämoglobinurie oder Hämaturie und Dyspnoe[2]).

Die anatomischen Veränderungen nach Azetonvergiftung bei Meerschweinchen bestehen in kapillarer Hyperämie der Magenwand und des oberen Darmes, in Abstoßung des Epithels, Nekrobiose der Nierenepithelien (Kaninchen)[4]) und Leberverfettung[5]). Ähnliche Erscheinungen soll die Äthyldiazetsäure hervorrufen.

Nachweis des Azetons: Zum Harn oder dessen salzsaurem Destillat werden Natronlauge und einige Tropfen Jodjodkaliumlösung gesetzt. Es entsteht Jodoform. Frisch gefälltes Quecksilberoxyd wird durch Azeton gelöst. Im Filtrat der Fällung läßt sich Quecksilber durch Schwefelammon nachweisen. Setzt man zum Harn Ätzkali und wenig Schwefelkohlenstoff und schüttelt, so entsteht Gelbfärbung und nach Zusatz einer mit Schwefelsäure angesäuerten Ammoniummolybdatlösung Violettfärbung. Aldehyd färbt die Flüssigkeit blaugrün. Eine Lösung von Nitroprussidnatrium und Natronlauge veranlaßt im Harne Rotfärbung, die durch Essigsäure violettrot wird. Setzt man zu dem Harn Orthonitrobenzaldehyd und Natronlauge, so entsteht Gelb-, dann Grünfärbung, zuletzt Indigobildung. Auf Zusatz von 10 Tropfen Eisessig, zehn Tropfen Weinsäurelösung (20 Prozent), 20 Tropfen frischer Nitroprussidnatriumlösung (20 Prozent) und wenig Ammoniak zu 10 ccm Harn, erscheint ein permanganatfarbiger Ring.

Dioxyazeton, $CH_2.OH.CO.CH_2.OH$, aus Glyzerin durch Salpetersäure darstellbar, verursachte nach Verfütterung an fastenden Hühnern eine Zunahme des Glykogengehaltes der Leber, während sich in den Muskeln nur Spuren davon fanden.

Mesityloxyd. Starke Mineralsäuren spalten beim Erwärmen aus Azeton Wasser ab. Es entsteht neben Phoron Mesityloxyd. Schon ein Tropfen dieser Flüssigkeit, etwa 0,05 g, macht beim Frosch nach vier Minuten Un-

---

[1]) Juffinger, Wien. klin. Wochenschr. 1888, Nr. 17. — v. Wagner, Wien. Mediz. Presse 1896, 7. — Pawinski, Berl. klin. Wochenschr. 1886. — Pettera, Prag. med. Wochenschr. 1905.
[2]) Cossmann, Münch. med. Wochenschr., 1903, S. 1556.
[3]) Fleischer, D. med. Wochenschr. 1879, Nr. 18.
[4]) Albertoni u. Pisenti, Arch. f. exp. Pathol., Bd. 23, S. 393.
[5]) Buhl, Zeitschr. f. Biol., Bd. XVI, S. 431. — L. Lewin, Arch. f. exper. Path. u. Pharmak., Bd. LVI, 1907, S. 346.

beweglichkeit durch zerebrospinale Einwirkung. Die peripherische Sensibilität erlischt. Bei Kaninchen veranlassen 0,4 g Narkose mit Gesunkensein der Reflexerregbarkeit. Der entleerte Kot riecht unangenehm senfölartig, ebenso der Harn. Der Tod erfolgt nach drei Tagen[1]).

Phoron. Die nach Geranium riechenden Kristalle rufen starke Darmreizung hervor. Der entleerte Kot riecht wie der nach Mesityloxyd gelassene, etwa so, wie es in einem Raubtierhause riecht. Den Geruch hat auch die Exspirationsluft. Etwa ½ g verursacht starke Darmbewegungen, später Somnolenz, Empfindungs- und Bewegungslosigkeit und den Tod[1]).

Phenylhydroxylamin.

Phenylhydroxylamin (C_6H_5NHOH) wird aus Nitrobenzol dargestellt und geht in wässerigen Lösungen in Azoxybenzol über. Es erzeugt in totem und lebendem Blut Methämoglobin. Kaninchen sterben durch 0,05 g pro Kilo unter Dyspnoe, Zuckungen, Schwinden der Reflexerregbarkeit. Die Giftwirkung kommt, wie ich darlegte[2]), dem Phenylhydroxylamin als ganzem zu. Ein Chemiker, der sich eine alkoholische Lösung desselben über die Kleider goß, wurde mit folgenden Symptomen vergiftet: Bewußtlosigkeit, blaugrauer Hautfarbe, sehr starker, von mir festgestellter Methämoglobinämie, Sehnenhüpfen, röchelnder Atmung, weiten, starren Pupillen, Masseterenkrämpfen, Nystagmus und Pulsschwäche. Er genas langsam[2]).

Hydrazobenzol verhält sich der Blutbeeinflussung nach wie Azobenzol.

Diazobenzol. Das salpetersaure Diazobenzol ($C_6H_5N.N.O_3$) zerfällt auch in der Kälte in Stickstoff und Karbolsäure. Kaninchen, denen man ca. 0,4 g subkutan injiziert, sterben in zehn bis zwanzig Minuten unter Dyspnoe, Orthopnoe und epileptiformen Konvulsionen, oder in leichteren Fällen unter Lähmung in der motorischen und sensiblen Sphäre. Ursache der Giftwirkung bei Kaninchen und bei Fröschen ist das Freiwerden von Stickstoff im Blute und die dadurch bedingte mechanische Respirations- und Zirkulationsstörung. Bei Hunden erfolgt nach 0,5 bis 1,0 g (subkutan) nur Gasentwicklung an der Injektionsstelle, die emphysematös wird. Es entstehen Lähmung, unregelmäßige Atmung, Erbrechen und Pulsbeschleunigung. Karbolsäure wird aus der Verbindung im Magen abgespalten.

Triphal. Aurothiobenzimidazokarbonsaures Natrium, das gegen Tuberkulose verwendet wurde, rief wiederholt zu 0,06 g schweren Kollaps sowie angioneurotische Symptome hervor[3]).

Azoxybenzol ($C_6H_5NONH_5C_6$) tötet Kaninchen zu 0,2—0,5 g nach Stunden. Im Herzblut fand ich Methämoglobin. Der Harn wird tief rotbraun, enthält aber weder Blut noch ein Blutderivat. Die Eingeweide und die Lungen waren gelblichbraun verfärbt, die Leber zeigte das Aussehen einer akuten gelben Atrophie.

Azobenzol ($C_6H_5N.N.C_6H_5$) verursacht bei Hunden und Kaninchen blutigen Harn[4]) und Erbrechen. Bei einmaliger Dosis ist die Hämoglobin-

---

[1]) L. Lewin, Arch. f. exper. Pathol. u. Pharmak., Bd. LVI, 1907.
[2]) L. Lewin, Arch. f. exp. Pathol., Bd. XXXV, 1895. — Hirsch und Edel, Berl. klin. Wochenschr. 1895, S. 891.
[3]) Mohrmann, Münch. med. Wochenschr. 1926. S. 652.
[4]) Saarbach, Centralbl. f. med. Wissensch. 1881, S. 705.

urie nur vorübergehend, bei wiederholter Verabfolgung kleiner Dosen (0,5—1 g) wird das Blut braun, dickflüssig und zeigt, ebenso wie der Harn, spektroskopisch den Methämoglobinstreifen. Diese Wirkung des Azobenzol wird zum Teil auf einen Übergang in Nitrobenzol zurückgeführt.

Pyrogallussäure.

Nach Einführung des Pyrogallols $[C_6H_3(OH)_3]$ in den Magen von Tieren erscheint ein Teil unverändert im Harne, ein anderer Teil geht in ätherschwefelsaure Salze über. Leidet die Niere durch chronische Zufuhr, so daß kein Harn entleert wird, dann läßt sich im Blute und den Eingeweiden das Gift nicht mehr nachweisen. Die Resorption findet von Schleimhäuten und der dadurch in Entzündung versetzten Haut aus statt. Der durch Pyrogallol in Eiweißlösungen erzeugte Niederschlag ist u. a. in kohlensauren Alkalien löslich[1]). Die roten Blutkörperchen werden durch das Gift zum Quellen gebracht, ihr Farbstoff tritt teilweise aus und schließlich werden viele von ihnen zerstört. Vielleicht spielt bei der Pyrogallolwirkung seine Sauerstoff raubende Eigenschaft eine Rolle.

Hunde bekommen eine schwere Blutvergiftung durch subkutane Beibringung von 0,1—0,2 auf 1 Kilo Körpergewicht, ertragen aber mitunter 4 g Pyrogallussäure und bekommen hiernach eine schmutzigbraune Verfärbung der Schleimhäute durch Methämoglobinbildung und Mattigkeit. In anderen Fällen zeigen sich schon nach 1 g Erbrechen, Dyspnoe, Abnahme der Sensibilität, Sinken der Temperatur, Muskellähmung und Tod ohne Krämpfe. Es wurden strangartige Thromben in verschiedenen großen Venen und in den Kapillaren nachgewiesen. Außerdem finden sich in den dunklen, blauschwarzen Nieren hämorrhagische Herde. Blut- und Blutserum sind bräunlich oder schwarz verfärbt, durch Methämoglobin resp. Hämatin. Diese Blutfarbstoffderivate können sich auch im Harn finden. Der zentrale Teil der roten Blutkörperchen macht den Eindruck des Geronnenseins, später schnüren sich gefärbte Körnchen ab und schließlich erscheinen Schatten. Für Meerschweinchen wirkt ca. 1 g pro Kilo tödlich[2]).

Vergiftungen mit Pyrogallussäure bei Menschen kamen durch Einnehmen zum Selbstmord oder durch den unzweckmäßigen dermatologischen Gebrauch vor. Zweimal wurden für den ersteren Zweck je 4 g, einmal 8 g zusammen mit 0,25 g Pilokarpin[3]) — ohne tödlichen Erfolg — und zweimal je 15 g eingenommen[4]). Der Tod erfolgte in den beiden letzteren Fällen nach 24 bzw. 68 Stunden. Wiederholt kam es vor, daß zu ausgedehnte Einreibungen von Pyrogallolsalben Menschen getötet haben, so z. B. als einem die eine Körperhälfte damit, und die andere mit Rhabarbersalbe eingeschmiert worden war. Ein solcher, dessen Körper zu zwei Drittel mit einer Pyrogallus-Resorzin-Salizylsäuresalbe versehen worden war, erkrankte schon nach fünf Minuten und starb nach 24 Stunden. Die Vergiftung beginnt urplötzlich, auch bei solchen Personen, welche

---

[1]) Jüdell, Medic.-chem. Untersuch., Tübingen 1868, Heft 3, p. 423.
[2]) Binet, Revue méd. de la Suisse rom. 1895, Nr. 12, p. 617.
[3]) Maillart et Audeoud, Rev. méd. de la Suisse rom. 1891, Nr. 9, p. 552.
[4]) Reilly, Brit. med. Journ. 1897, II. — Dalché, Soc. méd. des hôpit. de Paris 1806, Séance du 22. Mai.

das Mittel schon längere Zeit ohne üble Zufälle gebraucht haben, mit Kopfschmerzen, Frostschauern und Sinken der Körperwärme, Erbrechen von schwarzen Massen, Durchfall, Strangurie und rapid sich steigernder Prostration. Der Puls wird klein und frequent, die Wangen sind eingefallen, die Haut erscheint blaß oder grüngelb verfärbt, und der Kranke kollabiert. Im dunkelbraunen Harne findet sich Eiweiß — in einem Falle hielt die Albuminurie 14 Tage an —, Hämoglobin oder Methämoglobin, Hämatin oder Blut[1]). In den Selbstmordversuchen waren einmal gar keine, ein anderes Mal nur wenige Symptome wie Schwindel, Übelkeit, Taubsein in den Gliedern und Schwarzfärbung der Zunge erschienen. Der Harn war normal[2]). Ikterus und Glykosurie kommen vor[3]). Eine Schwangere abortierte. In den tödlich verlaufenen Fällen waren Lippen, Wangen, Ohren tiefblau. Der Tod erfolgte im tiefen Koma. Bei einem Vergifteten gingen dem Tode Zuckungen in den Armen und Muskelschmerzen voran.

Als örtliche Wirkungsfolge entsteht bisweilen nach Salbeneinreibung eine Dermatitis mit Schwellung und Schmerzhaftigkeit der braun bzw. schwarz gewordenen Haut. Auch Blasen oder eine Geschwürfläche können entstehen. Nach dem Verbinden eines Schankers mit dem Mittel entstand einmal eine Phlegmone.

Als Leichenbefund ließ sich feststellen: Lungenödem, parenchymatöse Degeneration von Leber und Nieren, Hämorrhagien in den letzteren, Anfüllung der Harnkanälchen mit Pigmentschollen bzw. „strahlenbrechenden Kugeln", in Kapillaren und Venen Koagula. Das Blut verhält sich wie oben angegeben wurde.

Nachweis: Mit oxydhaltigem Eisenvitriol entsteht eine blauschwarze mit Kalkwasser violette, mit Ammoniummolybdat blutrote Färbung. Durch Bleiessig wird die Pyrogallussäure rosenrot gefärbt. Der Niederschlag wird an der Luft schnell braun. In alkalischer Lösung absorbiert sie begierig Sauerstoff aus der Luft und färbt sich dabei braun bis schwarz.

Behandlung: Entfernung des Giftes von der Anwendungsstelle, Sauerstoffinhalationen, Ätherinjektionen, Sinapismen auf die Haut, Blutegel in die Nierengegend, evtl. Aderlaß und Kochsalzinfusion und innerlich Diuretika und Alkohol. Prophylaktisch sollte ein Tagesmaximum von 5 g Pyrogallol zur Einreibung nicht überschritten werden.

Phloroglusin, $C_6H_3(OH)_3$, hemmt den Puls durch Vagusreizung, macht das Blut ziegelrot und tötet durch Atemlähmung. Pyrogallol ist etwa zwanzigmal so giftig.

Eugallol. Pyrogallolmonoazetat, eine Flüssigkeit mit 67 Prozent Eugallol und 33 Prozent Azeton, gegen Hautleiden gebraucht, erzeugte heftige Dermatitiden.

Hydrochinon.

Bei Fröschen werden durch das Dihydroxylbenzol $[C_6H_4(OH)_2]$ der Herzmuskel und die Ganglien gelähmt. Bei Kaninchen entstehen nach 0,75—1 g klonische Krämpfe und Dyspnoe, evtl. der Tod unter Ab-

---

[1]) Besnier, Annal. de Derm. et de Syph. 1882, Nr. 12. — Neisser Centralbl. f. d. med. Wissensch. 1881, Nr. 30. — Vollmar, D. med. Wochenschr. 1896. — Pewny, Mediz. Klinik 1925, S. 970.
[2]) Banerji, The Lancet 1892, II, p. 308.
[3]) Petrone, Gazetta d. osped. 1895, Nr. 83.

nahme der Atmung und Reflexerregbarkeit. Totes Blut wird durch Hydrochinon spektroskopisch nicht verändert. Bei damit vergifteten Ratten soll Methämoglobinämie entstehen. Hydrochinon wird aus dem Körper zum größten Teile als Hydrochinonschwefelsäure ausgeschieden.

Bei dem arzneilichen Gebrauch von Hydrochinon [$C_6H_4(OH)_2$] entstanden als Giftwirkungen, meist wenige Minuten nach der Verabreichung von 0,8—1 g: Schwindel, Ohrensausen, Beschleunigung der Atmung, lebhafte Delirien, oder es bleibt das Sensorium frei, und es erscheint Kollaps durch Herabsetzung der Triebkraft des Herzens. Der Harn wird nach kleinen Mengen blaßgrünlich, nach größeren und bei geringer Diurese bräunlich-grün. Beim Stehen vertiefen sich beide Färbungsgrade.

Nachweis: Der Harn wird mit Salzsäure eingedampft, mit Äther extrahiert, mit Sodalösung geschüttelt und der Äther abdestilliert. Aus dem filtrierten Rückstand nimmt Äther Hydrochinon auf. Dieses reduziert ammoniakalische Silberlösung, liefert beim Erwärmen mit Eisenchlorid Chinon und färbt sich mit Alkalien braun. Reibt man einige Kristalle von Hydrochinon mit einigen Partikelchen Kaliumkarbonat zusammen, so entsteht anfangs eine blaßblaue, später Azur- bzw. Indigoblaufärbung.

Chinon ($C_6H_4O_2$), **Toluchinon** ($C_7H_6O_2$), **Trichlorchinon** ($C_6HCl_3O_2$), **Tetrachlorchinon (Chloranil** $C_6Cl_4O_2$), **Chloranilsäure** bilden im Blut Methämoglobin neben Hämatin[1]). An Organen, die direkt mit Chinon in Berührung kommen, entsteht Braunfärbung und Nekrose. In den Nieren kommen bei Tieren z. T. intratubuläre, z. T. periglomeruläre Infiltrationsherde. Der Urin enthält Eiweiß, Zylinder, Blut, zuweilen auch Zucker. Dyspnoe, Verlangsamung und Unregelmäßigkeit des Pulses, klonische Krämpfe gehen dem terminalen Lungenödem voran. Die Methämoglobinbildung tritt auch bei Fröschen ein. Chinon wird teilweise als Hydrochinon mit dem Urin abgeschieden.

Brenzkatechin.

Dieses Dihydroxylbenzol ($C_6H_6O_2$) ist ein Bestandteil des Menschen- und Pferdeharnes. In den Harn gelangt es durch Pflanzennahrung, durch Umwandlung der Protokatechusäure[2]). Eine 5prozentige Lösung von Brenzkatechin koaguliert eine Eiweißlösung. Die Reizwirkung auf die Haut ist gering, und die Resorption von dieser geht langsamer vor sich als bei der Karbolsäure; vom Magen wird es schneller aufgenommen als bei subkutaner Injektion. Das Brenzkatechin ist für Tiere ein heftigeres Gift als Karbolsäure[3]), Hydrochinon und Resorzin. Kaninchen werden durch 0,3—0,5 g unter klonischen Krämpfen, in denen die Körperwärme erhöht ist, getötet. Die Todesursache scheint Atemlähmung zu sein.

Nachweis im Harn: Den Rückstand der Ätherauszüge (vid. Hydrochinon) löst man in Wasser, fällt mit Bleiazetat, zerlegt den Niederschlag mit Schwefelsäure und extrahiert mit Äther, der nach dem Verjagen Brenzkatechin zurückläßt. Es färbt sich mit Eisenchlorid grün. Durch kohlensaures Ammoniak geht das Grün in Blau und Violett über.

---

[1]) Schulz, Wirk. des Chinon, Rostock 1892.
[2]) Preusse, Zeitschr. f. phys. Chemie, Bd. II, p. 329 und Baumann, Pflügers Archiv, Bd. XII, p. 63 und XIII, p. 16.
[3]) Maoing, Beitr. zur Kenntnis des Brenzcatechins, Dorpat 1882.

Silbernitrat wird dadurch bei Gegenwart von Ammoniak in der Kälte reduziert.

Kreosol ($C_6H_3CH_3 . OCH_3 . OH$). Der Methyläther des Homobrenzkatechin wirkt dem Guajakol ähnlich.

Pikrinsäure.

Das Trinitrophenol ($C_6H_2[NO_2]_3OH$) gab nur einmal zu einem Mordversuch Anlaß — eine Mutter flößte es ihrem Kinde ein —, häufiger zu Selbstmord, durch Zufall bei der medizinalen innerlichen oder äußerlichen Verabfolgung, durch Tragen von pikrinsäurehaltigen Stoffen, oder durch Einnehmen zwecks Vortäuschung einer Gelbsucht. Meistens erfolgt Genesung. Giftig wirken 1—2 g, Wiederherstellung ist jedoch noch nach einem Kaffeelöffel voll mehrmals beobachtet worden[1]), ja, selbst 10 und 25 g[2]) töteten nicht. Von den pikrinsauren Alkalien werden 0,6—1,0 g selbst längere Zeit vertragen. Die Giftwirkung der Pikrinsäure kann sofort oder erst nach einer halben Stunde auftreten. Die Pikrinsäure fällt Eiweiß. Pikrinsaure Alkalien zerstören auch nach innerlicher Einführung rote Blutkörperchen mit konsekutiver Vermehrung der weißen[3]). Es entsteht hierbei Methämoglobin. Die Resorption findet auch von der Haut, Schleimhäuten und Wunden aus statt, die bei längerer Berührung mit dem Mittel entzündet werden. Die Ausscheidung geht vorzüglich durch den Harn vor sich, der sich orangegelb oder rot oder an der Luft braunschwarz färbt. Ein Teil der Pikrinsäure geht in Pikraminsäure über. Nach Einnehmen von 5 g waren beide Stoffe noch nach 17 Tagen nachweisbar[2]). Pikrinsäure verlangsamt die Herzarbeit. Pikraminsäure ist doppelt so giftig als Pikrinsäure und die letztere giftiger als Pikrolonsäure. Bei Menschen brauchen die Symptome nicht immer sofort einzutreten. Nach versehentlichem Einnehmen von einem Teelöffel voll erschienen sie erst am nächsten Morgen. Die Menge der gepaarten Schwefelsäure im Harn ist nach Pikrinsäure etwas vermehrt. Kaninchen sterben durch 0,3 g, Hunde durch 0,6 g unter Erbrechen, Durchfall und Konvulsionen an Herzlähmung. Alle Gewebe sind auch bei Menschen mit der Säure imbibiert, wodurch eine ikterusartige Färbung erzeugt wird. Außerdem finden sich bei Tieren Hämorrhagien in den Nieren.

Symptome: Bei Menschen[4]) entsteht resorptiv Erbrechen gelbgefärbter, später wohl auch rötlicher, fleischwasserähnlicher Massen und Durchfall. Haut, Sklerae und Konjunktivae färben sich selbst für sieben bis acht, aber auch bis zu 16 Tagen gelb. Die kleinste Menge, die Gelbfärbung bewirkt, ist etwa 1 g. Die Verfärbung kann kürzestens nach zwei bis drei Tagen schwinden und sich auf den ganzen Körper, einschließlich der Haare, erstrecken. Im Humor aqueus habe ich bei ver-

---

[1]) Karplus, Zeitschr. f. Mediz., Bd. XXII, S. 210.
[2]) Winterberg, Wien. med. Presse 1900, Nr. 44. — Adler, Wien. med. Wochenschr. 1880, S. 819.
[3]) Erb, Die Pikrinsäure, Würzburg 1865.
[4]) West, Brit. med. Journ. 1896, I. — Beck, Charité-Annalen 1892, S. 167. — Halla, Prag. med. Wochenschr. 1882. — Pewnitzki, Wratschbenaja Gaz. 1909, 20. — Rose, Münch. med. Wochenschr. 1904, S. 534. — Pack, Journ. of ind. 1923, Vol. IV. — v. Hösslin, Münch. med. Wochenschr. 1888, S. 637. — Kittsteiner, Viertelj. f. öff. Gesundheitspflege 1902, Bd. 34, S. 321.

gifteten Tieren die Säure nachgewiesen. Bei Menschen trat nach 0,3 g Gelbsehen für etwa zwei Stunden ein. Vereinzelt kam nach dem vergiftenden Einnehmen der Säure eine mit Tränen verbundene Injektion der Bindehaut neben profuser Absonderung von Nasenschleim und Halsweh vor. Ophthalmoskopisch wurden einmal bei einem Manne, der sehr viel davon verschluckt hatte, Hyperämie der Papille, einseitige Netzhautblutungen und Glaskörpertrübungen für einige Tage beobachtet. Es können ferner entstehen: Mattigkeit, Magen- und Schlundschmerzen, auch Durchfall mit Leibschmerzen — alles als Folge des starken Fällungsvermögens für Eiweiß — und Pulsbeschleunigung, seltener Herzklopfen — nach Resorption von der Vagina aus sah man die Pulszahl vermindert — und die Blutwärme steigt. Schwere des Kopfes, Kopfschmerzen, Schwindel, seltener Krampfsymptome gesellen sich zu Schmerz oder Druck in der Nierengegend, zu Dysurie, Strangurie, selten Albuminurie oder Hämaturie, oder angeblich Bilirubinurie, Harnverminderung bis zur Anuri. Der Harn kann rubinrot oder braun aussehen, reich an Indikan sein und granulierte Zylinder und verfettete Epithelien enthalten. Im Blutserum ist vergeblich nach Bilirubin gesucht worden. An der Haut entstehen resorptiv Jucken, Erythem oder Urtikaria, auch ein scharlachartiger oder papulöser oder pustulöser Ausschlag oder Ekzem.

Eine Entzündungswirkung der Pikrinsäure soll bei einem Manne an den Füßen entstanden sein, der zu dünnen Strümpfen pikringefärbte Schuhe trug.

Bei der gewerblichen Beschäftigung mit Pikrinsäure beobachtete man Gelbfärbung auch der Lider, der Augenbrauen, Haare usw., Hautjucken, Hautausschläge (besonders Ekzem) — bzw. Entzündung. Wo die Finger häufiger an den Mund geführt werden, entstehen auch Stomatitis und gastrointestinale Störungen, und beim Hineingelangen des Staubes in die Nase bei dem Pulverisieren[1]: Niesen, Koryza, unruhiger Schlaf, Abgeschlagenheit, Schmerzen im Epigastrium, Brechneigung, langdauerndes Erbrechen, Diarrhöe, tagelanges Fieber mit morgendlichen Remissionen, Lidödem, Schwindel, Delirien, Prostration usw. Gelangt die Säure in das Auge, so kann ein Kornealgeschwür entstehen. Ich habe während des Krieges über hundert Arbeiterinnen und Arbeiter, die Pikrin zu Sprengkörpern verarbeiteten, gesundheitlich zu überwachen gehabt. Ich habe in vielen Untersuchungen niemals Methämoglobin im Blute nachzuweisen vermocht. Vereinzelt sah ich ein Ekzema vesiculosum oder ein Erythem. Nie sind mir Allgemeinstörungen ernsterer Natur zu Gesicht gekommen, obschon Gelbfärbung der Haut und der Hautanhänge in starkem Maße bestand. Magen-Darmstörungen entstanden bei einigen, noch seltener Bronchitis.

Nachweis: Pikrinsäure schmeckt bitter. Stickstoffhaltige Gewebe (Wolle, Seide) werden durch Pikrinsäure gelb gefärbt. Noch $1/_{20}$ mg Pikrinsäure liefert einen deutlichen Niederschlag mit Bleiessig. Mit Zyankalium entsteht beim Erhitzen Rotfärbung (Isopurpursaures Kalium), aus konzentrierten Lösungen fällt ein brauner Niederschlag aus, der, auf Filtrierpapier angezündet, verpufft. Mit Traubenzucker und Kalilauge entsteht beim Erwärmen Rotfärbung (Pikraminsäure). Fügt man zu einem Pikrin-

---

[1] Chéron, Journ. de Thérap. 1880.

säureharn einen Tropfen 0,5prozentiger Methylenblaulösung, so entsteht Grünfärbung oder die Blaufärbung bleibt. Chloroform hinzugesetzt, färbt sich grün. Gallenfarbstoffhaltiger Harn muß zuvor mit Bleiessig ($^1/_{10}$ seines Volumens) behandelt werden. Mit Kaliumferrozyanid gibt Pikrinsäure in der Hitze eine himmelblaue Farbe, die danach in rotviolett übergeht. Entfärbt man Pikrinsäure durch 10prozentige Salzsäure und fügt zu der Flüssigkeit ein Stück reines Zinn, so entsteht nach einiger Zeit Blaufärbung. Leichenteile werden eingedampft, mit Alkohol extrahiert, der Alkohol verjagt, der Rückstand mit Schwefelsäure angesäuert und mit Äther geschüttelt. Die isolierte Säure wird in Wasser gelöst und geprüft.

Behandlung der Vergiftung: Magenausspülung, evtl. Kochsalzinfusion. Bekämpfung der Schmerzen, des Durchfalles durch Opiate, trockene, heiße Umschläge (Sandsäckchen). Beschleunigung der Elimination der Säure durch die Nieren, durch Verabfolgung von Diureticis. Pikrinsäureflecke entfernt man von der Haut und aus Stoffgeweben durch Auswaschen mit warmer, alkalischer Glykoselösung.

Pikraminsäure ($C_6H_5N_3O_5$), die gleichfalls technisch verwertet wird, soll im Körper nach oftmaliger Einführung in Pikrinsäure übergehen und demgemäß giftig wirken.

Melinit. Bei der Darstellung dieses Sprengstoffes erkrankte ein Arbeiter, der Karbolsäure mit Salpetersäure mischte, um Pikrinsäure zu erzeugen. Er bekam Stechen in den Augen und Husten mit Erstickungsanfällen, die 10 Minuten dauerten. Die Lippen waren blau, 56 Atemzüge in der Minute, der Puls schlecht, Rasselgeräusche in der Lunge. Es trat Bronchopneumonie ein, welcher der Kranke erlag. Seine Hände waren gelb gefärbt; der Harn enthielt schon während des Lebens Pikrinsäure, in der Leber fand man sie post mortem. Außerdem bestand parenchymatöse Nephritis. Andere Arbeiter bekommen nur Hämoptysis. Die Melinitwirkung ist eine Kombination derjenigen der salpetrigen Säure und der Pikrinsäure. Ähnlich wirken **Lydit, Ekrasit, Shimose** usw.

Pikrinsäurehaltige Farben vid. Künstliche Farbstoffe.

Paramidophenol ($C_6H_4.OH.NH_2$) macht als weinsaures Salz bei Fröschen zentrale Muskellähmung, Herz- und Atemstillstand, bei Hunden zu 0,5—1 g pro Kilo innerlich Schlaftrunkenheit, Schwäche der Beine, Erbrechen, Salivation und Methämoglobinämie. In totem Blute entsteht neben Methämoglobin noch Hämatin[1]). **Paracetamidophenol** wirkt in derselben Menge bei Hunden ähnlich und erzeugt auch Nieren- und Darmreizung. Bei Kaninchen entstehen Krämpfe[2]).

Chlorphenole ($C_6H_4Cl.OH$). Alle Chlorphenole reizen bzw. ätzen gesunde und kranke Gewebe in einem Verhältnis zu der wirkenden Konzentration. Es entsteht z. B. durch **Parachlorphenol** eine diffuse grauweiße Ätzung, die dann einer Rötung und Schwellung Platz macht. Der Schorf löst sich nach acht bis zehn Tagen. Schmerzen, Brennen, Stechen halten evtl. stundenlang an. **Trichlorphenol** ätzt sehr stark. Die Verwendung in einprozentiger Lösung gegen syphilitisches Ekthyma an der Eichel führte zu einer teilweisen Zerstörung derselben. Das Einbringen in

---

[1]) L. Lewin, Arch. f. exper. Pathol., Bd. XXXV, 1895.
[2]) Hinsberg u. Treupel, Arch. f. exp. Path. u. Pharmak., Bd. XXXIII, p. 216; dort sind auch Amidophenolderivate behandelt.

eine Zahnhöhle schafft für längere Zeit den unangenehmen Phenolgeschmack, der mir persönlich unerträglich war.

Phenolkampher wirkt wie Karbolsäure.

Phenolmethyläther, Anisol ($C_6H_5 \cdot OCH_3$) erzeugt bei Ratten Zittern, Kollaps und tötet sie zu ca. 0,35 g Prozent Gewicht.

Trinitronisol (Nitrolit). Gleich dem Trinitrotoluol macht auch dieser in der Sprengstofftechnik benutzte Körper, der dreifach nitrierte Phenolmethyläther, in leichter Vergiftungsform: Juckreiz im Gesicht, am Halse, an den Unterarmen, Schwellung der befallenen Haut, Übertragung durch den kratzenden Finger auf den ganzen Körper und nach Einstellung der Arbeit damit evtl. Heilung nach acht bis zehn Tagen; in schweren Formen: Anfangs starke Schwellung an Gesicht und Unterarmen, dann plötzlich dunkelrote Verfärbung, Wülste an der unteren Gesichtshälfte, Verschwollensein der Augen, gelegentlich auch Abszesse, alles oft von Fieber begleitet. Solche Fälle sind zu meiner Kenntnis gekommen. Angeblich sollen Verunreinigungen des Nitrolit in der Hauptsache an der Verursachung beteiligt sein, was ich für irrig halte.

Phenyläthyläther, Phenetol ($C_6H_5 \cdot O \cdot C_2H_5$). **Phenetolharnstoff** ist **Dulcin, p-Phenetylkarbamid, Sucrol.** Bei Hunden riefen 1 g pro Tag in Pillen oder Emulsionen schon in den ersten Tagen hervor: Erbrechen, Gelbsucht, Abmagerung, Dunkelfärbung des Harns[1]).

Nitrophenole.

Bei Hunden wirkt **Paranitrophenol** [$C_6H_4(NO_2)OH$] zu 0,01 g pro Kilo (intravenös), **Metanitrophenol** zu 0,1 g pro Kilo und **Orthonitrophenol** in der gleichen Menge tödlich durch Herzlähmung. Es liegt aber auch eine Angabe vor, wonach das letztere für Kaninchen zu 0,2 g pro Kilo ungiftig sei[2]). Die Ortho- und Metaverbindung reizen den Vagus, die Paraverbindung schwächt ihn. Die so getöteten Tiere faulen schnell und schwellen dabei an.

Dinitrophenol [$C_6H_3(NO_2)_2 \cdot OH$]. Ein Kaninchen ging nach 0,6 g Orthodinitrophenol in drei Dosen unter Beschleunigung der Atmung und Schmerzen zugrunde. Auch schon durch 0,08, subkutan verabreicht, sah man Kaninchen sehr schnell unter klonisch-tonischen Krämpfen durch Lähmung des Atmungszentrums bei normaler Herzarbeit sterben. Das Blut enthielt kein Methämoglobin. Arbeiter, die mit diesem Stoff, auch in feuchtem Zustande, hantierten, wurden dadurch tödlich vergiftet. Den einen fand man nach nur zweitägiger Arbeit tot in einem Kornfeld neben der Fabrik, zwei andere starben, nachdem sie den feuchten Stoff aus einem Waschtrog genommen, bzw. ihn in einen Trockenapparat gefüllt hatten. Allmählich entstanden in einem Tage bei dem einen Erbrechen, Schweiße, Fieber, überstarker Durst. Daran schlossen sich Tetanus und Tod. Der andere, der einen Respirator getragen hatte, bekam nach Stunden Atemnot, Schmerzen in der Lebergegend, Schweiße, Rasselgeräusche in den Lungen, einen dunklen Urin, einen schlechten Puls und vor dem Tode allgemeine Krämpfe[3]).

---

[1]) Aldehoff, Chemiker-Zeitg. 1894, Nr. 6.
[2]) Walko, Arch. f. exper. Pathol., Bd. 46, S. 191.
[3]) Leymann, Jahresber. üb. d. Fortschr. d. Hygiene 1902.

Tetralin.

Unter dem Namen Tetralin kommen als Lösungsmittel für Harze usw. hydrierte Naphthalinderivate, chemisch reine Kohlenwasserstoffe, wie z. B. das Tetrahydronaphthalin und das Dekahydronaphthalin, zur Verwendung. Das Tetrahydronaphthalin läßt sich als ein o-Xylolderivat auffassen. Es besitzt einen halb aromatischen, halb aliphatischen Charakter. Es wird, wie das Dihydronaphthalin, im Tierkörper zu gepaarten Glykuronsäuren umgewandelt und als solche ausgeschieden. Von dem ersteren ist auch nachgewiesen worden, daß ein kleiner Teil unverändert mit der Ausatmungsluft durch die Lungen ausgeschieden wird. Im Menschen entsteht ein Pigment, ferner eine Leukoverbindung, auch Dihydronaphthalin und Naphthalin[1]).

Nach innerlicher Beibringung bewirkten bei Kaninchen 5—6 g Tetralin Durchfall und Tod unter narkotischen Symptomen. Der Urin erscheint dunkelgrün, an den Karbolharn erinnernd, der seine Farbe Oxydationsprodukten des aus der Karbolsäure sich bildenden Hydrochinons verdankt. Dagegen erzeugte die vierzehntägige Fütterung eines Kaninchens mit täglich 2 g Tetralin keine Vergiftung[2]). Auch bei Menschen, die 5 bis 7 g davon einnehmen, erscheint der Harn dunkelgrün. So wird er aber auch oft nach Naphthalin befunden, während in anderen Fällen danach nur seine Dunkelung an der Luft erfolgt. Es findet sich dann in ihm α- und β-Naphthachinon. Das chemische Verhalten des Tetralin im Körper läßt den vorläufigen Schluß zu, daß man es bei ihm, wie vielleicht auch bei den anderen hydrierten Naphthalinen, nicht mit stark wirkenden Giften zu tun hat. Daß sie toxikologisch harmlos seien, kann nicht angenommen werden, zumal, wenn Dämpfe davon reichlich von den Lungen aufgenommen würden. Denn man muß vorerst mit der örtlichen Reizwirkung des im Körper wieder entstehenden Naphthalin an allen von ihm berührten Geweben rechnen. Zumal bei beruflicher Aufnahme von Tetralindämpfen liegt diese Wirkungsmöglichkeit, die sich unter anderem als Reizzustände in Darm, Nieren, Blase und Harnröhre kundgeben können, nahe, trotzdem Kaninchen mehrere Gramm davon täglich ohne Nierenschädigung vertragen haben. Damit in Verbindung oder allein könnten sich als Summationswirkungen unter solchen Umständen auch narkotische Wirkungen ausbilden.

Durch katalytische Reduktion von Naphthalin, Phenol usw. entstehen außer Tetralin noch **Hexalin** (Zyklohexanol), das für die Herstellung von Bohrölen, Webstuhlölen, in der Teerseifenfabrikation usw. gebraucht wird. **Methylhexalin** ist ein Gemenge der drei isomeren Methylzyklohexanole, die als Fettlösungsmittel in der Industrie Verwendung finden. Ein Hund, der den Dämpfen von **Zyklohexen** ausgesetzt worden war, bekam bald Trismus, Muskelzittern und Taumeln, Sinken der Körperwärme, wie nach Benzol[3]). Dagegen rief **Zyklohexakon** keine Vergiftungssymptome hervor[3]). Ein Hund, der 2,5 ccm Hexalin in den Magen aufgenommen hatte, bekam nach acht Minuten Schwanken und Taumeln, fiel hin und schlief zwei Stunden. Der Urin war nach dem Erwachen eiweißfrei.

---

[1]) Pohl u. Ravicz, Zeitschr. f. phys. Chemie 1918, Bd. 104. — Ibid. 1922.
[2]) Röckemann, Arch. f. exper. Pathol. u. Pharmak., Bd. 92, 1922.
[3]) Pohl, Centralbl. f. Gewerbehygiene 1925, 92.

Durch Methylhexalin konnte nach dessen Dampfeinatmung keine Vergiftung erzeugt werden, dagegen veranlaßten 9 ccm, in den Magen gebracht, Narkose. Zyklohexan ist giftiger als Benzol.

Formaldehyd.

Formaldehyd (Methylaldehyd CH_2O), ein stechend riechendes Gas, besitzt antiseptische, Fäulniskeime tötende Eigenschaften. Diese kommen schon dem Formalin, einer 40 Prozent Formaldehyd enthaltenden Lösung, zu. **Paraformaldehyd** (Trioxymethylen) ist ein Polymerisationsprodukt des Formaldehyd. Von letzterem ist für 1 Kilo Meerschweinchen die tödliche Dosis (subkutan) 0,8 g, für Kaninchen 0,24 g. Intravenös verwendet, töten bereits 0,07 g 1 Kilo Hund. Hier kommt natürlich die eiweißfällende Eigenschaft des Formaldehyd in erster Reihe als Todesursache in Frage.

Akute Vergiftungen damit ereigneten sich durch Trinken von Lösungen aus Verwechselung (Jodkalium, Bitterwasser, Hoffmannstropfen) oder zum Selbstmord, chronische bei beruflichem Arbeiten mit Lösungen oder dem Gas oder nach Genießen von damit versetzten Nahrungs- und Genußmitteln. Tödlich wirkten mehrere Unzen (30—90 ccm) einer 40prozentigen[4]) oder ebensoviel einer nur 4prozentigen zur Behandlung von Saatkartoffeln dienenden Lösung, im ersteren Falle nach 20 Minuten, im letzteren nach 29 Stunden. Trinken von 300 g einer 40prozentigen Lösung zum Selbstmord töteten nach vier Tagen unter Fieber und Dyspnoe, nachdem Schmerzen vom Munde bis zum Magen und Darm und blutiges Erbrechen vorangegangen waren. Wiederherstellung erfolgte nach 1½ Eßlöffeln einer 20prozentigen oder einem Eßlöffel einer 40prozentigen oder 60—70 ccm Scheringschen Formalins.

Formaldehyd fällt Eiweiß. Am lebenden Gewebe entstehen dadurch Reizung und Entzündung. Durch das Gas sah ich einen nesselartigen Ausschlag entstehen. Innigere Berührung mit Lösungen kann bei damit Arbeitenden das Gewebe bis zur Nekrose verändern. Eine 4- bis 10prozentige Lösung macht unter solchen Umständen eine bräunliche Verfärbung der Nägel, Rissigwerden der Nagelränder, Risse in der Nagelsubstanz oder auch Zerstörungen bis auf das Nagelbett, Erweichungen der Nägel, Entzündungen am Nagelfalz. Dabei können monatelang dauernde, auch schmerzhafte, Hautentzündung an Fingern und Händen[1]), Schwellung, Ekzem, Bläschenbildung und lederartige Verhärtung oder evtl. Hautgangrän durch hyaline Thrombose[2]) bestehen[3]).

Die zugänglichen Schleimhäute leiden in entsprechender Weise: Die Augenlider röten sich, brennen, schwellen. In der Nase entsteht ein dem Heufieber ähnlicher Zustand: fortwährendes Niesen, reichlicher Schleimfluß, nachher Verstopfung der Nasenlöcher durch hartgewordenen Schleim. Ähnliches spielt sich im Rachenraum ab, wodurch häufige Hustenanfälle entstehen, bis es zur Ausstoßung der erhärteten Schleimmassen kommt. In einer gewissen Breite kann an diese Reizwirkungen Gewöhnung stattfinden.

---

[1]) Galewsky, Monatshefte f. prakt. Dermatologie 1904, S. 582.
[2]) Jakoby, Arch. f. exper. Pathol., Bd. 102.
[3]) Coste, Journ. de Médec. et de Chirurgie 1909,
[4]) Levison, Journ. Amer. Med. Ass. 1904, Nr. 23.

Tiere, die dem Formaldehydgas ein bis zwei Stunden lang ausgesetzt sind, bekommen gerötete Augen, Husten, Atemnot und können durch Erstickung (Glottisschwellung, Bronchitis, Bronchiolitis) zugrunde gehen. Für Kaninchen liegt die tödliche injizierte Dosis bei 0,24 g pro Kilo. Im Blute soll sich Hämatin finden[1]). Hühner, Enten, Gänse, die durch das Gas vergiftet worden waren, bekamen Zittern, Stupor, Schlafsucht und starben nach einem halben Tag.

Ausgedehnte Berührung der Haut mit Formaldehydlösungen kann — unter Mitwirkung des eingeatmeten Gases — genügend davon in die Blutbahn gelangen lassen, um schwere Allgemeinvergiftung zu erzeugen. So bekam ein Hund, der nur mit einer Lösung von fünf Teelöffeln voll einer 40prozentigen Formaldehydlösung in $^3/_4$ Eimer Wasser gewaschen worden war, bald danach Lähmung und starb nach einiger Zeit. Bei Kaninchen, denen z. B. in sechs subkutanen Injektionen 1,35 g Formaldehyd in einprozentiger Lösung beigebracht worden waren, fanden sich an der Aorta descendens mehrere verdickte Stellen und ein Aneurysma. Die Arterienveränderungen entsprachen makroskopisch und mikroskopisch der Adrenalin-Arterionekrose[2]).

Der rote Blutfarbstoff geht bei Berührung mit Formaldehyd z. T. in braunes Methämoglobin über. Daneben bilden sich kleine Mengen von Hämatin, die nach der Reduktion mit Schwefelammonium das Spektrum des Hämochromogens erkennen lassen.

Die Symptome nach innerlicher einmaliger Aufnahme von Lösungen des Formaldehyds bei Menschen stellen sich nach Zahl, Schwere und Kombination verschieden dar: Blässe des Gesichts, Rötung der Lider, Tränen, kalte, klebrige Schweiße[3]), Würgereiz und Erbrechen[4]), das auch, ebenso wie Pharyngitis, fehlen kann, Magenschmerzen, Darmschmerzen, Lungenrasseln, Kleinheit und Beschleunigung oder Unregelmäßigkeit des Pulses, Atmungsbeschleunigung[5]), Angstgefühl, Zyanose, Herzschwäche, Schwindel, Bewußtlosigkeit, Sinken der Körperwärme, Anurie für 10 bis 12 Stunden[6]), Andeutung von Albuminurie, Hämaturie, Ameisensäureausscheidung im Harn. Daran kann sich der tödliche Ausgang schließen. Ein junges, im dritten Monat schwangeres Mädchen nahm für Abtreibung 50 ccm Formol, entsprechend 10 ccm Formaldehyd. Nach 24 Stunden erfolgte Abort im tiefsten Koma bei krampfartigen Zuckungen. Es bestanden Ödeme. Der Harn war stark eiweißhaltig. Der Tod stellte sich nach vier Tagen unter dem Bilde der Urämie ein. Ätzungen fehlten vom Munde bis zum Magen. Im Blute fand sich Formaldehyd.

Die wiederholte Aufnahme von Formalin, z. B. in Milch (1 : 10 000), nach der unfaßbaren Empfehlung von Behring und der noch unfaßbareren Befolgung, tötete einen Säugling nach 20 Tagen. Es hatten sich Darmgeschwüre gebildet. Bei einem ärztlichen Museumskonservator, der die oben geschilderten Störungen in Nase und Rachen beim Arbeiten mit Formaldehydlösungen bekommen hatte, stellten sich für 18 Tage Appetit-

---

[1]) Benedicenti, Arch. f. Physiol. 1897, H. 3 u. 4.
[2]) Loeb, Arch. f. exper. Pathol. u. Pharmak., Bd. 69, 1912.
[3]) Poll, Wratschebnaja Gazeta 1907, Nr. 47.
[4]) Zorn, Münch. med. Wochenschr. 1900, S. 1588.
[5]) Gerlach, Münch. med. Wochenschr. 1902, S. 1503.
[6]) Klüber, Münch. med. Wochenschr. 1900, S. 1416.

verlust und Widerwillen gegen Nahrung, dann Schwäche, Abnahme des Körpergewichts, Schlaflosigkeit und zeitweilige Tachykardie ein.

Bei der Obduktion an Formaldehyd Gestorbener fand man innere Organe lederhart, die Schleimhäute des unteren Ösophagus, Magens und oberen Duodenums schokoladenfarbig (Methämoglobin) und auch Blutungen an Leber, Niere und Lungen. Bei damit subkutan vergifteten Tieren entstehen unter anderem schwere Veränderungen in den Nieren degenerativer Art, Cylindrurie und Kalkinfarkte. Dabei kann Eiweiß im Harn fehlen. In den tubulis contortis fand man Epithelschwellung.

Nachweis: Bei vergifteten Tieren findet sich Formaldehyd in fast allen Organen. Im Harn, auch bei Menschen, ist es nicht als solches, sondern als Ameisensäure. Mit Wasserdämpfen ist es übertreibbar. Dampft man das Destillat mit Ammoniak ein, so entsteht Hexamethylentetramin (Urotropin), das mit Alkaloidfällungsmitteln Niederschläge liefert. Phenylhydrazin erzeugt in Formaldehydlösungen eine milchige Abscheidung. Die Flüssigkeit wird gelb. Karbazol löst sich in reiner konz. Schwefelsäure mit gelber Farbe. Formaldehyd färbt die Lösung blau. Eine einprozentige Diphenylaminlösung in konz. Schwefelsäure liefert in wässerigem Formaldehyd an der Berührungsstelle einen grünen Ring. Ein Tropfen Formaldehydlösung wird mit einigen Kubikzentimetern Milch gemischt und mit Schwefelsäure (1,82 spez. Gew.), die in 500 ccm fünf Tropfen verdünnte Eisenchloridlösung enthält, unterschichtet. An der Berührungsstelle entsteht eine blauviolette Zone.

Für die Behandlung der Vergiftung kommt in Betracht: Magenausspülungen, Trinken von Eiweißlösungen, Haferschleim, Salepschleim und, um Urotropin zu bilden, der Liquor Ammonii acetici eßlöffelweise.

Oxymethylsulfonsaures Natron tötet zu 1 g pro Kilo Kaninchen unter Atemstörungen.

Hexamethylentetramin, Urotropin, Formin [$(CH_2)_6N_4$], Aminoform. Diese Verbindung von Formaldehyd mit Ammoniak spaltet im menschlichen Körper das erstere ab. Darauf beruhen zum größeren Teil die Vergiftungserscheinungen, die nach seiner arzneilichen Verwendung in Mengen von mehrmals täglich 0,2—0,5 g bis zu den hohen Tagesdosen von 4—6 g und mehr Grammen auftreten. Sie gehen vorzüglich vom Harnapparat aus vor sich. Beschwerden beim Harnlassen, Harndrang, Schmerzen in der Nierengegend und der Blase, Vermehrung der Harnmenge durch Nierenreizung, Albuminurie, Hämoglobinurie und Hämaturie kommen am häufigsten vor. Die letztere entstand, wie ich begutachtete, bei einem Soldaten, der, um vom Militärdienst freizukommen, eine große Menge von Urotropin eingenommen hatte. Gelangt von der pulverförmig genommenen Substanz bei einer Pylorusöffnung viel in den Darm, so spielen sich an ihm die entsprechenden Reizfolgen, Durchfälle u. a. m. ab. Hautausschläge fehlen nicht, z. B. ein masern- oder scharlachartiger mit oder ohne Juckreiz.

Auch als Betriebsgift kann dieser Stoff in Frage kommen. Er wird zu 0,1 Prozent als Katalysator bei der Gummivulkanisierung, z. B. bei der Absatz- und Schlauchfabrikation, verwendet. Hier findet eine Berührung der geformten Masse mit den Händen statt. Die Haut rötet sich, juckt und weist auch wohl Bläschen und Ödem auf[1]).

Hexal. Sulfosalizylsaures Hexamethylentetramin, $(CH_2)_6N_4 \cdot SO_3H \cdot C_6H_3(OH)COOH$. Auch danach können Reizsymptome in den Harnwegen, einschließlich einer Albuminurie, auftreten. Vereinzelt kam nach fünftägigem Einnehmen ein sehr heftiger Schnupfen[2]).

Helmitol. Anhydromethylenzitronensaures Hexamethylentetramin. $(C_7H_8O_7 \cdot (CH_2)_6N_4)$. Dieses spaltet auch im alkalischen Harn Formaldehyd ab und erzeugt eventuell dessen unangenehme innerliche Reizwirkungen.

Hetralin. Resorzinhexamethylentetramin, $C_6H_4(OH)_2 \cdot C_6H_{12}N_4$, verhält sich wie die vorstehenden Formaldehydpräparate.

Formamint ist Laktose mit Formaldehyd. Nach Einnehmen von sechs bis acht Tabletten entstanden Kopfschmerzen, Fieber, Schwindel, Urtikaria, und nach nur zwei Tabletten: Quaddeln am Halse mit Jucken, und tags darauf ebensolche auch an den Armen, dazu Übelkeit, Erbrechen und Kopfschmerzen. Die schwere Urtikaria hielt acht Tage an[3]).

Lysoform ist eine Formaldehyd enthaltende verflüssigte Kaliseife. Nicht nur weitgehende Haut- und Schleimhautreizung, sondern auch davon abhängige Symptome können die Folgen der Verwendung sein.

Chloranilin. Einem Arbeiter spritzte beim Abschrauben einer Rohrleitung ein darin befindlicher Rest Chloranilin über Gesicht und Hände. Obwohl er sich sofort abwusch, überfiel ihn bald Schwäche und Bewußtlosigkeit, aus der er nicht mehr erwachte. Es war eine weitgehende Blutzersetzung, Methämoglobinämie, eingetreten.

Benzidin. p-Diamidodiphenyl $(C_6H_4 \cdot C_6H_4 \cdot NH_2 \cdot NH_2)$. Bei Kaninchen macht es keine Methämoglobinämie, bei Hunden fand man nur einmal diesen Blutfarbstoff. Im Reagenzglase entsteht er. Im Harn finden sich veränderte rote Blutkörperchen, Zucker, ein roter Farbstoff und Diaminodioxydiphenyl — nicht unverändertes Benzidin. Die toxische Wirkung schwankt je nach der Tierindividualität. Es zeigen sich beim Hunde, oft spät, Erbrechen auch nach subkutaner Anwendung, eigenartige, langdauernde Kopfbewegungen wie in Achtertouren, ferner trippelnde oder tänzelnde Bewegungen namentlich an den Vorderläufen — an das Exzitationsstadium des Kokain erinnernd — und tonische Krämpfe. Darauf folgt Erschlaffung, evtl. mit Ausgang in den Tod[4]). Arbeiter mit Benzidin können bösartige Blasentumoren bekommen.

Diphenylin. Diamidodiphenyl erzeugte bei einem Hunde, intravenös beigebracht, in Seitenlage heftige Laufbewegungen, Erbrechen, Wimmern[1]).

Tolidin. Diaminodimethyldiphenyl macht bei Kaninchen Harnverhaltung. Die Nieren zeigen im Durchschnitt weißgraue Farbe.

---

[1]) Coleman, Medical News 1903. — Karwowski, Monatsh. f. Dermatologie 1906. — Brown, Brit. medic. Journ. 1901, I. — Cronin, Journ. Americ. Med. Assoc. 1924.

[2]) Seegers, Berl. klin. Wochenschr. 1912, S. 1808. — Schumacher D. med. Wochenschr. 1914, S. 1523.

[3]) Roters, Ärztl. Anzeiger 1907, Nr. 47. — Glaser, Mediz. Klinik 1908, S. 953.

[4]) Adler, Arch. f. exper. Path. u. Pharmak., Bd. 58, 1908.

Benzhydrol. Diphenylkarbinol (C_6H_5 . CH . OH . C_6H_5). Ich kenne den Fall eines Chemikers, der damit arbeitete und im Verlaufe eines halben Jahres wiederholt, bald wachsend, bald nachlassend, Ekzeme des Gesichts mit entzündlicher Beteiligung der Augen bekam. Dadurch könnten evtl. auch die Nieren geschädigt werden.

Dianisidin. Dimethyloxybenzidin [$NH_2(CH_3O(C_6H_3 . C_6H_3(OCH_3)NH_2$] in salzsaurer Verbindung ruft, auch in der Luft verstäubt, krampfhaftes, unerträgliches Niesen hervor. Die Reizung der Nasenschleimhaut kann länger anhaltende Katarrhe der Nase und der oberen Atmungswege veranlassen. Sehr viel weniger äußern salzsaures Tolidin und salzsaures Benzidin diese Wirkung. Größere innerliche Gaben des letzteren wirken beim Hunde tödlich unter krampfhafter, ruckartiger Atmung, tonischen und klonischen Krämpfen. Bei Kaninchen erscheinen im Harn Eiweiß und rote Blutkörperchen, beim Frosch zentrale Lähmung[1]).

Diaminodiphenylmethan. Nach subkutaner Injektion von 0,2 g stirbt ein Hund nach drei Tagen. Starker Ikterus, Albuminurie, parenchymatöse und fettige Degeneration der Nierenepithelien und hyaline Zylinder in den Harnkanälchen sind Wirkungsfolgen.

Methylnitramin ($CH_4N_2O_2$) besitzt keine methämoglobinbildende Eigenschaften im Gegensatz zu Nitromethan und Natriumnitrit. Bei Kaninchen steigt der Blutdruck. Eine leichte Nierenreizung kommt zustande.

Benzol.

Innerliche Vergiftungen kamen vor: Zu Selbstmord — ein Mädchen trank hierfür eine Mischung aus Bronzetinktur und Benzol — oder aus Versehen, selbst in der Form der subkutanen Einspritzung, und reichlich im Gewerbebetriebe. Benzol wirkt als solches giftig. Das Rohbenzol enthält davon etwa 81 Prozent, daneben noch 15 Prozent Toluol, zwei Prozent Xylol, 0,6 Prozent Schwefelkohlenstoff und Krämpfe erzeugendes Zyklopentadien (C_6H_5)[1]). Es geht nicht an, dieses letztere Gift in dem Benzol allein oder besonders hoch zu bewerten. Das Benzol C_6H_6) verbleibt lange im Körper und wird langsam oxydiert. Als Verbrennungsprodukt wurde im Harn von Leukämikern, denen es zu 3—5 g täglich gegeben worden war, als Mukonsäure nachgewiesen: $C_6H_6 + 2 O_2 = C_6H_6O_4$. Im Harn findet sich danach eine Vermehrung der Phenolschwefelsäure[2]). Blutkörperchen werden dadurch aufgelöst, das Blut wird ziegelrot. Es besteht die Auffassung, daß Benzol eine das Knochenmark direkt schädigende Substanz sei, was keiner Begründung bedarf, da es ein hervorragender Fettlöser ist. Bei Warmblütern treten nach 6—10 ccm Vergiftung ein: unregelmäßige Atmung, Kleinheit des Pulses, Zuckungen und Zittern. Bei Fröschen, die in eine Mischung von fünf Tropfen Benzol auf ein halbes Liter Wasser gesetzt werden, wird die Reflexerregbarkeit erhöht und schließlich die Beine gelähmt.

Nach der längeren Einatmung des Mittels zu therapeutischen Zwecken wurde bei Menschen Brausen im Kopfe, Mus-

---

[1]) Elfstrand, Arch. f. exper. Pathol. u. Pharmak. 1900, Bd. 43.
[2]) L. Lewin, Münch. med. Wochenschr. 1907, Nr. 48. — Ärztl. Sachverst.-Ztg. 1907, Nr. 5. — Weitere Fälle in: L. Lewin, Obergutachten über Unfallvergiftungen 1912 — Über Black-Varnish-Oil, s. Seite 288.

kelzuckungen und Dyspnoe beobachtet. Vom Magen aus werden selbst 8,0 g pro die von manchen Menschen vertragen, 30 g töteten[1]). Nach versehentlichem Verschlucken größerer Mengen (9—12 g) erscheinen Erbrechen, Benommensein, schwankender Gang, nach Benzol riechendes Aufstoßen, Bewußtlosigkeit, Kleinheit und Beschleunigung des Pulses und Reaktionslosigkeit der Pupillen. Erst nach zirka vier Stunden stellte sich in einem solchen Falle Delirium ein, während noch mehrere Tage lang der Atem nach Benzol roch. Bei einem Manne, der versehentlich einen Schluck Benzol getrunken hatte, traten auffallend geringe resorptive Benzolwirkungen auf, dafür aber akute Magenentzündung ohne Verätzung, die nach drei Wochen zu einer fast vollkommenen, die Gastroenterostomie erforderlich machenden Pylorusstenose führte[2]). Bei 17 Personen, die versehentlich statt Typhusimpfstoff je ½—1 ccm Benzol subkutan injiziert erhalten hatten, entstanden Brennen, Schmerzen, Schwellung und Entzündungsreizung an den Injektionsstellen und bei einigen Temperaturerhöhungen. Weitere Folgen blieben aus[3]).

Vergiftungen in Betrieben.

Benzoldämpfe stellen ein Gift viel höherer Ordnung dar, als Benzindämpfe[4]). Auch bei einer verhältnismäßig geringen Dampfkonzentration besteht Vergiftungsgefahr. Über vier Gruppen von Erfahrung verfügt man:

1. Ein Mensch kann durch Benzoleinatmung akut vergiftet und wiederhergestellt werden. Dies ereignete sich öfter in mit dem Dampf versehenen Lagerkellern, in Dachpappen- und Dachleinenfabriken, oder in Dampfkesseln, die mit einem benzolhaltigen Anstrich — Anticorrosivum, Auxolin, Dermatin, Preolith, Black-Varnish-Oil, Siderosthen-Lubrose — versehen waren, usw. Neben narkotischen Symptomen bestanden Brustbeklemmung, Erbrechen, Leibschmerzen.

2. Auch nach einer leichten akuten Benzoleinwirkung können bei einem Menschen lang anhaltende Nachkrankheiten sich einstellen.

In einem von mir beobachteten Falle waren eingetreten: Rauschartiges Gefühl, Schwindel, Übelkeit, später Druck und Schmerzen im Kopfe, Atemnot, Herzbeklemmungen und beim Räuspern Entleerung blutigen Schaumes. Es blieben eine gelbliche Gesichtsfarbe, blasende Herzgeräusche und eine allgemeine Nervenabspannung. Bei einem anderen, durch Benzoldampf Vergiftetgewesenen mußte man nach zwei Jahren taubeneigroße Drüsengeschwülste am Halse (Hodgkinsches Granulom) entfernen. Nach weiterer Zeit erschienen beträchtliche Wasseransammlungen in der Brusthöhle. Fünf Jahre nach der Vergiftung und nach ununterbrochenem Leiden erfolgte der Tod. Ich fasse auch solche Geschwülste als Vergiftungsfolge auf. Sie sind das Produkt entzündungserregender Zerfallsprodukte, die sich durch Benzol wie durch andere Einflüsse, z. B. durch Verbrennung bzw. Verbrühung der Haut[4]), bilden und bei einer geeigneten Disposition in Drüsen eingeschwemmt werden und hier wirken können.

---

[1]) Kelinack, Gaz. médic. 1893, 18. Nov., S. 541.
[2]) Hetzer, D. med. Wochenschr. 1922.
[3]) Zu meiner gutachtlichen Kenntnis gekommen.
[4]) L. Lewin, Obergutachten . . . 1912, S. 366.

3. Menschen, die akut eine größere Menge konzentrierten Benzoldampfes einatmen, können innerhalb mehrerer Minuten bis zu einer Stunde oder nach Tagen sterben. Derartiges sah man bei einem Arbeiter, der Kristalle von anhaftendem Benzol in einem Schwingkessel zu befreien und nicht für Ventilation gesorgt hatte, oder durch das Betreten von Lagerräumen, die Benzoldampf enthielten, oder bei der Vulkanisierarbeit[1]), oder bei der Arbeit an Benzol-Kautschukstreichmaschinen, auch bei der Reinigung eines Kessels, in welchem eine Masse mit Benzol ausgelaugt werden sollte[2]), ferner bei der Destillation verdickter Waschöle in einer Koksanstalt, bei der Vanillinfabrikation, bei der technischen Verwendung von Kautschuklösungen in Benzol. Ein Arbeiter in einem Benzolregenerationsbetrieb nahm gewöhnlich sein Mittagbrot im Arbeitsraum ein. An einem Tage entwich viel Benzol aus der Apparatur, das den Mann tötete. Ein anderer starb an Benzolvergiftung, als er, auf einer Destillationsblase stehend, die Füllung beim offenen Mannloche beobachten sollte und hierbei reichlich die Dämpfe einatmete. Auch durch Einatmung des Dampfes, der sich in Benzolextraktionskesseln aus Resten entwickelt, sind Arbeiter vergiftet worden. Bei einem in einem Benzolkessel bewußtlos Gewordenen, aber Geretteten floß zinnoberrotes Blut aus der Nase.

4. Durch die wiederholte Vergiftung mit Benzol im Betriebe sah man ein chronisches Leiden, evtl. auch mit tödlichem Ausgange, entstehen.

Ein Arbeiter, der täglich 1000—1500 Kilo Benzol destillieren und alle paar Tage den Destillationsapparat reinigen mußte, wurde nach einer derartigen vierjährigen Tätigkeit „sonderbar", bekam Krampfzustände und nach einer besonders starken Einwirkung halbseitige Lähmungssymptome, später Delirien u. a. m. Als er nach seiner Wiederherstellung wieder in diesen Betrieb gegangen war, wurde er schon nach sechs Tagen rückfällig mit Krämpfen, Bewußtlosigkeit, krampfhaften Augenbewegungen und Delirien. Es ist aber auch möglich, daß eine Beschäftigung von drei Wochen bis vier Monaten in mit Benzoldampf erfüllten Räumen nach vorgängigem Kranksein Vergiftung bzw. den Tod veranlaßt. Von neun jungen Weibern, die bei der Darstellung von Velozipedringen beschäftigt waren, starben unter solchen Bedingungen vier, während die anderen von ihrer Erkrankung wiederhergestellt wurden[3]). Bei solchen chronischen Vergiftungen kommt es zuletzt zu einer Schädigung der erythroblastischen Elemente, die erst spät verschwindet.

Als dieser Vergiftung eigentümlich sind punktförmige, linsengroße Blutungen oder Blutergüsse in die Haut, die Schleimhäute, Nase, Zahnfleisch, Kehlkopf, seröse Häute, auch im Innern des Körpers, im Gehirn, am Herzen, aus dem Munde, im Magen und Darm und Gebärmutter anzusehen. Solche Blutungen bei Arbeitern aus einer Suberitfabrik, die Nitrozellulose mit Benzol verarbeiteten, habe ich begutachtet[4]). Hier waren Blutungen

---

[1]) Cronin, Boston med. Journ., Vol. 191.
[2]) Selling. Zieglers Beitr.. Bd. 51.
[3]) Santesson, Arch. f. Hygiene, Bd. 31, 1898, S. 336. — Skandinav. Archiv f. Physiol. 1899, Bd. 10. — Heim, Agasse-Lafont et Feil, Presse méd. 1924. — Teleky u. Weiner, Klin. Wochenschr. 1924 (Vergiftung durch einen benzolhaltigen Klebstoff Ago A und Ago B in Schuhfabriken). — Buchmann, Berl. klin. Wochenschr. 1911, Nr. 21.
[4]) L. Lewin, Obergutachten über Unfallvergift. 1912, S. 272 u. sonst noch.

in Haut, Darm, Pleurablättern, Herzbeutel, Epikard, Endokard, Lungen, Nieren, Ösophagus, Magen (auch freies Blut) und im Gehirn in den weichen Gehirnhäuten, im linken Stirnpol, in der Hirnsubstanz im vorderen Drittel des Großhirns. In den Seitenventrikeln und im vierten Ventrikel war flüssiges und geronnenes Blut. Die Symptome bestanden in rauschartigen Zufällen oder Benommenheit und Kopfweh, Trockenheit im Munde und Schlunde, Übelkeit und Erbrechen, großer Reizbarkeit. Es kommen sonst noch vor: Fehlen oder Minderung der Rachenreflexe, Symptome einer Aortensklerose, Abnahme der Zahl der roten Blutkörperchen, Leukopenie, auch wohl Ikterus u. a. m. Ein hämorrhagischer Herd wurde einmal auch im Optikus gefunden. Ein Arbeiter, der auf einem Kriegsschiff in einem engen unventilierten Raum, mit „black varnish oil", d. h. einer Auflösung von Steinkohlenteerpech in leichtem Steinkohlenteeröl, das neben anderen Stoffen Benzol, Toluol und Xylol enthält, streichen mußte, bekam eine faulige Bronchitis mit aashaftem Geruch, Fieber und starb daran. Ein anderer, der in einer Automobilreifenfabrik gearbeitet hatte, bekam skorbutische Symptome, gangränöse Periostitis und Osteomyelitis am rechten Oberkiefer und starb an Lungengangrän[1]). Die durch das Benzol gelösten fettartigen Körperstoffe lagern sich in Leber, Herz usw. ab und bedingen dadurch Funktionsstörungen.

Chlorbenzol, C_6H_5Cl. Ein Arbeiter, der damit zu tun hatte, erkrankte mit Kopfschmerzen, Methämoglobinämie, Graublaufärbung, Somnolenz, Atmungsstörungen und Ohnmachtsanfällen. Drei andere aus einem Chlorbenzolbetriebe wurden nach einer Trinkerei bewußtlos auf der Straße gefunden. Sie wiesen die angegebene Hautverfärbung auf. Ihr Blut war bräunlich. Ein vierter verblieb 15 Stunden in Bewußtlosigkeit, wurde aber gerettet. Im Harn erscheint danach Chlorphenylmercaptursäure.

Dichlorbenzol. $C_6H_4Cl_2$ ist ein kristallinischer Körper, der als Mottenvertilgungsmittel vertrieben wird. Der Dampf des für diesen Zweck ausgelegten Mittels kann nachteilig wirken[2]). Dies kann z. B. bei einem längeren Aufenthalt in einem Raume zustandekommen, in dem 100 g Dichlorbenzol auf einen Kubikmeter Inhalt verdunsten.

Paranitrochlorbenzol. Ein Knabe verschluckte einige Kristalle davon, die er in der Nähe einer chemischen Fabrik gefunden hatte. Er bekam, obschon seine Geschwister das meiste von dem in den Mund genommenen wieder entfernt hatten, dadurch nach einer Stunde Blaufärbung von Gesicht, Lippen, Ohren durch Methämoglobinämie, Attacken von Atemnot, Trübung des Sensoriums, Pulsbeschleunigung, Erbrechen, motorische Unruhe, Aufregungszustände, Blutveränderungen, Ikterus, Albuminurie[3]). Am zweiten Tage erfolgte Besserung. Am siebenten Tage erschien ein dunkel gefärbter, Eiweiß und granulierte Zylinder führender Harn. Auch im chemischen Betriebsleben lernte man die Giftwirkung dieser Substanz kennen. Nachdem ein Arbeiter einige Tage damit gearbeitet hatte, nahm er, weil ihm die Arbeit unangenehm war, seine Entlassung. Man fand ihn danach bewußtlos auf der Landstraße. Solche Vergiftungen haben sich mehrfach ereignet.

---

[1]) Loewy, Medizin. Klinik 1926, S. 404.
[2]) Leymann, Concordia 1902, S. 57. — Mohr, D. med. Wochenschr. 1902.
[3]) Hunziker u. Koechlin, Zentralbl. f. Gewerbehygiene 1922, Bd. 109.

Orthonitrochlorbenzol. Tiere, die in einer damit versehenen Atmosphäre lange atmen, bekommen Hämoglobinurie, Methämoglobinurie und hämorrhagische Lungenherde.

Dinitrochlorbenzol. Beim Transport einer mit dieser geschmolzenen Substanz gefüllten Blechtrommel löste sich der Verschluß, wodurch der Anzug des Arbeiters bespritzt wurde. Er erkrankte an Ekzem und blasigen Hautveränderungen, welche eine lange Beeinträchtigung der Erwerbsfähigkeit zur Folge hatte. Die danach auftretenden Allgemeinerscheinungen haben mit denen des Dinitrobenzols Ähnlichkeit.

Solventnaphtha kann durch seinen Benzolgehalt (20 und mehr Prozent) Giftwirkungen veranlassen. Ich beobachtete, daß Arbeiter, die dessen Dampf im Arbeitsraum aufnahmen, Kopfschmerzen, Übelkeit, Erbrechen und Hautausschläge bekamen.

Dichlormethyläther, $(CH_2Cl)_2O$, **Dibrommethyläther, Jodessigsäuremethylester, Chloressigsäuremethylester, Bromessigsäuremethylester, Jodessigsäureäthylester** reizen bzw. entzünden Schleimhäute. Sie wurden als Kampfgifte benutzt.

Petroleum.

1. **Rohpetroleum** (Erdöl, Naphtha) kann in Dampfform allgemeine, oder als solches Hautvergiftung erzeugen. In einem Petroleumtankschiff war zwei Tage lang die Ventilation unterblieben. Zwei von den Arbeitern, welche das Petroleum aus dem Schiffsraume in Fässer pumpten, fingen allmählich zu schreien und zu tanzen an und gebärdeten sich wie Betrunkene; bald darauf verfielen sie in tiefen Schlaf, aus dem einer mit fast vollständiger Erinnerungslosigkeit für das Vorgefallene erwachte. Am nächsten Tage war der eine Patient wieder wohlauf, während der andere, allerdings mit Herzklappenfehler behaftet, drei Wochen hindurch an den Folgen der Vergiftung laborierte. Arbeiter, die den Dampf z. B. in Petroleumbottichen einatmen, werden bewußtlos und asphyktisch. Die Pupillen sind eng, der Puls kaum fühlbar, Husten, Würgen und als Nachkrankheit eine Lungenentzündung[1]) können nach Wiedererlangung des Bewußtseins auftreten oder nach häufiger Einatmung auch der Tod erfolgen[2]). Auswanderer, die in einem leeren Petroleumtank eines Schiffes als blinde Passagiere eine Strecke mitgenommen waren, wurden sämtlich, sechs sogar mit tödlichem Ausgange vergiftet. Petroleumdestillateure klagen über Benommensein und Reiz an der Nasenschleimhaut und Petroleumarbeiter in den Karpathen leiden an Ohnmachten, Halluzinationen, Herzklopfen, allgemeiner Schwäche und Asphyxie. In den unterirdischen Gängen finden sich dort: Äthylen, Kohlensäure, Kohlenoxyd und Schwefelwasserstoff.

Die Hautvergiftung in Betrieben habe ich nach persönlichen Beobachtungen in Pennsylvanien beschrieben und die ersten Petroleumversuche angestellt[3]). Sie entsteht z. B. bei Arbeitern an Petroleumpumpen und in Petroleumraffinerien. Manche

---

[1]) Weinberger, Wien. Medizin-Halle 1863, S. 379.
[2]) Chittenden u. Farlow, Bost. med. Journ. 1892. Dieser Fall ist trotz der gegenteiligen Meinung der Beobachter ein echter Naphthatod.
[3]) L. Lewin, Über allgemeine und Hautvergiftung, Archiv f. path. Anatomie. Bd. CXII, 1888.

werden von diesem Leiden gar nicht befallen. Der größte Teil erkrankt nach Wochen oder evtl. nach über einem Jahr an den Körperstellen, an die das Rohpetroleum direkt oder durch Übertragung mit den Händen hingelangt ist. Es erscheinen Effloreszenzen, auch am Gesicht, im Nacken, Armen, Händen, Ober- und Unterschenkeln. Sie trocknen nach einiger Zeit unter Schorfbildung ein, während bei fortgesetzter Arbeit neue Schübe kommen. Es handelt sich um eine disseminierte Akne in allen erdenklichen Gestaltungen und Entwicklungsstadien: Knötchen und feste, derbe,

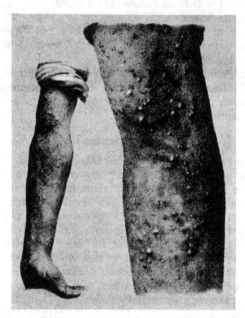

Fig. 17. Fig. 18.
Fig. 17. Ein Arm eines mit Petroleumrückständen arbeitenden Werkmannes.
Fig. 18. Ein Stück der Ellenbogengegend von der Seite in größerem Maßstabe, zum ersten Male von mir dargestellt.

dunkelrote Knoten mit entzündeter, infiltrierter Umgebung, Knötchen, die am Scheitel ein weißes, meist mit Eiter gefülltes Bläschen tragen und zahlreiche schwarze Komedonen sowie flache Schorfe und kleine seborrhoische Krusten. Die größten Knoten, die ich sah, saßen an der Vorderfläche des Oberschenkels und waren etwa so groß wie ein Zehnpfennigstück. Noch schwerer werden die Hautstörungen in Betrieben, in denen die s c h w e r - s t e n Öle, d. h. die Petroleumrückstände verarbeitet werden. Hier erfolgt die Erkrankung schon nach der zweiten bis dritten Woche. Sie hält Wochen oder Monate an

2. **Brennpetroleum** (Siedepunkt 150—250°), S t e i n ö l, K e r o s i n. Resorptive Allgemeinstörungen kommen dadurch bei Menschen und Tieren nach Einreiben in die H a u t für arzneiliche Zwecke vor. Eine räudige Hündin bekam dadurch vollständige Lähmung des Hinterteils mit Störungen des Allgemeinbefindens für vier Monate, Kühe Dyspepsie. Fünf

Pferde, denen man wegen Krätze die Haut mit je 1½ Liter Petroleum zweimal in Zwischenräumen von vier Tagen behandelt hatte, gingen am 7. bis 10. Tage ein. Die Haut war entzündet, die Haare ausgefallen, die Harnblase und die Nieren entzündet und die inneren Organe rochen nach dem Mittel. Ein Mädchen, dem das Mittel wegen Kopfläusen eingerieben worden war, bekam: schwere hämorrhagische Nephritis mit Hydrops, Aszites, Dyspnoe, Fieber, Albuminurie, Hämaturie und Herzschwäche[1]).

Die **Einatmung** von Petroleumdämpfen seitens Tuberkulöser rief Lungenblutungen als Reizfolge hervor.

Die innerliche Einführung. Von 325 Gänsen, die Wasser aus einem mit Petroleum versehenen Graben getrunken hatten, gingen sechs am gleichen Tage ein. Bei den übrigen färbte sich das Gefieder grün. Schweine wurden dadurch betäubt und eine Kuh, die versehentlich ein Liter bekommen hatte, speichelte stark, atmete schwer, hatte Fieber (39,3°) und ließ wechselnd Ruhe und Erregung erkennen. Die Milch war verklumpt und roch und schmeckte drei Tage lang nach Petroleum.

Vergiftungen von **Menschen** kamen durch Verwechselung, zum Selbstmord[2]), durch unglücklichen Zufall und Mordversuch vor. Die gebrauchten Mengen betrugen bis ½ und ¾ Liter. Ich unterscheide zwei wesentliche Formen der Vergiftung:

a) **Gastrische Form**: Brennen, Durst, Erbrechen, Kolikschmerzen und diarrhöische, Petroleum enthaltende Stühle, Ikterus, schmerzhaftes Harnlassen, Petroleumgeruch des Atems und der Haut. Im Harn sind Eiweiß, Zylinder und angeblich Petroleum enthalten. Das letztere ist falsch. Das gefundene Petroleum stammte aus dem Darm der vergifteten Frauen[3]).

b) **Die zerebrale Form** verläuft mit Benommensein, Kopfschmerzen, Schwindel, einem kleinen, auch beschleunigten Puls, normaler oder keuchender Atmung, Kollaps, Myosis oder Mydriasis, Bewußtlosigkeit, seltener mit Stupor oder Krämpfen. Ein latent tuberkulöser Mann, der 200 ccm Petroleum getrunken hatte, lag 17 Stunden im Koma, bekam dann Atemstörungen, Bronchopneumonie und wies am 12. Tage Tuberkelbazillen im Sputum auf. **Die gastrische Form entsteht beim Vorwiegen hochsiedender, die zerebrale Form bei niedrig siedenden Bestandteilen.** Im Harn mit Petroleum vergifteter Tiere fand ich Eiweiß, nie Petroleum, wohl aber einen durch Salpetersäure fällbaren, in der Wärme und durch Äther löslichen Körper. Ich kenne nur zwei tödliche Ausgänge dieser Vergiftung bei Kindern. In dem einen Falle erfolgte der Tod unter erschwerter Atmung und schließlichem Herzkollaps im Koma[4]). Bei Erwachsenen verlief sie bisher günstig. Noch lange nach einer überstandenen Petroleumvergiftung soll eine Ophthalmie auftreten können.

---

[1]) Schroen, Zeitschr. f. Medizin.-Beamte 1909, S. 218.
[2]) Neuerdings versuchte ein wegen Diebstahls verhafteter Arzt sich durch Petroleumeinspritzungen zu töten.
[3]) L. Lewin, l. c.
[4]) Johannessen, Norsk Magazin for laevidensk, 1896, Jun.

Auch hier ist es eine vielgestaltige Akne. Ohne bestimmte Anordnung sitzen im Nacken, an Armen und Beinen usw. erbsen- bis selbst haselnußgroße, derbe, braunrote, über das Hautniveau hervorragende und tief in die Haut hineingreifende, nicht nässende Knoten, deren Umgebung entzündet und verhärtet ist. Außerdem fand ich große Furunkel und z. B. an beiden Ohren diffuse Entzündung und Infiltration, die den Eindruck einer erysipelatösen machte. Brennen und Jucken an solchen Stellen waren konstant. Andere Knötchen und Knoten trugen auf ihrem Scheitel ein Bläschen oder eine flache Pustel, die nach dem Aufreißen und Ausdrücken eine klaffende, leicht gelappte Öffnung zurückließen und da, wo sie zahlreich beieinander standen, wie eine Honigwabe aussahen. Der dazu führende Prozeß läuft an Talgdrüsen und Haarfollikeln bzw. dem perifollikulären Gewebe ab und stellt sich als Sekretverhaltung und Entzündung mit ihren Folgen dar[1]).

3. **Petroleumprodukte,** die bis 150° sieden:

a) Amylwasserstoff, vide S. 407.

b) Petroleumäther. Gasolin (Siedepunkt 50—60°), aus Pentan und Hexan bestehend, erzeugte, in Dampfform aufgenommen, Bewußtlosigkeit, Zyanose, Nystagmus und unwillkürliche Harn- und Kotentleerung. Kaninchen bekommen durch 5 g davon Petroleum enthaltende Diarrhöen[2]). Auf einem englischen Unterseeboot wurde die gesamte Schiffsmannschaft auf einer Fahrt von Portland nach Dover durch ausströmende Gasolindämpfe bewußtlos.

c) Ligroin (Heptan und Oktan), Siedepunkt 80—120°, wirkt wie Petroleumäther.

d) Rhigolen (Siedepunkt 21—30°). Wird arzneilich benutzt.

e) Benzin.

Vergiftungen mit Benzin, das aus wirkendem[3]) Pentan, Hexan, Heptan, Oktan besteht, ereigneten sich örtlich bei der medizinischen Verwendung zur Desinfektion des Operationsfeldes. Wo z. B. eine kleine Stichöffnung aus Versehen mit benzingetränktem Verbandmull und darüber Kautschukpflaster bedeckt wurde, entstand ausgebreitete Nekrose der Haut, wie bei einer Karbolverätzung[4]). Ähnlich wirkte wiederholt **Jodbenzin.** Durch akute Vergiftung mit Benzindampf entstanden Ulzerationen im Munde und Rachen[5]). Wo Benzin an größeren wunden Stellen einwirkt, vollziehen sich Resorption und dadurch evtl. Giftwirkung. So sah man an einem Kinde auf diesem Wege entstehen: Leichenblasses Gesicht, unruhige, krampfhafte Atmung, tonische und klonische Krämpfe der Gliedmaßen, Erbrechen und Fieber[6]). Noch fünf bis zehn Tage nach der operativen

---

[1]) Was hier bildlich (s. Fig. 17, 18) zum Ausdruck kommt, bildet die Grundform der auch nach vielen anderen, berufsmäßig verarbeiteten, die Hautdrüsen verstopfenden und Entzündung erregenden Stoffen, wie Ölen, Teeren, Asphalten usw., auftretenden Hauterkrankungen („Ölkrätze").
[2]) L. Lewin, l. c.
[3]) Führner, Biochem. Zeitschr., Bd. 115, 1921.
[4]) Sehrwald, D. med. Wochenschr. 1913, Nr. 7.
[5]) Misch, Fortschr. d. Zahnheilk., Bd. 2.
[6]) Friediger, Münch. med. Wochenschr. 1912, Nr. 5.

Verwendung von Benzin fand man bei Kranken einen roten oder hellbraunroten Harn, der rote Blutkörperchen enthielt[1]).

Häufig kamen Vergiftungen bei Kindern vor, die Benzinflaschen in die Hände bekamen. Schon kleine Mengen erzeugen bei ihnen schnell Koma, meistens von Tod gefolgt. Ihm gehen voran: Kleinheit des vermehrten Pulses, beschleunigte, oberflächliche, allmählich schwächer werdende Atmung, Pupillenweite und -starre, Sopor, auch wohl Trismus und klonische Krämpfe. Der Tod erfolgte nach Mengen von etwa 10—15—30 g nach 10 Minuten bis 3½ Stunden. Ein Erwachsener, der aus Versehen etwa 15 g davon getrunken hatte, starb nach 17½ Stunden in Bewußtlosigkeit, und eine Frau, die im Rausche viel davon getrunken hatte, nach 12 Stunden. Bei einem Vergifteten stellte sich nach leichten narkotischen Symptomen ohne Bewußtseinsstörung Schlaf ein, aus dem er nach zwei Stunden, delirierend und unorientiert, wie in einem Rausche, erwachte und vier Stunden in diesem Zustand verharrte. Der Atem roch nach Benzin. Nach einem mit 50—100 ccm Benzin unternommenen Selbstmordversuch, der zu mehrtägigem Benommensein geführt hatte, stellte sich bei einem Mädchen putride Bronchitis mit remittierendem Fieber und aashaft stinkendem Auswurf ein. Nach vier Wochen klang das Leiden ab[2]). Der Harn eines Knaben, der „einen Schluck" Benzin getrunken hatte und danach betäubt und zyanotisch geworden war, war dunkelschwarz, enthielt Eiweiß, rote Blutkörperchen und fibrinöse Zylinder. Reizwirkungen vom Munde bis zum Darm, subjektiv als starke Schmerzen, können sich neben den nervösen Störungen einstellen.

Der Leichenbefund war einmal normal. Andere Male fanden sich, abgesehen von Benzingeruch — dieser wurde auch bisweilen vermißt —, nur Hyperämie von Lungen, Gehirn, Leber, Nieren, auch Blutaustritte, selbst große subpleurale Blutungen und Schwellung der Schleimhäute der Luftwege. Starke Reizungsfolgen z. B. in Magen und Darm kamen nur vereinzelt zur Beobachtung.

Behandlung: Wenn erforderlich: künstliche Respiration, Frottieren der Glieder, evtl. Venäsektion, Exzitantien, Brech- und Abführmittel, Warmwasserklistiere, hohe Darmeingießungen, Emulsionen und Dampfbäder.

f) **Paraffinöl, Vaselinöl** (Siedepunkt über 250°). Subkutane Injektion von Paraffinöl bei Kaninchen läßt Herz-, Atem- und Bewegungsstörungen entstehen. Eine Frau, die eine halbe Tasse voll Paraffinöl getrunken hatte, bekam Magenschmerzen, Erbrechen, Blutbrechen. Die Zunge war rot, die Pupillen ungleich, schwer reagierend, Puls 120 und der Stuhlgang blutig. Mit ihm wurde Paraffin entleert. Es erfolgte Genesung. Außer solchen Symptomen erschienen bei Kindern, die auch wenig davon getrunken hatten, mehrfache Krampfanfälle, Zyanose, Kälte der Haut, ein kleiner Puls, Geruch der Ausatmung nach dem Gifte. In einem Falle

---

[1]) Roux, Korresp.-Bl. f. schweiz. Ärzte 1913, Nr. 16.
[2]) Haucken, Centralbl. f. inn. Medizin 1909, S. 161. — Spurr, Lancet, 1899, 3. June. — Roth, Zeitschr. f. Medizinalbeamte 1906, S. 784. — Witthauer, Münch. med. Wochenschr. 1896, Nr. 39. — Perrin, Bull. génér. de Thér. 1861, 30. Jan. — Federschmidt, Zeitschr. f. Medizinb. 1908, Nr. 18. — Burgi, Münch. med. Wochenschr. 1906, Nr. 9. — Reuter, Wien. med. Wochenschr. 1907, Nr. 9 u. 10. — Chetchowski, Gazetta lekarska 1891, Nr. 7.

wuchs die Zyanose, die Atmung wurde zunehmend flacher, und nach etwa zwei Stunden erfolgte der Tod. Der Kollaps kann auch erst nach Stunden eintreten. Nach einer versehentlichen Beibringung von 200 g Paraffinöl als Klistier entstand ein schwerer Anfall von Methämoglobinämie[1]). Auch durch äußerliche Anwendung des Mittels statt Olivenöl, z. B. gegen Kopfläuse, sah man bei Kindern und einem Erwachsenen bedrohliche Symptome auftreten. Bei einem Kinde mit Pemphigus vulgaris, das damit eingerieben wurde, kamen bläuliche Verfärbung der Haut, Somnolenz, Hämaturie, Methämoglobinurie und Tod[2]), bei einem Erwachsenen: Hämoglobinurie, Blutveränderungen wie bei experimenteller Leukämie, Milzschwellung. Die Erythrozyten können verändert sein. Am Orte der Anwendung kann eine Dermatitis mit tuberkulidartigen Follikulitiden oder mit leichenähnlicher Dunkelfärbung der Haut entstehen. Auch **Solaröl,** ein Nebenprodukt bei der Paraffingewinnung, kann Dermatitis verursachen. Nach subkutaner oder intramuskulärer Injektion kann Vaselinöl unbegrenzte Zeit als Fremdkörper erhalten bleiben. Der Gewebsreiz führt evtl. zur Neubildung von Bindegewebe und im Laufe der Zeit zu unangenehmen Störungen. Man nahm an, daß außer Dermatosen sogar auch Karzinom dadurch entstehen könne.

g) **Vaseline** sind die durch Reinigen des Rückstandes der Petroleumdestillation erhaltenen, bei 32—35° schmelzenden Paraffine. Wiederholt sah man nach Einreibung von Vaselin Hautreizung, auch als ausgedehntes Ekzem, und Schleimhautreizung. Drei Kinder, die je einen halben Teelöffel davon gegen Erkältung bekommen hatten, bekamen Schmerzen in den Knien, Krämpfe in den Beinen und Erbrechen.

h) **Paraffine.** Für die Behandlung von Nasendeformitäten und zu anderen kosmetischen Zwecken werden Paraffine (Hartparaffine) verwendet. Danach beobachtete man Blindheit durch embolische Prozesse an der Art. central. retinae oder Thrombosen an der Vena ophthalmica. Es kann das Bild einer Retinitis hämorrhagica bestehen. Auch Lungenembolien kamen vor, ebenso wie Entzündung, Geschwüre mit schlechter Heiltendenz, Hautnekrosen, Schwellungszustände und an Gummibildung erinnernde Veränderungen. Die als Abführmittel verwendeten Paraffine (Gleitstoffe) machen die Nahrung teilweise unverdaulich und können auch Darmkatarrhe erzeugen. Sie sind alle zu meiden.

Arbeiter in Paraffinfabriken können, wie Teerarbeiter, an Allgemeinstörungen, Kopfschmerzen, Harndrang, Nierenentzündung usw., aber auch an bösartigen Neubildungen — Paraffin-Krebs — erkranken, der an Lippen, Skrotum, Damm usw. seinen Sitz hat. Nebenher gehen bisweilen papilläre Wucherungen, dermatitische Zustände, Nagelleiden u. a. m. Möglicherweise ist das im unreinen Paraffin vorkommende Akridin hieran ursächlich beteiligt.

Eine technisch viel benutzte Substanz, **Glättolin,** die aus Talk, Karnaubawachs, Benzaldehyd und flüssigem Paraffin besteht und zum Einreiben für Halskragen (Stehumlegekragen usw.) be-

---

[1]) Buttersack, D. med. Wochenschr. 1907, Nr. 45.
[2]) Salomon, Münch. med. Wochenschr. 1917. — Weihe, Zeitschr. f. Kinderheilk. 1918, Bd. 18. (Im Blute sollen hier „Heinzsche Körperchen" gewesen sein. Ich erblicke in diesen nichts anderes als Methaemoglobinschollen. — Tebbe, Arch. f. Kinderheilk. 1920, S. 87.

nutzt wird, erzeugte verschiedentlich am Halse und wo sonst die Haut dadurch berührt und gerieben wurde, eine Dermatitis auch mit juckenden Bläschen.

Aus den Rückständen der Petroleumgewinnung wird auch das sogen. **Gewehröl** bereitet, dessen Aufnahme eine Massenerkrankung in Form von Brechdurchfall erzeugte[1]). Das bei der Brotbereitung benutzte **„Brotöl"** kann ebenfalls gastroenteritische und sekundär allgemeine Symptome erzeugen. Es ist unzulässig, damit die Backbleche oder die Brote zu bestreichen.

Bei der beruflichen Verarbeitung[2]) entstehen nur ausnahmsweise Veränderungen an der Haut. Ich habe Jahre hindurch Arbeiter beobachtet, die dauernd Tenazitmasse mit Benzin durchkneteten. Nie habe ich bei diesen Arbeitern Ausschläge beobachtet. Im allgemeinen kann man annehmen, daß die leichten Fraktionen des Petroleums nicht, die schweren dagegen mit Vorliebe die Haut bei häufiger Berührung verändern und das umgekehrte Verhältnis bezüglich der Allgemeinwirkungen besteht.

Der längere Aufenthalt in einem viel Benzindampf enthaltenden, schlecht gelüfteten Raum, z. B. einem Schuppen für Kraftfahrzeuge, kann Vergiftung erzeugen. Eine solche erfuhren zwei Chauffeure, die nach einer halben Stunde Schwindel und Kopfschmerzen bekamen und nach dreiviertel Stunden das Bewußtsein verloren. Sie konnten wiederhergestellt werden. In Dampfform und in großen Mengen jäh aufgenommen, erzeugt Benzin fast durchweg Kopfschmerzen, Schwindel, Druck auf der Brust, Übelkeit, Hinfälligkeit, Benommensein bis zur Bewußtlosigkeit, evtl. bis zu 24 Stunden Dauer, Kühle und Blausein der Haut, Muskelzittern, Pupillenerweiterung und Pupillenstarre, unwillkürliche Harn- und Kotentleerung, Herz- und Atmungsstörungen. Akut trat der Tod bei einem Arbeiter ein, der Benzindämpfe in einer Entfettungsanlage in großen Mengen eingeatmet hatte. Er war wahrscheinlich während der Abtreibeperiode eingeschlafen und hatte die Ventile nicht richtig besorgt. Unter schweren Vergiftungsbedingungen kann auch der Tod selbst erst nach Wochen eintreten, z. B. wenn der Arbeiter in einem Knochenentfettungsraum den Wasserhahn zum Kondensieren des Benzins zu öffnen vergißt, so daß der Entfetter unter Druck steht und die Dämpfe durch den Lufthahn austreten, oder wenn Arbeiter z. B. in die Destillationsretorte steigen, oder in Benzinvorratsräume von Wäschereien gehen, in denen Abfüllhähne undicht sind, oder konzentrierte Benzindämpfe an den Zentrifugen von Benzinwäschereien oder beim Ausräumen der festen Rückstände aus Waschapparaten oder in Teppichreinigungsanstalten, oder beim Einatmen größerer Mengen in Glanzlederfabriken, wo es benutzt wird, um das Leder zum „Tollen" weich zu machen. Auch durch das zufällige Übergossenwerden mit großen Benzinmengen kann von der Haut aus viel davon in die Säftebahnen übergehen und dadurch Vergiftung entstehen.

---

[1]) Reboud, Arch. de Médecine . . . 1893, p. 114.
[2]) Galian, D. med. Wochenschr. 1904, S. 1819. — Descoeudres et Bacharach, La Clinique 1909, 17. Sept. — Wichern, Münch. med. Wochenschr. 1909, S. 11. — Arch. de Médec. nav. 1910, T. 93, S. 223. — Dorendorf, Berl. klin. Wochenschr. 1901, Nr. 45.

Es ist selbstverständlich, daß die chronische berufsmäßige Einatmung von Benzindampf nicht harmlos sein kann. Es kommt deswegen gelegentlich vor, daß Arbeiter, die ihn aufnehmen, über Magenbeschwerden und auch wohl über nervöse Symptome, wie Kopf- und Gliederschmerzen, Schwäche, Augenstörungen, Nystagmus usw. klagen. Im Blute von zwei solchen Arbeitern will man Schatten sowie ein dunkles Pigment gefunden haben. Diese Symptome gleichen sich nach Aussetzen der Arbeit gewöhnlich wieder aus. Außer den oben erwähnten habe ich viele Arbeiter an Spreading-Maschinen (Streichmaschinen) lange beobachtet, die nichts an Störungen aufwiesen.

Zu Berauschungszwecken werden hier und da die Dämpfe von Benzin gewohnheitsmäßig eingeatmet. Unter anderen Symptomen erschienen hierdurch Halluzinationen des Gehörs und Gesichts. Ein Kranker sah verschiedene Tiergestalten und kleine Menschen, oder es erschien ihm das ganze Zimmer erfüllt von bunten Seidenfäden, welche hin- und herflimmerten. Es kann zu einer retrobulbären Neuritis kommen. Benzin gehört zu den Stoffen, die, gleich Alkohol, Nikotin u. a. m., bei chronischer Einwirkung die axialen Nervenfasern vorübergehend oder dauernd schädigen.

Chlorazeton, Monobromazeton, Dibromazeton reizen die zugänglichen Schleimhäute und sind deswegen als Kampfgifte für Handgranaten benutzt worden. Arbeiter, die mit Azetonöl oder Azetonersatz — Lösungsmitteln für Lederlack — hantierten, bekamen schwere Konjunktivitis, auch mit Hornhauttrübung. Diese Stoffe bestanden aus Azeton und organischen Chlorverbindungen, z. B. Tetrachlorkohlenstoff. Unter der Einwirkung des Lichtes wurde das Azeton chloriert, und das entstandene Chlorazeton veranlaßte die genannten Störungen[1]).

Chlorsulfonsäure (SO_3HCl), **Methylchlorsulfonat** (CH_3ClSO_3) dienten gleichfalls für Handgranaten.

Chlorpikrin, Nitrochloroform, Trichlornitroäthan ($CCl_3 \cdot NO_2$), eine schon bei gewöhnlicher Temperatur unter Entwicklung heftig reizender Dämpfe verdampfende Flüssigkeit. Die Reizwirkung macht sich an allen Schleimhäuten, besonders aber an der Hornhaut des Auges bemerkbar. Die Grenze der Erträglichkeit für nicht daran gewöhnte Menschen liegt etwa bei einer Konzentration von 100 mg pro Kubikmeter Luft (1 : 10 Millionen)[2]). Nach Einatmung hoher Dosen erscheinen an Tieren: hyperämische Stase im Lungenkreislauf, Beeinflussung des Herzens (Herzdilatation mit Pulsverlangsamung, Starre der Herzventrikel), Degeneration von Parenchymzellen in Leber, Niere, Herz, und nach Inhalation kleiner Mengen entzündliches Lungenödem, wie bei Phosgen, und Verminderung der Abbauprozesse im Stoffwechsel[2]). Bei Menschen, die die Dämpfe als Kampfgift aufnahmen, entstanden: Übelkeit, Erbrechen, Ohnmacht, Benommenheit und andere zerebrale Störungen, wie Nystagmus und Störungen des Gleichgewichts, Schwindel, Taumeln.

---

[1]) Egli-Rüst, l. c., S. 71.
[2]) Gildemeister u. Heubner, Zeitschr. f. d. ges. exper. Medicin, Bd. XIII, 1921.

Guanidin.

Der Imidoharnstoff ($C.NH_2.NH.NH_2$) erzeugt bei Fröschen zu ca. 0,005 g des schwefelsauren Salzes (subkutan) fibrilläre Zuckungen durch Erregung der intramuskulären motorischen Nervenenden, später Streckbewegungen und Tetanus. Hunde bekommen nach 1 g Guanidinsulfat (subkutan) Erbrechen, Schleifen des Hinterkörpers, krampfhafte Streckung der Beine, allgemeine Krämpfe und beschleunigtes, mühsames Atmen. Erholung erfolgt erst nach langer Zeit. Tödlich wirken bei einem Hunde 2 g (intravenös). Die Guanidinvergiftung wurde mit der parathyreopriven Tetanie analogisiert.

Amidoguanidin (CH_6N_4) und **Methylguanidin** ($C_2H_7N_3$), das sich auch im faulen Fleisch findet, wirken wie Guanidin[1]). Nach 0,2 g entstanden bei Meerschweinchen reichliche Harn- und Kotentleerung, Pupillenerweiterung, tiefe, mühevolle Atmung, Lähmung der Glieder, Dyspnoe, Krämpfe und der Tod nach 20 Minuten. **Dimethylguanidin** zeigte, gleich dem Methylguanidin, die für Guanidin charakteristischen fibrillären Muskelzuckungen. Die nervöse Übererregbarkeit von Tieren, die mit kleinen Mengen davon vergiftet sind, soll durch Kalkzufuhr günstig beeinflußt werden[2]). **Trimethylguanidin** wirkt kurareartig und tonolytisch. **Tetra-, Penta-** und **Hexamethylguanidoniumjodid** besitzen neben Kurarelähmung eine zunehmende Tonuswirkung[3]).

Benzalamidoguanidin ($C_8H_{10}N_4$) erzeugt nur bei Warmblütern Krämpfe. Wesentlich wirkt in ihm Benzaldehyd.

Synthalin, ein Guanidinpräparat, angeblich ein Abkömmling des Aminohexylenguanidins, das als Insulinersatz benutzt worden ist, löst leicht Vergiftungssymptome aus. Mengen von 30—40 mg täglich veranlaßten Appetitlosigkeit, Magenschmerzen, Übelkeit, auch Ausscheidung von viel Urobilinogen im Harn. Es scheint sich hier um toxische Wirkungen auf die Leber zu handeln.

Kreatinin.

Kreatinin ($C_4H_7N_3O$) erwies sich per os bei einem Hunde zu 8 g und bei einem Meerschweinchen zu 0,2 g als ungiftig. Nach subkutaner Einführung erschienen aber Koma, Konvulsionen und Tod. Bei Menschen sollen Dosen von 0,18 (subkutan) erregend auf das Herz wirken.

Xanthinstoffe.

Xanthin ($C_5H_5N_4O_2$), eines der Spaltungsprodukte der Nukleïne neben Guanin, Hypoxanthin und Adenin, ruft bei Fröschen Rückenmarkslähmung und Muskelstarre mit Verkürzung der vergifteten Körpermuskulatur hervor. **Paraxanthin** (Dimethylxanthin), im Menschenharn vorkommend, veranlaßt bei Fröschen träge Bewegungen, Aufhören spontaner Muskeltätigkeit und der Reflexerregbarkeit und post mortem Aufblähung der Lungen. Bei Warmblütern entsteht: Parese der

---

[1]) Gergens u. Baumann, Pflügers Archiv, Bd. XII, p. 209. — Jordan, Dorpater Arb., Bd. XI u. XII, 1895, p. 253.
[2]) Herxheimer, D. med. Wochenschr. 1924.
[3]) v. Grävenitz, Arch. f. exp. Pathol., Bd. 105, S. 278.

Hinterbeine und Steigerung der Reflexerregbarkeit bis zum Tetanus. Im Harn von an Migräne, Epilepsie usw. Leidenden wurde das Produkt reichlich gefunden und als Ursache dieser Leiden (Autointoxikation) angesprochen[1]). **Dimethylxanthin** 1,3-T h e o p h y l l i n findet sich in den Teeblättern und wird synthetisch als T h e o z i n hergestellt. Bei zwei Menschen traten nach Tagesdosen von 0,6—0,9 g Krampfsymptome auf, die zum Tode führten. In anderen Fällen erschienen neben Magen-Darmsymptomen, Erbrechen, Durchfälle, Koliken, Schlaflosigkeit, allgemeine Unruhe, heftige Kopfschmerzen, Schwindel, Ohnmacht, vor allem aber epileptiforme Krampfanfälle mit Bewußtseinsverlust, für die als Prodrome Kopfschmerzen und Brechreiz eintraten[2]).

Theobromin.

Dimethylxanthin 3,7-T h e o b r o m i n ($C_7H_8N_4O_2$) erzeugt bei Fröschen Muskelerstarrung unter allmählicher Streckung des ganzen Tieres, bei Warmblütern auch Gehirn- und Nierenreizung. Bei M e n s c h e n entstanden nach 2—5 g heftige Kopfschmerzen, Reizerscheinungen seitens des Gehirns und Übelkeit. Ich habe darauf hingewiesen, daß eine vorhandene Albuminurie dadurch gesteigert werden könne. Es gibt jedoch Menschen, die auch nach Tagesdosen von 7 g keine Störungen bekommen.

Theobrominum natrio-salizylicum, D i u r e t i n [$C_6H_4(OH)COONa$ $+C_7H_7NaN_4O_2$]. Diese Doppelverbindung mit 50 Prozent Theobromin geht in den Harn über. Sie wirkt auf das Nierenepithel. An Störungen kommen vor: Appetitverlust, Durst, Magenschmerzen, Erbrechen, Durchfall, ein masernartiges Exanthem, lange anhaltende Hämaturie bei chronischer und akuter Nephritis, Ohrensausen, heftige Kopfschmerzen, auch nach kleinen Dosen mit oder ohne Angstgefühl und Aufregungszustände, Mattigkeit, Somnolenz, Schwindel und Kollaps, der bei drei Kranken zum Tode führte[3]).

Trimethylxanthin (v. C o f f e i n) ruft geringere Muskelerstarrung als Theobromin hervor, läßt sie aber länger als Theobromin und Xanthin anhalten. Intravitale Gefäßverlegungen sollen dadurch zustande kommen[4]). Es wird im Körper bis zu Xanthin abgebaut[5]). **Hypoxanthin** (S a r k i n , $C_5H_4N_4O$) bewirkt bei Fröschen zu 0,025—0,1 g in 6 bis 24 Stunden neben gesteigerter Reflexempfindlichkeit spontane Krampfanfälle, die in einen dem Koffein-Tetanus gleichenden Streckkrampf übergehen. **Heteroxanthin,** ein im Harnstoffkern methyliertes Xanthin wirkt bei Fröschen ähnlich, aber schwächer als Paraxanthin, bei Warmblütern sehr wenig[6]).

---

[1]) R a c h f o r d , Medic. News, 1884, p. 561.
[2]) A l l a r d , D. Arch. f. klin. Mediz., Bd. 80, H. 5 u. 6, 1904. — S c h l e s i n g e r , Münch. med. Wochenschr. 1905, Nr. 23. — S o m m e r , Therapeut. Monatsh. 1905.
[3]) P f e f f e r , Centralbl. f. die ges. Therap. 1891, p. 451. — H ö h n , Wien. med. Wochenschr. 1893, Nr. 34. — S c h m i e d e n , Centralbl. f. klin. Med. 1891, Nr. 30, p. 569. — N i c k s t ä d t , Über den klin. Wert d. Diuret. 1891. — A s k a n a z y , Deutsches Arch. f. klin. Medicin, Bd. 56, H. 3 u. 4.
[4]) S a c k u r , Virch. Archiv, Bd. CXLI, H. 3
[5]) A l b a n e s e , Arch. f. exp. Path., Bd. XXXV, 1895, p. 449. — B o n d s y n s k i und G o t t l i e b , ibid., Bd. XXXVI, p. 127.
[6]) K r ü g e r u. S a l o m o n , Zeitschr. f. phys. Chemie 1895, 21, p. 169.

Guano. Tiere, die von einem Wasser soffen, in dem Guanosäcke ausgewaschen waren, starben. Kleine Mengen von Guano machen bei Menschen Leibschmerzen und Durchfall. An diesen Wirkungen ist wohl wesentlich das **Guanin** ($C_5H_5N_5O$), ebenfalls ein Xanthinkörper, beteiligt.

Thiodiglykolchlorid, Dichloräthylsulfid, Gelbkreuz, Yperit, Mustardgas, Senfgas. Das zweifach Chlorschwefeläthyl $S(CH_2CH_2Cl)_2$, ein Kampfgift, ist ein mit Wasser nicht mischbares Öl, entwickelt Dämpfe, die Entzündung, Blasenbildung, resp. Eiterung an Haut und noch mehr an Schleimhäuten, Nase, Auge, Luftwegen, evtl. mit Pseudomembranbildung und nekrotischen Vorgängen, erzeugen, wodurch bei Tieren z. B. die mit dem Gifte berührten Ohren nach einiger Zeit abfallen können. Nach dem Einträufeln von ⅓—½ ccm in den Konjunktivalsack eines Tieres rötet sich die Konjunktiva sofort. Nach einer halben Stunde folgen überaus starke Chemosis, Schwellung der Lider, Hornhauttrübung, nach einer Woche Vertrocknetsein der Haut des unteren Lides und nach 16 Tagen Abstoßung der Haut beider Lider samt Haaren. Erst nach drei Monaten ist der Prozeß abgelaufen. In die vordere Kammer gebracht, veranlaßt die Substanz Hypopion mit von Eiterkocken freiem Eiter[1]). Die Schleimhautreizung kann sich bei Menschen auch auf die Tube erstrecken und so Mittelohrentzündung hervorrufen. Ein mit der Zerlegung von Kampfgasmunition beschäftigter Arbeiter hatte die Kenntnis von Wirkungen dieses Giftstoffes und die Möglichkeit seiner leichten Aneignung zur Ausführung eines Racheaktes an einer Frau benutzt. Er brachte das „Gelbkreuz" in und auf das Kellerschloß, das dieser Frau gehörte. Jedesmal, wenn sie dieses aufschloß, benetzte sie sich damit die Haut und bekam dadurch eine erythematös-ödematöse, mit Blasenbildung einhergehende juckende Hauterkrankung[2]). Auch nach subkutaner Beibringung einer sehr kleinen Menge kommen solche Entzündungen. Der Tod erfolgt nach einigen Tagen durch Lungenentzündung. Tiere, die ein solches Leiden überstanden haben, gehen oft noch nachträglich durch Stoffwechselstörungen zugrunde, die sich durch eine vermehrte Ausscheidung von Gesamtstickstoff, Ammoniak, Kreatinin und Phosphorsäure kundgeben[3]). Dies kommt bei vielen akuten Vergiftungen als Nachwirkung oder chronisch werdendes Anschlußleiden bei Menschen zustande, weil, wie ich es ausgedrückt habe[4]), ihre eingeborenen Ausgleichskräfte versagen. Der Giftstoff kann dabei, wie z. B. Kohlenoxyd, längst aus dem Körper geschwunden sein.

Thiazetsäure ($CH_3 \cdot CO \cdot SH$) tötet Kaninchen (intravenös) unter Pulsverlangsamung, erst beschleunigter, dann aussetzender Atmung, Zuckungen und Opisthotonus[5]).

---

[1]) V. Meyer, Marmé, Göttinger Nachrichten 1886, p. 579, 1887, p. 246. — Leber, Die Entstehung der Entzündung, Leipzig 1891.
[2]) Herxheimer, Zentralbl. f. Gewerbehyg. 1925, S. 307.
[3]) Heubner, Zeitschr. f. d. ges. experim. Medizin, Bd. XIII, S. 432.
[4]) L. Lewin, Die Grundlagen für die medizinische Beurteilung des Zustandekommens und des Verlaufs von Vergiftungskrankheiten, amtl. Nachricht. d. Reichsversicherungsamts, 1907, Nr. 3.
[5]) Lang, Arch. f. exp. Path. u. Parmak., Bd. XXXVI, p. 80.

Amylenhydrat.

Das Dimethyläthylkarbinol ($C_5H_{12}O$) macht zu 2—3 g bisweilen nach starker Erregung Schlaf. Es reizt die Schleimhäute. Puls und Atmung können leiden, die Körperwärme sinken. Als Nachwirkung kommen Somnolenz mit Aufhebung der Reflexe und Kopfschmerzen vor. Nach Verschlucken von 27 g behufs Selbstmordes traten in tiefster Bewußtlosigkeit stertoröses Atmen, Kleinheit des Pulses und Myosis auf. Die Schlafsucht hielt 48 Stunden an. Am sechsten Tage erfolgte Genesung. Profuse Schleimabsonderung aus Kehlkopf und Bronchien blieb zurück[1]). Übergroße Dosen können den Tod veranlassen. So starb ein Mann, dem aus Versehen 28—29 g Amylenhydrat als Klistier beigebracht worden waren, nach 53 Stunden unter Erhöhung der Körperwärme. Man fand bei der Sektion eine rechtsseitige Lungenentzündung[2]).

Amylenkarbamat, Aponal, durch Einwirkung von Harnstoffchlorid auf Amylenhydrat hergestellt, wirkt zu 1—2 g schlafmachend. Höhere Dosen rufen rauschartige Zustände hervor. Andere unangenehme amylenhydratartige können nicht fehlen.

Amylnitrit.

Der salpetrigsaure Amyläther ($C_5H_{11}NO_2$) geht nach dem Einatmen, und langsamer vom Unterhautzellgewebe aus, in das Blut. Noch tagelang nach der Einführung riecht man an der Injektionsstelle das Amylnitrit. Sowohl beim Zusammenbringen mit Blut als auch nach der Vergiftung von Tieren wird das Blut bräunlich durch Methämoglobin[3]) (v. Spektraltaf.). Dasselbe verschwindet beim Weiterleben der Tiere nach 24 Stunden. Diese Beschaffenheit des Blutes kann an der erscheinenden Dyspnoe beteiligt sein. Kaninchen bekommen nach 0,2 g (subkutan) Albuminurie und Glykosurie[4]), die nach 12—30 Stunden schwindet. Der Blutdruck sinkt, die Pulszahl steigt, letzteres durch Tonusverminderung des Vaguszentrums[5]). Größere Mengen lähmen das Herz, machen Krämpfe[6]) und erniedrigen die Körperwärme. Die Gefäßerweiterung, auch an den Gefäßen des Peritoneums, rührt von der Lähmung des vasomotorischen Zentrums oder der peripherischen vasomotorischen Apparate her. Der Tod tritt unter fortschreitender Lähmung der Muskeln ein[7]).

Bei Menschen sind die oft nur kurzdauernden Symptome der Vergiftung, je nach der Individualität, verschieden. Die Körperwärme steigt gleich nach dem Einatmen[8]). Nach einer genügenden Einatmung erscheint ein auf einer hellen Wand fixierter Punkt als gelber, von einem blauvioletten Hof umgebener Kreis. Auch die Sehschärfe

---

[1]) Anker, Ther. Monatsh. 1892, S. 623.
[2]) Jacobi u. Speer, Ther. Halbmonatsh. 1920, S. 445.
[3]) Jolyet et Regnard, Gaz. méd. de Paris 1876, Nr. 29, p. 340, und Giacosa, Zeitschr. f. phys. Chem., Bd. III, p. 54.
[4]) Sebold, Über Amylnitrit-Diabetes, Marburg 1874.
[5]) Mayer u. Friedrich, Arch. f. exp. Path. u. Pharm., Bd. V, p. 55.
[6]) Pick, Arch. f. klin. Med., Bd. XVIII, p. 129.
[7]) Wood, Amer. Journ. of Med. Science, Bd. CXXIII, p. 39.
[8]) Ladendorf, Berl. klin. Wochenschr. 1874, p. 537.

kann sinken. Ferner werden mitunter beobachtet: Kitzeln im Halse, Husten, Schwindel, Kopfschmerz oder Beklemmung, Sinnesdelirien, an denen vor allem Gesicht und Gehör beteiligt sind, Zittern, Pupillenerweiterung, Herzpalpitationen, mühsame, beklommene Atmung, Brechneigung[1]), seltener Kollaps mit Gesichtsblässe, krampfhaften Inspirationen, Kälte der Haut und fadenförmigem und langsamem Puls. Die Dyspnoe kann zeitweilig in Apnoe übergehen[2]). Ein Mann verbrauchte gegen Bronchialasthma in vier Tagen bis 7 g Amylnitrit, davon zuletzt 1,6 g. Danach stellten sich ein: Hochgradige Erregung, subikterische Verfärbung, Blutdrucksenkung, später Angst, Erstickungsgefühl, anfallsweise auftretende klonische Krämpfe von einer halben bis zwei Stunden Dauer. Die Anfälle wurden in den folgenden Tagen immer schwerer und länger. Dazu kamen Trübung des Bewußtseins, Angst und Verfolgungsdelirien, Herzschwäche, Azetonurie, Albuminurie, Indikanurie, Urobilinurie. Methämoglobin fehlte. Der Tod erfolgte am 13. Tage. Tödlich vergiftet wurde auch ein Arzt, der Amylnitritdampf einatmete, der aus einem mit 15 g gefüllten Glase durch den schadhaften Kork in die Luft des Schlafzimmers entwichen war. Es stellten sich ein: Suffusion und Lividität des Gesichts, Schwellung der Zunge, Störung der Artikulation, krampfhaftes Zucken der Beinmuskulatur, neuralgische Haupt- und Gesichtsschmerzen. Der Tod kam, nachdem die vollständige Bewußtlosigkeit geschwunden und einem Zustand von Somnolenz Platz gemacht hatte, erst zehn Tage später durch Stillstand der Atmung. Schon am vierten Tage nach der Vergiftung hatte wegen zeitweiliger Atmungsstillstände die künstliche Atmung vorgenommen werden müssen[3]). **Nach dem Trinken von ca. 12 g Amylnitrit** erschien kurze Bewußtlosigkeit, Schwindel, Magenkatarrh, Erbrechen, beschleunigte Herztätigkeit und Blässe. Nach 24 Stunden erfolgte Wiederherstellung[4]). Diese kam auch nach reichlicher Anwendung von Brechmitteln bei einem Manne, der davon einen Teelöffel voll verschluckt hatte. Es hatten sich Pulsarhythmie und Benommensein eingestellt[5]).

Die Sektion ergab bei Tieren: Schokoladebraunes Blut, reichliche, nach Amylnitrit riechende, seröse Transsudate in Brust- und Bauchhöhle und beträchtliche Hyperämie der Leber[6]). Bei einem vergifteten Menschen fanden sich akute parenchymatöse Hepatitis mit stellenweiser zentraler Läppchennekrose und akute parenchymatöse Nierenentzündung. **Der Nachweis des bei 97°C siedenden Amylnitrits** wird durch seinen Geruch und namentlich durch die bei Menschen selbst nach kleinen Mengen auftretende Gefäßerweiterung besonders am Kopfe geliefert.

Nitropentan ($C_5H_{11}NO_2$) ist mit dem Amylnitrit isomer. Es verändert bei Menschen nach der Einatmung von selbst 18 Tropfen weder den Puls noch die Weite der Gefäße. Bei Tieren treten Konvulsionen, resp. epileptische Anfälle, Unregelmäßigkeit der Atmung, Sinken der Pulszahl,

---

[1]) Schroeters Zeitschr. f. Psych., Bd. XXXII, p. 530.
[2]) Samuelsohn, Berl. klin. Wochenschr. 1875, p. 350.
[3]) Cadwallader, Medical Record, 1896, Dec., p. 816.
[4]) Rösen, Centralbl. f. klin. Medic. 1888, S. 777.
[5]) Shoemaker, Philadelph. Medic. News 1893, 20. May.
[6]) Berger, Deutsche Zeitschr. f. pr. Medic. 1874, p. 395.

Speichelfluß ein[1]). Frösche bekommen Lähmung von Hirn und Rückenmark und der motorischen Nervenenden.

Amylazetat. Essigsäure-Isoamyläther ($CH_3.CO.OC_5H_{11}$) wird für die Herstellung der Zelluloidlacke unter dem Namen Zaponlack benutzt. Es erteilt vor allem dem polierten und etwas gefärbten Messing Hochglanz. Sein sich auch bei gewöhnlicher Temperatur entwickelnder Dampf ruft „Amylismus"[2]) hervor, einen Zustand, der mit nervösen Störungen, Brennen in den Augen, Oppressionsgefühl auf der Brust, Hustenreiz, auch Störungen in der Verdauung, vasomotorischen Störungen, Pulsbeschleunigung, Zittern einhergeht. Bei einzelnen Arbeitern oder Arbeiterinnen entstehen nur Pharyngitis und Bronchitis. Es tritt nach meinen Erfahrungen bei vielen Arbeitern und Arbeiterinnen in gewissen Grenzen Gewöhnung ein, die aber Klagen über die Belästigung nicht ausschließen. Ich habe das Zaponieren nur mittels maschinellen Zerstäubers immer unter gut ventilierten Glaskästen vornehmen lassen, wobei die Gegenstände auf rotierenden Scheiben den Lack erhielten. Tiere reagieren auf Amylazetat evtl. mit Lungen- und Leberveränderungen.

Caprylwasserstoff soll nach einem langen und heftigen Exzitationsstadium betäubend wirken.

Jodol.

Das Tetrajodpyrrol (C_4J_4NH) wird von Schleimhäuten und Wunden resorbiert. Es ätzt die letzteren leicht, wahrscheinlich durch aus ihm freiwerdendes Jod. Durch dieses findet sogar Gewebsfärbung statt. Nach Bestreuen einer Wunde mit 5 g Jodol stellten sich nach Stunden Schwindel und Erregungszustände ein, es folgten dann Fieber, Erbrechen, Apathie. Im Harn waren Eiweiß und Jod. Die Symptome hielten vier Tage an, und 14 Tage war der Harn jodhaltig. Bei einem besonders stark gegen Jod empfindlichen Knaben, der schon auf Jodoform mit Konvulsionen und einem choreatischen Zustand reagiert hatte, rief Jodol den gleichen Zustand hervor. Auch Akne des Gesichts wurde dadurch veranlaßt[3]).

Isoform. Das als Isoform bezeichnete Parajodanisol soll auf Wunden und innerlich in Methylalkohol und Jodphenol zerlegt werden, und durch sein starkes Oxydationsvermögen und nicht durch seinen Jodgehalt stärker antiseptisch als die bisher gebräuchlichen Antiseptika reizlos wirken. Alle diese Angaben sind z. T. unbewiesen, z. T. falsch. Bei der Anwendung an Geschwüren am Penis wurden subjektiv Brennen und auch Schmerzen wahrgenommen. Auf der Geschwürsoberfläche entsteht ein festhaftender gelber Ätzschorf.

Es fehlen auch nicht durch das Mittel erzeugte, auf das Anwendungsgebiet beschränkte Reizungen in Form von Ödemen mit vereinzelten pustelartigen, follikulären Eiterungen, und was noch schlimmer ist, auch ausgedehnte Dermatitis selbst nach Anwendung einer nur drei- bis fünfprozentigen Isoformgaze. Bei einem Manne entstand nach einigen

---

[1]) Schadow, Arch. f. exp. Path. u. Pharm., Bd. VI, p. 194.
[2]) Eyquem, Ann. d'hyg. publ. 1905, ,an.
[3]) Mazzoni, Berl. klin. Wochenschr. 1885, S. 695. — Glaeser, Centralblatt f. Augenheilk. 1886, S. 16. — L. Lewin, Deutsche Medizinalzeit. 1886, Nr. 68. — Pallin, Centralbl. f. Chirurg. 1887, S. 693.

Stunden nach Tamponierung einer durch Inzision erzeugten Bubo-Wunde mit fünfprozentiger Isoformgaze Jucken am ganzen Körper, das zunahm. Die Haut des Bauches, der Brust, der oberen und unteren Extremitäten, erwies sich als Sitz einer diffusen, scharlachartigen Rötung, die sich am Rande in dichtstehende, urtikarielle Effloreszenzen auflöste. Nach Bestreuen mit Talkum heilte das Leiden in drei Tagen. Eine durch vesikulöses Ekzem erkrankte und mit Unguentum diachylon behandelte Hautfläche färbte sich durch eine 50prozentige Isoformpaste braun. Die Hornschichten schieferten in großen Lamellen ab. Allgemeinvergiftung trat mehrmals ein **und bewies wieder, daß jodhaltige Stoffe ihr Jod im Körper frei werden und als Jod wirken lassen können.** Nach Benutzung einer zehnprozentigen Isoformgaze nach einer Radikaloperation am Ohr bzw. Einträufelung einer fünfprozentigen Emulsion stellten sich sehr bald Schwindel und Krampfzustände ein, die nach Entfernung des Mittels schwanden[1]). Nach Versuchen lähmt es Nervenzentren und soll auch bei direkter Berührung blutzersetzend wirken.

Andere organische Jodverbindungen. Die eben ausgesprochene Überzeugung von dem qualitativ gleichartigen Verhalten aller Jodverbindungen im Körper in bezug auf Jodabspaltung und Jodwirkung hat auch Geltung für **Sajodin,** das Kalziumsalz der Monojodbehensäure, nach dem Jodismus vorkommt. Im Urin erscheint es nach fünf bis acht, im Speichel nach zweieinhalb bis zwölf Stunden und bleibt zwei bis drei Tage im Harn nachweisbar. Das gleiche gilt vom **Jodipin,** einer Verbindung von Jod mit Sesamöl, das innerlich und subkutan gegeben wird. Jod erscheint hier vom zweiten bis fünften Tage im Harn und ist darin mehrere Wochen nachweisbar. **Jodival,** der α-Jodisovalerianylharnstoff, das **Jodin,** ein Propyldijodölsäure-Jodarachinsäureäther, das Jodismussymptome erzeugt und viele andere einschließlich des besonders gefährlichen **Tetrajodäthylens** (Dijodoform) verhalten sich wie die bereits geschilderten Jodpräparate. **Jodglidine,** eine Jodeiweißverbindung, verläßt den Körper als Jodalkali. Es veranlaßt eine Steigerung der Stickstoffausscheidung und kann alle Jodnebenwirkungen hervorrufen. Ein Kranker, der in vier Wochen 150 Tabletten von je 0,5 Jodglidine eingenommen hatte, bekam große Nervosität, Schlaflosigkeit, Zittern der Hände, absoluten Appetitverlust, was mehrere Monate anhielt. Jodkalium war vorher ohne Nachteil genommen worden. Ein Arzt, der sich vier Wochen lang täglich vier Tabletten zugeführt hatte, bekam Kribbeln im Rücken und nach Verbrauch von 220 Tabletten Brennen in Füßen, Beinen, Gesäß, Handflächen, quälende Parästhesien und Schmerzen bei Bewegungen der Wirbelsäule, Herzklopfen, Aufgeregtheit mit folgender Depression[2]).

Grubengas.

Methylwasserstoff (Methan, Sumpfgas CH_4) findet sich im Leuchtgas, in Steinkohlenbergwerken, im Magen grasfressender Tiere und in Darmgasen. Man behauptet, daß die Einatmung desselben, z. B. in

---

[1]) Hoffmann, Berl. Dermatol. Gesellsch., 9. Mai, 1905. — Necker, D. med. Wochenschr. 1905, Nr. 38. — Urbantschisch, Wien. klin. Rundschau 1907, Nr. 8.
[2]) Notthaft, Monatsschr. f. Dermatolog., Bd. 51, 8.

Bergwerken, giftig sei. Durch Versuche an Tieren und durch Selbsteinatmung des Gases in einer Menge bis zu einem Liter wurde aber erwiesen, daß dasselbe wirkungslos ist. Wird sehr viel inhaliert, so hört die Atmung auf, kann aber durch künstliche Respiration wieder in Gang gebracht werden[1]). Angeblich sollen große Dosen bei Tier und Mensch flüchtigen Schlaf, resp. leichte Benommenheit und mit 20 Prozent Sauerstoff eingeatmet, auch Kopfdruck und Schwindelgefühl erzeugen.

Methylenbichlorid.

In elf Jahren (1870—1880) kamen in England zehn Todesfälle mit Methylenbichlorid (CH_2Cl_2) zustande[2]). Nach Einatmung von 4—12 g[3]) des englischen „Bichloride of Methylene", das aus Chloroform und einem methylhaltigen Alkohol besteht[4]), sah man den Tod bei Menschen in wenigen Minuten eintreten.

Im Blute von Tieren soll Methämoglobin[5]) und als Symptome: Schwinden der Reflexe — die zerebralen schwinden früher als die spinalen[6]) — und der Tod unter raschem Sinken der Herztätigkeit und epilepsieartigen Anfällen[7]) entstehen. Klonische Zuckungen der Rumpf- und Extremitätenmuskeln sowie Atmungsstörungen sah ich nach Anwendung chemisch reiner Präparate. Bei Menschen werden nach der Exzitation das Gesicht livid, die Glieder kalt, der Puls klein und seltener, die Atmung oberflächlich oder stertorös und die Pupillen verengt. Unter Krämpfen, fibrillären Zuckungen, Streckkrämpfen sowie Trismus und Opisthotonus — letzterer vereinzelt schon während der Exzitation — kann der Tod durch Atmungsstillstand erfolgen. Als leichtere Nebenwirkungen erscheinen[8]): Erbrechen, Speichelfluß, diffuse oder fleckige Röte von Gesicht und Hals, Verengerung der Pupillen, wenn die Atmung tief, und Erweiterung, wenn sie sehr häufig und oberflächlich geworden ist, Strabismus, Frequenzsteigerung des undulierenden Pulses und der Respiration, fibrilläre sowie Muskelzuckungen. Kommt etwas von dem Medikament an die Stimmritze, dann kann für längere Zeit Aphonie eintreten.

Der Leichenbefund ist belanglos: Kongestion des Gehirns und der Lungen, Ecchymosen an den Bronchien, „weites und brüchiges Herz"[9]). Nachweis: Reingewinnung. Siedep. 40° C. Therapie: Zufuhr von frischer Luft, künstliche Respiration, Zungentraktionen.

Methylenäther. Methylenchlorid und Äthyläther gemischt, rufen neben Herzstörungen Erbrechen hervor. Das letztere kann noch nach dem Erwachen aus der Narkose anhalten.

---

[1]) Richardson, Medical Times and Gaz. 1871.
[2]) British Medic. Journ. 1880, Vol. II, p. 1000.
[3]) Chamberlayne, The Lancet, 1891, 29. Aug. — Hughes, Lancet, 1890, II.
[4]) Traub, Pharm. Centralhalle, 1882, p, 401.
[5]) Pannhoff, Arch. f. An. u. Phys., 1881, p. 419.
[6]) Eulenburg, Deutsch. med. Wochenschr. 1881, Nr. 14 u. 15.
[7]) Regnault et Villejean, Journ. de Pharm. et Chim., Tom. IX. Sér. V, p. 384.
[8]) Drozda, Deutsch. Arch. f. kl. Med., Bd. XXVII, p. 359.
[9]) Brit. med. Journ. 1872, 19. Octob.

Methylenjodid (Cl_2J_2) ist eingeatmet oder auf andere Weise beigebracht für Vögel und Kaninchen ein tödliches Gift. Die tödliche Dosis schwankt zwischen 0,5—2 g, je nach der Größe des Tieres.

Nitrile. Isonitrile.

Die Verbindungen des Zyans mit Kohlenwasserstoffresten sind giftig. Als Symptome erscheinen: Erbrechen, Kopfweh, Pupillenerweiterung, Krämpfe, Muskellähmung, Dyspnoe, Atmungsstillstand. **Zyanmethyl** (Azetonitril) (C_2H_3N). Bei Hunden erzeugen über 5 ccm (per os) Erbrechen, viel größere Dosen schwerere Symptome. Für Kaninchen wirkt etwa 0,1 g giftig. Die Wirkung ist nach subkutaner Injektion auch bei Kaltblütern eine anästhesierende. Den Dosen nach ist es als relativ ungiftig anzusehen. **Zyanäthyl** oder **Propionitril** (C_3H_5N) tötet Hunde zu 3—5 g (per os) zu 0,2—0,4 ccm subkutan unter Erbrechen, Dyspnoe, Krämpfen meist erst nach einigen Stunden. Bei Kaninchen und Mäusen wirkt Propionitril fast 400mal schwächer giftig als die in Zyankalium enthaltene Blausäure. **Milchsäurenitril** wirkt qualitativ und quantitativ wie Blausäure. **Malonitril. Äpfelsäurenitril.** $CN.CH_2.CN$ wirkt auf Hunde und Kaninchen am stärksten giftig. **o-Tolunitril** vergiftet Kaninchen zu 0,5 g,. **Naphthonitril** zu etwa 1 g. **Butyronitril** tötet Kaninchen zu 0,2 ccm (subkutan) unter Dyspnoe und tetanischen Krämpfen. **Kapronitril** ruft zu 0,2 g bei Kaninchen Tetanus, schlimmsten Opisthotonus, später Zwangsbewegungen, wilden Bewegungstrieb, und Tod hervor. Aus den Nitrilen entstehen und werden mit dem Harn ausgeschieden: Thiozyansäure und Ameisensäure[1]). **Benzonitril** (Zyanbenzol), C_6H_5CN erzeugt paralytische und gastritische Symptome bei Menschen. Die subjektive Empfindlichkeit dafür schwankt. Inhalationen scheinen unschädlich zu sein. Bei Tieren entstehen Krämpfe. Chronische Vergiftung macht Zitterkrämpfe. Im Harn finden sich Salizylsäure und Paraoxybenzoesäure[2]). **Phenylazetonitril** ($C_6H_5.CH_2.CN$) wirkt wie Benzonitril, mit Überwiegen der Schlafneigung. **Succinytril.** Bernsteinsäurenitril. Äthylenzyanid ruft zwar, wie Zyankalium und Propionitril, Lähmung und Atmungsverlangsamung hervor, unterscheidet sich aber von ersterem dadurch, daß die Krämpfe nicht tonisch, sondern klonisch sind und erst nach der letalen Giftmenge auftreten. Es wirkt, auf Molukulargewicht berechnet, beim Hunde 19mal schwächer als Malonitril und 2—3mal schwächer als **Pyrotartronil** (Glutarsäurenitril mit $3 CH_2$). **Oxalonitril** ist Zyangas. Gewöhnung daran findet nicht statt[3]).

Wie die Nitrile sind auch die **Isonitrile** giftig. So bewirkt z. B. **Äthylisozyanid** wie Zyansalbe Lähmung, Störungen der Atmung und Tod durch Atmungslähmung, bei Tauben auch Erbrechen, dagegen nicht klonische Krämpfe. Der Tod tritt erst nach ¼—1¼ Stunden ein und erst nach Dosen, die das 8—28fache der Blausäuremenge, die daraus entstehen kann, enthalten.

---

[1]) Lang, Arch. f. exper. Path., Bd. XXXIV, p. 247.
[2]) Giacosa, Ann. di Chim. med e farm., 1885, Febr., p. 205, Apr. 274.
[3]) Heymans et Masoin, Arch. de Pharmacodyn., Vol. III. — Schuhmacher, Beitr. z. Wirk. des Äthylenzyanits, 1897.

Methylkarbylamin (C.N.CH$_3$), das noch heftiger als wasserfreie Blausäure wirken und Kaninchen, die es einatmen, in einigen Sekunden töten soll, findet sich im Gifte der Kröten. **Äthylkarbylaminkarbonsäure** (α-Isozyanpropionsäure) soll im Gifte des Triton cristatus enthalten sein, und **Amylkarbylamin** das Skorpionengift und das Gift von Salamandra maculata bergen[1]).

Dithiocyansaures Kalium.

Dieses (K$_2$C$_2$N$_2$S$_2$) und das **dithiozyansaure Äthyl** [(C$_2$H$_5$)$_2$C$_2$N$_2$S$_2$] wirken giftig. Das erstere entwickelt bei Tieren (intravenös) die Symptome der Kalisalze (erschwertes Atmen, Anästhesie, Unbeweglichkeit, Stillstand des Herzens). Das dithiozyansaure Äthyl erzeugt bei Kaninchen (subkutan) Lungenödem, das durch Zittern am Kopfe und Rumpfe eingeleitet wird[2]).

Nitroprussidnatrium, Na$_2$FeCy$_5$(NO), tötet Tauben zu 0,012 g nach etwa einer Stunde unter Blausäuresymptomen. Dieselben treten sehr langsam auf und vergesellschaften sich mit Erbrechen (Reizung des Brechzentrums). Der Körper spaltet aus der Substanz Zyannatrium ab[3]).

Methylkyanäthin (C$_{10}$H$_{17}$N$_3$) veranlaßt bei Kaninchen zu 0,03 g, bei Hunden zu 0,25 g Unruhe, Atembeschleunigung, Blutdrucksteigerung und Konvulsionen mit Beteiligung der Kaumuskeln. Nach tödlichen Dosen, 0,175 g, nehmen Puls und Atmung bis zum Erlöschen ab. Bei Fröschen überwiegt die paralytische Wirkung[4]).

Diazomethan (CH$_2$.N.N), ein Gas, ruft starke Haut- und Schleimhautreizung, Augenentzündung, Atemnot, Brustschmerzen, länger dauernden Bronchialkatarrh, Abgeschlagensein und ein dumpfes Gefühl in den Ohren hervor[5]).

Äthylen. Das ölbildende Gas, Elayl (C$_2$H$_4$), narkotisiert Kaninchen, wenn davon 30 Prozent, Hunde und Katzen, wenn davon 70 bis 80 Prozent in der Atmungsluft sind[6]). Atmungsstörungen und Krämpfe sollen schon bei 6—10 Prozent Gehalt eintreten können. Einatmen von zwei Teilen Luft und drei Teilen Äthylen machte bei Menschen Schwindel, Kopfweh, Oppressionsgefühl und Bewußtlosigkeit. Auch schwach berauschende Eigenschaften sah man danach eintreten[7]).

Trichloräthylen.

Trichloräthylen, CHCl—CCl$_2$, besitzt eine besonders hohe Vergiftungsenergie. Sein Lösungsvermögen für Fette und fettartige Stoffe ist groß. Es wird zum Reinigen fettiger Maschinenteile, Granatzünder usw.

---

[1]) Calmels, Compt. rend. de l'Acad., T. XCVIII, p. 536.
[2]) Högyes, Arch. f. exp. Pathol., Bd. IX, p. 127.
[3]) Cromme, Beitr. z. Kenntn. des Nitroprussidnatr., Kiel 1891.
[4]) Walton, Arch. f. exp. Path., Bd XV, p. 419.
[5]) Pechmann, Chem. Ber., Bd. XXVII, p. 1888. — Bamberger, ibid., Bd. XXVIII, p. 1685.
[6]) Lüssem, Exp. Stud. üb. Kohlenoxyd usw., Bonn 1885. — Davidson Journ. of Pharmacol.; Vol. 26, 1925. (Bei 61% in der Atmungsluft erfolgen Koordinationsstörungen nach 5 Min., Bewußtlosigkeit nach 5 Min. 20 Sek.)
[7]) Hermann, Arch. f. Anat. u. Physiologie, 1864, p. 535.

verwendet. Ich habe, da ich die bisweilen bösartigen Funktionsstörungen, die es bei Menschen verursacht, kannte, stets davon abgeraten, es Arbeitern in die Hand zu geben. In einem Werk wurde die Reinigung von verschmutzten Metallteilen damit in einem geschlossenen Apparat vorgenommen. Als aber doch einmal die Dämpfe auf einen den letzteren Bedienenden einzuwirken vermochten, töteten sie ihn. Ein Arbeiter stieg in einen Trichloräthylen enthaltenden Kesselwagen, um nachzusehen, ob er völlig entleert sei. Er brach sofort bewußtlos zusammen und konnte nur mit Mühe gerettet werden.

Nach weniger stürmischer Einwirkung, z. B. nach mehrstündigem Waschen von Gegenständen am offenen Bottich, erscheinen Reizwirkungen an allen direkt von der Substanz oder ihrem Dampfe getroffenen Körperteilen. So entsteht Brennen an den Händen, in den Augen und an der Mundschleimhaut. Die Augen tränen. Dazu gesellen sich gleich anfangs Kopfschmerzen, Schwindel, Taumeln, die sich bei der Weiterentwicklung des Leidens verstärken. Nach etwa 24 Stunden folgen Erbrechen und meist doppelseitig in gleicher oder verschiedener Stärke Empfindungsstörungen am Gesicht. Alle Äste des dreigeteilten Nerven können der Lähmung verfallen sein und somit vor allem das Gesicht vertäuben bzw. ganz unempfindlich für Berührung, Schmerz und Temperatur machen. Man kann die Hornhaut, Bindehaut und Lidhaut des Auges berühren, ohne daß Lidschlag, und die Nasenschleimhaut, ohne daß Niesen erfolgt. Die Geschmacksempfindung fehlt ebenso wie der Geruch. Die Unempfindlichkeit im Munde, der Lippen, der Zunge, der Zähne geht so weit, daß der Vergiftete nicht einmal einen Kirschkern im Munde fühlt oder Nadelstiche an der Zunge wahrnimmt. Wochen- und monatelang hält dieser Zustand an. So stark werden die von dem Trichloräthylen direkt oder vom Blut aus getroffenen Nerven chemisch verändert, daß dadurch sogar Zahnlockerung bzw. Zähneausfall veranlaßt werden kann. Einem in der angegebenen Weise unempfindlich gewordenen Arbeiter fielen 14 Zähne aus. Auch Sehschwäche kann sich einstellen. Ein Arbeiter, bei dem dies der Fall war, hatte blasse Papillen. Vereinzelt litt das Farbensehen.

Neben den Störungen der Empfindung werden auch solche der Bewegung beobachtet, z. B. nach Monaten Zungen- und Lippenkrampf und Händezittern. Der erstere kann wieder schwinden. Ein so heimgesuchter, erwerbsunfähiger Arbeiter starb nach etwa 14 Monaten, nachdem kurz vor dem Ende Sprachlähmung hinzugetreten war. Ein anderer bekam, nachdem Gefühllosigkeit, wie geschildert, bestanden hatte, nach zwei Monaten Vereiterung und Brand an einem Fuße und starb nach der für notwendig erachteten Unterschenkelamputation. Man fand in seinem Urin Zucker und faßte den Brand als Zuckerbrand auf. Jede der zu dieser chemischen Gruppe gehörenden Verbindungen kann durch Einwirkung auf das Hirn unter ungünstigen persönlichen Umständen Zucker im Harn erscheinen lassen[1]). Bei drei Arbeitern, die Trichloräthylen zur Gewinnung von Öl aus Traubenkernen verwendeten, entstanden durch Dampfeinatmung und Berührung der Haut damit nach 24 Stunden Phlyktaenen auf Gesicht, Vorderarmen, Beinen und der Lumbalgegend. Vorangegangen waren Blau-

---

[1]) L. Lewin, Zeitschr. d. D. Öl u. Fettindustrie 1920, Nr. 28.

sein, Bewußtseinsstörungen, erschwerte Atmung, schlechter Puls, Husten und Bronchitis.

Unter dem Namen „**Chlorylen**" wird Trichloräthylen jetzt therapeutisch anzubringen versucht. Vor der Verwendung ist dringend zu warnen.

Auch das Tetrachloräthylen, $CCl_2 = CCl_2$, das bei $121°\,C$ siedet, wird als Lösungsmittel für Fette usw. verwendet. Der Art nach kann die Giftwirkung auf Menschen nicht anders sein als die durch Trichloräthylen, weil die dafür gegebenen Bedingungen in den chemischen Eigenschaften der Substanz liegen.

Azetylendichlorid (Dichloräthylen). $CHCl = CHCl$. Für die Verwendung dieser fettlösenden Substanz ist besonders viel geworben worden, unter anderem auch mit der Begründung, daß sie Metalle, zumal Schmiedeeisen, nicht. wie etwa Tetrachlorkohlenstoff, angriffe. Die Giftwirkungen auf tierische Wesen gleichen in Art und Stärke den bisher geschilderten aliphatischen Chlorverbindungen. In dem Enderfolge erwies sich die Aufnahme des freiwillig verdampften Stoffes in die Lungen durch ein unter einer Glocke befindliches Kaninchen dem der Einspritzung der Substanz selbst unter die Haut gleich. Unter Vertiefung der Atmung trat allmählich Narkose, aber selbst nach Einspritzung von 2 g erst nach mehreren Stunden der Tod ein. Nach der an mehreren aufeinander folgenden Tagen wiederholten Einatmung wiesen Tiere viel Fett in der Leber und in abnormem Umfange auch in der Niere auf[1]).

Azetylentetrachlorid (Tetrachloräthan). $CHCl_2 — CHCl_2$. Gleich dem Azetylendichlorid besitzt auch das technisch, z. B. auch für die Extraktion von Wollfett, für die Fabrikation von Kunstseide, für Filmerzeugung, für Herstellung von künstlichen Perlen usw., benutzte Azetylentetrachlorid einen unangenehmen und lange an damit in Berührung gekommenen Geweben haftenden chloroformähnlichen Geruch. Für meine Versuche benutzte ich ein Präparat vom Siedepunkt $147°$[2]). In jeder Art der Beibringung erwies es sich als giftiger als Azetylendichlorid. Schon fünf bis zehn Minuten nach der subkutanen Einspritzung von einer Pravazschen Spritze voll, fällt ein großes Kaninchen um und verbleibt in einem narkotischen Zustande. Die Atmung wird allmählich beschwerlich und geht vor dem nach vier bis fünf Stunden erfolgenden Tod in schwere Atemnot über. Im Harn erscheint sonst am dritten Tag Eiweiß und Andeutungen von Gallenfarbstoff. Die Darmentleerungen sind dünn. In Leber und Nieren findet sich abnormes Fett.

Die Erfahrungen an Menschen liefern naturgemäß umfangreichere Ergebnisse. Während des Krieges war reichliche Gelegenheit vorhanden, um die Giftwirkungen dieses Körpers kennenzulernen, da er als Lösungsmittel für Zelluloseverbindungen, als Aviatollack oder Quittners Emaillit und unter anderen Bezeichnungen, besonders zum Zwecke der Imprägnierung von Aeroplanflügeln verwendet worden ist. In England, wo für diese Prozedur ein Präparat „Cellulosevarnish" benutzt wurde, stellte man als Folge der Beschäftigung damit in kontrollierten Werken 70 Fälle von Gelbsucht mit zwölf tödlichen Ausgängen fest. Der Gelbsucht voran kann Fieber sowie Schmerzhaftigkeit der Magen-, Leber-

---

[1]) L. Lewin, Zeitschr. d. D. Öl- u. Fettindustrie 1920, Nr. 28.
[2]) L. Lewin, ibid.

und Gallengegend gehen. Im Harn erscheint Gallenfarbstoff. Zucker und Eiweiß können darin, wie nach Chloroform und anderen gechlorten aliphatischen Verbindungen, vorkommen. Blutveränderungen fehlten in den untersuchten Fällen. Doch soll nach neueren Untersuchungen eine Abnahme der mononuklearen Leukozyten und eine Zunahme der polynuklearen konstant sein. In der Leber stellte man bei der Obduktion auch Zerfallsvorgänge am Gewebe selbst fest.

Auch in Deutschland machte man die Erfahrung, daß Arbeiter, die in die Dämpfe des Azetylentetrachlorids gelangten, z. B. durch Hineinsteigen in einen dieselben enthaltenden Kesselwagen, oder die durch ihre Hände den Stoff in ihren Körper aufnahmen, z. B. Arbeiterinnen, die einen damit hergestellten Klebstoff bei der Gasmaskenfabrikation benutzten, oder die künstliche Perlen in eine Lösung von Tetrachloräthan tauchten, an Erbrechen, Schwindel, Gelbsucht, Magen- und Leberschmerzen mit Leberschwellung und Nierenstörungen erkrankten. Der tödliche Ausgang des Leidens kam gleichfalls vor. Die Haut, die mit dem Stoff in Berührung kam, wurde taub. Die Empfindungsnerven an solchen Stellen werden gelähmt, weil sie durch ihn im angegebenen Sinne eine chemische Veränderung erfahren. Auch Polyneuritis kommt bei solchen Arbeitern dadurch zustande[1]). Die patentierte Verwendung von Azetylentetrachlorid gegen Ungeziefer bekommt nicht nur diesen, sondern auch den mit dem Stoffe direkt oder dessen Dampf in Berührung kommenden Menschen schlecht.

Metol. Methylamidokresol verhornt bei dem photographischen Arbeiten damit die Haut und erzeugt, freilich individuell verschieden, Empfindungsstörungen von Kälte- und Taubheitsgefühl bis zur Unempfindlichkeit sowie bläuliche Verfärbung und starke Verdickung der befallenen Partien.

Chlorstickstoff. Die Dämpfe dieses explosiven, flüchtigen Körpers riefen plötzlichen Stimmverlust, Schleimhautreizung bis zu Schmerzen in den Luftwegen und Fieber hervor.

Baldriansäure (Isopentylsäure, $C_5H_{10}O_2$) erwies sich (intravenös) als wirkungslos. Sie soll narkotisch wirken, was ich für unrichtig halte. Aus der Valeriansäuregruppe wirkt **Chlorisovalerianylharnstoff** stark narkotisch. Die motorische Sphäre des Großhirns wird stärker als die sensible beeinflußt. Störungen des Gleichgewichts fallen besonders auf. Vom **Methyläthylbromazethylharnstoff** töten 0,5 g ein Kaninchen. Es entsteht ein kataleptischer Zustand. **Bromvalerianylharnstoff** ist unwirksam. **Isovalerianylharnstoff** ruft zu 1 g pro Kilo beschleunigte Atmung hervor. **Bromisovaleriansäureamid** wirkt narkotisch und tötet die Versuchstiere. **Brombutyrylharnstoff** ist stark giftig, ebenso **Brombuttersäureamid.**

Amylamin ($C_5H_{13}N$), das sich auch im gelben Lebertran findet, erzeugt bei Warmblütern, intravenös beigebracht, Zittern und strychninartige Konvulsionen. Pulszahl und Körperwärme sinken[2]) Unter Zyanose, Pupillenerweiterung und Kollaps erfolgt der Tod. Amylamin wird durch die Lungen ausgeschieden. Von einem Hunde wird trotz bedroh-

---
[1]) Benzi, Bollet. d. soc. Med.-Chirurg., Pavia 1925.
[2]) Dujardin-Beaumetz, Compt. rend. de l'Acad. des Sciences, Bd. LXXVII, p. 1247.

licher Symptome 1 g salzsaures Amylamin vertragen. Das freie Amylamin reizt die Schleimhäute wie Ammoniak[1]). Wie Amylamin wirkt **Isoamylamin**.

Amylen.

Eines der Amylene (C_5H_{10}) wurde früher zu 20—30 g als Inhalationsanästhetikum gebraucht. Mehrere Todesfälle sah man danach auftreten. In einem Falle verschwand nach 20 g plötzlich der Puls, bald darauf auch die Atmung nach Zyanose und Dyspnoe[2]). Man beobachtete ferner tonische Krämpfe, Lach- und Schreiparoxysmen. Übelkeit und Erbrechen halten auch noch nach der Narkose an.

Pental.

Trimethyläthylen, β-Isoamylen (C_5H_{10}), lähmt in giftiger Dosis das Atmungszentrum, das bei Tieren nach wiederholter Einatmung dafür eine gewisse Toleranz erlangt, während das vasomotorische Zentrum dafür empfindlicher wird. Die Mortalität durch dieses Inhalationsanästhetikum stellte sich zu etwa 1 : 200. Es reizt die Schleimhäute so, daß gelegentlich auch Glottiskrampf entstehen kann. Es kamen ferner vor: Gesichtsröte, Übelkeit und Erbrechen, Krämpfe, auch tetanischen Charakters, Muskelspannungszustände, Atmungsstörungen, Dyspnoe mit Zyanose, Asphyxie bis zur tödlichen Lähmung des Atmungszentrums, die schnell oder nach etwa zwei Stunden erfolgen kann. Als Nachwirkungen können entstehen: Mehrstündiger Geruch des Mittels in der Exhalationsluft, Erbrechen, Schläfrigkeit, Ohnmacht, Schwindel, Hämoglobinurie, Hämaturie, Cylindrurie und Albuminurie.

Amyljodür ($C_5H_{11}J$) erzeugt, eingeatmet, bei Warmblütern Erbrechen, Dyspnoe und tötet durch Herzlähmung. Ähnlich wirkt **Amylaldehyd**.

Zitronensäure ($C_6H_8O_7$). Nach Verschlucken von etwa 150—200 ccm einer 20prozentigen Lösung, also von etwa 25—30 g, zwecks Fruchtabtreibung stellte sich anhaltendes Erbrechen ein. Der Tod erfolgte einige Stunden nach dem Einatmen. Im Magen fanden sich noch 9,4 g Zitronensäure[3]). Auch nach dem Trinken von 250 ccm Zitronensäurelimonade starb ein Mensch nach 40 Stunden. Nierenveränderungen fehlten. Auch die konzentrierteste Lösung von Zitronensäure (10 auf 10 Wasser) ist ohne jede Ätzwirkung auf die Mundschleimhaut[4]). Indessen sah man bei besonders Empfindlichen, die das Mittel arzneilich gebrauchten, Erbrechen mit nachfolgendem längeren Kopfweh entstehen — das erstere durch Magenreizung bedingt[5]).

---

[1]) Buchheim, De Trimethylamino, Dorpat. 1854.
[2]) Snow, Medic. Times and Gaz. 1857, 18. Apr. u. 18. Aug. — Rieth, Beitr. zur Chirurgie, 1893, Bd. X, p. 189. — Reysschoot, Étude expér. du Pental, Gand 1892. — Sackur, Virchows Arch., Bd. 130, p. 31. — Cerna, Amer. med. surg. Bull., 1893, p. 918. — Hollaender, Journ. f. Zahnheilkunde 1892, Nr. 7. — Sick, Deutsche med. Wochenschr. 1893, 30. März. — Bremme, Vierteljahrschr. f. ger. Medizin, 1893.
[3]) Kornfeld, Friedreichs Blätter 1902, Bd. 53.
[4]) Kionka, Ärztl. Sachverst.-Zeitung 1903.
[5]) Vergl. auch Zitronensaft im dritten Buch.

Zitarin. Das Anhydromethylenzitronensaure Natrium ($C_7H_6O_7Na_2$), als Gichtmittel zu 8—10 g täglich gebraucht, rief vermehrten Harndrang und Durchfälle hervor.

Brenzweinsäure ($C_5H_8O_4$), zur Oxalsäurereihe gehörend, tötet Frösche zu 0,05—0,06 g.

Butylchloralhydrat ($C_4H_5Cl_3O$). Die Atmung wird bei Tieren durch kleine Dosen verlangsamt, durch große aufgehoben, der Blutdruck sinkt nach großen Dosen, ebenso die Herzfrequenz. Die Herzlähmung scheint plötzlich als beim Chloralhydrat einzutreten. Bei Menschen wurden Übelkeit und Erbrechen, Sinken der Atemfrequenz, Pulsarhythmie, Hustenanfälle[1]), Kopfschmerzen, Tremor, Frost und krampfhafte Kontraktur der Kiefer-, Brust- und Bauchmuskeln[2]) beobachtet.

Amylwasserstoff.

Tiere sterben nicht, wenn sie längere Zeit eine mit Amylwasserstoff (C_5H_{12}) gesättigte Luft einatmen. Sie werden schläfrig, schwanken und zeigen noch lange Appetitverlust. Einige Menschen, die 45 g davon einatmeten, empfanden Hustenreiz, Brennen in den Augen, Schwindel, Kopfschmerz und Schläfrigkeit.

Amylalkohol.

Das **Fuselöl**, dessen Hauptbestandteil der Gärungsamylalkohol (Isopentylalkohol), $C_5H_{12}O$, ist, macht, in Dampfform aufgenommen, Blutandrang zum Kopfe, Kopfweh, Schweratmigkeit und Reizung der Luftwege. Die Inspirationen werden dabei weniger umfangreich. Der Siedepunkt dieses Stoffes liegt beträchtlich höher als der des Äthylalkohols, wodurch er länger im Körper bleibt, und sein Haften an menschlichen Geweben, z. B. der Haut der Hände, ist so stark, daß selbst häufiges Waschen ihn nicht ganz von diesen entfernen kann. Für Hunde beträgt die tödliche Dosis 5 g pro Kilo. Kaninchen sterben durch 7 g Fuselöl, die in den Magen gebracht werden. Auf eine kurze Exzitation folgt tiefe zerebrale Depression. Ich habe bei subkutan damit vergifteten Tieren, die ich durch Ventile atmen ließ, in der Exspirationsluft den Fuselgeruch nicht wahrnehmen können. Derselbe ist in der Bauchhöhle nachweisbar. Auch dieser Alkohol geht in die Muttermilch über und kann den Säugling vergiften.

Versuche, die an Menschen angestellt wurden, ergaben, daß täglich 1—1,3 g Fuselöl angeblich keine besondere Wirkung hervorbrachten und deswegen ein Gehalt des Alkohols von 0,3—0,4 Prozent als unschädlich und daher erlaubt angesehen werden müsse[3]). Beide Schlüsse sind falsch. Denn schon 0,5 g Fuselöl machten bei mir Benommensein, Kopfweh, Hustenreiz usw. von ca. sechs bis acht Stunden Dauer, und es gibt sehr viele andere Menschen, die so wie ich darauf reagieren. Die Giftwirkung steigert sich aber noch, wenn Fuselöl in Äthylalkohol gelöst eingeführt wird, weil der letztere dem ersteren den Weg ins Blut bahnt.

---

[1]) Emmert, Schweiz. Corresp.-Bl. 1876, p. 97.
[2]) Tommasi, Jahresber. f. d. ges. Medic. 1876, I, 480.
[3]) Zuntz, Verein der Spiritusfabrikanten, 23. Febr. 1889. Die Versuchsanordnung war ebenso unzulässig wie die daraus gezogenen Folgerungen.

Eigentlich sollte deswegen Äthylalkohol, der zu Trinkzwecken dient, ganz frei von Amylalkohol sein. Ein Gehalt von 0,3 Prozent ist jedenfalls unzulässig und als letzte Grenze ein solcher von 0,1 Prozent zuzulassen. Vergiftung mit großen Dosen Fuselöl veranlaßte in einem Falle erst nach einem freien Intervall von vier Stunden die ersten Symptome; dann wurde der Betreffende bewußtlos, zyanotisch, die Atmung langsam und setzte aus. Im Harne wurden sehr kleine Mengen Amylalkohol nachgewiesen. Die lange fortgesetzte künstliche Atmung brachte Rettung.

In Betrieben hat Amylalkohol wiederholt zu Vergiftungen geführt. Ein Brauereiführer, neurasthenisch und nicht Potator, wurde bei Beginn der Brauereikampagne in jedem Jahre infolge der aus den Gärbottichen aufsteigenden alkoholischen Dämpfe eigentümlich affiziert. Für sieben bis acht Tage wurde er psychisch erregt und schlaflos, und alle Gegenstände erschienen ihm scharlachrot und dann wieder kornblumenblau. Dieser Wechsel fand an jedem Tage mehrere Male statt. Ophthalmologisch war keinerlei Abnormität feststellbar[1]). Hier handelte es sich wohl um Amylalkohole mit ihren jähen Gefäßwirkungen. Auch bei Arbeitern in Fabriken rauchlosen Pulvers, in denen Amylalkohol zur Verwendung kam, entstanden, abgesehen von einem gewissen Rauschzustande, Verdauungsstörungen, Durchfälle mit nach dem Alkohol riechenden Exkrementen, ebenso riechende Schweiße, Kopfschmerzen, Schwindel, Doppeltsehen, Taubheit, Delirien, vereinzelt auch Tetanie und Tod.

Bernsteinsäure ($C_4H_6O_4$) tötet Frösche zu 0,04—0,05 g. **Monobrombernsteinsäure** ($C_4H_4BrO_4$) erzeugt zu 0,1 g und **Bibrombernsteinsäure** ($C_4H_4Br_2O_4$) zu 0,2 g bei Fröschen Hypnose, die erstere auch diastolischen Herzstillstand.

Weinsäure.

Etwa zwei Teelöffel voll Weinsäure ($C_4H_6O_6$), aus Versehen genommen, verursachten bei einer Frau am fünften Tage nach der Vergiftung den Tod. Die Symptome bestanden in Leibschmerzen, Erbrechen, Diarrhöe. Nach 24 Stunden erschienen furchtbare Unterleibsschmerzen, am vierten Tage Delirien, am fünften Aussetzen des Pulses. Die Diagnose der Vergiftung wurde durch Untersuchung eines Giftrestes geführt. Ein anderer Todesfall ereignete sich nach irrtümlicher Verabfolgung von 30 g Weinsäure, die, in etwa 250 g Wasser gelöst, genommen wurden. Neben unerträglichem Brennen im Schlund und Magen erfolgte Erbrechen, das bis zum neunten Tage, dem Todestag, andauerte. In einem neueren Falle erfolgte der Tod nach Trinken von etwa ¼ Liter Weinsäurelimonade auf einmal nach 12 Tagen, nachdem Leibschmerzen, Durchfall und urämische Symptome vorangegangen waren. Doch sollen auch schon 24 g ohne Schaden genommen worden sein. Hunde und Kaninchen werden durch 8 bis 15 g davon getötet. Die Sektion ergab peritonitische Zustände, Erosionen im Ösophagus, subseröse Hämorrhagien im Magen[2]) und akute Nephritis. In der Reihe der Giftigkeit steht obenan die Rechtsweinsäure, dann folgen die Links- und Paraweinsäure. Auch die **Traubensäure** ist giftig.

---

[1]) Hilbert, Memorabilien, Bd. XLII, 1899, S. 137.
[2]) Trevithik, Brit. med. Journ. 1893, I, p. 1322.

Weinstein (Cremor tartari, saures weinsaures Kali), Weinstein, $C_4H_4O_6 \cdot KH$, kann tödlich wirken. Einmal geschah dies nach vier bis fünf Eßlöffel voll[1]), in einem anderen, durch einen Kurpfuscher herbeigeführten Falle nach 400 g bei einem Wassersüchtigen. Der Tod erfolgte unter gastroenteritischen Symptomen nach etwa 48 Stunden. Man fand auch Magen und Duodenum hochgradig entzündet, ecchymosiert, und den größten Teil des Mittels noch unresorbiert dort vor. Als direkte Todesursache sehe ich die Kaliwirkung, sowie die Alkalientziehung aus dem Blute durch die Weinsäure an. Chronischer Gebrauch kann Appetitlosigkeit, Verdauungsbeschwerden, Magenschmerzen und Koliken herbeiführen.

Butylalkohol.

Der normale Butylalkohol ($C_4H_{10}O$) tötet Hunde zu 1,7 g pro Kilo ihres Gewichtes. Der tertiäre Butylalkohol ($C_4H_{10}O$, Trimethylkarbinol) erzeugt bei Kaninchen und Hunden zu 2 g pro Kilo Gewicht vom Magen aus rauschartige Erregung, wobei Herz, Atmung und Reflexe normal bleiben. Größere Dosen bedingen Lähmung der Gehirnfunktionen.

Isobutylchlorid (C_4H_9Cl) macht nach seiner Inhalation bei Menschen heftigste Erregung.

Isobutylnitrit kann bis zu 10 Prozent in schlechtem Amylnitrit vorkommen. Dasselbe schädigt ganz besonders Blutdruck und Atmung.

Buttersäure ($C_4H_8O_2$) erzeugt bei Hunden und Katzen (subkutan) Erbrechen und Narkose.

Normalbutyramid (C_4H_9NO) erregt das Atmungszentrum.

Butylamin ($C_4H_9NH_2$), auch im gelben Lebertran enthalten, erzeugt bei Tieren vermehrte Haut- und Nierentätigkeit, in großer Dosis Erbrechen, Stupor, Ermüdung, evtl. Krämpfe und Lähmung.

Tutokain. Dimethylaminomethylparaminobenzoyloxybutanhydrochlorid hat als Kokainersatz Vergiftung erzeugt, wenn 90 ccm einer 0,5prozentigen statt einer ¼prozentigen Lösung injiziert worden waren. Es stellte sich anfangs eine gesteigerte Erregbarkeit ein: Unruhe, Rededrang, Krämpfe und Pulsbeschleunigung. Daran schlossen sich lähmungsartige Symptome, wie Erloschensein der Reflexe, Bewußtlosigkeit und völliger Verlust der Sensibilität. In den schweren Fällen bestand postakzidentelle Amnesie. Die Störungen gingen wieder zurück[2]). Bei Kranken wirkte das Mittel dysphorisch und lähmend. Eine Gewöhnung daran ist unwahrscheinlich. Zehn Minuten nach Einspritzung von 8 ccm einer zweiprozentigen Lösung von Tutokain in die Harnröhre erschien ein epileptiformer Anfall mit weiten, starren Pupillen, nach zehn Minuten gefolgt von klonischen Zuckungen, Zyanose, Atemnot, Pulsbeschleunigung, 40 Minuten nach der Einspritzung folgte der Tod[3]).

Sekundäres Butylsenföl, das Isothiozyanat des sekundären Butylalkohols, ist im ätherischen Öl des Löffelkrautes, Cochlearia officinalis, und in dem Kraut von Cardamine amara nicht fertig gebildet, sondern in Form eines Glukosids Glukokochlearin.

---

[1]) Tyson, Lond. med. Gazette, 1837—38, 1. p. 177.
[2]) Tschebull, D. Zeitschr. f. Chirurg. 1926, Bd. 195.
[3]) Schwarz, Münch. med. Wochenschr. 1924, S. 1507.

Allylsenföl.

In Brassica nigra Koch, B. juncea Coss., Alliaria officinalis L., Capsella Bursa pastoris, Cardamine- und Sisymbrium-Arten, Cochleria Armoracia, Thlapsi arvense usw. findet sich das myronsaure Kalium (Sinigrin) und ein eiweißartiger Fermentkörper, das Myrosin. Bei Gegenwart von Wasser entstehen:

$$\underbrace{C_{10}H_{18}KNS_2O_{10}}_{\text{myrons. Kalium}} = \underbrace{C_6H_{12}O_6}_{\text{Zucker}} + \underbrace{C_3H_5NCS}_{\text{Allylsenföl}} + \underbrace{KHSO_4}_{\text{Kaliumsulfat}}$$

Das Sulfozyanallyl kann auch synthetisch erhalten werden. Sowohl das Sinigrin als das Ferment sind an sich für den Tierkörper unschädlich. Das Senföl jedoch ist giftig. Kaninchen sterben durch 4 g synthetischen oder natürlichen Senföls nach zwei Stunden, durch 16 g in 15 Minuten[1]). Aufgenommen wird es von allen resorbierenden Flächen. Die Ausscheidung geht, wie ich nachwies, teilweise durch die Lungen vor sich. Auch der Harn riecht danach. Örtlich reizt, resp. entzündet es. So kann Rhinitis und Konjunktivitis entstehen. Nach zufälligem Herangelangen des Öls an das Gesicht schwollen die Lider, und nach etwa 24 Stunden war die Hornhaut leicht und nach einem weiteren Tage so getrübt, daß der Augenhintergrund nur unvollkommen zu sehen war[2]). Die Dämpfe des ätherischen Senföls können bei Arbeitern in Senffabriken die Augen schädigen. Bei Lupenbetrachtung erwies sich eine so erkrankte Hornhaut mit Hunderten von allerfeinsten Bläschen besät. Die Sehschärfe war stark gesunken. Nach drei Wochen erfolgte Heilung[3]). Auch an der Haut kann bei besonderer Empfindlichkeit Senföl oder ein Senfteig eine erysipelatöse Entzündung, bzw. ein Geschwür oder Brand entstehen lassen, häufiger Ekzem oder einen pustulösen Ausschlag. Als entferntere Wirkung sieht man die Atmung schnarchend und dyspnoetisch werden und schließlich stillstehen, und ferner treten ein: Sinken des Blutdrucks und Schwächung sowie Beschleunigung des Herzschlags, Zittern, Mattigkeit, Krämpfe, Blasenreizung, Albuminurie, Hämaturie und Sinken der Körperwärme. Im Magen und Darm entstehen diffuse Rötung und Hämorrhagien. Nekrosen in der Leber entstehen nicht. Ein Schluck von aus Versehen getrunkenem Senfspiritus verursachte Erbrechen und Rötung der Mund- und Rachenschleimhaut. Nach drei Tagen erfolgte Genesung.

Bei Menschen kann Senf in großen Dosen, besonders vom leeren Magen aus, Entzündung sowie Erbrechen, Leibschmerzen, Durchfall, sehr selten Nieren- oder Uterusreizung erzeugen. Die entzündungserregende Wirkung im Magen scheint geringfügiger zu sein als auf der Haut und anderen Schleimhäuten. Eine Frau verschluckte für eine „Senfkur" fünf bis sechs Teelöffel voll Senfkörner vier bis fünf Tage lang. Danach erschienen: tiefe Somnolenz, Herzschwäche, Respirationsstörungen, toxische Glykosurie mit 5 Prozent Zucker, von dem am zweiten Tag nur noch Spuren und am dritten Tag nichts mehr vorhanden war, sowie

---

[1]) Vergl. auch Artikel Senf, Knoblauch usw. bei Cruciferen.
[2]) Neustätter, Centralbl. f. prakt. Augenheilk. 1901, S. 196.
[3]) Pick, ibid. 1901, S. 363.

Spuren von Eiweiß[1]). Auch für Herbeiführung des Aborts werden Senfpräparate äußerlich und innerlich benutzt. Bei besonderer Empfindlichkeit entstehen örtlich nach langem Liegen eines Senfteiges eine erysipelatöse Entzündung, auch wohl hartnäckige Geschwüre und ganz ausnahmsweise selbst Brand. Bisweilen kommt dadurch ein universelles Ekzem zustande, das monate-, ja angeblich sogar jahrelang anhalten kann, oder auch ein pustulöser Ausschlag. Das ätherische Senföl ruft bald Blasen und weitergehende Veränderungen bis zum Brand hervor, wenn es lange mit der Haut in Berührung bleibt. Große Senfteige bedingen resorptiv bisweilen Albuminurie oder auch Blasenreizung. Allgemeine Senfbäder schaffen Kältegefühl und Schauern, wohl auch Zittern. Der Nachweis des Senföls wird durch den charakteristischen Geruch geführt oder durch Auflegen der fraglichen, evtl. durch Destillation erhaltenen Substanz auf die Haut unter sorgfältiger Bedeckung, um die hautrötende Eigenschaft zu erkennen. Im Öl des schwarzen Senfs sind geringe Mengen von Schwefelkohlenstoff als Zersetzungsprodukt vorhanden.

In **Sinapis alba L.**, dem weißen Senf, findet sich **p-Oxybenzylsenföl**. In der Pflanze ist ein Glukosid Sinalbin, das bei der Einwirkung von Myrosin dieses Senföl liefert, dem gleichfalls gewebsreizende Eigenschaften zukommen.

Allylpropyldisulfid ($C_3H_5 . C_3H_7 . S_2$) und **Allyldisulfid** ($C_3H_5S . SC_3H_5$) — das letztere Träger des reinen Knoblauchgeruchs — finden sich im Knoblauchöl (Allium sativum L.) und ein Disulfid $C_6H_{12}S_2$ im Zwiebelöl (Allium Cepa L.). Ein solches kommt auch in Asa fötida vor.

Thiosinamin.

Allylsulfoharnstoff, $CS . NH(C_3H_5) . NH_2$, eine durch Verbindung von Senföl mit Ammoniak entstehende Substanz, wurde zu 0,6 bis 1,2 g gegen Wechselfieber verwandt. Hierbei wurden Kopfweh, Schwindel, Ohrensausen, Farbensehen, Übelkeit, Erbrechen, Durchfall und Leibschmerzen, Ziehen[2]) oder Schwere der Glieder und Mattigkeit beobachtet. Die subkutane Injektion gegen Lupus usw. kann ähnliches bewirken. Außer Infiltraten oder Abszessen entstanden, z. B. nach sechs Injektionen von je 0,2 g: Herzschwäche, Fieber, Anurie, Erbrechen und hochgradiger Verfall körperlicher und geistiger Kräfte, z. B. eine dreitägige Amnesie, Delirien und Jaktation[3]). Bei einem anderen Kranken stellten sich nach der fünften Injektion von 0,2 g heftige Kopfschmerzen, allgemeines Unbehagen, Frost von zwei- bis achttägiger Dauer ein[4]). Es entwickelt sich hierdurch ein beachtenswertes Fieber.

Fibrolysin, eine Verbindung von Thiosinamin mit Natriumsalizylat, kann ähnliche Symptome wie das letztere erzeugen. Ein Mann erhielt acht Einspritzungen von je 2 ccm Fibrolysin in die Glutäalmuskeln. Die fünf ersten vertrug er, aber acht Stunden nach der sechsten Ein-

---

[1]) Kolbe, D. med. Wochenschr. 1904, S. 237.
[2]) Peter, Münch. med. Wochenschr., 1925, S. 692.
[3]) Grosse, Münch. med. Wochenschr. 1908, Nr. 7.
[4]) Kölliker, ibid. 1910, Nr. 29. — Brienitzer, Berl. klin. Wochenschrift 1906. — Hayn, Münch. med. Wochenschr. 1910, Nr. 7.

spritzung erschienen Übelkeit, heftige Kopfschmerzen und Fieber. Die gleichen Symptome nebst Schwindel und Nasenbluten wiederholten sich nach der siebenten und achten Injektion. Mehrere Tage erforderte die Wiederherstellung. Eine spätere Wiederholung der Fibrolysinkur ließ unangenehme Wirkungen nicht wieder auftreten. In einem anderen Falle entstand hohes Fieber, akuter Verfall, schlechtes Allgemeinbefinden, Albuminurie und Cylindrurie. Nach zehn Tagen erfolgte eine Besserung, doch stellten sich noch Thrombosen der großen Beinvenen ein. Die unangenehmen Folgen der Einspritzung können lange anhalten. Ein Mann, dem wegen einer Uretrastriktur jeden dritten Tag eine Phiole in die Bauchmuskulatur eingespritzt worden war, bekam nach der sechsten Einspritzung unstillbares Erbrechen, Schwindel, auch in Ruhelage, wankenden Gang, Pupillendifferenz. Einen Monat lang dauerte dieser Zustand. Erst nach vier Monaten konnte er wieder seiner Beschäftigung nachgehen.

Phenyl- und **Azetylschwefelharnstoff** veranlassen bei Hunden in Dosen über 1 g Erbrechen, Somnolenz, Atmungsstörungen. Bei der Sektion finden sich Lungenödem und Hydrothorax. Die doppelt-verschiedenartig alkylierten Schwefelharnstoffe erzeugen krampfartige Bewegungsstörungen und Zwangsbewegungen.

Allylzyanamid (CN.NH[C_3H_5]) erzeugt bei Kaninchen zu 0,05 g Zittern und Steigen der Pulszahl, zu 0,1 g Tod unter klonischen Krämpfen.

Akroleïn. Der Allylaldehyd (C_3H_4O) bildet sich aus Glyzerin durch Wasserabspaltung. Er entsteht bei dem Erhitzen von Fetten, in Talgschmelzereien, Knochenkochereien, beim Einkochen von Leinöl usw. Er reizt alle Schleimhäute und dringt vermöge seiner Flüchtigkeit ziemlich tief in die Gewebe ein. Konjunktivalkatarrh, Nasenstechen und Mundreizung habe ich an mir selbst lange wahrgenommen[1]. Nach Eindringen des Dampfes in die Lungen entsteht in diesen ein Gefühl der Völle, so daß man gezwungen ist, den Atem anzuhalten. Ein quälender Katarrh der hinteren Rachenwand und der Kehlkopf- und Bronchialschleimhaut blieben bei mir als Folgen. Ich wurde gegen den Stoff überempfindlich.

Bei direkter Berührung löst Akroleïn rote Blutkörperchen auf. Das Blut wird lackfarben. Spektroskopisch erkennt man auf Zusatz von Schwefelammonium zu Blut die Streifen des Hämochromogens. Bei Fröschen entsteht eine maximale Ventrikelkontraktion, bei Warmblütern nach jeder Art der Beibringung eine Lungenentzündung mit Atmungsinsuffizienz, schon wenn Milligramme bzw. Bruchteile davon einwirken.

N a c h w e i s : Mischt man auf einem Tiegeldeckel einen Tropfen Piperidin mit einem Tropfen einer Nitroprussidnatriumlösung, so entsteht beim Zutritt von Akroleïn (1 : 2500) eine Blaufärbung, die durch Eisessig in Blaugrün und durch Ammoniak in Violett übergeht[1].

Allylalkohol.

Dieser ungesättigte Alkohol (C_3H_6O) findet sich im Holzgeist, der zum Denaturieren von Spiritus benutzt wird. Er hat mehrfach b e i C h e m i k e r n in Fabriken erzeugt: Reizung und Hypersekretion aller zugänglichen Schleimhäute, lang anhaltenden Druckschmerz des Kopfes und der

---

[1] L. L e w i n , Arch. f. exper. Pathol. u. Pharmakol., Bd. 43, 1900.

Augen, schweres Krankheitsgefühl und Weitsichtigkeit. Mäuse gehen dadurch etwa in dem siebenten Teile der Zeit wie durch Propylalkohol zugrunde. Erhalten Kaninchen denselben per os, so verenden sie unter Dyspnoe, Konvulsionen und Asphyxie. Die Narkose, die man bei Alkoholen der gesättigten Reihe entstehen sieht, fehlt hier. Der Blutdruck sinkt, die Herztätigkeit wird gelähmt, und die Gefäße erweitern sich. Eiweiß erscheint im Harne, wenn die Dosen 0,1 g und darüber betragen[1]).

Allylaldehyd ruft Symptome hervor, die den durch Formaldehyd erzeugbaren ähnlich sind, ohne erkennbar Gewebe zu verändern.

Glyzerin.

Tiere, denen Glyzerin ($C_3H_8O_3$) subkutan injiziert wird, bekommen bald Hämoglobinurie[2]), aber keine reduzierenden Substanzen im Harn. Mehr als 8 g pro Kilo töten unter Mattigkeit, Somnolenz, auch wohl Steigerung der Körperwärme, Erbrechen und Krämpfen[3]). Bei der Sektion findet man Hyperämie der Nieren bzw. Glomerulonephritis oder interstitielle Nephritis und hämorrhagische Entzündung im Darm. Die Angabe, daß Glyzerin intravitale Blutgerinnung erzeugen soll, beruht auf einem Irrtum. Bei Menschen verursacht Glyzerin auf Wunden, Schleimhäuten und im Unterhautgewebe Brennen und bei hoher Konzentration Entzündung und Schmerzen. Im Rektum entsteht nicht nur Brennempfindung, sondern, durch den Reiz ausgelöst, Kollern und ziehende Schmerzen im Leibe. Nach der unzulässigen Einspritzung von 100 ccm Glyzerins zwischen die Eihäute und die Uteruswand entstanden nach 10 bis 60 Minuten: Erbrechen, Schüttelfrost, Fieber von 40,5 °, Pulsvermehrung, Dyspnoe, leichte Benommenheit, Zyanose, Hämoglobinurie für 10 Minuten, Methämoglobinurie, Albuminurie, Cylindrurie[4]). Durch große, innerlich genommene Mengen kommen Symptome zustande, die an Cholera nostras erinnern. Man beobachtete nach 100 g Kälte der Glieder, Zyanose, Benommensein, Kopfschmerzen, auch Schmerzen in der Nierengegend und Steigerung der Eigenwärme[5]). Nach 14tägigem Gebrauche per os und per anum folgten: Verfallensein, Erbrechen, schmerzhafte Durchfälle und Wadenschmerzen. Die Verwendung von 40—60 g täglich gegen Tuberkulose ließ alkoholartige Symptome, Aufregung, Schwatzhaftigkeit, Schlaflosigkeit und Fieber entstehen. Bei zuckerfreien Diabetikern erregt Glyzerin von neuem Glykosurie. Die nach Einspritzung von Jodoformglyzerin (1 : 10) beobachteten und auf Glyzerin bezogenen Vergiftungssymptome, resp. Todesfälle[6]) halten einer Kritik nicht stand, da sie sicherlich auch Jodoformsymptome darstellen Das Glyzerin soll im Urin schon nach einer Stunde erscheinen und in ca. fünf Stunden daraus schwinden.

---

[1]) Miessner, Berl. klin. Wochenschr. 1891, S. 819.
[2]) Luchsinger, Arch. f. d. ges. Phys., Bd. XII, p. 501. — Eckhard, Centralbl. f. d. med. Wissensch., 1876, p. 273. — Affanasiew, Verhandl. Kongr. f. inn. Mediz. 1883, S. 216.
[3]) L. Lewin, Zeitschr. f. Biologie, 1879, Bd. XV.
[4]) Müller, Münch. med. Wochenschr. 1894, S. 63. — Pfannenstiel, Centralbl. f. Gynäkolog. 1894, S. 81.
[5]) Jaroschi, Wien. med. Presse, 1889. — Hühnerfauth, D. med. Wochenschr. 1901 (parfümiertes Glycerin).
[6]) Schellenberg, Arch. f. klin. Chirurg., Bd. XLIX, 1894, S. 386. —

Phoron ($C_9H_{14}O$), ein Kondensationsprodukt des Azetons, wird, zu 3 bis 4 ccm subkutan gegeben, in den Darm ausgeschieden und erzeugt, nach meinen Untersuchungen, lebhafte Peristaltik und dünnflüssige, sehr unangenehm senfölartig riechende Darmentleerungen, Parese, Somnolenz und Tod in 8 Stunden. Im Magen finden sich punktförmige Hämorrhagien.

Krotonsäure ($C_4H_6O_2$) wurde im Harn eines im Koma gestorbenen Diabetikers gefunden[1]). Sie ist bei Kaninchen zu 2 g und mehr ungiftig[2]). Bei Fröschen veranlaßt sie zu 0,05 g Hypnose. **Monochlorkrotonsäure** macht zu 0,1—0,15 g bei Fröschen fibrilläre Muskelzuckungen, Narkose, diastolischen Herzstillstand[3]).

Krotonaldehyd (C_4H_6O) ruft in kleinen Dosen (4 Tropfen auf 1 Kilo) bei Kaninchen Dyspnoe mit Vermehrung der Atemzüge und allgemeiner Mattigkeit hervor. Der Tod erfolgt unter Prostration. Große Dosen bedingen Erregung und Tod unter epileptischen Krämpfen.

Milchsäure. Die Gärungsmilchsäure ($C_3H_6O_3$) ätzt lebendes, auch pathologisches Gewebe, in das sie leicht eindringt, und erzeugt dabei die entsprechenden subjektiven Beschwerden. An den Kehlkopf gebracht, ruft sie Glottiskrampf, Husten, Würgen, Erbrechen hervor. Innerlich gereicht, veranlaßte sie bei Menschen: Übelkeit, Erbrechen, Durchfall, Leibschmerzen. Es ist selbstverständlich, daß die Milchsäure dem Blute Alkali entzieht. Dies tut auch die im Körper entstehende Milchsäure (bei Darmgärung usw.).

Äthyllaktat soll angeblich bei Kalt- und Warmblütern, auch bei Menschen, Schlaf erzeugen. Große Dosen töten Tiere unter Respirationsstörungen und durch Lähmung des entsprechenden Zentrums.

Malonsäure ($C_3H_4O_4$) tötet Frösche zu 0,2—0,25 g[4]).

Nitroglyzerin. Dynamit.

Vergiftungen mit Glyzerintrinitrat ($C_3H_5[NO_3]_3$) kommen vor bei seinem arzneilichen Gebrauch, sowie mit tödlichem Ausgang durch Verwechslung (Trinken von „Sprengöl", d. i. Nitroglyzerin als Schnaps, oder Verzehren einer Sprengpatrone als Konfekt oder Wurst) und vereinzelt bei Minen-, Eisenbahn- und Dynamitarbeitern, die an die Substanz kamen. Sogar Giftmorde kamen damit vor[5]). Die Verabfolgung geschah hierbei in Branntwein, in Suppe, Kaffee. Vertragen wurden 0,05 g in Lösung oder viermal täglich 50 Tropfen einer 10prozentigen Lösung ohne Symptome, während bei Intoleranz schon 0,0024 g Minderung des Sehvermögens neben Kopfweh und Gliederschwäche veranlaßten. Die tödliche Dosis betrug in einem Falle 30 g, ist aber jedenfalls kleiner, wie ich annehme, etwa 10· g. Der Tod tritt in vier bis sechseinhalb Stunden ein. Frösche verenden durch 0,002 g, Kaninchen durch 0,006 g in zirka einer Minute. Kumulative Wirkungen sah man bei Menschen und

---

[1]) Stadelmann, Arch. f. exp. Path., Bd. XVII, p. 419.
[2]) Albertoni, Arch. ital. de Biol., Tome V, Fasc. I, p. 94.
[3]) Pohl, Arch. f. exp. Path. u. Pharmak., Bd. XXIV, p. 149.
[4]) Heymanns, Arch. f. Anat. u. Physiolog. 1889, S. 170.
[5]) Husemann, Deutsche Klinik, 1867, p. 83. — Vierteljahrschr. f. ger. Med., Bd. XXVIII, p. 1. — Maschka, Gutachten, 1873. — Wolff, Vierteljahrschr. f. ger. Mediz. 1878, Bd. 28.

Tieren nach längerem Gebrauche eintreten. Insofern kann auch Gewöhnung erfolgen, als einzelne Vergiftungssymptome an Intensität nachlassen oder ganz ausbleiben[1]). Ein Kranker stieg mit den Dosen, so daß er nach vier Wochen über 8 g in 24 Stunden ohne Schaden nehmen konnte. Auch Arbeiter in Dynamitfabriken können sich an das Mittel gewöhnen. Ein ein- bis zweiwöchentliches Aussetzen der Arbeit macht eine neue Gewöhnung notwendig. Ein Bestehenbleiben oder Anwachsen der höheren Empfindlichkeit für Nitroglyzerin kommt jedoch ebenfalls vor. Die Resorption erfolgt von Schleimhäuten, Wundflächen und der Haut aus. Auch die Aufnahme des Dampfes wirkt giftig. Für viele hierzu disponierte Menschen genügt das Betreten der Räume, in denen Nitroglyzerin verarbeitet wird, oder das Anfassen eines mit Nitroglyzerin beschmierten Türgriffes, um Kopfschmerz, oder die Berührung mit einem Hölzchen, das in eine einprozentige spirituose Lösung getaucht war, um Illusionen usw. zu bekommen. Die Bildung von salpetriger Säure aus Nitroglyzerin ist fast gewiß. Bei Tieren zeigen sich Erbrechen, Glykosurie, Verlangsamung der Atmung und des Herzens bis zum Stillstande[2]). Kalt- und Warmblüter bekommen nach Verlust der willkürlichen Bewegungen Krämpfe. Die Sensibilität ist verringert, die Reflexerregbarkeit aufgehoben. In dem dunklen, dicklichen Blute findet sich angeblich erst nach dem Tode Methämoglobin. Das nitroglyzerinhaltige Blut besitzt weniger Sauerstoff als normales und gewinnt sein Absorptionsvermögen für dieses Gas nicht wieder. Schafe, die vom Kriege her liegengebliebene Sprenggelatine (Schießbaumwolle in Nitroglyzerin) gefressen hatten, bekamen nach einer halben Stunde Kopfsenken, Zähneknirschen, Salivation, Zittern, Atemnot, Krämpfe und starben.

Symptome bei Menschen: Brennen im Munde, Schlunde, Halse, Übelkeit, Erbrechen, Magen- und Kolikschmerzen und seltener Diarrhöe mit Tenesmus oder blutige Stühle. Hämaturie wird gelegentlich beobachtet, ebenso Tenesmus des Blasenhalses. Die Konjunktivae werden injiziert, das Gesicht rot, die Schläfenarterien pulsieren, es treten Schweiße auf, selten ein purpurartiger Ausschlag. Fast immer zeigen sich lang anhaltende Kopfschmerzen[3]), die durch den Genuß von Spirituosen zunehmen und einige Tage anhalten können, Schwindel und Eingenommensein des Kopfes, gelegentlich auch Lichtscheu, zeitweise Blindheit, selten Delirien, auch Frostanfälle mit Schweiß[4]), Schwäche oder Lähmung der Glieder. Dem anfänglich beschleunigten folgt bald stertoröses Atmen und Dyspnoe, Schleimrasseln, Kälte der Glieder, die Herzarbeit wird verlangsamt, der Puls sehr oft dikrot oder unregelmäßig, setzt auch aus. Ein Kranker reagierte auf eine einprozentige alkoholische Lösung von Nitroglyzerin mit einem allgemeinen Ödem. Zyanose und Kälte der Glieder können den Tod einleiten. Wiederherstellung erfolgt bisweilen in 24 bis 48 Stunden. Mehrere Tage kann noch Magenkatarrh bestehen.

Arbeiter, die irgendwie mit Nitroglyzerin oder Dynamit in Berührung kommen, können gesundheitlich Störungen erfahren. So bekommen

---

[1]) Green, The Practic., February 1882.
[2]) Bruel, Journ. de l'Anat. et de la Phys., 1876, p. 552.
[3]) Meixner u. Mayerhofer, Viertelj. f. ger. Mediz., Bd. 61, S. 228.
[4]) Holst, Jahresber. f. die ges. Mediz. 1870, I, S. 352. — Murrel, Lancet, 1879.

z. B. solche, die mit dem Mengen und Sieben des Dynamits beschäftigt sind, unter den Nägeln und an den Fingerspitzen schlecht heilende Geschwüre, oder auch an der Plantarfläche und den Fingerzwischenräumen beider Hände einen Ausschlag, der einer großkleiigen Psoriasis gleicht, neben großer Trockenheit und Rhagadenbildung. Heilung erfolgt nach Aussetzen der Arbeit. Rezidive kommen vor. Bei solchen Arbeitern zeigen sich auch wohl starke zerebrale Erregungszustände, die bis zur Tobsucht wachsen können. Begünstigend hierfür wirkt Alkoholgenuß.

Leichenbefund bei Menschen: Ecchymosen in der Magenschleimhaut, katarrhalische Entzündung des Dünndarms, Schwellung der Peyerschen Plaques und solitären Follikel, Ergüsse in die Gehirnventrikel, braunrote Färbung der Bronchialschleimhaut, in den Bronchien blutig-schaumige Flüssigkeit und Lungenödem. Kurz nach dem Tode ist das Blut zu der spektroskopischen Untersuchung auf Methämoglobin zu entnehmen, da dieser Absorptionsstreifen später verschwindet.

Nachweis: In Leber, Blut und Harn vergifteter Tiere wurde Nitroglyzerin vergebens gesucht. Man extrahiert den Mageninhalt mit Äther und Chloroform, verjagt das Lösungsmittel und stellt mit dem Rückstande folgende Proben an: Mit Anilin und konzentrierter Schwefelsäure oder Bruzin in Schwefelsäure wird Nitroglyzerin purpurrot. Eine Spur des Rückstandes kann in ein Kapillarröhrchen eingezogen und in der Flamme auf Explosionsfähigkeit geprüft werden. Auch der Froschversuch (Tetanus) kann angestellt werden. Therapie: Brechmittel, Magenausspülungen, Morphininjektionen, Eisumschläge, Analeptika, Alkalien.

Dynamit. Sprengstoffe, in deren Molekül oder in deren Komposition sich genügend Sauerstoff befindet, um den gesamten Kohlenstoff in Kohlensäure, den gesamten Wasserstoff in Wasser überzuführen, werden als Explosionsprodukte im wesentlichen Kohlensäure, Wasser und Stickstoff bilden. Die Menge des möglicherweise entstehenden Kohlenoxyds ist in diesem Falle so gering, daß sie bezüglich ihrer toxikologischen Wirkung kaum in Betracht kommt. Enthalten die Sprengstoffe weniger Sauerstoff, kann also der gesamte Kohlenstoff nicht in Kohlensäure und der gesamte Wasserstoff nicht in Wasser übergeführt werden, so bildet sich im wesentlichen ein von der Explosionstemperatur und Abkühlungsgeschwindigkeit abhängiges Gleichgewicht zwischen Kohlensäure, Wasserstoff, Kohlenoxyd und Wasser. In Fällen, in denen der Sprengstoff aus irgendwelchen Gründen, z. B. durch vorherige Entzündung infolge schlecht angebrachter Zündleitung oder durch nicht richtiges Laden des Sprengstoffs, durch zu geringe Initialzündung nicht zur vollkommenen Detonation kommt, verläuft die Zersetzung — mit Auskochen der Sprengladung bezeichnet — unter Bildung von Stickoxyden. Die Menge der Stickoxyde richtet sich natürlich nach dem Verhältnis des explodierenden und langsam verbrennenden (auskochenden) Sprengstoffs. Es können bei vollkommenem Auskochen, z. B. von Guhrdynamit, bis ca. 48 Prozent Stickoxyd entstehen. Vollzieht sich die Verbrennung des Nitroglyzerins nicht in seiner Gesamtheit, so werden die entwickelten Gase dasselbe als Dampf mitreißen und um so mehr halten, je höher die Temperatur ist. Dies ist bei Sprengungen in tieferen Bergwerken ziemlich sicher zu erwarten. Ändern sich die physikalischen Bedingungen, dann findet naturgemäß auch eine Kondensation der Dämpfe statt. Bei den Sprengungen am New Kroton Aquädukt, wo man Grund zu der Annahme zu haben glaubte, daß gewisse Erscheinungen in den akuten Vergiftungen von Arbeitern auf Nitroglyzerin zurückzuführen wären, sammelte man die Explosionsgase kurz nach Dynamitsprengungen in einem abgekühlten Gefäße und konnte einen kleinen Prozentsatz von Nitroglyzerin am Boden finden[1]).

Nach der akuten Aufnahme **von viel Gasen** entstehen Schwindel, Asphyxie, Zyanose, Regungs- und Bewußtlosigkeit, aussetzende, schnarchende Respiration, Kälte der Haut und Kleinheit des Pulses. Die Bewußtlosigkeit weicht, und es treten dann auf: Mattigkeit, Nausea, Erbrechen, Kopfschmerzen und intermittierender Puls. Der Tod erfolgt angeblich durch Lähmung der Atemmuskeln. **War wenig Gas aufgenommen,** so erschienen ein Gefühl von Zittern, Blutandrang zum Kopfe, Erbrechen, Kopfschmerzen. **Die chronische Aufnahme** bedingt Kopfweh, Verdauungsstörungen, Zittern, Neuralgien usw. Explodiert Dynamit nicht, sondern kocht aus, so können die stechend und erstickend riechenden Dämpfe Erbrechen, Pharyngitis, Bronchitis, Stimmlosigkeit, Kopfschmerzen und noch nach 24 Stunden Dyspnoe, Zyanose und den Tod veranlassen. Nach fünf Monaten fand man bei einem Bergmann, der Stickoxyde durch eine ausgekochte Dynamitladung eingeatmet hatte, eine Zerstörung der Stimmbänder[2]). Bei der **Sektion** erschien Lungenödem und Ecchymosen in den Luftwegen. Durch künstliche Respiration, Aderlaß, Hautreize, Analeptika kann der gefahrdrohende Zustand gebessert werden[3]).

Stomonal, eine Mischung von Nitroglyzerin, 11 Teile, Ammoniumnitrat, 57,5 Teile, Natriumnitrat, 7 Teile, Chlornatrium, 20,5 Teile, Weizenmehl, 8,5 Teile, Wasser, 1 Teil, machte bei Arbeitern, die solche Patronen in Minen trugen, eine Hautentzündung. Wenn die Patrone durch Zufall zerbricht und dem Arbeiter das Pulver auf die Haut gelangt, so entstehen Brennen und Jucken. Die Hautröte kann sich über Hand, Vorderarm, Hals erstrecken. Wenn an der Haut Risse sind und die Masse in sie dringt, so wird der Schmerz unerträglich. Es entstehen Ekzem und tiefe Fissuren an Fingern und den Händen.

Kollodium. Dieser Stoff ist mehrfach angeschuldigt worden, unangenehme Nebenwirkungen hervorgerufen zu haben. Einem an Variola leidenden Manne wurde das Gesicht mit Kollodium bestrichen, um die Narbenbildung zu vermeiden. Das Eruptionsstadium wurde dadurch wohl verzögert, dafür bildete sich unter dem Kollodium eine sehr schmerzhafte Eiterung, wie man sie gewöhnlich nach Verbrennungen antrifft. Man nahm irrigerweise an, daß dies den nach fünf Tagen erfolgenden Tod veranlaßt habe. Tritt nach Auftragen von **Jodkollodium** auf einen kranken Finger Brand ein, so braucht nicht das Kollodium diesen durch Konstriktion veranlaßt zu haben, sondern es liegt viel näher, dem Jod eine solche Wirkung bei besonders dafür empfindlichen Individuen zuzuerteilen.

Propylen. Dieses Gas (C_3H_6) ist zwar unfähig, die Atmung zu unterhalten, ruft aber bei Tieren keine Intoxikationserscheinungen hervor. Für

---

[1]) L. Lewin u. Poppenberg, Archiv f. exper. Pathol. u. Pharmakol. 1909, Bd. 60, und Zeitschr. f. d. ges. Schieß- u. Sprengstoffwesen 1910.
[2]) Jacobi u. His, Zeitschr. f. Schießwesen, 1907, Juli.
[3]) Senfft, Berl. klin. Wochenschr. 1877, S. 118.

Mäuse liegt die Minimaldosis für narkotische Wirkungen bei einer Konzentration von 40 Prozent in der Einatmungsluft. Bei 60 Prozent erfolgt der Tod unter den Zeichen der Kreislaufsschwäche. Hunde starben bei 75—80 Prozent in der Atmungsluft unter Sinken von Blutdruck und Herzarbeit. Atmen M e n s c h e n davon 6,4 Prozent mit 26 Prozent Sauerstoff, so stellt sich schwache Narkose nach 2¼ Minuten ein. Es zeigen sich Parästhesien und Unfähigkeit, sich zu konzentrieren[1]. Nach Atmung in einer Luft mit 35—40 Prozent entstand Narkose, auch mit Erbrechen[2].

Propylalkohol, $CH_3(CH_2)_2OH$, tötet Hunde zu 3 g pro Kilo vom Magen aus. Taumeln und Somnolenz erscheinen nach kleinen Dosen. Die Trunkenheit der damit vergifteten Tiere ist unruhig gegenüber der Ruhe nach anderen Alkoholen. Die Körperwärme sinkt schnell und die Atmung wird allmählich beschwerlich, zuletzt oberflächlich, nur bisweilen von tiefen, nach Luft ringenden, schnappenden Inspirationen unterbrochen. Die Darmbewegungen werden stark erregt. Die Obduktion der gestorbenen Tiere ergab einmal eine Bronchopneumonie. Tracheitis ist die Regel, ebenso entzündliche Reizung, zumal des Dünndarms. In der Niere findet man Blutaustritte und Kalkinfarkte. Dieser Alkohol dürfte in keiner Form für innerliche oder äußerliche Medikamente Verwendung finden.

Isopropylalkohol, $CH_3 . CH(OH) . CH_3$, erzeugt bei Tieren Schlaf, motorische Lähmung und Störungen von Puls und Atmung. Tödlich wirken bei Kaninchen 4 ccm pro Kilo. Es tritt daran Gewöhnung ein. Bei Menschen veranlaßten 7 ccm einer 15prozentigen Lösung, also 1 ccm, der Substanz, kurzes, heftiges Brennen in Schlund, Speiseröhre, Magen und alsdann Schlaf.

Propion ($C_5H_{10}O$). **Diäthylketon** wirkt hypnotisch bei Kaninchen zu 1,5 g pro Kilo, bei Hunden zu 1,0 g subkutan. Für Hunde sind 2,18 pro Kilo tödlich.

Butyrom, Dipropylketon, $CO(C_3H_7)_2$, ist für Hunde zu 3 g pro Kilo tödlich. Bei Fröschen hören die Eigen- und Reflexbewegungen auf, und der Tod erfolgt durch Herzstillstand.

Methylnonylketon, Methylphenylketon wirken, gleich den beiden vorgenannten, wie Azeton, d. h. alkoholartig. Die Wirkung der einzelnen Glieder dieser Reihe ist nicht gleich; die Stärke der Wirkung scheint mit der Zunahme des Molekulargewichtes zu wachsen. **Diphenylketon** (B e n z o p h e n o n) ist fast inaktiv.

Azetoxime (O x i m i d - oder I s o n i t r o s o v e r b i n d u n g e n) entstehen aus Ketonen und Hydroxylamin. Letzteres spalten sie, wie an dem Fehlen der Blutveränderungen erkannt wurde, nicht im Tierkörper ab. Die Azetoxime wirken alkoholartig, erzeugen Narkose (bisweilen Rausch) und Herabsetzung des Blutdrucks. Das **Kampferoxim** wirkt aber bei Fröschen stark erregend[3].

Monochloressigsäure ($CH_2Cl . COOH$) ätzt. Das Natronsalz erzeugt einen Schlafzustand, bei Hunden auch Erbrechen. Die Atmung ist beschleunigt, vertieft, dyspnoetisch, die Muskeln paretisch oder gelähmt; der Tod erfolgt durch Atemstillstand unter Krämpfen. Das Herz überdauert die Atmung. — Ganz ähnlich wirkt die **Dichloressigsäure.** Bei Hunden

---

[1] D a v i d s o n, Journ. of Pharmacol., 1925, Vol. 26.
[2] H a l s e y, ibid., 1926.
[3] O b e r m a y e r u. P a s c h k i s, Monatsbl. f. Chemie 1892, Bd. XIII, S. 451

und Kaninchen fand man außerdem noch Tremor. — Die **Trichloressigsäure** ätzt sehr stark. Sie fällt nicht nur das Mukoid, sondern auch das Kollagen. An der Hornhaut erzeugt sie im Momente der Berührung eine dichte weiße Trübung. Als Nachwirkung der Ätzung bei Menschen erscheinen bisweilen Kopfschmerzen. Bei Tieren sollen die Symptome zentraler Nervenlähmung eintreten. Vom Magen aus erzeugten jedoch 10 g, als Salz einem Hunde per os zugeführt, kein Symptom.

Monobromessigsäure macht an der Haut Blasen. Die resorptiven Symptome des Natronsalzes ähneln denen der Monochloressigsäure. Frösche werden starr und steif, wie aus Holz geschnitzt[1]). Der Tod bei Warmblütern erfolgt durch Lähmung des Atmungszentrums unter Krämpfen. Hunde erbrechen. Bei Fröschen entsteht Unregelmäßigkeit der Herzarbeit, systolische mit diastolischen wechselnde Stillstände. Der Magen zeigt Ätzwirkungen. Die Nieren sind hyperämisch[2]).

Azetamid ($CH_3.CO.NH_2$) ruft bei Fröschen Reflexsteigerung und Krämpfe, bei Hunden (3 g pro Kilo intravenös) Schlaf hervor. **Formamid** ($H.CO.NH_2$) und **Oxamid** betäuben nicht[3]).

Triazetonin. Das Bromhydrat $C_9H_{17}NHBr$ ist giftig. Das längere Einatmen seines Dampfes erzeugt Schwindel, Kopfschmerzen und Erbrechen.

Ameisensäure.

Dieselbe (CH_2O_2) findet sich u. a. in Ameisen, Bienen, Brennesseln, in Laportea- und Mukuna-Arten. Sie wird auch als ein normaler, ziemlich ständig vorkommender Bestandteil des menschlichen Harnes bezeichnet. Ihre Menge darin schwankt individuell, kann aber täglich etwa 0,28 g betragen. Sie ätzt proportional der Dauer der Einwirkung Haut und Schleimhäute und erzeugt Entzündung und Blasen auch an entfernteren Teilen[4]). Das Benagen lebender Gewebe durch Ameisen und das Hineingeraten von Ameisensäure in solche benagten Stellen kann z. B. am Gesicht und Halse dunkle Flecken veranlassen, die schon mit einer Schwefelsäureätzung verwechselt wurden[5]). Im Munde fanden sich infolge von Ameisenbissen kleine Ecchymosen von braunschwarzer Färbung, weil das Hämoglobin in braunschwarzes Hämatin umgewandelt wird. Bei einem kleinen Mädchen, dem Ameisen in die Vagina gekrochen waren, entstand Entzündung der Vagina und spätere Verwachsung. Bei Kaninchen, die durch 30 g einer 7prozentigen Ameisensäure getötet wurden, fand ich Ätzung von Magen und Darm und Nierenentzündung. Tödlich wirkt vom ameisensauren Natron 1 g pro Kilo Tier. Die Körperwärme sinkt, die Atmung ist beschleunigt, die Atemzüge klein und ebenso verhält sich das Herz. Auch durch Einreiben von Ameisensäure auf die Bauchhaut können Kaninchen getötet werden. Die der Applikationsstelle anliegenden Darmschlingen zeigen eine grau-bräunliche Verfärbung, die Oberfläche der Därme saure Reaktion. Im Harn findet sich Blut[6]).

---

[1]) Pohl, Arch. f. exper. Path., Bd. XXIV, p. 149.
[2]) Frese, Üb. d. Wirk. d. Monochloressigs. usw., 1889, p. 26.
[3]) Buchholz, Theorie der Alkoholwirkung, Marb. 1895.
[4]) Mitscherlich, De acid. acet., 1845, p. 47.
[5]) Maschka, Vierteljahrsschr. f. ger. Med., Bd. XXXIV, Heft 2.
[6]) L. Schulz, Arch. f. exp. Path. u. Pharm., Bd. XVI, p. 305.

Direkte Berührung von Ameisensäure mit Blut läßt natürlich Hämatin entstehen. Sie geht als Salz im Säftesystem. Frei kann sie nirgends im Körper bestehen. Die Beibringung von 0,5 g täglich, vier Wochen lang soll keinerlei Störung veranlaßt haben, dagegen bei Kaninchen Methämoglobin im Blute gefunden worden sein[1]), nachdem ihnen täglich 0,5 ccm einer Lösung von 2 pro mille beigebracht worden war. Der Dauergebrauch von Ameisensäure, die als Konservierungsmittel für Fruchtsäfte in 10- bis 50prozentiger Lösung (W e r d e r o l, F r u k t o l, A l a z e t)[2]) benutzt wird, dürfte in bezug auf die in der Niere dadurch ausgeübte Reizwirkung nicht gleichgültig sein, wenngleich die Angabe vorliegt, daß 0,07 g täglich für den Menschen vollkommen unschädlich seien. Das Blut wird unter dem Einflusse der Ameisensäure auffallend hell.

N a c h w e i s: Noch in einer 0,5- bis 1prozentigen wässerigen Lösung gibt Ameisensäure mit einer Lösung von Natriumbisulfit eine gelbliche Färbung, die beim Kochen in Orange übergeht[3]).

Bromural ist der α-Monobromisovalerianylharnstoff. Er wirkt wesentlich durch Brom. Zu 0,3—0,6 g soll nach 5—25 Minuten Einschläferung erfolgen, die nach drei bis fünf Stunden abklingt. Eine Frau nahm zum Selbstmord 30 Tabletten von je 0,3 g in Wasser gelöst ein. Sie schlief danach ein. Erst nach 36 Stunden reagierte sie auf Anrufen, und nach 40 Stunden war das Sensorium wieder frei. Die Ausatmungsluft roch leicht nach Knoblauch[4]). Nach 50 Tabletten erfolgte noch Wiederherstellung, nachdem vorher völlige Reaktionslosigkeit und ein kaum fühlbarer Puls bestanden hatten. Der gewohnheitsmäßige jahrelange Gebrauch kann schwere Vergiftungssymptome hervorrufen. Ein Mann gebrauchte das Mittel zehn Jahre lang, anfangs abendlich zwei, später steigend 10, 20 und gelegentlich 30 Tabletten zu 0,3 g. Es stellten sich u. a. ein: Sprach- und Reflexstörungen, zeitliche und örtliche Desorientierung und Unsicherheit im Gehen. Die Entziehung soll die Symptome haben schwinden lassen. Eine andere Kranke, die zwei Jahre hindurch mit Bromural Mißbrauch getrieben und täglich 20—30 Tabletten eingenommen hatte, wurde schläfrig und benommen und außerdem stellte sich das bereits geschilderte B r o m o d e r m a p u s t u l o t u b e r o s u m v e g e t a n s ein. Auch das Sehvermögen kann sehr leiden. Ein leidenschaftlicher Bromuralgebraucher, der täglich bis 30 Tabletten einnahm, bekam, ophthalmoskopisch erkennbar, temporale Abblassung der Papille. Es war beiderseits mit Korrekt. $5/15$. Außerdem bestand ein zentrales Skotom für Blau und Rot. Nebenbei bestanden Steigerung der Kniereflexe, Tremor und ataktischer Gang. Die Entziehung ging mit starker Erregung, Schlaflosigkeit und Zwangsvorstellungen einher. Nach einem Jahre war der Augenbefund noch der gleiche, während die anderen Symptome sich gebessert hatten[5]).

Trichlorbutylalkohol, Azetonchloroform, Chloreton[6]) ($C_1H_7Cl_3O$). Dieser Körper ist etwa zweieinhalbmal so giftig als Chloralhydrat. In hypnotischer Dosis mindert er stark die Atmung, bedingt starke Gefäß-

---

[1]) C r o n e r u. S e e l i g m a n n, Zeitschr. f. H y g i e n e, 1907.
[2]) Es enthält schließlich 1 kg Fruchtsaft 1—1,3 g Ameisensäure.
[3]) C o m m a n d u c c i, Apoth.-Zeitung 1905, 81.
[4]) M ü l l e r, D. med. Wochenschr. 1911, Nr. 8. — R i e g e r, Münch. med. Wochenschr. 1911, Nr. 5.
[5]) S a t t l e r, Klin. Monatsbl. f. Augenheilk. 1923, Bd. 70.
[6]) Eine 2 proz. Lösung heißt „A n e s o n" oder „A n e s i n".

erweiterung, läßt den Blutdruck sinken, lähmt die vasomotorischen Zentren und übt einen lähmungsartigen Einfluß auf das Herz aus. Die Chloretonnarkose geht mit Sinken der Körperwärme einher. Es scheint auch das Zellprotoplasma dadurch geschädigt zu werden.

Chloran ist das Additionsprodukt von Azetonchloroform und Chloral. Örtlich wirkt diese Substanz stark reizend. Bei Kaltblütern entsteht durch 0,05 g nach kurzer Reflexübererregbarkeit eine allmählich fortschreitende Lähmung, während die Herzarbeit erst später erlischt. Bei Warmblütern erfolgt nach hohen Dosen (0,15—1 g pro Kilo) nach Hypnose Narkose, die ein vielfaches der hypnotischen Dosis verlangt[1]).

Dormiol, ein Additionsprodukt von Chloral und Amylenhydrat, Dimethyläthylkarbinolchloral, schafft bei Tieren Hypnose, aber erst bei sehr viel größeren Dosen Narkose[2]). Bei einem Menschen stellten sich zehn Minuten nach dem Einnehmen von 2 g ein: Übelkeit, Würgen, Brennen im Magen, Koliken, Aufregung mit Schreien, sowie Kopf- und Rückenschmerzen[3]).

Hypnal. Das Chloralantipyrin besitzt in bezug auf die Herzarbeit die Eigenschaften des Chloralhydrats. Gelegentlich erzeugt es auch Erbrechen.

Äthylbromid.

Bromäthyl (C_2H_5Br) zersetzt sich durch Luft und Licht unter Abscheidung von Brom. Es wird schnell aufgenommen und am meisten durch die Lungen abgeschieden. Ein Teil wird im Körper zurückbehalten[4]) — meiner Ansicht nach als Bromsubstitutionsprodukt des Lezithins oder verwandter Körper — und vielleicht unter Bildung giftigerer Produkte zerlegt, während Brom, wie ich es für länger dauernde Narkosen schon vermutete[5]), im Harn erscheint. In den Fötus geht es bei der Narkose der Mutter über. Die Ausatmungsluft des Fötus riecht danach. Die Herkunft dieses knoblauchartigen Geruches, der oft wahrgenommen wird, harrt noch der Aufklärung. Bromäthylen hat diesen Geruch. Bei manchen Narkotisierten fehlt er ganz. Menschen werden bewußt- und empfindungslos nach Anwendung von 10—15 g. Es gibt aber auch solche, die sich refraktär verhalten und sterben, falls man durch Überdosierung Narkose erzwingen will. Die Reflexe sind gewöhnlich nicht erloschen. Angebliche Todesfälle durch dieses Mittel sind wiederholt berichtet worden[6]), angeblich auch nach Dosen von 8—12 g, meist aber nach so unvernünftig hohen Mengen — auch

---

[1]) F r e y , Arch. internat. de Pharmacodynamie, Vol. XIII, 1904. — M a y o r et N u t r i t z i a n o , Revue méd. de la Suisse romande 1905, 25. Déc. — Dort auch über I s o p r a l und H e d o n a l .
[2]) L e m a i r e , Journ. de Médec. de Bordeaux, 1906.
[3]) D r e s e r , Arch. f. exp. Path., Bd. XXXVI, 1895, p. 285.
[4]) L. L e w i n , Die Nebenwirkungen der Arzneim., 1893, p. 42.
[5]) S i m s , New York medic. Rev., 1880, 17. Apr. — R o b e r t s , Phil. med. Tim., 1880, p. 330. — G l e i c h , Wien. klin. Wochenschr., 1892, Nr. 11. — Zahnärztl. Wochenbl., 1893. — L a w s o n T a i t , Wien. klin. Wochenschr. 1891, Nr. 53. — T u r n b u l l , Monatsschr. f. Zahnheilk. 1891, S. 180. — M i t t e n z w e i g , Zeitschr. f. Medizin.-Beamte. — M a r m e t s c h k e , Vierteljahrsch. f. ger. Mediz. 1910, Bd. 40. — W a c h h o l z , Ärztl. Sachverst.-Zeit. 1911, Nr. 9. — S u a r e z d e M e n d o z a , D. medizin. Zeit. 1896. — K ö h l e r , D. med. Wochenschr. 1894. — Vierteljahrsch. f. ger. Mediz. 1910, Bd. 40.

weit über 100 g, daß der Kranke darauf tödlich reagieren mußte. Mikulicz sah in über 600 solcher Narkosen keinen einzigen Tod dadurch entstehen. Es sollen davon etwa 15 vorgekommen sein. Weit über die Hälfte davon fällt jedoch nicht dem Bromäthyl, sondern der Höhe der Dosis oder einer Mischnarkose oder der Verwechselung mit Bromäthylen zur Last. Der Tod trat in allen Stadien der Narkose: kurz nach dem Beginn, während und nach vollendeter Operation, und kurz nach dem Erwachen auf. In einem von mir begutachteten Falle war nach etwa 22 g Bromäthyl noch Chloroform verabfolgt worden und der zum Lernzweck Narkotisierte nach 30 Stunden gestorben. Ich habe damals betont, daß es als ungehörig anzusehen sei, Bromäthyl und Chloroform gleichzeitig oder in Aufeinanderfolge zu reichen, und vertrete auch heute noch diese Meinung.

Von Symptomen beobachtete man eine schnell vorübergehende Starre in den Gliedern oder Kongestionierung des Gesichts, Erweiterung der Pupillen, bläuliche Haut, Pulsbeschleunigung, seltener Erbrechen, Harndrang, sowie unwillkürliches Harnlassen und sexuelle Erregung. Häufig tritt Gliederzittern auf. Beunruhigende, asphyktische Wirkungen mit zyanotischem Aussehen, Pupillenerweiterung und Dunkelfärbung des aus der Wunde fließenden Blutes kommen vereinzelt vor, gelegentlich auch zyanotische Färbung ohne Asphyxie, Apnoe, Spasmus glottidis nebst Zyanose, Zurückfallen der Zunge, Steifigkeit der Muskeln, Zuckungen einzelner Muskelgruppen und Stupor. Einzelne Kranke weisen gleich im Beginne der Bromätherverwendung Erregungszustände mit Umsichschlagen und Schreien, mit oder ohne Schweißausbruch auf. Bei einem heruntergekommenen ikterischen, karbunkulösen Manne traten nach der Operation Exzitation und als der Verband angelegt werden sollte, plötzlich Zyanose und nach drei Minuten der Tod durch Herz- und Atemstillstand ein, nachdem die künstliche Atmung noch zwei spontane Atemzüge hatte entstehen lassen. Ein anderer Todesfall erfolgte ca. zehn Sekunden nach Auflegen eines mit 8 g Bromäthyl versehenen Tuches auf das Gesicht, nachdem die Kranke drei Inspirationen gemacht und gerufen hatte: „Sie ersticken mich." Noch zwei stertoröse Inspirationen folgten, darauf eine blitzschnelle Zuckung des ganzen Körpers und die Atmung stand still. Das Herz kann auch primär stillstehen und die Atmung noch vier bis fünf Minuten fortgehen. Fett im Herzen wurde auch hierbei gefunden.

Als Nachwirkung fand man: Erbrechen, Durchfall, Nasenbluten, Schwindel, Lethargie, Erloschensein der Sensibilität und, wenn gerichtlich zu beanstandende Dosen (80—100 g) gegeben waren, auch blutige Stuhlgänge, Lungenreizung u. a. m.

Mattigkeit und Erschöpfung, Schwindel, Ohnmacht, Appetitlosigkeit, Nausea, Erbrechen, Herzklopfen, sowie Schläfrigkeit kommen in einzelnen Fällen als Nachwirkung vor und gehen meist schnell, sehr selten erst nach drei bis sieben Tagen, vorüber. Kopfschmerzen können ein bis zwei Tage anhalten. Ausnahmsweise entsteht Blindheit. Kinder werden seltener davon befallen. Bei einem Kinde beobachtete man eine Nasenblutung, die schnell wieder schwand, deren Zusammenhang mit der Narkose mir aber nicht sicher erwiesen zu sein scheint. Mehrere Tage lang anhaltende lethargische Zustände entstehen, wenn man 70—100 g Bromäthyl gibt. Nach Verabfolgung von 100 g erfolgte der Tod nach 21 Stunden. Es kam gelegentlich ein solcher Spättodesfall nach vorangegangenen Symptomen, die auf eine akute gelbe Leberatrophie hinwiesen. Es stellten sich u. a. Ikterus, Benommenheit, Schmerzen im Epigastrium und Blutungen ein.

Die **Sektionsbefunde** in den berichteten Todesfällen sind bedeutungslos. Fett wurde auch im Herzen gefunden. Das Bromäthyl bewirkt dessen Einwanderung wie Chloroform.

Äthyljodid. Durch die Dämpfe des Jodäthyls (C_2H_5J) werden Tauben unter Konvulsionen durch Herzlähmung getötet. Vor dem Tode tritt Taumeln, Parese der Beine und Anästhesie ein.

Azetylen.

Die Anschauungen über Schädlichkeit bzw. Unschädlichkeit des reinen Azetylens[1]) sind immer noch nicht vereinheitlicht[2]). Sein Reinheitszustand kommt für die Beurteilungsdifferenzen sehr in Frage. Als sicher ist anzunehmen, daß auch reines Gas auf die verschiedensten belebten Wesen giftig wirken kann und daß die Giftigkeit mit seiner Unreinheit steigt. Versuche an Fröschen, Ratten, Hunden und Vögeln ergaben, daß es in Mengen von 20 Prozent, der Luft beigemischt, innerhalb einer Stunde auf diese tödlich wirkt. Auch auf Menschen erstreckt sich die Giftwirkung, die, meiner Überzeugung nach, unabhängig von individueller Empfindlichkeitsgröße ist. Ich habe schon vor Jahrzehnten drucken heißen, daß in Zumischung von 5—10 Prozent davon zur Atmungsluft bei Warmblütern Narkose und bei 20—40 Prozent Atmungsstörungen, Schwäche der Herzarbeit und Pupillenerweiterung eintreten, daß aber durch Zuführung frischer Luft alsbald Wiederherstellung bewirkt wird. Die neue Verwendung für die Narkose geht mit starker Einschränkung der Oxydationen einher. Mit der Betäubung tritt Azidosis ein. Im Blute finden sich als betäubende Konzentrationen des Azetylens 20—50 Vol.-Prozent. Es wird schnell aus dem Körper ausgeschieden[3]). Während des Krieges sah man bei zwei Soldaten in einem Unterstand solche Vergiftung mit ernster Bewußtlosigkeit, rauschartiger Erregung, Schwindel, tiefer, langsamer Atmung, Brechreiz, Zyanose, kleinem, unregelmäßigem Puls — Symptomen, die nach einiger Zeit von einem Erregungszustand gefolgt waren. Nach dem Erwachen bestand Amnesie. Alle Veränderungen schwanden schnell[4]).

Bei der Azetylen-Narkose[5]) erscheinen Würgen und Erbrechen „nur" in etwa 30 Prozent der Fälle — beides häufig bei jüngeren Individuen —, auch starke Kieferspannung, die zuweilen zu Erstickungssymptomen führt und nur schwer überwunden werden kann, und schließlich Bauchdeckenspannung[6]).

---

[1]) Die Herstellung erfolgt aus Calciumcarbid: $CaC_2 + 2 H_2O = C_2H_2 + Ca(OH)_2$. Durch den Gehalt der Rohmaterialien hat dieses Phosphorcalcium, und dadurch enthält das Gas evtl. Phosphorwasserstoff.
[2]) Brociner, Sur la toxic. de l'acétylène, Paris 1887. — Mosso et Ottolenghi, Arch. it. de Biol., T. XXVI, 1896, p. 325.
[3]) Schoen, Münch. med. Wochenschr., Bd. 71, S. 889.
[4]) Nicol, Münch. med. Wochenschr. 1916, S. 193.
[5]) Hierbei ist in einer Klinik einmal eine Explosion in der Nähe eines Thermokanters erfolgt. Die Azetylen-Luftmischung ist explosiv.
[6]) Hurler, ibid., 1924, Nr. 41.

Eine erkennbare Einwirkung von Azetylen auf Blut findet nicht statt, obschon Blut mehr als ¾ seines Volumens davon lösen kann. Neuerdings wird wieder angegeben, daß Azetylen sich sehr locker an Hämoglobin binde. Die Farbe des Produktes sei die des reduzierten Blutes[1]).

Bei der Herstellung von Azetylengas bekamen Arbeiter an Händen und Fingern zahlreiche, linsengroße, wie mit einem Locheisen ausgeschlagene Geschwüre mit unebener Basis und speckigem Belag und von einem zarten roten Hof umgeben. Sie heilten durch Perubalsam in wenigen Tagen. Sie ähnelten den Geschwüren, die Ätzkalk erzeugt. Das Karbid veranlaßt sie.

Monojodazetylen. Mehrere Menschen, die seinen Dämpfen ausgesetzt waren, erkrankten schwer.

Dijodazetylen veranlaßt, zu 0,2—0,3 g Kaninchen subkutan injiziert, Ödeme an entfernteren und Abszesse an den Injektionsstellen, sowie allgemeine Vergiftungserscheinungen, evtl. den Tod. Bei Hunden erscheinen Speichelfluß und Erbrechen[2]).

Äthylenbromid ($C_2H_4Br_2$) ruft bei Hunden, welche dasselbe ¼ Stunde lang eingeatmet haben, Lähmung der Beine und tödliche Herzlähmung hervor. Menschen, die das Mittel inhalierten, zeigten Puls- und Atemverlangsamung, Konjunktivitis, Kehlkopfreizung, sowie Ohrensausen. Ein Mensch starb 24 Stunden nach Anwendung von Bromäthylen unter Herzschwäche[3]). Narkose war ausgeblieben. Es war aber nach diesem noch Chloroform gereicht worden. Bei einem Menschen, der 40 g davon zur Einatmung bekommen hatte, entstand keine Narkose, dafür aber anhaltendes Erbrechen, und am nächsten Tag Anurie, Pulsvermehrung bei normaler Körperwärme und Tod[4]). Bei einer Kranken, die durch etwa 70 g versehentlich verwendeten Bromäthylens nicht zu narkotisieren war, stellten sich alsbald Hinfälligkeit, Übelkeit, Erbrechen, Durchfall, Schmerzen unter dem Brustbein, Husten, Atemnot, Herzschwäche und Gebärmutterblutung und nach etwa 44 Stunden der Tod ein[5]).

Sektionsergebnisse.: Beginnende Leberverfettung, Reizerscheinungen an der Luftröhrenschleimhaut bis in die feinsten Bronchien hinein. Knoblauchgeruch in der Niere und im Gehirn, parenchymatöse Degeneration des Myokards, der Leber und der Nieren, eitriger Katarrh der Luftwege mit Blutungen in deren Schleimhaut, Schwellung der Lungenlymphdrüsen infolge von Blutungen, Blutungen in dem Gewebe des Mediastinum posticum und in der Adventitia der Karotiden.

Äthylenjodid ($C_2H_4J_2$) beeinflußt die Atmung stärker als das vorige und macht Rindenepilepsie.

Trichlorisopropylalkohol. $CCl_3 \cdot CH(OH)CH_3$. **Isopral** erzeugt Schlaf. Es wirkt ungleichmäßig und ruft nicht selten postnarkotische Erregungszustände hervor. Bei auch arzneilichen Dosen über 0,5—1 g wird ein schädigender Einfluß auf die Herztätigkeit ausgeübt. Die Atmung wird durch giftige Dosen vor dem Herzstillstand gelähmt. Die Körperwärme sinkt. Die Gehirnwirkung geht leicht vom Großhirn auf Bulbus

---

[1]) Manchot, Annal. der Chemie, Bd. 370, S. 264.
[2]) Mebert, Arch. f. exper. Pathol. u. Pharmak. 1898, Bd. 41.
[3]) Kollmar, Monatsschr. f. Zahnheilk. 1889.
[4]) Szumann, Gazetta lekarska, 1890, Nr. 36.
[5]) Vierteljahrschr. f. ger. Mediz. 1910, Bd. 40, S. 61.

und Rückenmark über. Durch 1 g starb ein Geisteskranker. Nach einer halben Stunde trat Schlaf mit tiefem Schnarchen ein. Als dies plötzlich aufhörte, fand man ihn tot. In der Leiche fanden sich nur Ödem und Hyperämie des Gehirns. Ich halte eine Narkose durch intravenöse Beibringung von Isopral-Ätherkochsalz für ganz unzulässig. Danach entstanden Ikterus und Zittern über den ganzen Körper.

Chloralformamid ($CCl_3 . CHO . HCONH_2$). Nach der arzneilichen Verabfolgung von 2—6 g sah man entstehen: Erbrechen, Darmstörungen, Glykosurie, Koryza, Nasenbluten, Kopfschmerzen, Kollaps, Krämpfe, Hautausschläge: Dermatitis, Erythem, Urtikaria. Sinken des Blutdrucks, Nasenbluten mit Kongestionen von Gesicht und Hals, Inkohärenz der Sprache und Erregungszustände, die sich bis zu lebhaften Delirien mit Halluzinationen steigern können. Der Gang wird für kurze Zeit unsicher und taumelnd. Gelegentlich stellten sich auch Krämpfe ein, auch mit Opisthotonus bei Bewußtlosigkeit. Als Nachwirkungen erschienen Kopfschmerzen, Schwindel, Rauschgefühl, oder Schlafsucht bei stark gesunkener Pulszahl. Auch Erbrechen kann folgen. Das Mittel spaltet Chloralhydrat ab, wirkt schwach chloralhydratartig, kann aber auch töten[1]).

Chloralazeton ($CCl_3 . CHOH . CH_2 . CO . CH_3$) lähmt Gehirn, Rückenmark und verlängertes Mark und reizt die Harnwege (häufiges Harnlassen und Blutharn). **Chloralazetophenon** wirkt nicht narkotisch. Im Harn erscheint Trichloräthyliden-Azetophenon[2]). **Amylenchloral,** eine ölige Flüssigkeit, wirkt schlafmachend. Es übt im Unterhautgewebe sowie an Schleimhäuten einen Entzündungsreiz aus.

Chloralose. Das als Schlafmittel früher benutzte Anhydroglukochloral ($C_8H_{11}Cl_3O_2$). Nach Dosen von 0,1—1,0 g beobachtete man: Schweiße, Übelkeit und Erbrechen, Schluckbeschwerden oder Schluckunvermögen, Trockenheit der Zunge, Harnverhaltung wegen eines Krampfes der Urethra, bisweilen Drang zum Harnlassen oder unwillkürliche Harn- und Kotentleerung, Schwäche und Verlangsamung, seltener eine Beschleunigung des Pulses, und Kollaps, in dem das Bewußtsein teilweise oder ganz geschwunden, und der Körper kalt und klammig ist, oder Zyanose und Kongestion des Gesichts bei normaler Hautwärme. Die Körperwärme kann sinken. Atemstörungen bis zur Dyspnoe kamen zugleich mit Delirien vor. Die Pupillen können erweitert sein. Beunruhigend sind die Wirkungen seitens des Zentralnervensystems: Kopfweh, Schwachsichtigkeit, Seelenblindheit, Angstgefühle, anfallsweise erscheinende psychische Erregungszustände, Ruhelosigkeit, maniakalische Delirien, in denen das Erkennungsvermögen verloren gegangen ist und das Auge stier blickt und, damit verbunden oder allein auftretend, motorische Erregungen. Diese stellen sich dar als Zähneknirschen, Herumwerfen der Glieder, Zittern, fibrilläre Muskelzuckungen, oszillierende Bewegungen mit Kopf und Armen, klonische Zuckungen in einzelnen Muskeln oder ganzen Muskelgruppen, oder als anfallsweise auftretende tetanische Kontraktionen, die vereinzelt Kontrakturen zurücklassen, oder schließlich als allgemeine konvulsivische

---

[1]) Manchot, Arch. f. path. Anat. 1894, Bd. 136, S. 368.
[2]) Tappeiner, Arch. f. exp. Pathol., Bd. XXXIII, S. 364.

Anfälle. Gelegentlich kam es auch zu Katalepsie mit Amnesie und intellektuellen Störungen. Selten ist Gliedmaßenlähmung[1]).

Bromalhydrat ($C_2HBr_3O + H_2O$) tötet Kaninchen, Meerschweinchen und Hunde zu 0,06—1,0 g. Das Herz wird bei gleichzeitiger Herabsetzung der Erregbarkeit des Rückenmarks und der peripherischen Muskeln und Nerven gelähmt. Außerdem entstehen bei Tieren: übermäßige Absonderung von Speichel und Nasenschleim, Reizung der Luftwege, Dyspnoe, Zyanose, Sinken der Pulszahl und Krämpfe.

Jodal (C_2HJO). Hunde und Katzen sterben durch 2—3 g.

Bromidia, eine amerikanische, narkotisch wirkende Mischung aus Chloralhydrat, Bromkalium, Extr. Cannab. indic. und Extr. Hyoscyami, enthält in einem Teelöffel 1,25 Chloralhydrat und 0,01 von jedem der Extrakte. Eine Kranke nahm bis zu 10 Teelöffel Bromidia täglich. Durch den gewohnheitsmäßigen Gebrauch entstand hauptsächlich eine Psychose, die der alkoholischen glich und sich als gesteigerte, bis zu pathologischen Aufregungszuständen, Eifersuchts- und Verfolgungswahn anwachsende Reizbarkeit darstellte. Als Abstinenzsymptome kamen u. a. Gesichts- und Gehörshalluzinationen vor.

Karbaminsäure ($CONH_2OH$). Die Vergiftung damit gibt sich u. a. durch Krampfsymptome kund.

Urethan. Der Äthylester der Karbaminsäure ($CO.NH_2.OC_2H_5$) kann bei seiner arzneilichen Verwendung als Schlafmittel, kürzere oder längere Zeit nach dem Einnehmen von 1—4 g hervorrufen: Übelkeit und Erbrechen, Appetitverlust, starke Harnvermehrung, vereinzelt Albuminurie, Abnahme der Pulszahl und als Nachwirkungen leichtes Benommensein, Kopfschmerz und Schwindel, Flimmern vor den Augen, sowie Hitzegefühl im ganzen Körper. Der chronische Gebrauch veranlaßte bei einigen Paralytikern einen auffälligen Stupor.

Nitrosomethylurethan ruft auf der Haut Jucken und Blasen hervor, während das Einatmen der süßlich riechenden Dämpfe Bronchialkatarrh, sowie schmerzhafte Augenentzündung und Akkommodationsstörungen erzeugt. Es ist möglich, daß die Umwandlung in Diazomethan im Körper die Ursache ist[2]).

Hedonal. Methylpropylkarbinolurethan ($CO.NH_2.O(CH_3.CH.C_3H_7)$), ein Schlafmittel, das in 175 Fällen von Hedonal-Chloroformnarkosen 57mal versagte, kann unangenhme Symptome, wie Urethan, veranlassen. So sah man, freilich nach übergroßer Dosis von 8 g, wiederholtes Erbrechen, Schwindel, Kopfschmerzen, Pulsvermehrung, Zyanose, Krämpfe, Speichelfluß und Albuminurie[3]).

Nirvanol. Phenyläthylhydantoin ($(C_2H_5)_2.C.CO.NH.NHOC$). Wiederholt wurden nach diesem Schlaf- und Beruhigungsmittel bei Kindern und auch bei Erwachsenen schon nach kleinen Gaben Fieber und Hautausschläge beobachtet, die sich ziemlich sicher nach neun bis zwölf

---

[1]) Marandon de Montyel, Bull. gén. de Thérap., T. CXXVII, 1894. — Touvenaint, ibid. — Lang, Bost. medic. Journ. 1893, II, p. 233. — Poulet, La Presse médic. 1898, Nr. 50. — Herzen, Rev. médic. de la Suisse rom., T. XV, 1895 (Krämpfe, Kollaps nach 0,2 g). — Douty, Lancet 1900, II (nach 5 g vorübergehende Gliederlähmung und nach erneuter Dosis Cyanose und Koma).

[2]) Pechmann, Chem. Berichte, Bd. XXVIII, S. 856.

[3]) Lederer, Wien. klin.-therap. Wochenschr. 1904.

Tagen nach dem Gebrauchsbeginne einstellen und erst nach mehreren Tagen wieder schwinden. Meistens ist es ein masernartiges Exanthem, auch über den ganzen Körper, das unter Schuppung weicht. Es kam auch vor, daß bald nach dem Verschwinden desselben eine Urtikaria an seine Stelle trat. Die Drüsen am Halse, Nacken und der Leistengegend können geschwollen sein. Vor dem Erscheinen des Ausschlages sah man Gedunsenheit des Gesichts sich einstellen, das bläulichrot verfärbt aussehen kann. Das Ödem erscheint dann an den Augenlidern und am Munde besonders stark. An den Augen können sich gleichfalls Komplikationen einstellen: Flimmern und Abnahme des Sehvermögens[1]). Man nahm eine Beeinflussung des Corpus striatum als Ursache der Chorea, gegen die Nirvanol gebraucht wurde, an.

Malonal tötet Tiere zu 0,3 g pro Kilo. Es wirkt dem Veronal ähnlich, aber stärker, und schädigt die motorische Zone bis zur Lähmung[2]).

Veronal.

Die Diäthylbarbitursäure (Diäthylmalonharnstoff), $CO.(NHCO_2C)(C_2H_5)_2$, ist eines der beliebtesten Mittel für den Selbstmord. In zwei Jahren kamen aus einem begrenzten amerikanischen Gebiet 61 solcher, zumeist in der sozial niederen Bevölkerungsschicht sich abspielenden Vergiftungen zur Kenntnis. In Preußen wurden offiziell in den vier Jahren
1919 1920 1921 1922
46 53 50 33 , in Summa 182 tötliche Vergiftungen, gemeldet und dazu in der gleichen Zeit 74 Veronaltodesfälle durch „Verunglückung". Man wird die Wirklichkeitszahlen erhalten, wenn man die angeführten etwa verdreifacht. Gelegentlich kam es zu einer Verwechselung in der Apotheke. So starb ein Mann, dem in einer Apotheke 10 g Veronal statt ebensoviel Kamala verabfolgt worden waren. Auch ein neuerdings von der Mutter an ihrem Kinde ausgeführter Mordversuch, der mit Zuchthaus bestraft wurde, kam vor. Einmal kam eine Vergiftung dadurch zustande, daß eine diebische Köchin Veronal in einen Hummer getan hatte, und während des Zwangsschlafes ihrer Herrschaft alles Silber und Gold derselben stahl. Die Mortalität grenzt an 40 Prozent, ist aber vielleicht noch höher. Die kleinste tödliche Dosis betrug 1 g. In drei Fällen wurde nach dieser Dosis ein schweres Krankheitsbild hervorgerufen, das in einem der Fälle zum Tode führte. Es töteten ferner: 2 g und 8—10 g nach 24 Stunden, 10 g am vierten Tage, 11 g nach 20 bzw. 46 Stunden unter Erscheinungen, die an urämisches Koma erinnerten, 12—15 g nach 79stündigem Koma, 15 g nach 20 Stunden, 20 g, 25 g nach zwei Tagen[3]). Genesung[4])

---

[1]) Meyer, D. med. Wochenschr. 1919, Nr. 25. — Jacob, ibid., 1919, S. 1331. — Schlichtegroll, Berl. klin. Wochenschr. 1920. — Majerus, Zeitschr. f. Nervenheilk., Bd. 63, S. 312.
[2]) Dobrschanski, Wien. med. Presse, 1906, Nr. 42.
[3]) Alter, Münch. med. Wochenschr. 1905, Nr. 11. — Friedel, Zeitschr. f. Med.-Beamte, 1905. — Zörnlaib, Wien. med. Wochenschr. 1906. — Ehrlich, Münch. med. Wochenschr. 1906, S. 559. — Schneider, Prag. med. Wochenschr. 1907, Nr. 2. — Umber, Medizin. Klin. 1904, 1906, S. 1254. — Rommel, Charité-Annal., Jahrg. XXXVI. — Germann, Journ. amer. medic Assoc. 1906, Nr. 26. — Bahrdt, Münch. med. Wochenschr. 1907, S. 293.
[4]) Geiringer, Wien. klin. Wochenschr. 1905, Nr. 47. — Neumann, Berl. klin. Wochenschr. 1908, Nr. 37. — Gerhartz, ibid. 1903, S. 928. — Mörchen, D. med. Wochenschr. 1906. — Scott, Lancet, 1925.

erfolgte nach 3,5 g, die einen 60stündigen Schlaf zur Folge hatten, nach 7,5 g bzw. 8—10 g, und selbst noch nach 14 g. Die nach solchen oder auch noch kleineren Mengen eingetretenen Symptome waren auch bedrohliche, z. B. Bewußtlosigkeit und Koma für zehn Tage nach Verschlucken von 4 g oder Exanthem, Fieber, Koma und Delirien.

Veronal wird zu etwa 50—70 Prozent im Körper zerstört. In einem nicht tödlichen Falle hielt die Ausscheidung durch den Harn zehn Tage lang an. In einem Vergiftungsfalle fanden sich davon im Harn 54 Prozent. Neben den noch zu schildernden Symptomen faßt das Veronal auch als Wirkung in sich eine hochgradige Herabsetzung des Stickstoffwechsels, eine Eigenschaft, die es mit anderen Narkotizis teilt. Es scheint, als wenn auch eine Gefäßwandschädigung dadurch entstünde.

Symptomatologie. Nachdem die gewöhnliche Wirkung aller schlaferzeugenden Stoffe auf die Großhirnrinde sich in etwa einer halben Stunde, wie gewöhnlich mit einer mehr oder minder starken vorgängigen Erregung, vollzogen hat[1]), setzen die chemischen Veränderungen dort tiefer ein[2]). Die Muskulatur ist erschlafft, peripherische Reize werden erfolglos, das Bewußtsein ist völlig ausgeschaltet. Die Reflexerregbarkeit ist in schweren Fällen fast, oder in späten Stadien ganz erloschen, selbst der Nasalreflex schwindet. In minder schweren Fällen sind die Sehnenreflexe erhalten oder bei einzelnen sogar gesteigert. Die Schmerzempfindung ist nicht ganz aufgehoben, da schmerzhafte Reize durch stärkeres Stöhnen und Verziehen der Gesichtsmuskeln, auch durch Bewegung der sonst schlaffen Muskulatur beantwortet werden. Die Hornhaut ist tief eindrückbar, die Körperwärme steigt. Es kann Tachykardie und Klein-, Dikrotoder Unregelmäßigwerden des Pulses, seltner Verminderung der Pulszahl erfolgen. Die Atemzahl steigt, die Atmung ist oberflächlich, kann auch röchelnd werden oder Cheyne-Stokesschen Typus haben, setzt aber später zuweilen minutenlang aus mit entsprechender Steigerung der schon vorher vorhandenen Zyanose, auch bei stark gerötetem, schweißigem Gesicht. Nasenspitze, Hände und Füße sind kalt, die Pupillen stecknadelkopfgroß, starr. Die Lichtreaktion kann erhalten sein. Hin und wieder stellen sich bei manchen Vergifteten Brechbewegungen oder spät Erbrechen ein, das sich dann häufig, auch noch nach etwa zwölf Stunden wiederholt. Bisweilen erscheinen bei akutem, aber auch nicht tödlichem Verlauf epileptiforme oder tetaniforme Konvulsionen, andere Male nur Umherwerfen im Bett. Der tödliche Ausgang kann in den bereits angegebenen Zeiten, meist vor dem dritten Tage erfolgen. Komplikationen, wie kardiovaskuläre, renale, pulmonale, beschleunigen ihn.

In anderen Verlaufsarten besteht Sopor oder ein leichteres Koma, auch wohl mit nächtlichen Delirien abwechselnd, die den Typus des Alkoholdeliriums tragen. Die Harnmenge ist meistens vermindert, eventuell bis zur Anurie. Selten besteht Polyurie. Eiweiß kann im Harn fehlen, ist aber wiederholt in großen Mengen darin nachgewiesen worden, ebenso wie wenig oder viel Blut. Auch im Experiment läßt sich eine Schädigung der

---

[1]) Bachem (Arch. f. exp. Path., Bd. 63, H. 3/4) hält eine Konzentration von 0,016 Proz. im Gehirn für die Herbeiführung der Schlafwirkung für genügend.
[2]) Neumann, Berl. klin. Wochenschr. 1908, Nr. 37. — Topp, Ther. Monatsh. 1907, März. — Clarke, Lancet, 1904, 495. — Nienhaus, Korresp.-Blatt f. Schweiz. Ärzte, 1907, Nr. 11. — Habit, Amtsarzt, 109, Nr. 4.

Nierenfunktion und der Niere erweisen. Glykosurie wurde als alimentäre aufgefaßt. Ich halte diese Ansicht für nicht richtig. Schon vor Jahrzehnten habe ich dargelegt, daß **alle schlaferzeugenden Mittel Glykosurie erzeugen können als chemisches Äquivalent des Claude-Bernardschen Zuckerstichs.** Vereinzelt kommen auch Hämatoporphyrin und Gallenpigment und vereinzelte gekörnte Zylinder im Harn vor. Blutige Stühle fehlen in einigen Fällen nicht. Bei Schwangeren kann Abort eintreten. Nach Vergiftung eines Epileptikers mit 4 g erschienen u. a. die Konjunktiven stark gerötet, der Kornealreflex bei freilich nur scheinbar tiefer Bewußtlosigkeit sehr gesteigert, so zwar, daß bei jeder Berührung der Kornea ein fast tetanischer Krampf der gesamten Muskulatur ausgelöst werden konnte. Es bestand hier auch Fußklonus.

Allmählich läßt in leichteren Fällen die Benommenheit nach. Es kann vollständige Amnesie bezüglich der stattgehabten Vorgänge bestehen. In mittelschweren Fällen kommt es auch nach dem Aufhören des Schlafzustandes zu Anfällen von Unruhe, Lärmen und Schreien, die viele Stunden anhalten. Während der Rekonvaleszenz werden gewöhnlich ein unsicherer steifer Gang oder auch Schwindel, eine verlangsamte Sprache oder andere **Nachleiden** wahrgenommen. Zu diesen gehört auch ein gewisser Grad von Intellektverminderung und von Gedächtnisschwäche. Die Erschlaffung der Muskeln während der Vergiftung weicht allmählich. Nach einer solchen durch 3,5 g reagierten die Stimmbandmuskeln ganz zuletzt von allen. Nach 72 Stunden war nur ein Hauchen festzustellen. Die Schwäche der Augenmuskeln bedingte ein mehrtägiges Doppeltsehen.

Nach dem **arzneilichen Gebrauch**[1]) kommen, von Fall zu Fall verschieden in den Kombinationen, auf der Grundlage einer hohen individuellen Empfindlichkeit, unter Umständen unangenehme Symptome. Von Hautveränderungen kamen vor: Stark juckende Dermatitis bei mehrtägiger Schlafsucht, oder ein juckendes, scharlachartiges Exanthem, oder ein allgemeiner, erythematöser Rash, mit gleichzeitigem Bestehen eines makulo-papulösen Ausschlages auf den Schenkeln, oder ein rein papulöser Ausschlag. Dieser saß in einem Falle an der Vorderseite des Körpers und der Extremitäten, während Rötung und Schwellung am Gesicht und an der Rückenhaut bestanden. Nach Einnehmen von 0,5 g Veronal stellten sich, schon nach etwa einer Stunde, am ganzen Körper linsen- bis pfenniggroße, dicht aneinanderstehende, juckende Urtikariaquaddeln ein, besonders dicht am Rumpfe. Hier folgte auf den ersten Ausbruch nach etwa 24 Stunden ein Nachschub. Als Begleitsymptome bestanden: starke Benommenheit, Kopfschmerzen und Pulsveränderungen. Nach Selbstvergiftung mit 9 g erschienen nach etwa 24 Stunden, nachdem unter anderem auch tetanusähnliche, aber viel langsamer verlaufende Zuckungen des Körpers sich eingestellt hatten, an den Fingergelenken erbsen- bis bohnengroße Blasen. Eine Blasenbildung, als Exanthem, kann bei dem gleichzeitigen Bestehen eines juckenden Exanthems auch an der Mund- und Rachenschleimhaut vorkommen und der Gesamtzustand von Fieber begleitet sein.

---

[1]) **Held**, Zentralbl. f. Nervenheilk. 1904. — **Davids**, Berl. klin. Wochenschrift 1904, Nr. 31. — **Kuhn**, Hospitalstidende, 1905, Nr. 2. — **Wolters**, Mediz. Klinik, 1908, S. 182. — **Bulkley**, Journ. amer. med. Assoc., 1907, Nr. 22. — **House**, ibid., 1907, Nr. 16.

Die Ausschläge heilen in der Regel mit Abschuppung. Vereinzelt gingen sie mit Drüsenschwellung einher.

Außer dem schon erwähnten Doppeltsehen können am Auge noch bestehen: sehr starke Lichtscheu, oder eine völlige Ophthalmoplegie. Diese und dazu frische Blutungen am Augenhintergrunde erschienen nach dem Einnehmen von 14 g Veronal. Nach einem Monat bestand keine Augenmuskellähmung mehr bis auf Strabismus convergens. Nach einem halben Jahr war der Augenhintergrund wieder normal. Eine vorübergehende Erblindung entstand bei einer jungen Frau nach 4 g.

Vereinzelt kam es vor, daß ein Arbeiter nach dem Absieben einer Veronalmischung unter Benutzung einer Atemmaske schlaftrunken wurde. Er soll zwar dabei ein Butterbrot gegessen haben, was nicht verhindert haben wird, daß schon vorher und nachher der Staub von Nase und Mund aufgenommen worden war.

Wie anderen Narkotizis, sind Menschen auch dem gewohnheitsmäßigen Gebrauch des Veronals[1]) ergeben. Solche Veronalisten befinden sich nicht selten in einem euphorischen Zustande, weisen aber eine Reihe unangenehmer Symptome auf, die sie im Laufe der Zeit zu geistig und körperlich Minderwertigen machen und sie auch akut in den Tod treiben können. Man findet bei ihnen: Schlafsucht, taumelnden Gang, schleppende oder lallende Sprache, Zittern, starren Blick, gerötetes Gesicht, auch wohl Exantheme, in schwereren Fällen Erbrechen, Durchfälle und Harnverminderung. Der Kornealreflex kann fehlen, die Sehnenreflexe aber gesteigert sein. Bei einem Morphinisten, der zwei Monate lang täglich 4 g Veronal verbrauchte, und die eben angeführten, einem chronischen Rauschzustande ähnlichen Symptome bekommen hatte, gab sich die Euphorie auch durch Heiterkeit und gesteigerte Phantasie kund. Es gibt aber auch Fälle, deren Zustandsbilder denen der Paralyse ähneln: Artikulatorische Sprachstörungen, Skandieren, Reduplikationen, Tremor, Rombergsches Symptom. Ein anderes Mal führte der suchtartige Veronalmißbrauch auch plötzlich zu einem Status epilepticus mit Ausgang in den Tod. So war es bei einer 28jährigen Hysterika, die ein Jahr lang bis zu 2 g Veronal täglich genommen hatte. Ein Chemiker, der das Mittel in großen Mengen einzunehmen pflegte, erwachte eines Morgens mit Verlust des Sehvermögens beiderseits. Es entwickelte sich eine Atrophie des Optikus.

Leichenbefund. Starke Kongestion aller Organe. An mehreren Stellen der Nieren fand sich bei einer durch 25 g Veronal Vergifteten eine schwere Epithelnekrose, insbesondere der Tubuli contorti und der aufsteigenden Schenkel der Henleschen Schleifen. Vielfach waren auch die absteigenden Schenkel völlig degeneriert. Einmal soll das Blut schokoladefarben gewesen sein.

Nachweis. Nach Einnehmen von 15 g Veronal fanden sich in 100 ccm Harn 0,36 g, nach 20 g waren in 4590 ccm Harn 10,94 g Veronal, in der Leber 36 mg, im Gehirn nichts. Durch Ausschütteln des eingedampften Harns mit Äther kann es erhalten werden, ebenso findet es sich in dem

---

[1]) Laudenheimer, Ther. d. Gegenw. 1904. — Hoppe, D. mediz. Wochenschr. 1905. — Herschmann, Arch. f. Psychiatrie, Bd. 70, 1924. — Hallauer, Ophthalmol. Gesellsch. Heidelberg 1910. — Sendheimer, Verein f. wiss. Heilk. Königsb., 6. Febr. 1905. — Hoeftmann, ibid. — Kress, Ther. Monatsh. 1905, Sept.

nach dem Stas-Ottoschen Verfahren erhaltenen weinsauren Ätherextrakt. Der Fäulnis scheint Veronal nicht lange zu widerstehen. Schon nach einem Monat fehlte es in Leichenteilen, in denen es vorhanden gewesen war. Setzt man Veronal zu konz. Schwefelsäure und dazu ein wenig α-Naphthol, so entsteht sofort Violettfärbung.

Therapie. Der wichtigste Eingriff ist die mit aller Energie durchzuführende Spülung des Magens und die Verwendung hoher Einläufe für den Darm. Für die Entleerung des letzteren sind ferner etwa 8—10 g in lauem Wasser gelösten Natrium sulfuric. siccum zu verwenden. Durch erhöhte Nierenarbeit ist Veronal aus den Säften abzuführen. Hierfür können verwandt werden: Aufgüsse von Petersilienwurzel, oder Lösungen von Tartarus boraxatus zu 50—70 : 500, weinglasweise. Warme Bäder mit einigen kalten Güssen und folgendem starkem Frottieren. Aderlaß. Senfteige an Waden und Fußsohlen. Für Entleerung der Blase muß gesorgt werden. Subkutane Injektionen von Strychnin. nitricum (0,01 : 10 Wasser). Hiervon nach Bedarf je eine bis zwei Pravazsche Spritzen). Von der Sauerstoffatmung ist wenig zu erhoffen.

Adalin. Der Bromdiäthylazetylharnstoff $(C_2H_5)_2$. C . Br . CO . NH . CO . NH_2 wird nicht schnell ausgeschieden, verbleibt längere Zeit im Körper und hat deswegen Kumulativwirkungen. Nach Einnehmen von 18 Tabletten von je 0,5 g in zwei Malen in einer halben Stunde Schlaf ohne jedes Reaktionszeichen etwa 30 Stunden. Zwei Stunden nach der Vergiftung wurde die Magenausspülung versucht, scheiterte aber an dem absoluten Kieferwiderstand der sonst vollkommen schlaffen Person. Nach der angegebenen Zeit war sie ganz bei Bewußtsein, konnte sich aber nicht rühren, da alle Muskeln schmerzten. Puls und Atmung zeigten während der Vergiftung keine Veränderungen[1]). Der **gewohnheitsmäßige, süchtige Gebrauch** kommt auch mit diesem Stoff vor. Ein Mann nahm seit 1912 täglich erst 3—6, später bis 12 Tabletten von je 0,5 g. Seit 1916 bemerkte er eine Abnahme des Sehvermögens. Es stellten sich ferner Mundflattern, Zittern der Finger und Verlust des Achillessehnenreflexes ein, außerdem noch Anisokorie, reflektorische Pupillenstarre, temporale Abblassung der Papillen und ein zentrales absolutes Skotom. Die Entziehung des Mittels ging mit starker Erregung, Schlaflosigkeit u. a. m. einher. Alle krankhaften Symptome wurden gebessert[2]).

Somnifen stellt eine Lösung der Diäthylaminsalze von Allylisopropyl- und Diäthylbarbitursäure dar. Dreißig Tropfen veranlaßten Brennen, Jucken an Händen, Schwellung und Rötung des Gesichts, ausgedehntes Erythem auf Brust und Bauch mit Bläschen[3]). Schlimmer verlief die intramuskuläre Injektion von 10 ccm. Dadurch stellten sich nach 1½ Stunden Schlaf ein, nach 36 Stunden Koma mit Beschleunigung von Puls und Atmung und nach einer weiteren Stunde der Tod[4]).

Dial. Diallylbarbitursäure. Wiederholt kamen Selbstmorde und Selbstmordversuche damit vor[5]). Nach Verschlucken von 24 Tabletten zu je

---

[1]) v. Hueber, Münch. med. Wochenschr. 1911, S. 261.
[2]) Sattler, Monatsbl. f. Augenheilk., Bd. 70, 1923.
[3]) Friedemann, D. med. Wochenschr. 1925, S 1488.
[4]) Quercy et Lancelot, Ann. medic.-psychol. 1925, p. 170.
[5]) Müller, Schweiz. med. Wochenschr. 1920, Nr. 43. — Dargein et Doré, Bull. de la Soc. des hôpit. de Paris, 1924. — Achard, Bullet. de l'Acad. de Méd. 1925. — Beust, Schweiz. med. Wochenschr. 1923

0,2 g, also insgesamt 4,8 g, entstand tiefer Schlaf für 36 Stunden, dann Pupillenstarre, Doppeltsehen, Ptosis, Trismus, Zwangsbewegungen des Kopfes und Verwirrtheit. Der Harn war normal. Zehn Tabletten, entsprechend 1 g, auf einmal genommen, riefen schwere Bewußtlosigkeit, Pupillenerweiterung, Anurie und Fieber hervor. Nach Rückkehr des Bewußtseins setzten klonische Zuckungen ein. Es bestanden außerdem Nebligsehen und retrograde Amnesie, wie nach Veronal. In vier weiteren Fällen, von denen zwei tödlich verliefen, stellte man muskuläre Hypotonie und Symptome der multiplen Sklerose fest: Skandierende Sprache, Intentionszittern, Nystagmus und „Puppenaugen". Beim Aufrichten im Bett öffneten sich und beim Hinlegen schlossen sich die Augen.

Der monatelange Gebrauch dieses Stoffes in Mengen von 0,1—0,2 g und, daran sich anschließend, 0,3—0,4 g schufen Vergeßlichkeit, Inkoordination, Muskelschwäche.

Proponal. Die Dipropylbarbitursäure ist durchaus geeignet, der Art nach Wirkungen unangenehmer Gestalt, wie Veronal, zu erzeugen. Bisher beobachtete man an dem auf das Eingenommenhaben folgenden Tage Müdigkeit und Schläfrigkeit. Bei einer Kranken stellte sich nach zehntägigem Gebrauch auf eine Abenddosis von 0,3 g in der Nacht fünfmaliges Erbrechen ein. In anderen Fällen kam es zu Schwindel und Angstgefühl[1]).

Medinal. Veronal-Natrium. Das Mononatriumsalz der Diäthylbarbitursäure wirkt toxisch wie Veronal. Nach einer mir persönlich gemachten Mitteilung kam bei einem Menschen infolge von kritikloser Selbstbehandlung ein tödlicher Ausgang. Die betreffende Frau hatte mehrere Jahre hin durch sehr erhebliche, undosierte Mengen von Medinal genommen. Sie bot das Bild einer Psychose dar: Depressionszustände, Wahnvorstellungen im Sinne der Selbstbeschädigung, Hyperästhesien am ganzen Körper. Der Tod erfolgte in Somnolenz. Im Urin fanden ich und andere Hämatoporphyrin. Sulfonal und Methylsulfonal sollen als Ursache nicht in Frage kommen. Ein Mann nahm wegen Schlaflosigkeit acht Jahre lang jede Woche bis zu fünf Malen Medinal. Danach stellten sich ein: Herzklopfen, Ataxie, Zittern, wachsende Intelligenzschwäche, Erregung, Verschlechterung des Gedächtnisses, Denkschwäche, Unfähigkeit zu sprechen oder schreiben. Als er einmal versehentlich statt eines Abführsalzes viel Medinal eingenommen hatte, wirkte es nach 39 Stunden tödlich. An der Magenschleimhaut fanden sich Blutungen[2]).

Ipeconal. Diese Mischung von Medinal, Phenazetin und Ipekakuanhapulver diente zum Selbstmord. Zwei Frauen nahmen davon 20 bzw. 14 Tabletten unter den Zeichen der Veronalvergiftung. Es bestand Dämmerzustand[3]).

Allonal. Das isopropylpropenylbarbitursaure Pyramidon ($C_{10}H_{14}O_3N_2$ $C_{13}H_{17}ON_2$) wurde von einer Schwangeren in einer Menge von 3,84 g zum Selbstmord genommen. Danach kamen ein 24stündiges Koma, Fieber, Albuminurie und epileptiforme Anfälle. Im Blutserum fanden sich 0,41 g Harnstoff und 0,21 Harnsäure. Man wandte Magenspülungen, Aderlaß und Kochsalzinfusion an. Die Wiederherstellung erfolgte in drei Tagen. Die

---

[1]) Schirbach, D. med. Wochenschr. 1906, Nr. 39. — Ehrke, Psych.-neurol. Wochenschr. 1906, Nr. 8.
[2]) Stolkind, Lancet, 1926, Nr. 8.
[3]) Ugeskrift for laeger. 1925.

Schwangerschaft wurde nicht unterbrochen[1]). Eine andere bekam, nachdem sie zunächst sieben Tabletten zu je 0,06 g, also 0,42 g verschluckt hatte, Unruhe, Zwangslachen, Bewegungsdrang und schlafähnliche Zustände. Alsdann nahm sie nochmals sechs solcher Tabletten, mithin insgesamt 0,78 g. Sie stürzte nun bewußtlos zusammen, hatte Pupillenstarre u. a. m. Dieser Zustand hielt zwei Tage an[2]).

Chineonal. Dieses gegen Keuchhusten usw. empfohlene Präparat, eine Verbindung von 63,78 Prozent Chinin und 36,22 Prozent Veronal, tötete ein 2½ Jahre altes Kind, das neun von den Dragees im Laufe eines Tages genommen hatte, am Abend[3]).

Es ist vorauszusehen, daß auch andere Verbindungen der Barbitursäure, z. B. Diogenal, die Dibrompropyldiäthylbarbitursäure, in größeren Mengen oder bei einer besonderen Veranlagung toxische Energie äußern können.

Luminal. Die Phenyläthylbarbitursäure $(C_6H_5)_2 . C . (CONH)_2 . CO$ ist der gefährlichste Körper der ganzen vorstehenden Reihe. Bei dem Hunde bewirken 0,13 g pro Kilo per os einen zweitägigen Schlaf mit verlangsamter Atmung. Herz und Blutdruck werden beeinflußt. Bei Menschen entsprechen in der Wirksamkeit 0,2—0,3 g Luminal 0,5 g Veronal. Wiederholte höhere Dosen bedingen rauschartige Zustände, Benommenheit und taumelnden Gang. Erbrechen kommt bei einigen Individuen vor, ebenso Arzneiexantheme mit Steigerung der Körperwärme. Nach Einnehmen von vier Luminal-Tabletten zu 0,3 g, je zwei mit einstündiger Pause, stellten sich bei einer Frau nach unruhigem Schlaf heftiges Erbrechen ein mit Schwindelgefühl und Ohnmacht. Dazu kamen Sprach- und Sehstörungen und starrkrampfartige Zustände. Erst nach acht Tagen gingen die Erscheinungen zurück, nachdem zuvor noch ein heftig juckendes Exanthem aufgetreten war[4]). Nach versehentlichem Verschlucken von 10 Tabletten zu je 0,1 g, also insgesamt von 1 g, stellten sich bei einer Frau tiefer Schlaf mit erloschener Reflexerregbarkeit ein. Bald wurde die Atmung schnarchend und nach 29 Stunden erfolgte der Tod[5]). Es genügen diese Angaben zur Charakteristik der Toxizität des Luminals[6]). Luminal geht in die Milch über. Der Säugling einer wegen Epilepsie damit behandelten Wöchnerin (dreimal täglich 0,1 g) nahm mit der Milch soviel davon auf, daß er in Dämmerschlaf verfiel.

Die chronische Aufnahme, z. B. von 0,6 g zweimal täglich, wegen Epilepsie, verursachte Schlechtwerden von Sehen und Hören, Schwere im Kopf, Schwindelzustände, Inkoordination der Bewegung, an Paralyse erinnernde Zustände, Sprachstörungen, Verlangsamung der Assoziationen. Nur langsam erfolgte nach dem Fortlassen des Mittels die Wiederherstellung[7]).

---

[1]) Remond et Colombies, Annal. de Médec. légale IV, 1925.
[2]) Wolff, Schweiz. med. Wochenschr. 1925, S. 188.
[3]) Erdt, Münch. med. Wochenschr. 1914, S. 1870.
[4]) Zimmermann, Ther. Monatsh. 1920, S. 79.
[5]) Weig, D. med. Wochenschr. 1925.
[6]) Der Tod des Ministers Hoefle erfolgte nicht durch Selbstmord mit Luminal. Dies kann natürlich nur ein Pharmakolog verstehen (vergl. L. Lewin, Preuß. Landtag, Niederschrift über die 22. Ausschuß-Sitzung am 7. Juli 1925).
[7]) Villaverde, Ann. de l'Acad. med.-quirurg. española, 1925.

Veramon. Diese Verbindung von Pyramidon mit Veronal machte Hautausschläge, wie jeder dieser Komponenten, und kann natürlich auch deren anderweitige Giftwirkungen verursachen.

Paraldehyd.

Paraldehyd $(C_2H_4O)_3$ ist nicht selten mit Azetaldehyd verunreinigt und dadurch wirkungsstärker nach der toxischen Seite. Mit anderen Schlafmitteln teilt es das Hervorrufen eines stärkeren Zerfalls von Eiweiß. Bei direkter Berührung mit roten Blutkörperchen erleiden diese Gestaltveränderungen bis zur Auflösung. Bei Pferden soll nach 200 g Paraldehyd Methämoglobinämie entstanden sein. An das Mittel findet schnell Gewöhnung statt. Die Ausscheidung erfolgt durch Lungen und Harn. In einem Falle roch die Ausatmungsluft drei Tage lang danach. Große Dosen — etwa 15—20 g — können unter Verlust des Bewußtseins, Herz- und Atmungsstörungen bei kalter, schweißiger, zyanotischer Haut töten. Unter besonderen Verhältnissen vertrugen zwei Kranke je eine Dosis von 50 g, die versehentlich gegeben worden waren. Danach trat nur ein 14- bzw. 19stündiger Schlaf ein. Bei einem Menschen wurden 60 g innerhalb 24 Stunden verbraucht. Dadurch entstanden Hinfälligkeit, Blässe, Zittern der Zunge und der Hände. Die Augäpfel lagen tief in den Augenhöhlen. Der Blick war starr. Es kam ein epileptiformer Anfall, Sprechen erfolgte mühsam. Nach einigen Tagen stellten sich Delirien ein. Wiederherstellung erfolgte nach 14 Tagen[1]), in kürzerer Zeit, ohne Symptome, nach Einführung von etwa 12 g Paraldehyd, dank der sofortigen Magenausspülung[2]). Selbst über 100 g (3½ Unzen) führten noch nach 41 Stunden zur Genesung, nachdem Sopor, Pupillenstarre, Herzbeschleunigung, beschleunigte Atmung und Lividität des Gesichts vorangegangen waren[3]).

Nach dem arzneilichen Gebrauch können sich einstellen[4]): Gesichtsröte, Flecke über Brust und Unterleib, Papeln an einer Körperhälfte, Trockenheit des Schlundes, Durst, Brennen im Halse, bisweilen unmittelbar nach dem Einnehmen Übelkeit und Erbrechen als Ausdruck starker örtlicher Reizung, vereinzelt Magenkrampf oder Leibschmerzen oder Durchfälle, oder durch Schwellung der Duodenalschleimhaut Ikterus. Monatelanger Gebrauch kann zur Kachexie führende Ernährungsstörungen durch zu starken Eiweißzerfall erzeugen, die nach dem Aussetzen bald wieder schwinden. Selten sind Herzstörungen. Das durch die Lungen ausgeschiedene Mittel ruft bisweilen als Reizwirkungen hervor: Husten, Beklemmung, Stimmverlust, Dyspnoe, selten Kollaps und als Reizfolge an den Nieren Albuminurie, Harndrang, auch wohl Enuresis. Gelegentlich erscheint aus dem gleichen Grunde Konjunktivitis. Es können ferner kommen: Erregung bald nach dem Einnehmen, Kopfweh, leichte Delirien und nach längerem Gebrauche Zittern der Hände.

---

[1]) Rheinhold, Therap. Monatsh. 1897, Nr. 6. — Drage, Lancet, 1900, Vol. II.
[2]) Maier, Berl. klin. Wochenschr. 1911, S. 176.
[3]) Mackenzie, Brit. med. Journ. 1891, Vol. II.
[4]) Konrad, Münch. med. Wochenschr. 1887, S. 180. — Benda, Neurol. Centralbl. 1884, S. 268. — Stark, ibid., 1884, S. 526. — Rolleston, The Practitioner 1888, Vol. XLI, p. 339. — Feint, New York, medic. Association, 1890, Vol. VI, p. 233.

Paraldehyd wird auch gewohnheitsmäßig als Rauschmittel gebraucht. Es sind wiederholt Menschen beobachtet worden, die 35 resp. etwa 40 g und sogar solche, die noch beträchtlich mehr täglich, einer von ihnen länger als ein Jahr, zu sich nahmen. Die höchste Verbrauchsmenge betrug bisher etwa 500 g wöchentlich. Die dadurch entstandenen Symptome ähnelten denen des chronischen Alkoholismus: Gehörs- und Gesichtshalluzinationen, Illusionen, Abnahme des Gedächtnisses und der Intelligenz, Verlust aller Kontrolle im Denken und Handeln, Angstgefühl und Aufregung, Sprachstörung, unsicherer Gang und Ruhelosigkeit, sensorische Parästhesien, ein andauernder Zustand von Benommenheit und Tremor, nicht selten auch Albuminurie. Bei einem Manne, der längere Zeit Paraldehyd in großen Mengen, zuletzt täglich 60 g, gegen Schlaflosigkeit nahm und infolge davon an Kachexie und Zittern von Zunge und Gliedmaßen litt, entwickelten sich in der Nacht nach der Entziehung Gesichtstäuschungen (Sehen von Katzen und Larven), dann am folgenden Tage ein epileptiformer Anfall mit bleibender Amnesie, später auch Delirium und Verwirrung. Unter Anwendung alkoholischer Getränke, großer Bromnatriumdosen und Methylsulfonat soll in 14 Tagen Heilung erfolgt sein. Eine Dame, die nach Morphin und Chloralhydrat sich dem Paraldehyd ergeben hatte, wurde, falls dies ihr auch nur für einige Stunden entzogen wurde, ruhelos, deprimiert, bekam neuralgische Beschwerden und kollabierte. Die Menstruation hatte aufgehört. Die Entziehung war unmöglich[1]). Anämie und Abmagerung, leichtes abendliches Fieber, Verstopfung und Flatulenz neben Bulimie, irreguläre Herzarbeit mit Palpitationen ergänzten die nervösen Störungen.

Leichenbefund: In einem Selbstmordfalle fand man Verätzung des Magens[2]). Die Magenschleimhaut war an der vorderen Wand starr und grauweiß.

Sulfaldehyd (C_2H_4S) macht bei Tieren Somnolenz. Es ist ein Blutgift, das nach längerer Berührung mit Blut die Blutkörperchen zerstört und keinerlei Absorptionsstreifen mehr erkennen läßt. **Trithioaldehyd** ($C_2H_4S)_3$ wirkt hypnotisch.

Azetal (Diäthylazetal, $C_6H_{14}O_2$), das sich im Vorlauf der Branntweindestillation findet, macht zu 5—10 g fleckige Hautausschläge, totenähnliche Betäubung und bisweilen Unregelmäßigkeit des Pulses. Die Ausscheidung durch die Lungen hält länger als 48 Stunden an. Als Nachwirkung findet man: Übelkeit und Schwere in den Gliedern.

Thialdin ($C_6H_{13}NS_2$) tötet Frösche zu 0,02 : 100 g Gew., Kaninchen reagieren wenig darauf. Bei den ersteren entstehen: Narkose, Verlust der Sensibilität, der Reflexerregbarkeit und Minderung der Reizbarkeit motorischer Nerven, bei beiden Verlangsamung, evtl. Irregularität der Herzschläge.

Karbothialdin [$NH_2 . CS . SN . (CH . CH_3)_2$] macht bei Fröschen Tetanus und Herzstillstand in Diastole. Kaninchen sind dagegen refraktär.

---

[1]) Frank Elkins, Edinb. med. Journ. 1893, July. — Goodmann, Americ. Practit. 1890, Nr. 10, p. 289. — Krafft-Ebing, Zeitschr. f. Ther. 1887, Nr. 7. — Brit med. Journ. 1889, I, p. 1265. — Kehrer, Zeitschr. f. d. ges. Neurol. 1910, Bd. 3.
[2]) Berlioz, Semaine médic. 1894, Nr. 20.

Amidoazetal ($C_6H_{15}NO$). Bei Fröschen entsteht nach 0,1 g des salzsauren Amidoazetal Muskellähmung (motorische Nervenenden), Abnahme und Unregelmäßigkeit der Herzschläge, vasomotorische Lähmung, und, wie auch bei Warmblütern, Lähmung der Atmung. Künstliche Respiration schiebt den Tod hinaus, der schließlich durch Herzlähmung erfolgt.

Äthylaldehyd.

Der flüssige Aldehyd, Azetaldehyd (C_2H_4O), der auch von der Lungenschleimhaut resorbiert und durch Lungen und Harn unverändert ausgeschieden wird, wirkt bei Menschen[1] und Tieren[2] anästhetisch und zu 0,7 g pro Kilo Hund tödlich[3]), bei weniger als 0,3 g pro Kilo berauschend. Vom Magen aus wirken erst größere Dosen. Äthylaldehyd ätzt durch Eiweißfällung, zerstört die roten Blutkörperchen und bildet Methämoglobin, langsamer, wenn sein Dampf einwirkt. Bei Tieren entsteht nach kleinen Dosen Steigerung der Zahl und Energie der Herzschläge und Beschleunigung der Atmung, Rausch mit Verlust der Sensibilität, und nach großen Dosen Respirationsstillstände mit folgender Beschleunigung. In dieser Asphyxie ist der Blutdruck erhöht, und Muskeln, Sensibilität und Reflexerregbarkeit sind gelähmt. Subkutane oder stomachale Anwendung läßt Schmerzen auftreten. Wenn Menschen das Mittel einatmen, so entstehen Oppressionsgefühl auf der Brust und Husten, sowie Betäubung, Kopfschmerzen und Augenreizung. Nach 10 Tropfen in Wein stellten sich Brennen in den ersten Wegen, Hustenreiz, Herzklopfen und Schwindel ein. Ein Chemiker, der größere Mengen der Dämpfe eingeatmet hatte, bekam erst nach Stunden Atemnot, Brustkrampf und Erstickungsanfälle. Daran schloß sich für etwa drei Wochen eine Brustfellentzündung. Bei der Schnellessigfabrikation leiden die Arbeiter durch die Aldehyddämpfe an Katarrhen der Luftwege. Bei Kaninchen soll Aldehyd Arteriosklerose, gelegentlich auch Leberzirrhosis, Hyperämie der Nierengefäße usw. verursachen[4]). Wiederholte subkutane oder stomachale Zufuhr von Azetaldehyd erzeugt nur bei älteren Kaninchen Arterionekrose, die der durch Adrenalin erzeugten gleichen: Primäre Nekrose der glatten Muskelzellen, Streckung und Zerfall der elastischen Elemente der Media und Verkalkung der nekrotischen Herde[5]).

Nachweis: Eine mit Natronlauge versetzte, ammoniakalische Silberlösung erzeugt in Aldehydlösungen bis 1 : 1000 einen glänzenden Silberspiegel, in solchen von 1 : 500 000 noch eine gelbgraue Abscheidung. Phenylendiaminchlorhydrat in frischer Lösung gibt mit Aldehyd eine gelbe Berührungszone. Der feinste Nachweis für diesen und andere Aldehyde ist der folgende[6]): Mischt man Piperidin mit einer Lösung von Nitroprussidnatrium, so entsteht auf Zusatz von Azetaldehyd noch in einer Verdünnung von über 1 : 10 000 Blaufärbung.

---

[1] Boutigny, Compt. rend. de l'Acad., 1847, p. 904.
[2] Poggiale Compt. rend., 1848, p. 337.
[3] Albertoni e Lussana, Sull' Alcool, sull' Aldeide etc., Padova 1875.
[4] Albertoni und Piventi, Centralbl. f. med. Wissensch., 1888, p. 401.
[5] Loeb, Arch. f. exper. Path., Bd. 69, 1912.
[6] L. Lewin, Berichte d. Deutsch. chem. Gesellschaft, Jahrg. XXXII, 1899, Nr. 17.

Metaldehyd, $(C_2H_4O)_6$, wird vielleicht im Tierkörper zu Essigsäure, resp. Kohlensäure verbrannt. Hunde sterben durch 0,5 g pro Kilo, Kaninchen durch 1,25 g pro Kilo vom Magen aus unter Erregungserscheinungen: Dyspnoe, Salivation, vermehrte Herzschläge, Muskelzittern, Krämpfe, Trismus und Erhöhung der Körperwärme. In fast allen Organen wurde Hyperämie gefunden[1]).

Trioxymethylen, Paraformaldehyd, $(CH_2O)_3$, wirkt wie die organischen Hypnotika. Die Reflexe werden aber nicht aufgehoben, weil der Tod erfolgt, ehe die Lähmung des Reflexzentrums sich ganz ausbilden kann. Die Herztätigkeit nimmt schnell bis zum Stillstande ab. Die Pupillen werden sehr eng. Der Tod erfolgt trotz künstlicher Atmung. Bei Menschen sah man danach Erbrechen und Magenschmerzen auftreten.

Äther.

Akute Vergiftungen mit Schwefeläther $(C_4H_{10}O)$ werden bei der therapeutischen Anwendung desselben sowie vereinzelt zum Mord an einem kleinen Kinde oder zur Zwangsbetäubung zwecks Vornahme eines Verbrechens[2]) und zum Selbstmord[3]), Zufall[4]), chronische beim Gebrauch als Genußmittel und sehr selten im Gewerbebetriebe bei der Fabrikation von Glühstrümpfen beobachtet. Die akute Vergiftung kann zum Scheintode oder zum Tode führen. Von 1868—1878 wurden in England und Amerika 151 Todesfälle gezählt[5]). Auf 24000 Äthernarkosen kommen nur ein oder sogar auf 10000 nur 0,3 Todesfall. Die letztere Durchschnittsziffer ist aus 92 000 Äthernarkosen berechnet. Die Statistik wird natürlich durch Fälle verschlechtert, in denen z. B. zuerst Bromäthyl und dann Äther gereicht wurde[6]). Dies ist unerlaubt. Die tödliche Dosis bei der Einatmung schwankt zwischen 8 und 500 g, wonach der Tod in vier Minuten bis zwei Stunden erfolgte. Innerlich sollen 30—50 g töten[7]). Die den Chloroformtod bedingenden oder dafür prädisponierenden Momente (Alkoholismus, Herzkrankheiten, Bronchial- und Nierenkrankheiten, Anwendung zu konzentrierter Ätherdämpfe, von denen schon 4,5—6 Vol.-Prozente Narkose erzeugen), können auch beim Äther gefahrvoll werden. Ich glaube nicht, daß die beim Verdunsten käuflichen Äthers erwiesenen Dioxyäthylperoxyd und Vinylalkohol bzw. Divinyläther mit den Symptomen bei der Ätherverwendung etwas zu tun haben. Die tödliche Konzentration der Ätherdämpfe liegt bei 10,6 Prozent. In tiefer Narkose beträgt der Äthergehalt des venösen Blutes 45—114,8 mg Prozent. Nach der Narkose mindert sich der Gehalt in 15 Minuten um 5—21 mg Prozent, nach 60 Minuten um 72—52 mg Prozent. Vereinzelt trifft man

---

[1]) Bokai, Pester med.-chir. Presse, 27. Juni 1886. — Coppola, Ann. di chim., Sér. V, p. 140.
[2]) So hatte z. B. ein Einbrecher in die Balkontür eines Schlafzimmers zwei größere Löcher gebohrt und durch diese Äther zur Betäubung der Insassen gespritzt.
[3]) Mendelsohn, Charité-Annalen, 1887. — Benjamin, ibid. 1899.
[4]) Thomalla, Zeitschr. f. Medizin.-Beamte 1908, Nr. 20: Einstopfen äthergetränkter Watte in die Nase um Leibschmerzen zu beheben. Tod im Schlaf.
[5]) Dawson, Brit. med. Journ. 1878, p. 289.
[6]) Herhold, D. med. Wochenschr. 1894, p. 361.
[7]) Moures, Gaz. hebdomad. de Médecine 1887.

Menschen, die durch auch hoch gesteigerte Äthermengen nicht narkotisiert werden.

Pferde vertragen über 700 g Äther ohne Narkose. Auch Hunde zeigen große Toleranz. Katzen können durch 20—30 g für 25 bis 30 Minuten in der Narkose erhalten werden. Gefährlich ist das Ätherisieren der Schafe.

Symptome der Inhalationsvergiftung: Erbrechen, besonders bei Kindern, Lividität des Gesichtes, Erniedrigung der Körperwärme, Kälte der Glieder, Unregelmäßigkeit, Oberflächlichkeit und plötzliches Stillstehen der Atmung, gewöhnlich durch ein Kleinerwerden des Pulses und Mydriasis eingeleitet. Bei dieser Todesart (Lähmung des Atmungszentrums und Kohlensäureanhäufung im Blute) stirbt gewöhnlich das Herz zuletzt, während vereinzelt das Herz als erstes stillsteht[1]). Mitunter kommt Pulsschwäche bei erhöhter Zahl und Unregelmäßigkeit vor; der Blutdruck sinkt und es erscheint Kollaps mit Facies hippocratica usw. Auch nach Wiederherstellung kann doch durch Nachwirkung in einigen Tagen z. B. durch eine, auch als Autoinfektion (Aspiration von Mundbakterien) aufgefaßte Pneumonie[2]) der Tod erfolgen. Unter 201 Narkosen mit 50 bis 200 ccm Äther und einhalb- bis zweistündiger Dauer kam sie zehnmal[3]). Der Äther soll eine starke Blutfülle der Lungenkapillaren, welcher multiple Hämorrhagien und Lungenödem folgen, hervorrufen und dadurch einen günstigen Nährboden für die Ansiedelung von Mikroorganismen abgeben. Da aber bei totaler Vergiftung Lungenveränderungen fehlen können, so werden noch direkte Gefäßveränderungen und eine Herzinsuffizienz, die kombiniert mit der Gefäßerkrankung wirkt, für die Erklärung herangezogen[4]). Ich halte die Anschauung von einer bakteriellen Infektion für abwegig, sehe vielmehr die Ursache der beobachteten Veränderungen in einer Reizwirkung zu konzentrierter Ätherdämpfe, da auch Tiere, die solchen ausgesetzt sind, bronchopneumonische Herde bekommen und evtl. unter dem Bilde einer lobulären Pneumonie eingehen.

Der törichte Äthereinlauf in das Rektum tötete einen Menschen nach drei Tagen an Peritonitis[5]). Auch das Einlassen von Ätherdampf in das Rektum hat schon vor etwa 70 Jahren Vergiftung veranlaßt. Völlig abzulehnen, weil pharmakologisch unzulässig, ist auch die intravenöse „Äther-Kochsalzlösung", die gelegentlich Bronchopneumonie, auch wohl Hämoglobinurie, Albuminurie, Asphyxie und Erbrechen veranlaßt hat. Der Äther wird auch durch die Muttermilch ausgeschieden, so daß das Anlegen des Kindes noch einige Stunden nach der Narkose nicht geraten ist. Schon vier Minuten nach Beginn einer gewöhnlichen Entbindungsnarkose ist Äther in der halben Konzentration im Fötus vorhanden[6]).

Von minder gefährlichen Zufällen bei und nach der Ätherinhalation sind noch zu berücksichtigen: Atemstörungen durch Zurückfallen der Zunge und Kehlkopfmuskellähmung, vermehrte Tränen- und Speichelabsonderung, Erbrechen, Hustenanfälle, katarrhalische Reizung der

---

[1] Comte, De l'Emploi de l'Ester sulf. Genève 1882, p. 158.
[2] Nauwerk, D. med. Wochenschr. 1895, Nr. 8. — Poppert, ibid. 1894, Nr. 37.
[3] Caro, Berlin. klin. Wochenschr. 1908.
[4] Lindemann, Centralbl. f. allgem. Pathol., Bd. IX, Nr. 11 u. 12.
[5] Cunningham, Boston Medic. Journ. 1910, 24. March.
[6] Gramén, Acta chirurg. scandin, 192.

Respirationsschleimhaut, akute Bronchitis und hysterisches Lachen oder Weinen, Delirien, Manie, klonische oder tonische Krämpfe, Opisthotonus, Oligurie, Albuminurie, Glykosurie, Azetonurie, Diarrhöe, meistens aber Verstopfung, sowie Ikterus als Reizwirkung verschluckter Ätherdämpfe auf die Darmschleimhaut. Kinder ätherisierter Mütter sah man ikterisch werden. Nach subkutanen Ätherinjektionen können Nervenlähmungen, Schwellung, Eiterung und evtl. Muskelkontrakturen entstehen. Für die Folgen einer solchen Lähmung, die durch eine chemische Einwirkung des Mittels oder seines Dampfes auf Nerven entsteht[1]) und bisher meistens am Vorderarm, der ungeeignetsten Stelle für Injektionen, beobachtet wurde — die Radialislähmungen aus dieser Ursache sind nicht selten —, ist der Arzt verantwortlich. Durch ein in einen hohlen Zahn gelegtes, mit Äther versehenes Wattepfröpfchen entstand bei einem Menschen mit Mittelohrkatarrh Herabsetzung der Hörweite, z. B. für die Taschenuhr, von 10 cm auf 1 cm. Nach Entfernung der Watte wurde die Hörfähigkeit normal[2]). Als Nachwirkungen der Äthernarkose sind u. a. zu erwähnen: der bisweilen mehrtägige Geruch des Äthers in der Exspirationsluft, lange, bis 60 Stunden anhaltendes Erbrechen, Speichelfluß, starke Schweiße, Niesen, Husten, Blutspeien, Bronchopneumonie, psychische Depression oder Erregung und evtl. eine Apoplexie (meist linksseitige Hemiplegie), der das Individuum nach einigen Tagen erliegen kann[3]). Nach 75 Äthernarkosen wurden 27mal Eiweiß und Zylinder im Harn gefunden, in 20 Prozent der Fälle innerhalb der ersten 24 Stunden und in 16 Prozent später. Die Dauer dieser Veränderung betrug Tage oder auch zwei Monate, im Durchschnitt sieben Tage. Disponierend hierfür wirken: Anämie, höheres Alter, großer Ätherverbrauch und Bauchoperationen. Gelegentlich wird die Nierenreizung so stark, daß Hämaturie folgt.

Eine Frau verschluckte im Opiumtaumel 30 g Äther. Man fand bei ihr: Kälte des Körpers, Tympanitis, Halluzinationen, Illusionen, Angst, Verfolgungswahn, Schmerzen im Epigastrium, Kleinheit des Pulses, gestörte Atmung. Nach mehreren Stunden erschienen: Prostration, Stertor, Trachealrasseln und der Tod. Auch Krämpfe können sich nach in den Magen aufgenommenem Äther einstellen.

Die chronische Äthervergiftung durch gewohnheitsmäßiges Trinken oder Einatmen dieser Substanz, die Äthersucht, kommt endemisch in Nord-Irland, sonst in allen Erdteilen nur bei einzelnen Menschen vor. Sie verfallen nach einiger Zeit körperlich, kommen in ihrer sozialen Stellung herunter, werden reizbar, mißtrauisch, zänkisch, verlogen, launenhaft, faul, nachlässig. Das Trinken von Äther oder Hoffmanns-Tropfen scheint häufiger als Ätheratmen zu sein. Eine Frau hatte täglich Äther genommen und im ganzen 180 g verbraucht. Nach anderthalb Monaten traten Zittern in den Händen, Schmerzen in der Brust und zwischen den Schulterblättern, Erbrechen, Kopfweh, Herzklopfen und Wadenkrämpfe auf. Die Symptome schwanden angeblich acht Tage nach

---

[1]) L. Lewin, Die Nebenwirkungen, 3. Aufl., S. 61.
[2]) Eitelberg, Wien. med. Wochenschr. 1891, Nr. 3. — Rosa, Zeitschr. f. Ohrenheilk. 1882, S. 4.
[3]) Quervain, Centralbl. f. Chirurg. 1895, S. 410.

dem Aussetzen[1]). Das „Ätheratmen" als Genußmittel schafft Störungen wie das Chloroformriechen: allgemeine Mattigkeit, Schwäche, Appetitmangel, Muskelzittern, einen unangenehmen Hautgeruch[2]), krampfhafte Kontraktion von Beinmuskeln beim Gehen, Schmerzen in der Brust und zwischen den Schulterblättern, Ohrensausen, Kopfweh, Herzklopfen, Wadenkrämpfe, morgendliches Erbrechen u. a. m Ein Knabe brachte es in neun Jahren dahin, täglich ein Liter Äther teils zum Inhalieren, teils zum Trinken zu verbrauchen[3]).

Leichenbefund: Es wurden u. a. bei Menschen Lungenemphysem, Fett im Herzen, Mageninhalt in den Luftwegen, Thrombosierung der Arteria pulmonalis und Blutextravasate im Gehirne gefunden. In anderen Fällen ergab die Obduktion keinen Anhalt für die Todesursache. Fast immer riechen jedoch die Körperhöhlen nach Äther. Bei Tieren, die durch Äther zu Tode narkotisiert wurden, fand man diffuse hämorrhagische Nephritis mit vorwiegender Glomerulitis und multiplen Hämorrhagien. Diese Nephritis hat die Tendenz zur spontanen Heilung.

Der Äther wird durch Destillation der ihn enthaltenden Massen und Bestimmung seines Siedepunktes (34—36° C) nachgewiesen. Er gibt die Liebersche Jodoform-Reaktion. Längere Zeit nach der Vergiftung ist der Nachweis unmöglich.

Die Behandlung der Äthervergiftung ist der durch Chloroform analog. Obenan steht die künstliche Atmung.

Die chronische Vergiftung wird durch Entziehung des Mittels behandelt. Die Wahrscheinlichkeit, dieses Ziel zu erreichen, ist aber stets gering.

Triazetin, $C_3H_5(C_2H_3O_2)_3$, das sich im Öle von Evonymus europaeus findet, ist ein Essigsäureester des Glyzerins. Frösche werden durch einen Tropfen per os gelähmt, bekommen Muskelzittern, Krämpfe und Herzstillstand in Systole, Kaninchen gehen durch progressive Schwäche zugrunde und bei Menschen steigt nach 2 g der Blutdruck und es entsteht Kopfweh und Schwäche.

Dichlorhydrin, Dichlorpropylalkohol ($C_3H_6Cl_2$), ein zweifach gechlortes Glyzerin, wird als Lösungsmittel für Zelluloid und Harze benutzt. Es kommen ihm zerebral lähmende Einwirkungen zu. In dem gleichen Sinne wird das Herz beeinflußt. Auf Gewebe übt es einen starken Entzündungsreiz aus.

Trichlorhydrin ($C_3H_5Cl_3$). Bei Fröschen entsteht dadurch Minderung der Reflexe und der Bewegung. Zu 0,5 g bewirkt es bei Kaninchen Schlaf mit bedeutender Reflexabnahme. Die Atmung wird verlangsamt, die Herzarbeit außerordentlich beschleunigt. Bei Menschen erzeugten 2 g Schmerzen im Kopfe und Kreuze, Unsicherheit des Ganges, Abstumpfung der Sensibilität und später Erbrechen. Die Folgen der Magenreizung hielten mehrere Tage an[4]).

Äthylendiamin ($C_2H_4 . [NH_2]_2$), das im Mageninhalt eines an Krebs und Gastrektasie Leidenden gefunden wurde, erzeugt bei Tieren Krämpfe.

---

[1]) Martin, Gaz. de hôpit., 1870, p. 213.
[2]) Ewald, Berliner klin. Wochenschr., 1875, p. 133.
[3]) Sédan, Gaz. des hôp., 1883, p. 844. — L. Lewin, Die Nebenwirk d. Arzneim.
[4]) Romensky, Arch. f. d. ges. Physiol., Bd. 5, 1872, S. 565.

Diäthylendiamin, $C_2H_4(NH)_2C_2H_4$, Piperazin ruft nach subkutaner Injektion von 0,1 g und mehr Schmerzen, Hyperämie, eine örtliche Urtikaria, Ödem und phlegmonöse Abszesse hervor. Nach innerlicher Beibringung von ca. 1 g, in Wasser gelöst, entstanden bei einem Kranken: ein semikomatöser Zustand mit Zyanose der Finger und Lippen, Pupillenverengerung, Sinken des Pulses und der Körperwärme und Bewegungsunfähigkeit der unteren Gliedmaßen. Angeblich soll auch danach gelegentlich Eiweiß im Harn vorkommen. Die Beobachtung scheint aber wegen der als Eiweißreagenz benutzten Pikrinsäure nicht sicher.

Äthylidendiamin $(CH_3.CH.[NH_2]_2)$, mit dem vorigen isomer und bei der Fischfäulnis gefunden, erzeugt bei Fröschen Lethargie, Pupillenerweiterung und Tod, bei Mäusen und Meerschweinchen Salivation, Augentränen, Exophthalmus, Dyspnoe, und bei Kaninchen nur Speichelfluß, bisweilen aber nach 12—24 Stunden plötzlichen Tod.

Hexamethylentetramin, $(CH_2)_6N_4$, Urotropin, geht schnell in den Harn. Ein Teil desselben spaltet Formalaldehyd ab. Große Dosen desselben (4—6 g täglich) können Störungen im Harnapparat, vermehrten Harndrang, Brennen in der Blasengegend, Blutharnen usw. veranlassen.

Äthylidenchlorid $(C_2H_4Cl_2)$ vergiftete Menschen, die arzneilich den Dampf einatmeten, unter Exzitation, Aussetzen des Pulses und Asphyxie[1]). Nach dem Erwachen aus der Narkose bestanden noch Erbrechen und Benommensein. Zwei Todesfälle sind dadurch zustande gekommen[2]). Ein Gemisch von 10 Teilen auf 100 Teile Luft rufen Schwindel und Koma hervor[3]).

Die Toxizität der **Methylamine** ist umgekehrt proportional ihrem Methylgehalt.

Das **salzsaure Äthylamin** wirkt auf junge Katzen narkotisierend und temperaturherabsetzend. Die freie Base $(C_2H_5.NH_2)$ reizt die Schleimhäute wie Ammoniak.

Vinylamin $(CH_2.CH.NH_2)$. Vom salzsauren Salz töten 0,03 g pro Kilo Meerschweinchen in zehn Stunden.

Ammoniumbasen.

Isoamyltrimethylammoniumchlorid und **Valeryltrimethylammoniumchlorid** wirken wie andere Ammoniumbasen mit Ausnahme des Hexyltrimethylammoniumchlorid muskarinähnlich (zu 1 mg bei Fröschen Herzstillstand in Diastole), in größeren Dosen wohl alle kurareähnlich. Die letztere Wirkung tritt fast ganz in den Vordergrund beim **Allyltrimethylammoniumchlorid**. Muskarinähnlich wirken noch: **Tetramethylammoniumchlorid, Azetaltrimethylammonium, Aldehydtrimethylammonium** u. a. m. **Tetraäthylammoniumjodür** erzeugt Kurarelähmung.

Trimethylvinylammoniumoxydhydrat oder **Neurin** $(C_5H_{13}NO)$ findet sich u. a. bei der Fleischfäulnis von Tieren und Menschen, sowie in faulen Pilzen. Es erzeugt zu 1—5 mg bei Fröschen Lähmung, Pupillenverengerung und Tod durch diastolischen Herzstillstand infolge von Reizung

---

[1]) Demme, Handb. d. Kinderkrankheiten, S. 69.
[2]) Clover, Brit. med. Journ. 1880, II, p. 797. — Steiner, Arch. f. Chir., Bd. XII, S. 789. — Langenbeck, Berl. klin. Wochenschr. 1870.
[3]) Dubois, Compt. r. de la Soc. de Biol. — Nouv. Remèdes 1905, p. 7.

der Hemmungsapparate des Herzens. Katzen reagieren stärker als Kaninchen und Mäuse, und alle energischer als Meerschweinchen auf Neurin. Kaninchen werden durch 0,04 g pro Kilo getötet. Bei diesen und Hunden treten auf: Speichelfluß, reichliche Absonderung von Nasenschleim und Schweiß, Durchfall, Unsicherheit in den Bewegungen, und bei tödlichen Dosen Lähmung (Extremitäten und Augenlider), Abnahme und Unregelmäßigkeit der Atmung, Dyspnoe, Sinken des Blutdruckes und Herzstillstand nach der Atemlähmung. Die Krämpfe können durch künstliche Atmung teilweise unterdrückt werden. Atropin wirkt antidotarisch.

Trimethyloxyäthylammoniumhydroxyd oder Cholin (Amanitin) ($C_5H_{15}NO_2$) ist in Pilzen, Bucheckern, in vielen Samen, Secale cornutum, in der Heringslake, menschlichen Organen usw. enthalten. Beim Faulen desselben mit Heuaufguß entstehen u. a.: Trimethylamin und Neurin. Es wirkt muskarinähnlich. Zu 0,025—0,1 g erzeugt es bei Fröschen allgemeine Lähmung, bei Warmblütern auch Speichelfluß und andere Neurinsymptome in abgeschwächter Weise. Cholin — auch das durch Röntgen- oder Radiumbestrahlung aus Lezithin gewonnene — verursacht an jeder Anwendungsstelle Reizung bzw. Entzündung, die bis zur Gewebsnekrose gehen kann[1]). Dies kann sich nach perkutaner, subkutaner, endermaler Anwendung vollziehen. Die Haare über der Injektionsstelle fallen aus. Nekrose sah man an den Hoden auftreten. Statt solcher Zerfallswirkungen zeigen sich an entfernteren Körperstellen degenerative Vorgänge. Es entsprechen in der Wirkung 0,1 g salzsaures Cholin etwa 5 mg salzsaurem Neurin pro Kilo Kaninchen[2]).

Methyltriäthylstiboniumjodid tötet zu 0,15 g (subkutan) ein Meerschweinchen in 15 Minuten asphyktisch und lähmt motorische Nerven. Bei Fröschen ist die kurareartige Wirkung noch ausgesprochener.

Koprinchlorid ($C_6H_{16}NOCl$), Trimethylamin auf Monochlorazeton, wirkt kurareähnlich.

Trimethylammoniumsulphür bildete sich bei der Reinigung von Trimethylammonium und erzeugte, nachdem es einen Augenblick eingeatmet worden war, Verlust des Bewußtseins, Krampf und Hinstürzen. Es trat Erholung ein.

Trimethylendiamin ($C_3H_8N_2$), aus Kulturen des Kommabazillus gewonnen, macht Krämpfe, **Tetramethylendiamin,** $NH_2(CH_2)_4NH_2$ (Putrescin), Entzündung. **Pentamethylendiamin,** $(CH_2)_5(NH_2)_2$ (Kadaverin), findet sich bei der Fäulnis von tierischem Eiweiß. Es ätzt als freie Base, aber nicht als Salz und erzeugt als solches auch keine allgemeinen Symptome.

Äthylchlorid.

Wirkt Äthylchlorid (C_2H_5Cl), „leichter Salzäther", „Kelen", auf die Haut ein, so entsteht häufig eine auch mehrtägige Rötung. Nach der Anwendung als schmerzstillendes Mittel an Schleimhäuten für Zahnextraktionen und andere anästhetische Zwecke, kam es wiederholt zu Kiefer-

---

[1]) Werner, Centralbl. f. Chirurg. 1904, Bd. 31. — D. med. Wochenschr. 1905. — Exner und Zdarek, Wien. klin. Wochenschr. 1905. — Hoffmann, ebendort 1905. — Exner und Sywek, D. Zeitschr. f. Chirur. 1905.

[2]) Cervello, Arch. ital. de Biol. 1884, p. 199. — Brieger, Über Ptomaine, 1885, S. 26.

schmerzen, welche zwei bis drei Tage anhielten und den Schlaf raubten. Wirkt der auf ein Gewebe dirigierte feine Strahl des verdampfenden und wieder kondensierten Mittels lange ein, so kann Dermatitis entstehen.

Nach der Verwendung im Munde wurde so viel von den Dämpfen resorbiert, daß eine tödliche Wirkung eintrat[1]). Die damit vorgenommene Narkose hat wiederholt dieses Ende genommen. Als Symptome ließen sich feststellen: Verdrehen der Augen, Zuckungen, Muskelzittern, sowie ein kleiner, vermehrter Puls. Der Tod ist ein Atmungstod. Doch gibt es auch Fälle, in denen die ersten und entscheidenden Störungen vom Herzen ausgingen. Für einen geringen Eingriff wurde damit narkotisiert. Der pränarkotische Rausch hatte nicht viel mehr als eine Minute gedauert, als der Kranke blaß und der Puls unregelmäßig wurde. Auch sogar „das Freilegen des Herzens" half nicht. Der Kranke starb[2]). Bei protrahierten und tiefen Narkosen sinken Pulsfrequenz und Blutdruck gewöhnlich[3]). Als Begleitsymptome können Brechreiz und Erbrechen und auch Speichelfluß auftreten. Nicht genug kann vor wiederholten Narkosen gewarnt werden.

Äthyldisulfid und **Tolyldisulfid** schufen beim Arbeiten damit unter anderem Kopfschmerzen.

Äthylenchlorid. Der Liquor Hollandicus ($C_2H_4Cl_2$) erzeugt bei Menschen während der Einatmung Brennen in den Luftwegen, Hustenreiz und später häufig Erbrechen. Bei Tieren werden mehrere Stunden nach dem Erwachen aus der Narkose, die mit Erhöhung der Pulszahl und Blutdrucksenkung einhergeht, die Hornhäute porzellanartig opaleszent[4]). Diese Opaleszenz ist aber nicht von Kornea-Nekrose gefolgt. Nach mehreren Monaten klärt sie sich von der Umrandung nach dem Mittelpunkt zu auf. Es handelt sich hierbei nicht um einen entzündlichen Vorgang, sondern um eine Verdickung der Hornhautlamellen infolge eines Ödems[5]), das von der Zerstörung des Endothels der Kornea abhängt, wodurch die Hornhaut vor der Durchfeuchtung mit Kammerwasser nicht mehr geschützt ist. Direkte Injektion von Äthylenchlorid in die vordere Kammer hat nur starke lokal-entzündliche Veränderungen im Gefolge[6]). Eine Gewöhnung an das Gift ist nicht zu erzielen.

Äthylnitrit, Salpetrigsäureäther. Der Dampf dieser Flüssigkeit ($C_2H_5NO_2$) ruft, eingeatmet, Braunfärbung des Blutes durch Methämoglobinbildung hervor. Auch die subkutane Beibringung bei Fröschen oder Kaninchen bewirkt dies. Die Reflexerregbarkeit hört bald auf. Kaninchen bekommen durch Einatmung des Dampfes Konvulsionen und Menschen sofort Kollaps. Auch Kopfschmerzen, Pulsbeschleunigung und Zyanose können dadurch entstehen. Dies sah man bei drei Arbeitern. Eine Magd wurde tot in ihrem Bett gefunden, nachdem in ihrem Schlafzimmer abends zuvor etwa 4 Liter Äthylnitrit durch Flaschenbruch vergossen waren. Einnehmen von 4 g Spiritus Ätheris nitrosi einer aldehyd- und alko-

---

[1]) Seitz, Correspondenzbl. f. schweiz. Ärzte 1901, S. 97 und ibid. S. 411.
[2]) Hofmann, Münch. med. Wochenschr. 1922.
[3]) Herrenknecht, Äthylchlorid u. Äthylchloridnarkose, 1904.
[4]) L. Lewin in: Die Wirkungen von Arzneimitt. u. Giften auf d. Auge, 2. Aufl., 1913, I, 49.
[5]) Dubois, Bullet. de l'Académie des Sciences 1888, 3. Sept. et 1889, 28. Janv.
[6]) Erdmann, Archiv. f. Augenheilk., Bd. LXXIII, 1913.

holhaltigen Lösung von Äthylnitrit verursachte bei einem Knaben heftige mehrstündige Kolik und Erbrechen. Der dreiwöchentliche Gebrauch von täglich je 30 g Spiritus Ätheris nitrosi veranlaßte bei einem Erwachsenen: Delirien, Geistesverwirrung mit Tendenz zum Selbstmord, Schlaftrunkenheit, Trockenheit der Haut, Pulsverlangsamung und Albuminurie. Nach dem Verschlucken von 90—120 g erbrach ein Kind, kollabierte, der Puls war fast unfühlbar, das Bewußtsein geschwunden, die Pupillen dilatiert, die Respiration schwach[1]). Durch Wärmflaschen gelang es, Schweiß zu erzeugen und den Puls zu bessern. Trotzdem wiederholten sich Erbrechen und Durchfall, die Atmung wurde stertorös und der Tod erfolgte 12 Stunden nach der Vergiftung. Bei der Sektion rochen die Körperhöhlen nach der genommenen Substanz. Die Magenschleimhaut war entzündet, ebenso der Darm stellenweise mit Ecchymosen versehen.

Nitroäthan ($C_2H_5NO_2$), mit dem Salpetrigsäureäther isomer, wirkt auf Menschen kaum merkbar ein[2]). Bei Fröschen entsteht (subkutan oder Einatmung) Anästhesie und bei größeren Dosen Lähmung des Zentralnervensystems, von der die Tiere sich aber erholen können.

Äthylnitrat ($C_2H_5NO_3$). Der Salpetersäureäthyläther ruft, eingeatmet, unter Kopfschmerzen Narkose und damit auch Erbrechen und Muskelstarre hervor.

Bromoform.

Die Ursache von Bromoformvergiftungen[3]) liegt in der Möglichkeit, daß Kinder Bromoformfläschchen, die nicht behütet worden sind, in die Hände bekommen und austrinken, oder daß von arzneilich verordnetem zu viel oder zu lange verordnet worden ist, oder daß beim Darreichen einer Bromoformemulsion, die z. B. in sechs Tagen davon verbrauchten Mengen erträglich waren, dann aber am siebenten Tage die im Laufe dieser Zeit abgesetzte Bromoformschicht rein und so eine evtl. tödliche Dosis zur Wirkung gelangte. Auch durch in Alkohol gelöstes Bromoform kann leichter Vergiftung erfolgen. Das Alter der Vergifteten schwankte zwischen drei Monaten und sechs Jahren und die Menge des genommenen Giftes zwischen fünf Tropfen oder zweimal in zwei Stunden gereichten je vier Tropfen, oder 60 Tropfen, oder 6—10 g. Tödliche Ausgänge erfolgten nach etwa 5 g, aber Wiederherstellung auch noch nach 5—6 g, z. B. bei einem zehn Monate alten Kinde. Verschiedene Male wurde der Eindruck erweckt, als wenn das Mittel kumulativ wirken könne. Ein Kind, das davon zwei Wochen lang dreimal täglich je zwei Tropfen in Wasser erhalten hatte, erkrankte eine halbe Stunde nach der letzten Dosis mit Bewußtlosigkeit,

---

[1]) Hill, Lancet, 1878, II, p. 766.
[2]) Schadow, Arch. f. exper. Pathol., Bd. VI, S. 194.
[3]) Roth, Zeitschr. f. Mediz.-Beamte 1904, Nr. 22. — Tresling, Jahresber. 1906. — Nolden, Ther. Monatsh. 1892, S. 263. — Darling, Brit. med. Journ. 1900, I. — Platt, D. mediz. Zeit. 1893, S. 254. — Reinecke, Therap. Monatsh. 1898, S. 404. — Eugster, Correspondenzbl. f. schweiz. Ärzte 1900. — Dillard, Therap. Gaz. 1903, Nr. 4. — Jessen, Therap. Monatsh. 1903, Aug. — van Bömmel, D. med. Wochenschr. 1896, Nr. 3. — Börger, Münch. med. Wochenschr. 1896, Nr. 20. — Jessen, Ther. Monatsh. 1903. — Dean, Lancet, 1893, I, p. 1062. — Cygan, D. med. Wochenschr. 1896, Nr. 52. — Löbl, Wien. klin. Wochenschr. 1907, Nr. 19. — Nauwelaers, Journ. de Médec. 1890, T. XC, p. 689.

oberflächlicher Atmung, Miosis u. a. m. Die Dauer der erzeugten Narkose betrug 10 Minuten bis 15 Stunden.

Dem Dampf des Bromoforms kommen örtliche Reizwirkungen zu. Die Augenbindehaut rötet sich, die Tränen fließen und dazu können Speichelfluß, Kratzen und Brennen in Rachen und Kehlkopf sowie Husten und Gesichtsröte kommen.

Symptome. Die toxischen Bromoformwirkungen erscheinen meist kurz nach dem Einnehmen oder bis zu 20 Minuten. Mehrmals wurde ein spätes Erscheinen von Symptomen beobachtet, z. B. bei einem Kinde erst nach einer guten halben Stunde. Es stellt sich Bewußtlosigkeit ein, die Kinder taumeln und fallen hin. Oder der Kopf fällt schlaff auf die Brust herab, das Gesicht wird farblos, blaß, die Lippen zyanotisch, die Haut kalt, Reflexe, Sensibilität und Schmerzempfindung sind erloschen und die Pupillen anfangs erweitert und später bei der künstlichen Atmung verengt, oder nach kalten Begießungen erweitert, oder seltener von vornherein verengt und starr. Die Atmung ist oberflächlich, häufig, setzt zeitweilig aus, kann auch röchelnd werden, die Herztöne werden fast unhörbar und der Radialpuls kaum oder nicht fühlbar, unregelmäßig. Die Ausatmungsluft riecht nach Bromoform, der Urin enthält Brom. Einmal stellte man eine Pneumonie im rechten Unterlappen fest, die nach fünf Tagen schwand. Derartige Reizfolgen des durch die Lungen ausgeschiedenen Bromoforms sind, zumal bei Kindern, drohend. Bei einem bewußtlos gewordenen Kinde wurde nach zwei Stunden Äther injiziert. Danach stellten sich Kinnbacken- und Gliederkrämpfe ein, während die Herzzahl auf 52 stieg und die Atemzahl von 42 auf 27 fiel. Vor dem Tode stellten sich bei einem Kinde ein: Stupor, Blässe und Körperkälte, vollständige Muskelerschlaffung, Trachealrasseln, Pupillenverengerung und Pupillenstarre.

Von leichteren Symptomen kamen vor: Erbrechen, Diarrhöen und vereinzelt Brom-Hautausschläge. Einige Tage nach dem Beginn des Bromoformgebrauchs können Aknepusteln, und nach Fortgebrauch des Mittels bei dem gleichen Individuum rosettenförmige Geschwüre und papillomatöse, frambösieartige weiche Tumoren entstehen, an deren epidermisloser Oberfläche Eiterpunkte zu erkennen sind[1]). Die Rückbildung erfolgt langsam, evtl. mit neuen Nachschüben, wenn viel verabfolgt wurde, z. B. 23 g Bromoform in 25 Tagen.

Die Verlaufsarten der Vergiftung sind verschieden. In einem Falle kehrte das Bewußtsein schon nach einer Stunde zurück und das Kind konnte trinken, in anderen wich die Bewußtlosigkeit nach 3½ Stunden, oder bestand noch nach sechs Stunden bei maximal verengten und wenig reagierenden Pupillen und unempfindlicher Hornhaut und wich erst nach neun Stunden.

Obduktion. Bei einem fünfjährigen Knaben, der 5 g Bromoform mit Wasser verschluckt hatte, bewußtlos aufgefunden und bald gestorben war, fand sich ein starker Bromoformgeruch in Magen, Dünndarm, Gehirn, Leber, Niere, Herzbeutel, Lungen, Hyperämie von Gehirnhäuten und Gehirn, und auch der Nieren, der Leber und der Eingeweide, Schwellung der Magen- und Duodenalschleimhaut mit Ecchymosen, sowie eine auffallende Dünnflüssigkeit des Blutes.

---

[1]) Müller, Monatsh. f. pr. Dermatol. 1895, XX, 8.

Bromoform ist noch nach zwei Jahren in faulenden Leichenteilen nachweisbar[1]).

Behandlung. Lagerung mit hängendem Kopf. Abreibung mit kaltem Wasser oder kalte Begießungen im warmen Bad öfters wiederholt. Gewaltsames Offenhalten der Kiefer und Vorziehen der Zunge. Magenausspülungen mit mehreren Litern Wassers, weil die Haftung des Bromoforms am Gewebe stark ist. Sinapismen an Fußsohlen und Waden. Künstliche Atmung. Klistiere von Seifenwasser und Essigwasser. Subkutane Strychnininjektionen von ¼—1½ mg, evtl. Kampferinjektionen.

Neuronal. Das Bromdiäthylacetamid, ein Schlafmittel, rief zu 2 g Kopfschmerzen, Erbrechen, Durchfälle, Herzbeschleunigung, Rauschzustände und Gehstörungen hervor[2]).

Tetrachlorkohlenstoff. CCl_4. Durch Einatmung des Dampfes von 60 Tropfen sterben Katzen in 6—10 Minuten, Meerschweinchen und Kaninchen durch kleinere Dosen unter Krämpfen, Zittern, beschleunigter und unregelmäßiger Herzarbeit, niedrigem Blutdruck und krampfhafter Atmung. Die lösende Fähigkeit für Fette, Harze, Paraffin, Kautschuk usw., sowie die Möglichkeit, dadurch Feuer ersticken zu können, haben Menschen seinen toxischen Eigenschaften ausgesetzt. Die Lunge speichert schon aus äquimolekularen Mengen im Mittel auf 100 g Organgewicht 75 mg Tetrachlorkohlenstoff auf. Auch das Gehirn hält beträchtliche Mengen davon fest, mehr als vom Chloroform[3]).

Der Tetrachlorkohlenstoff wird durch Haut und Schleimhäute und sein Dampf durch die Lungen aufgenommen. Hunde, Schafe, Rinder, die man dadurch wurmfrei machen wollte, starben, wie Berichter naiv meinen, „aus nicht aufgeklärten Ursachen". An einem einzigen Orte sind 14 Schafe am Tage nach der Eingabe des Mittels, und zehn weitere Tiere am folgenden Tage gestorben. An der Haut ändert Tetrachlorkohlenstoff durch Lösen des Hautfetts deren natürlichen Schutz und bildet sich so eine Eingangspforte bis zu den Säftebahnen. Die Vergiftungsenergie ist größer als die des Cloroforms. Sie mag das doppelte betragen. Eine Zeitlang wurde das Mittel in England als Shampoomittel gebraucht. Dabei kamen ein akuter Todesfall und mehrere leichte, mit Bewußtlosigkeit einhergehende Vergiftungen zustande. Die Individuen erbrachen stark, wurden blau, hatten einen schlechten Puls, weite Pupillen und nach dem Wiedererwachen starke Kopfschmerzen. Bei dem Waschen des Kopfes werden natürlich auch Dämpfe des Tetrachlorkohlenstoffs aufgenommen. Ihre Einatmung genügt, um schwere Vergiftungen zu erzeugen.

In einem Kesselschutzmittel „Dermatin" findet er sich vor. Arbeiter, die damit die Innenwand eines Dampfkessels anstrichen und die Dämpfe eingeatmet hatten, bekamen Tobsuchts- und Ohnmachtszustände und blieben längere Zeit berufsunfähig. Durch das Platzen eines **Patentfeuerlöschers**, der etwa 99 Prozent reinen Tetrachlorkohlenstoff enthielt, gelangte die Substanz und der Dampf an und in einen Mann. Er bekam Augenbrennen, wurde bewußtlos, der Puls wurde unfühlbar und

---

[1]) Molitoris, D. Zeitschr. f. ger. Medizin 1925, S. 223.
[2]) Euler, Therap. Monatsh. 1905.
[3]) Fühner, Arch. f. experim. Pathol., Bd. 97, 1923.

die Atmung schlecht. Durch künstliche Atmung besserte sich der Zustand[1]).
Bei dadurch gestorbenen Tieren fanden sich Leberveränderungen, im Zentrum der Acini nekrotische Herde.

Methylbromid.

Das Brommethyl (CH_3Br) tötet Kaninchen in 25—30 Minuten, wenn in der Atemluft von ihm 2—3 Prozent enthalten sind. Als Symptome kommen verlangsamte Atmung, Speichelfluß, Nasenfluß, Verklebung der Augen und Somnolenz, in der Agone Zyanose und schnappende Inspirationen. Der Leichenbefund ergibt Ecchymosen in Kehlkopf, Luftröhre, Lungen. Lungenödem, Hyperämie der Leber.

Vergiftungen damit kommen bei M e n s c h e n vor, die an seiner Herstellung arbeiten, oder die durch Zufall, z. B. beim Entleeren eines Autoklaven durch eine Kalkvorlage, seinen Dampf einatmen. Wie wenig Methylbromid dazu gehört, um Vergiftungssymptome zu erzeugen, geht daraus hervor, daß die geringe Menge eines solchen Dampfes, die nach dem Zerbrechen einer kleinen, mit dieser Flüssigkeit gefüllten Röhre im Laboratorium sich verbreitete, hierfür ausreichte[2]). Drei herstellende Arbeiter erkrankten dadurch. Einer von ihnen litt an Erbrechen, der zweite erholte sich nach zwei Anfällen von Bewußtlosigkeit, Zuckungen des rechten Arms und Beins, Schäumen des Mundes und unwillkürlichem Abgang von Harn und Kot, mit Sinken der Körperwärme und Pulszahl in fünf Tagen. Der dritte starb nach eklamptischen Symptomen mit nachfolgendem Koma[3]).

In anderen Fällen kennzeichnete sich die Vergiftung durch Schwindel, Atmungs- und Sehstörungen. Die letzteren können intermittierend verlaufen. Ein Vergifteter wurde sofort übel, schwindlig, sah die Gegenstände verschwommen und doppelt und dazu gesellten sich mehrtägige Somnolenz, Schwäche in den Beinen und Delirien. Die Papillen erschienen etwas blaß. Ein Tobsuchtsanfall bei noch vorhandenem Schwindel ging der Heilung voran. Noch nach fünf Wochen bestanden Sehstörungen auch in der Gestalt von Doppelbildern. Ich setze diese letzteren in Parallele zu den durch Methylalkohol erzeugten. Als Nachwirkungen können u. a. auch melancholische Zustände kommen. Ein Arbeiter, der Brommethyl in Dampfform eingeatmet hatte, bekam Kopfschmerzen, Brechreiz, einen kleinen Puls und Koma für zwei Tage und danach epileptiforme Zustände. Als das Bewußtsein wiedergekehrt war, stellten sich psychische Ausfallssymptome ein: Denkhemmung und Delirien mit maniakalischer Erregung. Nachdem Beruhigung eingetreten war, beobachtete man einen hypochondrisch-hysterischen Zustand, verbunden mit ataktischem Intentionstremor, der an Sklerose erinnerte. Nach sechs Monaten war der Arbeiter versuchsweise arbeitsfähig. Muskelschmerzen, die neben anderen Symptomen aufgetreten sind, können bleiben[4]).

---

[1]) D i n g l e y, Lancet, 1926, Nr. 22.
[2]) J a c q u e t, Deutsch. Arch. f. klin. Mediz., Bd. 71, 1901.
[3]) S c h u l e r, Vierteljahrschr. f. öff. Gesundheitspflege 1899, S. 699.
[4]) C a d c et M a g o l, Mém. de la Soc. des hôp. 1923, T. 39.

Bei dem durch Methylbromiddämpfe gestorbenen Arbeiter fanden sich Gehirnhyperämie, Ecchymosen in den hyperämischen Lungen und Injektion der Kehlkopf- und Luftröhrenschleimhaut.

Methylchlorid. Das Chlormethyl (CH_3Cl), ein farbloses Gas, besitzt anästhesierende Eigenschaften. Tauben, die dasselbe einatmen, zeigen nach wenigen Minuten erweiterte Pupillen, Schwanken, Umfallen und bedeutende Dyspnoe, welche sich durch Zufuhr frischer Luft beseitigen läßt. Bei der Anwendung als örtliches Anästhetikum können unter Schmerzen Blasen und Schorfe auftreten. Die Erscheinungen der Erfrierung können sehr ausgesprochen sein. Die Gangrän, die beobachtet wurde, war flächenhaft, nicht tiefgreifend. Schwellung und eine daran sich schließende Pigmentierung für eine Woche kam gelegentlich vor. Die örtliche Anwendung an der Haut schuf bei Menschen auch Urtikariaquaddeln, oder erysipelasartige Zustände und evtl. Lymphangitis. Schlimme Folgen kann die Einatmung größerer Mengen haben: Aus einer mit Methylchlorid betriebenen, undicht gewordenen Kühlmaschine nahm ein Arbeiter den Dampf auf, bekam Brechreiz, Kopfschmerzen und geistige Störungen. Nach einem subjektiv beschwerdefreien Tag arbeitete er wieder, starb aber nach der Wiederkehr schwerer Symptome im Krankenhaus. Ein Monteur starb nach Einatmung von Methylchlorid, nachdem Erbrechen, Zyanose, Schaum vor dem Munde, Bewußtlosigkeit und Krämpfe aufgetreten waren. Die Arbeit an solchen Maschinen in schlecht oder nicht ventilierten Räumen verursachte Kopfweh, rauschartigen Schwindel, Apathie, Schwäche in den Beinen und Schlafsucht[1]).

Methyljodid (CH_3J) ruft an der Haut bei Behinderung der Verdunstung unter zehn bis zwölf Minuten anhaltenden Schmerzen Blasen hervor. Nach der Resorption erzeugt es narkotische und Jodsymptome. Die psychische Erregung ist durch die Mitwirkung des Jods stärker als beim Methylbromid. Ein Arbeiter, der in einer chemischen Fabrik mit der Darstellung des Jodmethyls beschäftigt war, bekam leichte Betäubung und undeutliches, verschwommenes Sehen, ein anderer Doppeltsehen mit starkem Schwindel. Als er sich wegen Schwäche hinsetzte, verlor er das Sehvermögen. Im Krankenhaus wechselten bei ihm depressive mit Erregungszuständen. Es kamen Delirien und völlige geistige Verwirrung. Im Harn war Jod. Erst nach 14 Tagen kehrte bei ihm das Bewußtsein wieder. Noch nach acht Wochen klagte er über Schwindel und Augenflimmern. Es blieben Defekte in der intellektuellen Sphäre zurück[2]).

Chloroform.

Vergiftung entsteht bei der Narkotisierung mit Chloroform ($CHCl_3$), seltener vom Magen aus, zu Selbstmord oder Mord, durch Verwechselung oder Verwendung als Selbstberauschungsmittel.

Der Selbstmord durch Einatmen von Chloroformdämpfen läßt sich nur dann vollziehen, wenn entweder, wie dies geschehen ist, eine Flasche mit Chloroform so vor das Gesicht gebunden ist, daß das Mittel von selbst auf vor Mund und Nase befindliche Watte träufelt, oder wenn eine große Menge davon auf ein Kopfkissen gegossen wird, das sich das

---

[1]) Schwarz, Zeitschr. f. gerichtl. Medizin 1926, S 276.
[2]) Jac.uet, D. Arch. f. klin. Mediz. 1901, Bd. 71, S. 370.

Individuum so um den Hals befestigt hat, daß Mund und Nase auf dem Chloroform zu liegen kommen. Andernfalls wird bei der beginnenden Exzitation eine Verschiebung des Einatmenden von der Chloroformquelle fort erfolgen und eine genügende Menge von Luft eingeatmet werden, um eine tödliche Vergiftung zu vereiteln. Ein lebensüberdrüssiger Arzt hatte sich eine Blase, in welche er Chloroform gegossen hatte, mit einem kunstreich an ihrem Mundstück befestigten Verbande an seinem Mund mittels Heftpflasterstreifen, die um den Kopf herumliefen, befestigt und beide Nasenlöcher mit Wattepfröpfchen verschlossen. So konnte er zum Ziele kommen[1]). Tödliche Ausgänge oder Nachleiden durch T r i n k e n von Chloroform zum Selbstmord kommen vor[2]).

Tötung mit Einwilligung des Opfers oder Mord[3]), oder Narkotisierung zum Zwecke der Notzucht[4]) oder des Raubes[5]), oder anderer krimineller Absichten ereigneten sich wiederholt. Eltern haben aus Verzweiflung zuerst ihr Kind und dann sich selbst vergiftet. Es würde aber nicht leicht sein und eine große Narkotisierungsfähigkeit dazu gehören, um einen Menschen aus dem Schlafe in die Narkose zu bringen. Von einem Arzte dahin angestellte Versuche ergaben, daß auch trotz Geschicklichkeit dies nur bei ganz einzelnen gelingen konnte[6]). Einen wachen Menschen in diesen Zustand ohne brutale Gewalt versetzen zu können, halte ich für unmöglich, mindestens aber für unwahrscheinlich. Gewaltsame Narkotisierungen kommen vor. Auch durch einen Unglücksfall kann Chloroform töten. In dem Arzneikeller einer Apotheke zerbrach einem Gehilfen eine 5 Kilo-Chloroformflasche. Die Dämpfe des auf den Fußboden verschütteten Chloroforms betäubten und töteten den Menschen nach etwa 20 Minuten.

Verwechselung von anderen Flüssigkeiten mit Chloroform hat öfters Kinder und Erwachsene das letztere trinken lassen. So erkrankte ein Mensch, der aus Versehen ein Liniment mit etwa 18 g Chloroform getrunken hatte, schon nach zwei bis drei Minuten und blieb acht Stunden in der ohne Exzitation eingetretenen Narkose. Als eine weitere Ursache der Vergiftung ist die Selbstberauschung durch Chloroform zu nennen.

Die häufigste Vergiftungsursache ist seine medizinale Verwendung, z. B. als Bandwurmmittel, zusammen mit Rizinusöl, oder das wiederholte Einbringen von kurz vorher damit befeuchteter Watte in einen schmerzenden Zahn[7]) u. a. m. Alle derartigen gelegentlichen Ursachen verschwinden jedoch an Bedeutung gegenüber den schlimmen Folgen, die es bei Narkotisierungen haben kann. Die statistischen Angaben über die tödlichen Inhalationsvergiftungen sind wertlos, weil nicht alle Todesfälle

---

[1]) S c h a u e n s t e i n, Maschkas Handbuch d. ger. Med., Bd. 2, S. 757.
[2]) L l e w e l l y n, New York Med. Rec. XXVIII. — L a t t a, ibid. p. 375. — H a m m e r s t r o e m, Hygiea XLVII, p. III. — Practitioner, 1888, I, p. 130. — B r i d g m a n n, Lancet, 1897, II. — R o t h, Zeitschr. f. Medizinalb. 1902, S. 273.
[3]) H o f f m a n n, Zeitschr. f. Medizinalb. 1906, Nr. 23. — S t. L o u i s, Medic. Review 1886, 20. Nov. — D'u b l i n, quarterly Journ. 1887, I, p. 468.
[4]) Friedreichs Blätter 1855 und 1857. — S c h u h m a c h e r, Wien. Medizinalhalle 1854. — H o c h e, Monatsschr. f. Kriminalpsychol. 1905.
[5]) Im Jahre 1925 kamen zwei solcher Fälle zur Aburteilung.
[6]) D o l b e a u, Annal. d'hyg. publ. 1874, T. 41. — W h e e l e r and R a p i d s, Médec. lég. 1906. — P o t t e r, Medic. Record 1887.
[7]) L e s s e r, Vierteljahrschr. f. ger. Mediz. 1898, 3. F., Bd. XIV.

bekanntgegeben, vielmehr die meisten anders gebucht werden. In England wurden aus elf Jahren (1870—1880) 120 solcher Vorkommnisse und aus dem Jahre 1892 allein 49 berichtet.

Die tötende Chloroformmenge bei Inhalation schwankt zwischen weniger als 1 g, 10 g und 60 g. Doch sind auch Narkosen mit 100 g und mehr ohne erkennbaren Nachteil vorgenommen worden. Es gibt Menschen, die in ihrem refraktären Verhalten auch 200 g ohne Narkose vertragen. Pferde werden durch 0,27—0,35 g pro Kilo narkotisiert, durch 0,84 g pro Kilo vergiftet. Von neun Versuchsziegen verendeten zwei nach einem Verbrauch von 25—30 g, Hühner brauchen 18—105 Tropfen. Der Eintritt des Todes erfolgte bei Menschen zwischen einer und 60 Minuten. Unter 223 Fällen erschien er 112mal vor Eintritt der Anästhesie und 111mal in der Narkose.

Die Resorption des Chloroforms geht von Schleimhäuten und der Haut aus vor sich. Im Körper sollen im Laufe der Narkose und während der Periode des Erwachens von dem in den Geweben und dem Blute fixierten Mittel etwa 50[1]—75 Prozent zersetzt werden. Im Harn ist das Chlor vermehrt[2]. Manchmal findet sich dasselbe darin in organischer Bindung, aber unbekannter Form. Es scheint nicht Trichlormethyl- oder Trichloräthylglykuronsäure zu sein. Die Meinung, daß bei der Zersetzung des Chloroforms im Körper sich Kohlenoxyd bilde, halte ich für durchaus irrig[3]. Ein Teil des Chloroforms wird durch die Lungen ausgeschieden, sehr wenig durch den Harn und nur reichlicher durch diesen nach innerlicher Vergiftung. Im Respirationsschleim ist es nach der Narkose länger nachweisbar als in der Ausatmungsluft. Auf Eiweiß wirkt es nicht verändernd ein, löst aber die roten Blutkörperchen bei direkter Berührung[4], aber nicht in der Narkose auf und erleidet hierbei eine teilweise Bindung[5]. Die roten Blutkörperchen nehmen ca. vier- bis sechsmal soviel Chloroform als das Serum auf. Der Chloroformgehalt des Blutes beträgt bei narkotisierten Tieren im Durchschnitt 20 mg auf 100 ccm Blut und beim Tode 40 mg. Auch höhere Zahlen werden angegeben: Während der Narkose etwa 50 mg und beim Tode 70 mg auf 100 ccm Blut. Für den Menschen lassen sich meiner Ansicht nach weder Konstanten noch auch halbwegs gültige Näherungswerte feststellen. Das Gehirn bindet eine bedeutende Menge desselben. Die Mark- und Myelinstoffe des Gehirns (Lipoide) werden durch Chloroform gelöst und von dort mit dem Kreislauf weitergeführt. Das in Organen nach dem Tode vorgefundene Fett entstammt nicht einer durch Chloroform veranlaßten Minderung der Oxydationsvorgänge, sondern ist wesentlich aus Fett- und Lipoidlägern disloziertes.

Als Ursachen der medizinalen Chloroformvergiftung bei der Narkose sind anzusprechen:

---

[1] Nicloux, Compt. rend. de la Société de Biolog. 1910, T. 68.
[2] Zeller, Zeitschr. f. phys. Chemie, Bd. VIII, S. 70.
[3] L. Lewin, Kohlenoxydvergiftung, 1920, S. 30.
[4] Die Hämolyse von toten Rinderblutkörperchen wird durch eine 0,2—0,25 proz. Chloroformlösung bei 18—20° hervorgerufen. Die molekularen Konzentrationen von Chloroform und auch von Alkohol, die Hämolyse hervorrufen, stehen im Verhältnis von 115—118, die fixierten Mengen in einem ungefähren Verhältnis von 1 : 44 (Apitz und Kochmann, Arch. f. exper. Pathol. 1920, Bd. 87).
[5] Schmiedeberg, Arch. der Heilk., Bd. VIII, S. 273.

1. **Die schlechte Beschaffenheit des Chloroforms.**
Es ist zweifellos, daß ein solches (Siedep. nicht bei 60—61° C, Gehalt an Amylalkohol, Äthylchlorid, Äthylidenchlorid, Tetrachloräthylen, Chlorverbindungen des Propyl- und Butylalkohols usw.) schädlicher wirken kann als reines. Für das Kindesalter scheinen beigemengte Methylverbindungen besonders unangenehm zu sein. Im allgemeinen ist es aber festzuhalten, daß selbst die absolute Reinheit des Chloroforms nicht vor unglücklichen Einflüssen desselben schützt, weil Chloroform an sich giftig ist und diese Eigenschaft leicht durch einen der nachfolgenden Umstände aktiv werden läßt. Ich meine, daß die Verunreinigungen auch wesentlich nur deswegen schädigen, weil sie wegen ihrer besonderen Siedepunkte ihre Wirkungen am Gehirn früher oder später als Chloroform erscheinen lassen und dabei ein in seiner Stärke unberechenbarer, nicht immer gleichartiger Zuwachs an Wirkung, resp. Giftwirkung erscheinen kann. Aus demselben Grunde halte ich das Narkotisieren mit mehreren Stoffen — gemischte Narkose — oder die vorgängige Zufuhr von Morphin, Skopolamin usw. für unstatthaft.

2. **Die unzweckmäßige Anwendungsart und die Mengen des Chloroforms**, besonders die Einatmung zu konzentrierter Chloroformdämpfe, fordert die meisten Opfer. Mit Chloroform gesättigte Luft enthält bei 16° C 18 Vol.-Prozent Chloroformdampf. In einem Liter solcher Luft befinden sich mithin etwa 0,9 g Chloroform. Bei Menschen tritt Narkose ein, wenn eine Luft mit 8—6 g Chloroform auf 100 Liter Luft eingeatmet wird. Narkotische und tödliche Dosen liegen viel näher aneinander, als z. B. bei dem Äther (Zone maniable). Deswegen ist die Schädigungsgefahr bei dem Chloroform beträchtlich höher als bei dem letzteren. Chloroformdämpfe können sich auch in den Lungen kondensieren und dadurch Atmungsstörungen veranlassen. An einer Gas- oder Petroleumflamme zersetzt sich Chloroform. Es entstehen Phosgen und Salzsäuregas:
a) $CHCl_3 + O = COCl_2 + HCl$.
An den feuchteren Membranen der Luftwege wandelt sich das Phosgen:
b) $COCl_2 + H_2O = CO_2 + 2 HCl$.
Phosgen bzw. die entstandene Salzsäure reizen die Luftwege und erregen anhaltenden Husten, der u. a. das Zerreißen frischer Nähte bewirken kann. Es kann diese Zersetzung des Chloroforms dadurch vermieden werden, daß der für photographische Zwecke lichtdichte Deckel für die Lampenzylinder benutzt wird.

Schlimme Narkosenausgänge durch zu starke Chloroformdampfkonzentration sollen auch durch Reflex von der Nasen- und Rachenschleimhaut auf den Vagus zustande kommen können und dadurch Herzstillstand geschaffen werden. Ich nehme dies jetzt nicht mehr an.

3. **Der Zustand des Kranken**: Gefährlich sind die freilich seltene Idiosynkrasie gegen Chloroform, psychische Depression oder Exzitation der Kranken, Körperschwäche durch Blutverluste und langes Siechtum, Herzleiden, Emphysem, rigide Arterien und die Trunksucht. Die durch den Alkoholismus im Gehirn gesetzten materiellen Veränderungen sind Ursache der abnormen Chloroformsymptome. Jeder reizende oder lähmende Einfluß muß hier Symptome hervorrufen, die sich von den am normalen Gehirn erscheinenden so unterscheiden, wie der

Chemismus des letzteren von dem eines kranken Gehirns. Chloroformtodesfälle sah man auch dann bei Trinkern auftreten, wenn man sie methodisch für die Narkose vorbereitete. Die Zahl der Todesfälle bei ihnen beträgt etwa 10—13 Prozent.

Die örtlichen Wirkungen des Chloroforms stellen eine vielgradige Reizfolge dar. Wo Gewebe längere Zeit und innig damit berührt werden, entstehen Schmerzen und örtliche Veränderungen, z. B. nach unaufmerksamem Chloroformieren am Naseneingang, den Lippen, Mundwinkeln, auch wohl an Lidrändern, evtl. mehrtägiges Erythem oder Urtikaria oder Ekzem mit Schorfen. Bei Abschluß von Luft können auch Blasen und Eiterung, die unter Umständen monatelang verbleiben, kommen. An Wunden, Schleimhäuten und im Unterhautgewebe sind die Reizwirkungen subjektiv und objektiv stärker. Emphysem oder Hautbrand oder Induration sah man nach Injektion in das subkutane Gewebe. In einem Falle wurde statt Äther Chloroform auf diese Weise beigebracht, worauf Schwellung, Schmerzen eintraten und in Wochen sich Brand ausbildete, der die Amputation des betreffenden Vorderarmes erforderlich machte. Der Brandschorf kann wochenlang bestehen bleiben. Die subgingivale Beibringung schuf neben Schmerzen und bis zum Auge sich erstreckenden Schwellungen Phlyktänen an der Lippenschleimhaut und einen Ätzschorf. Nach 3½ Monaten fand sich an der Einspritzstelle die Alveolarwand entblößt und mit einem Sequester versehen. Von Arzneiexanthemen entsteht bisweilen nach der Chloroformeinatmung bei einer besonderen Disposition eine der Purpura hämorrhagica ähnliche Affektion an der Vorderfläche der Brust, unter der Inguinalbeuge und am Rücken als hämorrhagische, 3—4 cm im Durchmesser haltende Flecke. Bei einigen dieser Flecke hob sich die Epidermis ab und es entstanden Blutblasen.

Die Symptomatologie der akuten Vergiftung.

Manche Kranke inspirieren nur wenige Male den Dampf, werden blaß, der Puls schwindet blitzschnell, die Pupillen erweitern sich, das Auge wird glanzlos, die Kornea trübe und die Atmung erlischt eine bis zwei Minuten später. Diesem seltenen synkoptischen Tode gegenüber steht der asphyktische, oft eingeleitet durch: Erbrechen (verschluckter Chloroformdampf), Zyanose, Kälte der schweißbedeckten Glieder, aussetzende, seufzende oder schnarrende Atmung, Muskelrigidität, Aufhören der Blutung in Wunden, Herabsinken des Unterkiefers, leichenhaftes Aussehen des Gesichtes. Es folgen plötzlicher Atmungsstillstand, Mydriasis und Zuckungen. Das Herz arbeitet gewöhnlich länger, bei Tieren in peristaltischen Bewegungen bisweilen noch eine bis zwei Stunden.

Mitunter atmen die Kranken durch die künstliche Respiration noch einige Male, sodann tritt doch der Tod ein. Es kommt auch vor, daß fast bis zum Ende der Operation Chloroform gut vertragen wurde, dann aber bei einer erneuten Einatmung, z. B. um noch einige Nähte zu legen, der Tod asphyktisch oder synkoptisch erfolgt. Ich halte es aber für sicher, daß bei Menschen der asphyktische Tod der gewöhnliche ist. Unter sehr viel tödlichen Narkosen, die ich für Experimente habe verlaufen sehen, waren es nur vereinzelte, bei denen das Herz zuerst funktionell starb. Bei vielen Chloroformierten sieht man Venenpuls (Vena jug. externa und interna). Asphyxie kann auch durch einen tonischen Krampf der Kaumuskeln und hinteren Zungenmuskeln oder durch Zungenlähmung herbeigeführt werden. Während des Brechens in der Bewußtlosigkeit kann Mageninhalt in die Luftwege gelangen. Bei Kranken mit spitzer Nase, dünnen Nasenflügelknorpeln und einer dünnen Ausfüllungsmembran zwischen Nasenflügel und dem dreieckigen Nasenknorpel können, wenn Trismus eintritt, die Seitenwände der Nase an das Septum gedrückt werden und dadurch Asphyxie erfolgen. Als fernere Symptome sind zu erwähnen: Brennen, Schmerzen, Entzündung und Eiterung der von Chloroform längere Zeit berührten Haut, resp. Schleimhaut, auch Ödem[1]), Arzneiexantheme (Purpura, Bullae, Erythem), Ikterus mit Gallenfarbstoff im Harn[2]), Albuminurie, Cylindrurie, Epitheliurie, Urobilinurie, Hämatoporphyrinurie[3]), Hämaturie resp. Hämoglobinurie, Glykosurie, auch anhaltend, und Ausscheidung eines linksdrehenden, mit Eiweiß nicht identischen Stoffes. In der Regel verursacht eine lange, etwa einstündige Narkose das Auftreten von Eiweiß und Harnzylindern, aber auch kürzere, z. B. eine 25 Minuten dauernde. Meist ist es Serumeiweiß, aber auch Nukleoalbumin. Die Albuminurie hat ihr Intensitätsmaximum am häufigsten am ersten Tage nach der Operation und verschwindet gewöhnlich am dritten bis fünften Tage. Der Eiweißgehalt des Harns soll in keinem Verhältnis zu der Dauer der Narkose stehen. Dem wurde widersprochen. Bei 57 narkotisierten Kindern fanden sich nach der Narkose 13mal Zylinder, häufig auch Azeton und Azetessigsäure[4]). Ist die Niere schwer geschädigt, so kann ein urämischer Zustand eintreten[5]).

Chloroform geht von der Mutter auf den Fötus über. Es kann durch Chloroformierung von Schwangeren oder Gebärenden Schaden an dem Kinde erzeugt, z. B. dasselbe somnolent geboren werden. Eine Schwangere inhalierte im fünften Monat wegen Zahnschmerzen Chloroform, bis sie halb bewußtlos wurde. Dieser Zustand dauerte eine halbe Stunde. Bald danach folgten Leibschmerzen, Wehen und die Austreibung der Frucht[6]).

Als Nachwirkung der Chloroformierung kommen vor[7]): außer den bereits erwähnten Nierenepithelstörungen mit den Veränderungen im Harn, noch Trockenheit der Lippen, Durstgefühl, Nachgeschmack von Chloroform, Appetitlosigkeit, gelegentlich auch Ikterus, ferner anaesthetischer Stupor, d. h. ein nicht volles Erwachen aus dem Chloroformschlaf. Dieser Zustand halben Bewußtseins kann in den Tod hinübergeleiten. Es

---

[1]) Deveaux, Compt. rend. d la Soc. de Biologie 1916, T. 69, p. 416.
[2]) Wechsberg, Zeitschr. f. Heilkunde 1902.
[3]) Nicolaysen, Centralbl. f. inn. Mediz. 1901.
[4]) Nachod, Arch. f. klin. Chirurg., Bd. LI, S. 646. — Vorderbrügge, Zeitschr. f. Chirurg. 1904, S. 1. — Thorp, Lancet, 1908, I.
[5]) Hammer, Zentralbl. f. Gynäkol. 1903, Bd. 27. — Schenk, Zeitschr. f. Heilk. 1899.
[6]) L. Lewin, Die Fruchtabtreibung, 4. Aufl., S. 339.
[7]) Casper, Wochenschr. f. die ges. Heilkunde 1850. — Luther, Münch. med. Wochenschr. 1893. — Taylor, Lancet, 1908, Nr. 4437. — Marthen, Berl. klin. Wochenschr. 1896, Nr. 10. — Röder, D. med. Wochenschr. 1907, S. 780. — Otto, Petersb. med. Wochenschr. 1912, Nr. 17. — Renton, Br med. Journ. 1907, Nr. 2411.

mögen jetzt etwa 16—18 solcher Vorkommnisse bekannt geworden sein. Bei voll zurückerlangtem Bewußtsein kann nach etwa ein bis drei Tagen Kollaps und in diesem der Tod erfolgen. Den Status thymico lymphaticus halte ich für solche Wirkungsfolgen für belanglos. Bei einer Geisteskranken, welcher in einer 40 Minuten dauernden Narkose 14 Zahnwurzeln bzw. Zähne entfernt worden waren, erschienen häufiges Erbrechen und Ikterus, der Puls verschlechterte sich fortschreitend und der Harn wurde eiweißhaltig. Sie starb nach drei Tagen. Fünf andere, völlig gesunde Menschen, die sich unkomplizierten Operationen unterziehen mußten, waren am Tage nach der Operation wohl, am zweiten Tag benommen, am dritten ebenso, dann stieg die Pulszahl, es folgten bei allen manische Zustände und nach 3—3½ Tagen der Tod. Dieser kam einmal noch nach 20 Tagen bei einer blühenden Erstgebärenden, die während sechs Stunden im ganzen eineinhalb Stunden chloroformiert worden war. Statt Kollaps können Dyspnoe und Konvulsionen dem Tode vorangehen. Bisweilen erscheint die Exzitation auch als Delirium mit oder ohne Krämpfe. Hystero-Epilepsie und Paraplegien wurden ebenfalls auf überstandene Chloroformnarkose zurückgeführt. Bei Frauen, die während des Gebärens lange Chloroform erhielten, soll ein an die allgemeine Paralyse der Irren erinnernder Zustand eingetreten sein. Sicher ist, daß wiederholt gesunde Menschen schon nach einmaliger Chloroform- oder Äthernarkose ohne Operation psychisch erkrankt sind. Die Störungen hatten die größte Ähnlichkeit mit solchen, die durch Alkoholmißbrauch auftreten. Sie können von Gesichts-, Gefühls- und Gehörshalluzinationen begleitet sein. Seitens der Sinnesorgane kommen als Störungen vor: Schwerhörigkeit bzw. Taubheit[1]), Hyperakusis und Parakusis, die ich auf die Reizung der Tuben durch den eingeatmeten Chloroformdampf zurückführe, und Störungen am Auge. Schon während der Narkose erscheint nicht selten Nystagmus. Man beobachtete ihn auch bei einem Manne, der Chloroform in kleine Flaschen überzufüllen hatte. Dabei bestanden Kopfschmerzen, Schwindel, und am folgenden Tage Unvermögen zu stehen. Nach der Narkose trat einmal Amblyopie mit Netzhautablösung auf.

Das Verschlucken von Chloroform kann wenig Symptome erzeugen (5 g in einer Tisane) oder mit Wiederherstellung vergiften (70, resp. 90 g) oder in 1—60 Stunden[2]) töten. Nach 40 g trat einmal der Tod nach sechs Tagen ein, nachdem Darm- und Lungenblutungen und eine Pneumonie mit grauer Hepatisation im rechten Unterlappen, Konvulsionen u. a. m. vorangegangen waren. Meist gleich nach dem Einnehmen der Flüssigkeit kommt es zu Erbrechen, auch Blutbrechen, Leibschmerzen, Tenesmus, Hämaturie, blutigen Durchfällen[3]) und unwillkürlichen Stuhlentleerungen. Der Vergiftete wird bewußtlos. Nach Aufnahme von Chloroformöl trat erst nach zweieinhalb Stunden Schläfrigkeit und nach sechs Stunden Bewußtlosigkeit ein. Ein Mann, der 80 g Chloroform verschluckt hatte, ging noch eine Stunde lang spazieren, bis er komatös

---

[1]) Castex, Zeitschr. f. Ohrenheilk. 1901.
[2]) Burkart, Vierteljahrschr. f. ger. Mediz. 1876, S. 97. — Drasche, Ber. des Allgem. Krankenhaus. 1883, S. 41. — Euberg, Nordiskt medic. Archiv 1904, Bd. 36. — May, Brit med. Journ. 1871, II, p. 635. — Ibid. 1869, II, p. 542 und andere.
[3]) Bridgmann, Lancet, 1897, 14. Aug., p. 384.

wurde. Andere werfen sich infolge von Magenschmerzen jammernd im Bette umher. Die Haut ist zyanotisch und kühl, der Puls klein oder unfühlbar und die Atmung beschwerlich, stertorös oder aussetzend. Die Exspirationsluft kann nach Chloroform riechen. Die Pupillen sind erweitert und reaktionslos, können auch, wie in der Narkose, verschieden weit sein, und bei manchen zeigt sich ein Erythem an Gesicht und Brust oder auch Ecchymosen am ganzen Leib. Ikterus kann vorhanden sein. Er entsteht durch Verlegung des Ductus choledochus infolge der Schwellung der Darmschleimhaut. Die Körperwärme kann steigen. (40,6° C), ebenso die Pulsfrequenz (bis 168), diese aber auch viele Stunden herabgesetzt sein; Konvulsionen entstehen, und der Tod erfolgt im Koma. Schwindet die Narkose — die fast für sich allein fünf Stunden bestehen kann —, so steigt die Pulszahl, auch über die Norm, die Atmung wird normal, die Kranken klagen nur über Schmerzen im Magen, Durst, Hitze und bisweilen treten jetzt erst Erbrechen auf, ein bis drei Tage noch Ikterus und nach weiterer Zeit Genesung. Auf eine scheinbare Besserung in oder nach 24 Stunden sah man bisweilen, auch wenn das Bewußtsein zurückgekehrt war und nur blutige Durchfälle, Leberschwellung und Leberschmerzen, sowie Harndrang bestanden, den Tod unter den Erscheinungen von Lungenödem und zunehmender Herzparalyse erfolgen. Nach Trinken von 50 g erfolgte der Tod am dritten Tage unter den Symptomen der Bronchopneumonie. Bisweilen kommt gar keine oder auch eine Spätwirkung zustande. Ein Mann trank aus Versehen abends eine Tisane mit 5 g Chloroform ohne Symptome. Ein anderer nahm 80 g und konnte noch eine Stunde spazieren gehen, ohne daß eine Wirkung erfolgte. Diese setzte dann mit Koma ein, stertoröse Atmung und Pulsverlangsamung folgten für mehr als zehn Stunden. Nach drei Tagen erfolgte Wiederherstellung.

Die Chloroformsucht.

Dem chronischen Gebrauche des Chloroforms als Genußmittel[1]) fröhnten Individuen schon vor 70 Jahren, viel mehr noch heute. In Frage kommen hierfür Ärzte, Heilpersonal, Drogisten und andere. Manche nehmen die Einatmungen vielmal täglich, andere seltener an einem Tage oder auch nur in Intervallen von ein bis drei Tagen vor. Hier und da wird für diesen Zweck Chloroform auch innerlich genommen. Durch die Gewöhnung daran wird eine Toleranz geschaffen, die jedoch nicht weite Grenzen hat. Die Beweggründe für den Chloroformgebrauch sind die gleichen wie für Morphin usw. Manche Morphinisten sind auch dem Chloroform ergeben. Die Tagesmengen schwanken zwischen 10 und 360 g, wahrscheinlich wird vereinzelt noch mehr verbraucht. In verhältnismäßig kurzer Zeit verbrauchte ein Apotheker in dieser Weise etwa acht Liter. Ein Morphinist, der nach Morphin nicht mehr schlief, brachte

---

[1]) L. Lewin, Die Nebenwirk. der Arzneimittel, 2. u. 3. Aufl. Dort findet sich die erste Gesamtdarstellung des Chloroformismus. Erweitert in: Phantastica, Die betäubenden und erregenden Genußmittel 1924, 1927. — Meric, L'Union médic. 1857. — Rehm, Berl. klin. Wochenschr. 1885, Nr. 20 — Kornfeld und Bickeles, Wien. klin. Wochenschr. 1893, Nr. 4. — Friedlaender, D. med. Wochenschr. 1907, S. 1494. — Burgel, Friedreichs Blätter 1902, Nov. — Browning, New York Medic. Record, T. XXVII. — Crothers, New Engl. Medic. Monthly, 1895. — Svetlin, Wien. Mediz. Presse 1882, S. 1481 u. 1517

den größeren Teil des Tages im Bett zu und chloroformierte sich, so oft er erwachte. Ein anderer atmete anfangs tagsüber nur so viel ein, daß ein Verblassen der Sinneseindrücke eintrat, nahm des nachts reichlicher, verlangte aber später das Narkotikum so ungestüm, daß er fast den ganzen Tag Chloroform einatmete und wiederholt eine Weinflasche voll in 24 Stunden, in der Nacht allein 500 g verbrauchte. Ein von mir beobachteter Morphinist, Oberst im Generalstabe, träufelte sich etwa alle halbe Stunde Chloroform auf das Taschentuch. Akute Exzesse der Chloroformisten in ihrem Mittel schaffen so schwere Folgen, als wenn ein Nichtgewöhnter die gleichen Mengen aufgenommen hätte. Als ein junger Chloroformriecher an einem Tage, wahrscheinlich noch unter dem Einflusse einer Berauschung, eine erneute Einatmung mit etwa 15 g Chloroform, die er auf ein Handtuch gegossen hatte, machte, fiel er mit dem Gesicht auf das Handtuch und wurde nach etwa 10 Minuten pulslos gefunden.

Als Folgen der Chloroformsucht erscheinen: Gesichtsblässe, Verdauungsstörungen, Magenschmerzen, Erbrechen, auch von Blut, Rhinitis, körperliche Schwäche, Abmagerung, auch Ikterus. Schwellung und Schmerzhaftigkeit der Leber auf Druck, Ödeme und Leistungsstörungen des Herzens können dazu kommen. Häufig ist Frostgefühl, Gliederzittern, Kurzatmigkeit und akkommodative Asthenopie sowie Fehlen des Geschlechtstriebes. Funktionelle periodische oder dauernde Störungen im Zentralnervensystem überwiegen. Verschlechterung des allgemeinen sittlichen Verhaltens ist gewöhnlich. Diese Individuen sind verlogen, mißtrauisch, reizbar, launisch. Ihr Gedächtnis leidet, alle geistigen Funktionen sind verlangsamt, der Schlaf schlecht. Bei einigen kommen neuralgische Beschwerden, später auch trophische Störungen, Halluzinationen, an die sich ein dem Delirium tremens ähnlicher Zustand anschließen kann. Andere bekommen nach ein bis zwei Jahren Manie mit Verfolgungswahn. Ein solcher Mensch kann auch einem Quartalsäufer ähneln. Während er gewöhnlich normal erscheint, wird er mit dem periodischen Eintritt einer gewissen Erregung ein anderer, verlangt leidenschaftlich nach Chloroform und verfällt späterhin geistig und körperlich. Manche halten in dem Chloroformismus trotz zeitweiliger schwerer Störungen lange aus — eine auch dem Äther und Alkohol frönende Frau 40 Jahre lang. Eine andere verbrauchte angeblich nur 20 Tropfen abendlich und setzte dies 14 Jahre fort. Nach sieben Jahren bekam sie einen apoplektischen Anfall, der auf den Chloroformismus zurückgeführt wurde. Vorgängig hatte vielleicht dadurch ein atheromatöser Prozeß im Gehirn eingesetzt.

Nach der Entziehung des Chloroforms kann die Erregung besonders stark sein. Unter dem Einfluß von Angstvorstellungen und Sinneshalluzinationen toben die Kranken, werfen sich ruhelos umher und schreien bis zur Erschöpfung. Erbrechen, Durchfall und Herzschwäche gesellen sich dazu. Bisweilen vollzieht sich die Entziehung ohne Abstinenzsymptome. Dies beobachtete man an einem Fräulein, das 15 Jahre lang mit kleinen Unterbrechungen fast täglich 40—60 g Chloroformspiritus, also 20—30 g reines Chloroform einatmete. Bei ihr fehlten auch die psychischen Chloroformfolgen[1].

---

[1] Storath, D. med. Wochenschr. 1910, Nr. 29.

Sektion: Befunde nach Einatmung meist bedeutungslos. Langenbeck beobachtete, auch experimentell erzeugbare Gasblasen (Stickstoff) in den Venenstämmen und im Herzen postmortale Blutzersetzung. Mitunter riechen die Körperhöhlen nach Chloroform. Einmal soll, vier Tage nach der Narkose, in den Lungen Azetongeruch wahrgenommen worden sein. **Pathologisches Fett** findet sich auch bei Tieren[1]) in verschiedenen Organen, besonders oft im Herzen und den Nieren. Zum kleinsten Teil handelt es sich hierbei meiner Meinung nach um fettige Degeneration, vielmehr, wie ich schon angab, **wesentlich um eine Fettinfiltration durch vom Chloroform extrahiertes Fett, oder fettartige Stoffe aus den verschiedensten Körperlägern.** Indessen wurde auch einmal nach einer wenig eingreifenden Operation gelbe Leberatrophie festgestellt. Daraufhin vorgenommene Versuche an Hunden und Kaninchen ergaben, daß ausnahmslos nach Chloroformnarkosen Degeneration der Leberzellen erfolgte. **Äther** bewirkte dies nicht[2]). Bei einer Erstgebärenden, die zwei Stunden lang chloroformiert worden war, erschienen nach einer Woche Symptome einer Thrombose der Beckenvenen und nach drei Wochen der Tod. Thrombosen waren auch in der Lungenarterie, außerdem Fett in den Epithelien der Nierenrinde, der geraden Bauchmuskeln, der Aorta ascendens. Ödem und Hyperämie der Lungen fanden sich bei einer nach langer Narkose am dritten Tag Gestorbenen. Bei einem Mann, der 50 g Chloroform **getrunken hatte** und nach drei Tagen verstorben war, stellte man fest: Nekrose der Schleimhaut des Ösophagus und Magens, Schwellung von Rachen- und Kehlkopfschleimhaut, Verfettung von Leber und Herz, im rechten Pleuraraum 1 Liter jauchig-eitriger Flüssigkeit, in den Lungen bronchopneumonische Herde[3]). Bei einem kleinen Kinde, das 12 Stunden nach einer Hasenscharteoperation gestorben war, fand sich parenchymatöse Degeneration der Kanälchenepithelien mit hochgradiger Beteiligung der Kerne. Ein Alkoholiker, der wegen einer Herniotomie 80 g Chloroform zur Narkose verbraucht hatte und daran gestorben war, wies schon während des Lebens Ikterus neben anderen, auf akute gelbe Leberatrophie weisende Symptome auf. Der Leichenbefund war dementsprechend. Bei Tieren, die durch Chloroform verendeten, fanden sich u. a. körnige Trübung der Herz-, Gehirn- und Rückenmarksganglien und „Fettdegeneration" der Leber. Falls das Blut Chloroformvergifteter sauer reagiert, so ist dies als eine postmortale Erscheinung aufzufassen. Bei Kaninchen, Katzen und Meerschweinchen sollen nach einer bis einstündigen Narkose Hyperämie und leichte Schwellung der retikulären Elemente der Thymus und nach öfter wiederholter Narkose mit steigenden Chloroformmengen hochgradige Atrophie der Drüse entstanden sein[4]).

Nachweis. Der Nachweis von Chloroform gelang nach 10 Tagen, in einem Falle noch vier Wochen nach dem Tode. Bei Tieren soll es noch nach Monaten in Knochen zu finden sein. Im verlängerten Mark findet es sich in größerer Menge als im Gehirn. Das Gehirn im ganzen

---

[1]) Nothnagel, Berl. klin. Wochenschr. 1866, S. 31.
[2]) Bandler, Mitteil. aus den Grenzgebieten, Bd. I.
[3]) Schelcher, Vierteljahrschr. f. ger. Medic., III. Folge, Bd. 60, 1920.
[4]) Latti, Annali di clin. med. speriment. 1923.

fixiert eine beträchtlich größere Chloroformmenge als die übrigen Gewebe. Gefunden wurden in 100 g Arterienblut im Augenblick des Todes 50,7 mg, in 100 g Gehirn 48,7 mg, in 100 g Leber 25,8 mg, in 100 g Muskel 27,6 mg und in 100 g Körperfett 20,6 mg.

Chloroform, mit Anilin und alkoholischer Kalilauge erwärmt, liefert das schlecht riechende, giftige Isozyanbenzol (Isonitril): $CHCl_3 + C_6H_5NH_2 + 3\ KHO = C_6H_5NC + 3\ KCl + 3\ H_2O$. Mit Natronlauge und Naphthol erwärmt entsteht Blaufärbung[1]).

Aus ganz frischem Material (Speiseröhre, Magen, Lungen, Gehirn, Blut usw.) wird das Chloroform durch Destillation auf siedendem, mit Chlornatrium gesättigtem Wasserbad und durch weitere Reinigung mit Chlorkalzium gewonnen. Man kann auch die durch Erhitzen des Destillates sich bildenden und durch eine glühende Röhre streichenden, evtl. aspirierten Dämpfe in Jodkaliumstärkekleister leiten. Das sich hierbei bildende Chlor macht Jod frei und dieses färbt die Stärke blau.

Durch Destillation des Tierblutes im Vakuum, Ausschütteln der Blutgase mit Wasser usw. kann man auch Chloroform erhalten[2]). Leitet man Chloroform enthaltendes Wasserstoffgas auf ein Gemisch von Ätzkali und Thymol, so entsteht Violettfärbung (Vitali).

Therapie: Künstliche Respiration (s. Einleitung) und rhythmische Zungentraktionen. Wer das Herz bei durch Chloroform getöteten Tieren noch stundenlang hat schlagen sehen, versteht den Nutzen des jetzt vielfach geübten Herzboxens, d. h. das Schlagen gegen die Herzgegend nicht. Ich halte die Akupunktur, resp. Elektropunktur des Herzens für verwerflich. Dadurch, daß man den Sphincter ani durch einen Finger unzart erweitert und einen Druck in der Richtung des Os coccygis ausübt, soll ebenso wie durch die Inversion des Scheintoten Nutzen gestiftet werden. Es sind ferner anwendbar: Gießen von kaltem Wasser in den Nacken, Hervorziehen der Zunge usw. Gegen das Erbrechen soll Riechen an Essig vorteilhaft sein. Zur Verhütung des Erbrechens, das durch die Reizwirkung verschluckten Chloroformdampfes entsteht, habe ich kolloide Stoffe, Schleime aus Gummi arabic. oder Salep oder Haferschleim, die vor der Narkose zu reichen sind, empfohlen[3]). Prophylaktisch ist auf die Reinheit des Chloroforms, vorzüglich aber auf die richtige Anwendungsart zu sehen (genügende Verdünnung der Luft, Tropfmethode, Aufmerksamkeit auf die Chloroformierung als des wichtigsten Teils der Operation usw.). Die subkutane Injektion von Oxyspartein (0,05 g) vor der Narkose soll Herzstörungen vermeiden lassen. Erfolg ist weder hiervon noch vom Lobelin zu erwarten. Ist Chloroform verschluckt worden, so sind ergiebige Magenwaschungen, auch Waschungen mit Öl vorzunehmen. In einem Falle wurden hierfür 7 Liter verwendet. Es folgte Genesung obschon 80—90 g Chloroform genommen worden waren[4]). Künstliche Atmung, auch Inhalation von Amylnitrit (3—5 Tropfen), subkutane Injektionen von Strychninnitrat (0,1 : 10 Wasser), Reizmittel zur Besei-

---

[1]) Lustgarten, Monatsh. f. Chemie, Bd. III, S. 715.
[2]) Gréhant et Quinquaud, Compt. rend. de l'Acad. des Sciences, XCVII, p. 753.
[3]) L. Lewin, D. med. Wochenschr. 1901, Nr. 2.
[4]) Wirth, Th. Monatsh. 1910.

tigung des Koma und später Behandlung der Magenentzündung sind vorzunehmen.

Fluoroform ($CHFl_3$) wirkt wie Chloroform.

Methylchloroform (1 Methylalkohol, 4 Chloroform) kann wie Methylenbichlorid Asphyxie erzeugen.

Chlorodyne. Dieses Gemisch von Chloroform, Morphium, Blausäure usw. hat mehrfach vergiftet und getötet[1]). Nach 30 g erfolgte jedoch noch Genesung[2]). Man beobachtete: Erbrechen, Stupor, Zyanose, Pulsschwäche und stertoröse Atmung. Kalte Begießungen waren hilfreich. Die Symptome können über vier Tage lang anhalten.

Oxalsäure.

Die ersten Vergiftungen mit Oxalsäure, $C_2H_2O_4$ (Kleesäure, Zuckersäure), resp. dem sauren oxalsauren Kali (Kleesalz), kamen im Jahre 1814 vor. Bis 1876 waren nur 25 Fälle, in weiteren zwei Jahren (1876—78) schon allein aus Berlin unter 432 Vergiftungen 19 Fälle, in 1884—1887 allein 13 Sektionen dieser Vergiftung aus dem Berliner forensischen Institut berichtet, und jetzt kommen in den übrigen Ländern noch relativ viel mehr vor. Unter 1089 Vergiftungen im Jahre 1894 in England waren 45 tödliche Oxalsäurevergiftungen. Von 1919 bis 1922 starben in Preußen an Kleesalz fünf Menschen durch Verunglückung, 55 durch Selbstmord und drei durch Mord.

Kaliumoxalat wird im Hause häufig als Putzmittel für Kupfergeräte, zur Beseitigung von Tintenflecken aus Wäsche benutzt, ist trotz Verbotes des Verkaufs zugänglich, wird viel zu Selbstmorden[3]), selten zu Morden gebraucht und vergiftet auch durch Verwechslung, besonders mit Bittersalz. Einmal wurde einem Kinde, das an einem febrilen Darmkatarrh litt, statt Borsäure saures oxalsaures Kalium zu etwa 15 g als Klistier eingespritzt. Es starb schnell, nachdem blutige Diarrhöen, Erbrechen, Adynämie und Verlust des Bewußtseins eingetreten waren. Der Gehalt mancher Pflanzen, z. B. von Sauerampfer (Rumex acetosella, L.), Oxalis acetosella, L., von Rhabarber an Kaliumoxalat, hat Anlaß gegeben, Erkrankungen, die nach dem Genießen derselben auftraten, auf das letztere zu beziehen. Dieser Schlußfolgerung kann ich nicht beitreten[4]). Auch ist es unwahrscheinlich, daß bei disponierten Personen, besonders Kindern, unter der Einwirkung der mit Speisen oder Getränken eingeführten Zitronensäure, die in solchen Gemüsesorten enthaltene Oxalsäure frei werden und Darmreizung erzeugen kann[5]). Widerlegt ist auch die Annahme, daß die im Pflanzenreich (Ananas, Oenothera, Scilla usw.) vorkommenden mikroskopischen Kristalle von oxalsaurem Kalk (Raphiden) Reizwirkungen an Schleimhäuten verursachen können[6]). Die Mor-

---

[1]) Brit. med. Journ. 1887, I, p. 305.
[2]) Massie, Lancet, 1896, II, S. 1456.
[3]) Piering, Arch. f. Gynäkol. 1897 (Einführung von 20 g Kaliumoxalat in die Scheide zum Selbstmord. Als Folge Scheidenstenose).
[4]) L. Lewin, Ist der Sauerampfer ein Gift? D. med. Wochenschr. 1899, Nr. 30.
[5]) Baroux, Gaz. des hôpit 1901.
[6]) L. Lewin, D. med. Wochenschr. 1900, Nr. 15 u. 16.

talität betrug 58 Prozent[1]). Abweichend hiervon wurde sie in 61 Fällen in Hamburg nur in noch nicht vier Prozent festgestellt. Bei einem schwangeren Kaninchen sah ich nach subkutaner Beibringung von Oxalsäure Abort eintreten. In Mengen von 0,015 g viertelstündlich gereicht wurde sie zur Hervorrufung der künstlichen Frühgeburt empfohlen. So erzeugte sie dies in zwei Fällen. Bei der Herstellung der Oxalsäure entstehen gesundheitsschädliche Gase. Lange gewerbliche Berührung der Hände mit einer konzentrierten Oxalsäurelösung veranlaßten bei einem Manne Anfälle von Kopfschmerzen, minderer Herzarbeit, Erbrechen, Harnverhaltung, schmerzhafte Muskelstarre, Hyperästhesie der Sinne, Delirien usw., die sich viermal in zehntägigen Intervallen wiederholten und zum Tode führten[2]). Die kleinsten tödlichen Dosen waren 2,5 g, 5 g, andere betrugen 12 bis 30 g. Genesung wurde aber auch nach 5 bis 15 bis 30 g[3]), selbst nach 45 g beobachtet[4]). Der Tod kann in fünf bis zehn Minuten oder einigen Stunden oder aber auch erst nach sieben bis 13 Tagen[5]) eintreten. Individuelle und äußere Verhältnisse — vor allem der Zustand der Magenfüllung — spielen in der Vergiftung und ihrem Ausgange eine Rolle.

Ein Teil der Oxalsäure wird durch den Harn ausgeschieden, ein anderer geht in oxalsauren Kalk über, der sich u. a. in Magen, Darm und Niere ablagern kann. Eine Oxydation der Oxalsäure ist behauptet und geleugnet worden. Bei einer in einer Viertelstunde tödlich endigenden Vergiftung fand man in Gehirn und Gesäßmuskeln keine Oxalsäure, am meisten im Magen und in abnehmender Menge auch in Leber, Herzblut, Herz, Niere und Harn[6]). Daß sie im Blute sich findet, dürfte auch dadurch erwiesen sein, daß Blutegel, die bei einem durch Oxalsäure Vergifteten angesetzt wurden, starben. Die Oxalsäure ätzt Schleimhäute, fällt Eiweiß aus seinen Lösungen, koaguliert Blut und macht aus Hämoglobin Hämatin. Kleine Mengen lassen die allgemeinen Wirkungen auf Nervensystem, Blut, Niere, Herz — direkt auf das letztere nur ausnahmsweise — mehr hervortreten. Das Blut wird ärmer an Alkali und zuckerreicher. Tödliche Dosen vermindern Herzarbeit, Blutdruck, Körperwärme und Stoffwechselvorgänge. Die neutralen oxalsauren Salze wirken wie die sauren. Man nahm an, daß Oxalsäure im lebenden Blute oxalsauren Kalk bilde und dieser die Lungenarterien embolisiere. Es ist dies unrichtig, da Kalkverabfolgung bei dieser Vergiftung antidotarisch wirkt und keine obturierenden Gerinnsel in der Lunge, wohl aber, wo postmortal die Säure direkt einwirken konnte, aufgefunden wurden. Alle chlorophyllhaltigen Pflanzen gehen durch lösliche Oxalate zugrunde. Kaliumoxalat äußert stärkere resorptive, die Oxalsäure stärkere örtliche Wirkungen. Altkorke, die durch Oxalsäure gebleicht worden waren, haben bei Benutzung bei Arbeiterinnen Verätzung der Finger verursacht.

---

[1]) Lesser, Virchows Archiv, Bd. LXXXIII, p. 222.
[2]) Boericke, Zentralbl. f. inn. Mediz. 1895.
[3]) Neumann, Charité-Annalen, Bd. VIII, p. 258, 1883.
[4]) Johnson, Brit. med. Journ. 1883.
[5]) Beale, Lancet, 1867, Bd. II, p. 394. — Braithwite, Brit. med. Journ. 1905, I, p. 183.
[6]) Bischoff, Ber. d. chem. Ges., Jahrg. XVI, 1883, p. 1350.

Der Igel ist bemerkenswerterweise gegen Oxalsäure wenig widerstandsfähig. Hühner sollen, abgesehen von vorübergehender Diarrhöe, durch innerliche Verabfolgung von neutralem Natriumoxalat nicht, wohl aber durch subkutane Injektion vergiftet werden, was durch den Kalkgehalt von Magen und Darm dieser Tiere und die Möglichkeit der Kalkoxalatbildung erklärlich wäre. Hunde zeigen nach großen Mengen Oxalsäure Schmerzensäußerungen, Erbrechen, wilde Bewegungen, Konvulsionen und tetanische Steifheit.

Vergiftungssymptome bei Menschen[1]): Bleiches Aussehen, Brennen im Munde und Schlunde, Würgen, schon nach fünf bis zehn Minuten eintretendes und evtl. mehrtägiges, in einem Falle mehr als vierwöchentliches Erbrechen oder Blutbrechen, Schlingbeschwerden, Schmerzen im Epigastrium und als irradiierende auch zwischen den Schulterblättern, im Unterleib, der Nierengegend und in den Beinen, Herzangst, Hinfälligkeit und nach großen Dosen auch Schwindelgefühl. Der Rachen ist rot, die Schleimhaut des Mundes geschwollen oder bisweilen weiß, angeätzt. Einige Vergiftete empfanden den unangenehmen Geschmack des Oxalats noch tagelang. In manchen Fällen entsteht zwei bis 20 Minuten nach der Vergiftung ein ganz anderer Vergiftungstypus: Ohnmacht mit oder ohne Bewußtlosigkeit, die sich bisweilen anfallsweise wiederholt, Sinken der Körperwärme, Verfall der Körperkräfte, ein kaum fühlbarer Puls, später Kribbeln und Taubheit an den Gliedmaßen, Kopfschmerzen, selten roseaähnliche, juckende, über den Körper verbreitete Flecke, oder Blutungen aus Nase und Vagina. Gewöhnlich bestehen auch früher oder später eintretende mehrtägige Beschwerden beim Harnlassen, Strangurie, vor allem aber Minderung der Harnmenge bis zur Anurie für 20—40 Stunden. Katheterisieren ist natürlich erfolglos. Diese Störung ist durchaus nicht konstant. In einem Bericht über 14 solche Vergiftungen wird sie als fehlend bezeichnet. Der Harn enthält Eiweiß für vier bis acht Tage, auch noch andere Vergiftungswirkungen lange überdauernd. Mitunter führt er Blut, Methämoglobin, Hämatin, intakte Nierenepithelien, Lymphkörperchen, hyaline und gekörnte, später auch mit Fettröpfchen besetzte Zylinder, Kalkoxalat in seinen verschiedenen Erscheinungsformen: Briefkuvertform, oder als kleine, mit Spitzen bedeckte Kugeln oder in hantelartigen oder ovalen Gestalten, und schließlich Indikan. Zucker kommt häufig bei Tieren, kaum bei Menschen vor. Mit der meist sehr starken Zunahme der Harnmenge verringert sich Eiweiß und das Sediment bis etwa zum zehnten Tage, während die Kalkoxalatausscheidung stark wächst. So wies man in einem Falle nach, daß am sechsten Tage nach der Vergiftung viermal so viel Oxalsäure im Harn war als an den beiden vorangegangenen zusammengenommen. Die Oxalatausscheidung kann eine bis drei Wochen anhalten. Oft werden, vom zweiten Tage beginnende und täglich sich bis zu acht Wochen wiederholende, bis sechs Tage und länger anhaltende blutige oder nur diarrhöische Stuhlgänge entleert. Ausnahmsweise stellt sich Verstopfung

---

[1]) Montagnon, Lyon médic., T. LI. — Hebb, London Medic. Report. 1823, p. 475. — Nursey, Lancet, 1880. — Winogradon, Berl. klin. Wochenschr. 1908. — Schaeffer, Münch. med. Wochenschr. 1889. — Halluin, Journ. d. sciences méd. de Lille 1903. — Loevy, Pylorusstenose . . . . 1896. — Fraenkel, Zeitschr. f. klin. Med., Bd. II. — Page, Lancet, 1860, II.

ein. Die Stühle enthalten meistens Kalkoxalat in tetraedrischen Formen. Selbst in Genesungsfällen können mit den geschilderten Reizungsfolgen, aber auch fast ohne solche, noch vom Nervensystem ausgehende auftreten, z. B. Amaurose, Verwirrung und Verlust des Bewußtseins oder Zuckungen in den Gliedmaßen, Herabsetzung der Empfindlichkeit und andere verschiedenartige Reizungs- bzw. Depressionssymptome im Bereiche der motorischen und sensiblen Sphäre. In leichteren Fällen treten gewöhnlich nur die gastrointestinalen Störungen in den Vordergrund. Die Wendung zum Schlechten gibt sich kund durch Apathie, Abnahme und Unregelmäßigkeit des Pulses, oberflächliche, anfangs beschleunigte, später langsame Atmung, selten Dyspnoe, Erweiterung der Pupille, Eingefallensein der Augen, Kälte und schmerzhafte Zuckungen der Glieder und Zyanose. Die Stimme wird heiser, es tritt Kollaps und evtl. der Tod unter Trimus und Tetanus ein. Genesung kann in vier bis fünf Tagen oder erst in etwa vier Wochen unter den Zeichen allgemeiner Erschöpfung erfolgen. Als Nachleiden wurde bisher nur einmal eine, später anatomisch erwiesene, isolierte Verengerung des Pförtners beschrieben, deren erste Symptome sich drei Wochen nach der Vergiftung als plötzliche Attacke von Schmerzen und Erbrechen zeigten. Vereinzelt stellte sich nach einigen Tagen eine zum Tode führende Pneumonie ein.

Leichenbefund: Das Blut wird oft hellkirschrot aber ohne spektroskopische Veränderungen gefunden. Versuche, die ich vor Jahren anstellte, ob etwa eine Kohlenoxydwirkung dabei beteiligt sein könne $(COOH)_2 = CO + CO_2 + H_2O$ fielen negativ aus. Im Ösophagus sind gewöhnlich weiße, schmutziggraue oder schwarzbraune Korrosionen (Hämatin) vorhanden, die nur streckenweise oder überall, oder nur leicht strichweise vorkommen können. Selten wird eine ganze Abstreifung der Ösophagus-Schleimhaut beobachtet. Es kann aber irgendwelche Ätzspur im Munde und Rachen fehlen und der Ösophagus nur etwas gerötet sein. Im Magen zeigen sich Hyperämie, verschieden große Hämorrhagien und Schwellung, resp. ödematöse Infiltration der Schleimhaut, sehr selten tiefgehende Ätzungen bzw. Geschwüre. Solche oberflächlichen und tiefen Geschwüre fand man von der kleinen zur großen Kurvatur hinüberziehend bei einer Frau, die am sechsten Tage nach der Vergiftung gestorben war[1]. Bei einer Frau, die nach sieben Tagen durch Verschlucken von 15 g Oxalsäure gestorben war und bei der fast die gesamte Ösophagus-Schleimhaut abgestreift war, saß an der großen Kurvatur ein unregelmäßiges Geschwür mit Verdickung der Wandungen, und viele, nicht nur auf die Drüsen beschränkte, zeigten sich im unteren Teile des Ileum, vor dem Coecum aufhörend. Dieser Fund ist der einzige bisher festgestellte. In einem anderen Falle fand sich eine narbige Pylorusstenose als Folge von Geschwüren. Bei einem Vergifteten fand sich im Magen als einzig beachtenswerte Veränderung eine blutige Flüssigkeit. Die ab und zu gefundene Perforation ist, ebenso wie die Ätzungen an Leber, Milz, Zwerchfell usw., postmortaler Herkunft. Im Magen kommen schwache, durch oxalsauren Kalk veranlaßte Trübungen besonders an den hämorrhagischen Stellen vor. Der Kalkniederschlag stellt sich als rhombische Säulen, Nadeln oder Doppelkugeln, selten in Brief-

---

[1] Lesser, Atlas der ger. Medizin, I, Fig. 6, S. 94.

kuvertform dar und ist an der Löslichkeit in Salzsäure zu erkennen. Im Darme tritt die Ätzung häufig sprungweise auf. Seine ganze Dicke kann geätzt oder verschorft sein. Oft ist nur das Epithel getrübt, die solitären Follikel sind vergrößert. An den verschiedensten Darmstellen liegen Oxalatkristalle. In den Nieren zeigt sich, zwischen Rinde und Mark eingelagert, meist schon makroskopisch, fast immer aber mikroskopisch nachweisbar, eine weißliche Infarzierung der Harnkanälchen mit oxalsaurem Kalk in den angegebenen Formen. Die Ablagerung ist gewöhnlich in den Markkanälen am geringsten, in den Glomerulis fehlt sie. Meist sind die Nieren hyperämisch, Rinde und Mark scharf geschieden, Mark rot, Rinde gelb, verbreitert, trüb. Mikroskopisch: trübe Schwellung der Epithelien der gewundenen Harnkanälchen. Interstitielle Prozesse fehlen gewöhnlich, sind aber bei einzelnen Vergifteten gefunden worden. Hämorrhagische Gastritis kann ohne Nierenveränderung vorhanden sein. Vereinzelt wurden in den Lungen hämorrhagische Infarkte festgestellt.

Nachweis: Ich erwähnte schon, daß die Oxalsäure sich im Körper nicht verändert. Es ist ausgeschlossen, daß sie sich in Bersteinsäure wandeln kann[1]). Die bei manchen Menschen abnorm im Harn vorkommende Oxalsäure stammt höchstwahrscheinlich aus dem Nuklein bzw. dem Nukleinalbumin. Der oxalsaure Kalk ist in Salzsäure löslich, in Essigsäure unlöslich. Die eingedampften Objekte werden, um freie Oxalsäure nachzuweisen, mit Alkohol extrahiert, der Alkohol verjagt und zu der wässerigen Lösung des Alkoholextraktes, Essigsäure und Chlorkalziumlösung gesetzt. Um Kaliumoxalat nachzuweisen, extrahiert man die Massen mit Wasser und prüft mit Chlorkalzium. Aus dem Rückstande nach beiden Extraktionen läßt sich durch Salzsäure der oxalsaure Kalk gewinnen. Die quantitative Bestimmung ist um so notwendiger, als im menschlichen Harn ca. 0,1 g Oxalate zur Ausscheidung kommen, die sich in Krankheiten (Diabetes, Oxalurie) noch vermehren können, und Oxalate vielfach mit Nahrungs- oder Arzneimitteln (Sauerampfer, Lecanora esculenta, Rhabarber usw.) eingeführt werden.

Behandlung: Magenwaschungen, Aqua Calcis (weinglasweise) allein in Verdünnung mit Wasser zu gleichen Teilen, oder mit Milch, Calcium chloratum (5,0 : 150,0), oder zur Neutralisierung Magnesium carbonicum (10,0 : 250,0). Gegen das Erbrechen: Eisstückchen, Pulv. rad. Colombo (in viel Wasser) und außerdem Morphin, Analeptika, Wärmflaschen, oder, wenn angängig, warme Wannenbäder (32—34° R), heiße Sandsäckchen in die Magen- und Nierengegend, evtl. in die letztere auch trockene Schröpfköpfe.

Oxalsaurer Kalk, der mit den oben angeführten Pflanzen aufgenommen wird, kann keine chronische Vergiftung, sondern nur Oxalurie erzeugen.

Oxalsäure-Äthyläther wies, von Fröschen und Katzen eingeatmet oder ihnen zu 3 ccm intravenös beigebracht, nur narkotische, aber keine Oxalsäurewirkungen auf. Ich sah jedoch bei Kaninchen nach subkutaner Bei-

---

[1]) Eine solche unmögliche Umwandlung hat neuerdings ein Chemiker behauptet, der seine angefochtene falsche Diagnose auf Oxalsäurevergiftung dadurch zu halten versucht hat.

bringung solche auftreten und fand Darmätzung und Kalkoxalat in der Niere.

Die **Oxaminsäure** ($CONH_2 . COOH$), das **Oxamid** ($CONH_2 . CONH_2$) und die **oxalursauren Salze** wirken giftig. Ätzwirkungen kommen ihnen nicht zu, wohl aber Krämpfe mit folgender Lähmung, Glykosurie und Störungen der oxydativen Vorgänge im Körper. O x a m i d macht Konkremente in den Harnwegen. Auch **Parabansäure** $CO(NH_2)_2(CO)_2$ entwickelt im Tierkörper Oxalsäurewirkungen mit den entsprechenden Nierenveränderungen.

Oxaläthylin ($C_6H_{10}N_2$), resp. dessen salzsaures Salz, erzeugt bei Fröschen zu 0,05 g motorische Lähmung, kleine Dosen Hyperästhesie und Sinken von Atmung und Herztätigkeit. Die Muskarinwirkung auf das Herz wird durch Oxaläthylin aufgehoben. Nach 0,2 —0,4 g (subkutan) erweitern sich bei Warmblütern die Pupillen, die Speichelsekretion läßt nach vorgängiger Salivation nach, und es treten Krämpfe und allgemeine Erregung auf. **Chloroxaläthylin** ($C_6H_9ClN_2$) lähmt schneller und intensiver sensible Nerven und den Herzvagus bei Kaltblütern. Bei Warmblütern wird die Pupille nicht erweitert und statt der erregenden tritt eine narkotische Wirkung ein. Ähnlich wie die vorgenannten wirken d i e e n t s p r e c h e n d e n M e t h y l v e r b i n d u n g e n.

Oxalpropylin ($C_8H_{14}N_2$) wirkt wie Oxaläthylin auf das Herz, erzeugt bei Hunden Narkose und Gliederlähmung, bei Katzen Krämpfe und Atmungsstörungen.

Jodoform.

Jodoform (CHJ_3) vergiftete bisher sehr häufig bei arzneilicher innerer und äußerer Anwendung zu großer Dosen, z. B. nach innerlichem Verbrauch von 40 g in 80 Tagen oder 5 g in sieben Tagen, oder wiederholter Aufnahme von 0,5 g-Dosen, oder Einbringung von etwa 12 g in die Harnblase innerhalb einer Woche[1]). Eine Kranke, die 8 g für äußerliche Verwendung bestimmten Jodoforms verschluckte, bekam erst nach 24 Stunden Kopfschmerzen, Koliken, Diarrhöen, die einen Tag anhielten. Es blieb nur der Geruch nach Jodoform in der Ausatmungsluft und der Geschmack danach im Munde[2]). Wiederherstellung sah man noch nach 8 g, die verschluckt wurden, eintreten. Die Intensität der Giftwirkung hängt teilweise von der Individualität ab. Ältere Personen und solche mit Myokarditis, Nierenkrankheiten, Ikterus, nervöser Belastung, Blutveränderungen unterliegen leichter einer Giftwirkung, die bald oder nach Tagen eintreten, wochenlang anhalten und in Tod oder unheilbare Geisteskrankheit übergehen kann. Jede Gestalt, in der Jodoform zur Verwendung kommt, kann Gesundheitsbeschädigung erzeugen: Pillen, ölige oder ätherische Lösungen, Pulver, Dampf, Suppositorien, Stäbchen, Salben, und v o n j e d e r K ö r p e r s t e l l e a u s kann es in die Säftebahnen übergehen. Die Häufigkeit des Gebrauches ist für Entstehen von unangenehmen Wirkungen fast ohne Bedeutung, da sie sowohl nach ein- als auch nach mehrmaliger Verwendung kommen können. Von damit behandelten

---

[1]) O b e r l a e n d e r, D. Zeitschr. f. pr. Medizin 1878, Nr. 37. — S c h w e r i n, Dissertat. Berlin 1902. — W i l l e m e r, Zentralbl. f. Chirurg. 1886 (weniger als 6 g). — M o u c h e t, Gaz. des hôpit. 1895 (etwa 4 g) usw.

[2]) F r a u e n t h a l, New York Medic. Journ. 1891, 10. July.

Syphilitikern blieb nur der siebente Teil davon frei. Der zeitige Zustand der Nieren, die ja so wesentlich an der Regulierung des Gleichgewichtszustandes zwischen Einnahmen und Ausgaben evtl. schädigender Stoffe beteiligt sind, kann auf die richtige Niveauhaltung des Jodoforms im Körper den bedeutsamsten Einfluß ausüben. Daneben spielt die individuelle Empfindlichkeit, die sich hierbei stark zeigt, für unerwünschte Wirkungen mit. Krankhafte Anlagen, z. B. die Disposition für Geisteskrankheiten, können einen, wie Jodoform, auf das Gehirn wirkenden Stoff leichter unangenehm aktiv werden lassen. Begünstigend hierfür wirken auch Herzleiden, bestehender Ikterus und angeblich auch Fettleibigkeit, und vor allem die Größe und die Art der aufnehmenden Fläche. Von großen, frischen Wunden mit ihren offenliegenden Gefäßen und Lymphwegen oder Markhöhlen werden die Gefahren der Ansammlung des Mittels im Körper heraufbeschworen. Vom ersten bis vierzehnten, ja selbst zwanzigsten Tage nach dem Jodoformgebrauch können unangenehme Wirkungen kommen.

Jodoform wird, was ich zuerst vor Jahren an dieser Stelle angab, langsam als solches (Übergang in Dampfform, Lösung in Gewebsfett) und zum Teile durch Wundsekrete, Mikroorganismen, Körpereiweiß gespalten, resorbiert und durch die Nieren und den Speichel langsam ausgeschieden. Bis zu sechs Monaten ist z. B. nach seiner Einbringung in die Bauchhöhle Jod im Harne nachweisbar. Das aus ihm sich abspaltende Jod verbindet sich teils mit Alkalien, teils tritt es in organische Verbindungen ein. Von innerlich eingeführtem Jodoform wird ein geringer Teil durch den Kot ausgeschieden, der nach Jodoform riecht, der größte Teil in eine mit Wasserdämpfen nicht flüchtige Verbindung umgewandelt[1]). Hunde und Katzen werden durch Jodoform somnolent, ihre Wärme sinkt und sie enden bald ohne Krämpfe oder nach längerer Zeit durch progredienten Marasmus[2]). Wiederholt fand sich bei Katzen, die Jodoform auf Wunden aufgestreut bekamen, eine Pneumonie. Tiere und Menschen bekommen eine Hypoglobulie[3]) und damit auch weniger Hämoglobin[4]). Die Jodoformwirkungen sind wesentlich Jodwirkungen. Weder kommt dabei eine besondere Empfindlichkeit zur Methylgruppe, noch ein humoraler Vorgang eigner Art in Frage. Ununterrichtete haben gerade hier ihre Phantasie austoben lassen. Die nach Injektion von Jodoformglyzerin beobachteten akuten Symptome, wie Fieber, Albuminurie usw., sind keine Glyzerinwirkungen. Das Glyzerin wirkt hier nur als Resorptionsbeschleuniger.

Symptome: In leichteren Graden zeigen sich bisweilen **Hauterkrankungen**, die in dreifacher Weise auftreten können[5]):

1 Als mehr oder minder lokale, die direkte Anwendungsstelle des Jodoforms meistens überschreitende Erkrankung,

2. Als ein Leiden, das nicht nur örtlich, sondern alsbald oder nach einiger Zeit sich an ganz entfernten, mit dem Mittel direkt nicht in Berührung gekommenen Körperteilen bemerkbar macht, und

---

[1]) Zeller, Zeitschr. f. phys. Chemie, Bd. VIII, S. 70.
[2]) Falkson, Arch. f. Chirurg., Bd. XXVIII, H. 1.
[3]) v. Hoffer, Wien. med. Wochenschr. 1882, Nr. 24.
[4]) Mulzer, Zeitschr. f. exper. Pathol., Bd. I, S. 446.
[5]) L. Lewin, Die Nebenwirk. der Arzneimittel, 3. Aufl., S. 522.

3. Als eine ausschließlich und von vornherein nur entferntere Körperteile oder den ganzen Körper einnehmende Erkrankung.

Jede von dem primären Anwendungsort entfernt auftretende Hauptveränderung, die Exantheme, die ich als springende bezeichnen möchte, sind die Folgen des ungleichmäßig in den Lymphwegen vorrückenden Mittels und seiner ungleichmäßigen Verteilung. Dies wies ich nach Vergiftung mit Phenylhydroxylamin an mir selbst nach. Zur ersten Dermatosengruppe gehören: Ekzem, Furunkel, Ödeme von evtl. großer Ausdehnung, impetiginöse Zustände, roseolaartige Ausschläge oder auch ein diffuses, Erysipelas des Gesichts vortäuschendes Exanthem. Lymphangitis kann den Zustand begleiten. In der zweiten Gruppe, die am häufigsten auftritt, stehen Erythem, auch erysipelasartig, Petechien, Blasen von Pemphiguscharakter, Ekzem, Pusteln, Papeln, und in der dritten Erythem, Urtikaria, Papeln. Selten sind Jodoformabszesse. Lokal sah man auch Nekrosen des Zellgewebes und selbst des Knochens entstehen. An den Augen können nebenher Bläschen, Lidekzem und Vereiterung der Meibomschen Drüsen entstehen.

Nach Injektion von Jodoformglyzerin wegen Handgelenktuberkulose in eine vorhandene Granulation entstand Gangrän. Die Injektion war aber in die A. ulnaris vollzogen worden. Es war eine Thrombose entstanden[1].

Als resorptive Störungen können in mannigfaltigen Kombinationen und in verschiedenen Stärkegraden die folgenden auftreten: Kopfschmerzen, Mattigkeit, Unlust zur Arbeit, Appetitmangel, auch wohl Übelkeit, temporäres, selten länger dauerndes, selten aber auch blutförderndes Erbrechen, oder Epistaxis. Fast unstillbares Erbrechen stellte sich neben anderen Symptomen, vor allem einem schlafartigen Kollaps, nach Verwendung von Jodoformäther für Abszeßhöhlen usw. mit einem Gehalt von 3—5 g Jodoform auf 100 g Äther und weniger ein. Bei manchen Menschen entstehen: eine meist trübe Gemütsstimmung, Schlaflosigkeit, sowie allgemeine Unruhe, Durchfall, erhöhte Pulszahl bei kleiner, leicht wegdrückbarer Pulswelle, Schwindel, seltener Dyspnoe, die an Jodasthma erinnert.

Amblyopie von achttägiger oder monatelanger oder beständiger Dauer kommt vor. Die Amblyopie kann auch mit zentralen Skotomen verbunden sein. Die Ausbildung eines solchen Zustandes kann Wochen oder drei bis zwölf Monate dauern und von zerebralen, gastrointestinalen oder kutanen Störungen begleitet sein. Es handelt sich meist um ein relatives, selten absolutes zentrales Skotom mit dem Befunde von Neuritis mit nachfolgender Heilung· oder auch Atrophie. Vereinzelt zeigen sich Netzhautblutungen. Die Sehschärfe ist entweder nur wenig herabgesetzt oder bis auf Fingerzählen, oder es besteht völlige Blindheit. Wahrscheinlich handelt es sich bei den meisten dieser verschiedenen Formen um retrobulbärneuritische Zustände[2]. Farbenskotome kommen an einem oder beiden Augen vor, ebenso Gesichtsfeldeinschränkung etwa nur in der oberen Hälfte, z. B. für

---

[1] Katzenstein, D. med. Wochenschr. 1908.
[2] L. Lewin, Die Wirkung von Arzneimitteln u. Gift auf d. Auge, 2. Aufl. — Dort ausführliche Literatur. — Sarafoff, Wien. klin. Wochenschr. 1907. — Brose, Arch. of Ophthalm. 1900, Vol. 29.

Weiß, Blau und Rot. Einseitige oder doppelseitige weiße Sehnervenatrophie wurde öfters festgestellt. Auch Augenmuskelstörungen kommen vor: Ptosis, Lähmung der Mm. interni oder eines Externus, oder eines Abduzens. Zweimal zeigte sich ein der Retinitis proliferans ähnlicher Zustand. Der Harn kann Eiweiß, Zylinder und Blut enthalten. Meistens schwinden die angeführten anderen Symptome nach dem Aussetzen des Mittels.

In schweren Vergiftungen, die oft durch Anomalien der Selbstempfindung und Stimmung eingeleitet werden, kommen jene gegenstandslosen Gefühle, welche Geisteskrankheiten so oft einleiten, wie Angst, Verstimmtheit, Weinerlichkeit, Unruhe, allgemeines Unbehagen, zeigen sich auch hier, selten mit dem Gegenteil, Lachen, Singen, Ausgelassenheit. Vereinzelt wurde als primäres Symptom eine Paraphrasie beobachtet. Zu der erhöhten Pulsfrequenz kann noch Fieber bis über 41° C, auch Schüttelfrost kommen. Doch gibt es auch tödlich verlaufende Fälle, in denen starke Pulsvermehrung ohne Fieber bestanden hatten und in einem späteren Vergiftungsstadium — es waren 140 g in eine Abszeßhöhle eingebracht worden — Koma und Somnolenz mit Sphinkterenlähmung und gleichzeitiger Nackenkontraktur und schließlich Lungenödem bestanden. Der Tod erfolgt selbst nach Fortlassen des Mittels, oder es entstehen Störungen der Gehirntätigkeit, die unter dem Bilde eines kontinuierlichen oder paroxysmenweisen Exaltationszustandes mit folgendem Koma, Irrereden, Verwirrtheit, Gedächtnisschwund, Zuckungen der Gesichts- und Rumpfmuskeln, Enge oder Weite der reaktionslosen Pupillen, Strabismus, Zyanose und tagelang anhaltender Sopor mit Muskelunruhe, Zähneknirschen, Rollen der Augäpfel, oder mit Melancholie, Nahrungsverweigerung, Halluzinationen, Illusionen, Visionen, Angstzustände, Verfolgungswahn auftreten und schnell töten oder chronisch werden. Selten erfolgt in diesen Fällen Heilung nach einigen Tagen. Es kamen solche Tobsuchtszustände vor, in denen weder Brom noch Chloralhydrat noch Morphin beruhigend wirkten, aber von selbst ein Stadium tiefster Depression sich einstellte. Erkrankung unter dem Bilde von hochgradigem Marasmus oder akuter Meningitis, vermehrte Pulszahl, Erbrechen, Koma, Muskelkontrakturen, klonische oder tonische Zuckungen, oder auch mit hoher Körperwärme und Pulszahl und Kollaps kommen vor und können in den Tod führen.

Vereinzelt kam ein schnell verlaufender tödlicher Ikterus vor.

Eigentümliche Krampfsymptome zeigten sich bei einem Knaben, der an einem Retropharyngealabszeß durch Wirbelkaries litt. Nach Eröffnung des Abszesses wurde ein Jodoformgelatinestäbchen in den Fistelgang gelegt und für die Wunde Jodoformgaze und Pulver verwendet. Drei Tage später entstanden Kopfschmerzen und Übelsein. Trotzdem legte man von neuem ein Jodoformstäbchen ein. Danach entstanden Krämpfe unter dem Bilde der Chorea minor, die langsam schwand. Einmal erfolgte Abort einige Tage nachdem eine Schwangere aus Lebensüberdruß eine Jodoformglyzerin-Emulsion ausgetrunken hatte, die ihr zur Tränkung von Scheidentampons gegeben worden war.

Leichenbefund: Verfettung des Herzens, der Leber und der Nierenepithelien — vielleicht auch zum Teil durch importiertes Fett —, Ödem und Entzündung der Hirnhäute. Die bei Tieren beobachtete Gastritis ist bei Menschen selten.

Nachweis: Im Magen- und Darminhalte ist, wenn große Mengen per os eingeführt wurden, Jodoform als solches zu finden, während nach anderer Anwendungsart im Harn nur Jod nachgewiesen werden kann. Durch Destillation der Untersuchungsmassen kann man evtl. Jodoform kristallinisch erhalten. In das Ätherextrakt des Destillats geht Jodoform über. Mitunter gelingt es, durch Hinzufügen von Chlorwasser zum Harn Jod durch die Violettfärbung von zugesetztem Chloroform darzutun. Jodoform gibt, wie Chloroform, die Isonitrilreaktion, wie auch die mit Kaliumphenylat. (Erwärmung damit schafft Rotfärbung durch Bildung von Rosolsäure.) Sonst müssen Harn, Blut usw. mit Natronlauge oder Soda eingedampft und geglüht, der Rückstand mit Alkohol ausgezogen, der Alkohol verjagt, das Zurückbleibende in wenig Wasser gelöst, mit Chlorwasser versetzt und mit Schwefelkohlenstoff geschüttelt werden.

Behandlung: Gründlichste Entfernung des Mittels von Wunden und aus Körperhöhlen. In den schweren Formen Kochsalzinfusion. Alkalien sollen nützlich sein. Prophylaktisch ist darauf zu sehen, daß nur dosierte Mengen von Jodoform in Anwendung kommen, daß nicht frische Wundhöhlen damit ausgefüllt werden und daß Jodoform nicht auf Wunden gebracht wird, die zuvor mit Karbolsäure oder anderen Nierenveränderungen erzeugenden Stoffen behandelt wurden.

Chloralhydrat.

Akute Vergiftungen mit Chloralhydrat ($C_2HCl_3O + H_2O$), dem gefährlichsten aller Schlafmittel, das schon längst hätte ganz gemieden werden sollen[1]), kommen häufig durch zu große arzneiliche Dosen oder unzweckmäßige Anwendung (z. B. Injektion in die Venen, als Klistier, Verabfolgen mit Morphin) oder durch Verwechselung, Selbstdispensierung (Chloralsirup) und zu Selbstmorden, oder zur Betäubung zwecks verbrecherischer Tat zustande. Die Giftwirkungen des Mittels sind besonders heftig und insidiös. Verbreitet ist die chronische Chloralvergiftung, die sich aus dem längeren arzneilichen Gebrauch und aus der mißbräuchlichen Anwendung zur Selbstbetäubung entwickelt. Unter 63 Vergiftungen fand ich 21 tödliche (33,3 Prozent). Die Zahl der bekanntgegebenen Todesfälle ist begreiflicherweise nicht feststellbar, kann aber, soweit bekanntgeworden, auf etwa 120 geschätzt werden. Todesfälle nach Chloralhydrat erfolgen meist unmittelbar resp. kurze Zeit nach dem Einnehmen und gewöhnlich in einem Angstanfalle. Der Tod erschien z. B. nach Verbrauch von 1,8 g bei einer Hysterischen. Ein Kind starb, nachdem es 0,18 g erhalten hatte, nach zehn Stunden[2]). Ein Mann von 45 Jahren reagierte auf 0,9 g mit dem Tode[3]). Zwei Männer gingen unter Atmungsstörungen zugrunde, nachdem 3,75 g in zwei Tagen, resp. 2,5 g in zwei kurz aufeinanderfolgenden Dosen verabfolgt waren[4]). Ein Mädchen starb nach 2 g, und eine

---

[1]) Harnack, Arzneimittellehre, S. 586. — Ziehen, D. med. Wochenschr. 1908, S. 582.
[2]) Marshall, Medic. and surgic Rep. 1871.
[3]) Kane, Med. Record, New-York 1880, p. 702. — Caroll, Philadelphia Med. Tim. 1878.
[4]) Frank, Berl. klin. Wochenschr. 1876, S. 530.

Frau, die abends 3 g nahm, am nächsten Morgen[1]). Vier Personen, meist Potatoren, endeten durch Einnehmen von ca. 3 g Chloralhydrat[2]), und zwei kräftige Weiber, nachdem sie es drei Monate resp. sieben Tage zu 2 g eingenommen hatten, 20—30 Minuten nach dem Einnehmen der letzten Dosis. Ein Mann, der zehn Monate lang abends 1,8 g erhielt, starb plötzlich unter konvulsivischen Respirationsbewegungen. Ebenso erging es mehreren Frauen. Eine Frau, die wegen Angstanfällen wiederholt Chloralhydrat genommen hatte, erhielt abends 4 g, schlief ein, wurde nach einigen Stunden unruhig, sprang aus dem Bett, stürzte hin und starb[3]). Nach der intravenösen Einspritzung von 6 g Chloralhydrat, zwecks einer Augenoperation, standen — im ganzen nach elf Minuten — Puls und Atmung still. Ausnahmsweise erzielte man noch nach 24 und 30 g Wiederherstellung. Gewöhnlich tritt der Tod in einer halben bis fünf Stunden ein. Begünstigend für die Vergiftung wirken Respirations- und Herzkrankheiten, das Delirium alcoholicum, Gicht, Leberkrankheiten usw., während eine Idiosynkrasie gegen Chloralhydrat zweifelhaft ist. Als Betäubungsmittel werden von manchen Individuen chronisch 10 g und mehr pro dosi verbraucht.

Auf Hunde wirkt das Mittel, je nach der Rasse, verschieden ein.

Das Mittel wird von Schleimhäuten resorbiert und wesentlich als Trichloräthylglykuronsäure, in kleinen Mengen auch als solches schon nach 1½—18 Stunden mit dem Harn ausgeschieden. Es geht auch auf den Fötus und in die Milch über. Eiweißlösungen werden durch Chloralhydrat getrübt, Blutkörperchen auch nach intravenöser Vergiftung[4]) blaß, quellen und zeigen Körnung. Schließlich erfolgt Hämolyse[5]) Schleimhäute, Wunden und die Haut werden durch konzentrierte Lösungen, resp. durch reines Chloralhydrat bis zur Blasenbildung, wie durch Kanthariden, entzündet. Die allgemeine Giftwirkung stellt sich als Lähmung des vasomotorischen Zentrums, Sinken von Körperwärme und Blutdruck, Abnahme der Herztätigkeit bis zum Stillstande und allmähliche Lähmung anderer Zentren in der Medulla oblongata und im Rückenmarke dar. Der Tod erfolgt durch Herzlähmung.

Symptome und Verlauf: In der leichteren Form der Vergiftung können mannigfach kombiniert auftreten: Konjunktivalreizung, Schwellung der Epiglottis und der falschen Stimmbänder[6]), Exkoriationen, sowie Verschwärung im Munde neben Foetor ex ore, Magendrücken und Magenschmerzen, Blutungen im Magen, Darm, Lungen, Nase[7]), Erbrechen, Ikterus[8]), Harnverhaltung, Albuminurie, Gesichtsverdunkelung, resp. Erblindung bis auf quantitative Lichtempfindung (marantische Thrombosen durch die Gefäßlähmung)[9]), auch Iridochorioiditis mit Exsudation in das Papillargebiet, Trübung des Humor aqueus und des Glaskörpers, ferner

---

[1]) Fürstner, Arch. f. Psychiatrie, Bd. VI, S. 314. — Ibid. Bd. III, S. 496
[2]) Marsh, Jahresber. f. d. ges. Medic. 1875, I, S. 479.
[3]) Noetel, Allg. Zeitschr. f. Psych. 1872, S. 369.
[4]) Felz und Ritter, Compt. rend., Bd. LXXIX, 1874, p. 324.
[5]) Chirone, La Riforma med. 1907, Nr. 33.
[6]) Curschmann, Arch. f. klin. Med., Bd. VIII, p. 151.
[7]) Model, Münch. med. Wochenschr. 1900, Nr. 50.
[8]) Wernich, Deutsches Arch. f. klin. Med., Bd. XII, p. 32.
[9]) Steinheim, Berliner klin. Wochenschr. 1875, Nr. 6, p. 76. — Lewin u. Guillery, Wirk. von Arzneim. u. Giften auf das Auge, I, 100.

fleckige, knötchen- und bläschenförmige, blutfleckige, sowie ulzeröse und brandige Hautveränderungen, akute Bronchitis, Cheyne-Stokessche Atmung, Dyspnoe, ja selbst Asphyxie[1]), mehrtägige Unfähigkeit zu stehen oder zu gehen[2]) oder auch, alle genannten Symptome begleitend: Schwäche, Steigerung der Zahl und Unregelmäßigkeit des Pulses, Kälte, Schwindel und schwerer Kollaps mit oder ohne Zyanose. In der schweren Form der Vergiftung sinkt die Herztätigkeit schnell und der Vergiftete fällt tot zu Boden[3]), oder er schläft ein und kollabiert, oder es treten Exzitation und Delirien mit Halluzinationen auf, der Puls wird kaum fühlbar, die Körperwärme sinkt auf 30° C[4]), die Glieder werden kalt und das Gesicht ist zyanotisch und verfallen. Hierzu können sich gesellen: Dyspnoe oder Aussetzen der Respiration bis zu einer halben Minute, Sprachlosigkeit, Schwindel[5]), Taubheit in Händen und Füßen, Ataxie oder Paralyse der Beine[6]), klonische Krämpfe und auch wohl Lungenödem. Der Tod erfolgt meistens im Koma infolge von Herzstillstand. Wenn Genesung eintritt, so haben die Kranken noch lange Schmerzen in verschiedenen Körperteilen, vereinzelt auch Verlust des Gedächtnisses. Rückfälle nach scheinbarer Genesung mit tödlichem Ausgange kommen vor.

Als Nebenwirkungen bei dem arzneilichen Gebrauch kommen noch vor: Nach Einspritzung in das Unterhautgewebe Phlegmone, Abszesse, Ulzerationen, resorptiv an der Haut[7]), begleitet von Hautjucken, Fieber, Ödemen am Gesicht oder Unterschenkeln, allgemeinem Unwohlsein, Kopfweh, Herzklopfen, Dyspnoe, Erytheme als flüchtige Röte (Chloralrash) mit Kopfkongestionen oder von rötel- oder scharlachähnlichem Aussehen an Wangen, Händen, Rumpf. Auch die Formen eines Erythema exsudativum, oder einer Urtikaria, oder eines papulösen oder vesikulösen oder variolaähnlichen Ausschlages oder einer Purpura oder ulzeröser bzw. brandiger Hautveränderungen kommen vor. Nach einer zweimaligen Dosis von je 2 g Chloralhydrat entstand einmal ein Exanthem in Begleitung von hohem Fieber, hämorrhagischer Bronchitis, Konjunktivitis und Somnolenz[8]). Die Schleimhaut der ersten Wege wird gereizt und funktionell gestört. Nach dem Tode eines Kranken fand man die Magenschleimhaut gelockert, vielfach erodiert, mit Ecchymosen versehen. Meistens besteht Diarrhöe. Der mehrfach beobachtete Ikterus ist ein katarrhalischer. Der M. Detrusor vesicae erlahmt. Vereinzelt kam Enuresis. Die Herzschläge des Fötus nehmen ab. Der Tod einer Kreissenden durch Chloralhydrat ist eine Warnung gegen den Gebrauch. An den Luftwegen kommt es zu Reizfolgen, Kehlkopfstörungen, Bronchitis, Atmungsminderung, Angstgefühl durch Kurzatmigkeit. Die Atmung wird beschwerlich, krampfhaft, auch pfeifend, stöhnend, evtl. mit Cheyne-Stokesschem Typus. Der Puls kann

---

[1]) Kirn, Allgem. Zeitschr. f. Psych. 1872, p. 316.
[2]) Marsh, Philad. med. and Surg. Report, 1875, p. 45.
[3]) Nötel, Allgem. Zeitschr. f. Psych. 1872, p. 369 und Jolly, Ärztl. Intelligenzbl., München 1872, Nr. 13 u. 14.
[4]) Chouppe, Gaz. hebdom. de Méd. 1875, p. 82.
[5]) Frank, Berliner klin. Wochenschr. 1876, Nr. 37, p. 530.
[6]) Manning, Lancet, 1873, p. 789.
[7]) L. Lewin, Nebenwirk. d. Arzneimitt., 3. Aufl., S. 129. Dort finden sich die eingehendsten Schilderungen.
[8]) Gregor, Münch. med. Wochenschr. 1907, S. 334.

klein und unregelmäßig, auch dikrot werden. Kollaps mit Ohnmachtsgefühl, Schwindel, Kälte der Gliedmaßen, Taubheit in Händen und Füßen, Blässe, Zyanose u. a. m. können dazu kommen. Das Blut sah man unter Einfluß von Chloralhydrat lackfarben werden und erst nach mehrtägigem Stehen mangelhaft gerinnen. Lidödem, Konjunktivitis, Augenschmerzen können bald wieder schwinden oder wochenlang bestehen bleiben. Nach dem Chloralhydratschlaf fand sich Gesichtsverdunkelung, und nachdem sie geschwunden und erneut das Mittel genommen wurde, vollständige Erblindung unter dem klinischen Bilde einer Iridochorioiditis mit Exsudation in das Pupillargebiet, Trübung des Glaskörpers und des Humor aqueus. Zentrale Erregungs- und Lähmungszustände beherrschen in wechselnder Gestaltung das Wirkungsbild dieses Stoffes. Kopfweh, Gliederschmerzen, Erregung, unmittelbar nach dem Einnehmen beginnend und zu Delirien auswachsend, mit Angstgefühlen einhergehend, wurden wiederholt festgestellt. Bei einem Kranken entstand nach 4 g ein halbwacher Zustand, in welchem zweckmäßige Handlungen ohne Bewußtsein vollzogen wurden. Als Nachwirkungen kamen u. a. Verlust des Gedächtnisses und ein depressiver Zustand vor, der in Somnolenz oder Koma und gelegentlich in den Tod führte. Seitens der Bewegung stellen sich Unsicherheit im Gehen, Schwanken, sogar auch klonische Krämpfe und Paramyoklonus ein.

Der gewohnheitsmäßige chronische Chloralhydratgebrauch[1]) ist in zivilisierten Staaten zum Teil als Laster verbreitet. Die Tendenz, sich an das Mittel zu gewöhnen, liegt hier so wie bei jedem anderen narkotischen Genußmittel. Manche Menschen sind gegen das Mittel eine lange Zeit sehr tolerant. Chloralhunger bekommen aber alle, die es lieben. Bis zu 30 g täglich führten sich einige Chloralisten ein. Als Folgen erscheinen unter anderem: Verdauungsstörungen, Appetitverlust, Foetor ex ore, Schwellung des Zahnfleisches und Bläschen auf der Zunge[2]), Schluckkrämpfe, heftiges Durstgefühl, Erbrechen, Abmagerung, Ikterus, Durchfälle, Blasenkrampf, sowie allgemeine Prostration. An der Haut kommen, von Fieber begleitet, Exantheme, Geschwüre, ödematöse Schwellung am Kopfe, Ausfallen der Haare und Entzündung an den Fingern und Nägeln vor[3]). Manchmal erscheinen Neuralgien in den Händen[4]), oder eine einseitige Fazialislähmung mit Schwerhörigkeit, Muskelschmerzen, seltener Tremor, Schwäche und Lähmung der Beine, ataktisches Gehen, epileptoide Krampfzustände, Herzpalpitationen, Dyspnoe, Angst, Anasarka, Albuminurie[5]) und geistige Schwäche oder Schwachsinn. Das Gedächtnis leidet, Tobsuchtszustände, Delirien, Halluzinationen oder melancholische Symptome, oder Selbstmordtrieb können entstehen. Unter längerem Chloralgebrauch kommen bei gewissen Geisteskranken Apathie, Stupor, schnelle Verblödung, sowie tiefgehende Dekubituswunden. Der Chloralismus ist insidiöser als die Morphiumsucht, da er plötzlich unter Dyspnoe mit Herzstillstand enden kann, nachdem er lange mit verhältnismäßig geringen Symptomen bestanden hatte. Auch marastisch, an interkurrenten Affek-

---

[1]) L. Lewin, Phantastica, 2. Aufl., 1927.
[2]) Browne, Lancet, 1871, I, 440, 473.
[3]) Smith, Lancet, 1871, II, p. 466.
[4]) Norris, Lancet, 1871, I, p. 226.
[5]) Weiss, Centralbl. f. d. ges. Therap., März 1883.

tionen gehen Chloralisten zugrunde. Bei der Entziehung des Mittels treten Delirien, Schlaflosigkeit, Tremor, Durchfälle und Kollaps auf.

Leichenbefund der akuten Chloralvergiftung: Wurden große Dosen in Substanz verschluckt, so kann die Magenschleimhaut gelockert, erodiert, ecchymosiert oder hämorrhagisch entzündet sein. Einmal fand man eine Perforation in die Bursa omentalis. Vereinzelt zeigten sich Lungenödem und im Gehirn in der Nähe des Balkens und der Hirnschenkel Ödem und Anämie. In einigen Fällen fanden sich Leberaffektionen atrophischer Natur[1]), sowie Fettleber.

Nachweis: Man versetzt die Objekte mit Natronlauge und destilliert bei 65°C. Das Destillat wird auf Chloroform geprüft. Fügt man zu einer Lösung von Chloralhydrat Kalziumsulfhydrat $Ca(SH)_2$, so entsteht Rotfärbung. Ebenso färbt Karbollösung mit konzentrierter Schwefelsäure (noch $1/_{10}$ Mill. erkennbar), oder Erhitzen mit Resorzin und Natronlauge. Erwärmt man 1 ccm Rizinusöl zehn Minuten lang auf dem Wasserbad in einem Schälchen und bringt dann in die Mitte des Öles ein erbsengroßes Stückchen Antimontrichlorid, so entsteht eine gelbe Masse. Läßt man auf diese eine Spur Chloralhydrat fallen, so bildet sich eine blaugrüne Farbe. Der Harn wird eingedampft, salzsauer gemacht und mit Äther geschüttelt. Nach dem Verjagen des Äthers kristallisieren Nadeln aus, deren Lösung die Polarisationsebene nach links dreht und alkalische Kupferlösung reduziert (Urochloralsäure).

Behandlung der akuten Vergiftung: Brechmittel, Magenwaschung, Diuretika, künstliche Respiration, auch die Faradisation des Phrenikus. Durch öftere subkutane Anwendung des Atropin oder Skopolamin bei Kaninchen wurde die Chloralwirkung auf das Herz gebessert. Das Strychnin wirkt nicht antagonistisch[2]). Dafür sind Äther, Moschus, Hautreize (Flagellationen usw.) oder reizende Klistiere (mit Tctr. Capsici Liq. Ammon. caust. aa. 2,0 pro Klysma) zu gebrauchen. Prophylaktisch ist Chloralhydrat möglichst auch bei Delirium tremens zu meiden. Wenn die chronische Chloralvergiftung dem Laster entspringt, sich mit diesem Mittel von Zeit zu Zeit zu betäuben, so hat die Entziehung, gleichgültig, ob sie plötzlich oder allmählich vorgenommen wird, selten einen dauernden Erfolg, da bald Rückfälle eintreten. Durch allmähliche Entwöhnung, Anwendung von Arsen, warmen Bädern, Elektrizität usw. wurde einmal Heilung erzielt[3]). Bei solchen, die das Mittel eine Zeitlang zu Heilzwecken gebraucht haben, ist die Entziehung meistens vollständig zu bewerkstelligen. Als zeitweiliges Ersatzmittel kann Paraldehyd (2 g) gereicht werden.

Methylalkohol.

Der Holzgeist $CH_3 . (OH)$ ist giftiger als Äthylalkohol. Seine Wirkung unterscheidet sich von der des Äthylalkohols dadurch, daß der zuerst auftretenden Narkose ein oft tagelanges, komatöses Intoxikations-

---

[1]) Gellhorn, Zeitschr. f. Psychiatr., Bd. 28, S. 625.
[2]) Husemann, Arch. f. exp. Path., Bd. VI, p. 346. — Oré, Compt. rend., Bd. LXXIV, Nr. 24—26 und LXXV, 1 und 4.
[3]) Warfringer, Centralbl. f. d. ges. Ther. 1883, p. 375.

stadium folgt. Während bei Fütterung mit anderen Alkoholen (Äthyl-, Isobutyl- und selbst Amylalkohol) Gewöhnung stattfindet und die Tiere monatelang leben, kann man mit Methylalkohol behandelte Tiere nur wenige Wochen erhalten, und sie gehen auch zugrunde, wenn man die Zufuhr abbricht. Injiziert man in entwicklungsfähige Eier in geeigneter Weise verschiedene Alkohole, so kann man vergleichsweise einen Einblick in den Giftigkeitsgrad der einzelnen gewinnen. Dieses Verhältnis gegenüber dem Äthylalkohol kommt in den folgenden Zahlen zum Ausdruck[1]):

Zahl der Eier	Injiziert	Verhältnis für 100 Embryonen		
		Normal	Nicht entwickelt	Monstra
63	Äthylalkohol	53,96	11,11	34,93
63	Methylalkohol	23,08	11,11	65,09

Vergiftungen kamen bisher in überreicher Zahl durch Trinken von Methylalkohol, einmal eine Flasche voll zum Selbstmord, zustande. Sie führten in Massenvergiftungen außerordentlich häufig auch zum Tode, so daß hieraus ein Schluß auf seine hohe toxische Energie gezogen werden kann. Von 93 solcher Vergiftungen endeten 57 tödlich, 15 waren mittelschwer und 21 leicht. Manche alkoholischen Getränke enthalten Methylalkohol und erlangen dadurch eine höhere Gefahrenstufe, so z. B. Brandy, Whisky, Columbia-Spiritus, Eau de Cologne, Jamaica-Ingwer, Ingweressenz, Rum. In Rußland kamen Vergiftungen mit „Kinderbalsam" und „Kuntzenbalsam", die nur für äußerliche Verwendung bestimmt sind, vor. Im Gewerbebetriebe sind diejenigen gefährdet, die den Dämpfen dieses Alkohols ausgesetzt sind. Sie entwickeln sich aus damit bereiteten Schellack- oder anderen Harzlösungen oder bei jeder sonstigen technischen Verwendung, bei Tischlern, Drechslern, Hutmachern, Vergoldern, Färbern, Chemikern, die evtl. auch viel davon an ihre Haut gelangen lassen. Durch Verschütten von Methylalkohol über Schuhe und Kleider wurde ein Mann dauernd blind. Ein sechs Monate altes Kind erblindete, weil die Eltern eine Methylalkohollampe in der Nähe seines Bettes benutzten. Hier erfolgte Wiederherstellung. Die kosmetische oder medizinische Anwendung von methylalkoholischen Flüssigkeiten an der Haut kann ebenso schwer schädigen.

Die Aufnahme geht von der letzteren, besonders bei häufigerer Berührung damit, ohne weiteres vor sich, ebenso wird der Dampf nach vorgängiger Kondensation von den Lungenalveolen aus oder durch die Magenschleimhaut weitergeführt. Im Harn findet sich bei Vergifteten Ameisensäure. Ihre Menge erreicht erst nach drei bis vier Tagen das Maximum ihrer Ausscheidung[2]). Die Oxydation des Methylalkohols zu diesem Produkt erfolgt langsam an bestimmten Stellen des Nervensystems. Die Fähigkeit des Organismus, diese Oxydation erfolgen zu lassen, schwankt indi-

---

[1]) L. Lewin in: Wirkung. von Arzneimitt. u. Giften auf das Auge, 1904 u. 1913, Bd. I, S. 310. — Medizinische Klinik 1912, Nr. 3.
[2]) Pohl, Archiv f. experim. Pathol., Bd. XXXI, S. 281. — Harnack, D. med. Wochenschr. 1912, Nr. 8; Münch. med. Wochenschr. 1912, Nr. 36. — Leo, D. med. Wochenschr. 1925.

viduell, woraus sich die hier und da beobachtete Toleranz gegen Methylalkohol ableiten lassen soll. Ich teile nicht die Ansicht, daß die Vergiftung letzten Endes von der Ameisensäure abhängt. Bei einem tödlich Vergifteten fand man im Blute eine Zunahme von Harnstoff, Kreatinin, Zucker, Phosphor und sechs Tage nach der Vergiftung in den Geweben angeblich Formaldehyd. Die Blutkohlensäure sank bis zum Tode von 46 Vol.-Prozent auf 26 Vol.-Prozent.

Krankmachende und tötende Dosen gehen bei Menschen weit auseinander. Bei einer Massenvergiftung in Ungarn, die zu 70 Todesfällen führte, hatten einige nur 1—2 Teelöffel des „Rum"-Getränkes zu sich genommen. Nach etwa 8 g entstand Erblindung und nach 12 g schwere Vergiftungssymptome[1]). Als kleinste vergiftende Dosis könnten etwa 10 g, die auf nicht vollen Magen genommen, und etwa 100 g als tödliche bezeichnet werden. Einzelne Individuen zeigen eine nicht erklärbare Toleranz. Von vier Arbeitern, von denen jeder ein Schnapsglas voll von dem gleichen Methylalkohol getrunken hatte, blieben drei gesund, während der vierte sofort Atemnot, am nächsten Tag Nebligsehen und abends Erblindung bekam. Etwa 50 Prozent der Methylalkohol, auch in Dampf, aufnehmenden Menschen erkrankten nicht. In manchen Beobachtungsreihen war es anders. So starben von 16 solcher Menschen 13 und die Überlebenden behielten Sehstörungen zurück. **Der Füllungszustand des Magens scheint mir für Eintritt und Verlauf der Wirkung eine bedeutsame Rolle zu spielen.** Auch der schnelle oder langsame Übertritt in den Darm. Bisweilen besteht eine Inkubation derart, daß Stunden oder sogar ein bis zwei Tage bis zum Erscheinen von Symptomen verstreichen. Der Tod erfolgte bisher in dem Zeitraum von vier bis fünf Stunden und drei Tagen, nach sehr großen Mengen und bei einer besonderen Empfindlichkeit erst nach fünf bis acht Tagen. Kumulativwirkungen wurden wiederholt erschlossen.

Die Symptomatologie.

Es gibt kein Gift, das das Sehvermögen so häufig stört, als der Methylalkohol. **Dies kann keine Reaktion der aus ihm entstehenden Ameisensäure sein.** Schon nach wenigen bis 24 Stunden, nach vier bis fünf Tagen oder sogar einmal nach zwei Wochen, sah man die Störung eintreten. Als einleitende oder begleitende Symptome erscheinen in wechselnder Kombination bei der akuten Vergiftung: Mattigkeit, Kopfschmerzen, Schwindel, Magen- und Leibschmerzen, Übelkeit und Erbrechen, Schweiße, Muskelschwäche, Rückenschmerzen, Schlafsucht oder tiefes Koma, selten Delirien. Das Bewußtsein kann aber auch ganz erhalten sein. Von örtlichen Störungen, die bei den Methylalkoholdämpfen ausgesetzt gewesenen Arbeitern auftreten, sind zu nennen: Brennen in den Augen, Schwellung der Lider, Rötung der Bindehäute mit evtl. schleimigeitriger Absonderung, Reizung der Luftwege, Bronchitis mit Zyanose, Rasselgeräusche in der Lunge. Bei einem Arbeiter, der Stoffkragen zu appretieren hatte, indem er sie in eine Mischung von heißem

---

[1]) Ströhmberg, Petersb. med. Wochenschr. 1904. — Buller-Wood, Journ. Americ. médic. Assoc. 1904. — L. Lewin, l. c. — Lewy, Über Methylalkohol, 1912. — Krüdener, Zeitschr. f. Augenheilk., Bd. XVI, Ergänzbd.

Methylalkohol und Kollodium hineinhängte, erschienen Lidschwellung, Lidkrampf, Konjunktivitis und völlige Epithelabhebung an den Hornhäuten[1]).

Die **Blindheit** ist meistens absolut und doppelseitig. Ein Auge kann aber z. B. nur noch Lichtempfindung haben und das andere gestatten, Finger auf ein halbes Meter zu zählen. Es kommen zentrale Skotome, Einengung des Gesichtsfeldes oder Ausfall großer Bezirke desselben für Weiß und einzelne Farben oder volle Farbenblindheit. Der ophthalmoskopische Befund kann bei den Blindgewordenen anfangs normal sein, und erst später sich als Neuritis optici mit Papillenschwellung, Rötung und Exsudat

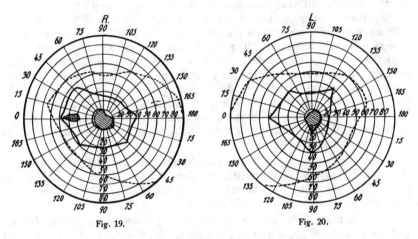

Fig. 19.   Fig. 20.

darstellen, oder schnell dieses Bild darbieten. Die Papillen erscheinen weiß oder leicht, auch nur an den äußeren Hälften, abgeblaßt. Es gibt nur wenige Fälle, in denen die Sehnervenatrophie nicht früher oder später deutlich war. Gelegentlich besteht an der Papille eine der glaukomatösen ähnliche Exkavation. Die Retinalgefäße werden auch verengert gefunden. Selten sind Blutungen oder Ödem an der Netzhaut. Völlige Wiederherstellung ist selten, häufiger eine Besserung. Ein durch einen Schluck Vergifteter bekam Übelkeit, Schwindel, verfiel in einen 72stündigen Schlaf, bekam nach sechs Tagen Amaurose, die nach mehreren Wochen zurückging[2]). Nach einer primären Besserung der Blindheit kann Verschlimmerung bis zur Sehnervenatrophie kommen, die nach Monaten vollendet wird. Ein Mann, der aus Versehen ein viertel Liter Holzgeist vor sieben Monaten getrunken hatte, nach drei Stunden komatös gefunden und es vier Tage geblieben war, zeigte diesen Wechsel im Verlauf. Es bestand Sehnervenatrophie mit Exkavation 2 D tief und ein zentrales Skotom.

Die Erkrankung am Augenhintergrund läßt sich auch bei Tieren experimentell hervorrufen, aber auch hier ist nicht mit einer Konstanz zu rechnen. Degenerative Vorgänge mit ihren Folgen können kommen, aber auch fehlen. Ich habe zum Ausdruck gebracht, daß der Methylalkohol direkt auf Optikus und Retina wirkt.

---

[1]) Grunow, Mediz. Reform 1912, Nr. 2.
[2]) Kuhnt, Zeitschr. f. Augenheilk. 1899.

Die Allgemeinsymptome können den gleichen Verlaufstypus wie die Sehstörungen aufweisen: nach einer vorübergehenden Besserung kann der Zustand evtl. bis zum Tode sich verschlechtern. Nach dem Trinken verfallen manche schwer Vergiftete in Koma mit Zyanose, zeigen inspiratorische Dyspnoe, zeitweiliges Aussetzen der Atmung nach dem Cheyne-Stokesschen Typus, kalte Haut, Pupillenstarre, tonische Starre an Extremitäten und Rumpf, bisweilen auch klonische Zuckungen und sterben durch Atemlähmung in noch nicht einer Stunde. Andere haben noch für eine Zeit Bewußtsein, lassen durch ihr Verhalten erkennen, daß sie Schmerzen haben, stöhnen, werfen sich herum, schreien nach Luft, da sie sonst ersticken müßten, und sterben nach vorangegangenem Kollaps im Koma. Dieser Ausgang kommt auch bei protrahiertem Verlauf vor: die anfangs von Lufthunger gepeinigt, nach einer scheinbaren Besserung nur geringe Zyanose aufwiesen, über vagierende Schmerzen klagten, dann den Findruck von Leichtkranken machten, bis dann plötzlich Dyspnoe, Zyanose, Erregtsein einsetzte, das in Koma und Tod überging. Wenn dieser nicht erfolgt, so klingen die Symptome, Brechreiz, Dyspnoe, großes Schwächegefühl, taumelnder Gang, Gliederschmerzen, Apathie, Sopor, Zyanose, arhythmische Herzarbeit usw., trotz wohl noch manchmal eintretender Rückfälle, allmählich ab[1]). Sehstörungen können den oben geschilderten Verlauf nehmen.

Am neunten Tage nach erfolgter Vergiftung, die mit starken meningitischen Reizsymptomen verlief, wurden Zeichen einer Thrombose der rechten Arteria radialis bemerkt, die schließlich die Amputation in der Mitte des Unterarms nötig machte (!)[2]).

Als leichtere Störungen kommen in den oben bezeichneten Berufen vor: Heiserkeit, Würgen und Kratzen im Halse, Erbrechen, Kopfschmerzen, Schwindel, Gliederzittern, Ohnmachten.

Die Sektion der tödlich Vergifteten ergab entzündliche Magen-Darmstörungen mit kleinen Blutungen und hyperämische bzw. entzündliche Zustände in anderen Organen: Bronchitis, Tracheitis, vereinzelt eine Bronchopneumonie[3]), degenerative Veränderungen in der Leber, parenchymatöse Nephritis, trübe Schwellung am Herzen.

Behandlung: Abgesehen von den energischsten, lange fortgesetzten Magenspülungen und hohen Darmeinläufen, Körperwaschungen durch Diuretika (Tartarus boraxatus, Aufgüsse von Petersilie, Vichy-Wasser usw.), sind wiederholte Aderlässe und Kochsalzinfusionen zu machen. Frühzeitig sollen Sauerstoffeinatmungen, auch unter erhöhtem Druck, verwendet werden.

Nachweis. Destillierung des Untersuchungsmaterials und Siedepunktsbestimmung des durch Fraktionierung gereinigten Körpers (66° C bis 67° C). Autenriethsches Verfahren: Veresterung des Methylalkohols mit p-Brombenzoylchlorid zu p-Brombenzoesäuremethylester. Dadurch lassen sich noch 0,2 g Methylalkohol neben 0,8 g Äthylalkohol in 100 ccm Wasser nachweisen. Auch die Überführung in Formaldehyd durch Oxydation und Nachweis des letzteren kann zum Ziele führen.

---

[1]) Lewy, l. c.
[2]) Barbash, Journ. Americ. medic. Associat. 1922, Vol. 78.
[3]) Rabinovitch, Arch. of internat. Medicine 1922, Vol. XXIX.

Ingweressenz. Alkoholische Lösungen dieser Essenz werden als Likör getrunken. In ihm wirkt das ätherische **Ingweröl** im Zusammenwirken mit Äthylalkohol. Es wird aber statt des Äthylalkohols auch **Methylalkohol** benutzt. So erklären sich die Sehstörungen, die man nach Jamaika-Ingwer beobachtet hat. Bis zum Jahre 1902 waren in Amerika 15 Fälle von Blindheit durch solches Getränk bekanntgeworden, die innerhalb 48 Stunden — leichtere Sehstörungen schon nach dem Erwachen aus der Bewußtlosigkeit nach dem Trinkexzeß — entstand. Die Papillen waren dann auch weiß, die Pupillen starr geworden. Wie nach reinem Methylalkohol kommen hier schlimme Rückfälle nach scheinbarer Besserung zustande.

Pfefferminzessenz. Zimtessenz. Im Übermaß genommen, erzeugten beide Präparate, die im Nordwesten der Vereinigten Staaten von Indianern gebraucht werden, Sehstörungen, die sehr wahrscheinlich auf Methylalkohol zurückzuführen sind. Die durch **Bay-Rum** hervorgerufene Blindheit führe ich auf dieselbe Ursache zurück. Auch bei ihr fand sich eine weiße Sehnervenatrophie. Ein **Eau de Cologne**-Trinker bekam durch das nahezu nur aus Methylalkohol bestehende Präparat nach einigen Stunden gänzliche Blindheit, die nach Wochen schwand.

Trimethylamin (C_3H_9N) findet sich in der Heringslake, im Chenopodium, in Kulturen des Kommabazillus usw. Auf Kaninchen wirken 1—1,5 g in ein bis vier Stunden tödlich. Bei Hunden und Katzen treten nach Trimethylamin Erbrechen, Salivation und Albuminurie ein. Anfangs leiden Herzarbeit und Atmung und Wärme, dann folgen Konvulsionen und Koma[1]. Der Tod der Warmblüter erfolgt durch Atemstillstand. Bei direkter Berührung mit Nerven und Muskeln vernichtet Trimethylamin nach einer vorübergehenden Steigerung schnell deren Erregbarkeit. Rote Blutkörperchen werden durch dasselbe zerstört. Bei Menschen sah man nach 0,3—0,6 g Magenschmerzen, Erbrechen, Durchfall, Augentränen, ein Grauwerden der Haut und Erregung auftreten.

Schweine, die **Heringslake** aufgenommen hatten, bekamen erweiterte, reaktionslose Pupillen, Nystagmus, Fieber, Pulsbeschleunigung und Aufhebung des Schlingvermögens. Es ist möglich, daß das Kochsalz an diesen Symptomen nicht ganz unbeteiligt ist.

Trisulfokarbonsäure. Schon durch Kohlensäure werden die trisulfokarbonsauren Alkalien in Alkalikarbonat, Schwefelwasserstoff und Schwefelkohlenstoff gespalten. Durch 0,5 g Kaliumsulfokarbonat (K_2CS_3), subkutan beigebracht, oder 6 g per os sterben Kaninchen unter Zuckungen durch Erstickung. Im Blute findet sich der Sulfhämoglobinstreifen[2]).

Methylal. Der Methylendimethyläther [$CH_2(OCH_3)_2$] rief in Mengen von 0,3—1,0 g, subkutan eingespritzt, örtlich starke Entzündung bis zur Abszeßbildung hervor. Bei einem Kranken entstand drei Wochen nach der letzten Einspritzung am Arme eine Schwellung, aus der seröse Flüssigkeit entleert wurde. Die arterielle Spannung nimmt ab und die Pulszahl zu. Die letztere kann auch, wie Atmung und Körperwärme, sinken. Dazu gesellen sich Polyurie und Inkontinentia urinae.

---

[1] Husemann, Arch. f. exper. Pathol. u. Pharmakolog., Bd. VI, S. 55. — Combemale et Brunelle, Compt. rend. de la Société de Biologie 1891, p. 175.

[2] L. Lewin, Arch. f. pathol. Anat., Bd. LXXVI, 1879.

Methylmercaptan ($CH_3.SH$), das sich bei der Eiweißfäulnis bildet und im Dickdarm enthalten ist, und nach Genuß von Spargeln im Harn erscheint, bewirkt, eingeatmet, Reizung und später Lähmung des Atmungszentrums. In dem dunklen Blute findet sich keine spektrale Veränderung[1]. Der Atem riecht nach dem Mittel. Starkes Benommensein kann vorhanden sein.

Loretin. Die Jodorthooxychinolinsulfonsäure spaltet leichter als Jodoform Jod ab. Infolge solcher Abspaltung sind unangenehme Jodwirkungen wahrscheinlich. Diese erfahrungsgemäße Abstraktion, die ich diesem Präparate gegenüber gemacht habe — sein Alkalisalz kam auch unter dem Namen G r i s e r i n auf —, ist bestritten worden, bis man wirklich feststellte, daß danach Durchfälle und Albuminurie entstanden[2]).

Diphenylendioxyd. Das in Wasser schwer lösliche Chlorderivat dieser Substanz rief bei Chemikern und Laboranten nach einwöchentlicher Beschäftigung damit hervor: Starke Ausschläge im Gesicht und an den Unterarmen, schlechtes Allgemeinbefinden, Erbrechen, Durchfall und Magenbeschwerden.

Joduret. Eine große Wunde, die mit diesem Ersatzmittel für Jodoform verbunden worden war, ließ so viel Jod in die Säftebahnen gehen, daß nach drei Wochen beiderseits Sehstörungen bestanden: Minderung der Sehschärfe, Geschwundensein der Rot- und Grünempfindung, absolutes zentrales Skotom. Die Papille erschien hyperämisch. Noch nach einem Jahre bestand keine Veränderung. Die Papille war grünlich-weiß.

Thiuret. Nach einem Verbande damit bei einer ausgedehnten Verbrennung waren vier Wochen später Sehstörungen erkennbar. Sehschärfe = Finger auf kaum einen Meter bei exzentrischer Fixation. Grün und rot wurden nicht erkannt. Die Papille war hyperämisch. Nach Strychnininjektionen hob sich die Sehschärfe. Sechs Wochen später bestand Atrophie der Papille.. Dieser Zustand verblieb. An ihm ist wesentlich das Jod dieser Verbindung ursächlich beteiligt, angeblich auch die aus ihm abspaltbare H o f m a n n sche B a s e.

Sulfonal.

Vergiftungen mit Diäthylsulfondimethylmethan, $(CH_3)_2C(SO_2C_2H_5)_2$, sind oft für Selbstmord, oder durch medizinale Verordnung oder bei gewohnheitsmäßiger Aufnahme als Beruhigungs- oder Schlafmittel vorgekommen. Die Schwerlöslichkeit, die dadurch bedingte langsame Resorption und die langsame Ausscheidung veranlassen eine Kumulation, zumal das Sulfonal nicht leicht zerstörbar ist. Ein Teil wird im Körper umgewandelt (Äthylsulfosäure), ein anderer erscheint im Harn. Nach neueren Angaben soll Sulfonal fast vollständig zerstört werden. Nicht wenige, auch tödliche, Vergiftungsausgänge durch verschieden hohe Dosen verursachte das akut oder chronisch aufgenommene Mittel. Die Angriffspunkte für die Wirkung sind die Hirnrinde und die motorischen Zentren des Rückenmarks. Eine Verminderung der Blutalkaleszenz kommt durch

---

[1]) v. R e k o w s k i, Arch. des Scienc. biol., I, 11, 1893, p. 205.
[2]) V l a c h, Prag. med. Wochenschr. 1905. — S c h o m b u r g, Berl. klin. Wochenschr. 1905.

Sulfonal nicht zustande, vielleicht aber eine Bestandsgefährdung der roten Blutkörperchen. In einem tödlichen Falle waren 1,8 g in zwei Dosen von je 0,9 g in Zwischenräumen von 1¼ Stunden gereicht worden. Nach 18 Stunden waren die Pupillen eng, die Körpertemperatur ca. 39° C; nach 23 Stunden war die Frau zyanotisch, anscheinend sterbend, atmete kaum sichtbar und starb trotz Hilfsmaßregeln unter diesen Symptomen nach 40 Stunden[1]. Ein anderer Arzt hatte den Tod von fünf Kranken zu beklagen[2]. Das Mittel war bei 44 Männern und 33 Frauen angewandt worden. Eine davon gebrauchte bis zum Tode abendlich 1—1,5 g 75 mal und insgesamt 86 g. Eine zweite Geisteskranke erhielt ca. neun Monate lang täglich 1,5 g und nur einige Tage noch 1 g. Sie starb im zehnten Monat der Anwendung des Präparates. Eine andere, an Paranoia Leidende unterlag, nachdem sie 1,5—2 g täglich ca. zweieinhalb Monate lang und dann ca. vier Monate lang 3 g genommen hatte, im Beginn des neunten Monats, seitdem sie das Sulfonal kennengelernt hatte. Eine Verrückte starb, nachdem sie ungefähr ein Jahr lang täglich 1,5—2 g gebraucht hatte. Die letzte aus dieser Gruppe verbrauchte in Tagesdosen von 1,5 bis 2 g in ungefähr drei Monaten 172 g Sulfonal und starb. Auch nach Verbrauch von ca. 16 g in einem Monat in Dosen von je 1 g erfolgte der Tod[3]. Daß 50 g Sulfonal, die auf einmal genommen werden, töten können, befremdet nicht[4]. Der Tod erfolgte hier erst nach 70 Stunden.

In allen Fällen, auch in denen das Mittel nicht so häufig gebraucht wurde, waren die Erkrankungssymptome, die dem Tode vorangingen, die gleichen: Apathie, tiefste Ohnmacht, Herzschwäche, Fieber, lähmungsartige Zustände an den Gliedmaßen, ataktische Bewegungen, Schmerzen in den Gliedern oder im Leibe u. a. m. Der Tod erfolgte durch Herzlähmung oder unter den Zeichen des Lungenödems oder einer Schluckpneumonie, durch Infektion der Lunge mit Mund- und Racheninhalt infolge von Erlöschen der Reflexe und Anästhesie der Schleimhäute. Eine auffällige Toleranz auch für große Gaben ist selten. So erhielt eine geisteskranke Dame über eine Woche lang täglich 4,5 g Sulfonal und schlief nie danach. Wiederherstellung erfolgte einmal trotz Einnehmens von 100 g Sulfonal. Danach trat 90stündiger Schlaf ein. Am fünften Tage schlug der Kranke die Augen auf, am siebenten war er bei Bewußtsein, aber ataktisch und mit einem papulösen Ausschlag versehen[5].

Sulfonal liefert, nach meinen Beobachtungen, bei längerer Berührung mit Blut bei etwa 40° C den Absorptionsstreifen des alkalischen Methämoglobins. Tiere reagieren auf die akute Beibringung wie der Mensch. Ein Äffchen, das aus Näscherei 5 g davon verschluckt hatte, erbrach, wurde matt und schlief mehrere Tage, ohne sich zu rühren. Am vierten Tage kamen die ersten Bewegungen an den Vorderhänden, während die

---

[1] Petitt, Medical News 1889, 10. Aug., p. 165.
[2] Bresslauer, Wiener med. Blätter 1891, p. 3 u. 19. — Reinfuß, Wien. med. Blätter 1892. — Wien. Berl. klin. Wochenschr. 1898. — Pollitz, Vierteljahrschr. f. ger. Mediz. 1898. — Knaggs, Brit. med. Journ. 1890, 25. Okt. (30 g Sulfonal).
[3] Schulz, Neurol. Centralbl. 1896, Nr. 19.
[4] Hoppe-Seyler u. Ritter, Münch. med. Wochenschr. 1897, Nr. 14 u. 15.
[5] Neisser, D. med. Wochenschr. 1891.

ganze Hinterhälfte des Körpers gelähmt war. Es dauerte mehrere Wochen, bis die ganze Beweglichkeit wiederkam, aber der Frohsinn kehrte nicht zurück. Im Harn von vergifteten Kaninchen ist saures, in der Galle und Leber so vergifteter Hunde alkalisches Hämatoporphyrin erweislich[1]).

Der Symptomenkomplex der akuten Vergiftung bei Menschen stellt sich im einzelnen so dar: Stupor, Erloschensein der Hautsensibilität und der Sehnenreflexe, Lähmung der Glieder, Aufhebung des Schlingvermögens. Seltener erscheinen nur Erregung und Krämpfe. Stertoröses Atmen kann vorhanden sein oder fehlen, ebenso Zyanose, die in einem Falle trotz langer künstlicher Atmung bis zum Tode blieb. Die Atmung ist in leichteren Fällen nur verlangsamt oder unregelmäßig. In einer schweren Vergiftung hörte man Rasselgeräusche überall über den Lungen. Stellenweise bestand tympanitisch gedämpfter Schall. Die Exspirationsluft kann nach Merkaptan riechen. Der Puls ist bei Kollaps und Zyanose kaum fühlbar und verlangsamt, während man die Körperwärme bei schlimmem Verlaufe auf 40,5° steigen sah. Es kann mehrtägige Anurie bestehen und in dieser plötzlich der Tod durch Atmungsstillstand eintreten. In der sich langsam ausbildenden Vergiftung findet man noch: Manche Sulfonal arzneilich und häufig Gebrauchende haben ein elendes, verfallenes Aussehen, Appetitlosigkeit, Azetongeruch und verlieren an Körpergewicht. Andere klagen über Durst, Magenschmerzen, Übelkeit, Erbrechen, häufig lautes Aufstoßen, meist Verstopfung, seltener Durchfall. Die Harnabsonderung wird gewöhnlich nach monatelangem und ausnahmsweise schon nach kurzem Sulfonalgebrauch gemindert. Gelegentlich kommen Harnverhaltung oder häufiger Drang zum Harnlassen oder Schmerzen dabei oder auch Blasenlähmung. Der die Wäsche färbende Harn ist dunkelrotbraun oder portweinfarbig, hat auch gelegentlich einen Stich ins Grüne und enthält bisweilen Eiweiß, Pepton, hyaline oder andere Harnzylinder, Azeton, Azetessigsäure, Gallenfarbstoff, geschrumpfte oder ausgelaugte rote und weiße Blutkörperchen, Methämoglobin und saures Hämatoporphyrin. Neben diesem fand sich bei drei Vergifteten ein von ihm abstammendes Pigment. Die Sprache wird inkohärent, lallend. Die Pupillen sind weit, ungleich und wenig reaktionsfähig. Gelegentlich kommen Doppeltsehen bei verengten Pupillen und Störungen des Allgemeingefühls vor. Nach 3,6 g Sulfonal, in zwei Malen genommen, erschienen Muskelschmerzen, Mydriasis mit Aufhebung des Kornealreflexes. Auch Ptosis kommt vor. Sie kann einseitig sein. Selten sind Nystagmus, Trübung des Gesichts und Unempfindlichkeit der Konjunktiva. Manche Kranke lassen eine Abnahme der Hörfähigkeit erkennen, einzelne klagen über Ohrenklingen. Schmerzempfindungen können an inneren Organen, z. B. im Leibe, sowie an den Gliedmaßen auftreten. Vor allem aber leidet das Zentralnervensystem: Schwindel, Angst, Halluzinationen und Illusionen, Delirien — in einem Falle nach 1,5 g Sulfonal[2]) —, Gehörshalluzinationen, Krämpfe, auch in Begleitung von Fieber, oder Lethargie mit oder ohne Kollaps, Abgeschlagensein, Zittern, z. B. der Gesichtsmuskeln, taumelnder Gang, motorische Schwäche und Ataxie der oberen und unteren Gliedmaßen und motorische sowie

---

[1]) Neubauer, Arch. f. exper. Patholog. u. Pharmak. 1900, Bd. 43.
[2]) Foy, Medical Press 1889, 12. 9.

sensible Lähmung, Anästhesie, z. B. am Leib und an den Beinen, Abschwächung oder Verlust von Sehnenreflexen usw. Die Beine werden von manchen selbst im Bett schleudernd gehoben. Bisweilen entstehen Hautausschläge: Masern- oder scharlachähnliche, juckende Flecke, bisweilen auf ödematöser Basis an den verschiedensten Körperstellen sitzend, oder Papeln neben dem Erythem. So schwoll bei einer Frau nach Verbrauch von dreimal je 1,8 g in drei Tagen der linke Fuß an und wurde rot, und alsdann erschien und breitete sich schnell das papulöse Erythem über Körperteile aus. Ebenso kann eine Urtikaria kommen. Manche der genannten Symptome können auch nur als Nachwirkung nach einer arzneilichen Anwendung erscheinen.

Hämatoporphyrin wurde in der akuten Vergiftung vermißt, während Albuminurie und Urobilinurie bestanden. Man vermißte das erstere, auch wenn die Vergiftungsfolgen sich lange hinzogen. Dies war z. B. bei einem Knaben der Fall, der aus Irrtum 5—6 g Sulfonal genommen hatte, in einem 24stündigen halb komatösen Zustand verfallen, und erst nach einer Woche frei von Kopfschmerzen, Schwindel und Schläfrigkeit geworden war.

Als Nachwirkungen kommen vor: Ohrensausen, Kopfschmerzen, Benommensein, Schwindel, eine besorgniserregende Mattigkeit, Unfähigkeit zu jeder Arbeit. Die Mattigkeit wird zuweilen so groß, daß der Kranke kaum die Hände erheben kann. Die Nahrungsaufnahme ist erschwert. Ptosis und Lidödem, Frösteln und Hitzegefühl, Schwerfälligkeit der Sprache und andere der erwähnten Symptome können bestehen.

Daß auch ein Sulfonalismus, d. h. ein dem Morphinismus ähnlicher Zustand sich herausbilden kann, wird durch Vorkommnisse belegt. Ein drei- bis fünfmonatlicher Gebrauch ließ ihn entstehen. Das Aussetzen des Mittels rief Schwindel, Bewegungsstörungen, allgemeine Schwäche, Störungen der Verdauung u. a. m. hervor. Heilung ist unwahrscheinlich.

Leichenbefund: Nach Einnehmen von 50 g Sulfonal und Todeseintritt nach 70 Stunden fanden sich: Starke Füllung des Dünndarmes mit Galle — Polycholie infolge Zugrundegehens von durch das Sulfonal geschädigten roten Blutkörperchen — parenchymatöse Nephritis, Nekrose der Darmschleimhaut und Blutungen in dieselbe, bronchopneumonische Herde, die sich als durch Aspiration in die Bronchien entstanden erwiesen. In einem anderen Falle, in dem in zweieinhalb Monaten 66 g Sulfonal verbraucht worden waren und der Tod in langsamem Kollaps gekommen war, zeigte sich eine ausgedehnte Erkrankung des sezernierenden Epithels der gewundenen Harnkanälchen und der aufsteigenden Henleschen Schleifen. Die Epithelien wiesen hier — bei einem anderen Obduzierten war dieser Befund nicht zu erheben — vorwiegend Unregelmäßigkeiten in ihrem Protoplasma und die Neigung, sich vom Lumen her aufzulösen, auf, während die Nekrose des Kerns, die ihn zunächst in seinem chemischen Verhalten gegen Farbstoffe verändert und ihn dann ganz verschwinden ließ, erst in zweiter Linie stand. Das Herz wies die Fragmentation der Muskulatur auf. In der Lunge fanden sich alveolare Hämorrhagien und bronchopneumonische Herde wurden als hypostatische Prozesse aufgefaßt.

Für den Nachweis sind die Untersuchungsobjekte (Magen-Darminhalt, Gehirn, Leber, Blutserum, Harn) mit heißem Alkohol auszuziehen, das Alkoholextrakt mit Äther aufzunehmen und dieser zu verdunsten. Erhitzen des Rückstandes mit Zyankalium oder gepulverter Kohle liefert den eigentümlichen Geruch nach Merkaptan. Der Schmelzpunkt des Sulfonals liegt bei 125—126 ° C. Das mit dem Harn zu erhaltende Spektralbild ist oft das des Hämatoporphyrins (v. Spektraltafel). Behandlung: Diuretika (Petersilieninfus, essigsaures Kalium), Abführmittel (Tartar. natronat., evtl. Tinct. Colocynthidis), hohe Darmeingießungen, subkutane Strychnininjektionen, reichlich Alkalien, Blutegel an die Warzenfortsätze. Wiederherstellung wurde selbst bei Bestehen einer Aspirationspneumonie gesehen[1]).

Trional.

Vom Methylsulfonal (**Diäthylsulfonmethyläthylmethan**), $CH_3.C_2H_5.(SO_2 C_2H_5)_2$, wurden in selbstmörderischer Absicht 8 bzw. 16 g und 25 g[2]) ohne tödlichen Ausgang genommen. Bei dem arzneilichen Gebrauch erkannte man Kumulativwirkungen auch mit schlimmem Verlauf. Schon das Einnehmen von je einem Gramm an drei aufeinander folgenden Tagen rief allmählich an Stärke wachsende Symptome und nach 24 Tagen den Tod hervor[3]). In anderen Fällen erfolgte dieser nach Verbrauch von 24 g bzw. 31 g in vier Wochen. Eine Frau verbrauchte seit zwei Jahren täglich 1 g, in den letzten 14 Tagen aber oft auch 2 g. Sie litt an Muskelzuckungen im Gesicht und oberen Gliedmaßen, Cylindrurie und Hämatoporphyrinurie. Dazu gesellten sich Delirien und Stupor und der Tod erfolgte neun Tage nach der letzten Dosis. Hier sind wohl über 800 g in den Körper gebracht worden. Ein Morphinist, der täglich 56 Tage lang je 1,5 g, insgesamt 84 g verbraucht hatte, wurde von den schweren Vergiftungserscheinungen nach drei Monaten wiederhergestellt[4]). Nach geringeren Mengen, z. B. nach 12 g, die in drei Tagen genommen worden waren, erfolgte Gesundung.

An Symptomen kommen vor: Übelkeit, Brechneigung, Erbrechen. Meist besteht vor Eintritt unangenehmer Symptome Verstopfung. Nach mäßigen Mengen kommen bisweilen fleischwasserähnliche Stühle. Unfreiwilliger Urin- und Stuhlabgang stellten sich bei dem erwähnten Morphinisten und auch sonst dann ein, wenn psychische und motorische Störungen eingetreten waren. Nach Verschlucken von 8 g erschien Harndrang bei Harnverhaltung, so daß katheterisiert werden mußte.

Der Harn erwies sich als stark sauer, und in manchen Fällen hämatoporphyrinhaltig. Auch ein azetonartiger Geruch wurde daran wahrgenommen. Die Hämatoporphyrinurie deckt sich durchaus mit der durch

---

[1]) Hind, Lancet, 1904, I.
[2]) Collatz, Berl. klin. Wochenschr. 1893, Nr. 40. — Kramer, Prag. med. Wochenschr. 1894. — Bullet. génér. de Thérap. 1904, 4.
[3]) Thomas, D. med. Wochenschr. 1902.
[4]) Gierlich, Neurolog. Centralbl. 1896, Nr. 17. — Hecker, Wien. med. Presse 1894, Nr. 26. — Kaempffer, Ther. Monatsh. 1897, Febr. — Vogel, Berl. klin. Wochenschr. 1899, S. 875. — Berger, Münch. med. Wochenschr. 1895. — Geill, Ther. Monatsh. 1897, Juli. — Reinicke, D. med. Wochenschr. 1895, Nr. 13. — Hart, Americ. Journ. of Medic. Scienc. 1901. — Herting, D. med. Wochenschr. 1894.

Sulfonal erzeugten. Ein solcher Harn ist burgunderrot, nimmt durch Salzsäure einen violetten Ton an, wird durch Ammoniak gelbrot, blaßt beim Kochen mit Salpetersäure ab und zeigt das charakteristische Spektrum des vorhandenen Blutderivates. Hämatoporphyrin in saurer Lösung zeigt einen schmalen Absorptionsstreifen im Orange und einen breiteren im Grün, in alkalischer Lösung vier Streifen, und zwar im Rot, Gelb, Hellgrün und an der Grenze von Grün und Blau. Angeblich soll auch eine burgunderrote Harnfärbung ohne nachweisbares Hämatoporphyrin vorkommen. Nach Verbrauch von 40 g in 107 Tagen erschien der Harn fast schwarz, mit einem Eiweißgehalt von 2 Prozent, weißen und roten Blutkörperchen und hyalinen und granulierten Zylindern. Unter solchen Verhältnissen muß natürlich auch Oligurie vorkommen können.

Den Blutdruck fand man herabgesetzt und den Puls etwas vermindert, mehr bei Herzfehlern mit oder ohne Kompensation. Häufiger freilich war der Puls jagend, die Atemzahl erhöht, die Atmung auch stertorös, hin und wieder mit Cheyne-Stokesschem Typus, bei psychischer Exzitation oder in Begleitung von Kälte der Gliedmaßen, Zyanose der Fingernägel, oder in Kollaps übergehend. In einem Selbstmordversuch betrug im Koma die Körperwärme 35° C.

Im Kollaps können die Pupillen erweitert sein. Neben oder ohne zentrale Symptome kamen Flimmern vor den Augen, Ohrensausen oder Ohrenklingen vor. Lidödem neben Zyanose erschienen nach Einnehmen von 12 g Trional und 0,1 g Veronal zusammen mit der zu Pulver zerriebenen Glasflasche vor. Seitens des Zentralnervensystems können entstehen: Kopfdruck oder Kopfschmerzen, schwere Benommenheit und Zyanose, psychische Depression, Apathie, oder ein der Dementia paralytica symptomatologisch ähnelnder Zustand mit Rombergschem Symptom, Gürtelschmerzen, Unmöglichkeit der örtlichen Orientierung und paralytischer Veränderung der Handschrift und der Sprache, Lallen, Silbenstottern, Somnolenz, Halluzinationen u. a. m. Statt des Schlafes befällt manche Individuen eine Erregung, die eine ganze Nacht hindurch anhalten und mit Angst, Herzklopfen und Phantasien einhergehen kann, oder es entsteht Erregung mit lautem Schreien in halbwachem Zustande. Es erscheinen ferner Sprachstörungen, Schwindel, Tremor von Händen, Füßen, Zunge, Unsicherheit in den Beinen oder ausgesprochene Ataxie. Ein Kranker bekam nach Verbrauch von 31 g in vier Wochen einen epileptischen Anfall als Vorläufer anderer zum Tode führender Symptome, z. B. völliger Anästhesie und Aufgehobensein der Reflexe.

Bei der Autopsie fanden sich außer venöser Hyperämie in verschiedenen Organen einige punktförmige Blutungen im Darm, und Nephritis

Tetronal, $(C_2H_5)_2 \cdot C \cdot (SO_2C_2H_5)_2$, verhält sich bezüglich der Nebenwirkungen annähernd wie das vorige. Appetitlosigkeit, Erbrechen, Hämatoporphyrinurie, Ataxie, Schwindel u. a. m. können danach auftreten.

Äthylidendiäthylsulfon, Propylidendimethylsulfon, Propylidendiäthylsulfon, Dimethylsulfonäthylmethylmethan, Dimethylsulfondiäthylmethan wirken wie Sulfonal. Äthylidendiäthylsulfon erzeugte zu 2 g bei Menschen, Oppressionsgefühl, Herzklopfen und Hautausschläge. Als unwirksam erwiesen sich bisher am Hunde: Diäthylsulfon, Methylendimethylsulfon, Äthylendiäthylsulfon. Äthylidendimethylsulfon, Dimethylsulfondimethylmethan, Diäthylsulfonazetessigester und der Diäthylsulfonäthylazetessigester.

Schwefelkohlenstoff.

Die Vergiftung mit Schwefelkohlenstoff (CS_2) kam a k u t durch Verschlucken zum Selbstmord[1]) oder durch versehentliches Trinken des in Bierflaschen aufbewahrten Stoffes[2]), oder durch Einatmung der Dämpfe beim Entleeren oder Reinigen oder Zerbrechen von Schwefelkohlenstoffbehältnissen[3]), oder beim Aufräumen nach dem Auslaufen solcher Gefäße[4]), oder c h r o n i s c h beim Einatmen der Dämpfe oder der Berührung der Finger mit der Flüssigkeit im gewerblichen Arbeiten damit vor. Angeblich soll auch eine schlecht bereitete Kautschukleinwand Symptome einer Schwefelkohlenstoffvergiftung veranlassen können. Ein Mensch starb, nachdem er 15 g davon getrunken hatte, nach zwei Stunden, ein anderer durch 50 g, während versehentlich genommene 12 g[5]) und 25 g, die in drei bis vier Tagen arzneilich verbraucht worden waren[6]), ja sogar 60 g einmal überstanden wurden. Tiere, zumal Pferde, die 10 g und mehr Schwefelkohlenstoff gegen Bremsenlarven und Spulwürmer bekommen, können dadurch vergiftet werden.

Kaninchen sterben durch 2 g (subkutan) in etwa zwei Stunden[7]). Es sind 0,3 g pro Kilo Körpergewicht die tödliche Minimaldosis, während sie in einer 5 Prozent Schwefelkohlenstoff enthaltenden Atmosphäre in zehn Minuten enden. Er wird leicht durch die Lungen aufgenommen und zum größten Teil dort wieder ausgeschieden. Stark erfolgt die Aufnahme durch die damit benetzte Haut. Ein Arbeiter übergoß sich in einer Gummiwarenfabrik damit und verstarb bald. Die Einatmung des Dampfes wirkte hierbei unterstützend. Durch die Haut, den Harn und den Kot gehen nur sehr geringe Mengen fort. Wirkt Schwefelkohlenstoff auf Blut direkt ein, so kommt es zu einer Auflösung der roten Blutkörperchen, woran seine lipoidlösende Fähigkeit wesentlich beteiligt ist. Spektroskopisch verändert sich das lebende Blut nicht. Dies geschieht aber, wenn Schwefelkohlenstoff in statu naszendi einwirkt. Dies habe ich zuerst von der Xanthogensäure und ihren Salzen erwiesen. Neben den Blutlinien findet man dann einen pathologischen Streifen im Rot des Spektrums. Tiere sterben durch Erstickung infolge von Lähmung des Atmungszentrums. Die Körperwärme kann bei Kaninchen auf 23,8° fallen. Die allgemeine Giftwirkung des Schwefelkohlenstoffs erklärt sich

---

[1]) D a v i d s o n, Medic. Times and Gaz. 1878, p. 350. — F o r e m a n n, Lancet, 1886, II, p. 118. — P i c h l e r, Zeitschr. f. Heilk. 1896, XVII, S. 403. Ein weiterer Fall ereignete sich im Jahre 1921 in Preußen.

[2]) v. B r u n n, Zeitschr. f. Medizinal-Beamte 1902, Nr. 18. (Durch Unachtsamkeit aus einer Bierflasche getrunken.)

[3]) Beim Umfüllen von Schwefelkohlenstoff aus einem Ballon starb 1912 der dies Vollziehende akut durch die Dämpfe und ebenso ein ihm zu Hilfekommender. Ein dritter wurde gerettet.

[4]) L. L e w i n, Obergutachten über Unfallvergiftungen, 1912.

[5]) P i t o i s, Tribune médicale 1878, p. 557.

[6]) S a p e l i e r, Étude sur le Sulfure de Carbone, Paris 1885, p. 81.

[7]) L. L e w i n, Arch. f. path. Anat., Bd. LXXVIII, 1879. Die Zerlegung der Xanthogensäure geht so vor sich: $C_2H_6S_2O_2 = C_2H_6O + CS_2$.

aus seiner das Fett bzw. die Lipoide des Nervensystems lösenden Eigenschaft, die örtlichen aus den ihm zukommenden geweblichen Reizwirkungen. Gewöhnung an das Gift findet nicht statt. Weiterarbeiten unter ungünstigen Arbeitsbedingungen nach Überstandenhaben einer solchen Vergiftung läßt dieselbe in viel kürzerer Zeit als erstmalig kommen.

Symptome bei Menschen nach Verschlucken von Schwefelkohlenstoff: Übelkeit und Erbrechen, Brennen in Nase, Mund und Hals, einzelne kleine Hautblutungen, Schwellung der Konjunktiven und der Rachenschleimhaut, Pupillenstarre, Schwindel, Kopfschmerzen, nach 15—30 Minuten Bewußtlosigkeit und Reaktionslosigkeit, Sinken der Körperwärme, Zyanose, Vermehrung der Pulszahl auf 150 bis 160 Schläge, die später sinkt und gleichzeitig mit Herzschwäche einhergeht, ferner verlangsamte oder nach dem Cheyne-Stokesschen Typus gehende, auch steröse Atmung und Ausgang in den Tod, der im Kollaps oder unter Krämpfen erfolgt. Als Nachleiden bei den am Leben Gebliebenen fand man: Rezidivieren des Kollapses, Harnretention bis zum vierten Tage, so daß katheterisiert werden mußte, Zystitis und Hämaturie[1]), alimentäre Glykosurie noch am vierten, aber nicht mehr am zwölften Tage. Im Harn erwies man Azetessigsäure. Der Atem kann, ebenso wie die Haut, nach Schwefelkohlenstoff riechen. Die akute Vergiftung durch den Dampf läßt infolge der schnellen Überflutung des Gehirns das Bewußtsein alsbald schwinden und psychische Erregung auch in der Gestalt des halluzinatorischen Deliriums entstehen.

Bei einem Kaninchen, das ich 12 Minuten Schwefelkohlenstoff unter einer Glocke atmen gelassen hatte und das dadurch bewußtlos geworden, aber nach zehn Minuten bereits wieder zu sich gekommen war, gehorchten die Läufe nicht mehr dem Willen. Nach 22 Stunden bestand eine vollständige Lähmung der Hinterläufe. Fortbewegung war nur durch stoßweises Vorwärtsstemmen der Vorderläufe zu erzielen — ein Bild, das absolut mit den Lähmungs-Vergiftungsfolgen bei Menschen übereinstimmte.

Die chronische Schwefelkohlenstoffvergiftung.

Die Fähigkeit des Schwefelkohlenstoffs, Fette und Öle aus tierischen und pflanzlichen Materialien in besonders starkem Maße zu lösen, hat ihm ein weites Verwendungsgebiet erschlossen. Tierisches Material jeder Art, auch Abfälle, wie Knochen, Fischreste, ferner Wolle usw. geben, ebenso wie ölhaltiges, pflanzliches, ihren Fettgehalt bei geeigneter Einrichtung fast restlos an ihn ab. Der Kreis, der mit ihm in mehr oder weniger großem Umfange berufsmäßig in Berührung kommenden Menschen geht weit über die angegebene industrielle Seite hinaus, da er ja auch für die Kaltvulkanisierung von Kautschuk und manche andere Industrie Platz gefunden hat. Seine Wirkungen auf den Menschen können sich nicht nur dort einstellen, wo er frei verdampfen und sein Dampf in die Lungen dringen kann, oder die damit benetzten Hände durch Hautresorption ihn in die Blutbahn bringen, sondern auch da, wo er zwecks Wiedergewinnung in Apparaten zirkulatorisch arbeitet. So nahm ich den Dampf in der Luft eines Gummiwalzwerks wahr, in dem Wollfett für die Fabrikation verwendet wurde. Das Fett war durch ihn

---
[1]) Pitois, l. c.

extrahiert worden und hielt Reste von ihm so lange fest, bis die Verarbeitung ihn frei machte. Schwefelkohlenstoff wird jetzt auch für die Herstellung von Kunstseide oder Roßhaaren aus Zellulose oder zur Gewinnung von Klebstoff benutzt und hat auch in diesen Industrien Arbeiter vergiftet. Arbeiten mit einer Modelliermasse, einer Art Plastelline, die mit Schwefelkohlenstoff hergestellt war, verursachte bei einem Manne einen tabischen Zustand[1]). Ein Arbeiter, der während vier Monaten Schwefelkohlenstoff transportierte, erkrankte dann geistig und starb drei Tage nach der Einlieferung in das Krankenhaus[2]). In einer elektrischen Fabrik war ein Arbeiter mit der Auflösung einer Isoliermasse in Schwefelkohlenstoff und mit Eintauchen von Holzstückchen in diese Lösung beschäftigt und wurde dadurch wiederholt vergiftet. Das gleiche ereignet sich überwiegend oft bei dem Eintauchen von Gummigegenständen (Handschuhe, Kinderspielzeug, Kondoms usw.) in eine in offenen Schalen befindliche Mischung von Schwefelkohlenstoff und Chlorschwefel (1—2 Prozent). Dem letzteren kommt hierbei als Gift eine nur sehr untergeordnete, fast an Null grenzende Rolle zu. Kautschuk soll durch Schwefelkohlenstoff giftig werden können.

Nach dem, was ich selbst erfahren habe[3]), bleiben nur wenige, die ihn oft in den Körper aufzunehmen genötigt sind, von seinen Giftwirkungen frei. Arbeiterinnen, die die Vulkanisierarbeit nicht vertragen, pflegen sie bald wieder aufzugeben. Daher ein starker Arbeiterwechsel. In einer Fabrik, welche 120 Arbeiterinnen beschäftigte, wechselten in einem Jahre deren 500. Der Alkoholismus scheint nicht begünstigend auf das Erscheinen der Vergiftung zu wirken, wohl aber Individuen mit psychopathischer Belastung, Hysterische, Epileptische, solche mit Augenfehlern u. a. m. dafür prädisponiert zu sein.

Schädlich wirken schon 1—1,5 mg pro Liter Luft. Bei einem Gehalt von 2—3 mg auf 1000 stellen sich bei empfindlichen Menschen nach etwa einer Stunde, nach 5 mg auf 1000 in einer halben Stunde und nach 7—8 mg auf 1000 ccm Luft nach der gleichen oder etwas kürzeren Zeit nervöse Symptome, wie Taubheit, abnorme Empfindungen, wie Ameisenkriechen an der Haut, und daran sich anschließend, und evtl. Tage andauernd, Nervenschmerzen sowie eine leichte psychische Unordnung ein. Die Berufsarbeit, die Gelegenheit zu einer erneuten Aufnahme, wenn auch kleiner Mengen in den Körper liefert, bedingt dadurch eine Aufsummung, wenn auch kleiner funktioneller Störungen zu schlimmen. Die Grundlage hierfür gibt, abgesehen von starken Reizerscheinungen, die der Schwefelkohlenstoff an Geweben äußert, seine die Gehirn- und Nervenmasse chemisch tief beeinflussende Eigenschaft. Hieraus ergeben sich vielerlei Vergiftungsbilder. Die ersten Krankheitszeichen erscheinen bisweilen schon nach einigen Wochen, gewöhnlich erst nach Monaten oder sogar nach Jahren. Nach meinen Erfahrungen sind ganz leichte nervöse Symptome, auf die der Arbeiter kaum achtet, ganz allgemein schon sehr

---

[1]) Mutschlechner, D. med. Wochenschr. 1924, Nr. 7.
[2]) Redaelli, Bollet. de Soc. medic.-chirurg. Pavia 1925.
[3]) L. Lewin, Arch. f. path. Anatomie, Bd. 78, 1879. — Lehrbuch der Toxikologie 1897, S. 157. — Obergutachten über Unfallvergiftungen 1912, S. 227, 236. — Wirkungen von Arzneimitteln und Giften auf das Auge, 2. Aufl., Bd. 1, S. 52. Ich habe lange Zeit hindurch Arbeiter und Arbeiterinnen in einem Schwefelkohlenstoffbetrieb beobachten können.

früh vorhanden und bekommen später erst ein offenkundiges Gepräge. Bei einem Arbeiter genügte schon ein Tag für das Entstehen von Symptomen.

1. **Störungen des Allgemeinbefindens und der Ernährung.** Nahrungsaufnahme und Nahrungsverarbeitung zeigen Defekte. Das Aussehen wird schlecht, in späteren Stadien so, daß der Eindruck einer schweren Anämie erweckt wird. Leichte Zyanose der Lippen habe ich mehrfach wahrgenommen. Dazu kommen andauernd schlechter Geschmack im Munde, übles Aufstoßen, Trockenheit und Brennen im Rachen mit Durstempfindung, Übelkeit, Erbrechen, Störungen in der Darmentleerung, auch Koliken, Polyurie, auch wohl Strangurie und Incontinenz, Hautausschläge, Menstruationsanomalien, Abnahme oder Verlust des Geschlechtstriebes nach vorangegangener Steigerung, Pollutionen, Impotenz u. a. m. Bei Frauen entstehen im Genitalapparat Hyperämie, chronische Entzündung und evtl. Blutungen, und bei Schwangeren eine direkte Giftwirkung auf den Fötus, die Abort veranlassen kann.

2. **Als Störungen der Empfindung** entstehen: Kältegefühl und Prickeln oder Kribbeln an der Haut, blitzartige Schmerzen, Ovarie, Hemianästhesie, Fehlen oder Minderung der Hautplantar-, Patellar-, Kremaster- sowie pharyngealen Reflexe — diese können aber auch erhalten sein —, abnorme Sensationen im Hoden, die von den Arbeitern als prämonitorisches Symptom schwerer Erkrankung gekannt sind, und besonders eine tiefe Anästhesie und Analgesie an Extremitäten, z. B. im Bezirke des N. cutaneus brachialis medius und des Ramus dorsalis und Ramus volaris N. ulnaris bei Muskelzittern, Ataxie aller Gliedmaßen, Inkontinenz der Blase und Sprachstörungen, Anästhesie auch an Schleimhäuten und der Kornea. Frühzeitig stellen sich Kopfschmerzen und Schwindel ein. Einige Arbeitende klagen über Herzklopfen, auch wohl Fieber, werden schlaflos, haben schreckhafte Träume, Farben- und Ringesehen. Bei solchen mit Herzklopfen besteht bisweilen auch Arhythmie bei vermehrter Pulszahl und erhöhter Spannung.

3. Zu den **Störungen in der Bewegung** gehören: Schwäche und Steifheit in den Gliedern, Tremor, Koordinationsstörungen (Schwefelkohlenstoff-Tabes). Die Pseudotabes schließt noch andere Ähnlichkeitssymptome in sich, z. B. Gürtelgefühl und Ataxie bei aufgehobenen Patellarreflexen. Der Gang wird unbeholfen, steifbeinig und nach geringen Anstrengungen tritt Zittern des Körpers ein. Später kann es zu Blasenschmerzen oder zu Blasenlähmung kommen. Einmal soll das Krankheitsbild der multiplen Sklerose geähnelt haben[1]. Außerdem kommen in wechselnden Kombinationen: Sprachstörungen, Hemiparese, Hemiplegie, Paraplegie, Monoplegie, mitunter ähnlich lokalisiert wie bei traumatischer Hysterie, aber auch Lähmung der unteren Gliedmaßen mit veränderter elektrischer Reaktion, Entartungsreaktion und sämtlichen Erscheinungen der peripherischen Neuritis. Die Lähmung kann zeitlich oder dauernd auf die Finger, resp. die Hand lokalisiert sein, mit der z. B. Gummi in Schwefelkohlenstoff, resp. Mischungen von CS_2 und Chlorschwefel eingetaucht werden. So kann eine Medianuslähmung entstehen und die meisten anderen Symptome dabei fehlen. Muskelatrophie fehlt nicht. In anderen Fällen

---

[1] Lowinsky, Ärztl. Sachverst.-Zeitschr. 1902, Nr. 6.

gibt sich der zentrale Charakter von Lähmung oder Erregung im Muskelbereiche deutlich kund. Von K r a m p f s y m p t o m e n entstehen: Hemispasmus glosso-labialis, Krampf der Zungenmuskulatur, der oberen Augenlider usw. und Intentionszittern bei spastischer Parese der Beine. Einmal stellte man Muskelzittern in Gesicht, Armen und Beinen fest. An einzelnen Fingern kommt bisweilen Hyperextensionsstellung vor. Die neuritischen, weite Muskelgebiete umfassenden Krampfzustände können durch lange Dauer sehr schmerzhaft werden.

Das leichte Eindringungsvermögen des Schwefelkohlenstoffs in die Säftebahnen, seine Fähigkeit, d i e G e w e b e s e l b s t, a b w e c h s e l n d a l s D a m p f o d e r K o n d e n s a t zu durchdringen und seine bereits erörterten chemischen Beziehungen zu allen nervösen Gebilden, die mit besonders langer Haftung an ihnen einhergeht, schaffen Zustände, die von einem zum anderen Vergifteten eine andere Gestaltung, Stärke und Dauer haben. So ergeben sich neuritische, poliomyelitische Störungen und Herderkrankungen in Gehirn und Rückenmark, deren Auswirkung in symptomatologischer Hinsicht keine, auch nur halbwegs einheitliche Formen schafft.

4. S e i t e n s d e r S i n n e s o r g a n e findet man in schlimmeren Fällen: Einseitige oder doppelseitige Herabsetzung oder Verlust von Geruch, Geschmack, z. B. für Bitter und Sauer, und Gehör — das letztere auch verbunden mit Amblyopie. Sehr häufig kommt es zu S t ö r u n g e n a m A u g e. Spritzt ein Tropfen in das Auge, so entstehen Schmerzen und Entzündung, die als Folge Staphylom der Kornea haben kann[1]). Bei einigen Schwefelkohlenstoffarbeitern besteht die einzige Sehstörung bisweilen in dem Eindruck, als zitterten die Objekte, oder seien leicht verschleiert, bei anderen stellen sich subjektive Farbenerscheinungen ein, oder ein Flimmerskotom. Die Amblyopie ist bisweilen mit tabischen Symptomen verbunden. Das Gesichtsfeld kann eingeschränkt sein. Trotz schwerer anderweitiger Symptome, wie Kopfschmerzen, Ohrensausen, psychischer und motorischer Erregungszustände, Gliederzittern u. a. m., bestand bei einem Arbeiter seitens der Augen nur Pupillenerweiterung. In den meisten Fällen erkennt man eine Herabsetzung der Sehschärfe, zuweilen ein zentrales Skotom, das ausnahmsweise absolut wird — alle derartigen Veränderungen doppelseitig. Gewöhnlich handelt es sich nur um Farbenskotome. Die entsprechenden subjektiven Klagen erinnern an die Initialerscheinungen der Alkoholneuritis. Vereinzelt kommt Hemeralopie vor. Die zentralen Skotome bestehen, entweder gleichzeitig mit Veränderungen der Außengrenzen oder auch bei ganz normalem Verhalten der Peripherie. Rot wird meist als fehlend angegeben, daneben verhältnismäßig häufig auch die anderen Farben. Defekte für Blau und Gelb kommen ebenso häufig wie die für Rot und Grün vor. Gelegentlich erscheint Chromatopsie. Starke Amblyopie mit normalem Gesichtsfeld und normalem Farbensehen bei leicht verschleierten Papillenrändern wurde festgestellt, aber auch Herabsetzung der zentralen Sehschärfe mit Einschränkung des Farbengesichtsfeldes und Abblassung der temporalen Quadranten, oder progressiv zunehmende Amblyopie mit Blässe der Papillen, Einengung der Gesichtsfelder für Weiß und Farben bei ein-

---

[1]) G a l l a r d, L'Union médic. N. S., T. XXIX, 1866, p. 340.

seitiger Gehörsstörung, oder zentrale Skotome mit dem Befunde der Neuroretinitis, oder eigentümliche, das Licht zurückstrahlende weiße Stippchen von etwa maulbeerartiger Anordnung im gelben Fleck, oder Amblyopie, zentrales Skotom und Blässe der Papille.

Es kommen auch Sehstörungen unter dem Bilde der typischen retrobulbären Neuritis vor. Das Gesichtsfeld weist bei den verschiedenen Kranken alle möglichen Veränderungen auf. An weiteren Störungen des Farbensinnes beobachtete man Rot-Grünblindheit bei Abblassung der Papillen, ferner Achromatopsie bei Perivaskulitis. Am Augenhintergrund

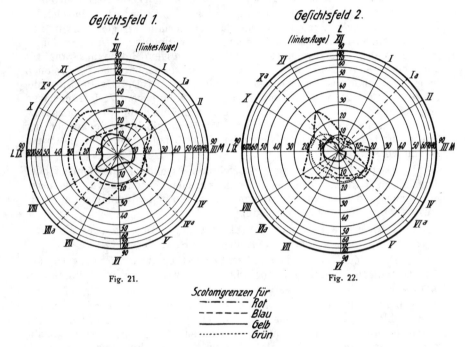

Fig. 21.   Fig. 22.

kann ein pathologischer Befund fehlen. Gelegentlich stellte man völlige Atrophie des Sehnerven oder Neuroretinitis oder doppelseitige Neuritis optici mit blassen Papillen, oder chorioretinitische Veränderungen und retinitische Herde bei starker Albuminurie fest. Reflektorische Pupillenstarre bei anästhetischer Konjunktiva, selten Akkommodationsstörungen, Mikropsie, Makropsie, Polyopie, äußere Augenmuskelstörungen und Anästhesie vervollständigen die gegebenen Bilder der Veränderungen am und im Auge.

5. Die psychischen Störungen. Ihre Ursache in allen ihren Gestaltungen ist einzig der Schwefelkohlenstoff selbst. Die Begründung hierfür liegt in seinem vorstehend geschilderten, chemischen und physikalischen Verhalten. Daß bestimmte Prädispositionen am Nervensytem, die meiner Überzeugung nach auf chemischem Anderssein beruhen, für ihr leichteres Entstehen mitwirken, ist zuzugeben. Auch diese Erkrankungsform hat keine scharfen symptomatischen Umgrenzungen. Doch kann man, dem allgemeinen Eindruck nach, die schon von Delpech unterschiedenen, Grundformen als zutreffend annehmen. Die Ansicht

von Kraepelin, daß es keine Schwefelkohlenstoffpsychosen gäbe, ist eine rein theoretische, wirklichkeitsfremde.

Vereinzelt beobachtete man, z. B. bei einem Arbeiter[1]), der mit einer Schwefelkohlenstoff enthaltenden Isoliermasse arbeitete, einen wiederholt auftretenden rauschartigen Zustand, auf den Gliederschwäche, Schwindel, Wadenkrämpfe, Zyanose der Lippen, eine Minderung der Pulszahl bis auf 48 bis 50 Schläge und eine subnormale Körperwärme folgten. Nach einem dreiwöchentlichen Arbeiten im Freien erfolgte Genesung.

Für gewöhnlich hat die geistige Erkrankung folgende Gestaltungen:

a) **Maniakalische Formen** als einfache bzw. tobsüchtige Manie. Vorgängig herrscht ein mehrtägiger Zustand erregter Verwirrtheit mit hypochondrischen Gefühlen oder auch Verfolgungsideen. Es folgen dann maniakalische Erregung, evtl. mit tobsüchtigem Bewegungsdrang, für eine bis zwei Wochen, um dann unter Exazerbationen oder Remissionen in ein hypochondrisches Nachstadium abzuklingen. Die zweite Variante, die tobsüchtige Manie, wird etwa eine Woche lang von Verfolgungsideen eingeleitet. Erst im dritten Monat kommt allmählich die Rekonvaleszenz. Als somatische Störungen stellen sich dabei ein: fibrilläre Zuckungen der Zunge und Fazialisparese. Scheinbare Periodizität der Geistesstörung kommt vor.

b) **Depressive Formen.** Heilbare Psychosen mit Delirien oder depressiven halluzinatorischem Wahnsinn oder degenerative Psychosen mit vorwiegend katatonen Symptomen bzw. akuter halluzinatorischer Verwirrtheit mit Ausgang in Verblödung.

c) **Demente Formen** als akute primäre Demenz oder als chronische Demenz mit Lähmung (Pseudoparalytische Form).

d) **Elementare oder abortive Geistesstörungen** auf der Grundlage funktionell motorischer Reizungen bzw. Hemmungen (manische oder stuporöse Formen).

Von 28 Schwefelkohlenstoff-Geistesstörungen gingen sechs in unheilbare Verblödungszustände über, eine in geistige Invalidität und bei zweien waren die Ausgänge zweifelhaft. Mithin hatten 32 Prozent einen ungünstigen Verlauf. Die maniakalischen Formen heilten ohne Ausnahme nach etwa drei Monaten und von den depressiven gingen die deliranten und die dem halluzinatorischen Wahnsinn (Paranoia hallucinatoria) nahestehenden innerhalb zwei bis drei Monaten der Heilung zu. Die chronische, mit organischer Lähmung verbundene, pseudoparalytische Form ist, auch in bezug auf die Lebensabkürzung von übler Prognose.

Anatomische Veränderungen nach dem Verschlucken von 15 g Schwefelkohlenstoff: Hämorrhagien im Magen, Kongestionierung der Gehirnoberfläche, Geruch des Blaseninhaltes nach Schwefelkohlenstoff. Bei **chronisch damit vergifteten Tieren** soll im Blute ein schwarzes oder gelbes Pigment und in manchen Gehirngefäßen eine mit dem Blute nicht mischbare Flüssigkeit vorhanden gewesen sein. Das letztere wird bestritten. Die Körperhöhlen riechen nach Schwefelkohlenstoff.

---

[1]) Laudenheimer, Die Schwefelkohlenstoffvergiftung der Gummiarbeiter, 1899.

Bei chronisch damit in der Berufsarbeit Vergifteten soll eine diffus parenchymatöse Degeneration der Leber entstehen. Bei einem Arbeiter, der Schwefelkohlenstoff beruflich zu transportieren hatte, und der dadurch Erbrechen bekam und später in Erregtheit, Jähzorn und weiterhin in Apathie verfallen war, fand sich bei der Obduktion eine nekrotisierend hämorrhagische Gastritis und parenchymatöse Degeneration der Tubulizellen in der Bowmannschen Kapsel. In einem Falle von Vergiftung, der akute Geistesstörung unter dem Bilde des Delirium acutum zur Folge hatte, fand sich eine schwere diffuse Affektion der Großhirnrinde[1]). Diese erschien auch einmal gelbgrünlich und war von Blutaustritten durchsetzt.

Nachweis: Der eigentümliche Geruch und die Violettfärbung nach Zusatz von Jodkalium und Chlorwasser können dazu benutzt werden. CS_2 mit (80 Prozent) alkoholischer Kalilauge versetzt und im Vakuum verdampft, liefert xanthogensaures Kali, das sich mit molybdänsaurem Ammon und Schwefelsäure rot färbt. In der Exhalationsluft wies ich es bei Tieren dadurch nach, daß ich die Luft durch farbloses Triäthylphosphin leitete, das sich hierbei rot färbt ($P[C_2H_5]_3CS_2$). Nach akuter Vergiftung von Menschen gelang der Nachweis in Organen, Harn und Blut.

Behandlung: Entfernung des Kranken aus der schädlichen Atmosphäre, warme Bäder, Strychninnitrat (0,01—0,02 g täglich), sowie elektrische Behandlung gegen die Lähmung. Delpech verordnete Phosphor (0,001 g täglich). Die Sehstörungen wurden erfolglos behandelt oder gebessert und geheilt (Jodkalium, Schwitzen usw.). Prophylaktisch ist in Fabriken darauf zu sehen, daß Schwefelkohlenstoffdämpfe durch Abzüge weggeschafft werden, und daß die Arbeiter möglichst häufig die frische Luft in Arbeitspausen aufsuchen. Eintauchen der Finger in CS_2 ist zu untersagen.

Angeblich sollen bei Tieren (Kaninchen) Atropin und Kokain ein Entgiftungsmittel gegen Schwefelkohlenstoff sein, von dem Kokain etwa 0,01 g.

Phosgen.

Das Chlorkohlenoxyd ($COCl_2$) entfaltet seine Wirkungen überall da, wo es in geeigneter Konzentration als Gas auf feuchte Gewebe stößt[2]). Es entsteht dann Salzsäure:

$$COCl_2 + H_2O = CO_2 + (HCl)_2.$$

Ein Liter gasförmiges Phosgen wiegt 4,4 g, ist also 3,5mal schwerer als Luft. Lebensgefährlich soll der Aufenthalt von zehn Minuten in einer Atmosphäre werden, die davon nur 45 mg im Kubikmeter enthält. Es ist ungefähr fünfzehnmal so giftig als Chlor. Nach Tierversuchen kann eine halbstündige Atmung von 15 mg Phosgen im Liter Luft, also eine Verdünnung von 1 : 70 Millionen genügen, um, nach einem scheinbaren Latenzstadium, nach Stunden in langsamem Wachsen Atmungsstörungen und anderes zu veranlassen. Subjektive Reizempfindungen können anfänglich bei geringer Gaskonzentration fehlen. Die Empfindlichkeit der Menschen für dieses Gift ist nicht immer die gleiche. Von zwei Arbeitern, die das einer eisernen

---

[1]) Quensel, Monatsschr. f. Psychiatr., Bd. 16.
[2]) L. Lewin, Arch. f. path. Anatomie 1879, Bd. 76. Hier habe ich über die ersten Versuche mit diesem Gas berichtet.

Bombe entweichende Gas einatmeten, bekam der eine Beklemmung, Wundsein und Konstriktionsgefühl im Halse, Übelkeit und Schwindel, der andere mehrfach wiederholtes Erbrechen und eine Bronchitis. Er starb 18 Stunden nach der Vergiftung.

Sehr viele Tausende von Menschen sind durch Phosgen im Kriege nach schwersten Leiden gestorben und der Marktwert manches Arbeitnehmers durch diese Vergiftung verringert oder gleich Null geworden. Als in einer Fabrik eine Flasche bei einem Brande explodierte, wurden Feuerwehrleute unter entzündlichen Lungensymptomen, Lungenemphysem und Lungenödem schwer vergiftet. Vergiftung kam auch bei fehlender Verkleidung gerade der gefährlichen, mit Gummischlauch hergestellten Verbindungen vor. Phosgen löst Gummi auf, deswegen sollten solche Verbindungen untersagt werden. Man sah auch einen Arbeiter getötet werden, der in seinem Arbeitsraum ganz verdünntes Phosgen einatmete, das durch Undichtwerden einer im Freien liegenden Rohrleitung durch Luftzug zu ihm gelangt war.

Das wesentliche Wirkungskennzeichen des Phosgens liegt in der durch die entstehende Salzsäure bedingten Gewebsreizung der Luftwege, die stark und tückisch ist. Die Durchlüftung des Lungenbluts nimmt Schaden. Die roten Blutkörperchen ballen sich und verstopfen die Kapillaren. Daraus ergibt sich Widerstandserhöhung für das rechte Herz und Lungenödem. Sind die eingeatmeten M e n g e n   n i c h t   g r o ß, so kann, nachdem Übelkeit und sich noch nach Stunden wiederholendes Erbrechen, bronchitische Reizung, wachsende Hustenanfälle, Kopfweh, Herzunruhe, Schwindel und Atemnot, auch wohl Blutspeien, vereinzelt auch Ikterus, Albuminurie aufgetreten sind, ein teilweises Abklingen der Symptome erfolgen. Reste der Vergiftungssymptome seitens der Luftwege können noch lange bestehen bleiben und die Arbeitsfähigkeit beträchtlich vermindern[1]). Die durch Phosgen erzeugten Reizungsfolgen heilen schwerer als andere, weil, wie ich darlegte, auch Schwellung der Schleimhaut der feinsten Luftkanäle in der Lunge dadurch entsteht. Selbst nach dem Überstehen des ganzen Leidens bleibt eine gesteigerte Empfindlichkeit der Luftwege zurück.

Ist die Einwirkung des Gases m a s s i g e r gewesen, dann steigern sich die genannten Symptome, Hustenreiz und Atemnot werden quälender und der Vergiftete kann, bisweilen nach einem vielstündigen, nicht bedrohlich erscheinenden Zustand, einer Lungenentzündung, bzw. einem Lungenödem nach 12—24 Stunden oder nach längerer Zeit durch Nachleiden erliegen. Die Mortalitätszahl ist sehr hoch.

In chemischen Betrieben, in denen Phosgen für die Herstellung gewisser Farbstoffe, wie z. B. Kristallviolett, Viktoriablau, oder für die Gewinnung von Duotal, Kresotal, Hedonal usw. benutzt wird, wurden schwere, auch tödliche Vergiftungen, ebenso wie bei dem Reinigen der Rückstände geleerter Phosgenflaschen, beobachtet.

---

[1]) L. L e w i n, Obergutachten wider die Chem. Berufsgenossenschaft, 3. Jan. 1914 u. 6. Okt. 1914. — S u r y - B i e n z, Vierteljahrschr. f. ger. Medizin, Bd. 34, 1907. — Berichte der eidgenöss. Fabrikinspektion, Aarau 1904, S. 38. — R o o s, Vierteljahrschr. f. ger. Med., III. Folge, Nr. 48, 1914. — M ü l l e r, Archiv f. exper. Pathol., Bd. IX, 1911. — M e e k und E y s t e r, Chem. Zentralblatt, Bd. 92, 1921.

Die anatomischen Befunde geben genügende Aufklärung über die Folgen, die den Ausdruck einer Erstickung darstellen: Schädigung des Bronchial- und Alveolarepithels, entzündliches Lungenödem mit den direkten Folgen, die ein solches auf Gefäße usw. hat, und schließlich die Ausbildung einer Pneumonie. Es sind mithin der Art nach die gleichen Wirkungsfolgen, wie man sie auch nach anderen Säurewirkungen in den Luftwegen, z. B. nach Einatmung von Stickstoffdioxyd bzw. Stickstofftetroxyd, Dimethylsulfat usw. beobachtet.

Auch Konjunktivitis, Hornhauttrübung, Keratitis, können starke Reizfolgen sein.

Geht die Gefahr der Erstickung vorüber, so kann nach etwa zehn Stunden Herztod erfolgen durch Zusammenwirken der Lungenstörungen mit reflektorischer Herzhemmung, Erhöhung der Blutgerinnbarkeit und der Blutviskosität, Schädigung der roten Blutkörperchen, Verstopfung der Kapillaren, Sauerstoffverarmung der Gewebe infolge ungenügender Arterialisation des Blutes usw.

Als Nachwirkungen wurden beobachtet: Kehlkopferkrankungen, Infiltration der Stimmbänder und Taschenbänder, Heiserkeit, Stimmlosigkeit, Giemen, Bronchitis, auch mit Emphysem, schleimig-eitriger Auswurf, Bronchiolitis obliterans, fibrinöse Pneumonie, Bronchiektasie, Lungenabszeß, an Tuberkulose erinnernder Zustand, Asthma bronchiale usw. In anderen Fällen blieb nach dem Überstehen der Vergiftung und nach einer zwei- bis dreiwöchigen Arbeitsunfähigkeit ein chronischer Zustand von nervöser Überempfindlichkeit des Kehlkopfs und der Luftröhre.

Bei der Sektion kann man in schweren Fällen in den entzündeten Lungen auch braune Fleckung finden, die von der örtlich blutverändernden Salzsäure herstammt. Es sind Flecke von saurem Hämatin. Wäscht man sie mit wenig Wasser aus und reduziert das Extrakt mit Schwefelammonium, so läßt sich das Spektrum des Hämochromogens feststellen. Das Blut im übrigen Körper wird nicht sauer und enthält deswegen kein Hämatin. Der Lungenbefund kann eine verschiedene Gestalt haben. So findet man die Lunge durchsetzt mit kleinen Entzündungsherden, pneumonischen Infiltraten, daneben kleine subpleurale Blutpunkte, die z. T. der Entzündung, z. T. der Lungenblähung zuzuschreiben sind. Andere Male besteht ausgesprochene Bronchopneumonie mit trocknen körnigen Herden, welche die Neigung haben, sich schnell auszubreiten, zu konfluieren und ganze Lungenabschnitte zu hepatisieren. Anstatt dieses lobulären Typus, einer Bronchopneumonie, kommt auch das Befallensein ganzer Lungenlappen, wie bei der lobären Pneumonie, vor. Als Komplikationen des Vergiftungsverlaufs bilden sich bisweilen aus: Chronisch pneumonische Prozesse bis zur Karnifikation, meist in Anlehnung an Bronchialverzweigung und die Bronchiolitis obliterans. Es kann auch zu weitgehendster allgemeiner Bronchiolitis kommen, die der Lunge fast das Bild der azinösen Phthisis verleiht. An den Bronchien kann eine diffuse Bronchiektasie und chronische Bronchitis bestehen. Seltener finden sich Lungenabszeß, Lungengangrän und Empyem[1]). Kapillare Thrombosen kommen in Lunge und Gehirn und evtl. auch in den Nieren vor. Nach töd-

---

[1]) Koch, Handb. der ärztl. Erfahrungen im Weltkrieg, Bd. 8, 1921.

licher Vergiftung mit englischem Blasgas fanden sich im Mark dichtstehende, hanfkorngroße Blutungen („Gehirnpurpura").

Behandlung: Aderlaß (400—500 ccm Blut), Sauerstoffzufuhr. Inhalation von feinst verstäubten Lösungen von Natrium bicarbonicum (0,25 Proz.) und großen Senfteigen auf Hals und Brust.

Trichlormethylchloroformiat, Diphosgen, Surpalit, Cl.COO . CCl_3, ein Kriegsgift (Grünkreuzstoff), ist dem Phosgen in der Wirkung gleichzusetzen. An feuchten Membranen liefert es Phosgen bzw. dessen Zersetzungsprodukte. Gleich diesem wird es durch Wasser zersetzt. Große Mengen, die zur Einatmung gelangt sind, können evtl. sehr schnell durch Säureverätzung der Lunge asphyktisch töten. Es ist die abgespaltete Salzsäure, die dies in statu nascendi macht. Wo die Berührung mit der Lunge bzw. ihrem Blute stattgefunden hat, ist der Nachweis des sauren Hämatins zu führen. An anderen Körperstellen fehlt eine solche Säurewirkung.

Chlormethylchlorformiat (Palit) und **Trichlormethylformiat** sind ebenfalls starke Gewebsreizgifte. Augen- und Nasenschleimhaut sowie Lungen werden hyperämisiert bzw. entzündet. Daher ihre Verwendung als Kriegsgift

Essigsäure.

Die Essigsäure gab akut zu absichtlichen und unabsichtlichen Vergiftungen reichlich Anlaß[1]). Zum Morde wurde neuerdings zwei Kindern Essigessenz in ihr Getränk gegossen. Eines davon starb. Zum Selbstmord diente sie sehr oft, tötete auch durch versehentliche Aufnahme: Trinken statt Likör, oder Trinken einer Essigsäure-Warzentinktur seitens eines Kindes, oder durch böswillige Beibringung bei einem Trunkenen, oder durch Verwendung unverdünnter Essigsäure zu Salat, oder durch lange Zeit hindurch gebrauchter verdünnter Essigsäure zwecks Fruchtabtreibung oder durch arzneiliche Verwendung. In den Jahren 1889 bis 1903 kamen 100 Essigsäurevergiftungen mit 55 tödlichen Ausgängen vor. Die Zahl wuchs noch weiterhin an, so daß 1908 als vervollständigte Gesamtzahl für 15 Jahre 230 solcher Unglücksfälle angegeben werden konnten.

Die „Essigessenz" ist eine etwa 80 Prozent Essigsäure (Holzessigsäure) enthaltende Flüssigkeit. Der für akute Vergiftungen nicht in Frage kommende Essig enthält drei bis sechs Prozent Essigsäure. Es töteten von der Essigessenz 60—70 ccm nach zwei Stunden im Kollaps oder nach Tagen. Wiederherstellung erfolgte nach einem halben Weinglas voll 78prozentiger Essigsäure, oder nach „einem Drittel Glas" voll, oder einem Eßlöffel voll der Essigessenz.

Konzentrierte Essigsäure tötet einen Hund zu 20 g in etwa 1½ Stunden, konzentrierter Essig zu 30 g in fünf Stunden. Starke Essigsäure löst Eiweiß und Horngewebe — die Epidermis wird weich und es entsteht ein weicher Schorf, evtl. eine Ätzung, die zur Abszeßbildung führt —, schwache

---

[1]) Boddaert, Ann. de la Soc. de Médec. lég. de Belgique, 1896. — Stumpf, Münch. med. Wochenschr. 1898, Nr. 22. — Vincenzo, Riforma med. 1904, Nr. 4. — Silbermann, Zeitschr. f. Medizinalbeamte 1911, Nr. 4. — Marcinowski, Ärztl. Sachverst.-Zeit. 1902, S. 134. — Kratter, Arch. f. Kriminalanthropol. 1904. — Bleibtreu, Münch. med. Wochenschr. 1908, S. 1987. — Weinreich, Ther. Monatsh. 1910, Nr. 2. — Wygodschikow, Wratsch, 1901, Nr. 39. — Hitzig, Corresp. f. schweiz. Ärzte 1896, Nr. 21. —

erzeugt an Schleimhäuten Fällung. Blut wird dadurch lackfarben. Gelangt ein 6—10prozentige Essigsäure enthaltender Essig in das Auge, so wird die Kornea opak. Undeutliches Sehen und zeitweilig rezidivierende Ophthalmien können bleiben. Iritis kann zu der Hornhauttrübung dazukommen. Johannes Palaeologus ließ dem Andronicus und dessen kleinem Sohn heißen Essig zwecks Blendung in die Augen bringen. Ein 14prozentiger „Essigsprit", der aus Versehen in Magen und Luftwege geriet, veranlaßte Heiserkeit, Atemnot, Hustenreiz und blutiges Sekret, und am dritten Tage Ausstoßung einer großen fibrinösen Membran aus Larynx und Trachea unter enormer Anstrengung und Würgebewegungen. Es erfolgte fast völlige Heilung. Selbstbeschädigung vollzogen Rekruten, die militärfrei werden wollten, durch Eingießen von Essigessenz in die Ohren[1]). Als Folge erschienen Otitis purulenta und Trommelfellzerstörung. Schon die Einspritzung von Villatescher Lösung (Zinksulfat, Kupfersulfat und Bleiessig, gelöst in Essig) in kariöse Fistelgänge kann, wenn etwas in eine Vene gelangt, töten[2]). Ein Epileptiker starb, dem ein mit Essigsäure versehener Schwamm vor den Mund gehalten worden war, durch Aspirationspneumonie. Vereinzelt kam es vor, daß auch nach 100 ccm konzentrierter Essigsäure nur örtliche Ätzsymptome, aber keine Allgemeinstörungen auftraten. Ein solcher Mann war am siebenten Tage beschwerdefrei[3]).

Symptome nach innerlicher Aufnahme. Schmerzen in den ersten Wegen, Schluckbeschwerden, Erbrechen, auch von Blut, Speichelfluß, heftige Leibschmerzen, anhaltende Durchfälle, auch ikterische Färbung der Skleren, Angst, Brustbeklemmung, Atemnot, kühle Haut und kleiner Puls, der in einem Falle 24 Stunden lang kaum zu fühlen war. Wiederholt sah man infolge von Nierenschädigung Hämaturie, Hämoglobinurie, Cylindrurie und Albuminurie eintreten. Zwei Tage vor dem nach 3½tägigem Krankenlager erfolgenden Tode eines Mannes, der unverdünnte Essigessenz in Salat genossen hatte, stellte sich wachsende Somnolenz ein. Bisweilen sah man Symptome von Herzschwächung, die nicht als reflektorische Wirkung aufgefaßt wurde. Hier mag als Ursache wohl auch die starke Alkalientziehung mitgewirkt haben. Kurz vor dem Tode können sich Konvulsionen einstellen. Zieht sich die Vergiftung längere Zeit hin, so entsteht Fieber mit remittierendem Typus für mehrere Wochen, und ebenso lange können Erbrechen und Speichelfluß bestehen. Bei einem so Vergifteten war das Schlucken während der ganzen Zeit bis zur Genesung frei. Hier hatte die Speiseröhre am wenigsten gelitten.

Eine chronische Essigvergiftung wird nicht selten bei Menschen beobachtet, die vor der Militärgestellung das Mittel chronisch gebraucht haben, oder bei Fettleibigen, die durch Essigtrinken mager werden wollen, oder bei Arbeitern in Essigsäurefabriken, Baumwolldruckereien oder in Linoleumfabriken, die Essigsäuredämpfe einatmen, auch wenn die Luft nicht mehr als 0,1 g Essigsäure im Kubikmeter enthält. Es zeigen sich: Magenkatarrh, Foetor ex ore, belegte Zunge, Schä-

---

[1]) Jürgens, Monatsschr. f. Ohrenheilk. 1903.
[2]) Heine, Arch. f. path. Anatom., Bd. 41. Zwei Todesfälle durch Einspritzung von Villatescher Lösung in Fistelgänge. Nach wenigen Minuten kamen Gesichtsblässe, Frost, Temperatur 34°, dann Hitze und Schweiß und der Tod nach etwa 12 Stunden.
[3]) Pilar, Casopis lékaru česk., Bd. 65, 1926.

digung der Zähne, Blässe des Gesichtes, Reizzustände in den Luftwegen, Abmagerung, Schwäche des Pulses, Kraftlosigkeit und Anämie.

Leichenbefund: Es findet sich vom Munde bis zum Darm — mit gewissen Abstufungen — Ätzung, Verdickung und Wulstung der Schleimhäute. Braunschwarze Blutungen (Hämatin), wo das Blut mit der Säure in direkte Berührung kam.

Nachweis: Die Untersuchungsobjekte werden mit Wasser ausgezogen, durch ein Galläpfeldekokt gefällt und das Filtrat destilliert. Im Destillate kann die Säure titriert werden. Ammoniak beinahe bis zur Sättigung und Eisenchlorid hinzugefügt, liefern eine dunkelrote Färbung (essigsaures Eisenoxyd). Das Destillat des Untersuchungsobjektes mit Natron neutralisiert, eingetrocknet und mit Arsenik erhitzt liefert den Kakodylgeruch. Behandlung: Magnesium ustum, Liq. Natr. hydric. (2 : 300), Milch, Emulsio oleosa und Magenwaschungen. Bei Atemnot künstliche Respiration, evtl. die Tracheotomie. Über die Gefahren der konz. Essigsäure sollte öffentliche Aufklärung erfolgen. Rohe und gereinigte Essigsäure, auch Essigessenz, die in 100 Gewichtsteilen mehr als 15 Gewichtsteile reine Säure enthält, darf nur in besonderen Flaschen mit Sicherheitsstopfen und der Giftmarke verkauft werden. Statt 15 Gewichtsteile sollten in dieser Verordnung nur 10 stehen.

Chloressigsäure. Beim verkehrten Anwärmen einer durch auskristallisierte Chloressigsäure verlegten Bleirohrleitung platzte das Rohr. Der Arbeiter erlitt durch die herausgeschleuderte Säure starke Verätzungen an der Brust.

Holzessig (Acet. pyrolignosum) neben Essigsäure noch Methylalkohol, Phenol usw. enthaltend, kommt in der antibakteriellen Wirkung einer 5prozentigen Karbollösung gleich und tötet Hunde zu 15 g in 48 Stunden. Die Magenschleimhaut ist entzündet. Eine tödliche Vergiftung sah man auch bei einem Pferde entstehen, dem Holzessigpinselungen gegen Strahlenkrebs an beiden Hinterbeinen gemacht wurden. Außer Schmerzen an allen vier Füßen entstanden: Atembeschwerden, hohe Pulszahl und terminale Konvulsionen. Das Blut roch nach Karbolsäure und alle serösen Häute waren schmutzigrot. Wenn Holzessig — auch in der Form des Brandöle, Phenole usw. enthaltenden Acetum pyrolignosum — in den fruchttragenden Uterus eingespritzt wird, kann schnell Hämoglobinurie und später Ikterus, der wahrscheinlich auf primäre Blutveränderungen zurückzuführen ist, entstehen.

Saure Schlempe oder **Sauerkrautlake,** die Tieren gereicht werden, können vergiften. Durch die letztere wurde ein Pferd nach drei Stunden getötet, nachdem Kolik und nervöse Aufregung vorangegangen waren. Hier mögen wohl noch andere Bestandteile als die Essigsäure gewirkt haben. Es mag eingefügt werden, daß in einer Massenerkrankung 80 von 380 Matrosen nach Genuß von Sauerkraut mit Magendarmstörungen, Fieber und Gliederschmerzen erkrankten, aber in zwei Tagen wieder genasen. Bakteriologische und chemische Untersuchungen des Krautes, des Blutes und der Stühle führten zu keinem Ergebnis[1]).

---

[1]) Ruge, Zeitschr. f. Bakteriol., Bd. 98, 1926.

Blausäure.

Die Blausäurevergiftung, die schon im alten Ägypten von den Priestern mit Aufgüssen von Pfirsichkernen bei Personen bewerkstelligt sein sollte, die die Mysterien der Isis enthüllt hatten, gehört trotz vieler Untersuchungen ihrem Wesen nach zu den rätselhaftesten. Sie ereignet sich verhältnismäßig häufig durch Verunglückung, durch Selbstvergiftung, zum Mordzweck — im Jahre 1925 und 1926 allein viermal in Deutschland. Schon 1781 wurde ein Mann durch seinen Schwager bzw. seine Mutter mit 60 g Kirschlorbeerwasser, entsprechend 0,14 HCN, die anstatt einer abführenden Arznei untergeschoben waren, getötet. In neuerer Zeit versuchte ein Kaplan erfolglos seinen Pfarrer durch Zyankalium enthaltenden Meßwein zu vergiften[1]). Als Geschmack verdeckendes Mittel wurde Likör oder Portwein benutzt, darin gab man es dem Wundermönch Rasputin, der freilich nicht dadurch starb, angeblich, weil Zuckergenuß die Giftwirkung aufgehoben habe. Ein Weib vergiftete ihren Verlobten mit Zyankalium in Eierkognak. Er war sofort mit weitgeöffnetem Munde zusammengebrochen, worauf sie ihm noch eine Kugel in den Mund schoß. Vergiftungen durch Blausäure kommen ferner vor auf medizinalem Wege[2]), in chemischen Laboratorien oder in Betrieben und auch durch Benutzung blausäurehaltiger Putzmittel. Im Hamburger Hafenkrankenhaus betrug von 1902 bis 1909 die jährliche Durchschnittszahl dieser Vergiftung 3,5 Prozent, insgesamt 75. Davon kamen drei Fälle auf Kindsmord und 72 auf Selbstmord. In Preußen wurden, nur offiziell, gemeldet:

	Verunglückung	Selbstmord	Mord
1919	10	7	1
1920	4	17	—
1921	2	6	—
1922	—	7	—

Die Selbstmorde, fast immer mit Zyankalium von Ärzten, Chemikern, Apothekern usw. ausgeführt, sind in Wirklichkeit zahlreicher, weil die Tatsache allgemein bekannt ist, daß die tödliche Wirkung schnell und ziemlich sicher eintritt. Häufig sind auch Zufallsvergiftungen, zumal in chemischen Laboratorien, bei Bränden in Zelluloidfabriken[3]) und in neuester Zeit die Vergiftungen bei und nach der Desinfektion mit Blausäuregas in von Menschen bewohnten oder betretenen Räumen. Dadurch haben nicht nur Ungeziefer, sondern auch Menschen vom Säuglingsalter an ihr Leben lassen müssen[4]). Im Quarantänedienst der Vereinigten Staaten wird gegen die Gefahr der Einschleppung von Pest, Cholera, Typhus, Pocken, gelbes Fieber und Lepra mit Blausäure „desinfiziert". Die „Entseuchung" von 180 Schiffen und vielen Gebäuden soll nur ein Opfer gekostet haben. Diese Zahl wird durch

---

[1]) J o s c h , Arch. f. Kriminalanthropol., Bd. XIV, 1904. — L. L e w i n , Gifte in der Weltgeschichte, 1920.
[2]) O r f i l a , Toxikologie, Bd. 2, S. 273, erwähnt sieben Todesfälle von Epileptikern in einer Irrenanstalt durch zu viel blausäurehaltigen Sirup.
[3]) K o c k e l , Vierteljahrsschr. f. ger. Mediz. 1903 (Tod von acht Menschen).
[4]) B e r g , Zeitschr. f. Medizinalbeamte 1920, Nr. 11. — H a s s e l m a n n , l. c. und andere.

andere Feststellungen weit übertroffen. Die Konzentration der verwendeten Blausäure beträgt ein Vol.-Prozent, also etwa 12 g Blausäure pro Kubikmeter bei landfesten Gebäuden und ein halbes Vol.-Prozent auf Schiffen. Die Wirkungsdauer soll zur Vernichtung von Läusen und Wanzen mindestens sechs und in Mühlen zur Vernichtung der Mehlmotte wenigstens acht Stunden betragen. Vielfältig sind die Quellen des Blausäureunheils, vom Irrtum im Verschreiben von Bittermandelwasser an bis zu der Aufnahme von Zyankalium oder Blausäure von der Haut oder von Wunden aus (Entfernung von schwarzen Silberflecken), bis zur technischen Verwendung, bis zu ihrem Gebrauch als Kampfgift, bis zur Verwendung von Nahrungs- und Genußmitteln, in die sie aus Unwissenheit oder absichtlich, um teurere Zusätze zu sparen, hinzugesetzt wird. So kommt z. B. ein amerikanisches Schuhputzmittel für Brokat- und Silberschuhe in den Handel, das in einer Flasche von 35 g 0,25 g Zyankalium enthält. Sehr verbreitet sind Elemente in Pflanzen, aus denen sie sich bilden kann. Daher entstammen Vergiftungen durch Genuß von bitteren Mandeln, den Kernen von Aprikosen, Kirschen, Äpfeln, den Blättern des Kirschlorbeers, sowie von alkoholischen blausäurehaltigen Getränken, wie Kirschwasser (4 mg auf 100 ccm Branntwein und viel mehr) und dazu beträchtliche Mengen von Benzaldehydzyanhydrid, Zwetschenbranntwein, Slivowitz bis 3,3 mg Gesamtblausäure und bis 9,7 mg Benzaldehydzyanhydrin, Persiko, Marasquino usw. Krankheitssymptome unter dem Personal eines Schuhgeschäftes rührten von einem flüssigen amerikanischen Schuhputzmittel der obigen Zusammensetzung her.

Alle genannten Pflanzenteile enthalten das Glykosid Amygdalin, resp. das Laurocerasin oder das Linamarin (aus Leinsamen), sowie auch Emulsin. Unter Aufnahme von Wasser zerfällt das Amygdalin bei Gegenwart von Emulsin in Zucker, Bittermandelöl und Blausäure:
$C_{20}H_{27}NO_{11} + 2\ H_2O = 2\ C_6H_{12}O_6 + C_7H_6O + CNH$.

Blausäure liefern ferner Blätter und Rinde von Prunus Padus L., Blüten von Prunus spinosa L., Rinde von Prunus virgin., Kerne von Prunus avium L., Prunus armenica L. usw., Prunus Laurocerasus L., Prunus occidentalis Sweet, Blätter, Blüten, Kerne und Holz von Amygdalus persica L. (Ziegen, welche die Blätter von der letzteren Pflanze gefressen hatten, bekamen nach einer halben Stunde Atemstörungen, beschleunigten Puls, Konvulsionen, in denen sie verendeten; auch Kühe unterliegen dem Genusse frischer Pfirsichblätter), unentwickelte Blattknospen und Früchte von Sorbus aucuparia L., Lasia heterophylla Schott., Samen von Lucuma Bonplandia H. B. u. K., L. mammosa Gärtn., der Leinsamen, Linum usitatissimum L., Crataegus oxyacantha L. (Weißdorn) und C. coccinea L., Blüten von Ribes aureum Pursh., Aquilegia vulgaris L., die frische Wurzel von Jatropha Manihot L., die Bohnen von Phaseolus lunatus L.[1]) (Rangoonbohne, Kratokbohne usw., die Phaseolunatin, ein Blausäure lieferndes Glykosid enthält — ihr Blausäuregehalt schwankte in den vorhandenen Untersuchungen zwischen 0,006 bis 0,3 Prozent —), Pangium edule Rein.,

---

[1]) L. Lewin, Über Vergiftungen durch Phaseolus lunatus, Apotheker-Zeit. 1919. — Robertson u. Wijne, Pharmac. Weekbl. 1905.

Pygeum parviflorum T. u. B. und P. latifolium Miq., Cyrtosperma Griff., Gymnema latifolium Wall, Hydnocarpus inebrians Vahl, Echinocarpus Bl., Schleichera trijuga Willd., Makassaröl, ferner Agaricus oreades u. a. m. Im Tierreich sollen einige Tausendfüßler in Drüsen einen Blausäure liefernden Körper besitzen.

Auch Fäulnisorganismen spalten Blausäure aus Amygdalin ab. Der Darm tut das gleiche wegen seines Gehaltes an solchen Organismen.

Die Anwendung von Salben und Pomaden, die blausäurehaltiges Bittermandelöl enthalten, kann ebenfalls zu Vergiftung führen.

Die **wasserfreie Blausäure**, eine farblose Flüssigkeit, tötet Meerschweinchen zu ca. $1/1000$ mg. Für Menschen beträgt die tödliche Dosis 0,05 g, doch wurde Wiederherstellung in seltenen Fällen noch nach 0,1, sogar nach 1 g beobachtet. Die Toxizitätsbreite wird als klein angenommen, da eine Atmosphäre mit 40—50 mg Blausäure pro Kubikmeter dauernd ohne Schaden vertragen werden soll. Freilich würde ich das Arbeiten in einem solchen Raume verhindern. Das Riechen an einer seit drei Monaten geschlossen gewesenen Blausäureflasche ließ einen Apotheker sofort für eine halbe Stunde bewußtlos werden. Derartiges hat sich wiederholt ereignet. Ein Professor, der im Eifer des Vortrages ein etwa 4 g starke Blausäure enthaltendes Fläschchen, dessen Stopfen sich gelockert haben mußte, gegen seine Nase brachte, fiel alsbald bewußtlos um. Die Pulszahl betrug nur 50. Die Besinnung kehrte zurück, aber noch 24 Stunden lang bestanden Schmerzen in der Herzgegend und in weiteren Tagen das Gefühl allgemeiner Schwäche.

Ein Gehalt der Luft von 0,05 pro mille läßt Katzen unter Dyspnoe, Erbrechen, Krämpfen nach etwa zwei bis fünf Stunden sterben[1] Ein Kaninchen stirbt durch Einatmen von 0,2 pro mille, überlebt aber Einatmung von 0,04 pro mille während sechs Stunden.

Das **Zyankalium** (KCN) enthält oft beträchtliche Mengen von kohlensaurem Kalium, da die Kohlensäure der Luft aus ihm Blausäure frei macht. Im Handel findet sich Zyankalium mit 60—96—98 Prozent wirklichem Gehalt. Zyankaliumlösungen zersetzen sich in ameisensaures Kalium und Ammoniak. Es wirken 0,2—0,3 g der reinen Substanz bei jeder Art der Anwendung, auch als Klistiere[2]), tödlich. Genesung kam vereinzelt noch nach 2—3 g[3]) und selbst 8 g zustande. In solchen Fällen handelt es sich immer um unreines oder zersetztes Gift. So starb z. B. ein Fohlen erst sechs Stunden nach intrathorakaler Beibringung von 25 g gelösten Zyankaliums. Pferde sollen, freilich relativ, sehr widerstandsfähig gegen Blausäure sein. **Amygdalin** tötet in geeigneter Mischung zu 0,136 g einen Hund von 7,3 Kilo. Für Menschen würde etwa 1 g die letale Dosis sein. Das **rohe Bittermandelöl** enthält 5—12 Prozent wasserfreie Blausäure und tötet durchschnittlich zu 1,5 bis 7 g in zweieinhalb Stunden. Wiederherstellung erfolgte bei zwei Knaben noch nach etwa 15 g davon. Vergiftung wurde auch durch Speisen, Konditorwaren mit Bittermandelöl veranlaßt. Bisher lernte man

---

[1]) Lehmann, Berl. klin. Wochenschr. 1903.
[2]) Orfila, Journ. de Chimie méd. 1834, Jan.
[3]) Müller-Warneck, Berl. klin. Wochenschr. 1878, S. 57. — Gillibrand, Lancet, 1876, Aug., p. 223.

mehrere Selbstmorde mit Bittermandelöl kennen. Die **bitteren Mandeln** töten besonders schnell Vögel. Hühner, die vom Konditor fortgeworfene bittere Mandeln aufgenommen hatten, starben. In den Kröpfen wurden 12—20 Stück gefunden. Ein Hund verendet durch 20 g. Bei Kindern erzeugten 10 Stück schwere, auch tödliche Vergiftung, 45—70 g, etwa 0,06 g Zyanwasserstoff entsprechend, oder „eine Handvoll"[1]), bei Erwachsenen den Tod. Das **Bittermandelwasser** und das **Kirschlorbeerwasser** enthalten 0,1 Prozent Blausäure. Die tödliche Dosis soll einmal[2]) von dem letzteren nur 17 Tropfen betragen haben, liegt aber in der Regel viel höher, etwa bei 50 g. Die gleiche Menge ließ aber auch einmal einen kleinen Knaben mit dem Leben davonkommen. Ein Selbstmörder starb durch 700 ccm[3]). Nach 60 g starb ein Mensch in einer Stunde. Die Kombination von Aqua amygdalar. mit Morphin 0,15 g kann synergetisch und tötend wirken. Ein Mensch, der diese Mischung in einigen Stunden verbraucht hatte, wurde benommen, klagte über Frost, schlief ein und wurde am anderen Morgen tot gefunden[4]). Nach 20 Aprikosenkernen entstanden bei einem Kinde von sieben Jahren: Kopfschmerzen, Ameisenlaufen in den Beinen, Ohnmacht usw., das gleiche nach 10—12 Stück bei einem zweijährigen Kinde[5]). Ein Arzt verschluckte einen alkoholischen Auszug von etwa 7,5 g, Pfirsichkernen, wonach er Gesichtsverdunkelung und Erbrechen bekam, aber wieder gesund wurde. Ein zwölfjähriger Knabe aß Pflaumenkerne, wodurch er Trismus, tetanische Krämpfe, Bewußtlosigkeit u. a. m. bekam. Er wurde gerettet. Schweine, die Zwetschenkernreste gefressen hatten, verendeten plötzlich. Der Magen roch nach Blausäure, das Blut war kirschrot und die Magenschleimhaut geschwollen. Von sechs Schafen, die abgefallene Pflaumen gefressen hatten, starben fünf. Auch Kirschkerne, zu mehreren Händen voll gegessen, haben vergiftet[6]). Nach Genießen von viel Kernen der Vogelkirsche (Prunus avium) traten nach einigen Stunden bei einem Mädchen Vergiftungssymptome ein. Am nächsten Tage war sie betäubt, die Pupillen erweitert, die Atmung beschleunigt, es bestand ein Hautausschlag, und nach 40 Stunden erfolgte der Tod nach vorangegangenen unfreiwilligen Entleerungen und Krämpfen.

Die **Sulfozyanverbindungen** (Rhodansalze) von Kalium (CNSK), Natrium, Barium, Magnesium, Kalzium, Eisen sind nicht besonders giftig[7]). Beim Digerieren mit Eiweißkörpern gehen Zyanverbindungen in Rhodanverbindungen über, und im Tierkörper bilden sie sich nach Einführung von Nitrilen. Es ist nicht richtig, daß die Rhodansalze durch „Salz-

---

[1]) Ziemke, Münch. med. Wochenschr. 1905.
[2]) Bull, Vierteljahrschr. f. ger. Mediz. 1898.
[3]) Wachholz, Friedreichs Blätter, 1902.
[4]) Ich begutachtete den Fall gegen E. in Bremen. Ein Giftmord durch innerliche und subkutane Beibringung von Blausäure war angenommen worden. Ich kam aber zu dem Ergebnis, daß Selbstmord mit einer Morphin-Bittermandelwasserlösung, die arzneilich verschrieben worden war, den Tod akut herbeigeführt habe.
[5]) Journ. de Chimie médic. 1853, p. 38.
[6]) Seferowitz, Wien. med. Blätter 1882, S. 391 (Pflaumenkerne). — Wahlén, Upsala laek. foeren. 1884 (Kirschkerne).
Bellini, Jahresber. f d. ges. Medic. 1867, Bd. I, p. 423.

wirkung" Störungen machen. Vom Rhodannatrium vertrugen Menschen 0,3 bis 0,5 g und mehr gut. Die Harnazidität sinkt und ebenso die Harnsäure- und Phosphorsäuremenge im Harn[1]). Die Ausscheidung des Rhodankaliums durch den Harn ist in vier bis fünf Tagen beendet. Bei Kaninchen führen 30 g einer gesättigten Lösung von **Schwefelzyankalium** in 16—18 Stunden unter Krämpfen und allgemeiner Paralyse[2]) den Tod herbei. Reflexerregbarkeit und Blutdruck sind gesteigert[3]). Ein „Zauberkünstler", der mittels Rhodankalium eisenhaltiges Wasser in „Rotwein" zu verwandeln pflegte, nahm es in Bier und starb nach etwa zehn Stunden. Man fand Reiz- bzw. Ätzzeichen im unteren Ösophagus und Magen, in letzterem auch Galle und Blut. Dünn- und Dickdarm waren frei. Rhodankalium wurde im Mageninhalt, Leber, Milz, Herz und Urin erkannt. Eine Frau soll durch 0,3 g Rhodanammonium Steifigkeit der Kiefer und Arme und Konvulsionen bekommen haben und nach 28 Stunden gestorben sein. Auch Ammoniumsulfozyanid wurde mit Erfolg zum Selbstmord benutzt. In der Leiche wurde Sulfozyansäure nachgewiesen. Ein Kaninchen starb nach Einspritzung von 2—5 g dieser Substanz. Schwefelzyannatrium und die freie Schwefelzyanwasserstoffsäure erhöhen die Reflexerregbarkeit durch Beeinflussung des Rückenmarks. Ein Mann trank 30 g **Rhodanammonium** in 200 g Wasser. Nach 15 Minuten Erbrechen, das sich nach sechs Stunden wiederholte. Darauf folgte nur noch Schwindel. Im Harn wurde 12 Tage lang Rhodan nachgewiesen[4]). **Äthylsulfozyanat** (Äthylrhodanid) tötet Kaninchen von 2 Kilo zu fünf Tropfen unter schwerer Dyspnoe und Krämpfen. Alle Körperteile, auch das Blut, riechen nach dem Mittel knoblauchartig. Nach größeren Dosen tritt nach meinen Versuchen der Tod schon nach drei Minuten unter Erstickungssymptomen ein. **Rhodanphenyl** (C_6H_5SCN) wirkt giftig. **Orthotoluylrhodanid,** ein gelbes Öl, erzeugte bei der Darstellung Jucken an den Händen, besonders den Beugefalten, die sich auch röteten. Noch acht Tage nach dem Aussetzen der Beschäftigung damit hielt das Jucken an. Die reine **Schwefelzyanwasserstoffsäure** (CNSH) tötet Tiere, wenn in der Luft ¼ Vol.-Prozent vorhanden ist, unter Konvulsionen und Asphyxie. **Aspergillus niger** produziert diese Säure.

Das **Zyangas, Dizyan** (C_2N_2), entsteht in der Galvanoplastik, bei der Elektrolyse von Zyanmetallen, in den Gasen von Hütten, in der Hochofengicht, riecht stechend, wandelt sich in wässeriger Lösung in Ammoniumoxalat um, macht defibriniertes Blut dunkel, methämoglobinhaltig, die roten Blutkörperchen sternförmig und zerstört sie schließlich. In Eiweißlösungen entsteht dadurch Zyanalbumin[5]). Bei Warmblütern reizt und entzündet es die Schleimhäute und erzeugt Krämpfe; Dyspnoe, Zyanose und allgemeine Lähmung. Es ist weniger giftig als Blausäure. Das **Zyanäthyl** (C_2H_5CN) tötet Hunde und Kaninchen zu 0,05 g pro Kilo. Die Wirkung erfolgt langsam[6]). Das **Zyanamid** (CN_2H_2) tötet Frösche zu 0,02 g, Kaninchen zu 0,5 (per os) unter klonischen, von den Atmungsstö-

---

[1]) Treupel u. Winger, Münch. med. Wochenschr. 1902, S. 563.
[2]) Dubreuil u. Legros, Compt. rend., T. LXIV, p. 1256.
[3]) Paschkis, Wien. med. Blätt. 1885, p. 331.
[4]) Adler, D. med. Wochenschr. 1910, S. 2225.
[5]) Loew, Journ. f. pr. Chemie, N. F., Bd. XVI, p. 60.
[6]) Lapicque, Compt. rend. de la Soc. de Biol., T. XLI, p. 251.

rungen stammenden Krämpfen und Herzstillstand[1]). Das **Chlorzyan** (CNCl) erzeugt bei Tieren, die dasselbe (0,3 Vol.-Prozent) einatmen, Asphyxie und in drei Minuten Tod unter Krämpfen. Im Blute ist Zyan nachgewiesen worden. Für die Schädlingsbekämpfung in Räumen und an Objekten wird dieser Stoff aus Zyannatrium, Kochsalz und Salzsäure am Orte der Verwendung dargestellt, noch gebraucht. Außer Allgemeinwirkungen kommen ihm starke Reizwirkungen an den zugänglichen Schleimhäuten zu. **Jodzyan** löst rote Blutkörperchen auf. Kaltblüter werden gelähmt, Warmblüter bekommen Krämpfe, unregelmäßige Atmung, Salivation, Erbrechen und sterben durch Atemlähmung. **Bromzyan.** Die aus ihm abspaltbare wasserfreie Blausäure wirkt um etwa 62 Prozent schwächer als die im Jodzyan enthaltene Blausäuremenge.

Das **Ferrozyankalium** ($K_4FeC_6N_6$), gelbes Blutlaugensalz, wird durch Blausäureentwicklung giftig, wenn es gleichzeitig mit einer Säure genommen wird, und kann dann schnell töten. Schon die Magensäure scheint unter Umständen hierfür auszureichen. Auch für Pflanzen ist diese Substanz, wahrscheinlich durch Bildung von Zyanwasserstoffsäure, schädlich. Ein Kolorist nahm Blutlaugensalz und darauf eine Weinsäurelösung. Der Tod erfolgte gleich hinterher unter den Symptomen einer starken Blausäurevergiftung. Ein anderer Selbstmörder verschluckte Blutlaugensalz mit Salpetersalzsäure. In der Leiche war Blausäuregeruch und Verätzung der ersten Wege[2]). Für einen Mordversuch wurde Ferrozyankalium zu einer salzsäurehaltigen Medizin hinzugefügt und dadurch Erbrechen, Durchfall und Kollaps und nach fünf bis sechs Tagen Gliederschmerzen und Herabsetzung der Sensibilität und Motilität[3]) erzeugt. **Berlinerblau** wurde einmal in Milch beigebracht[4]) und rief Magen-Darmsymptome und Zittern hervor. **Ferridzyankalium** ($K_3FeC_6N_6$) erzeugt bei Berührung mit Blut Methämoglobin. Das **zyansaure Kalium** (CONK) ist bis zu 3 g (per os) bei Hunden ungiftig, ebenso angeblich die **Isozyansäure** und die **Zyanursäure** und sicher ungiftig sind **Kobaltzyanid** und **Kobaltzyankalium. Zyansäure,** eine flüchtige, stechend riechende Flüssigkeit, reizt die Haut unter heftigen Schmerzen bis zur Entzündung und schnellen Blasenbildung.

Als Kampfgift fand der **Zyankohlensäuremethylester** Verwendung, der von seiner Darstellung her etwa 10 Prozent schleimhautreizenden **Chlorkohlensäuremethyl-** oder **-äthylester** enthält, und unter dem Namen **Zyklon** oder **Ventox** ging. Dieses Flüssigkeitsgemisch darf nach dem Versailler Vertrag nicht mehr hergestellt werden. Viele Vergiftungen kamen dadurch zustande. Nicht anders wirkt das neue **Zyklon-B**[5]), das durch Kieselgur aufgenommene Blausäure (1 : 2) mit Chlor- und Bromverbindungen vom Typus des Chlorkohlensäuremethylesters darstellt. Es wird für die Schädlingsbekämpfung in den betreffenden Räumen ausgestreut, die danach etwa 20 Stunden entlüftet werden müssen. Bei dieser

---

[1]) Kalziumzyanamid (Kalkstickstoff) ist bei Kalzium zu finden.
[2]) Volz, Vierteljahrschr. f. ger. Mediz., Bd. XXVI, 1877, S. 57.
[3]) Landgraf, Friedreichs Blätter 1885, S. 201.
[4]) Huber, Zeitschr. f. klin. Mediz. 1888.
[5]) Hasselmann, Arch. f. experim. Pathol. 1925, Bd. 108. — Münch. med. Wochenschr. 1925, Nr. 3.

Verwendung sind wiederholt Vergiftungen, auch mit tödlichem Ausgang, vorgekommen. In einer mit Zyklon durchgasten Wohnung wurde ein zweijähriges Kind zum Schlafen niedergelegt. Es starb, weil noch Gas vorhanden war. Bei der Verwendung von Zyklondämpfen mit 30 Prozent Blausäure für die Entwanzung erkrankten drei von sieben Desinfektoren mit Nebligsehen, bzw. Urtikaria bzw. ödematöser Schwellung der Genitalien[1]).

Die **Knallsäure**, $C:N.OH$ ist das Oxim des Kohlenoxyds und steht damit der Blausäure, dem Imid des Kohlenoxyds, strukturell nahe. Auch toxikologisch. Die Wirkung des knallsauren Natriums verläuft nur langsamer als die der einfachen Zyansalze. Für Kaninchen beträgt die kleinste tödliche Dosis 3,5 mg pro Kilo. Krämpfe sind bei diesen Tieren dadurch wenig ausgesprochen, bei Tauben und Mäusen kommen sie vor.

In wenigen, schon ein bis fünf Minuten oder erst in Stunden kann sich die Vergiftung bis zum Tode abspielen. Tritt frühzeitig Erbrechen ein, war der Magen gefüllt und vielleicht auch das Blausäurepräparat schon teilweise zersetzt, so kann Genesung erfolgen. Eine Frau trank eine Zyankaliumlösung, rief ihrer Wirtin und ihrem Bräutigam „Adieu" zu, sank um und verschied.

Blausäurelösungen werden von allen Körperstellen aus: Haut, Schleimhäuten, auch vom Gehörgang, von einem hohlen Zahn, in den blausäurehaltiges Bittermandelöl auf Wattebausch gebracht worden war[2]), von der Rektalschleimhaut, von den Lungen — bei Lungentuberkulösen schufen Blausäureinhalationen schwere Vergiftungen[3]) —, sehr schnell resorbiert und dissoziiert. Ein arzneilich verordneter Umschlag einer Zyankaliumlösung auf die Herzgegend verursachte Angst, beschwerliche Atmung, Schwindel und konvulsivische Bewegungen. Ein Teil der Blausäure wird zersetzt, ein anderer durch die Lungen und vielleicht auch durch die Haut ausgeschieden. Im Harn findet man Thiozyansäure. Früchte, die mit gasförmiger Blausäure zum Zwecke der Konservierung behandelt werden, nehmen auch aus sehr verdünnter Blausäureatmosphäre das Gas auf, so daß der Genuß derselben für die menschliche Gesundheit nicht gleichgültig werden kann[4]). **Amygdalin** wird so schnell ausgeschieden, daß, wenn man einem Tiere Emulsin drei Stunden später beibringt, keine Giftwirkung erfolgt. Im leeren Tiermagen geht die Blausäurebildung aus Amygdalin und Emulsin schnell vor sich. Säurezusatz verhindert sie.

Die wässerige Blausäure fällt Eiweiß. Blut, zu welchem Blausäure gesetzt ist, verliert, wenn auch nicht vollständig, die Fähigkeit, Wasserstoffsuperoxyd zu zersetzen. Die Oxyhämoglobinstreifen verschwinden und das Blut wird gebräunt. Rote Blutkörperchen werden durch Blausäure gekörnt und schließlich ganz zerstört[5]). Das Hämoglobin erleidet — wie nun auf photographischem Wege, auch durch Messungen bewiesen worden ist —, keine spektroskopisch erkennbare Veränderung unter der Einwirkung von Blausäure[6]). Ich kann dies sowohl für das lebende Tier auf

---
[1]) Seligmann, Berl. klin. Wochenschr. 1921.
[2]) Heapy, Brit. med. Journ. 1905, I.
[3]) Koritschoner, Wien. klin. Wochenschr. 1891.
[4]) Schmidt, Arbeit aus d. Gesundheitsamt 1902, S. 490.
[5]) Geinitz, Pflügers Arch., Bd. III, S. 46.
[6]) L. Lewin, Arch. f. exper. Pathol. u. Pharmak. (Festschrift für Schmiedeberg), 1908, S. 337.

Grund von vielen Versuchen, als auch für totes Blut angeben. Es gibt kein spektroskopisch erkennbares „Zyanmethämoglobin oder Zyanhämatin", wie ein Ignorant es jahrelang behauptet hat. Blausäurehaltiges Blut nimmt schwer Sauerstoff auf und gibt ihn sehr schwer an ein umgebendes Medium ab. Unreines Zyankalium bildet im Blut Hämatin, das durch Schwefelammonium in Hämochromogen übergeht (v. Spektraltaf.). Schleimhäute werden durch Blausäure gereizt, durch Zyankalium geätzt. Die Schleimhaut quillt auf und ihre oberen Schichten werden durch den veränderten Blutfarbstoff imbibiert[1]).

Die Blausäure ist für alle Tiere ein Gift. Insekten, Käfer, Raupen gehen in einer Atmosphäre zugrunde, die davon 0,1 g im Kubikmeter Luft enthält[2]). Angeblich ist der Igel gegen Blausäure giftfest. Er unterliegt aber derselben tatsächlich wie andere Tiere. Die Giftwirkung bei Kaltblütern verläuft langsamer als bei Warmblütern, und bei Amphibien ist sie geringer als bei Fischen. Sie hängt nicht von einer Blutveränderung ab. Vielleicht spielt hierbei eine Erschwerung der respiratorischen Vorgänge in den Geweben — die „innere Erstickung" — eine Rolle. Die Schönbeinsche Hypothese, daß die roten Blutkörperchen zugleich mit ihrer katalytischen Kraft für Wasserstoffsuperoxyd auch ihre für die Respiration wichtigen Eigenschaften durch Blausäure verlieren, ist gar nicht zu verwerten, da das Blut mit Blausäure vergifteter Tiere, wie ich bestimmt angeben kann, immer Wasserstoffsuperoxyd zersetzt. Sauerstoffaufnahme und Kohlensäurebildung vermindern sich unter der Blausäurewirkung. Kurz vor dem Tode ist die Sauerstoffaufnahme bei Tieren um die Hälfte gesunken. Die Gewebe verlieren die Fähigkeit, selbst überschüssig vorhandenen Sauerstoff zu nehmen und zu verwenden[3]). Wie die Blausäure diese Veränderung an den Geweben erzeugt, ist aber ganz unbekannt, und somit das Wesen der Blausäurewirkung noch immer dunkel. Im Organismus kommt es nicht zu einer Speicherung der Blausäure. Es erfolgt vielmehr schnelle Bindung zum ungiftigen Oxamid, wenigstens teilweise. Bei Warmblütern tritt schließlich Lähmung der Zentren für die Atmung, die Vasomotoren, die motorischen Herzganglien und des Krampfzentrums ein, dessen Reizung die nie fehlenden Krämpfe erzeugt. Die Herztätigkeit überdauert etwas die Atmung[4]). Die Erregbarkeit der Muskeln bleibt bestehen. Die Alkaleszenz des Blutes nimmt infolge von Milchsäurebildung ab[5]). Im Harn finden sich nach Einführung von Blausäure Rhodanverbindungen (Thiozyansäure). Die Sulfhydrierung geschieht durch den Schwefel des Eiweißes.

Symptome der akuten Vergiftung.

Bei der apoplektischen Form stürzt das Individuum kurz nach dem Einnehmen, häufig mit einem lauten Schrei (death scream) hin und respiriert krampfhaft mit kurzen, schnappenden Inspirationen, auf deren jede eine überlange Exspiration folgt. Es tritt Trismus und wohl auch Tetanus auf. Aus dem Munde fließt blutig-schaumiger Speichel, auch einmaliges Erbrechen kann noch eintreten, und in zwei bis fünf

---

[1]) Hofmann, Wien. med. Wochenschr. 1876, S. 1098.
[2]) König, Pharmac. Zeit. 1881, Nr. 86.
[3]) Geppert, Zeitschr. f. klin. Med. 1889, Bd. XV.
[4]) Gréhant, Semaine médic. 1889, p. 367.
[5]) Zillessen, Zeitschr. f. phys. Chem., Bd. XV. p. 387.

Minuten erfolgt der Tod, auch so plötzlich, daß der Tote das Fläschchen noch in der Hand halten kann. Häufiger kommt die **langsamer verlaufende Vergiftung**. Sie kann dem Individuum gestatten, noch komplizierte Handlungen auszuführen. Eine Vergiftete, die das Zyankalium von ihrem Liebhaber in einem Likör erhalten hatte, konnte noch einen Teil einer Mehlspeise essen und auch dann noch verschiedenes sprechen, ehe die Wirkung eintrat. Ich unterscheide: 1. Das **d y s p n o e - tische Stadium** mit Konstriktionsgefühl im Halse, Angst, Beklemmung, schwankendem Gang, Übelkeit oder Erbrechen, Kopfschmerzen, Schwindel, kleinem Puls und keuchender, mitunter nur in Minuten erfolgender Atmung, die auf kurze Inspirationen lange Exspirationen, resp. Pausen erscheinen läßt. 2. Das **Konvulsionsstadium**. Die Kranken stürzen hin, zeigen eine kalte, schweißige Haut, erweiterte Pupillen, prominente Augäpfel, Pulsbeschleunigung, Krämpfe, Opisthotonus, Trismus und unwillkürliche Harnentleerungen. 3. Das **asphyktische Stadium**. Die Atmung setzt zeitweilig aus, das Herz arbeitet unregelmäßig, langsam, das Gesicht ist zyanotisch, die Körperwärme sinkt, der Kranke liegt im Koma, während aus dem Munde schaumiger oder blutiger Speichel fließt. Entweder erfolgt der Tod nach einer halben bis einer bis 36 Stunden durch Atemstillstand, oder die Individuen erwachen nach einigen Stunden aus der Bewußtlosigkeit und sind gewöhnlich in einigen Tagen hergestellt.

Die Aufnahme von der **Haut** aus kann in ganz kurzer Zeit ebenso schwere Symptome veranlassen[1]).

Eine Friseuse wollte die Flecken an ihren Händen, die durch den Gebrauch eines silberhaltigen Haarfärbemittels entstanden waren, entfernen und rieb sich auf Rat eines Drogisten die befleckten Finger mit einem Stück Zyankalium ab. Nach einigen Minuten wurde sie von Schwindel befallen, alles um sie herum wurde dunkel, die Atmung erschwert, keuchend, Lippen, Finger und Extremitäten waren stark zyanotisch. Die Temperatur war unter der Norm. Es traten kalte Schweiße auf, und die Herztätigkeit wurde rasch und schwach. Gelangt die Blausäure gar in eine, auch leichte Hautwunde, so stellen sich die Symptome augenblicklich ein. Einem Arzt, der am Zeigefinger eine kleine Verletzung hatte, geriet in diese etwas beim Abgießen einer wässerigen Blausäurelösung. Er sank sofort um, wurde bleich, bekam heftiges Zittern und wurde nur mit Mühe gerettet. Ein Photograph rieb, um von seinen Händen die schwarzen Silberflecken zu entfernen, dieselben mit einem angefeuchteten Stück Zyankalium, und dabei glitt ein kleines Bruchstück des letzteren unter den Nagel eines Fingers, wo sich eine leicht wunde Stelle befand. Alsbald fühlte er einen empfindlichen Schmerz und gleich darauf Schwindel. Um sich davon zu befreien, wandte er unglücklicherweise Essig an, denn dadurch wurde das Salz stark zersetzt und viel Blausäure erzeugt. Der Schwindel steigerte sich aufs höchste, Frostschauer stellten sich ein, die Augen erloschen, die Kräfte nahmen ab und die Sprache versagte. Auch ärztliche Hilfe vermochte nicht, den Fortgang dieser Vergiftung bis zu dem in der nächsten Nacht erfolgenden Tode zu hemmen.

Es gibt Fälle, in denen sich an die akute Vergiftung durch Aufnahme

---

[1]) Mc Kelwey, Amer. Journ. of Medic. Sciences 1905,

von Blausäuregas ein Nachleiden von monatelanger Dauer angeschlossen hat, das sich als Schwäche, geminderte Herzarbeit, Gesichtsblässe, Schlaflosigkeit u. a. m. darstellte[1]).

So hatte ein Arzt mit einer Sektion eines durch Blausäure umgekommenen Menschen etwa drei Stunden zu tun. Schon hierbei klagte er, daß ihm „so eigentümlich" sei, außerdem empfand er auch später am Tage jenes bereits angeführte Symptom von Kratzen im Halse und auf der Brust. Im weiteren Verlaufe kam hinzu: **Energielosigkeit des Herzens und eine Schwäche der Muskeln.** Erst nach einem Jahre begann der Normalzustand ganz allmählich sich wieder einzustellen, nachdem wiederholt Rückfälle zu verzeichnen gewesen waren. Auch gröbere, erkennbare Störungen können entstehen. Ein Chemiker ließ ein Reagenzglas mit Blausäure in einen Ausguß fallen und bückte sich, um dasselbe herauszunehmen. Sofort stellten sich Schwindel, Brustbeklemmung, Herzangst, Herzklopfen, Erbrechen ein. Am dritten Tage kamen Kopfschmerzen, Nasenbluten, Albuminurie, Cylindrurie, Fieber. Der Puls war fadenförmig. Es dauerte Tage, ehe Wiederherstellung erfolgte.

Bei dem arzneilichen Gebrauch von blausäurehaltigen Mitteln, wie Bittermandelwasser, stellen sich, ohne daß Gewöhnung erfolgt, wie es scheint, zumal bei Herz- und Lungenkranken, Nebenwirkungen in verschiedener Gestaltung ein, selten ein urtikariaartiger Ausschlag, häufiger Speichelfluß, Übelkeit, Erbrechen, Dyspepsie, Kolik, Durchfall, bisweilen Herzklopfen, Frostgefühl mit darauffolgender fliegender Hitze, Ohnmachtsanwandlung, Atmungserschwernis, Husten und bei bestehender Neigung zu Lungenblutung kann eine solche ausgelöst werden. Nach Einatmung von Zyanwasserstoffsäure können sich einstellen: Ohrensausen, Schwindel, Kopfschmerzen, Schlaflosigkeit, Zittern und Steifigkeit, Ideenverwirrung, Delirien, Ameisenlaufen und Jucken an Gliedmaßen, Hoden und anderen Körperteilen.

Die Augen können nach dem Gebrauche eines jeden Blausäurepräparates, das arzneilich oder durch Vergiftung in den Menschen gelangt ist, leiden. Außer Pupillenerweiterung und Pupillenstarre kann Schwellung der oberen Augenlider bei Ohrenklingen eintreten. Die Augenmuskeln werden in dem Krampfstadium der akuten Vergiftung oder im dyspnoetischen meistens in Mitleidenschaft gezogen. Funkensehen kommt gelegentlich vor. Nach arzneilichem Blausäuregebrauch bekam eine Frau Muskelschwäche, Gehörsschwäche und eine solche Empfindlichkeit gegen Licht, daß sie die Augen fast immer geschlossen halten mußte. Als ein primäres Leiden von Optikus und Retina ist wahrscheinlich die Amblyopie bzw. die Amaurose anzusehen, die gelegentlich durch Blausäure entsteht. Einem Knaben wurde, um einen Hornhautfleck zu beseitigen, täglich einige Male Kirschlorbeerwasser eingeträufelt. Bald darauf entstanden Lähmung und Erweiterung der Pupille und Blindheit dieses Auges. Der Zustand wurde beseitigt. Neuerdings kam auch eine unheilbare Erblindung durch Blausäure zustande.

---

[1]) Martin, Friedreichs Blätter, Jahrg. XXXIX, H. 1, und Mittenzweig, Zeitschr. f. Medizinalbeamte 1888, 1. April. — Tintemann, D. med. Wochenschr. 1906, Nr. 42.

Die gewerbliche Vergiftung.

Nicht immer darf man eine volle Übereinstimmung in den Symptomen bei der chronischen Blausäurevergiftung erwarten, weil die Körperverfassung der verschiedenen Menschen gerade hier große Schwankungen gestattet und bedingt. Es ist ein individuelles Glück, wenn sie leicht sind und bald vorübergehen, das Gegenteil kommt auch vor. Bei manchen mit Blausäure Arbeitenden treten Vergiftungssymptome verhältnismäßig spät ein. Bei einem Chemiker zeigten sie sich nach neun Monaten als Mattigkeit, habituelles Erbrechen, Anämie und Zuckungen des linken Auges. Vergiftungen kommen bei der Goldgewinnung, in Vergoldungs- und Versilberungsanstalten, in Färbereien, Druckereien, chemischen Laboratorien, bei dem photographischen Arbeiten und in Fabriken für Zyankalium bzw. Zyannatrium vor. Wie leichtfertig man in den letzteren bei der Gewinnung aus den Rückständen der Melasseentzuckerung und Pressung des Produktes vorgeht, habe ich zu beobachten Gelegenheit gehabt. Die Arbeiter leiden mehr oder minder stark. Waschen von Goldspitzen in einer Zyankaliumlösung erzeugte einmal eine Halbsichtigkeit. Dagegen hatte sich ein Photograph, der viel mit Zyankaliumlösungen gearbeitet hatte, folgende Symptome zugezogen: Empfindlichkeit der Kopfhaut über beiden Scheitelbeinen, Schwere des Kopfes, Schlaflosigkeit, Schmerzen in der Lendengegend, leichtes Delirium mit Neigung umherzulaufen, Ohrenklingen, Schwellung der oberen Augenlider, Appetitverlust, Übelkeit, unangenehmen Geruch aus dem Munde, ferner eigentümliche Frostempfindungen, Pupillenträgheit und Kurzatmigkeit. Ein anderer Photograph litt neben Stirndruck und Schwindel noch an Gedächtnisschwäche. Noch ein Jahr nach der nur zweimaligen Arbeit des Abbürstens von Metallgegenständen, die mit einer Paste aus Zyansilber-Zyankalium bestrichen waren, bestand bei einer Arbeiterin eine beschränkte Arbeitsfähigkeit, und nach 21 Monaten waren noch Reste der schweren nervösen Erkrankung vorhanden. In dem wegen einer Entschädigung angestrengten Prozesse gegen den Betriebsinhaber siegte die Klägerin auf Grund ärztlicher Gutachten in allen Instanzen. Ein Mann, der in einer Zyankaliumfabrik arbeitete, litt, wie seine Mitarbeiter, an Reizzuständen. Herzarhythmie und Bradykartie sind nicht seltene Wirkungsfolgen im Halse und in der Nase. Dazu gesellten sich bei ihm Schwindel, Kopfschmerzen, Benommenheit und zunehmende Schwerhörigkeit; die Hörweite für Konversationssprache betrug nur noch 70 cm[1]). Bei Gärtnern, die Baumschädlinge mit Blausäure vernichteten und dabei Blausäure einatmeten, wurden beobachtet: Kollaps, Muskelzittern und Muskelschwäche, Kopfschmerzen, Herzklopfen, Erbrechen usw.

Obduktion akut Gestorbener. Die Leichen zeigen mitunter hellrote Totenflecke von hellkirschrotem Blut. Diese Blutfärbung fand sich unter 75 Vergiftungsfällen elfmal. Dreimal war das Blut dunkel und

---

[1]) Tintemann, l. c. — Niewerth, Zeitschr. f. Medizinalbeamte 1907 — L. Lewin, Gutachten für die Staatsanwaltschaft Dessau, 1925. (Tod eines Arbeiters durch gasförmige Blausäure, die sich aus überlaufender Lösung entwickelt, schnell hochgestiegen war und den flüchtenden Mann in einem höheren Stockwerk doch noch ereilt hatte.) — Martius, Bayr. ärztl. Intellig.-Blatt 1872, Nr. 11. (Vergiftung beim Versilbern mit Argentine). — Souwers, Philad. med. Times 1874, 27. April, p. 345.

einmal braun. In einigen anderen solcher Fälle wurden die Totenflecke als blaß- oder dunkelviolett bezeichnet. Der Geruch nach Blausäure wurde oft in den verschiedenen oder auch in allen Körperteilen wahrgenommen, so im Magen und in den übrigen Bauchorganen, in den Lungen, schwach in der Leber, im Gehirn noch nach 48 Stunden, im Blute. Viel länger und penetranter haftet der Geruch nach tödlicher Vergiftung mit Bittermandelöl[1]). Nicht ganz selten wurde der Blausäuregeruch überhaupt nicht wahrgenommen[2]). Imbibition der Schleimhäute mit hellrotem Blutfarbstoff und Quellung derselben, selten Ecchymosierung oder Blutergüsse, finden sich nach Zyankaliumvergiftung in dem gewulsteten, mit blutigem Schleim bedeckten Magen, im Duodenum, Munde, Rachen und gelegentlich auch in den Luftwegen. Nach Vergiftung mit bitteren Mandeln zeigte sich die Magenschleimhaut hochrot gefärbt, geschwollen und mit kleinen Blutaustritten versehen, und ein durch ätherisches Bittermandelöl mit fünfprozentiger wasserfreier Blausäure Vergifteter wies in Rachen, Speiseröhre und Magen Ätzungen auf — im letzteren durch die ganze Wanddicke gehend — und zwischen den Schorfen punktförmige Schleimhautblutungen. Unter dem Perikard kommen Ecchymosen, an der Leber fettige Degeneration, in den Gehirnhöhlen und zwischen Pia und Arachnoidea seröse Ergüsse vor. Der Harn enthält reduzierende Substanzen, evtl. auch Blut. Besonders die Leber kann, wie ich dies schon vor Jahrzehnten an dieser Stelle angab, schwer leiden. Ein Mann ging in einen Keller einer Dampfmühle, der mit Blausäure durchgast worden war. Die Lüftung war „ordnungsmäßig" erfolgt. Trotzdem überfielen ihn Schwindel, Übelkeit und Schmerzen in der Lebergegend. Der Zustand verschlimmerte sich in den nächsten fünf Tagen. Gelbsucht und Leberschwellung stellten sich ein. Nach zwei weiteren Tagen kamen Verwirrtheit, Hautblutungen, Hämaturie und nach neun Tagen erfolgte der Tod. Die Sektion ergab eine akute gelbe Leberatrophie mit Glykogenarmut, Ikterus, Blutungen in die Hirnsubstanz und die Hirnhäute und das Nierenbecken. Dazu einen Aszites[3]). Dies ist der dritte Fall eines derartigen Leberzustandes. In dem Gehirn eines durch bittere Mandeln Gestorbenen fanden sich Leptomeningitis und Ependymitis granularis, und bei einem durch gasförmige Blausäure Vergifteten Veränderungen an den Ganglienzellen, Beschädigungen der Gefäßwände, Thrombenbildung, Blutungen und symmetrische Entzündung in beiden Pallida, in dem Mark und in dem verlängerten Mark.

Die Dauer der Nachweisbarkeit der Blausäure in Organen, in Magen, Darm, Lunge, Herz, Nieren, die sofort nach der Entnahme mit Alkohol übergossen werden, hängt von dem Grade der Fäulnis und der Giftmenge ab, obschon die Frische der Teile nicht konstant mit dem größeren isolierbaren Giftquantum zusammenzufallen braucht. Bei Hunden wurde sie im Winter noch nach 30 bis 48 Tagen[4]), im Sommer jedoch nicht mehr nachgewiesen. Bei der Fäulnis büßt z. B. die Leber noch über 50 Prozent ihrer Blausäure ein. Durchschnittlich gelang deren Nachweis noch neun

---

[1]) Ziemke, D. med. Wochenschr. 1905, S. 1177.
[2]) Ganassani, Bollet. Chim. Farmac. Fasc. 20, p. 715, vermißte ihn bei vergifteten Tieren und Menschen.
[3]) Bein, Zentralbl. f. inn. Medizin 1924, S. 970.
[4]) Dankworth u. Pfau, Arch. d. Pharmacie 1924. — Brame, Compt. rend. de l'Acad. des Sciences, T. XCII, p. 426.

bis zehn Tage[1]), in der Lunge[2]) auch 14, im Darm 15 Tage nach der Vergiftung. In dem letzteren wurde einmal das Gift nach alsbaldiger Untersuchung vermißt. In einem Gemische von Fleisch, Wasser und 2,3 g Zyankalium ließ sie sich noch nach 18 Monaten[3]), bei einer gut konservierten Leiche nach 3½ Monaten[4]) nachweisen. Bei Kaninchen, die in einer blausäurehaltigen Luft geatmet hatten, fand sich im Blute viermal so viel Blausäure als in anderen Organen, im Harn nur etwa zwei Prozent[5]). Aber auch in diesem Exkret wurde es bei vergifteten Menschen wiederholt vermißt.

Nachweis: Durch Formaldehyd in Leichenteilen soll der Nachweis der Blausäure vereitelt werden. 1. Werden gelöste Blausäure oder Zyankali mit Natronlauge alkalisiert und mit einer Lösung von Eisenoxyduloxyd versetzt, so entsteht durch überschüssige Salzsäure Berliner Blau. Empfindlichkeitsgrenze 1 : 50 000 bzw. 2 mg im Liter. 2. Fügt man zu einer Blausäurelösung gelbes Schwefelammonium, kocht, bis die Flüssigkeit ihre Farbe verloren hat, und versetzt nach dem Abkühlen mit Salzsäure und Eisenchlorid, so erscheint eine blutrote Färbung (Rhodaneisen). Empfindlichkeitsgrenze 1 : 4 Millionen, bzw. 0,1 mg im Liter. 3. Verdünnte Guajaktinktur mit wenig Kupfersulfatlösung färbt sich sogar beim Eindringen von Blausäuredampf blau. Auch Nitrobenzol, Zigarrenrauch u. a. m. geben diese Reaktion, die bei 1:3 Millionen, bzw. ± 0,004 mg im Liter erscheint. 4. Eine schwach-gelbe Lösung von Pikrinsäure färbt sich beim Erwärmen mit einem Tropfen einer verdünnten Lösung von Zyankalium rot (isopurpursaures Kalium). Empfindlichkeitsgrenze 1 mg im Liter. 5. Versetzt man die zu prüfende Substanz mit Kaliumnitrit- und Eisenchloridlösung, säuert mit verdünnter Schwefelsäure an und erhitzt zum Kochen, fällt dann das Eisen mit Ammoniak aus und filtriert, so kann man mit farblosem Schwefelammonium im Filtrat Nitroprussidkalium nachweisen. 6. Einige Tropfen alkalischer Phthalophenonlösung und ein Tropfen Kupfersulfatlösung (1 : 2000) zu einer blausäurehaltigen Flüssigkeit gesetzt, ruft eine bleibende Rotfärbung durch Phenolphthalein hervor. Empfindlichkeitsgrenze 0,1—0,05 mg im Liter. Diese, aber vorübergehende, Reaktion geben u. a. auch Wasserstoffsuperoxyd, Persulfate, Perchlorate, Hypochlorite. 7. Die Silberzyanid-Reaktion erscheint noch in einer Verdünnung von 1 : 25 000, bzw. 1—0,05 mg im Liter. 8. Fluoreszin wird in alkalischer Lösung durch Blausäure in Gegenwart von sehr verdünnter Kupfersulfatlösung zu Fluoreszein oxydiert. 9. In der Luft von gewerblichen Räumen, in denen sich Blausäure findet, kann sie dadurch nachgewiesen werden, daß man Filtrierpapierstreifen, die mit einer Lösung von 0,25 Prozent Kupfernitrat und 0,25 Prozent Benzidinlösung getränkt und getrocknet sind, einhängt. Sie färben sich dann blau. Empfindlichkeitsgrenze 0,1 mg bis 0,05 mg Blausäure auf ein Liter Luft.

Leichenteile werden mit Weinsäure angesäuert, langsam destilliert und mit dem Destillate die obigen Reaktionen angestellt. Es muß aber die Gegenwart von gelbem Blutlaugensalz und anderen Doppel-

---

[1]) Buchner, Sitz. d. math.-phys. Classe d. bayr. Akad., 7. Dec. 1867.
[2]) Holbolly, Bibl. l. lager 1924, 116.
[3]) Rennard, Pharm. Zeit. f. Russl. 1873, p. 230.
[4]) Zillner, Vierteljahrschr. f. ger. Med., Bd. XXXV, Heft 2.
[5]) Struve, Zeitschr. f. anal. Chem. 1873, Bd. XII, 14.

zyaniden desselben Typus ausgeschlossen werden. Sind solche vorhanden, so macht man die Objekte mit Natronkarbonat alkalisch, destilliert im Kohlensäurestrom und prüft das Destillat auf Blausäure. Man kann auch Objekte mit Weinsäure ansäuern, mit Äther ausziehen, die Auszüge mit alkoholischer Kalilauge versetzen, den Ätheralkohol abdestillieren, den mit Wasser aufgenommenen Rückstand mit Weinsäure ansäuern, destillieren und mit dem Destillate auf Blausäure prüfen. Zyanquecksilber wird auch durch Destillation mit Säuren, besonders durch Salzsäure zerlegt. Die quantitative Bestimmung geschieht durch Ausfällen des mit Salpetersäure angesäuerten Destillates mit Silbernitrat.

Behandlung: Schnelle Entleerung des Giftes, Apomorphin (subkutan), Magenausspülung, Moschustinktur (subkutan), kalte Güsse aus ein bis zwei Fuß Höhe auf den Nacken und Rücken mit nachfolgenden Frottierungen. Auch die Tracheotomie, Lufteinblasung in die Lungen, elektrische Reizung des Phrenikus und andere Methoden der künstlichen Atmung erwiesen sich als hilfreich. Als Antidot ist Atropin (subkutan) gerühmt worden, hat sich aber bei Menschen nicht sonderlich bewährt. Unterschwefligsaures Natron besitzt die Eigenschaft, bei Tieren die 1½—4fache Menge einer absolut tödlichen Dosis Blausäure zu entgiften[1]). Man könnte es subkutan einführen. Ähnlich verhält sich Kobaltoxydulnitrat. Kaliumpermanganat und Wasserstoffsuperoxyd sind wertlos.

Sind bittere Mandeln oder ähnlich sich verhaltende Samen eingeführt worden, so sind Salz- oder Milchsäure zu reichen, die verhindernd auf die Blausäurebildung aus Amygdalin und Emulsin wirken.

Alkohol.

Die akute Vergiftung mit Alkohol (C_2H_6O) kommt zu Mordzwecken, zumal an Kindern[2]), selten zum Selbstmord[3]), gewöhnlich durch unmäßigen Genuß infolge von Trinkwetten[4]) oder aus Unmäßigkeit, oder durch Übermut[5]), oder für die Ausführung sexueller oder anderer Verbrechen, oder durch Verwechselung seitens der

---

[1]) Lang, Arch. f. exper. Pathol., Bd. XXXVI, 1895, S. 75.
[2]) Maschka, Gerichtsärztl. Gutachten, 1873, IV, 239. — Fagerlund Viertelj. f. ger. Medizin. 1894. — Deutsch, Mediz. Zeit. 1851, S. 137. (Tod eines sechs Monate alten Kindes durch zwei Eßlöffel starken Branntweins unter Darmblutung, Konvulsionen und Atmungsstörungen.)
[3]) Dafür dienten: Ein Liter Branntwein oder ⅓ Liter Schellacklösung, oder Kirschgeist (Kapf, Württemb. Korrespond.-Blatt 1875), oder ein Liter Tresterbranntwein (Dujardin-Beaumetz, L'Union medic. 1880, p. 301. Tod in etwa 12 Stunden); Toffier, Thèse 1880, durch das gleiche Getränk. Tod nach 7 Stunden, oder ¾ Liter Absynth (Pauly et Bonne, Lyon médic. 1897, Nr. 30, p. 431), Tod nach 18 Stunden durch plötzliche Atem- und Herzlähmung), oder denaturierter Spiritus (Kratter, Arch. f. Krimin. 1904), oder aus Unmäßigkeit, zwei Flaschen Portwein, in weniger als zwei Stunden getrunken, etwa 300 g Alkohol entsprechend (Taylor, l. c.).
[4]) Von einem Landwirt wurde 1925 aus solcher Veranlassung 1 Liter Schnaps in 15 Minuten getrunken, worauf er starb.
[5]) Stadler, Wochenschr. f. d. ges. Heilk. 1842, p. 449 (Vergiftung eines Knaben durch viel Kartoffelbranntwein. Schwere Sinnestäuschungen und Zuckungen).

Kinder[1]) oder aus anderen Gründen, z. B. auch dem Säugen durch alkoholische Ammen, zustande. Die chronische Vergiftung ist Folge des Lasters, in gewissen Zeitintervallen größere Mengen von Alkohol zu sich zu nehmen. Aber auch die Weinkoster, sowie die Branntweinbrenner (letztere durch Aufnehmen der Alkoholdämpfe), sowie Personen, die sich fortgesetzt mit Eau de Cologne waschen oder sie trinken, können chronisch dadurch leiden. So alt wie die rückwärts verfolgbare Menschheitsgeschichte, so alt ist auch die Geschichte der akuten und chronischen Alkoholvergiftung, die unter bestimmten Bedingungen mit dem Gebrauch alkoholischer Getränke verbunden ist. Dafür sprechen nicht nur Schilderungen aus der Bibel, sondern auch aus beschrifteten und unbeschrifteten Kulturmonumenten, die, wie das Monument bleu im Louvre, als ältestes, bis in das siebente Jahrtausend vor der jetzigen Zeitrechnung zurückgehen. Die Völker der Urzeit, Juden, Babylonier, Ägypter, gewannen und liebten Wein, berauschendes Getränk, Bier, und auch die Folgen des übermäßigen Gebrauches in den Wirkunsfolgen verschiedener Stärke ermangelten sie nicht zu schildern.

Die Zahl der heute benutzten Getränke ist sehr groß.

Meistens kommen alkoholreiche, zumal der Branntwein (verdünnter Alkohol, der ätherische Öle, Fuselöle, Extrakte enthält), Eau de Cologne, Weine usw. zur Verwendung. Es enthalten in Volumen-Prozenten Alkohol: Branntwein 40—50 Prozent, Kornbranntwein 45, Kognak 60—65, Rum 51—90, Whisky 50, Wutky 50, Kirschbranntwein 50, Arrak 54—60, Enzian 56, Genèvre (Wachholderbranntwein) 49, Hollunderbranntwein 50, Ebereschenbranntwein 47, Absynth etwa 60, Benediktiner 52, Curaçao 45, Chartreuse 43, Kümmel 34, Marasquino 30, schwedischer Punsch 26, Portwein 16—19, Marsala 20, Rheinwein etwa 8, und Biere 3—6.

Die toxische, resp. tödliche Dosis hängt von individuellen Verhältnissen und der Art des Getränkes ab. Hunde sterben bei einem Alkoholgehalt ihres Blutes von 1 : 100. Pferde und Hunde erweisen sich von Tieren vielleicht als die gegen Alkohol empfindlichsten. Ein Pferd, das etwa 100 g Absynthlikör in einem halben Liter Weißwein erhalten hatte, erkrankte mit Muskelzittern, Pulsschwäche, Unmöglichkeit sich zu bewegen. Drei Liter Branntwein, an einem Tage verabfolgt, töteten eine Kuh. Igel sah ich durch einen Eßlöffel voll stark gesüßten, warmen Kognaks nur berauscht werden, und nach vorangegangenen Bewegungsstörungen schlafen. Als Wirkungsfolge kam dann auch Erbrechen. Die Toleranz für Alkohol war offensichtlich. Ein Kind von sechs Monaten kann durch zwei Eßlöffel Branntwein und ein Erwachsener durch 500 g Branntwein zugrunde gehen. Eine Dame tötete sich durch ¾ Liter Kognak[2]). Beimengungen von anderen Alkoholen oder ätherischen Ölen zum Äthylalkohol vergrößern die Giftwirkung. So beträgt die Giftdose für 1 Kilo Hund vom Magen aus[3]) für: Äthylalkohol 5—6, Propylalkohol 3, Butylalkohol 1,7 und Amylalkohol 1,5 g.

---

[1]) Hankel, Viertelj. f. ger. Mediz. 1883, Bd. 38 (Tod eines 5jährigen Kindes durch Nordhäuser Korn, den es gefunden hatte).
[2]) Siehe die Fußnote auf der vorigen Seite.
[3]) Dujardin-Beaumetz et Audigé, Compt. rend. de l'Acad., T. LXXXI, p. 19.

Die Giftigkeit der gesättigten Alkohole sogar für niedere Pilze nimmt mit der Anzahl der Kohlenstoffe im Molekül zu, mit Ausnahme des Methylalkohols, der giftiger als Äthylalkohol ist. **Isomere Alkohole wirken nicht gleich stark.** Isopropylalkohol ist giftiger als Propylalkohol. Allylalkohol und auch andere ungesättigte Alkohole sind viel giftiger als die gesättigten Alkohole. Die teratogene Wirkung des Alkohols auf Eier unterliegt dem gleichen Gesetze. Während Äthylalkohol unter einer gewissen Zahl von Eiern 34,9 Prozent Monstra schuf, machte der Methylalkohol 65 Prozent und der Propylalkohol 87,5 Prozent. Dementsprechend wird die Entwicklung bzw. Nichtentwicklung des Hühnereis beeinflußt.

Der Alkohol wird von der Haut, Wunden und Schleimhäuten und als Dampfkondensat auch von den Lungen leicht aufgenommen. Alkoholverbände, z. B. bei Erysipelas oder Verbrennungen haben mehrfach Vergiftung mit Bewußtlosigkeit, oberflächlicher Atmung, unwillkürlicher Harnentleerung, Sinken der Körperwärme oder auch den Tod herbeigeführt, den letzteren einmal, als übergroße Mengen denaturierten Alkohols an Wunden verwandt worden waren. In solchen Fällen kann auch das gleichzeitige Eindringen von Alkoholdampf in die Lungen mitwirken. **Die Wirkung des schnell resorbierten Alkohols** tritt in ¼ bis einer Stunde oder kurz nach der Aufnahme, der Tod entweder momentan oder in 24 Stunden, selten erst nach mehreren Tagen und dann in tiefer Bewußtlosigkeit ein. Der Alkohol gelangt als solcher mit quantitativer Bevorzugung des Gehirns in die Organe. Der größte Teil wird verbrannt. Zweifelhaft ist die Bildung von Aldehyd als Zwischenprodukt geworden[1]. Wenig Alkohol wird nach der Einführung großer Mengen durch Harn, Lungen, Haut und Milch ausgeschieden. An Alkohol gewöhnte und nicht gewöhnte Tiere scheiden die gleiche Menge Alkohol durch die Nieren, die Lungen, die Haut aus. Der Kot ist bei beiden alkoholfrei. An Alkohol gewöhnte Tiere verbrennen den Alkohol schneller als nicht gewöhnte in etwa zwei Drittel der Zeit zu Kohlensäure und Wasser. Der Alkoholprozentsatz des Körpers bei der akuten Alkoholvergiftung beträgt bei den nicht gewöhnten Tieren ungefähr 66 Prozent mehr als bei den gewöhnten. Die Alkoholkonzentration im Blute läuft der Menge des aufgenommenen Alkohols parallel, derart, daß, je mehr Alkohol genossen wird und je konzentrierter er ist, desto höher auch das Maximum des Alkoholspiegels im Blute liegt. Die Verbrennung des Alkohols findet bei den nicht gewöhnten Tieren wahrscheinlich hauptsächlich in der Leber statt, bei den an Alkohol gewöhnten ebenfalls am stärksten in der Leber, fast ebenso stark im Herzmuskel, weniger intensiv im Gehirn[2]. Der Geruch des Trinkeratems stammt, wie man schon vor 90 Jahren experimentell feststellte, von dem noch im Munde, resp. Magen befindlichen Alkohol, evtl. von den durch die Lunge ausgeschiedenen flüchtigen Bestandteilen des Getränkes. Alkohol fällt gelöstes Eiweiß durch Wasserentziehung, läßt Gewebe, besonders Schleimhäute, schrumpfen und zerstört die roten Blutkörperchen. Konzentrierter Alkohol ätzt, resp. verschorft Schleimhäute unter Schmerzen

---

[1] Kretschy, D. Arch. f. kl. Med., 1876, p. 527. — Albertoni, Sur la transformat. de l'alcool. Bruxelles 1887.
[2] Pringsheim, Biochem. Zeitschr. 12. 1 u. 2.

und kann auch bei verhinderter Verdunstung die Haut entzündlich, resp. blasig verändern. Dem Alkohol kommt in mäßig genossenen Mengen eine stoffwechselverlangsamende Wirkung zu, die sich durch eine Abnahme der Harnstoff-Kohlensäure-[1]) und Phosphorsäureausscheidung kundgibt. Bei Hunden kann man durch kleine, nicht betäubend wirkende Alkoholmengen eine 6- bis 7prozentige Verminderung des Eiweißzerfalls, dagegen nach narkotisierenden Dosen eine Steigerung um 4 bis 10 Prozent erzielen. Je nach der Höhe der genossenen Mengen und der Zusammensetzung des alkoholischen Getränkes werden davon das vasomotorische, die psychischen, sensiblen und motorischen Zentren und sämtliche Drüsensekretionen im Sinne einer primären Erregung und darauf folgenden Lähmung beeinflußt. Auch Pflanzen werden vom Alkohol beeinflußt, mit dem gleichen Unterschiede, der auch bei Menschen so bedeutungsvoll ist: Es gibt solche, die alkoholtoleranter als andere sind. Die Wiederherstellung so vergifteter Pflanzen, z. B. von Impatiens Sultani erfolgt, nachdem sie, z. B. durch lange Einwirkung von Alkoholdampf ihre Blätter verloren haben, durch Luft und Wasser sehr schnell. Nur die rohe Begießung der Pflanzenerde mit 5—10 Prozent Alkohol schafft den Wurzeltod.

Symptome der akuten Alkoholvergiftung: Im Rausche ist das Gesicht gerötet, die Reizbarkeit erhöht. Ein gesteigertes Empfindungsleben, ein Gefühl von Wohlbehagen, Lebhaftigkeit der Vorstellungen, gehobene, heitere Gemütsstimmung, erhöhte Lebensfreudigkeit, Schwinden von vorher bedrückt habenden Unlustgefühlen, Gedankenflucht und Mitteilungstrieb geben diesem Stadium das Gepräge, das, etwas weiter vorgerückt, leicht dazu führt, daß die Schranken, welche die gute Lebenssitte für das Benehmen des Einzelnen gezogen, übersprungen wird. In der Trunkenheit kann die Exaltation des Rausches fortdauern oder durch eine tiefe psychische Depression eingeleitet werden. Es stellen sich ein: Trübung der Sinneswahrnehmungen und der Intelligenz, Zurücktreten des Urteilsvermögens gegenüber einer schrankenlosen Phantasie, ein Wechsel unzusammenhängender oder bestimmter Zwangsvorstellungen, laute Redseligkeit, subjektiver Expansionstrieb, allzu lebhaftes Gebaren, weiterhin Abstumpfung der Perzeption. Puls und Atmung sind verlangsamt. Die Bewegungen werden ataktisch, unmöglich, die Sprache lallend, das Gesicht bleich, die Besinnung schwindet, das Unterscheidungsvermögen geht verloren und die Folge davon können Wutanfälle und Verbrechen sein. Erbrechen, Somnolenz und tiefer Schlaf vervollständigen das zweite Stadium. Nach dem Erwachen bestehen Schwere und Wüstheit des Kopfes, Abgeschlagenheit, Übelkeit, Erbrechen, Ekel vor Speisen. Die Volltrunkenheit entsteht meist ohne Prodrome, zumal nach Aufnahme sehr großer Mengen von Branntweinen. Wie vom Schlage getroffen stürzt der Mensch hin und stirbt nach fünf bis 25 Minuten. Bei langsamerem Verlauf — eine halbe bis drei bis 40 Stunden — stellen sich ein: tiefe Besinnungslosigkeit, Erschlaffung der gesamten Körpermuskulatur, Totenblässe des Gesichtes, Herabhängen des Unterkiefers und der Lippen, Hervorquellen der Augäpfel, Unregelmäßigkeit und Abnahme der Herz- und Atemtätigkeit, Sinken der Körperwärme, Zyanose, Erweiterung der Pupillen, Koma, Schluchzen, Trismus und Konvulsionen. Kin-

---

[1]) Dies wurde schon im Jahre 1815 von Prout erwiesen.

der entleeren diarrhöisch Blut, Schleim und Schleimhautfetzen[1]). Auch Albuminurie und Glykosurie kommen vor. Der Tod erfolgt durch Lähmung des Herzens oder des Atmungszentrums. Vor dem Ende ist, besonders bei protrahiertem Verlauf, Ikterus beobachtet worden.

Ein dem Delirium tremens ähnlicher, in Intervallen von ¼ bis ½ Stunde Dauer auftretender, mit Sinnestäuschungen, Schreckbildern und unsteten Bewegungen der Muskeln einhergehender Zustand wurde bei einem mit K a r t o f f e l b r a n n t w e i n volltrunken gemachten Knaben nach sechsstündiger Bewußtlosigkeit beobachtet. Krämpfe (Eclampsia infantum) können bei Säuglingen trunksüchtiger Ammen entstehen. Das Bewußtsein kann wiederkehren, die Adynamie aber noch tagelang anhalten. Rückfälle während der scheinbaren Genesung sind durch Apoplexie, Pneumonie usw. möglich.

Die chronische Alkoholvergiftung.

Sie verläuft entweder als langsam vorrückende Erkrankung des Nervensystems mit geistigen und körperlichen Störungen, oder sie erhält zeitweise eine Exazerbation in Form des Delirum tremens. G e w ö h n u n g an Alkohol tritt in weitem Umfange ein. Die Dosen müssen im Laufe der Zeit erhöht werden. Die Dauer des Alkoholismus ist individuell verschieden. Manche Trinker ertragen ihn nur wenige Jahre ohne Gesundheitsstörungen, andere widerstehen sehr lange. Die Widerstandsfähigkeit gegen Krankheiten, z. B. Cholera, ist bei ihnen vermindert.

Die Trunksucht mit ihren nosologischen Folgen scheint, trotz aller Einschränkungsbemühungen, zuzunehmen. Der Alkoholismus („Säuferwahnsinn") kam als Todesursache in Preußen vor:

    1917 1918 1919 1920 1921 1922
 bei 132 93 132 155 297 572 Menschen.

Ein neuer amerikanischer Bericht des Leichenschauhauses der Gemeinde Cook in I l l i n o i s[2]) ergibt, daß während 1 9 1 4 n u r z w e i P r o z e n t der Eingelieferten an Alkohol Gestorbene waren, die Zahl im Jahre 1 9 2 3 6 0 P r o z e n t betrug. Auch die Zahl der in öffentlichen Anstalten untergebrachten Säufer wuchs. Waren es 1877 3052, 1887 schon 10 410, 1897 bereits 12 256 und 1907 17 302 — also nach 30 Jahren fast die sechsfache Zahl. Dementsprechend steigt der Alkoholverbrauch. So wurden z. B. in Lübeck im Jahre 1908 9 Millionen Mark für geistige Getränke ausgegeben, mithin 93 Mark pro Kopf der Bevölkerung. Davon entfielen etwa 4⅔ Millionen auf Bier, 2½ Millionen auf Wein und 2 Millionen auf Schnaps. Der Bierverbrauch allein betrug dort fast 135 Liter pro Kopf. Ein Blick über die in dieser Beziehung erhobene Weltstatistik ergibt einen gesamten Verbrauch allein an Spirituosen (Whisky, Branntweinen aller Art) in acht Ländern von etwa 30 Millionen Litern, und an Bier von etwa 25 000 Millionen. Diese Zahlen dürften wohl mindestens verzehnfacht werden können, um eine Vorstellung über den Gesamtverbrauch in der Welt zu gewinnen.

Die Getränkarten teile ich in drei große Gruppen ein[3]). 1. P r o d u k t e, d i e d u r c h Ü b e r f ü h r u n g v o n Z u c k e r i n a l k o -

---

[1]) L e u d e t, Archives génér., Janvier 1867, p. 5.
[2]) M c N a l l y, Journ. Americ. Medic. Assoc. 1924, Vol. 83, S. 1650.
[3]) L. L e w i n, Phantastica, 2. Aufl., 1927, S. 221.

holische Gärung entstehen. Dazu gehören die in Süd- und Mittelamerika, Afrika usw. z. B. aus Palmen, Bananen, Agaven, Zuckerrohr, Milch gewonnenen Getränke. 2. **Produkte, die aus der Umwandlung von stärkemehlhaltigen Stoffen in Dextrose bzw. Maltose und Vergärenlassen der letzteren hergestellt werden.** Dazu werden u. a. benutzt: Hirse, Sorghum, Gerste, Reis, Mais, Jatropha Manihot, Yukka u. a. 3. **Produkte, die man durch Destillation alkoholischer Flüssigkeiten gewinnt.** Dies sind die Branntweine überaus mannigfaltiger Darstellung.

Über den ganzen Erdball ist der Genuß alkoholischer Getränke verbreitet. Der Alkohol ist der Bändiger und recht oft der Vernichter für Naturvölker geworden, zu denen man ihn als bis dahin Unbekanntes brachte. Von geistig nicht oder hoch Stehenden wird er angenommen und fortgebraucht. Charakterschwäche, Willenlosigkeit, schlechte Erziehung durch frühzeitige Verabfolgung alkoholischer Getränke, der eigenartige Reiz, der in den Getränken selbst liegt, und eine dahingehende Anlage bringen viele Menschen zum Säufertum. Hierzu kommen noch jene Ursachen, die, gleich anderen Suchten, zu Betäubungsmitteln führen: Beseitigung von bedrückenden Affekten, Unlustempfindungen, auch wohl Schmerzen und Hineinversetzen in einen Zustand des Vergessens alles dessen, was das Alltagsleben an Beschwernissen mit sich bringt. Das Trinken von Gemischen verschiedener Alkohole und zumal solcher, die ätherische Öle enthalten, ist geeignet, die Wirkungsfolgen solcher Getränke zu verschlimmern. Manche Trinker bekommen nach einigen Jahren schwere Gesundheitsstörungen, andere halten sich lange Zeit. Als betrübende soziale Folgen des chronischen Alkoholmißbrauchs sind anzusehen: Vererbung der Neigung zum Alkoholismus, Geisteskrankheiten, Verbrechen, Selbstmorde. Außerdem körperliche und geistige Schwäche der Nachkommenschaft, Epilepsie, Idiotie u. a. m.

Von 600 Trinkern waren	Trinker	Geisteskranke
Die Väter	168	3
Mütter	9	3
Väter und Mütter	12	—
Väter und Brüder	7	—
Väter und Schwestern	2	—
Väter und Großväter	7	—
Väter und Onkel	4	—
Mütter und Großmütter	—	1
Onkel	—	6
Tanten	—	4
Großväter	12	—
Großväter und Großmütter	2	1
Brüder	16	6
Schwestern	—	7
Vettern	—	7
Andere Verwandte	26	—
	265	38
	= 40,4 Prozent.	

Andere Erhebungen, die in der Anstalt Bicêtre in Paris an Kindern angestellt wurden, ließen die unheimliche Rolle erkennen, die der Alkohol bei der Hervorbringung degenerierter, idiotischer, epileptischer, geistesschwacher und moralisch minderwertiger Kinder spielen kann. Die Nachforschungen über 1000 solcher anormalen Kinder ergaben:

Zahl der Kinder	1000
Trunksucht der Väter	471
Trunksucht der Mütter	84
Trunksucht der Väter und Mütter	65
	620 = 62 Prozent.

Einheitliche Krankheitsbilder des chronischen Alkoholismus lassen sich nicht aufstellen. Seine körperlichen und geistigen Auswirkungen sind in ihren Vergesellschaftungen außerordentlich mannigfaltig. Von körperlichen Störungen kommen vor: Magenkatarrh, morgendliches Erbrechen, Durchfälle, Katarrhe der Rachenwand und der Luftwege (Tuberkulose soll bei Trinkern leichter einen günstigen Entwicklungsboden finden), Heiserkeit, Neigung zu Pneumonien. Durch vasomotorische Störungen entstehen Hautausschläge und Gefäßerweiterungen, Furunkulose, Acne rosacea, Erythem besonders an der Dorsalfläche der Hände und Petechien. Es kommen ferner vor: größere Blutextravasate, Rissigkeit und Brüchigkeit der Nägel, Sklerodermie. Bei Weintrinkern erscheinen meist lebhaft rote Knoten, bei Biertrinkern zyanotisches Rhinophyma, bei Branntweintrinkern vorwiegend dunkelblaue und glatte Nasenhaut. Partielle Gangrän (Knöcheldekubitus) entsteht sehr selten bei multipler Neuritis. Als Erythromelalgie bezeichnet man die bei Alkoholikern beobachteten schmerzhaft roten Flecke am Körper. Es zeigen sich auch: Zittern der Hände und Zunge, Durchfälle, Polyurie, Albuminurie, sehr selten Hämaturie, ab und zu Harninkontinenz, Prostatitis, Impotenz, vielleicht auch Sterilität und Frühgeburten, Leberabszesse, besonders in den Tropen und Leberzirrhose, die letztere als ein Zeichen des weit vorgeschrittenen Leidens. Aszites und Ikterus können den Zustand begleiten. Mehrfach sind Berichte von Heilungen dieser Erkrankung gegeben worden. Darunter ist einer, bei dem die mit Wassersucht verbundene Zirrhose heilte, obschon der Betreffende zwei bis drei Liter Wein und vier bis fünf Gläschen Schnaps täglich zu sich nahm. Bei Alkoholisten kommt intralobuläre Pankreatitis vor, auch ohne Vermittelung einer Leberzirrhose. Die höheren Grade der ersteren finden sich bei gleichzeitiger Zirrhose. Die Gefahr besteht, daß durch diese Pankreatitis Diabetes entsteht[1]). Unter 300 Kranken, die in den Tropen Leberabszesse bekommen hatten, hatten 67 Prozent ihr Leiden dem Alkohol zu verdanken. Bei Frauen kommt dasselbe höchstens in 6 Prozent vor. Seitens des Gefäßsystems entsteht häufig Arteriosklerose und Muskelhypertrophie der kleinen Gefäße. Tachykardie und Dyspnoe erscheinen in Begleitung der Alkoholneuritis. Bisweilen wird bei Trinkern der Puls klein, fadenförmig und aussetzend.

Der Sehapparat[2]) kann plötzlich oder in allmählicher Steigerung ein- oder doppelseitig leiden. Trinker mit Magenkatarrh sollen dem leichter

---

[1]) Weichselbaum, Wien. klin. Wochenschr. 1912, S. 63.
[2]) L. Lewin u. Guillery, Die Wirkungen von Arzneimitteln und Giften auf das Auge, 2. Aufl. 1913, Bd. 1, S. 213—327.

als andere ausgesetzt sein. Die ersten Klagen beziehen sich auf Trübung des Sehvermögens, Zittern und Schwanken und Verschleierung der Gegenstände. An Störungen kommen vor: Nyktalopie: Helles Licht wird unangenehm empfunden und die Sehschärfe durch Dämpfung der Beleuchtung zuweilen verbessert. Anästhesie der Netzhaut mit Verschleierung des Gegenstandes nach längerem Fixieren. Farbentäuschungen: Lange Dauer farbiger Nachbilder. Herabsetzung der Sehschärfe. Skotome, die hauptsächlich die roten und grünen Töne betrifft. Die Farbenempfindung fehlt im Bereiche des Skotoms entweder ganz oder die Farben werden falsch bezeichnet.

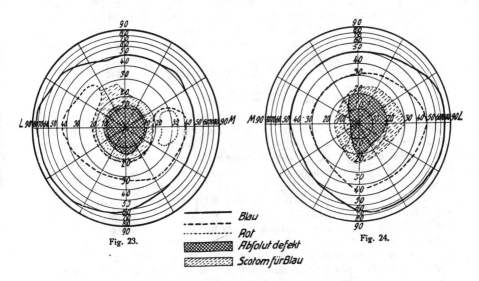

Fig. 23.   Fig. 24.

——— Blau
----------- Rot
▓▓▓▓ Abfolut defekt
▒▒▒▒ Scotom für Blau

In vielen Fällen findet man die Sehschärfe herabgesetzt — niemals bis zur völligen Blindheit. In verschiedenen Entwicklungsstufen wurde eine Neuritis retrobulbaris als Ursache der Amblyopie festgestellt. So fand man in einem Falle in beiden Sehnerven einen erkrankten Strang, der sich von der Papille bis zum Tractus opticus verfolgen ließ. Auf Netzhautanästhesie und Akkommodationsschwäche muß ihre Minderung für die Nähe bezogen werden. Durch den Augenspiegel läßt sich eine, meist beiderseitige Abblassung der temporalen Papillenhälfte erweisen. Unter 1000 Alkoholikern fand sie sich 139 mal. Auch leicht papillitische Veränderungen, Netzhautblutungen bei epileptischen Krämpfen, Retinitis, Chlorioiditis macularis kommen vor. Von weiteren Funktionsstörungen sind zu nennen: Akkommodationsparese, seltener Akkommodationspasmus, Abduzenslähmung, Doppeltsehen, multiple Lähmungen unter dem Bilde der Polyencephalitis superior. Schnapssäufer, die schon an Schwäche der Extremitäten, Delirium tremens, Amblyopie u. a. m. gelitten haben, bekommen Nervenschmerzen, werden verwirrt, gehen paretisch-ataktisch und erleiden dann eine Ophthalmoplegie, die schnell zu einer Fixierung

---

[1]) Uhthoff, Arch. f. Opthalmol., Bd. XXXII.

der Augäpfel führt. Diese Störung kann auch unter Krämpfen entstehen Der Sitz der Augenmuskelstörungen ist in der Kernregion am Boden des dritten und vierten Ventrikels zu suchen. Dort sind wiederholt Blutungen nachgewiesen worden. Auch im Hirnstamm, am Sehhügel usw. Selten Erweichungen im Sehhügel, Vierhügel, an der Brücke oder im Mark einer Hemisphäre. Reflektorische Pupillenstarre, Nystagmus, Konjunktivitis, Xerosis, Hemeralopie, auch ohne Skotome, Metamorphopsie u. a. m. wurden bei Wein- und Biertrinkern beobachtet.

Heilungen werden auch bei schweren Sehstörungen nach der Alkoholentziehung erzielt. Stärkere Einengung der Schwarz-Weißgrenze läßt nur eine zweifelhafte und die schlechteste Prognose die Fälle zu, die mit sehr starker Reduktion der Außengrenze verlaufen. Hierbei beobachtet man den Übergang in Atrophie. Gänzliches Fehlen von Rot oder Grün bedingt, wenn die Außengrenzen eingeengt sind, eine sehr zweifelhafte Voraussage.

Auch Gehörstörungen kommen vor, und zwar als Schwerhörigkeit und Ohrensausen. Ebenso können Geruch und Geschmack leiden.

Störungen im Nervensystem.

Die Leiden des Nervensystems äußern sich durch Ausfalls- und Reizerscheinungen. Säufer werden arbeitsscheu, vernachlässigen ihre Berufs- und Familienpflichten und vergeuden eigenen und fremden Besitz, um ihrem Laster frönen zu können. Die Willenskraft fehlt, um dem wachsenden Unheil Widerstand entgegenzusetzen. Später schwindet das moralische Bewußtsein, das Urteil wird getrübt und das Gedächtnis leidet. Dabei besteht im Verkehr mit Menschen, bei aller scheinbaren Gutmütigkeit, als Unterton eine gewisse Gereiztheit, die sich, zumal beim Lautwerden von Widerspruch, oder bei Zweifelsäußerungen über renommistisch überhebliches Selbstlob des Säufers entlädt. Kollisionen mit der Schicklichkeit, der Gesellschaftsordnung, dem Strafgesetz können entstehen. Das Individuum hat zeitweilig Scham oder Ekel vor sich selbst, sonst fehlt ihm die Einsicht in die Tragweite seines folgenschweren Verhaltens. Aus den mannigfaltigen, zeitweilig sogar bei dem gleichen Individuum verschiedenartigen Symptomen hat man gewisse Leidenstypen zusammenzufassen gesucht. Dieselben stellen nichts anderes als Notbehelfe zur Orientierung dar. Einzelne seien hier geschildert.

Die alkoholische Hysterie bzw. Neurasthenie, d. h. in wechselnder Kombination: Hemianästhesie, Schwindel, Apoplexie, hysteroepileptische Anfälle, die Möglichkeit des Hervorrufens solcher Anfälle von hysterogenen Zonen aus (M. sternocleido-mastoideus) und im Anschluß an sie Verwirrtheit, Halluzinationen, Hemichorea, Kontrakturen und Stummheit.

Die Alkohol-Epilepsie erscheint meistens, wenn schon andere Symptome des Alkoholismus (Tremor, Gedächtnisschwäche usw.) vorhanden sind, entweder im Anschluß an einen Exzeß oder bei Nüchternheit, besonders bei hereditär Belasteten oder nach Kopfverletzungen. Selbst das Entziehen des Alkohols braucht nicht das Wiedererscheinen der nach einem Betrunkensein eingetretenen Epilepsie, sowie der sich daran anschließenden Lähmung der Gliedmaßen, des Intentionszitterns und des geistigen Verfalls zu verhindern. Die Anfälle schließen sich entweder an einen akuten Exzeß an oder entstehen bei voller Nüchternheit. Auch

Kinder können davon befallen werden. Ein zum Trunke verführter vierjähriger Knabe bekam Krämpfe, nachdem er sich tagszuvor betrunken hatte. Trotz Alkoholentziehung wiederholten sich die Anfälle weiterhin in kurzen Intervallen. Die linke Körperhälfte war vorwiegend befallen. Schnell nahm geistiger Verfall zu. Schließlich stellten sich Lähmung der Gliedmaßen und Artikulationsstörungen ein. In der Leiche fand man einen Schwund der eigentlichen Nervenelemente, an deren Stelle fast am ganzen Großhirn eine interstitielle Wucherung der Neuroglia getreten war. Alkoholische Getränke mit T h u j o n enthaltenden ätherischen Ölen, z. B. mit A b s i n t h ö l, können erfahrungsgemäß den epileptischen Alkoholismus erzeugen.

Die Alkoholneuritis (Polyneuritis alcoholica, Pseudotabes alcoholica) kommt nur nach regelmäßiger Aufnahme von Alkohol zustande und kann von Ödemen, Gelenkschwellungen, Delirium tremens, Geistesstörungen, Amnesie usw. begleitet sein. Mattigkeit, Schwäche in den Gliedern, Wadenschmerzen und Zittern leiten die Erkrankung ein; dann folgt Lähmung, schlaffe Lähmung hauptsächlich der unteren, aber auch der oberen Glieder, Beuger und Strecker. Die Muskeln atrophieren und schmerzen anfangs auf Druck, später spontan. Trotz später nachgewiesener Neuritis kann der Schmerz aber auch fehlen. Es folgt dann Ataxie mit dem Bilde der Tabes (lanzinierende Schmerzen, stampfender Gang usw.). Vielfach erkennt man die Entartungsreaktion z. B. im Gebiete des Peroneus und Tibialis post. Sehnen- und Hautreflexe sind vermindert, selten gesteigert. Fleckweise Analgesie, Hypalgesie, Anästhesie und Störungen in der Tastempfindung kommen vor. Auch Blase und Mastdarm können funktionell leiden. Mit der Schwere des Leidens parallel geht Tachykardie. In solchen Leichen fand sich Degeneration des Vaguskerns entsprechend der Degeneration der anderen betroffenen Gehirnkerne. Aber auch die peripherischen, motorischen und das Rückenmark wurden meistens verändert gefunden[1]). Eine der häufigsten Komplikationen der Polyneuritis alcoholica ist die Tuberkulose.

Geistesstörungen. Es gibt keine Formen derselben, die der Alkoholismus nicht zu irgendeiner Gestaltung bringen kann. Die Zahl der geisteskranken Alkoholisten ist in manchen Ländern hoch. So wird z B. aus den Glasgower Anstalten angegeben, daß im Jahre 1901/1902 bei 33 Prozent Alkoholmißbrauch als direkte Krankheitsursache bestanden habe. Als wichtigste a k u t e Psychose ist zu nennen das Delirium tremens. Zu ihm geben Gemütsbewegungen, akute körperliche Erkrankungen, wie Kopfverletzungen, Beinbrüche, Lungenentzündung, Verringerung oder starke Steigerung der Alkoholdosen die auslösende Veranlassung. Der ganze Anfall kann auch nur aus einer Reihe von Träumen bestehen. Es ist dies der Somnambulismus der Säufer oder „Trancestate", der meist nur bei epileptischen Alkoholisten vorkommt. Der Kranke weiß nachher nichts von dem, was er in jenem Zustand getan hat. Das gewöhnliche Delirium tremens, das auch bei an Alkohol gewöhnten Kindern vorkommen kann, verläuft mit oder ohne Fieber. Gewöhnlich überschreitet die Körperwärme nicht 38° C; höhere Temperaturen bilden ein gefährliches Symptom.

---

[1]) L. L e w i n, Die Nebenwirkungen . . ., 3. Aufl., S. 245. — A n d r o s o f f, Inaug.-Dissert., Zürich 1910.

Ebenso ist die Prognose schlecht zu stellen, wenn Tremor über die gesamte Muskulatur verbreitet ist und einzelne Muskeln zucken. Leichter Tremor der Hände und der Zunge ist fast immer vorhanden. Das Erkrankungsbild beherrschen Sinnestäuschungen seitens aller Sinnesapparate. Am häufigsten sehen und fühlen solche Kranken Ungeziefer, Ratten, Mäuse, Phantome, Brände, Schlachten. Zittern des Brückeschen Muskels soll an dem Entstehen der Gesichtstäuschungen beteiligt sein. Subjektive Täuschungen können sich hierbei mit äußeren, wirklich aufgenommenen Sinneseindrücken vereinigen und die Täuschungsgebilde dadurch Dimensionen, Färbung und Lokalisation erhalten. So ruft z. B. Perkutieren Gehörsstörungen hervor. Der Kranke glaubt Schimpfworte zu hören, die von der perkutierten Fläche ausgehen. Verfolgungswahn und Zerstörungswut sowie langanhaltende Schlaflosigkeit gesellen sich zu den Halluzinationen und Illusionen. Es handelt sich im wesentlichen um einen Angstzustand. In einer Form, die als melancholische bezeichnet wurde, treten besonders Selbstmordideen, Selbstanklagen schrecklicher Verbrechen, Klagen, Jammern als Krankheitsäußerungen hervor. Noch grausigere Bilder entwickeln sich in der stupiden Form des Deliriums. Proportional der Intensität der Delirien zeigt sich in 40 Prozent der Fälle Albuminurie, seltener bei gewöhnlichem, chronischem Alkoholismus. Meist endet das Delirium tremens mit Heilung, d. h. der Kranke fällt in den Zustand seines früheren Alkoholismus zurück. Auch Übergänge in Demenz und andere Formen von Geisteskrankheiten kommen vor. Das ausgebrochene Delirium wird durch Alkoholdarreichung in der Regel nicht unterbrochen, wohl aber die motorische Unruhe und die Ataxie. Übermäßiger Biergenuß — über 10 und bis zu 30 Liter täglich bei nur kaum nennenswertem Schnapsgenuß — schuf eine Psychose, die im Anfang an das Delirium tremens erinnerte, doch schließlich ganz dem halluzinatorischen Alkoholwahnsinn entsprach. Der Verlauf dieses **Bierdeliriums** war sehr verschleppt. Erst nach etwa zwei Jahren erfolgte Heilung[1]).

Die **Trinker-Halluzinose**. Bei meist erhaltener Orientierung und nur relativ geringer Beeinträchtigung des Sensoriums wird der Kranke von den Auswirkungen seiner Halluzinationen, die auch die Selbstmord- oder Beschädigungsgefahr für andere in sich schließen, bedroht. Dieser deliriöse Zustand kann bis zu Stunden anhalten.

Die **Korsakowsche Psychose** mit episodisch erscheinenden Delirien, Amnesie usw. gehört in den Rahmen der protrahierten Alkoholauswirkungen.

Einer besonderen Bewertung unterliegt der **pathologische Rausch**[2]). Er setzt meist akut, ohne warnende Prodrome, wie Ängstlichkeit oder Geruchshalluzinationen ein. Die Symptome des Berauschtseins können ganz fehlen. Bisweilen zeigt sich der Zustand aber auch episodisch in dem Rausch. Er stellt eine kurzdauernde echte Geisteskrankheit als Dämmerzustand dar, der sich, durch Alkohol als Auslöser auf psychopathischem Boden entwickelt. Er ist begleitet von dem Affekt der Angst, auch Präkordialangst, Beklommenheit und Unruhe bis zur Verzweiflung.

---

[1]) Gudden, Arch. f. Psychiatrie, Bd. 40, 1905, S. 151.
[2]) Wernicke, l. c. — Heilbronner, Münch. med. Wochenschr. 1901, Nr. 24, 1908, Nr. 13. — Kutner D. med. Wochenschr. 1904, Nr. 29. — Mediz. Klinik 1908. — Cramer, Monatsschr. f. Nervenheilk. 1903.

Es bestehen Beziehungswahn, Mißdeutung, ferner auch optische und akustische Halluzinationen, Visionen, Illusionen und Akoasmen. Die Gefühlstöne sind nur negativer Art — ausnahmsweise kommt einmal ein expansives, überschwängliches Glücksgefühl vor. Räumliche und zeitliche Orientierungen schwanken oder sind gewöhnlich verlorengegangen. Es bestehen Ruhelosigkeit und Aggressivität, die in Gewalttaten, Mord, Notzucht, Selbstmord, Selbstverstümmelung zur Entladung kommt.

Die **Dipsomanie** (Quartalsaufen) ist eine periodische Trunksucht, zu der das hierfür veranlagte Individuum durch innerlichen, unbewußten Zwang zum Alkoholexzeß getrieben wird. Ich habe einen solchen Menschen drei Tage lang bei sehr gesunkener Körperwärme in tiefster Bewußtlosigkeit liegen gesehen.

Auf dem Boden des chronischen Alkoholismus erwachsen noch andere Erkrankungsformen, z. B. die **paranoiden** mit sexuellem Einschlag, ferner **manische Zustände**, auch Formen, die dem **Querulantenwahnsinn**, oder der **Katatonie** oder der **Dementia praecox** oder der **Paralyse** ähneln.

Leichenbefund bei akutem Alkoholismus: Selten zeigen sich an der Haut rote Flecke und in den darunterliegenden Muskeln Blutaustritte, Ödem oder Blasen[1]). Mitunter riechen die Körperhöhlen, besonders das Gehirn[2]), nach Alkohol. Konzentrierter Alkohol macht die Magen- und Darmschleimhaut leicht ablösbar, mürbe, ecchymosiert, die Gehirnventrikel enthalten oft viel Flüssigkeit und die Lungen sind mit Blut überfüllt, mitunter ödematös. Der **chronische Alkoholismus** schafft: **An den Gehirnhäuten** frische oder abgelaufene entzündliche Veränderungen mit Trübungen, Verdickungen, Schwarten (Pachymeningitis haemorrhagica)[3]) und Verwachsungen, z. B. der Dura mit dem Schädeldache und der Pia, und dieser mit dem Gehirn, zahlreiche starke Pacchionische Granulationen, in der grauen Substanz Hämorrhagien, sowie Herderkrankungen durch Verfettung der Gefäßwände und im Magen und Darm katarrhalische Veränderungen. Die Magenlabdrüsen sind verfettet, die Muskelhaut des Magens hypertrophiert. An der Leber ist Verfettung und in $^2/_3$ aller Fälle Zirrhose nachzuweisen (Gin drinkers liver). Sie kam auch bei Kindern vor, die täglich ca. 80 g Alkohol aufnahmen. Nach chronischer Vergiftung von Tieren findet man ebenfalls Fettdegeneration der Leberzellen und der **Kupffer**schen Sternzellen, daneben auch herdweise Nekrosen[4]). Zirrhose hat man bisher nur selten bei Tieren erzeugt.

Das **Herz** ist fettumlagert und häufig fettig entartet, der linke Ventrikel gewöhnlich hypertrophisch, die großen Gefäße atheromatös. **Die Alkoholniere** soll entweder eine zyanotische, harte oder eine weiche oder ödematöse Form haben. Die erstere Form zeigt die Niere in Länge und Dicke vergrößert, in der Breite verkleinert. Die Zyanose betrifft gleichmäßig die ganze Nierensubstanz zum Unterschiede von der Stauungsniere bei Herzkrankheiten, bei der die Kongestion mehr die Pyramiden der Marksubstanz betrifft. Als Folge zirrhotischer Nieren- und Leberveränderungen entstehen hydropische Ergüsse.

---

[1]) Mitscherlich. Virchows Arch., Bd. XXXVIII, H. 2, p. 319.
[2]) Bentlif, Brit. med. Journ. 1891, Bd. II, 19. Aug.
[3]) L. Lewin, Centralbl. f. med. Wissensch. 1874, p. 593.
[4]) Afanassijew u. v. Kahlden, Zieglers Beitr. 1890, p. 443.

Bei der **Alkoholneuritis** findet man wesentlich eine degenerative Atrophie der peripherischen motorischen Nerven mit Vermehrung der Kerne des interstitiellen Bindegewebes. Die Achsenzylinder zerfallen, das Mark ist klumpig geballt, viele Fasern geschwunden. Myositis kann gleichzeitig mit der Nervenentartung bestehen (interstitielle Wucherung, leere Sarkolemmschläuche, Atrophie oder Hypertrophie der Muskelfasern). Meistens ist das Rückenmark frei von Veränderungen. Gelegentlich fand man Degeneration der Gollschen Stränge, und der seitlichen Hinterstrangpartien im untersten Dorsalmark oder Atrophie der Vorderhornzellen, auch vereinzelt Degeneration des Vaguskernes und Blutungen in der Nähe des Okulomotoriuskernes. Es können also zentrale und peripherische Veränderungen auf Grund derselben Schädlichkeit entstehen.

Nachweis: Tierische Organe, auch Muskeln frisch geschlachteter Tiere, sollen Alkohol in geringen Mengen enthalten, der aus der Zersetzung von Kohlehydraten im Magendarmkanal durch Hefe oder Bakterien abzuleiten sei[1]. Eine praktische Bedeutung könnte einem solchen Vorkommen nicht zuzuschreiben sein. Selbst lange Zeit nach dem Tode — 10 bis 15 Tage — kann aufgenommener Alkohol noch erweislich sein. Körperhöhlen riechen nach der akuten Vergiftung meistens nach Alkohol. Mageninhalt, Gehirn, Harn, Lungen werden nach schwacher Alkalisierung in geeigneter Weise destilliert, das Destillat mit gebranntem Kalk stehen gelassen und dann abermals destilliert. So konnten aus einem Gehirn 3,4 ccm Alkohol (Siedepunkt 78,5) erhalten werden[2]. Das Destillat, mit Schwefelsäure und Kaliumbichromat erhitzt, wird grün (Chromoxyd) und es tritt der Geruch von Aldehyd auf. Fügt man zu dem Destillat metallisches Jod und Kalilauge bis zum Entfärben der Flüssigkeit und erwärmt, so bildet sich Jodoform. Auch Aldehyd, Azeton u. a. geben diese **Liebensche Reaktion**. Schwefelkohlenstoff und Kalilauge liefern mit Alkohol Xanthogensäure.

Behandlung der akuten Alkoholvergiftung: Entleerung und Waschung des Magens, Hautreize, starke Kaffeeaufgüsse, Warmhalten der Kranken, Senfteige an die Waden, kalte Begießungen im warmen Bade und subkutane Injektion von verdünntem Liq. Ammonii caust. (?). Sehr hilfreich können Klistiere von Kochsalz sein (1 Eßlöffel : 2 Tassen Wasser), oder physiologische Kochsalzinfusionen bis zu 2 Liter in einzelnen Portionen von je 300—500 ccm. Haben Puls und Atmung sehr gelitten, besteht Zyanose und Pupillenerweiterung, so ist eine Venaesektion zu machen und 200—400 ccm Blut zu entleeren.

Die radikale **Therapie des chronischen Alkoholismus**, den Trinker von seinem Laster zu entwöhnen, gelingt sehr selten. Die meisten der als Geheimmittel angepriesenen Mittel bestehen aus indifferenten oder aus Brechmitteln. Nützen sollen **Strychninnitrat** (0,005 g zweimal täglich subkutan oder innerlich) oder **Extr. Strychni** (0,01 g täglich). Angeblich sollen damit allein in Rußland seit 1887 mehrere hundert Alkoholiker geheilt sein[3]. Ob hierbei die **Suggestion** eine Rolle spielt, ist nicht bestimmt zu beantworten. Jedenfalls liegen

---

[1] **Landsberg**, Zeitschr. f. phys. Chemie 1904, Bd. 41, S. 505.
[2] **Kuijper**, Zeitschr. f. analyt. Chemie, Bd. XXII, 347.
[3] **Beldau, Portugalow-Samara, Zergolski**, Deutsche med. Wochenschr. 1891, p. 813.

darüber Mitteilungen vor, daß Säufer durch hypnotische Suggestion geheilt worden sind. Auch Goldsalze werden als Gegengifte gebraucht. Im asthenischen Stadium des Delirium tremens soll Strychnin ebenfalls beruhigend auf die Rindenzentren einwirken. Meist wird es notwendig, den Säufer in eine geschlossene Anstalt zu bringen, um durch gewaltsame Einschränkung der Alkoholmengen einen Nachlaß der Giftwirkung zu erzielen. Gegen das Delirium sind große Opiumdosen (0,1—0,2 g) zu reichen. Wegen der gefährlichen Herzwirkung ist vor Chloralhydrat dringlichst zu warnen. Außerdem gibt es Fälle, wo selbst 4—6 g Chloralhydrat keine Wirkung äußern[1]). Hierfür kann Paraldehyd (3 g) oder Scopolamin. hydrobrom. (0,5 mg) verwandt werden. Kleine Dosen von Alkohol sind bei drohendem Kollaps, aber auch ohne diesen indiziert. Auch die Digitalis wird (im Infus 1:0 : 150,0 für 24 Stunden) zu verordnen sein. Die Zirrhose, sogar mit Aszites, ist mehrfach z. B. durch Kalomel geheilt worden.

Wichtiger und von größerer Bedeutung für die Menschheit sind die **prophylaktischen Maßregeln zur Bekämpfung der Trunksucht**. Hierher gehört die Einrichtung von privaten oder staatlichen Trinkerasylen, Verminderung der Zahl der Schankstellen durch sehr hohe Konzessionssteuern, evtl. wie es in Norwegen eingerichtet ist, Abstimmung sämtlicher Männer und Frauen über die Errichtung von Schankstätten, vor allem aber Beaufsichtigung derselben in bezug auf die Qualität der feilgehaltenen Getränke, Zulässigkeit von höchstens 0,1 Prozent Amylalkohol und von gar keinem Methylalkohol im Branntwein[2]), Definierung von notorischen Trunkenbolden in Trinkerasylen, Beförderung der Mäßigkeitsvereine und Einrichtung von Kaffee- und Teehäusern, vorausgesetzt, daß diese die entsprechenden Getränke wirklich gut und nicht mit Surrogaten liefern. Das in Nordamerika geltende **absolute Verbot der Darstellung und des Verkaufs alkoholischer Getränke zu Genußzwecken** ist zu verwerfen, da es das Sykophantentum, die Heuchelei, groß zieht. Teatotaler haben keine Ursache, sich für bessere Menschen als andere zu halten, da sie, oft übermäßig, Koffein, also gleichfalls ein Reizmittel, aufnehmen.

Für sehr groß halte ich den Nutzen von Maßregeln gegen den Alkohol nicht[3]). Selbst aus Christiania wird berichtet, daß nie so viele Fälle von Trunkenheit auf öffentlicher Straße zur Bestrafung kamen als seit dem Inslebentreten verschärfter Bestimmungen wegen des Branntwein- und Bierausschankes[4]).

Die alkoholischen Getränke.

Ich habe bereits auf die schlechte Beschaffenheit der alkoholischen Getränke als Ursache alleiniger oder erhöhter Giftwirkung hingewiesen. **Es ist meine Überzeugung, daß jede Maßnahme gegen den Alkoholismus unvollkommen ist, solange Äthylalkohol verkauft wird, dem fremde Bestandteile im**

---

[1]) Hahn, Medic.-chirur. Centralbl. 1892, p. 563.
[2]) Dies ließ ich bereits vor etwa 40 Jahren drucken.
[3]) L. Lewin, Berl. klin. Wochenschr. 1891, Nr. 51.
[4]) Vossische Zeitung 1896, 26. April.

Übermaß beigemengt sind. Darauf ist nicht nur bei den im Inlande verbrauchten, sondern auch bei nach den Kolonien versandten Getränken zu sehen. Vorlauf und Nachlauf der Spiritusdestillation gehören nicht in die Leiber der Menschen. Folgende, in den speziellen Artikeln besonders abgehandelte Stoffe findet man in alkoholischen Getränken[1]).

1. **Fremde Alkohole**: **Methylalkohol, Propylalkohol, Allylalkohol, Butylalkohol, Amylalkohol.**

2. **Aldehyde**, z. B. **Äthylaldehyd, Metaldehyd, Furfurol**[2]) (Aldehyd der Brenzschleimsäure), **Salizylaldehyd** und **Benzaldehyd** (reines Bittermandelöl). Das letztere soll mit **Benzonitril** zum „Nußlikör" verwandt werden und macht in großen Dosen tetanische Krämpfe[3]).

3. **Ester und Äther** für Kunstweine, z. B. Kapron-, Kaprin- und Kaprylsäureester der Alkohole der aliphatischen Reihe, Salizylsäuremethylester (Wintergrünöl), Buttersäureäther, Oenantäther (Drusenöl, Weinöl), d. i. ein Gemenge von Äthylkaprinat und Äthylkaprilat. Der letztere wird zur Kognak-, Bordeauxwein- und Fruchtätherfabrikation benutzt, reizt die Schleimhäute und die Gefäßzentren und kann, besonders neben Fuselölen, Schaden stiften.

4. **Säuren**, z. B. Essigsäure, Weinsäure, Buttersäure, Kapronsäure, Kaprylsäure, Kaprinsäure.

5. **Ätherische Öle.** Sehr viele, zum Teil in ihren Wirkungen noch nicht erforschte Öle werden zu Branntweinen hinzugefügt. Wie später noch eingehender erörtert werden soll, ist die Wirkungsart derselben verschieden. Immer jedoch ist die Wirkungsresultante in Verbindung mit derjenigen des Alkohols unangenehm[4]), gleichgültig, ob es sich um krampferregende oder lähmende Öle handelt. Von solchen fertigen Gemischen sind z. B. zu erwähnen: **Eau de Cologne**, die in Rußland, England usw. getrunken wird und in der sich viele ätherische Öle, wie Rosmarin-, Orangenblüten-, Bergamott- und Zitronenöl finden[5]). In Frankreich dient für den gleichen Zweck das **Vulnéraire** oder **Eau d'Arquebuse**, in dem sich außer Alkohol noch 19 ätherische Öle, z. B. **Salbei-, Fenchel-, Ysop-, Rosmarin-, Absinth-, Melissen-** und **Origanumöl** finden. Das Vulnéraire erzeugt krankhafte Erregung, wodurch hysterische resp. eklamptische Krisen und evtl. Epilepsie entstehen können[6]).

6. **Stickstoffhaltige Körper**, z. B. flüchtige Alkaloide wie **Pyridin, Kollidin** und die **Morinsche Base**, die giftiger als Alkohol sind, **Amide** und leider auch **Nitrobenzol** (Mirbanöl).

---

[1]) Betreffs der Nachweise dieser Stoffe: v. Möhler, Ann. de Chim. et de Phys. 1891, p. 121.
[2]) Daremberg, Bull. de l'Acad. de Médec., t. XXXIII, p. 598 et 646 et t. XXXIV: ibid. Magnan et Laborde.
[3]) Revue scientif. 1887, p. 318.
[4]) Lanceraux, Bull. de l'Acad. de Méd. 1895, p. 192. — L. Lewin, D. med. Wochenschr. 1895, Nr. 47.
[5]) Quarterly Journ. of Jnebr. 1889, July.
[6]) Cadéac et Meunier, Compt. rend. de la Soc. d. Biol. 1891, t. III, p. 214, 261, 455 u. ff.

7. **Bitterstoffe**, z. B. **Hopfenbitter** und **Absinthiin**, deren chronischer Gebrauch schädlich ist.

8. **Wird denaturierter (vergällter) Alkohol getrunken**, oder wirkt solcher in Betrieben auf Arbeiter, von der Haut oder dampfförmig aufgenommen, ein, so wirken die betreffenden Zusätze synergetisch mit dem Alkohol. Nach der Bekanntmachung vom Jahre 1922 wird Äthylalkohol denaturiert mit Phthalsäurediäthylester, oder Terpentinöl, verflüssigter Karbolsäure, rohem Kresol, Toluol, Benzol, Kolophonium, Kampfer, Thymol, Chloroform, Jodoform, Chloräthyl, Bromäthyl und anderen Stoffen.

9. **Kognaköl** (Kognakessenz, Weinöl, Drusenöl, Hoffmanns Anodyne), aus der Weinhefe durch Zusatz von Schwefelsäure und Destillation mit Wasserdampf gewonnenes und zur Bereitung künstlichen Kognaks benutztes Produkt, steigert in kleinen Mengen die Herzarbeit und erhöht den Blutdruck, während große Pulsverlangsamung und Abnahme der Herzkraft veranlassen.

Avertin.

Dieser Stoff, E 107, Tribromäthylalkohol, wird vom Mastdarm aus zur Herbeiführung einer Narkose verwendet. Hierbei — wahrscheinlich durch abgespaltenen Bromwasserstoff — wurden schwere Darmschädigungen durch Verätzung und tödliche Ausgänge beobachtet, denen schwere Asphyxie voranging. Außerdem kamen in einzelnen Fällen Erregungszustände während des Erwachens vor. Bei der Sektion fand sich viel Fett an Niere, Leber und am Herzen, ähnlich wie nach Chloroformtodesfällen. Im Harn sollen sich 50 Prozent der Substanz in Glykuronsäurebindung wiederfinden.

Stoffe mit photodynamischer Wirkung.

Gewisse fluoreszierende Stoffe besitzen die Fähigkeit, einzellige Lebewesen, z. B. Infusorien, aber auch Zellen höherer Organismen im Lichte in ihrer Funktion oder in ihrem Bestande zu stören, im Dunkeln aber wirkungslos zu sein. So vermag z. B. das durch lebhafte Fluoreszenz ausgezeichnete **salzsaure Akridin** das Infusorium Paramaecium caudatum bei Zutritt von gewöhnlichem zerstreutem Tageslicht noch in millionenfacher Verdünnung, welche im Dunkeln vollständig wirkungslos ist, zu töten[1]. Und es sind nicht nur biologisch niedrigstehende Zellgebilde oder Zellkomplexe, die durch Licht und fluoreszierende Substanz leiden können, sondern auch Zellen höherer Organismen und ganze Tiere, die, unter solche äußeren Einflüsse gesetzt, eigenartige Zustandsänderungen erfahren können. So bekommen z. B. Fische, die in Gläsern mit **Dichloranthrazendisulfonat 1 : 2000** oder **Eosin 1 : 10 000** oder **Rose bengale 1 : 30 000** zusammengebracht und dem diffusen Tageslicht ausgesetzt werden, nach einigen Stunden eine Nekrose der epithelialen Zellen, insbesondere an den Flossen. Die abgestoßenen und gefärbten

---

[1] Tappeiner, Jodlbauer, Münch. med. Wochenschr. 1904. — Deutsch. Archiv f. klin. Med. 1906. — Vergl. auch: Schanz, Arch. f. d. ges. Physiol., Bd. 170, 1918. Hämatoporphyrin u. Licht, ebendort u. Hausmann, Optische Sensibilisation in Fortschritte der naturwissensch. Forschung, Bd. 6. — Meyer-Betz, Arch. f. klin. Mediz., Bd. 112, 1913, S. 476.

Zellen hängen lamellenartig an den Tieren herab. Nach 1½ Tagen sterben die Fische, während die im Dunkeln gehaltenen Kontrolltiere viele Tage am Leben bleiben.

Eosin (Tetrabromfluorescein) erwies sich nach Verfütterung bei Kaninchen, wie es schien, als ungiftig, und ebenso das Erythrosin (Kaliumsalz des Tetrajodfluoresceïn). Eosin ist aber ein Sensibilisator, durch den Warmblüter dem Lichte gegenüber empfindlich gemacht werden können. Menschen, die es mehrere Wochen lang wegen Epilepsie zu 2 g täglich nahmen, bekamen an den dem Lichte ausgesetzten Körperteilen, an Gesicht, Hals, an der oberen Brust, Händen und auch an der Mundschleimhaut Rötung und Schwellung, ferner nach Sichkratzen Eiterungen und auch Abfallen der Nägel an den Händen. Bei Schweinen, die mit eosingefärbter Gerste gefüttert worden waren, kamen auffällige, plötzliche Todesfälle vor, die auf Zustandsänderungen im Blut zurückgeführt wurden. Auch bei so gefütterten Mäusen, die dem Sonnenlicht ausgesetzt wurden, kamen als Vergiftungssymptome übermäßiger Juckreiz, quälendes Sichkratzenmüssen, Erschöpfung und Tod („Lichtschlag"). Futtergerste wurde, um nicht andersartig verwendet werden zu können, mit Eosin gefärbt. Gegen meine Beweisführung, daß dies aus toxikologischen Gründen unstatthaft sei, haben sich Reichsbehörden erklärt. Demgegenüber wird die Giftigkeit des Eosins auch von tierärztlicher Seite als sicher bezeichnet. Mit Eosin-Hafer gefütterte Mäuse starben innerhalb einer halben Stunde, nachdem sie an einem kühlen Tag in das Sonnenlicht gebracht worden waren.

Eosin-Arbeiter bekommen Schmerzen, übermäßige Schweiße und Abszesse an den Fingern, die nicht auf den zur Händereinigung benutzten Chlorkalk, sondern auf die Lichtwirkung des Eosins zurückzuführen sind.

Solche photodynamische Wirkungen äußern eine ganze Reihe von Stoffen, z. B. Thiazime und Thiazone (Methylenblau, Methylenviolett), Oxazime und Oxazone, Azine (Phenazin, Toluylenrot u. a.), Körper aus der Fluoreszeinreihe. Körper aus der Akridinreihe, der Anthrazen- und

Anthrachinonreihe, Xanthone (Dichloranthrazendisulfosäure).

Ich habe an Arbeitern und Arbeiterinnen, die mit pechartigen Destillationsrückständen des Steinkohlenteers (Steinkohlenasphalt) für die Fabrikation von Papierrohren arbeiteten, Jucken der Haut des Gesichts, der Hände, Vorderarme, und, damit einhergehend, diffuse Hautröte, oder eine Abstoßung der Epidermis in großen Lamellen, oder harte Knötchen auf gerötetem Grunde am Halse, oder auch nur ein geringfügiges fleckiges Erythem beobachtet. Unter 103 diesem Einflusse Ausgesetzten hatten 88 = 85,4 Prozent das Jucken und Brennen nur dann, wenn Licht bzw. die Sonne auf die betreffenden Körperteile fiel und nur 15 im Licht und im Dunkeln. Nur einmal wurde über Jucken an den Füßen geklagt[1]). Der ganze Charakter dieser Störung spricht für die Verursachung durch fluoreszierende Inhaltsstoffe der genannten Teersubstanzen. In erster Reihe würde an Akridin zu denken sein, von dem photodynamische Wirkungen in besonders starker Weise erwiesen worden sind. Aber auch Stoffe der Anthrazen- bzw. der Anthrachinonreihe könnten in Frage kommen.

---

[1]) L. Lewin, Münch. med. Wochenschr. 1913, Nr. 28. — Vergl. über photodynamische Wirkungen: Polygonum Fagopyrum (Buchweizen).

Daß in der verwendeten Masse fluoreszierende Körper vorkommen, vermochte ich durch Extraktion derselben im kochenden Wasserbade mit Wasser, dem eine ca. fünfprozentige Schwefelsäure zugesetzt worden war, zu erweisen. Sehr bald nimmt das Extraktionsmittel eine starke Fluoreszenz in Blau bzw. Blaugrün an. Behandelt man das Steinkohlenteerpech mit der zehnfachen Menge 36proz. Alkohol und filtriert die Flüssigkeit nach 24 Stunden ab, so zeigt die stark gelb gefärbte alkoholische Lösung eine blaugrüne Fluoreszenz. Noch schneller und stärker erscheint die Fluoreszenz beim Übergießen und Schütteln der Masse mit Azeton.

Hämatoporphyrinhydrochlorid. Injiziert man albinotischen Kaninchen 0,05 g pro Kilo und setzt sie fünf bis zehn Stunden der Sonne aus, so bekommen sie Lichtscheu, Schleimhautreizung, Ödem der Ohren, und als Nachwirkung nach einem Monat Thrombose in Ohrgefäßen, Nekrose, Haarausfall. Hämoglobinmenge und Erythrozytenzahl haben dann abgenommen[1]).

2. Künstliche organische Farbstoffe.

Bei dem Gebrauche verschiedener mit **Anilin-** oder **Teerfarbstoffen** gefärbter Gewebe, oder durch Nahrungs- und Genußmittel, oder **bei dem gewerbsmäßigen Umgang mit solchen Farben**, sind örtliche und allgemeine Vergiftungssymptome Flechtenausschlag, Gesichtsschwellung, Erbrechen, Diarrhöe, Empfindungslosigkeit, Lähmungsschwäche usw. beobachtet worden. Dieselben haben meist in der giftigen Eigenart des Farbstoffes, oft in schädlichen Beimengungen, fast nie in giftigen Beizen ihren Grund.

Manche Arbeiter in Anilinfarbwerken zeigen untilgbare Flecken, z. B. an Hornhaut und Bindehaut des Auges, Kopf, Brust, Gesicht und Hals ohne Schädigung des Allgemeinbefindens. Örtliche Veränderungen schwererer Art sind an Schleimhäuten und der Haut öfters gefunden worden. So sah man nach Hineingeraten eines mit „Anilinfarbe" getränkten Pinsels in das Auge anfangs nur violett-blaue Verfärbung, später Entzündung und Bindehautschwellung auftreten. Umschriebene Schwellung und Verhärtung an der Haut wurden von mir bei Kindern nach Tragen von mit Anilinfarben rotgefärbten Kappen an den Wangen beobachtet. Nachdem jemand versucht hatte, ein Zahnstückchen, das nach einem Zahnziehen zurückgeblieben war, mittels eines „unauslöschlichen Anilinstiftes" herauszustoßen, bekam er angeblich Erbrechen und Durchfall, einen epileptischen Anfall und Zusammenbruch.

Von 50 untersuchten Teerfarbstoffen erwiesen sich 15 als stark giftig und 20 verursachten bei Tieren Störungen in der Verdauungs- und Nierenarbeit, sowie im Allgemeinbefinden. Zur ersten Gruppe gehören: Aurantia, Mandarin (Orange II), Metanilorange (Methylorange), Buttergelb, Auramin O, Brillantgrün, Aurin, Echtblau R, Ursol D, Thiokatechine 1, 2, 3, Noir Vidal, Noir autogénique. Zur zweiten: Metanilgelb, Anilinorange T, Pyrotin RR, Ponceau RR, Benzopurin, Erica B, Zitronengelb (?), Jodgrün, Säuregrün, Bairischblau DBF und DSF, Cerise DN, Jodeosin, Rhodamin B u. G, Chrysanilin, Benzoflavin II, Methylengrün, Primulin, Chinolingelb[2]).

---

[1]) Kichiya Ohta, Journ. Biol. chemistry 1924.
[2]) Chlopin, Zeitschr. f. Unters. der Nahrungs- u. Genußmittel, 1904, II, S. 929.

Hautreizend, bzw. entzündend wirken: **Auramin O, Ursol D, Bismarckbraun, Buttergelb, Chrysoidin, Flavanilin, Hydrol, Nitrosodimethylanilin,** die Dämpfe der Anilingelberzeugung, **Safranin**[1]). **Die meisten giftigen Farbstoffe sind unter den gelben und orangenen zu finden, dann kommen die blauen, braunen und schwarzen. Wenige gibt es unter den violetten, grünen und roten.**

Als eine Kombination von Ätz- und reiner Farbstoffwirkung fasse ich jene Veränderungen auf, die mehrfach nach zufälligem oder absichtlichem Einbringen von Anilinfarbstoffen in das Auge beobachtet wurden. Die chemische Wechselwirkung, die sich als Ätzung darstellt, überwiegt den Symptomen nach die Störungen, die aus der Gewebsfärbung folgen, so daß es bei gleicher Färbekraft wenig oder stark ätzende Anilinfarbstoffe gibt. Für die Ausdehnung der Wirkung an lebenden Geweben kommt noch das Eindringungsvermögen in die Gewebe in Frage, das bei den verschiedenen Farbstoffen sehr verschieden ist. Als besonders schädlich werden die basischen Anilinfarbstoffe angesehen, und zwar entsprechend dem Grade ihrer Basizität. Die schädliche Wirkung sei auf den Phenylrest in Verbindung mit der Amidogruppe zurückzuführen. Die Mineralsäure sei nicht von Einfluß[2]). In bezug auf letzteres wird aber auch das Gegenteil behauptet, und die Anilintinte ohne freie Säure als unschädlich bezeichnet, im Gegensatze zu den gebräuchlichen Eisengallustinten[3]). In der Basler Augenklinik kamen in 12 Jahren 77 Fälle von Augenvergiftung durch Anilinfarbstoffe vor. Es vergifteten: Viktoriablau 19 mal, Safranin 10 mal, Kristallviolett 9 mal, Auramin 2 mal, Rhodamin 1 mal, Malachitgrün 1 mal, verwandte Farbstoffe 29 mal. In 36 Fällen war die Folge der Augenvergiftung eine Keratitis und in 41 Fällen eine Bindehautentzündung[4]). Als hilfreich wird die Spülung des Bindehautsacks mit 5- bis 10proz. Gerbsäurelösungen angegeben.

I. Triphenylmethanderivate.

a) Die Gruppe des Rosanilins. Fuchsin (Magentarot) ist salzsaures Rosanilin. Entgegen den Angaben, nach welchen dasselbe bei Hunden Harnfärbung, Eiweißharn, Cylindrurie und wassersüchtige Schwellung, sowie bei Menschen Hautjucken, Kolik und Diarrhöen erzeuge[5]), meinen andere, daß — was ich bezweifle — reines Fuchsin für Menschen[6]) und Tiere unschädlich sei. Im Handel kommen jedoch arsenhaltige Fuchsinpräparate vor, die, mit Weinen oder Konditorwaren genossen oder bei ihrer Einwirkung auf die Haut, Vergiftungen erzeugen können[7]). Ein Mädchen, das etwa 1—2 g Diamantfuchsin verschluckt hatte, bekam gleich danach Magenschmerzen und wurde ohnmächtig. Finger, Lippen, Zunge waren kirschrot. Schmerzen und Fieber hielten vier Tage an. Dann folgte ein

---

[1]) Focke, D. Ver. f. öff. Gesundheitspflege, Bd. XXX.
[2]) Vogt, Zeitschr. f. Augenheilk. 1906, Bd. XV.
[3]) Bergmeister, Zeitschr. f. Heilk. 1905, Bd. XXVI.
[4]) Graeflin, Zeitschr. f. Augenheilk. 1903, S. 197.
[5]) Feltz et Ritter, Compt. rend. de l'Acad., Vol. LXXXIII., p. 985.
[6]) Bergeron et Clouet, Journ. de Pharm. et de Chimie, T. XXV, p. 296.
— Cazenave, Lyon médic., T. LXX, 1892, p. 245.
[7]) Hoffmann u. Ludwig, Wien. med. Jahrb. 1877, p. 501.

Anfall von klonischen Krämpfen mit kleinen Rückfällen. Der Harn war rot gefärbt. Auch am Orte der Fuchsinfabrikation sollen Arbeiter und Anwohner der Fabriken durch Vergiftung des Bodens und des Trinkwassers mit Arsen in ihrer Gesundheit gefährdet werden[1]). Blasengeschwülste meist bösartiger Natur sind bei Fuchsinarbeitern nicht selten[2]). Treten sie frisch in die Arbeit in den Fuchsinschmelzraum, so werden sie nicht selten von so starkem Harndrang befallen, daß ihnen unwillkürlich der Urin in die Kleider läuft. Dazu gesellen sich Blaugraufärbung, Schwindel und Mattigkeit. Die Aufnahme von Fuchsin kann sich auch von der Haut aus bei der Arbeit damit vollziehen.

Wie Fuchsin sollen sich die aus den Rückständen der Fuchsinschmelze erhaltenen Stoffe: **Marron** (Anilinbraun) und **Ceris** verhalten. **Grenadin** ist meist stark arsenhaltig. Tiere sterben dadurch unter Diarrhöe und Abmagerung. **Wasserblau** soll damit Arbeitenden die Haut entzünden. **Spritblau** (Salze des Triphenylrosanilins) verhält sich ebenso, soll aber bei Kaninchen unbeschadet eingeführt werden können. **Methylviolett** (D a h l i a f a r b s t o f f, blaues P y o k t a n i n, Salze des Penta- und Hexamethyl-p-Rosanilins) hat bei äußerlicher Anwendung ebenso wie das **Auramin** (gelbes Pyoktanin) häufig schwere Entzündung, Gewebszerstörung, Schmerzen, Fieber, Erbrechen, Kopfschmerzen, Gelbsehen usw. erzeugt. Bei Kaninchen soll es chronisch ohne Schaden verfüttert worden sein. Einem Arbeiter flog reines Methylviolett ins Auge. Danach trat heftige Hornhautentzündung auf, die Hornhaut erschien getrübt und blieb so[3]). Wiederholt sah man solche Schädigung nach dem Hineingelangen von „Tintenstift", „Kopierstift" aus Methylviolett. Außer Cornealtrübung können noch entstehen: Lidschwellung, Bindehautschwellung, Hornhautgeschwür, Eiteransammlung in der vorderen Augenkammer, Panophthalmitis[4]). Wasserstoffsuperoxyd in das Auge geträufelt, obschon schmerzhaft, erwies sich wiederholt hilfreich. Das gewohnheitsmäßige Lecken an einem Tintenstift kann Schwellung von Lippen und Zahnfleisch, Kurzatmigkeit, Verdauungsstörungen veranlassen. Von den methylierten Rosanilinen erzeugte das **Kristallviolett** bei Arbeitern, denen es in das Auge gelangte, Hornhautinfiltrate, Telepharospasmus, Schwellung, Rötung der Bindehaut, Erweichung der Hornhaut und Abnahme der Sehschärfe. Ähnlich wirkte hineingeratenes **Viktoriablau,** ein dem Rosanilin ähnlich konstituierter Farbstoff. Er rief einen Ätzschorf und eine Hornhautverdickung hervor.

Methylgrün ist das Chlormethylat des Hexamethylpararosanilinchlorhydrats. Es hat lähmende Wirkung auf die Nervenendigungen in den Muskeln. Es lähmen 2—4 mg Frösche, und Kaninchen werden zu 3 cg pro kg getötet[5]).

b) **Die Gruppe des Malachitgrüns.** Das Malachitgrün und die ihm nahestehenden Brillant-, Viktoria-, Helvetia-, Lichtgrün soll nur unter

---

[1]) C h e v a l l i e r, Annal. d'hyg. publ., 1866, p. 12.
[2]) R e h m, Arch. f. Bl. Chir., Bd. 50, p. 588. — L e i c h t e n s t e r n, D. Med. Wochenschr., 1898, p. 711.
[3]) M e l l i n g h o f f, Klin. Monatsbl., Bd. 44, 1907. — P r a u n, Centralbl. f. Augenheilk. 1904.
[4]) L e w i n zu L e w i n u. G u i l l e r y l. c. II, S. 724.
[5]) F ü h n e r, Arch. f. exper. Pathol. 1908, Bd. 59.

den gleichen Bedingungen wie Fuchsin, d. h. nur in unreinem Zustande giftig sein, was falsch ist. Bei Tieren ruft Malachitgrün, in das Auge gebracht, Bindehautentzündung und Bindehautschwellung, Hornhauttrübung, einen Ätzschorf an der Bindehaut und nach 14 Tagen eine Entzündung des Augapfels hervor. Bei einem Arbeiter entzündete sich das Auge schmerzlos. Lidschwellung, Bildung von weißlichen, membranartigen Gerinnseln, Trübung der Hornhaut folgten. Die Heilung erfolgte in sechs Tagen. Nach Beschäftigung mit Kristallgrün sah man bei einem Arbeiter im Gegensatz zu anderen, die schon lange unbeeinflußt von dem Stoffe geblieben waren, Jucken, Brennen, Entzündung, Schwellung an Händen und Füßen und Blasenbildung auftreten.

c) Die Gruppe der Rosolsäure. Die **Rosolsäure** ist bestimmt ungiftig. Kleine Tiere vertragen 1 g und mehr davon. In Österreich ist sie zum Färben von Eßwaren verboten. **Koralline** sind rote (Päonin) oder gelbe, aus **Aurin** und Rosolsäure bestehende Farben. Sie wurden wegen Erkrankungen von Menschen und Tieren im Versuche für giftig erachtet, sollen aber nur bei Anwesenheit von Arsen, Phenol oder Anilin giftig wirken. Diese Stoffe sind zur Färbung von Nahrungs- und Genußmitteln verboten.

d) Die Gruppe der Phthaleïne (Carbinolorthocarbonsäureverbindungen). **Fluorescin und Fluorescein.** Es gibt nur eine Beobachtung der Giftwirkung von Fluorescin ($C_{20}H_{14}O_5$) am Menschen. Ein Arbeiter hatte zwölf Stunden hintereinander, nur von der Mittagspause unterbrochen, etwa 10 kg Fluorescin-Natrium in einem Mörser gepulvert. Schon nach einigen Stunden bekam er Brennen im Halse und grünes Erbrechen, später auch schmerzhafte Leibbeschwerden. Als Nachwirkungen stellte sich Dickdarmentzündung ein, die mit wiederholten Rückfällen einherging. Durchfälle und Verstopfung wechselten.

Nach meinen Versuchen geht Fluorescin, das ich zu 5 bis 8 g in Teilen innerhalb einer Stunde in den Magen von Tieren brachte, in Harn und Kot über, wo es sich zum Teil als Fluorescein ($C_{20}H_{12}O_5$) findet. Der Magen und der in der Wandung gefärbte Dünndarm waren entzündlich gereizt. Dem Arbeiter wurde eine Entschädigung zugesprochen.

Phenolphthaleïn wird aus Phthalsäureanhydrid mit Phenol gewonnen. Schon nach einer einmaligen Menge von 0,1 g stellten sich in einem Falle für vier Tage Prostration und Kollaps und für zehn Tage Eiweißausscheidung durch den Urin, Cylindrurie und Blutharnen ein. Gelangt dasselbe in das Blut, was auch von der Haut aus geschehen kann, so entstehen meistens in wechselnder Kombination: Reizung des Magen-Darmkanals, Erbrechen, Koliken, choleraartige Stühle, allgemeine Hinfälligkeit, Herzklopfen und Herzbeschleunigung, Schüttelfrost, Fieber, gelbe Hautfarbe — mitunter eine dunkelbraune Hautentzündung — und ein brennendes Gefühl in der Nierengegend, das beim Harnlassen sich bis in die Harnröhre erstreckte. Der Harn wurde wiederholt für mehrere Tage eiweißhaltig gefunden, von Spuren bis zu 250 mg. Von 20 Personen, die je 0,1 g von dem Mittel innerlich als Medikament erhalten hatten, blieb keiner von Eiweißausscheidung durch die Nieren frei. Auch blutiger Urin bestand mehrmals. In einem Falle ging die Harnmenge bis auf 200 ccm zurück, nachdem vier Wochen lang Phenolphthaleïn in Pillen genommen worden war. In schweren Fällen kann eine akute krankhafte Nierenveränderung eintreten. Der Harn wird auf Zusatz von Ammoniak rosenrot. Das Auftreten einer Nierenentzündung mit Blutungen nach Phenolphthalein ist erwiesen worden. Als **Nachleiden** kommen nässende Hautausschläge, zumal in der Umgebung des Harnapparates, vor, die jahrelang bestehen bleiben können.

Die Verwendung der Natriumsalze von **Tetrabromphenolphthalein,** besonders aber von Tetrajodphenolphthalein (Tetragnoste) als Kontrastmittel für röntgenographische Untersuchungen in der Form der Einspritzung in die Blutbahn (3 bis 4 g in 40 ccm Wasser gelöst), halte ich für gefährlich und durchaus unzulässig. Nach **Tetrachlorphenolphthalein** wurde lokale Entzündung an der Injektionsstelle beobachtet. Es scheinen auch Leberschädigungen dadurch bewirkt zu werden.

II. Azofarbstoffe.

Chrysoidin (salzsaures Diamidoazobenzol), kann beim Arbeiten damit eczematose oder blasige Hauterkrankungen und, nach der Aufnahme in das Blut, Eiweiß im Urin und Abmagerung veranlassen. Die gleichen örtlichen und allgemeinen Störungen werden vom **Bismarckbraun,** Phenylenbraun, Vesuvin (salzsaurem Triamidoazobenzol), dem **Echtgelb** (Natronsalz der Amidoazobenzolmonosulfosäure), dem **Echtblau** (indulinsulfonsaurem Natron), **Anilingelb** (Amidoazobenzol) beobachtet.

Das **Metanilgelb** (Metanilsäure-azo-diphenylamin) wurde als giftig bezeichnet. Ebenso das Mandarin-Gelb (Sulfanilazo-β-Naphthol).

Amidoazotoluol. Eine 8proz. Salbe aus diesem, den Sudanfarbstoffen verwandten Körper, die **Scharlachrotfarbe,** hat bei ihrer arzneilichen Verwendung als wachstumsbeförderndes Mittel für junges Deckgewebe, falls größere Flächen damit belegt worden waren, mehrmals Vergiftung erzeugt. So traten z. B. 15 Stunden nach Anlegung des ersten Verbandes auf: Schwindel, Kopfschmerzen, Erbrechen, Schmerzen im Magen und Unterleib wie bei Peritonitis, Zyanose der Lippen, niedriger Blutdruck, Fieber und Albuminurie. Die Symptome schwanden schnell. Auch im Tierversuch mit diesem Stoff zeigte sich eine leichte Nierenschädigung.

III. Nitrofarbstoffe. Nitrosofarbstoffe.

Die **Pikrinsäure** ist giftig. Durch **pikrinsäurehaltiges Grün** gehen Kaninchen unter Lähmung zugrunde. **Safransurrogat,** Anilinorange, Viktoriagelb (Dinitrokresol), das zum Färben von Nahrungsmitteln gebraucht wird, ist giftig. Es scheint den Blutfarbstoff anzugreifen und erzeugt bei Hunden Erbrechen, Zittern, Krämpfe. Eine Frau, die einige Gramme davon statt Safran genommen hatte, starb. Die inneren Organe waren gelb gefärbt. Mit Anilin-Orange gefärbte Federn verursachten bei Arbeiterinnen Brennen und Jucken an den gelbgefärbten Händen, später Bläschen, die zusammenliefen. Auch an den Füßen spielte sich dieser Vorgang ab, der von Appetitlosigkeit und Fieber begleitet war. **Naphthalingelb,** Naphtholgelb, Martiusgelb und Manchestergelb ist das Calcium und Natriumsalz des Dinitronaphthols. Es ist wie das vorige giftig. Große Dosen machten in einem Selbstversuche neben anderem auch allgemeine Gelbfärbung der Haut. Dies kam, nachdem Dosen von 0,05 bis 1 g, insgesamt 3,5 g in 7 Tagen verbraucht worden waren. Am 2. Tage konnte der Farbstoff im Harn durch Kobaltchlorid und Natronlauge, wodurch ein grüner Niederschlag entsteht, nachgewiesen werden. Hunde sterben durch Beibringung von etwa 2,5 g in 11 bis 12 Tagen. In einer nach 5 Stunden tödlich endenden Vergiftung durch Martiusgelb erschienen: Erbrechen, Pupillenerweiterung, Unruhe, Stöhnen, nach 2 Stunden Gelbfärbung der Haut und Schleimhäute, neben Gelbfärbung der von dem Stoffe im Körperinnern direkt berührten Organe, der Bart- und Schläfenhaare und plötzlicher Herzstillstand. **Säuregelb S.** (Dinitronaphtholsulfosaures Natrium) soll Hautentzündung bei häufiger Berührung erzeugen können. **Viridin** (dinitronaphtholsulfonsaures Kalium mit Indigcarmin) wird wohl wie das vorige wirken. **Dinitrosoresorcin**, das Farbstoff liefert, tötet Hunde, denen es eingespritzt worden war. **Prune**, der Methyläther des Gallocyanins, ruft im Auge von Tieren Bindehautschwellung, Hornhauttrübung und Eiterung in der vorderen Augenkammer hervor.

IV. Akridin-Phenazin- und Diphenylamin-Farbstoffe.

Phosphin (ein Derivat des Akridins) erzeugte bei Menschen zu 0,75 bis 1 g Erbrechen, Durchfall und Herzstörungen. **Mono- und Dimethylphosphin** sind Krampfgifte. Tiere sterben durch Atemlähmung nach Dosen von 0,05—0,5 g und mehr. **Safranine** (Indoinblau, Mauvein, Magdalarot, Indazinblau usw.) wirken bei Tieren giftig: Pulsbeschleunigung, Atemnot, Krämpfe. Längere Beibringung bei ihnen in größeren Mengen bedingt Durchfälle und eiweißhaltigen Urin. Einer Frau gelangte Safranin in das Auge. Die dadurch bedingte Rotfärbung schwand nach einigen Tagen. Die Hornhaut hatte einen großen Verlust am Belaghäutchen bekommen, der in einer Woche heilte. **Aurantia**, Kaisergelb (Natronsalz von Hexanitrodiphenylamin), „Hexa" oder „Hexenmehl" genannt, wirkt giftig. Nach achtstündigem Tragen von sogen. Hundelederhandschuhen, die damit gefärbt waren, bekam ein Mann unter Jucken konfluierende Bläschen. Die Arbeiter mit diesem Stoff bekommen Bläschen im Gesicht und an den Händen. Neigung zu Schweißen erhöht die Disposition für einen solchen Ausschlag. Menschen, die es zur Ungeziefervernichtung gestreut hatten, bekamen Dermatitis. **Methylenblau,** Tetramethylthioninchlorid, kann nach längerem Eindringen in das Blut Harndrang, Blasenreizung, Blaufärbung des Harns nach 2—4 Stunden und 2- bis 8tägiger Dauer, auch des Schweißes und Speichels, Brennen im Rachen und Schlunde, Ekelgefühl, Erbrechen, Durchfälle, Kopfschmerzen, Muskelzucken, Schwindel und Delirien erzeugen — letztere Symptome wohl, weil sich Farbstoff im Gehirn ablagert.

Methylblau soll Harndrang, Schmerzen am Glied und Blutharnen am Ende jedes Harnlassens am zweiten oder dritten Tage eintreten lassen[1].

---

[1] Drzewiecki, New York Record, 1893, p. 202. — Hier liegt ein Irrtum des Verfassers oder Übersetzers vor. „Methyl Blue" war in Wirklichkeit Methylenblau.

Anilinschwarz, ein Nigrosin, ist ein Phenazin, das von dem Färber aus Anilin durch Oxydation auf der Gewebsfaser erzeugt wird. Die aus der heißen Färbeflüssigkeit aufsteigenden Dämpfe, die Chinone[1]) enthalten, schädigen bei einem Teil solcher Färber in Baumwollfärbereien die Augen. Die ätzenden und färbenden Chinone dringen an dieselben. Sie schlagen sich im Lidspaltenbezirke der Hornhaut-Bindehaut nieder, ätzen das Epithel der Hornhäute direkt und setzen kleinste Epitheldefekte, welche dann weiter die Eingangspforten für die folgenden Insulte bilden, oder werden von den Arbeitern selbst, die durch die beißenden Augenschmerzen zum Reiben veranlaßt werden, mit ihren Fingern und Händen in das Auge gebracht. Hand in Hand mit der Ätzung geht eine Färbung der Hornhaut. Die Insulte wiederholen sich täglich mehrmals, bis im Laufe der Jahre durch Kumulation der Schädigungen sich eine vollständige Unterminierung des Hornhautepithels, tiefgehende sepiabraune Färbung und Trübung des Parenchyms, starke Herabsetzung der Sehschärfe und alle Symptome einer schweren Hornhautentzündung herausbilden. In manchen Fällen kommt es zu ausgesprochenen bläschenartigen Hornhautgeschwüren mit braunem Grund. Auch die Conjunctiva bulbi kann intensiv gelblich-braun in der Lidspaltenzone verfärbt sein. Bei einem Arbeiter, bei dem das Hornhautepithel in der Ausdehnung eines 2½ mm hohen und 6 mm breiten Streifens in Form kleiner Bläschen abgehoben war, wurde die Sehschärfe rechts 0,2, links 0,45. Nach Aussetzen der Arbeit bessert sich die Hornhauterkrankung unter der gewöhnlichen Keratitisbehandlung in mehreren Monaten bis zu einem Jahre[2]).

Naphtalin.

Das Naphthalin ($C_{10}H_8$) stellt für gewisse niedere Organismen und menschliche Parasiten (Krätzmilbe) ein Gift dar. Vergiftungen kamen vor angeblich einmal für tödlich endenden Selbstmord[3]), auch durch Einatmung des Dampfes bzw. Staubes aus damit bestreuten Gegenständen[4]), z. B. durch tägliches Ruhen auf einem damit gegen Motten konservierten Sofa[5]). Ein Hund, der auf naphthalinisierten Decken gelegen hatte, verhielt sich zeitweilig ruhig, blickte starr vor sich hin und verblieb in der einmal eingenommenen Stellung, gab diese aber auch auf und lief wie tobsüchtig umher. Daß der Dampf töten kann, geht auch daraus hervor, daß Hühner, die in einem Raume verweilten, in dem sich mit Naphthalin eingestreute Kleider befanden, starben. Ein Kind wurde vergiftet durch Essen von zwei Naphthalintabletten, von denen jede 2 g wog, ein anderes durch eine solche Tablette[6]) und ein drittes durch ein haselnußgroßes Stück[7]). Die arzneiliche Verwendung hat oft Erkrankungssymptome, einmal sogar mit tödlichem Ausgang, veranlaßt. Die Resorption findet von Haut, Wunden, Lungen und Magen aus statt. Zum Teil wird es sehr wenig unverändert, z. T. als Naphthol oder β-Naphthoglykuronsäure, vielleicht auch als α- und

---

[1]) Vergl. auch das Kapitel Chinon.
[2]) Senn, Korresp.-Blatt für schweiz. Ärzte, 1897, S. 161.
[3]) Pharmaceut. Journ. and Transact. 1884, p. 755.
[4]) Evers, Berl. klin. Wochenschr. 1884.
[5]) Gyula, Therap. Monatsh. 1899, S. 350.
[6]) Zangerle, Therap. Monatsh. 1899, S. 122.
[7]) Nash, Brit. med. Journ. 1903, I.

β-Naphthachinon durch den Harn abgeschieden. Nach innerlicher Aufnahme geht ein Teil unverändert mit dem Kot fort. Giftig kann schon 0,5 g wirken. Die tödliche Dosis betrug in zwei Fällen bei Kindern 1,35 bzw. 2 g. Auch 10 g wurden noch bis auf Übelkeit und Erbrechen überstanden.

Naphthalin ruft neben anderen Störungen eine Zerstörung der Erythrozyten in der Blutbahn und eine schwere Schädigung sämtlicher Blutbildungsstätten hervor[1]).

Örtlich wirkt Naphthalin auf Wunden reizend, schmerzerzeugend, Schwellung verursachend. Von ihnen aus findet Aufnahme in die Säftebahnen statt. Dadurch können veranlaßt werden: Brennen beim Harnlassen, Schüttelfrost, hohes Fieber, Appetitlosigkeit, Durst, Schwäche, vereinzelt schnell schwindende Albuminurie[2]), Cylindrurie, Erregung, die an Manie grenzt, Trübung des Sensoriums, unwillkürlicher Abgang von Harn und Kot. Nach Einatmung von viel Naphthalin entstanden Hautjucken oder ein Exanthem an Unterschenkeln und Fußrücken. auch Übelkeit, Unterleibschmerzen, Schweiße.

Der innerliche Gebrauch hat wiederholt schwere Vergiftung erzeugt. Ein sechsjähriger Knabe bekam an zwei aufeinanderfolgenden Tagen vier bzw. drei Naphthalinpulver von je 0,25 g, also insgesamt 1,75 g, gegen Oxyuren. Er starb schnell, nachdem Kopfschmerzen, Erbrechen, Ikterus, Milzschwellung, Hämoglobinurie, Methämoglobinurie und Nephritis aufgetreten waren[3]). Aus der gleichen Veranlassung gab man einem Knaben je drei Pulver an zwei aufeinanderfolgenden Nachmittagen, im ganzen sechsmal 0,35 g, also insgesamt 2,1 g Naphthalin. Am Morgen des dritten Tages war die Haut gelb gefärbt, am Nachmittag setzten Kopfschmerzen ein, der Urin wurde dunkelrot, in der Nacht erkannte man in der Klinik im Urin Oxy- und Methämoglobin und einzelne Blutschatten. Der Puls wurde klein und unregelmäßig, die Milz war vergrößert und hart, die Atmung wurde erschwert usw., Bewußtlosigkeit und Krämpfe führten in den Tod[4]). Die Sektion ergab außer dem Ikterus leichte Trübung von Herz und Leber, mächtige Milzschwellung und braunrote trübe Nieren. Ein fünftägiger Gebrauch von Naphthalin veranlaßte akute Nephritis mit tödlichem Ende. Ein anderer Kranker bekam nach Verbrauch von 2,8 g Tenesmus, Blasenblutung, Ikterus, Hämoglobinurie, Milzschwellung und akute Nephritis[5]). Neben Leibschmerzen, Durchfall und Tenesmus kommen Urindrang, Blasen- und Nierenschmerzen, Brennen in der Harnröhre, vereinzelt auch Schwellung am Orificium externum urethrae, bei Mädchen auch Erosionen an den Labien[6]). In leichteren Fällen kamen bald nach dem Verschlucken des Naphthalins taumelnder Gang, halbe Bewußtlosigkeit.

In eigentümlicher Weise können die Augen beeinflußt werden[7]). Nach täglicher Zuführung von 1 g Naphthalin pro Kilo entstehen bei Kaninchen

---

[1]) Meyer, Berl. klin. Wochenschr. 1920, S. 1025.
[2]) Fürbringer, Berl. klin. Wochenschr. 1882, Nr. 10.
[3]) Prochownik, Ther. Monatsh. 1911, S. 489.
[4]) Neuland, Mediz. Klinik 1921, Nr. 30.
[5]) Heine, Mediz. Klinik 1913, Nr. 2.
[6]) Widowitz, Jahrb. f. Kinderheilk. 1887, Bd. 26, S. 382.
[7]) L. Lewin in Lewin u. Guillery, Wirkung von Arzneimitteln ... auf das Auge, 2. Aufl., Bd. I, S. 577. Dort die Literatur.

— nicht bei Meerschweinchen — an der Netzhaut weiße Fleckchen, die aus weißen Blutkörperchen und Kristallen bestehen, zuerst in den perinuklearen Schichten, dann allmählich auch in der Linse. Ebenso verhält sich die Chorioidea, und auch an Pleura, Perikard, Peritoneum erscheinen die Fleckchen. Der kataraktöse Zustand wird von akuter hämorrhagischer Nephritis, Gastroenteritis und Endokarditis begleitet. Ich habe die Vermutung ausgesprochen, daß die im Auge gefundenen Kristalle nur Spaltungsprodukte von fettartigen Körperstoffen, einschließlich des Gehirns, darstellen. Bei einem Menschen, der 5 g Naphthalin als Emulsion in 13 Stunden gegen ein Darmleiden verbraucht hatte, entstanden Blasenschmerz und dann Minderung des Sehvermögens. In der trüben Linse fanden sich glitzernde Kügelchen. Die Netzhautgefäße waren verengt, die Papille temporal abgeblaßt.

Einem Mann, der mehrere Jahre mit Naphthalin gearbeitet hatte, geriet dies zufällig in ein Auge. Nach sechs Wochen war die Sehschärfe gemindert, ferner bestand Konjunktivitis und chorioretinische Veränderungen in der Makulagegend. Das Gesichtsfeld hatte ein absolutes Skotom[1]). Durch das Hantieren mit einem Schmieröl, das 1—1,5 Prozent Naphthalin enthielt, sollen Arbeiterinnen Hautentzündungen bekommen haben[2]). Die Ursache wird wohl wesentlich in dem Öle gelegen haben.

Nachweis. Bei der Destillation mit Wasserdämpfen scheidet sich Naphthalin im Destillat kristallinisch ab. Im Harn entsteht nach dem Unterschichten mit konz. Schwefelsäure ein grüner Grenzring.

Nitronaphthalin ($C_{10}H_{17}NO_2$). Wirken die Dämpfe — wozu in Sprengstofffabriken Gelegenheit geboten ist — auf Menschen längere Zeit, z. B. vier bis acht Monate acht bis zehn Stunden täglich, so entsteht **Abnahme der Sehschärfe** ohne begleitende Entzündung. Die Gegenstände erscheinen wie in Nebel gehüllt. Anfangs ist abends bei künstlicher, schwächerer Beleuchtung die Sehstörung nicht vorhanden, sondern nur am Tage. Als Ursache ergibt sich in der Mitte der Hornhaut des blassen Bulbus eine zarte, graugrünliche Trübung, die aus kleinsten, in einem graugrünlichen Grunde liegenden Bläschen bestehen.

Bei einem Arbeiter, dem fünfmal ein Gemisch von Nitronaphthalin und Benzin in das Auge gespritzt war, entstand erst nach zirka vier Monaten eine feine Hornhauttrübung bei einer Sehschärfe von rechts $^2/_3$, links $^1/_2$. Es wurde über Nebelsehen und Sehen von Regenbogenfarben geklagt. Der Augenhintergrund war normal. Nach weiteren zwei Monaten betrug die Sehschärfe rechts $^1/_5$, links $^1/_7$. Man fand bei Betrachtung mit dem Kornealmikroskop zahllose, kleinste Bläschen und graue wellige Linien, die von breiteren Strichen durchkreuzt wurden. Es bestand perikorneale Injektion. Heilung erfolgte nach subkonjunktivalen Kochsalzinjektionen[3]).

α-**Dioxynaphthalin.** Das bei asthenischen Zuständen verordnete Mittel veranlaßt bei Meerschweinchen in Mengen von 0,15 bis 0,2 g einer einpro-

---

[1]) L e z e n i u s , Klin. Monatsbl. f. Augenheilk. 1902, Bd. I, S. 129.
[2]) E i s n e r , Zentralbl. f. Gewerbehyg. 1924.
[3]) S i l e x , Zeitschr. f. Augenheilk. 1901, Bd. V, S. 178. — F r a n k , Beitr. zur Augenheilk. 1898, Bd. 31. — H a n k e , Wien. klin. Wochenschr. 1899, S. 125.

zentigen Lösung in einigen Minuten epileptische Anfälle, die mit dem Tode des Tieres endigen. Die gleiche, innerlich gereichte Dosis ruft bei Hunden klonische Krämpfe hervor, und intravenöse Injektion tetanische Anfälle. Das Blut enthält Methämoglobin, der braune Harn Gallenfarbstoff. Bei Menschen riefen größere Mengen als 1 g täglich Zyanose, Unbehagen usw. hervor[1]).

$\alpha\alpha$-**Dioxynaphthalin** von Armstrong besitzt geringe Giftwirkungen. Bei Fröschen wird die Atmung verändert.

Tetralin, Hexalin, Methylhexalin entstehen durch katalytische Reduktion des Naphthalins, Phenols und ihrer Derivate. Inhaliert sollen die Dämpfe wirkungslos sein, in den Magen gebracht nur Narkosewirkungen entstehen[2]).

Akridin. Diese Base ($C_{12}H_9N$), die sich im unreinen Anthrazen findet, erzeugt in jedem Aggregatzustande (in Substanz, Dampf, Lösung) heftige Reizung und Entzündung von Haut und Schleimhäuten[3]). Das Jucken und Brennen wird durch Waschen mit Wasser stärker.

Tetrophan. Die Dihydronaphthaakridinkarbonsäure, die arzneilich gegen schwere Leiden des Zentralnervensystems Verwendung gefunden hat, wie früher das Tetrahydroatophan, verursacht bei Tieren in Mengen bis 0,1 g pro Kilo Unempfindlichkeit gegen Berührungs- und Schmerzreize, kurzen, allgemeinen Starrkrampf, wenn kräftige, mechanische oder elektrische Reize die Muskulatur treffen. Der Stoff scheint peripherisch die Muskulatur und zentral das Großhirn zu treffen. Die erstere Wirkung könnte mit kolloidchemischen Zustandsänderungen des Muskeleiweißes im Zusammenhang stehen[4]).

Azetanilid.

Das **Antifebrin** ($C_6H_5 \cdot NH \cdot C_2H_3O$) hat mehrfach nach arzneilicher Verabfolgung in zu großen Dosen, oder gewohnheitsmäßig, oder zum Selbstmord genommen, Vergiftung erzeugt. Die Aufnahme in die Säftebahnen erfolgt von allen Schleimhäuten und Wunden aus. Von einer Brandwunde aus erzeugten 1.25 g Kollaps mit Pupillenerweiterung und kalten Schweißen[5]), Vergiftung kam auch nach Aufstreuen auf den Nabel eines Neugeborenen[5]), oder durch Verwendung einer 10prozentigen Salbe auf einer Brandwunde[6]). Die tödliche Menge betrug bei einem 29jährigen Manne angeblich nur 0,45 g Azetanilid[7]), aber sonst einmal etwa 4 g. Demgegenüber kommt auch eine gewisse Toleranz vor. So nahm eine Frau morgens nüchtern etwa einen Teelöffel voll und nach zehn Minuten eine zweite gleiche Menge. Sie kam mit dem Leben davon, nachdem schwere

---

[1] Lépine, Semaine médic. 1887, p. 306.
[2] Pohl, Zentralbl. f. Gewerbekrankheit. 1925.
[3] L. Lewin, Münch. med. Wochenschr. 1913, Nr. 28.
[4] Hesse, Arch. f. exper. Pathol. u. Pharmak., Bd. 111.
[5] Newton, New York Record 1896, 7. March, p. 333.
[6] Gartmann and Bell, Philadelph. Policlin. 1897, Nr. 38.
[7] Smedley, Journ. of Americ. Med. Assoc. 1907, Nr. 17. — Miller ibid. 1905, Nr. 25, (Hier wurde es als Orangeïn genommen.)

Symptome, vor allem Kollaps und unregelmäßige Herzarbeit, sich wiederholt gezeigt hatten. Eine andere blieb zehn Stunden lang nach Verschlucken eines Teelöffels voll frei von Störungen, die dann nach einer erneuten Dosis kamen. Einmal wurden noch 30 g überstanden[1]), andere Male 10 und 12 g[2]). Es vergifteten aber auch schon 0,25 g mit 0,025 Kalomel ein Kind nach 2½ Stunden, oder 0,5 g nach ¾ Stunden. In den Harn geht es als Azetylparamidoschwefelsäure über, im Übermaß genommen, als solches. Im Harn damit gefütterter Hunde fand sich auch α-Oxykarbanil.

Antifebrin macht Methämoglobinämie resp. Hämatinämie und dadurch das an Zyanose erinnernde Graublausein. Die Disposition für das Entstehen dieses Symptoms ist individuell sehr verschieden. Unterschiede in der Stärke desselben wurden z. B. bei Epileptikern beobachtet, die in zirka 2½ Monaten 100—167 g Antifebrin verbrauchten. Nase und Kinn verfärben sich bläulich, die Augen sind von blauen Ringen umgeben, auf der Höhe der Stirn erscheint ein blauer Streifen, auch die Endphalangen der Finger, sogar Handteller und Fußsohlen[3]), und gar nicht selten die Schleimhäute zeigen dieselbe bläuliche Färbung. Wie bei dem analogen Zustand nach Anilinaufnahme, weiß der Kranke nichts von seinem eigentümlichen Aussehen, bevor er sich im Spiegel gesehen hat. Nach Aufnahme von 6 g in zwei Dosen innerhalb vier Stunden erschien das Gesicht bleich, Ohren, Lippen, Nasenspitze, Nägel dunkelblau, die Sklerae grauschwarz, die Zunge dunkelblaugrün. Nach Einnehmen von 2,5 g war dieses Blausein so stark, als wenn die hochgradigste Larynxstenose bestände, die Haut livid wie bei einem Sterbenden und die Extremitäten kühl, und nach 30 g Azetanilid war der ganze Körper einschließlich der Nägel und Schleimhäute blauschwarz geworden und blieb es drei Tage. Danach stellte sich am Auge erkennbarer Ikterus ein. **Allgemeiner Ikterus, der sich ja meist bei akuter oder chronischer Vergiftung durch Blutfarbstoffgifte einstellt**, findet sich auch hierbei. Dazu können sich in mannigfacher Kombination gesellen: eine hohe Pulszahl, bis 210 bei 80 mm Pulsdruck, Kollaps mit oder ohne Verlust des Bewußtseins, der, nachdem er schon geschwunden war, sich wiederholen kann, Schweiß, Mattigkeit, Nausea, Schüttelfrost, paradoxes Fieber, Symptome der Hirnreizung wie Halluzinationen, Delirien, Manie, Zittern, Zuckungen, Tetanus, Zähneknirschen, Doppeltsehen, Mydriasis, Pupillenstarre, auch Ungleichheit derselben, Nachobengerolltsein der Bulbi, Schwerhörigkeit, selten Blutungen aus Nase und Uterus sowie Exantheme (Erythem, Urtikaria usw.). Bei einem Lungentuberkulösen schufen 0,6 g nach 2½ Stunden halbe Bewußtlosigkeit, kaum fühlbaren Puls und stertoröse Atmung. Nach 4½ Stunden war er nahezu moribund, wurde aber durch Sinapismen, Brandy usw. wiederhergestellt. Der Harn kann reduzieren und links drehen. Er kann schokoladenbraun sein, enthält selten Eiweiß, dagegen oft Hydrobilirubin und Indican. Das Blut wurde bei einer Vergifteten

---

[1]) Hartge, Petersb. med. Wochenschr. 1890, Nr. 8, S. 69. (Wiederherstellung ohne Brechmittel nach etwa 11 Stunden.)
[2]) Kronfeld, Wien. med. Wochenschr. 1892.
[3]) Ballou, Medic. News 1898, Vol. 72, p. 791. Freund, D. med. Wochenschr. 1888.

dunkelfarbig gefunden, ohne daß man Methämoglobin nachweisen konnte. Dies war die Schuld des Untersuchers. Es ist immer vorhanden[1]).

Antifebrin wird auch gewohnheitsmäßig genommen. In Verkennung der Giftwirkungen gab man Kranken das Mittel chronisch, so daß in einem Falle in Monaten 1800 g davon verbraucht wurden und tiefere Allgemeinstörungen entstanden. Nach Einnehmen von 509 g in zwölf Monaten soll kein Nachteil wahrnehmbar gewesen sein. Eine Frau, die es anfangs messerspitzweis, dann aber sogar kaffeelöffelweis gegen Migräne eingenommen hatte, bekam, als sie eines Tages eine besonders starke Dosis genommen hatte, übermäßige Methämoglobinämie. Das Bewußtsein war hier frei. In anderen Fällen chronischer Azetanilidvergiftung bestanden wachsende geistige und körperliche Ermüdung, Herzschwäche und Methämoglobinämie, Poikilozytose, Polychromatophilie.

Nachweis: Kocht man 10 ccm Harn mit 1—2 ccm Salzsäure, und fügt nach dem Erkalten 2 ccm einer fünfprozentigen Karbollösung und filtrierte Chlorkalklösung hinzu, so entsteht Rotfärbung, die beim Übersättigen der Flüssigkeit mit Ammoniak in Blau übergeht (Indophenolreaktion).

Antinervin ist eine etwa 50 Prozent Antifebrin neben Salizylsäure und Bromammonium enthaltendes Gemisch. Zu 0,5 g verursachte es Rötung des Gesichts, Verwirrtsein, Blaugrausein, Somnolenz, aussetzenden Puls, oberflächliche Atmung, Schweiße und Sprachstörungen[2]).

Orthomethylazetanilid, Exalgin ($C_6H_5 \cdot NCH_3 \cdot C_2H_3O$). Kaninchen sterben nach 0,45 g durch Respirationslähmung unter epileptiformen Krämpfen. Im Blute findet sich Methämoglobin. Bei Menschen[3]) scheint Vergiftung auch als Kumulativwirkung kleiner Dosen zustandezukommen. Man beobachtete Blaufärbung der Haut, Lippen usw. durch Methämoglobinämie. So wurden z. B. bei einem Mädchen, das sieben Tage lang dreimal täglich 0,12 g davon erhalten hatte, Lippen, Wangen usw. blau, der Puls klein, dazu kam Schwindel, Erbrechen, schaumiger Speichel lief aus dem Munde, die Kranke delirierte. Am Abend war sie wieder hergestellt. Solche Symptome wie Salivation, Übelkeit, Erbrechen, Hautausschläge, Ikterus, Ohrensausen, Kopfschmerzen, Verdunkelung des Gesichts, Flimmern vor den Augen, und ein Gefühl von Trunkenheit, ferner Kollaps, auch epileptiforme Konvulsionen oder Dyspnoe, Bewußtlosigkeit und Delirien, oder ein Gefühl von Taubsein über den ganzen Körper kamen wiederholt vor.

Neben Kollaps erscheinen auch Atmungsstörungen. Mit leichter Dyspnoe beginnend, wuchsen dieselben in einem Falle, in dem 0,18 g in zwei Malen genommen waren, bis zu einem schweren asthmatischen Anfall an, nachdem Schwindel und Unvermögen zu sprechen und sich zu bewegen vorangegangen waren. Zyanose fehlte, der Zustand besserte sich, nachdem Erbrechen aufgetreten war. Als Begleitsymptom erschien auch starke Dysurie. Mehrfach sprangen die Kranken plötzlich

---

[1]) L. Lewin, Die Nebenwirk. der Arzneimittel, 3. Aufl., S. 478.
[2]) Wefers, D. med. Wochenschr. 1896, S. 384.
[3]) Bockenham and Jones, Brit. med. Journ. 1890, I, p. 288. — Johnston, ibid. 1890, 3. Mai. — Dyer, ibid. II, p. 506. — Sample, ibid. 1890, II, p. 85. — Crookshank, Lancet 1895, I.

mit einem lauten Schrei auf und wurden dys- oder apnoisch, rangen nach
Atem und bekamen erweiterte Pupillen, rigide Glieder, Kräfteverfall und
Herzpalpitationen. Cheyne-Stokessche Atmung kommt in Begleitung anderer schwerer Symptome vor. Nach dem Erwachen aus der Bewußtlosigkeit bestand Amnesie.

p-Monobromazetanilid. Antisepsin ($C_6H_4Br.NH.C_2H_3O$) erzeugt
bei Tieren Krämpfe, Herzstörungen, Hämoglobinurie, Glykosurie usw.
und tötet Hunde zu 0,045 g pro Kilo. Bei Menschen fand man schon
nach 0.2 bis 0,3 g: Zyanose, Zuckungen, Zittern, Kopfschmerzen, kleinen
Puls, Schwindel, Muskelschwäche, Strabismus.

Benzanilid ($C_6H_5NH.COC_6H_5$) erzeugte bei Menschen Gesichtsblässe,
Kollaps, Zyanose und Hautausschläge. Als Entfieberungsmittel rief es eine
Wärmesenkung bis auf 34,8° C hervor. Es wirkt kumulativ.

Azetanilidoessigsäure erzeugt Methämoglobin. Sie ist weniger giftig
als das Azetanilid. **Formanilidoessigsäure** schafft in totem und kreisendem
Blute Methämoglobin.

Formanilid ($C_6H_5NH.CHO$) besitzt resorptive Anilinwirkung. Es entstehen Herzklopfen, evtl. mehrstündiges Blausein der Lippen, Finger usw.
infolge von Methämoglobinbildung, und dazu können sich Herzklopfen und
Oppressionsgefühl gesellen. Schon die Benutzung eines zweiprozentigen
Gurgelwassers oder wenige Kubikzentimeter einer dreiprozentigen Lösung
zur Blasenausspülung können Zyanose veranlassen. Ein 50proz. Formani-
lid-Pulver erzeugte an den Tonsillen und der Uvula für 24 Stunden weiße
Beläge[1]).

Phenetidin veranlaßt schon in kleinen Mengen Nephritis.

Phenazetin.

Azetphenetidin ($C_6H_4OC_2H_5.NH.C_2H_3O$). Im Harn findet sich
danach Phenetidin neben Paramidophenolschwefelsäure, auch eine Glyku-
ronsäureverbindung und eine reduzierende, linksdrehende Substanz. Es
tötet Tiere unter Methämoglobinämie durch Lähmung von Gehirn, Rückenmark und Muskeln. Die arzneiliche Verwendung hat bisher nicht wenige
leichtere, aber auch schwere Vergiftungen, mehrfache mit tödlichem Ausgange veranlaßt. Auch hier herrscht in großem Umfange die Individualität
als entscheidend. Eine 17jährige Schauspielerin hatte 1 g Phenazetin
erhalten und starb daran in der gleichen Nacht. Bei wahrscheinlich bestehender Sepsis nahm ein junger Mann die gleiche Dosis und starb
schnell[2]). Nach etwa 24 Stunden starb eine Frau, die am Morgen und
Abend je 1 g Phenazetin mit 0,2 g Koffein eingenommen hatte. Schon
0,2—0,3 g riefen neben anderen Symptomen Kollaps hervor. Dieser in
Verbindung mit Methämoglobinämie und der aus dieser sich ergebenden
Grau- bzw. Graublaufärbung, die irrtümlich immer noch als Zyanose
bezeichnet wird, sind die am häufigsten dadurch erzeugten Symptome.

---

[1]) Preisach, Meisels, Ungar. Archiv, Bd. II, S. 191 u. 195.
[2]) Krönig, Berl. klin. Wochenschr. 1895, Nr. 46. — Russow, Petersb.
med. Wochenschr. 1908, Nr. 4.

Der Kollaps ging mehrfach mit Präkordialschmerzen, Dyspnoe, kalten Schweißen und Hautverfärbung einher. Nach Verbrauch von 2 g Phenazetin in drei Stunden waren Finger, Nagelglieder, Hände, Lippen, Wangen tiefblau gefärbt, ebenso die Schleimhäute. Erst nach zwölf Stunden schwand diese Störung. Mit den vorgenannten Symptomen oder allein entstehen seitens des Zentralnervensystems: Eingenommensein des Kopfes, Schwindel, Schlafsucht, Ohrensausen oder Abnahme des Gehörs, Augenflimmern, Gliederzittern und Krämpfe[1]). Diese erschienen wiederholt nach 0,3 g anfallsweise.

Trockenheit und Kratzen im Hals, Magenschmerzen, Übelkeit, Leibschmerzen, Durchfall, leiten oft die anderen Störungen ein. Auch die Haut kann leiden. Beobachtet wurden bisher[2]): Erythem, Erythema papulosum, Erythema urticatum, Urtikaria, Miliaria alba und Hautschwellungen[3]) an Lidern, Stirn, Nase, Wangen, Fingern, und Purpura mit Geschwüren nach häufigem Gebrauch des Mittels. In einem solchen Falle waren punkt- und streifenförmige Petechien an den Unterschenkeln sichtbar. An manchen Stellen waren sie zu bis in die Koriumschicht reichenden, schmerzhaften Extravasaten konfluiert, auf denen sich große, schmierig belegte Ulzerationen fanden[4]) Das Leiden schwand nach Aussetzen des Mittels, konnte aber durch 1,5 g wieder hervorgerufen werden.

Wiederholt ist Ikterus mit anderen der genannten Symptome festgestellt worden. Ich halte ihn für einen hämatogenen. Eine Frau nahm wegen Kopfschmerzen zwei Tage lang je 4,0 g in Dosen von 0,5 g. Am dritten Tage erschien eine deutliche Gelbfärbung der äußeren Haut und der Schleimhäute, begleitet von stark belegter Zunge, Brechreiz und Diarrhöe. Der Druck auf die Magengrube und die Leber in der Gegend der Gallenblase war sehr schmerzhaft. Es bestanden ferner große Mattigkeit und Albuminurie. Die Stühle waren lehmartig, stark übelriechend. Der Harn enthielt Gallenfarbstoff. Die Albuminurie schwand nach zwei Tagen, während der von Hautjucken begleitete Ikterus und die übrigen Erscheinungen sehr langsam schwanden. Erst nach drei Wochen trat Heilung ein, nachdem Karlsbader Mühlbrunnen u. a. m. angewendet worden waren. Albuminurie und Hämaturie sind im allgemeinen dabei selten[5]). Im Blute fand sich eine starke Vermehrung der weißen und eine Lösung der roten Blutkörperchen, und ein Austreten des Hämoglobins bzw. eine Spaltung des letzteren bei gleichzeitiger Aufhellung des Zelleibes in mehrere Klümpchen. In der Leiche durch Phenazetin Gestorbener fand man im Herzen braunes Blut und diese Färbung auch an anderen Organen. Es war durch Methämoglobin bedingt. Blut war in der Harnblase. Ferner bestanden in einem Falle akute parenchymatöse Nephritis, Lungenödem, Herzverfettung.

Nachweis. Der Harn wird mit einigen Tropfen Salzsäure und einprozentiger Natriumnitritlösung sowie alkalischer α-Naphthollösung ver-

---

[1]) Illoway, Medic. News 1893, Vol. 63, p. 241.
[2]) L. Lewin, Die Nebenwirkungen . . ., 3. Aufl., S. 493.
[3]) Meurice, Annal. de la Soc. de Médec. de Gand, 1905, Nr. 4. — Oeffinger, Ärztl. Mitteilungen für Baden 1889, S. 110.
[4]) Hirschfeld, D. med. Wochenschr. 1905, Nr. 2.
[5]) Cattani, Gaz. med. Ital.-Lombard. 1888, p. 457. — Kroenig, l. c.

setzt. Es entsteht Rotfärbung. Auf Zusatz von Eisenchlorid entsteht eine burgunderrote Farbe.

Laktophenin. Auf Laktylphenitidin reagieren die Menschen sehr verschieden. An der Haut können Ausschläge entstehen und durch Unbehagen, Prickeln, Hitze im Kopfe, Schüttelfrost, Fieber (39,5 ° C), erhöhter Pulszahl und Kopfweh eingeleitet werden. Ein fleckweises Erythem kann für sich bestehen, oder sich mit Blasen und Geschwüren verbinden. Eine an chronischer Nephritis leidende Frau bekam auf dem geschwollenen Gesicht ein Erythem. Die Unterfläche der geschwollenen Oberlippe wies eine Blase und ein blutendes Geschwür auf; fibrinös belegt war ein solches an dem Rande der verdickten Zunge. Dazu kam Foetor ex ore. Brennen und Jucken an der Vagina und ein Geschwür an einem ödematösen Labium minus lehrte die resorptive Natur dieser Hautveränderung. Die Rekonvaleszenz nahm acht Tage in Anspruch. Ein ausgedehnterer Gebrauch des Mittels muß noch vielgestaltigere Ausschläge kennen lehren[1]). Als Symptome kommen ferner vor: Schweiße, Erbrechen, Leibschmerzen und katarrhalischer Ikterus, der mit Anorexie, Zungenbelag, Foetor ex ore, leichter Leberschwellung und Jucken einhergeht. Der Harn ist braun, reich an Gallenfarbstoff. Der Zustand kann zwei bis drei Wochen bestehen und sehr starke Schwäche hinterlassen[2]). Bläuliche Hautfärbung, wahrscheinlich auf Grundlage einer Methämoglobinämie, entsteht gelegentlich mit oder ohne Kollaps. Der Puls kann beschleunigt und aussetzend sein. Schwindel mit Sehstörungen, Nebligsehen und leichter Bewußtseinsstörung können einen fragmentären Kollaps darstellen.

Apolysin. Das Monozitrylphenetidin ($C_{14}H_{17}O_7N$). Bestehender Schmerz nimmt bisweilen zu. Die Harnmenge steigt.

Zitrophen, eine andere Phenetidin-Zitronensäureverbindung, rief zu 2—3 g bei Hunden Erbrechen, langdauernde Albuminurie und Methämoglobinämie hervor. Im Harn waren Indophenol, rote und weiße Blutkörperchen sowie Nierenepithelien[3]). Bei einem Menschen erschienen nach einer zweiten Dosis von 1 g Herzschwäche, Arhythmie, hochgradige Zyanose, Kälte der Glieder und Hinfälligkeit für vier Tage[4]). Ein anderer bekam schon nach einem Gramm Kopfschmerzen, Ohrgeräusche, Schweiß und nach weiteren solchen Dosen Zyanose von mehrtägiger Dauer. Vier hintereinander genommene Grammdosen machten Kollaps mit Frostgefühl, Schweiß auf der Stirn, Atemnot, bläuliche Verfärbung der Haut, arhythmischen Puls, Untertemperatur. Wahrscheinlich war auch hier Methämoglobin im Blute.

Malakin. Das Salizylphenetidin ($C_{15}H_{15}O_2N$) kann in größeren Dosen phenazetinartige Nebenwirkungen aufweisen: Schweiße, Hautausschläge, Magenstörungen, Aufstoßen von eigentümlichem Geruche, Erbrechen, Kollaps und Methämoglobinämie (Zyanose).

---

[1]) Huber, Correspondenzbl. f. schweiz. Ärzte, 1897, p. 743.
[2]) Strauss, Therap. Monatsh. 1894, H. 9 u. 10. — Hahn, Deutsche med. Wochenschr. 1898, Nr. 9. Ther. Beil. — Wenzel, Centralbl. f. inn. Med. 1896.
[3]) Treupel, D. med. Wochenschr. 1895.
[4]) Heyde, Münch. med. Wochenschr. 1907, Nr. 33. — Schotten, Ther. Monatsh. 1900. — Goldschmidt, Münch. med. Wochenschr. 1907, Nr. 23.

Methazetin, Azetanisidin ($C_6H_4 \cdot OCH_3 \cdot NH \cdot C_2H_3O$), tötet Tiere unter Krämpfen. Bei Menschen entstand nach 0,2 g Kollaps und Blausein mit oder ohne Schüttelfrost.

Phenokoll. Das Amidoazetphenetidin ($C_{10}H_{14}O_2N_2$) wird ziemlich schnell und zum größten Teil durch den Harn ausgeschieden. Kollaps entsteht leicht dadurch. Der Puls ist klein, fadenförmig und auch intermittierend, die Körperdecke kalt. Frösteln, Mattigkeit und Blausein treten ein. Die letztere kann sich als echte Zyanose mit Dyspnoe vergesellschaften, stellt aber für gewöhnlich nur ein Bläulichsein durch Methämoglobinämie dar. Dazu können sich Erbrechen, Durchfall, allgemeine Unruhe und ein erythematöser Hautausschlag gesellen.

Phenazylidin ($C_6H_4 \cdot O \cdot C_2H_5 \cdot NH \cdot CH_2 \cdot COC_6H_5$). Dieses Phenetidinderivat ruft an Tieren Sinken der Körperwärme und Durchfall hervor, welche rasche Abmagerung zur Folge haben. Bei Menschen veranlassen 0,5 bis 3 g keine Temperaturabnahme, dagegen starke Reizung der Urethra durch Kristalle im Harn, die nicht mit Phenazylidin übereinstimmen.

Phesin, ein Phenazetinderivat, bewirkt in 2- bis 3prozentiger Lösung bei mehrstündiger Einwirkung auf totes Blut Schrumpfung und Zerfall der Erythrozyten unter Methämoglobinbildung, im lebenden Organismus aber nicht. Kaninchen sterben durch die vierfache tödliche Dosis des Phenazetins. Die chronische Vergiftung damit veranlaßt bei Tieren Appetitverlust, Mattigkeit, später Lähmungen. Der Tod erfolgt durch Lähmung der Atemmuskeln. Das **Kosaprin** ($C_6H_4 \cdot SO_3Na \cdot NH \cdot CO \cdot CH_3$) verändert Blut nicht und ist für Tiere selbst zu 5 bis 6 g ungiftig.

Benzokoll. Nach Einnehmen von 1 g entstanden ein zwölfstündiges Blausein, Dyspnoe und ein dunkelgelbroter Harn.

Kryofin. Das Methylglykolsäurephenetidid erscheint schon nach 15 bis 20 Minuten in dem braunroten oder burgunderfarbenen Harn, der angeblich keinen Absorptionsstreifen besitzen soll. Lösungen des Mittels sind bitter und beißen im Munde. Nach 0,5 g entstehen Schweiße bei der Entfieberung. Es kommen auch Übelkeit, schlechteres Befinden und Blausein vor. Ein Phthisiker bekam danach einen Kollaps für 24 Stunden, bei einer Körperwärme von 34—35°, kalten, feuchten, zyanotischen Extremitäten usw., erholte sich wieder leidlich, starb aber am dritten Tage[1]).

Jodophein. Dieses Jodderivat des Phenazetins gibt bei Berührung mit Wasser viel Jod ab. Seine Wirkung ist deshalb wesentlich die des Jods. Auf der Haut verrieben und innerlich genommen, evtl. die entsprechenden Reizsymptome.

Methazetin. Das Paraazetanisidin ($C_6H_4 \cdot OCH_3 \cdot NH \cdot C_2H_3O$) tötet Tiere unter Krämpfen. Ihr Harn zeigt reduzierende Eigenschaften. Bei einem tuberkulösen Mädchen kam es zwei Stunden nach 0,2 g Methazetin zu Kollaps, der drei Stunden anhielt. Die Eigenwärme sank bei kleinem Pulse auf 35°C. Schweiß und Zyanose gesellten sich ebenfalls hinzu. Nach sechs Stunden trat Wiederherstellung ein. Auch in Verbindung mit Schüttelfrost kommt Kollaps vor. Im Harn von Menschen, die 0,2 bis 0,3 g von dem Mittel erhalten haben, ist die Paramidophenolreaktion auffindbar. An der Hand eines Typhuskranken entstand nach der Ver-

---

[1]) Eichhorst, Schreiber, D. med. Wochenschr. 1897, S. 258 bezw. ibid. Therap. Beil., S. 73.

abreichung des Methazetins, zugleich mit dem Schweißausbruch am Rumpfe, Schweißfrieseln, die am folgenden Tage wieder verschwanden.

Phenylendiamine.

Metaphenylendiamin [$C_6H_4 \cdot (NH_2)_2$] ruft beim Hunde zu 0,1 g pro Kilo subkutan, Speichelfluß, Koryza, Niesen, Husten, Erbrechen, Diarrhöe, Polyurie, Albuminurie und den Tod im Koma nach 12 bis 15 Stunden hervor. Im Blute findet sich Methämoglobin. Ein Arbeiter, dem durch Zufall m-Phenylendiamin in seinen Kaffee gelangt war, erkrankte in entsprechender Weise und starb einige Tage später. Das Mittel ist gegen Diarrhöe zu 0,1 g gebraucht und danach ein brauner Harn erzeugt worden.

Paraphenylendiamin.

Paraphenylendiamin[1] $C_6H_4 \cdot [NH_2]_2$ koaguliert totes Blut und bildet in ihm saures Hämatin. Es tötet Tiere zu 0,1 pro Kilo schon nach zwei bis drei Stunden. Bald nach seiner Einführung entsteht starker Exophthalmus. Das Auge drängt sich aus der Augenhöhle. Die Konjunktiva wird ödematös, chemotisch. Die Lider schwellen, das intraorbitale Zellgewebe wird infiltriert und die Tränendrüsen werden melanotisch durch ein eingelagertes Pigment. Die Augenbewegungen sind aufgehoben. Große Dosen machen Erbrechen, Diarrhöe, Hämaturie, Zuckungen. Im Koma erfolgt der Tod. Auch dieses Gift erzeugt Methämoglobin im Blute. Die Vergiftungssymptome kommen auch bei epi- und endermatischer Anwendung, sind aber am ausgesprochensten bei subkutaner, wo die Sektion außer Braunfärbung der Einstichstelle und Thrombenbildung in den benachbarten Gefäßen, die Anfänge parenchymatöser Entzündung in Herz, Nieren und mitunter in der Leber erkennen läßt. Ein Hund, der einen in Paraphenylenstaub gefallenen Stein apportiert hatte, bekam Ödeme, Herzschwäche, Hämoglobinurie und Albuminurie.

Dieser Stoff wird unter den Namen Ursol, Pelzschwarz, Juvenia, Nuzin, Phoenix, Fo, Juvenil, Mixture venitienne usw. zum Dunkelfärben lebenden und toten Haares verwendet. Daraus ergaben sich bei nach Haarschönheit Lüsternen oder gewerblich bei Kürschnern, Pelzfärbern und auch bei Menschen, die solche Pelze trugen, örtliche und allgemeine Vergiftungssymptome. Es wird angenommen, daß das Mittel als solches, z. B. die Krämpfe bei Tieren, ver-

---

[1] Grunert, Sitzungsber. d. ophthalm. Gesellsch. Heidelberg 1903. — Birch-Hirschfeld, Graefe-Saemisch, Handb., Bd. IX, Kap. 13, S. 100. Bei Affen war der Verlauf ebenso. — Pollak, Wiener klin. Wochenschr. 1900, S. 712. — Fuchs, Deutsche med. Wochenschr. 1906, Nr. 51, S. 2095. — Chiari, Ann. di ottalm., Vol. XXXVIII, p. 882. — Erdmann u. Vahlen, Arch. f. exp. Pathol. . . . 1905, Bd. 53. — Blau, Z. d. österr. Apoth.-Ver. 1906, S. 7. — Jacobsen, Ugeskr. for laeger., Bd. 85, 1923. — Sacerdote, Archivio di antropol. crimin. 1910, Vol. XXXI. — Cathelineau, Annales de Dermatol. 1895, III. Sér., T. VI, p. 24. — Oestreicher, D. med. Wochenschrift 1926, Nr 23. — Carozzi, Il Lavoro 1912, Nr. 12.

anlaßt, die örtlichen Reiz- und Schwellungssymptome aber von dem aus ihm durch Oxydation entstehenden Chinondiimin, bzw. der aus diesem durch Polymerisation sich bildenden Bandrowskischen Base ($C_{18}H_{18}N_6$) stammen. Das letztere ist nicht richtig.

Eine Frau, die sich mit einem Haarfärbemittel „Phoenix", d. h. einer sechsprozentigen Paraphenylendiaminlösung, die Haare behandelt hatte, bekam Brennen am Kopfe und der Stirn und brennende Schmerzen in den Augen, Schwellung, Ekzem bzw. Pusteln oder Geschwürchen am Kopfe, der Stirn bis zur Nasenwurzel und bis tief im Nacken. Es bestand außerdem **ausgesprochener Exophthalmus**, vergesellschaftet mit starkem Tränenfluß. Die Conjunctiva bulbi war entzündet, die der Lider ödematös, so daß **Chemosis** bestand. Durch Schwitzen trat Heilung ein. Durch ein ähnliches Haarfärbemittel entstand bei einer Frau ein Symptomenkomplex, welcher auf eine Sympathikusreizung zu deuten schien: Heftige Konjunktivitis, Tränenfluß, Juckreiz und leichter Exophthalmus des rechten Auges, Nieskrämpfe, intermittierende profuse wässerige Absonderung aus der Nase, im Kehlkopf Fremdkörpergefühl und Juckreiz. Eine Erkrankung des Sehnerven entwickelte sich bei einer Frau nach zweimaliger Einreibung mit einer Haartinktur, welche Paraphenylendiamin enthielt. Darauf sank die Sehschärfe auf einem Auge bis auf Fingerzählen in einen Meter. Die Untersuchung ergab ein großes zentrales Skotom für alle Farben und den Befund der Neuritis optici. Durch ableitende Behandlung trat Wiederherstellung ein.

Die von dem Mittel direkt berührten Hautpartien können in großem Umfange erythematös oder scharlachähnlich erkranken, und dieser Ausschlag, wie ich annehme, auf dem Wege der Lymphbahnen, sich weiter auf Schultern, Arme, Hüften und weiter noch ausdehnen. Lymphdrüsen, Submaxillardrüsen usw. fand man dunkelgefärbt. Als fernere Hauterkrankung kommen vor: Urtikaria, eine Impetigo ähnliche Erkrankung oder Blasen. Erschwerte Atmung durch Fortpflanzung des Ödems auf die Schleimhäute der oberen Luftwege, Albuminurie, Hämaturie und selbst Delirien wurden danach beobachtet. Juckende Dermatitis und Ekzem am Halse kommen durch mit Paraphenylen behandelte Pelzkragen, im Nacken usw. auch durch dort reibende so gefärbte Hüte und durch Jumper und Schlüpfer usw. aus Wolle oder Kunstseide an anderen Körperstellen zustande. Die geschilderten Symptome und dazu auch ein leichter Ikterus entstehen auch beim gewerblichen Arbeiten mit damit gefärbten Fellen.

Nachweis. Die mit Schwefelwasserstoff und Eisenchlorid erwärmte salzsaure Lösung des p-Phenylendiamin färbt sich violett (Lauths Violett). Eine sehr verdünnte saure Lösung von P. und Anilin gibt mit Eisenchlorid eine Blaufärbung (Indaminreaktion).

Dimethylparaphenylendiamin, das Reduktionsprodukt des Nitrosodimethylanilins schafft bei Arbeitern Hautentzündung, Ekzeme und evtl. auch Symptome, die der Anilinvergiftung ähneln.

Reizwirkungen an Geweben rufen noch andere für Färbungszwecke benutzte Stoffe hervor, z. B. **Amidodiphenylamin** und **Amidodiphenyltolamin**[1]).

---

[1]) Tomasczewski u. Erdmann, Münch. med. Wochenschr. 1906.

Zimtsäure ($C_6H_5 — C_3H_3O_2$). β-Phenylakrylsäure, die sich als Zimtsäureester im Perubalsam, Tolubalsam, Storax findet, hat nach subkutaner Injektion einer wässerigen Lösung (H e t o l) bei Tuberkulösen an der betreffenden Stelle stechenden Schmerz erzeugt, der sich unter Umständen über ein ganzes Bein, ischiasähnlich erstreckt, ferner auch Schwellung des Injektionsgebietes, Fieber, seltener mehrmalige Schwindelanfälle und eine erhöhte Nervosität, aber auch Blutungen. T i e r e werden dadurch wie durch Salizylsäure vergiftet.

Kumarin.

Das u. a. in der T o n k a b o h n e, dem W a l d m e i s t e r und S t e i n k l e e vorkommende Kumarsäureanhydrid (O x y z i m t s ä u r e a n h y d r i d) ($C_9H_6O_2$) veranlaßt bei Tieren Betäubung, Herabsetzung der Reflextätigkeit, der Atmung, gelegentlich Ikterus und Nephritis sowie ein tödlich endendes Koma. Es werden der Herzvagus, die muskulomotorischen Herzganglien und der Muskel selbst gelähmt. Hunde gehen durch 0,6—0,8 g, Pferde und Rinder durch etwa 40 g, Schafe durch 5 g zugrunde. Kumarin erwies sich im Experiment als ein die Leber schädigendes Mittel. Nekrose von Zellen und Gefäßveränderungen entstehen dadurch, die an das Bild eines Angioma cavernosum erinnern. Die Hauptwirkung besteht in einer Koagulationsnekrose von Leberzellen, welche sich an die Gebiete der intralobulären Venen anschließt. Die Thrombenbildung ist eine sekundäre Erscheinung. Dazu kommen Erweiterungen der Kapillaren und Hämorrhagien[1]). Bei M e n s c h e n erzeugen 4 g Nausea, Erbrechen, Kopfschmerzen, Schwindel und Schwäche[2]). Kumarin geht in den Harn über, der fluoreszent wird. Die starken Kopfschmerzen, die nach dem Trinken von Maibowle auftreten, sind wesentlich auf Kumarin als Verursacher zu beziehen.

Cymol ($C_{10}H_{14}$). Für Kaninchen ist es ungiftig. Hunde gehen durch 5 g (subkutan) in vier Tagen an Gastroenteritis zugrunde[3]). Bei M e n s c h e n treten nach Tagesdosen von 3—4 g Übelkeit, Erbrechen und Kopfschmerzen auf[4]). Das Cymol geht in den Harn als Kuminsäure und Kuminursäure über.

Thymol v. Thymus vulgaris.

Indol.

Indol ($C_{16}H_{14}N_2$) geht im Tierkörper in Indikan über. Bei Fröschen veranlaßt es erhöhte Reflexerregbarkeit und in großen Dosen Lähmung. Der Tod erfolgt in 24 Stunden. Bei einem Hunde, der 2 g Indol in 24 Stunden erhielt, entstanden Durchfall und Hämaturie[5]).

Indigo s. Isatis tinctoria.

Methylindolkarbonsäure ($C_{10}H_9NO_2$) erzeugt bei Tieren Betäubung und motorische Lähmung. Menschen scheiden nach 3 g einen bräunlichen,

---
[1]) L e v a d i t i, Centralbl. f. allgem. Pathol. 1901.
[2]) M a l e w s k i, Quaedam de Camphora etc., Dorpat 1855.
[3]) S c h u l z, Das Eucalyptusöl, Bonn 1881, p. 12.
[4]) Z i e g l e r, Arch. f. exp. Path. u. Pharm., Bd. I, p. 65.
[5]) N e n c k i, Ber. d. chem. Gesellsch. 1876, S. 299.

beim Stehen schwarz werdenden Harn ab. Ähnlich verhält sich **Methylindolessigsäure.**

Orthonitrophenylpropiolsäure ($C_9H_5NO_4$), die durch Reduktion Indigo wird, tötet Kaninchen schnell zu 1,5 g (subkutan). Im Harne findet sich Blut[1]). Bei H u n d e n tritt Freßunlust, Albuminurie und Glykosurie ein. Der Tod erfolgt unter allmählich sich ausbreitender, zuerst an den Hinterextremitäten auftretender Lähmung nach fünf bis sieben Tagen.. Die S e k t i o n ergibt: Enterokatarrh, Infarkte am Herzen und ziemlich konstant parenchymatöse Nephritis.

Salizin ($C_{13}H_{18}O_7$) schafft bei Tieren einen hohen Gehalt des Harns an Ätherschwefelsäure. Sie vertragen selbst 4 g und M e n s c h e n selbst 15—20 g pro dosi und 96 g in drei Tagen ohne Vergiftung. Nur manche Personen bekommen danach Kopfschmerzen, Schwindel, Funkensehen, mitunter auch Erbrechen, Diarrhöe, Kollaps[2]), Ohrensausen, Taubheit und Parästhesien im Bereiche der Sinnesorgane, Sehstörungen, Augenflimmern, Zittern und Krämpfe. Angeblich soll sogar ein Todesfall nach 6 g vorgekommen sein.

Salizylsäure.

Die Salizylsäure ($C_6H_4 . OH . COOH$) kann schwere, bzw. tödliche Vergiftung erzeugen. Die tödlichen Dosen des s a l i z y l s a u r e n N a t r o n s betrugen bisher: 5 g, in zwei Tagen verbraucht, oder 3,6, resp. 2,4, ja selbst angeblich nur 0,7 g. Die giftigen Mengen können noch niedriger liegen. Manche Menschen vertragen aber sehr große Dosen, z. B. 120 g in 22 Tagen, also täglich 5,5 g, und ein anderer längere Zeit hindurch 14—16 g täglich ohne Nachteil. Die Salizylsäure wird auch von der Haut aus aus Salben und Pflastern resorbiert, zumal, wenn sie krankhaft verändert ist[3]). Im Körper entsteht zum Teil Salizylursäure, zum Teil wird das Mittel unverändert mit dem Harn schon nach 15 Minuten ausgeschieden und ist nach längstens fünf Tagen, selten erst später ganz aus dem Körper geschwunden. Auch im Speichel, der Milch, im Schweiße, im Nasen- und Bronchialsekret, in Ernährungsflüssigkeiten und Transsudaten kann sich Salizylsäure finden. Sie geht auf den Fötus über. Schon nach 20 Minuten wird sie von den plazentaren Resorptionsorganen des Fötus aufgenommen. Im Urin des Neugeborenen kann sie noch nach drei bis vier Tagen nachgewiesen werden. Fast alle Organe enthalten sie nach ihrer Einführung, wie es scheint, reichlich die Gelenke. Diese Ausscheidung in die Synovialis vollzieht sich besonders stark bei Gelenkerkrankungen. Eiweiß wird durch Salizylsäure koaguliert. Im Blut entsteht Hämatin. Auf Schleimhäuten erzeugt sie Entzündung. Das mortifizierte Gewebe stößt sich nach einigen Stunden ab.

T i e r e zeigen nach giftigen Dosen von salizylsaurem Natron Abnahme der Atmung und des Blutdruckes, Aussetzen des Pulses, Erbrechen auch nach subkutaner Einführung (Ausscheidung in den Magen), Diarrhöe, Dyspnoe und Tetanus.

---

[1]) H o p p e - S e y l e r, Zeitschr. f. phys. Chemie, Bd. VII. S. 178, 403.
[2]) B u c h w a l d, Üb. Wirk. des Salicins, Breslau 1878.
[3]) B o u r g e t, Ther. Monatsh. 1893. — L e n a r t o w i c z, Dermatol. Wochenschr. 1914, S. 791.

Die örtlichen Wirkungen an Wunden und Schleimhäuten, die durch pulverförmige Salizylsäure oder Natriumsalizylat entstehen, sind weiße Ätzplaques, die nach einigen Stunden schon verschwinden können. Die subkutane Injektion von Lösungen verursacht Schmerzen und evtl. Abszedierung. Die Inhalation zerstäubter Lösungen kann Hustenanfälle kommen lassen. Gelegentlich kommen Wundsein der Zunge oder auch Zahnfleischschwellung, aphthöse Flecke oder Blasen, Schwellung der Pharynxschleimhaut, auch mit Blutungen an ihr u. a. m. als Reizfolgen vor. Arbeiter, die Salizylsäure staubförmig aufnehmen, können Reizfolgen bekommen: Niesen, Husten, Bronchitis, auch Blutung, Schwellung der Stimmbänder u. a. m.[1]).

Vergiftungen von Menschen kommen reichlich nach arzneilicher Verwendung, selten zum Selbstmord vor. Schwer wurde eine Kellnerin vergiftet, die etwa 200 ccm Salizylmundwasser mit mindestens 8 g Salizylsäure und 90 g absolutem Alkohol für den letzteren Zweck getrunken hatte[2]). An Symptomen traten nach, auch individuell, giftigen Dosen in wechselnden Kombinationen ein: Erbrechen, Bewußtlosigkeit, Delirien, verlangsamte, keuchende Respiration, Schwerhörigkeit, Dysphagie, Sinken der Temperatur, arhythmischer Puls, sowie Anästhesie an den Füßen. Die Vergiftungserscheinungen hielten zwei, resp. vier Tage an[3]). Salizylpräparate, einschließlich des Aspirins, erzeugen zuweilen bei Kindern Symptome, die ganz unter dem Bilde des Coma diabeticum verlaufen. Man beobachtet Somnolenz, die in Koma übergeht und zum Tode führen kann, starken Lufthunger und meistens Erbrechen. Im Urin solcher Kinder findet man große Mengen von Azeton, nach dem auch die Exspirationsluft riecht. Die veranlassenden Dosen brauchen hierfür nicht groß gewesen zu sein. Vorausgegangene Stuhlverstopfung scheint für den Eintritt der Symptome begünstigend und Natrium bicarbonicum helfend zu wirken.

Bei dem arzneilichen Gebrauch des Mittels kommen häufig leichtere und bedrohliche Symptome in nicht vorauszubestimmender Anordnung vor. Solche sind seitens des Auges[4]): Verlust der Pupillenreaktion auf direkten Lichtreiz, Flimmern, Einengung des Gesichtsfeldes, Änderungen in der Farbenwahrnehmung, Nystagmus — letzteren sah man nach Einnehmen von 14 g Salizylsäure in fünf Tagen für drei Stunden bestehen, während eine damit verbundene Blindheit erst ganz allmählich wich —, Ödem der Lider, Rötung und Schwellung der Bindehäute und Bläschen an ihnen, Herabminderung der Sehschärfe und Verengerung der Netzhautgefäße, sowie vorübergehende Blindheit. Ein Student nahm durch einen Irrtum des Apothekers für einen akuten Gelenkrheumatismus mehr als 20 g Natriumsalizylat in etwa anderthalb Stunden ein. Er wurde bewußtlos, schwitzte, hatte ein gerötetes Gesicht, war unruhig, taub und blind. Das Bewußtsein kehrte am nächsten Morgen wieder. Gehör und Gesichtsstörungen, als Ohrensausen, Schwindel und Funkensehen, bestanden

---

[1]) Ebstein, Wien. klin. Wochenschr. 1896, S. 187.
[2]) Henneberg, Ther. Monatsh. 1908, Juni.
[3]) Petersen, Deutsche med. Wochenschr., 1877, Nr. 2. — Weckerling, Deutsch. Archiv. f. klin. Medicin, 1876.
[4]) Gibson u. Felkin, Practitioner, 1889, Jan., p. 17. E. Knapp, Wien. med. Wochenschr. 1881, p. 1237.

etwa drei Tage lang. Nach einer Woche erfolgte gänzliche Wiederherstellung. Die ophthalmoskopische Untersuchung gibt keine Aufklärung über die Ursache der beobachteten Sehstörungen. Man fand den Augenhintergrund auch in den schweren Fällen unverändert, vereinzelt erschienen die Retinalvenen erweitert, oder auch die Gefäße dünn und die Papillen blaß. Bei Hunden, denen subkutan Natriumsalizylat oder Salizylsäure in größeren Mengen beigebracht wurde, nahm das Sehvermögen ab, das Gesichtsfeld verengerte sich, der Sehnerv wurde bleich und die Gefäße kontrahierten sich. Hornhauttrübung und Hypopyon-Keratitis, die in schweren Fällen entstanden, scheinen direkt nichts mit der Salizylwirkung zu tun zu haben.

Das Gehör kann stark leiden. Es kommt bei etwa 60 Prozent der Gebraucher von Salizylaten zu Ohrensausen, das oft sehr lange bestehen kann, zu Minderung oder Verlust des Gehörs, Hyperämie im knöchernen Gehörgang, zu Trübung und Verdickung des Trommelfells[1]), Angefülltsein des ganzen perilymphatischen Raumes der Bogengänge mit Bindegewebsbündeln, vielleicht auch zu Blutungen in das Labyrinth. Ich selbst habe eine solche einerseits bekommen, bin durch die entsprechenden subjektiven Empfindungen stark gequält worden und konnte als Grund nur den wiederholten Gebrauch von Aspirin ansprechen. Es können sich ferner als nervöse Störungen einstellen: Kopfschmerzen, Gedächtnisschwäche, Tremor, transitorische Hemiplegie, Aphasie, Depressionszustände, gefolgt von heftiger psychischer Erregung: Delirien, die dem Alkoholdelirium ähneln, Halluzinationen des Gesichts und Gehörs — die für sich allein ohne weitere Erregungszustände vorkommen —, oder primäre Erregung ohne Depression: heiteres Delirium, lärmende Fröhlichkeit, Schlaflosigkeit, Wahnvorstellungen, gesteigerter Bewegungstrieb. Schon nach 2 g Natriumsalizylat kam einmal ein solcher Salizylrausch mit Verwirrtheit und motorischer Unruhe zustande. Solche Personen träumen sehr lebhaft, sprechen im Schlafe mit ihren Traumbildern, spinnen diese auch nach dem Erwachen wohl noch fort, wissen aber, daß sie nur phantasiert haben. In anderen Fällen wird bald, nachdem sich Kopfschmerzen, Ohrensausen, Schwerhörigkeit eingestellt haben, die Sprache schwerfällig und lallend, das Schlucken ist erschwert und darauf folgen maniakalische Anfälle[2]). Verfolgungsdelirien können bald nach dem Aussetzen des Mittels schwinden oder noch einige Tage bleiben oder gar permanent werden. Depressive Symptome, wie Eingenommensein des Kopfes, Gedächtnisschwäche und auffällige Schläfrigkeit können sich beim Hinzutreten anderer zu einem beängstigenden Bilde gestalten. So erschienen in einem Falle nach Verbrauch von 108 g in ca. sechs Wochen, nachdem schon früher 120 g in 22 Tagen ohne Nachteil verbraucht waren, neben den ebengenannten Symptomen noch Unsicherheit in den Bewegungen, Tremor der Hände, Vernachlässigung der Haltung und Kleidung, eine teilnahmlose, gleichgültige Stimmung, während die Intelligenz nicht gestört war. Ehe man an einen Zusammenhang dieses Zustandes mit der Sali-

---
[1]) Kirchner, Berl. klin. Wochenschr. 1884, S. 725. — Schilling, Ärztl. Intelligenzblatt, 1883, Nr. 3. — Haike, Fortschr. der Mediz. 1904. — Herzog, Cincinnati Lancet-Clinic 1893, April. — Seitz, Korrespondenzbl. f. schweiz. Ärzte 1909, Beil. Nr. 6. — Snell, Indian med. Record 1902, 8. Jan.

[2]) Koelin, Corresp.-Blatt f. schweiz. Ärzte 1897, Nr. 16. — Krueg, Wien. med. Presse, 1886, S. 405. — Mann, Medic. Record, 1892, 13. Febr.

zylsäure dachte, war sogar seitens eines Spezialisten der Verdacht auf Dementia paralytica vorhanden. Nach dem Aussetzen des Mittels trat Restitution ein. Man fand ferner: Steifigkeit der Gelenke, tetanische Streckung einzelner Glieder oder auch klonische Zuckungen mit Bewußtlosigkeit oder Hemiparese, ferner Kollaps mit Atmungsstörungen und Krämpfen, Dyspnoe, schnaufende, stöhnende und sehr vertiefte Atmung. Nach dem erwähnten Selbstmordversuch mit 8 g alkoholischer Salizylsäurelösung waren nach einer halben Stunde Krämpfe eingetreten, Schaum stand der Bewußtlosen vor dem Munde, die Augen waren starr nach oben gerichtet, der Lidreflex war aufgehoben, die Atmung röchelnd, zeitweilig durch schwere Atemnotanfälle unterbrochen. Die Salizyldyspnoe scheint von der Höhe der Dosis unabhängig, wohl aber von einer besonderen Disposition abhängig zu sein. Bei einer Frau sah man nach einer sehr großen Dosis (15 g) die Atmung, was das Gewöhnliche ist, nicht in der Frequenz erhöht, aber sie ging so geräuschvoll vor sich, daß man es weit hörte. Die Kranke schnappte in halbsitzender Stellung nach Luft und stieß sie wieder ebenso gewaltsam aus. Der Zustand zeigte Ähnlichkeit mit dem Keuchen eines Hundes. Meist ist die subjektive Empfindung des Erstickens vorhanden[1]). Solche und andere Wirkungsbilder können begleitet sein von: Trachealrasseln, Husten, Schüttelfrost, Fieber[2]), Stottern, Heiserkeit, mehr oder minder schwerer Nierenreizung, die bei einem Stoff von dieser toxischen Gruppierung selbstverständlich ist, Albuminurie mit dem Bilde einer akuten Nephritis[3]). Das primäre Symptom der Nierenreizung ist der Harndrang, der bei einem Menschen so stark war, daß er danach in einer Nacht 30 mal urinieren mußte. Gelegentlich zeigt sich als Überreizungsfolge Anurie für einen halben Tag. Weiter können eintreten: Glykosurie, Hämaturie, Abort, Verlust des Geschlechtstriebes, Blutungen in verschiedenen Körperhöhlen (Uterus, Magen, Darm, Nase usw.) und Ödeme. An Hautausschlägen können entstehen: 1. **Erytheme** als Erythema fugax an Gesicht, Armen usw., oder als ein evtl. über den ganzen Körper sich ausdehnendes diffuses Exanthem, das masern- oder scharlachartig sich darstellt. 2. **Mit Exsudation verbundene Erytheme**: Erythema papulatum, Erythema nodosum. 3. **Urtikaria**. 4. **Dermatitis vesiculosa**, auch Herpes labialis und Miliaria rubra. 5. **Dermatitis bullosa oder pemphigoidea** mit oder ohne Fieber an Gesicht, Lippen, Händen, Beinen, Glutäen usw. 6. **Purpura** erschien bei einer Person, die fünf Tage lang je 5 g Natriumsalizylat erhalten hatte. 7. **Gangrän**.

Nachweis: Salizylsäure wird mit Eisensesquichlorid violett (1 : 50 000 erkennbar). Im Harne kann die Färbung nach Zusatz von Salizylsäure erst bei 1 : 5000 erkannt werden. Leichenteile werden entweder angesäuert und destilliert oder mit Äther geschüttelt und im Destillate, resp. dem Verdampfungsrückstande vom Äther, die Säure durch Eisensalz nachgewiesen. Die wichtigste Behandlung geht auf die

---

[1]) Weckerling, D. Arch. f. klin. Mediz. 1877, Bd. 19, S. 319. — Glaesgen, Münch. med. Wochenschr. 1911, S. 1125.
[2]) Baruch, Berliner klin. Wochenschr. 1883, Nr. 23 u. 33. — Erb, ibid. 1884, p. 445.
[3]) Israel, Centralbl. f. klin. Medic., 1884, Nr. 13. — Bälz, Arch. der Heilkunde, Bd. XVIII, p. 60. Quenstedt, Therap. der Gegenwart, 1905, S. 97.

Entleerung des Giftes. Die Atmungsstörungen sind erfolgreich mit 6 bis 10 g Natriumbicarbonicum täglich behandelt worden. Dadurch sollen auch die Folgen der Nierenreizung, Albuminurie usw. günstig beeinflußt werden. Gegen die Gehörstörungen dürften kleine Mengen, 0,01 bis 0,02 g Jodkalium, zweimal täglich in kohlensaurem Wasser, zu empfehlen sein. Die Anregung zur Ausscheidung durch die Nieren kann durch das Wasser von Vichy (Célestins) oder andere Mineralwässer oder durch Tartarus boraxatus, 20 : 500, gegeben werden.

Salizylsäuremethylester, ($C_6H_4 . OH . CO . OCH_3$), findet sich in verschiedenen Pflanzenfamilien, z. B. in E r i k a c e e n : Gaultheria procumbens L, (s. dieses), G. fragrantissima Wall, G. leucocarpa Blum., in B e t u l a c e e n : Betula lenta L., L a u r a c e e n : Lindera Benzoin Meißner, R o s a c e e n : Spiräa Ulmaria L., E r y t h r o x y l e a e : Erythroxylon Coca Lam., P o l y g a l a c e a e : P o l y g a l a S e n e g a e und anderen Arten, P y r o l a c e e n : Hypopitys multiflora Scop.

Azetylsalizylsäure.

Das **Aspirin** ($C_6H_4 . O . OC . CH_3 . COOH$) und andere Verkaufsmarken der Azetylsalizylsäure haben wiederholt schwere und auch tödliche Salizylvergiftungen erzeugt. So starb ein Knabe, der mit Tabletten der letzteren Art gespielt und wahrscheinlich mehrere davon gegessen hatte, nachdem heftiges Erbrechen, starke Schweiße, Atembeschwerden und wiederholte Erregungszustände aufgetreten waren. Berichtet wurden Selbstmordversuche mit 20 Aspirintabletten, bzw. mit angeblich 80 g Aspirin, die zur Genesung führten. Die Symptome deckten sich mit der von der Salizylsäure geschilderten: Ohrensausen, Taumeln, Erbrechen nach zwei Stunden, Bewußtlosigkeit, Durstgefühl, Albuminurie, Hämaturie, Cylindrurie. Am dritten Tage minderten sich die Beschwerden, am fünften Tage waren sie, ebenso wie die Salizylausscheidung, im Harn geschwunden.

Bei dem arzneilichen Gebrauch erschienen zumal R e i z w i r k u n g e n a n S c h l e i m h ä u t e n u n d H a u t mit Schwellung und evtl. mit Fieber einhergehend[1]). So erfolgte schon nach einer Tablette nach 15 Minuten Schwellung anfangs nur der Oberlippe, später des ganzen Gesichts, mit Schluckbeschwerden, Würgen, hoher Pulszahl. Daran schloß sich eine Urtikaria am ganzen Körper. Schwellungen kamen auch im Munde, im Pharynx und Larynx vor bei starken Kongestionen nach dem Kopf, Ödem des Gesichts und Tränenfluß. Die Schwellung der Stimmbänder kann mit pfeifendem Atmen sowie starker Zyanose einhergehen. Diese Symptome begannen bei einem Manne, der 1 g Aspirin genommen hatte, schon nach einer Stunde abzuklingen. Q u i n k e sches Ödem entstand bei einer Kranken jedesmal nach einer einzigen Aspirintablette.

---

[1]) K a r c h e r, Korrespondenzbl. f. schweiz. Ärzte, 1903, Nr. 24. — F r a n k, Münch. med. Wochenschr. 1903, Nr. 30. — D i e t z, Weekbl. voor Geneesk. 1904, Nr. 26. — F r e u n d, Münch. med. Wochenschr. 1905, Nr. 15. — M a y e r, D. med. Wochenschr. 1903. — Ibid. 1907, 2118. — M e l c h i o r, Therap. d. Gegenw. 1908, Aug. — M o r g a n, Brit. med. Journ. 1911, Febr. — W i n c k e l m a n n, Münch. med. Wochenschr. 1903, Nr. 42. — B o r r i, Gaz. degli osped. 1903. — O t t o, D. med. Wochenschr. 1903. — D o c k b r a y, Brit. med. Journ. 1903, II. — T h o m s o n, Ther. Monatsh. 1904.

An Hautausschlagsformen kamen vor: 1. **Masern-** bzw. **scharlachähnliche** an Ellenbogen- oder Kniegelenken oder anderen Körperstellen. 2. **Urtikaria**. 3. **Maculo-papulöse**. 4. **Bläschenförmige** oder einer hämorrhagischen Variola ähnelnde. Die letzteren, ohne Delle, sah man nach mehrtägigem Verbrauch von je zwei bis drei Aspirintabletten entstehen. Die Uniformität dieses Ausschlages wurde gestört durch eine Gruppe von teils wasserklaren, teils hämorrhagischen kleinen Herpesbläschen. Durch Konfluieren der Eruptionen entstanden große hämorrhagische Infiltrationen. Ausnahmsweise kommen die Ausschläge spät, meist nach ein- bis zweitägigem Gebrauch. Die Schwellungen können schon nach 24 Stunden schwinden. Die stark juckenden Bläschen sah man mehrfach an Fingern und ausnahmsweis am Präputium auftreten.

Übelkeit, Erbrechen, Brennen im Schlunde und in der Gegend der Kardia, Schwindel, Ohrensausen, auch Atembeschwerden, Sprachstörungen, Albuminurie und andere, den Salizylwirkungen gleichende, kommen vor.

Nachweis. Vanadinschwefelsäure gibt mit Aspirin nach einiger Zeit anfangs eine gelbgrüne, weiterhin eine intensiv grüne Färbung. Mit Eisenchlorid gibt der Harn die Salizylsäurereaktion.

Arkanol. Dieses Kombinationspräparat aus Azetylsalizylsäure und Atophanmethylester hat Arzneiexantheme veranlaßt und kann natürlich alle anderen, den Komponenten zukommende Funktionsstörungen erzeugen.

Salol ($C_6H_4 . OH . COOC_6H_5$). Salizylsäurephenyläther soll im Darm in Salizylsäure und Phenol zerlegt werden. Doch geht er auch als solches fort, denn nach seinem wiederholten Gebrauch fand man Salolkonkremente, von etwa 2 g Gewicht, im Darm, die paroxystische Gastralgie, heftiges Erbrechen und selbst Blutbrechen, enteritische Beschwerden und Symptome des Darmverschlusses verursachten. Schwere Schädigung eines Säuglings entstand, nachdem die Mutter infolge von äußerlichem Gebrauche des Salols unangenehm beeinflußt worden war. Mehrfache Todesfälle wurden durch Salol herbeigeführt, sowohl nach seiner äußerlichen Verwendung an einer Brandwunde, als auch nach innerlichem Gebrauch, einmal angeblich von 0,9 g, ein anderes Mal durch 8 g, die in acht Stunden genommen worden waren. Hier erfolgte der Tod am dritten Tage. Es sind viel größere Mengen ohne einen solchen Ausgang, wohl aber mit Vergiftungssymptomen, wie Konstriktionsgefühl im Rachen, Erbrechen und Blutbrechen, Fieber, Abstumpfung der Empfindung an den Gliedern u. a. m. beobachtet worden.

Die Vergiftungssymptome[1]) tragen oft den Charakter des Karbolismus. Nach Verbrauch von 24 g in drei Tagen traten auf: tagelang anhaltendes Erbrechen, Dysurie, Druck und Drang auf die Blase bei stark phenolhaltigem Urin. Der Tod erfolgte hier nach viertägigem Sopor. Die Sektion ergab u. a. Schrumpfniere. In einem anderen Falle verbrauchte ein Mann in vier Tagen 22,5 g Salol. Am fünften Tage erschienen Lumbarschmerz

---

[1]) Georgi, Berl. klin. Wochenschr. 1887, S. 147. — Vialle, Actual. méd. 1891, p. 177. — Lombard, Recherches . . ., Paris 1887, p. 64, 68. — Herrlich, Verein f. inn. Mediz. 1887, S. 216. — Josefowicz, Lond. med. Record 1888, p. 443. — Chlapowsky, Lancet 1891, p. 1167. — Church, New York. med. Rec. 1888, p. 144. — Morel-Lavallée, Ann. de Dermatologie 1894, Nr. 12. — Heller, Philad. Policlin. 1897. — Carle et Pont, Lyon. médic. 1906.

und spärliche Harnsekretion mit Abscheidung eines dunkelolivgrünen, sehr viel Eiweiß enthaltenden Karbolharns. Auch Hämaturie kann bestehen. Zu alledem kommen bisweilen: Schweiße, Fieber, Schüttelfröste, Ohrensausen, Schwindel, Delirien, Herzstörungen und Hautexantheme: scharlachartige, rubeolaartige, papulöse. Die äußerliche Verwendung kann an der Haut Ekzeme und Dermatitis schaffen.

Salophen. Amidophenylazetylsalizylat (C_6H_4 . OH . COO C_6H_4 . NH . CH_3 . CO). Einen Teil des gereichten Mittels fand man in den oft danach erscheinenden Schweißen an der Haut kristallinisch abgeschieden. Der größte Teil des Mittels verläßt den Körper als Salizylsäure und Azetylparamidophenol im Harn. Als Störungen im Befinden kommen vor: Pulsverlangsamung, Ohrensausen, Schwindelgefühl.

Dithiosalizylsaures Natrium ($Na_2C_{14}H_8O_6S_2$) ließ nach der arzneilichen Verabfolgung Salizylsäure- und Schwefelwasserstoffwirkungen erkennen: Schweiße, Diarrhöen, Kolikschmerzen, Ohrensausen.

Salizylaldehyd (C_6H_4 . OH . COH), der sich im ätherischen Öl von Spiräaarten findet und antiseptisch wirkt, wird als künstliches Bukett für alkoholische Getränke gebraucht. Es ruft bei Hunden nach intravenöser Beibringung epileptiforme Krämpfe hervor.

Salizylamid (C_6H_4 . OH . $CONH_2$) wirkt bei Tieren wie Benzamid: Betäubung, Schlaf, Verlangsamung der Reflexe, evtl. Tod durch Atem- und Herzlähmung. **Orthoamidosalizylsäure, Salazetol, Benzosalin** und andere Salizylverbindungen spalten im Körper Salizylsäure ab und können deren unangenehme Wirkungen veranlassen.

Oxydiphenylkarbonsäure ist etwas weniger giftig als die Salizylsäure.

Benzoesäure.

Die als untaugliches Konservierungsmittel benutzte Benzoesäure reizt als Dampf alle zugänglichen Schleimhäute, zumal die der Luftwege. Es entsteht akuter Krampfhusten, der auch zu Gefäßzerreißungen führen kann. Die Inhalation von fünfprozentigen Lösungen macht bei manchen Menschen Brennen und Schmerzen im Halse, Hustenreiz und evtl. Blutungen. Dazu können Übelkeit und Erbrechen und bei häufigen Einatmungen Kopfschmerzen, Durchfälle und Strangurie kommen. Nach innerlicher Verabfolgung des benzoesauren Natrons oder anderen Beibringungsarten kommt es häufig zu Störungen seitens des Magen-Darmkanals, Schwere im Kopfe sowie Ohrenklingen. Im Magen wurden Ecchymosen gefunden. Dazu gesellen sich bei Disponierten, z. B. schon nach Einatmung des Dampfes von 4 g Friars Balsam, einer Modifikation der amerikanischen Tctr. Benzoes composita, eine fieberlose, juckende Purpura · urticans, die auf dem Rumpf und den Armen confluent mit Schwellung der Haut einherging, auf den Beinen mehr urtikariaähnlich und diskret an bis Markstück großen Stellen auftrat. Die diffuse Röte am Rumpf verschwand auf Druck, um alsbald wiederzukehren. Nach Eingabe der Säure in kleinen Dosen sah man einen maculo-papulösen Hautausschlag am vierten Tage entstehen. Die Haut des Rumpfes war mit blaß rosenfarbenen Flecken und mit mohnsamen- bis hirsekorngroßen Knötchen bedeckt, die stellenweise einzelständig, oder zusammenfließend erschienen. Infolge des Fortgebrauches des Medikamentes verbreitete sich der Ausschlag über Gesicht, Hals, Arme und Beine mit Ausnahme der Oberschenkel. Vier Tage nach dem Aussetzen des Mittels schwanden die Flecke, nach zehn Tagen die Papeln. Ähnlich kann das Natronsalz wirken. Bei Tieren veranlassen Säure und Natriumbenzoat Steigerung des Eiweißzerfalls, Lähmung der psychischen und spinalen Funktionen, starkes Sinken der Körperwärme und Tod durch Atemlähmung. Die chronische Zufuhr kann epileptoide Anfälle schaffen.

Kresotinsaures Natrium. Die arzneilich benutzte Para-Verbindung rief bei einem Tuberkulösen Kollaps mit Sinken der Körperwärme auf 36,5° C hervor. Selten stellt sich Erbrechen oder Diarrhöe ein, häufiger ein Arzneiausschlag als Erythem. Die Parakresotinsäure sollte als Verunreinigung der Salizylsäure an deren unangenehmen Wirkungen beteiligt sein, was ich für unwahrscheinlich halte.

Benzaldehyd (C_6H_5COH) bildet den Hauptbestandteil des aus den bereits angeführten Kernfrüchten und anderen Pflanzen gewonnenen ätherischen Bittermandelöls, und kann u. a. aus Toluol, Xylol, Cumol usw. durch Oxydation hergestellt werden. Er geht im Hunde in Benzamid und bei Kaninchen in Hippursäure über. Er bildet bei längerer Berührung mit Blut Methämoglobin und kann in großen Dosen epileptiforme Krämpfe veranlassen. Eine Arbeiterin atmete Benzaldehyddämpfe, die sich durch Flaschenbruch entwickelt hatten, ein und erkrankte. Der ursächliche Zusammenhang kann bestehen.

Benzamid ($C_6.H_5.CONH_2$) erzeugt bei Warm- und Kaltblütern (1 g pro Kilo) vom Magen aus Narkose neben Herabsetzung des Blutdruckes und Pulsverminderung. Ebenso wirken **Dibenzamid** [$(C_6H_5)_2.CO.CONH_2$] und **Chloralbenzamid.** Wird in dem Ammoniakrest Wasserstoff durch Methyl oder Äthyl ersetzt, so tritt die narkotische Wirkung zurück und eine ammoniak-, resp. strychninartige stellt sich ein z. B. bei **Methylbenzamid** ($C_6H_5CONH.CH_3$), **Äthylbenzamid** usw.[1]).

Amarin. Aus Benzaldehyd kann man Amarin ($C_{21}H_{18}N_2$) erhalten. Dieses erzeugt bei Warmblütern pikrotoxinartige Konvulsionen, die in ihrer ununterbrochenen Fortdauer an die Guanidinkrämpfe erinnern. Nach den Krämpfen erscheint Lähmung und auch Dyspnoe. Das Amarin zersetzt sich nicht im Körper. Das isomere **Hydrobenzamid** ist ungiftig[2]). Es zersetzt sich zu Benzoesäure und Paraoxybenzoesäure.

Benzoylchlorid ($C_6H_5CO.Cl$). Die in der Seitenkette halogenierten Abkömmlinge des Benzols, wie Benzoylchlorid, eine stechend riechende Flüssigkeit, **Benzoylbromid, Benzoyljodid,** reizen die direkt mit ihnen in Berührung gekommenen Gewebe sehr stark. Es entstehen aus ihnen die entsprechenden Säuren neben Benzoesäure. Sie wurden als Kampfgifte gebraucht. Giftig wirken auch **Benzalchlorid** ($C_6H_5.CHCl_2$) und **Benzotrichlorid** ($C_6H_5CCl_3$).

Orthoform.

Methylamidooxybenzoat ($C_6H_3.NH_2.OH.COOCH_3$). Nach der Verwendung als schmerzstillendes Wundstreupulver kamen Vergiftungen vor[3]).

---

[1]) Nebelthau, Arch. f. exp. Path., Bd. XXXVI, p. 451.
[2]) Bacchetti, Arch. f. exp. Path. u. Pharm., Bd. VIII, p. 116. — Friedländer, Über salzs. Amarin, Berlin 1890.
[3]) Malenowski, Gazetta Lekarska 1901, Nr. 48. — Audebert, Tribune médic. 1904, Nr. 40. — Asam, Münch. med. Wochenschr. 1899. —

z. T. örtlich sich abspielende Reiz-, Entzündungs- und Eiweißzerfallsvorgänge, z. T. auch resorptive Hautreizungen und Allgemeinstörungen, Schwellungen, Fieber bis 40° C, allgemeine Schwäche u. a. m. Verhältnismäßig kleine Mengen waren es, z. B. in einem Falle in fünf Tagen nur 2,5 g, die solche Wirkungen hervorriefen. So auf Geschwüre gebracht, wurden nicht nur die Schmerzen sehr gesteigert, sondern Schwellung einer Extremität und Erscheinen eines Belages auf der Geschwürsfläche hervorgerufen. Wahrscheinlich auf dem Wege der Lymphbahnen gelangt das Gift auch an andere Körperstellen, so daß blasige und anders gestaltete Ausschläge dort entstehen. Man kann von ihnen unterscheiden:

1. **Erythematöse Form.** In der Umgebung der behandelten Wunde tritt eine intensive Röte auf, die zu lebhaftem Jucken Veranlassung geben kann. Die Stelle wird dann dunkelrot; nach und nach werden die benachbarten Partien ergriffen. Nach einigen Tagen hat sich das Erythem auf Brust, Leib, Rücken, ja fast über die ganze Hautoberfläche erstreckt. Mit Vorliebe werden Gesicht und Hände befallen. Oft ist das Erythem von einer Hautinfiltration begleitet, andere Male hat es mit einem Erythema exsudativum multiforme Ähnlichkeit. 2. **Nässendes Ekzem und Urtikaria.** 3. **Phlyktänuläre Form.** Es bilden sich multiple Bläschen oder Blasen, aus denen eine ziemlich reichliche, gelegentlich auch als übelriechend befundene Flüssigkeit ausfließt. Die phlyktänuläre und erythematöse Form können gleichzeitig auftreten. Während sich das Erythem über den ganzen Körper verbreitet, bleiben die Phlyktänen mehr lokalisiert. 4. **Gangränöse Form.** In einem solchen Falle bildeten sich gangränöse Ulzerationen der Finger, bei einer anderen Kranken traten Schorfe in der Gegend der Schrunden auf, auf die man das gepulverte Orthoform gestreut hatte. Die Gangrän kann auch an Stellen lokalisiert sein, die primär nicht mit dem Mittel in Berührung gekommen sind. Lymphangitis und Lymphadenitis begleiten solche Zustände.

Die **Amidobenzoesäuren** und **Nitrobenzoesäuren** sind bei jeder Art der Einverleibung für Hunde wirkungslos. **Dinitrobenzoesäure,** in großer Menge einem Hunde beigebracht, ließ mehrere Tage hindurch einen intensiv blutrot aussehenden Harn erscheinen, in dem keine Blutkörperchen nachweisbar waren.

Orthosulfaminbenzoesäureanhydrid. Orthobenzoesäuresulfimid ($C_6H_4 \cdot COSO_2 \cdot NH$). **Saccharin** durchläuft den Tierkörper, ohne eine Zersetzung zu erleiden und erscheint im Harn. Saccharin erscheint bereits nach einer halben Stunde im Harn, nach 2½ Stunden nur noch in geringen Mengen, und nach 24 Stunden ist es ganz geschwunden. Experimentell wurde dargetan, daß die Umwandlung der Stärke durch das Ptyalin bei Gegenwart von Saccharinpulver gehemmt wird. Desgleichen findet eine Behinderung der Stärkeumwandlung und Eiweißverdauung bei Menschen nach 0,5—1 g Saccharin statt, so daß nach sechs Stunden die Verdauung noch nicht beendet ist. Den Grund dieser Verdauungshemmung erblicke ich in einer zellularen Einwirkung des Saccharins auf den Magen. Ich glaube, daß jeder Stoff, der pilzliche Lebewesen schädigend beeinflußt, auch

---

Heermann, Ther. Mon. 1901. — Schmidt, ibid. 1907. — Dubreuilh, Presse médic. 1901. — Graul, D. med. Wochenschr. 1901. — Friedlaender, Ther. Mon. 1900.

einen Schädiger für gewisse menschliche Körperzellen darstellen kann. Deshalb sollte Saccharin keinen wahllosen Platz in menschlichen Nahrungs- und Genußmitteln haben. Dieser meiner unter manchem Widerspruch vor Jahrzehnten schon geäußerten Anschauung sind Schmiedeberg, Brouardel und andere, so auch 1917 die Académie de Médicine beigetreten. Man fand ferner, daß die oxydative Kraft des Blutes, der Muskeln und Drüsen dadurch herabgesetzt wird[1]). Es gibt eine besondere individuelle Empfindlichkeit für diesen Stoff, durch die an Symptomen bisher erzeugt wurden: Übelkeit, Appetitlosigkeit, Magenschmerzen, diarrhöische Entleerungen, vereinzelt auch ein Zustand, der an sinnlose Berauschung erinnerte und mit Koma, gerötetem Gesicht, Würgen, Muskelzuckungen und beschleunigtem Puls einherging. Daß so schwere Symptome durch Saccharin in Wirklichkeit veranlaßt werden können, lehrt auch das folgende: Ein neunjähriger Knabe trinkt eine Lösung von 200 Saccharintabletten, entsprechend 3,5 g raffinierten Saccharins, auf ein Liter Wasser. Danach stellten sich ein: Magenschmerzen, Erbrechen, Störungen des Bewußtseins mit Delirium, akustische Sinnestäuschungen, Bewegungsstörungen und eine Urticaria bullosa[2]).

Der dreiundeinhalbjährige Gebrauch von täglich sechs und mehr Tabletten, deren jede 0,025 enthielt, also insgesamt etwa 0,15 g, schuf neben Schmerzen im Epigastrium und rechten Hypochondrium noch starke Abmagerung. Das Leiden war ein Jahr nach dem Beginn des Genusses aufgetreten.

Kresole.

Von den drei isomeren Kresolen (Methylphenolen $C_6H_4 \cdot OH \cdot CH_3$) ist das **Parakresol** das giftigste (0,1 g pro Kilo Hund tödlich), dann folgen das **Orthokresol** und das **Metakresol** (0,15 g pro Kilo Tier tödlich). Sie lähmen das sensible und motorische System. Ortho- und Parakresol verlangsamen den Puls durch Vagusreizung, Metakresol tut dies nicht, sondern wirkt depressiv auf das vasomotorische System, teilt aber diese letztere Eigenschaft mit dem Orthokresol. Alle drei führen den Tod durch Herzlähmung herbei. Von den Tieren zugeführten Kresolen verbrennen etwa 50 Prozent vom Metakresol, etwa 66 Prozent vom Orthokresol und etwa 74 Prozent vom Parakresol. Die Paarung findet zumal mit Schwefelsäure statt, in kleinen Mengen auch mit Glykuronsäure[3]). Die Giftigkeit der Kresole steht nicht hinter der Karbolsäure zurück, übertrifft sie sogar teilweise. Dies gilt von der Ortho- und Paraverbindung[4]). Örtlich wirken sie, auch beim Menschen stark reizend, entzündungserregend, ätzend. Nach der Resorption leiden Blutgefäße und Organe. Die Pfortader führt das Gift und die Schlacken des durch ihn deformierten Blutes der Leber zu, die Zellbeschädigungen erfährt. Schädigung des Herzens und des Gehirns tritt ein, wenn die Leber zur Paarung der Kresole nicht ausreicht, oder wenn sie umgangen wird, am ehesten von der Lunge aus[5]).

[1]) Mathews and Guigan, Journ. americ. medic. Assoc. 1905, Nr. 12.
[2]) Lüth, Berl. klin. Wochenschr. 1906. — Heilmann, Münch. med. Wochenschr. 1922. — Brouardel, Empoisonnements, p. 265. — Schmiedeberg, Naturwein u. Kunstwein, 1900. — Worms, Revue génér. de Clin. 1888, Nr. 16. — Hogarth, Brit. méd. Journ. 1897, I, p. 715.
[3]) Jonescu, Biochem. Zeitschr., Bd. I, 1906.
[4]) Meili, Vergl. Bestimm. der Giftigkeit . . ., Bern 1891.
[5]) Wandel, Arch. f. exper. Pathol. u. Pharm. 1907, Bd. 56, S. 161

Saprol. Dieses Gemisch von rohen Kresolen (40 Prozent) und Kohlenwasserstoffen wirkt stark giftig. Zum Selbstmord getrunken, rief es Koma, Pupillenstarre, Erbrechen, Verlust der Reflexe, Dyspnoe und den Tod nach 36 Stunden hervor.

Karbolineum, ein Phenole, Kresole und Pyridinbasen enthaltender Stoff, tötete einen Mann, der davon einen Schluck getrunken hatte, nach zehn Stunden im Koma. Der ecchymosierte Darm wurde an der Luft durch Oxydation von Hydrochinon grünlich[1]). Rinder leckten den damit bewirkten Anstrich an Stallwänden ab und bekamen davon, wohl auch durch Scheuern, an ihrer Haut Veränderungen. Außerdem war die Stalluft von Phenoldämpfen erfüllt. Es stellten sich ein: Beschleunigte Atmung, Aufhören des Wiederkäuens, Durchfall, Tympanitis, Benommenheit, Herzschwäche, Kollaps und ein braunschwarzer Urin.

Kreolin, ein a u s K r e s o l e n bestehendes Geheimmittel — Rohkresol gelöst in Harzseife — hat mehrfach schwere und auch tödliche Vergiftungen erzeugt, z. B. zum Zwecke des Selbstmordes[2]) oder durch Zufall[3]), oder nach Blasenspülung oder nach Ausspülung des Uterus mit ½—3prozentigen Lösungen[4]). Als Symptome erschienen: tiefer Kollaps, Erbrechen und Bewußtlosigkeit, sowie Exantheme. Nach Umschlägen dieses Abfallproduktes auf eine Fingerwunde, entstanden außer Ausschlag noch Fieber, Appetitlosigkeit und Abmagerung. Schon die Einatmung der Dämpfe des Kreolins kann Kopfschmerzen, Übelkeit und Erbrechen erzeugen. In einer Vergiftung zum Selbstmorde (ca. 250 ccm) erschienen: Bewußtlosigkeit, Karbolharn, Albuminurie, Hämaturie, Cylindrurie, Pyurie, Nephritis, nach vier Tagen klonische Krämpfe und noch nach 18 Tagen Taubsein an den Vorderarmen. Tiere sind oft durch Anwendung von Kreolin an der Haut getötet worden. Von 90 damit behandelten räudigen Schafen starben 42 im Laufe von 36 Stunden.

Lysol.

Diese ebenfalls K r e s o l e enthaltende Flüssigkeit hat sehr oft Vergiftungen und Tod veranlaßt. Viele Hunderte von Menschen wurden und werden noch seine Opfer. Zeitweilig wurde es zu Selbstmorden, so häufig wie kein anderes Gift, epidemisch gebraucht und hat auch durch Verwechselung, z. B. statt Lebertran oder Rhabarbersaft usw., oder Bier, einmal sogar zum Morde an einem kleinen Kinde[5]) zu Vergiftung Anlaß gegeben. Es kommen ihm gewebsreizende und gewebszerstörende Eigenschaften zu. A n d e r H a u t , z. B. des Penis, können Blasen auf ödematöser Grundlage, oder auch in der Umgebung der damit behandelten Stellen ein

---

[1]) F l a t t e n , Vierteljahrschr. f. ger. Mediz., 3. F., Bd. VII.

[2]) v a n A c k e r e n , Berl. klin. Wochenschr. 1889, S. 710. — B i s c h o f s w e r d e r, ibid. 1889, Nr. 33. — P i n n e r , D. med. Wochenschr. 1895.

[3]) D i n t e r , Ther. Monatsh. 1889. Vergiftung von drei geisteskranken Frauen mit etwa 70 g.

[4]) M ü n s t e r m a n n , Über das Creolin, 1895, S. 38. — C r a m e r , Ther. Monatsh. 1888. — G r a s s e , Friedreichs Blätter, 1895.

[5]) R a e d e, Zeitschr. f. Chirurgie. Bd. 36 (Tod eines zweijährigen Kindes trotz Tracheotomie). — Wien. klin. Wochenschr. 1895, 13. — H a b e r d a , Wien. klin. Wochenschr. 1895, S. 289. — K l u g e , Münch. med. Wochenschr. 1898. — F a g e r l u n d , Vierteljahrschr. f. ger. Mediz. 1894, Suppl. — B u r g l , Münch. med. Wochenschr. 1901 (statt Ipecacuanhainfus).

Erythem entstehen, selbst nach Gebrauch einer zweiprozentigen Lösung. Unverdünntes Lysol hat mehrfach Verätzung der Haut, die erst in Wochen heilte, und Pigmentflecke zurückließ, veranlaßt[1]).
Von der Haut aus können schwere und tödliche Vergiftungen entstehen. Pferde, denen das Mittel gegen Läuse auch nur in zweiprozentiger Lösung eingerieben worden war, bekamen langdauernde Krämpfe, Trismus, Schweiße, lähmungsartige Schwäche. Bei der Sektion wies ein solches Tier eine jauchige Lungenentzündung auf. Ein zehnmonatiges Kind, dem Lysol auf eine Brandwunde gebracht war, starb nach etwa zwei Stunden. Schon eine einprozentige Lösung gegen Krätze, auf die Haut gebracht, ließ ein kleines Kind im Bett umfallen, ohne einen Laut von sich zu geben, bewußtlos sein und in dieser Bewußtlosigkeit bald nachher sterben[2]). Uterusspülungen mit ein- oder zweiprozentigen Lysollösungen, Klistiere damit, Blasenausspülungen mit solchen von 2:1000 oder die Einführung von Kathetern, die in 0,5prozentiger Lösung gelegen hatten, haben oft vergiftet, am häufigsten das Trinken von Lysol. Die giftigen bzw. tödlichen Mengen schwanken von jeder Anwendungsstelle aus bedeutend. Die Wirkung vom Magen aus wird durch dessen Füllungszustand stark beeinflußt. An sich vollzieht sich die Resorption sehr schnell. Unwissende behaupten das Gegenteil. Bei Kindern verursachte schon ein Kaffeelöffel voll, bei Erwachsenen etwa ein Eßlöffel voll den Tod[3]). Trotz alsbaldiger Magenausspülung töteten einmal 40 g, während ein Mann, der 65 g davon getrunken hatte, zwar schwer vergiftet wurde, aber mit dem Leben davonkam, obschon die Zeit zwischen Einnehmen des Giftes und der ersten Magenspülung vier Stunden betrug[4]). Ein Kind wurde geheilt, obschon es 25 g Lysol getrunken hatte. Ja, selbst nach dem Trinken von 100 g erfolgte die Entlassung einer Vergifteten als Geheilte nach 14 Tagen, und ein Mann wurde gerettet, der ¾ Wasserglas Lysol schluckweise getrunken hatte.
Wie bei der Karbolsäure, vollziehen sich auch bei dem Lysol zwei Reihen von Wirkungen: die örtliche, protoplasmatische, im wesentlichen auf Veränderungen des Gewebseiweißes beruhende Vergiftung mit den daraus sich ergebenden Abhängigkeitsfolgen, und die allgemeine, durch Beeinflussung des Nervensystems, zumal der Hirnrinde, sich bildende, die vielleicht auch von primären Reizwirkungen des Mittels ihren Ausgang nehmen. Die in ihm überdies vorhandene Seife vergrößert die örtliche Giftwirkung durch ihre kolliquative Wirkungen auf das Eiweiß, die tief greifen. Nach dem zufälligen Hineingelangtsein einiger Tropfen Lysol in ein kindliches Auge entstanden Schwellung und Entzündung der Hornhaut. An Stelle der letzteren sah man ein über dem Augapfel vorspringendes Granulationsgewebe, aus dessen Mitte Eiter quoll[5]).

Symptome. Nach jeder Art der Einführung kann Erbrechen kommen, weil, sobald es einmal im Kreislauf ist, es auch in den Magen hinein ausgeschieden wird. Es stellte sich z. B. nach Ausspülung der Harnblase mit einer 0,5prozentigen Lösung ein und wurde schnell von rauschähn-

---

[1]) Schmey, Liebe, Reichs-Medizin. Anzeig. 1895.
[2]) Reich, Therap. Monatsh. 1892, Nr. 12.
[3]) Ebhardt, Zeitschr. f. Medizin.-Beamte 1901.
[4]) v. Burk, Münch. med. Wochenschr. 1907, Nr. 20.
[5]) Kraupa-Runk, Klin Monatsbl. f. Augenheilk., Bd. 76, 1926.

lichen Delirien begleitet. Darauf folgten Fieber von 40,5° C, Kollaps und Dyspnoe. Das Erbrochene kann bluthaltig, hämatinhaltig sein und Schleimhautfetzen haben. War der Mund die Eingangspforte, so sind Ätzerscheinungen in ihm bis zu den Tonsillen und der Epiglottis zu erkennen — meist in der Form, wie Ätzalkalien sie schaffen, seltner weißlich, immer schmierig, schlüpfrig und evtl. schorfig. Schmerzen in den direkt betroffenen Organen, Rhinitis, Bronchitis, Heiserkeit, Schlingbeschwerden, Taumeln, Ohrensausen, können akut entstehen und noch bis zu mehreren Wochen anhalten. Dauert das Erbrechen in die Bewußtlosigkeit hinein, so kann Schluckpneumonie eintreten[1]). Bei eitriger Pneumonie danach sah man einmal Hautemphysem einer Oberschlüsselbeingrube vorhanden sein. Das Schlucken ist erschwert, der Atem riecht nach Lysol. In schwereren Fällen kommt tracheales Rasseln. Glottisödem kann lebensgefährlich werden.

Das Erbrechen mag im Vergiftungsbeginne auch ganz fehlen, dafür aber der Kranke, wie apoplektisch, schreiend hinstürzen und in der Bewußtlosigkeit bis zu sechs Stunden verbleiben. In diesem Koma sind die Pupillen verengt, auch starr, die Reflexe erloschen. Die Pulszahl ist bei jeder Verlaufsform vermindert. Im weiteren Verlaufe kann sie, korrespondierend mit der Atmung, bedeutend ansteigen. Arhythmie wurde wiederholt festgestellt. In Fällen, in denen bis zu 50 g getrunken, und die Ätzfolgen in den ersten Wegen, auch Durchfälle, zum Ausdruck gekommen waren, stellten sich bei Koma Zyanose, zeitweiliges Aussetzen von Puls und Atmung, schnarchende Atmung, Erloschensein der Korneal- und Pupillarreflexe, Trismus und klonisch-tonische Krämpfe der Gliedmaßen ein. Gelegentlich kommt es zu Schüttelfrost. Zu den Verlaufsformen gehören auch die im Beginne der Vergiftung, sogar mehr oder minder für sich allein erscheinenden, rauschähnlichen Delirien, die intensiven Kopfschmerzen, die anhaltende Schlaflosigkeit und das Schwindelgefühl. Ich glaube nicht, daß die Reizungserscheinungen am Nervensystem auf eine Reizung des Vagus im Magen zurückzuführen sind. Allmählich erlahmt die Herzarbeit. Dieser Zustand wirkt rückwärts auf die Atmung.

Die Nierenreizung, die in irgendeiner Form fast immer zum Ausdruck kommt, kann sich sekundär als Harnverminderung bis zur Anurie darstellen. Der Harn sieht meist bräunlich oder fast olivfarbig aus. Er kann Eiweiß, Blut, Hämoglobin, Zylinder, Zucker, Azeton und Azetessigsäure enthalten. Mineralsäuren färben ihn bläulich. Hämorrhagische Nephritis ist vorgekommen[2]).

Genesung kann lange auf sich warten lassen. Mehrfach erfolgte sie erst nach drei Wochen. In einem Falle trat sie am 20. Tage ein, nachdem am 4. Tage Urämie und tetanische Krämpfe aufgetreten und am 13. Tage die Zeichen einer Nephritis geschwunden waren. Der Tod erfolgt vor einer oder nach einer bis zwei, fast immer innerhalb 24 Stunden, selten erst nach einigen Tagen, durch Herzlähmung. Lungenödem ist meist das Schlußstück, Bronchopneumonie gelegentlich ein Schaltstück. Die Mortalität steigt bis gegen 50 Prozent.

Leichenbefund. Bei Pferden: Im Herzbeutel mehrere Liter blutiger Flüssigkeit, Myokarditis, hämorrhagische Nephritis, Hepatitis, Lungen-

---

[1]) Revenstorf, Ärztl. Sachverst.-Zeitung 1907.
[2]) Fries, Münch. med. Wochenschr. 1904.

ödem. Bei Menschen: An den Mundwinkeln und bis zum Kinn oder zur Brust graubräunliche Streifen. Ätzveränderungen vom Munde bis zum Magen, gelegentlich auch am Kehlkopf. Die Ätzung kann sprungweise erfolgt sein. So kann sie in den oberen Teilen gering sein oder fehlen, dafür aber im unteren Ösophagus und im Magen ausgesprochen sein. Sie sitzt im letzteren auf der Höhe der Schleimhautfalten, aber auch im Grunde. An ihnen ist alkalisches Hämatin spektral als Hämochromogen nachweisbar. Auch im Darm kann Ätzung, zumal in den oberen Abschnitten, partienweise vorhanden sein, aber der Vorgang, den ich als Penetration bezeichne und der sich nicht mit Diffusionswirkung deckt, kann das Gift von ihm auf Nieren, Pankreas, Leber und Milz direkt übergehen lassen. Die Nieren, durch die etwa 20 Prozent des Lysols abgeschieden werden[1]), weisen in den gewundenen Harnkanälchen und den Sammelröhren, weniger in den Glomerulis Epithelnekrose auf. Der Fötus kann Nierenveränderungen wie die Mutter, die Leber schwere Zellschädigung aufweisen. In ihr werden die Kresole vorzugsweise gesammelt und mit Glykuronsäure gepaart.

Behandlung. Von jeder Verweilstelle ist das Lysol durch Ab- und Ausspülung zu entfernen. Es sind schon Spülungen mit über 20 Liter Wasser vorgenommen worden. Ich empfehle dringend auch hohe Darmeinläufe vorzunehmen. Fette oder Emulsionen einschließlich der Milch können nur die entzündliche Spannung an den geätzten Partien mindern. Man hielt es auch für zweckmäßig, unter allen Umständen Mengen von 100 bis 250 g Öl in den Magen zu bringen. Als Brechmittel ist nur Apomorphin. hydrochlor. zu verwenden, evtl. in übermaximaler Dosis. Heiße Sandsäckchen auf Magen und Unterleib wirken schmerzmindernd. Allen übrigen Symptomen ist nach der üblichen Art zu begegnen.

Bazillol. Dies kresolhaltige Präparat, eine braune, ölige Flüssigkeit, vergiftete durch Fahrlässigkeit eines Wärters einen Geisteskranken. Auch hier stellten sich neben Koma, Zyanose, Dyspnoe, Pupillenverengerung, Atmungsstörungen, Wirkungsfolgen der Schleimhautverätzung ein. Der Harn war dunkel. Der Tod erfolgte nach 18 Stunden[2]).

Vapokresolin. Von diesem Präparat, einer Mischung von Kresolen und Phenolen trank eine Frau aus Versehen zwei Teelöffel voll. Nach fünf Minuten wurde sie bewußtlos, nach 20 Minuten zyanotisch. Lippen und Gaumen waren verätzt. Drei Tage lang bestand Husten mit Auswurf. Heilung erfolgte nach neun Tagen.

Dinitrokresol [$C_6H_2(NO_2)_2OH.CH_3$] findet sich als Kaliumsalz im Safransurrogat und wird als Anilinorange, Viktoriagelb, Viktoriaorange zu Färbezwecken[3]) oder als Antinonnin zur Vernichtung der Nonnenraupen verwendet. Es ist ein Blut- und Gehirngift. Bei Tieren entstehen durch 0,06 g pro Kilo (innerlich) Erbrechen, Diarrhöe, Zitterkrämpfe und durch größere Dosen auch Dyspnoe. Durch ca. 5 g Safransurrogat wurde eine Frau, die echten Safran verlangt, aber in einer Apotheke das Surrogat erhalten hatte, unter Krämpfen und Kurzatmigkeit töd-

---

[1]) Blumenthal, D. med. Wochenschr. 1906.
[2]) Kratter, Arch. f. Kriminal.
[3]) Vergl. Künstliche organische Farbstoffe.

lich vergiftet[1]). Körperflüssigkeiten und Gewebe der Leiche waren gelb gefärbt.

Trinitro-m-Kresol wurde in einem Selbstmordversuche zu 1 g verwendet. Als Wirkungsfolge erschienen etwas Eiweiß im Harn und kräftige Durchfälle. Natürlich können höhere Dosen oder solche wiederholten kleinen auch schwere Allgemeinstörungen erzeugen.

Toluol.

Das reine Toluol (C_7H_8) wird von Hunden bis zu 25 ccm vertragen. Die Einatmung der Dämpfe zu etwa 0,05 : 1000 Luft ruft einen Zustand von Narkose hervor. Der unter dem Einfluß des Mittels gelassene Harn enthält viel Hippursäure — weil Toluol zu Benzolsäure oxydiert wird. Trotz dieser scheinbaren Gutartigkeit des Verhaltens im Tierkörper ist darauf hinzuweisen, daß auch akute tödliche Vergiftung dadurch zustande gekommen ist. Einen Arbeiter, der durch ein Mannloch in einen Extraktionsapparat kriechen wollte, in dem nur noch geringe Rückstände von der Opiumextraktion durch Toluol sich fanden, fand man tot mit dem Oberkörper in dem Mannloch. Chemiker, die viel mit Toluol zu tun haben, können gesundheitlich, vor allem, wie es scheint, seitens des Herzens geschädigt werden.

Orthobromtoluol äußert starke nervöse Giftwirkungen.

Hydrazotoluol. Beim Eintragen desselben in kalte, rohe Salzsäure entwickelt sich Arsenwasserstoff. Zwei Arbeiter, die das Gas einatmeten, starben.

Paratoluolsulfochlorid macht bei damit beschäftigten Arbeitern Augenentzündung mit Schwellung, auch des Gesichts und der Hände.

Toluolnatriumsulfochloramid, Chloramin, Tolamin, wird in ½- bis 2prozentiger Lösung als Antiseptikum verwendet. Es rief, auf ein großes Unterschenkelgeschwür gebracht, resorptiv akute hämorrhagische Nephritis mit urämischen Symptomen hervor. Es erfolgte Heilung[2]).

o-Nitrotoluol ($C_6H_4 . NO_2 . CH_3$) erzeugt bei Tieren Störungen im Zentralnervensystem und Erbrechen. Die Tiere gewöhnen sich aber an das Mittel. Ein Hund vertrug in vier Wochen 100 g davon, täglich 2—4 g. Im Harne, welcher reduziert und links dreht, findet sich Orthonitrobenzoesäure und Uronitrotoluolsäure[3]) (Nitrotoluglykuronsäure)[4]). p - Nitrotoluol ist praktisch ungiftig. Die Methylgruppe wird zur Karboxylgruppe oxydiert. Die gebildete Paranitrobenzoesäure paart sich zu p-Nitrohippursäure. Gegenüber den Ergebnissen dieser Tierexperimente ist darauf zu verweisen, daß Arbeiter in der Nitrotoluol-Abteilung einer Sprengstofffabrik Atemnot und starke Kopfschmerzen bekamen.

Dinitrotoluol[5]) reizt nach einem Selbstversuch die Haut nicht, kann aber schwere Gehirnstörungen hervorrufen. Ein Arbeiter, der in einem Dinitrotoluolraum acht Stunden nachts gearbeitet hatte, verließ die Fabrik

---

[1]) Weyl, Berl. klin. Wochenschr. 1887, S. 62. — Rymsza, Toxikol. der Pikrins., Dorpat 1889.

[2]) Goldstein, D. med. Wochenschr. 1925, S. 135.

[3]) Jaffé, Zeitschr. f. phys. Chemie, Bd. II, p. 47.

[4]) Schmiedeberg u. Meyer, Zeitschr. f. phys. Chemie, Bd. III, p. 422.

[5]) Dinitrotoluol + Perchlorat + Ammoniumnitrat ist der Sprengstoff Perdit (Ersatz „Donarit").

subjektiv wohl, irrte aber stundenlang umher und wurde schließlich bewußtlos. Erst nach über 24 Stunden kam er, völlig amnestisch, wieder zur Besinnung. Er wußte nicht einmal, daß er aus dem dritten Stockwerk eines Hauses — ohne Schaden zu nehmen — heruntergesprungen war, weil er in der Besinnungslosigkeit durch eine Zigarre in einem Zimmer einen Brand veranlaßt hatte[1]). Zu meiner Kenntnis sind Fälle gekommen, in denen bei dem Arbeiten in Tropfkammern, wo das Tropföl entfernt wird, oder beim Ausschleudern desselben aus den zerriebenen Dinitrotoluolkuchen durch Berührung der Haut damit oder durch Einatmen der Dämpfe Erkrankungen eintraten, die 14 Tage dauerten. Ein Arbeiter bekam eine Sehnervenentzündung, die eine Herabsetzung des Sehvermögens um zwei Drittel zur Folge hatte.

Trinitrotoluol.

Das Trinitrotoluol[2]), $(C_6H_2CH_3(NO_2)_3$ (Trotyl, Tritol, Trinol, Tolit, Trilit), erzeugt als Berührungswirkung zumal an Armen, Händen, Gesicht ekzematische Veränderungen. Sie entstehen beim Sieben und Mischen des Sprengstoffes und gehen mit starkem Brennen und Jucken einher. Meistens kommt zuerst eine fleckige Röte, auf der das Ekzem oder Blasen sich bilden. Man findet feuchte neben krustigen oder auch geschwürigen Flächen. Wohin an den Körper der Staub gelangt, kann er, wie angegeben, wirken, z. B. auch an den Fußsohlen, wodurch Stehen und Gehen unmöglich wird. Die erkrankte Epidermis kann sich in großen Stücken ablösen. Wesentlich fallen diese Wirkungen dem α-2,4,6-Trinitrotoluol zur Last, obschon dieses mit einem oder dem anderen der übrigen fünf Trinitrotoluole meistens verunreinigt ist.

Gleichzeitig mit der Hauterkrankung oder unabhängig davon, erzeugt Trinitrotoluol allgemeine Giftwirkungen, wenn sein Staub in die Luftwege gedrungen oder es selbst von der krankgewordenen Haut in die Säftebahnen gelangt ist. Eine Schädigung der Arbeiter beim Schmelzen desselben kann kaum zustandekommen. Nach meinen Bestimmungen beträgt die Flüchtigkeit desselben höchstens 0,009 Prozent, gegenüber 0,016 Prozent bei dem Dinitrotoluol. Die Lösung im Körper vollzieht sich durch Fette und Wasser.

Bei damit vergifteten Fröschen erwies ich im Herzblut Methämoglobin und Hämatin, bei Kaninchen, die erst auf 0,5 g und mehr nach Tagen mit Giftwirkungen bzw. Tod reagieren, fand ich im Harn, den braungefärbten inneren Organen und dem Blute Hämatin. Ich nehme an, daß dieses als Vorläufer Methämoglobin hat, was bei Trinitrotoluolarbeitern bestimmt worden ist. Im Harn findet sich auch Trinitrokresol, in das sich Trinitrotoluol im Körper wandelt, und außerdem Trinitrotoluol als gepaarte Schwefelsäure. So ließ es sich durch die Webstersche Reaktion nachweisen: Gleiche Mengen von Harn und einer 20prozentigen Schwefelsäure (12,5 : 12,5 ccm) werden mit 10 ccm Äther geschüttelt, die Ätherlösung mit 25 ccm Wasser gewaschen und der Äther mit 5 ccm einer 5prozentigen alkoholischen Kaliumhydroxydlösung versetzt. Bei Anwesenheit von Trinitrotoluol tritt sofort Purpurfärbung ein.

---

[1]) Friedländer, Neurol. Centralbl. 1900, Bd. 19, S. 294.
[2]) L. Lewin, Arch. f. exper. Pathol. und Pharmakol., Bd. 89, 1921.

Symptomatologie. Zum Entstehen von Vergiftungssymptomen[1]) scheint eine besondere, in der zeitlichen Konstitution des Individuums gelegene Empfindlichkeit erforderlich zu sein. Jugendliche sind am stärksten gefährdet. Von ihnen starben in der Sprengstoffabrikation während des Krieges 72 Prozent. Von 105 ikterisch Gewordenen hatte keiner weniger als vier Monate gearbeitet. Der Tod erfolgte meistens drei bis vier Monate nach den ersten Vergiftungssymptomen, ausnahmsweise kommt auch eine Spätwirkung vor, derart, daß sich z. B. Ikterus sieben Wochen nach dem Ferngebliebensein von der Arbeit einstellte und dann schnell der Tod kam. Die Erkrankung beginnt mit Übelkeit, Appetitmangel und Erbrechen. Es folgen dann ein allgemeiner Schwächezustand, Magen- und Abdominalschmerzen, auch Fieber, bei manchen Gesichtsblässe, aschgraue Verfärbung der Lippen, Herzschwäche, Atembeschwerden. Gelbsucht erscheint oft plötzlich ohne vorherige körperliche Warnung, eingeleitet von Kopfschmerzen und selten vor der vierten Arbeitswoche. Aszites kommt wahrscheinlich durch die Lebererkrankung. Der Befund an ihr war eine akute gelbe Atrophie. Eine solche kann aber auch fehlen. An den Nieren fand man trübe Schwellung und „fettige Degeneration". Im Harn waren Eiterkörperchen und Nierenzylinder. An inneren Organen kommen Blutungen vor.

Als Varianten im Verlaufe kommen vor: Besserung der Magenschmerzen bei fortbestehendem Ikterus, dann plötzliches Eintreten von psychischer oder motorischer Erregung von ein bis drei Tagen, dann mit Schreien Delirien usw. Es folgen Erbrechen, Apathie, Bewußtlosigkeit, Zuckungen und Tod. Vereinzelt begann das Leiden wie eine akut einsetzende Influenza mit Blutungen aus Nase und Mund, Schwellungen am Gaumen, Petechien im Gesicht, am Hals und den Armen.

Toluidine.

Die Amidotoluole ($C_6H_4 . CH_3 . NH_2$): **Orthotoluidin, Metatoluidin** und **Paratoluidin** erzeugen im kreisenden Blute Methämoglobin, zerstören die Blutkörperchen, setzen die Reflextätigkeit und die Körperwärme herab und töten durch Atemlähmung. Die tödliche Dosis (intravenös) beträgt für Orthotoluidin 0,2 g, für Metatoluidin 0,125 g, für Paratoluidin 0,1 g pro Kilo Tier. Der Sauerstoffgehalt des Blutes sinkt bis auf 5 bis 10 Prozent und ebenso die respiratorische Kapazität[2]). Schwere Erkrankungen zogen sich Arbeiter zu, denen durch Überlaufen von Toluidingefäßen oder andere Zufälle die Haut mit diesem Stoffe benetzt wurde. Die Resorption erfolgt von hier aus schnell. Ein Mann, dem Toluidin auf Brust und Hände spritzte und der außerdem Toluidindämpfe einatmete, wurde bewußtlos, dann psychisch stark erregt, dyspnoetisch, blau, und wies einen unregelmäßigen Puls auf, Krämpfe und daran anschließend Bewußtlosigkeit für 24 Stunden mit Toben und Delirien. Dyspnoe schwand. Am dritten Tage starker Urindrang, Albuminurie und Schmerzen beim Harnlassen. Die Harnbeschwerden hielten in abnehmender Stärke neun Tage an[3]). Bei einem

---

[1]) Für diese Schilderung sind auch mir zugänglich gemachte Fälle benutzt worden.
[2]) W. Gibbs and Hare, Arch. f. Anat. u. Physiol. 1889, S. 284.
[3]) Friedlaender, l. c.

anderen Arbeiter, der ein Toluidin-Behältnis ausgeschöpft und dabei die Dämpfe aufgenommen hatte, begann die Erkrankung mit einem Ohnmachtsanfall, woran sich, nachdem der Kranke über 12 Stunden in einem geschlossenen Raum in seinen mit Toluidin durchtränkten Kleidern verweilt hatte, 23stündige Bewußtlosigkeit und Verlust der Motilität anschloß. Nach dem Erwachen erkannte man die dunkelblaue Verfärbung der Lippen und einen bluthaltigen Urin, der bei Strangurie entleert wurde. Der Penis war geschwollen und an der Eichel saßen Geschwüre[1]).

Dimethyl-o-Toluidin, das in der Farbentechnik Verwendung findet, führt neben seiner Blutwirkung auch eine Verfettung innerer Organe, wie der Leber, herbei. Das **Dibromdimethyl-o-Toluidin** ist noch giftiger als das **Tribromanilin.**

Orthoazettoluid ($C_6H_4 . CH_3 . NHCH_3 . CO$), ein Derivat des Orthotoluidins, ist giftig, **Meta-** und **Paraazettoluid** sind es nicht. Bei Kaninchen entstehen nach 1 g täglich Albuminurie, Hämaturie, hyaline und Blutzylinder und nach weiterer Fütterung damit der Tod; bei Hunden erscheint auch Gallenfarbstoff und Methyloxykarbanil im Harn. In den Nieren von Kaninchen fand man Nephritis acuta desquamativa[2]).

Die **Toluylsäureamide** wirken bei Tieren narkotisch.

Toluylendiamin.

Das Toluylendiamin [$C_6H_3(NH_2)_2 . CH_3$], ein Derivat des Dinitrotoluols, erzeugt im toten und zirkulierenden Blut Methämoglobin. Bei Tieren entsteht durch 0,3—0,5 g (subkutan) Erbrechen, Unlust zur Bewegung, Herabsetzung der Sensibilität, ausgesprochener Ikterus (Hunde) und Hämoglobinurie[3]). Der Ikterus ist ein Resorptionsikterus. Es finden sich Gallensäuren im Harn. Bei Hunden ist Hämoglobinurie bei chronischer Vergiftung konstant, wurde aber, ebenso wie Ikterus bei akuter Vergiftung (0,15 g pro Kilo), vermißt. Die Tiere enden im Koma. Im Harn fand man Fett und Pigment. Da Blutkörperchen zugrunde gehen, findet sich eisenhaltiges Pigment in Milz, Knochenmark und Leber. Bei Katzen sinkt der Sauerstoffgehalt des Blutes. Ein Arbeiter in einer Anilinfabrik ging durch Metatoluylendiamin zugrunde.

Hydrazin.

Das Diamid ($NH_2 . NH_2$), ein Gas, bildet Salze. Das Hydrazinsulfat erzeugt nach meinen Beobachtungen im toten Blute Methämoglobin und Spuren von Hämatin. Bei Tieren vermißte ich Blutveränderungen unmittelbar nach dem Tode. Nach eintägigem Liegen ist Methämoglobin nachweisbar. Hydrazin ist ein Gift für alle, auch pflanzliche Lebewesen. Warmblüter gehen langsam unter schweren Muskelzuckungen, Atmungsstörungen, Sinken der Körperwärme (20,5 ° C im Bauchraum bei einem durch 0,06 g Hydrazinsulfat vergifteten Tiere) und schließlicher Lähmung

---

[1]) S t a r k , Ther. Monatsh. 1892. — Siehe „Anilin". Der Fall wurde zur Anilinvergiftung gerechnet, ist aber eine Toluidinvergiftung. — S t a d e l m a n n , Arch. f. exp. Path., Bd. XIV, p. 231, 422.
[2]) J.a f f é und H i l b e r t, Zeitschr. f. phys. Chemie, Bd. XII, S. 295.
[3]) E n g e l et K i e n e r, Comptes rend. de l'Acad. des sciences, T. CV, 1887, p. 165.

zugrunde. Bei Fröschen ist Lähmung vorherrschend; das Herz mindert seine Arbeit bis zum Stillstande[1]).

Dibenzoyldiamid erzeugt Erregung mit Sinnesstörungen und gestörte Atmung.

Phenylhydrazin.

Diese Substanz ($C_6H_5NH.NH$) ruft in totem Blut Methämoglobin neben einem breiten, verwaschenen Streifen in der Lage des Hämoglobinbandes hervor. Schwefelammonium läßt Andeutungen von Hämochromogen erkennen. Die Resorption des Stoffes geht auch von der normalen Haut aus vor sich. Bringt man ihn Hähnen auf die Haut oder in das Unterhautgewebe, so färbt sich in zwei bis drei Minuten der Kamm braunschwarz. Das Blut desselben enthält, wie ich fand[2]), neben dem Methämoglobinstreifen eigentümlicherweise noch zwei Absorptionsstreifen im Rot, von denen einer dem sauren Hämatin zugehört, da Schwefelammoniumzusatz Hämochromogen schafft. Nach großen Dosen wird das Blut auch bei Fröschen graugrün. Der grüne Farbstoff fällt beim Stehen aus Blutlösungen aus. Auf Zusatz von Salpetersäure zu solchem Blut und zumal beim Erhitzen bis zum Kochpunkt entsteht ein chlorophyllgrüner Niederschlag. Dieser Farbstoff ist nicht identisch mit der von E. Fischer aus Phenylhydrazin und Aldehyd dargestellten grüngefärbten Base, was er mir selbst bestätigte. Das grüne Blutprodukt nannte ich Hämoverdin. Es ist genügend charakterisiert. Die Ausscheidung des Phenylhydrazins geht auch durch die Darmdrüsen vor sich. Es kommen ihm funktionell kumulative Wirkungen zu. Bei Kaninchen und Fröschen erfolgt durch 0,05—0,2 g (subkutan) Lähmung, Benommensein und Tod[3]). Bei mir beobachtete ich durch häufige, unbeabsichtigte Hautresorption Methämoglobin im Blute, Diarrhöen, Appetitlosigkeit, allgemeines Krankheitsgefühl und Gesichtsblässe. Der Harn kann eiweiß- und bluthaltig werden. Auch veränderter Blutfarbstoff und Zylinder kommen darin vor.

Bei der Sektion vergifteter Tiere fanden sich nur relativ geringe Veränderungen an Erythrozyten, bräunliche Verfärbung innerer Organe, pneumonische Infiltrationen und Leberschwellung[4]).

Azetylphenylhydrazin. (Pyrodin, $C_6H_5.NH.NH.C_2H_3O$). Tiere bekommen danach Methämoglobinämie, Hämaturie, Bilirubinurie, Veränderungen an roten Blutkörperchen, deren Zahl ebenso stark sinkt wie der Hämoglobingehalt des Blutes, Zyanose, Lähmung der Glieder und Dyspnoe. Bei Menschen fand man nach äußerlichem und innerlichem Gebrauche von 0,1—0,5 g einen der perniziösen Anämie ähnlichen Zustand: Blässe der Haut und Schleimhäute, Kraftlosigkeit, Schlaflosigkeit, Muskelunruhe, Ikterus, Prostration. Am Herzen entstehen anämische Geräusche. Dazu kommen: Hämoglobinurie, Hämaturie, Cylindrurie, Urobilinurie, Ikterus, Schwindel, Delirien, Erbrechen, Nasenbluten, ja sogar Netzhautblutung, Schüttelfrost und Haut-

---

[1]) Loew, Borissow, Buchner, Zeitschr. f. phys. Chem., Bd XV, p. 499.
[2]) L. Lewin, Zeitschr. f. Biologie, Bd. XLII, S. 109.
[3]) Hoppe-Seyler, Zeitschr. f. phys. Chemie, Bd. IX, S. 34.
[4]) Kaminer, Zeitschr. f. klin. Mediz., Bd. 41.

ausschläge. Die Zahl der Blutkörperchen nimmt ab. Die Milz ist geschwollen.

Agathin. Salizyl-Methylphenylhydrazon verursachte in Halbgrammdosen Kopfkongestion, Kopfschmerzen, Benommenheit, Schwindel, Schlaflosigkeit, Hinstürzen in Bewußtlosigkeit, Erbrechen, Durchfall, Brennen beim Harnlassen, Hitzegefühl und Durst[1]).

Orthohydrazinparaoxybenzoësäure, Orthin ($C_6H_3 . OH . N_2H_3 . COOH$), machte bei Menschen zu 0,4 g Kollaps, paradoxes Fieber, Übelkeit und Erbrechen, Kopfschmerzen, Schwindel, Unruhe usw.

Phenylhydrazin-Brenztraubensäure schuf bei einem Hunde nach Einführung von 3 g Hämaturie, Albuminurie und nach zwei Tagen den Tod.

Antithermin (Phenylhydrazin-Lävulinsäure) veranlaßte Kopfschmerzen, Schwere, Abgeschlagenheit, Benommensein, Schweiße und starke Blässe[2]). Es leiden die Erythrozyten.

Pyrrol.

Diese Base (C_6H_4NH), eine aus Teer gewonnene chloroformähnlich riechende Flüssigkeit, lähmt bei Warmblütern Gehirn und Rückenmark, nachdem sie Krämpfe erzeugt hat. Nach 0,4—0,5 g erscheint bei Kaninchen Hämoglobinurie (Auflösung von roten Blutkörperchen), Albuminurie und Gallenfarbstoff im Harn. Der letztere riecht widerlich.

α-**Pyrrolkarbonsäure** ist als Natriumsalz auch zu 3—5 g ungiftig.

Pyrroldiazoljodid lähmt die peripherischen motorischen Nervenendigungen schon durch 0,1 g. Mengen von 0,4—0,5 g bewirken bei Warmblütern Pupillenerweiterung, Schwinden des Lidreflexes, Atemnot, Asphyxie, Zyanose. **Pyrroldiazolbromid** wirkt ebenso, aber stärker.

Antipyrin.

Das Phenyl-Dimethyl-Pyrazolon [$N . C_6H_5 . (CH_3)_2 . NC . CO . CH$] schuf bei seinem arzneilichen Gebrauch sehr oft Vergiftungen auch mit tödlichem Ausgange. Die Individualität bestimmt wohl wesentlich die tödliche Dosis. Sie betrug z. B. 3 g, in drei Stunden gereicht, oder 1,5 g bei einem Phthisiker, 1 g bei Angina pectoris, 1 resp. 2 g bei einem Pneumoniker eine Stunde nach dem Einnehmen. Eine Frau mit Pneumonie nahm in zweieinhalb Tagen 17 g Antipyrin und starb. Die kleinste, mir bekanntgewordene tödliche Dosis betrug 0,2 g und betraf ein an Influenza erkranktes anderthalbjähriges Kind, das dadurch in 24 Stunden im Kollaps starb. Gewöhnlich war es Kollaps, der in den Tod hinüberführte, seltener Konvulsionen. In einem Falle waren die Krampfsymptome das das Krankheitsbild beherrschende. Giftwirkungen wurden häufig schon durch sehr kleine Mengen, z. B. 0,25 oder 0,4 g veranlaßt. Die individuelle Veranlagung, bzw. der zeitliche Zustand, auch die Krankheitsart miteinbegriffen, ist letzten Endes für den Wirkungsverlauf des Mittels entscheidend. Ein Mann nahm vor dem Überstehen eines Typhus jede Dosis davon ohne Benachteiligung, während er später schon nach 0,08 g Blasen in der Genital- und Analgegend bekam, die mit

---

[1]) Ilberg, D. med. Wochenschr. 1893, 5. — Badt, ibid.
[2]) Drobner, Wien. med. Presse, 1892, S. 540, 582.

Schorfen heilten. Auch Diphtheritis, Angina pectoris, Leberleiden, Herzschwäche u. a. m. können die Disposition für das Erscheinen von Körperstörungen durch Antipyrin abgeben[1]). Die subkutane Einspritzung z. B. gegen Ischias, hat öfters schon schwere Infiltrate erzeugt.

Die Störungen im Allgemeinbefinden und der Ernährung können sehr groß werden. Sie dauerten bei einer Frau, die 0,3 g Antipyrin genommen hatte, das erstemal 26 Tage und schufen einen Gewichtsverlust des Körpers von 12 Kilo. Nachdem sie wieder 0,3 g genommen hatte, wurde sie für 16 Tage bettlägerig und verlor drei Kilo und ein drittes Mal blieb sie zehn Tage lang an das Lager gebannt.

Auf Wunden gestreut oder subkutan beigebracht, entstehen Schmerzen, evtl. mit Schwellung, und bei der letzteren Verwendungsart auch wohl ein Abszeß, der mehrere Wochen zu seiner Heilung bedarf, oder auch Gangrän, die zweimal zum Verluste eines halben Fußes bzw. Beins führte. Zu den häufig vorkommenden Störungen gehören Hautausschläge als resorptive Leiden. Sie erscheinen meistens erst nach wiederholtem Gebrauch. Nach dem Aussetzen des Mittels können sie verschwinden oder verstärkt weiter fortbestehen. Teile oder der ganze Körper ist daran beteiligt. Neben dem Exanthem besteht oft ein Enanthem, auf dessen Bedeutung ich wiederholt hingewiesen habe. Bisweilen begleitet Fieber den Zustand. An dem gleichen Individuum können die verschiedensten Ausschläge bestehen, z. B. Ekzem am Anus, Blasen an Händen und Füßen, Schwellungen an Zunge und Lippe, Geschwüre am Penis und im Munde. Als Ausschlagsformen kommen vor: 1. **Erythem**, das große Plaques bildet oder masernartig, mit erythematopapulösem oder scharlachartigem Charakter am Stamm und Gliedmaßen erscheint. Gelegentlich kann ein Erythema urticatum, z. B. am Penis, in langsam heilende Geschwüre übergehen. Blasen. 2. **Urticaria**, bzw. ein **Erythema** urticatum. 3. **Ekzem** als ekzematöser Schub bei der erythematösen Form. Daran schloß sich bei einem Kranken ein Herpes Zoster. 4. **Bullöser Ausschlag** (Antipyrin - Pemphigus), symmetrisch oder regellos an Rumpf, Gliedmaßen, Hoden, Penis, Labien usw. auftretend. Als Mischform kommt auch ein bullöses Exanthem mit urtikaria-

---

[1]) L e w i n , Die Nebenwirk. d. Arzneim., 3. Aufl., S. 458. — H a f f t e r , Correspondenzbl. f. Schweiz. Ärzte, 1888, p. 743. — R a p i n , Revue méd. de la Suisse romande, 1888, p. 687. — P o s a d s k y , Deutsche med. Wochenschr., 1888, p. 638 u. A. — H u c h a r d , Rev. gén. de Clinique et de Thérap., 1889, 14. Janv. — v. N o o r d e n , Berl. klin. Wochenschr. 1884, S. 503. — G r a n d c l é m e n t , Semaine médic. 1888, p. 188 (Schwellungen). — H a y s , New York. medic. Record 1887, Vol. XXXII, p. 486. — B l o m f i e l d , Practitioner 1886, Vol. XXXVI, p. 261 (Dauer der Störungen). — E r n s t , Centralbl. f klin. Mediz. 1884, S. 521. — A l e x a n d e r , Bresl. ärztl. Zeitschr. 1884, Nr. 14. — B e n z l e r , D. militärärztl. Zeitschr. 1894, S. 241. — G e i e r , D. med. Wochenschr. 1884, S. 730. — M ö l l e r , Ther. Monatsh. 1892, S. 580. — C a t t a n i , Giorn. ital. dell. mal. ven. della pelle, 1886, XXVII, p. 129. — S c h w a b e , Deutsche Medizinalzeitung 1890, p. 501. — A l l e n S t u r g e , British med. Journ. 1888, I, p. 243. — S t a c k , The Lancet 1888, II, 1. Dec., p. 1112. — N o r t h r u p , Medical News 1889, 27. April p. 1461. — J o z e f o w i c z , London medical Record 1887, 15. June, p. 264. — S a l i n g e r , Americ. Journ. of medic. Scienc. 1890, May, Vol. XCIX, p. 487. — V e i e l , Arch. f. Dermat. 1891, S. 33. — B i e l s c h o w s k i , Bresl. ärztl. Zeitschr. 1884, S. 193. — B r u c k , Allg. med. Centralz. 1898. — F r e u d e n b e r g , Centralbl. f. klin. Mediz. 1893. — G o l d s c h m i d t , Bull. gén. de Therap. 1897, p. 277. — J e n n i n g s , Lancet 1888, p. 364 usw.

ähnlichen Veränderungen. Brandblasenähnliche große Pusteln entstanden an den genannten Stellen und schwanden nach Aussetzen des Medikaments in einigen Tagen. 5. **Purpura**, die an einem masernartigen Ausschlag oder direkt entstehen kann. 6. **Tuberöser Hautausschlag** an Augenbrauen, Stirn, Jochbögen, Wangen usw. bis zu Walnußgröße und mit höckeriger Oberfläche. 7. **Kongestive Ödeme** an den verschiedensten Körperstellen. 8. **Pigmentierungen** als gelbe bis schwarze Pigmentflecke.

Schwellung kann länger als die Hautausschläge bestehen. Ein Mädchen, das gegen eine Gesichtsneuralgie 0,33 g Antipyrin genommen hatte, bekam Schwächegefühl und Schwindel, eine halbe Stunde später **Scharlachröte** über den ganzen Körper und allgemeine Schwellung des Unterhautgewebes mit Bevorzugung von Gesicht und Extremitäten, sodann eine lebhaft juckende **Urtikaria**. Die letztere schwand nach 12 Stunden, das Erythem nach 36 Stunden, das subkutane Ödem am Ende des dritten Tages.

Seitens der **Atmungsorgane**[1]) entstanden, auch nach dem Einnehmen kleiner Dosen, schmerzhafte, unangenehme Empfindungen, erhöhte Absonderung aus der Nase, die Geschwüre aufweisen kann, Nasenbluten, Funktionsstörungen am Kehlkopf: Husten, Heiserkeit, Bronchialblutung, Aphonie, Respirationsstörungen als Brustbeklemmung, Brustschmerzen, Lungenblutung, dyspnoetische oder Cheyne-Stokessche Atmung, evtl. mit Erstickungsgefühl und Pulsarhythmie. Bei einer an Supraorbitalneuralgie leidenden Frau traten vier Stunden nach dem Einnehmen von 1 g Antipyrin außer Erbrechen und Schüttelfrost Fieber und beim Atmen stechende Schmerzen in den Lungen ein. Über beiden Lungen wurde tympanitischer Schall nachgewiesen. Die Erscheinungen waren nach drei Tagen bis auf ein Erythem des Oberkörpers geschwunden, konnten jedoch auf eine erneute Antipyrindosis wieder hervorgerufen werden.

Die Störungen in den Funktionen des **Digestions- und Urogenitalapparats**[2]) waren: Speichelfluß, evtl. auch weiße Flecken von den Lippen bis zum Schlunde, die in schnell heilende Geschwüre übergingen, oder schwere Stomatitis für mehrere Wochen, Angeschwollensein der Mundschleimhaut, auch mit fibrinösen Exsudationen resp. Pseudomembranen, Ulzerationen oder aphthöse Geschwüre oder ein blasiges Enanthem. Übelkeit, Brechreiz und Erbrechen — das letztere auch nach Anwendung im Klysma entstehend — gelegentlich auch Blutbrechen, selten Leibschmerzen und Diarrhöen können sich zu anderen Symptomen gesellen. Säuglinge können Durchfall bekommen, wenn die Mütter Antipyrin genommen haben. Die Harnmenge kann sich mindern und evtl. Harnverhaltung, Ischurie und Blasenkrampf entstehen. Vereinzelt enthält der Harn Eiweiß und Zucker für kurze Zeit, und ebenso selten Blut und hyaline Zylinder. Die Menstruation kann durch Antipyrin unterbrochen werden.

---

[1]) **Wingrawe**, The Lancet. 1889, 17. Aug., p. 313. — **Leitzmann**, Berliner klin. Wochenschr. 1887, p. 531. — **Peter**, Rev. méd. de la Suisse rom. 1888, T. VIII, p. 634. — **Pribram**, Wiener med. Wochenschr. 1886. Nr. 47. — **Guibert**, Bullet. méd. de Paris 1897, 5. Sept.
[2]) **Drasche**, Wiener klin. Wochenschr. 1888, p. 594. — **Dalché**, Bull. gén. de Thér. 1897, p. 29. — **Steinacker**, Med. Correspondenzbl. 1886, Bd. LVI, p. 82, 84, 87.

Die Augen scheinen am seltensten zu leiden[1]). Es kommen vor: Entzündliches Ödem der Konjunktiva, oder Liderkrankung, wenn sonst auch am Körper Ausschläge bestehen. So kann auch die Hornhaut erkranken. Man fand an ihr Erosionen bei einer Frau, die einen blasigen Hautausschlag durch Antipyrin bekommen hatte, bei einer anderen Infiltrate am Hornhautlimbus. Nystagmus erschien bei einem Kranken, der nach 0,5 g ein scharlachartiges Exanthem und Zyanose bekommen hatte. Außerdem kommt Blindheit von einigen Minuten bis zu einer halben Stunde, bis zu acht Tagen Dauer vor. Dieselbe kann mit Polyopie einhergehen. Ein Mann, der längere Zeit hindurch zweimal täglich je 1 g Antipyrin eingenommen hatte, bekam Wadenkrampf, unfühlbaren Puls, ein Exanthem, Kopfschmerzen, Ohrensausen und Amaurosis. In manchen Augenblicken sah er die Gegenstände vielfach. Objektiv fand man Hyperämie des N. opticus mit leichter Verwischung der Papillenkontur. An Gehörstörungen stellte man Ohrensausen und Summen im Kopf, sowie leichte Schwerhörigkeit fest.

Ein „Antipyrinfieber", bis 41,5° C, häufig als Vorläufer und Begleiter eines Antipyrinexanthems, sowie eine Hypothermie mit einer Körperwärme bis 34,5° C und Zyanose kommen ebenso wie die unangenehmsten Herz- und Atmungsstörungen als Symptome vor. Der Kollaps, von dem ich drei Grade annehme, kann bedrohlich werden: 1. Leichter Grad: Erhöhte Pulszahl bei Schweißen. 2. Schwerer Grad: Unregelmäßiger, langsamer Puls, subnormale Temperatur, reaktionslose Pupillen, Benommensein. 3. Sehr schwerer Grad: Herzschwäche, flatternder, unzählbarer Puls. Es gibt jedoch auch hierbei einen Kollaps ohne Pulsveränderungen und hochgradige Zyanose mit Luftmangel ohne Kollaps.

Von Störungen im Zentralnervensystem erwähne ich: Benommensein, das in einem Falle zu achtzehntägiger Amnesie geführt haben soll, Schmerzempfindungen in den Gliedmaßen, Zittern der Hände mit allgemeinem Übelbefinden sowie bald vorübergehende Krampfzeichen in einzelnen Gliedern, auch im Gesicht, Nacken, Kehlkopf sind vereinzelt vorgekommen, häufiger Konvulsionen, die Antipyrinepilepsie. Ein gesunder Knabe erhielt drei Wochen lang täglich 1,2 g Antipyrin in je drei Dosen. Darauf folgten Erbrechen mit Somnolenz, bzw. tiefer Sopor, unwillkürliches Harnlassen, serienweise gehäufte komplette epileptische Krampfanfälle mit allgemeinen Konvulsionen, oder inkomplette mit partiellen einseitigen Zuckungen, Zähneknirschen, bei eigentümlichem Atemtypus — schnüffelnde Inspiration und längere Pausen nach Cheyne-Stokesschem Typus — Herzarhythmie und ein makulöses Exanthem bei subnormaler Temperatur. Am dritten Tag Aufhellung des Bewußtseins, am vierten Schwinden der Krämpfe und volle Wiederherstellung[2]). Während der ganzen Erkrankungszeit bestand Azetonurie. Gelegentlich kam es auch zu Delirien.

Die chronische Antipyrinaufnahme wurde schon mehrfach beschrieben. So hatte z. B. eine hysterische Person zwei Jahre lang, um Kopfschmerzen zu beseitigen, täglich 8 g Antipyrin genommen. Danach

---

[1]) Mizuo, Zeitschr. der japan. Ophthalm. Gesellsch. 1904, Nov. — Apinaga, Klin. Monatsbl. 1912, I, S. 265. — Inouye, ibid. 1906, II, S. 30. — Wallace, Lancet 1897, I, p. 409 (Gesichtsverlust bei urticariaähnlichem Exanthem).

[2]) Tuczek, Berliner klin. Wochenschr. 1889, Nr. 17, p. 374.

erschienen: Appetitverlust, Schlaflosigkeit, Ohrensausen, Zittern und Muskelschwäche. Als man ihr in einer Anstalt die Dose verminderte, traten ein: Prostration und schwere funktionelle Störungen, wie sie auch bei der Entziehung anderer Genußmittel beobachtet werden[1]).

Nachweis. Antipyrinharn färbt sich mit Eisenchlorid braunrot. Antipyrin liefert mit verdünnter Schwefelsäure und Natriumnitrit eine Grünfärbung.

Migränin (Antipyrin + Koffein + Zitronensäure) erzeugte als Symptome: juckende Hautausschläge, Flecke, Blasen an Gesicht, Brust, Gliedmaßen, auch Knötchen an der Lippe, mit Fieber, Ödeme an der Haut und der Zunge und der Mundschleimhaut, Koryza, Übelkeit und Erbrechen, Schluckunfähigkeit, Schweiße, Zittern, Zyanose, Strangurie, Pulsarhythmie, starke psychische Erregung, Sprechen von unzusammenhängenden Worten, Betäubung, Kollaps usw., wie nach Antipyrin[2]).

Salipyrin. Dieses Fiebermittel enthält 57,7 Teile Antipyrin und 42,3 Teile Salizylsäure. Schon 3 g können alarmierende Symptome erzeugen. Die Entfieberung geht unter Schweiß vor sich. Gleichzeitig mit der Temperatur sinkt die Pulsfrequenz. Als unangenehme Nebenwirkungen kommen Exantheme vor. Dieselben können sich über den ganzen Körper ausdehnen und ein papulöses, hier und da auch ein der Urtikaria ähnliches Aussehen haben[3]). Sie verschwinden nach drei bis vier Tagen unter allmählicher Abblassung, und nur vereinzelt sah man am Hoden eine stellenweise Nekrose eines roten infiltrierten Fleckes eintreten, die ein Geschwür hinterließ. Ferner entstand nach Einnehmen mehrerer Dosen von je 1 g Schweiß, häufiges Erbrechen und Mattigkeit. Diese Symptome schwanden in einem Falle bald, und als nach fünf Tagen wiederum in zwölf Stunden drei Dosen von je 1 g gegeben worden waren, traten neben einem Exanthem auch ein: Unruhe, Stöhnen, Erbrechen, Sprach- und Bewußtlosigkeit. Die Pupillen reagierten nicht und waren erweitert. Urin und Stuhl gingen unwillkürlich ab. Im ersteren war Eiweiß und Zucker nachweisbar. Allmählich kehrte das Bewußtsein wieder. Als Nachwirkung blieben heftige Kopfschmerzen, Durst, Schlingbeschwerden und Trockenheit der Zunge zurück[4]). Schwerhörigkeit und Ohrensausen können eine Zeitlang bestehen[5]).

Tolypyrin und **Tolysal.** Das erstere erzeugt z. B. bei Phthisikern starkes und lange anhaltendes Schwitzen, Übelkeit, Erbrechen, Hautexantheme (Urtikaria), das letztere: Übelkeit, Kopfschmerzen, Schwindel, Gefühl aufsteigender Hitze u. a. m.[6]).

---

[1]) Cappalleti, Rev. gén. de clin. et de Thér. 1893, 17. Mai.
[2]) Fraenkel, Berl. klin. Wochenschr. 1900 (Exanthem). — Hoffmann, ibid. 1905 (Erythem). — Goldschmidt, Bullet. gén. de Thérap. 1897, p. 277 (Erythem an Hand und Vorderarm, Füßen, Knie, Schwellung der Lider, des Mundinnern, später Phlyktaenen an Händen, Füßen, Vulva nach 1 g Migränin). — Graul, D. med. Wochenschr. 1899. — Henneberg, Ther. Monatsh. 1904. — Lewin, Berl. klin. Wochenschr. 1906.
[3]) Guttmann, Berl. klin. Wochenschr. 1890, S. 837.
[4]) Kollmann, Münch. med. Wochenschr. 1890, S. 831. — Dumstrey, D. med. Wochenschr. 1903 (Atembeschwerden).
[5]) Schwabach, D. med. Wochenschr. 1904.
[6]) Bothe, ibid. 1894, S. 634.

Pyramidon. Das Dimethylamidoantipyrin ist für Frösche vier- bis fünfmal so giftig als Antipyrin, für Hunde etwa dreimal so giftig. Hunde und Meerschweinchen weisen danach konstant große Zuckermengen im arteriellen Blute auf. Schon 0,25 g intravenös beigebracht, töten einen Hund in einigen Minuten, nachdem Konvulsionen und Herzverlangsamung sich gezeigt haben und 0,22 g, innerlich eingeführt, unter Zittern, gesteigerter Reflexerregbarkeit, Atembeschwerden in vier Stunden.

Vergiftungen von Menschen durch zu große arzneiliche Dosen kommen vor. Ich sah eine solche bei einem jungen Mädchen, die 1,8 g auf einmal gegen Kopfweh eingenommen hatte, um auf einen Ball gehen zu können. Ziemlich bald danach fand ich sie in unbeeinflußbarer Bewußtlosigkeit mit fast völlig geschwundener Reflexerregbarkeit, Nystagmus, zeitweiligen Zuckungen der oberen und unteren Gliedmaßen, Jaktation, Zähneknirschen u. a. m. Dieser Zustand hielt etwas über zwei Tage bei der in ein Krankenhaus Verbrachten an. Allmählich erst erfolgte Genesung. Die Diagnose konnte erst gesichert werden, nachdem ich die Apotheke ausfindig gemacht hatte, aus der das Medikament bezogen worden war. Leichtere Symptome, wie Hautausschläge, Übelkeit, Erbrechen und Kollaps können ebenfalls Wirkungsfolgen sein[1]). Es kommen ferner vor: Harndrang, Blasentenesmus, Zittern, Angstgefühl bei erhaltenem Bewußtsein.

Einmal sah man danach die lebhafteste Erregung der Libido sexualis. Vereinzelt werden sehr große Dosen vertragen. Eine an Sarkom leidende Frau, die Pyramidon chronisch als schmerzstillendes Mittel nahm, gelangte schließlich zu einer Tagesdosis von 2,5 g. In sieben Monaten hatte sie insgesamt 310 g davon verbraucht. Die tödliche Dosis ist auf 8 bis 10 g zu bemessen.

Der nach Pyramidon gelassene Harn ist rotgefärbt. Mit Eisenchlorid versetzt, entsteht eine Tokayerfarbe mit einem Stich ins Amethystfarbene (Rubazonsäure). Mit alkoholischer Jodlösung überschichtet, entsteht im Harn ein violetter Ring, der nach einiger Zeit ins Rotbraune übergeht. Versetzt man eine Pyramidonlösung mit einigen Tropfen einer schwachen Silbernitratlösung, so erhält man einen Niederschlag von metallischem Silber und die Flüssigkeit nimmt eine blaue, dann rotviolett werdende Färbung an. In der Leiche einer Person, die gegen Kopfschmerzen große Mengen genommen hatte und gestorben war, fanden sich in vier Kilogramm Organen 3 g Pyramidon[2]).

Phenyläthylpyrazolammonium ($C_3H_3N_2 . C_6H_5 . C_2H_5$). Es ist ein kurareartig wirkendes, zuerst die peripherischen Nervenendigungen, dann die Zentren lähmendes, die Muskelerregbarkeit nicht beeinflussendes Gift. Der Tod bei Warmblütern erfolgt asphyktisch infolge von Lähmung der Atemmuskeln. Die Pulszahl und der Blutdruck steigen anfangs, sinken aber später[3]).

Phenylpyrazoljodmethylat steigert bei Warmblütern den Blutdruck und verlangsamt die Herzarbeit[4]). Das **Chlormethylat des Phenyldimethyl-**

---

[1]) Krannhalz, Münch. med. Wochenschr. 1904.
[2]) Geill, Torben, D. Zeitschr. f. d. ger. Medizin 1926, Bd. 7.
[3]) Curci, Atti dell'Accademia Gioenia di Scienze Naturali in Catania, Vol. X, Ser. 4a.
[4]) Sabbatani, Annal. di Chimica 1893, p. 209.

pyrazols ruft beim Frosch zu 0,01—0,05 g zentrale Lähmung und Atemstillstand hervor, und tötet Meerschweinchen zu 0,1, subkutan beigebracht, unter Krämpfen durch Atmungsstillstand. **Phenylmethylpyrazol** ist ein auf Gehirn und Rückenmark wirkendes Gift. **Phenylmethylpyrazolkarbonsäure** tötet ein Kaninchen zu etwa 1,25 pro Kilo durch Lähmung des Zentralnervensystems. **Phenylpyrazoldikarbonsäure** wirkt ähnlich, desgleichen auch die **Diphenylpyrazolkarbonsäure**[1]).

Melubrin. Phenyldimethylpyrazolonamidomethansulfonsaures Natrium ($C_{11}H_{11}N_2ONH \cdot CH_2SO_3Na + H_2O$) veranlaßte bei Fiebernden Schweißausbrüche und Frost, vereinzelt starkes Erbrechen, auch Benommenheit, Magendrücken und kollapsähnliche Zustände, zumal wenn 1 bis 2 g rektal beigebracht worden waren.

Mesotan. Salizylsäure-Methoxymethylester ($C_6H_4 \cdot OH \cdot COOCH_2OCH_3$). Nach der Einreibung auch nur weniger Kubikzentimeter dieses Stoffes auf die Haut, in Mischungen mit Olivenöl zu gleichen Teilen oder im Verhältnis von 1:3, traten häufig Hautveränderungen auf. Es erschienen nach wenigen Stunden juckende und brennende Eritheme, erysipelasartige Hautentzündung, Urtikaria, auch ausgedehnte blasige, knötchenförmige Ausschläge. An leichtere erste Eruptionen können sich schwerere schließen. An demselben Individuum kommt auch ein Polymorphismus der Ausschläge vor. Im Anschlusse an ein solches schweres Exanthem kam es einmal, wahrscheinlich durch Infektion, zu einer Orbitalphlegmone, Pyämie und Tod. Von den entzündeten Hautstellen aus kann das Mittel in die Säftebahnen aufgenommen werden und dadurch Reizwirkungen an entfernteren Organen, auch in der Niere, entstehen[2]).

Furfurol.

Der Aldehyd der Brenzschleimsäure ($C_4H_3O \cdot CHO$) ruft bei Kaltblütern zu 0,1 g (subkutan) Reflexlähmung, Erlöschen der Atmung und der Herztätigkeit hervor. Immer findet man bei kompletter Lähmung, selbst noch am nächsten Tage, Glykosurie. Kaninchen enden durch 0,15 bis 0,2 g nach Aufhören der willkürlichen Bewegungen unter Krämpfen. Hunde bedürfen 3—4 g, um motorische und Reflexlähmung, verstärkte Speichel- und Schweißsekretion und epileptiforme Krämpfe zu bekommen. Der Blutdruck sinkt und die Körperwärme kann sich angeblich bis auf 12° C verringern[3]). Furfurol ist vom gefüllten Magen aus ungiftig, vom leeren aus kann es Vergiftung erzeugen. Bei Menschen sind bis 6 g täglich eingeführt worden.

Tieröl.

Oleum animale foetidum enthält Pyridinbasen, Pyrrol und dessen Homologe, Nitrile der Fettsäuren usw. Die öftere Einreibung des Öles seitens eines Kurpfuschers auf die Haut von Kindern veranlaßte Er-

---

[1]) Canné, Pharmakol. Versuche ...
[2]) Pollitzer, Münch. med. Wochenschr. 1904, Nr. 43. — Kaiser, ibid. 1903. — Korach, ibid. 1904. — Wohl, D. med. Wochenschr. 1903. — Aronsohn, ibid. 1903. — Sembritzki, ibid. 1903. — Couper, Brit. medic. Journ. 1905, I. — Wills, ibid. 1905, I.
[3]) Cohn, Arch. f. exp. Pathol., Bd. XXXI, p. 40. — Joffroy et Serveaux, Arch. de Médec. expérim. 1896, Nr. 2.

brechen, Schwindel, Ohnmacht und in einem Falle auch den Tod[1]). Innerlich aufgenommen zu Selbstmord oder Mord, rief es Erbrechen, Magenschmerzen, Beängstigung, Stupor und Herabsetzung von Puls und Atmung hervor. Eine Frau, die zum Selbstmord davon etwa 54 g verschluckt hatte, bekam solche Schmerzen, daß sie sich ertränkte.

Das **Dippel**sche **Tieröl,** ein Destillationsprodukt des vorigen, veranlaßte mehrfach nach seiner arzneilichen Verwendung Speichelfluß, Erbrechen, Durchfall und Nierenreizung. Etwa 15 g können einen Erwachsenen töten.

Das **Chabertsche Öl,** aus Terpentinöl und Tieröl durch Destillation gewonnen, kann, zu 15—30 g gereicht, Durchfälle, Schwindel, Harnbrennen usw. veranlassen.

Pyridin.

Das Pyridin (C_5H_5N) erzeugt bei Fröschen fibrilläre Muskelzuckungen (Reizung der Krampfzentren in der Medulla oblongata), krampfhafte Kontraktionen der Muskulatur und dann einen lähmungsartigen Zustand[2]). Hunde vertragen 1—1,5 g täglich. Den Tod eines Menschen sah man eintreten, der beim Ansaugen von Pyridin aus einem Ballon, um ihn auszuhebern, eine größere Quantität des Giftes verschluckt hatte. Die Symptome bestanden in Blässe, leichter Zyanose der Lippen, Fieber, Vermehrung von Puls und Atmung, Schleimrasseln, Atmungsbeschwerden, Schmerzen unter dem Brustbein und im Epigastrium, später Bronchitis und furibunden Delirien. Bei der Sektion fand sich kruppöse Entzündung von Trachea und Bronchien, Lungenödem, Entzündung der Speiseröhre, des Pylorus und des Duodenums[3]). Nach der arzneilichen Verwendung sah man entstehen: lästiges Druckgefühl im Magen und der Brust, Übelkeit und Erbrechen, Durchfall, Kopfschmerzen, Schwindel, Müdigkeit sowie vereinzelt Zittern der Glieder und lähmungsartige Schwäche. Nach Einführung des Azetats fand man im Harn Methylpyridylammoniumhydroxyd, nach dem Hydrochlorat unverändertes Pyridin. Auch in den Speichel und die exspirierte Luft geht die Base über[4]).

Giftwirkungen können auch bei denen eintreten, die mit Pyridinalkohol (denaturiertem Spiritus) arbeiten. Der resorbierte Dampf schafft, außer chronischen Katarrhen der zugänglichen Schleimhäute, nervöse Störungen: Schwindel, Müdigkeit, Gliederzittern, lähmungsartige Schwäche und Atemstörungen. Pyridin ist in Gewerben zur Alkoholdenaturierung zu verwerfen. Die Behauptung ist aufgestellt worden, daß Tabakraucher und Kaffeetrinker chronisch pyridinvergiftet seien, weil im Tabakrauch und in den Röstprodukten des Kaffees dieser Stoff enthalten sei. Ich halte dies für bedeutungslos.

Thiotetrapyridin ($C_{20}H_{18}N_4S$) und **Isodipyridin,** Derivate des Nikotins, wirken in großen Dosen bei Hunden und Katzen nicht giftig. Die bei Fröschen auftretende Giftwirkung ist nicht mit der des Nikotins identisch[5]).

---

[1]) Nebier, Vierteljahrschr. f. ger. Mediz. 1891.
[2]) Harnack u. Meyer, Arch. f. exp. Path., Bd. XII, p. 395.
[3]) Helme, Brit. med. Journ. 1893, II, p. 844.
[4]) His, Arch. f. exp. Path., Bd. XXII, p. 253. — Oechsner de Coningk, Compt. rend de la Soc. d. Biol., 1887, p. 755. — Heinz, Arch. f path. Anat., Bd. 122, S. 116.
[5]) Vulpian, Bull. de l'Acad. des sciences 1880, 24. Janv.

Bilirubin ($C_{16}H_{18}N_2O_3$) ist zehnmal so giftig wie die Gallensäuren. Intravenöse Einspritzungen dieses Gallenfarbstoffs töten unter Ikterus, Hämoglobinurie, Leukozyturie, Cylindrurie, Krämpfen und Dyspnoe. Auch Frösche gehen dadurch zugrunde.

Gallensäuren sind giftig. **Taurocholsaures Natron** bewirkt Pulsverlangsamung, **glykocholsaures Natron** Pulsbeschleunigung. Auf ein Kilo Kaninchen bezogen, wirken vom Natriumglykocholat 0,09 g tödlich, vom Natriumtaurocholat 0,11 g, vom Natriumcholat 0,05 g, vom Natriumdesoxycholat 0,015, vom Natriumapocholat 0,09, vom Natriumdehydrocholat 1,1 g und von der Methadioxycholansäure 2 g[1]). Bei den vergifteten Tieren fanden sich eine Parenchymschädigung der Leber sowie Veränderungen der Milz und Nieren, peritoneale und pleurale Hämorrhagien. Das Vergiftungsbild selbst ist als ein zentrales aufzufassen, das durch Atemlähmung, Gefäßschädigung und klonisch-tonische Krämpfe gekennzeichnet ist.

Die **Galle** des Ochsen ist für Hunde zu 7,74 g, die des Kalbes zu 6,78 g pro Kilo Hund tödlich.

Eukain. Dieses Substitutionsprodukt der γ-Oxypiperidinsäure, das als Eukain und Eukain B benutzt wurde, bzw. wird, bedingt in ersterer Form an Schleimhäuten Mehrabsonderung und an jedem anderen Gewebe ebenfalls Hyperämisierung durch Erweiterung der kleinen Gefäße. Die Einbringung in das Auge oder in das Unterhautgewebe ist schmerzhaft. Tränenträufeln und Lidkrampf, Pupillenerweiterung und Akkommodationsstörungen für die Nähe begleiten die sonstigen Reizsymptome. Auch Trübung der oberflächlichen Hornhautschichten kommt vor. Bei Meerschweinchen kann man auf diesem Wege Hornhautgeschwüre erzeugen. Die resorptiven Wirkungen beider Eukaine übertrafen manchmal noch die des Kokains. Ohne warnende Symptome kann auch der Tod eintreten. Ihn sollen nach einer Mitteilung 0,08 g herbeigeführt haben. Atemstörungen, Krämpfe, auch Lähmungen beherrschen das Wirkungsbild. Nach Einspritzung von 10 ccm einer zweiprozentigen Lösung des Eukain B in die Urethra entstand eine hochgradige psychische Erregung und Verwirrung. Der Kranke zeigte Unruhe, gestikulierte mit den Händen, zuckte mit den Gesichtsmuskeln. Die Sprache war lallend. Die Besinnung schien erhalten zu sein. Der Puls war beschleunigt, die Atmung schnappend. Dazu kamen spastische Zuckungen an Armen und Beinen, die epileptiformen Krämpfen und tetanusartigen Kontraktionen ähnlich sahen. Auch nach der Einspritzung in die Blase zeigten sich Kopfschmerzen und Erbrechen, nach subkutaner Einspritzung für kurze Zeit Schwindel, eigentümliche Schwäche, Nebligsehen, Angstgefühl in der Brust, auch ein Ohnmachtsanfall, Krämpfe, Amblyopie. Ähnliche Symptome rief die intralumbale Beibringung[2]) hervor.

Albromin. Soll angeblich Benzoesäuremethylestervalerianat sein, nach anderer Feststellung ist es Kokain + Phenylurethan, gelöst in mit Karbolsäure versetzter physiologischer Kochsalzlösung. Eine halbprozen-

---

[1]) Gillert, Ztschr. f. d. ges. exper. Mediz. 1926, Bd. 52.
[2]) Kraus, D. med. Wochenschr. 1906, S. 68. — Marcinowski, D. Zeitschr. f. Chirurgie, Bd. 65, 1902. — Dolbeau, ibid. — Simon, Münch. med Wochenschr. 1904, Nr. 29. — Neuhaus, Monatshefte f. Dermat. 1903. — Engelmann, Münch. med. Wochenschr. 1900, Nr. 44.

tige Lösung soll praktisch ungiftig sein. Von solcher Lösung wurden 70 ccm zur Herbeiführung einer örtlichen Anästhesie benutzt. Alsbald stellten sich motorische Unruhe sowie Kopfschmerzen ein. Daran schlossen sich nach wenigen Minuten tonischer Krampf, Zyanose, Bewußtlosigkeit, Aussetzen von Puls und Atmung und der Tod. Intrakardiale Digaleneinspritzung änderte nichts an diesem Schlußstück.

Psikain. Das saure weinsaure Salz des ψ-Kokains ist weniger giftig als Kokain. Es tötet Meerschweinchen zu 0,038 g pro Kilo Körpergewicht. Es scheint das subjektive und objektive Befinden von Gesunden selbst nicht bei der vierfachen Kokaindosis zu beeinflussen. Es setzt aber sensorische Leistungen herab und steigert die motorischen Vorgänge. Bei einigen Enzephalikern wirkte es in hoher Dosis kokainähnlich[1]).

Novokain.

Das Aminobenzoyldiäthylaminoäthanolchlorhydrat (C_6H_4 . NH_2 . $COOC_2H_4N(C_2H_5)_2$. HCl) hat sowohl bei der Verwendung für die Lumbalals auch für die Infiltrationsanästhesie sowie am Auge wiederholt Funktionsstörungen auch ernster Art und Tod veranlaßt. Es gibt jetzt etwa 15 sicher festgestellte Novokaintodesfälle. Subkutan angewendet entsteht ein Schlafzustand, aus dem die Menschen zwar erweckt werden können, in den sie aber leicht wieder verfallen. Bei der Infiltrationsanästhesierung mit 90 ccm der üblichen Novokain-Suprareninmischung am Zungengrund und der linken Wange zwecks Karzinomoperation erfolgten schwerer Kollaps und Tod. Nach intravenöser Beibringung können schon nach kleinen Mengen sich schwere Krampfsymptome einstellen, und nach großen subkutanen, intravenösen und intramuskulären Injektionen Kollaps mit Atemstillstand. Im Anschluß an einen solchen Kollaps fand sich nach Rückkehr des Bewußtseins Analgesie der peripherischen Nervenendigungen. Nach einer Lokalanästhesie mit 50 ccm einer einprozentigen Novokainlösung bei einem Manne, der früher eine Gehirnoperation durchgemacht hatte, entstanden plötzlich Gesichtsblässe, tonische Krämpfe und doppelseitige Blindheit mit normalem Befunde am Augenhintergrunde, maximaler Pupillenweite und herabgesetzter Reaktion. Später bildete sich ein zentrales Skotom. Es erfolgte Genesung. Erregungs- und Schlafzustände nach anfänglichen leichten, für hysterische Reaktion gehaltenen Symptomen, wie Herzklopfen, Übelkeit, Erbrechen, Schwindel kommen nicht selten vor. Die Folgen der Anwendung des Novokains zur Herbeiführung der Leitungsunempfindlichkeit in der Augenhöhle bestanden bei einem anderen Kranken in einem epileptischen Anfall[2]) nach Verlust des Bewußtseins, Blässe, Atemstillstand. Es waren kaum 2 ccm einer einprozentigen Lösung eingespritzt worden.

Nach Anwendung von Novokain-Suprarenin am Zahnfleisch für operative Zwecke stellten sich oft Ödeme und Gewebsschädigungen: Nekrose mehrerer Alveolen, Nachschmerzen u. a. m. und auch sonst bisweilen In-

---

[1]) Offermann, Arch. f. Psychiatrie, Bd. 76, 1926.
[2]) Eidens. — Meyer, D. med. Wochenschr. 1919, Nr. 25. — Decker, D. med. Wochenschr. 1922, S. 802. — Petersen, Zeitschr. f. Chir., Bd. 49, 1922. — Vorschütz, ibid., Bd. 48, 1921. — Kraupa, Zeitschr. f. Augenheilk. 1920, Bd. 44. — Liebl, Münch. med. Wochenschr. 1906, S. 201. — Widhopf. D. Zeitschr. f. Chirurg. 1921, Bd. 67.

filtrate mit Entzündungs- und Allgemeinsymptomen seitens des Allgemeinbefindens ein.

Die Lumbalanästhesierung mit Novokain-Suprarenin[1]) schuf oft Brechreiz, Würgen, Späterbrechen, auch Inkontinenz von Blase und Mastdarm, die nach acht Tagen wich, Erhöhung von Pulszahl und Körperwärme bis zu drei Tagen, häufig Kopfschmerzen, die ein bis zwei Tage, bisweilen auch eine oder mehrere Wochen anhalten können, Parese in einem Bein, Peroneuslähmung, Parese des M. deltoideus, doppelseitige Abduzenslähmung und Stauungspapille. Bei einem Kranken entstand eine solche Lähmung eines Auges nach 14 Tagen und schwand in drei Wochen. Gelegentlich stellte sich auch eine Trochlearislähmung ein. Die beobachtete Paraplegie fasse ich nicht als direkte Novokainwirkung auf. Von anderweitigen Symptomen beobachtete man: Kollaps mit kleinem oder lange aussetzendem Puls, auch Delirien, Krämpfe und Koma, Harnverhaltung, Schmerzen in den Beinen und im Nacken und Parästhesien an den Beinen. Dagegen könnte eine solche ursächliche Beziehung wohl in dem Falle bestanden haben, in dem, drei Tage nach der Novokainbeibringung, an den Fersen symmetrische Gangrän auftrat. Ganz vereinzelt wird ein erst nach etwa vier Wochen erfolgter tödlicher Ausgang einer Operation berichtet, die unter intraduraler Verwendung von 0,05 g Novokain vorgenommen worden war. Am zehnten Tage hatten Kopfschmerzen eingesetzt, die in wachsender Stärke bis zum Tode angehalten hatten. Es bestand eine Pachymeningitis haemorrhagica.

Teer.

1. Örtliche Wirkungen.

Es gibt Teerarten, die chemisch nicht miteinander übereinstimmen, jedoch in bezug auf die Grundwirkung im Tier und im Menschen im großen und ganzen übereinstimmen. Sie stellen Produkte der trocknen Destillation von Holz und Kohlen dar, deren Inhaltsstoffe aus Phenol, Guajakol, Kresolen, Toluol, Xylol, Naphthol, Naphthalin usw. bestehen. Die Giftwirkungen auf die Haut beruhen auf einer entzündlichen Reizung des Gewebes, die zum Entstehen einer Akne in der Form von roten, kugligen, in der Mitte durch einen schwarzen Punkt oder ein Haar gekennzeichneten Knoten führt und so lange dauert, als der Einfluß des Teers vorhanden ist. Die einmal bei der arzneilichen Anwendung entwickelte Teerakne bildet sich im Durchschnitt in einem Zeitraum von zwei bis vier Wochen zurück und schwindet ohne Hinterlassung von Narben oder Pigmentflecken. Die Wilkinsonsche Teerschwefelsalbe gegen Krätze bringt gleichfalls entweder durch Verschleppung auf gesunde Teile oder durch eine vorhandene übergroße Empfindlichkeit gegen Salben, Ekzeme hervor. Diese letztere Form der Hauterkrankung entsteht auch nach Einreibungen mit gewöhnlichem Teer und bildet sich, wie die Akne, nur langsam zurück. Die Haut kann ödematös anschwellen. Aus Versuchen an Tieren, denen subkutane Injektionen von Hochofenteer gemacht

---

[1]) Sieber, Münch. med. Wochenschr. 1909, Nr. 10. — Henking, Münch. med. Wochenschr. 1906, Nr. 50. — Löwenstein, Beitr. zur klin. Chirurgie, Bd. LVI, H. 3. — D. med. Wochenschr. 1906, S. 1099. — Heineke u. Laewen, D. Zeitschr. f. Chirurgie, 1905, Bd. 80.

worden waren, ergab sich, daß dadurch nur Spuren von Zellproliferation und spärliche kleine Hornzellennester entstanden. Dagegen bildeten sich durch Injektionen von Gaswerkteer Knoten mit reichlicher Epithelproliferation mit Fortsätzen, Rundzelleninfiltration sowie große Nester von Epithelzellen, die die gleiche Anordnung wie beim Schuppenzellenkarzinom der Haut aufwiesen. Pinselungen von Kaninchen mit Teerextraktlanolin, Teerlanolin oder reinem Teer verursachten in einem bis zu sechs Monaten Follikuloepitheliome, die alle Übergangsstadien bis zum Krebs aufwiesen, und durch Einspritzung der genannten Stoffe entstanden Mammakarzinome. Bei Mäusen erzielte man mit ziemlicher Konstanz Karzinome, angeblich sogar mit Metastasen[1]). Es ist von der Hand zu weisen, daß ein Arsengehalt des Teers die Krebsursache darstelle.

Gelangt Teer, z. B. „Brai", d. h. der nach der Entfernung der Leichtöle zurückbleibende Teerrückstand, der Phenole, Kresole, Pyridinbasen usw. enthält, ins Auge, so entstehen Bindehautkatarrh, Hornhautreizungen bis zur Hypopionkeratitis, evtl. auch Zerstörung der Hornhaut mit Irisvorfall. Der Aufenthalt in teerstaubhaltigen oder mit Teerdämpfen erfüllten Räumen kann eitrige Konjunktivitis veranlassen. An der Gesichtshaut erscheinen bei chronischer Einwirkung von „Brai" warzenförmige Wucherungen, die nach dem Abfallen kleine Geschwüre zurücklassen.

Der nach vollständiger Destillation des Teers zurückbleibende Rest, d. h. das **Pech**, scheint weniger stark zu wirken. Immerhin äußern seine Dämpfe starke Belästigung durch Schleimhautreizung und mehr noch. Zum Waschen eines frisch ausgepichten großen Fasses, das vier Wochen vorher mit einer Pechlösung (95 Pech, 4 Paraffin) ausgepicht worden war und mit offenem Mannloch in einem luftigen Keller gelagert hatte, stiegen zwei Arbeiter in dasselbe durch das Mannloch. Nach wenigen Minuten wurden sie bewußtlos herausgeholt. Sie wiesen epileptiforme Krämpfe, weite, reaktionslose Pupillen, einen kleinen, sehr schnellen Puls und Stirnschweiß auf. Es trat Genesung ein. Es sind wohl schwere Kohlenwasserstoffe, die das Vergiftungsbild verursachten[2]). In Braunkohlen-Schwelereien leiden Arbeiter durch die Teerdämpfe. An den zugänglichen Schleimhäuten, z. B. der Augen, entstehen Reizfolgen. Die Einatmung solcher Dämpfe macht Betäubung u. a. m. In Fabriken für Teerdestillation starben Arbeiter, die Dämpfe, z. B. beim Einsetzen einer Kühlschlange, eingeatmet hatten.

Teere werden mit Recht als Verursacher von Hautkrebs angesprochen[3]), den man am Hoden bei Schornsteinfegern (Chimney-sweepers cancer), durch Ruß veranlaßt, lange kennt. Voran geht dem Leiden ein hyperplastischer, chronisch entzündlicher Zustand an der erkrankten Stelle. Arbeiter in Braunkohlenteer-, Steinkohlenteer-, Kreosot-Paraffinfabriken, in Brikettfabriken, Schwelereien usw. sind der Gefahr ausgesetzt. Bei ihnen geht der Tumorbildung die „Teerkrätze", „Paraffinkrätze", voran, d. h. ein Ekzem mit schuppiger, warziger Bildung. Die Haut des Körpers wird spröde, pergament-

---

[1]) Yamagiwa Katsusaburo, Arch. f. path. Anat., Bd. 233, 1921. — Fibiger, Kongreßzentralbl., Bd. 9, 1921.
[2]) Kölsch, Konkordia 1911, S. 440.
[3]) Volkmann, Beiträge zur Chirurgie 1875, S. 370. — Schuchardt, Volkmanns Sammlung klin. Vorträge 1885. — Beneke, Schmidts Jahrb., 1892.

artig oder rissig. Die Epidermis ist verdickt, die Ausführungsgänge der Talgdrüsen sind erweitert und bilden, wenn sich der Teer in ihnen festsetzt, schwarze Punkte. Ich habe solche Zustände viel in einem Großbetriebe gesehen, in dem Papierrohre für Leitungsdrähte mit heißem, flüssigem Asphalt imprägniert werden. An einzelnen Stellen der schwarzen Ausführungsgänge der Talgdrüsen häufen sich die hyperplastisch gewucherten Epithelzellen und der Hauttalg an und es entstehen an den Gliedmaßen, zumal aber am Skrotum Epidermisknötchen oder stecknadelkopfgroße, spitze Hörnchen oder bräunliche, seborrhoische Schilder und Krusten. Auch Flecke, Papeln und Beulen kommen vor. Nach diesem akuten Stadium können an einzelnen Stellen warzige oder papilläre Bildungen entstehen, aus denen Krebs hervorgeht[1]) Auch lange nach Verlassen der entsprechenden Arbeit, z. B. bei einem Paraffinarbeiter, sah man Krebsfolgen eintreten[2]).

Arbeiter, die **Ruß** in Fässern mit bloßen Füßen feststampfen, können ein solches Leiden bekommen. Er enthält ebenso chemisch reizende Stoffe wie Tabakrauch, Tabaksaft, d. h. Produkte der trocknen Destillation.

Das gleiche gilt für die Arbeiter mit **Teeröl,** Asphalt oder mit den Destillationsrückständen der Steinkohlen (Brai). Bei solchen „Braiarbeitern" sah man Krebs am Hoden und am Gesicht neben Augenentzündung, Schwachsichtigkeit, Tagblindheit, Geschwüren an der Nase u. a. m.

Bei dem beruflichen Arbeiten mit Teer (Teerdampf), Pech, bei dem Zerkleinern und Verladen von Hartpech und ähnlichen Stoffen kommen häufig im Lidspaltenbezirk Entzündung, Schwellung und Ulzeration der Hornhaut vor — Veränderungen, die nur eine geringe Heilungstendenz zeigen. Auch hier kann die von mir beobachtete Lichtwirkung stark beteiligt sein.

2. Resorptive Wirkungen.

Von der Haut aus können Teere in die Säfte gelangen und dadurch entferntere Wirkungen hervorrufen. Außer der Individualität kommt hierfür noch besonders die Größe der eingepinselten Fläche, evtl. der irgendwie resorbierten Dosis in Frage. Man beobachtet Appetitlosigkeit, Übelkeit, Brechneigung und Erbrechen, Durchfälle mit Leibschmerzen, bisweilen auch Fieber, Kopfschmerzen oder Benommensein, Schwindelgefühl, Harnlassen unter Schmerzen, Ischurie und Strangurie. Ein Mann, der zur Vertreibung eines Ekzema squamosum an den Streckseiten sämtlicher Gliedmaßen an drei Tagen je eine Teereinpinselung mittelst Borstenpinsels erhalten hatte, bekam nicht nur viele der bisher genannten Nebenwirkungen, sondern auch wässerige Ergüsse der Haut, Schmerzen in der Nierengegend, Albuminurie, alsdann Anasarka und Lungenödem. Das letztere wurde beseitigt. Doch hielten die übrigen Symptome, die sich in ihrer Gesamtheit als ein mit Magenkatarrh komplizierter Morbus Brightii darstellten, noch relativ lange an. Die Ödeme und das Eiweiß schwanden erst allmählich[3]). Die Albuminurie ist ein, besonders bei Kindern, nicht selten vorkommendes Ereignis, auch wenn der Teer verdünnt wird[3]). Der Harn riecht

---
[1]) Volkmann, l. c.
[2]) Roesch, Arch. f. path. Anat., Bd. 245, 1923.
[3]) Kirchheim, Berliner klin. Wochenschr. 1872, Nr. 19, p. 224.

teerartig und sieht oft dunkelschwarzbraun aus. Hydrochinon oder Karbolsäure, die mit dem Teer eingeführt werden, bewirken diese Veränderung. Kühe, die Teer von den Stallwänden ableckten, bekamen angestrengten Atem, Verminderung der Milchsekretion, dunklen Harn, Durchfall und Schwäche im Hinterteil. Ein Tier starb nach 15 Tagen. Hunde, die mit Teer eingerieben wurden, erkrankten unter Pulsvermehrung, Sinken der Körperwärme, Albuminurie, Cholurie, Atemnot, starker Speichel- und Tränenabsonderung und Muskelzuckungen mit oder ohne vorangegangene allgemeine oder partielle Lähmung. Bei der Sektion fanden sich Entzündung im Magen und Darm, Fett in Leber und Niere, Lungenödem usw. Bei mit Teer bepinselten Tieren sah man auch u. a. das Körpergewicht sehr sinken.

Teeröl. P e c h ö l. Mehrere Vergiftungen ereigneten sich durch dieses Destillationsprodukt des Teers. Die S y m p t o m e bestanden in Erbrechen, Leibschmerzen, Beklemmungen, Betäubung, Kopfschmerzen, tiefer Somnolenz und Konvulsionen, die zum Tode führen können. Derselbe erfolgte z. B. nach versehentlichem Trinken von ca. 24 g bei einem Kinde. Der Harn soll in einem Falle stark nach Veilchen gerochen haben. Genesung kann noch nach mehr als 30 g eintreten. Wüstsein im Kopfe hält nach dem Erwachen aus dem Stupor eine Zeitlang an. Bei einem Matrosen, der davon ungefähr 140 ccm getrunken hatte, setzten die Wirkungen erst nach mehreren Stunden, während deren er noch arbeitete, ein. Der danach gelassene Harn war sehr dunkel und roch nur nach Teer.

Asphaltöl. Aus dem Erdharz **Asphalt** wird durch Erhitzen ein teerartig riechendes, im wesentlichen aus Terpenen bestehendes Öl, das Asphaltöl, gewonnen. Ein Pferd, das dieses aufgenommen hatte, starb unter Gastroenteritis, Nephritis, Hämoglobinurie in zwei Tagen an Herzlähmung[1]. Eine Kuh, die die sirupartige, mit Regenwasser bedeckte Asphaltteermasse eines Dachdeckers verschluckt hatte, bekam gänzliche Appetitlosigkeit. Ihre Milch roch nach Teer. Bei der Sektion fand sich der Mageninhalt mit teerartigen Massen verkleistert und die Magenwand verpicht. Das Fleisch hatte Teergeruch. Auf die Möglichkeit der Entstehung von schlimmen Geschwülsten auch bei Asphaltarbeitern habe ich schon hingewiesen.

Wacholderteer. (O l e u m J u n i p e r i e m p y r e u m a t i c u m, O l e u m c a d i n i, K a d e ö l, C e d e r ö l), von J u n i p e r u s o x y c e d r u s und anderen Arten. Auf leidende Haut gebracht, bemerkte man, bei selbst nur mäßiger Entzündung Schwellung und Rötung unter lebhaften Schmerzen, bald darauf aber Hervortreten der Haarbälge in Gestalt hanfkorngroßer Knoten über die Haut, eine Affektion, die sich also als identisch mit der T e e r a k n e erweist. Bei Kranken, die wegen Psoriasis Kadelöl-Einreibungen erhielten, fand man einzelne, oder in Gruppen stehende, wenig konfluierende, harte, ziemlich große, mit einem Hof versehene P a p e l n, besonders an den Körperstellen mit gut entwickeltem Haarwuchs. Sie sitzen in der Haut mit einer breiten, knotigen Basis und laufen nach oben spitz zu, manchmal in einem Bläschen endigend. An der Spitze befindet sich stets ein schwarzes, von einem Haar herrührendes Pünktchen. Zur Vereiterung dieser Effloreszenzen kommt es fast nie, und selbst

---

[1] F r ö h n e r, Monatsh. f. pr. Tierheilk. 1914, 25, 188.

beim Kratzen eitert nur die Spitze der Papel. Sitz der Affektion sind die Haarbälge. In manchen Fällen setzen sich Anschwellung und Entzündung von der ursprünglichen Einreibungsstelle aus über größere Körperbezirke fort und können dann das Bild einer Dermatitis darbieten; ja, es können selbst die Lymphgefäße und konsensuell auch die Lymphdrüsen an dem Entzündungsprozesse teilnehmen.

Birkenteer (Oleum Rusci) wirkt wie der vorgenannte.

Kienöl enthält neben Terpentinöl brenzliche Produkte. Bei Arbeitern sah man dadurch Hautleiden entstehen.

Bernsteinöl. Die fossile Bernsteinkiefer (Pinites succinifer) liefert den Bernstein. Das durch Destillation des letzteren erhältliche Bernsteinöl hat mehrfach Vergiftungen veranlaßt. Es erzeugten 4 g: heftige Magen- und Kopfschmerzen, Angstgefühl, Neigung zum Erbrechen und Pulsbeschleunigung. Nach 15 g Oleum succini, zum Selbstmord genommen, erschienen Erbrechen, heftige Durchfälle, Fieber und Ausstoßung des Fötus 13 Tage später.

Ichthyol. Bei einer Frau entstanden nach Gebrauch einer 50prozentigen Ichthyol-Salbe gegen arthritische Knieschmerzen erst Hautröte, dann Schwellung und Weiterschreiten der Hautröte auf andere Körperstellen. An den Beinen war die äußere Fläche des Kniegelenks, sowie des unteren Teiles des Oberschenkels und des oberen Teiles des Unterschenkels von einem ununterbrochenen, 12—15 cm breiten Streifen eines Erythema papulosum eingenommen. Auch die Haut beider Arme und der Brust erkrankte in ähnlicher Weise. An beiden Wangen und Ohren fand sich ein starkes Erythem von fast braunroter Färbung, dasselbe war mit Schwellung verbunden. Die Erytheme gehen meist mit Jucken und Brennen einher. Hyperhidrosis, Miliaria-Ausschläge und Blasenbildung werden oft beobachtet. Bei einem Kinde, das äußerlich mit Ichthyol behandelt worden war, entstand ein stuporöser Zustand.

Anthrakokali. Das Steinkohlenkali (feinstes Steinkohlenpulver mit schmelzendem Kali gemischt) erregte bei Hautkranken beschleunigten, vollen Puls, nach mehreren Tagen Schweiße, Hautbrennen, juckende Ausschläge: Urtikaria, Pusteln, erysipelatöse Hautröte. Bisweilen entstanden auch Reizung des Intestinaltraktus und Kopfschmerzen.

Phenylurethan. Euphorin ($CO.OC_2H_5.NHC_6H_5$). Danach entstand gelegentlich Zyanose und Kollaps, In Substanz, zur Entfieberung gereicht, stellten sich Brennen im Magen und Erbrechen und auf Wunden Schmerzen ein.

Neurodin. Das Azetylparaoxyphenylurethan entfieberte Menschen unter Schweißen und ließ das Fieber mit Frost, Zyanose u. a. m. wieder ansteigen. Auch Durchfälle mit oder ohne Leibschmerzen, Kollaps, Verminderung der Herzschläge und ein masernartiges Exanthem am Rumpfe kamen danach vor.

Thermodin. Das Azetyläthoxyphenylurethan verursachte einen masernartigen Ausschlag.

Maretin. Das Karbaminsäuremetatolylhydrazid ($C_6H_4.CH_3.NH.NH.CONH_2$) ist ein starkes Blutgift, das den Blutfarbstoff, spektral erkennbar, in der Regel nicht beeinflußt[1]), wohl aber auch nach wiederholten kleinen

---

[1]) Vereinzelt soll auch Methämoglobinämie entstanden sein.

Dosen in ein bis zwei Wochen eine Blutschädigung in der Gestalt einer schweren Anämie verursacht[1]). Wiederholt wurde danach umfangreiche Zerstörung der roten Blutkörperchen mit Poikilozytose, Polychromatophilie, Normo- und Megaloblasten, mit ausgesprochener Hämoglobinämie und Hämoglobinurie und Abnahme des Hämoglobingehalts beobachtet, z. B. nach neuntägigem Gebrauch von zweimal täglich 0,5 g oder 16 Tage lang zweimal 0,25 g. Die Gesichtsfarbe wird blaß, die Schleimhäute anämisch, die Skleren ikterisch. Damit Behandelte wurden matt und fühlten sich elend. Neigung zum Erbrechen bestand. Auch nach dem Aussetzen des arzneilichen Gebrauches des Mittels sah man die Blutveränderung noch zunehmen. Im gelblichroten Harn findet sich ein Reduktionsprodukt des Maretin, Urobilin und ein reduzierender Körper. Als weitere Veränderungen können sich einstellen: Schweiße, Milzschwellung, Nephritis, Retinalblutung.

Alypin. Das Benzoyläthyltetramethyldiaminoisopropanolhydrochlorid, das jetzt unbegreiflicherweise in das Deutsche Arzneibuch aufgenommen worden ist, steht dem Stovain an Giftwirkungen nicht nach und ist auch in kleinen Dosen schlechter als Kokain. Die Dosis maxima für Menschen sollte angeblich 0,2 g sein. Ich habe sie auf 0,05 g festgesetzt[2]), und diese Zahl ist später auf experimentellem Wege bestätigt worden. In das Auge von Tieren und Menschen gebracht, rief es oberflächliche Hornhauttrübungen mit Abstoßung des Epithels hervor. Die Reizwirkung macht sich an anderen Körperstellen evtl. bis zum Gewebsrand bemerkbar[3]). Nach intravenöser Beibringung von 7 ccm einer dreiprozentigen Lösung, die mit sehr wenig Suprareninlösung (1 : 1000) vermischt war, entstand ein klonischer Krampfanfall mit Bewußtlosigkeit von zwei Minuten Dauer, dann folgten Kopfschmerzen[4]). Andere Giftwirkungen stimmen mit denen des Stovain überein, gleichgültig, ob die Beibringung subkutan oder in den Rückenmarkskanal erfolgt ist: Übelkeit, auch dauerhaftes Erbrechen, Kollaps, Insuffizienz von Puls und Atmung und bald oder erst nach ein bis zwei Tagen Kopfschmerzen, evtl. von langer Dauer, Fieber und Schmerzen in den verschiedensten Körperregionen. Ein tödlicher Ausgang der Alypin-Lumbalanästhesie betraf einen nur an einem Unterschenkelbruch leidenden Mann. Er kollabierte durch die ihm beigebrachten 0,05 g schnell und konnte nicht mehr gerettet werden[5]).

Schellack. Durch den Stich der Lackschildlaus wird aus Ficusarten, Butea frondosa u. a. ein harzartiger Stoff erzeugt (Stocklack), der, von Farbstoff befreit, Schellack heißt. Nach dem Genuß eines Stückes davon erkrankte ein 14jähriger Arbeiter an akuter Nierenentzündung. Die Krankheit trat ziemlich heftig auf (mit Ödem, reichlichem Eiweiß, roten und weißen Blutkörperchen und zylindrischem Urin), endete aber nach vier Wochen mit völliger Genesung. Bei Tieren mit langem Darm und meist stark alkalischem Darminhalt tritt gleichfalls nach Fütterung mit Schellack

---

[1]) Benfey, Mediz. Klinik 1905, S. 1165. — Heubner, Therap. Monatshefte 1911, Juni. — Port, D. med. Wochenschr. 1907, S. 1414. — Steinhauer, ibid. 1905. — Krönig, Mediz. Klinik 1905. — Kühnel, Wien. klin. Wochenschr. 1906.
[2]) L. Lewin, Ergänzungsbuch zum D. Arzneibuch, 4. Ausgabe, 1916.
[3]) Braun, D. med. Wochenschr. 1905.
[4]) Bonin, Münch. med. Wochenschr. 1925, S. 1427.
[5]) Kurzwelly, Beitr. z. klin. Chir. 1907.

nach kurzer Zeit eine schwere Nierenentzündung ein, während bei Tieren mit kurzem Darm und wenig alkalischem Darminhalt diese Einwirkung ausbleibt[1]).

Stovain. Das Chlorhydrat des Benzoesäureesters des Äthyldimethylaminopropanols ($CH_3 . C_2H_5 . C . CH_2N(CH_3)_2 . OCOC_6H_5 . HCl$) übt auf Schleimhäute Reizwirkungen aus. Nach Einbringen in das Auge für die Staroperation entstand eine leichte Hornhauttrübung, bei Tieren eine fleckweise Abstoßung des Epithels. Eine 20prozentige Lösung, eine Stunde lang eingeträufelt, veranlaßte Linsentrübung. Die subkutane Beibringung von zweiprozentiger Lösung zusammen mit Adrenalin schuf wiederholt Gewebsbrand[2]) und Ödem. Als resorptive Symptome nach z. B. subgingivaler Einspritzung von 0,04 g entstanden Kopfschmerzen, Herzklopfen, Übelkeit und allgemeine Mattigkeit, vereinzelt auch, z. B. nach Infiltration des Zungengrundes und der Wange, zwecks Karzinomoperation, der Tod als Folgen.

Schlimme, auch tödliche Wirkungen kamen nach der „Rhachistovainisation", die Einspritzung in den Rückenmarkskanal. Dazu gehören Kollapse, Kopf- und Nackenschmerzen, Kreuzschmerzen, Erbrechen. Die Kopfschmerzen beginnen alsbald oder nach Tagen und können wochenlang bestehen bleiben. Ebenso Schmerzen am Ischiadicus. Auch Parästhesien, Hemianästhesie, lange Schlaflosigkeit u. a. m. können Wirkungsfolgen sein. Bis zu 14 Tagen nach der Beibringung von zwei Teilstrichen einer 1 pro mille-Lösung von Suprarenin und 0,06 Stovain zur Lumbalanästhesie bestanden bei einer V para heftige Kopf-, Nacken-, Arm-, Schulter- und Kreuzschmerzen, die erst nach drei Monaten schwanden. Ein schwerer Kollaps ereignete sich nach 0,07 g und konnte nur schwer beseitigt werden. Verlangsamung, Kleinheit und Unregelmäßigkeit des Pulses, Zyanose, Atembeschwerden oder lange Atmungsstillstände nach Dosen von 0,04—0,07 g, Lähmungssymptome an den Schließmuskeln von Blase und Mastdarm, den Extremitäten, z. B. auch im Peroneusgebiet, Erregungszustände oder epileptiforme Krämpfe wurden beobachtet, ebenso tödliche Ausgänge. Augenmuskellähmungen erschienen meist einige Tage nach der Beibringung oder noch viel später. Sie können ausheilen, aber auch bleiben. Der Abduzens ist gewöhnlich beteiligt. Von anderen Zerebralnerven waren gelegentlich der Fazialis, Hypoglossus, Vagus und Glossopharyngeus krankhaft ergriffen. Albuminurie und auch lange dauernde Cylindrurie können sich zu anderen Symptomen gesellen.

Holokain. Das Diäthoxyläthenyldiphenylamin [$CH_3 . C . N . NH(C_6H_4)(OC_2H_5)_2$] vergiftet Meerschweinchen und Kaninchen zu 5—12 mg pro Kilo und tötet sie zu 5—10 cg pro Kilo unter Krämpfen, später Lähmung, Dyspnoe, Trismus und Tetanus. Seine Giftwirkung kommt der des Kokains mindestens gleich, ist aber in der Regel sogar größer. Am menschlichen

---

[1]) Vogt, Zeitschr. f. Medizinalbeamte 1909, 1.
[2]) Sinclair, Journ. of cutan. diseas. 1905. — Lang, D. med. Wochenschrift 1906, S. 1412. — Trautenroth, ibid. S. 253. — Birnbaum, Münch. med. Wochenschr. 1908, Nr. 9. — Schmidt-Rimplex, Klin. Monatsbl. f. Augenheilk. 1907, Bd. II. — Vossius, D. med. Wochenschr. 1906, S. 2010. — Wolff, Berlin. klin. Wochenschr. 1907, Nr. 41. — Greiffenhagen, Zentralblatt f. Chir. 1906. — Deetz, Münch. med. Wochenschr. 1906. — Schwarz, Centralbl. f. Chirurg. 1907. — Roeder, Münch. med. Wochenschr. 1906. — Ach, Münch. med. Wochenschr. 1907.

Auge, an dem es als Anästheticum Verwendung fand, entstanden wiederholt unangenehme Folgen. Bei einer Frau, die eine gerötete, rahmartig sezernierende Bindehaut hatte, wurde die letztere stärker gerötet, trocken, matt, in ihrer unteren Hälfte mehrfach unregelmäßig gefaltet und sah aus, als hätte sie in Alkohol gelegen. Die Hornhaut war rauchig trübe und gestichelt. Es bestand starker Schmerz. Es wurde ein Schutzverband angelegt. Am nächsten Tage waren an den Stellen der Falten schmutzig-graugelbe Streifen, die Substanzverluste darstellten, und an dem Hornhautrande zahlreiche oberflächliche Geschwürchen, und es bestanden große Schmerzen. Die Absonderung war auch noch in den nächsten Tagen reichlich eitrig-schleimig[1]). Bei Holokaingebrauch wurde auch zweimal vorübergehende traumatische Hornhauttrübung nach Starextraktion und einmal ein tiefer, trichterförmiger Collapsus corneae, jedoch bei feuchter und glänzender Kornea, gesehen. Die letztere trübte sich bei der betreffenden Patientin erst nachträglich[2]). Eine Lösung von 5 Prozent, anderthalb Stunden lang eingeträufelt, trübte sogar die Linse.

Die subkonjunktivale Injektion einer 10prozentigen Lösung machte beim Kaninchen eine schwere nekrotische Entzündung und tetanische Zuckungen, Ausspülung der Vorderkammer mit fünfprozentiger Lösung verursachte eine Zerstörung der Hornhaut[3]).

Imidoazole. Die bromsubstituierten Imidoazole scheinen giftiger zu sein als die jodsubstituierten. Das α-β-μ-Tribromimidoazol tötet einen 6½ Kilo schweren Hund in zwei Stunden. Vom β-Monojod-α-methylimidoazol töten 0,3 g per os einen Hund in 10 Stunden, vom α-β-Dijodmethylimidoazol 0,4 g per os rasch[4]).

Chinolin.

Diese Base (C_9H_7N) machte bei Menschen, denen sie, auch als Salz, etwa in 10prozentiger Lösung eingespritzt wurde, einen Abszeß. Nach einigen Tagen stieß sich ein Stück Kutis ab. Andere bekamen nur Schmerzen. Geschwüre entstanden auch nach flächenhafter Anwendung, z. B. von diphtheritischen Flächen. Resorptiv kamen danach Übelkeit, Erbrechen, kolikartige Schmerzen, Hitze und Schwindelgefühl, ein unregelmäßiger, sehr schneller Puls und bei 2—3 g auch Kollaps. Bei einem Typhösen entstanden Darmblutungen.

Kairin. Oxychinolinmethylhydrür rief bei Menschen nach 0,5—1,5 g hervor: Schmerzen in der Nase, die in die Stirnhöhle übergreifen, Brennen in den Augen, auch Nasenbluten und Leibschmerzen, Herzschwäche, Kollaps und Zyanose, Delirien mit Halluzinationen, Schwindel, Kopfschmerzen, Schweiß, Frost und gelegentlich Albuminurie. Der Harn war grün oder braunrot. Die subkutane Injektion kann Gewebsnekrose mit Eiterung veranlassen. Der Tod kann dadurch herbeigeführt werden.

Thallin, Parachinolintetrahydrürmethoxyl ($C_9H_{10} \cdot OCH_3 \cdot N$) hat durch unzulässige arzneiliche Verwendung Vergiftung und Tod veranlaßt. Im Blute entsteht Methämoglobin, die Stoffwechselvorgänge werden gestört

---

[1]) Bock, Centralbl. f. Augenheilk. 1897, S. 272.
[2]) Natanson, Compt. rend. du XII. Congrès internat. de Médec. Moscou, T. VI, p. 286.
[3]) Reichmuth, Zeitschr. f. Augenheilk. 1906, Bd. 16, S. 213.
[4]) Gundermann, Arch. f. exp. Path. u. Pharmak., Bd. 65, 1911, S. 259.

und Herzklopfen, Kollaps, Zyanose oder Schwindel, Kopfschmerzen, Übelkeit, Erbrechen, Albuminurie können sich dazu gesellen. Der Harn ist dunkel wie Karbolharn.

Phenyldihydrochinazolin (Orexin) ($C_8H_5C_6H_5 \cdot N_2 \cdot H_2$) schuf bei Menschen: heftiges, lange dauerndes Brennen oder Schmerzen im Munde, Speiseröhre und Magen, Erbrechen, Durchfall, vasomotorische Störungen, Ohrensausen, Schwindel, Reizung der Nasenschleimhaut und der Bindehaut u. a. m.

Methyltrihydrooxychinolinkarbonsäure erzeugt bei Fröschen, wie Digitalis, schließlichen Herzstillstand sowie klonische und tonische Krämpfe.

Dichinolylindimethylsulfat (Chinotoxin). Die wässerigen Lösungen fluoreszieren blauviolett und werden durch Alkalien rot. Bei allen Tieren tritt nach 0,0005—0,045 g in 5 bis 30 Minuten kurareartige Lähmung der Körpermuskeln, evtl. der Tod ein. Künstliche Respiration kann lebensrettend wirken[1]).

Chinosol. Das oxychinolinschwefelsaure Kalium ($C_9H_7KHSO_4$) erzeugt, pulverförmig an Wunden gebracht, Jucken, Brennen, Schmerzen. Kaninchen sterben durch 0,5 g. Ihr Blut erweist sich als schwarzrot, ist also wahrscheinlich methämoglobinhaltig[2]). Subkutan beigebracht, wirkt es doppelt so giftig wie Lysol.

Analgen. Das bittere Äthoxybenzolamidochinolin rief in Dosen von 0,5—1 g als Nebenwirkungen hervor: Übelkeit und Erbrechen, Kongestionen nach dem Kopfe, Kopfschmerzen und Verstärkung bestehender Kopfschmerzen, Ohrensausen, Zyanose und einen scharlachähnlichen Ausschlag, der mit Jucken einherging und sich über den ganzen Körper verbreitete. Der Harn wird rot.

Pikolin.

Diese Base (C_6H_7N) ist Methylpyridin. Sie findet sich u. a. im Tieröl. Sie ätzt Schleimhäute und erzeugt, subkutan injiziert, Entzündung[3]). Ein Teil derselben wird durch die Lungen ausgeschieden. Spritzt man Kaninchen α-Pikolin unter die Haut, so findet sich ein Teil im Harn, während die Hauptmenge als α-Pyridinursäure ausgeschieden wird[4]). Tauben, die den Dämpfen von Pikolin ausgesetzt sind, schwanken, zeigen erschwerte Respiration und gehen unter Abnahme derselben und unter Lähmung zugrunde[5]). Durch zwei Tropfen Pikolin (subkutan) werden Frösche nach 10—20 Minuten motorisch und sensibel gelähmt, nach 0,15 g sterben sie. Kaninchen verenden nach Injektion von 30 Tropfen in zwei Stunden durch Atemlähmung nach vorangegangenen Konvulsionen. In der Brusthöhle der Tiere wird Pikolingeruch wahrgenommen.

Stilbazolin ($C_{13}H_{19}N$), aus Benzaldehyd und Pikolin gewonnen, tötet Tiere unter Lähmung. Die Krampfwirkungen sind gering[6]).

---

[1]) Hoppe-Seyler, Arch. f. exp. Path. u. Pharmak., Bd. XXIV, H. 4 u. 5.
[2]) Ahlfeld u. Valle, D. Zeitschr. f. Chirurg., Bd. 42, H. 4 u. 5.
[3]) Oechsner de Coningk et Pinet, Bull. de la Soc. chim. de Paris, Bd. XXXIX, p. 113.
[4]) Cohn, Zeitschr. f. phys. Chemie, Bd. XVIII, p. 112.
[5]) Eulenberg, Vierteljahrschr. f. ger. Med., Bd. XIV, p. 284.
[6]) Rahlff, Wirk. des Stilbazolin, Kiel 1893.

Parvolin ($C_9H_{13}N$). Tetramethylpyridin ($C_9H_{13}N$) wirkt bei Hunden zu 0,1 g pro Kilo in drei bis vier Minuten tödlich.

Kollidin ($C_8H_{11}N$), synthetisch dargestellt, ist Trimethylpyridin ($C_8H_{11}N$). Es bedingt bei Fröschen Aufhebung der willkürlichen und reflektorischen Bewegungen, durch Lähmung der motorischen Zentren. Ein Kollidin entsteht auch bei der Fäulnis von Gelatine. **Isozikutin** ist das Hexahydrin des B.-Kollidins genannt. Bei höheren Säugetieren erzeugt es allgemeine Schwäche, kurareartige Wirkungen und Atemstillstand wie Koniin.

Hydrolutidin (aus Lebertran) setzt in kleinen Dosen die Sensibilität herab, in größeren erfolgt Zittern, tiefe Depression, unterbrochen von höchster Erregung und zuletzt der Tod unter Lähmung der Glieder[1]).

Piperidin.

Hexahydropyridin (C_5H_{10} . NH) macht bei Fröschen sensible Lähmung und schädigt die roten Blutkörperchen (v. auch Piper).

Lupetidine sind dimethylierte Alkylsubstitutionen des Piperidins. **Lupetidin, Kopellidin, Parpevolin, Propyllupetidin, Isobutyllupetidin** und **Hexyllupetidin** wirken wenig auf das Gehirn (am stärksten die beiden letztgenannten), lähmen bis auf Hexyllupetidin die motorischen und sensiblen Nervenendigungen, stören, mit Ausnahme der beiden letzten, die Herztätigkeit, sistieren die Atmung und bilden der Reihenfolge der Nennung nach in abnehmender Menge (von 100 bis 2 Prozent) Vakuolen in roten Blutkörperchen[2]).

Hexeton. Methylisopropylzyklohexenon. Dieses wasserlösliche Isomere des Japankampfers wurde gegen Herz- und Gefäßschädigungen arzneilich gebraucht. Nach intramuskulärer Einspritzung von dreimal täglich je 2 ccm Hexeton entstand an der Injektionsstelle eine walnußgroße, dünnhäutige Blase, auf deren Grund sich Gewebsnekrose fand. Die nekrotische Partie reichte bis in die tiefsten Schichten des subkutanen Fettgewebes[3]).

Atophan. Phenylchinolinkarbonsäure ($C_{16}H_{11}NO_2$). Der arzneiliche Gebrauch schuf scharlachartige Ausschläge, Urtikaria und ein vesikulöses Exanthem. Nach der intraglutäalen Einspritzung von 5 ccm entstanden schon nach 15 Minuten Atembeklemmung, Drang nach dem Herzen, Rötung des ganzen Körpers. Eine zweite Injektion wurde gut vertragen, eine dritte von einer halben Ampulle ließ Brennen im Kopf, Herzbeklemmung, Bewußtlosigkeit, Zyanose und daran sich anschließend Gesichtsblässe und Schweiß entstehen. Nach 1½ Stunden klangen die Symptome ab. Eine andere Gestalt nahmen die unerwünschten Wirkungen von zwei Spritzen Atophannatrium[4]) mit wenigen Tagen Zwischenraum und einer dritten an: Unbehagen, Unruhe, Frost, dann etwas später Schwellung des Gesichts und besonders der Lippen und der Augenlider, und ein Quaddelausschlag. Nach

---

[1]) Gautier et Morgues, Journ. de Pharm. et de Chimie, 1888, p. 7. u. 9.
[2]) Gürber, Arch. f. Anat. u. Phys. 1890, p. 401.
[3]) Jülich, D. med. Wochenschr. 1924, S. 1415.
[4]) Atophanyl ist eine Lösung von Atophannatrium, Natrium salicylicum zu gleichen Teilen und Aminobenzoyldiäthylaminoäthanol 0,16%.

vier bis fünf Tagen erfolgte Wiederherstellung[1]). Herzangst und Schwindel kamen, ebenso wie Dyspnoe mittleren Grades auch nach intravenöser Injektion vor. Bei Zystitis entstanden Verschlimmerung und sogar Hämaturie. Im Harn wurde oxydiertes Atophan nachgewiesen[2]).

Naphthylamin. Das Amidonaphthylamin ($C_{10}H_7NH_2$) ruft bei Arbeitern, die ihm direkt oder indirekt ausgesetzt sind, bisweilen Strangurie und Hämaturie hervor. Als Verursacher von Blasengeschwülsten ist es bereits erwähnt worden.

Tetrahydro-β-Naphthylamin ($C_{10}H_{11}.NH_2$) macht bei Fröschen Lähmung und Pupillenerweiterung, bei Kaninchen Pupillenerweiterung (Erregung des nervösen Erweiterungsapparates der Iris), Kontraktion der Ohrgefäße, Erhöhung der Körperwärme (Steigerung der Wärmeproduktion und Verminderung der Wärmeabgabe) und gesteigerten Eiweißzerfall. Von anderen Naphthylaminderivaten waren die α-Körper und solche β-Körper, welche an dem nicht stickstoffhaltigen Ringe hydriert waren, unwirksam[3]).

Naphtol.

Nach subkutaner Injektion von 1 g ($C_{10}H_8O$) sterben Kaninchen, Hunde nach 1,5 g in 2½—12 Stunden. Der Tod erfolgt bei Hunden nach voraufgegangener Salivation und Unruhe, bei Kaninchen nach Krämpfen. Stets ist Hämoglobinurie vorhanden[4]). Räudige Pferde wurden mit Naphtholsalbe behandelt. Eines verendete noch am Tage der Einreibung. Die übrigen zitterten und atmeten schwer, aus den Nasenöffnungen floß eine gelblichrote Flüssigkeit, im Harn war Blut. Trotz Abwaschens der Salbe ging noch ein Tier ein. α-Naphthol soll giftiger als β-Naphthol sein. Die Ausscheidung des Naphthols und seiner Umwandlungsprodukte erfolgt durch den Harn. Gewöhnlich wird der Harn der mit dem Mittel behandelten Kranken nach 12 bis 30 Stunden trüb, olivgrün oder gelbrötlich, falls viel Urobilin vorhanden ist. Methämoglobin ist nur bei protrahierter Vergiftung beobachtet worden. Ein Knabe entleerte nach zweitägiger Einpinselung einer zehnprozentigen alkoholischen Lösung blutigen Harn. Außerdem traten die Symptome eines Morbus Brightii, Ischurie, Erbrechen und Bewußtlosigkeit auf. Es folgten hierauf mehrere Tage hindurch eklamptische Anfälle mit halbseitigen Zuckungen, später Genesung[5]). Unter den Vergiftungssymptomen kamen neben Kopfschmerzen und Herzbeschleunigung auch Halluzinationen vor. Nach Einreibung von 3 g einer zweiprozentigen Naphtholsalbe bekam ein Knabe eine tödliche Nephritis[6]). Eine Schwangere, die 3,5 g Naphthol verrieben hatte, starb, nachdem Hämaturie und Hautblutungen erschienen waren[7]). Vier an Krätze erkrankte Kinder wurden von den Beinen bis zum Kopfe vollständig mit einer 15prozentigen alkoholischen, grüne Seife enthaltenden Naphtholsalbe eingerieben und in alten Kleidern ins Bett gesteckt. Bei zwei Mädchen trat bald Er-

---

[1]) Schwahn, Klin. Wochenschr. 1924, S. 935.
[2]) Skóroczewski, Zeitschr. f. exper. Pathol. 1912.
[3]) Stern, Arch. f. path. Anat., Bd. CXV, H. 1 u. CXXI.
[4]) Neisser, Centralbl. f. med. Wissensch. 1881, p. 545
[5]) Kaposi, Wiener med. Wochenschr. 1881, Nr. 22.
[6]) Baatz, Centralbl. f. innere Med. 1894, p. 857.
[7]) Stern, Therap. Monatsh. 1900.

brechen ein, auch unerträglicher Durst und Leibschmerzen. Eines derselben erbrach Blut, aus der Nase floß blutiger Schleim und die Erkrankung endete tödlich. Das andere bekam eine Nierenentzündung. Die beiden Knaben sollen keine Vergiftung aufgewiesen haben[1]).

Es können bei Tieren und Menschen nach äußerlicher Naphtholverwendung resorptiv Störungen am Auge eintreten: Im hinteren Kortex waren Trübungen, der Augenhintergrund war getäfelt und undeutlich zu sehen. Diese Netzhauttrübung kann verschiedene Grade haben. Nach β-Naphtholbehandlung von Kaninchen wurde Katarakt und Retinitis festgestellt. Die Haut selbst kann verschiedenartig leiden[2]): 1. Starkes Erythem. 2. Blasiger Hautausschlag. 3. Universelles Ekzem. 4. Impetigenöse Ausschläge auch nach zweiprozentiger Naphtholsalbe, neben Schwellung der Schenkel, des Skrotums, Nierenschmerzen und Albuminurie. Ein so behandeltes Kind starb, nachdem noch bronchopneumonische Symptome hinzugetreten waren.

Bei einem Naphtholarbeiter wurde ein Blasenkrebs festgestellt[1]).

Nachweis. Der Harn wird stark mit Salzsäure angesäuert, die Hälfte abdestilliert und dem Destillat das Naphthol durch Äther entzogen. Den Ätherauszug läßt man verdunsten, nimmt den Rückstand mit Kalilauge auf, setzt Chloroform hinzu und erwärmt. War auch die geringste Spur Naphthol vorhanden, so entsteht eine Berlinerblaufärbung, die an der Luft allmählich grün und braun wird.

Dinitronaphthol findet sich im Martiusgelb (s. dieses).

Asaprol. Abrastol. Das β-naphtholmonosulfonsaure Kalzium. Nach der Verwendung sah man starke Senkung der Pulszahl und der Körperwärme bis auf 35,6° C, starke Schweiße, Ameisenlaufen in den Fingern, Schmerzen in den Armen und Beinen, gelegentlich auch Erbrechen und Durchfälle. Tiere bekommen danach Krämpfe[3]).

Betol. Naphthalol. Der Salizylsäure-β-Naphthylester kann Erbrechen, Magenschmerzen, Kopfschmerzen und Ohrensausen veranlassen.

Benzonaphthol ($C_6H_5 . COO . C_{10}H_7$). Eine Kranke hatte 16 Wochen lang täglich 4 g Benzonaphthol eingenommen. Eine Augenuntersuchung ergab dann: SL = $^6/_6$, SR kaum $^6/_8$. Die Papillen waren hyperämisch, beide Netzhäute leicht getrübt. Auch Diarrhöen kommen danach vor.

Naphtholkampfer. Nach Injektion von 20 bis 50 g Kampfernaphthol (ein Teil β-Naphthol und zwei Teile Kampfer) in Wundhöhlen entstanden: Kleinheit des Pulses, Verlust des Bewußtseins, stundenlange, auch einseitige epileptiforme Krämpfe und vereinzelt auch der Tod[4]). Es sollen zwölf Todesfälle dadurch verursacht worden sein, neben noch mehr Vergiftungen. Bei Hunden wirken schon 0,2 ccm pro Kilo tödlich.

Xylol. ($C_6H_4(CH_3)_2$. Das Dimethylbenzol erzeugt bei Tieren zu 0,05 auf ein Kilogramm Narkose. Nach wiederholter Einatmung von Dämpfen

---

[1]) Bürger, Berl. klin. Wochenschr. 1918, S. 1025.

[2]) Posner, Zeitschr. f. Krebsforsch., Bd. 1, 1904. — Deutsche Klinik 1905, S. 455.

[3]) Dujardin-Beaumetz et Stackler, Bullet. gén. de Thérap., T. CXXV, 1893, p. 49.

[4]) Calot, Bullet. et Mém. de la Soc. de Chir. de Paris 1893, T. XIX. — Ménard, ibid. — Kirmisson, Marchant, ibid.

des Xylols bei dessen gewerblicher Verwendung für gummierte Gewebe erkrankte ein Arbeiter anfänglich mit einer Art von Rausch, darauf folgten: Eingeschlafensein der Hände und Füße, Zittern, Angstgefühl, Bewußtseinsstörung. Selbst nach dem Aussetzen der Arbeit bestanden noch Schwindel, Kopfschmerzen, Vergeßlichkeit, Herzklopfen, Sehstörungen und Anfälle unter dem Bilde der Brustbräune.

Xylylbromid, $CH_3 . C_6H_4 . CH_2Br.$ und **Xylyljodid,** erzeugten bei ihrer Verwendung als Kampfgifte Reizung von Haut und Schleimhäuten, an die ihr Dampf gelangte.

Phthalsäurediäthylester. Er dient zum Vergällen des Branntweins, der auch, der Not gehorchend, in Kliniken Verwendung fand. Danach sah man erhebliche Reizung der Haut, brennendes, juckendes Gefühl, Rauh- und Schilfrigwerden der damit benetzten Teile, auch mit Schmerzen, Ekzeme und Paraesthesien an den Fingern[1]).

---

[1]) Payr, D. med. Wochenschr. 1921.

Viertes Buch.

Giftige Pflanzen.

Phanerogamen.

Ranunculaceae.

Clematis.

Dieses Genus birgt ein flüchtiges, örtlich entzündungserregendes Prinzip, den **Klematiskampfer**, das mit dem aus Anemonen dargestellten identisch ist, wenigstens wurde dies an den Blättern von **Clematis angustifolia Jacq.** und **C. integrifolia L.** erwiesen[1]). Die erstere wird, getrocknet, als Tee gebraucht.

Clematis vitalba L. Die frische, gemeine Waldrebe, Brennkraut, verursacht an der Haut Blasen. Bettler haben sich früher Geschwüre an der Haut durch häufigeres Aufbinden des zerquetschten Krautes (herbe aux gueux) erzeugt, um dadurch Mitleid zu erregen. Waschungen krätziger Haut mit öligen Auszügen der Pflanze entzündet die Haut unter Fieber. **C. flammula L., C. erecta L.** und **C. virginiana L.** verhalten sich ebenso. Auch Chemiker, die bei der Darstellung des wirksamen Prinzips nicht vorsichtig sind, bekommen an den Händen Blasen.

Thalictrum macrocarpum Gren.

Diese Pflanze besitzt örtlich reizende Wirkungen. Sie enthält das für die Haut indifferente **Thalictrin**. Dieses tötet zu 2—5 mg Frösche, nachdem es Bewegung und Reflexerregbarkeit aufgehoben und Irregularität des Herzens erzeugt hat. Hunde bekommen danach Erbrechen, Durchfall, vermehrte Harnentleerung, Somnolenz, Schwäche, Konvulsionen und Herzstillstand[1]). Ein daraus bereitetes Extrakt besitzt stark reizende örtliche Wirkungen.

Thalictrum aquilegiaefolium L. enthält in den Blättern ein 0,052 bis 0,06 Prozent Blausäure lieferndes Glykosid. **Th. flavum, Th. minus** und **Th. adianthifolium** besitzen dieses nicht.

---

[1]) Bochefontaine et Doissans, Compt. rend., T. XC, 1880, p. 1432.

Anemone.

Fast alle Spezies dieser Gattung, z. B. **Anemone silvestris L.**, **A. Pulsatilla L.** (Pulsatilla vulgaris Mill.), Küchenschelle, **A. pratensis L.** (Pulsatilla pratensis Mill.), enthalten ein gelbes, blasenziehendes Öl, das als solches oder in kristallinischem Zustande als Anemonenkampfer durch Ausschütteln der wässerigen Destillate der Pflanze mit Chloroform erhalten wird und das wirksame Prinzip darstellt. Der Anemonenkampfer zersetzt sich durch äußere Einflüsse in Anemonin ($C_{10}H_8O_4$, Anhydrid einer Ketonsäure) und Anemonsäure, eine zweibasische Aldehydsäure. Durch Reduktion entsteht aus Anemonin die der Kantharidinsäure ähnliche Anemonolsäure.

Die frischen Pflanzen erzeugen an Haut und Schleimhäuten Jucken, Rötung und Blasen, Geschwüre und selbst Gangrän. **A. nemorosa** reizte bei Fütterungsversuchen an Pferden, Kühen, Ziegen, Hunden usw. den Magendarmkanal nicht, wohl aber die Nieren und die Milchdrüsen, so daß „Blutmelken" eintrat und die Milch auch durch Geruch und Geschmack ungenießbar wurde. Das Destillat der Pflanze wirkt örtlich reizend. Beim Eingeben entstand Maulentzündung und nach subkutaner Injektion auch in weiterer Umgebung der Injektionsstelle schmerzhafte Schwellung. Intensiv ist die Entzündung auch nach subkutaner Anwendung des Pflanzensaftes, z. B. von **Anemone ranunculoides L.**, den die Kamtschadalen angeblich als Pfeilgift benutzten. Menschen sollen nach Verzehren von 30 Pflanzen der Anemone nemorosa L. und Hunde durch 15 g des frischen Saftes von Anemone Pulsatilla L. in sechs Stunden sterben. Die letztere wird als ein energisches Muskelgift bezeichnet. Auch von Wundflächen aus können Tiere damit vergiftet werden. Der Anemonenkampfer reizt Schleimhäute, rötet die Haut und bildet an ihr Blasen. Es treten nach 0,2—1 g des früher als Anemonin bezeichneten wirksamen Prinzipes Erbrechen und Durchfall, Blutharnen, Benommensein, erschwerte Atmung, Sinken der Herztätigkeit[1]), Gliederschwäche und mitunter Krämpfe auf. Nach dem innerlichen Gebrauch von Tinctura Pulsatillae entstehen bisweilen Übelkeit und Erbrechen. Auch mäßige Mengen können Leibschmerzen, Niesen, Husten, juckendes Gefühl in der Harnröhre, Reiz beim Harnlassen und sogar Blutharnen hervorrufen. Die Sektion solcher Tiere ergibt Entzündung der Magen-Darmschleimhaut und Hyperämie der Nieren. Das wirksame Prinzip soll sich im Erbrochenen durch Extrahieren mit Essigsäure und Benzol nachweisen lassen, während in Harn und Organen nichts davon zu finden ist[2]). Meist wird sich nur das kristallinische Anemonin auffinden lassen.

Ranunculus.

Die Hahnenfuß-Arten, wie **Ranunculus acer L., R. aquatilis L., R. arvensis L., R. bulbosus L., R. Ficaria L., R. sceleratus L., R. flammula L.**, besitzen wahrscheinlich alle im frischen Zustande als wirksames Prinzip, wie die Anemonen, den Anemonenkampfer (Ranunkelöl). Aus 10 Kilogramm **R. japonicus** wurden 12 g gelbes Öl gewonnen, aus dem sich

---

[1]) Clarus, Journ. f. Pharmakodyn., Bd. I, p. 425.
[2]) Basiner, Die Vergift. mit Ranunkelöl, Dorpat 1881.

kristallinisches Anemonin abschied[1]). Das Vieh frißt diese Pflanzen gewöhnlich nicht auf der Weide, wohl aber unter Heu. Der Kampfer wird eben leicht durch Zersetzung unwirksam. Als Heu und in gebrühtem Zustande sind die Pflanzen unschädlich. Gelegentlich nehmen Tiere auch die frischen Pflanzen auf und erkranken. So wurden Lämmer, die R. arvensis und R. repens fraßen, vergiftet. Sie erkrankten an Aufblähung, Konvulsionen und Durchfall. Es verendeten 137 Stück, bei denen besonders Magen-Darmentzündung gefunden wurde[2]). Auch Rinder erkrankten dadurch an Gliederschwäche. Eine Kuh bekam dadurch Durchfall, Trismus, Steifigkeit, lag schlaff da und ging ein[3]). Nach Verzehren von **R. sceleratus** erschienen bei Kühen als Symptome: Speichelfluß, Umherlaufen im Kreise, Zittern, Bewußtlosigkeit, plötzliches Niederstürzen und jäher Tod. Die Tiere, die die Vergiftung überstanden, waren schon nach einer Stunde gesund. **R. arvensis,** das aus Not von K ü h e n aufgefressen worden war, veranlaßte: Gähnen, Zähneknirschen, Fieber, einen kleinen, häufigen Puls, Aufregung, Leibschmerzen, und b e i S c h a f e n : allgemeines Zittern, Taumeln, Konvulsionen der Gliedmaßen, plötzliches Niedersinken, Schreien und den Tod. **R. Ficaria** tötete drei Färsen unter Purgieren, Speicheln, Schauern, Muskelzucken, Tobsucht und Brüllen. Im Wanste fand man eine hämorrhagische Entzündung.

Bei M e n s c h e n kann man je nach der Dauer und der Berührung und der Güte der Pflanze und der individuellen Empfindlichkeit vier Stadien der Einwirkung an der Haut unterscheiden: 1. Röte mit lebhaftem Jucken, 12—48 Stunden nach der Anwendung beginnend und 3—4 Tage anhaltend. Es folgt leichte Abschuppung. 2. A u ß e r R ö t e e r s c h e i n t S c h w e l l u n g in 10—15 Stunden und hält 5—6 Tage an. Auf der entzündeten Basis schießen Blasen auf, die später zusammenfließen und eintrocknen. 3. Die Entzündung ist heftiger. Nach sechs bis acht Stunden findet sich bereits eine große B l a s e mit gelblichem Inhalte. Sie ist von kleinen Phlyktänen und einem roten Hof umgeben. Die Blase platzt und entleert drei bis vier Tage lang reichlich Serum. Bisweilen bilden sich noch im Umkreis der entzündeten Haut sehr schmerzhafte Furunkel. 4. Es erscheinen Phlyktänen und oberflächliche, bei schwachen Individuen auch tief gehende Gewebszerstörung. Daß die einzelnen Stadien ineinander relativ schnell übergehen können, beweist folgendes Vorkommnis: Eine Frau, die sich wegen Gliederschmerzen die Unterschenkel mit einer Abkochung von Ranunculus acris abends gewaschen und diese dann als Umschlag darauf hatte liegen lassen, bekam in der Nacht Schmerzen. Trotzdem der Umschlag entfernt und das Bein abgewaschen wurde, sahen am nächsten Morgen beide Füße bis zu den Knien wie verbrannt aus, waren heiß, rot und stellenweise mit Blasen bedeckt. Am dritten Tage wurden mehrere Stellen brandig. Allgemeinerscheinungen können mit diesem Zustande verbunden sein, z. B. Betäubung, Schwindel, Schwere im Kopfe, Ohnmachten beim Aufrichten und kleiner, schneller Puls.

Der Saft von **R. acris L.**, zu zwei Tropfen genommen, verursacht b e i M e n s c h e n Brennen im Mund und Konstriktionsgefühl. Größere Mengen

---

[1]) A s a h i n a , Ber. d. d. chem. Gesellsch. 1914, 47, S. 914.
[2]) E g g e l i n g , Arch. f. wissensch. Tierheilk., Bd. XVII, S. 370.
[3]) H o l m b o e , Norsk veterin. Tidskr. 1923.

der Pflanze erzeugen Brechen, Magen- und Leibschmerzen, Durchfälle, allgemeine Körperschmerzen, konvulsivische Zufälle, Abnahme der Herzarbeit und Dyspnoe. Ein sechsjähriges Kind starb, nachdem es R. acris auf dem Felde gegessen hatte. Einige Blüten genügen für eine schwere Vergiftung. Bei einem Pferde sah man nach Verzehren von R. acris Kolikanfälle und Pulsbeschleunigung entstehen.

Ranunculus Thora L. überragt an Schärfe noch **R. sceleratus L. R. Breyninus Crantz** soll am heftigsten wirken. An der Haut rufen die Blüten aller dieser Pflanzen (20 g) nach zwei Stunden Rötung, Schwellung und trotz Entfernung des Mittels später konfluierende Blasen hervor. Die Wundfläche heilt nach 10—14 Tagen. **R. brevifolius Ten.** besitzt ähnliche Wirkungen wie die Anemonen und Klematis. **R. Sardous Crantz** (R. Philonotis Ebrh) hat eine tödliche Wirkung veranlaßt.

Caltha palustris L.

Die Kuh- oder Sumpfdotterblume enthält Cholin[1]) zu 0,05 bis 0,1 Prozent, das nicht die Giftwirkung bedingt. An ihr wird wohl ein Reizstoff nach Art des in Anemonen usw. enthaltenen ursächlich beteiligt sein. Im Kraut wurde eine Base gefunden, deren Chlorid und Platindoppelsalz kristallinisch sind[2]). Eine dadurch zustande gekommene Vergiftung einer Familie zeitigte: Magen- und Leibschmerzen, Brechreiz, Gesichtsblässe, Ohrensausen, Schwindel und Kleinheit des Pulses. Nach vier bis fünf Stunden schwoll das Gesicht an und am anderen Tage trat am Körper ein pemphigusartiger Ausschlag auf. Für Kaninchen ist der Saft der Caltha ungiftig, während Mäuse dadurch (subkutan) unter Krämpfen sterben und Frösche zentrale Paralyse bekommen[3]). Pferde, die fast nur die Sumpf-Dotterblume zu fressen bekamen, erkrankten an Schmerzen im Hinterleib, Harndrang und ließen einen Harn, der den gleichen charakteristischen Geruch wie die Blätter der Pflanze besaß. Eines der Tiere starb.

Adonis vernalis L.

Die böhmische Nies- oder Christwurz enthält das Glykosid Adonidin, das gleich einem wässerigen Extrakt aus der Pflanze digitalisartig auf das Herz wirkt. Schon um die Mitte des 16. Jahrhunderts wird von ihr angegeben: Flores cera contritae tumores hydropicos oedematosos dissipant. Bei Kaltblütern ist Adonidin ein Herzmuskelgift, bei Warmblütern ein Gift für das verlängerte Mark[4]). Nach mehr als 0,02 g Adonidin erschienen bei Menschen Erbrechen und Durchfall. Die Kranken klagen über einen lang anhaltenden nauseosen Zustand neben scharfem Geschmack.

Adonis aestivalis L. und **A. cupaniana Guss.** wirken ähnlich, während **A. capensis L.** (Knowltonia rigida Sal) und **A. gracilis Poir.** (Knowltonia gracilis D. C.) und **Adonis vesicat.** L. fil. (Knowltonia vesicatoria

---

[1]) Poulsson, Arch. f. exp. Path. u. Pharmak. 1916, Bd. 80, S. 173.
[2]) Keller, Arch. der Pharmazie 1910, Bd. 248, S. 463.
[3]) Rusts Magazin, Bd. XX, 1825, S. 451. — Brondgeest, Verhandl. d. intern. Kongress. Berlin, Bd. II, p. 57.
[4]) Sergiejenko, Gaz. lekarska 1888, Bd. VIII, p. 32.

Sims.) als blasenziehende Mittel gebraucht werden. **A. amurensis Regel** und **Radde** enthält ein Glykosid, das schwächer als Adonidin wirkt.

Aquilegia vulgaris L. Die Akelei soll das Alkaloid Aquilegin enthalten, das zu 1 mg, gleich dem Extrakt aus der Pflanze, bei Meerschweinchen wie Akonit wirkt (Störungen der Atmung, Konvulsionen und Herzstörungen)[1]. **A. chrysantha** A. Gray. Nach Aussaugen von etwa zwölf Blüten entstanden: Gliederschwäche, nach zwei Stunden Zyanose, Benommensein und Miosis. Nach drei Stunden waren die Symptome geschwunden[2]).

Hydrastis canadensis L.

Die Wurzel des kanadischen Wasserkrauts enthält die Alkaloide Hydrastin, Berberin und Kanadin. Als Oxydationsprodukt von Hydrastin ist Hydrastinin neben Opiansäure erhältlich. **Hydrastin** ($C_{21}H_{21}NO_6$) lähmt die excitomotorischen Herzganglien, reizt verschiedene Zentren des verlängerten Markes und des Rückenmarks und tötet Hunde zu 0,5 g pro Kilo subkutan. **Berberin** ($C_{20}H_{17}NO_4$) lähmt nach primärer Reizung gewisse Gehirn- und Rückenmarkszentren und peripherische Nerven und macht auch Erbrechen, Salivation, Durchfall, Nephritis und Entzündung an der Anwendungsstelle. **Canadin** (Methylberberin) bewirkt bei Kaltblütern allgemeine Paralyse, bei Warmblütern in toxischen Dosen anfangs psychische und motorische Reizsymptome, es folgt zerebrale und spinale Lähmung. Canadin schädigt den Fötus, macht Herzarhythmie und tötet durch Atemlähmung. Für Katzen sind 0,2—0,25 g pro Kilo (intravenös) tödlich. **Hydrastinin** lähmt den Vagus und das Respirationszentrum, erweitert die Gefäße, und tötet Kaninchen zu 0,3 g pro Kilo (subkutan). Ein Zersetzungsprodukt des Hydrastinin, das **Hydrohydrastinin,** macht auch noch Krämpfe[3]).

Längerer Gebrauch von Extr. Hydrastis bei Menschen erzeugte mehrfach Erregung, Halluzinationen, vereinzelt auch Delirien mit Bewußtlosigkeit und Pulsschwäche[4]). Nach Einnehmen von 40 Tropfen des Fluidextraktes stellte sich bei einem Kranken eine Herzerschlaffung ein, die sekundär durch Stauung zu einem Lungenödem Anlaß gab, das gut verlief[5]). In einem anderen Falle entstand nach 9 g des Extraktes eine Vergiftung mit Symptomen des Zirkulationsapparates — Herzbeklemmung, Unregelmäßigkeit des Pulses, Herzverlangsamung, Atmungsbeschwerden, später Zyanose —, des Nervensystems — Kopfschmerzen, Schlaflosigkeit, Schwindel, kurzzeitliche Ohnmacht, Gesichtshallucination, Mydriasis — und des Verdauungstraktus — Übelkeit, Erbrechen —, leichte Diarrhöen. Magendrücken und Abnahme des Appetits kommen häufiger. Größere Dosen sollen bei Herzkranken und geschwächten Personen Angina pectoris hervorrufen können[6]).

Hydrastinin rief bei Kranken in innerlich gereichter etwas größerer Dosis Übelkeit und Erbrechen, subkutan angewandt Schmerzen, Ecchy-

---

[1] Rochebrune, Toxikologie africaine, Paris 1896.
[2] Hirsch, D. med. Wochenschr. 1925, Nr. 28.
[3] v. Bunge, Dorpat. Arb. 1895, Bd. XI u. XII, S. 119.
[4] Mendes de Leon, Arch. f. Gynäk. 1885, H. 1.
[5] Miodowski, Berl. klin. Wochenschr. 1899, S. 115.
[6] Saenger, Centralbl. f. inn. Med. 1897, Nr. 17.

mosen, Indurationen und gelegentlich auch Monate lang anhaltende Insensibilität hervor. In einem Falle bestand Hauthyperästhesie neben Parese der Beine. Nach 17 subkutanen Einspritzungen in 43 Tagen von je 0,1 g Hydrastinin wegen profuser Menstruation gab die Kranke an, daß sie seit sechs Tagen an heftigen Halsschmerzen leide. Es zeigten sich bei der Untersuchung auf der hinteren Rachenwand umschriebene Plaques auf geröteter Basis. Die zunehmenden Schmerzen strahlten auf das Ohr aus und das Schlucken war erschwert. Allmählich schwanden die Symptome[1]).

Methylhydrastamid erzeugt peripherische Lähmung, Blutdruckerniedrigung und Tod durch Atemstillstand, Methylhydrastimid anfangs Lähmung, dann Krämpfe mit Steigerung der Reflexe, Herz- und Atemlähmung. Ähnlich wirkt das Methylnarkotimid, während das Methylnarkotamid Narkose, peripherische Lähmung und Atemstillstand veranlaßt.

Opiansäure ($C_{10}H_{10}O_5$), die aus Hydrastin gewonnen wird, macht bei Fröschen zentrale Lähmung und dann Krämpfe, ist aber für Warmblüter ungiftig.

Trollius europaeus L. wurde von den Alten für giftig (Kraut und Wurzel) gehalten. Das Vieh soll die Pflanze gern fressen.

Helleborus.

Die Wurzeln und Samen von **Helleborus viridis L., H. niger L.**, Christrose, schwarze Nieswurz, **H. foetidus L., H. Dumetorum W. et Kit** und andere besitzen das glykosidische Herzgift Helleboreïn und das Hellebor in. Ein Mann hatte gegen Gonorrhoe etwa 60 g von gepulvertem Helleborus virid. eingenommen. Man fand ihn kollabiert, er erbrach und hatte 48 Pulsschläge. Klagen über brennende Magenschmerzen. Außerdem hatte er bekommen: Schwindel, Dunkelheit vor den Augen, Unfähigkeit zu stehen, Sinken der Pulszahl auf 40 und Pupillenerweiterung. Schon am nächsten Morgen befand sich der Kranke wohl, nachdem das Erbrechen aufgehört hatte. Vergiftung und Tod sind bisher durch zu große arzneiliche Dosen der Wurzeln von Helleborus und deren Extrakte[2]), durch Verwechselung mit Rhabarber[3]), Einkochen mit Obstwein, Hineingelangen in Apfelmus und einmal auch zu einem Giftmordversuch — Helleboruswurzel zur Suppe — vorgekommen. Tiere werden häufig dadurch vergiftet. Aus alter Zeit berichtet man, daß Wachteln, die sich auf Capri mit Hellebaorussamen nährten, an Krämpfen litten. Die tödliche Dosis des wässerigen Extraktes von Helleborus niger betrug 2 g[4]). Von der gepulverten Wurzel erzeugen 1,2 g Vergiftung. Genesung wurde aber noch nach Verschlucken von einem Eßlöffel voll und angeblich sogar nach 60 g[5]) des Wurzelpulvers, oder eines Dekoktes aus zirka 22 g, resp. eines Infuses von 45 g der Wurzel beobachtet. Die Giftwirkung kann in einer Stunde und der Tod im Herzkollaps oder einem Krampfanfall evtl. bei Bewußtsein in 2½—13 Stunden eintreten. Rinder, die Helle-

---

[1]) v. Wild, D. med. Wochenschr. 1893, Nr. 13.
[2]) Fingerhuth, Preuß. Vereinsztg 1862, Bd. V, p. 22.
[3]) Fahrenhorst, Rusts Magaz., Bd. XXIII, p. 190, 1827.
[4]) Morgagni, De caus. et sed. morbor., Epist. 59, Nr. 15.
[5]) Ilott, Brit. med. Journ. 1889, Bd. II, p. 819.

borus niger gefressen hatten, bekamen neben Herzstörungen beengte Atmung, Geifern, Zähneknirschen, blutige Darmentleerung und Unterdrückung des Wiederkäuens. Ein Pferd verendete nach Verzehren von einem Kilo der Blätter. Hammel bekamen durch Fressen der frischen Pflanze Aufblähung, blutige Entleerungen, Krämpfe. Das Waschen von Rindern mit einem Essigextrakt aus Helleborus niger, um Läuse zu beseitigen, schuf durch Hautresorption eine schwere Vergiftung, der drei Tiere schnell erlagen. Helleborus foetidus verursachte bei Rindern in Intervallen auftretende, zehn Minuten dauernde epileptoide Krämpfe mit Brüllen, Zittern, Niederstürzen, Augenverdrehen, Pupillenerweiterung.

Vom Helleboreïn töten 0,12 g, subkutan, einen Hund, vom Helleborin 0,24 g[1]). Helleboreïn wirkt kumulativ, muskellähmend, läßt die Herzarbeit aufhören (Vaguslähmung), macht dyspnoetische Atmung, Erbrechen, sowie Durchfall und entzündet Schleimhäute. Ins Auge geträufelt, machen Helleboreïnlösungen Anästhesie, bei Tauben auch Hornhauttrübung. Hellebor in ruft ebenfalls Erbrechen, Durchfall, Parese der Extremitäten, sowie Betäubung und Anästhesie hervor und tötet durch Gehirnlähmung.

Vergiftungssymptome bei Menschen. In wechselnder Kombination erscheinen: Salivation, Übelkeit, wiederholtes Erbrechen, Schlingbeschwerden, Magen- und Leibschmerzen, Durchfall, auch mit Blut, Wadenkrämpfe, Hautblässe, Schwindel, Klingen in den Ohren, Schwere des Kopfes und Prostration der Kräfte, vereinzelt auch erweiterte Pupillen und Photophobie, Dunkelheit vor den Augen und Blindheit. Später können Delirien, Schluchzen, Zuckungen, Kleinheit und Seltenheit des Pulses, Dyspnoe und Somnolenz hinzutreten und der Tod unter Krämpfen erfolgen, oder bei Genesung noch für mehrere Tage Mattigkeit, Ohrensausen und Pupillenerweiterung bestehen bleiben. In der Wurzel von Helleborus niger sind keine Alkaloide. Der Leichenbefund ist diagnostisch bedeutungslos. Man findet nach Helleborus und Helleboreïn Entzündung und Ecchymosierung im Magen und Darm[2]), nach Helleboreïn auch ulzerative Enteritis.

Das Fleisch von Tieren, die Helleborus gefressen haben, soll vergiftend wirken können.

Von den fast reifen Samen von drei Balgkapseln verursachten bei einem großen Knaben etwa 0,5 g Reizsymptome im Munde und Rachen, Ohrensausen, etwas unregelmäßigen Puls, Pupillenerweiterung, leichte Somnolenz und Kopfschmerzen für einige Tage[3]).

Nachweis: Botanische Diagnose von Pflanzenteilen im Erbrochenen oder im Magen- und Darminhalte. Die beiden Glykoside ließen sich bisher weder im Harn noch in Organen finden. Magen- und Darminhalt sind mit Chloroform oder Amylalkohol in saurer Lösung zu extrahieren, um mit dem erhaltenen Helleboreïn entweder die Einwirkung auf das Froschherz oder die Rotfärbung mit konzentrierter Schwefelsäure zu erhalten. Hellebor in, das auch in Lösung geht, färbt sich mit Schwefelsäure violett. Kochen

---

[1]) Marmé, Zeitschr. f. rat. Medic. 1866, III., Bd. XXVI, 1.
[2]) Taylor, Die Gifte, übers. v. Seydeler, Bd. II, p. 547.
[3]) Fürth, Mediz. Klinik 1905, Nr. 14, S. 330.

der Untersuchungsobjekte mit Wasser und deren Filtrat mit Salzsäure soll eine Blaufärbung liefern, die vom Helleboretin abzuleiten ist.

Behandlung: Brech- und andere Entleerungsmittel für Gifte, Frottieren der Haut mit warmen Tüchern, Moschustinktur, Kampfer usw. und Opium gegen die Kolikschmerzen.

Coptis teeta Wall. In dem bitteren Rhizom findet sich ein Herzgift. Aufgüsse von 10—20 Prozent bewirken bei Fröschen Beschleunigung, Verlangsamung und zuletzt systolischen Stillstand des Herzens. Sie, sowie **C. anemonaefolia Sieb. und Zucc.** enthalten Berberin[1]).

Nigella sativa L.

Der Schwarzkümmel kann zu 20 g Erbrechen und bei Schwangeren Abort hervorrufen. Er enthält ein saponinähnliches Glykosid Melanthin[2]) neben einem ätherischen Öl. **Nigella Damascena L.** enthält außer Damascenin kein weiteres Alkaloid. Nur **Nigella aristata Sibth-Sm.** enthält neben Damascenin noch ein zweites, Methyldamascenin. Von den früher als Inhaltsstoffen angenommenen Nigellin und Konnigellin[3]) sollte das erstere auf Frösche kurareartig wirken und bei Warmblütern Speichel- und Tränenfluß, Muskelkrämpfe und Dyspnoe erzeugen, das letztere auf den Vagus wie Atropin wirken. Melanthin tötet Katzen zu 2 mill. pro Kilo unter allmählich fortschreitender Apathie und Bewegungsstörungen. Der Tod erfolgt nach größeren Dosen unter Dyspnoe und Krämpfen. Man findet hämorrhagische Nephritis, Enteritis und lackfarbenes Blut[4]).

Delphinium Staphisagria L.

Das Läusekraut oder Stephans-Rittersporn besitzt kantige Samen (Semina Staphisagriae), in denen sich vier Alkaloide finden: Delphinin, Delphinoidin, Staphysagrin und Delphisin[5]) Aus der Wurzel von verschiedenen Delphiniumarten, namentlich aus **Delphinium Scopulorum** var. **Stachydeum** isolierte man ein Basengemisch, Delphokurarin, das wie Kurare wirkt. Vereinzelt haben die Samen der Pflanze durch Verwechselung[6]) oder auch bei der arzneilichen Anwendung[7]) Vergiftung oder Tod herbeigeführt. Die erstere kann durch etwa zwei Teelöffel voll entstehen. Hunde sterben durch 6 g des Samenpulvers. Rinder und Pferde sind durch Rittersporn häufig vergiftet worden. Örtliche Reizwirkungen, Krämpfe und unangenehme Beeinflussung des Respirations- und vasomotorischen Zentrums traten dabei zutage. **Delphinium camporum Green** verliert an Giftigkeit, wenn sie dem Blühen nahe ist. Das Gift wird schnell durch die Nieren ausgeschieden. Der Urin der Versuchstiere ist für Meerschweinchen giftig. Delphinin (kristallinisch und amorph) macht zu 0,1 mg bei Fröschen Lähmung und Herzstillstand in Diastole[8]) und tötet Kaninchen zu 0,3 g. Nach 0,03 g

---

[1]) D. Hooper, Pharmac. Journ. 1912 [4] 34, p. 482.
[2]) Greenish, Pharm. Journ. and Transact. 1883, p. 863.
[3]) Pellacani, Arch. f. exper. Path., Bd. XVI, p. 440.
[4]) v. Schulz, Pharm. Zeitschr. f. Rußl. 1894, p. 801.
[5]) Dragendorff u. Marquis, Arch. f. exper. Path., Bd. VII, p. 55.
[6]) Friedreichs Blätter 1868.
[7]) Bernou, Journ. de Médec. de l'Algér. 1880, p. 398.
[8]) Böhm u. Serck, Arch. f. exper. Path. u. Pharmak., Bd. V, p. 311.

krist. Delphinin entstehen bei Hunden und Katzen: Salivation, Brechbewegungen, Stöhnen, taumelnder Gang, Herumwälzen, Abnahme der Sensibilität und der Reflexerregbarkeit, Dyspnoe, klonische Krämpfe, Sopor und der Tod in 2—24 Stunden in einem Streckkrampfe, durch Respirationslähmung. Puls und Blutdruck sinken nach vorübergehender Erhöhung bis zum diastolischen Herzstillstand. Der Vagus wird allmählich unerregbar. Die Samen verursachen hauptsächlich Lähmung auch der Schließmuskeln neben Erbrechen und vereinzelten Zuckungen. Das Staphysagrin tötet Hunde zu 0,2—0,3 g, ohne das Herz zu beeinflussen.

Auf Haut oder Schleimhäuten von Menschen macht Delphinin Rötung und Entzündung, auf der Zunge Taubsein. Nach der Anwendung eines alkoholischen Präparates auf den läusigen Kopf von Kindern sah man Ekzeme an Gesicht und Händen entstehen. Innerlich erzeugen 0,015 g Entzündung des Rachens, Salivation, Übelkeit, Aufstoßen, Hautjucken und Harn- sowie Stuhldrang. Nach Einnahme von zwei Teelöffel voll Samen erschienen Kollaps, Pulsschwäche, Magenschmerzen und mühsame Atmung.

Leichenbefund: Bei Tieren, welche Samen von Delphinium oder Delphinin per os oder per rektum[1]) erhalten haben, kann stellenweise Entzündung und Ecchymosierung der Magen- und Darmschleimhaut vorhanden sein. Auch bei einem Menschen fand sich dies.

Nachweis: Aus der Leber und dem Magen- und Darminhalte ist angeblich das Delphinin isoliert worden. Es geht aus alkalischer Lösung in Äther über und kann durch Chloroform gereinigt werden. Schwefelsäure löst Delphinin mit rotbrauner Farbe, die durch Bromwasser violett oder blutrot wird. Verreibt man Delphinin mit Äpfelsäure und Schwefelsäure, so entsteht nacheinander eine braunrote, orangerote und hellviolette Farbe. Auch der Versuch am Frosch kann vorgenommen werden.

Behandlung: Entleerungsmittel für das Gift, einhüllende Getränke (Mandel- oder Mohnsamenemulsionen), künstliche Atmung und Analeptika.

Delphinium Ajacis L. Die Blüten des Gartenrittersporns töten Insekten und röten die Haut. **Delphinium peregrinum L.** und **D. mauritanum Coss.** enthalten in den Samen Delphinin und Staphysagrin.

Aconitum.

Fast alle Akonitarten sind, wie schon den Römern bekannt war, giftig. Im Jahre 117 n. Chr. erließ Trajan die ersten Gesetze gegen Giftmischerei und verbot u. a. das Pflanzen des Eisenhuts in den Gärten. Das Maß der Giftigkeit dieser Pflanze beurteilten die Wissenden unter den alten Völkern richtig. Sie fürchteten diese Gewächse, denen sie als Ursprung den Geifer des Cerberus gaben[2]). Das ἀκόνιτον ἕτερον des Dioscorides ist Aconitum Napellus bzw. A. lycoctonum. Fast alle Akonitarten enthalten das Gift in der Wurzel, die meisten auch in den Blättern, mit Ausnahme von **Aconitum lycoctonum L.** und **A. septentrionale Koelle,** deren Kraut ebenso wie

---

[1]) Falck u. Röhrig, Arch. f. phys. Heilk., Bd. XI, p. 546.
[2]) L. Lewin, Die Pfeilgifte, Leipzig 1923, S. 175. — L. Lewin, Die Gifte in der Weltgeschichte 1920.

die Knollen von **Aconitum heterophyllum Wall.** (Atees, Wakhma) ungiftig sein soll. Besonderes Interesse haben **Aconitum Napellus L.** (Sturmhut, Eisenhut), das schon von Römern arzneilich benutzt wurde, **A. ferox Wall.** (Bikh oder Bisch), das von einzelnen Bergvölkern im Himalaya zu Pfeilgiften verwandt wird, **A. Fisheri** (A. camschaticum) und **A. japonicum Decne.** (Kusa-uzu). Aus dem letzteren ist Japakonitin gewonnen und als verschieden von dem Akonitin aus Aconitum Napellus bezeichnet worden. Auch die gleichen Akonitarten sollen je nach ihrer Provenienz verschieden stark wirken, z. B. schweizerisches A. Napellus giftiger als das aus den Vogesen stammende sein. Akonit büßt durch Trockenwerden an Giftigkeit ein, verliert dieselbe jedoch nie ganz.

Im Akonit wirkt hauptsächlich ein Alkaloid Akonitin. Es ist kristallinisch und hat den Schmelzpunkt 197° bis 198°[1]). Es wurde früher in aufsteigender Stärke in deutsches, französisches und englisches unterschieden, eine bisweilen verhängnisvolle Sonderung, weil z. B. auch in Deutschland gutes Akonitin fabriziert wird. Die sonst in Akonitarten aufgefundenen basischen Stoffe, wie Lykoktonin, Akolyktin (Isoakonitin[2]), Pseudoakonitin, sog. englisches Akonitin, Pikroakonitin, Akonin, Napellin usw., sind wohl z. T. Zersetzungsprodukte des Akonitins, z. T. schwächer wirkende, selbständige Substanzen. Die meisten käuflichen Akonitine sind unrein. Die Untersuchung verschiedener Akonitarten ergab, daß jede Akonitart ihr kristallinisches Akonitin und wahrscheinlich auch zwei amorphe Basen enthält, die nur abgeschwächte Akonitinwirkungen äußern[3]). So findet sich z. B. in A. septentrionale das krist. Lappakonitin neben dem amorphen Septentrionalin und dem Zynoktonin[4]). Akonitin ist chemisch Azethylbenzoylakonin ($C_{34}H_{47}NO_{11}$) und liefert bei der Hydrolyse Essigsäure und Pikroakonitin (Isoakonitin). Das letztere kann weiter in Akonin und Benzoesäure zerfallen[5]). In den Blättern und Knollen von Aconitum Napellus soll auch Anemonenkampher vorkommen.

Vergiftungen sind mit allen Teilen des Akonits (Wurzel, Blätter, Blüten) und deren galenischen Präparaten, sowie mit Akonitin vorgekommen. Ursachen derselben waren im Mittelalter von Kaiser und Papst gestattete antidotarische Versuche an Verbrechern, vorzugsweise, um den Bezoarstein als Gegengift zu versuchen, später Verwechselung[6]) mit Sellerie, schon 1734 berichtet und in der Neuzeit mehrmals auch mit tödlichem Ausgang wieder vorgekommen, mit Rhizoma Tormentillae, oder es wurde eine alkoholische Akonittinktur statt Branntwein getrunken, wodurch sieben Menschen umkamen. Verwendung von Akonittinktur statt

---

[1]) Freund, Ber. d. d. chem. Ges. 27, I, 433. — Dunstan, Journ. Chemic. Society 87, 1650, C. 1905, II, 1802. — H. Schulze, Arch. d. Pharmazie, Bd. 244, 1906.
[2]) Dunstan and Harrison, Chemic. News 1893, p. 67. — Dunstan u. Carr, Pharm. Journ. and Transact. 1893, 1045.
[3]) Laborde et Duquesnel, Des Aconits et de l'Aconitine, Paris 1883, p. 22. — Lubbe, Unters. der Kusa-uzu-Knollen, Dorpat 1883.
[4]) Rosendahl, Dorpat. Arb., XI u. XII, 1895, p. 1.
[5]) Freund und Beck, Ber. d. deutsch. Chem. Ges., Bd. 27, p. 433, 720.
[6]) Koch, Württemb. Correspondenzbl. 1856, Nr. 75.

Chinatinktur¹), oder Trinken von 0,54 g eines Liniment. Aconiti, ferner der Zufall (Kauen der Blätter oder der Wurzel seitens kleiner Kinder)²), Selbstmord³) mit Wurzelpulver oder mit deutschem bzw. französischem Akonitin, selten Giftmord, der sich auch in fremden Ländern vollzogen hat. So wird aus Tibet aus neuerer Zeit berichtet, daß gerichtlich festgestellt wurde, daß eine von zwei sich befehdenden Familien 18 Menschen damit vergiftet habe. Zweimal waren Ärzte damit Giftmörder. Der eine vergiftete seinen kranken Schwager mit vermutlich 0,12 g englischem Akonitin, das, in einer Gelatinekapsel gereicht, in einer halben Stunde zu wirken begann und nach vier Stunden tötete⁴), der andere reichte Opium- und Akonittinktur. Andere kamen zustande durch Zusammenkochen von Akonitknollen mit Kartoffeln und Bohnen — so vergiftete eine Frau ihren Mann — oder durch Vermischen von Wein mit Akonittinktur oder durch Aufstreuen des Wurzelpulvers auf Gemüse u. a. m., häufig die medizinale Anwendung zu großer Dosen von Akonitpräparaten oder reinen Akonitins, z. B. eines Dekokts aus 72 g Wurzel. Der Tod kann nach 2—4 g der Wurzel und nach 7 g noch Genesung eintreten. Vom frischen Extrakt töteten 0,3 g, von der Akonittinktur 4—30 g⁵). Wiederherstellung kam aber noch nach 40 g der frischen alkoholischen Tinktur⁶) vor. Akonitinnitrat tötete einen Erwachsenen zu 0,004 g, ja, schon zu ³/₄ mg. Ein Arzt starb nach dem Einnehmen von 50 Tropfen einer Mixtur aus 0,2 g Akonitinnitrat und 100 g Tinct. Chenopodii ambrosioides nach etwa fünf Stunden, während noch nach 12 mg reinen Akonitins Wiederherstellung erfolgte⁷). Die Vergiftungssymptome beginnen nach ¼—2 Stunden. Der Tod kann in 1—12 Stunden eintreten.

Die Resorption löslicher Akonitpräparate geht von Schleimhäuten und dem Unterhautzellgewebe, die der alkoholischen Akonittinkturen auch von der Haut aus vor sich⁸). Akonitin wird durch Harn, Kot und Speichel und nach subkutaner Anwendung auf die Magen- und Darmschleimhaut unverändert und relativ schnell ausgeschieden. Manche Handelsakonitine erzeugen auf der Haut ein prickelndes Gefühl, das in Taubsein übergeht, und auf Schleimhäuten Reizwirkung, z. B. Augentränen. Bei Warmblütern werden durch Akonitin die gangliösen Herzzentren, sowie die Vagi in ihrem peripherischen Teile nach einer vorübergehenden Erregung gelähmt. Es tritt in späteren Stadien der Vergiftung Pulsarhythmie auf⁹) und der Blutdruck sinkt nach primärer Steigerung. Die motorischen Gehirn- und Rückenmarkszentren, sowie die peripherischen sensiblen Nerven werden anfangs gereizt (Prickeln, Brennen), später gelähmt. Der Tod erfolgt, wie ich fand, durch Lähmung des Atmungszentrums oder durch Lähmung der Atemmuskeln an Erstickung. Es treten exspiratorische Pausen

---

¹) La France médicale 1892 Nr. 10.
²) Baker, Brit. med. Journ. 1882, p. 1143.
³) Easton, Lancet, 1866, Bd. II, p. 34.
⁴) Stevenson, Guys Hospit. Rep. 1883, p. 307 (Fall John). — Beeck, der Fall Pritchard 1865. — Magill, Medic. News 1902. — Geoghegan; Schauenstein in Maschkas Handbuch, Bd. 2, S. 535.
⁵) Medical Press 1892, p. 287.
⁶) Gaz. méd. de Paris 1844, Nr. 1.
⁷) Veil, La France médic. 1893, Nr. 39, p. 610.
⁸) Keene, Bost. med. Journ. 1872, 1. Febr.
⁹) L. Lewin, Untersuch. üb. d. Wirk. v. Aconitin auf d. Herz, Berlin 1875.

auf, die eine Minderung der Atemzahl mit sich bringen[1]). Die Drüsensekretionen, besonders die des Speichels, sind vermehrt.

Lappakonitin erzeugt Krämpfe, später Lähmung, z. B. der Atemmuskeln und der Gefäße, während Herztätigkeit und Blutdruck sinken. Die tödliche Dosis ist 0,001 g subkutan und 0,005 g per os pro Kilo Hund. Septentrionalin vergiftet nicht per os, lähmt aber nach subkutaner Anwendung die sensiblen und motorischen Nervenendigungen und verursacht nach der Lähmung der Glieder, die der Atemmuskeln und damit den Tod. Zynoktonin ist ein Krampfgift. Aus **Aconitum Anthora L.** wurden zwei Alkaloide gewonnen, von denen eines, das Anthorin, löslich, das andere, ps-Anthorin, unlöslich ist. Von ersterem töten 0,05 g pro Kilo Meerschweinchen, das letztere ist viermal so giftig[5]). Beide rufen 20 Minuten nach der subkutanen Beibringung Lähmung der vorderen Gliedmaßen, begleitet von Klagelauten und Zittern, hervor und töten nach einer Stunde.

An der Haut entsteht durch Einreiben von Akonittinktur oder Akonitin Jucken, Prickeln, Stechen, Taubheit und resorptiv bisweilen ein Erythem oder juckende Bläschen.

Tiere fressen gelegentlich Akonit auf der Weide. So wurden Rinder schwer, bzw. tödlich vergiftet, die reife Akonitsamen gefressen hatten. Danach oder nach dem Verzehren anderer Teile erkrankten sie unter Stöhnen, Versiegen der Milchsekretion, teilweisem Unvermögen aufzustehen, Sinken der Körperwärme, Kleinheit des Pulses, Pupillenerweiterung. Von 28 auf einmal vergifteten Rindern starb eines[2]). Ein Pferd ging durch 0,01 g subkutan angewandten Akonitinnitrats in drei Minuten zugrunde.

Die Vergiftung bei Menschen liefert in mannigfachen Kombinationen folgende Symptome: Auf der Zunge nach dem Genuß der Wurzel ein Gefühl von Starre oder auch eine zitternde oder brennende Empfindung, Übelkeit, oft nach 10—15 Minuten Erbrechen, vereinzelt auch Blutbrechen und Leibschmerzen (nach Akonitin fehlen die letzteren), ferner Schmerzen in den Unterschenkeln, Kälte in den Füßen, bleiche, mit kaltem Schweiße bedeckte Haut, Frostgefühl, bisweilen Zusammengeklemmtsein der Zähne, Steifigkeit der Zunge, mühsames Schlucken, Schwierigkeit zu artikulieren[3]), allgemeine Müdigkeit, Schwindel, der auch öfter vermißt wird, Taubheit, Kribbeln in den Fingern und Zehen, Präkordialangst, Sehstörungen, Nebelsehen oder vorübergehende Blindheit und facies hippocratica. Die anfangs verengten Pupillen erweitern sich und reagieren schlecht auf Lichtreiz, sobald die Atmung krampfhaft, unregelmäßig und evtl. mit trachealem Rasseln einhergeht. An den Augen erscheinen noch: Jucken der Lider, Tränenfluß, Pupillenstarre, Verschwinden des Kornealreflexes, Lichtscheu, Diplopie, Akkommodationparese. Ein Mann, der aus Versehen 40 g eines alkoholischen Akonitinfuses verschluckt hatte, bekam Brennen im Halse und Magen, Angst und motorische Unruhe. Bei noch ungetrübtem Bewußtsein bestand Krampf in den Gliedmaßen, die Augäpfel waren nach oben gedreht und danach trat voll-

---

[1]) Hartung, Arch. f. exper. Path. u. Pharmak., Bd. 69, 1912.
[2]) Knopf, Berl. tierärztl. Wochenschr. 1891, S. 341.
[3]) Thompson, Brit. med. Journ. 1872, p. 579.

kommene Erblindung für zwei Stunden ein. Als diese geschwunden war, erschienen: Vollständige Anästhesie der Gliedmaßen und erschwerte Atmung. Erst nach sieben Stunden begann die Genesung. Nach Akonitineinnehmen stellten sich ebenfalls Sehstörungen neben Ohrensausen, Erbrechen, Schweißen, Harnverhaltung und Kleinheit des Pulses ein. Mann und Frau starben bewußtlos im Koma[1]). Der Puls wird dikrot, irregulär, zeitweilig bis zu 10 Schlägen verlangsamt, bisweilen unfühlbar und die Körpertemperatur sinkt. Selten fehlen[2]) Krämpfe des Gesichts und der Gliedmaßen, Harn wird nicht oder wenig entleert. Das Bewußtsein schwindet, es erscheinen Delirien und der Tod kann asphyktisch erfolgen. Die Atmung überdauert selten den Herzschlag. Knaben, die die Wurzeln gegessen hatten, bekamen nach etwa einer Stunde Präkordialangst, zerrissen, was sie erreichen konnten, mit Händen und Zähnen, und Blutbrechen. Drei starben nach drei Stunden. In Genesungsfällen lassen die Krämpfe, die Atembeschwerden usw. nach und es kann in fünf Stunden bis drei Tagen, seltener erst nach Wochen[3]), die Wiederherstellung vollendet sein. Pulsverlangsamung kann noch einige Tage bestehen.

Nach dem arzneilichen Gebrauch von Akonitpräparaten können sich außer dem einen oder anderen der angeführten Symptome noch einstellen: Hitzegefühl im Gesicht, an Lippen und Gliedern, durchschießende Schmerzen an den letzteren, den Gelenken, dem Kopf, den Augäpfeln und bisweilen das eigentümliche Gefühl der Vergrößerung an verschiedenen Körperteilen. Manche werden benommen oder rauschartig umnebelt und klagen über allgemeines Kältegefühl. Zittern kann erscheinen und in Konvulsionen mit Bewußtseinsstörungen übergehen. Dazu kann sich Atemnot gesellen. Langer Gebrauch kann Koliken, Ikterus und Pulsarhythmie veranlassen.

Der Leichenbefund ist nicht charakteristisch. Nach der Vergiftung mit der Wurzel fand man im Munde Rötung und Schwellung, im Magen submuköse Hämorrhagien, im Dünndarm Entzündung auch nach der Akonitinvergiftung[4]). Ödem der unteren Lungenteile zeigte sich bei Menschen, während bei Tieren typisch subpleurale Ecchymosen und in der bei Menschen vergrößerten Leber punktförmige, deren Oberfläche gefleckt erscheinen lassende Blutergüsse auftreten Auch das Endokard soll erkranken können.

Nachweis. Für den sehr schwierigen Nachweis des Giftes können Speichel, Magen- und Darminhalt, Harn, Nieren und Blut benutzt werden. Sind Pflanzenteile verschluckt worden, so wird sich durch botanische Vergleichung ein Anhalt gewinnen lassen. Das Akonitin geht bei dem Stas-Ottoschen Verfahren aus alkalischer Lösung in den Äther über, läßt sich aber auch mit Chloroform und Ligroin ausziehen. Jodwismut-Jodkalium und Goldchlorid geben, letzteres bei geeigneter Behandlung, ebenso wie Kaliumpermanganat in essigsaurer Lösung kristallinische Niederschläge. Es werden 0,0005—0,0002 g Akonitin mit 5—10 Tropfen Brom in einem Porzellantiegel im Salzwasserbad erhitzt. Nach Zugabe von 1—2 ccm

---
[1]) Coronedie Cazzaniga, Arch. di Anthropol. 1924.
[2]) Mc. Whannell, Brit. med. Journ. 1890, Bd. II, p. 732.
[3]) Kornalewski, Zeitschr. f. Mediz.-Beamte 1904, Nr. 15.
[4]) Busscher, Berl. klin. Wochenschr. 1880, p. 337, 356. — Med. Press., 1882, p. 439.

rauchender Salpetersäure bringt man zur Trockne und fährt mit dem Erwärmen mit neuen Mengen Brom fort bis zur Entstehung eines gelben Oxydationsproduktes. Hierauf setzt man 0,5—1 ccm gesättigter alkoholischer Kalilauge zu, verdampft zur Trockne und befeuchtet den je nach der Akonitinmenge mehr oder weniger tief rot oder braun gefärbten Rückstand mit 5—6 Tropfen wässeriger 10prozentiger Kupfersulfatlösung, welche sich beim Verteilen über die Innenseite des Tiegels tief grün färbt. Es sind auch — worauf ich an dieser Stelle zuerst hinwies — Versuche an Fröschen (veratrinartige Wirkung auf die quergestreiften Muskeln, Vermehrung der Herztätigkeit und darauf Arhythmie und Herzperistaltik), sowie an der menschlichen Zunge (Parästhesien) anzustellen. Durch Fäulnis scheint Akonitin nicht angegriffen zu werden.

Behandlung: Brech- und andere Entleerungsmittel für Gifte, die allgemeinen Antidota der Alkaloide (Gerbsäure, Tierkohle, Jodwasser, Lugolsche Lösung, 3 g Jodkalium, 0,1 g Jod, 250 ccm Wasser), Analeptika, Hautreize (Sinapismen usw.). Das Hinausschieben des Todes für viele Stunden durch lange fortgesetzte künstliche Respiration bei tödlichen Dosen und die Möglichkeit, dadurch lebensrettend zu wirken, ist von mir nachgewiesen worden[1]). Gerühmt wurde auch der Gebrauch von Opiaten und Tinct. Digitalis in großen Dosen. Ich empfehle dringend, außer der künstlichen Atmung, das Auflegen großer Sinapismen auf Brust, Rücken und Bauch.

Actaea spicata L.

Das Christophskraut soll auf der Haut Blasen ziehen, seine Wurzel Erbrechen und Dyspnoe veranlassen und die schwarzen Beeren Delirien erzeugen. Eine Beere tötet ein Huhn[2]). Tiere fressen keinen Teil der Pflanze. Mitunter werden jedoch Schafe dadurch vergiftet. Ziegen fressen die Pflanze. Sie sollen dagegen immun sein.

Cimicifuga racemosa Nutt. enthält ein scharfes Harz, das die Wirkung bedingt. Es riefen 5 g des Krautes oder 12 g des Fluidextraktes Ekel, Erbrechen, heftiges Kopfweh, Schwindel, Angst, Gliederschmerzen, Rötung der Augen und Pulsschwäche hervor.

Paeonia officinalis L.

Die roten Blumenblätter und die Samen der Pfingstrose sind giftig. Die letzteren erzeugen Erbrechen, die Blume Gastroenteritis und deren Folgen. Als Geheimmittel, das Ekel und Erbrechen hervorruft, werden Präparate daraus gegen Trunksucht verkauft. Ein Mädchen, das zur Fruchtabtreibung eine Abkochung der Blüten trank, bekam unter heftigen gastritischen Erscheinungen ein kaum stillbares Erbrechen. Eine andere nahm mehrere Tage hindurch eine Abkochung der Pfingstrose mit Rotwein, von der sie früh und abends ungefähr einen Seidel voll trank. Nebenher nahm sie in einer Woche sieben Senfmehlbäder. Danach entstanden eine Blutung aus den Geschlechtsteilen und Schmerzen im Unterleib. Vier Tage später abortierte sie. **P. Moutan Sims,** eine japanische Art, besitzt, ebenso wie P. officinalis, in der Wurzel das Paeonol, ein aromatisches Keton, das ein Spaltungsprodukt eines Glykosids ist.

---

[1]) L. Lewin, l. c.
[2]) Sauvages, Hist. de l'Acad. des sciences, Paris 1741, p. 470.

Dilleniaceae.

Tetracera Assa DC. Die Rinde betäubt Fische. **Doliocarpus strictus Poir.** Die Beeren machen Erbrechen, Brennen im Halse und sollen unter Delirien töten können.

Magnoliaceae.

Illicium anisatum Lour.

Sternanis enthält Anisöl, das wesentlich aus Anethol besteht. Es kommen Verfälschungen des Sternanis mit den giftigen, anders als Sternanis und wie Kajeputöl riechenden Früchten von **Illicium religiosum Sieboldt,** Sikimifrüchte, vor, die in Indien in der Nähe der Tempel zu finden sind. Das stickstoffreie, nicht glykosidische Gift des Illicium religiosum, Sikimin, findet sich nicht im Samen, sondern im Perikarp. Es wirkt wie Pikrotoxin und tötet Hunde zu etwa 0,02 g in zwei Stunden unter Dyspnoe, Krämpfen, Erbrechen und Durchfall. Von den Samen lassen 4 g einen Hund von 6 Kilo Gewicht nach drei Stunden unter Krämpfen sterben. Das ätherische Öl der Blätter von Illicium religiosum enthält Eugenol und Safrol und tötet Kaninchen zu 10 g unter Krämpfen. Vergiftungen mit den Sikimifrüchten sind bei Menschen vorgekommen. Eine Frau, die ein 24stündiges Macerationsdekokt aus 30 g getrunken hatte, bekam nach zwei Stunden Schwindel, Erbrechen und Kollaps. Alkohol und Koffein stellten sie wieder her. Kleinere Mengen, schon etwa 1,5 g, machten Erbrechen und starke Speichelabsonderung. Wiederholt sind Kinder dadurch gestorben, nachdem außer Erbrechen auch Zuckungen, Schäumen des Mundes, Zyanose, Kälte der Glieder vorangegangen waren. Durch ein Narkotikum, z. B. Paraldehyd, lassen sich die Krämpfe beseitigen. Die Aleuronkörper von Illicium verum sind lappig, die von giftigem Sternanis rundlich.

Talauma macrocarpa Zucc. (Yoloxochitle) enthält in den Samen wahrscheinlich ein Glykosid, das die Blutkörperchen auflöst und bei Fröschen zu 0,01 g Atmung und Herztätigkeit aufhören läßt.

Liriodendron tulipiferum L. enthält ein Alkaloid Tulipiferin neben einem ätherischen Öl und ist giftverdächtig. Bei Fröschen entstehen durch das Alkaloid muskuläre Erregung und zuletzt Lähmung, bei Warmblütern Koma.

Anonaceae.

Guatteria veneficiorum Mart. soll zur Bereitung eines Kurare benutzt werden.

Anona palustris L. soll giftig sein und auch Fische betäuben. **A. squamosa L.** Die Samen töten Kopfläuse. An Schleimhäuten erzeugen sie heftige Entzündung. Ob es ein Eiweißgift oder ein Harz ist, dem diese Wirkungen zukommen, ist noch festzustellen. **A. reticulata L.** hat in den Blättern ein Alkaloid, das Frösche zu 8 mg lähmt. Sie und **A. spinescens Mart.** sind für Ungeziefer Gifte. Sie dienen auch als Fischgift. **A. muricata L.** enthält ein Alkaloid, das zu 3 mg bei Fröschen Tetanus macht. Es tötet Insekten.

Alphonsea ventricosa H. f. et Th. Die Blätter liefern 0,5 Prozent Alkaloid, das mit Erdmanns Reagens blau wird und sehr giftig ist. Zu 5 mg tötet es Frösche unter Krämpfen. **A. ceramensis Scheff.** ist alkaloidhaltig und wirkt auf Hühner lähmend. **Popowia pisocarpa Endl.** besitzt leichte Giftwirkung auf Frösche und Meerschweinchen. **Asimina triloba Dun.** Der Same wirkt brechenerregend. Die Frucht („Papaw") rief bei empfindlichen Personen eine heftige Urtikaria mit Übelkeit und Erbrechen hervor. In einem Falle entstanden Brennen, Kopfkongestionen, Brechreiz und Unterleibsbeschwerden. Diese Wirkung scheint hauptsächlich durch unreif abgefallene und dann nachgereifte oder verdorbene Früchte zu entstehen.

Menispermaceae.

Anamirta Cocculus Wight. und Arnott.

Dieses Schlinggewächs liefert die Kokkelskörner, die zum Fischtöten, selten als Arzneimittel gebraucht werden. Die Samen enthalten das stickstoffreie, bittere, neutrale Pikrotoxin neben dem Cocculin, identisch mit Anamirtin[1]). Vergiftung und Tod mit Kokkelskörnern kamen vor: durch Verwechselung mit Kubeben[2]) oder der Vogelbeere, durch Genuß damit vergifteter Fische, z. B. Forellen oder eines daraus bereiteten Fischköders, durch Trinken von damit versetztem Schnaps[3]) oder Bier, ferner durch äußerliche Anwendung des Pulvers oder der Tinktur der Kokkelskörner gegen Läuse und Kopfgrind, ganz vereinzelt zum Mordversuch, und zum Selbstmord[4]). Bei Epileptikern ruft Pikrotoxin nach subkutaner Anwendung von 0,0015 g in 20—30 Minuten einen Anfall hervor.

Giftig wirkten bei Menschen schon 0,03 resp. 0,24 g des Pulvers resp. zwei Körner, tödlich ca. 2,4 g des Pulvers. Das Pikrotoxin macht bei der Seekrabbe noch zu 0,01 mg Kontraktur aller Glieder[5]), tötet Kaninchen zu 0,03 g, Hunde zu 0,05—0,1 g subkutan und per os, während 0,02 g Menschen vergiften. Noch nach einer Handvoll pulverförmiger Kokkelskörner trat Genesung ein. Frühzeitiges Erbrechen kann sie schaffen. Die erste Giftwirkung erfolgt wenige Minuten nach der Beibringung, der Tod in zwölf Stunden bis nach 19 Tagen. Die Resorption soll angeblich auch von der Haut aus zustande kommen[6]). Pikrotoxin geht in den Harn über.

Bei Fröschen kommt neben Krämpfen eine Aufblähung des Leibes und ein eigentümliches Schreien, bedingt durch Glottisverschluß bei krampfhafter Luftaustreibung durch die Brustmuskeln zustande. Fische machen windende Bewegungen. Bei Hunden zeigen sich Erbrechen, Durchfall, Salivation, Zittern, Zuckungen in den Kau- und Nackenmuskeln, sowie allgemeine Zuckungen mit Rückwärts- oder Seitwärtsschieben, Schwimmbewegungen und Drehen im Kreise[7]). Herzarbeit und Atmung werden verlangsamt, die letztere dyspnoetisch und die Reflex-

---

[1]) Löwenhardt, Arch. d. Pharmak. 1884, p. 184.
[2]) v. Tschudi, Die Kokkelskörner, 1847, p. 52.
[3]) Taylor, Die Gifte, übers. v. Seydeler, Bd. III, p. 257.
[4]) Poma, Gazetta med. Lomb., 1870, Bd. XXI, p. 163.
[5]) de Varigny, Journ. de l'Anat. et de Phys., T. XXV, p. 187.
[6]) Kossa, Ungar. Arch. f. Medic. 1893, Bd. II, H. 1.
[7]) Falck, Deutsche Klinik 1853, Nr. 47, 49—52.

erregbarkeit nimmt ab. Trächtige Tiere können abortieren. Auf die Krämpfe kann ein Erschöpfungsstadium folgen. Der Tod erscheint meistens während der Krämpfe, die von der Medulla oblongata und dem Rückenmark ausgehen[1]). Uterus und Darm geraten in Bewegung.

Bei Menschen rufen Kokkelskörner oder alkoholische Zubereitungen derselben hervor: Brennen in den ersten Wegen, Speichelung, Erbrechen, Leibschmerzen, dünnflüssige Stühle, Benommensein, Verwirrtsein, Schwindel, Angstgefühl, kalte Schweiße, Blässe des Gesichts, Pupillenerweiterung, unstillbaren Durst, Erhöhung, Verlangsamung oder Normalsein der Puls- und Atemzahl, Sopor, Delirien und tonische, sowie klonische Konvulsionen mit Schreien und Aufhebung des Bewußtseins. Die Krämpfe können bald nach Beginn der Vergiftung eintreten[2]). Nach 0,025 g Kokkelskörnern entstanden Steifheit der Glieder mit ziehenden Knochenschmerzen, Neigung zum Erbrechen und Starrheit des Blickes. Eine solche Vergiftung kann sich auch sehr in die Länge ziehen. Ein Knabe bereitete sich für den Fischfang Kugeln aus gestoßenen Kokkelskörnern und weichem Käse, von denen jede etwa 2,5 g Kokkelskörner enthalten mochte. Leichtsinnigerweise verschluckte er auf Zureden seiner Kameraden eine solche Kugel. Danach fühlte er Brennen in der Rachenhöhle und im Magen. Es folgten zehnmaliges Erbrechen und Schmerzen im Leibe. Nach drei Tagen bestanden Schwindel und Betäubung. Das Gesicht war erdfahl und drückte großen Schmerz aus. Der Kranke stöhnte und schrie zeitweilig, hatte Angstgefühl, Erbrechen erneute sich, dazu kamen Durchfälle. Nach fünf Tagen stellten sich Delirien und vermehrte Schmerzen ein, nach acht Tagen bestanden immer noch Erbrechen und Durchfall, nach 17 Tagen noch Delirien und als neu erschienen Aphthen im Munde, welche gangränisierten. Die Zähne fielen aus. Der Tod erfolgte nach 19 Tagen. Die Frau, die eine Handvoll zerstoßene Kokkelskörner zum Selbstmord genommen hatte, fiel nach einer halben Stunde besinnungslos zu Boden und bekam Erbrechen und Zittern, nach einer Stunde Schweiß, Fieber, Pupillenstarre und erschwerte Atmung bei normalem Puls. Während der Untersuchung stellten sich zuerst klonische, dann tetanische Krämpfe ein. Nach fünf Tagen erfolgte Besserung, nach sieben Tagen Heilung.

Für einen Abtreibungsversuch wurde ein Infus der Kokkelskörner benutzt. Hierbei kam es zu langem Koma mit Mydriasis und epileptiformen Krämpfen. Es folgte Genesung[3]).

Sektion: Bei Pikrotoxin-Tieren findet sich Hyperämie und Ödem der Lungen, Blutüberfüllung der Hirnhäute, meistens auch Schwellung der Speicheldrüsen, selten Rötung der Schleimhaut, der Speiseröhre und des Magens. Bei einem schnell zugrunde gegangenen Menschen fanden sich die nichtssagenden Verfettungen von Leber und Nieren.

Nachweis: Blut, Harn, Magen- und Darminhalt, sowie Gehirn sind zu benutzen. Fäulnis läßt Pikrotoxin verschwinden. Durch chemische Eingriffe spaltet es Pikrotoxinin ab, das die chemischen und toxikologischen Reaktionen des Pikrotoxins gibt. Mischt man das aus saurer Lösung in Äther übergegangene Produkt mit Salpeter und zwei Tropfen Schwefelsäure

---

[1]) Roeber, Arch. f. Anat. u. Phys. 1869, p. 38.
[2]) Shaw, Med. News 1891, p. 29.
[3]) Menko, Ther. Monatsh. 1896, S. 111.

und macht das Gemisch mit Natronlauge alkalisch, so tritt eine ziegelrote Färbung ein. Das Pikrotoxin reduziert auch Fehlingsche Lösung. Läßt man auf eine Spur Pikrotoxin einen bis zwei Tropfen, etwa mit gleichen Teilen Alkohol verdünnten Benzaldehyds, tropfen und fügt einen Tropfen reiner konzentrierter Schwefelsäure hinzu, so färbt sich das Pikrotoxin rot. Versetzt man Pikrotoxin mit zwei Tropfen Schwefelsäure und nach einer Minute mit einem Tropfen einer 20prozentigen alkoholischen Lösung von Anisaldehyd, so bekommen die einzelnen Pikrotoxinteilchen eine indigoviolette Zone, die allmählich in Blau übergeht. Zur Sicherung des Nachweises ist der Versuch an Krabben, Fischen oder Fröschen zu machen.

Behandlung: Entfernung des Giftes; Morphium oder Chloroformnarkose gegen die Krämpfe und Essigklistiere, warme Umschläge auf den Leib und kalte Kompressen auf den Kopf. Von der Haut (Kopf usw.) ist das Kokkelspulver durch Irrigation mit kaltem Wasser zu entfernen.

Cocculus toxiferus und **C. Amazonum Mart.** dienen zur Bereitung von Kurare. **C. laurifolius DC.** enthält ein giftiges Alkaloid (Coclaurin), das die intramuskulären Nervenenden lähmt[1]). Es hat einen Schmp. von $221°$[1]).
C. trilobus DC. Wurzel und Rhizom (japan. Moku-bo-i) enthalten ein Alkaloid Trilobin ($C_{19}H_{19}NO_3$)[2]).

Abuta Imene Eichl. Es ist fraglich, ob diese Spezies als Fisch- und Pfeilgift in Südamerika gebraucht wird.

Pericampylus incanus Miers. Die Rinde des Rhizoms enthält ein bei Fröschen betäubend wirkendes Gift.

Pachygone ovata Miers (Cissampelos ovata Poir.). Die Früchte sollen früher als Kokkelskörner gebraucht worden sein.

Cissampelos Pareira L. Die Wurzel soll in Indien durch Destillation einen narkotischen Stoff liefern.

Iateorrhiza Columba Miers. Nach Einnehmen von Abkochungen der Colombo (10—15 : 150) können sich Übelkeit, Erbrechen und Schmerzen im Epigastrium einstellen. Größere Mengen sollen gelegentlich auch Bewußtlosigkeit hervorrufen.

Abuta toxicaria, aus Mittelamerika, vielleicht identisch mit **Cocculus toxiferus** Mart. gilt für sehr giftig. Sie wird in Brasilien als Fischgift und **Abuta Imene Mart.** bei den Ticunas als Zusatz zu Kurare verwendet.
Coscinium Blumeanum Miers. enthält einen bei Fröschen Krämpfe erzeugenden Bitterstoff.

Calycanthaceae.

Calycanthus glaucus Willd. enthält in den Samen zu etwa zwei Prozent ein Alkaloid Calycanthin ($C_{22}H_{28}N_4$), das das Herz und das Rückenmark strychninartig beeinflußt.

Berberidaceae.

Podophyllum peltatum L.

Der Wurzelstock liefert das Podophyllin, dessen wirksamer Bestandteil das Podophyllotoxin darstellt. Podophyllin entzündet

---

[1]) Plugge, Arch. f. exp. Path. u. Pharmak., Bd. XXXII, p. 267.
[2]) Kondo und Kondo, Journ. Pharmac. Soc. Japan. 1924, 524, 876. — Kondo und Nakazato, ibdi. 1924, p. 691.

Haut und Schleimhäute. **Podophyllotoxin** erzeugt Erbrechen, blutige Durchfälle, und an direkt davon berührten Geweben Phlegmone und Abszesse. In den Nieren entsteht Glomerulonephritis. Auch Darmentzündung findet man[1]). Beim Pulvern der Wurzel können Augenentzündungen entstehen. Bei Tieren verursacht das Podophyllin Erbrechen, Durchfall, Tenesmus. Bei Menschen wurde zwei Stunden nach dem Einnehmen von 0,6 g Podophyllin[2]) Leibschmerzen, Muskelschwäche, Schwindel[3]), Kopfschmerzen, galliges Erbrechen und etwa acht Stunden nach der Vergiftung Kollaps, Kälte der Haut und Kleinheit des Pulses beobachtet. Eine Frau starb, die 0,3 g Podophyllin genommen hatte und sich bereits auf dem Wege der Besserung befand., Die Respiration war stöhnend. In einem anderen Falle töteten 0,5 g nach 54 Stunden im Koma[4]). Im Harn können sich Eiweiß und Erythrozyten finden. Arbeiter, die die Wurzeln pulvern, und denen der Staub in die Augen gelangt, bekommen Schwellung der Lider, die auch rote, papulöse Erhabenheiten aufweisen können, Ecchymosen in der entzündeten Konjunktiva, auch Keratitis mit Erosionen und Desquamation des Epithels, Minderung des Kornealreflexes, Photophobie, Ulzeration der Hornhaut. Häufiger als die Hornhautbeschädigung ist eine Iritis. Das Pupillargebiet ist durch Exsudat verlegt, der Humor aqueus getrübt. Man beobachtete bei einem solchen Arbeiter eine akute exsudative Iridochorioiditis mit Uvealdepot in der vorderen Kammer und auf der Descemetschen Membran. Bei einem Apotheker, der viel Podophyllin abzuwägen hatte, entstand ein parapapillöses, absolutes Skotom. Die geschilderten Veränderungen schwanden meist.

Podophyllum Emodi Wall. enthält gleichfalls Pikropodophyllin.

Berberis vulgaris L.

Giftwirkungen äußert die **Berberitze** und ihre Alkaloide **Berberin**[5]) und **Oxyakanthin**. Kaninchen gehen durch 0,25 g Berberin pro Kilo Tier (subkutan) unter Respirationsstörungen, Zittern und Konvulsionen zugrunde. Rückenmarkslähmung kommt nicht immer im Experiment zustande. Je akuter ein Vergiftungsstadium bei Tieren ist, um so mehr tritt eine hämorrhagische Nephritis ein[6]). Die direkt mit dem Mittel in Berührung gekommenen Gewebe sind gelb gefärbt. Dem Berberin kommen gärungs- und fäulniswidrige Wirkungen zu.

B. aristata DC. Der Bast wird in Ostindien als Fischgift gebraucht.

Papaveraceae.

Papaver somniferum L. Opium. Morphin.

Der **Mohn** liefert nach der Verwundung seiner unreifen Kapseln einen weißen, an der Luft zu einer braunen Masse, dem **Opium**, trock-

---

[1]) Neuberger, Arch. f. exp. Path. u. Pharm., Bd. 28, p. 32.
[2]) Schmidt, Bayr. Intelligenzbl., 1866, Nr. 13.
[3]) Prentiss, Phil. Med. Times 1882, 6. May.
[4]) Dudley, Medic. Record. 1890, p. 409.
[5]) Falck, Deutsche Klinik 1854, Nr. 14 u. 15. — Köhler, Inaug.-Diss., Berlin 1883. — Curci, Annali di Chim. e Farmac., 4. Ser., 1880.
[6]) Mosse u. Tautz, Zeitschr. f. klin. Medic., Bd. 43, H. 3 u. 4.

nenden Milchsaft. Dasselbe stellt ein Konglomerat von etwa 20, nur zum kleinsten Teil präformiert in der Pflanze enthaltenen Alkaloiden dar, unter denen das Morphin qualitativ und quantitativ (3 bis ca. 20 Prozent) den wesentlichsten Bestandteil ausmacht. Vergiftungen mit Mohn, Opium und besonders Morphin zum Selbstmord sind in den letzten Jahrzehnten erschreckend häufig geworden. Offiziell gemeldet wurden in Preußen allein für die Jahre 1919 bis 1922:

	Opiumvergiftungen	Morphinvergiftungen
Durch Verunglückung	26	207
Durch Selbstmord	24	266
Durch Mord	1	—

Hierzu kommen noch drei Todesfälle durch Pantopon.

Außer Opium und Morphin geben zu akuten Vergiftungen Anlaß: Tinkturen, Extrakte und Geheimmittelmischungen aus Opium, besonders Chlorodyne[1]), sowie die reifen Mohnköpfe, aus denen Morphin zu 0,022 Prozent, Narkotin zu 0,03 Prozent, Kodein zu 0,025 Prozent und Narzein zu 0,01 Prozent dargestellt wurden[2]). Eine Ursache derselben bildet der Giftmord. Er kommt, wie es scheint, häufig bei einzelnen indischen Stämmen für die Kinderbeseitigung, aber auch anderwärts vor. So wurde eine Frau durch ihren Mann mit Opiumtinktur getötet[3]). Der Arzt Castaing vergiftete 1823 seinen Freund Ballet mit Morphin und Brechweinstein, ein Wärter einen Menschen mit Morphin[4]). Eine 82jährige Frau wurde mit mindestens 0,3 g, im Kaffeeaufguß gereicht, vergiftet und starb erst nach 34 Stunden. Ein Berliner Gastwirt vergiftete eine Hochzeitsgesellschaft aus Schabernack mit reinem Morphin in dargereichtem Kaffee, und die Krankenpflegerin Jane Toppan ermordete 31 ihr anvertraute Kranke, indem sie ihnen, progressiv steigend, immer stärkere Morphindosen beibrachte.

Schwangere benutzen gelegentlich Opium, um die Frucht abzutreiben, oder benutzen es zum Selbstmord mit dem Nebenerfolg der Ausstoßung. Ein solches Weib nahm 200 g Opium. Selbstmord mit Opium wurde schon im alten Rom geübt. Der Vater des Konsulars Licinius Caccina tötete sich damit aus Lebensüberdruß wegen einer bösen Krankheit. Der leichte Übergang vom Leben in Schlaf und Tod ist für ein gutes Selbsttötungsmittel notwendig und vollzieht sich hier ohne Hinderung. Darum haben unübersehbar viele Menschen in ihren Nöten diesen Weg gewählt, auch wenn die Not nicht dafür als Begründung ausreichte. So griff z. B. ein 22jähriges Mädchen zum Morphin, von dem sie 100 Pulver einnahm, um von ihrem auf natürlichem Wege nicht zu befriedigenden abnormen Geschlechtstriebe befreit zu werden.

Andere Ursachen für solche Vergiftungen sind: die irrtümliche Abgabe von Morphin oder Opium bzw. Dowersches Pulver oder Opium-

---

[1]) Pickles, Pharm. Journ. 1880, 3. Sér., p. 926.
[2]) Groves, Chem. and Drugg., 15. Sept. 1881, p. 376.
[3]) Sury-Bienz, Viertelj. f. ger. Mediz., Bd. 34, 1907.
[4]) Casper, Vierteljahrschr. f. ger. Mediz. 1865. — Zeitschr. f. Medizin.-Beamte 1911, S. 309. — Münch. med. Wochenschr. 1904, S. 1346. — Tischler, ibid. 1906, 1462. — Ledden-Hulsebosch, Pharmac. Weekbl. 1902, Nr. 2, und Arch. f. Kriminalanthropol. 1900 u. 1902. — Doernberger, Münch. med. Wochenschr. 1897, Nr. 15.

tinkturen statt anderer Stoffe (Kalomel, Chlorammon, Chinin, Jalape, Tinct. Rhei usw.) in Apotheken, auch die leider unverhinderbare unbefugte Verabfolgung von Mohnkopfabkochungen (Schlaftee, Kindertee), Opium[1]) und von Saft bzw. Sirup der unreifen Mohnköpfe[2]) für Kinder zur Beruhigung und Schlaferzeugung und am häufigsten die medizinale Vergiftung durch an sich zu große oder individuell, z. B. bei Hysterischen[3]), nicht passende oder in den Apotheken zu hoch dispensierte Dosen oder das direkte Hineingeraten der Injektionsflüssigkeit in ein Blutgefäß. Betäubung zur Vornahme verbrecherischer Zwecke, z. B. der Notzucht, kommen vor. Ich begutachtete einen solchen Fall, in dem wahrscheinlich Morphin in schwedischem Punsch verabfolgt worden war. Das Opfer wurde schwanger und der Verüber von Geschworenen — freigesprochen.

Gewerbliche Vergiftung kam bei einem Arbeiter vor, der Tücher auswusch, durch welche unreines Morphin filtriert worden war. Es war ein Hautleiden entstanden[4]). Der gewohnheitsmäßige Gebrauch von Opium, seinen Präparaten und Inhaltsstoffen ist zu einem Weltübel ausgewachsen. So habe ich es schon vor über 30 Jahren an dieser Stelle bezeichnet.

Eine sichere Feststellung über die giftig oder tödlich wirkenden Dosen der hierher gehörigen Stoffe läßt sich nicht machen. Dem steht in voller Wucht der Individualismus entgegen, in zweiter Reihe die Art des Präparates und sein Anwendungsort.

Von den Mohnköpfen haben sich tödlich erwiesen: Eine Abkochung von drei grünen Köpfen bei einem einjährigen Kinde in einer Stunde[5]), ja sogar zwei Eßlöffel eines Dekoktes von zwei Köpfen[6]), während andererseits selbst nach dem Einnehmen eines mit Milch bereiteten Dekoktes von 20 Mohnkapseln ein sechs Monate altes Kind und ein vierjähriges Kind, das viel von den unreifen Köpfen gegessen und dadurch nach 1½ Stunden Unempfindlichkeit, Gesichtsblässe, beschwerliche Atmung und angeblich erweiterte Pupillen bekommen hatte, mit dem Leben davonkam[7]). Klysmata von Mohnkopf-Abkochungen können auch bei Erwachsenen Vergiftung erzeugen. Auch Kälber und Rinder sah man nach Verzehren von Mohnstroh, zerkleinerten trockenen Mohnköpfen mit dem Häcksel, unter Aufgeregtheit, das sich bis zum Toben steigerte, Zähneknirschen, Harnverhaltung und Verstopfung erkranken. Von fünf Kühen starben zwei, die Mohnköpfe gefressen hatten. Bei vier Pferden stellten sich auf Verzehren von je 1 Kilogramm Mohnkopfschalen starke, einen Tag anhaltende Aufregung, sowie Harn- und Kotverhaltung ein. Ebenso erkrankten Enten durch grüne Mohnköpfe und Schweine durch Mohnsamen-Preßkuchen. Unreife Mohnsamen[8]) wirken giftig, reife sind ungiftig, sollen jedoch ausnahmsweise einmal zu einem halben Eßlöffel voll im Aufguß Giftsymptome erzeugt haben, was ich bezweifle. Die Opiumtinkturen haben bei Kindern in 0,0006—0,003 g Opium entsprechenden

---
[1]) Williams, Canstatts Jahresber. 1843, p. 29.
[2]) Gottel, Rusts Magaz., Bd. XVIII, p. 416.
[3]) Legendre, France Médic. 1883, Nr. 50.
[4]) L. Lewin, Obergutacht. über Unfallvergiftungen 1912, S. 335.
[5]) Lederer, Wien. Med. Presse 1866, p. 378.
[6]) Koch, Rusts Magazin, Bd. L, 1837, p. 151.
[7]) Wendt, Gersons Magazin, Bd. VI, p. 71.
[8]) Lechler, Württemberg. Correspondenzbl., Bd. I, 1831, p. 213.

Mengen den Tod herbeigeführt[1]). Ein 17 Monate altes Kind saugte an dem Kork einer Flasche, in der sich Opiumtinktur befand. Nach einer halben Stunde fand man es schlafend und nach 1½ Stunden war es tot. Dagegen ist Wiederherstellung nach einem Tee- resp. einem Kaffeelöffel voll und nach drei Klistieren von je 35 Tropfen Laudanum[2]) bei Kindern beobachtet worden. Bei Erwachsenen sind Todesfälle durch 4—8—30 g Opiumtinktur bei Nichtgewöhnung, und Wiederherstellung öfters nach 30—90 g[3]), ja selbst nach 180 g[4]) vorgekommen. Ein drei Wochen altes Kind trank durch einen Irrtum 5 g Tinct. Opii crocata, wurde somnolent, bekam Krämpfe und zeitweiliges Aussetzen der Herzarbeit, war aber am vierten Tage wieder gesund. Bei sehr hoher Empfindlichkeit haben nur sieben Tropfen Laudanum tiefe Narkose erzeugt. Nach einem Klysma mit 1,5 g Opiumextrakt trat Genesung[5]), in einem anderen der Tod durch zwei Pillen mit 0,15 g Opiumextrakt ein. 0,024 g Opium tötete ein Kind von 4½ Jahren in sieben Stunden und 0,007 g mit ebenso viel Hyoscyamus ein vierwöchiges Kind in zwölf Stunden. Bei Erwachsenen wurden nach 0,06 g im Klysma Vergiftung[6]), nach 0,3, 0,48 und 0,6 g der Tod, aber nach 30 g[7]) noch Wiederherstellung beobachtet. Auch Sirup. Papaveris (Sirupus Diacodii) kann töten. Ein Greis starb durch 30 g desselben, zwei Säuglinge von sechs Monaten bzw. 16 Tagen durch einen Auszug aus einem reifen Mohnkopf, bzw. dem daraus dargestellten Sirup, zwei andere, fünf bzw. drei Tage alte durch je einen Teelöffel voll Mohnsirup. **Pantopon** tötete einmal, subkutan angewandt, in einer Dosis von 1 ccm einer zweiprozentigen Lösung. Durch 0,005 g eines Morphinsalzes trat bei einem 11 Wochen alten Kinde Vergiftung[8]), nach 0,01 g bei einem sechs Monate alten Kinde der Tod[9]), aber auch nach 0,01 g und 0,15 g[10]) noch Genesung ein. Die kleinsten Dosen waren bisher wohl 0,0045 g Morphinsalz, die ein sieben Wochen altes Kind töteten. Bei Erwachsenen wirkten durchschnittlich 0,3 g, vereinzelt schon 0,1—0,2 g und ausnahmsweise 0,005—0,01—0,015 g bei schwer Herzkranken, einem Tuberkulösen, bei Sklerose der Koronararterien usw. tödlich. Wiederherstellungen sind nach 0,5—1 g[11]) und selbst nach 2,5 g, und sogar nach 3 bzw. 3,6 g[12]) bei nicht Gewöhnten und 2,7 g Morphinum sulfur. bei daran Gewöhnten[13]) vorgekommen, obschon in dem einen Falle die ärztliche Behandlung erst nach drei Stunden begann. Eine Kuh starb durch 2 g Morphin. hydrochlor., während 1,5 g oft noch vertragen wurden.

---

[1]) Taylor, Die Gifte, Bd. III, p. 30.
[2]) Blanc, Canst. Jahresb. f. 1857, Bd. V, p. 129.
[3]) Scholz, Wien. med. Blätt., 1891, 32.
[4]) Marcet, Canstatts Jahresb., 1843, Bd. IV, p. 29.
[5]) Oliver, Gaz. des hôp., 1871, p. 25.
[6]) Steinthal, Caspers Wochenschr., 1845, p. 294.
[7]) Crommelinck, Canstatts Jahresb., 1843, Bd. IV, p. 29.
[8]) Zepuder, Wiener Med.-Halle, 1861, Bd. II, p. 14.
[9]) Schnyder, Correspondenzbl. f. Schweiz. Ärzte, 1886, p. 608.
[10]) Wimmer, Vierteljahrschr. f. ger. Med., Bd. IX, p. 284. — Wichura, Münch. med. Wochenschr. 1911, Nr. 30.
[11]) Holst, Petersburger med. Wochenschr., 1882, Nr. 4. — Wacker, Brit med. Journ. 1896, Jan.
[12]) Nothnagel, Allg. Wiener med. Zeit., 1894, Nr. 3. — Stern, D. med. Wochenschr. 1925.
[13]) Walker, Med. News, 1894, p. 380.

Ein refraktäres Verhalten gegenüber den Wirkungen sehr großer Morphindosen von 0,1 bis 2 und noch mehr Grammen soll vorgekommen sein. Ich habe schwere Bedenken in bezug auf die Zuverlässigkeit solcher Angaben.

Die Vergiftungen können nach jeder Art der Aufnahme, z. B. durch Einnehmen, subkutane Einspritzung, Aufschmieren von entsprechenden Salben auf Schleimhäute und Wunden, Einbringen von Suppositorien und Vaginalkugeln in das Rektum bzw. die Vagina, Einspritzen in die Urethra und Einziehen des Opiumrauches in die Lunge entstehen. Ich sah einen Arzt sterben, der sich mindestens 10 ccm einer konzentrierten Morphinlösung, um sicher zu gehen, durch die Bauchdecke in die Peritonealhöhle injiziert hatte. Junge und weibliche Individuen unterliegen im allgemeinen der Giftwirkung leichter und durch kleinere Dosen als Erwachsene und Männer. Malayen und Neger bekommen vorwiegend Konvulsionen und Delirien nach Opium. Gewöhnung und manche Krankheiten, wie Delirium tremens und Tetanus, schaffen eine weitgehende Toleranz für Opiate. Die Aufnahme derselben vom Mastdarm ist wegen der meist unbehinderten, sehr schnellen Resorption gefährlicher als die vom Magen aus.

Die toxische Wirkung kann nach 5—10 Minuten, seltener nach ein bis zwei Stunden und der Tod in 40 Minuten, aber auch erst nach 17 bis 50 Stunden eintreten. Ein 1¼ Jahre alter, noch an der Brust seiner seit elf Jahren Morphiummißbrauch treibenden Mutter liegender Säugling trinkt etwa 0,3 g Morphin und erliegt — nach vorübergehender Besserung von Sopor, Zyanose, Krämpfen — erst nach 50 Stunden der Vergiftung. Diese relative Giftfestigkeit wurde auf die im Laufe der langen Stillperiode eingetretene Gewöhnung zurückgeführt. Eine Kranke, die 240 g Opium genommen hatte, konnte angeblich nach einer Stunde erzählen, was sie getan hatte. Besonders bemerkenswert sind die plötzlichen Todesfälle nach kleinen Morphiummengen: Ein 24jähriges Mädchen bekommt wegen Dyspnoe 0,01 g subkutan, schläft ein, um nicht wieder zu erwachen. Bei fünf Phtisikern im letzten Stadium erfolgte der Tod durch die gleiche Dosis sofort. Ein Gichtkranker, der an Aorteninsuffizienz und Arteriosklerose litt, bekam wegen Dyspnoe 0,005 g eingespritzt, wurde nach 15 Minuten erleichtert, starb aber fünf Minuten später plötzlich. Ein ähnlicher Verlauf spielte sich bei einer Typhösen ab. In seltenen Fällen kommt nach einer scheinbaren Genesung ein Rückfall, der nach mehreren Tagen zum Tode oder zur Heilung führt. Eine teilweise Ausscheidung erfolgt bei normaler Nierentätigkeit durch den Harn. Nach jeder Art der Anwendung wird Morphin in den Magen und den Darm ausgeschieden und findet sich demnach im Kot. Ebenso geht es sicher in die Brustdrüse und vielleicht spurenweise in den Speichel über. Eine Mehrgebärende nahm wegen schmerzhafter Nachwehen drei Tage lang Opiumtinktur. Nach Aussetzen des Mittels wurde das Kind morgens angelegt, dann nochmals drei Stunden später und starb um Mitternacht unter schweren Opiumsymptomen. Es kann also, was man seit etwa 90 Jahren weiß, das Kind in Narkose verfallen und die Mutter nichts derartiges aufweisen. Ein kaum nennenswerter Teil des Opiums wird im Körper bei Vergiftungen zerstört.

Aus dem 16. Jahrhundert wird berichtet, daß ein durch Ohrenschmerzen gequälter Mensch sich auf den Rat eines Charlatans ein

Stück Opium in das Ohr getan habe, danach eingeschlafen sei, beim Erwachen Krampfbewegungen gezeigt habe und bald nachher, geistig krank, gestorben sei. Ein Opiumpflaster, an die Schläfen gelegt, schuf Erregung und Krampf im Munde. Ein mit Laudanum getränkter Wattepfropf, den eine Frau sich in einen hohlen Zahn gebracht hatte, bedingte eine 24stündige Somnolenz. Selbst nach Einbringen von nur etwa 5 mg in hohle Zähne sahen Zahnärzte ernste Symptome auftreten. Eine mit heißem Wasser und 15 Tropfen Laudanum getränkte Kompresse, auf den Leib eines ganz kleinen Kindes gelegt, machte Betäubung, und noch schwerere Symptome veranlaßte eine Wachs-Opiumsalbe, die einem Kinde auf die Haut gestrichen worden war.

Die **Wirkungen** des Morphins sind bei Wirbeltieren bis auf gewisse Abweichungen, die durch die veränderte Organisation des Nervensystems und die innigere Abhängigkeit der beeinflußten Organe, resp. deren Funktionen voneinander bedingt sind, gleich[1]). Nach einer nicht immer deutlichen Erregung entsteht Lähmung der Gehirnzentren, vom Großhirn beginnend und mit der Medulla oblongata (Atmungszentrum) abschließend. Die Atmung wird seltener, dyspnoetisch und schließlich gelähmt. Blutdruck und Pulszahl[2]) sinken, nicht nur, weil die regulatorischen Zentralorgane gelähmt sind, sondern auch durch Beeinflussung des Vagus und vielleicht des Herzens selbst[2]). **Wo Ganglien sind, da greift Morphin an.** Frösche bekommen danach leichte Narkose, häufig von erhöhter Reflexerregbarkeit und tetanischen Krämpfen gefolgt. Erhöhung der Reflexerregbarkeit und Tetanus kommen bei Hunden und Katzen und mitunter bei Menschen vor. Tauben, Hühner und Enten vertragen sehr viel Morphin — sie bekommen danach nie Schlaf oder Stupor, sondern Erregung in den Bewegungszentren —, Ziegen 25—30cg pro Kilo, ausgewachsene Tiere über 19 g Morphinhydrochlorid, also etwa 975 hypnotische Gaben beim Menschen, ohne dadurch in Schlaf oder Koma zu geraten. Es treten nur eine stärkere Steifigkeit der Muskeln und eine Steigerung der Atmungsfunktion ein. Sehr hohe Dosen rufen bei ihnen Salivation, Muskelsteifigkeit und Atembeschwerden hervor. Pferde werden maniakalisch erregt. Unter den Haustieren gelingt die regelrechte **Betäubung durch Morphin** bei Hund, Kaninchen, Meerschweinchen, weißer Ratte, Maus, Taube, Sperling, während sie nicht gelingt mit zunehmender Unempfindlichkeit bei Pferd, Rind, Katze, Schaf, Schwein, Ziege. Die Katze wird unruhig, aufgeregt, fast wild. Ein **Pferd**, das, der Vergiftung wegen, 2,4 g Morphinsalz erhalten hatte, wurde erst nach einer Viertelstunde erregt, atmete schnell, bekam Schweiß, drängte mit dem Kopf an die Krippe und bewegte fortwährend seine Füße. Dieser Erregungszustand hielt drei Viertelstunden an, dann folgte Ermüdung, aber das Pferd stand noch immer unbeweglich mit herunterhängendem Kopf, bis es nach einer weiteren halben Stunde tot zusammenbrach. Selbst schon nach Injektion von nur zweimal je 0,1 g wurde ein Pferd so erregt, daß es für Stunden unnahbar wurde, Schweiß bedeckte den Kopf, die Atmung war beschleunigt und mühsam. Solche erregenden Wirkungen sind auch bei Kühen beobachtet worden. Die Ursache der nach Einträuf-

---

[1]) Witkowski, Arch. f. exp. Path. u. Pharm., Bd. VII, S. 247.
[2]) Gscheidlen, Unters. aus d. phys. Labor. in Würzburg, 1869, Bd. II. — D. med. Wochenschr. 1879 und 1880.

lung von Morphin in das Auge nicht entstehenden, bei Vergiftungen aber vorkommenden Myosis liegt in einer Reizung des Okulomotorius. Unter dem Einflusse des Morphins entsteht eine ausgesprochene Mischung von erregenden und lähmenden Wirkungen an deren Entstehen, meiner Überzeugung nach, nicht nur der Okulomotoriuskern, sondern auch Teile der Hirnrinde als Bewegungszentren für das Auge beteiligt sind. Das Erbrechen ist auf zentrale Ursachen zurückzuführen.

Die Nebenwirkungen des Opiums.

Mit Rötung und Turgeszenz des Gesichts und erhöhter Wärme der übrigen Haut entstehen nach Opium oft Schweiße, besonders am Kopfe, auch begleitet von Sudamina und Hautjucken, dem Pruritus Opii. Die unter Brennen, Jucken, Kopfweh und Fieber entstehenden und damit verlaufenden Opium-Ausschläge[1]) können sich über den ganzen Körper verbreiten oder auch lokalisiert, z. B. am Halse, den Armen und der Brust, oder dem Stamm und den Beugeseiten, entstehen oder sich an der Brust, an der Innenseite der Oberarme, den Beugeflächen der Vorderarme, an den Handgelenken, am Oberschenkel von der Gegend der Adduktoren bis zu den Kniekehlen, der Hinterfläche und Innenseite der Unterschenkel und am Fußgelenk finden. Der Ausschlag stellt hell- oder dunkelrote, isolierte Flecken dar, welche in ihrer Gesamtheit als pseudomorbillärer oder scharlachartiger, auch frieselähnlicher bezeichnet wurde. Sogar die Mund- und Rachenschleimhaut kann ein Enanthem aufweisen. Diese Schleimhäute sind gewöhnlich trocken geworden. Ausnahmsweise besteht Salivation. Der Resorptionsort des Opiums ist für das Entstehen des Ausschlages gleichgültig, der meistens bald kommt und mehrere Stunden oder länger bleibt. Bis zu 10 Tagen hält nach seinem Verschwinden eine feinkleiige oder in größeren Fetzen vor sich gehende Abschuppung an. Von Frauen wird berichtet, die schon nach 0,06 g Opium oder 0,3 g Dowerschen Pulvers, ja sogar nach fünf Tropfen Opiumtinktur am ganzen Körper häuteten. Schon 0,06 g Mohnsaft verursachte dies nach einigen Tagen. Vereinzelt kommt auch eine juckende Urtikaria vor, die 14 Tage bestehen und trotz Aussetzens des Opiums noch Nachschübe erfahren kann. Hin und wieder kommt es zu Schwellungen des Gesichts neben Rötung. Nach subkutanen Einspritzungen von Pantopon am Vorderarm entstand bei vielen Kranken um die Einstichstelle ein lokalisiertes Erythem, das sich in kürzester Zeit fleckenförmig über die Beugeseite des ganzen Unter- und Oberarms bis zur Achselhöhle verbreitete. An der Einstichstelle trat stets — anders ist es ja auch nicht zu erwarten — eine weiße Quaddel auf[2]).

Im Munde kommt selten eine Schleimhautulzeration vor. Diarrhöen stellen sich bei manchen Menschen nach etwa 20 Stunden ein. Geschlechtslust und Geschlechtstätigkeit erfahren bisweilen primär eine Steigerung. Schon medizinale Opiummengen können Kopfschmerzen, Aufgeregtsein und Schwindel, Sehnenhüpfen an Streckmuskeln, Zittern der Hände, klonische Zuckungen, auch allgemeine Konvulsionen, Trismus, zumal bei Kindern, verursachen. Die Pulszahl nimmt etwas ab, auch die Atmung. Die letztere

---

[1]) L. Lewin, Die Nebenwirkungen der Arzneimittel, 3. Aufl., S. 87.
[2]) Klausner, Münch. med. Woch. 1912, Nr. 43.

kann kurzdauernd aussetzen. Als Nachwirkungen kommen bisweilen vor: Kopfschmerzen und Eingenommensein des Kopfes, Appetitlosigkeit, länger dauernde Verstopfung, sowie Schmerzen oder Mattigkeit in den Gliedern und auffällige Schwäche der Bewegungsorgane, die in einem Falle nach Art einer Hemiplegie nur die rechte Seite ergriffen hatte und wahrscheinlich eine zentrale Narkosenlähmung darstellte.

Nebenwirkungen des Morphins sah man schon durch ½ mg bei besonderer Disposition entstehen, z. B. als Erregtsein, Störungen des Allgemeinbefindens, Krämpfe usw. Es veranlaßten 2½ mg Atmungsstörungen und 15 mg den Tod. Gelangt die Nadel der Injektionsspritze in ein Gefäß, so wird das Gesicht für Minuten und selbst eine Stunde totenblaß, der Kranke bekommt Ohnmachtsanwandlungen oder wird ohnmächtig, blaß und kalt, kann aber auch ein ungetrübtes Bewußtsein haben. Der anfangs kaum fühlbare Puls wird schnell (160 bis 180) oder auch unzählbar, und die vermehrte Herztätigkeit läßt den Kranken das Gefühl haben, als ob das Herz zerspringt, die Brustkorbwand durchrannt, das Trommelfell durchstoßen, der Augapfel aus seiner Höhle bei jedem Pulsschlage herausgeschleudert wird. Das Gesicht rötet sich, Brennen und Jucken werden an der Haut, und im Munde ein saurer Geschmack wahrgenommen, Kopfschmerzen und Angstgefühl quälen, und ein leichtes konvulsivisches Zittern der Hände gesellt sich hinzu. In manchen Fällen besteht Ameisenlaufen. Seitens der Haut kommen vor: Schwellungen im Gesicht und an Gliedmaßen. Eine Morphinsalbe rief einmal an der Anwendungsstelle Bläschen, Pusteln, Furunkel und Karbunkel hervor. Als Allgemeinwirkungen können, auch unter Fieber und Jucken, erscheinen: Erythem mit scharlachartigem Typus, Urtikaria allein oder mit Erythem, Ekzem, Herpesbläschen an den Lippen, zugleich mit Gesichtsschwellung, Acne rosacea, pustulöser Ausbruch, Petechien und multiple Schleimhautulzerationen, zugleich mit Trockenheit im Munde. Selten ist Speichelfluß. Übelkeit und Erbrechen können für sich allein bestehen. Dysurie, Harnverhaltung und Blasentenesmus können tagelang anhalten. Der nach Stunden bei einigen Menschen entleerte Kot muß ein gewebsreizendes Morphinderivat enthalten, da er am After anhaltendes, starkes Brennen hervorruft. Schon Milligrammdosen verursachten gelegentlich nach Schlaf Gesichtsblässe und einen kleinen, aussetzenden Puls. Ein, wie festgestellt wurde, an starker Sklerose der Koronararterien des Herzens Leidender bekam nach 0,015 g eingespritzten Morphins Übelkeit, zuckte zusammen und starb. Schon nach 0,0025 g sah man unregelmäßige Atmung neben augenblicklichem Herzstillstand kommen. Die Atmung kann den Cheyne-Stokesschen Typus annehmen. Das Zentralnervensystem wird in verschieden unangenehmer Weise beeinflußt: Als Störung des Allgemeingefühls ist die Empfindung des Geschwollenseins oder des in die Längewachsens anzusehen, welche Morphiumnehmende nicht selten haben. Die primäre Erregung stellt sich oft dar als: auffällige Heiterkeit oder Gesprächigkeit, allgemeine Unruhe, Kopfschmerzen, Schwindelgefühl, Angstzustände, Gesichtshalluzinationen, Flimmern vor den Augen und Delirien, Ziehen in der Nackengegend, auffälliger Bewegungstrieb, Erhöhung des Patellarreflexes und Zittern der Glieder. Vereinzelt beobachtete man auch Paramyoklonus oder, wie bei einem an Neuralgie des linken ersten Trigeminusastes erkrankten Arbeiter, nach 0,01 g Morphin ruckweise Kontraktionen der rechtsseitigen Halsmuskeln, beider Sternokleidomastoidei und dann Trismus. Der Kranke sank mit entstelltem Angesicht um, erholte sich jedoch wieder. Nach größerer Dosis kommt es auch wohl zu Muskelzuckungen, allgemeinen Konvulsionen, Opisthotonus mit Schaum vor dem Munde und kataleptischer Flexibilitas cerea. Auf die mehr oder minder lange anhaltende Erregung folgt manchmal keine oder eine nur wenig ausgesprochene Betäubung. Indessen kann auch tiefer Stupor oder Ohnmacht eintreten, das Gesicht bleich werden und der Kranke außerstande sein, sich aufrecht zu erhalten. Relativ selten leiden Gesicht und Gehör. Die Augen können vorübergehend myopisch werden, Flimmern sowie Doppeltsehen, auch monokulär, Lähmungssymptome an den äußeren Augenmuskeln und Minderung der Sehschärfe bestehen.

Die akute Vergiftung durch Opium und Morphin.

Die Symptome der akuten Vergiftung hängen in Ausdehnung und Stärke von äußeren und individuellen Verhältnissen ab, so daß Zahl und Gruppierung wechseln. Man beobachtet Ohrensausen, Funkensehen, heiße, gerötete Haut mit hyperämischen Gefäßen, Schweiße, Harndrang neben der Unmöglichkeit, die Blase zu entleeren, Ausscheidung von reduzierenden Stoffen, auch von Pentosen und Zucker mit dem Harn. Starke Morphingaben erzeugen, subkutan oder intravenös beigebracht, Glykosurie mit Hypoglykämie, auf die die Nahrung keinen bedeutenden Einfluß hat[1]). Sie weicht schnell. Es können auch kommen: Schmerzen im Hypogastrium, soporöser Zustand, in dem anfangs noch das Bewußtsein tätig ist und Reflexbewegungen noch auf äußere Reize antworten, der aber bald in Schlaf mit Verlust des Bewußtseins übergeht. Jetzt oder später kann Würgen oder Erbrechen und nach sehr großen Dosen von Opium oder Morphin ausnahmsweise statt Verstopfung Durchfall auch mit Blut auftreten. Die Augen sind starr, die Pupillen meistens für viele Stunden verengt. Mit dem Eintritt von Atemstörungen sind sie, meist vor dem Tode, erweitert. Die Atmung ist verlangsamt, schnarchend und aussetzend oder es erscheinen vorübergehende Suffokationsanfälle[2]). Das Röcheln kann nach meinen Erfahrungen so stark sein, daß man es zimmerweit hören kann. Das ganze Gesicht sah ich dabei mehrfach blaurot kongestioniert. Die Lippen wurden bei jeder Ausatmung mit Geräusch gebläht, blutig gefärbter Schaum stand vor dem Munde. Die Pulszahl ist gewöhnlich vermindert, der Puls kaum fühlbar, oft aussetzend und nur ganz vereinzelt wird ein unzählbarer Puls oder ein Wechsel zwischen schnellem und normalem angegeben. Ein 16 Monate alter Knabe erhielt durch Verwechselung 6 bis 10 mg Morphin. Nach zwei Stunden erschienen Erbrechen, Unruhe und Schwierigkeit in der Atmung, nach weiteren zwei Stunden Zyanose, Atmung mit Cheyne-Stokesschen Intervallen, Trachealrasseln und 140 bis 150 Pulse in der Minute. Auf 1 mg Atropin, das nach sechs Stunden gereicht wurde, erfolgte Besserung[3]). Der Körper ist gewöhnlich kalt, zya-

---

[1]) Luzatto, Arch. f. exp. Path. u. Pharm., Bd. 52. — Spitta, Zeitschr. f. exp. Path. u. Therap. 5, 94.
[2]) Shearmann, Med. Times and Gazette 1857. — Körner, D. med. Wochenschr. 1896, Nr. 14.
[3]) Berglund, Svenska Läkart. 1926.

notisch und die Körperwärme in manchen Fällen um 1—1,5 ° C gesunken. Das Blut ist in diesem Stadium mit Kohlensäure überladen.

Nach Eintritt des Sopors erscheinen bisweilen, besonders bei Kindern, Konvulsionen, trismusartige Anfälle und Opisthotonus oder nach dem Schwinden des Bewußtseins Kontrakturen der oberen Gliedmaßen, was die Prognose nicht verschlechtert. Eine Kranke, die 25 Tropfen einer Morphinlösung eingenommen hatte, bekam alsbald ein geschwollenes Gesicht, Schweiße, prominierende Augäpfel, Zuckungen der Mundwinkel, Konvulsionen in den Armen und, als die letzteren nachließen, Atem- und Brustschmerzen und Verlust des Sehvermögens. Die Konvulsionen kamen mit Pausen, auch Opisthotonus. Zeitweilig verfiel sie in Ohnmacht. Schlafneigung bestand nicht, das Bewußtsein war erhalten. Auf diese letztere Tatsacne ist besonders hinzuweisen. Auch nach schwerer Vergiftung kann der Bewußtseinsverlust lange hinausgeschoben sein. So war z. B. nach Einführung von 0,05 g Morphin das Bewußtsein 18 Stunden lang frei. Alsdann erfolgte erst ein sechsstündiger Schlaf und nach 300 g Laudanum war ein Vergifteter fünf Stunden lang klar. Krämpfe, an denen auch Glottis und Ösophagus beteiligt sein können, erschienen bei einem Tabiker schon nach einer Einspritzung von nur 0,01 g Morphinhydrochlorat. Sie betrafen hier Arme und Beine und schwanden nach einer Minute, um einem schweren Sopor Platz zu machen, der von stertoröser, aussetzender Atmung begleitet war. Bei ihm wechselten starke Zyanose und fahle Blässe des Gesichts. Am nächsten Tage war er noch desorientiert. Die Reflexe erlöschen fast insgesamt, aber nur bei sehr schwerer Vergiftung. Ich sah deren mehrere, bei denen von dem Naseninnern aus oder durch sehr starkes Kneifen oder Stechen noch Reaktionen erzielbar waren. Der Verlauf der Vergiftung kann sich auch, was man z. B. nach Einnehmen von 30 g Opiumtinktur sah, so gestalten, daß Anfälle von Verfall, tiefem Schlaf, Bewußtlosigkeit und heftigem Pulsieren der Arterien sich in Zwischenräumen von einer bis zwei Stunden oft wiederholen. Dieser Fall endete nach 22 Stunden unter leichten Konvulsionen und Erweiterung der bisher sehr engen Pupillen mit Tod.

Die Pupillenenge hält bei vielen solcher Vergiftungen mit der Narkose gleichen Schritt. Ein Mann, der 45 g **Laudanum** verschluckt hatte, wies sie auf, fixierte **bei erhaltenen geistigen Fähigkeiten** die ihn umgebenden Personen mit verwirrtem Blick und unterschied sie nur wie durch einen Nebel. Später kamen hier Konvulsionen, Delirien u. a. m. Hemiopie kann durch eine einzige individuell zu große Morphindosis entstehen. Man sah sie bei einem Manne nach einem Schlafpulver, das 30-stündigen Schlaf bewirkt hatte, nach drei Wochen kommen bei konzentrischer Gesichtsfeldbeschränkung. Auch vollständige Erblindung unter dem Bilde der Neuritis kann entstehen. Nach großen Opiumgaben soll bei einem Pferde, das wegen Kolik solche erhalten hatte, eine Blutung in den Sehnerven mit Ausgang in Atrophie zustandegekommen sein. Der Tod erfolgt im tiefsten Sopor durch Atemstillstand, nicht selten bei noch kurze Zeit fortschlagendem Herzen, **wie dies alle Gifte veranlassen, welche das Atemzentrum lähmen**, in den oben angegebenen Zeiträumen.

Wird die Vergiftung in 12 bis 48 Stunden überstanden und erfolgt kein Rückfall in den Kollaps, jenes Ereignis, das als remittierende Form der

Vergiftung bezeichnet wird, und tritt nicht, was nach vielen Atmungsgiften kommt, Lungenödem oder Lungenentzündung, evtl. auch durch Aspiration ein, so bleiben wesentliche Störungen nicht zurück. Diese Rückfälle nach scheinbarer Rekonvaleszenz stellen immer eine große Gefahr dar. Bei einem mit 40 g Opiumtinktur Vergifteten kamen in diesem Stadium Fieber von über 42° und Herzschwäche, an der er starb, obschon durch künstliche Atmung, Atropin usw. spontanes Atmen, Regelmäßigkeit des Pulses und Reflexerregbarkeit wiedergekommen waren. Gelegentlich beobachtete man noch Albuminurie (Nephrite thébaique) oder für kurze Zeit Hautjucken, Appetitverlust, Magenschmerzen, Unmöglichkeit zu urinieren, selten Albuminurie, Schwäche der Beine und Schlafsucht, ausnahmsweise blutige Diarrhöen.

Die chronische Opium-, bzw. Morphinvergiftung.

Opiophagie und Morphiumsucht[1]) sind als Vergiftung wie der Alkoholismus aufzufassen. Nur durch allmähliche Steigerung kann die Toleranz für große Dosen des Giftes erzielt werden. Diese besteht aber nur für die letzte Dosis oder eine nicht viel höhere und wird nur durch eine allmähliche Anpassung der Körperzellen[2]) ermöglicht. Dies habe ich schon vor Jahrzehnten wahrscheinlich gemacht, gegenüber der Annahme, daß der morphinistische Körper besonders stark das aufgenommene Morphin zerstöre. Neuerdings wurden beide Einflüsse — Zerstörung und Immunität der Zellen — als gemeinsam wirkende angenommen[3]). Die Eigenschaft des Opiums, in geeigneter Dosis einen kurzen, rauschartigen Zustand hervorzurufen, in dem Beschwerden nicht zur Empfindung kommen, war schon in uralter homerischer und ägyptischer Zeit bekannt und benutzt und hat im Mittelalter und der neueren Zeit Vergiftungen hervorgerufen. Nicht lange besteht der gewohnheitsmäßige Morphiummißbrauch. Balzac bezeichnet ihn in seiner Comédie du diable als ein die Hölle bevölkerndes Mittel. Medizinisch wurde der Zustand erst vor etwa 60 Jahren kennen gelehrt[4]). In der Türkei, Afrika, Indien, China (50 bis 70 Prozent der Bevölkerung), Amerika, vereinzelter in Europa, hat die genannte Eigenschaft zu dem chronischen Gebrauche des Opiums als Genußmittel geführt. Opium ist im englischen Indien Staatsmonopol und hat von Indien aus China teilweise zugrunde gerichtet, und eine ähnliche Korruption eingeborener Bevölkerung vollzieht sich auf jeder holländischen Sunda- und Molukkeninsel, wo der Staat den Opiumhandel in der Hand hat. In Ostasien, zumal in China, sieht man jetzt schon vielfach statt des Opiumrauchens Morphineinspritzungen gebrauchen, die von Narkomanen sich selbst gemacht werden oder in Läden für wenig Geld erhältlich sind.

---

[1]) L. Lewin, Phantastica, 2. Aufl., 1927. Hier findet sich zum ersten Male die medizinische Gesamtdarstellung aller hierher gehörigen, weit in die menschlichen Verhältnisse ausstrahlenden Fragen. Wissensnackte Kleptomanen haben auch schon daraus „geschöpft", und sind mit dem „Geschöpften" hausierengegangen.
[2]) Siehe Einleitung.
[3]) Takayanagi, Arch. f. exp. Pathol. u. Pharmak., Bd. 102, 1924.
[4]) Mattison, Jahrb. f. d. ges. Medic. 1875, p. 21. — Lähr, Zeitschr. f. Psych. 1872, Heft 3. — Fiedler, Deutsche Zeitschr. f. prakt. Medizin 1874, Nr. 27. — L. Lewin, ibid. Nr. 28.

Wenn es einmal gelingen sollte, das Morphin künstlich und billig herzustellen, dann werden viele Millionen Menschen mehr Sklaven desselben sein, als heute noch dem Opium huldigen.

Das Opium wird geraucht und gegessen. Zum Zwecke des Rauchens wird es in Pillenform gebracht, auf den Pfeifenkopf gelegt und nach dem Anbrennen der — wovon ich mich schon vor Jahrzehnten überzeugt habe, unzersetztes Morphin enthaltende — Rauch in die Lungen eingezogen. Ich habe in Kalifornien, auf Vancouver Island usw. oft dieses Rauchen seitens der Chinesen beobachtet und jedesmal Mitleid mit dem degenerierten „Ebenbilde Gottes" empfunden, das, auch in ekelhaften Höhlen, als vernunftberaubte Masse dalag. Die Anfangsdosen betragen bei Opiumessern 0,03—0,12 g. Später bringen sie es auf eine Tagesdosis von 8—10 g, ja, wie Garcias berichtet, selbst auf 40 g und vereinzelt auf 250 g. Die Perser sind fast durchgängig Opiumesser, steigern aber angeblich nicht die Dosis. Die Opiumisten (Theriaki, Afiondji) verfallen diesem Laster aus denselben Ursachen wie die Morphinisten. Fehlen der Willenskraft, das Mittel auszusetzen, mehr noch das nachahmende Verlangen, sich in jenes angenehme Opium-Nirwana zu versetzen, oder auch der Wunsch, eine Steigerung der häufig schon vor dem physiologischen Termin geschwächten geschlechtlichen Funktionen herbeizuführen, vielfach auch jammervolle soziale Verhältnisse sind Triebfedern für den Opiumgenuß. Die glänzenden Bilder einer exzessiv gesteigerten Phantasie sollen so berauschend sein, daß ein Ablassen von diesem Laster fast unmöglich ist. Wesentlich trägt jedoch zu dem Beharren in demselben der traurige Zustand bei, in den solche Individuen verfallen, sobald sie den Versuch der Abgewöhnung wagen, oder sobald sie die Dosis nicht erhöhen, wenn der Organismus bei der kleineren nicht mehr normal funktioniert.

Ähnlich verhält es sich mit dem Morphinismus, der ein soziales Unheil geworden ist. Man beobachtete morphiumsüchtige Kinder und Frauen. Es gibt Morphinisten unter Staatsmännern, Offizieren, Ländererforschern, Richtern, Universitätslehrern und zu etwa 40 Prozent unter Ärzten, Apothekern und dem ärztlichen Heilpersonal.

Als Ursache für den Gebrauch solcher Stoffe kommen in Frage: schmerzhafte Körperzustände, Nachahmung, Neugierde, Verleitung durch Schilderungen der angenehmen Wirkungen des rauschartigen Zustandes, in welchem manche seelische Funktionen gesteigert sind. Unter den glühenden, glänzenden Bildern der im Opiumrausche exzessiv gesteigerten Phantasie kommen auch wollüstige vor. Derjenige, der die schmerzstillende oder die eigentümliche Wirkung des Morphins kennen gelernt hat, greift auch bei leichterem körperlichen Unwohlsein zu dem Mittel, auch dann, wenn nur seelische Affekte, Kummer, Sorgen, Verdruß, Ärger ihn bewegen. Denn die Opiate und Morphin rufen ja in geeigneter Dosis stundenlanges seelisches Vergessen und eine angenehme Alienation des Bewußtseins hervor. Losgelöst von allem, was den Menschen an die Erde fesselt, selbst frei von dem Gefühl, einen Körper zu besitzen, zufrieden, ohne Wunsch, lebt das Individuum für Stunden in einer Traumwelt. Schließlich verlangen die in ihrer Lebensenergie geschwächten Zellkomplexe des Körpers immer neue Reize derselben Art in wachsender Stärke, um halbwegs funktionsfähig zu bleiben, so daß der

Morphiumgebrauch zur absoluten Notwendigkeit wird, und das Individuum endlich die Traurigkeit seiner Lage erkennend, einsieht, daß er sehr schlimm daran sei. Das Ende ist Siechtum und Tod, auch durch Selbstmord. Viele Umstände beschleunigen oder verzögern das Erscheinen dieses letzten Stadiums. Das Maß der Widerstandsfähigkeit und die Höhe der Dosis sind hauptsächlich entscheidend. Man hat Menschen in drei Monaten bis zu einem täglichen Verbrauche von 1 g und mehr Morphin aufsteigen sehen, während sich andere viele Jahre auf einer niedrigen Dosis halten. Die höchsten Mengen, die nach gedruckten Mitteilungen bisher in 24 Stunden genommen wurden, betrugen 5,5 g Morphinsalz, die eine Frau vertrug, und angeblich noch sehr viel mehr. Unter 1000 Morphinistischen nehmen 40 Prozent täglich 0,5—1 g und 25 Prozent 0,1—0,5 g. Opiumesser und Opiumraucher können bis zu ungeheuren Mengen täglich, z. B. 40 bis 250 g, gelangen. de Quincey verbrauchte ca. 18 g täglich. Eine junge Dame nahm jahrelang täglich zwischen 30 und 36 g Opium und dann 1 g Morphinsulfat und eine Frau wöchentlich ca. 2 Liter Opiumtinktur. Im Laufe mehrerer Jahre soll ein Mann 100 kg Opium verzehrt haben. Opiumesser beginnen gewöhnlich mit 0,05 g und bringen es im Laufe der Jahre auf eine Tagesdosis von 8—10 g und darüber. Ein mäßiger Opiumraucher in China verbraucht täglich ca. 6 g Opium. Eigentümlich ist die Angabe, daß, wenn sich bei Opiumessern die Empfänglichkeit für diesen Stoff erschöpft, sie S u b l i m a t, anfangs zu 0,06 g (!), dann steigend bis angeblich zu ca. 4 g täglich, mit Opium vermischt, gebrauchen. Ich bezweifle dies. Sie behaupten, daß Sublimat allein schon ein Gefühl von Wohlbehagen errege, besonders aber die narkotische Wirkung des Opiums festhalte. Es läßt sich nicht bestimmen, wie lange ein Mensch arbeits-, denk- und lebensfähig unter solchen Einflüssen bleibt. Die Fristung des trostlosen Daseins kann lange währen und auch manches Jahr lang der Verlust an Arbeitsfähigkeit verdeckt werden. Nach drei bis sechs Jahren schon ist bei vielen die Kluft zwischen Arbeitspflicht und Können schwer zu überbrücken. Viele halten sich länger aufrecht. Ihre unverkennbare Wesensänderung wird meist dann auf irgendeine andere Ursache zurückgeführt.

I n j e d e m A l t e r kann ein Mensch Opiophag oder Morphinist werden. Ein dreijähriger Knabe bekam wegen Koliken und Unruhe seit seinem ersten Lebensmonate täglich einen Aufguß von Mohnköpfen, anfangs einen halben Teelöffel, später infolge der Gewöhnung bis vier Tassen voll aufsteigend und wies die körperlichen und geistigen Mängel auf, die bei entsprechendem Opiumgenusse auch Erwachsene zeigen. Ein anderes wohlgenährtes, gesundes Kind hatte wegen anhaltenden Schreiens und Anziehens der Beine an den Bauch bald nach der Geburt Opium bekommen. Als es vier Monate alt war, erhielt es täglich 22,5—30 g Tinctura Opii crocata teelöffelweise, weil es zu schreien und die Oberschenkel an den Leib zu ziehen begann, wenn die Wirkung des Narcoticums aufhörte. Ernährungsstörungen machten sich hier besonders als Folgen bemerkbar. In vielen Ländern besteht infolge schlechter sozialer Verhältnisse bei der arbeitenden Bevölkerung die strafbare Unsitte, Kinder durch Opiate so lange im Schlafe zu erhalten, bis die Mutter ihre Arbeit verrichtet hat. In einem Distrikt von Manchester verkauften drei Apotheker wöchentlich zirka 41 Liter Tinct. Opii crocata an fast alle ärmeren Familien. Morphinismus wurde sogar bei einem Kinde beobachtet, das zu sieben Monaten wegen Reizbarkeit infolge von Hydrocephalus Morphin zu ca. 2 mg täglich erhielt. Bald mußten die Dosen höher gegriffen werden, so daß schließlich täglich 0,6 g verabfolgt wurden und der Tod zu 8½ Monaten erfolgte. Ist glücklicherweise die Zahl der jugendlichen Opfer gering, so erhebt sie sich bei Jünglingen und Männern zu betrübender Höhe. Selbst familienweise findet man diese Leidenschaft, wie dies von einer Familie von 18 Köpfen berichtet wurde, in der das Opium bisweilen das tägliche Brot ersetzte. Die wohlhabendsten Stände bergen die größte Zahl von solchen Opfern: Studenten, Staatsmänner und Offiziere, Ländererforscher und Richter, Beamte u. a. m. gehen in dem Siegeszuge des Morphins als Sklaven. Wie viele mir bekannte Universitätslehrer sind daran zugrunde gegangen, von wie vielen, die auch im öffentlichen Leben eine Rolle spielen, kennt man ihre Knechtschaft! Die Ärzte sind hierbei mit 30—40 Prozent beteiligt. Der familiäre Morphinismus wurde unter 144 Beteiligten achtmal festgestellt. Meistens verleitet der Mann die Frau zu dem Laster. Unheilbaren schmerzbehafteten Kranken haftet durch den Morphinismus kein Makel an, wie den Nurgenießern. Ihnen soll das Morphin das lebensunwerte Leben noch halbwegs erträglich machen.

Immer beruht die Begierde nach dem Betäubungsmittel auf dem eigentümlichen Zustande, der dadurch hervorgerufen wird. Selbst Tiere scheinen denselben zu empfinden und unterliegen ihm schließlich. In Ländern, in denen Opium geraucht wird, atmen Katzen, Hunde, Affen, sobald ihr Herr die Opiumpfeife anzündet, eifrig die Dämpfe mit ein, ja die letzteren sollen selbst das nicht verbrauchte, in das Bambusrohr durchsickernde Opium begierig verzehren. Ich habe schon 1875 den Morphinismus bei Tauben erzeugt, die, ungeduldig, mir im Käfig entgegenflatterten, wenn ich ihnen zur bestimmten Zeit die Einspritzung machen wollte. Auch die chronisch morphinisierten Tiere enden durch Siechtum. Ein Hund, der 7½ Monate lang täglich subkutan 0,08 bis 0,6 g Morphin erhalten hatte, wurde morphiumkrank, litt an Speichelfluß, Erbrechen, Schlafsucht, Schwinden des Pupillarreflexes, Erlöschen des Geschlechtstriebes, Abmagerung — Abnahme nach drei Monaten um 8 Kilo — und starb an Schwäche. Bei ihm bestand u. a. eine chronische Endokarditis der Bikuspidalis und Trübung der Pia.

Die Symptomatologie der Opiophagie und des Morphinismus.

Unter den Störungen des Allgemeinbefindens, die nach dem ersten Stadium eintreten, sind in erster Reihe die Ernährungsstörungen zu erwähnen: Verdorbener Geschmack, belegte Zunge, Störungen oder Verlust des Appetits, Widerwillen gegen manche Nahrung, besonders Fleisch, und Abmagerung. Einzelne bekommen chronischen Speichelfluß oder haben bald nach der Morphiuminjektion Durstgefühl, selten Heißhunger. Die Gesichtsfarbe ist strohgelb oder grünlichgelb, fahl. Bei manchen fallen die Haare aus, oder entstehen Hautausschläge wie Urtikaria. Schweiße werden besonders nachts abgesondert. Die Augen liegen tief in den Höhlen, die Haltung wird nachlässig. Allgemeine Atrophie, sehr späte Zahnung, Geh- und Sprechunvermögen sah man bei opiumnehmenden Kindern. In einigen Fällen erscheinen mehrstündige Fieberanfälle mit meist tertianem Typus: Frost, Kopfweh, Beklemmung, Hitze und Schweiß bei einer Körperwärme von 38,5—40° C. Die Milz kann vergrößert sein. Bei einer Frau, die täglich 5,5 g Morphinsalz verbrauchte, bestand auffällige Erniedrigung der Körperwärme.

Die Veränderungen an der Haut sind entweder örtliche Folgen der Einspritzung, oder resorptive, entfernt vom Orte der Injektion erscheinende. Die überall am Körper zu findenden Stichwunden heben sich vielfach als stark gerötete, oft von Blutergüssen durchsetzte, mehr oder minder derbe, manchmal knollige oder breite und bretthart Verdickungen hervor. Auch Abszesse mit Verbindungswegen untereinander und schwere, auch tödliche[1]) phlegmonöse Zerstörungen[2]) kommen vor. Ein Morphinist, der sich das Mittel intravenös beigebracht hatte, bekam Infiltration des Unterhautgewebes, die im Bereiche der Venen des Unterarms und Oberschenkels lagen. Es entstanden Phlebitis und phlebitische Infiltrate, die zu häufigen kleinen Lungenembolien führten[3]). Man nimmt an, daß bei Morphinisten eine besondere Tendenz zur Eiterung vorherrsche. Diese Veränderungen heilen unter Narbenbildung, und die Haut solcher Individuen stellt meist eine Musterkarte entstehender, blühender, sich zurückbildender und abgelaufener Prozesse dar. Die Einspritzungen in die narbig oder entzündlich veränderten Hautstellen sind schmerzhaft. Von entfernteren Veränderungen ist die mit Jucken einhergehende[4]) Acne rosacea anzuführen. Nachdem Jucken an den Handgelenken und der Innenfläche der Knie vorangegangen war, entstand in einem Falle nach 4—6 Minuten eine gleichmäßige Röte der Haut, auf der sich Blasen erhoben. Auch ein zosterartiger Ausschlag soll entstehen können. Es ist auch möglich, daß nicht nur am Orte der Einspritzung, sondern auch an anderen Phlegmone entsteht[5]).

Häufig wird über nagende Schmerzen in der Magengegend, Koliken[6]), Stuhldrang, sowie schmerzhafte, auch blutige schwächende Diarrhöen geklagt. Nach der Entleerung bleibt noch Brennen am After zurück[7]). Vereinzelt zeigen sich hartnäckige Obstipation, sowie Harnträufeln und Dysurie. Die Erregbarkeit der Blasenmuskulatur leidet bisweilen. Albuminurie kommt in verschiedener Stärke und in verschiedener Dauer häufiger als in 2,5 Prozent der Fälle vor. Sie bleibt manchmal in gleichmäßiger Höhe und kann mit Urämie enden[8]). Wahrscheinlich ist die Ursache die gleiche wie bei Alkoholisten im und nach dem Delirium, also zentral. Pentaglykosurie, die auch bei Tieren akut schon durch die ersten Morphininjektionen erzeugbar ist, konnte mehrfach bei Morphinisten schon nach Tagesdosen von 0,02 g nachgewiesen werden. Sie schwindet bei der Entziehung[9]). Bei Männern entsteht ganz im Anfange des Morphingebrauches Erhöhung der geschlechtlichen Er-

---

[1]) Dujardin-Beaumetz, Gazette hebdom. de Médec. 1879, N. 3, p. 41.
[2]) Trélat, Gazette des hôspitaux 1881, p. 237.
[3]) Gruber, Münch. med. Wochenschr. 1923.
[4]) Jackson, Medic. and surgical Register, Philadelphia 1888, p. 264.
[5]) Trélat, Gazette hebdom, de Médecin 1897, p. 41.
[6]) Lange, Berliner klin. Wochenschr. 1870, p. 116.
[7]) Wallé, Deutsche Medicinalzeitung 1885, p. 469.
[8]) Huchard, Soc. méd. des hôp. 1890, 9. May. — Haig, Lancet 1890, I, p. 1273.
[9]) Salkowski, Centralbl. f. med. Wissensch. 1892, p. 337. — Caporalli, Rivista clinic. e terapeut. 1896, I

regbarkeit, zuletzt Impotenz. Untersuchungen des Samens von einem Morphinisten, der seit mehreren Monaten 0,3—0,5 g Morphin täglich einspritzte, ergab dünnflüssiges Sperma mit kurzen, unbeweglichen Samenfäden, die auch auf Zusatz verdünnter Kalilösung regungslos blieben. In einem anderen Falle (0,6 bis 0,8 g Morphin täglich) bestand Parese des Detrusors und in der mit den letzten Harntropfen ausgepreßten weißlichen Flüssigkeit waren glashelle rhombische Samenkristalle, doch keine Spermatozoen mikroskopisch erweislich. Diese Azoospermie besserte sich ebenso wie die Parese des Detrusors nach der Entziehung[1]). Vereinzelt wird von einer Hodenatrophie bei Morphinisten gesprochen, ohne daß genauere Angaben darüber vorliegen. Bei Frauen entstehen Störungen in der Menstruation, die unregelmäßig und beschwerlich wird und mit den auch sonst vorkommenden dysmenorrhoischen Beschwerden schließlich ausbleibt. Findet vorher noch Konzeption statt, so kann die Frucht normal ausgetragen werden, oder Abort erfolgen. Die geborenen Kinder können durch eine Art von Lebensschwäche früh sterben. Eine Frau, die lange täglich 0,5 g Morphium nahm, verlor hintereinander vier Kinder zwei bis vier Tage nach der Geburt, im Kollaps. Solche Vorkommnisse sind jedoch nicht als Regel anzusehen. Frauen, die im Laufe der Schwangerschaft täglich kleine Dosen, z. B. 0,02—0,03 g oder etwas mehr nehmen, können auch gesunde und gesund bleibende Kinder gebären[2]), die aber nicht selten nach der Geburt Symptome der Morphinentziehung zeigen.

Bei vielen Morphinisten besteht ein ununterbrochener Schnupfen. Die Nasenschleimhaut sondert ein dünnflüssiges Sekret ab und häufiges Niesen fällt auf. Ebenso gähnen die Kranken sehr viel am Tage. Der Puls ist nach Einspritzung von Morphin bei Morphinisten normal, bei eintretendem Morphinhunger dagegen ist der dem systolischen Antrieb entsprechende Teil der Pulskurve abgestumpft, was auf eine Schwächung des Herzstoßes hinweist. Nach dem Überstehen des Fiebers in der Entziehung wird die Weite der Systole wieder normal. Bei Morphinisten soll die Viskosität des Blutes erhöht sein, und erst 30—40 Tage nach der Entziehung wieder normal werden[3]).

Die Lidränder sowie die Konjunktiva können gerötet und geschwollen sein, und Tränenträufeln bestehen. Die Pupillen sind meistens verengt, seltener erweitert oder ungleich. Doppeltsehen und Akkommodationsstörungen kommen vor, sehr selten Amblyopie und Amaurose. Ein Morphinist gebrauchte wegen periodischen Erbrechens in fünf Tagen 1,9 g Morphinum acet. und wurde danach blind. Je mehr er somnolent wurde, um so mehr nahm das Sehvermögen bis zum vollen Verluste ab. Die Pupillen waren sehr eng und starr, die Papillen leicht getrübt, wie verschleiert. Die Retinalarterien fanden sich in allen ihren Verzweigungen gleichmäßig und außerordentlich verengt. Nach zwei Tagen war noch keine Besserung erfolgt. Über den weiteren Verlauf ist nichts bekanntgeworden[4]). Ein Kranker, der wegen Diarrhöe in 15 Minuten 1000 g Opium genommen hatte, klagte über Trübsehen in der Ferne. Die Gegenstände, die er fixierte, erschienen ihm verunstaltet, sie tanzten und sprangen

---

[1]) Rosenthal, Wiener med. Presse 1889, p. 1442.
[2]) Kormann, Deutsche med. Wochenschr. 1877, No. 30 u. 31.
[3]) Sollier, Americ. Medec. Vol. XXVIII, 1922.
[4]) Wagner, Klinische Monatsblätter f. Augenheilk. 1872, Bd. X, p. 335.

vor seinen Augen. Karmin und Gelb wurden nicht unterschieden. Der Augenspiegelbefund war negativ. Ähnlich waren die Klagen einer zweiten Kranken, die schon 40 Jahre lang wegen eines Gesichtsschmerzes täglich bis zu 20 g Opium aufnahm[1]).

Auf eine erhöhte Erregbarkeit der Funktionen des Zentralnervensystems folgt eine verminderte. Der Kranke ist verstimmt und apathisch, Energie, Selbstvertrauen, Schaffenskraft und Gedächtnis leiden bis zum Verluste. Das Urteil ist getrübt und die moralischen Fähigkeiten weisen Defekte auf. Die Pflichten, welche die Stellung in der Familie, der Gesellschaft und im öffentlichen Leben auferlegen, werden anfangs nicht mit der Strenge aufgefaßt und erfüllt, wie es erforderlich wäre, später vernachlässigt. In bezug auf den Gebrauch von Morphin sind wahre Angaben fast nie zu erlangen, da alles darauf Bezügliche selbst vor den nächsten Angehörigen streng verheimlicht wird. Manche dieser Kranken werden leichtsinnig, auch wohl rauflustig, vergeuden große Summen nicht nur im Ankaufe von übermäßigen Mengen des Morphinsalzes, sondern kaufen überflüssige Dinge ohne Berücksichtigung ihrer bescheidenen Mittel[2]). Die Nächte werden ruhelos verbracht. Angstanfälle, die auch unter dem Bilde einer Angina pectoris verlaufen, quälen am Tage. Bisweilen veranlassen die Angstzustände Akkommodations- und Sensibilitätsstörungen, sowie Halluzinationen. Die Möglichkeit des Entstehens von Psychosen bei so veränderten Individuen ist erwiesen worden. Nach der Entwöhnung werden dieselben, anstatt zu schwinden, stärker. Gewöhnlich handelt es sich um Depressionszustände mit Selbstmordideen, gelegentlich um heftige Erregtheit mit Halluzinationen. So beobachtete man z. B. ein morphinistisches Ehepaar, von dem die Frau Erregtheit mit Selbstmordgedanken besaß, der Mann dagegen die Leidenschaft betätigte, Klaviere zusammenzukaufen, und ihre Bestandteile so lange miteinander zu vertauschen, bis die Instrumente unbrauchbar wurden[3]). Es kommt vor, daß der Morphinismus das klinische Bild einer Poliencephalitis haemorrhagica inferior aufweist[4]). Selten sind Zustände von Paranoia hallucinatoria.

Die Sensibilitätsveränderungen bestehen in Jucken, Ameisenlaufen, Schmerzen in verschiedenen Nervenbahnen, besonders Magenschmerzen, und bei Frauen auch in Schmerzen der Brustdrüse. Die kutane Reflexerregbarkeit ist oft erhöht, dagegen die Sehnenphänomene, besonders das Kniephänomen häufig vermindert, oder aufgehoben. Schlaffheit und Mattigkeit können sich bis zur Inkoordination der Bewegungen der unteren und anderer Glieder steigern. Ich berichtete über einen Kranken, der nur mit Hilfe eines Stockes gehen konnte, weil er ataktisch wie ein Tabiker geworden war. Nicht unwahrscheinlich ist es, daß in solchen Fällen eine erkennbare Rückenmarkserkrankung vorliegt. Nach akuter Morphinvergiftung fand man eine solche bei Tieren, deren Ganglienzellen u. a. trübe Schwellung mit Verdünnung oder völligem Schwund der Fortsätze, Vakuolisation und feinkörnige Degeneration des Protoplasmas erkennen ließen. In der Nähe der Gefäße der grauen Substanz fand sich häufig homogenes plasmatisches Exsudat, welches das Nervengewebe teilweise oder völlig

---

[1]) Galezowski bei Bergmeister, Wiener med. Blätter 1886, p. 201.
[2]) Smidt, Archiv f. Psychiatrie 1886, Bd. 17, p. 257.
[3]) Obersteiner, Brain. 1882, Vol. V, p. 324.
[4]) Leyser, Monatsschr. f. Psychiatrie, Bd. 51, 1922.

zerstört hatte[1]). Auch Zittern der Hände sowie Störungen in den Sprachmuskeln kommen vor. Bei Tabikern soll der chronische Gebrauch von Morphin und seiner Derivate echte gastrische Krisen hervorrufen.

Die Behandlung des chronischen Morphinismus.

Nur bei einem kleinen Teile dieser Kranken kommt es zu einer dauernden Entwöhnung von Morphin. In den zahlreichen Entziehungs-Anstalten für Morphinisten werden mannigfache Kombinationen und kleine Änderungen in den Methoden der Entziehung als Spezialitäten betrieben. Von allen Ersatzmitteln des Morphins gilt das, was ich zuerst ausgesprochen und formuliert habe: **Der Morphinismus ist eine Leidenschaft, die als Grundlage spezifische, durch Morphin erregte, Empfindungen hat.** Daher weiß der Morphinist sehr wohl die Morphinleistung von der durch andere Stoffe erzeugten Euphorie zu unterscheiden. Er zieht die erstere immer vor, macht sich aber die zweite gern zunutze und hat dann eine „gepaarte Leidenschaft", d. h. statt **einer** Krankheit zwei bekommen. Von Amerika aus war seit langer Zeit gegen die Opiophagie das Kokablatt gereicht worden[2]). Man übertrug bald dem Kokain die gleiche Rolle gegen den Morphinismus, und meinte, es besäße nicht den Stachel wie Morphin. Ich wies darauf hin[3]), und nach mir haben es andere bestätigt, daß Kokain kein Ersatzmittel für Morphin ist, ja, daß der durch eine solche Therapie groß gezogene Morphio-Kokainismus viel schlimmer ist. Kein Narkotikum vermag Morphin zu ersetzen, weder Alkohol, noch Kodein, noch Monobromkampfer, noch Chloralhydrat, Belladonna, Chinin, Nitroglyzerin. Der Kranke muß von dem Gebrauche des Morphins freikommen. Die **Entziehung** kann plötzlich oder langsam vorgenommen werden. **Christison** führte im Jahre 1850 zuerst die plötzliche Entziehung des Narkotikums durch. Die körperlichen und geistigen Leiden des Kranken nehmen hierbei beträchtlich zu. Aber die plötzliche Entziehung stellt die physischen und moralischen Kräfte weniger lange auf die Probe, als eine stufenweise auf zwei bis drei Wochen oder selbst bis zu drei Monaten ausgedehnte Verminderung. Mannigfache Variationen: die allmähliche Entziehung mit interkurrenter Steigerung des gewohnten Quantums, Umwandlung des Morphiumspritzers in einen Morphintrinker oder Opiumesser, Ersatz eines Teils der bisherigen Morphindose durch eines der oben angeführten Mittel usw. werden gewählt. Durch die Suggestion soll eine alte Morphinistin, nachdem sie Abstinenzsymptome überstanden hatte, über 3½ Jahre kein Morphin aufgenommen haben[4]). In jedem Falle kann man, wie die Erfahrung lehrte, dahin gelangen, die Entwöhnung zu erreichen.

Die Symptome, die nach der Opium- resp. Morphinentziehung auftreten, stimmen, vorausgesetzt, daß der Kranke keine Gelegenheit hat, sich Morphin zu verschaffen, bei den verschiedensten Individuen hinsichtlich ihres Charakters überein und zeigen nur in ihrer Stärke Schwankungen. Sie treten schon auf, wenn nicht zeitig die

---

[1]) v. Tschisch, Archiv f. pathol. Anatomie, Bd. C, p. 147.
[2]) The Therap. Gaz. 1880, p. 163, 214, 215. 1881, p. 79, 118, 119 u. folg.
[3]) L. Lewin, Berliner klin. Wochenschr. 1885, p. 321.
[4]) Marot, Nice médic.. 1893, Nr. 2. — Forel, Sem. méd. 1888, Nr. 25.
— Wetterstrand, Hygiea, LI, April 1896.

gewohnten Mengen genommen werden, und sind sehr lange bekannt: „Eo abstinentes periculum vitae incurrunt." Das Neuere darüber ist nur Wiederholung. Über die Ursache dieser Abstinenzsymptome liegt nur eine der Wirklichkeit fremde Hypothese vor, nach welcher sie durch das aus dem Morphin im Körper entstehende Oxydimorphin verursacht werden. Es wäre denkbar, daß sich auch bei Morphinisten Oxydimorphin bilde, aber nicht zur Wirkung komme, weil immer wieder Morphin eingeführt wird. Würde dieses ausgesetzt, so könnte Oxydimorphin seine Wirkungen entfalten.

In den ersten Tagen nach der Entziehung beobachtet man — ich haben viele solcher durchführen geholfen — psychische Erregung, Unruhe, Unmöglichkeit einen bestimmten Gedanken zu fixieren, Verlangen nach Opium resp. Morphin, das sich in Jammern oder in Wutausbrüchen, bisweilen von einem energischen Zerstörungstrieb begleitet, kundgibt. Delirien erscheinen nur bei sehr schwerer Entziehung oder erheblicher psychischer, angeborener oder durch Krankheiten oder andere Momente erworbener Prädisposition. Die Angst fehlt bei keiner derartigen Kur, und gibt das Leitmotiv für die Delirien ab. Sie geht mit vasomotorischen und anderen Störungen einher. Sexuelle Delirien entstehen dadurch, daß sich während der Morphinenthaltung der erloschene Geschlechtstrieb wieder regt. Halluzinationen und Illusionen kommen häufig vor, ebenso Benommenheit. In den Erregungszuständen werden oft Selbstmordversuche oder Angriffe auf Nahestehende vorgenommen. Deshalb müssen die Kranken unter steter Beaufsichtigung sein und ihnen auch sachlich jede Gelegenheit für einen solchen Versuch genommen werden. Neuralgische Beschwerden, aufzuckende Schmerzen in den Gelenken, abnorme Hautsensationen, kneipende Gefühle, Ameisenkriechen, die Empfindung, als bissen Tiere oder wirke die Elektrizität, und ähnliches bietet Stoff zu Delirien. Schlaf fehlt meistens. Frostanfälle mit Erhöhung der Körperwärme auf 40° C und darüber, Schweiße, Hautröte, Erbrechen nach Nahrungsaufnahme, Durst, auch wohl Speichelfluß, Appetitlosigkeit, Verstopfung oder Diarrhöe sind Begleiter der Abstinenz. Kollaps kann auch während des Schlafes eintreten und nach plötzlicher oder langsamer Entziehung zum Tode führen. Präkordialangst geht der Herzschwäche voran, Dyspnoe kann sie begleiten. Atmungsstörungen, Herzklopfen sowie Husten können auch für sich auftreten. Von motorischen Störungen werden Zitterbewegungen und unwillkürliche Bewegungen der Gliedmaßen beobachtet. Albuminurie kommt vor. Das Wiedererwachen der Geschlechtserregbarkeit zeitigt Erektionen, Pollutionen, und auch beim Weibe Verlangen nach Befriedigung der Geschlechtslust. Schwangere, denen das Morphin plötzlich oder langsam entzogen wird, bekommen Uterus-Koliken und gesteigerte Fruchtbewegungen. In einem Falle blieb das neugeborene Kind 24 Stunden nach der Geburt schlaflos. Die Uteruskontraktionen können, wenn die Entziehung langsam vorgenommen wird, und sich in das Wochenbett hineinerstreckt, den Abfluß der Lochien hindern.

Besonders bei rascher Entwöhnung gehören Akkommodationsstörungen zur Regel. Die verengte Morphinpupille von minimaler Exkursionsbreite verwandelt sich in 24 Stunden in eine sehr erweiterte. Die Schwierigkeit, das Auge rasch auf wechselnde Entfernung einzustellen, beruht wohl auf einer Parese des Tensor chorioideae. Die Gegenstände erscheinen verschwommen, Entfernungen werden falsch geschätzt, das

Konvergieren macht häufig Schwierigkeiten und über Doppeltsehen wird geklagt. Ein Teil der Gesichtstäuschungen bei Morphinisten in dieser Zeit ist somit als Illusion aufzufassen. Drei Opiumraucher, welche genötigt waren, ganz oder teilweise ihrer Leidenschaft zu entsagen, bekamen diffuse Trübung beider Hornhäute, und in deren Mitte ein trotz der Behandlung fortschreitendes Geschwür. Nach sechs bis acht Tagen war ein Defekt bis Linsengröße mit Irisvorfall usw. zustandegekommen, während der übrige Teil der Hornhaut diffus infiltriert war. Während des ganzen Prozesses bestand eine minimale Konjunktivalhyperämie. Die Kranken erlagen ihrem Opiummarasmus. In einem anderen Falle fand sich die rechte Kornea im Zentrum linsengroß zerstört, die Iris vorgefallen, während linkerseits die Hornhaut in den beiden unteren Quadranten zwei Geschwüre zeigte. Innerliche Anwendung von Opium und Instillationen von Tinctura Opii crocata reinigten die Geschwüre und hellten die Hornhauttrübungen etwas auf. Auch Illusionen des Gehörs sowie Taubheit kommen vor. Bisweilen entstehen Hautausschläge, z. B. ein zosterähnliches Interkostalexanthem. Vereinzelt erscheinen nach der vollendeten Entziehung als Nachwirkung Gedächtnisschwäche, amnestische und aphasische Schreib- und Sprachstörungen, Renommiersucht wie bei allgemeiner Paralyse. Andere fühlen sich, obschon sie körperlich gekräftigt aussehen, nicht wohl. Appetit und Schlaf verschlechtern sich und Abmagerung und Siechtum stellen sich ein. Erneute Morphinverabfolgung kann dem letzteren Einhalt tun. Es ist möglich, daß die neueste Methode, die darauf beruht, den Morphinisten in einen mehrtägigen, über hundert Stunden dauernden Schlaf zu versetzen, mehr, auch über die Entziehungszeit hinaus, leisten wird, als die bisherigen Methoden.

Forensisches und Chemisches.

Die forensische Frage, ob Morphinisten oder Opiumisten für die Folgen ihrer Handlungen verantwortlich gemacht werden können, muß prinzipiell verneint werden[1]). Im Einzelfalle wird das Stadium des Leidens und das allgemeine Verhalten des Kranken den Ausschlag geben. Es ist deswegen zu verlangen, daß nachgewiesener Morphinismus oder Opiophagie staatliche Stellungen ebenso wie der Alkoholismus ausschließen soll. Davon befallene Examinatoren, Richter usw. sollen in Asyle gebracht werden, aber nicht Examinanden oder Angeklagte oder Untergebene zu Opfern ihrer „Moral insanity" machen. Mein Vorschlag, solche Menschen wie Trinker zu entmündigen, ist auch von hervorragender juristischer Seite akzeptiert worden. Ja, noch mehr! Eine englische Jury sprach einen Arzt, der durch eine falsche Opiumverordnung drei Kinder getötet hatte, frei, weil er Opiophage war. Der Morphinist ist psychisch unfreier als der Alkoholist. Der Hunger nach dem Genußmittel stellt sich viel häufiger ein und um diesen zu stillen, kann evtl. Diebstahl begangen werden. Dies dürfte nicht bestraft werden. Der Morphinismus kann auch einen Grund zur Ehescheidung abgeben. Er ist der „beharrlichen Trunkenheit" gleich zu setzen. Besteht auch die Impotenz meist nur solange, als der Kranke Morphin nimmt, so kann die eheliche Pflicht tatsächlich während des Leidens nicht

---

[1]) L. Lewin, l. c., Die Nebenwirkung., 3. Aufl., S. 109. — Phantastica 1927.

erfüllt werden. Die Entlarvung des Morphinisten ist meinen Erfahrungen nach am leichtesten durch Inspektion seines Körpers, besonders der Oberschenkel, zu führen. Hier wird man die Folgen frischer und alter schlecht ausgeführter Injektionen in allen Stadien erkennen.

Der Leichenbefund bei der akuten Opium- und Morphiumvergiftung ist ohne jegliche Beweiskraft. Weder die bisweilen vorkommende Hyperämie der Hirnhäute und des Gehirns, die mit Blutaustritten — Purpura cerebri — verbunden sein kann, oder die Anämie der weißen Substanz oder Ganglienzellverfettung sind charakteristisch. Zu verwerten sind auch nicht die einmal angegebene dunkle „wagenschmierähnliche" Blutbeschaffenheit, oder das wiederholt angetroffene Lungenödem, oder die Lungenentzündung, bzw. Lungenblutung, ferner nicht Verfettungsvorgänge in inneren Organen. Neuerdings wird angegeben, daß dabei degenerative Veränderungen in den kleinen und mittleren Elementen der Rinde, an den Nervenzellen der periventrikularen Kerngebilde, besonders auch des Vaguskernes, vorkämen[1]). Dies kann jedoch nicht die Todesursache sein, weil solche Vergiftete auch so schnell sterben, daß es zur Ausbildung derartiger Veränderungen nicht kommen kann. Wurden Opium oder Abkochungen von Mohnköpfen genommen, so könnten Teilchen im Verdauungskanal gefunden oder dort Opiumgeruch wahrgenommen werden. In einzelnen Fällen von chronischer Morphiumvergiftung fand man Hypertrophie des rechten Herzens oder Fettleber und Nephritis, und bei einem Morphinisten, der durch eine zu hohe Dosis gestorben war, die Rinde unter dem Bilde eines degenerativen Verfettungsprozesses erkrankt, der zu Ausfällen von nervösem Gewebe führte. Im Plexus chorioideus bestand ein solcher am Ependymbelag. Als vorwiegend erkrankter Gehirnteil wird das Telenzephalon bezeichnet[2]). Man achte auf die geschilderten Insulte, welche die Haut infolge der vielen Injektionen erlitten hat.

Der chemische Nachweis einer akuten Morphin-, resp. Opiumvergiftung gelingt, wenn das geeignete Untersuchungsmaterial (Magen und Darm mit ihrem Inhalte, Harn — in dem sich nach großen Dosen nur wenig unverändertes, zum größeren Teil gebundenes oder verändertes Morphin findet —, Speichel, Nieren, Blut, Leber, Lunge) vorliegt, das Individuum bald nach der Vergiftung gestorben ist und die Dosen mindestens hohe arzneiliche darstellten. In der Milz soll es nur als gepaartes Morphin vorkommen[2]). In günstigen Fällen wird man Morphin noch nach vier Wochen in der Leiche finden. Es ist gegen Fäulnis äußerst beständig, so daß es in fauligen Leichenteilen noch 6—15 Monate nachgewiesen werden konnte.

Die Bearbeitung der Leichenteile kann nach dem Verfahren von Stas-Otto erfolgen. Die Ausschüttelung des Morphins gelingt nur aus ammoniakalischer Lösung mit warmem Amylalkohol. Besser ist die Modifikation[3]), die mit Natronlauge in der zweiten Ausschüttelungsphase alkalisch gemachte Flüssigkeit mit Alkalibikarbonat zu versetzen,

---

[1]) Crentzfeld, Zeitschr. f. d. ges. Neurol., Bd. 101, 1926.
[2]) Crentzfeld, l. c.
[3]) Marquis, Pharmak. Zeit. f. Rußland, 1886, S. 549.

daraus mit 10 Prozent alkoholhaltigem Chloroform, Morphin und Narzeïn auszuschütteln und dem Chloroform durch Schütteln mit saurem Wasser beide Alkaloide zu entziehen. Morphinpikrat löst sich in wässeriger, ammonchloridhaltiger Flüssigkeit, Narzeïnpikrat, nicht. Zum speziellen Nachweis des Morphins dienen: 1. Das Fröhdesche Reagens (Lösung von molybdänsaurem Natron in Schwefelsäure) färbt Morphinlösung nacheinander violett, grün, braungrün, gelb und nach 24 Stunden blauviolett. 2. Nach Husemann wird das Alkaloid in konzentrierter Schwefelsäure gelöst und nach ca. 15 Stunden mit etwas Salpetersäure versetzt oder die Lösung auf 100° erhitzt und nach dem Erkalten wenig Salpetersäure hinzugefügt; es entsteht an der Berührungsstelle eine blauviolette Färbung, die später in Blutrot übergeht. 3. Eine Lösung von 0 3 g Uranazetat und 0,2 g Natriumazetat: 100 g Wasser geben, mit Morphin auf dem Wasserbad verdampft, braunrote Ringe. 4. Aus Lösungen von Jodsäure wird durch Morphin und dessen Salze Jod freigemacht, das sich in Schwefelkohlenstoff mit violettroter Farbe löst. 5. Ein wenig salzsäurefreie Eisenchloridlösung gibt mit neutralen Morphinsalzen eine dunkelblaue Färbung, die allmählich in Grün und Braun übergeht. 6. Für an sich beweisend halte ich die Pellagrische, auf Apomorphinbildung beruhende Reaktion: Das Alkaloid wird in rauchender Salzsäure gelöst, mit einigen Tropfen konzentrierter Schwefelsäure versetzt und bei 100° eingedampft, wobei Rotfärbung eintritt. Versetzt man wieder mit etwas Salzsäure, neutralisiert mit Natriumkarbonat und fügt einige Tropfen einer konzentrierten Lösung von Jodtinktur hinzu, so geht die rote Farbe in Grün über. 7. Versetzt man eine auch sehr verdünnte Morphinlösung mit dem Formalinreagens: 2 Tropfen Formalin auf 3 ccm konzentrierte Schwefelsäure, so entsteht eine purpurrote Färbung, die sich schnell in Violett und Grünblau wandelt (Marquis). Opium kann durch die Mekonsäure nachgewiesen werden, die sich mit Eisenchlorid blutrot färbt und die durch Bleifällung und Entbleiung rein erhalten werden kann. Angeblich soll in Mohnköpfen ein Körper vorhanden sein, der Strychninreaktionen gibt.

Behandlung der akuten Opium-, resp. Morphiumvergiftung: Immer ist der Magen durch energische Ausspülung oder Brechmittel, evtl. nach gewaltsamer Öffnung des Mundes, von Giftresten zu entleeren und Tanninlösungen in ihn zur Bindung der Opiumalkaloide einzubringen. Jede andere erreichbare Anwendungsstelle ist in gleicher Weise ab- und auszuspülen. Bei frischer Injektion in das Unterhautgewebe empfehle ich das Herausschneiden der ganzen injizierten Partie. Als Brechmittel ist Apomorphin. hydrochloric. (0,1 : 10 Wasser, je nach Bedarf ein bis drei (!) Spritzen) subkutan bei gehöriger Lagerung (Aspiration!) zu geben oder innerlich große Mengen frischen Senfmehls in warmem Wasser. Außerdem sind chemische und äußere Reizmittel: Senfteige, kalte Begießungen mit nachfolgenden Frottierungen durch warme Tücher, Wärmflaschen oder heißgemachte Kasseroldeckel an die Füße, sowie erzwungene Körperbewegungen durch öfteres Rütteln oder Herumziehen im Zimmer anzuwenden, um den Kranken, so weit es angeht, bei Bewußtsein zu erhalten. Daneben können innerlich Kaffeeaufgüsse, Äther, Ammoniak, zwei bis drei Tropfen in Branntwein, in Anwendung kommen. Beginnt die Atmung zu leiden, so ist die künstliche Respiration vorzunehmen und nötigenfalls 10—16 Stunden fortzusetzen. Günstig sollen noch wirken: Inhalationen von Sauerstoff, Einatmungen von Amylnitrit[1]). In schweren Fällen, z. B. nach 1,5—2 g Morphin[2]), versagte die nach Öffnung der Luftröhre, auch 24 Stunden fortgesetzte direkte Sauerstoffeinführung. Hier wurde noch Atropin gegeben. Bei einem Säugling, der 2—3 mg (fünf Tropfen einer Lösung von 0,2 : 10) in den Schnuller bekommen hatte, erfolgte trotz schwerer Symptome Rettung nach künstlicher Atmung und Kochsalzeinläufen. Gerühmt wurde eine Zeitlang das Kalium hypermanganicum (0,5 g : ½ Liter Wasser, evtl. zwei bis drei solcher Dosen), das durch Oxydierung das Alkaloid unschädlich machen soll.

Obenan unter den Antidoten steht jetzt das Atropin. Die subkutane Einspritzung von 1—3 mg (!) hat sich, wenn auch nicht immer, so doch oft lebensrettend erwiesen. Besonders Johnston, der in China in sieben Jahren mehr als 300 Opiumvergiftungen zu behandeln hatte, rühmte dessen Wert in schlimmen Fällen, injizierte aber mehr als wir zu empfehlen verantworten können, nämlich 0,015—0,025 g, und sah danach in 10 bis 20 Minuten Pupillenerweiterung, nach ein bis zwei Stunden Ruhigwerden der Atmung, Verstärkung des Pulses usw. eintreten[1]). Auch Belladonnaextrakt (ca. 2 : 30 g tropfenweise) kann gereicht werden. Der früher beliebte Aderlaß wird in geeigneten Fällen noch zu verwenden sein. Kochsalzinfusion soll ihm folgen[3]).

Nitroglyzerin (ca. 3 mg subkutan in drei Malen) erwies sich in einem Falle (0,3 g Morphin) lebensrettend, wo Atropin versagte. Wiederholt wurde, z. B. in einem Falle von Vergiftung mit 3,6 g Morphin zum Selbstmord, wo schwerste Zyanose bestand, Lobelin. hydrochloricum in intramuskulärer oder intravenöser Injektion mit Erfolg verwendet[4]).

Morphinderivate.

Morphinderivate behalten Morphinwirkung, wenn der Morphinkern intakt und nur Substitution des Hydroxylwasserstoffs durch Radikale stattgefunden hat. **Äthylmorphin** und **Amylmorphin** wirken weniger narkotisch als krampferzeugend. **Azetyl-, Diazetyl-, Benzoyl-** und **Dibenzoylmorphin** wirken leicht narkotisch, mehr als Kodein, erregen aber in größeren Dosen Tetanus. Das gleiche gilt für **Nitrosomorphin, Bromtetramorphin** und **Morphinätherschwefelsäure. Trichloromorphin** und **Methylmorphinchlorid** besitzen neben leichter narkotischer noch nervenlähmende Eigenschaften[5]). **Morphinchinolinäther.** Das salzsaure Salz stellt ein Gift dar, welches beim Kaltblüter zu 0,001 g, beim Hunde zu 0,2 g tödlich wirkt. Krämpfe, denen Lähmung und Atmungsstörungen folgen, sind die Vergiftungssymptome[6]). **Methylmorphimethine** sind tertiäre Basen, die aus den Kodeinjodmethylaten durch Kochen mit Natronlauge entstehen. Allen diesen fünf Körpern kommt eine das Gehirn narkotisierende Eigenschaft zu. Die Reflexe erlöschen. Daneben rufen fast alle in einzelnen Versuchen am Frosch eine Übererreg-

---

[1]) Johnston, Americ. Journ. of Med. Science, T. LXVI, 1873, p. 279. — Slirinski, Ärztl. Sachverst.-Zeit. 1905, Nr. 6.
[2]) Becker, Mediz. Klinik, 1920, S. 467.
[3]) Blackburn, Medic. News, Vol. LXXI, 1897, p. 208 (Rettung von 62 g Opiumtinktur).
[4]) Stern, D. med. Wochenschr. 1925. — Brdiczka, ibid. 1926, S. 67.
[5]) Stockmann u. Dott, Brit. med. Journ., 1890, Bd. II, p. 189.
[6]) Cohn, Chemiker-Zeitung 1898, S. 227.

barkeit bis zum Tetanus hervor. Die Atmung wird vertieft. Sie sind in erster Linie Atmungsgifte. Die wirksamen Dosen liegen viel höher als beim Heroin[1]). **Isoprophylmorphinäther** beeinflußt die Atmung bei Tieren inkonstant, und falls die Atmungszahl danach sinkt, so kommt dies der analogen durch Kodein oder Dionin erzielbaren nicht gleich. Ähnlich verhält sich der **Chloräthylmorphinäther.** Vom ersteren beträgt die tödliche Dosis für Kaninchen 0,03 g, vom letzteren 0,09 g pro Kilo. Schlaf macht keines von beiden. Durch 0,01—0,02 von beiden entstehen Salivation, durch die Propylverbindung auch Erbrechen, Tachypnoe, durch die Chloräthylverbindung leichte Benommenheit. Menschen vertragen 0,03—0,05 g ohne Störungen[2]).

Oxydimorphin (Pseudomorphin) entsteht in alkalischer Morphinlösung durch den atmosphärischen Sauerstoff, wirkt nicht narkotisch, tötet aber Hunde asphyktisch vom Blute aus. Nach öfterer Einführung sollten — was aber nicht bestätigt wurde[3]) — Symptome der Morphiumabstinenz: Erbrechen, Durchfälle, Pulsbeschleunigung, Sinken der Körperwärme und Kollaps eintreten und durch Injektion von Morphin beseitigt werden. Bei Morphinisten sollten also die Wirkungen des Oxydimorphin erst dann ausgelöst werden, wenn in der Abstinenz kein Morphin zugeführt würde[4]). Das Oxydimorphin läßt sich — was bestritten wird — im Harn und dem Kot nachweisen. Im Magen und Darm fand man Geschwüre, die nicht als Giftwirkung aufgefaßt, sondern, wie die Giftsymptome dieses Mittels, auf Embolie zurückgeführt werden. Fröhdes Reagens verhält sich zu Oxydimorphin anders als zu Morphin. Zum Nachweis kann man das erstere mit Natriumhypochloritlösung versetzen und der gelben Lösung einige Tropfen Schwefelsäure hinzufügen, wodurch sich Oxydimorphin grün färbt, Morphin sich kaum verändert[5]).

Kodein.

Kodein oder Methylmorphin ($C_{18}H_{21}NO_3 + H_2O$) geht in den Harn und die Milch über und kann, wenn es einer Säugenden in größeren Mengen gereicht wird, den Säugling schädigen. Wahrscheinlich wird es unter anderem auch in den Magen ausgeschieden. Es wird zu 80 Prozent durch den Harn ausgeschieden. Bei Hunden erzeugen 0,1 g Narkose, Erhöhung der Reflexerregbarkeit und Krämpfe[6]). Im narkotischen Stadium ist die Pupille eng, im tetanischen erweitert. Blutdruck und Pulsfrequenz werden wenig verändert. Medizinalvergiftungen und Selbstmordversuche damit kamen vor[7]). Von einem Kodeinsirup machten 5 g ernste Erscheinungen.

---

[1]) Kögel, Arch. intern. de Pharmacodyn., T. XIX, 1908.
[2]) Mayor et Wiki, Arch. intern. de Pharmacodyn., Vol. XXI, 1911.
[3]) Toth, Schmidts Jahrb., Bd. CCXXIX, p. 135.
[4]) Marmé, l. c.
[5]) Warnecke, Pharmac. Zeit. 1886 u. 1889, Nr. 5. — Donath, Journ. f. pr. Chemie, Bd. 32, S. 559.
[6]) Schroeder, Arch. f. exp. Path. u. Pharmak., Bd. XVII, S. 118.
[7]) Robiquet, Gaz. des hôpit. 1856. — Bardet, Thèse, Paris 1877. — Medvei, Internat. klin. Rundschau 1892, 4. Sept. — Konikow, Philadelphia Med. Journ. 1900, VI, p. 721. — Spratling, New York Medic. Record. 1893, Vol. XLIV, p. 81. —

Nach 0,12 g und 0,5 g erfolgte schnelle Wiederherstellung. Sehr viel kleinere Mengen können unangenehme Symptome hervorrufen, wie z. B. Schlaf, der einem Zustand von Trunkenheit mit Ruhelosigkeit ähnelt, oder allgemeine Erregung, Schwindel, Mydriasis. Mengen von 0,1—0,5—0,8 g in Pillen auf einmal genommen riefen hervor: Pulsverminderung, Hitzegefühl im Gesichte, Schwere und Schmerzen im Kopfe, Ohrenklingen, Zittern, leichte psychische Erregung, der Abspannung folgt, Aufstoßen, Appetitlosigkeit, Magenschmerzen, Erbrechen, Leibschmerzen ohne Durchfall und Harnverhaltung für 36 Stunden. Nach Dosen bis **0,8 g** wurden Muskelschwäche, auch mehrtägige Miosis, Schwindelgefühl, Bewußtseinsstörungen, leichte Delirien, Jaktation krampfartige Stöße, oder mehrstündiges Zittern am ganzen Körper, oder allgemeine klonische Krämpfe, Steigen der Pulszahl auf 142 und Kollaps beobachtet. Als Nachwirkung nach arzneilichem Gebrauch können noch Schläfrigkeit und Trägheit der Ideenassoziationen kommen. Kodein kann auch töten. Nach Einnehmen von 0,5 g war das Gesicht geschwollen, die Augen standen heraus und tränten, die Conjunctivae bulbi waren, einem roten Tuch vergleichbar, injiziert. An dem Zucken einzelner Muskeln nahmen auch die Augenlider teil. Die Pupillen reagierten langsam. Als schwere Atmungsstörungen mit Zyanose diesem Zustand folgten, erweiterten sich die vorher engen Pupillen ad maximum. Auch Sehstörungen kann Kodein erzeugen. Bei einem Kaninchen erschien nach subkutaner Beibringung bilateraler, horizontaler Nystagmus. Es beweist dies, daß Kodein einzelne Teile des assoziierenden Zentrums für die Augenbewegung funktionell verändert. Es kommen ferner vor: Jucken und Kribbeln in der Haut, besonders an den Händen, sowie ein eigentümliches Gefühl am Unterleib und vereinzelt Hautausschläge. Es entstand z. B. ein leicht juckendes, hellrotes, diffuses, nach zwei bis vier Tagen wieder schwindendes Erythem an der Innenfläche der Arme, an den lateralen Teilen des Rumpfes und des Bauches, den Innenflächen der Schenkel und große, unregelmäßige Flecke auf Bauch, Brust und Rücken. Als man einer Frau, die einen solchen Ausschlag bekommen hatte, des Versuches wegen wiederum 0,02 g Kodein gereicht hatte, trat nach drei Stunden eine Rötung der Haut auf und 21 Stunden nach der Einnahme des Pulvers bestand ein diffuses Erythem des ganzen Körpers mit Ausnahme des Gesichtes. Erst etwa 4½ Tage später waren die letzten Reste desselben geschwunden[1]). Nach zwei Pillen von je 0,033 g hielt der Ausschlag acht Tage an. Bei einem Kranken war das Exanthem mikropapulös, follikulär. Es kann so dem Scharlachausschlag ähneln, daß man einen solchen Kranken wegen Scharlachverdachts einer Heilanstalt überwiesen hatte.

Kodein färbt sich mit etwas Ferrichlorid und konzentrierter Schwefelsäure dunkelblau, mit einigen Tropfen Natriumhypochlorit und Schwefelsäure himmelblau, mit Ammoniumselenit und Schwefelsäure grün. Triformoxim ($H_2C : N . OH)_3$, Trioxyminomethylen von 0,1—0,15 g : 100 g roher Schwefelsäure gibt in Berührung mit Kodein eine enzianblaue Färbung[2]). Chloral und Bromal geben in der Wärme mit Schwefelsäure und Kodein eine blaugrüne Färbung.

---
[1]) v. E s s e n, Therap. Monatsh. 1894. — D i t t r i c h, Arch. f. Dermatol., Bd. 150, 1926.
[2]) L. Lewin, Ber. d. Deutsch. Chem. Gesellsch., Jahrg. XLVI, 1913, S. 1796.

Kodein wird, wie Morphin, gewohnheitsmäßig gebraucht. Es gibt Kodeinisten mit den artgleichen abnormen Trieben, Empfindungen und Leiden, wie sie Morphinisten aufweisen. Euphorie trat bei einem solchen Menschen erst ein, als er jedesmal eine größere Menge von Kodeinpillen verschluckt hatte. Er verbrauchte zuletzt täglich 3 g von dem Alkaloid. An Symptomen stellten sich ein: Fahle Gesichtsfarbe, stotternde Sprache, Unruhe, Unrast, Verstimmung, Reizbarkeit, Lebensüberdruß und körperliche Störungen. Sein ganzes Vermögen opferte dieser Mann seiner Leidenschaft.

Parakodin, das salzsaure Salz des dihydrierten Kodeins, **Eukodin, Kodeonal** mit 11,76 Prozent Codein. diäthylbarbituricum und 88,24 Prozent Natriumdiäthylbarbituricum wirken kodeinartig, ebenso **Di-, Tri-** und **Tetrakodein,** Dikodid, das Hydrokodeinon. **Methylkodein** wirkt leicht narkotisch, vorzugsweise aber kurareartig, **Chlorkodein** narkotisch und muskellähmend. **Apokodein** wirkt wie Kodein. Es können nach großen Dosen Krämpfe eintreten mit Sinken des Blutdruckes, Gefäßerweiterung und Beschleunigung von Herz und Atmung. In giftig wirkenden Dosen entsteht Mydriasis[1]).

Eukodal, Dihydrooxykodeinonchlorhydrat ($C_{18}H_{21}NO_4 \cdot HCl$) ist ein Narkotikum wie Morphin und Kodein, das aber beide an Schnelligkeit der Wirkung übertreffen soll. Unterschiede in der Angewöhnung und deren Folgen gegenüber dem Morphin bestehen nicht. So kam z. B. ein Arzt, der es gegen sein Herzleiden über ein Jahr lang, zuletzt täglich zu 0,3 g, also das Dreifache der Höchstgabe, gebraucht hatte, nicht wieder von ihm frei. Die Entziehung ging mit Herzschwäche, hoher Reizbarkeit, Selbstmordgedanken, Eukodalhunger, Durchfällen, Niesen, Frieren usw. einher. Etwa vier Wochen nach der Entziehung war er wieder rückfällig geworden. Auch seine Frau, die täglich etwa 0,2 g subkutan einführte, wurde süchtig, durch Entziehung frei und schnell rückfällig.

Dionin. Das salzsaure Äthylmorphin erzeugt, in 10- bis 20prozentiger Lösung in das Auge gebracht, Schmerzen, Rötung und ödemartige Schwellung der berührten Teile, die auch auf Lider, Wangen und Nasenschleimhaut übergehen können. Oft wölbt sich die Conjunctiva bulbi wallartig um die Hornhaut und quillt über die Lider hinüber. Es besteht mithin eine außerordentliche Lymphüberschwemmung. Die Pupille ist dabei verengt.

Resorptiv wirkt es wie Kodein. Ein Vater, dem Dionin gegen Husten verschrieben worden war, gab davon seinem Kinde vier bis zehn Tropfen (in vier Tropfen waren 0,006 g Dionin). Am Morgen fand man es tot. Das Strafverfahren wurde eingestellt, weil dem Vater die Gefährlichkeit des Mittels unbekannt war[2]).

Heroin.

Der Diessigsäureester des Morphins wird zum größten Teil unverändert durch den Harn ausgeschieden. Ein kleiner Teil erscheint im Kot als nicht näher charakterisierbares Morphinderivat. Die tödliche Dosis

---

[1]) Dixon, Journ. of Physiolog., Vol. XXX, 1903, p. 97.
[2]) Kersten, Ärztl. Sachverst.-Zeitung 1925, S. 213.

für Kaninchen und Hunde liegt bei 0,15 pro Kilo Gewicht. Die Todesursache soll in der Krampfwirkung und nicht in einer zentralen Atemlähmung liegen, weil, wenn die Krämpfe durch Äthernarkose ausgeschaltet werden, sich die tödliche Dosis auf 0,3 g pro Kilo erhöhen läßt.

Bei Menschen entstanden schon nach 0,005 g in einem Drittel der damit behandelten Fälle Schwindel, Übelkeit, Kopfschmerzen und Erbrechen. Zwei Dosen von je 0,005 g bewirkten bei einer Kranken tiefen Schlaf, der mit Unterbrechungen 52 Stunden anhielt. Nebenher ging Pupillenerweiterung. Nach 0,01 g kam es auch zu Ohnmachtsanfällen, Schwächezuständen und Kollapsen[1]), zumal bei Phthisikern und Asthmatikern[1]). Vereinzelt zeigten sich nach 0,075 g nur Übelkeit und Erbrechen und nach dreimal täglich je 0,05 g fünf Tage hindurch keinerlei abnorme Wirkung. Eine an Lumbago leidende schwächliche Frau nahm aus Versehen 0,05 g Heroinhydrochlorid. Nach etwa 20 Minuten befiel sie ein Gefühl innerer Unruhe, dann kam es zu Schweißausbruch, Hitzegefühl, bleierner Schwere im Kopf und in den Gliedern, Schwindelgefühl, Urindrang. Nach weiteren 20 Minuten richtete sich die Kranke im Bett auf, sah wie ratlos mit offenen Augen um sich, äußerte Wohlbehagen, sprach mit pathetischem Ton, sang dann die Worte nach eigener Melodie und taktierte mit Kopf und Armen. Auf Fragen, die aber sehr laut gesprochen werden mußten, antwortete sie richtig. Späterhin wurde die Haut und Zunge trocken, das Gesicht wurde blaß, es wurde öfter nach Wasser verlangt. Puls beschleunigt, Pupillenreaktion prompt, überall Hypästhesie und Hypalgesie. Der Zustand blieb so zwei Stunden, dann wurde die Kranke ruhiger, fing an zu weinen, es kam zu Apathie. Nach 12 Stunden stellte sich Schlaf ein. Als die Kranke fünf Stunden später erwachte, konnte sie sich der sämtlichen Vorgänge erinnern. Therapeutisch wurde nicht eingegriffen, da der Zustand nicht bedrohlich war. Wiederherstellung erfolgte auch, nachdem durch ein Versehen des Apothekers bei einer an Asthma Leidenden 0,167 g Heroin auf einmal eingeführt worden waren. Danach erschienen: hochgradiger Kräfteverfall, kleiner, fadenförmiger Puls, Sinken der Körperwärme auf 35°, Sehstörungen, Krampf in den Gliedmaßen und Erbrechen. Koffeineinspritzungen erwiesen sich als nützlich. Als Begleitsymptome kamen in diesem wie in anderen Fällen Störungen am Auge als Verlust des Sehvermögens und Miosis. Selbstmord durch subkutane Injektion einer übermäßigen Heroindosis erzielte ein 29-jähriger Mann.

Es gibt einen Heroinismus. Es findet Gewöhnung an das Mittel, etwas langsamer als die an Morphin, statt, ohne daß dasselbe die allgemein beruhigenden und schmerzstillenden Wirkungen zeigt wie Morphin. Die medizinische Verwendung und Verführung durch Bekannte[2]) oder die Substitution für ein anderes Narkotikum führten zu der chronischen Selbstvergiftung. Die durch Heroin erzeugte Euphorie kann noch länger als die durch Morphin anhalten zumal, wenn es unter die Haut gespritzt wird.

---

[1]) Braus, Arch. f. klin. Mediz. 1900. — Glasow, D. Ärzte-Zeitg. 1908, H. 5. — Brit. med. Journ. 1901, 2. Nov., p. 1312. — Soles, Archivos de Ginecopatia Obstetr. 1899, Nr. 13. — Klink, Münch. med. Wochenschr. 1899, 17. Okt. — Weinzieher, Wratsch, Bd. XX, 1900, p. 748.

[2]) Kofahl, D. Zeitschr. f. d. ges. ger. Medizin, Bd. 8, 1926, S. 81. — Fountleroy, New York Medic. Journ. 1907, — Duhem, Progrès médic. 1905

Man kennt Fälle, in denen die tägliche Dosis bis zu 0,6 g und selbst bis zu 2,8 g gesteigert worden war. Die Folgen bestanden in Willensschwäche, allgemeiner Nervenschwäche, Ernährungsstörungen, üblem Geruch aus dem Munde, Pupillenerweiterung, Abnahme des Schlafes und vor allem in Herzschwäche. Die Dauer des Heroinismus bis zum Verfall beträgt, wenn die genommenen Dosen hoch gekommen waren, sechs bis sieben Jahre. Die Entziehung gestaltet sich noch schlimmer als bei Morphin, weil hier die entstehenden Herzstörungen Lebensgefahr bedeuten. Nur Morphin — nicht Heroin bekämpft dieselben. Heroinisten können zu Morphinisten werden, wenn außerdem noch Atmungsstörungen, Schlaflosigkeit u. a. m. die Entziehungsmöglichkeit vereiteln. Aus „Schwindsuchtsangst" wurde ein junger Mann zum Hypochonder und injizierte sich schließlich 0,5—0,6 g Heroin täglich. Er verfiel, wurde unterernährt, auffallend blaß, seine Zunge war dick belegt, sein Atem übelriechend, die Pupillen etwas erweitert, Schlaf und Appetit schlecht, Stuhlgang träge. Langsam und allmählich wurde ihm das Mittel entzogen und Strychnin in kleinen Dosen gegeben. Zuerst hatte er bei dieser Behandlung nur mäßige Beschwerden, als aber das Heroin schließlich ganz fortblieb, kam es zu schweren Abstinenzerscheinungen, wie Erbrechen, Durchfall, Appetitmangel und Schlaflosigkeit.

Benzoylmorphin. Das Peronin, in einer stärkeren als 0,3prozentigen Lösung ins Auge gebracht, ruft im vorderen Augenabschnitt eine Lymphstauung hervor. Das Konjunktivalepithel erscheint glasig und aufgelockert. Es entsteht Chemosis und Ödem der Conjunctiva bulbi, das sich auch auf Lider und Wangen erstrecken kann und erst nach mehreren Stunden schwindet. Akkommodationskrampf und Sinken des intraokularen Druckes kann dazukommen.

Narkotin (Opian, Derosnesches Salz) bewirkt bei Fröschen ein kurzes narkotisches und ein in Lähmung übergehendes, tetanisches Stadium, lähmt die motorischen Herzganglien und setzt bei Säugetieren die Pulszahl herab. Das narkotische Stadium ist inkonstant, das tetanische vorhanden. Bei Kaninchen, die damit subkutan vergiftet werden, wird die Funktion der Augenmuskeln vernichtet. Vögel gehen durch 0,12—0,3 g, subkutan angewandt, zugrunde. Bei Menschen erzeugen 0,03 g Aufregung und Kopfweh, 0,06 g Schlaf. Größere Dosen bringen einen kratzenden Geschmack, Blutandrang nach dem Kopfe, Pupillenerweiterung, Sinken der Pulszahl, Kribbeln in den Gliedern, Mattigkeit und Schlaflosigkeit hervor. Nach großen Dosen, 3 g und mehr in 24 Stunden, entstand neben Schwindelgefühl geschlechtliche Erregung.

Narkophin, ein Doppelsalz der zweibasischen Mekonsäure: Morphin-Narkotinmekonat mit etwa 30 Prozent Morphin und etwa 43 Prozent Narkotin, muß, wie die entsprechende Menge von Morphin, auch nach der toxischen Seite hin wirken.

Papaverin ruft bei Säugetieren in kleinen Dosen ein narkotisches Stadium, in größeren Mengen Zittern, Muskelspannung und Krämpfe (Roll- und Schwimmbewegungen) hervor. Tödlich wirken bei Kaninchen 2 g salzsauren Papaverins per os. Bei Fröschen wird die Herzarbeit unregelmäßig. Nach 0,18 g wurden bei Menschen Mattigkeit und Muskelschwäche beobachtet. Es ist ein schlimmer Irrtum, diesen Stoff als „absolut unschädlich" zu bezeichnen. Die Verwendung von 0,05—0,07 g zur röntgenologischen Differentialdiagnose zwischen Pylorospasmus und Pylorusstenose hat bisher noch keine Giftwirkungen erzeugt. Dagegen hat die Verwendung gegen Pylorusverschluß bei Säuglingen zweimal Vergiftung, davon einmal mit tödlichem Ausgang veranlaßt. Für den Nachweis mischt man 10 Tropfen 37prozentige Formaldehydlösung mit 10 ccm Schwefelsäure (Reagens von Marquis). Damit wird Papaverin tiefrot. Mit dem gleichen Reagens gibt eine Kaliumferrizyanidlösung mit einer schwach sauren Papaverinlösung Blaufärbung.

Narcein soll bei Hunden zu 0,01—0,05 g tiefen Schlaf erzeugen[1]). Indessen scheinen reine Präparate wirkungslos zu sein. Bei Kaninchen erkannte man dies nach Einbringen von 2 g der Base. Als leichtere Giftwirkungen wurden bei Menschen beobachtet[2]): Trockenheit im Munde, Dysurie, Erbrechen, zumal bei Frauen, Hautjucken, Verlangsamung der Herzarbeit und vermehrte Schweiße.

Antispasmin (Narceinnatrium + Natriumsalizylat) kann die Nebenwirkungen seiner beiden Komponenten äußern.

Narceinphenylhydrazon bewirkt Krämpfe und Atemlähmung.

Thebain (Vinylmorphin), $C_{19}H_{21}NO_3$, eine tertiäre Base, ist ein reines Krampfgift. Hunde und andere Tiere bekommen danach Reflexkrämpfe mit Opisthotonus, Zittern, Parese der Extremitäten, Herzverlangsamung, Blutdrucksteigerung durch Reizung des vasomotorischen Zentrums[3]) und gehen an Herzlähmung zugrunde. Die Krämpfe können durch die künstliche Respiration verhindert werden[4]). Die Darmperistaltik wird erhöht. Menschen ertragen angeblich von dem salzsauren Thebain 0,36 g[5]).
Methylthebain wirkt kurareartig.

Kryptopin lähmt in größeren Dosen nach vorangegangener Erregung (Krämpfen) das Atemzentrum und die Rückenmarkszentren, verlangsamt die Herzarbeit und tötet Kaninchen zu 0,03—0,06 g. Dieses und das folgende Alkaloid steigern die Reizbarkeit des Darms.

Laudanin ($C_{20}H_{25}NO_4$) erzeugt in kleinen Dosen bei Warmblütern Steigerung der Atemzahl, in großen Tetanus. Der erregenden Wirkung auf das Rückenmark folgt bald Lähmung dieses und der motorischen Endapparate. An Giftigkeit steht es nur dem Thebain nach. Mehr als 0,025 g pro Kilo Tier ist (subkutan) tödlich. **Laudanosin** steigert zu etwa 0,005 g den Blutdruck und die Pulszahl, zu 0,02 g bewirkt es das Gegenteil, erregt Krämpfe und tötet zu 0,07 g pro Kilo Kaninchen. In bezug auf seine Giftigkeit, die weit größer als die des Papaverins ist, kann es unter den Opiumalkaloiden nur dem Thebain an die Seite gestellt werden.

Hydrokotarnin tötet Kaninchen zu 0,18—0,2 g pro Kilo unter Krämpfen durch Atemlähmung.

Protopin wirkt bei Fröschen in kleinen Dosen narkotisch, in großen lähmt es Muskeln und peripherische Nervenendigungen und hebt die Reflexerregbarkeit auf. Auf Säugetiere wirkt es kampferartig, lähmt aber auch

---

[1]) Cl. Bernard, Leçons sur les Anesthés., p. 181.
[2]) Béhier, Bull. de Thérap., Bd. LXVII, p. 152.
[3]) Ott, Brit. med. Journ., May 1878.
[4]) Uspensky, Arch. f. An. u. Phys., 1868, p. 522.
[5]) Fronmüller, Klin. Stud. über nark. Arzneimittel, 1869.

die Kreislaufsorgane[1]). Die Base findet sich in Eschscholzia californica Cham., in Glaucium luteum Scop. und anderen Pflanzen.

Paralaudin, das salzsaure Salz des dihydrierten Diazetylmorphins ($C_{21}H_{25}NO_5 \cdot HCl$), das milder als Morphin wirkt, soll von Menschen „gut vertragen werden" und Angewöhnung an dasselbe nicht eintreten. Das letztere halte ich für mehr als zweifelhaft und beziehe diese Ansicht auch auf das **Paraforman,** das salzsaure Salz des dihydrierten Morphins ($C_{17}H_{21}NO_3 \cdot HCl$).

Mekonsäure wird bei Hunden und Kaninchen bis auf einen geringen Rest völlig zerstört. Beim Menschen ist sie selbst nach Darreichung von 3 g im Harn nicht nachweisbar. Deswegen ist die Prüfung des Harns auf sie zum Nachweis einer Opiumvergiftung nicht zu empfehlen. Ähnlich verhalten sich K o m e n s ä u r e und B r o m k o m e n s ä u r e. Die K o m e n a m i n s ä u r e wird dagegen nur teilweise oxydiert und findet sich im Harn.

Durch den Gebrauch von **Habitima,** einem zu $^2/_3$ aus Morphin und $^1/_3$ aus Heroin bestehenden Mittel, trat ein großes a b s o l u t e s z e n t r a l e s S k o t o m auf mit Hyperämie des Sehnerven[2]).

Amnesin. Das milchsaure Doppelsalz von Morphin und Narkotin mit Zusatz von Chininum bihydrochloricum wurde bei einer Kreißenden subkutan injiziert. Danach entstand an der Einstichstelle Brand. Es dauerte 2½ Monate bis zur Vernarbung[3]).

Apomorphin.

Dieses aus Morphin durch Erhitzen mit Salzsäure gewonnene Produkt ruft bei Tieren Erregung am Gehirn und der Medulla oblongata mit darauffolgender Lähmung hervor. Katzen überstehen, meist ohne zu erbrechen, mehr als 0,2 g in refracta dosi. Schweine erbrechen nicht danach. Rinder, die 0,2 g erhalten hatten, sah man danach tobsüchtig ohne Besserung werden. Ein Pferd, das 0,25 g in 10 g Wasser subkutan erhalten hatte, stürzte unmittelbar danach unter großer Aufregung hin, war sehr matt und konnte sich erst nach längerer Zeit vom Boden erheben. Als es nach acht Tagen die gleiche Dosis erhalten hatte, starb es unter Krämpfen.

Bei M e n s c h e n beobachtete man vereinzelt nach 0,01 g und weniger Ausbleiben des Erbrechens, dafür aber unregelmäßige Atmung, Angst und Kollaps mit oder ohne Bewußtlosigkeit, auch Schwindel[4]). Die Vergiftungssymptome erfolgen bald nach der Beibringung, gewöhnlich nach vier bis zehn Minuten. Die veranlassenden Mengen schwankten bisher zwischen 4 und 8 mg, bzw. 0,01 bis 0,02 g. Nachdem einer an Magenstörungen leidenden Frau 3—4 mg einer nicht mehr ganz frischen Apomorphinlösung injiziert worden waren, entstanden schnell: Schwindel, Blässe, ein kleiner, intermittierender Puls, Pupillenerweiterung, stockende Atmung, Konvulsionen und Trismus. Nach einigen Minuten kehrte das Bewußtsein zurück, es erfolgte zweimaliges Erbrechen, noch einmal Syn-

---

[1] v. E n g e l, Arch. f. exp. Path. u. Pharmak., Bd. XXVII, p. 419.
[2] S t i e r e n, Journ. of Americ. Medic. Assoc. 1910, 12. March.
[3] C a l m a n n, D. med. Wochenschr. 1920, Nr. 5.
[4] P é c h o l i e r, Annal. d'hyg. publ., 3. Ser., T. VIII, 1882, p. 185. — L o e b, Berl. klin. Wochenschr. 1872, S. 400. — H a r n a c k, Münch. med. Wochenschr 1908, Nr. 36.

kope, dann Schlaf und Genesung. Die tetanischen Kontraktionen des Unterkiefers, der Nackenmuskeln usw. von kurzer Dauer zeigten sich besonders dann, wenn kein Erbrechen entstand. In einem anderen Falle war die Atmung röchelnd, nachdem Schwindel, Zusammenstürzen, Totenblässe — ein Zustand, der einer Agonie ähnelte — vorangegangen waren. Als dann Erbrechen erfolgt war, schwanden die Symptome. Zu einem tödlichen Ausgang soll eine Einspritzung von nur 4½ mg Apomorphin bei einem mit Kyphoskoliose behafteten Mann nach sieben Minuten unter Kollaps geführt haben. Nur einmal kam eine relative Toleranz gegenüber dem Mittel vor. Wegen eines scheinbaren Lungenödems nahm ein Mann durch falsches Verschreiben eines Arztes zuerst innerlich 0,09 g in Lösung, nach etwa vier Stunden nochmals 0,06, also insgesamt 0,15 g. Danach bekam er Ohnmacht, Beklemmung, Erstickungsgefühl und schließlich einen sehr reichen Schleimauswurf[1]).

In das Auge gebracht, entsteht bei Menschen durch ein- bis zweiprozentige Lösung Anästhesie, Pupillenerweiterung, Xerosis der Bindehaut und als Allgemeinerscheinungen: Übelkeit, Brechreiz, ein Gefühl von Schwere in den Gliedmaßen und Mattigkeit.

Für den Nachweis von Apomorphin versetzt man 5 ccm Apomorphinlösung mit fünf Tropfen gesättigter Sublimatlösung und fünf Tropfen 10prozentiger Natriumazetatlösung und erhitzt einige Sekunden zum Sieden. Gibt man nach dem Erkalten 1—2 ccm Amylalkohol hinzu, so geht der entstandene blaue Farbstoff in diesen über und färbt ihn blau. Diese Farbenreaktion wird noch von Apomorphinchlorhydratlösungen von 1 : 500 000 gegeben. Alkoholische Jodtinktur wird durch Apomorphin grün. Mit Äther ausgeschüttelt, geht in ihn ein roter Farbstoff über. Ammoniaklösung färbt die Apomorphinlösung grün und damit geschütteltes Chloroform veilchenfarben.

Chloromorphid. Diese Verbindung, die als Zwischenprodukt bei der Gewinnung des Apomorphins aus dem Morphin entsteht, ruft bei Tieren, Warm- wie Kaltblütern, als α- und β-Chloromorphid wesentlich verstärkte Morphinwirkungen hervor[2]), die erstere Basis mehr als die letztere. Eine Vergiftung eines Menschen durch subkutan injizierte 0,005 g ließ die folgenden Symptome erkennen: Nach 10 Minuten Atemstillstand, Muskelstarre, Kieferkrampf, völlige Bewußtlosigkeit und hochgradige Zyanose — was sich durch künstliche Atmung beseitigen ließ. Nach der versuchsweisen subkutanen Anwendung von 1—5—10 mg des β-Präparates bei Menschen entstand vereinzelt nach drei bis vier Tagen von 1 mg ein urtikariaähnliches Exanthem am ganzen Körper. Nach der Anwendung der α-Verbindung erschienen wiederholt Schwindel, einmal auch Erbrechen. Bei einem Manne, der das Mittel wegen gastrischer Krisen erhalten hatte, entstand Zyanose, volle Bewußtlosigkeit und Asphyxie. Die künstliche Atmung brachte ihn nach 15 Minuten wieder zum Bewußtsein.

Kotarnin (Styptizin), ein Zersetzungsprodukt des Narkotins, ist als mehrfach substituierter Benzaldehyd aufzufassen. Es erzeugt bei

---

[1]) Wertner, Pest. med. chir. Presse 1882, Sep.-Abdr. In der vorigen Auflage gab ich die Dosis irrtümlich zu 0,2 g an. Dies haben alle Abschreiber ohne Quellenangabe übernommen.

[2]) Harnack u. Hildebrandt, Arch. f. exp. Path. u. Pharmak., Bd. 65, 1911. — Münch. med. Wochenschr. 1910, Nr. 38.

Tieren Blutdrucksteigerung, die von der Lähmung des Atmungszentrums und von der Anhäufung der Kohlensäure im Blute abhängig ist. Die ihm zugeschriebene Kurarewirkung hat es nicht, vielmehr wirkt es bei Kalt- und Warmblütern lähmend auf die motorische Sphäre des Rückenmarks und erzeugt bei Warmblütern ein leichtes narkotisches Stadium. Durch Reizung der Darmperistaltik entsteht bei Hunden und Kaninchen Darmentleerung[1]).

Papaver Rhoeas L.

Die Früchte und Blumen der Klatschrose, Klatschmohn, die ungiftiges Rhoeadin neben einem giftigen Körper enthalten, sollen besonders in und nach der Blüte giftig wirken und haben bei Kindern Vergiftungen erzeugt[2]). Man beobachtete danach: Betäubung, Gesichtsblässe, oder Aufregung mit gerötetem Antlitz. Durch Brechmittel entstand Besserung. Die Knospen, die von ungarischen Bauern genossen werden, haben gelegentlich neben Übelkeit und Erbrechen auch Sopor veranlaßt[3]). Bei Kühen, die viel Klatschmohn mit dem Futter aufnahmen, entstanden Krämpfe, denen ein komatöser Zustand, evtl. auch epileptiforme Anfälle, Aufblähen, Durchfälle, Zittern, Unruhe, Erregung, Raserei, Zähneknirschen, Verdrehen der Augen, erweiterte Pupillen und Zwangsbewegungen folgten. In einigen Vergiftungsfällen konnten die Tiere fünf Tage lang nicht stehen und wiesen Hautanästhesie auf. Auch Pferde wurden dadurch vergiftet. Sie wiesen einen dem Typhoidfieber ähnlichen Zustand auf oder erkrankten wie durch Influenza ohne Fieber[4]).

Papaver somniferum var. nigrum, eine Varietät von P. somniferum, besitzt in den unreifen Früchten Papaverin, Thebain, Narzein, Kodein und Morphin, in den Samen wenig Papaverin und Morphin. Narkotin fehlt auch in dem daraus dargestellten Opium[5]). **P. dubium L.** enthält das Alkaloid Aporein, das giftig wirkt. — **P. nudicaule L.** In den Kreuzungsexemplaren mit P. alpinum wurde ein wie Emulsin wirkendes Enzym und eine durch diese spaltbare Zyanverbindung gefunden, die als Spaltprodukt u. a. Zyanwasserstoff liefert. P. alpinum enthält keine Spur einer Zyanverbindung.

Chelidonium majus L.

Das nur in frischem Zustande giftige Schöllkraut enthält als Basen Chelidonin. Dies erzeugt bei Säugetieren: Analgesie, Sopor ohne Reflexminderung, Reizung motorischer Zentren, Reflexsteigerung, schließlich Rückenmarkslähmung, Pulsverlangsamung und Lähmung der sensiblen Nervenendigungen. Bei Fröschen entsteht Lähmung aller nervösen Gebilde und der Muskeln. Sanguinarin ruft bei Warmblütern hervor: Andeutung von Narkose, Reizung motorischer Zentren, strychninartige

---

[1]) Falk, Ther. Monatsh. 1896.
[2]) Palm, Württ. Correspondenzbl. 1855, Nr. 33
[3]) Barsi, Pest. med.-chir. Presse, 1904.
[4]) Eggeling, Mitteil. aus d. tierärztl. Prax. 1882, S. 42. — Tappe, Arch. f. wiss. Tierheilk. 1894, S. 345. — Trasbot, Recueil de Méd. véter. 1888, S. 23.
[5]) van Italie und van Toorenburg, Pharmac. Weekbl. 1915,

Wirkungen, Durchfälle, Salivation und sensible Lähmung. Nach C h e l e -
r y t h r i n fand man: Lähmung der Bewegung und Atmung, Muskelstarre,
Reizung der sensiblen Nervenenden. Es reizt, wie der Saft der Pflanze,
Schleimhäute, Wunden und auch die intakte Haut bis zur Blasenbildung.
β - H o m o c h e l i d o n i n verursacht: Rausch, Krämpfe, Pulsverlangsamung und Lähmung sensibler Nerven. α - H o m o c h e l i d o n i n wirkt
wie Chelidonin[1]). Die genannten Basen sind in so kleinen Mengen in der
Pflanze enthalten, daß ihre Giftwirkung bei Vergiftungen von Menschen
mit Schöllkraut kaum in Frage kommt. Die Vergiftung von Tieren durch
Schöllkraut ist selten. Neuerdings beobachtete man bei Schweinen, die
notgeschlachtet werden mußten, weil sie davon gefressen hatten, Benommenheit, Taumeln, Zuckungen und Beschleunigung von Puls und Atmung.
Hunde sterben durch 120 g Saft der Blätter in zehn Stunden. Auch
Ziegen, die für eine höhere Milchergiebigkeit Chelidonium erhalten hatten,
wurden vergiftet. Bei M e n s c h e n reizt der M i l c h s a f t d e s S c h ö l l -
k r a u t e s wegen eines an der Luft unwirksam werdenden Harzes Haut
und Schleimhäute selbst bis zur Blasenbildung. Im Munde wurden
blutende Phlyktänen gefunden. Ferner können sich zeigen: Brennen und
Kratzen im Schlunde, Magendrücken, Übelkeit, Erbrechen, auch blutige
Diarrhöen, Drang zum Harnlassen, Brennen in der Harnröhre, Hämaturie[2]),
auch ein gelber Harn, papulöse, vesikuläre und pustulöse Ausschläge[3]), sowie Schwindel, Benommensein und Kopfschmerzen. Ein Kranker verfiel
nach Einnehmen von zwei Eßlöffeln einer Mixtur aus 12 g Extr. Chelidonii
und Extr. Taraxaci auf 120 ccm Wasser in einen halb wachen, halb träu-
menden Zustand, in dem er phantasierte. Nach subkutaner Einspritzung
von 0,33 g Extr. Chelidonii gegen Karzinom soll ein Kranker unter den
Erscheinungen akutester Herzschwäche gestorben und ein anderer ähnlich
Behandelter nur mit Aufbietung aller Analeptika wiederherzustellen gewesen sein. Ein Fluidextrakt rief in gelöstem Zustande (1 : 5 bis 1 : 10)
gegen ein Epitheliom des unteren Augenlides in den Tumor und an seinen
Grenzen 33 mal eingespritzt, Reizung und Schmerzen hervor. Das Lid
schmolz unter diesem Einfluß gleichsam fort bis an den Orbitalrand.

Chelidonin erzeugte zu 0,05—0,3 g bisweilen anhaltenden Speichelfluß, Nausea und Gliederschwäche[4]). Am Auge macht es schmerzhafte
Reizung.

Zum N a c h w e i s können die Untersuchungsobjekte botanisch untersucht und evtl. mit Chloroform zur Isolierung der Basen behandelt werden.
Schleimige Mittel bekämpfen die Entzündungssymptome genügend.

Chelidonium corniculatum L. (G l a u c i u m c o r n i c u l a t u m C u r t.)
soll, wie das folgende, ein dem Fumarin ähnliches Alkaloid enthalten. **Ch.
glaucium L.** (G l a u c i u m l u t e u m S c o p.) ist gegen Zuckerkrankheit
in großen Mengen, zwei bis drei Teelöffel voll des Fluidextrakts benutzt
worden. Es enthält Chelerythrin. Menschen, die die Wurzel gegessen
hatten, verfielen in ein sonderbares Delirium, daß sie alles, was sie sahen,
für Gold hielten. Es war mithin eine Xanthopsie vorhanden.

---

[1]) M e y e r , Arch. f. exp. Path., Bd. XXIX, p. 397.
[2]) C o m y n , Ann. de la Soc. de Bruges, VII, 283.
[3]) S c h n e l l e r , Wiener med. Zeitschr. 1846, Bd. II, p. 405.
[4]) G u t h , Ther. Monatsh. 1897, S. 516.

Sanguinaria canadensis L. Die Wurzel des Blutkrauts enthält die Alkaloide der vorigen Pflanze, außer Chelidonin. Das Hauptalkaloid ist das Chelerythrin ($C_{21}H_{17}NO_4 \cdot HCl + H_2O$), das erste Alkaloid, in welchem die basische Funktion nicht von dem Stickstoff, sondern von einem anderen Atom erfüllt ist. Die Wurzel enthält auch das entzündungserregende Harz, färbt bei Menschen den Speichel rot und erzeugt in großen Dosen Erbrechen, Durchfall, Leibschmerzen und Kollaps. Das Sanguinarin erwies sich in einer Menge von 6 g als unwirksam.

Argemone mexicana L. gilt in Neu-Südwales als giftig für die Herden. Das Öl bewirkt Erbrechen und Durchfall. Die Blüten sollen Schlaf erzeugen. Sie enthalten sicher kein Morphin, wohl aber Protopin und angeblich Berberin. Das Protopin wirkt auf Frösche narkotisch, auf Säugetiere kampferartig. Der Milchsaft von **A. ochroleuca** und **A. grandiflora** reizt und entzündet die Körpergewebe.

Meconopsis aculeata Royle. Die Rinde soll stark narkotisch wirken.

Stylophorum diphyllum Nutt. enthält Chelidonin und Protopin, Sanguinarin, Diphyllin.

Bocconia frutescens L. scheint Basen der vorgenannten Gruppen, sicher Chelerythrin, und im Milchsafte ein reizendes Harz zu besitzen. **B. arborea Watson (?)** soll Alkaloide und Harze enthalten und erstere Gehirnstörungen, Gefäßerweiterungen usw., die letzteren Erbrechen hervorrufen. **B. cordata Willd.** (Macleya cordata R. Br.), Celandine-Strauch, enthält Protopin, β-Homochelidonin, Chelerythrin usw.

Eschscholzia californica Cham. enthält Protopin, Chelerythrin und soll narkotisch wirken. Die Atembewegungen werden bei Fröschen und Kaninchen anfangs beschleunigt, dann bis zum Tode verlangsamt. Große Mengen beeinflussen zuerst die motorischen und viel später erst die Sinnesnervensphäre. Wiederholt ist angegeben worden, daß dadurch bei Menschen ein Schlafzustand zu erzielen sei.

Fumariaceae.

Corydalis cava Schweigg. und Kort. (Bulbocapnus cavus Bernh.). Die Hohlwurzel enthält sechs Alkaloide: Corydalin ($C_{22}H_{27}NO_4$), Corybulbin, Corycavin, Bulbocapnin, Corytuberin und Corydin. Dazu kamen neuerdings das Corypalmin, die Rechtsform des Tetrahydrojatorrhizins und eine weitere Base. Das Corydalin sowie Corybulbin rufen bei Fröschen morphiumartige Narkose mit folgender Lähmung des Rückenmarks und Schwächung der allgemeinen Reaktionsfähigkeit des Herzens bis zum diastolischen Stillstand desselben und bei Warmblütern Schädigung der muskulomotorischen Apparate des Herzens und vorübergehende Gefäßlähmung hervor. Bulbocapnin erzeugt zu 0,01 g bei Fröschen Krämpfe und darauf Lähmung und zu 0,03 g Herzstillstand, bei Kaninchen Parese und zuweilen Krämpfe, sowie Abnahme von Puls und Atmung. Corytuberin ruft an Fröschen keine morphinartige Narkose hervor, bedingt aber Steigerung der Reflexerregbarkeit und bei Warmblütern tonische Krämpfe, gesteigerte Tränen- und Speichelsekretion, Erbrechen, Verlangsamung des Herzschlages und Tod durch Atmungsstillstand. Corydin wirkt auf Frösche wie Bulbocapnin, auf Warmblüter mit Pulsverlangsamung durch Vagusreizung und Verlangsamung der Atmung bis zum Stillstand.

Dicentra formosa Borkh. et Gray enthält als Hauptalkaloid Protopin, ebenso wie **D. spectabilis** und **D. pusilla** Sieb. et Zucc., die letztere außerdem noch Dizentrin.

Adlumia cirrhosa enthält Protopin, β-Homochelidonin und andere Basen.

Cruciferae.

Nasturtium officinale. R. Br.

Die Brunnenkresse, deren scharfes Öl das β-Phenylpropionitril ($C_5H_5 . CH_2 . CH_2CN$) enthält, und in dem sich außerdem Raphanolid findet. Auch Phenyläthylsenföl wurde daraus dargestellt. Das Kraut enthält ein Glukosid, Glukonasturtiin, das durch Fermente das vorige abspaltet. Die Kresse kann bei Nierenleidenden Nierenschmerzen und Strangurie hervorrufen. In älterer Zeit schrieb man ihr nicht nur Bewirkung von Hautausschlägen, sondern auch andere, schwerere Symptome, etwa wie die durch Miesmuschel erzeugbaren, zu, und in der Neuzeit wurden als Vergiftungserscheinungen danach beschrieben: Allgemeines Unwohlsein, Herzklopfen, Kälte der oberen Gliedmaßen und heftige Leibschmerzen. Ja, von mehreren Seiten wird der reichliche Genuß von Kresse mit der Entstehung von Krebs in Beziehung gebracht. Für die geschilderten Symptome werden die Düngemittel, Fäkalien und Ruß verantwortlich gemacht

Erysimum crepidifolium Reichb.

Das Gänsesterbekraut, das von Gänsen trotz der Giftwirkung schon von wenigen Blättchen gern gefressen wird, enthält kein flüchtiges Alkaloid als giftiges Prinzip, sondern einen giftigen Bitterstoff Erysimupikron ($C_{20}H_{24}O_5$), der frei von Schwefel und Stickstoff und sicher kein Glykosid, vielleicht ein Lakton ist. Ein Senföl oder Senfölglykosid konnte nicht gefunden werden. Eine Angewöhnung an die Pflanze konnte nicht beobachtet werden. Ebensowenig lernen die Gänse die Pflanze meiden. Es entstehen bei ihnen und Fröschen danach Krämpfe. Ratten und Hühner werden dadurch nicht beeinflußt. Menschen, die den Dampf des früher als Alkaloid angesprochenen wirksamen Prinzips[1] einatmen, sollen danach Benommensein, Herzbeklemmung und Zittern der Hände bekommen haben.

Erysimum cheiranthoides L., der lackartige Schotendotter, rief bei Kühen, die es gefressen hatten, Stöhnen, Fieber, Hinfälligkeit, gerötete Konjunktivae und verminderte Freßlust hervor. Aus **E. aureum** gewann man ein dem von Goldlack analoges Glykosid, das, seinen Wirkungen nach, zur Digitalisgruppe gehören soll und als Erysimin bezeichnet wurde. Daneben fand sich noch ein Alkaloid[2]). In **E. Perowskianum Fisch et Mey.** wurde ein als Erysolin bezeichnetes, kristallinisches Senföl der empirischen Formel $C_6H_{11}O_2NS_2$ erhalten. Es ist auch ein Homologes des Cheirolins.

Arabis tartarica Pall. kann wie giftiges Erysimum wirken.

---

[1] Zopf, Pharmac. Centralhalle, 1894, S. 494.
[2] Heckel u. Schlagdenhauffen, Compt. rend. de l'Acad. des Sciences, T. 131, p. 753.

Brassica nigra Koch.

Die Samen des schwarzen **Senfs** (Sinapis nigra L.) können durch Bildung von ätherischem Senföl giftig wirken (siehe **Allylsenf-öl**). Auch die grünen Teile der Pflanze erzeugen bisweilen, wenn die Samenbildung beginnt, bei Tieren Übelkeit und Koliken. Durch **Speisesenf, Mostrich** wurden Menschen vergiftet unter Symptomen wie sie bei der Fleischvergiftung vorkommen. In ihm fand sich als Verunreinigung **Proteus Zenkeri**, der, wie man annahm, durch Anchovisteile hineingelangt sei. Proteus-Infektionen nach Anchovis wurden auch sonst beobachtet.

Sinapis alba L. (auch S. juncea L., Sareptasenf) läßt durch Einwirkung von Myrosin auf Sinalbin das schwächer als Allylsenföl wirkende Sinalbinsenföl (Oxybenzylsenföl, $C_7H_7O . NCS$) entstehen. **S. arvensis L.,** Ackersenf. Pferde, die ihn neben Gerste zu fressen bekamen, zeigten nach 20—30 Tagen Enteritis und eine so starke Bronchialsekretion, daß sie unter Husten ganze Liter schaumiger Flüssigkeit entleerten und ein Tier beinahe erstickte. Die starken Darmerscheinungen entstehen, wenn der Senf schon in Samen steht. Wird er früher und mäßig genossen, so bleibt es meist bei Speichelfluß und Darmkatarrhen, denen Lämmer allerdings wohl auch erliegen können.

Br. Rapa L., Rübsen, und **Br. Napus L.**, Raps, zumal der letztere, haben, wenn sie blühend und ausschließlich von Kühen gefressen wurden, den Tod verursacht. Wahrscheinlich durch das darin enthaltene Senföl, ein **Krotonylsenföl**. Die Symptome bestanden in Fieber, Mastdarm- und Blasenzwang, Blutharnen. **Rapspreßkuchen** haben wiederholt Rinder vergiftet bzw. getötet. Sie wurden nach einigen Stunden matt, zeigten einen schnellen, oft unfühlbaren Puls, subnormale Körperwärme, Tympanitis, Koliken, blutige Durchfälle, Hämaturie und evtl. Abort. Der Tod erfolgte nach 10—12 Stunden. Man fand bei der Sektion u. a. hämorrhagische Entzündung der Pansenschleimhaut. Ich habe schon früher an dieser Stelle darauf hingewiesen, daß es sich um Senföl handeln könne. Dies ist jetzt bestätigt worden. Man fand in solchen frischen Preßkuchen 0,56 Prozent Senföl.

Alliaria officinalis Andrz., Lauchhederich, und andere dieser Familie zugehörende Pflanzen entwickeln ein schwefelhaltiges ätherisches Öl, das von Senföl nicht zu unterscheiden ist, wenn aus der Wurzel genommen. Das Öl der Samen besteht aus Senföl und **Knoblauchöl** und kann deswegen besonders Nieren- und Darmreizung infolge chronischer Aufnahme entstehen lassen. **Diplotaxis erucoides Dl.** Schafe, die nur diese Pflanze in großen Mengen gefressen haben, erkranken mit Mattigkeit, Stöhnen, Appetitverlust, Speichelfluß, Unbeweglichkeit, und verenden 6 bis 24 Stunden nach der Aufnahme derselben. Die individuelle Empfänglichkeit beeinflußt den Eintritt und den Verlauf der Vergiftung sehr. Kühe und Kaninchen scheinen viel von der Pflanze zu vertragen[1]). Ein 2½jähriger Knabe wurde auch dadurch vergiftet. Man fand in der Pflanze einen alkaloidischen Körper[2]).

---

[1]) Planchon, Journ. de Pharm. et de Chim. 1898, 1. Janv.
[2]) Heyl, Südd. Apothek.-Zeit. 1900.

Thlaspi arvense L.

Das Feld-Pfennigkraut erteilt der Milch von Kühen, die dasselbe häufig gefressen haben, einen unangenehmen Beigeschmack, wahrscheinlich wegen eines schwefelhaltigen Öles der Pflanze.

Lepidium.

Lepidium oleraceum Forst., L. piscidium Forst. und **L. owaihiense Cham. et Schl.** dienen auf Neu-Seeland und den Südseeinseln als Fischbetäubungsmittel. Wahrscheinlich entwickeln sie wie **L. sativum L.**, Gartenkresse, und **L. ruderale L.** ein schwefelhaltiges ätherisches Öl, Benzylsenföl, das durch fermentative Spaltung eines Glukosids, des Glukotropäolins liefert.

Sisymbrium toxophyllum C. A. Mey.

Diese in den russischen Steppen wachsende Pflanze (Arabis toxophora M. Bieb.) ruft bei Pferden Steifheit in den Beinen hervor. **S. Sophia L.** tötet Eingeweidewürmer.

Isatis tinctoria L.

Der Färber-Waid liefert wie **Wrightia tinctoria R. Br.** und **Indigoferaarten** den **Indigo**. Nach 0,3—1,2 g Indigo und weniger wurden bei Menschen beobachtet: Würgen, Erbrechen, Durchfall und Nierenkoliken. Nach längerem Gebrauche erschienen noch: Fieber, Gelenkschwellungen an Schultern, Ellenbögen, Hand-, Knie- und Fußgelenken, Schwindel, Flimmern, Kopfdruck und Zuckungen. In die vordere Augenkammer gebracht, erzeugt es eiterige Entzündung.

Raphanus.

Raphanus sativus L. Nach Genuß von schwarzem Rettich sah man heftige, anfallsweise erscheinende Schmerzen in der Magengegend sowie in den Gliedmaßen auftreten. Nach Verzehren des Saftes von drei bis vier schwarzen Rettichen stellten sich auch Leibschmerzen, Erbrechen, Benommenheit, Myosis, Strabismus, Kleinheit des Pulses, Verlangsamung der Atmung und Albuminurie ein[1]. Pferde, welche die Schalen des Rettichs gefressen hatten, bekamen Speichelfluß und ihre Zungen waren förmlich angeätzt. In ihm, wie in **R. Raphanistrum L.** findet sich nach dem Behandeln mit Wasser und fertig ein schwefelhaltiges ätherisches Öl, das Rettichöl, das aus einem Glykosid durch die spaltende Wirkung eines Fermentes entsteht. Bei der Destillation der Wurzeln erhielt man das kristallinische, die Eigenschaften eines Laktons besitzende Raphanolid (Raphanol). Der flüssige Anteil des Rettichöls ist schwefelhaltig und stickstoffrei: Raphanolid findet sich außerdem im Radieschen, in der weißen und in der gewöhnlichen Rübe, in der Brunnenkresse, im Löffelkraut und in der Levkoje.

---

[1] Bachem, Klin. Wochenschr. 1925, S. 2115.

Cochlearia armoracia L.

Der **Meerrettich**, **Kren**, besitzt Sinigrin, das durch ein Ferment ein schwefelhaltiges Öl liefert, das Senföl, Isothiozyanallyl. Rinder sind durch die Pflanze vergiftet worden. Zehn solcher gingen unter den Symptomen einer heftigen Kolik ein. Bei der Sektion fand man eine Gastritis, besonders des Pansens, mit gallertartigen Ergüssen zwischen die Häute. Die Magenwände hatten dadurch stellenweise eine Dicke von zwei bis vier Zoll erlangt. **Cochlearia officinalis L.**, das Löffelkraut, enthält sekundäres Butylsenföl. **Cochlearia Armoracia L.** Bei der Konservierungsarbeit von Meerrettich bekamen Arbeiterinnen Augentränen, Kopfschmerzen, Husten, Mattigkeit. Noch nach sechs Wochen bestanden Reizsymptome an den Schleimhäuten.

Vesicaria gracilis Hook. und **V. Glaphanoides Boiss.** besitzen einen Reizstoff. Die Blätter der letzteren werden in Indien zur Abtreibung benutzt.

Cleome viscosa L. und **Cl. pruriens Planch.** sollen die Haut entzünden können, ebenso **Polanisia uniglandulosa DC.**

Capsella bursa pastoris Mönch. Das Hirtentäschel enthält Isothiozyanallyl ($CSN . CH_2 . CH . CH_2$) und galt in alter Zeit als Abortivum. Wirkungen auf die Gebärmutter kommen ihm zu, vielleicht in der Gestalt einer Erregung des parasympathischen N. pelvicus.

Cheiranthus Cheiri L. Die Blätter und Stengel des Goldlack sollen ein glykosidisches Herzgift, das Cheiranthin, enthalten und der Pflanze außerdem noch nervenlähmende Wirkungen zukommen. In den Samen kommt ein schwefelhaltiger Körper, Cheirolin, als Glykosid vor. Es ist ein Sulfonsenföl, das sich auch in einer Abart des Goldlacks, dem Erysimum nanum, findet.

Matthiola livida DC. (Cheiranthus tristis Forsk.) ist ein Gift für Ziegen.

Capparidaceae.

Capparis.

Capparis Yco Mart. Die Blätter gelten in Brasilien für ein Gift für Pferde und Maultiere. **C. aphylla Roth** zieht auf der Haut Blasen. Von **C. frondosa Jacq.** sollen die Beeren giftig sein und **C. spinosa L.**, wie **Crataeva religiosa Forst.** ein Saponin enthalten. **C. tomentosa Lam.**, die in Kordofan gegen Fieber gebraucht wird, ist in großen Dosen ein Gift. **C. heteroclita Roxb.** dient in Indien als Aphrodisiacum. Die Wurzelrinde von **C. jamaicensis** Jacq. rötet und entzündet die Haut, ebenso auch **C. horrida L. C. globulifera** Del. ist eine abessinische Giftpflanze. **C. spinosa** enthält auch ein mit dem Rutin übereinstimmendes Rhamnoglykosid.

Cleome pruriens Trian. et Planchon. Ihre Haare sind für Haut und Schleimhäute ein Reizmittel, ebenso die Blätter von **Cl. viscosa** L., **Cl. pungens** Willd, **Cl. Chelidonii** L. (Polanisia Chelidonii D.C.) und **Cl. unigland.** Cav. (Polanisia uniglandulosa D.C.). Die letztere tötet Eingeweidewürmer. Von **Cl. rosea** Vahl dienen die unangenehm riechenden, frischen Blätter als Ersatz für Senfteig, und die ganze Pflanze als Fischgift. Besonders starke Reizwirkungen äußert **Cl. psoraleaefolia** und **Cl. frutescens Aubl.**, die letztere wie spanische Fliegen. **Gynandropis triphylla** D. C. Der Saft ätzt. **Maerua Angolensis D. C.** hat giftige Früchte.

Resedaceae.

Reseda odorata L. enthält in der Wurzel Phenyläthylsenföl. Sie wird, wie **R. luteola,** als Bandwurmmittel gebraucht.

Moringeae.

Moringa pterygosperma Gaertn. Wurzel und Rinde sind nach Erfahrungen aus Indien giftig. Die Wurzel ruft Schwindel, Übelkeit, Erbrechen und choleraartige Zustände hervor und von der Rinde werden 15 g als Abort hervorrufende Menge angegeben.

Bixineae.

Pangium edule Rnwdt.

Samen, Rinde und Blätter dieser Pflanze werden in Ostasien zur Fischbetäubung, und auch wohl zur Vertilgung von Ungeziefer benutzt. Größere Tiere gehen nach dem Verzehren von viel Blättern zugrunde. In allen Teilen der Pflanze findet sich Blausäure (z. B. in den Blättern bis 0,34 Prozent). **P. ceramense** T. et B. liefert in den Blättern 0,183 Prozent Blausäure.

Kigelia africana L., S p e c k h o l z , ist ebenfalls blausäurehaltig.

Gynocardia odorata R. Br. Das C h a u l m o o g r a - Ö l soll nicht, wie man bisher annahm, aus ihr, sondern aus T a r a k t o g e n o s K u r z i i gewonnen werden. Ihre Früchte werden in Sikkim zur Fischbetäubung gebraucht. Sie enthält Blausäure zu 0,90 Proz. Frösche sterben durch 0,1 g des Öls unter Herzstörungen und tetanischen Krämpfen. Auch für Hunde erwies sich das Öl als Gift. Bei Menschen erzeugt es in Magen und Darm Reizung.

Taraktogenos Blumei Hassk. (H y d n o c a r p u s h e t e r o p h y l l a B l .). Die als Fischgift dienenden Samen sollen Schwindel erzeugen. Es geben davon 100 g 0,032 Blausäure.

Hydnocarpus venenata Gaertn. (H. i n e b r i a n s V a h l). Die Früchte betäuben Fische, können aber auch Menschen töten, evtl. vergiften, wenn die dadurch betäubten Fische gegessen werden. Die F r ü c h t e enthalten Blausäure. Auch **H. Wightiana Bl.** (H y d n o c a r p u s i n e b r i a n s W. et A.) ist giftig. Es entstehen danach Erbrechen und Durchfall. Die Blätter von **H. alpinus** W i g h t liefern 0,01 Prozent Blausäure, die reifen Samen 0,042 Prozent.

Pittosporeae.

Pittosporum densiflorum Puttal (I t e a j a v a n i c a B l u m e). Früchte und Blätter dienen auf Java und Sumatra zur Fischbetäubung. **P. floribundum W. u. A.** Die Rinde gilt in Indien als narkotisch und kann Durchfälle erzeugen. **P. javanicum Bl.** Die zerstampfte Frucht betäubt Fische.

Caryophylleae.

Saponin. Saponaria officinalis L.

Nicht nur S. officinalis, sondern manche andere Gattungen der Caryophylleae, z. B. **Lychnis, Gypsophila** und aus anderen Familien **Albizzia lophanta Benth., Thea assamica Masters., Quillaya Saponaria Mol., Sapindus, Sarsaparilla, Gymnocladus, Dioscorea, Yucca, Trillium, Arum, Chenopodium, Nigella, Guajacum, Walsura, Xanthoxylum, Polygala, Hydrangea, Barringtonia, Acacia digitalis, Randia, Enterolobium Aesculus, Panax** (Ginseng), **Herniaria** und viele andere enthalten stickstofffreie, glykosidische, als Saponine bezeichnete Stoffe, die, mit Wasser geschüttelt, stark schäumen, auf Schleimhäuten Brennen, auch Niesen, Augentränen und Husten mit stärkerer Schleimabsonderung erzeugen und von der Darmschleimhaut nur wenig resorbiert werden. Die giftigen Saponine gehen mit Cholesterin ungiftige Verbindungen ein[1]). Sie wirken hämolytisch, und sollen an einen ätherlöslichen Bestandteil des Stroma gebunden werden.

Nach subkutaner Beibringung von käuflichem Saponin geht die Querstreifung der Muskeln an der Injektionsstelle verloren, die Muskelfibrillen werden brüchig, die glatten Muskeln der Gefäße nach vorübergehender Erregung auch für den Strom, ebenso wie die sensiblen und die motorischen Nerven in der Nähe des Giftes gelähmt. Die Saponinsubstanzen — besonders ist dies von dem Sapotoxin und der Quillajasäure aus der Quillajarinde nachgewiesen — sind Protoplasmagifte, die am Orte der Anwendung, aber auch nach Einspritzung in das Blut anatomische Veränderungen an Leber, Darm usw. erzeugen. Am Auge entstehen u. a. Konjunktivitis, Keratitis, Hornhautgeschwüre, Leukom, in der Nase und in den Luftwegen die entsprechenden Reizfolgen. Bei Tieren erfolgt nach subkutaner Injektion kleiner Mengen Lähmung des Herzens, des vasomotorischen und des Respirationszentrums.

Bei Menschen rufen 0,2 g käuflichen Saponins Husten und Schleimabsonderung in den Luftwegen hervor, 0,01—0,1 g subkutan angewandt Schmerzen und erysipelatöse Entzündung, bisweilen mit Blasen, die zu lange dauernder Induration (12 Tage bis 1 Jahr) führt. Die lokale Anästhesie dauert etwa 15 Minuten. Die Allgemeinerscheinungen bestehen in Übelkeit, Erbrechen, Speichelfluß, Frost und Hitze mit nachweisbarer Wärmesteigerung, Flimmern vor den Augen, Ohrensausen, Blässe, geistiger und körperlicher Depression, Bewußtlosigkeit, todähnlichem Schlaf, Exophthalmus und Strabismus, sowie bohrendem Augenschmerz und Nebligsehen an derjenigen Körperseite, an welcher das Gift injiziert wurde, ferner in Kollaps und Pulsverminderung noch am fünften Tage nach der Injektion[2]). Dazu kann ein zitternder, unregelmäßiger Herzschlag kommen. Meiner Ansicht nach handelt es sich hierbei um Einwirkungen auf Optikus und Akustikus.

Als Schaumerzeugungsmittel werden für brausende Getränke im wesentlichen alkoholische Lösungen verschiedener Rohsaponine oder

---

[1]) Ransom, D. med. Wochenschr. 1901, Nr. 13. — Hausmann, Zeitschr. f. die ges. Biochemie, Bd. VI, H. 11/12, 1905. — Laube, Zeitschr. f. exp. Path., Bd. 10, 1912.
[2]) Keppler, Berl. klin. Wochenschr. 1878, S. 475, 493, 511.

reinerer Saponine aus Saponaria, Quillaja, als Gommalin, Cremolin, Spumatolin, Lychnol verwendet. Während die einen eine solche Verwendung als unzuträglich bzw. gesundheitsstörend ansehen — in Österreich z. B. dürfen saponinhaltige Nahrungs- und Genußmittel nicht in den Handel gebracht werden und in Deutschland wurde für solche Objekte der Deklarationszwang ausgesprochen — nehmen andere eine tolerante Stellung dieser Frage gegenüber ein.

Meine Auffassung deckt sich mit derjenigen der ersten Gruppe. Ich erblicke in dem Saponingebrauch eine Gefahr generell, vor allem aber für Menschen, deren Magen-Darmkanal in irgendeiner Breite von der Norm abweicht.

Nachweis von Saponin. Man schüttelt mit Chloroform oder Amylalkohol aus und löst den Rückstand nach der Verjagung des Lösungsmittels in Wasser. Diese Lösung besitzt die oben angeführten Eigenschaften der Saponine und färbt sich mit bromhaltiger Schwefelsäure rot.

Saponaria officinalis L. Die Seifenwurzel enthält Saponine. Das Glykosid Saponarin gibt bei der Hydrolyse Glykose und Saponaretin. Säuert man die Lösung von Saponarin in Alkalilauge an, so erhält man darin mit Jodjodkaliumlösung eine Blau- oder Violettfärbung. Nach Trinken einer Tasse eines Aufgusses von Saponaria entstanden: Zittern, Trockenheit im Munde, Mydriasis, Polyurie und Delirien mit Gesichtshalluzinationen.

Agrostemma Githago L.

Die Kornrade, die schon im Mittelalter im Küchengarten von St. Gallen gezogen wurde, enthält zu ca. 6,5 Prozent ein Saponin (Githagin). Das Agrostemmasaponin konnte getrennt werden in neutrales Agrostemmasapotoxin und in Agrostemmasäure. Bei der Spaltung mit Schwefelsäure liefern beide die nämlichen Produkte: Sapogenin und verschiedene Zuckerarten, sicher Glykose und Galaktose, wahrscheinlich auch Arabinose. Ihre Stärkekörper sind kolben- oder walzenförmig. Die Stärkekörnchen geben dem Stärkekörper ein geflecktes Aussehen. Dies für Menschen und viele Tiere giftige Githagin sitzt im Embryo und den Kotyledonen, so daß geschrotete Kornrade genießbar ist. Ich habe viel Kornrade in einem Hafermehl gefunden. Vergiftung ist auch nach radehaltigem Kornkaffee vorgekommen. Eine Sicherheit gibt es nicht, daß Rösten die Giftwirkung ganz aufhebt, auch nicht das Backen. Die hämolytische Wirkung des Sapotoxins aus Agrostemma ist auf eine direkte Schädigung der roten Blutkörperchen, und zwar von deren Oberfläche zurückzuführen, die als eine Art Membran oder Mantelschicht die Blutkörperchen umschließt. Es ist ein Zellgift, da es einzellige Lebewesen, wie Leukozyten, zum Absterben bringt. Das kollagene Bindegewebe nimmt dadurch eine sulziggelatinöse Form an. Die Veränderungen, die Sapotoxin im Verdauungstraktus erzeugt, tragen alle Charaktere der akuten Geschwürsbildung[1]).

Durch 3—4 g Radensamen entstanden bei Menschen: Kratzen im Halse, Übelkeit, Dyspepsie, Bronchitis[2]), auch wohl Kopfschmerzen und

---

[1]) Neumayer, Arch. f. exp. Path. u. Pharmak. 1908, S. 311.
[2]) Lehmann u. Mori, Arch. f. Hygiene 1889, p. 257. — Kruskal, Dorpater Arbeiten 1891, Bd. VI. — Palm, Württ. ärztl. Korresp. 1852. — Malapert u. Bonneau, Ann. d'hyg. publ. 1852, Jaktation. Dort auch: Bellaud (Vergiftung von fünf Menschen im Alter von 14—21 Jahren).

Herzstörungen. In einigen Fällen entstanden, z. B. nach geröstetem Kornkaffee, außerdem noch Leibweh, Durchfälle, Schwindel, heiße Haut, Jaktation, Krämpfe, Koma. Auch den Tod eines Kindes beobachtete man. **Pferde** erkrankten dadurch mit Salivation, Schwellung und Schmerzhaftigkeit von Maulschleimhaut und Zunge, Pharyngitis, Schlingbeschwerden, Laryngitis, auch Symptomen von Spinalmeningitis, Muskelzittern, Steifigkeit, Trismus, vermehrtem Puls und Reizung des Harnapparates. Kühe und Schafe vertragen, wie es scheint, große Mengen von Kornrade gut. Dagegen starb eine Ziege, die 12 Tage lang je 300—500 g Rade verzehrte, nach drei Wochen bei normalem Futter. Die Sektion ergab starke Darmentzündung und ein Exsudat im Rückenmarkskanal. Die Erfahrung kann nicht die neuere Annahme, daß Schweine dagegen immun sind, billigen. Von zwei Schweinen starb eines nach Verbrauch von 20—100 g, während ein anderes, das allmählich davon bis 350 g verzehrte, gesund blieb. Schweine, die kornradehaltiges (6 Prozent) Roggenstroh aufgenommen hatten, erkrankten mit Hämorrhagien der Haut, taumelndem Gang, Starre und Erweiterung der Pupillen, gedämpfter Stimme, blutigem Erbrechen, Fieber, vermehrter Atmung, dunklem Harn und Schluckbeschwerden. Von 48 Tieren starben sechs. Andere solcher Vorkommnisse ergaben das Verenden von 8 unter 20 vergifteten Schweinen, die Schwellungen am Halse und Lähmung des Hinterteils aufwiesen. Sie waren mit Kleie gefüttert worden, die von einem über 50 Prozent Samen der Rade enthaltenden Roggen stammten[1]). Auch Kühe sah man dadurch erkranken und sterben. Es kommt auch zum Verkalben. Hunde werden durch 15—30—50 g vergiftet, aber nicht getötet. Hühner sterben durch 16 g Kornradesamen in fünf bis sechs Stunden. Gelegentlich sah man bei ihnen einen Zustand sich herausbilden, der der Hühnercholera ähnlich war. Bei Tieren soll nach längerer Fütterung Gewöhnung stattfinden, so daß große Dosen ohne Schaden vertragen werden können. Vorhandene Verletzung des Darmkanals begünstigt die Resorption des giftigen Prinzips. Es scheint, daß die Radesamen in verschiedenen Erntejahren nicht den gleichen Giftgehalt haben, da z. B. bei einem Pferde nach Verfütterung mit 4400 g Samen einer Ernte keine, bei einem Pferde nach ca. 300 g einer anderen Ernte erkennbare Symptome erschienen. Die nach dem vorstehenden ganz unverständliche Behauptung, daß die Kornrade bei den Haustieren keine Vergiftung erzeugt, daß vielmehr eine andere durch Bakterieneinwirkung auf die Kornrade entstandene Schädlichkeit zu berücksichtigen sei, ist in allen Teilen falsch.

Das Brot, das Kornrade enthält, soll bläulich sein. Schüttelt man 2 g damit verunreinigten Mehles mit salzsäurehaltigem Alkohol, so erscheint die überstehende Flüssigkeit orangegelb. Kocht man das Mehl oder das Brot mit verdünnter Natronlauge, so entsteht bei Anwesenheit der Kornrade eine fahlgelbe Farbe, die rasch in Kupferrot übergeht. Spektroskopisch erkennt man jetzt eine Absorption zwischen D und E.

Stellaria graminea L.

Die **Gras-Miere** ruft bei Pferden Steifheit der Glieder hervor. **St. helodes M. B.** soll nur in trockenem Zustande bei diesen Tieren an-

---

[1]) Sabatzky, Arch. f. Tierheilk., Bd. 24, S. 299. — Gips, ibid. Bd. 22, S. 348.

fangs Tobsucht, dann eine Art Lähmung erzeugen, die 36—48 Stunden anhält. Hetzen bis zur Erschöpfung soll heilend wirken.

Nymphaceae.

Nelumbium speciosum Willd. Der Lotos enthält ein Alkaloid, das als Herzgift wirken soll.

Hypericineae.

Hypericum crispum L. ist nur für w e i ß e Schafe, die damit gefüttert werden, ein unter Hautentzündung und Krämpfen tötendes Gift. **H. perforatum** L., J o h a n n i s k r a u t, J o h a n n i s b l u t, H e x e n k r a u t, enthält gelben und roten Farbstoff. Der letztere weist zwei Absorptionsstreifen auf. Tiere, die damit gefüttert werden, erkranken an der Haut, bekommen Speichelfluß, Pferde Nervensymptome wie Erregung bzw. Lähmung. Sie zeigen Abstumpfung, Schwanken, pendelähnliche Bewegungen des Kopfes, erweiterte Pupillen, Konjunktivitis u. a. m. Zu einem Teil handelt es sich, wie bei der vorigen Art, um photodynamische Wirkungen[1]) auf die sensibilisierten Gewebe. Der rote Farbstoff läßt spektroskopisch zwei Absorptionsstreifen erkennen, die denen des Oxyhämoglobins ähnlich sind.

Guttiferae.

Garcinia Morella Desr.

Der Milchsaft liefert die Malerfarbe Gummigutt mit seiner Harzsäure (G a m b o g i a s ä u r e). Gummigutt erzeugt örtlich eiterige Entzündung. Nach 0,2—0,3 g treten Leibschmerzen, Tenesmus und Erbrechen auf. Den Tod können 4 g durch Gastroenteritis herbeiführen. Kinder vergiften sich häufig, ohne daß die Ursache immer erkannt wird, wenn sie beim Tuschen mit Gummigutt den Pinsel mit dem Mund befeuchten. Nach 8 g treten Erbrechen, Durchfall und Abort ein. Bei damit vergifteten Tieren fand sich der Magen leicht, die untersten Darmabschnitte stärker entzündet.

Zum N a c h w e i s e wird der angesäuerte Magen- und Darminhalt oder der Harn, in welchen kleine Mengen Gambogiasäure übergehen, mit Petroläther oder Alkohol extrahiert, der Alkohol verjagt und der Rückstand mit Chloroform ausgezogen. Nach dem Verdunsten desselben bleibt die gelbe, mit Soda rot werdende Gambogiasäure zurück.

Morisons Pillen enthalten G u t t i neben Aloe, Skammonium, Koloquinthen. Sie veranlaßten in einem neueren Falle bei einem elfjährigen Kinde (28 Pillen) Erbrechen, Delirien und den Tod. Schon vor langer Zeit sah man danach Amaurosis, sowie andere schwere Symptome selbst mit tödlichem Ausgang eintreten.

Garcinia Forsteriana Bl. Der Saft ist stark giftig.

Calophyllum Inophyllum L. wird als Fischgift gebraucht. Die Giftwirkung des wirksamen Bestandteils beginnt in einer Verdünnung von 1 : 10 000. Die Tiere sterben bei einer Konzentration von 1 : 3000. Es scheint sich um ein Herzgift zu handeln. Ebenso wirkt **C. montanum** V i e i l l.

---

[1]) Vergl. Kapitel: Photodynamische Wirkungen.

Mammea americana L. ist in seinem Blättersaft giftig. **Clusia macrocarpa** Spreng. liefert eine Art Gummigutt, das giftig wirken kann.

Ternstroemiaceae.

Caryocar glabrum Pers. (Saouari glabra Aubl.) Der Saft betäubt Fische. In den Früchten findet sich eine mit Wasser schäumende Substanz (Saponin?).
Schima Noronhae Rnwdt. (Gordonia javanica Hock.) Die Rinde ist ein Fischgift in Niederl. Indien.
Camellia Sasanqua Thunb. (Thea oleosa Lour.) Die Pflanze betäubt Fische. Die Samen enthalten Saponin. **C. theifera Griff.** besitzt in den Samen das saponinartige Assamin.
Llanosia Toquian Blanco Fl. Fil. Die Rinde dient auf den Philippinen als Fischbetäubungsmittel.
Caraipa fasciculata Camb. Der Rindensaft verursacht an der Haut Pusteln.

Thea Chinensis.

Akute und chronische Vergiftungen durch Tee[1]) haben ihren Hauptgrund in seiner Verwendung als erregendes Genußmittel. Sie bauen sich wesentlich auf den Gehalt seiner Inhaltsstoffe, Purinbasen, zumal des Koffeins, auf. Immer sind es entweder eine besondere Individualdisposition, oder der Mißbrauch, der zu Geundheitsstörungen führt. Aufgüsse von etwa 20 g und darüber können bei Menschen Herzstörungen hervorrufen, die keinen konstanten Typus tragen, insofern Mehr- oder Minderarbeit vorkommt. Gewöhnlich besteht Irregularität des Pulses. Dazu kommen, z. B. nach Aufgüssen von 40 bis 300[2]) g, Herzklopfen, Schwindel, Harndrang, Ohnmachtsgefühl, auch Übelkeit und Erbrechen, Sausen im Kopfe, seufzende, langsame Atmung, starke Depression, Unbesinnlichkeit, Muskelzittern u. a. m. Die Magensaftsekretion wird durch einen Teeaufguß gehemmt.

Es wiederholt sich bei diesem Genußmittel, was sich bei den anderen in dieser Gruppe stehenden in Lob und Verurteilung abgespielt hat. Wissenschaft und Erfahrung können die letztere nicht billigen. Neben der Xanthinverbindung Koffein, die sich darin bis zu 4,5 Prozent finden kann, enthält der Tee freilich noch Theophyllin (Theozin), ein Dimethylxanthin und andere, wie ich glaube, wirkungsbeteiligte Basen. Sie wirken gleichsinnig, das Theophyllin aber besonders stark. Instinktiv hat man, schon ehe man diese Stoffe kannte, diesem Umstande Rechnung getragen und für eine Tasse Tee viel weniger von den Blättern verwendet als von den Kaffeebohnen. Es ist unleugbar, daß der mißbräuchliche Genuß von viel und konzentrierten Teeaufgüssen, schon mit Rücksicht auf das Theophyllin, das für sich allein bei unvernünftiger arzneilicher Anwendung Krampfsymptome hervorrufen kann, bei dafür empfindlichen Menschen Befindensstörungen zu veranlassen vermag. Ein Mann, der von Jugend an übertriebene Mengen davon aufzunehmen gewohnt war und schließlich zu einem

---

[1]) Siehe auch Coffea arabica.
[2]) Spillmann, Revue médic. de l'Est 1901, 15. janv. — Wood, Medic. News 1894, 3. Nov., p. 486 u. 1895. — Campbell, Lancet 1898, I, p. 717. — Wolfe, Brit. med. Journ. 1879, II, p. 328.

Tagesverbrauch von 30 Tassen gelangt war, zeigte neben den Symptomen der Blutarmut Atembeklemmungen und Halluzinationen. Man lernte sogar Menschen kennen, die zwei bis dreizehn Liter Teeaufguß oder gar 240 g Tee und noch mehr täglich verbrauchten. Die stärksten Vergiftungsformen beobachtet man bei den Teekostern (Tea tasters) in Ostasien und Amerika, die berufsmäßig den Wert der Teesorten — oft 200 Male täglich — durch Kosten an Aufgüssen bestimmen müssen. Sie bekommen Störungen der Magen- und Darmfunktionen, Fahl- oder Gelbsein der Haut, vor allem aber Unordnungen in den Leistungen des Nervensystems: Kopfschmerzen, Hypochondrie, Gedächtnisschwäche, Sehstörungen, auch Unsicherheit im Gebrauche der Beine, und angeblich auch Leberverkleinerung. Es scheint aber, als ob auch der Mißbrauch des Teegetränks durch andere Menschen in irgendeiner Beziehung zu Störungen in der Leber stehen könne. Vielleicht wird diese Annahme durch Tierexperimente gestützt, aus denen hervorgeht, daß als Vergiftungsfolgen durch Tee Leberveränderungen und akute Nierenentzündung entstehen können. In die gleiche Gruppe gehört das gelegentlich einmal beobachtete tägliche Essen von großen Mengen — bis zu einem halben Pfund — der Teeblätter. Nach dieser Verirrung stellte sich Delirium ein. Wie auch Tiere durch Fressen von Teeblättern beeinflußt werden können, ersieht man aus dem folgenden Vorkommnis: Ein Pferd ließ Zeichen von Gehirnkongestionen erkennen, lag am Boden, schlug um sich, sprang auf, riß sich los, drehte sich auf den Hinterfüßen einige Male im Kreise, taumelte und fiel nieder, stand aber wieder auf und bewegte sich in gerader Richtung etwa 30 m weit nach rückwärts, drehte sich wieder wie früher und stürzte in gleicher Weise hin. Das Tier, ein Militärpferd, wurde getötet. Es hatte aus einem Sacke, in den etwa 5 Kilo Tee verpackt und in den darüber Mais geschüttet worden war, bei der Abendfütterung als letztes der Pferde, die aus dem Sacke fraßen, die ganze Teemenge verzehrt.

Unangenehme Erregungszustände veranlaßt auch die in England verbreitet gewesene und vielleicht noch bestehende, zumal von Damen geübte Unsitte, Zigaretten, angeblich aus Haysantee, zu rauchen. Eine solche rauchte davon beim Arbeiten 20 bis 30 Stück. Dabei geht das Koffein des Tees zu etwa einem Viertel bis drei Vierteln des ursprünglichen Gehalts von etwa zwei Prozent in den Rauch über und kann in die Lungen gelangen. Die Folgen bestehen in Zittern, allgemeiner Unruhe, Herzklopfen usw. Der psychische Erethismus, den ein übermäßiger Teegenuß erzeugt, kann auch Halluzinationen des Gesichts und Gehörs hervorrufen. Dies wird verständlicher, wenn man weiß, daß ein akuter Exzeß im Teetrinken und Teekauen eine dem akuten Alkoholismus ähnliche Teetrunkenheit veranlassen kann. Derartiges kann man in Teestuben von Samarkand gar nicht so selten beobachten. Sehschwäche stellte sich ein, bisweilen auch Diplopie und partielles Skotom für Rot — nach zwölf Tassen Tee täglich vier Jahre lang. Zweifelhaft ist die Angabe, daß zu reichlicher Teegenuß Erweichung des Glaskörpers veranlaßt habe.

Durch Umschläge mit Teeblättern auf das Auge soll eine mit Schwellung und Rötung der Lidränder und Augapfelbindehaut einhergehende Konjunktivitis entstehen können. Die Karunkel und die Plica semilunaris zeigen sich dabei geschwollen und haben ein eigentümliches glänzendes und durchscheinendes Aussehen.

Dipterocarpeae.

Dryobalanops Camphora Colebr.

Der malayische Kampferbaum liefert Borneol oder Borneokampfer ($C_{10}H_{18}O$). Im Tierkörper entsteht daraus Borneolglykuronsäure. Bei Fröschen zeigte sich nach 0,03 g Borneol: Aufhören aller Bewegungen, Atemstillstand und Tod, bei Kaninchen Lähmung der Bewegung und nach großen Dosen auch der Empfindung und Reflextätigkeit, Sinken des Blutdrucks und der Herztätigkeit. Der Tod erfolgt durch Lähmung der Medulla oblongata[1]).

Ancistrocladus Vahlii Arn. In der Rinde und den Blättern findet sich ein Alkaloid. Das aus den letzteren gewonnene liefert ein kristallinisches Chlorhydrat. Es macht bei Fröschen Pupillenverengerung, Krämpfe und Atmungsstillstand.

Dipterocarpus turbinatus Gaertn. liefert einen Gurjunbalsam. Dieser ruft oft Erbrechen, Kolik und Diarrhöen, auch juckendes Gefühl in der vorderen Harnröhre hervor. Der danach gelassene Harn enthält Harze, die auf Salpetersäurezusatz ausfallen.

Malvaceae.

Plagianthus spicatus Benth. Wenn die Pflanze in Samen steht, soll sie in Südaustralien Hornvieh und Schafe, die davon fressen, vergiften.

Sida rhombifolia L. tötet junge Hühner, welche die Samen fressen, durch innere Entzündung. **S. asiatica** soll Schlaf erzeugen.

Hibiscus Rosa sinensis L. soll Abort und **H. urens L.** Urticaria bei Berührung veranlassen.

Gossypium herbaceum L.

Die als Viehfutter gebrauchten Preßkuchen der Baumwollensamen oder das Baumwollensaatmehl haben oft bei Schafen, Kälbern, Rindern den Tod durch Kachexie oder unter Gastroenteritis, Blutharnen und Ikterus herbeigeführt. Die ersten Krankheitserscheinungen bestehen in anhaltendem mit schmerzhaftem Drängen verbundenen Urinbeschwerden. Bald folgt ein lähmungsartiger Zustand der Blase. Harnträufeln und schließlich hört die Harnabsonderung trotz heftigen Drängens ganz auf. In anderen Fällen traten erst Magenbeschwerden oder Trommelsucht nach dem Fressen von Baumwollsaatmehl auf. Nieren und Darm wurden entzündet und in Körperhöhlen Transsudation gefunden. An den Nieren bestanden Verfettung der Epithelien der gewundenen Harnkanälchen, Sklerotisierung der Glomeruli, Endo- und Periarthritis der Vasa afferentia und efferentia. Blutungen im Darm, Hepatisation in den Lungen. Die Erkrankung setzte nach drei bis vierwöchentlicher Fütterung ein. Der Gesamtverbrauch bis zum Tode betrug etwa 2—3 Kilogramm. Die Symptome traten heftig auf und dauerten nur 24 bis 48 Stunden.

Durch übermäßige oder ausschließliche Ernährung von Tieren mit Baumwollsamen kann auch die „Baumwollsamenblindheit" entstehen. Viele Rinder einer Herde wurden dadurch amblyopisch, andere amauro-

---

[1]) Pellacani, Arch. f. exp. Pathol., Bd. XVII, p. 388.

tisch, alle aber wiesen entzündete Augen auf. Nebenher zeigten sie einen unsicheren, schwankenden Gang, eine schnelle, mühsame Atmung, Durchfall, Verlust des Wiederkäuens, Zittern der Glieder, Fieber und allgemeine nervöse Störungen. Schwer befallene Tiere können sich, wenn sie hingefallen sind, kaum oder nicht wieder erheben. Die Atmungsstörungen können Erstickungsgefahr veranlassen. Bisweilen erscheint Venenpuls. Die ersten akuten Störungen am Auge, die bisweilen nur einseitig auftreten, werden oft wegen ihrer kurzen Dauer nicht gesehen. An der Kornea entstehen Abszesse von der Größe einer kleinen punktförmigen Ulzeration bis zu einem bauchig vorspringenden Staphylom, das die ganze Kornealfläche einnimmt, und stellenweise die tieferen Gewebe in Mitleidenschaft zieht. Bei manchen Tieren entleert sich Eiter, der über das Gesicht läuft und stellenweise die Haut exkoriiert. Wo nur ein opaker Fleck sichtbar ist, da enthüllt eine nähere Untersuchung das Vorhandensein eines kleinen Geschwürs, das staub- oder sandförmige Körnchen enthält. Die Flecke sitzen zumeist tief in der Hornhaut und sind scharf umschrieben, die größeren haben ihren Sitz auf der Hornhautoberfläche. Entzündung an den Konjunktivae fehlt, ebenso eine Vaskularisationszone am Kornealrande. Die staphylomatöse Vorwölbung kann den Lidschluß verhindern; in solchen Fällen erschien das zurückgezogene obere Augenlid als ein über der unbedeckten Hornhaut liegender geschwollener Körper. Wo die Abszesse sich auf die Hornhaut beschränkten, da wurden die hinteren Augengewebe, einschließlich des Sehnerven normal befunden.

Es handelt sich hier meiner Auffassung nach nur um die Wirkungsfolgen giftigen Pflanzeneiweißes. Nach einer subkutanen Injektion von 150 ccm Mazerationsflüssigkeit aus Baumwollensamen kamen bei einem Hunde Diarrhöe und nach 18 Stunden der Tod.

Bombax globosum Aubl. Die Rinde wirkt stark brechenerregend.

Sterculiaceae.

Theobroma Cacao. Im K a k a o findet sich das T h e o b r o m i n, ein Dimethylxanthin. Bei einer geeigneten individuellen Empfindlichkeit kann die Zubereitung des Kakao, die man als S c h o k o l a d e bezeichnet, amblyopische Zustände erzeugen. So wurde schon vor zirka 90 Jahren mitgeteilt, daß eine Frau jedesmal amaurotisch wurde, wenn sie Schokolade getrunken hatte. Erklärlich ist es nicht, weshalb solche Störungen nicht durch Kakao, sondern gelegentlich nur durch Schokolade erzeugt werden sollen. So bekam ein 54jähriger, zeitweilig gichtischer Mann, anfallsweise migräneartige Kopfschmerzen mit eigentümlichen f l i m m e r n d e n B e w e g u n g e n v o r d e n A u g e n, die dazu führten, daß auch große Gegenstände nicht gesehen wurden. F i n g e r z ä h l e n w a r n u r a u f k u r z e E n t f e r n u n g m ö g l i c h. Restitution erfolgte gewöhnlich nach etwa einer halben S t u n d e. Man schrieb die Anfälle von Flimmerskotom allen möglichen Ursachen, von der Gicht bis zum Alkohol, zu. Viele Ärzte Amerikas und Europas bemühten sich vergeblich um die Heilung des Mannes. Man erkannte schließlich zufällig, daß es Schokolade war, die die Anfälle verursachte. K a k a o e r z e u g t e n i c h t d i e A n f ä l l e, a u c h n i c h t V a n i l l e u n d a n d e r e G e w ü r z e. Dieses Resultat bestätigt die Annahme, daß Schokolade gelegentlich die Sehzentren affiziert[1]). Nach einem übermäßigen Gebrauch von Kakao, täglich 100 g, zehn Tage lang, stellten sich Pulsbeschleunigung, bzw. Pulsverlangsamung, Schweiße, Gesichtsblässe und Kopfschmerzen ein[2]).

Die Preßrückstände von Kakao (Kakaokuchen) haben öfters Pferde vergiftet. Es starben auch fünf Truppenpferde unter den Erscheinungen einer Koffeinvergiftung, nachdem sie fünf Tage hindurch täglich 1,5 Kilogramm gemahlene Kakaoschalen als Ersatz für Hafer bekommen hatten. Diese Schalen haben noch 0,7 Prozent Theobromin und angeblich etwa 0,2 Prozent Koffein.

Sterculia acuminata Beauv., Kolanuß. Der die Nuß liefernde Baum kommt von den Küstengebieten Westafrikas bis in das Mandingoreich und weiterhin bis tief in den Sudan und das Monbuttureich hinein vor. In jenen Gebieten wird die Nuß zum Kauen, seltener in Aufgüssen verwendet. Ihr wirksames Prinzip ist Koffein, das zu zwei Prozent neben 0,4 Prozent Kolatin darin vorkommt. Das Kolarot ist wahrscheinlich ein Oxydationsprodukt des letzteren. Die Nuß ruft eine Erregungswirkung auf das Gehirn hervor, die sich u. a. in einer Verscheuchung des Schlafes und erhöhter Muskelenergie und Ausdauer in der Arbeit ohne Ermüdungsgefühl äußert. Bei individueller Empfindlichkeit kann auch einmal eine abnorme, unangenehme Koffeinwirkung auftreten.

Guazuma tomentosa H. B. & K. Die Früchte sollen in Indien den plötzlichen Tod eines Menschen veranlaßt haben, nachdem nur enteritische Erscheinungen vorangegangen waren.

Tiliaceae.

Corchorus capsularis L. Die Samen der Pflanze sind giftig. Eine Handvoll tötet ein Pferd oder ein Rind. Das Gift ist ein sehr bitter schmeckendes, der Wirkung nach zur Digitalisgruppe gehörendes Glykosid. Es ist ein Vagusgift. Corchorin, das Pferde zu 0,003 g pro Kilo Gewicht (subkutan) tötet, ist ein „Vagusgift".

Grewia asiatica L., G. mallococca L. und andere Arten dienen in Brasilien, resp. auf Ceram als Fischbetäubungsmittel und in Indien soll aus der Frucht der ersteren durch Fermentation ein alkoholisches Getränk bereitet werden.

Linaceae.

Linum usitatissimum L.

Das Leinsamenmehl enthält ein Glykosid Linamarin, das sich bei Gegenwart von Leinsamenemulsion in Blausäure, Zucker und ein Keton spaltet. In einer Massenvergiftung von Pferden beobachtete man: frequenten, kleinen Puls, Erweiterung der Pupille, Beschleunigung der Atmung, Kolik mit Diarrhöe oder Verstopfung, Schwäche im Hinterteil, Benommensein u. a. m. Die Sektion ergab: akute Nephritis, Lungenödem, kapilläre Extravasate an den Hirnhäuten. Für gewöhnlich liefert das Leinsamenmehl nicht mehr als 0,025 Prozent Blausäure. Durch ein solches,

---

[1]) Wood, New York Medic. Record 1895, p. 843.
[2]) Neumann, Arch. f. Hygiene 1906.

das 0,048 Prozent enthielt, gingen Kälber, denen man es nach dem Anrühren mit lauwarmem Wasser verabfolgte, schnell zugrunde. Die **Leinsamenkapseln** vergiften ebenso. Schweine gingen dadurch zugrunde. Man fand bei ihnen blutige Transsudate in Brust- und Bauchhöhle und Fettentartung von Leber und Nieren.

Der **geröstete Flachs** kann Tiere vergiften und das Wasser, in dem Hanf längere Zeit mazeriert worden ist, ist giftig. **Leinöl**, das zum Backen von Pfannkuchen benutzt worden war, soll eine Frau, trotzdem Erbrechen sich eingestellt hatte, getötet haben. Kälber, die mit Placenta semin. lini (Leinölkuchen) gefüttert worden waren, bekamen eine typische Blausäurevergiftung, die durch das in den Leinsamen enthaltene Glykosid Linamarin bedingt wird. Die Giftwirkung geht verloren, wenn das Leinsamenmehl auf 100° C erhitzt wird. Dadurch wird das Linamarin spaltende Ferment beseitigt.

Linum catharticum wirkt purgierend. Pferde sollen dadurch unter verstärkter Herztätigkeit und Durchfall gestorben sein.

Erythroxyleae.

Erythroxylon Coca Lam.

Sowohl das übermäßige Kauen der Blätter dieses Strauches, deren Gebrauch als Genußmittel die Spanier in Südamerika schon vorfanden, als auch der arzneiliche oder der narkomanische Gebrauch des **Kokains**, eines Methylderivats des Benzoylekgonins, können Vergiftungen erzeugen. Das Kokain gehört zu den gefährlichsten und unberechenbarsten Stoffen. Gelegentlich kam dadurch einmal ein Selbstmord vor. Die Hauptmasse der Vergiftungen gehen auf den chronischen Gebrauch als Genußmittel zurück.

Bei Fröschen wirken 0,002 g Kokain giftig. Die sensiblen und motorischen Nerven werden weniger erregbar, die Atmung zum Stillstande gebracht und die Herztätigkeit bis zum diastolischen Stillstande verlangsamt. Für Kaninchen sind subkutan 0,1 g, für Meerschweinchen 0,025 g pro Kilo, für Hunde 0,2—0,3 g tödlich. Bei einer großen Hündin entstand nach subkutaner Injektion von 0,15 die schwerste Vergiftung. Gerade bei Hunden schwankt die Empfindlichkeit hierfür sehr stark. Sie zeigen Pendelbewegungen des Kopfes (Reizerscheinungen seitens der Bogengänge), Reitbahnbewegungen mit häufigem Niederstürzen, Schäumen, Speicheln und enden unter Krämpfen durch Lähmung des Atmungszentrums. Die Pupille ist bei Warmblütern erweitert. Für **Psikain** ist die tödliche Dosis für Meerschweinchen 0,035 g und für Tutokain 0,096 g pro Kilo Tier.

Die Vergiftungsursache bei Menschen war selten der Selbstmord. Hierfür verschluckte eine Frau Zahntropfen, die 0,05 g Kokainhydrochlorat enthielten. Sie bekam danach nur Kollaps mit Kribbelempfindungen[1]). Häufiger entstanden in neuester Zeit durch Verwechselung Vergiftung und

---

[1]) **Luther**, Ther. Mon. 1893, S. 92. — **Erzer**, D. Zeitschr. f. ger. Medizin, Bd. 4. — **Ploss**, Schmidts Jahrb. 1863 (Selbstvergiftung mit einem **Cocablätterauszug** aus 1 Kil. Trockenheit im Halse, Schwindel, Urinretention für 24 Stunden).

Tod, so z. B., daß einem Manne vor einer Nasenoperation statt einer halbprozentigen Novokainlösung eine zehnprozentige Kokainlösung injiziert wurde. Alsbald setzte ein Starrkrampf ein und der Tod erfolgte nach wenigen Minuten. Ähnliche Vorfälle ereigneten sich bei einem Kinde und einem Soldaten. In diesen drei Malen griff der Strafrichter ein. Auch die Einspritzung einer zu hochkonzentrierten statt einer richtigen Lösung hat Menschenleben gekostet. Mehrfach wurden Menschen vergiftet, die zum Experiment Kokain erhalten hatten, z. B. 1 g in einer Stunde subkutan[1]). Ein einziger französischer Gerichtsarzt begutachtete in zwei Jahren elf tödliche Kokainvergiftungen. Die Hauptmasse der Verunglückungen durch Kokain ist auf unrichtige Dosierung des Mittels und ein Bruchteil derselben auf eine besondere individuelle Empfindlichkeit des Behandelten zurückzuführen[2]). Dazu kommt als Besonderheit der gewohnheitsmäßige Gebrauch des Kokains als Rauschmittel durch sehr viele Tausende verlorener Menschen.

Die tödliche Dosis schwankte in großer Breite. Sie betrug als kleinste 0,04 g. Dadurch starb eine 71jährige Frau, bei der die Injektion in ein unteres Augenlid gemacht worden war. Auch nach 0,08 g, 0,1 g, 0,21 g, 0,72 g bzw. 0,9 g, 1,2 g, 2,7 g erfolgte der Tod[3]). Schon daraus geht hervor, daß individuelle Verhältnisse den Verlauf der Vergiftung beeinflussen. Dafür sprechen auch die Tatsachen, daß Wiederherstellungen nach fast ebenso großen Dosen zustandekamen. Nach innerlicher, subkutaner, nasaler, rektaler oder urethraler Einführung von 0,288 g oder 0,5 g, 0,6, 0,7 und 0,8 g, ja sogar nach 1,5 und 1,25 g erfolgte Wiederherstellung[4]), im letzteren Falle nach antidotarischem Gebrauch großer Opiummengen und nachdem am vierten Tage ein Rückfall nach scheinbarer Besserung eingetreten war[4]).

Ich habe die Überzeugung, daß der Status thymicus für den schlechten Ausgang ursächlich nicht in Frage kommt. Die ersten Vergiftungserscheinungen können sich unmittelbar an die Beibringung anschließen. Nach Einspritzung einer 20prozentigen Lösung verschied ein Kranker fast blitzartig, in anderen Fällen dauerte es 15 Minuten bis zu 3½ Stunden, bis der Tod eintrat. Nachwirkungen können lange anhalten, auch bei Tieren. Eine Katze, der fünf bis sechs Tropfen einer vierprozentigen Lösung in den Konjunktivalsack gebracht worden waren, bekam nach fünf Minuten Krämpfe und erholte sich erst nach 14 Tagen. Wochenlang dauerten die Symptome z. B. bei einem jungen Manne an, der, schon mehrfach unter Kokain an der Nase operiert, bei einer erneuten Verwendung wegen eines unbedeutenden Eingriffs sofort hinstürzte und Atmungsstillstand, Pupillenstarre und Körpersteifigkeit,

---

[1]) W a y , Medical News Philadelph. I, p. 486. — M o r e a u , Gaz. hebdom 1888. — E m e r s o n , Medic. News 1888, u. andere.

[2]) L. L e w i n , Die Nebenwirk. d. Arzneimittel, 3. Aufl., S. 209. Dort das eingehende Material.

[3]) A b a d i e , Société d'Ophthalm. de Paris, 1888, 2. Oct. — S a d l e r , Curgenven Quarterly med. Journ. 1896, Nr. 1. — R e c l u s , Soc. de Chirurg. 1894, 21. Mars. — Z a m b i a n c h i , Brit. med. Journ. 1889, II. p. 383. — M o n t a l t i , ibid.

[4]) R i c c i , D. med. Wochenschr. 1887, p. 894. — P a c a u d , Revue gén. de Clinique 1895, Nr. 15. — Münch. med. Woch. 1904, Nr. 8. — S t e i n , Prag. med. Wochenschr. 1889, Nr. 32. — V i n o g r a d o f f , Lancet, 1889, 28. Sept

aber normale Herzarbeit aufwies. Auch Monate können bis zur Wiederherstellung vergehen. In einem Falle von Kokain-Selbstmord fand sich in der Leiche bedeutungslose Blutüberfüllung sämtlicher Organe. Das Blut war flüssig geblieben. An den Leberzellen bestand eine geringe Nekrotisierung, Aufhellung, Vakuolisierung und z. T. Verfettung. Auch die Nieren waren verfettet[1]).

Unangenehme Wirkungen erscheinen nach Einführung des Mittels in den Magen am langsamsten; doch gibt es hiervon auch Ausnahmen. Nach der Anwendung am Auge, anderen Schleimhäuten oder vom Unterhautzellgewebe aus beobachtete man sie schon nach wenigen Sekunden oder Minuten. Die Einbringung von 0,2—0,8 g Kokain in die Urethra ließ schwere Nebenwirkungen resp. den Tod unmittelbar darauf eintreten. Nach Einspritzung durch die Tube in die Paukenhöhle[2]) erschienen sie nach ¼—1½ Stunden, und nach einer Kehlkopfwaschung mit einer zweiprozentigen Lösung stellten sie sich 3½ Stunden später ein und verliefen tödlich[3]). Ein Kranker hatte 0,01 g salzsaures Kokain erhalten, war operiert und verbunden worden, nach Hause gegangen und stürzte dann erst plötzlich hin und zeigte Nebenwirkungen. Die Dauer derselben schwankt zwischen fünf Minuten und mehreren Tagen. Nach Einspritzung in die Paukenhöhle bestand noch nach mehr als 24 Stunden Schwindel und Erbrechen und noch nach drei Tagen Oppressionsgefühl auf der Brust. Bei einem Mädchen, das ca. 0,1 g in das Zahnfleisch injiziert erhalten und danach u. a. Krämpfe bekommen hatte, waren nach 40 Stunden noch Bewegungsstörungen und nach sechs Tagen noch Kardialgie vorhanden.

Die Form und der Ort der Anwendung ist für Gestaltung und Verlauf der Kokainwirkung bedeutungslos. Lösungen, Pillen, Pulver, Suppositorien, Vaginalkugeln usw. haben Nebenwirkungen erzeugt. Die subkutane Einspritzung, sowie die Einspritzung in Körperhöhlen, in die Tunica vaginalis, die besonders leicht resorbiert, in die Portio, in die Harnblase, Urethra, den Uterus, durch die Tube in die Paukenhöhle, in das Zahnfleisch, die Einträuflung in das Auge, das Bepinseln der Mundhöhle, des Rachens, der mittleren Nasenmuschel, des Kehlkopfes, das Einlegen von Wattebäuschen, die mit Kokainlösungen getränkt waren, in Wunden oder an das Zahnfleisch, die Verwendung für die Lumbalanästhesie u. a. m. haben Nebenwirkungen oder den Tod hervorgerufen[4]). Hieraus geht schon hervor, daß die Resorption leicht von jeder Schleimhaut aus vor sich geht. Die Harnblase an sich resorbiert nicht[5]). Trotzdem ist es nicht angängig, größere Mengen in sie einzubringen, weil von dem hintersten Teil der Urethra Resorption erfolgen kann, oder von den Ureteren oder dem Nierenbecken, falls durch Antiperistaltik Blaseninhalt in diese gedrungen ist. Tatsächlich wurden auch nach Einspritzung von Kokainlösungen unan-

---

[1]) Erzer, D. Zeitschr. f. die ges. ger. Medizin, Bd. 4, S. 29.
[2]) Kieselbach, Monatsschr. f. Ohrenkunde 1882, Nr. 9.
[3]) Long, American Lancet, 1886, Vol. X, p. 404.
[4]) Wessinger-Hovell, New York med. Journ. 1890, Nr. 3. — Schwabach, Ther. Monatsh. 1890, Nr. 3. — Grassmann, Münch. med. Woch. 1896, Nr. 6. — Weinreich, Berl. klin. Wochenschr. 1896, Nr. 12. — Niemeyer, D. Monatsschr. f. Zahnheilk. 1889, S. 193. — Menzel, Wien. med. Wochenschr. 1922. — Laaser, Allg. med. Zentralbl. 1895, 13. Nov.
[5]) L. Lewin, Arch. f. exp. Pathol. u. Pharmak. 1896, Bd. 37. — Arch. f. path. Anat., Bd. 134.

genehme Wirkungen, wie Übelkeit, abnormer Bewegungstrieb, geistige Alienation u. a. m. beobachtet. Die Meinung, daß Anwendung des Mittels am Kopf und Gesicht und den damit zusammenhängenden Höhlen besonders gefährlich sei, weil eine unmittelbare Wirkung auf das Gehirn dadurch bedingt werde, und eine andere, nach welcher Einspritzungen im Bezirke des Trigeminus eine intensivere Wirkung als an den Extremitäten veranlasse, findet durch die Erfahrung keine genügende Stütze und kann auch nach allgemein pharmakologischen Grundsätzen nicht zutreffen, da von jeder Körperstelle genügend resorbiert werden kann, um Schaden stiften zu können.

Allgemein erzeugt Kokain nach einer primären Erregung des Zentralnervensystems motorische, sensible und sensorielle Lähmung. Peripherisch greift es den Sympathikus und die sensiblen Nervenendigungen an Schleimhäuten, serösen Häuten usw. im Sinne der Herabsetzung bzw. Ausschaltung der Erregbarkeit an. Dem Kokain wird auch eine schädigende Einwirkung auf die Oxydationskraft des Organismus zugeschrieben. Er verlöre die Fähigkeit, den produzierten Zucker und die nach Elimination des Kokains produzierte Glykuronsäure vollkommen zu oxydieren[1]). Auch Auflösung der roten Blutkörperchen soll dadurch zustandekommen. Verschiedentlich sah man Drüsensekretionen, z. B. die der Brustdrüse, unter Kokaingebrauch abnehmen. Kumulative Wirkungen und Gewöhnung bewirkt ein wiederholter Gebrauch bei Disposition.

Die akute Vergiftung.

Örtliche Wirkungen spielen sich häufig am Auge ab. Abgesehen von unangenehmen subjektiven Symptomen, an deren Entstehen die Ischämie der Schleimhäute beteiligt ist, kommen objektiv Entzündungserscheinungen vor: Konjunktivitis, Tränenfluß, Lichtscheu, Hornhauttrübung, auch Lidödem, Chemosis und Blutungen in die Bindehaut. Lidspalte und Pupillen erweitern sich. Weiter entstehen bisweilen: Lateraler Nystagmus mit Zuckungen, Akkommodationsparese, Mikropsie und an der Hornhaut, abgesehen von Trübungen und Abblätterungen des Epithels, die mit einem Vertrocknungsvorgange im Zusammenhange stehen, noch Bläschen-Keratitis, Geschwüre. Gelegentlich kommt es zu einer glaukomatösen Drucksteigerung und wiederholt entstand eine Panophthalmitis 10 bis 12 Stunden nach der Kokainanwendung für Kataraktoperationen bzw. die Iridektomie. Lähmungsvorgänge am Auge können schnell einsetzen und schnell schwinden. Einem 16jährigen Menschen wurde die linke Nasenscheidewand mit Kokainlösung gepinselt. Darauf erfolgte Kollaps und anschließend stellten sich eine Ptosis des linken oberen Lides und fast vollständige Ophthalmoplegia externa und interna sowie Reaktionslosigkeit der Pupillen ein. Diese Symptome waren schon nach einer halben Stunde geschwunden[2]). Durch örtliche und resorptive Wirkungen, wesentlich jedoch durch die letztere kommt es gelegentlich zur plötzlichen Erblindung. Diese entstand z. B. bei einer Frau, der man sechs Tropfen einer 20prozentigen Lösung zwischen Zahnfleisch und Alveole injiziert hatte. In einer Stunde erfolgte Wiederherstellung, in einem anderen Falle

---
[1]) Wohlgemuth, Berl. klin. Wochenschr. 1904, Nr. 41.
[2]) Menzel, Wien. med. Wochenschr. 1922.

nach vier Stunden. Vereinzelt kam es zu Hemianopsie, häufiger zu Makropsie und Pupillenstarre.

Nach subkutaner Einspritzung wurde wiederholt Nekrose des betroffenen Gewebes beobachtet. Nach eigener Beobachtung eines solchen Falles bin ich zu der Überzeugung gelangt, daß bestimmend für ein solches Ereignis die durch Kokain bedingte Gefäßkontraktion neben dem Drucke des längere Zeit liegenden Verbandes wirken. Bei einer Frau entstanden nach Einspritzung von 0,03 g Kokainhydrochlorid in die große Zehe Kollaps und Zyanose. Am folgenden Tag waren die Weichteile an der inneren Seite der Zehe schwarz, kalt, blutlos mit mumifiziertem Aussehen. In zwei Wochen war dieser trockene Brand geheilt. Um eine Phimose zu operieren, wurde Kokain (1 Spritze einer fünfprozentigen Lösung) eingespritzt. Es entstand Ödem des Penis und ein brandiger Fleck in der Nähe der Injektionsstelle. Ein Substanzverlust ohne Eiterung vollzog sich in einem anderen Falle, in dem Kokain vor der Operation einer Hypospadie vorgenommen wurde. Werden die Injektionen statt in das Unterhautgewebe in die Haut gemacht, so entstehen Knoten oder umgrenzte gangränöse Bezirke. In einem Falle fanden sich an den oberen und unteren Gliedmaßen rupiaähnliche, pustulöse, mit Krusten bedeckte Hautstellen überall dort, wo der Kokainsüchtige die Spritze in die Haut entleert hatte. Multiple Ulzerationen an den Lidern, deren Heilung Monate in Anspruch nahm, neben schweren nervösen Symptomen sah man nach Einspritzung von Kokainlösungen am Auge entstehen.

Als akute allgemeine Vergiftungssymptome, auch nach arzneilicher Verwendung, beobachtete man bei langsamem Verlauf: Kältegefühl und Frostschauer mit Zähneklappern, Speichelfluß, quälendes Brennen, auch ein Gefühl von Zusammengezogenheit und Trockenheit des Schlundes, Schluckbehinderung, Schluckkrampf, selten Lähmung des weichen Gaumens, und bei schwereren Verlaufsarten Vermehrung, seltener Verminderung der Herztätigkeit, Herzklopfen, zusammenziehenden Schmerz in der Herzgegend und Brustbeklemmung, Herzkrampf, Blässe des Gesichts, Schweiße, Kälte der Gliedmaßen, Frostschauer, Sprachstörungen und Atmungsstörungen (Cheyne Stokessche Atmung usw.), auch Erstickungsanfälle mit oder ohne Zyanose und bis zur Asphyxie und Lähmung des Atmungszentrums gehend. Nach Pinselung des Kehlkopfes mit Kokain kommen Atmungsstörungen vor, die auf einen Krampf der Adduktoren des Kehlkopfes hinweisen, ähnlich dem Laryngismus stridulus. Nach jeder Art der Anwendung entstehen bisweilen Schwierigkeiten in der Sprache, die sich als Undeutlichkeit, Zittrigkeit, Lallen oder Inkohärenz darstellen. Das Bewußtsein kann in diesem Kollaps erhalten, aber auch geschwunden sein. Ein Ohrenleidender bot eine halbe Stunde, nachdem ihm fünf Tropfen einer 10prozentigen Lösung in den Gehörgang geträufelt worden waren, das Bild fast vollkommener Leblosigkeit dar. Bei zeitweilig getrübtem Sensorium bestanden Präkordialangst, Pupillenstarre, Schlaffheit der Gliedmaßen, schleppende Sprache, Schluckunvermögen und Atmungsstörungen. Nach vier Stunden begann die Genesung.

Mitunter treten Gehirnerscheinungen mehr in den Vordergrund: Kopfweh, Schwindel mit Taumeln, Schwinden des Muskelgefühls, psychische Erregung, ein rauschartiges Verhalten, auch mit Heiterkeit und Redesucht, das Stunden oder Wochen anhalten kann, Illusionen, Halluzinationen, Delirien, Angstzustände, Verfolgungswahn, Verwirrtheit, Gedankenflucht oder seltener damit wechselnd oder allein auftretend geistige Depression. Auch Muskelstarre, Zittern, choreatische Bewegungen und vor allem klonische und tonische lokalisierte oder allgemeine Krämpfe, Zwangsbewegungen kommen in mannigfacher Gruppierung mit den schon genannten oder den nachstehenden Symptomen vor, auch kann ihnen Lähmung folgen. Die letztere kann auch für sich selbst auftreten. In einer Reihe von Fällen hatten die Krämpfe den Charakter der epileptiformen. Nach einer Einspritzung von 0,03 g in das rechte Bein wegen Ischias erschienen nach wenigen Minuten neben beschleunigter Herzarbeit klonische Zuckungen in den oberen Gliedmaßen und dem linken Bein, das injizierte blieb unbeteiligt. Die Krämpfe können lange — in einem Falle acht Stunden — andauern, dann abklingen, Schlaf, z. B. von neun Stunden Dauer, eintreten und nach dessen Aufhören von neuem für mehrere Stunden der unterbrochen gewesene Krampfzustand neu aufleben. Bei dem gleichen Individuum können Krampf und Lähmung bestehen, derart, daß z. B. der rechte Arm und die unteren Glieder gelähmt, dagegen der linke Arm und der obere sonstige Körper Krampf hat. In manchen Fällen schließen sich an die anfangs umgrenzt erscheinenden Zuckungen allgemeine Krämpfe an, selbst wenn nur eine Einträufelung in das Auge vorgenommen wurde. Bei einer solchen Kranken wurde der ganze Körper von den Krämpfen hin- und hergeworfen, die mit Pausen fünf Stunden anhielten. Nach dem Verschwinden der Zuckungen lag sie zwei Stunden in Bewußtlosigkeit. Erst nach 40 Stunden konnte sie mit zitternden Knien gehen. Es kann nach dem Erwachen aus der Bewußtlosigkeit Amnesie bestehen. An-, Par- und Hyperästhesie, zumal im Trigeminusbereiche, Schlaflosigkeit und die vorstehend bereits geschilderten Störungen am Auge sowie Verlust von Geruch oder Geschmack kommen vor und können sich mit Erbrechen, Schlingbeschwerden, Magenschmerzen, Magenkrampf, lange anhaltendem Stuhldrang, Meteorismus, Durchfall, Harndrang oder Harnverhaltung, Hautausschlägen von scharlachartigem oder pustulösem Charakter[1] usw. vergesellschaften. Ohrensausen, Pulsationsphänomene, wohl von kapillären Labyrinthblutungen abhängig, und Minderung der Hörfähigkeit bis zu deren Verlust sind nicht selten. Von großer praktisch-forensischer Bedeutung ist die Tatsache, daß bei Frauen, die Kokain erhalten haben, bisweilen mit oder ohne Störung des Bewußtseins e r o t i s c h e Z u s t ä n d e vorkommen, so daß es klug ist, das Alleinsein mit solchen zu vermeiden. Wollustgefühl, gefolgt von Samenerguß nach jeder Einspritzung, wurde von einem Manne berichtet, der gerade dadurch veranlaßt wurde, sich das Mittel anzugewöhnen. Ein anderer nahm nach einer Kokain-Injektion in das Zahnfleisch obszöne Körperhaltungen ein.

Der chronische Kokainismus.

Der gewohnheitsmäßige Kokaingebrauch schloß sich unmittelbar an die Einführung dieses Stoffes als Arzneimittel an. In überschwänglicher Weise wurde nicht nur seine schmerzstillende, Euphorie, Zuwachs an geistiger und körperlicher Kraft verschaffende Fähigkeit gerühmt, sondern auch haupt-

---

[1] Callaghan, Lancet, 1886, I, p. 1149.

sächlich seine Eigenschaft, den Morphinismus und in der Abstinenzzeit desselben den Morphiumhunger zu bekämpfen, hervorgehoben. Dabei sollten selbst bei langer subkutaner oder innerlicher Anwendung außer zeitweiligen Halluzinationen keine Vergiftungswirkungen auftreten. Ich habe darauf hingewiesen, daß Kokain kein Ersatzmittel für Morphium sein und daß **die Morphiumleidenschaft nicht durch Kokaingebrauch geheilt werden kann**[1]). Ich zeigte ferner, daß ein Ersatz des einen Stoffes durch den anderen schon deswegen erfolglos sein muß, weil der Morphinist die spezifische Morphinwirkung wohl von der durch andere Substanzen erzeugten Euphorie zu unterscheiden vermag und leicht dazu kommt, außer Kokain noch Morphin zu verwenden. Auch die Wahrscheinlichkeit einer Schädigung durch langen Kokaingebrauch habe ich als vorhanden dargelegt. Diese Ausführungen sind später von anderen als wahr bewiesen worden. Und nun ist der Kokainismus, zumal seit dem Kriege, zu einem der Weltübel ausgewachsen[1]), gegen den alles, was von Einzelstaaten und vom Völkerbund als Verhütungsmaßregeln ersonnen werden konnte, auch in Strafparagraphen verwirklicht worden ist. Trotzdem gelangt vorläufig Kokain noch weiter in die Hände von Süchtlingen und findet bei ihnen von den verschiedensten Resorptionsstellen aus, von der Nase, dem Zahnfleisch, dem After, dem Unterhautgewebe usw., den Weg ins Blut und in das Gehirn.

Gewöhnung an Kokain kann in demselben Umfange wie an Morphium stattfinden, wenn allmählich mit den Dosen angestiegen wird. Doch tritt eine Giftwirkung mit Sicherheit dennoch ein, wenn plötzlich die Dosis um vieles über die letztgenommene erhöht wird. Ein Mann hatte sich, um den Drang nach Alkohol zu überwinden, Kokaineinspritzungen gemacht. Als er aber einmal in der Nacht ca. 0,35 g aufgenommen hatte, erblaßte er, Hände und Lippen wurden zyanotisch, während der Schweiß in großen Tropfen über das Gesicht rann; der Puls wurde schwach, flatterig, unzählbar, die Pupille verengt, und ein tiefes Koma schloß sich diesen Anfangssymptomen an, aus dem er erst durch energische Reizmittel und Atropininjektionen erweckt werden konnte[2]). Ein Kranker, der einmal 1 g injizierte, während er vorher sechs Wochen lang 0,5 g Kokain pro dosi gebraucht hatte, fiel nach dieser Einspritzung wie vom Blitze getroffen um und zeigte Muskelstarre und vollständige Hautanästhesie. Mir scheint es, als wenn der Kokainist viel schneller zu hohen Dosen gelangt als der Morphinist. Man sollte es nicht für möglich halten, daß Menschen sich täglich 2 g, ja selbst 3 und 4 g[3]) und noch mehr salzsaures Kokain injizieren können, ohne dadurch tödlich vergiftet zu werden. Manche von diesen gebrauchten gleichzeitig noch zum Teil ungeheuerliche Dosen von Morphin. Unter diesen Kokainheroen finden sich Männer und Frauen, auch Eheleute und sogar ein 14jähriger Knabe, der über 4 g Kokain in 24 Stunden verbrauchte, nachdem er von seiner kokain- und morphiumspritzenden Mutter erst vor drei Monaten dazu verführt worden war. Bei nicht Mor-

---

[1]) L. Lewin, Berliner klin. Wochenschr. 1885, p. 321. — Die Nebenwirkungen der Arzneimittel, 3. Aufl., S. 222. Die erste Gesamtdarstellung dieses Leidens: Phantastica, 2. Aufl., 1927. — H. W. Maier, Der Kokainismus, 1926, die beste monographische Bearbeitung dieses Themas.
[2]) Spear, New York medic. Record 1885, p. 586.
[3]) Haupt, Deutsche Medizinalzeitung 1886, p. 826.

phiumsüchtigen oder Alkoholisten bildete sich mehrfach der Kokainismus aus der arzneilichen Anwendung des Medikamentes oder aus Nachahmungssucht heraus. Ein Mann pinselte anfangs auf ärztlichen Rat Kokain gegen Nasenkatarrh ein und brachte sich dann fast drei Jahre lang eine fünfprozentige Lösung mittelst langer Nasenbürste täglich in die Nase, weil es ihm örtlich und allgemein angenehme Gefühle erregte. Er verbrauchte an manchen Tagen oder auch sechs Wochen hintereinander täglich über 0,4 g Kokain[1]). Ich habe einen Fall mitgeteilt, in dem die erste Bekanntschaft mit Kokain durch Einlegen desselben in einen kariösen Zahn gemacht wurde. Daraus entwickelte sich ein schlimmer Kokainismus[2]). Eine Kranke, die gegen Geschwüre des Zahnfleisches Pinselungen mit Kokain hatte machen müssen, setzte diese auch später fort, und verbrauchte zuletzt täglich 1½—2 g Kokain[3]), und ein Mann setzte begierig die subkutanen Injektionen fort, weil er nach jeder ein angenehmes, bisweilen von Samenerguß gefolgtes Wollustgefühl empfand.

Die Schnelligkeit in dem Eintritt unangenehmer Folgen des Kokaingebrauches hängt von der Widerstandsfähigkeit des Individuums und von der Höhe der verbrauchten Dosen ab. Morphinisten sollen mehr Kokain und längere Zeit vertragen können, als andere Menschen, vielleicht weil durch das Morphium die Gehirntätigkeit in gewissem Umfange bereits gelähmt ist, und das Kokain deswegen die Angriffspunkte für sein Wirken in anatomischer, das heißt hier chemischer Beziehung nicht mehr geeignet findet. Längere Anwendung von Kokain zerstört jedoch, was das Morphin noch an gewisser Gehirnfunktion unberührt gelassen hat. Bei nicht an Morphium Gewöhnten kommen zerebrale und auch anderweitige Funktionsstörungen im allgemeinen schnell zum Vorschein. Es gibt kaum ein zweites Mittel, das so schnell den freien Willen und das moralische Gefühl vernichtet. Jener bereits erwähnte Knabe war durch dreimonatigen Kokaingebrauch zu einer Ruine in körperlicher und geistiger Beziehung geworden, während er zuvor gesund und blühend war. Er sah marastisch aus, die Haut war bleich, gelblich und welk, an den Gliedern kühl und meist mit kaltem Schweiß bedeckt. Da, wo die Kokaineinspritzungen gemacht worden waren, fanden sich, wahrscheinlich wegen mangelhafter Ausführung der Einspritzung, Geschwüre. Diese, sowie Indurationen, sind ein auch sonst nicht seltenes Vorkommnis. In manchen Fällen von reinem Kokainismus ist das erste Symptom Schlaflosigkeit, die nach einigen Monaten wieder schwinden kann, um schwereren Symptomen Platz zu machen. Manche dieser Kranken bekommen jedesmal nach einer Einspritzung Pulsbeschleunigung bis 130, Brennen am Rumpfe, Kälte der Glieder, Blässe der Haut, Minderung oder Fehlen der Eßlust, der Harnabsonderung, der Defäkation oder der geschlechtlichen Funktionen[4]), nach sehr großen Dosen psychische Symptome, wie sie weiter unten geschildert werden sollen. In späteren Stadien des reinen Kokainismus verwischen sich die leichten Unterschiede dieses vom ausgesprochenen Morphio-Kokainismus. Auch innerhalb des

---

[1]) Luff, The Lancet, 1889, II, p. 592.
[2]) L. Lewin, Phantastica, 2. Aufl.
[3]) Zangger, Correspondenzbl. f. schweiz. Ärzte 1897, Nr. 14.
[4]) Bauer, New York medical Record 1885, p. 603.

letzteren schwanken die Symptome beträchtlich, je nach der Individualität, der Höhe der Dosis und anderen Umständen.

Die Willensenergie dieser Menschen wird mangelhaft, die Unentschlossenheit, Unlust und Unfähigkeit zur Arbeit, Mangel an Pflichtgefühl, Vergeßlichkeit, Weitschweifigkeit in der Rede wachsen bei einigen täglich. Ein morphio-kokainsüchtiger Arzt leistete durch die Gedächtnisabnahme, verbunden mit einer unmäßigen Weitschweifigkeit in der Unterhaltung und Korrespondenz das Unmöglichste an Verwirrung[1]). In bogenlangen Briefen an seine Kranken begründete er seine Honorarforderungen. Bei der Untersuchung kam er vom Hundertsten ins Tausendste, fragte nach allem mehrmals, vergaß von einem Tag zum anderen seine Verordnungen, wußte nicht mehr, für welche Stunden er seine Patienten bestellt hatte und zankte sich mit ihnen, wenn sie eintraten. Auch moralisch verschlechtern sich solche Menschen. Manche magern schnell ab und bekommen ein welkes Aussehen. Das Körpergewicht sinkt um 20 bis 30 Prozent in wenigen Wochen, die Muskeln werden schlaff[2]), und die Glieder zittrig. Muskelkontrakturen, sowie neuromuskuläre Übererregbarkeit kommen vor. Bisweilen erscheint ein quälendes Herzklopfen, oder Analgesie, die in einem Falle so stark war, daß ein Messer sowie Nadeln von dem Kranken in den Anus ohne sonderliche Beschwerde eingebracht wurden. Die Finger- und Zehennägel sollen eigentümlich erkranken können. Doppeltsehen, Lichtscheu, auch Mikropsie und unwillkürliches Harn- und Kotlassen, sowie Schwinden der Potenz, oft bei gesteigerten erotischen Begierden wurden mehrfach beobachtet. Unstetheit des Körpers und Geistes stellt sich ein. Mancher dieser Kranken wird in seinen Gewohnheiten schmutzig und vernachlässigt sein Äußeres. Menschenscheu zieht er sich in sein Haus zurück. Sinn und Interesse sind nur noch auf das Narkotikum gerichtet. Die Sprache kann unverständlich, stammelnd, zusammenhanglos, wie bei alkoholischer Imbezillität werden[3]). Geistige Schwäche folgt. Ein Morphio-Kokainist zeigte Sprachstörung mit dem Charakter der Paraphrasie. Er verwechselte fortwährend die Worte, verstümmelte dieselben durch Weglassen oder Hinzusetzen einzelner Silben oder Buchstaben, versetzte die Satzglieder, brauchte falsche Artikel usw., derart, daß trotz der fortwährenden Bemühungen des Kranken, sich zu korrigieren, seine Rede fast unverständlich wurde. Einen ihm gegebenen Brief, dessen Inhalt er natürlich gar nicht auffaßte, las er in derselben paraphrasischen Weise vor[4]). Andere zeigen psychische Übererregung, Verbitterung und Mißtrauen gegen ihre Umgebung. Sie wähnen sich zurückgesetzt, verlassen, getäuscht. Trugschlüsse und falsche Auffassung der Dinge lassen sie dauernd laut werden. Eifersuchtswahn bricht auch bei leisestem Anlaß dazu hervor[5]).

Das charakteristischste Symptom des gewohnheitsmäßigen Kokainismus, die Halluzinationen des Gesichtes, des Gehörs, des Geschmacks, des Gemeingefühls, seltener des Geruchs, beherrschen das Krankheitsbild. Die Kranken sehen schreckliche Gestalten auf sich zu-

---

[1]) Erlenmeyer, Deutsche Medicinalzeitung 1886, p. 483.
[2]) Comanos Bey, Berliner klin. Wochenschr. 1886, p. 630.
[3]) Everts, Philadelphia med. and surgic. Reporter 1885, p. 484.
[4]) Thomsen, Charité-Annalen, 1887, p. 405.
[5]) v. Krafft-Ebing, Friedrichs Blätter f. ger. Medicin 1889, V, p. 332.

kommen, erblicken Leichen, oder überall, an den Wänden und Gegenständen Pünktchen, Würmer usw. Sie hören Stimmen, durch welche sie verhöhnt werden, und welchen sie nirgends entgehen können. Ein Morphio-Kokainist schrieb über diese Täuschungen: „Ich konnte keinen Gedanken für mich behalten, jeder trat sofort als Worte über meine Lippen, auch mußte ich mechanisch und unweigerlich die Worte, welche mir zugeflüstert wurden, wiederholen". Ein solcher Paranoiakranker feuerte wiederholt Revolverschüsse gegen seine Halluzinationsobjekte ab, während ein anderer aggressiv wurde, seine imaginären Verfolger angriff und gegen sie auf der Straße lärmte[1]). Mancher klagt über einen bitteren Geschmack des Essens, oder über abnorme Gerüche. Eine kokainsüchtige, verwirrte Dame gab an, an dem Geruche ihrer Toilettengegenstände noch wahrzunehmen, daß sie gequält werde. Ziehen und Reißen in den Gliedern weiß der Kokainsüchtige nicht anders zu deuten, als daß er elektrisiert würde. Bald glaubt er auch die Leitungsdrähte zu erkennen, die aus der Nachbarschaft die Elektrizität zu ihm hinleiten. Andere glauben, wenn Parästhesien vorhanden sind, daß sich Tiere in der Haut aufhalten und gebrauchen dagegen Mittel, oder zerfleischen sich die Haut und suchen auf dem Grunde der Wunde die Würmer oder Kokainkristalle. Mehrfach wurde die Beobachtung gemacht, daß der Kranke gewissermaßen über seinen Halluzinationen stand, indem er dieselben ganz für Sinnestäuschungen erachtete, die von seinen imaginären Verfolgern, die ihn beständig hypnotisierten, hervorgerufen seien, oder sich halbwegs bewußt war, daß sie diesen Ursprung hätten. Auch Illusionen kommen vor, und mit diesen vereint weiterhin Verwirrtheit, Ideenflucht wie bei Delirium tremens[2]) und **schwere Delirien**. Angstgefühle, durch Wahnvorstellungen veranlaßt, quälen die Kranken und lassen sie indirekt auch körperlich leiden. Ein so halluzinatorisch verrückter Arzt machte an seinen Familienmitgliedern Experimente, durch welche sie zu Krüppeln wurden. Er injizierte z. B. Kokain in das Handgelenk seines dreijährigen Kindes und schnitt dann das Fleisch heraus, und mißhandelte ähnlich seine übrigen Kinder und seine Frau, die ohne Hoffnung auf Wiederherstellung von solchen Verstümmelungen in Krankenhäuser geschafft werden mußten.

Tobsuchtsanfälle können plötzlich ausbrechen, und in ihnen Gegenstände zertrümmert und Menschen angegriffen werden. Ein Kranker zog sich ohne Rücksicht auf seine Umgebung aus, suchte nach Ungeziefer in seiner Wäsche, zerriß seine Hemden, schnitt sich in die Finger, daß sie bluteten, und behauptete, dort sei etwas hineingekrochen. Im Anschlusse hieran entstehen bisweilen **Krämpfe**. Der Kranke fällt plötzlich besinnungslos hin, bleibt einige Minuten wie im Starrkrampf liegen, beginnt dann um sich zu schlagen und wälzt sich auf dem Fußboden umher. Die Augen sind dabei offen, der Blick stier, Schweiß bedeckt den Körper. Mit dem Munde werden Beiß- und Schnappbewegungen gemacht. Diese Anfälle wiederholten sich bei einem Morphio-Kokainisten, der bis zu 8 g Kokain und 2 g Morphin täglich verbrauchte, an manchen Tagen zweimal, häufig lagen auch Pausen bis zu 14 Tagen zwischen ihnen. Manche dauerten nur zehn Minuten, manche bis zu einer Stunde. Nach dem Anfalle fehlte die

---

[1]) Clouston, Edinburgh med. Journ. 1890, March, p. 806.
[2]) Merriman, The Lancet, 1885, II, p. 732.

Erinnerung an denselben. Ein anderer Morphinist bekam nach mehrmonatigem Kokaingebrauch Muskelzuckungen, und etwa 14 Monate nach Beginn desselben epileptische Anfälle, die sich regellos anfalls- und reihenweise wiederholten. Nach einem solchen nächtlichen Krampfanfalle fand man bei einem Kranken einen Biß in die Zunge. Epileptoide Krampfzustände gesellen sich bisweilen zu Halluzinationen und Delirien. Auch bei reinem Kokainismus sah man krampfartige Paroxysmen. Die Möglichkeit des Erliegens in einem derartigen Anfalle nach langem Bestehen des Leidens ist erwiesen.

Das einzige Mittel, zeitweilig diese Zustände zu bekämpfen, ist die Entziehung des Kokains, die langsam oder plötzlich vorgenommen werden kann. Das letztere ist immer da zu wählen, wo Morphinismus neben Kokainismus besteht. Es ist nur eine verschwindend kleine Zahl von solchen Kranken, die nach der Entziehung nicht rückfällig wird. Die Prognose auf Heilung ist deswegen schlecht, in bezug auf das Beseitigen der bestehenden Kokain-Paranoia günstig zu stellen. Wie auch immer die Entziehung vorgenommen wird, jene, auch bei den meisten anderen narkotischen Genußmitteln erscheinenden Symptome der Enthaltung treten hier ebenfalls auf. Es gibt Kranke, bei denen dieselben fast ganz fehlen oder nur in Unbehagen, Ziehen in den Beinen, Nausea, nächtlichen Schweißen, evtl. verbunden mit einem lebhaften Erythem des Gesichts und des Oberkörpers und Dyspnoe bestehen. Meist aber sind die Erscheinungen heftig und erfordern dauernde ärztliche Überwachung. Die Halluzinationen schwinden bei einigen Kranken bald nach der Entziehung, bei anderen trotzen sie wochenlang jeder symptomatischen Behandlung. Sie stimmen bis auf die Halluzinationen mit den bei Morphium vorkommenden überein. Herzklopfen, Herzschwäche und Kollaps mit oder ohne Bewußtlosigkeit und Atmungsstörungen, Übelkeit und Erbrechen, seltener Durchfälle werden ebenso regelmäßig wie Angstzustände, Wahnvorstellungen, Halluzinationen beobachtet. Dazu kommen Abschwächung der Willenskraft und gesteigerte Sucht nach narkotischen Reizmitteln.

Bei einer jungen Frau erschienen bald nach dem Fortlassen des Kokains bei allmählich abnehmendem Morphiumgebrauch ca. drei Wochen lang Verfolgungsideen und Gehörs- und Gesichtshalluzinationen. Sie zeigt z. B. an ihren Armen „Totenflecke" (Injektionsnarben), die ihr auf geheimnisvolle Weise beigebracht seien, glaubt durch den Geruch ihrer Toilettengegenstände erkennen zu können, daß sie gequält werde, glaubt, daß man sie zwingen wolle, sich das Leben zu nehmen, sieht dann Ratten im Zimmer usw. Dazwischen waren jedoch Tage, in denen keine Verfolgungsideen geäußert wurden, und die Stimmung bei normaler, weiblicher Beschäftigung eine heitere war. Als auf inständiges Drängen der Kranken, um über den letzten Morphiumrest hinwegzukommen, an einem Tage wieder 0,2 g Kokain gegeben wurde, erschien der alte Zustand in vollem Umfange wieder. Die Kranke erging sich in obszönen Redensarten, glaubte sich verfolgt und gehetzt, und dieser Zustand, hauptsächlich erotischer Erregtheit, in der sie ihren Mann unnatürlicher Laster beschuldigte, hielt wieder einige Tage an. Vor Exzessen in Alkohol war sie mit Mühe zu bewahren. Allmählich erfolgte Besserung.

Nachweis: Aus alkalischer Lösung wird Kokain von Äther aufgenommen. Es soll in dem Harn, besonders der Leber und dem Blute zu finden sein, wird aber im Menschen wahrscheinlich schnell zersetzt. In einem Vergiftungsfall, der zum Tode eines jungen Mädchens geführt hatte, suchte man es vergebens in den Organen. Nur das Blut enthielt in 180 g 0,001 g einer Base, die die Zungennerven anästhesierte, und ein kristallinisches Permanganat sowie Chromat gab. Nach Isolierung des Kokains ließe sich seine lähmende Wirkung auf die Geschmacksnerven und die sensiblen Nerven durch Einbringen in das Auge als Reagens benutzen. Beim Erwärmen soll eine mit Salpetersäure eingedampfte Kokainlösung durch eine Lösung von Kali in Amylalkohol violett gefärbt werden. Als charakteristisch wird die Fällung des Kokains mit Goldchlorid bei mikroskopischer Beobachtung bezeichnet. Mit Resorzin und konz. Schwefelsäure färbt sich Kokainsalz blau. Wird eine winzige Menge von Kokain in einem ccm konz. Schwefelsäure gelöst und dazu zwei- bis dreimal so viel Kaliumjodat hinzugefügt, als man Kokain angewendet hatte, so entsteht bei gelindem Erwärmen auf dem Wasserbad eine lichtgrüne Färbung, die beim stärkeren Erhitzen in Grasgrün und endlich in Blau übergeht.

Behandlung der akuten Vergiftung: Horizontale Lagerung, kalte Begießungen und Frottierungen; bei Konvulsionen kalte Einwicklungen, Sinapismen an Fußsohlen und Waden, Einatmung von Amylnitrit, und bei Asphyxie künstliche Atmung. Außerdem würden subkutane Koffein- und Kampferinjektionen zu empfehlen sein. Angeblich wirken größere Dosen von Morphin antagonistisch. Für besonders empfehlenswert halte ich einen oder zwei ergiebige Aderlässe mit Rücksicht auch darauf, daß Kokain lange im Blut gefunden wird. Die chronische Vergiftung erfordert das Unterbringen in eine Nervenheilanstalt. Die Aussichten auf Genesung sind, selbst nach gutem Überstehen der Abstinenzerscheinungen, sehr gering.

Trivalin. Dieses Präparat enthält in einem Kubikzentimeter etwa 0,02 g Morphinvalerianat, 0,005 g Kokainvalerianat und 0,0037 g Koffeinvalerianat. Es hat viel Unheil bei Menschen, zumal während des Krieges, erzeugt. Es züchtete Morphiokokainisten. Man beobachtete bei solchen das, was ich über diesen Zustand vor vielen Jahren angab: Zerrüttung der Persönlichkeit, menschlicher Ethik und Moral, Halluzinationen und andersartige Sinnestäuschungen, geistige Erkrankung und körperlichen Verfall[1]).

Kokabasen.

Außer Kokain finden sich in den Kokablättern noch toxikologisch unwichtige Basen, z. B. **Hygrin,** das örtlich reizt und die Pupille erweitert. Die Erweiterung wird durch Eserin aufgehoben. **Isatropylkokain** (Kokamin) macht Störungen am Herzen und wirkt zu 0,1 g pro Kilo Tier tödlich. **Ekgonin,** das durch Spaltung aus Kokain erhalten wird und Oxypropionsäure-Kokayl ist, erzeugt Muskellähmung. **Benzoylekgonin** ruft Muskelstarre, Steigerung der Reflexerregbarkeit und tonische Krämpfe hervor. Anästhetische Wirkungen besitzt es nicht. **Homoäthinkokain** wirkt lokal anästhetisch und auch allgemein wie Kokain. Ebenso verhalten sich

---

[1]) H. Müller, D. med. Wochenschr. 1918, S. 380.

Homomethinkokain und **Homopropinkokain**. **Benzoylhomoekgonin** hat keine örtlich anästhetischen Wirkungen und erzeugt bei Fröschen erhöhte Muskelspannung, Erhöhung der Reflexerregbarkeit und Tetanus. **Rechtskokain** wirkt schnell anästhetisch und auch sonst wie Kokain. **Kokaäthylin** stimmt bis auf das Nichteintreten der Pupillenerweiterung bei Katzen mit der Wirkung des Kokains überein.

Tropakokain

wird aus einer Kokavarietät und synthetisch dargestellt. Es ist Benzoylpseudotropeinhydrochlorid ($C_8H_{14}NO . C_6H_5 . CO . HCl$). Am Auge rufen die natürliche und die synthetische Base in dreiprozentiger Lösung örtliche Reizerscheinungen hervor: Brennen, Stechen, Tränenfluß, Hyperämie. Ein Tropfen einer zehnprozentigen Lösung veranlaßte für einige Stunden beträchtliche Injektion, mit den schlafraubenden irradiierenden Schmerzen. Die Konjunktivalgefäße werden erweitert, wodurch es zu stärkeren Blutungen während der Operation kommen kann. Das Hornhautepithel greift es weniger an als Kokain, trübt aber die Hornhaut von der vorderen Kammer aus. In geringem Maße wird die Akkommodation gelähmt. Die Diffusion nach der vorderen Augenkammer steigert das Tropakokain in bedeutendem Grade. Das Epithel der Kornea wird gelockert, aber nicht bis zu den tieferen Epithelschichten. Werden zirka 0,05 g des Mittels resorbiert, so können Vergiftungssymptome auftreten. Bei Tieren entstehen nach der Vergiftung damit Steigerung der Reflexerregbarkeit, Krämpfe, später Lähmung mit Verlust der Reflexerregbarkeit. Die Herztätigkeit ist anfangs vermehrt, später gemindert. Der Tod erfolgt durch Atmungsstillstand.

Ein tödlicher Ausgang erfolgte nach subkutaner Injektion unter Krämpfen. Hier wurde als Ursache wieder der Status thymico lymphaticus herangezogen. Tropakokain zur Lumbalanästhesie verwendet, hat Augenmuskellähmungen verursacht. In einem Falle trat eine Abduzenslähmung auf, welche sechs Wochen dauerte[1]). Andere bei dieser Verwendungsart gesehene Vergiftungssymptome sind: Anhaltende Hinterhauptschmerzen, Doppeltsehen und Gesichtsfeldeinengung, homonyme Hemianopsie. Die letztere stellte sich bei einem Kranken am 6. bis 7. Tage ein. Ein anderer wies Fazialislähmung und Alexie auf[2]). Mengen bis 0,4 und 0,08 g riefen auch psychische Erregung, Angstgefühl, Übelkeit und Erbrechen Zyanose, Fieber, auch mit Schüttelfrost, auch Kollaps hervor. Epileptiforme Anfälle stellten sich nach Lumbalanästhesie mit 0,07 und 0,1 g ein. Mehrere Kranke starben dadurch akut oder nach der Operation unter Atemlähmung.

Die postoperativen Störungen waren vielfältig, z. B. länger dauernde Kopfschmerzen, Harnverhaltung oder Inkontinenz, Fieber, seltener Sinken der Körperwärme, Ohrensausen, Kollaps mit unfühlbarem Puls, Delirien, auch Erbrechen u. a. m. Schon 0,06 g führten zum Tode.

---

[1]) Gantermann, Berl. klin. Wochenschr. 1908, Nr. 33. — Ach, Münch. med. Wochenschr. 1907.
[2]) Liebhart, Polska gaz. lek. 1925. — Schwarz, Münch. med. Woch. 1902. — Wien. klin. Wochenschur. 1901. — Colombini, ibid. 1905. — Kopfstein, Wien. klin. Rundschau 1901. — Wachholz, Casper-Limanns Handb., 9. Aufl. — Defrancesschi, Wien. med. Presse 1906, u. a.

Nachweis. Fügt man zu einer Kobaltnitratlösung etwas salzsaures Tropakokain, so entsteht am Rande der Reaktionsmasse eine Gelbfärbung. Innerhalb der Flüssigkeit zeigen sich grauschwärzliche Teilchen. Beim Erwärmen färben sich die gelben Stellen blau.

Zygophylleae.

Zygophyllum sessilifolium L., Z. spinosum L., Z. jodocarpum F. v. M. sind Giftpflanzen für das Vieh. **Z. coccineum L.** wird vom Vieh gemieden.

Peganum Harmala L. Die Samen der Steppenraute enthalten die Alkaloide Harmin ($C_{13}H_{12}N_2O$), eine einsäurige, sekundäre Base, und das Harmalin, ein Dihydroharmin ($C_{13}H_{14}N_2O$). Ein Oxydationsprodukt ist die Harminsäure, aus der durch Erhitzen Apoharmin ($C_8H_8N_2$) erhalten wird. Salzsaures Harmalin ruft bei Kaltblütern zu 0,02 g Lähmung, bei Warmblütern zu 0,03 g pro Kilo Gewicht Krämpfe, zu 0,1 g pro Kilo den Tod durch Atemlähmung hervor, die von zirkulatorischen Störungen begleitet ist. Harmin wirkt ähnlich[1]). In Erweiterung dieser Befunde wurde festgestellt[2]), daß Harmin, Harmalin und Dihydroharmalin auf Frösche direkt lähmend wirkt, während Apoharmin Reflexerregbarkeitssteigerung und Tetanus hervorruft. Harmin und Harmalin wirken lähmend auf den Skelett- und Herzmuskel des Frosches. Das Harmalin hat anthelminthische Wirkung. Beim Warmblüter verursachen Harmin und Harmalin tonisch-klonische Krämpfe, starke Vermehrung der Speichelsekretion, Respirationsstörungen und Herabsetzung der Körpertemperatur und während der Krämpfe Erhöhung des Blutdrucks. Bei Hunden treten nach Harmalinvergiftung psychische Störungen von der Art der Kannabinolwirkung auf, die als experimentell pharmakologisch gewonnene Stütze für die im Orient übliche Verwendung der Harmalasamen zu Betäubungs- und Berauschungszwecken nach Art des Haschischgenusses aufzufassen sind. Das Extrakt von Peganum Harmala übt nach subkutaner Injektion eine stark abführende Wirkung aus[3]).

Tribulus cistoides L. gilt in gewissen Teilen Australiens als giftverdächtig für Vieh, das die Pflanze auf leeren Magen nimmt. **T. terrestris L.**, Burzeldorn, erzeugt in Südafrika bei Schafen eine als „Geeldikkop" (gelber, dicker Kopf) benannte Krankheit. Es entsteht eine starke Exsudation in Haut und Unterhaut der Köpfe der Schafe, die zu starker Schwellung der Kopfpartie mit nachfolgender Nekrose der Epidermis führt. Dabei besteht ein fieberhaftes Allgemeinleiden mit Ikterus, Leberleiden, Abmagerung und Entkräftung. Der Tod kommt etwa 11 bis 13 Tage nach dem Beginne der Fütterung. Es scheint sich hier, wie bei Buchweizen usw., um photodynamische Wirkungen zu handeln. Unter dem Einflusse von Sonnenstrahlen erfolgt eine Wirkungssteigerung des giftigen Prinzips der Pflanze.

Nitraria tridentata Desf. gilt für giftig. Die Beeren sind eßbar, wirken aber angeblich berauschend.

Guajacum officinale L. Das Holz wurde durch die angeblich damit vollzogene Heilung U. v. Huttens als antisyphilitisches Mittel besonders be-

---

[1]) Neuner u. Tappeiner, Arch. f. exp. Path. u. Pharmak., Bd. 35, 1895.
[2]) Flury, ibid., Bd. 64, 1910, S. 105.
[3]) Vergl. hierzu das Kapitel Banisterin.

kannt. Als **Nebenwirkungen** fand man sowohl nach Einführung von Dekokten des Holzes als nach dem G u a j a k h a r z Kratzen und Brennen im Halse, auch Ekel, Magendrücken, Flatulenz, Kolikschmerzen und Durchfall. Die Menstrualblutung soll dadurch verstärkt werden und bisweilen auch Herzklopfen, Eingenommensein des Kopfes und Schwindel entstehen. Mehrfach wurden auch in früheren Zeiten infolge dieser Therapie **H a u t ausschläge** wahrgenommen. Dieselben waren masernartig und über den ganzen Körper verbreitet. Nach Verabfolgung des Harzes zu 0,6 g, in Honig gelöst, sah man neben sehr starken Entleerungen einen, dem Kopaivrash ähnlichen Ausschlag auf Armen und Beinen mit starkem Jucken entstehen.

Geraniaceae.

Tropaeolum majus soll auf der Haut Entzündung und Bläschen erzeugen können. Es enthält viel Oxalsäure.

Pelargonium peltatum Ait. enthält Oxalsäure.

Balsaminaceae.

Impatiens Roylei Walp. ist eine Giftpflanze aus Kaschmir. — **I. Noli tangere** L. rötet bei längerer Berührung die Haut. Die Blätter, in Zubereitungen innerlich genommen, erregen Erbrechen und Durchfall.

Rutaceae.

Ruta graveolens L.

Die **R a u t e** enthält das ätherische **R a u t e n ö l**. Seine Eigenschaften sind verschieden, je nach der Herkunft und vielleicht auch dem Vegetationszustand der Pflanze. In Algerien stellt man Sommer-Rautenöl aus **R. montana** her. Es besteht aus Methylnonylketon. Das Winter-Rautenöl wird aus **R. bracteata** gewonnen. Es enthält Methylheptylketon. Das aus R. graveolens gewonnene Öl ist nicht mit dem gewöhnlichen Rautenöl identisch.

Bei Berührung der frischen Pflanze mit der **H a u t** sollen unter Jucken Entzündung und Hautausschläge entstehen. Man beobachtete in Gruppen stehende Bläschen, die unter Jucken auftraten und noch 14 Tage lang Nachschübe erhielten. Derselbe Mann bekam trotz Vorsichtsmaßregeln im nächsten Jahre beim Sammeln der Raute an der rechten Hand unter Fieber große Wunden.

Das reine Öl vermag in großen Dosen Kaninchen und Hunde zu töten. Die von mir beobachteten Symptome waren den durch Kampfer hervorgerufenen ähnlich, und bei der Sektion fanden sich Entzündung und Ecchymosen im Magen und Darm. Das Mittel steht in dem Rufe, **A b o r t zu erzeugen**, was auch wohl gelegentlich bewirkt werden kann. „Fertur quod si praegnans mulier ex rutae succo bibat, abortiat. Et si indies quindecim folia assumat, idem facit." Die frische Pflanze entzündet auch Magen, Darm und bewirkt narkotische Symptome.

Ein schwangeres Mädchen nahm mehrere Tage hintereinander eine starke Dosis des Saftes der **frischen Blätter**. Danach entstanden

Schlafsucht, Ohnmachten, Verlangsamung und Kleinheit des Pulses, Kälte der Haut, Schwellung der Zunge und Speichelfluß. Der Abort erfolgte am sechsten Tage. In einem anderen Falle wurden drei Tassen einer Abkochung von drei Rautenwurzeln getrunken, worauf sich einstellten: lebhafter Schmerz in der Magengegend, Angst, Schwindel, Betäubung, dann heftige Brechversuche. Am folgenden Tage entstanden Schmerzen im Leibe, Blutabgang und leichter Abort. In einem aus dem 16. Jahrhundert stammenden Falle, der eine Nonne betraf, wurden Spitzen der Raute verzehrt, wonach u. a. Zittern, Kollaps und Zusammenbruch kamen.

Melicope erythrococca Benth. Die Rinde scheint ein Herzgift zu enthalten.

Xanthoxylum scandens Blume, alkaloidhaltig, **X. piperitum DC.,** mit einem den Aldehyd Zitronellal enthaltenden Öl, **X. alatum Wall.** dienen in verschiedenen Teilen Ostasiens als Fischgifte. Das ätherische Öl des letzteren enthält das Terpen Xanthoxylen und einen kristallinischen Körper, der Phlorazetophenondimethyläther ist. Der letztere findet sich auch im ätherischen Öl von **Xanthoxylum Aubertia DC.** („Catafaille blanc" auf Réunion). **X. veneficum Bailly,** eine australische Pflanze, erzeugt bei Warm- und Kaltblütern strychninartigen Tetanus und lähmt zuletzt das Herz. **X. caribaeum Lam.** von Jamaica liefert „Zebraholz", auch „Satin wood" genannt, dem giftige Eigenschaften zukommen. Die Rinde von **X. zeylanicum DC.** erzeugt u. a. bei Tieren Herzlähmung und an Geweben Empfindungsstörungen bis zur Empfindungslähmung. Von allen diesen Xanthoxylumarten ist auch der Bast und sehr wahrscheinlich das Holz giftig.

Fagarastrum capense Don., der „wilde Cardamom" der Buren, tötet Eingeweidewürmer.

Skimmia japonica Thunb. enthält ein kristallinisches Alkaloid, das Skimmianin, das am Froschmuskel Starre erzeugt und die Reflexerregbarkeit steigert. Durch direkte Beeinflussung des Herzens erniedrigt es primär den Blutdruck, woran sich durch Gefäßverengerung eine Erhöhung anschließt[1]).

Casimiroa edulis La Llave soll hypnotisch wirken.

Fagara xanthoxyloides Lam. Sie enthält in den Früchten ein ätherisches Öl, das bei geeigneter Behandlung die Laktone Xanthotoxin und Bergapten liefert. Beide sollen für Fische giftig sein, das erstere mehr als das letztere. Aus der Wurzelrinde gewann man das Fagaramid, das Isobutylamid der Piperonylakrylsäure[2]), das nur bei Kaltblütern Krämpfe erzeugt. **F. flava Kr. et Urb.** liefert in Westindien ein Holz, „Seidenholz", „Satinholz", „Atlasholz", „Zitronenholz", das zum Fournieren für Möbel usw. benutzt wird. Durch die Verarbeitung wurden Hautleiden erzeugt. An den Streckseiten der Arme entstanden Schwellung mit juckenden Knötchen, auch Bläschen und Pusteln.

Chloroxylon Swietenia DC. (Xanthoxylum flavum Nah.) liefert das „ostindische Seidenholz", „Satin wood". Es enthält ein Alkaloid Chloroxylonin, zwei Harze, ein fettes Öl und einen eigenartigen Eiweißkörper.

---

[1]) Honda, Arch. f. exp. Path. u. Pharmak. 1904, Bd. 52.
[2]) Thoms, Ber. d. chem. Ges. 1911, Bd. 44, S. 3325, Bd. 45, S. 3705.

Bei Holzarbeitern verursachte es eine juckende Hautentzündung mit Knötchen und Bläschen, die sich auch direkt mit dem Holzmehl an der Haut erzeugen läßt. Gelangt der Staub in die Nase oder den Kehlkopf, so entstehen starke Absonderungen und Hustenreiz. Das Chloroxylin scheint die hauptsächliche Ursache dafür zu sein.

Flindersia australis F. v. M. Das Holz „Moa- oder Mohaholz", „Native Teak", was gewerblich viel verarbeitet wird und dabei an allen damit Hantierenden Hautentzündung in verschiedenem Grade erzeugt hat, besitzt ein Alkaloid und Harze. Künstlich ließ sich die Erkrankung nicht hervorrufen.

Rabelaisia philippensis Planch.

Die Rinde dieses Baumes (**Lunasia amara Bl.**) dient den Negritos auf den Philippinen zu Pfeilgiften. Versuche, die ich mit der Rinde[1]) anstellte[2]), ergaben nach subkutaner Anwendung eines Dekoktes aus 3 g bei Kaninchen nach 10 Minuten die den Herzgiften eigentümlichen Symptome: Giemen, Schnalzen, Dyspnoe und nach 20 Minuten Krämpfe und Tod. Größere Mengen ließen klonische und tonische Krämpfe entstehen, die akut in den Tod führten. Das Herz stand absolut still. Aus der Rinde stellte ich ein kristallinisches Alkaloid dar, das ich L u n a s i n nannte und das identisch ist mit dem später in Buitenzorg gewonnenen Lunasin[3]). Von meinem Lunasin veranlaßten 0,03 g bei Kaninchen nach 10 Minuten akuten Herztod mit den vorangegangenen entsprechenden Atmungsstörungen.

Citrus.

Citrus vulgaris Risso. Arbeiter, die Pomeranzen für die Gewinnung der „Chinois", der kleinen in Likör eingelegten Früchte, schälen und denen der Saft über die Hände läuft, bekommen an diesen, sowie an anderen Körperteilen Ausschläge (Erythem, Schwellung, Vesikeln, Pusteln) und als Allgemeinerscheinungen durch Aufnahme des verdunstenden ä t h e - r i s c h e n Ö l e s Kopfschmerzen, Schwindel, geschwächtes Sehvermögen, Ohrenklingen, Schwerhörigkeit oder Taubheit, asthmatische Beschwerden, unruhigen Schlaf, Neuralgien und angeblich auch epileptiforme Krämpfe.

C. Limonum Risso. Zwei Kinder, die einen Tag lang nichts gegessen hatten, verzehrten das Innere von drei Z i t r o n e n. Sie wurden im Kollaps, mit bleichem Gesicht und kaum fühlbarem Puls in das Krankenhaus gebracht, wo sie sich in 10 Tagen erholten. Nach langem arzneilichen Gebrauch von Zitronensaft, dem die Eigenschaft zukommt, die Ausscheidung des Harnstickstoffs zu erhöhen, beobachtete man schwere Lungenblutungen. Das Zitronenöl, das sich zu ca. 0,25 g in einer Zitrone findet, erzeugt nach intravenöser Beibringung bei Hunden zu 0,2 bis 0,4 g zerebrale Erregung neben Gesichtshalluzinationen, Koordinationsstörungen, Zittern und Muskelkrämpfen. Der Tod erfolgt nach größeren Dosen unter allgemeiner Lähmung.

---

[1]) Vom Reichsmuseum in Leiden durch Hr. Schmeltz erhalten.
[2]) L. L e w i n , Die Pfeilgifte, 1923, S. 158.
[3]) B o o r s m a , Bullet. de l'Institut de Buitenzorg, 1900, Nr. VI, p. 16. Hier wird die Identität mit dem von mir früher gewonnenen Alkaloid anerkannt.

Amyris toxifera Willd. Der Baumsaft soll giftig sein.

Phebalium argenteum bringt auf der menschlichen Haut Blasen hervor.

Pilocarpus Jaborandi Holm.

Die Jaborandiblätter wirken durch die Alkaloide Pilokarpin und Pilokarpidin. Zwei Zersetzungsprodukte dieser Basen Jaborin und Jaboridin sollen atropinartig wirken. Vergiftungen mit Pilokarpin kamen durch Verwechselung und bei dem arzneilichen Gebrauch auch mit Todesfällen vor. Einmal wurde eine Spritze einer 40prozentigen Lösung statt einer vierprozentigen überstanden, und ebenso das Einnehmen von 0,25 g Pilokarpin und 8 g Pyrogallussäure. An Tieren ähneln die Wirkungen des Pilokarpins denen des Nikotin: klonische Zuckungen, Zittern, bei Tauben Tetanus und Atemstörungen und nach großen Dosen Lähmung. Ein Pferd starb vier Stunden, nachdem ihm 0,3 g salzsaures Pilokarpin eingespritzt worden war, unter Schweißen, Speichelfluß und Dyspnoe.

Bei Menschen entstehen bei Disposition mancherlei abnorme Wirkungen, gleichgültig, welches Präparat verwendet worden ist. Nach innerlichem, monatelang fortgesetztem Gebrauche eines Fluidextraktes von Laborandi, sowie nach subkutaner Verwendung sah man graues Haar stellenweise dunkler werden und hellblondes in braunes bzw. schwarzes übergehen. Die Haut kann sich röten. Selten nimmt die Rötung den Charakter einer Dermatitis diffusa an. Der Puls wird bald nach der Einführung frequenter, später nicht selten klein bei verminderter Herzkraft unter Gesichtsblässe und Kältegefühl. Bisweilen ist die lähmende Einwirkung auf die Herzarbeit so beträchtlich, daß eine Herzlähmung zu befürchten ist. Bei Kindern mit Scharlach und Diphtheritis nimmt nach größeren, längere Zeit gereichten Mengen die Herzenergie ab, das Herz arbeitet unregelmäßig, die Körperwärme sinkt und es stellt sich Kollaps mit vorübergehendem Verlust des Bewußtseins ein. Nach Einspritzung von zwei Spritzen von je 0,01 g bei einem Augenleidenden erschien eine am Gesicht beginnende und sich dann über den ganzen Körper ausdehnende Rötung, und im Anschluß daran plötzlich Herzbeklemmung, Druck in der Herzgegend für etwa zwei Stunden mit bedeutenden Atembeschwerden, so daß der Kranke nur unter tiefem Atemholen sprechen konnte. Er hatte das Gefühl, als wenn die Brust mit Flüssigkeit gefüllt wäre. Darauf folgten Magenkrämpfe und Kollaps mit vermehrter Pulszahl[1]). Dieser Kollaps wird sowohl während als nach dem Stadium vermehrter Drüsentätigkeit und auch bei kräftigen Menschen beobachtet. Ihm ist bei der Pilokarpinanwendung die größte Aufmerksamkeit zu zollen, da er plötzlich eintreten und zum Tode führen kann. Er wird bisweilen von Zyanose begleitet. Doch entsteht diese auch ohne Kollaps in Begleitung von Krämpfen und anderweitigen Störungen.

---

[1]) Prentiss, Verhandl. d. X. internat. Congr., Bd. IV, Abt. 13, p. 24. — Wicherkiewicz, Wiener med. Presse 1889 p. 302. — Fuhrmann, Wien. med. Wochenschr. 1890, Nr. 34. — Sakowski, Wien. med. Presse 1875, S. 1074. — Saenger, Arch. f. Gynäk., Bd. XIV, S. 412. — Sziklai, Wien. med. Wochenschr. 1881, S. 996.

Bronchitis und Pneumonie wurden bei einem scharlachkranken Kinde als Pilokarpinfolge bezeichnet. Akutes Lungenödem wurde hierdurch mehrfach hervorgerufen. Die Erstickungssymptome sind dann meist heftig. Die Atmung erfolgt bei Zyanose stoßweise. Blutiger Auswurf kommt vor. Gelegentlich kommt es zu Schwellung der Submaxillardrüsen, Parotiden, Tonsillen. Ziemlich häufig kommen Übelkeit und Erbrechen, Koliken, Durchfälle, Harndrang, Dysurie, auch Inkontinenz, Schmerzen in der Lendengegend, Albuminurie und ein Ausfluß aus der Harnröhre durch starke Prostataabsonderung vor. Möglich ist die Bewirkung vorzeitiger Uterusbewegung bei Schwangeren. Die Pupillen verengern sich. Ein Akkommodationskrampf kann eintreten. Wiederholt stellte sich eine Minderung des Sehvermögens ein. Auch Flimmern, Lichterscheinungen und Linsentrübung kommen vor. Ich halte die starke Wasserverschiebung für die Ursache der letzteren. Manche Kranke klagen über Spannung und Druck in Stirn und Schläfe oder über allgemeine Kopfschmerzen und Schwindel. Selten zeigen sich urämische Symptome. Bei einem Kinde stellten sich plötzlich Benommenheit und Konvulsionen von 24stündiger Dauer und in einem anderen Falle Nackenmuskelkrämpfe ein.

Nach chronischem Gebrauch gegen Glaukom, der zehn Jahre gedauert hatte, kamen nach täglich mehrmaliger Einträufelung einer zweiprozentigen Lösung: zunehmende Nervosität, Reizbarkeit, Blutwallungen nach dem Kopf, Erbrechen und unruhiger Schlaf. Das Aussetzen des Mittels führte zur Besserung.

Nachweis: Pilokarpin läßt sich aus alkalischer Lösung mit Benzin ausschütteln. Kaliumbichromat und Schwefelsäure färben es grün. Zu einem kleinen Stückchen Kalium bichromicum gibt man in einem Reagenzglas 1—2 ccm Chloroform, dazu das Pilokarpin in Lösung oder Substanz und etwa 1 ccm der dreiprozentigen Wasserstoffsuperoxydlösung. Nun schüttelt man einige Minuten hindurch, worauf sich das Chloroform je nach der Menge des vorhandenen Pilokarpins blau, violett bis dunkelblau färbt.

Behandlung: Atropin (subkutan), salinische Diuretika, evtl. blasenziehendes Pflaster auf die Brust.

Pilocarpus microphyllus Stapf besitzt das Alkaloid Karpilin oder Pilosin, das nur sehr wenig giftig ist und nicht die sekretionsbefördernde Wirkung des Pilokarpins äußert.

Simarubeae.

Quassia amara L.

Diese Pflanze und **Picraena excelsa Lindl.** liefern Quassiin. Ein Dekokt des Holzes tötet Fliegen und Eingeweidewürmer und kann, wie auch Quassiin, bei Tieren vorübergehende Lähmung erzeugen. Quassiaextrakt tötet Tauben unter Erbrechen. Im Kropf werden submuköse Extravasate gefunden. Bei einem Kinde rief ein Klistier von zirka 180 g eines Quassiainfuses Blässe, Kälte der Glieder, Pupillenstarre, Kleinheit des Pulses, schwache Atmung, Bewußtlosigkeit und Erbrechen hervor. Durch warme Fußbäder und Analeptika wurde der Kollaps bekämpft[1]). Bei der sonstigen arzneilichen Anwendung der Quassia wurden Schwindel und Kopfweh gesehen. Vereinzelt beobachtete man danach wehenartige Schmerzen im Uterus. Nach längerem Gebrauche sollen auch Amblyopie und Amaurose vorkommen.

Simaba Cedron Planch.

Diese, sowie **Simaba Valdivia Planch.** liefern in den Samen die giftigen, vielleicht identischen Bitterstoffe, C e d r i n und V a l d i v i n. Die Lösungen des letzteren schäumen beim Schütteln. Valdivin tötet Kaninchen zu 0,002 g, Hunde zu 0,006 g in fünf bis sechs Stunden. Bei Tieren und Menschen erzeugt es in kleinen Dosen Erbrechen.

Simaruba versicolor St. Hil. (Paraiba) besitzt betäubend wirkende Rinde und Blätter. Zu starke Dekokte können Fieber, Hydrops und Tod veranlassen. Das Pulver der Rinde tötet Ungeziefer.

Balanites Roxburghii Planch. Die saftige Rinde dient in Indien als Fischgift. Sie tötet auch Eingeweidewürmer.

Ailanthus glandulosa Desf., der in Ostasien einheimische Himmels- oder Götterbaum, erzeugt Hautvergiftung. Der Genuß des bitter gewordenen Wassers eines Brunnens, welcher von diesem Baum beschattet und umgeben war, erzeugte bei einer Familie ikterische Färbung der Haut und Konjunktiva, Trockenheit der Haut, Pulsbeschleunigung, Empfindlichkeit der Leber, die bei einem Kranken vergrößert war, Schmerzen im Epigastrium, heftiges, anfallsweises Erbrechen, Rückenschmerzen, Verstopfung, auch Beschwerden beim Harnlassen. Nach Aufhören der Wasserverwendung schwanden die Symptome. Der Versuch an einem Menschen mit einem Aufguß der Rinde rief starke Übelkeit hervor.

Samadera indica Gaertn. enthält S a m a d e r i n, vielleicht ein Anthrachinonderivat, und in Wurzel und Holz einen, wie es scheint, dem Quassiin nahestehenden Bitterstoff. Bei Kaltblütern verursacht Samaderin Lähmung der willkürlichen Muskeln, die von Atembeschleunigung begleitet ist. Lähmungssymptome entstehen dadurch bei Warmblütern.

Castela Nicolsoni (Mexikanisch: Chaparro amargosa), eine in allen Teilen bitterschmeckende Pflanze, enthält ein sehr wirksames Amoebengift.

Brucea sumatrana Roxb. enthält den stickstoffhaltigen Bitterstoff B r u c a m a r i n, der Meerschweinchen zu 0,02 g tötet[2]).

Burseraceae.

Icica Icicariba DC.

Die Pflanze liefert E l e m i h a r z, in dem sich ein Öl (Pinen, Limonen) findet und außerdem A m y r i n und B r y o i d i n. Das Öl erzeugt im Magen Funktionsstörungen und hämorrhagische Erosionen, im Darm Hyperämie, vermehrte Peristaltik und Schmerzempfindung, in den Nieren Entzündung. Der Tod erfolgt bei Kaninchen erst durch Dosen von über 15 g unter Lähmung der sensiblen Nerven und des Vagus und

---

[1]) R e c k i t, Lancet, 1880, Bd. II, p. 260.
[2]) E i j k e n, Nederl. Tijdschr. v. Pharmac. 1891, p. 276.

Abnahme der Atmung[1]). Nach Verwendung einer Salbe aus 30 g Elemi auf 100 g Fett am Kinn entstand bei einem Manne am Halse, Nacken bis zu den Schultern und durch Verschleppen der Salbe mit den Fingern auch an den Schenkeln und den Geschlechtsteilen ein juckendes Ekzem. Die Bläschen ließen reichlich Flüssigkeit aussickern, die zu Krusten eintrocknete. Die ergriffenen Hautgebiete waren geschwollen, der Penis so, daß die Harnabsonderung erschwert war[2]).

Hedwigia balsamifera Sw.

In Zweigen und Wurzeln findet sich ein giftiges Alkaloid neben einem Harz. Das erstere ist ein Krampfgift, das auch die Körperwärme herabsetzt, das letztere lähmt kurareartig und erniedrigt die Körperwärme. Von einem alkoholischen Extrakt töten 0,16 g, vom wässerigen Extrakt der Zweige 0,53 g, von dem der Wurzel 0,65 g ein Kilo Meerschweinchen. Die Körperwärme sinkt, die Lähmung schreitet von unten nach oben fort, Konvulsionen und Samenentleerung folgen und Unregelmäßigkeit der Atmung, sowie Schwächung des Herzens gehen dem Tode voran. Die Lungen und Eingeweide findet man kongestioniert.

Commiphora Myrrhae Engl. Die vielgebrauchte Myrrhe (Heerabolmyrrhe) enthält neben Kohlenwasserstoffen, Pinen, Dipenten, Limonen noch Kuminaldehyd und Zimtaldehyd. Die wirksamen Bestandteile werden z. T. durch die Nieren ausgeschieden und können hier auf Grund individueller Reizbarkeit unangenehm wirken. So nahm ein Mann in der Meinung, dadurch die Krätze vertreiben zu können, acht Tage lang je eine Messerspitze voll Myrrhenpulver, worauf sich Schmerzen, Dysurie und Blutharnen einstellten. Auch Durchfälle können auf diese Weise entstehen. Bei der arzneilichen Verwendung gegen Mundentzündung entsteht bisweilen starke Reizung des Zahnfleisches. Die in der Myrrhe vorkommenden Burserazine haben keine Giftwirkungen.

Methyscophyllum glaucum Vent. Der „Buschmannstee" wird als erregendes Genußmittel gebraucht.

Meliaceae.

Melia Azederach L.

Askariden, Bandwürmer, Insekten, Fische werden durch den Blattsaft oder die Wurzelrinde des persischen Flieders getötet. Größere Mengen der Früchte können Erbrechen, Durchfall, Schwindel, Sopor, Atembeschwerden und Zuckungen mit Zähneknirschen erzeugen. Die Kerne werden von Zugvögeln gefressen, doch sollen sie dadurch nur berauscht werden. Schweine gingen dadurch zugrunde, nachdem vorangegangen waren: Niederstürzen, Krämpfe, Opisthotonus, Pupillenerweiterung und Erstarrung. Jüngere Tiere starben nach einer Viertelstunde, ältere nach einer Stunde. Aus den Früchten wird durch Gärung ein Branntwein gewonnen. Das wirksame Prinzip scheint ein Harz zu sein. **Azadirachta indica Juss.** enthält ein Öl, das Eingeweidewürmer tötet.

---

[1] Mannkopf, Arch. f. pathol. Anat., Bd. XV, S. 192.
[2] Cathelineau, Ann. de Dermat. 1894, 3 Sér. V, p. 467.

M. dubia Cav. besitzt eine Frucht, die eine unangenehm und bitter schmeckende Pulpa hat.

Dysoxylum arborescens Miq. dient auf Sumatra als Fischgift. **D. aculangulum Miq.** Aus den zwiebelartig riechenden Kotyledonen wurde die giftige Dysoxylonsäure dargestellt. Auch andere Arten enthalten diese Säure, meist neben einem Bitterstoff, z. B. **Dysoxylon amooroides Miq.** und **D. caulostachyum Miq.**

Carapa guianensis Aubl. Die Rinde dieses Baumes tötet Eingeweidewürmer.

Turraea obtusifolia Hochst. wirkt stark reizend auf den Darm.

Lansium domesticum Jack. Die bitteren Samen töten Eingeweidewürmer.

Guarea tuberculata Vell. wird in Brasilien als Abortivum verwendet, ebenso **G. trichiloides L.**, **G. Aubletii Juss.** und andere Arten.

Walsura piscidia Roxb. Die Rinde, die Saponine enthält, betäubt, resp. tötet Fische, die aber eßbar bleiben. Das Mittel gilt auf den Antillen als gefährliches Brechmittel und Abortivum. **W. pinnata Hassk.** ist saponinfrei.

Soymidia febrifuga Juss. ist im Gegensatz zu einer älteren Angabe, wonach sie Störungen im Nervensystem erzeugen soll, als ungiftig zu betrachten.

Swietenia humilis Zucc. Das Kauen eines Stückchens der Samen erzeugte mehrstündiges Erbrechen und Durchfall.

Trichilia emetica Vahl. Eine giftige Pflanze. Die Früchte wirken brechenerregend. **T. cathartica Mart.** wirkt in Blättern und Blüten abführend, **T. emarginata C. DC.**, **T. Casaretti C. DC.** und **T. Barraensis C. DC.** wirken giftig. Die behaarten Blätter von **T. hirsuta C. DC.** (Teufelsbaum) verursachen auf der Haut unerträgliches Jucken.

Aphanamixis grandifolia Bl. enthält in der Fruchtwand einen giftigen Bitterstoff und ein Alkaloid.

Chisocheton divergens Bl. In der Rinde findet sich die Chisochetonsäure, die eine geringere Giftwirkung als die Dysoxylonsäure zu haben scheint.

Dichapetaleae.

Dichapetalum.

Dichapetalum toxicarium Thon. (Chailletia toxicaria Don) dient in Afrika als Ratten-, in Brasilien als Fischgift. In Sierra Leone und anderwärts in Westafrika wird der „Rattentod" zu Giftmorden in der Nahrung beigebracht. Die Pflanze heißt auch „Rückenbrecher", weil dadurch bei Menschen und Tieren Lähmung der Glieder und evtl. auch der Atemmuskeln erzeugt wird. Schon nach einer halben Stunde stellen sich Zittern, Erbrechen und Durchfall ein. Nach einer Woche entstehen Lähmung der Glieder und Hyperästhesie so, als läge ein Rückenmarksleiden vor. Der Kranke wird ataktisch. Selbst wenn auch nach einiger Zeit Besserung erfolgt, so bleibt doch Gliederlähmung bestehen. Die Frucht wurde vergeblich auf Alkaloide, Glykoside oder giftige Proteide untersucht. Trotzdem hatte der Chloroformauszug narkotische bzw. paralytische Wirkungen, das Essigätherextrakt rief Delirium und Zuckungen hervor. Der wässerige, von Harz und Gerbstoff befreite Auszug erwies sich als äußerst giftig, wenig der alkoholische. In Ostafrika findet sich Dichapetalum mossambicense Kl. (Chikwaya dume), deren gelbe, mehr als kirschgroße Früchte ein glykosidisches Herzgift enthalten und z. B. für Wiederkäuer, Schafe und Ziegen tödlich wirken können, und D. macrocarpum Engl. (Chikwaya jike) von ähnlicher toxischer Gestaltung. **D. Stuhlmannii Engl.** Die Eingeborenen, z. B. in Tanga, meiden Gegenden, in welchen die Pflanze reich vorkommt, und binden ihren Tieren, wenn sie durch solches Gebiet treiben, die Mäuler zu. Zwei Schafe, die zum Experiment damit gefüttert wurden, fraßen trotz anderem Lieblingsfutter gerade diese Pflanze und starben 9½ Stunden später unter Krämpfen. Die Sektion ergab nichts Aufklärendes.

Im Süden von Angola fand man Dichapetalum venenatum Engl., welches von den Buren „Machau" genannt wird. Die jungen Triebe, die gelegentlich vom Vieh gefressen werden, töten dasselbe. Wenige Blätter reichen dafür aus. Ältere Zweige oder die Blätter zur Zeit der Fruchtreife werden vom Vieh nicht mehr berührt. Giftig sind auch für Menschen die Früchte, bzw. die Samenkerne — vielleicht sind sie blausäurehaltig. Einige Kaffernstämme sollen das Fruchtfleisch essen. **D. tomentosum Engl.** aus Kamerun ist stark giftig. Die gleiche Eigenschaft kommt zu: **D. Lujaei de Wild et Dur., D. acuminatum de Wild., D. mombongense de Wild., D. mombutense Engl.** und **D. Lolo de Wild et Dur.**

Tapura guianensis Aubl. betäubt Fische.

Olacaceae.

Ximenia americana L. enthält Blausäure.

Apodytes dimidiata E. M. Eine Abkochung der Wurzelrinde tötet Oxyuris vermicularis, wenn sie als Klistier verwendet wird.

Ilicineae.

Ilex aquifolium L. Die Beeren der Stechpalme können in größeren Mengen selbst tödliche Magen-Darmentzündung hervorrufen. **I. Paraguayensis St. Hil.** liefert in den Blättern, die gleich dem Tee Koffein enthalten (Maté), ein erregendes Genußmittel, das in Südbrasilien, den La-Plata-Staaten, in Chile, Bolivia und einem Teile von Peru sowie in Argentinien von etwa 15 Millionen Menschen gebraucht wird.

Ilex Cassine L. (Ilex vomitoria Ait., Ilex Dahoom Wact., Ilex religiosa Bart, Yaupon) wird von Indianern in Nord- und Südkarolina, Georgia, Florida zeitweilig als „schwarzer Trank", den man aus den Blättern bereitet, genossen. Danach tritt wiederholtes Erbrechen ein. Neben dieser geweblichen Reizwirkung auf den Magen entstehen auch solche auf Darm und Nieren. In den Blättern findet sich neben einem ätherischen Öl noch Koffein zu 0.3 bis 1,6 Prozent.

Die Jibaros- und Canelosindianer gebrauchen die Blätter einer Ilexart unter dem Namen **„Guayusa"** als wässeriges Dekokt. Es erzeugt, wie Ilex Cassine, Erbrechen.

Celastrineae.

Evonymus.

Evonymus europaeus L. Der Spillbaum ist in allen Teilen giftig. Die Beeren können Insekten, Schafe, Ziegen und Menschen (ca. 36 Stück) unter Gastroenteritis töten[1]). **E. atropurpureus Jacq.** enthält das Gift Evonymin, das schon zu $^1/_{15}$ mg bei Fröschen Herzwirkungen hervorruft, die dem des Digitalin usw. gleichen. Diese Angabe ist auch bestritten worden.

Celastrus edulis Vahl.

Die Blätter dieses Strauches, **Catha edulis Fosk.**, werden als Kât in Yemen, Harar, im Ejssa-Land usw. gekaut, stellenweise auch im Aufguß genommen. Dieselben wirken gleich dem Kaffee anregend, auch hungervermindernd. Das wirksame Prinzip soll wie Kokain wirken[2]). **C. scandens L.** ist ein Brechmittel. **C. paniculata Willd.**, die in den Samen ein Öl (Oleum nigrum) enthält, reizt örtlich und wird in Indien u. a. als Schärfungsmittel des Verstandes gebraucht.

Elaeodendron glaucum Pers. wird in Indien für giftig gehalten. Ebenso gelten die Blätter von **E. orientale** Jacq. auf Réunion für giftig.

Kurrinia zeylanica Arn. Die Blätter liefern bei der Destillation Blausäure.

Lophopetalum toxicum Loher. Diese Celastrazee kommt im Innern von Luzon vor. Die Negritos sammeln die sehr giftige Rinde und machen aus ihr ein Extrakt für Pfeilgift. Darin findet sich angeblich ein glykosidisches Herzgift. **L. pallidum Laws.** wird auf Malakka von einzelnen Stämmen für Pfeilgift gebraucht[3]).

Rhamneae.

Zizyphus vulgaris Lam. Die Früchte gelten am Senegal für giftig. Die Blätter sollen die Geschmacksempfindung ändern.

Gouania. Eine Spezies dient in Mexiko als Fischgift.

Rhamnus cathartica L. Die Kreuzdornbeeren können in zu großen Dosen Trockenheit des Mundes und Schlundes, Durst, Brechdurchfall und Nierenreizung erzeugen. **Rh. Frangula L.** Die Rinde erregt in frischem Zustande Erbrechen, Kolikschmerzen und selbst blutige Stühle. In alter Rinde ist der größere Teil des vorhanden gewesenen Glykosids Frangulin bereits hydrolysiert und durch das in Wasser wenig lösliche Pseudofrangulin ersetzt. Ein Knabe, der davon Beeren gegessen hatte, wurde nach einigen Stunden krank. Er zeigte Schwindel und Kopfschmerzen, krampfartige Zuckungen der Gliedmaßen, Bewußtseinsverlust, Pupillenerweiterung, beschleunigten kleinen Puls, schwache Atmung und Tobsuchtsanfälle. Durch Übergießungen und Klistiere trat Genesung ein. Im Stuhle fanden sich Schalen und Kernteile der Samen. Vielleicht waren es durch die Samen bedingte Blausäurewirkungen. **Rh. Purshiana DC.** rief ebenfalls im frischen Zustande Übelkeit, Erbrechen, Leibweh und

---

[1]) Nasse, Med. Jahrb. 1861, p. 774.
[2]) Mosso, Ann. di Chim. 1891, Bd. XIII, p. 319.
[3]) L. Lewin, Die Pfeilgifte, Leipzig 1923. Dort die Einzelheiten.

choleraartige, auch mit Blut vermischte Stühle hervor. **Rh. inebrians** R. Br. soll in den Blättern berauschende Wirkungen entfalten, und **Rh. soporifera** Lour. (Zizyphus sativa Gaertn.), wie der Name besagt, Benommensein machen. **Rh. Humboldtiana** Roem. et Schult wird als kurareartig wirkend angesehen.

Karwinskia Humboldtiana Zucc. Die Samen besitzen einen lähmenden Stoff.

Ceanothus Americanus L. Die Blätter haben zeitweise als Ersatz für Tee gedient. Sie sind alkaloidhaltig.

Alphitonia excelsa Reissek. scheint eine Giftpflanze zu sein. Ein damit gefütterter Dendrologus ging an dieser Nahrung zugrunde[1]).

Vitaceae.

Vitis vinefera L. Die Fütterung mit Reblaub hat junge Tiere getötet. Die Magen-Darmentzündung, die man nach Verfütterung von Reblaub häufiger gesehen, ist auch auf Pflanzenschutzmittel (Blei, Arsen, Kupfer) zurückgeführt worden. **V. inconstans** Miq. (Ampelopsis japonica Hort.) verursacht bei Berührung mit der Haut nesselartige Ausschläge. **V. hederacea Ehrh.** (Ampelopsis quinquefolia Michx., Parthenocissus quinquefolia). Die Beeren töteten ein Kind unter schweren Symptomen. Die Oxalsäure, die sich darin findet, sollte die Ursache darstellen, was ich für unwahrscheinlich halte. **V. elongata** Wall. enthält sehr viel oxalsauren Kalk, der das dadurch erzeugte Brennen auf Lippen und Zunge schaffen soll. **Vitis nivea** (Cissus nivea) Hochst. Die Früchte sind giftig, auch von **V. trifoliata Baker** (Cissus caustica) Tuss. und **Vitis quadragona** Forsk.

Cissus pruriens Planch. ruft nach dem Kauen für Stunden im Munde Brennen hervor.

Sapindaceae.

In der Familie der Sapindazeen (Sapo indicus) sind Saponine sehr verbreitet. Danach bemißt sich bei einem Teile derselben die Giftwirkung. **Serjania ichthyoctona Radlk., S. piscatoria Radlk., S. inebrians Radlk., S. erecta Radlk., S. cuspidata St. Hil., S. polyphylla Radlk.** und **S. acuminata Radlk., S. communis Camb., S. glutinosa Radlk., S. dentata Radlk., S. grandiflora Camb.** und andere, Saponine, bis 0,25 Prozent, aber auch andere Stoffe, z. B. Bitterstoffe und Alkaloide enthaltende Arten, werden größtenteils in Südamerika, meist unter dem Namen „Timbo" zum Vergiften der Fische gebraucht. Von S. cuspidata genügt es, die blattreichen Zweige zwischen Steinen zu zerquetschen, sie in besenartigen Bündeln an einer Stange zu befestigen und damit das strömungslose Gewässer zu peitschen. Die Fische kommen dann, bauchoben, an die Oberfläche. **S. lethalis St. Hil.**, ein Schlingstrauch mit bitter harzigem, narkotischem Inhaltsstoff, kann auch anderen Tieren und Menschen gefährlich werden. Der Honig der Lecheguana-Wespe soll durch diese Serjania giftig werden. **Serjania noxia Camb.** soll für Vieh stark giftig sein.

---

[1]) F. v. Müller, Zeitschr. d. Österr. Apoth.-Vereins, 1894, S. 178.

Paullinia.

Paullinia Cururu L. Die Wurzel und das Öl, worin die Früchte gekocht sind, wirken narkotisch. Die Samen, die angeblich in Brasilien allein oder mit Strychnos zu Pfeilgiften verwandt werden, dienen daselbst als Fischgift. Am häufigsten wird hierfür jedoch von **P. pinnata L.** Gebrauch gemacht[1]), die man ebenfalls als „Timbó" bezeichnet. Es soll sich darin ein Alkaloid Timboin finden. Ein anderer, als „Timboin" bezeichneter, indifferenter Körper, der angeblich aus P. pinnata gewonnen wurde und ein Nervengift darstellt, entstammt tatsächlich einer Papilionacee und ist mit Derrid identisch. Paullinia pinnata sollen häufig Negersklaven zu Giftmorden ihrer Herren bereitet haben. **P. costata Schlecht.** ist ein Gift für Fische, Hunde usw. **P. uloptera Radlk.** zerstört Warzen. Als Fischgifte dienen ferner: **P. macrophylla Kunth., P. jamaicensis Macfad, P. meliaefolia** Juss., **P. trigonia** Vellozo.

Paullinia sorbilis Mart. (P. cupana Kunth.) liefert die Pasta Guarana. Die Samen enthalten etwa vier Prozent Koffein. Die aus ihnen von Indianern bereitete Guarana-Paste wird vorzugsweise in Bolivien als tägliches erregendes Getränk benutzt. Mißbrauch schafft Symptome, wie Kaffee- oder Teegeträok sie hervorrufen können. Auch ein Saponin findet sich in den Samen, die Fische, Tauben usw. unter Lähmungssymptomen und Trismus töten können.

Sapindus Rarak DC., eine Seifenpflanze, tötet Insekten und Fische, ebenso wie **S. saponaria L., S. esculentus** St. Hil. Trotz des Namens sind Samen und Wurzel giftig. **S. Mukorossi** Gaert. enthält Sapindus-Saponin, ebenso **S. Saponaria L.** Von **S. Senegalensis** (Aphania Senegalensis) Radlk. ist das Fruchtfleisch eßbar, der Samen giftig.

Cupania sapida Voigt. Durch Genuß des Samenmantels, der den eßbaren Teil der Frucht (Ake-Apfel) darstellt, soll Vergiftung und Tod hervorgerufen sein. Entsprechende Versuche ergaben, daß nur unreife Früchte brechenerregend und verdorbene, in der Farbe abgeblaßte, sehr giftig sind. **Cupania emarginata Camb.** soll in seinem Samen Gift tragen.

Cardiospermum halicacabum L. Die Blätter entwickeln beim Zerreiben einen starken Geruch, der Kopfschmerzen beseitigen soll. Außerdem enthalten sie und die Wurzeln Saponin.

Talisia esculenta Radlk. Die Wurzel soll toxisch wirken. Sie wird als Fischbetäubungsmittel verwendet.

Chytranthus Mannii Hook F. Das Fruchtfleisch ist genießbar, der Same giftig.

Nephelium Lougana Camb. und andere Arten enthalten Saponine.

Pometia glabra Forst. tötet Ungeziefer.

Dodonaea viscosa L. dient vielleicht als Fischgift und **D. physocarpa F. v. M.** gilt bei Herdenbesitzern Australiens als giftverdächtig.

Harpullia arborea Radlk. (Streptostigma viridiflorum Thw.) wird auf den Philippinen als Fischgift gebraucht. **H. thanatophora Blume** betäubt Fische. **H. rupestris** Bl. Der Bast ist giftig.

---

[1]) B a t e s, The Naturaliste on the Amazonas, 1863, Vol. II, p. 82.

Magonia pubescens St. Hil. und **M. glabrata St. Hil.** Von der ersteren Pflanze dienen die Blätter, von der letzteren der Wurzelbast zum Fischvergiften.

Schleichera trijuga Willd. Im Makassaröl fand man Benzaldehyd nebst Blausäure.

Hippocastanaceae.

Aesculus.

Aesculus Hippocastanum L. Die grüne Schale der Roßkastanie erzeugte mehrfach bei Kindern: Pupillenerweiterung, Gesichtsrötung, Somnolenz, Deliren, Übelkeit und Leibschmerzen. Es trat jedesmal Genesung ein[1]). Von einem Rudel Hirsche, denen Roßkastanien sozusagen als Leckerbissen gegeben worden waren, erlagen drei. Bei der Sektion fanden sich im Herzbeutel, Brust- und Bauchhöhle seröse Ergüsse. Die Roßkastanien waren innerlich verschimmelt. Für die Todesursache ist auch an den Gehalt der Kastanien von zehn Prozent Saponin zu denken.

Das Äskulin der Kastanien ist, ebenso wie Äskuletin, ungiftig. Äskulin spaltet sich im Körper in Glykose und Äskuletin, das sich in Äskuletinsäure verwandelt. Im Harn erscheint Äskulin nur in sehr winziger Menge. Mit einigen Tropfen Schwefelsäure angerieben und mit Natriumhypochloridlösung versetzt, wird Äskulin violett. **A. Pavia L.** (**Pavia rubra Lam.**) Red buckeye. Die Wurzel (Poison root), Zweige und Samen dienen wegen eines Saponingehaltes als Waschmittel. Sie sind giftig und betäuben Fische. Katzen gehen oft durch Verzehren der Frucht zugrunde. Von **A. ohioensis Michx.** wirken Früchte und Blätter stark narkotisch. **A. californica Nutt.** Die Früchte werden von Indianern zu Suppe und Brot gebraucht, nachdem das Gift durch Rösten und Auslaugen entfernt worden ist.

Melianthaceae.

Melianthus major L. soll den Honig giftig machen. **M. comosus Vahl.** ruft Erbrechen hervor.

Anacardiaceae.

Mangifera Kemanga Bl., M. foetida Bl. u. a. m. Der Saft kann bei direkter Berührung die Haut entzünden. **M. macrocarpa Bl.** Die Früchte sollen hypnotisch wirken. **M. indica L.** Die Frucht des Mango-Baumes ist eßbar, kann aber Hautausschläge und Diarrhöe hervorrufen. Der Same tötet Eingeweidewürmer. Genuß der Blätter läßt im Harn von Kühen einen gelben Farbstoff „Piuri" erscheinen. Die Tiere werden von dieser einseitigen Nahrung krank.

Pistacia integerrima Stew. Blätter und Samen sollen narkotisch wirken.

---

[1]) Solomon, Brit. med. Journ. 1887, II, p. 1101. — Reilly, ibid., p. 1209. — Die mechanische Verletzung des Auges durch die Spitzen der Kastanien kann Perforation der Hornhaut erzeugen. Der Stachel kann in die Vorderkammer eindringen, die Linse treffen, die Iris verletzen usw.

Anacardium occidentale L.

Die Früchte von A. occidentale (Cassuvium pomiferum, Nierenbaum, Kaschubaum) und Semecarpus Anacardium L., die sogenannten westindischen bzw. ostindischen Elephantenläuse, enthalten im Perikarpium das ölige Kardol neben der Anakardsäure. Außerdem soll sich in dem Holz von Semekarpus Anacardium und ihm nahestehender Bäume, das in Chile als Aphrodisiakum benutzt wird, ein kristallinisches Alkaloid, Chuchuarin, finden. Sowohl die Droge als das Kardol erzeugen an der Haut phlegmonöse Entzündung.

Bei einer Frau, die sich eine halbe Bohne in das Ohr gesteckt hatte, schwollen Gesicht, Augenlider, Ohr, Wange sowie die Halsgegend bis zur Klavikula; der äußere Gehörgang, die Ohrmuschel und die angrenzende Haut zeigten Blasen. Man kennt mehrere solcher Vergiftungen, die auch dadurch zustande kamen, daß eine „Elephantenlaus" um den Hals gehängt wurde. Nach zwei Tagen hatte sich ein Erysipel entwickelt, das die ganze vordere Brustwand, die Brustdrüsen und die Schultergegend bis zum Unterkiefer hinauf einnahm und zahlreiche Blasen aufwies. Auch mehrwöchentliches Ekzem kann entstehen. Die zufällige Berührung eines Bruchstücks einer solchen Frucht mit den Fingern und Berührung der letzteren mit dem Auge schuf ein solches. Gefangene im Hospital von Lahore machten sich absichtlich, zwecks Simulation, mit dem Mittel Augenentzündung und Ekzem am Gesicht und am Leib. Auch bei der Darstellung des Kardols können Ekzeme und als Resorptionserscheinung allgemeines Unwohlsein auftreten. Im Magen und Darm von Tieren entsteht durch Kardol Entzündung und als sekundäre Erscheinungen motorische Lähmung, sowie Respirationsstörung. Bei Menschen rief 0,1 g Kardol, eingenommen, Kolik hervor. Aus dem Fruchtsafte von A. occidentale soll in Goa ein narkotisches Getränk destilliert werden.

Semecarpus venenosa Volkens von der Insel Yap ist so giftig, daß noch das von diesen Bäumen herabtropfende Regenwasser auf der Haut Entzündung, Ausschlag und evtl. Geschwüre erzeugen soll. Die tintenähnliche Farbe des Extraktes deutet darauf hin, daß die Rinde Kardol bzw. Anakardsäure enthält.

Corynocarpus laevigata Forst. Die Kerne sind giftig. Die Maori essen sie nach der Röstung und Waschung. Das Gift „Karakine" erzeugt Krämpfe.

Comocladia- und Schinus-Arten erregen an der Haut Entzündung. Auf den westindischen Inseln überträgt eine bestimmte Fliege den Pollen von **Comocladia dentata L.** auf Menschen, besonders auf deren Augen, die dadurch schwellen und sich mit Bläschen bedecken.

Lithraea venenosa Miers. Der Blütenstaub und die Emanationen der Pflanze werden in Chile für giftig gehalten. Durch Berührung der Blätter entsteht an der Haut Entzündung.

Holigarna longifolia Roxb. (Mangifera racemosa Lam.), **H. ferruginea** March. und andere indische Arten besitzen ein Gewebe entzündendes, auch blasenziehendes Öl neben einer schwarzen, harzigen, eine Firnis bildenden Substanz, die wohl dem Kardol zugehört.

Gluta Renghas L. wird auf Sumatra wegen ihres entzündungserregenden Saftes gefürchtet. Die Rinde dieses Baumes enthält ein schwarz eintrocknendes Harz, das nach meiner Ansicht dem Kardol nahesteht[1]). Es wird auf Java gelegentlich als Vergiftungsmittel für Tiere, und, wie es scheint, auch zu Menschenmord verwendet. Pfeilgifte von Malakka enthalten auch Gluta-Gift.

Melanorrhoea Curtisii Oliv. Der Zweigsaft macht an der Haut in 24 Stunden Schmerzen, Entzündung, Pusteln und evtl. chronische Geschwüre.

Rhus Toxicodendron L.

Der **Giftsumach** (Poison Oak) besitzt, besonders in den Blättern, neben anderem einen dem Kardol ähnlichen Giftstoff, der **Toxicodendrol** oder auch **Urishinsäure** genannt wird. Berühren der Blätter rufen bei den meisten Menschen Hautentzündung hervor. Mit mir nehmen die meisten an, daß von der lebenden Pflanze gifttragende Teilchen irgendwelcher Art, Pollen, Haare usw. an die menschliche Haut herangetragen werden und wirken können. Ich habe dies im Anschluß an einen Vergiftungsfall, der sich im Botanischen Garten zugetragen hat, in einem Gerichtsgutachten[2]) begründet. Auch aus Amerika, wo solche Vorkommnisse nicht selten sind, habe ich volle Bestätigung hierfür erhalten[3]), für die auch in der Literatur genügende Beweise vorliegen[4]). Einige Versuche, die das Gegenteil ergeben sollten, sind in zu unbrauchbarer Anordnung angestellt worden, um den Verhältnissen des praktischen Lebens gerecht werden zu können. Es steht ferner fest, daß die individuelle Hautempfindlichkeit für dieses Gift in weiten Grenzen schwankt. Selbst innerhalb **einer** Familie zeigen sich unter den einzelnen Gliedern Verschiedenheiten. Auch Schwere und Dauer der Vergiftung sind nicht einheitlich. Toleranz wird bei Empfindlichen auch nicht durch wiederholte Vergiftung geschaffen. Individuen, auf die das Gift wiederholt ohne Erfolg eingewirkt hat, erwiesen sich bei einer erneuten Einwirkung hochempfindlich.

Das Gift wird auch durch Erhitzen im Wasserbad auf 100° C nicht zerstört. Die Verbrennung der trockenen Blätter liefert einen hautentzündenden Rauch. Der in allen Teilen dieser Pflanze vorhandene Milchsaft, der an der Luft schwarz wird und auch die **Haut so echt schwarz färbt**, daß nur nach Loslösung der Epidermis die Färbung verschwindet, hat bei Menschen öfter lokale Entzündung erzeugt.

Gewöhnlich treten die ersten **Entzündungserscheinungen** nicht vor 24 Stunden nach der Berührung der Sumachblätter ein, oft erst nach drei Tagen und noch später. Dieselben erstrecken sich auf weit entfernte Körperteile, häufig und mit Vorliebe sogar auf das Skrotum. Die Haut wird rot, die Hände, Vorderarme und das Gesicht schwellen an, werden ödematös und heiß, und Jucken und Brennen treten hinzu; es erscheinen sodann unter heftigem Jucken miliare Bläschen in großer Zahl, aus welchen sich der seröse oder eiterige Inhalt entleert, und als gelb-

---

[1]) L. Lewin, Pfeilgifte, 1923, S. 95.
[2]) Gutachten für das Landgericht III, Berlin, vom 10. Juni 1910.
[3]) So von Swingle vom Agriculture-Departement in Washington, der mir 1911 mitteilen ließ, daß man auf fünf Schritt Entfernung durch Rhus Toxicodendron vergiftet werden könne.
[4]) v. Adelung, Arch. of Intern. Medec. 1913, Vol. XI, p. 148. — Warren, Pharmac. Journ. 1909. Nach mir freundlichst gesandten Abdrücken.

liche Kruste die entzündete Fläche bedecken kann. Fünf bis zehn Tage nach dem Beginn dieser Einwirkung vermindert sich die Geschwulst, die Flüssigkeitsabsonderung hört auf und es erfolgt Desquamation gewöhnlich in größeren Fetzen. Während dieser Periode ist der erkrankte Teil gegen Berührung ziemlich unempfindlich. Ein solches akutes Ekzem kann, wenn es sich auf größere Hautgebiete erstreckt, mit allgemeinen Störungen, z. B. mit Schwäche und Prostration, einhergehen. Nach dem Waschen der durch Berühren von Giftsumach entstandenen Pusteln mit Alkohol und Wasser wurde ein Kranker pulslos und fiel besinnungslos nieder, machte dann Brechversuche, hatte Schaum vor dem Munde und besserte sich nur ganz allmählich.

Nach dem innerlichen Gebrauche normaler Dosen der Tinktur von Rhus Toxicodendron können ebenfalls Ausschläge von erysipelatöser, bläschen- oder pustelartiger Beschaffenheit auftreten. Bei Gelähmten sollen Jucken und Prickeln, oder leichte Zuckungen die Rückkehr der Empfindung anzeigen. Auch kleine, öfter verabfolgte Mengen rufen bei empfindlichen Menschen Schmerzen, gastroenteritische Symptome oder große Entkräftung, Schwindel, Betäubung, Delirien, Anästhesie und lähmungsartige Zustände hervor.

Weitere giftige Rhus-Arten: Rhus vernix L. (R. venenata DC.). R. radicans L. (Toxicodendron vulgare Mill.). **R. diversiloba** Torr. et Gray. **(R. lobata** Hook.). **(R. pumila** Michx.). **R. Rydbergii** Small. **R. Metopium L. (Metopium Metopium** Small.). **R. floridana** Mearns. **R. littoralis** Mearns. **R. vernicifera** DC. **(R. vernix** Thunb.) **R. succedanea** L. **R. silvestris** Sieb. et Zucc. **R. Wallichii** Hook. fil. **E. Griffithii** Hook. fils. **R. striata** R. et Pav. **(R. juglandifolia** H. B. et K.). **R. perniciosa** H. B. et K. **R. chinensis** Mill. **R. javenica** L. **R. caustica** Hook. et Arn. **R. lucida** L. **Rhus Michauxii** Parg. ist nicht giftig[1]).

Rhus radicans L. Durch große Dosen des wässerigen, sowie des spirituösen Extrakts der frischen Pflanze gehen Tiere unter Atmungs- und Bewegungsstörungen zugrunde. Von Hunden wurden 12 g des Pflanzenpulvers ohne Schaden vertragen. Aufgüsse der frischen Pflanze rufen bei Menschen Magenschmerzen, Übelkeit, Jucken in den Fingern, Schwindel und Kopfweh hervor. **R. vernicifera DC.** erzeugt die in Japan und China bekannte Lackkrankheit. Der zum Lackieren benutzte Saft ist, wenn einmal trocken, unschädlich. Die Arbeiter bekommen meist nur einmal, bisweilen auch fünf- bis sechsmal diese Affektion. Es entstehen Spannung, Ödem, auch Eiterbläschen an der Haut des Körpers, Konjunktivitis, Rhinitis, Schwellung der Genitalien, Ödem des Skrotums oder der großen Labien und bisweilen Zerebralsymptome. Als Heilmittel werden Einpinselungen mit Knoblauchsaft gemacht. **Rh. succedanea** L. enthält im Saft ein oxydierendes Ferment „Laccase" und ein stark die Haut reizendes Prinzip „Laccol". **R. atra Forst.** (Oncocarpus Vitiensis Gray) enthält sowohl in den Früchten als unter der Rinde einen Saft, der auf der Haut alsbald Schmerzen wie ein Glüheisen verursacht. Es entstehen Pusteln. Diese und der beißende Schmerz bleiben mehrere Monate. **Rhus coriaria** L. Beeren und Blätter des Gerbersumachs sollen bei Schafen und Ziegen nervöse Vergiftungssymptome erzeugen.

---

[1]) Warren, Americ. Journ. of Pharmac. 1910, Nov.

Coriareae.

Coriaria myrtifolia L.

In Blättern und Früchten liefert die Pflanze, der „Lederbaum", das pikrotoxinartig wirkende Koriamyrtin ($C_{15}H_{18}O_5$). Bei Tieren erzeugen 0,2 g Erbrechen, Trismus und Konvulsionen, die in 1½ Stunden töten. Kaninchen gehen durch 0,08 g per os und 0,02 g subkutan gereichten Koriamyrtins zugrunde[1]). Frösche haben auch den Pikrotoxinschrei. Erwähnen will ich noch, daß schon Manetti angab, daß der Saft bei einem Hunde keine Krämpfe erzeuge.

C. ruscifolia L., das neuseeländische Tootgift, „Tutu- oder Totogift", aus dem ein Glykosid Tutin ($C_{17}H_{20}O_7$) gewonnen wurde, erzeugt bei Menschen Koma, Delirien, Konvulsionen und in der Rekonvaleszens besteht Verlust des Gedächtnisses und Schwindel. Zu Vergiftungen führen die Beeren, die ohne Samen ungiftig sein sollen, die Schösse und Blätter. Bei Tieren soll Gewöhnung an das Gift stattfinden können. Pferde, Ziegen und Schweine scheinen gegen die Giftwirkung der Pflanze unempfindlich zu sein, während Rinder und Schafe dadurch sterben. Der Verlust in manchen Herden beziffert sich auf 25,75 Prozent. In Vergiftungsfällen beobachtete man Konvulsionen, Zittern, Drehbewegungen, Ausschlagen und Schwindel[2]). Die Beeren werden eigentümlicherweise bei den Maori zu Gelee und Wein verarbeitet. **C. atropurpurea DC.** (C. thymifolia Humb. et Bonpl.). Durch Verzehren der Früchte kommen in Mexiko viele Vergiftungen von Kindern vor. Als Tlalokopetate wird sie dort zum Töten von Hunden gebraucht. Auch **C. nepalensis Wall.** ist giftig. **C. sarmentosa Forst.** (Tupakihi der Maori) hat die Eigentümlichkeit, daß die Stempelnarben seiner in Trauben wachsenden schwarzen Beeren giftig sind, während das Fleisch eßbar ist. Schafe und Rinder, die zu viel von seinen Blättern fressen, werden vergiftet.

Malpighiaceae.

Malpighia urens L. (Sphedamnocarpus pruriens Planch., Aspicarpa urens Lag.) besitzt Brennhaare, die Jucken und Gewebsreizung erzeugen, ebenso auch **Sphedamnocarpus Angolensis Planch.**

Byrsonima crassifolia H. B. et K. Die Zweige finden in Venezuela als Fischgift Verwendung. **B. armeniaca DC.** und **B. Amazonica Griseb.** besitzen giftige Samen.

Banisteria Caapi Spruce.

In Teilen von Columbien, Ecuador, Peru und Brasilien, vom Orinoko, über den Rio Negro, am Rio Uaupés, am oberen Putamayo, bei den Guahibo, Tukano, Jibáros, Cayapas und anderen Stämmen wird aus der Liane Banisteria, die u. a. die Namen Aya huasca, Yage, Yahe, Natema, Nepe trägt, ein ebenso benanntes, daraus bereitetes Getränk benutzt. Der Zweck ist, sich dadurch in eine von Sinnestäuschungen erfüllte Narkose

---

[1]) Riban, Compt. rend., T. LVII, p. 789 u. T. LXIII.
[2]) Lindsay, Pharm. Journ. and Transact. 1864—65, p. 372.

zu versetzen. Der letzteren gehen Erregungszustände in der Form von Bewegungsdrang, Tanzen, Schreien usw. voran. Das wirksame Prinzip ist ein Banisterin benanntes Alkaloid. Meine Analyse des salzsauren Salzes ergab die folgende Zusammensetzung: $C_{13}H_{12}ON_2$. Der Schmelzpunkt des Chlorhydrats liegt bei 264°. Mit reiner konzentrierter Schwefelsäure entsteht in Lösungen eine lange bestehen bleibende Rosafärbung, mit unreiner eine Grünfärbung. Versuche am Affen, Kaninchen, Hunden ließen nach zwei bis sechs Minuten typisch Zittern des ganzen Körpers für eine bis zwei Stunden entstehen. Beim Affen stellt sich anschließend Müdigkeit und Schlafbedürfnis ein. Hunde werden sehr erregt, zeigen Beißlust, halten sich an der Wand, weil sie schwindlig sind, und bellen dauernd, vielleicht, weil sie Sinnestäuschungen haben. Solche Wirkungen werden durch 0,05—0,075 g, subkutan angewandt, erzeugt[1]).

Connaraceae.

Rourea oblongifolia Hook. (C a n g o u r a in Salvador) ist giftig. Man gebraucht die frischen Samen zum Töten von Präriewölfen. Hühner sollen dagegen immun sein, aber Hunde vergiftet werden, die solche Vögel genießen. Der Mensch soll ohne Gefahr die so vergifteten Tiere genießen können. Die Wirkung auf das Zentralnervensystem tritt langsam ein, kann aber bis zu 20 Tagen anhalten[2]). Am Hunde treten nach 4 g in drei Tagen als Symptome u. a. auf: Salivation, Erbrechen, Verlust der Willkürbewegungen, Krämpfe, Ausfluß blutiger Flüssigkeit aus der Nase, Atemstörungen und Koma. Aus der Rinde von R o u r e a c o c c i n e a, die ich aus Togo erhielt, stellte ich ein bräunliches Weichharz dar, das der Träger der Wirksamkeit ist. Frösche werden dadurch schnell gelähmt. Die Reflexerregbarkeit ist gesteigert, die Herztätigkeit verlangsamt. Kaninchen bekommen Krämpfe und gehen schließlich asphyktisch zugrunde.

Connarus Africanus L. tötet Eingeweidewürmer, zumal Bandwürmer.
Cnestis glabra L. tötet Ratten. **C. polyphylla Lam.** ist ein Gift für Hunde.

Leguminosae.

Anagyris foetida L.

Die Pflanze war schon im Altertum als Emeticum und Laxans bekannt. Besonders die Früchte enthalten das Alkaloid A n a g y r i n ($C_{15}H_{22}N_2O$) neben Zytisin[3]). Dasselbe macht bei Tieren in großen Dosen anfänglich Herzbeschleunigung, Blutdruckerhöhung, Erbrechen, Zittern des Körpers, Bewegungslähmung und tötet durch Atemlähmung[4]). Z y t i s i n verursacht wesentlich eine strychninartige Wirkung. Das A n a g y r i n rief zu 30 mg bei einem Hunde nach 10 Minuten nur eine leichte Steigerung der Reflexerregbarkeit, bei einer Katze Würgebewegungen,

---

[1]) L. L e w i n, Compt. rend. de l'Acad. des Sciences, T. 186, 1928. — Arch. f. exper. Pathol. 1928.
[2]) G o t e r a, Pharm. Journ. 1892, p. 983.
[3]) P a r t h e i l und S p a s s k i, Apoth.-Zeit. 1895, p. 903.
[4]) H a r d y et G a l l o i s, Acad. des Sciences, 1888, 23. juillet. — G l e y, Compt. rend. de la Soc. de Biol., 1888 et 1892, 23. juillet.

Schwäche der Beine und mühsame, sehr vertiefte Atmung hervor, die zum Atmungsstillstand führen kann.

Baptisia tinctoria R. Br. enthält, wie andere Arten, Zytisin[1]) und das Glykosid Baptisin. Es hebt bei Fröschen die freiwilligen und Atembewegungen auf und erhöht bei Warmblütern die Reflexerregbarkeit. **B. australis** R. Br. enthält in den Samen 1,6 Prozent Zytisin.

Gastrolobium grandiflorum F. v. M. ist, wie andere Spezies dieses Genus, z. B. **G. bilobum** R. Br., wie es scheint, die schädlichste aller Gattungsverwandten, ferner **G. spinosum** Benth., **G. callistachys** Meissn., eine gefährliche Giftpflanze. Sie fordert in Australien unter den Herden viele Opfer. Man meint, daß die Giftigkeit mit dem Erscheinen der Blüte endet. Aus trockenen Pflanzen ließ sich kein Gift gewinnen.

Auch Spezies aus den Genera **Isotropis, Gompholobium** und **Oxylobium** werden in einigen Teilen Australiens als dem Vieh schädlich betrachtet, z. B. **Gompholobium virgatum Sieber** und **G. uncinatum** A. Cunn.

Templetonia glauca Sims. Auszüge der Zweige erzeugen bei Hunden und Tauben Erbrechen, Atmungsbeschleunigung, klonische und tetanische Krämpfe, Koma von sechs bis acht Stunden Dauer und evtl. Wiederherstellung oder Tod. **T. egena Benth.** soll ebenso wirken[2]), dagegen **T. retusa** R. Br. ungiftig sein.

Crotalaria sagittalis L. gehört zu den gefährlichsten, dem Vieh verderblichen Lokokräutern Amerikas. Von dem Alkaloidgemenge, das man daraus gewann, töteten 0,2 g Katzen unter Speichelfluß und Erbrechen. Auch die Samen von **C. retusa L.** und **C. striata DC.** enthalten giftige Alkaloide. **C. paniculata Willd.** wird in Ostindien als Fischgift benutzt. **C. dura** verursacht in Süd-Afrika die „Jagziekte", die Krotalariosis, d. h. die Jagd- oder Hetzkrankheit, sowohl in frischem als auch in getrocknetem Zustande. Bei Pferden entstehen Fieber und Lungenentzündung. Die Inkubation nach der Fütterung dauert 16—80 Tage, dann stellte sich für 6—29 Tage schwere Dyspnoe und Fieber ein. Nicht alle Tiere sind dafür empfindlich. Durch die **C. Burkeana** bekommen Rinder Steifkrankheit. Auch **C. alata** Hamilt. ist für Vieh giftig, ebenso wie **C. Mitchelli** Benth.

Lupinus.

Aus **Lupinus luteus L., L. albus L., L. hirsutus L., L. angustifolius L.** usw. (Wolfsbohne) wurden neben Asparagin, Phenylamidopropionsäure und Amidovaleriansäure, das kristallinische Lupinin ($C_{21}H_{40}N_2O_2$), ein tertiäres Diamin, das Lupinidin ($C_8H_{15}N$), Lupanin (aus der blauen und weißen Lupine), Arginin u. a. m. dargestellt[3]). Sowohl Dekokte der Lupinensamen, als die aus der Pflanze gewonnenen Alkaloide sind für Menschen und Tiere giftig. Das Lupinidin ruft bei Kaninchen und Katzen in Dosen über 0,2 g Parese der Extremitäten, Zuckungen und Krämpfe des ganzen Körpers, Mydriasis, Dyspnoe, Steigerung der Reflexerregbarkeit und den Tod hervor. Die Krämpfe sind Erstickungskrämpfe, der Tod ein Erstickungstod. Lupinin wirkt ähnlich, aber schwächer. Auch hier erscheint Lähmung des Atmungszentrums, der motorischen

---

[1]) Plugge, Arch. d. Pharmac., Bd. 233, 1895, p. 294.
[2]) Cornevin, Compt. rend. de la soc. de Biol., 1893, T. V, p. 451.
[3]) Baumert, Annalen der Chemie, Bd. CCXXIV, Heft 2, p. 330.

Zentren, der Körpermuskulatur und gewisser Herzzentren[1]). Durch das Dekokt gehen auch Regenwürmer, Fische, Vögel usw. zugrunde.

Die Alkaloide sind nicht Ursache der bei Tieren nach gewissen Lupinen auftretenden **Lupinose**, da sie im Magen nicht genügend ausgelaugt werden und dort bei an Lupinose erkrankten Tieren noch fast vollständig nachweisbar sind[2]). Die Ursache der Lupinose ist ein durch sodahaltiges Wasser und Glyzerin aus schädlichen Lupinen ausziehbarer Stoff, das **Iktrogen**[3]) (Lupinotoxin?)[4]), dessen Entstehen, wie man irrigerweise angenommen hat, saprophytische Pilze verschulden sollen. **Nach Extraktion dieses Stoffes**, d. h. Entbitterung der Lupinen oder durch mehrstündiges Dämpfen **werden Lupinen** angeblich ganz **ungiftig.** Kleine Mengen Iktrogen erzeugen bei Tieren Lupinose: Ikterus und Schwäche in den Hinterbeinen, die durch körnige Muskeldegeneration entsteht, Fieber, Zuckungen, Lähmung und nach längerer Dauer Leberverfettung, Leberzirrhose und Nephritis parenchymatosa. Ein Chemiker, der viel mit Lupinen gearbeitet hatte, soll angeblich dadurch gestorben sein. Eine siebenstündige Abkochung von 300 g Lupinensamen gegen Malaria, als Klistier verabfolgt, rief bei zwei Knaben hervor: Gesichtsverlust, Mydriasis, Gehverlust, Nausea, Erbrechen, Strangurie. Ähnliche Symptome bekam ein Erwachsener nach dem Genuß gekochter, aber nicht ganz entbitterter Lupinensamen[5]).

Genista tinctoria L. Bei dem Gebrauche des Färberginsters gegen Hundswut sah man unangenehme Wirkungen auftreten. Ein Knabe, der das Mittel sieben Tage lang im Dekokt genommen hatte, bekam, nachdem Fieber vorangegangen war, einen **Ausschlag**, welcher von den Füßen bis zum Knie und von den Händen bis zum Ellenbogen in scharfer Abgrenzung reichte. Derselbe bestand aus rundlichen, dunkelroten, kaum über die Haut erhabenen, zusammenfließenden Flecken, juckte sehr, behielt anfangs Scharlachröte, blich dann aus und schwand in 24 Stunden. **G. monosperma** Lam. enthält in den Samen 1,9 Prozent Zytisin, auch andere Arten, wie **G. ephedroides** DC., **G. florida, G. germanica** L.

Spartium scoparium L.

Aus dem **Besenginster** (Sarothamnus scop. Koch) wurde neben dem nicht glykosidischen, diuretischen Farbstoff **Skoparin** ($C_{21}H_{22}O_{10}$), das **Spartein** ($C_{15}H_{26}N_2$), ein flüchtiges, öliges Alkaloid, dargestellt. Dasselbe lähmt Rückenmark, motorische Nerven und die Hemmungszentren des Herzens. Nach 0,15—0,2 g entstehen bei Warmblütern: Würgen, Störungen in der Koordination der Bewegungen, Somnolenz, anfangs beschleunigte, später dyspnoische Atmung, unregelmäßige Herztätigkeit, Krämpfe und Tod durch Lähmung des Respirationszentrums. Künstliche Atmung verzögert den Tod[6]).

---

[1]) Loewenthal, Über die Eigensch. der Lupinen-Alkaloide, Königsberg 1868.
[2]) Liebscher, Ber. d. Versuchsanst. des landw. Inst. Halle, 1880, Bd. II, p. 53.
[3]) Kühn, Ber. d. Versuchsanst. des landw. Inst. Halle, 1880, Bd. II, p. 115.
[4]) Arnold, Ber. d. chem. Gesellsch., Bd. XVI, p. 461.
[5]) Bellini, Lo sperimentale, Marzo, 1875,
[6]) Fick, Arch. f. exper. Path. u. Pharm., 1873, p. 397.

Bei Menschen sah man nach arzneilichem Gebrauch von Spartium scopar. eintreten: Übelkeit, Erbrechen, Durchfall, Schlummer, Herzklopfen, Schwindel, Kopfschmerzen. **S. junceum L.** Ein Tee aus Samen und die Zweigspitzen erzeugten bei einer Frau Erbrechen, Sehstörungen und das Gefühl der Trunkenheit. Bei einem an Brightscher Nierenkrankheit Leidenden wurden täglich 0,05 g Spartein drei Wochen lang verwendet. Dann nahm die Harnmenge ab, der Harn bekam Eiweiß und Blut, urämische Symptome stellten sich ein, das Gesicht rötete sich und dazu kamen Trockenheit im Halse, Gingivitis und eine Urtikaria. Nach dem Aussetzen des Mittels schwanden diese Symptome.

Heidschnucken, die kurzschwänzigen Schafe der Lüneburger Heide, haben eine Gier nach Ginster. Sie geraten dadurch in einen Zustand der Aufgeregtheit, dem völlige Bewußtlosigkeit folgt.

Ulex europaeus L., der Stechginster, enthält etwa 1 Prozent Zytisin. Das junge Kraut wird vom Vieh ohne Schaden gefressen. In manchen Monaten ist die Pflanze ungiftig. Frösche bekommen dadurch klonische Krämpfe.

Crotolaria dura. Sie erzeugt in Süd-Afrika die „Jagzieke", d. h. die Jagd- oder Hetzkrankheit. Die frische, getrocknete oder im Autoklaven erhitzte Pflanze bewirkt eine gelatinöse Lungenentzündung und ein akutes Lungenemphysem. Das letztere kann auch auf das subkutane Gewebe der Brust übergreifen. Die Zeit vom Beginn der Aufnahme der Pflanze als Futter bis zu der Erkrankung beträgt im Durchschnitt 50 Tage. Während dieser Zeit besteht Fieber. Die eigentliche Krankheit dauert sechs bis 29 Tage, geht mit Atemnot einher und endet meist tödlich. Mit dem Erscheinen der Atemnot steigt das Fieber hoch.

Cystisus Laburnum L.

Alle Teile des Goldregens sowie andere Zytisusarten, z. B. **C. Adami Poit., C. purpureus Scop., C. Ruthenicus** Fisch., **C. biflorus** L'Hér., **C. Weldeni** (Pitteria ramentacea Vis.) u. a. m. sind giftig. Wenig oder gar nicht: **C. nigricans L., C. supinus L., C. sessilifolius** und **C. capitatus.** Giftprinzip ist das Alkaloid Zytisin ($C_{11}H_{14}N_2O$), ein Pyridinderivat, das sich auch in **Ulex europaeus, Baptisia — Genista —, Sophora-, Anagyris-Arten,** in **Euchresta Horsfeldii** u. a. m. findet. Das Öl der Samen von C. Laburnum ist ungiftig. Der Giftgehalt der Blätter und der Hülsen nimmt im Verhältnis zur Reifung der Frucht ab, ohne jedoch in den Blättern völlig zu verschwinden.

Die Vergiftung mit Goldregen kommt bei Menschen vor, welche Blüten, Samen oder die dem Süßholz ähnelnde Wurzel verzehren oder nur einen Zweig längere Zeit im Munde halten oder an den Schoten nagen[1]), oder arzneilich die Blüten gebrauchen[2]) oder dieselben absichtlich nehmen[3]). Nur einmal wurde ein absichtlicher Schädigungsversuch an einem Menschen gemacht, der in Suppe gekochte Zytisusrinde aufnahm. Danach war u. a. Brechdurchfall aufgetreten, der lange anhielt und dem Kräfteverfall folgte[4]). Von 14 Personen, die von einer mit Goldregen

---

[1]) Schalenkamp, Ther. Monatsh. 1907, Nr. 1.
[2]) Polak, Wiener med. Presse 1868, Nr. 9.
[3]) Christison, London Med. Gaz. 1843, Oct.
[4]) Christison, A. Treatise on poisons, p. 948.

statt Akazienblüten bereiteten Speise aßen, erkrankten 13, davon vier mit zerebralen Symptomen. In der Literatur sind etwa 190 Vergiftungen mit dieser Pflanze verzeichnet.

Bei Kindern erzeugen 12 Blüten, bei Erwachsenen schon zwei Samen Giftwirkungen, die nach wenigen Minuten oder erst nach $^3/_4$—3 Stunden auftreten können. Gewöhnlich erfolgt Genesung, sehr selten der Tod nach ca. 1—11 Stunden, aber auch erst nach ein bis drei oder noch mehr Tagen im Koma oder unter Krämpfen[1]). Hühner und Tauben sterben wenn sie die Früchte des Goldregens etwa zu 6 g pro Kilo verschlucken, und Kühe erkranken schwer durch Fressen der Blätter und Blüten. Schweine, die Spitzen und Schoten von C. Laburnum gefressen hatten, bekamen u. a. Depression und Blindheit vor dem Eintritt von Krämpfen. Ein Pferd, das ein großes Stück Rinde und Bast gefressen hatte, starb nach sechs Stunden unter Kolik und starkem Aufblähen. Gaben von 0,5 pro Kilo töten ein kräftiges Pferd in 2½ Stunden. Schafe und Ziegen sind verhältnismäßig recht unempfindlich. Sie fressen spontan von den giftigen Pflanzenbestandteilen nicht unerhebliche Mengen, dann halten sie plötzlich, wie vom Ekel erfaßt, mit der Aufnahme ein, aber Vergiftungssymptome treten vom Verdauungskanal aus nicht auf, sondern nur nach subkutaner Injektion. Kaninchen gehen ein 2½ Minuten nach Einführung eines Infuses von 3,7 g der Rinde in den Magen unter allgemeiner Paralyse der Nerven, dagegen erst nach 10 g Samen pro Kilo Körpergewicht und auch nur dann, wenn die Tiere jung sind. Alte werden nicht beeinflußt. Angeblich soll das Zytisin so schnell in dem Darm dieser Tiere ausgelaugt und durch die Niere ausgeschieden werden, daß Vergiftung nicht erfolgen kann. Als beweisend hierfür wird angesehen, daß die dem Darme eines nicht dadurch vergiftbaren Kaninchens entnommenen Samen auch als Infus eine Katze selbst subkutan nicht vergifteten, während der Harn eines solchen Tieres giftig wirkt. Das salpetersaure Zytisin ist ein Gift für alle Tiere, tötet, subkutan angewandt Kaninchen zu 0,05 g, Katzen zu 0,03 g und junge Ziegen zu 0,3 g. Als minimal tödliche Dosis werden 6,3 mg des Zytisinnitrats angegeben. Bei Menschen ruft Zytisinnitrat neben Magen- und Darmstörungen auch Kopfschmerzen, vermehrte Puls- und Atemzahl, Schwindel oder Krämpfe hervor. Nach 0,05 g des Zytisusextraktes erschienen Nausea, Erbrechen, Müdigkeit und Neigung zum Schlaf.

Zytisin geht schnell in den Harn, Speichel und die Milch über, scheint aber nach subkutaner Anwendung nicht in den Magen ausgeschieden zu werden[2]). Nach Vergiftung mit der Rinde von C. Laburnum L. oder C. alpinus Lam. wurde bei einem Kinde ein grüner Harn beobachtet[3]). Ziegen, die Zytisus fressen, können giftige Milch liefern[4]). Bei einer Kuh beobachtete man plötzliches Versiegen der Milch.

Symptome bei Menschen: Salivation, Brennen im Halse, Durst, Übelkeit, Würgen, fast immer, evtl. blutiges, Erbrechen, das viele Stunden anhalten kann, Magen- und Leibschmerzen, Durchfall, vereinzelt auch mit Abstoßung des Epithels des unteren Kolons und Rektums, Körper-

---

[1]) Hinkeldeyn, Deutsche Klinik 1873, p. 252.
[2]) Marmé, Nachricht der Gött. Societ. der Wissensch. 1871, p. 24.
[3]) E. Bull, Berl. klin. Wochenschr. 1877, p. 574.
[4]) Radziwillowicz, Dorp. Arbeit. 1888, Bd. II, p. 56.

schwäche, Schweiße — bei Tieren beginnt die Lähmung an den peripherischen Endigungen der motorischen Nerven —, Kopfschmerzen, Somnolenz, Schwindel, Benommensein, Blässe, Kälte, selten Scharlachröte der Haut, Zyanose, Frostschauer, allgemeine Prostration, Aufgetriebensein des Leibes, Oligurie resp. Anurie[1]) und anfangs vermehrte, später verminderte Frequenz, sowie Arhythmie[2]) des Pulses. Bei einem Knaben, der an fünf Schoten genagt hatte und schnell schläfrig geworden war, erfolgte die Atmung in großen Absätzen, manchmal mit dem Cheyne-Stokesschen Typus bei kleinem flatterigen Puls. In einzelnen Fällen zeigten sich, wie auch bei Tieren, Zuckungen, zumal an den oberen Gliedern, ferner Sprachlosigkeit, Bewußtlosigkeit, Pupillenerweiterung, selten mit Pupillenverengerung. Bei einer Epileptischen, die zwei Samengehäuse von Laburnum genossen hatte, erschienen außer Erbrechen und Kleinheit des Pulses, kaltem Schweiß und wiederholten Anfällen von Synkope: Pupillenweite, Blässe der Aderhaut und der Papillen bei mangelhafter Füllung der Netzhautgefäße[3]). Bestehen können ferner Delirien sowie Halluzinationen. Im weiteren Verlaufe hebt sich die Körperwärme, der Puls wird normal, es treten Schweiße auf und allmählich erfolgt Restitution oder der Tod asphyktisch unter Krämpfen[4]).

Die Obduktion ergab bisher vereinzelt Gastroenteritis und gewöhnlich eine auffällige Anämie fast aller Organe. Bei Tieren wurde Gefäßverengerung nachgewiesen.

Nachweis: Zytisin kann mit Chloroform extrahiert werden. Für die Untersuchungen sind vorzugsweise Gehirn und Rückenmark, Harn und Milch zu verwenden. Mit Eisenchlorid und Wasserstoffsuperoxyd erwärmt, wird es blau. In einem Falle wurden mikroskopisch die Samenhüllen im Mageninhalt nachgewiesen.

Behandlung: Gründliche Entleerung des Magens und Darms, Einführung größerer Mengen gut adsorbierender Kohle, Frottieren und Wärmen der Extremitäten, warme Umschläge auf Magen und Leib gegen die Schmerzen, reizende Klistiere, Kaffee, Wein, Tinct. Moschi usw. und anhaltende künstliche Respiration, die selbst bei tödlichen Dosen Tiere vom Tode retten kann.

Melilotus altissimus Thuill., M. officinalis Willd. und M. alba Lam., Steinklee, kann wegen seines Gehaltes an Kumarin (v. dieses) Pferde, Kühe, Lämmer usw. vergiften, wenn er reichlich auch mit Anthoxantum im Grase ist. Die Tiere erkranken unter Lähmung. Den Tod sah man bei Pferden nach 10—15 Tagen eintreten, nachdem sie täglich mit dem Futter noch 2—3 Liter Samen vom Steinklee aufgenommen hatten. Zehn Lämmer, die mit Heu viel Schoten gefressen hatten, starben. **M. parviflora** Desf. gilt in Australien als ein für Tiere tödliches Gift.

Trigonella Foenum graecum L. Aus den Bockshornsamen wurde neben Cholin noch das Alkaloid Trigonellin gewonnen. Der Pflanze kommen nicht ausgesprochene Giftwirkungen zu. Sie tötet Insekten. **T. cretica** Boiss. enthält Kumarin.

---

[1]) Saake, Deutsche med. Wochenschr. 1895, Nr. 23.
[2]) Perl, Berliner klin. Wochenschr. 1877, Nr. 15, p. 204.
[3]) Aldridge, West Riding Lunat. Asyl. Rep. 1872.
[4]) Prévost et Binet, Rev. méd. de la Suisse rom. 1888, 20. Nov.

Trifolium hybridum L. Eine Massenerkrankung von Pferden, angeblich infolge von Verfütterung von s c h w e d i s c h e m K l e e, soll mit Appetitlosigkeit, Fieber, Gelbfärbung der Schleimhäute und Ödemen der Gliedmaßen, also wie die Lupinose, verlaufen sein und bei einem Tiere zum Tode geführt haben. An pigmentlosen Hautstellen entstehen hierbei auch örtliche Entzündungen wie nach Buchweizen[1]). **Trifolium incarnatum L.** erweist sich öfters für das Vieh giftig wegen seiner Brennhaare.
Medicago sativa L. Bei Pferden und Rindern wurden nach Aufnahme großer Mengen von L u z e r n e Hautausschläge beobachtet. Vielleicht sind auch dies p h o t o d y n a m i s c h e Einflüsse.
Lotus australis Andrz. steht in dem Rufe, giftig zu sein. **L. arabicus,** die kleine, wickenähnliche ägyptische Leguminose, entwickelt beim Anfeuchten und Zerreiben der Blätter in beträchtlicher Menge Blausäure. Das Glykosid Lotosin wird durch das Enzym Lotase in Blausäure, Zucker und den gelben Farbstoff Lotoflavin gespalten. Alte Pflanzen enthalten kein Lotosin. Mit L. arabicus kommen in Ägypten Vergiftungen vor.
Hosackia Purshiana Benth. ist für das Vieh giftig. Es ist eine Art „Loko-Kraut".
Galega officinalis L. Die G e i ß r a u t e vergiftete und tötete Schafe, die aus Hunger davon fraßen, nachdem sie dieselbe einen Tag lang nicht berührt hatten. Von 20 Schafen einer anderen Vergiftungsreihe erkrankten zehn so stark, daß sie geschlachtet werden mußten. Die Symptome waren Kurzatmigkeit, schmerzhafter Husten, Schaum vor den Lippen. Fütterungsversuche ergaben die entsprechende Übereinstimmung. Die Wirkung wird wahrscheinlich durch das Alkaloid G a l e g i n ($C_6H_{13}N_3$) bedingt, das ein Gehirngift ist. In giftigen Dosen wird der Blutdruck dauernd und rasch herabgesetzt.
Psoralea pentaphylla L. enthält ein Alkaloid, das zu 0,25—0,5 g (subkutan) Erbrechen, Muskelerschlaffung und Abnahme der Körperwärme erzeugt.
Indigofera australis Willd. hat mehrfach Viehherden vergiftet.
Barbieria polyphylla DC. und **B. maynensis Pöpp. et Endl.** werden in Südamerika als Fischbetäubungsmittel gebraucht.

Tephrosia.

Tephrosia toxicaria Pers., in Brasilien auch als T i m b o bezeichnet, dient zur Fischbetäubung u. a. bei den Makusi und Arekunas (Heierri), ebenso in vielen anderen Erdstrichen: **T. Vogelii Hook** (Afrika: I g o u g o, bei den Haussa „Ago"), **T. densiflora Hook., T. cinerea Pers., T. macropoda Harv., T. coronillaefolia DC., T. tomentosa Pers., T. astragaloides Benth., T. candida DC.** u. a. **Tephrosia piscatoria Pers.** ist auch dem Geflügel und den Herden giftig, ebenso wahrscheinlich **T. rosea F. M.**
Mundulea suberosa Benth. enthält das giftige Derrid und wird in Ostindien zur Fischbetäubung gebraucht. **M. Telfairii Bak.** wird ebenso auf Madagaskar verwendet.
Milletia sericea W. et A., die L a w u o - W u r z e l, wird, feingestampft, in Niederländisch-Indien, auf Inseln der Sangir-Inselkette, als Fischgift benutzt, auf Siau auch zum Töten kleiner Vögel. Bei M e n s c h e n er-

---

[1]) Vergl. Polygon. Fagopyr. Photodyn. wirkende Stoff.

zeugt das Gift: Allgemeines Schwächegefühl, Kopfschmerzen, Erbrechen, Diarrhöe mit Kolik und Tenesmus, Kollaps und evtl. den Tod. Ebenso wirken **M. ferruginea Baker, M. caffra Meissn.** und **M. piscidia Wight.**

Robinia Pseudacacia L.

Die lange als giftig verdächtige Rinde der Akazie hat mehrfach bei Kindern schwere Zufälle erzeugt. Drei Kinder kauten sie. Eine Stunde später erbrachen sie mehrfach, bekamen Schlaf, Stupor, erweiterte Pupillen, Krampfbewegungen, ein Kind war totenblaß, hatte keinen Pulsschlag, livide Lippen, eingesunkene Augen und lag in Prostration mit Empfindungslosigkeit da. Stimulantien schafften Besserung. Bei einer Massenvergiftung von 32 Knaben, welche die innere Rinde genossen, traten ähnliche Symptome auf, die an Zytisinvergiftung erinnerten[1]). Auch die Blätter sind giftig und in China dafür bekannt. Eine Frau aß dieselben und erkrankte nach 24 Stunden mit Fieber und ödematösen Schwellungen erst des Mundes und dann des ganzen Körpers. Acht Tage später schälte sich die ganze Haut ab[2]).

Pferde, die aus Hunger die Rinde fraßen, bekamen starke Erregungszustände, dann nach einigen Stunden Apathie und zeitweilig krampfhafte Zuckungen. Nach acht Tagen waren sie wiederhergestellt. Pferde, Schafe, Hunde werden, soweit bisher festgestellt wurde, nicht durch Zweige, Blüten und Samen von R. Pseudacacia oder denen von **R. viscosa, R. umbraculifera** oder durch Extrakte davon vergiftet. Ein Eiweißgift, Proteid Robin, dem enzymatische Wirkungen auf Amygdalin und Kaliummyronat zukommen, ist in der Rinde enthalten, außerdem noch eine oder mehrere alkaloidartige Substanzen, auch das Glykosid Syringin, und in den Blüten ein ätherisches Öl mit keton- oder aldehydartigen Körpern, Anthranilsäuremethylester usw.

Swainsona galegifolia R. Br.

Diese Giftpflanze Australiens schädigt besonders Schafe. Die vergifteten, als „Indigoesser" bezeichneten Tiere schließen sich von der Herde aus, sind gehirnkrank und werden nie fett. Sie nehmen kein Gras mehr auf, sondern wollen nur das Gift nehmen. Pferde werden dumm, die Augen treten aus dem Kopf heraus und wegen wahrscheinlich vorhandener Sehstörungen laufen sie gegen Bäume, werfen die Köpfe in die Höhe, fallen um und können sich nur mit Mühe erheben. Die Mortalität ist beträchtlich. Giftverdächtig ist auch **S. Greyana Lindl.**

Astragalus mollissimus Torr. gehört im Westen Amerikas zu den dem Vieh schädlichsten Substanzen, den „Loko-Kräutern". Sie setzt die Erregbarkeit der motorischen Nerven und die Energie und Frequenz der Herzpulsationen, sowie den Blutdruck nach vorübergehender Steigerung herab, erweitert die Pupillen und erzeugt psychische Erregung, z. B. Trugbilder, die das Tier veranlassen, wenn es einen kleinen Gegenstand am Boden liegen sieht, mit einem ungeheuren Kraftaufwand darüber hinwegzuspringen, oder wenn man einen Arm vor ihm plötzlich erhebt, wie

---

[1]) Emery, Amer. Journ. of Pharm. 1887, p. 153.
[2]) Coltmann, Med. and. surg. Rep. 1889, Vol. LXI, p. 236.

vor Schreck gelähmt zu Boden zu stürzen, sich im Kreise zu drehen usw. Bisweilen entstehen tetanische Krämpfe. Der Tod der Tiere erfolgt bei akuter Vergiftung durch Herzlähmung, bei chronischer unter Verschlechterung der Ernährung durch Erschöpfung. Die experimentelle Verfütterung an Kaninchen ergab die gleichen Symptome, wie die an großen Haustieren beobachteten. Auch **A. Thurberi, A. Bigelorii, A. diphysus** sind Giftpflanzen.

Aragallus Lamberti Greene (Oxytropis Lamberti Pursh) ist für Pferde, Schafe, Rinder giftig, die dadurch Anämie, Magenulzeration, Aszites, Halluzinationen und andersartige psychische Erregung, Krämpfe und weiterhin Marasmus bekommen. Bei Kaninchen sollen Symptome auftreten, die denen der Bariumvergiftung ähnlich seien.

Arachis hypogaea. Die Erdnußölkuchen haben Tiere vergiftet, wie auch andere Preßkuchen dies gelegentlich tun (Bucheckern, Palmkerne usw.), wahrscheinlich, weil das Sameneiweiß sich zersetzt. Als Symptome traten immer solche seitens des erkrankten Magen-Darmkanals auf, ferner rissiges Flötzmaul, Husten, Nasenfluß. Von fünfzehn Kühen starben bei einem Besitzer fünf. Zumeist erkrankten solche, die vorher gekalbt hatten oder kalben sollten. Neben anderem Futter hatte jede ½ Kilo Erdnußkuchen erhalten. Auffällig ist, daß bei der Verfütterung von bereits als giftig erwiesenem Erdnußmehl an Hammel, Kaninchen und einer Kuh keine Vergiftung eintrat[1]).

Ormocarpium glabrum T. et B., wirkt wahrscheinlich durch seinen Gehalt an Derrid als Fischgift.

Ougeinia dalbergoides Benth. Die Rinde wird in Ostindien als Fische betäubendes Mittel gebraucht.

Coronilla.

Coronilla varia L. Die bunte Kronwicke kann Vergiftung erzeugen. Der Saft der Blätter, aus Verwechselung mit Bitterklee zu zwei Eßlöffeln von zwei Mädchen getrunken, veranlaßte nach zwei Stunden Würgen und Erbrechen, Bewußtlosigkeit, klonische und tonische Krämpfe und nach weiteren Stunden den Tod. Die Sektion ergab nur an Kardia, Pylorus und Duodenum Entzündung. Ältere Versuche mit Dekokten an Hunden lieferten jedoch, wie auch ein Selbstversuch, keine toxischen Symptome. Eine zehntägige Fütterung von zwei Hammeln am ersten Tage mit 242, an neun anderen Tagen mit je 120 Exemplaren frischer Kronwicke, störte die Tiere nicht. Nichtsdestoweniger ist es sicher, daß diese Art, wie auch **C. scorpioides** Koch und vielleicht alle anderen Coronillaarten, **C. glauca L., C. montana, C. vaginalis, C. pentaphylla** Desf., in den bitteren Samen ein amorphes, bei Fröschen zu 0,001—0,0015 g für 100 g Gewicht Herzstillstand erzeugendes und auch bei Warmblütern digitalisartig wirkendes und Lähmung erzeugendes Glykosid enthalten, das bei **C. Emerus** L. nur in Blättern und Zweigen vorhanden ist. Für einen Hund von 15 Kilogramm sind 0,001 g giftig. Ratten sterben durch etwa 0,02 g für 100 g, Meerschweinchen durch 0,0002 g für 100 g Gewicht. In Südfrankreich gelten die Samen als ein Gift für Schafe.

---

[1]) Krüger, Chemik.-Zeitung 1906, S. 998.

Die Herzbewegungen werden verlangsamt, der arterielle Blutdruck steigt. Große Dosen bewirken Herzstillstand[1]). Kranke, denen Coronillin verabfolgt wurde, bekamen danach Übelkeit, Erbrechen, reichliche Durchfälle, Kopfschmerzen und nach subkutaner Anwendung Ödeme.

Nissolia fruticosa Jacq. ist ein Fischgift im tropischen Amerika.

Vicia Faba L.

Die Saubohne kann, wie es scheint, auf Grund individueller Veranlagung durch eine eigentümliche, in Blüten und Früchten vorhandene Substanz besonders im Frühjahr durch Einatmung der mit dem Blütenduft geschwängerten Luft oder Genuß der Samen akute Vergiftung erzeugen, die sich durch allgemeines Unbehagen, Abgeschlagenheit, Muskelschwäche, in schweren Fällen auch durch Sopor und Koma, durch Gelbfärbung der Haut, Depression des Nervensystems, galliges Erbrechen, Übelkeit, auch Durchfall, unregelmäßiges Fieber, das selten über 38° C geht, Hämoglobinurie u. a. m. kundgibt und in einem oder zwei Tagen tödlich verlaufen kann[2]). Nach Einatmung des Duftes kommen die Erscheinungen der Hämolyse und der Ikterus nicht. Weiße Pferde sollen nach Verfütterung von Vicia-Arten Hautreizung, scheckige eine solche nur an den hellen Stellen bekommen[3]). **V. angustifolia** Roth. Die Samen enthalten ein kristallinisches Blausäureglykosid. Aus einem Kilogramm Samen entstehen 0,75 g Blausäure. Dadurch wird Vergiftung durch Verfütterung bei Haustieren möglich.

Lathyrus.

Verschiedene Arten der Platterbse, **Lathyrus sativus L., L. cicera L., L. tuberosus L., L. Clymenum L., L. Aphaca L.** und andere können Menschen und Tiere vergiften. Tauben verlieren die Flugfähigkeit, Enten und Pfauen sterben unter Lähmung. Für Rinder, noch mehr für Schafe und Gänse, scheint L. sativus bei vorsichtiger Fütterung nicht nachteilig zu sein. Doch gibt es auch Vergiftungsberichte über Ochsen. Pferde sind besonders empfindlich. Die nicht selten endemische Erkrankung[4]) stellt sich anfänglich so dar, als wenn es sich um eine Myelitis transversa oder eine Hämorrhagie des Rückenmarkes handelt, die von einer Degenerierung der Seitenstränge gefolgt ist. Neuerdings wies man auf die Übereinstimmung der Symptome mit dem als spastische Spinalparalyse bezeichneten Zustande hin. Die Lathyrussamen als solche schädigen, und nicht ihr Verdorbensein oder beigemengte fremde giftige Samen. Ätherische und alkoholische, auch wässerig-alkoholische Extrakte derselben erzeugen bei Tieren neben Erbrechen und Diarrhöe lähmungsartige Symptome, besonders an den Gehwerkzeugen. Lathyrus Cicera soll ein flüchtiges Alkaloid — wie ich glaube, einen giftigen Eiweißkörper — enthalten.

Bei Tieren (Geflügel, Schweine, Pferde usw.) entsteht hauptsächlich Lähmung der Hinterglieder, oder unvollkommene Paraplegie, Lähmung

---

[1]) Schlagdenhauffen et Reeb, Journ. de Pharmac. 1897, Vol. III, p. 5. — Gley, Semaine médic. 1889, p. 135.
[2]) G. Montano, XI. Congresso Medico, Vol. III, p. 301.
[3]) Vergl. Buchweizen, Photodynam. Wirkungen, Trifolium, Äthusa Cynapium.
[4]) Proust, Bullet. de l'Acad. de Méd. 1883, P. XII, p. 829. — Cantani, Il Morgagni 1873, T. XV. — Schuchardt, Deutsch. Arch. f. klin. Med., Bd. XL.

und evtl. Schwund der Kehlkopfmuskeln (Mm. thyreoarythaenoidei, auch crico-arythaenoidei) durch Ergriffenwerden der Nn. recurrentes und Asphyxie, Dyspnoe, Schnaufen, Kehlkopfpfeifen, welche die Tracheotomie benötigt.

Bei Menschen fand man bisweilen im Beginn Fieber, Nervenschmerzen, auch Zittern, Lumbarschmerzen, Incontinentia urinae, Impotenz, später tiefe Unempfindlichkeit der Unterschenkel, Nierenschmerzen, Lähmung oder lähmungsartige Schwäche der unteren Gliedmaßen und auch wohl der Blase und des Rektums. Der Gang wird beschwerlich, die Gliedmaßen werden steif. Die Fersen berühren den Boden nicht. Der Kranke geht auf der Fußspitze; die großen Zehen sind gekrümmt und die Nägel abgenutzt. Es arbeiten vorwiegend die metatarsophalangealen Gelenke. Der Fuß ist in Extension und Adduktion. Das Kniephänomen ist gesteigert. Das Geradebiegen des Fußes erzeugt in manchen Fällen epileptoide Bewegungen. Regelmäßige Beinbewegungen werden beim Gehen nicht gemacht, sondern die Beine nach rechts und links geworfen. Damit können auffällige Ernährungsstörungen an den Gliedmaßen und noch andere Symptome einhergehen. Zweifelhaft ist es, ob die gelegentlich beobachtete Gangrän an den unteren Gliedmaßen mit dem Lathyrismus zusammenhängt. Die Krankheit macht meist Fortschritte, indessen häufig sehr langsam. Heilung erfolgt oft ohne jede Behandlung, aber auch wenn Jod, Krotonöl, Glühhitze äußerlich längs des Rückens, oder innerlich Bromkalium angewandt wird. Lie Sektion ergab bei Pferden Muskelschwund am Kehlkopf, Atrophie und Degeneration der Kehlkopfmuskeln bis zum Verlust der Querstreifung, bei Menschen den belanglosen Befund von Fetteinlagerung in Muskeln.

Lathyrus piscidius Spr. wird zum Fischfang benutzt.

Ervum Ervilia L. Die häufig zu Nahrungszwecken gebrauchte Ervenwicke soll nach alten Berichten Störungen hervorrufen können, die den durch Lathyrus-Spezies erzeugten ähnlich sind. Pferde werden durch die Samen gelähmt, Schweine und Hühner getötet und Menschen, die das Mehl der Samen im Brot aufnehmen, bekommen Zittern und Schwäche der Glieder. Schafe sollen immun sein[1]).

Abrus precatorius L.

Der Jequirity-Strauch liefert rote, mit einem schwarzen Fleck versehene giftige Samen (Paternoster-Erbse), die man früher auf Muschelschachteln befestigte. Das giftige Prinzip ist ein Eiweißstoff Abrin, Jequiritin[2]). Werden die gepulverten Samen zu Nadeln geformt und Tieren in die Haut eingestochen, so sterben diese unter Fieber nach zwei Tagen. Bei Menschen tritt unter den gleichen Bedingungen Fieber, erysipelatöse Entzündung an der Einstichstelle und der Tod durch Erschöpfung ein. Ein Knabe, der die Samen aß, starb unter den Symptomen der Gastroenteritis. Ein Mann, der zum Versuche einen halben Samen, von etwa 0,04 g Gewicht, zerkaute, das meiste aber wieder ausspie, bekam Übelkeit, Erbrechen, sehr häufige Diarrhöen, Kollaps, Zittern und Herzbeschleunigung für mehrere Tage.

---

[1]) Valisneri, Esperienze, Venez. 1720.
[2]) Warden and Waddel, Chemic. News 1884.

Aufgüsse und Abkochungen der Samen wirken wie letztere selbst. In das Auge eingeträufelt (3—5 g enthülster Samen auf 100 Wasser), entsteht eine kruppös-diphtheritische Augenentzündung, die ihren Höhepunkt nach 12—16 Stunden erreicht und mit Fieber, Kopfschmerzen, Schlaflosigkeit, Schnupfen einhergeht[1]). Die Dosen des wirksamen Albumins, welche diese Veränderungen hervorrufen, sind kleiner als Hunderttausendstel. Als unerwünschte Wirkungen können kommen: Trübung der Hornhaut, und anderes, schlimmeres, bis zu ihrer ganzen Abstoßung am fünften Tage. Auch Phthisis bulbi an beiden Augen kam dadurch zustande. In anderen Fällen entstanden Dakryozystitis auch mit Periostitis der Nasen- und Tränenbeine, Hornhautinfiltration, Iritis, Symblepharon, Exophthalmus, Lidabszeß, Lidgangrän, narbige Entartung der Bindehaut, Erythema faciei und Erysipel.

Durch Einspritzung derartiger Infuse in das Unterhautzellgewebe oder die Bauchhöhle gehen Tiere nach 36—48 Stunden zugrunde. An der Injektionsstelle kann Ödem, Phlegmone und Gangrän auftreten. Nach einmaligem Überstehen solcher Veränderungen soll gegen jede fernere Dosis Immunität eintreten[2]). Ich wies nach, daß die Immunität nur für die letzte, aber keine viel höhere Dosis zu erzielen ist, keinesfalls aber die behauptete „Abrinfestigkeit" eintritt[3]). Tiere, deren Bindehaut nach der Behandlung mit dem Mittel narbig degeneriert ist, bleiben gegen erneute Jequirity-Inokulation immun[4]).

Jequiritol, eine sterile mit 50 Prozent Glyzerin versetzte Giftlösung, erzeugte ähnliche Störungen am Auge und dazu Fieber, Schmerzen, Schwellung der präaurikularen Drüsen, eitrige Parotitis, Gesichtsekzem usw.

Clitoria Plumieri Turp., Cl. arborescens Ait. werden in Amerika als Fischgifte gebraucht. **C. glycinoides DC.** (Martiusia physaloides Schult.) ist für Tiere giftig.

Glycine Chinensis Sims. Dieser Zierstrauch besitzt, wie eine Massenvergiftung beweist[5]), in seinen Zweigen und Wurzeln eine giftige Substanz. Bei 20 Mädchen traten nach dem Kauen dieser Teile in Mengen von 1—6 g Magenschmerzen, dann Rötung des Gesichtes, mehrstündiges Erbrechen, auch Durchfall, Hinfälligkeit, Eingenommensein des Kopfes, später Blässe des Gesichtes, Kälte, erweiterte Pupillen, schwacher, kaum wahrnehmbarer Puls und bei einigen auch Somnolenz auf. Warmer Tee, Kaffee und Frottierungen beseitigten schnell diese Symptome.

Soja hispida Mönch. (Glycine Soja Sieb.). Vergiftungen durch Sojabohnen kamen wiederholt vor. Das Sojabohnenschrot, das an Rinder verfüttert worden war, rief blutige Magen-Darmerkrankung, Schädigung der Gefäßwände, Herdnekrosen in den Organen, Gasödem in der Skelettmuskulatur hervor. Die sogenannte Dürener Rin-

---

[1]) Wecker, Klin. Monatsbl. f. Augenheilk. 1882 u. 1883. — L. Lewin in Lewin u. Guillery, Wirk. von Arzneim. u. Giften auf das Auge.
[2]) Cornil et Berlioz, Compt. rend. de l'Acad. des Sciences 1883, 17. Sept.
[3]) Lewin, Deutsche med. Wochenschr. 1895, Nr. 47. — Realencyclopädie der ges. Heilkunde, Bd. I.
[4]) Sattler et de Wecker, L'Ophthalmine jequirit., Paris 1883.
[5]) Léouffre, Gaz. des hôpit. 1880, p. 990.

derseuche ist eine solche Vergiftung. Wesentlich beteiligt soll der Bazillus parasarcophysematos sein[1]).

Camptosema. Eine Art dient in Brasilien als Fischgift.

Pachyrhizus tuberosus Spreng. Samen und Knollen enthalten ein giftiges Harz zu 2 bzw. 0,13 Prozent. Die Samen werden für Tiervergiftung in Venezuela benutzt. **P. angulatus** Rich. (Bangkoewang). Darin findet sich Pachyrrhizid. Fische werden dadurch vergiftet. Subkutan angewandt, kann er auch höhere Tiere töten. Nach dem Verzehren der Samen erkrankten drei Menschen. Dagegen blieb ein Pferd nach der Aufnahme von Blättern, Blüten und Samen symptomenfrei. Die Knollen sind eßbar.

Erythrina.

Erythrina corallodendron L. resp. **E. Mulungu Mart.** Die Rinde (brasil. Casca de Mulungu) enthält ein Alkaloid Erythrin. Wässerige Extrakte derselben lähmen bei Fröschen Motilität, Sensibilität und Reflexerregbarkeit und alterieren auch die Herz- und Atemtätigkeit[1]). **E. (Stenotropis) Broteroi Hassk.** besitzt ebenfalls ein Alkaloid Erythrin, das bei Hühnern zu 0,02 g Atemstörungen und Verlust willkürlicher Bewegungen hervorruft[2]). Bei Fröschen und Kaninchen steht die Atmung still vor dem Schwinden der Reflexerregbarkeit. Herz- und Muskeln werden kaum alteriert. Große Dosen lähmen in den letzten Stadien die peripherischen Nerven. **E. coralloides DC.** soll die motorischen Nervenenden lähmen und Krämpfe und Erbrechen erzeugen. **E. aurantiaca Ridl.** besitzt Samen, die zu 3—4 einen Hund töten.

Hypaphorus subumbrans Hassk. ist alkaloidhaltig. Das Hypaphorin, für Warmblüter unschädlich, erzeugt bei Fröschen einen nach ca. zwei Stunden erscheinenden, mehrtägigen Tetanus.

Canavalia ensiformis DC. soll stellenweise in Indien für narkotisch gehalten werden.

Physostigma venenosum. Balf.

Aus den Kalabarbohnen (Esere), sowie angeblich aus den Kalinüssen und den Samen von **Mucuna cylindrosperma Welw.** stellt man das leicht zersetzliche, in wässerigen Lösungen sich rot färbende Physostigmin (Eserin, $C_{15}H_{21}O_2N_3$), das Kalabarin und Eseridin dar.

Vergiftungen kamen in großer Zahl dadurch zustande, daß in Hafenstädten verschüttete Bohnen genossen wurden, oder in Afrika durch die Verwendung zu Gottesgerichten. Das Physostigmin hat zu Selbstmord gedient und zu medizinalen Vergiftungen Anlaß gegeben[3]). Auch Zufallsvergiftungen kamen dadurch mehrfach vor. Die Kalabarvergiftung endet

---

[1]) Bochefontaine et Rey, Compt. rend. de l'Acad. des Sciences 1881. — Pinet et Duprat, Soc. de Biolog. 1886. — Hooper, Warden, Dymock, Pharmacographia indica, Part. II, p. 453.

[2]) Profé u. Grüttner, Berl. tierärztl. Woch., Bd. 41. — Lang, M. tierärztl. Woch., Bd. 76.

[3]) Harnack und Wittkowski, Arch. f. exp. Path. u. Pharmak., Bd. V, 1876, p. 401. — Leibholz, Vierteljahrschr. f. ger. Med. 1892, III, p. 284. — Lewin, Nebenwirkungen, 3. Aufl., S. 262.

gewöhnlich mit Genesung. Unter 46 Vergiftungen wurde nur eine tödliche beobachtet[1]). Vergiftung bei Menschen kann schon eine halbe Bohne oder etwa 0,3 g erzeugen. Kaninchen sterben durch zirka 0,5 g Kalabarbohne oder 3—5 mg Physostigmin. Bei Erwachsenen ruft ½ bis 1 mg salizylsaures Physostigmin, subkutan angewandt, gewöhnlich keine Änderung des Befindens hervor. Nur einmal veranlaßten 0,0005 g, subkutan angewandt, bei einem Kinde nach 15 Minuten bedrohliche Symptome: Aufschreien, Erbrechen, starkes Sinken der Pulszahl, Herzschwäche u. a. m.[2]). 3—5 mg des schwefelsauren Salzes erzeugten bei Kindern Vergiftung, und noch nach 0,05 g sah man Genesung erfolgen. Dies war z. B. bei einem vierjährigen Kinde der Fall, das aus einer Tasse Kaffee getrunken hatte, in der eine Eserinlösung für ein Tier bereitet worden war, ohne nachher gespült worden zu sein. Die Heilung erfolgte nach zwölf Stunden, nachdem heftige Brechanfälle, Kollaps und Schlummersucht aufgetreten waren. Die ersten Symptome können nach 10—45 Minuten auftreten und die ganze Vergiftung in 24 Stunden ablaufen.

Das leicht, auch vom Auge aus, resorbierbare Physostigmin wird, wie es scheint, sehr schnell[3]), durch Harn, Milch, Speichel, Galle[4]) ausgeschieden. Es verursacht direkt am Auge Myosis von 10—24 Stunden Dauer und Accommodationskrampf. Tränen, Speichel, Schweiß werden vermehrt abgesondert. Erregend wirkt das Alkaloid auf Muskeln. Es entstehen: fibrilläre Muskelzuckungen, verstärkte Herzkontraktionen, vermehrte Darmperistaltik, Darmtetanus. Die Speichelsekretion wird durch peripherische und zentrale Einwirkung auf Drüsennerven, bzw. das medullare Sekretionszentrum, vermehrt. Die Anregung der Darmkontraktion erfolgt nach der einen Anschauung durch direkte Wirkung auf die Darmmuskulatur, nach einer anderen durch Beeinflussung der nervösen Endapparate des Darms[5]). Sehr oft habe ich in meinen Vorlesungen bei Tieren, denen salizylsaures Physostigmin beigebracht worden war, einen Tetanus des Darmes demonstriert. Die Atmung wird anfangs beschleunigt, später bis zum Stillstande (Lähmung des Respirationszentrums) verlangsamt. Der Erstickungstod hat als Vorläufer Lähmungserscheinungen seitens des Gehirns und Rückenmarks. Gewöhnung an Physostigmin konnte an einem Hunde nicht festgestellt werden[3]). Demgegenüber konnte ich bei drei Glaukomatösen, die während der letzten Kriegsjahre sich dasselbe in die Augen brachten, eine solche feststellen. Die Resorption, vom Konjunktivalsacke aus, vollzieht sich beinahe quantitativ. Bei Fröschen beobachtete man zuweilen nach der Physostigminvergiftung eine Blaufärbung des Harns[3]). Bei Pferden und Rindern beobachtete man nach 0,05—0,1 g Eserin nach ¾ Stunden Schweiß, Zittern, Blasenzwang, Harnträufeln, Krämpfe aller Körpermuskeln, beschleunigte, stöhnende Atmung. Trotz Anwendung von Atropin erfolgte in drei Fällen der Tod. Die Sektion ergab Magenberstung. Auch Zerreißung des Grimmdarms kommt vor, und vereinzelt wurde berichtet, daß dadurch eine Achsendrehung einer Dünndarmschlinge hervor-

---

[1]) Cameron u. Evans, Medical Times and Gazette, 15. Oct. 1864, p. 406.
[2]) Lodderstadt, Berl. klin. Wochenschr. 1888, Nr. 17.
[3]) Heubner, Arch. f. exp. Path. u. Pharmak., Bd. 53, S. 319.
[4]) Pander, Beitrag z. ger.-chemischen. Nachweis d. Brucins, Emetins und Physostigmins, Inaug.-Diss., Dorpat 1871.
[5]) Traversa, Policlinico 1898, Nr. 1.

gerufen sein soll. Abort wurde mehrfach danach beobachtet, bei Stieren heftige Geschlechtsaufregung, Erektionen und Pollutionen.

Symptome nach Verzehren von Kalabarbohnen: Unruhe, Muskelschwäche, Taumeln, Übelkeit, Erbrechen, mitunter Diarrhöe, Schmerzen im Epigastrium, sehr selten Pupillenverengerung, bei Pferden nach Injektion großer Dosen von Eserinum sulfuricum sogar stets Erweiterung, Trübung des Gesichts, seltener Doppeltsehen, Kollaps bei erhaltenem Bewußtsein, starke Schweiße, Verfallensein des Gesichts, mäßig verminderte Herzaktion, Dyspnoe und in seltenen Fällen Konvulsionen. Nach dem Einnehmen von 20 Tropfen einer Physostigminlösung von 1:100, also der zehnfachen Maximaldosis, bemerkte ein Kranker, daß er blind geworden sei und fiel um. Es erschienen weiter Erbrechen und Herzunruhe. Die Sehstörung hielt sechs Tage an. Zwei Weiber, die zum Selbstmord je 0,05 g Eserin nahmen, fielen um und lagen bewußtlos mit gerötetem Gesicht da, erbrachen recht oft, erhielten aber nach etwa zwei Stunden ihr Bewußtsein wieder. Die reaktionslosen Pupillen waren erweitert. Über Magen- und Leibschmerzen wurde geklagt. Nach 24 Stunden erfolgte Gesundung. Nach Einträuflung von je einem Tropfen einer einprozentigen Lösung in ein Nasenloch entstanden plötzlich Herzschwäche, Angstgefühl, Totenblässe und kalter Schweiß, Symptome, die nach wenigen Stunden schwanden. Nach subkutaner Injektion von drei Dosen Physostigminum salicylicum zu je ½ mg an drei Tagen wurde bei einem Epileptiker außer Vermehrung der epileptischen Anfälle körperliche Schwäche und eine eigentümliche Verwirrtheit wahrgenommen. Am nächsten Tag nach der letzten Dosis — es waren nur drei zu je 0,5 mg eingespritzt worden — lag ein Mensch wie in Ekstase da, blickte in die Höhe, als sähe er dort etwas, wonach er griff, und schrie manchmal unmotiviert laut auf. Zugleich erschienen Kontraktionen einzelner Muskeln. Diese Symptome schwanden schnell. Stirnkopfschmerz, Übelkeit, Speichelfluß, Magenschmerzen, Durchfall, Harnverhaltung, Dyspnoe, krampfartige Muskelsteifheit wurden bei dem arzneilichen Gebrauch des Physostigmins beobachtet. Die Herztätigkeit kann abnehmen, der Puls klein, fadenförmig, die Radialarterien eng werden und kalte Schweiße das bleiche Gesicht bedecken. Ohnmacht, Herzschwäche, Präkordialangst mit Herzpalpitationen, Unregelmäßigkeit der Herzarbeit entstanden in mannigfacher Kombination und Heftigkeit. Zuweilen zeigten sich Kontraktionen des Zwerchfells und der Bauchmuskeln, die Schmerzensschreie entlockten[1]). Gelegentlich dieser Leibkrämpfe kam es bei einem choreakranken Knaben zu unvollkommenen Erektionen.

Die Einträufelung in das Auge veranlaßt außer der typischen Pupillenverengerung, dem Sinken des intraokularen Drucks und dem Akkommodationskrampf, durch den letzteren bedingt auch Beeinträchtigung der Sehschärfe, Makropsie und Doppeltsehen. Das Gesichtsfeld wird konzentrisch eingeengt. Gelegentlich erscheinen Krämpfe im Orbikularis und Nystagmus. Als resorptive Symptome vom Auge aus kamen nach drei Jahre langen Einträufelungen von Eserinsulfat: Pulssteigerung, Konvulsionen der Extremitäten, Aufhebung des Lagegefühls, Gesichts- und Gefühlstäuschungen, delirierende Stimmung und ein Gefühl toxischer Trun-

---

[1]) Cadet de Gassicourt, Gaz. hebdom. de Médic 1876, Nr. 7, p. 109.

kenheit[1]). Ein anderer Kranker wies nach der Einträuflung einen klonischen Krampf der Augenlider und, daran sich anschließend, eine spasmodische Steifheit der Oberlippe, dann des linken Kiefers und nach einer Stunde auch der Arme auf. Das Gedächtnis war gestört und die Intelligenz etwas verwirrt. Nach drei Tagen erfolgte Genesung[2]).
Eines Leichenbefundes bei Tieren habe ich bereits gedacht.

Nachweis: 1. Erbrochenes, Magen- und Darminhalt, Harn, Leber, Blut, Galle werden in geeigneter Weise in alkalischem Zustande mit Äther behandelt. 2. Das erhaltene Produkt wird einem Hunde oder besser einem Menschen in das Auge gebracht, um Myosis zu erzeugen, und kann auch auf die Fähigkeit, den durch Muskarin am Froschherzen erzeugten diastolischen Stillstand aufzuheben, geprüft werden. 3. Löst man die Probe in 1—2 Tropfen rauchender Salpetersäure und dampft zur Trockne ab, so erhält man einen grünen Rückstand, der mit einem Tropfen Salpetersäure im Wasserbade erwärmt, blau wird und eine allmählich im durchfallenden Lichte grün, im auffallenden blutrot werdende Lösung gibt. Die wässerige Lösung des grünen Farbstoffs gibt mehrere Absorptionsstreifen. 4. Alkalien bilden primär einen roten Farbstoff Rubreserin. 5. Nach dem Verdunsten des Alkaloids mit viel Ammoniak erhält man eine Blaufärbung. Alkohol löst den Farbstoff. Die blaue Lösung zeigt einen Absorptionsstreifen im Rot. 6. Eserin soll die Isonitrilreaktion geben.

Behandlung: Brechmittel und Abführmittel, wenn das Gift in den Magen kam, und bei jeder Art der Vergiftung: Stimulantien und Hautreize, als Antidot Atropin (½—1 mg) und die künstliche Respiration. Fraglich ist der Antagonismus zwischen Strychnin und Physostigmin.

Das **Kalabarin** erzeugt Tetanus und verengt nicht die Pupille, **Eseridin** wirkt schwächer als Physostigmin. **Isophysostigmin** ließ bei Fröschen Physostigminwirkungen erkennen. Bei Warmblütern traten dieselben schneller und intensiver ein.

Phaseolus.

Phaseolus lunatus L. (Pois d'Achéry, Mondbohne, Limabohne, Rangoonbohne, Kratokbohne usw.). Diese Bohne gilt, zumal in der dunkelviolett gefärbten Varietät, auf Réunion für sehr giftig und bedingte auch in Indien gelegentlich unangenehme Vergiftungen. Selbst ihre Schoten gelten auf Java, wo sie in großem Umfange angebaut wird, für schädlich. Sie enthält das Glykosid Phaseolunatin, den Dextroseäther des Azetonzyanhydrins. Aus ihm spaltet sich unter dem Einfluß eines dem Emulsin ähnlichen Fermentes Blausäure ab. Durch Kultivierung sollen ungiftige Varietäten entstehen, die aber plötzlich wieder giftig werden können. Der Blausäuregehalt ist wiederholt in weißen und gefärbten Abarten untersucht worden. Er schwankte zwischen 0,006—0,05—0,1—0,19—0,27—0,3 Prozent[3]). Bei einem Durchschnittsgehalt von etwa 0,1 Prozent Blau-

---

[1]) Roubinowitsch, Société des hôpitaux 1900. — Annal. d'Oculist., T. CXXXIII, p. 138.
[2]) Dunlop, The Lancet 1887, March, p. 621.
[3]) Davidson u. Stevenson, Practitioner 1884. — Guignard, Compt. rend de l'Acad., T. CXLII, 1905. — Kohn-Abrest, ibid., p. 586 und 1906, CXLIII. — Lange, Arb. des Gesundheitsamtes, 1907. — Arragon, Ztschr. f. Unters. v. Nahrungs- und Genußm. 1906.

säure kann ein solches Bohnengericht Giftwirkungen auslösen. Wenn man das Einweichwasser der Bohnen fortgegossen und die Bohnen lange gekocht hat, müßte die so leicht flüchtige Blausäure entweichen und mithin eine Entgiftung eingetreten sein. Dies kam unzählige Male zustande. Aber auch das Gegenteil. So starben z. B. vier Menschen zwölf Stunden nachdem sie ein Gericht solcher Bohnen gegessen hatten, die tags zuvor mit lauem Wasser und Salz geweicht worden waren. Man hatte nicht nur dieses Wasser, sondern sogar das Wasser fortgegossen, womit die Bohnen nachher gekocht worden waren. In dem Erbrochenen, im Mageninhalt, dem Blute und der Leber der Leichen war keine Blausäure, wohl aber bei den einzelnen Individuen im Harn zu 5—14,8 bis 31 mg und im Darminhalt zu 3,6—6,7 mg enthalten. Auch noch in anderen tödlich verlaufenen Fällen war das Einweich- und Kochwasser fortgegossen worden. Ich habe solche Vergiftungsfälle im Jahre 1919 berichtet[1]). Die allerklügsten professoralen und andersartigen Beamten kamen dadurch in Aufregung, weil sie die bezüglichen, seit Jahrzehnten bekannten Tatsachen nicht kannten. In jenen Fällen waren nur erschienen: Übelkeit, starkes Erbrechen für viele Stunden und Durchfall. **P. semierectus L.** Die Samen werden zur Fischbetäubung gebraucht. **P. americanus** (?) erzeugt nach einer alten Angabe nach dem Reiben in der Hand Jucken und Hautentzündung. **P. multiflorus** Willd. wie **P. aconitifolius** Jacq., sollten früheren Angaben nach „narkotisch" wirken. Es ist die Blausäure, die ihnen diese Eigenschaft erteilt.

Stizolobium urens Pers. (Mucuna urens DC., **Dolichos urens L.**), die Juckbohne, und **S. pruriens** Pers. erzeugen durch ihre Brennhaare Hautrötung, Schwellung und evtl. Bläschen. **Dolichos bulbosus L.** wird auf Java und in Brasilien als Fischgift gebraucht. Es findet sich darin das gleiche Giftprinzip wie in Derris, das Derrid. **Mucuna capitata** W. et Arn. besitzt benehmende, trunken machende Wirkung, die, falls die Pflanze kulinarisch benutzt werden soll, durch eine eigne Behandlung beseitigt werden kann. **M. gigantea** DC. besitzt giftige Samen, ebenso **M. venenosa** A. Murr.

Cylista piscatoria Blanco. Blätter und Zweige dienen zur Fischbetäubung.

Flemingia congesta Roxb. tötet Bandwürmer.

Cajanus indicus Spr. wirkt drastisch und wird in Westindien als Abortivmittel gebraucht.

Dalbergia lanceolaris Lam. betäubt Fische, ebenso **Pongamia Piscidia** Sweet.

Lonchocarpus.

Verschiedene Arten, **Lonchocarpus Nicou DC.** (Robinia scandens Willd.), **L. densiflorus Benth., L. latifolius H. B. u. K.** u. a. m. werden in Westindien und Südamerika zum Fischfang benutzt, indem man die Wurzel mit Holzkeulen zerquetscht, dadurch einen milchigen Brei erzeugt und diesen in einen abgestauten Bach oder Fluß bringt. Die Fische kommen nach oben, schnappen nach Luft, öffnen die Kiemendeckel weit und werden dann betäubt. Die sterbenden Fische haben sehr erweiterte Pupillen. L. Nicou DC. enthält als wirksames, in Alkohol lösliches

---

[1]) L Lewin, Apotheker-Zeitung 1919

Prinzip, einen kristallinischen Körper, der schon zu 1 Zehnmillionstel Gramm im Wasser Fische vergiftet. Kaninchen sterben nach subkutaner Injektion desselben durch Herzlähmung.[1]) Die Reflexerregbarkeit wird erhöht.

Müllera moniliformis L. (Coublandia frutescens Aubl.) ist ein südamerikanisches Fischgift.

Derris.

Derris elliptica Benth. (Tuba, Akar Toeba) enthält u. a. in der milchsaftreichen Wurzel ein harzartiges, stickstofffreies, nicht glykosidisches, in Alkohol lösliches Gift, Derrid[2]) (Tubain) zu etwa 2,5 Prozent. In einem Dekokt der Wurzel von 1:750 000 sterben 20 Prozent der Fische, in 1:400 000 90 Prozent, während alle Fische in einer Lösung des Derrids von 1:300 000 Wasser sterben. Auf Malakka und Borneo wird diese Pflanze auch zu Pfeilgiften hinzugefügt. Ich habe ihr wirksames Prinzip vergebens in verschiedenen Pfeilgiften von Malakka usw. gesucht. Derris wird aber sicher von den Mantra, Besisi, auch auf Borneo, u. a. m. benutzt. Sie erzeugt Schwindel, Kräfteverfall und Koma[3]). Die Chinesen benutzen die Wurzel als Insektengift. Auf Malakka dient ein mit Opium beschmiertes Stückchen der Wurzel, in die Scheide eingeführt, als Abortivum. Auch **D. uliginosa Benth.**, deren Zweigrinde ein Alkaloid und andere Teile ein lösliches, die Wirkung erzeugendes Harz besitzen, dient in Ostasien, den Fidschiinseln usw. zum Fischfang, indem man die Wurzel, statt sie zu zerschlagen, auch mit Ton zu Kugeln formt und diesen Köder von den Fischen verschlingen läßt. Dem gleichen Zweck dienen **Pongamia-Arten,** z. B. **Pongamia Piscidia** Steud.

Piscidia erythrina L.

Der Hundeholzbaum ist ein brasilianisches Fischgift. Der Dominikaner Labat meinte, daß ein Extrakt der Pflanze in Westindien zur Jagd auch als Pfeilgift für große Tiere gebraucht werde. Hierfür ist diese Pflanze ganz ungeeignet. Nach der arzneilichen Verabfolgung der alkoholischen Tinktur sah man Speichelfluß, Schweiße, Erbrechen, Kopfschmerzen, Benommensein und Zittern auftreten. Ein Teelöffel voll eines Extraktes rief bei einer Frau Erbrechen hervor. Nach einem zweiten bekam sie nach 20 Minuten einstündige Muskelkrämpfe und eine sechsstündige Zwerchfellähmung. Als Nachwirkung fand sich nach einer durchschlafenen Nacht Benommensein und Pupillenerweiterung, und bei anderen Kranken kamen Betäubung, Schwindel und Kopfschmerzen.

Chrysarobin.

Andira Araroba Aguiar. Aus den Baumspalten wird das Goapulver gewonnen, dem durch Benzol das kristallinische Chrysarobin entzogen wird, das u. a. enthält: Chrysophanol ($C_{15}H_{12}O_3$)

---

[1]) Journ. de Pharmac. 1892, T. XXVI, p. 455.
[2]) Greshoff, Mededeelingen, VII, 1890, p. 12.
[3]) L. Lewin, Die Pfeilgifte, Leipzig 1923.

und dessen Methyläther. Durch Oxydation in alkalischer Lösung und im Tierkörper geht das Chrysarobin in Chrysophansäure über. Dasselbe erzeugt auf Schleimhäuten und der Oberhaut unter Umständen erysipelatöse Entzündung mit Brennen, Hitze, Frost und Schlaflosigkeit. Eine besondere Reizempfindlichkeit hierfür besitzen Gesicht und Genitalien. Haut, Nägel und Haare werden rot oder violettbraun. Es entstehen oft Hautausschläge. 1. Dermatitis diffusa, die sich an den Stellen der Psoriasis zeigt, aber auch weitergehen kann. Zumal im Gesicht entstehen Entzündung, Schwellung, Ödeme und als Allgemeinstörungen Schmerzen, Fieber, Schlaflosigkeit, Drüsenschwellung u. a. m. 2. Knötchen. Sie sind stecknadelkopfgroß und derb. Einzelne tragen auch Bläschen und Pusteln. 3. Schmerzhafte Furunkeln. Eine Konjunktivitis kann entstehen, auch ohne daß Chrysarobin im Gesicht verwendet wird. Es stellen sich Schmerzen, Tränenfluß, Lidkrampf, auch wohl Lichtscheu ein. Die Kornea kann schwer leiden, milchig trüb werden und Epithelverluste aufweisen. Selten kommt es zu Hornhautgeschwüren. Von der Haut aus findet, wie ich nachwies[1]), Resorption statt. Nach innerlich genommenen 0,01—0,03—0,18 g stellten sich Magenstörungen, Erbrechen, Durchfälle, Herzklopfen, Präkordialangst, Schwindel, Frost und Hitze ein. Auch Blasenreizung, Urinverhaltung, Albuminurie, die ich zuerst bei Tieren fand, Hämaturie und Tenesmus kommen nach Einnehmen, aber auch durch Hautresorption zustande. Albuminurie fehlte bei Kindern, die durch ein Versehen in der Apotheke statt Chininum tannicum Chrysarobin, etwa 350 mg erhalten hatten. Es kamen Übelkeit, Erbrechen, Leibschmerzen und bei einem waren zwei Bläschen am Gaumen aufgetreten.

Geoffraea surinamensis Bondt. (Andira retusa Lag) enthält Methyltyrosin und tötet Eingeweidewürmer.

Sophora.

Sophora speciosa Benth. (S. secundiflora Lag.) Dieser Baum Nordamerikas besitzt giftige Samen, aus denen das Alkaloid Zytisin bis zu 3,5 Prozent gewonnen wurde. Dasselbe tötet durch Atemlähmung. Bei einer Katze erzeugen 3 mg Narkose. Bei Fröschen entsteht Bewegungs- und Reflexlähmung. Blätter und Samen sollen bei Tieren Tetanus, bei Menschen erst Heiterkeit und dann Benommensein veranlassen. Blätterextrakt erzeugte bei einem Hunde (subkutan) Atmungsstörungen, Lähmung, Krämpfe und Tod. **S. tomentosa L.** enthält ein Alkaloid, das mit Zytisin auch in den Symptomen übereinstimmt[2]). Es enthält davon bis 2,1 Prozent. In **S. angustifolia** S. et Z. wurde das kristallinische **Matrin** ($C_{15}H_{24}N_2O$) gewonnen, das bei Fröschen, Hunden und Kaninchen Abnahme der Atemzahl, Trägheit der Bewegungen, Blutdrucksteigerung, Zuckungen und Krämpfe erzeugt. Für Kaninchen sind 0,3 g auf 1 Kilo Körpergewicht tödlich[3]). **S. mollis** Grah. Ziegen fressen

---

[1]) L. Lewin [mit Rosenthal], Arch. f. path. Anat. 1881, Bd. LXXXV. — Glaister, Glasgow Medic. Journ. 1881, p. 278.
[2]) Plugge, Arch. f. exper. Path., Bd. XXXIII, p. 52.
[3]) Jshizaka, D. med. Wochenschr. 1904, S. 1599.

sie, für andere Tiere ist sie giftig. **S. alopecuroides L.** Die Samen sind stark berauschend. **S. japonica L.** scheint ungiftig zu sein. Sie führt, wie Senna, ab. Aus der Blüte wird das querzitinartige S o p h o r i n gewonnen.

Castanospermum australe A. Cunn. Die Blätter gelten bei den Herdenbesitzern Australiens für giftig. Die Samen sind nur schwer verdaulich.

Bowdichia major Mart. (S e b i p i r a, S o u k o u p i r e), enthält ein rechtsdrehendes Alkaloid. Zu 0,01 g wirkt es auf Frösche, zu 0,05—0,1 g auf Meerschweinchen betäubend und bei letzteren auch krampferregend und die Pupillen erweiternd. Vielleicht wird es als Fischgift gebraucht.

Swartzia triphyla Willd. Die Samen sind stark giftig.

S. madagascarensis Oliv. Die Schoten werden als Fischgift verwandt.

Ormosia dasycarpa Jacks. wirkt giftig.

Ononis spinosa L. Größere Mengen der H a u h e c h e l schaffen Appetitverlust. Die in Wein gekochte Wurzel kann Harninkontinenz erzeugen. Auch Aufgetriebensein des Leibes, Schmerzen im Hypogastrium und Diarrhöe können danach auftreten.

Toluifera Pereirae Baill.

Der aus diesem Baume gewonnene B a l s a m, B a l s a m u m p e r u v i a n u m hat mehrfach Vergiftungssymptome erzeugt, an denen wesentlich das Zinnamein, der Zimtsäure-Benzylester, beteiligt ist. Es ist sehr wohl möglich, daß es sich bei den schweren Vergiftungen um jene Kunstprodukte handelt, die als Perubalsam in Deutschland fabriziert und exportiert werden. Nach Resorption von Bestandteilen des Balsams tritt im Harn Hippursäure auf. Gleichzeitig erscheint in demselben ein harzartiger Körper, der auf Zusatz von Säuren ausfällt. Läßt man Tiere, denen subkutan der Balsam beigebracht worden war, durch Ventile atmen, so läßt er sich nach meinen Versuchen in der Ausatmungsluft nachweisen. Durch Berührung des Auges mit ihm entstanden beißende Schmerzen und Tränenträufeln. Die Einspritzung in Gewebe verursacht schmerzhafte Schwellung. Auf die wunde Nabelstelle gebracht, entstanden bei einem besonders empfindlichen Kinde unter leichtem Fieber Schwellung und auf der geschwollenen Basis Bläschen, die nach zwei Tagen eintrockneten. Auch Ekzeme und juckende Urtikaria über Gesicht, Hals, Rücken, Vorderarme, Unterschenkel wurden nach der Verwendung beobachtet.

Resorptiv wurden Ödeme des Gesichts und der Gliedmaßen nach der Einreibung gegen Krätze gesehen. Nebenher erschienen im Harn Blut, Eiweiß, granulierte Zylinder und verfettete Nierenepithelien. Auch nach Verwendung gegen Lokaltuberkulose kamen Albuminurie und vereinzelt auch Zystitis und Pyelitis vor. Nach Einreibung von etwa 50 g gegen Krätze erschienen u. a. Nephritis, Husten, Glottisödem. Ein Säugling, der an eine mit Perubalsam beschmiert gewesene Brustwarze angelegt wurde, bekam danach: Unruhe, Stöhnen, Zyanose der Lippen, fliegenden Puls, enge Pupillen. Im Laufe des Tages hörte das Schlucken auf, die Lippen waren zusammengepreßt und unter klonischen Zuckungen und Abnahme der Atmung erfolgte der Tod[1]). Von vier Kindern, denen ein Kurpfuscher Perubalsam neben anderen Mitteln gegen Krätze verordnet hatte — die Einreibungen waren mehrere Tage fortgesetzt worden —, starb eins im urämischen Koma. Die Sektion ergab eine Nephritis.

Copaifera officinalis L.

Der Kopaivbalsam, häufig verfälscht mit Gurjunbalsam, gibt durch Selbstdispensieren der Laien nicht selten zu Vergiftungen Anlaß. Nach dem Genusse des ätherischen Kopaivöls erscheint in dem linksdrehenden, Kupferoxyd reduzierenden, salzsauer gemachten Harn das Kopaivrot, das drei Absorptionsstreifen im Orange, Grün und Blau erkennen läßt. Kaninchen gehen durch 30 g Öl zugrunde. Bei Menschen wurde nach 30 g in 36 Stunden Erbrechen, Diarrhöe, Abgeschlagensein, Eingenommenheit des Kopfes und erschwerte Harnentleerung beobachtet. Nach 5 g des Kopaivharzes trat nach 1½ Stunden Bauchgrimmen und als die Dosis wiederholt wurde, Brechdurchfall, Schüttelfrost, Zittern, Schmerzen in der Lendengegend und Schlaflosigkeit ein. Die Intensität der Giftwirkung des Kopaivbalsams hängt von dem Vorwiegen des Öles oder des Harzes ab. Zu den bereits genannten Symptomen können sich Hautausschläge hinzugesellen, die ich als direkte Wirkung von in die Haut gelangten Balsambestandteilen ansehe. Sie erscheinen auf der inneren Fläche der Ober- und Unterextremitäten, besonders den Handrücken, den Handgelenken, Knien und um die Malleolen herum, ferner auf dem Bauch, der Brust, seltener dem Gesicht und der Stirn, aber auch universell. In 6—12 Stunden ist ihre Entwicklung meist beendet. Jucken und Brennen begleiten sie. Fieber und Ödeme können vorhanden sein. Nicht selten findet man Schwellung der Augenlider, des Gesichts, der Arme und Hände. Die Ausschläge können in ein bis zwei Tagen, gelegentlich aber auch erst nach Wochen unter Zurücklassen braungelber Flecke weichen. Es kommen vor: 1. Erythem, Masern- oder scharlachähnlich, oft traubenartig ineinanderfließend, vorzugsweise an den Streckseiten der Gelenke sitzend. 2. Papulöser Ausschlag. Der fleckige Ausschlag wird papulös oder es erscheinen Mischformen von Flecken und Knötchen, die auch wohl wie ein papulöses Syphilid aussehen können, aber nicht jucken. 3. Urtikaria. Neben Flecken kommen Quaddeln. Auch Kopaivöl kann sie erzeugen. 4. Vesikulärer Ausschlag. Ekzemartig sieht der Ausschlag nach Kopaiv- und Kubebengebrauch aus. 5. Bullöser Ausschlag. Es entstehen pemphigusartige Blasen, vereinzelt oder zusammenfließend. 6. Petechien. Blutflecke mit oder ohne Erythem. Von inneren Organen können erkranken: Die Mundschleimhaut mit einem Enanthem unter Schwellung. Es erscheinen ferner bisweilen: Fieber, Albuminurie und Hämaturie, Harnverhaltung, sowie Jucken und Brennen beim Harnlassen. Nach Einnehmen von Kopaivöl oder Kopaivbalsam färbt sich der danach gelassene Harn nach Hinzufügen von Salz-

---

[1]) Lohaus, Berl. klin. Wochenschr. 1892, S. 130. — Deutsch, Zeitschr. f. Medizin.-Beamte 1905, Nr. 13. — Grassmann, Münch. med. Wochenschr. 1904. — Richarz, ibid., 1906, Nr. 19. — Vámossy, Wien. med. Presse 1889.

säure, besonders wenn er erwärmt wird, rosenrot resp. purpurrot[1]). Spektroskopisch nimmt man, wie schon angegeben ist, in dieser Farbstofflösung drei Absorptionsstreifen wahr, nämlich einen schmalen verwaschenen im Orange, einen breiteren im Grün und einen breiten verwaschenen im Blau. Durch Amylalkohol oder Alkohol und Chloroform läßt sich der rote Farbstoff ausziehen. Er tritt nicht nach Einnehmen von Kopaivharz, wohl aber nach Kopaivbalsam auf[1]). Die Ursache der Färbung ist ein Terpen. Der Harn kann auch blutig werden. Bei Vorhandensein von Harz in ihm trübt er sich mit Salpetersäure, klärt sich aber beim Kochen. Zum Unterschiede von Eiweiß löst sich der Salpetersäureniederschlag in Äther. Gelegentlich kommen Zittern, Konvulsionen und Hemiplegie nach sehr großen Dosen.

Nachweis: Man fügt zum Harn Salzsäure und prüft spektroskopisch auf das Vorhandensein der Absorptionsstreifen. Die Behandlung erfordert die Anwendung reiz- und schmerzmildernder Mittel.

Hämatoxylon Campechianum L. Das Hämatoxylin des Kampecheholzes koaguliert Eiweiß in saurer Lösung und erzeugt bei Tieren Steigerung der Körperwärme mit Durst, Pulsbeschleunigung, Erbrechen, Anurie, Koma und Tod. Kot und Harn sind, besonders nach längerem Gebrauche, rot gefärbt. Äußere Anwendung gegen Krebs erzeugte Phlebitis[2]).

Gymnocladus canadensis Lam., Guilandina dioica L., Chikot oder Kentucky-Kaffeebaum. Die Blätter dienen als Fliegengift. Die reifen Früchte werden geröstet gegessen und im Aufguß getrunken. Es scheint in ihnen ein saponinartiges Prinzip enthalten zu sein. Die Pflanze wird für Seife verwendet. Ein wässeriges Extrakt der Pflanze setzt die Sensibilität und Motilität bei Tieren herab, verursacht Rigidität der Muskeln und Parese der Glieder, auch wohl Zuckungen, und mindert Herztätigkeit und Blutdruck[3]).

Detarium Senegalense Gmel. soll zu Pfeilgiften in Senegambien gebraucht werden. Die sonst süßen Früchte kratzen im Halse. Papageien fressen sie.

Cassia.

Cassia hirsuta L. (C. venenifera Rodsch.) dient, wie einige andere Spezies, als Fischgift in Guyana. **C. absus L.** Die Samen (Schichm-Samen) wirken ähnlich wie die Samen von Abrus precatorius, an deren Stelle sie von Arabern benutzt worden sind. **C. occidentalis L.** liefern den Mogdad-Kaffee. Pferde, die mit ihren Samen vermengten Hafer fraßen, bekamen allgemein fortschreitende Lähmung, einmal auch wutähnliche Symptome, Apathie usw. Bei einem Tiere erfolgte der Tod nach 19 Tagen, bei den anderen früher. **C. Siamea Lam.** (Cassia florida Vahl.). In den Spalten und Höhlungen des Holzes findet sich ein gelbes Pulver, das lokale Reizung und Entzündung verursacht. Es enthält Chrysophanhydroanthron ($C_{15}H_{12}O_3$). Der Reizwirkung nach Einbringen in das Auge folgt schwere Konjunktivitis, Hornhauttrübung, Iritis und Pseudomembranbildung. Auch die Haut wird — was für die reichliche gewerbliche Benutzung des Holzes von Bedeutung ist —

---

[1]) Quincke, Archiv f. exper. Path. u. Pharmak. 1883, Bd. 17, p. 273.
[2]) Combemale, Bull. gén. de Thérap., T. CXXVII, 1894, p. 241.
[3]) Bartholow, Intern. Journ. of Med. Sciences, 1886, p. 582.

entzündet. Nach innerlicher Einführung entstehen Erbrechen, Durchfall, Abmagerung und Albuminurie. Aus dem wirksamen Prinzip wird durch Oxydation etwas Chrysophansäure gebildet[1]). **C. bracteata** L. E. ist ein Fischgift, **C. Sophera** L. ist ein australisches Herdengift. **C. acutifolia** Del. und **C. angustifolia** Vahl. liefern die S e n n e s b l ä t t e r. Nach deren Gebrauch erscheinen bisweilen Ekel, Erbrechen und Kolikschmerzen, auch wohl Frösteln. Einem Neugeborenen wurden am 8. und 9. Lebenstage mehrmals ein Teelöffel K u r e l l a s B r u s t p u l v e r (Senna mit Schwefel) eingegeben. Der Reiz war so stark, daß es zu einem Darmspasmus, zu einem spastischen Ileus kam. Nach sechs Tagen erfolgte der Tod an Ileus stercoralis[2]). Der Harn wird danach gelb wie der Rhabarberharn. Auf Zusatz von Alkali wird er kirschrot. Die abführende Sennawirkung kommt zu einem großen Teile vom E m o d i n. Als Beimengung zur alexandrinischen Senna findet sich wohl auch S o l e n o s t e m m a A r g h e l.

Bauhinia guianensis Aubl. betäubt Fische. Dagegen soll der Genuß von **Bauhinia purpurea L.** für kleine Wiederkäuer mit keinem Nachteil verknüpft sein.

Erythrophlaeum judiciale Proct.

Aus der zur Darstellung von Pfeilgift und zu Gottesurteilen — für den letzteren Zweck weit in Afrika vom Nordwesten bis zum Osten — benutzten Rinde (Sassy, Cassa-Bamburinde, während Mbundu wohl auf Strychnos Icaja zu beziehen ist) dieses Baumes wurde das Alkaloid E r y t h r o p h l a e i n dargestellt[3]). Dasselbe bewirkt zu 0,0005—0,002 g bei Fröschen Herzstillstand in Systole, bei Kaninchen und Katzen zu 0,002 bis 0,005 g pikrotoxinartige Krämpfe[4]), die vielleicht durch Verunreinigungen entstehen, Dyspnoe, Erbrechen, Durchfälle, Blutdrucksteigerung, anfängliche Verlangsamung und terminale Beschleunigung der Herztätigkeit und den Tod durch Erstickung. Das Alkaloid besitzt in 0,05—0,2prozentiger Lösung starke örtlich anästhetische Wirkungen[5]). An der Hornhaut erzeugte es gelegentlich transitorische Trübungen. Als Resorptivwirkung sah man bei Menschen vereinzelt Übelkeit, Brechreiz, Kopfweh, Schwindel und Kollaps auftreten. Das M a n ç o n i n, ein Zersetzungsprodukt des Erythrophläins, erzeugt Schwinden der willkürlichen Bewegungen und gesteigerte Reflexerregbarkeit, so daß taktile Reize Muskelkrämpfe bedingen. Das Herz wird gelähmt.

Parkia africana R. Br. (Inga senegalensis DC.). Rinde und Samen betäuben Fische.

Strychnodendron barbatimao Mart. Die Samen sind giftig.

Mimosa pudica L. Die Blätter besitzen drastische Eigenschaften. Die Wurzel soll diese aufheben.

Elephantorrhiza Burchellii Benth. dient in Natal als Fischgift.

---

[1]) I w a k a w a, Arch. f. exper. Path. u. Pharmak., Bd. 65, 1911, S. 315.
[2]) V o i g t, Münch. med. Wochenschr. 1924, S. 719.
[3]) G a l l o i s et H a r d y, Journ. de Pharm. et de Chimie, Bd. XXIV, p. 25.
[4]) H a r n a c k u. Z a b r o c k i, Arch. f. exper. Path. u. Pharm., Bd. XV, p. 403.
[5]) L. L e w i n, Virchows Archiv, Bd. CXXXIV, 1888.

Entada scandens Benth. Diese Schlingpflanze gebraucht man in Ostindien für den gleichen Zweck. Bei Menschen erzeugt sie Erbrechen. Die Samen enthalten reichlich Saponine. Eines derselben hat die Zusammensetzung $C_{15}H_{22}O_{10}$[1]).

Gleditschia triacanthos L., eine Caesalpiniacee, und benachbarte Gleditschien enthalten ein Alkaloid Gleditschin (Stenocarpin), das nach der Aufnahme in die Säftebahnen veranlaßt: Vermehrung von Puls und Atmung, Krämpfe und schließlich Prostration, Atem- und Herzlähmung. Örtlich kann dadurch Anästhesie und Pupillenerweiterung hervorgerufen werden.

Leucaena glauca Benth. (Jumbai). Diese süd- und mittelamerikanische Mimose erzeugt bei Nichtwiederkäuern, die ihre Blätter, Hülsen, Samen verzehren, starken Haarausfall. Pferde, Esel, Maultiere verlieren dadurch ihre Mähnen- und Schweifhaare, Schweine alle Borsten. Gleichzeitig stellt sich eine Hautentzündung an der Schweifrübe ein. Der Schwanz schwillt an und wird braun — ein Zustand, den die Eingeborenen „Zigarrenschwanz" nennen. Bei Einstellung der Verfütterung dieser Pflanze wachsen die Haare wieder nach, sind aber dann zarter und oft anders gefärbt als früher. Wiederkäuer werden von der depilatorischen Wirkung der Pflanze nicht heimgesucht, vielleicht weil das Gift durch den Magensaft verändert wird.

Acacia vera Willd.

Der frische Saft, welchen Kinder durch Verwechselung mit Süßholz aus dem Splint eines gefällten Baumes sogen, soll bei allen Übelkeit, Magenschmerzen, Erbrechen, Zittern und Frösteln, Zyanose des Gesichtes, Kälte der Extremitäten, Pupillenerweiterung, Temperaturerniedrigung, Kleinheit des Pulses, seufzende Respiration und Geistesstumpfheit erzeugt haben. Friktionen der Haut, Exzitantien, beseitigten bald diese Erscheinungen[2]). **A. falcata Willd., A. penninervis Sieb., A. salicina Lindl.** werden von Eingeborenen Australiens zum Fischfang benutzt[3]). **A. Jurema Mart.** wirkt narkotisch und wird in Brasilien angeblich als Betäubungs- und Berauschungsmittel verwendet.

Albizzia stipulata Boiv. und **A. lebbekioides Benth.** sind Fischbetäubungsmittel. **A. saponaria Bl.** enthält in der Rinde viel Saponin. **A. anthelmintica Brongn.** (Monssenna) wird als Bandwurmmittel benutzt.

Pithecolobium Saman Benth. Die Schoten frißt das Vieh gern. In der Rinde findet sich ein Alkaloid, Pithekolobin, dessen Lösungen schäumen, und das ein Protoplasmagift ist. Die Blutkörperchen werden gelöst und angeblich die Reduktion von Oxyhämoglobin verhindert; das peripherische und zentrale Nervensystem, Atmung und Herztätigkeit werden gelähmt, so daß eine gewisse Ähnlichkeit mit saponinartigen Stoffen besteht[4]).

Enterolobium Timbouva Mart. ist ein brasilianisches Fischgift.

---

[1]) Rosenthaler, Arch. d. Pharmacie 1903, S. 614.
[2]) Bayond, Journ. de connaiss., Nov. 1852, p. 603.
[3]) Maiden, Proceed. Linnean soc. New South Wales 1888, Vol. III, p. 359.
[4]) Greshoff u. Plugge, Arch. f. exper. Path. u. Pharm., Bd. XXXIII, p 56.

Euchresta Horsfieldii Benn. enthält in den Samen ein Alkaloid, das Zytisin ist und das zu 0,01 g bei Fröschen, Hühnern, Pferden Krämpfe und Bewußtlosigkeit, Verminderung von Puls und Atmung erzeugt[1]). Sie werden auf Java als Mittel gegen Eingeweidewürmer und als Brechmittel geschätzt.

Hamamelidaceae.

Hamamelis virginica L. Zaubernuß, White-Hazel. Nach größeren Dosen, z. B. 24 Tropfen täglich einer Tinktur von 1 : 20 Alkohol können entstehen: Anfängliche Kongestionen nach dem Kopfe, mit Purpurfarbe des Gesichtes, dann allgemeines Kältegefühl. Das letztere erstreckt sich in einzelnen Fällen vorzugsweise auf bestimmte Körperteile, z. B. einen Arm oder die Beine. Dabei kann sich die Neigung zur Synkope bemerkbar machen. Der Puls wird klein, langsam, unregelmäßig, aussetzend, aber auch bisweilen beschleunigt. Die Kranken klagen über Herzklopfen und allgemeine Schwäche, oder so große, auch nach dem Aussetzen in einem Falle noch anhaltende Schwäche in den Beinen, daß die Fortbewegung dadurch erschwert wurde. Insensibilität oder Ameisenlaufen können sich hinzugesellen. Mehrfach fand sich Schwindel. Die Gegenstände schienen zu tanzen. Auch anhaltendes Gähnen und vermehrte Sekretion der Nasenschleimhaut sowie der Konjunktiva kommen vor. In fast allen diesen Fällen entstanden Sehstörungen. Entweder verloren die Kranken plötzlich für 20 Minuten das Sehvermögen oder die Gegenstände bezogen sich mit einem Schleier, oder der Kranke mußte sich anstrengen, um die Dinge an ihrem Platze wahrzunehmen. Vereinen können sich die Störungen des Gesichts mit einer Art geistiger Stumpfheit. Negerinnen sollen die Droge zum künstlichen Abort gebrauchen.

Liquidambar styraciflua L. Die als Styrax bezeichnete Masse enthält Zimtsäureverbindungen als wirksame Komponenten. Bei Krätzkranken, die mit Styraxsalben behandelt wurden, beobachtete man bisweilen 7,1 Prozent Albuminurie. Eine verhältnismäßig große Menge Eiweiß trat hierbei schnell auf, um auch schnell wieder zu verschwinden. Die durch die Haut zur Resorption gelangenden Mengen balsamischer Stoffe sind Ursache dieser Albuminurie. Der Durchgang von Stoffen mit höherem Atomgewichte durch die Kapillarwandungen der Niere macht dieselbe für verschieden lange Zeit auch für Eiweiß passierbar. Da zweifellos nach der Resorption von Styrax im Harn ein durch Säuren fällbares Harz erscheint, so ist dieses durch Ätherschüttelung zu entfernen, ehe man auf Eiweiß prüft. Bei Kindern wurde wiederholt eine durch Styrax erzeugte hämorrhagische Nephritis beobachtet. Nach innerlichem Gebrauch von Styrax erscheinen bisweilen Durchfälle.

Rosaceae.

Prunus.

Prunus Cerasus L., P. domestica L., Pirus malus L. enthalten in der Wurzelrinde das **Phloridzin**. Dieses Glykosid erzeugt bei Tieren Diabetes[2]). Bei Hunden ist dieser verbunden mit Abnahme des

---

[1]) Boorsma, Ned. Tijdschr. v. Pharm., 1895, Februar.
[2]) v. Mering, Zeitschr. f. klin. Medizin, Bd. XIV.

Gewichts, Durst, Polyurie. Häufige subkutane Beibringung kann den Tod veranlassen. Kaninchen zeigen bisweilen trotz täglicher Zufuhr des Giftes keine Gewichtsveränderungen[1]). Diabetes kommt danach (0,2 g) auch bei Menschen zustande[2]). Bei diesen, sowie bei Hunden, denen man das Mittel innerlich reichte, entstand mitunter eine Leberschwellung. Mikroskopisch fanden sich in der Leber Vakuolenbildung, und in den Nieren Kongestion, Hämorrhagien, Bindegewebswucherungen. Frische Kirsch- oder Pflaumenkerne haben sehr oft Schweine und Schafe, auch tödlich, unter Atemstörungen und Zuckungen vergiftet. Das vergiftende Agens ist die aus den Kernen sich bildende Blausäure[4]). Wenn Erbrechen eintritt, kommen die Tiere bisweilen mit dem Leben davon, sonst folgen Lähmung und Tod.

Prunus Padus L. Die Traubenkirsche, Faulbaum, ist eine Blausäure liefernde Pflanze. Sie enthält in den Fruchtkernen 0,7—2,5 Prozent Amygdalin. Bei einem Knaben, der die Beeren gegessen hatte, beobachtete man nach fünf Stunden: Schwindel, Kopfschmerzen, Zucken der Glieder, Bewußtlosigkeit, Tobsucht und Atmungsstörungen. Kalte Begießungen schufen Besserung. Tiere, die mit dem Laube von Prunus Padus gefüttert wurden, erkrankten mit einer eine Viertelstunde lang dauernden Bewußtlosigkeit, Kühe, die die Blätter gefressen hatten, auch mit glotzendem Auge, Pupillenerweiterung und Kälte der Extremitäten. Ein Tier starb.

Prunus Laurocerasus L. Der Kirschlorbeer wirkt durch Blausäure, die sich aus seinem Laurozerasin oder besser dem Glykosid Prulaurasin bildet. Schafe, die seine Blätter gefressen hatten, wurden dadurch vergiftet, einige tödlich. Das Kirschlorbeerwasser wirkt wie Bittermandelwasser. — **P. undulata** Ham.

Photinia serrulata Lindl. Aus den Blättern wurde Amygdonitrilglykosid rein isoliert.

Eriobotrya japonica Lindl. Das Glykosid des japanischen Mandelbaums ist mit Amygdalin identisch.

Cotoneaster-Arten, **Osteomeles arbutifolia** Lindl., **Licania hypoleuca** Benth., liefern Blausäure.

Geum urbanum L. (Caryophyllata urbana Scop.) enthält in der Wurzel Enzym und Glykosid. Bei der Hydrolyse tritt Nelkengeruch auf. Es scheint sich um Benzoyleugenol zu handeln.

Pygeum africanum Hook. fil. Blätter und Früchte liefern Blausäure, ebenso **P. parviflorum** T. et B.

Spiraea Ulmaria L. enthält in der Wurzel Salizylsäure-Methyläther.

Gillenia trifoliata Mönch. bewirkt durch ein Glykosid Erbrechen. Der Staub dieser Pflanze erzeugt bei manchen Menschen Schwellung der zugänglichen Schleimhäute. **G. stipulacea** Nutt. enthält ein kristallinisches Glykosid Gillein, das Übelkeit erzeugt.

Purshia tridentata DC. Die bitteren Früchte veranlassen Erbrechen.

---

[1]) Coolen, Bull. de l'Acad. roy. belge 1894, T. VIII.
[2]) Vergl. Blausäure.

Quillaya Saponaria Molin.

Die **Panamarinde** enthält das giftige **Sapotoxin** und die **Quillayasäure** (vid. Saponin). Nach Trinken eines Aufgusses aus 130 g beobachtete man: Frostschauer, Magendrücken, kalte Schweiße, Zittern, vorübergehende Synkope, feuchte Haut, Erbrechen, Ekel, Präkordialangst, Harndrang und reichliche Harnabsonderung. Nach drei Tagen erfolgte Genesung[1]). Quillaya tötet Insekten.

Brayera anthelmintica Kth.

Die Pflanze (**Hagenia abessinica** Lam. Koso, Kusso) enthält **Kosotoxin** neben unwirksamem **Prokosin**. Letzteres erzeugt bei Fröschen Lähmung der motorischen Nervenenden und der Muskelfibrillen. Das Herz verliert bis zum diastolischen Stillstand an Funktion, und bei Warmblütern machen sich neben Muskellähmung Atmungsstörungen bemerkbar (Lähmung der Atemmuskeln), der die Tiere erliegen[2]). Bei **Menschen** kommen bisweilen nach Kosogebrauch vor: Salivation, Magendrücken, auch Schmerzen, Übelkeit mit leichtem Schaudern, Erbrechen, Kolikschmerzen, Stuhldrang, Diarrhöe, Muskelsteifheit und Kollaps, evtl. mit tödlichem Ausgange. Neigung zu Ohnmachten, Kopfschmerzen und allgemeine Abgeschlagenheit können sich an eine solche Bandwurmkur anschließen.

Poterium canadense L. reizt den Magen zum Erbrechen.

Sorbus aucuparia L.

Der **Vogelbeerbaum** besitzt in seinen Früchten ein flüchtiges Öl von stechendem Geruch, das die Augen zu Tränen reizt. Es besteht aus der öligen **Parasorbinsäure**. Das **Sorbinöl** macht bei **Hunden** (1 g) Erbrechen, Speichelfluß, und beim Verhindern des Erbrechens einen leichten Rauschzustand, Unsicherheit in den Beinen usw. Ein **Knabe, der Vogelbeeren gegessen hatte**, bekam Gastritis, ein scharlachartiges Exanthem, Glykosurie von 14tägiger Dauer, Albuminurie und Pupillenerweiterung.

Crataegus oxyacantha L. **Weißdorn** kam in den Verdacht, giftige Früchte zu besitzen, weil ein Kind nach Verzehren von solchen unter Erbrechen nach zwei Tagen starb. Bis auf weiteres muß die Frage der Giftigkeit, so unwahrscheinlich eine solche auch ist, in der Schwebe bleiben.

Potentilla Salesowiana Steph. Ein Gartenarbeiter, der diese strauchige Pflanze zurückschnitt, bekam heftiges Niesen, verbunden mit Hals- und Augenschmerzen. Daraufhin angestellte Versuche ergaben, daß schon beim Anriechen Niesreiz und brennendes Gefühl im Nasen-Rachenraum entstand. Die Berührung der Blattunterseite reizt auch die Augenschleimhaut. Ursache hierfür scheint ein weißer Körper mit blättrig kristallinischem Gefüge zu sein, der sich auf der unterseitigen Epidermis findet[3]). Aus der Wurzel von **Potentilla Tormentilla** Schrk. wurde ein kristallinischer Körper **Tormentol** gewonnen.

---

[1]) Lessellier, Bull. de Thér. 1864, p. 330.
[2]) Handmann, Arch. f. exper. Pathol., Bd. XXXV, S. 138.
[3]) v. Lingelsheim, Apothek.-Zeitung.

Crassulaceae.

Sedum acre L. Der alkaloidhaltige Saft des Mauerpfeffers entzündet die Haut empfindlicher Menschen. Das scharfe Prinzip scheint auch durch Austrocknen der Pflanze nicht verlorenzugehen, da selbst das getrocknete Kraut zu 0,9—3,5 g Erbrechen und Durchfall hervorruft. Bei Hunden, Katzen, Krähen: Würgen und Erbrechen, ferner Betäubung, Anästhesie, Atem- und Bewegungsstörungen[1]), Lähmung. Schließlich steht die Atmung vor dem Herzen still. Für Hunde sind 60—120 g des Saftes tödlich. Beim Menschen trat, auch nach subkutaner Anwendung, starke Speichelsekretion, beengendes Gefühl im Halse, Kopfschmerzen, Übelkeit, Erbrechen und Ohrensausen ein.

Kalanchoe spathulata Wall. wirkt bei Menschen drastisch und soll Ziegen töten. Rinder fressen dasselbe nicht.

Cotyledon· orbiculata L., eine südafrikanische Pflanze, ist für Geflügel und Ziegen ein Gift.

Sempervivum montanum L. wirkt stark drastisch.

Saxifragaceae.

Hydrangea arborescens L. enthält ein auf die Niere wirkendes Saponin, **Hydrangin**, **Hydrangea paniculata** var. **grandiflora** das Glykosid **Parahydrangin** (Schmelzp. 178°) und **Hydrangea Hortensia** DC. das kristallinische **Hydrangenol**.

Droseraceae.

Drosera communis St. ist für Schafe ein tödliches Gift. Die frischen Blätter röten und entzünden die Haut. Dies letztere wird auch bei inniger und langer Berührung der Haut oder der Schleimhäute mit **D. rotundifolia L.** erzielt. Bei Schafen soll die Pflanze Husten, Auszehrung und evtl. den Tod veranlassen. Auch andere Pflanzen aus dieser Gruppe, die eiweißartige Stoffe verdauen, wie **Dionaea muscipula L.**, **Aldrovanda vesiculosa L.**, **Byblis gigantea Lindl.**, **Pinguicula vulgaris L.** usw. bedingen Reizwirkungen an Geweben.

Combretaceae.

Combretum bracteatum Wall. besitzt eine giftige Frucht (Hiccup oder Umtandawa), ebenso **C. erythrophyllum Sond.** (Umduba). Es töten davon mehr als ca. 15 g. **C. sundaicum** Miq. von Sumatra stand eine Zeitlang in dem Rufe einer „Anti-Opiumpflanze". Mit Unrecht.

Quisqualis indica L. tötet Eingeweidewürmer. Vier oder fünf Samen machen bisweilen bei Menschen schon Koliken.

Illigera pulchra Bl. enthält ein Alkaloid, das vielleicht mit Laurotetanin identisch ist.

Gyrocarpus asiaticus Wild. enthält ein lähmendes Alkaloid.

Terminalia Bellerica Roxb. Die Samenkerne haben mehrfach Menschen vergiftet. Die wesentlichen Symptome bestanden in Benommensein, Kopfschmerzen, Übelkeit, Erbrechen, Insensibilität, schwacher Herztätigkeit und Pupillenstarre.

---

[1]) Jüngst, Arch. f. exp. Pathol., Bd. XXIV, S. 315.

Myrtaceae.

Punica Granatum L.

Die Rinde des Granatapfelstrauches enthält flüchtige Alkaloide, Pelletierin, Pseudopelletierin (Granatorin) usw. Der Tanningehalt und die Basen können bei Verabfolgung hoher Dosen schwere, auch tödliche Vergiftung — ich kenne deren drei — mit anhaltendem Erbrechen, Blutbrechen, Schwindel, Fieber, Schüttelfrost, Zittern und Kollaps erzeugen. Amaurose erschien in dem einen tödlich verlaufenen Fall nach zehn Stunden, in dem anderen nach drei Tagen. Im Laufe von 16 Wochen besserte sich der Zustand. Es bestanden aber außerdem: konzentrische Gesichtsfeldeinschränkung für Weiß, Blau, Rot und Grün, peripapilläre Retinaltrübung, grauweiße Verfärbung der Papillen, Verengerung und nach zwölf Monaten Wandveränderungen der Arterien und Venen. Auch durch eine weinige Granatwurzelmazeration (125 g auf 400 Weißwein), die in ¾ Stunden eingenommen, aber zur Hälfte wieder erbrochen worden war, entstand am dritten Tage Blindheit mit grauweißen Papillen. Nach Einnehmen von Pelletierin kamen zehn Minuten später Sehstörungen mit Pupillenerweiterung, Unfähigkeit, die Gegenstände voneinander zu unterscheiden, und heftige Kopfschmerzen. Auch Schwindelgefühl erscheint nicht selten. Alles tanzt und dreht sich mit den Kranken, so daß sie aus Angst niederstürzen und sich nicht zu erheben wagen. Dazu kommt Schwere des Kopfes, frontaler oder universeller Kopfschmerz, mehrstündige Betäubung oder Somnolenz. In den Fingern, Zehen oder am ganzen Körper besteht Ameisenlaufen und bisweilen machen sich auch Schmerzen in den Waden, Gelenken und sonst im Körper bemerkbar. Es kommen ferner bei manchen Kranken vor: teilweises oder allgemeines Zittern des Körpers, Zähneklappern, seltner Krämpfe einzelner Muskelgruppen. Hervorzuheben ist noch eine selbst mehrtägige Schwäche oder ausgesprochene Parese resp. Paralyse der unteren Gliedmaßen. Dieselbe kann so stark werden, daß die Kranken sich kaum bewegen können. Gastrische Störungen, Übelkeit und Erbrechen, Durchfälle, Koliken, anhaltende schwere Prostration mit Herz- und Atemstörungen, kaltem Schweiße am Kopfe und verminderte Harnabsonderung kommen dazu. Erst nach 36 Stunden schwanden die Sehstörungen[1]). Ein 34jähriger Epileptiker starb einige Stunden nach dem Einnehmen von 0,50 Pelletierinsulfat im Koma, nachdem Schwäche der unteren Gliedmaßen, Sehstörungen und Krämpfe vorangegangen waren[2]).

Eucalyptus.

Eucalyptus globulus Labill. Der Blaugummibaum und andere E-Spezies enthalten in den Blättern das Eukalyptusöl (Valeraldehyd, Butylaldehyd, Kapronaldehyd, Pinen, Zineol oder Zymol und Kuminaldehyd, oder Geraniol und Zitronellal usw.). Es kommt vor, daß die Einreibung von Eukalyptusöl oder auch nur die Berührung mit Eukalyptus-

---

[1]) Landis, Univers. Med. Mag. 1889, I, p. 639.
[2]) Crolas, Lyon médic. 1898, T. LXXXVIII, p. 335. — Dujardin-Beaumetz, Bull. génér. de Thérap., T. 98 u. 99, 1880. — Sobotta, Ther. Monatsh. 1902.

zweigen eine Urtikaria oder auch Blasen hervorruft. Das Eukalyptusöl kann eingeatmet bei Menschen und Tieren Albuminurie erzeugen[1]). Die Ausscheidung erfolgt durch Lungen, Haut, Darm, Nieren. Ernste Vergiftungssymptome können nach 4 g des Öls und der Tod durch 15—30 g entstehen. Ein zehnjähriger Knabe, der davon ca. 15 g als Prophylaktikum gegen Erkältung genommen hatte, erkrankte bald nach dem Einnehmen und starb 15 Stunden später unter Erbrechen, Bleichsein der Lippen, schwachem und unzählbarem Puls, keuchender Atmung und Lufthunger. In der Pleurahöhle fand sich bei der Sektion Blut. Ein Mann, der nur 20 g Öl getrunken hatte, bekam Verwirrtheit, Schwindel, Zyanose, Atemnot und starb nach 40 Stunden[2]). Wiederherstellung kam demgegenüber öfters nach verhältnismäßig großen Dosen zustande. Ein dreijähriges Kind verschluckte zwei bis drei Teelöffel voll Eukalyptusöl. Nach zwei Stunden war es schläfrig und konnte die Augen kaum offen halten. Nach vier Stunden bestanden Stupor, Unempfindlichkeit der Konjunktiva auf Berührung, Kontraktion beider Pupillen bis zu Stecknadelkopfgröße und Fehlen der Lichtreaktion. Der Puls war frequent, die Extremitäten kalt. Dieser Zustand hielt acht Stunden an, worauf Wiederherstellung erfolgte[3]). Nach etwa 8 g erschienen bei einem 2¾ Jahre alten Kinde nach 15 Minuten Bewußtlosigkeit, Miosis, Kollaps, Erbrechen. Alkohol und Kaffee schufen Besserung[4]). Ein 1½jähriger Knabe, der etwa 30 g getrunken hatte, wurde taumelig, bekam heitere Delirien, Sopor und Erbrechen für einige Stunden. Das Gesicht war gerötet, der Puls klein und beschleunigt. Am nächsten Tage war Genesung eingetreten[5]).

Nachdem mehrmals täglich 20 Tropfen an zwei Tagen eingenommen worden waren, entstanden Quaddeln, die späterhin, auch ohne Öleinnehmen, rezidivierten. Störungen wie Brennen und Trockenheit der Lippen, Reizerscheinungen in der Nase, Kribbeln auf der Haut, begleiten das Entstehen der Urtikaria[6]). Auch Bläschenausschläge und Dermatitis kommen vor. Reizfolgen können bei jeder Verwendungsart des Eukalyptusöls an den Nieren entstehen, da durch diese wie durch die Haut Eukalyptol, eine Fraktion des Öls, ausgeschieden wird.

Myrtus communis L. In der Myrte findet sich zu 0,3 Prozent Myrtenöl. „Myrtol" wurde die bei 160 bis 180° C siedende Fraktion genannt. Myrtol wirkt durch Cineol. In den höher siedenden Anteilen ist ein Ester eines primären Alkohols, das Myrtenol, enthalten. Die Ausscheidung des Myrtols findet zu einem Teil, wie dies ja von allen ätherischen Ölen gilt, durch die Lungen statt. Die Ausatmungsluft besitzt nach größeren Dosen den Myrtengeruch. Derselbe zeigt sich schon nach 10—20 Minuten und hält ca. 24—48 Stunden an. Ein anderer Teil erscheint im Harn in Paarung. Im Munde rufen einige Tropfen Myrtol das Gefühl von Wärme hervor, dem Speichelfluß folgt. Größere Mengen verursachen Aufstoßen mit dem Geschmack des Mittels, Schwere im Magen und Ver-

---

[1]) Wanzen werden durch eine Abkochung von Eucalyptus getötet.
[2]) Myott, Brit. med. Journ. 1906, I.
[3]) Wood, Brit med. Journ. 1900, I, p. 194.
[4]) Orr, ibid, 1906, I.
[5]) Schroeder, Ärztl. Sachverst.-Zeitung 1908, Nr. 8
[6]) Vörner, Dermatol Zeitschr. 1907.

dauungsstörungen. Selbst Übelkeit und Tympanitis können die Folgen sein. Die **Harnmenge** ist meistens vermehrt. Der Harn nimmt Veilchengeruch und bisweilen eine violette Farbe an. Auf Zusatz von Salpetersäure entsteht in ihm ein Niederschlag, der kein Eiweiß, sondern ein Harz darstellt und sich in Äther löst. Mit der Steigerung der Dosen verstärken sich die örtlichen und allgemeinen Nebenwirkungen. Bei 14 g beobachtete man allgemeines Unwohlsein, Kopfweh, Ermüdungsgefühl und Prostration.

Myrcia acris DC. enthält in den Blättern ein reizendes ätherisches Öl (Myrzen, Phellandren, Eugenol, Chavikol). Bei der Verwendung des Bay-Rums zur Kopfwaschung kommen mitunter Hautausschläge vor, die vielleicht teilweise auf das Öl zu beziehen sind.

Baeckea frutescens L. besitzt abortive Wirkungen.

Eugenia.

Eugenia caryophyllata Thb. Die Nelken enthalten das Nelkenöl (Eugenol $C_{10}H_{12}O$, Eugenin), das für niedere Tiere, in großen Mengen auch für Menschen, giftig ist. Eugenol ruft bei Hunden zu 7—8 g täglich Polyurie, bisweilen auch Diarrhöe, bei Menschen nach mehr als 3 g Schwindel und einen rauschartigen Zustand hervor[1]) und wird in Verbindung mit Schwefelsäure aus dem Körper ausgeschieden[2]). Nach Trinken von 30 g Nelkenöl erschienen: mehrstündige Bewußtlosigkeit, Zyanose, kalter Schweiß und wiederholtes Erbrechen. Eugenol war nicht im Harn[3]). **E. Chekan DC.** kann bei Menschen Magenweh und Erbrechen erzeugen. **E. pimenta DC.** reizt die Haut. **E. jambolana Lam.** Aus der reifen Frucht wird ein berauschendes Getränk gewonnen.

Careya arborea Roxb. besitzt giftige Früchte. Die Rinde dient als Fischgift.

Barringtonia.

Barringtonia speciosa L. Die zerriebene Nuß wird als Betäubungsmittel für Fische auf den Südsee-Inseln und anderwärts benutzt. Der Saft derselben ist auch, wie entsprechende Giftmorde beweisen, ein tödliches Gift für Menschen. **B. splendida Mies., B. rubra Bl., B. intermedia Vieill., B. insignis Miq., B. Neocaledonica Vielle.** und andere Spezies dienen für den Fischfang.

Gustavia augusta L. und **G. brasiliana DC.** Rinde und Früchte sind giftig und dienen zur Fischbetäubung.

G. speciosa DC. Kinder, die Früchte davon essen, werden für 24 bis 48 Stunden gelb.

Lythraceae.

Ammania baccifera L. zieht auf der Haut unter Schmerzen Blasen, ebenso **A. indica** Lam.

Nesaea verticillata. H. B. K. Vom tragenden Vieh als Futter aufgenommen, kann sie Abort hervorrufen.

---

[1]) De Regibus, Jahresb. f. Tierchemie 1886.
[2]) Kühling, Über Stoffwechselprod. aromat. Körper, 1887.
[3]) Pfeiffer, D. med. Wochenschr. 1895, Nr. 29.

Onagraceae.

Epilobium hirsutum. L. St. Antoniuskraut kommt in ägyptischen Totenkränzen vor. Die Blüten sollen Koma und Krämpfe erzeugen können. Bei einem dreijährigen Knaben waren die Pupillen stark kontrahiert, der Leib aufgetrieben, während epileptiforme Krämpfe bestanden[1]).

Trapa bispinosa L. Zu gärenden alkoholischen Getränken benutzt, tötete sie 18 Menschen. **T. natans L.** Die Wurzel ist giftig.

Ludwigia erigata L. Die Wurzel ruft Erbrechen hervor.

Gunera perpensa L., eine Haloragidazee, treibt Würmer ab.

Samydaceae.

Casearia graveolens Dalz. Die Frucht dient zur Fischvergiftung, die Blätter können Menschen vergiften. **C. Tomentosa** Roxb., ein auf Ceylon und Indien vorkommender kleiner Baum, liefert in dem milchigen Fruchtsaft ein Schleimhäute stark reizendes Prinzip.

Loaseae.

Loasa tricolor. Weinm., L. hispida L., Mentzelia L. oligosperma Nutt., Blumenbachia insignis Schrad. wirken an der Haut wie Brennessel.

Passifloraceae.

Passiflora quadrangularis L. Die Blätter liefern bei der Destillation Blausäure. Die frische Wurzel ist giftig. Sie wird als Brech- und Bandwurmmittel gebraucht. Eine Wurzelabkochung tötete einen Hund in 40 Minuten. Alsbald nach dem Eingeben fiel er auf die Seite. Geflügel wird durch einen Aufguß in Starrkrampf, Eidechsen in stundenlangen Stupor versetzt.

P. Herbertiana Kerl-Gawl. gilt in Australien als eine das Vieh schädigende Futterpflanze.

Modecca palmata Lam. hat eine giftige Wurzel. Giftig ist auch **M. venenata Forsk.**

Carica Papaya L. In der Wurzel des Melonenbaumes findet sich ein Ferment mit den Eigenschaften des Myrosins und ein Glykosid, analog dem Kaliummyronat. Man erhält bei der Destillation eine allylhaltige Flüssigkeit. Die Blätter enthalten wenig Glykosid, aber viel Ferment und ein noch in einer Verdünnung von 1 : 100 000 bitter schmeckendes Alkaloid ($C_{14}H_{25}NO_2$) Carpain, das zu den digitalisartig wirkenden Herzgiften gerechnet wird. Außerdem läßt sich aus den Früchten das Eiweiß verdauende Papain darstellen. In das Unterhautzellgewebe gebracht, tritt dort peptische Zerstörung ein. Im Magen soll es unschädlich sein, aber ins Blut gespritzt Herz- und Nervensystem lähmen, was auch bestritten wird. Der Saft des Baumstammes tötete einen Menschen unter enteritischen und peritonitischen Symptomen nach einigen Tagen. Durch langen Gebrauch sollen nach Beobachtungen aus Borneo Hautleiden, gelegentlich auch Gelbfärbung der Haut, bei Männern temporäre Impotenz und bei Frauen Fluor albus entstehen.

---

[1]) Oliver, Brit. med. Journ. 1897, II, p. 707.

Carica spinosa Aubl. Der Saft erzeugt an der Haut Blasen. **C. digitata Poepp. et Endl.** Der Milchsaft zieht an der Haut Blasen. Die Allgemeinwirkungen können zum Tode führen.

Adenia venenata Forsk. Den Spiritus, in dem die von S c h w e i n - f u r t h eingelegten Pflanzen sich befanden, untersuchte ich. Er hatte kein Gift aufgenommen. Das Verzehren der jungen Schösse soll den Körper schwellen lassen. **A. digitata** enthält ein blausäurelieferndes Glykosid, entsprechend 0,04 Prozent Blausäure und ein Toxalbumin, M o d e c c i n. Die Wurzel hat durch Verwechselung mit eßbaren gelegentlich bei Menschen und Tieren Vergiftung erzeugt. Für Kaninchen wirken von dem Alkaloid giftig 0,0001 g auf ein Kilogramm Körpergewicht.

Cucurbitaceae.

Telfairia pedata Hook. ist eine ostafrikanische Giftpflanze. Das Fruchtfleisch macht Kopfschmerzen. Bandwürmer werden dadurch abgetrieben. **T. occidentalis Hook.** wirkt ähnlich.

Trichosanthes amara L. tötet Ratten. **Trichosanthes palmata Roxb.** Pulpa und Fruchtschale wirken heftig drastisch und können, wie dies vorkam, Menschen töten[1]). Die Frucht, mit Reis gemischt, diente gelegentlich zur böswilligen Vergiftung von Kühen. **Tr. cucumerina L.** erzeugt Erbrechen, **Luffa acutangula Roxb.** Erbrechen und Durchfall. **L. aegyptiaca Bail.** Die unreife Frucht wird in Queensland als Fischgift benutzt. Der Fruchtsaft purgiert stark.

Lagenaria vulgaris Seringe. Blätter und Samen der wilden Pflanze sollen choleraartig wirken. Sie werden auf Madeira als Fischgift benutzt.

Cucumis myriocarpus Naud. Die Frucht (Cucur) macht bei Menschen Erbrechen und Durchfall. **Cucumis trigonus Roxb.** Die Frucht der Pflanze erzeugt Erbrechen und Durchfall und wurde gelegentlich zum kriminellen Abort genommen. **C. Melo L.** Die Wurzel der Melone ruft Erbrechen hervor durch „M e l o n e n e m e t i n". Aus alter und neuer Zeit wurden Vergiftungen durch wilde Melonen mitgeteilt. **C. myriocarpus** Naud. wirkt ebenso. **Cucumis sativus L.** Das Kraut der G u r k e hat wiederholt Hautentzündung gemacht. Eine solche entstand bei einem Gärtner, der viel damit hantierte. Vielleicht sind es die Härchen der Blattunterseite, die dies veranlassen. Auf eine Zersetzung ist wohl die Vergiftung von Schweinen durch G u r k e n b r ü h e zurückzuführen. Eine solche veranlaßte in 24 Stunden Appetitlosigkeit, Eingenommenheit des Kopfes, drehende Bewegungen, Niederstürzen, krampfhafte Zuckungen des ganzen Körpers. Es verendeten 18 Schweine in vier Tagen. Ferkel, die Gurkenschalen fraßen, verendeten unter den Symptomen der Darmentzündung.

Coccinia Moimoi DC. Der Same tötet Bandwürmer.

Cayaponia Tayuya DC. Die Wurzel ruft Erbrechen und Durchfall hervor.

Sicydium monospermum Cogn. Die Samen veranlassen Erbrechen Sie treiben auch Eingeweidewürmer aus.

Neurosperma cuspidata Rabin. ist eine Giftpflanze.

---

[1]) K i r t i k a r, Poison. plants of Bombay, Fascicul., I, p. 15.

Bryonia alba L.

Der Gehalt der Wurzel der Zaunrübe oder Teufelsrübe, Br. alba u. Br. dioica L., an Bryonin und Bryonidin[1]) wechselt nach der Jahreszeit. Durch langes Liegen verliert die Wurzel an Wirksamkeit[2]). Sie schmeckt scharf und bewirkt Hautentzündung, resp. Blasen. Das Pulver erzeugt in Wunden Entzündung und Eiterung, und nach 4—5 Tagen den Tod. Der letztere erfolgt bei Hunden durch 15 g Bryonia als Pulver oder Aufguß. Die Magen- und Darmschleimhaut wird entzündet, und die erstere mit Hämorrhagien besetzt gefunden[3]). Das Mittel wird, z. B. in Kleinrußland, als Abortivum angesehen.

Bei Menschen erzeugen ca. 3,5 g Ekel, Erbrechen, größere Dosen Durchfall, Schwindel, Kollaps und Delirien. Der Tod wurde in einem Falle nach Einnehmen eines Aufgusses von zirka 30 g und nach einem Infus (30 g) als Klistier vier Stunden nach der Anwendung beobachtet. Hierbei sollen vor dem Tode Stücke der Mastdarmschleimhaut entleert worden sein. Die Bryoniabeeren können u. a. Brennen im Munde und Tetanus erzeugen[4]). Angeblich sollen von ihnen 40 Stück einen Erwachsenen und 15 ein Kind töten können. **B. laciniosa L.** Der Wurzelsaft wirkt brechenerregend, auch abführend. Die damit berührten Gewebe werden entzündet. Das scharfe Prinzip findet sich auch in Früchten und anderen Teilen der Pflanze. Nur die jungen Schößlinge des Frühjahrs sind davon frei. Ein vierjähriges Kind starb durch das Verzehren der Beeren.

Melothria pendula L. reizt die Darmschleimhaut besonders stark.
M. scrobiculata DC. tötet den Bandwurm.

Ecbalion Elaterium Rich.

Die Springgurke liefert im eingetrockneten Frucht-Milchsaft das Elaterium mit dem wirksamen Elaterin, das wahrscheinlich zum Teil als solches in den Harn übergeht. Elaterin ist in den Früchten nicht vorgebildet, sondern entsteht erst durch die Einwirkung einer besonderen Diastase auf ein amorphes Glykosid. Bei länger dauernder Berührung des Elateriums mit der Haut entsteht Entzündung. Bei der Bereitung desselben bekommen Arbeiter oft eine solche. Auch die zufällige Berührung des Saftes mit einer Schleimhaut kann sie hervorrufen. Katzen sterben durch 0,12 g Elaterin in fünf Stunden, schneller, wenn intravenös beigebracht, unter Krämpfen und Atembeschwerden.

Bei Menschen erfolgen nach 0,005 g Elaterin oder 0,05 g Elaterium Durchfälle mit Kolikschmerzen, Salivation, Erbrechen und Kopfschmerzen, auch ein fieberhafter Puls und nach größeren Dosen auch Konvulsionen. Mehr als 0,6 g Saft soll evtl. töten. Indessen können schon kleinere Dosen diese Wirkung hervorrufen. Der Tod einer Frau erfolgte durch 0,01 g Elaterin. Bei Tieren finden sich im Magen Entzündung, im Darme Ecchymosen.

---

[1]) Masson, Journ. de Pharm. et de Chimie, T. XXVII, Nr. 6, p. 300.
[2]) Wolodzko, De Mater. ad Elater. ord. pertin., Dorp. 1857, p. 20.
[3]) Orfila, Toxik., übers. von Krupp, 1854, Bd. II, p. 86.
[4]) Pritschard, Gaz. hebdom. de Médec. 1857.

Nachweis: Ausziehen der Untersuchungsobjekte mit siedendem Alkohol, Verjagen des Alkohols, Versetzen mit kochendem Wasser und Aufnehmen des bei 110° getrockneten Rückstandes mit Petroleumäther. Elaterin wird mit wenig Karbolsäure und konzentrierter Schwefelsäure karminrot.

Cucurbita Pepo L. (Cucumis macrocarpa Wender). Vergiftung von Tieren durch Kürbis sind wiederholt vorgekommen. Pferde bekamen kurz nach dem Verzehren von viel frischem Kürbis: Große Abstumpfung — bei einem Tier entstand große Erregtheit — oder auch schnarchende Atmung, Pupillenweite, eine Körperwärme von 39,6° und Muskelzittern. Es erfolgte Wiederherstellung. Auch durch Kürbiskerne entstand bei Ochsen Vergiftung.

Citrullus Colocynthis Schrad.

Die Koloquinten, die Früchte von Citrullus Colocynthis, die einen nur geringen Gehalt an glykosidischen Bestandteilen, aber ein Alkaloid und einen wirksamen ätherlöslichen Stoff des Harzes besitzen, haben öfter als solche und in Abkochungen, Aufgüssen, Tinkturen, sogar tödliche Vergiftungen, letztere bisweilen infolge ihres Gebrauches zur Fruchtabtreibung, veranlaßt. Kaninchen sterben durch 0,3 g eines wirksamen Prinzipes Kolozynthin, Hunde durch 6—8 g, Menschen durch 4 g Koloquinten, doch wurden noch 15 g überstanden. Nach Einnehmen von 0,6—1 g beobachtet man bei Menschen Schmerzen im Magen und Darm, wässerige, auch blutige, mit Tenesmus erfolgende Stuhlgänge, Auftreibung und Schmerzhaftigkeit des Unterleibes, Erbrechen, verstärkte Diurese, später Harnverhaltung und einen kleinen Puls. Nach größeren Dosen, 2 g und mehr, können noch hinzutreten: Schwäche, Ohnmacht, mit Kälte der Glieder, Gesichtsverdunkelung, Schwerhörigkeit, Schwindel, Angst, Irrereden, und wenn diese Symptome nicht bekämpft werden Kollaps, Aussetzen des Pulses, Schluchzen, Kälte der Glieder und schließlich der Tod. Angeblich soll schon allein das Aufbrühen von Koloquinten mit Urin zur Wanzenvertreibung Vergiftung mit Schwindel, Frost, Kopfschmerzen und Albuminurie erzeugt haben. Nach Bereitung einer Abkochung von 25 Koloquinten entstanden Schwindel und heftige Diarrhöe von zwei Tagen Dauer, später vierzehntägiges Ödem der Füße und mäßige Albuminurie. Gelegentlich beobachtete man auch bei dem Arbeiten mit Koloquinten Symptome. Ein Arbeiter bekam nach dem Entkernen und Sieben von 10 Kilo derselben mehrtägiges Leibschneiden, bitteren Geschmack, aber keinen Durchfall[1].

Für die Fruchtabtreibung wurden 7 g des Pulvers oder ein Absud von zwei ganzen Koloquinten oder größere Mengen der Tinktur daraus — in neuester Zeit kamen fünf Fälle zur Kenntnis, in denen ein bis zwei Eßlöffel voll der letzteren eingenommen worden waren — ohne Erfolg eingenommen, obschon die Vergiftungssymptome ernst waren: Erbrechen, blutige Stühle, Herz- und Atemstörungen, Bewußtlosigkeit u. a. m. In einem Falle war neben starken Unterleibsschmerzen innerhalb 16 Stunden über hundertmal Erbrechen und Durchfall eingetreten.

---

[1] Jansen, Ther. Monatshefte 1889. — Barton, Brit. med. Journ. 1907, I. — Rolfe, Boston med. Journ. 1892, 19. May, p. 494.

Bei der Sektion wurden Magen und Därme entzündet oder geschwürig, letztere auch untereinander verwachsen gefunden. Bei Tieren ist die Schleimhaut des Kolon und Rektum entzündet und mit Ecchymosen versehen. An der Entzündung können sich auch Peritoneum, Leber, Milz, Nieren und Blase beteiligen. Die Gehirnhöhlen zeigten in einem Falle seröse Ergüsse, das Gehirn selbst und seine Häute Hyperämie.

Nachweis: Ist ein pharmazeutisches Präparat der Koloquinten genommen worden, so kann man Magen- und Darminhalt, Harn, Nieren mit Alkohol ausziehen, den Alkohol verjagen, den Rückstand mit wenig Wasser kochen und heiß filtrieren. Im Filtrate würde man das Kolozynthin mit Gerbsäure ausfällen, den Niederschlag mit kohlensaurem Blei trocknen und mit Alkohol extrahieren, der nach dem Verdunsten Kolozynthin zurückläßt. Das aus Kolozynthin durch Fäulnis entstehende Kolozynthein läßt sich mit Benzin extrahieren. Pflanzenteile sind durch Vergleichung festzustellen. Therapie: Gründlichste Entleerung und Waschung von Magen und Darm, dann einhüllende, ölige oder schleimige Getränke, Eis, Opiate und evtl. Exzitantien, sowie Hautreize.

Ibervillea Sonorae, die in Mexiko vorkommt, ruft sowohl drastische als auch allgemeine Vergiftungswirkungen hervor, deren Umfang nicht groß ist.

Momordica cymbalaria Fenzl. Die Knolle wird in Indien als Abortivmittel benutzt. **M. anthelmintica** Schum. tötet Eingeweidewürmer.

Corallocarpus epigaea Hook. tötet Eingeweidewürmer.

Begoniaceae.

Begonia Rex Putz. Der Saft tötet Blutegel. **B. gracilis H. et B.** reizt die Schleimhäute stark und wirkt deswegen brechenerregend, abführend, harntreibend.

Violaceae.

Viola odorata L. Ein Aufguß der Blätter setzt beim Frosche die Herzarbeit herab. Nach dem Gebrauch von **Viola tricolor** L. wird ein unangenehmer, Katzenurin ähnlicher Geruch im Harn wahrgenommen. In dem Veilchen wurde das Glykosid Violaquercitrin festgestellt.

Cacteae.

Anhalonium Lewinii Henn.

Ich wies zuerst nach[1]), daß in diesem in Mexiko zu Berauschungszwecken gebrauchten, auch „Peyotl" genannten Melokaktus, und damit überhaupt in Kakteen, Gifte vorkommen, die Allgemeinsymptome hervorzurufen vermögen. Bis dahin galten die Kakteen als giftfreie Pflanzengruppe. Aus Anhalonium Lewinii gewann ich eine kristallinische Base, das Anhalonin. Sein salzsaures Salz ($C_{12}H_{15}NO_3$) vergiftet Kaninchen zu 0,02—0,04 g und tötet sie zu 0,16—0,2 g pro Kilo. Das hervorstechendste Symptom sind strychninartige Krämpfe, die bei Fröschen durch viele

---

[1]) L. Lewin, Arch. f. exp. Path. u. Pharm. 1888, Bd. XXIV und Arch. f. exp. Pathol. 1894, Bd. XXXIV und Ber. d. botan. Gesellsch., 1894. — Phantastica, Die betäubenden und erregenden Genußmittel, II. Aufl., 1927.

Tage hindurch infolge der bestehenden gesteigerten Reflexerregbarkeit ausgelöst werden oder auch als solche bestehen können. Außer Anhalonin finden sich noch die Alkaloide Lophophorin, Meskalin und Anhalonidin in der Pflanze[1]). Lophophorin ($C_{13}H_{17}NO_3$) erzeugt zu 0,27 mg bei Fröschen Krämpfe. Die Pflanze selbst, auch Anhalonin, am stärksten Mescalin, machen einen bis zu drei Tagen anhaltenden Schlaf oder einen schlafartigen, von Halluzinationen durchwobenen oder unterbrochenen Zustand. Die Pflanze kommt vor in den trockenen Hochsteppen des mexikanischen Nordens, in den Staaten Tamaulipas, San Luis Potosí, Queretaro, Jalisco, Aguas Calientes, Zacatecas, Cohahuila usw. Sie wird ausschließlich als narkotisches Genußmittel verwendet. Es nehmen u. a. daran teil die Huicholen, die Tarahumari-Indianer im Staate Chihuahua, auch schon die Indianer von Texas, die Mescaleros-Apachen im östlichen Neumexiko und weiterhin die Omaha, Comanches und Kiowas im Territorium Oklahoma. In jedem der betreffenden Idiome heißt die Pflanze anders. Händler der indianischen Territorien nennen sie: Mescal (Mescal oder Muscal buttons), die Mexikaner am Rio Grande: peyote, peyotl, pellote. Darunter wird der oberirdische Teil von **Anhalonium Lewinii** verstanden. Es ist ein bezwingender Eindruck, den der Genuß auf das unbewußte seelische Empfinden von Menschen macht. Für Stunden aus der Bahn des sonst primitivsten, nur auf die Befriedigung rein körperlicher Forderungen erfüllten Alltagslebens gerissen, fühlt sich ein solcher Indianer in eine neue Empfindungswelt versetzt, sieht, hört und fühlt, was ihm angenehm ist, ihn aber auch durch die Fremdheit bestürzt machen muß, weil es nicht nur beziehungslos zu seinem Dasein ist, sondern auch durch die sich aufdrängende Eigenart bei ihm den Eindruck eines überirdischen Wirkens hervorzurufen geeignet ist. Und so wird aus Anhalonium Gott, wie jener Kranke mir schreiben konnte, daß im Kokain Gott verkörpert sei.

Aus den vielen an Menschen angestellten Versuchen ergab sich folgendes[2]): Beeinflußt durch die Menge — es sind 9 g und mehr genommen worden — setzt die Wirkung nach etwa ein bis zwei Stunden ein und kann vier und mehr Stunden, nach Einspritzung von Meskalin fünf bis sieben Stunden, anhalten. Sie erfolgt in der Dunkelheit oder bei geschlossenen Augen, kann sich aber später auch noch fortsetzen, wenn das Individuum in einen anderen Raum geht. Anfangs stellt sich neben belanglosem Gähnen, Frösteln, Übelkeit eine Art des Entrücktseins aus der Umwelt und ein wunderbares Innenleben ein. Als zweites Stadium folgen Bilder dieses Nurinnenlebens: Sinnesphantasmen, Trugbilder, die sich mit der ganzen Gewalt eines solchen Zwangsgeschehens dem Menschen **trotz erhaltenen Bewußtseins** aufdrängen und meistens von seelischem Glücksgefühl begleitet sind. Die in Farbenglanz gesehenen Gegenstände bewegen sich und nehmen verschiedene Gestaltungen an. Bei relativ guter geistiger Klarheit und der Möglichkeit der Gedankenkonzentration erscheinen förmliche Farben-Panoramas in kaleidoskopischem Wechsel. Auch Gehörshalluzinationen stellen sich ein, ebenso wie Änderungen des Empfindens in anderen Sinnen. Das körperliche Dasein wird

---

[1]) H e f f t e r , Ber. d. deutsch. chem. Ges., 1896.
[2]) B e r i n g e r , Der Meskalinrausch, Berlin 1927. Dies ist die beste monographische, zusammenfassende Darstellung.

nicht empfunden, die Persönlichkeit gespalten. Dieser Zustand, der stundenlang anhält, verraucht ohne unangenehme Nachwirkung.

Nachweis: Ich fand folgende Reaktionen: Konzentrierte Schwefelsäure ruft beim Erwärmen eine violettrote, und salpetersäurehaltige Schwefelsäure eine tiefviolettrote, bald in braun übergehende Farbe hervor.

Anhalonium Williamsi Lem. enthält ein dem Anhalonin ähnlich wirkendes, bei Tieren Krämpfe, bei Menschen Schlaf erzeugendes Alkaloid Pellotin, das ebensowenig wie diese Pflanze chemisch und biologisch von A. Lewinii unterschiedlich ist. Bei der arzneilichen Verwendung des Pellotins stellten sich nach subkutan verabfolgten Dosen von 0,02—0,04 g ein: Starke Herabsetzung der Pulszahl, Schwindel, Brausen im Kopf, Übelkeit, Benommensein, auch Ohrensausen, Zyanose und Kollaps. In **Anhalonium Jourdanianum** Lem. fand ich ein Salze bildendes, Krämpfe erzeugendes Alkaloid. Ebenso wirkt **A. Visnagra** und **Cereus peruvianus Mill. Rhipsalis conferta Salm-Dyk** erzeugt nach meinen Beobachtungen Lähmung der willkürlichen Muskeln und Herzstillstand. Lähmung veranlassen auch **Ecchinocereus mammillosus** und **Anhalonium fissuratum** Engelm., während **Astrophytum myriostigma Lem., Phyllocactus Ackermannii Walp.** und **Epiphyllum Russelianum** Alkaloide enthalten.

Mammillaria uberiformis Zucc. sowie **Rhipsalis conferta Salm-Dyk** enthalten nach meinen Versuchen giftige Prinzipe. **Cactus grandiflorus L.** soll digitalisartig wirken. Rein örtliche entzündungserregende Wirkungen kommen u. a. zu: **Cereus grandiflorus Mill., C. flagelliformis Mill., Peirescia lychnidiflora DC., Cactus pentagonus L. C. divaricatus DC.** besitzt einen stark gewebsreizenden Pflanzensaft, der sogar Warzen fortzuätzen vermag. Er tötet auch, gleich **C. grandispinus Haw.**, Eingeweidewürmer.

Ficoideae.

Mesembryanthemum expansum L. und **M. tortuosum L.** („Kaugoed") kommen hinter der Küste vom Kap der guten Hoffnung, vorzugsweise in der dürren Hochebene der Karroo, aber auch im Namaquagebiet usw. vor. Wurzel, Blätter und Stamm dieser Mesembryanthemen werden zerstampft und unter dem Namen „Channa" gekaut und geraucht. In Mesembryanthemum tortuosum findet sich ein beruhigend wirkendes Alkaloid, Mesembrin, das mit Vanadinschwefelsäure grün wird, ein Pflanzenstoff, der bei Fröschen Lähmung und Atmungsstillstand, bei Kaninchen Krämpfe erzeugt, während bei Menschen 5 g der Droge, gekaut, einen zum Brechen reizenden Geschmack und Prickeln auf der Zunge und eine Abkochung aus 15 g nach einer halben Stunde Blutandrang zum Kopfe und Kopfschmerzen verursachten. Nach innerlicher Aufnahme von 0,15 g des Alkaloids entstanden Blutandrang zum Kopfe, Ohrensausen, Müdewerden von Armen und Beinen und Kopfschmerzen.
M. emarcidum Thunb. dient als narkotisches Kaumittel wie die vorigen.

Aiozoon canariense L. wird als Fischgift benutzt.

Trianthema monogyna L. enthält Saponin und soll durch Blätter und Stengel bisweilen Diarrhöe und Lähmung erzeugen, wenn es dem Vieh als Futter gegeben wird. Ebenso wirkt **T. pentandra L.** Sie kann auch Abort veranlassen.

Gisekia pharnacioides L. tötet Eingeweidewürmer.

Umbelliferae.

Hydrocotyle vulgaris L. Der Wassernabel hat einen brennend scharfen Geschmack und ruft bei Schafen Entzündung der ersten Wege und Blutharnen hervor. **H. javanica Thunb.** dient auf Java als Fischgift, **H. umbellata L.** macht Erbrechen und Durchfall. **H. asiatica L.** wird in Südasien, getrocknet, als Schnupftabak gebraucht.

Conium maculatum L.

Der gefleckte Schierling besitzt eine spindelförmige Wurzel, einen rotbraun gefleckten Stengel und blüht vom Juni bis August. Die Wurzel enthält vom März bis Juni sehr wenig, Blätter und Stengel sowie Samen im Mai beträchtliche Mengen Gift, während die einjährige Pflanze im September giftiger als die entsprechende zweijährige ist. Die Giftigkeit bedingt wesentlich das Koniin, ein Propylpiperidin, ein widerlich riechendes, flüssiges, sauerstofffreies, beim Erwärmen seiner wässerigen Lösung sich trübendes Alkaloid, das sich im Kraut bis zu 0,1 Prozent und im reifen Samen bis ca. 1 Prozent findet. Von dem Koniin gibt es vier stereochemisch verschiedene Modifikationen: inaktives Koniin, Rechts-Koniin, Links-Koniin und Isokoniin. Der Gehalt an Alkaloiden schwankt je nach der Entwicklung der Samen[1]). Der Schierling enthält noch ein kristallinisches, schwächer als Koniin wirkendes Alkaloid, das Konydrin und das flüchtige und giftige Methylkoniin.

Vergiftungen mit Schierling, die im Altertum als unheilbar galten[2]), kommen durch Verwechselung der Wurzeln und Blätter mit Petersilie[3]), Sellerie, Pastinak, Kerbel usw., selten zu Mord und Selbstmord zustande. Eine Mutter gab ihrem Kinde eine Abkochung von Schierlingskraut mit tödlichem Erfolge, und ein Arzt seiner Geliebten Koniin. Das versuchsweise Einnehmen von 15 g frischen Schierlingssaftes führte nach einer halben Stunde zu Schwindel, Beängstigung, Doppeltsehen, Verlust des Lagegefühls und Zusammensinken. Nach Dreiviertelstunden erfolgte Wiederherstellung. Durch versehentliches Verordnen von 1,2 g des Extr. Konii, von dem aber nur 0,3 g eingenommen worden waren, starb ein achtmonatliches Kind asphyktisch. Angeblich soll auch dadurch Vergiftung entstehen können, daß Menschen Lerchen und Wachteln verzehren, die Koniumsamen aufgenommen haben. Koniin diente zu einem Giftmorde, während im Altertum der Schierlingssaft als gerichtliches Strafmittel benutzt wurde[4]). So endete Sokrates, weil er „gottlos gewesen sei und die Jugend verdorben habe". Man gab den aus den Samen ausgepreßten Saft. Der Trank kostete den Verurteilten etwa 9½ Mark. Auf des Sokrates Frage, wie er sich nach dem Trinken zu verhalten habe, erwiderte der Giftdarreicher: „Nichts weiter hast du zu tun, als, wenn du getrunken hast, herumzugehen, bis dir die Beine schwer werden, und dann dich hinzulegen." Als Sokrates merkte, daß das Symptom eingetreten sei, legte

---

[1]) Farrand Wright, Pharm. Journ. and Transact. 1895, p. 188.
[2]) „In vino pota (cicuta) irremediabilis existimatur."
[3]) Bennet, Edinb. med. Journ., Bd. LXIV, 1845. — Mattiolus, Commentar., Cap. II. — Cardanus, De venenis Lib. I, Cap. II und viele andere Fälle, z. B. Albecker, Pest. Med. Chir. Presse 1903.
[4]) Plato, Phaedon, übers. v. Schleiermacher, Bd. V, p. 123.

er sich auf den Rücken. Darauf berührte ihn jener von Zeit zu Zeit, drückte den Fuß stark und fragte, ob er es fühle, was verneint wurde. Und dann drückte er die Knie und weiter hinauf und zeigte den Umstehenden, wie er erkaltete und erstarrte. Zuletzt traten Zuckungen ein. Er starb durch Erstickung.

Der gekochte Schierlingssaft wurde angeblich zu 15 g ohne Schaden genommen, während der ungekochte Vergiftung erzeugt. Vom Koniin rufen ein bis zwei Tropfen Vergiftung hervor. Kaninchen sterben, wenn ihnen ein Tropfen in das Auge gebracht wird, Hunde durch 0,1—0,6 g, Menschen durch etwa 0,5—1 g. Die ersten Wirkungen des Schierlings erfolgen in 20—30 Minuten. Manche Vergiftete können in dieser Zeit noch ihren Beschäftigungen nachgehen. Koniin wirkt in kürzester Zeit. Nach Genuß von Teilen des Schierlings erfolgt der Tod in ein bis fünf Stunden. Die Resorption des Koniins geht auch von der Haut aus vor sich. Auch Riechen an einer Koniinflasche kann eine Koniin-Dampfvergiftung hervorrufen. Das wesentlichste Symptom bestand in einem solchen Falle in einem Versagen der Muskelleistung[1]). Im Körper wird wahrscheinlich etwas von dem Alkaloide zerstört, während ein Teil durch den Harn, ein anderer durch die Lungen und auch die Brustdrüse ausgeschieden wird. Alte Berichte geben an, daß an Schierling Gewöhnung eintreten kann. Örtlich erzeugt Koniin Ätzung und Entzündung. Am Auge angewandt, entstand ein papulöser Ausschlag.

Bei Tieren entsteht vermehrte Speichel- und Tränensekretion und Aufhebung der assoziierten Augenbewegungen[2]). Der Herzvagus wird früher als die motorischen Nerven nach anfänglicher Reizung gelähmt. Die anfangs vermehrte Atmung steht vor dem Herzen still. Es tritt Muskellähmung ein, die von Lähmung der motorischen Nervenendapparate oder der motorischen Zentren abhängig gemacht wird[3]). Als wesentlichen primären Angriffspunkt bezeichnete man auch das Rückenmark, das gelähmt würde. Auch die vasomotorischen Nerven werden beim Frosche gelähmt. In den Blutkörperchen des Frosches erzeugt Koniin Vakuolen. Nach großen Dosen bekommen Warmblüter Erstickungskrämpfe, die durch künstliche Respiration aufzuhalten sind[4]).

Kälber, die Schierling gefressen hatten, bekamen Aufblähung, Muskelzittern, Schwindel, Taumeln, Pupillenerweiterung, Speichelfluß. Bei einigen erschienen Lähmung, Atmungskrämpfe und der Tod nach einigen Stunden. Auch Katzen wurden dadurch vergiftet und öfters Schweine, selbst dann, wenn sie nur Blätter und Stengel gefressen hatten. An Symptomen sah man bei den letzteren: Sterno-abdominelle Stellung, die Hinterbeine nach vorn gestellt, die Vorderbeine gebeugt unter den Vorderkörper. Die Schnauze stützte sich auf den Boden. An Kopf und Hals bestanden klonische Zuckungen. Pferde vertragen 0,75 Kilo des frischen Krautes ohne sichtbaren Nachteil, ja selbst über 1½ Kilo des Krautes veranlaßten

---

[1]) Schulz, D. med. Wochenschr. 1887, Nr. 23. — Albers, Deutsche Klinik 1853.
[2]) Högyes, Arch. f. exp. Path. u. Pharm., Bd. XVI, p. 81.
[3]) Kölliker, Virchows Archiv, Bd. X, 1856, p. 235 u. Guttmann, Berl. klin. Wochenschr. 1866, Nr. 5—8.
[4]) Prevost, Arch. de Phys. norm. et path. 1880, Bd. VII, p. 40. — Schulz, Zeitschr. f. klin. Med., Bd. III, H. 1.

in einem Falle keine sonderlichen Beschwerden. Kühe, die Schierling mit dem Futter aufnahmen, bekamen Speicheln, Aufblähung, Kraftlosigkeit, Leibschmerzen und einen kleinen Puls. Eine Kuh abortierte. Die Verfütterung von 250 g des getrockneten Krautes an Kühe veranlaßte bei diesen Tieren Aufblähen mit erschwertem Atmen und Stöhnen. Auch Lämmer, Ziegen und Schweine werden dadurch vergiftet resp. getötet.

Vergiftungssymptome nach Schierling bei Menschen: Brennen im Halse, Erbrechen, Druck und Schmerz im Magen und im Darme, Durchfälle, gelegentlich auch wohl Blutabgang aus dem After, Auftreibung des Unterleibes oder auch wohl als erste Symptome Taumeln, Schwindel und plötzliche Hitze. Die Extremitäten werden schwer, die Haut blaß oder zyanotisch, die Kranken klagen über Körperkälte und Ameisenlaufen in den Gliedern, der Puls ist klein, verlangsamt, die Atmung erschwert und die Pupillen erweitert, die Extremitäten werden gelähmt, das Schlucken ist behindert und Durst quält. Dazu kommen ohnmachtähnliche Bewußtlosigkeit, Störung des Artikulationsvermögens, oder Stummheit und Doppeltsehen. Der Tod erfolgt im tiefen, kurz dauernden Koma, oder bei vollem Bewußtsein. Selten treten bald nach der Vergiftung Muskelzuckungen sowie Delirien auf. Eine Zeitlang kann noch nach der Genesung Gliederschwäche oder auch Lähmung, Zittern u. a. m. zurückbleiben. Die Einatmung von Koniindampf kann Schwindel, Übelkeit und Kopfschmerzen in der Supraorbitalgegend erzeugen. Innerlich gereichtes Koniin veranlaßte Dysphagie, Schwindel, Gehörstäuschungen, Speichelfluß, Eingenommenheit des Kopfes, Schlaftrunkenheit, Seh- und Gehörsstörungen und Schwäche der Gliedmaßen. Als Sehstörungen kamen nach kleinen Koniinmengen vor: Schwanken der Objekte und Makropsie. Die Gegenstände verschwimmen. Die Pupillen sind erweitert oder auch ungleich. Ptosis kann bestehen. Auch völlige Blindheit. Diese ist schon um das Jahr 1550 bekannt gewesen. Nach arzneilicher Verwendung des Krautes kamen ein roter, selbst erysipelasartiger Ausschlag, auch Konstriktionsgefühl im Schlunde, Übelkeit, Erbrechen und Durchfall.

Die Sektion durch Koniin oder Konium zugrunde gegangener Menschen ergab nichts Charakteristisches. Der Magen- und Darmkanal wurde gewöhnlich intakt, selten ecchymosiert, die Hirngefäße mit Blut überfüllt und die Lungen ödematös gefunden.

Nachweis: Botanische Vergleichung von Giftresten im Erbrochenen, resp. im Magen- und Darmkanal. Besonders ist auf die fehlende Behaarung der Blätter und Blattstiele zu achten. Beim Verreiben mit Natronlauge riechen die Objekte nach Koniin. Die Isolierung des lange der Fäulnis widerstehenden Koniins aus dem Erbrochenen, Magen- und Darminhalt, Harn, Leber, Milz, Nieren und Blut gelingt durch Ausschüttelung mit Äther aus alkalischer Flüssigkeit. Koniin riecht nach Mäuseharn noch in einer Verdünnung von 1 : 100 000, wenn man das Material erwärmt. Es trübt sich in wässeriger Lösung beim Erwärmen und wird mit Salzsäuregas anfangs purpurrot, später blau. Kaliumpermanganat wird in 200 ccm konzentrierter Schwefelsäure gelöst. Tropft man einige Tropfen dieser Lösung auf wenig Koniin, so geht die Farbe von Grün in Violett über. Fügt man zu der Base Salzsäure und läßt an der Luft eintrocknen, so bilden sich sternförmig angeordnete säulenförmige doppeltbrechende

Kristalle, die bei längerem Stehen an der Luft die Doppeltbrechung verlieren. Das sogenannte „Leichenkoniin" ist Kadaverin (Pentamethylendiamin).

Behandlung: Schnelle Entleerung des Giftes aus Magen, Darm und Nieren (Diuretika) und Bekämpfung der Symptome durch äußerliche und innerliche Reizmittel, evtl. durch lange fortgesetzte künstliche Atmung.

Parakoniin ($C_8H_{15}N$), eine synthetisch dargestellte Base, sowie **Isozikutin** ($C_8H_{17}N$) wirken koniinähnlich.

Cicuta virosa L.

Der Wasserschierling ist eine in stehendem oder langsam fließendem Wasser wachsende Staude. Das Rhizom ist 5—7 cm lang, kurz rübenförmig, außen grünlich oder weißlich, geringelt, innen weißfleischig, hohl, durch Querwände gefächert. Aus der verletzten Wurzel tritt ein weißlicher, widerwärtig riechender Saft hervor, der in schizogenen Kanälen, Ölbehältern, vorhanden ist. Das wirksame Prinzip in dem Saft ist in dem harzartigen, in Alkohol und heißem Wasser löslichen Cikutoxin[1]) zu suchen, das in der trockenen Wurzel zu 3,5 Prozent, in der frischen zu 0,2 Prozent enthalten ist. Dieses Cikutoxin darf nicht als eine reine Substanz aufgefaßt werden. Es ist nur ein Extrakt. Vergiftungen mit dem Wurzelstock der Cikuta kamen zustande: durch Verwechselung mit Rüben, Petersilie, Pastinak oder Kalmus — von solchen Vergiftungen sind mir allein in den letzten 16 Jahren neun bekannt geworden — oder Aufnahme des Saftes bei der Darstellung einer Pfeife durch Kinder[2]) und zum Selbstmord[3]). Von dem Cikutoxin wirken 2—3 mg für Frösche und 0,05 g pro Kilo Katze tödlich. Tödlich für einen Erwachsenen ist eine Wurzel. Der aus den Stengeln und Blättern der Cikuta ausgepreßte Saft ist, wie man schon vor fast 200 Jahren wußte, ungiftig und wird von Hunden in Mengen von 15—180 g vertragen. Bei Tieren traten die ersten Symptome meist nach 15—30 Minuten, bei Kindern vereinzelt schon während des Essens des giftigen Pflanzenteiles, und der Tod bei Menschen nach drei, in einem Falle erst nach 16 Stunden auf. Kühe starben schon nach etwa einer Stunde.

Resorption und Ausscheidung des Cikutoxins gehen langsam vor sich. Als charakteristisches Symptom zeigen Tiere bei erhöhter Reflexerregbarkeit von lautem Aufschreien, Zittern und vermehrter Atmung eingeleitete, und von kurzen Intervallen unterbrochene tonische oder klonische, bei Fröschen, die sich pikrotoxinartig aufblähen, tagelang anhaltende Krämpfe, während deren die Atmung stillsteht. Größere Dosen erzeugen Blutdrucksteigerung (Reizung vasomotorischer Zentren in der Medulla oblongata) und Beschleunigung, kleine ein Sinken der Pulsfrequenz durch zentrale Vagusreizung.

Von Kühen, die Wasserschierling fraßen, starben einige plötzlich nach 15—20 Minuten, andere genasen, nachdem sie an Aufblähung, Eingenommenheit des Kopfes, Krämpfen, pochendem Herzschlag gelitten

---

[1]) Böhm, Arch. f. exp. Pathol. u. Pharmak., Bd. V, S. 284.
[2]) Canstatts Jahresber. 1851, V, p. 284.
[3]) Trojanowski, Dorpat. med. Zeitschr. 1874, V, p. 181.

hatten. Auch Muskelzittern, Verdrehung des Halses, Überschlagen, wurde an solchen Tieren gesehen. Pferde erkrankten unter Unruhe, Kolikschmerzen, Sopor, Pupillenerweiterung, leichten unwillkürlichen Kau- und Gehbewegungen, unfühlbarem Puls, und starben bisweilen schon nach 24 Stunden oder später unter Krämpfen. Fohlen bekamen danach Kreuzlähme. Schweine starben nach Verzehren des Wasserschierlings (Kraut und Wurzel) unter Unruhe, Brechneigung, Zuckungen, Atmungsstörungen und Lähmung der Gliedmaßen.

Bei Menschen entsteht nach Aufnahme von Cikuta Übelkeit, Erbrechen, Leibschmerzen, Durchfälle, Aufblähung des Magens, Schwindelgefühl und Taumeln wie im Alkoholrausch. Der Puls ist klein, langsam, auch aussetzend, die Atmung beschleunigt, stertorös, die Haut kühl, das Gesicht bleich und die Pupille erweitert und unbeweglich[1]). Ausnahmsweise kann Miosis bestehen. Die Empfindung inklusive dem Kornealreflex kann ganz geschwunden sein. Bei einem so vergifteten Knaben konnte man eine Nadel mehrere Millimeter tief einstecken, ohne Abwehrbewegung hervorzurufen. Das Bewußtsein fehlt gewöhnlich, oder ist noch erhalten. Meistens treten anfallsweise epileptoide Krämpfe unter eigentümlichem Schreien oder auch Tetanus und Trismus ein, in denen das Gesicht dunkelrot, die Lippen blau sind und blutiger Schaum vor dem Munde stehen kann. Die Wirbelsäule bildete in einem solchen Falle einen nach hinten konkaven Bogen, die Zähne wurden knirschend aufeinandergebissen und die Extremitäten an den Leib gezogen. Im Opisthotonus wird der Harn im Strahl entleert, während Atmung und Herz zeitweilig stillstehen. Der Tod erfolgt im Krampfstadium oder dem darauf folgenden lethargischen Zustande, Genesung meist erst nach einigen Tagen.

Der Leichenbefund ist bedeutungslos. Die Leichen widerstehen lange der Fäulnis. Wenn in Magen und Darm nicht mehr Pflanzenreste gefunden werden, dann kann für den Nachweis ihr Inhalt mit Äther ausgeschüttelt und mit dem Verdunstungsrückstand ein Versuch am Tiere gemacht werden. Dekokte des Cikutarhizoms fluoreszieren blau (Umbelliferon = Oxycumarin). Behandlung: Schnell ist das Gift aus Magen und Darm zu entfernen, Spülungen, bzw. hohe Eingießungen, auch mit Zusatz von etwas Essig, Gerbsäure oder Tctr. Gallarum mit viel Wasser. Aderlaß. Ganz leichte Ätherinhalationen bekämpfen die Krämpfe.

Oenanthe crocata L.

Die giftige Rebendolde enthält einen giftigen Milchsaft, der an der Luft schnell dunkelgelb wird. Das giftige Prinzip der Oenanthe crocata sah man schon 1830 in einem Harze, das zu 0,5 g Kaninchen und zu 0,6 g einen jungen Hund unter Konvulsionen tötete — bei dem letzteren erschienen auch Erbrechen und Durchfall. Jetzt nennt man es Oenanthotoxin, eine dunkelbraune, harzartige Masse, die mit dem Cikutoxin identisch sein soll. Eine neuere Untersuchung ergab in der Pflanze ein gelbes ätherisches Öl und andere toxisch bedeutungslose Körper. Das wirksame Prinzip liegt in einem in Petroläther löslichen Harz. Die für den giftigen Inhaltsstoff angegebene Formel[2]) ist wertlos. Das Gift

---

[1]) Meyer, Med. Zeit. d. Vereins f. Heilk. 1842, S. 178.
[2]) Pohl, Arch. f. exp. Pathol. u. Pharm., Bd. 34, 1894.

tötet Frösche zu wenigen Milligrammen, Kaninchen zu etwa 0,015 g pro Kilo unter pikrotoxinartigen Krämpfen. Vergiftungen mit der Pflanze sind bei Kindern und Erwachsenen vorgekommen, welche die Wurzel für Sellerie, Karotten oder andere eßbare Wurzeln hielten[1]). So starben im Jahre 1758 von 36 dadurch vergifteten Soldaten einer, im Jahre 1765 von 17 Soldaten vom Regiment Flandern zwei, 1869 von 27 Personen, die davon gegessen hatten, vier, und im Jahre 1880 fünf. Zum Mord diente die in einer Suppe verabfolgte Wurzel[2]) und durch Verwechselung kam eine Vergiftung mit ihrem Dekokt zustande[3]). Auch zum Selbstmord soll sie einmal verwendet worden sein. Die Mortalität beträgt ca. 50 Prozent. Vergiftung bewirkte bei Menschen schon ein einen Zoll langes Wurzelstück, den Tod 1½ Wurzeln. Der Tod einer Kuh trat nach 650 g der Wurzel ein, der eines Pferdes nach 850 g, während das weingeistige Extrakt aus 80 g der Wurzel Schweine blitzschnell tötete[4]). Für Meerschweinchen erwiesen sich 2 g der Knollen als tödlich[5]). Im Munde sollen durch Kauen der Wurzel Entzündung und Blasen entstehen[6]). Die ersten Vergiftungssymptome können 15 Minuten, auch selbst erst 1—2 Stunden nach dem Verzehren der Wurzel, der Tod nach 5 Minuten bis einer Stunde, aber auch erst nach 2—3—4 Stunden[7]) oder am 9.—11. Tage erscheinen.

Pferde und Rinder, die die Wurzel — das Kraut scheint ungiftig zu sein — gern fressen, erkranken mit Schäumen, Schwindel, Stoßen gegen feste Gegenstände, Niederstürzen, Koliken, Schweißen, Verlust des Sehvermögens, Krämpfen und schließlich mit Lähmung.

Verlauf der Vergiftung bei Menschen: Entweder stürzt der Vergiftete nach einiger Zeit plötzlich unter Aufschreien hin, erbricht, zeigt ein grünlich verfärbtes Gesicht und wird bewußtlos, oder der Bewußtlosigkeit gehen voran: Brennen im Munde und der Nase, Aufstoßen, Schwindel, Schwäche, Kältegefühl, Unruhe, leichte Zuckungen, oder Zittern in Muskeln und Gelenken, Sprachstörungen und mitunter auch Leibschmerzen. In leichten Fällen entsteht auch ein fleckiger Ausschlag über Gesicht, Brust und Armen. Vereinzelt wurde ein stärkerer Bewegungstrieb wahrgenommen. In dem bewußtlosen Zustande zeigen sich blutiger Schaum vor dem Munde, klonische und tonische, mitunter lange anhaltende Krämpfe, sowie Trismus bei erweiterten Pupillen und bisweilen verlangsamter Herztätigkeit. Die Atmung ist selbst meist bis zur Orthopnoe erschwert und manchmal besteht allgemeine Empfindungslosigkeit. In Genesungsfällen kehrt allmählich das Bewußtsein wieder. Die Erinnerung an das Vorgefallene kann fehlen. Restitution ist nach 2—3 Tagen möglich.

Sektion: Sehr vereinzelt zeigten sich im Intestinaltraktus Entzündung oder Blutergüsse und Geschwüre an der großen Kurvatur des Magens und im oberen Teile des Darmes. Fehlen Pflanzenteile im Darm, so ist die Vergiftung auf chemischem Wege nicht nachweisbar. Behandlung:

---

[1]) B a m p t o n, Lancet 1881, 21. May, p. 823. — Lancet 1891, I, p. 1189.
[2]) F r i e d r e i c h, Friedreichs Blätter 1856.
[3]) N i c o l, Jahresber. f. d. ges. Medic. 1854, V, S. 142.
[4]) B e l l a n c y, ibid. 1856, VI, S. 24.
[5]) A n d o u a r d, Gaz. hebdom. 1880, Nr. 25, p. 406.
[6]) B r y, Rec. périod. de la Soc. de Médec., T. LXXXII, p. 298.
[7]) Journ. de Chimie médic. 1857, p. 603

Entfernung des Giftes aus Magen und Darm, Senfteige auf Schenkel und Brust und Wärmflaschen an die Füße, Frottierungen, Verabfolgung von Analeptizis. Selbst die Magenausspülung gibt indes keine Gewähr für einen guten Verlauf der Vergiftung.

Oenanthe fistulosa L. Ihr wird ein giftiger Saft zugeschrieben, der zu fünf Eßlöffeln einen Erwachsenen getötet haben soll. Sie wird aber auch für ungiftig gehalten, was ich nicht annehme.

Aethusa Cynapium L.

Die Hundspetersilie oder Gleiße, Petite ciguë, mit hohlem, auch schwarzrot geflecktem Stengel, 10—120 cm hoch, und gelblichweißer Wurzel, und Blättern, die, zum Unterschiede von Petersilie, zerrieben widerlich riechen, gilt für giftig. In der Neuzeit erkrankten angeblich sechs Personen, die sie statt Petersilie gegessen hatten, unter Brechdurchfall, und zwei davon starben, und in Belluno sollen im Jahre 1855 sogar 50 junge Leute dadurch tödlich vergiftet worden sein. Ebenso liegen Tierversuche vor, welche die Giftigkeit des Saftes der Blätter und Wurzel freilich in übergroßen Dosen erweisen[1]). Auch das Gegenteil wird behauptet[2]). Kühe sollen Speichelfluß, Durchfall, Zuckungen, Gliederlähmung usw. danach bekommen. Andererseits sollen Ziegen die Pflanze gern fressen, aber eine für Menschen nachteilige Milch dadurch liefern. Grasfressende Haustiere vertragen die Blätter, z. B. ein Pferd 500 g. Ich habe die Wurzeln aus dem Berliner botanischen Garten an Kaninchen verfüttert, ohne daß diese krank wurden.

Bei Menschen ruft der ausgepreßte Saft der Pflanze bis zu 120 g, und die Tinktur aus den Samen in allen Reifezuständen in beträchtlichen Mengen, sowie das Weichharz bis zu 0,6 g angeblich keine Vergiftung hervor. Die angeblichen Vergiftungssymptome bei Menschen bestanden in Übelkeit, bisweilen Erbrechen, Schlingbeschwerden, Schmerzen im Schlunde und Magen, kleinem Puls, Krämpfen und Bewußtlosigkeit[3]). Hammel, die mehrmals je 1—2 Kilogramm frische Hundspetersilie mit Blättern, Blüten, Samen und Wurzeln verzehrten, blieben gesund. Nachzuprüfen wäre, ob Pferde mit weißen Schnauzen nach dem Fressen der Pflanze an Nase und Lippen Reizwirkungen bekommen.

Pimpinella Anisum L.

Das ätherische Öl der Anisfrüchte enthält **Anethol,** das von Hunden zu 7—8 g ohne Schaden vertragen wird, sowie Paramethoxypropenylbenzol. **Anisöl** tötet Kaninchen nach dem Einbringen in den Magen. Bei Vögeln wird der Tod unter narkotischen Erscheinungen schon nach äußerer Applikation von wenig Öl auf die Haut erzeugt. Anethol veranlaßt im Unterhautzellgewebe eine nekrotisch-eiterige Infiltration[4]).

Carum Carvi L. Die Früchte des Kümmels liefern das aus Limonen und Karvon bestehende Kümmelöl. Kaninchen gehen durch 15 g des

---

[1]) Orfila, Lehrb. d. Toxikol., Bd. II, p. 448.
[2]) Harley, St.. Thomas Hosp. Rep. 1877, VII und Ibid. 1880.
[3]) Rusts Magazin, Bd. XXI, p. 248 und Bd. XXXI, p. 375. — Thomas, Medic. Times 1845.
[4]) Siehe auch Illicium, Sternanis.

zum Teil durch die Lungen sich ausscheidenden Öles in fünf Stunden zugrunde. Bewegung und Empfindung nehmen dadurch ab, die Atmung wird beschwerlich, der Puls schwach, kaum fühlbar und die Körpertemperatur sinkt. Bei M e n s c h e n können schon 4 g Frösteln, Hitze, Kopfschmerzen, Schwindel und Delirien erzeugen.

Lichtensteinia interrupta E. Mey. besitzt eine giftige, Kopfweh usw. erzeugende Wurzel. **L. Bailiana** Eckl. et Zeyh. Die Wurzel dient am Kap zur Bereitung eines berauschenden Getränks.

Apium Petroselinum L. Die Früchte der Petersilie enthalten ein ätherisches Öl, aus dem man das kryst. A p i o l, einen Phenoläther, und einen zweiten Phenoläther, das Allyltetramethoxybenzol, gewinnen kann. Apiol sowie das I s o a p i o l erzeugen bei Menschen zu 0,6—0,8 g dikroten Puls, Herzarhythmie, Kopfschmerzen, Trunkenheit, Verdauungsstörungen und Fieber. Auf Frösche wirkt Apiol wie Safrol. Bei Warmblütern erkannte man seine Eigenschaft, Haut und Schleimhäute heftig zu entzünden. Dieser Reiz kommt auch an den Nieren zum Ausdruck. Die Harnmenge wächst dadurch, wie ich bei Menschen und Tieren feststellte, sehr stark. Die arabischen Ärzte bezeichneten die Petersilie als ein für den Fötus gefährliches Mittel[1]). Apiol wird neuerdings, wie es scheint, reichlich für den Abtreibungszweck benutzt, auch als die Menstruation regelndes Medikament.

Chaerophyllum bulbosum L. Die Samen des k n o l l i g e n K ä l b e r - k r o p f s sollen Kopfschmerzen und Schwindel erzeugen. Die Wurzel und die grünen Teile können gekocht, angeblich ohne Nachteil, gegessen werden. **Ch. temulum L.** T a u m e l k e r b e l erzeugt örtliche Reizung und depressive Gehirnsymptome, bei Tieren und Menschen Durchfall, Taumeln, allgemeine Lähmung und **Ch. silvestre L.** angeblich psychische Erregung.

Sium latifolium L. Breitblättriger Merk. Die Wurzel von dieser und anderen Spezies ist, wohl durch ein Harz, giftig.

Eine Handvoll der gehackten Wurzeln veranlaßte bei Rindern Schwitzen, Brüllen, Hinwerfen, Aufschlagen des Kopfes auf die Erde und Verdrehen der Augen — Symptome, die anfallsweise wiederkehrten, und denen mehrere Tiere zum Opfer fielen. Die jungen, zarten Wurzeln sollen für Rinder vor Johanni ungiftig und auch das grüne Kraut unschädlich sein. Bei M e n s c h e n entstanden dadurch Erbrechen und Diarrhöe, große Schwäche, Sinken der Pulszahl, kalte, klebrige Haut, Verminderung der Atmung, Schwindel, Kopfweh und geistige Störung. In einem anderen, freilich nicht eindeutigen Falle zeigten sich Stupor, Würgen, ein beschleunigter, unregelmäßiger Puls und vollständige Muskellähmung an oberen und unteren Gliedmaßen. Dazu kamen Magenschmerzen. Es erfolgte Heilung der vergifteten Frau, die einen Abort bekam.

Pastinaca sativa L. soll, wenn sie drei Jahre in demselben Boden lag, verwildern und giftig wirken. Mehrfache angebliche, unter Benommensein, Zuckungen, Koma, Atem- und Herzstörungen, Zungenschwellung usw. verlaufende Vergiftungen wurden mitgeteilt. Wahrscheinlich lag Verwechselung mit Siumarten oder anderen giftigen Umbelliferen vor. In den Früchten, Stengeln und Wurzeln ist ein ätherisches Öl, das in den ver-

---

[1]) L. L e w i n, Fruchtabtreibung, 4. Aufl., 1925, S. 250.

schiedenen Teilen verschieden zusammengesetzt ist. Das Öl der Früchte enthält u. a. Propionsäure, Buttersäureoktylester. Außerdem enthalten die Früchte ein Alkaloid.

Anthriscus vulgaris Pers. Der gemeine Kerbel wirkt auf Menschen angeblich Schwindel und Betäubung erregend.

Foeniculum capillaceum Gilib. Fenchelöle können enthalten: Anethol, Fenchon, Phellandren, Pinen, Dipenten. Kaninchen sterben durch zirka 21 g Öl in 36 Stunden unter Dyspnoe, Herzschwäche und Abnahme der Motilität und Sensibilität.

Ligusticum levisticum L., in Bier gekocht, vergiftete zwei Mädchen, von denen das eine starb. Die Wurzel soll zur Blütezeit ein Gift enthalten.

Heracleum Spondylium L. Die gemeine Bärenklaue besitzt eine mit einem gelben Milchsafte erfüllte Wurzel. Die Früchte liefern ein ätherisches Öl, das Epilepsie heilen soll. Nicht nur der Ölgehalt, sondern auch die chemische Zusammensetzung des Öls hängt von dem Grade der Reife der Früchte ab. In dem aus halbreifen finden sich Verbindungen mit niedrigem Kohlenstoffgehalt. Beim Abreißen der Stengel soll der scharfe Saft erysipelatöse Entzündung hervorrufen[1]). Rinder, die viel von der Pflanze fraßen, bekamen Schäumen aus dem Maule, Augentränen, Taumeln, Niederstürzen, konvulsive Stöße, Zuckungen, Stöhnen, kalte Haut. Es erfolgte Wiederherstellung[2]). Die Wurzel ist als Gemüse eßbar. Auch **H. lanatum Michx.** erzeugt Blasen.

Ferula Narthex Boiss., Ferula persica Willd. und andere Ferulaarten liefern Asa foetida. Nach deren arzneilichem Gebrauch beobachtet man bisweilen Schwellung der Lippen, häufiger Aufstoßen mit dem Geruch und dem Geschmack der Asa foetida, Brennen im Magen, Blähungen, die nach dem ätherischen Öle riechen, Durchfall und Geruch des Schweißes nach dem Mittel. Auch Brennen beim Harnlassen, Steigerung des Geschlechtstriebes und Eingenommensein des Kopfes, Kopfschmerzen, Schwindel und allgemeines Unbehagen kommen vor. Nach 0,05—0,1 g sollen bei nervösen Menschen gelegentlich Konvulsionen auftreten. Sehr eigentümlich ist die Angabe, daß nach dem Auflegen von Pflastern mit Asa foetida auf den Unterleib bei Männern bedeutende Hodenschwellung und bei Frauen Entzündung und starke Anschwellung der Genitalien und der Brüste mehrfach entstanden sei. In einem Falle war die Schwellung der Brüste so stark, und diese sonderten so viel milchige Flüssigkeit ab, als wäre es der neunte Monat der Schwangerschaft, obschon die Fünfzigjährige längst keine Menstruation mehr hatte.

Ferula communis L. Die ersten Sprossen der Pflanze im Dezember sind ungiftig, dagegen wird die Pflanze im Februar und März in allen Teilen giftig und nach dem Verblühen im April und Mai wieder ganz unschädlich. Schafe sind am empfindlichsten, dann folgen Ziege, Rind, Einhufer, Schweine. Die Vergiftung erfolgt erst nach 6—8tägigem Besuch der Weide, und hat als Symptome Nasenbluten, Hämaturie, Darmblutungen, Bildung eines Hämatoms auf den Psoasmuskeln. Die Dauer der Krank-

---

[1]) Martens, Bullet. de l'Acad. belge 1857, 9.
[2]) Honeker, D. tierärztl. Wochenschr. 1900, S. 109.

heit beträgt 12—48 Stunden und die Mortalität 98 Prozent. Europäer in Algier essen das Fleisch solcher Tiere nicht, wohl aber Araber.

Ferula Schair Bge, F. galbaniflua und andere Arten liefern Galbanum-Harz. Nach 0,3—0,5 g beobachtete man Symptome wie nach Ammoniak-Gummiharz.

Dorema Ammoniacum Don., liefert aus seinem Stengel-Milchsaft das Ammoniak-Gummiharz. Nach seiner arzneilichen Anwendung wurden mehrfach Sehstörungen beobachtet, z. B. Trübung und Verdunkelung des Sehens, beinahe bis zur Blindheit. Auch glaukomatöse Zufälle kamen vor. Die Betreffenden sahen Strahlen und Funken und ein brennendes Licht, von glänzenden Farbenringen umgeben.

Thapsia garganica L. Wurzelrinde und geschälte Wurzel, die ein Harz enthalten, rufen auf der Haut Jucken und Blasen und bei längerer Einwirkung Pusteln und eine Geschwürsfläche hervor. Daran leiden auch Arbeiter, die daraus Extrakte darstellen. Erbrechen und Durchfall sind Folgen innerlicher Einführung. Bei einer Katze erregten 15 Tropfen der Tinktur Magen-Darmentzündung mit tödlichem Ausgange. Die Kamtschadalen benutzen eine Thapsia-Art zur Fruchtabtreibung.

Coriandrum sativum L. Häufiger Genuß des Korianders als Gewürz in Speisen soll Schwindel, Heiserkeit usw. veranlassen.

Daucus Carota L. Die Wurzel der kultivierten Mohrrübe besitzt einen gelben Farbstoff Carotin, der auch in Tomaten vorkommt. Er geht bei Menschen und Tieren in die Galle über[1]) und kann, was man an Kindern und Erwachsenen feststellte, einen harmlosen Ikterus erzeugen. Die Verfärbung erstreckte sich über den ganzen Körper. Außerdem findet sich in der Mohrrübe ein Stoff, der, in hinreichender Menge verfüttert, Mäuse mit Sicherheit tötet. Auch Frettchen gehen dadurch zugrunde. Im Mittelalter soll die Meinung geherrscht haben, daß ein reichlicher Gebrauch dieser Wurzeln Abort veranlassen könne. Aus neuerer Zeit wird angegeben, daß nach ihrer Verfütterung in großen Mengen an Mutterstuten Abort eingetreten sei, der erst aufhörte, als das Futter fortgelassen wurde.

Heteromoriba arborescens Ch. et Sch., eine südafrikanische Pflanze, tötet Pferdewürmer.

Hippomarathrum Libanotis Koch. Die Frucht und die Wurzel üben auf Gewebe Reizwirkungen aus.

Seseli tortuosum L. tötet Eingeweidewürmer.

Pimpinella saxifraga L. liefert das Lakton Pimpinellin. **P. Panatjan** ist auf Java als Aphrodisiakum im Gebrauch. Sendlinge von alten javanischen Prinzen und Regenten, die einen jungen Harem haben, sieht man auf den Gebirgen die Pflanze sammeln.

Araliaceae.

Aralia spinosa L. reizt die Haut. Das scharfe Prinzip ist ein harzartiger Körper. Außerdem kommt ein mit Wasser schäumendes Glykosid (Aralin) darin vor. Die Wurzel ruft Erbrechen hervor.

Polyscias nodosa Seem. (Eupteron nodosum Miq.) Die Blätter betäuben Fische.

---

[1]) Fischer u. Röse, Zeitschr. f. phys. Chemie 1913, 88, S. 331.

Hedera Helix L. In den Samen des Efeu ist eine Hederasäure, in den Blättern und Wurzeln ein Glykosid (H e d e r i n oder Hederaglykosid). Das Fruchtfleisch ist giftig. Der Genuß der Beeren soll Kinder getötet haben. Sie rufen Erbrechen und Abführen hervor — aber unsicher. Im Altertum glaubte man, daß ein Trank aus Efeu die Sinne verwirre. Längere Berührung der Efeublätter, z. B. bei dem Abreißen, schafft eine unangenehme Dermatitis. Ein 3½ jähriger Knabe, der sie gegessen hatte, bekam Delirien abwechselnd mit Stupor ohne völligen Bewußtseinsverlust, mit Konvulsionen und Schreien verbunden. Er konnte nicht stehen. Einige Stunden lang bestanden Halluzinationen von Tieren, die ihn verfolgten. An Beinen, Gesicht, Rücken, kam ein Scharlachausschlag. Die Pulszahl war hoch, die Pupille erweitert. Erbrechen oder Durchfall fehlten. Brechmittel versagten. Nach drei Stunden erfolgte infolge von Magenwaschungen und Abführmitteln, durch die Efeublätter zur Entleerung kamen, Genesung.

Cornaceae.

Marlea Vitiensis Benth. setzt bei Fröschen die Herztätigkeit herab und erzeugt Erbrechen. Das wirksame Prinzip ist ein wenig in Wasser und wässerigem Alkohol, gar nicht in Chloroform und Äther lösliches Alkaloid. **M. tomentosa** Endl. besitzt ein Alkaloid, das zu 4 mg einen Frosch tötet. — **M. rotundifolia** Hassk. Sein bitterschmeckendes Alkaloid wirkt ähnlich.

Alangium Lamarckii Thwaites. Die Rinde wirkt als Brechmittel. Darin findet sich ein Alkaloid, das zu 10 mg eine Kröte tötet, und zu 25 mg ein Huhn vergiftet. **A. sundanum** Miq. enthält gleichfalls ein Alkaloid, das zu 4 mg einen Frosch in anderthalb Stunden, zu 8 mg in 40 Minuten, und ein Huhn von 600 g in vier Stunden tötet.

Cornus Amomum Mill. Die Rinde verursacht Erbrechen.

Caprifoliaceae.

Lonicera xylosteum L.

Die Beeren der Hundskirsche, die den Bitterstoff Xylostein enthalten, haben bei Kindern auch tödliche Vergiftungen herbeigeführt Kaninchen sterben durch 5—7 frische Beeren in einigen Stunden unter Verlangsamung der Atmung, vermehrter Harnabsonderung, Durchfall, Lähmung und Konvulsionen[1]).

Bei Kindern wurde nach dem Genusse der Beeren starke Kongestion nach Brust und Kopf, Erbrechen, Durchfall selbst blutiger Massen[2]), Eingezogensein des Unterleibes, Leibschmerzen, Betäubung, Zuckungen in den mit kaltem Schweiße bedeckten Gliedern, trockene Lippen, tiefe Respiration, gerötetes Gesicht, erweiterte Pupillen, Lichtscheu, gerötete Konjunktiva und ein unregelmäßiger Puls beobachtet. Genesung kann in drei Tagen erfolgen. **L. coerulea L.** Die Beeren werden in Kamtschatka gegessen.

---

[1]) B l a t t m a n n, Schweiz. Zeitschr. f. Heilk., N. F., Bd. III, S. 213.
[2]) J a h n, Caspers med. Wochenschr. 1834, S. 293.

Sambucus Ebulus L. (Attich) u. **S. racemosa L.** (Traubenholunder). Der Attich enthält ein dunkelbraunes, unangenehm riechendes Öl. Bei Menschen rief das aus den reifen Beeren frisch ausgepreßte Öl Erbrechen und Verdauungsstörungen hervor. Kinder, welche Blüten, Blätter, Rinde, den Wurzelsaft oder Beeren[1]) dieser Pflanzen aßen, erkrankten unter Erbrechen, Schmerzhaftigkeit der Mundschleimhaut, Durchfall auch blutiger Massen, Leibweh, Zyanose, Schwindel, Kopfschmerzen, Bewußtlosigkeit und Pupillenerweiterung. Die Zeit bis zur Genesung kann ca. 14 Tage betragen, aber auch der Tod eintreten. Die Rinde von **S. nigra L.** (Holunder) ist Träger eines ätherischen Öls, das, neben Terpen, den Paraffinkohlenwasserstoff Tricosan enthält. Außerdem enthalten Blätter, Blüten und Früchte des Holunders ein Sambunigrin geheißenes Glykosid, das sich durch Emulsin in Benzaldehyd und Blausäure spalten läßt. Holunder erzeugt bei Tieren Polyurie, Erbrechen und Diarrhöe, bei Menschen rufen auch die Blüten in großen Dosen die gleichen Symptome hervor. Eine kranke Frau, die etwa zwei Eßlöffel voll ausgepreßten Saftes der Holunderwurzel eingenommen hatte, bekam Erbrechen und Leibschmerzen. Am nächsten Tage entwickelte sich eine starke Enteritis. Dazu kam „Lungenlähmung", an der sie starb.

Viburnum Tinus L. Der auch als Laurus Tinus bezeichnete Bastardlorbeer besitzt Beeren, die Brechdurchfall erzeugen können. Die Blätter von **V. Cassiocides L.** veranlassen ebenfalls Gastroenteritis und selbst den Tod. **Lantana L.**, Schwindelbeere. Giddyberry. Die Innerrinde erzeugt auf der Haut Blasen wie Mezereum. **V. Opulus L.** Die gefräßigen Drosseln lassen diese Beeren stets unberührt. **V. prunifolium L.**, Schneeball. Ein Extrakt daraus soll bei Tieren ohne vorübergehende Erregung schwächend bzw. lähmend auf die Zentren der willkürlichen Bewegung, auf die Reflexzentren und die sensiblen Nervenendigungen wirken. Als tödliche Dosis werden 5—7 g des trocknen Extraktes, subkutan injiziert, bezeichnet. Der Tod erfolgte durch Herzstillstand.

Symphoricarpos racemosus Michx. Obschon die Schneebeeren sich bei Kaninchen als ganz ungiftig erwiesen haben, wurden doch von vier Kindern, die viel davon gegessen hatten, als Vergiftungssymptome berichtet: Brechdurchfall, Delirium und ein komatöser Zustand. Das Ausbrechen der Beeren schaffte Besserung[2]).

Rubiaceae.

Cephalantus occidentalis L. enthält einen Bitterstoff Cephalantin, der zu 0,2 g pro Kilo Tiere tötet und das Blut zersetzt; die Blutkörperchen lösen sich. Im Harn findet sich Oxyhämoglobin, resp. Methämoglobin. Es entstehen Krämpfe, Erbrechen, Durchfälle, Lähmungen, Ikterus. Die Harnkanälchen werden verlegt[3]).

Sarcocephalus esculentus Afzel liefert die Doundakérinde, und besitzt zwei stickstoffhaltige Resinoide[4]). Ob die frühere Mitteilung, wo-

---

[1]) Leduc et Chevalier, Journ. de Chim. médic. 1844, Oct.
[2]) Amyot, Brit. med. Journ. 1885, I, p. 986.
[3]) Mohrberg, Dorpat. Arb. VIII, 1892.
[4]) Heckel u. Schlagdenhauffen, Compt. rend. de l'Acad., T. C, p. 69.

nach ein Prinzip dieser Rinde Katalepsie, Atem- und Herzstörungen verursacht, und deswegen die Eingeborenen am Rio-Nunez sie zu Pfeilgiften gebrauchen, richtig ist, muß vorläufig dahingestellt bleiben. Eine Sarcocephalus „dicherrichi", westafrikanisches Boxholz, liefert das Material für die Herstellung von Weberschiffchen. Bei den Arbeitern entstehen durch Resorption eines darin vorkommenden Alkaloids: Erbrechen, Reizung der zugänglichen Schleimhäute, Kopfschmerzen, Schwindel, auch Ohnmacht, Atembeschwerden und evtl. nach einigen Wochen der Tod.

Mitragyna speciosa Korth. Die Blätter sollen auf Malakka als Ersatz für Opium gebraucht werden[1]).

Cinchona L. Chinin.

Vergiftungen mit Chinin sind durch Versehen im Dispensieren, Verordnung zu großer Dosen, und durch Verwechselung zustandegekommen. Neuerdings kamen auch Vergiftungen zu Selbstmord vor. In einem zu meiner Kenntnis gebrachten Falle wurde eine Frau, die den Eindruck einer Alkoholvergifteten machte, in eine Rettungsstelle eingeliefert. In einem lichten Augenblicke gab sie an, daß sie sich mit Chinin vergiftet habe. Sie wurde wiederhergestellt. Für einen anderen Selbstmordversuch wurden 100 Tabletten von je 0,2 g, also 20 g Chininbisulfat genommen. Auch hier erfolgte, nachdem Erregung, Lichterscheinungen und für 14 Tage völlige Blindheit eingetreten waren, nach etwa drei Monaten Genesung. In weiteren vier Fällen waren gleichfalls die Sehstörungen das Vorherrschende. Einen tödlichen Ausgang nahm eine Vergiftung mit 15 g Chininsulfat[2]). Zur Fruchtabtreibung sind Chininsalze häufig benutzt worden. Unter individuell günstigen Bedingungen können schon 0,18 g Chinin Wehen und etwa 0,6 g die Ausstoßung der Frucht bewirken. Durch Versehen oder Verwechselung sind wiederholt, besonders Kinder, vergiftet worden. In Chininfabriken können Arbeiter und Arbeiterinnen an Exanthemen leiden, die letzteren auch am Uterus.

Hohe Dosen der Chininsalze rufen fast immer unangenehme Folgen hervor. Wenn 11 g Chininsulfat nur mehrtägiges Kranksein und nicht den Tod herbeiführte, und in einem anderen Falle das einmalige Einnehmen von 30 g Chininsulfat nur leichte Taubheit und Stupor erzeugte, so beweist dies nur, daß entweder die Bestimmung der Dose keine zuverlässige war, oder bei dem vielleicht besonders widerstandsfähigen Kranken ein großer Anteil des Mittels der Resorption, z. B. durch Einbettung in den Kot entgangen ist; denn in einem anderen Falle, in dem etwa ebensoviel Chininsulfat aus Verwechselung genommen war, erfolgte der Tod. Bei Kranken sind tödliche Ausgänge nach kleinen und großen Chininmengen mehrfach beobachtet worden, z. B. nach Verbrauch von 0,48 g in zwei Dosen oder von 0,8 g Chininum bisulfuricum bei einem 15 Monate alten Kinde, oder von 1,7 g in Dosen von 0,12 g, zweimal nach Anwendung von je 2 g Chininsulfat bei an Abdominaltyphus Erkrankten, und auch sonst mehrfach. Einzeldosen von 3—4 g und Tagesdosen von 5—7 g sind als Tod drohende zu bezeichnen. Nach 3,5 g, die in 1½ Tagen verbraucht

---

[1]) Holmes, Pharm. Journ. 1895, Nr. 1801, p. 1095.
[2]) Strzyzowski, Pharm. Post 1896.

worden waren, und zwar die ersten 3 g am ersten Tage in zwölf Dosen, stellte sich der Tod ein. **Nebenwirkungen** verschiedener Schwere kamen schon nach 0,03 g Chininsalz vor, ziemlich häufig nach 0,06—0,3 g und 0,54 g riefen sogar psychische Störungen hervor.

Individualität, Idiosynkrasie, Gewöhnung, Krankheiten (Ileotyphus, Herzfehler usw.) können auftreten und Verlauf der Vergiftung in weitesten Grenzen zum Guten oder Schlechten beeinflussen. Schlechte Ausgänge des Chiningebrauchs wurden mehrfach bei Kranken gesehen, die eine Zeitlang Chinin auch in großem Gesamtverbrauch aufgenommen hatten, dann aber auf eine kleine Dosis, z. B. 0,5 g, subkutan angewandt — was man überhaupt meiden sollte — mit Tod reagierten[1]). Eine Frau, die vor drei Vierteljahren wegen ihres Lupus erythematodes ohne Beschwerden im ganzen 18 g Chinin. hydrochloricum genommen hatte, erkrankte, als sie eben eine Rezidivkur begann, schon nach Einnehmen von 0,45 g Chinin in 24 Stunden unter außerordentlich heftigen Intoxikationserscheinungen: Gesichtsödem, Ohrensausen, Atemnot, Blutbrechen, blutige Durchfälle, Hämaturie und Purpura haemorrhagica. Entsprechend den Rändern des Lupus zogen sich dicke Blutkrusten von den inneren Augenwinkeln zu den Mundwinkeln. Auch an der Bindehaut eines Auges, an Unterschenkeln usw. bestanden Blutungen[2]). Nach den Erfahrungen, die man bei der Prophylaxe gegen Malaria bei über 500 Leuten einer Schiffsbemannung gemacht hat, von der jeder Mann an jedem vierten Tag 1 g Chinin erhielt, ist die Durchführung einer solchen Maßnahme für längere Zeit unmöglich. Während bei 60—70 Prozent der Kopfarbeiter außer Ohrensausen, Händezittern usw. noch eine gewisse Unrast und Gedankenflucht auftraten, die jede Berufsarbeit am Chinintage und dem nächstfolgenden erschwerte oder unmöglich machte, erkrankten von der jugendlichen, kräftigen Besatzung, den Handarbeitern, vier Prozent unter schweren Symptomen, darunter 16 mit hohem Fieber und schweren Allgemeinerscheinungen[3]).

Die Resorption des Chinins geht bei Fiebernden evtl. um zwei bis drei Stunden langsamer als bei dem Fieberlosen vor sich. Die Ausscheidung verhält sich umgekehrt[4]). Die Proportion des ausgeschiedenen Chinins ist um so höher, je größer die gegebene Dosis ist. Nach intravenöser Anwendung erscheint es unmittelbar darauf im Harn, der Höhepunkt der Ausscheidung ist nach vier bis sechs Stunden erreicht, und nach 24—30 Stunden ist es wieder ausgeschieden. Nach intramuskulärer Anwendung erscheint es nach 15—20 Minuten, erreicht den Höhepunkt nach drei bis acht Stunden und ist nach 48—60 Stunden ausgeschieden. Nach Einbringung durch den Mund sind die betreffenden Zahlen 25 Minuten, fünf bis sechs Stunden bzw. 28—31 Stunden. Bei Kranken (Morbus Brightii, chronische Milzschwellung) erfolgt die Ausscheidung langsamer. Auch in Milch, Haut, Speichel, Darm, Galle und Leber, sowie den fötalen Kreislauf gehen kleine Mengen Chinin. Das Neugeborene eliminiert intrauterin aufgenommenes Chinin in etwa 72 Stunden. Die Bewegungen der weißen Blutkörperchen werden durch Chinin wie durch viele andere Stoffe (Kampfer, Jodoform usw.) aufgehoben. Der Blutdruck sinkt durch große Dosen, das

---

[1]) Murri, D. med. Wochenschr. 1896, Nr. 8 u. 9.
[2]) Salomon, Münch. med. Wochenschr. 1908, Nr. 34.
[3]) Gudden, Arch. f. Schiffs- u. Tropenhyg., Bd. IX, H. 11.
[4]) Arnaud, Münch. med. Wochenschr. 1905, S. 177.

vasomotorische Zentrum wird gelähmt und die Reflexerregbarkeit vermindert, resp. aufgehoben[1]). Der Blutfarbstoff wird nicht verändert[2]). Eine große Bedeutung lege ich den, wie ich weiß, fast immer entstehenden Gefäßveränderungen bei. Der Tod erfolgte in den bisherigen Fällen meist durch Synkope. Hunde gehen durch 2 g Chinin unter Erbrechen, Pupillenerweiterung, erschwerter Respiration, Unbeweglichkeit, Zittern und Konvulsionen in 22 Stunden zugrunde[3]), während Kaninchen meistens an den Hinterbeinen gelähmt werden.

Örtliche Giftwirkungen zeigen sich nach subkutaner oder intramuskulärer Beibringung, sehr oft auch bei peinlichster Asepsis als Indurationen oder Brandschorfe oder Abszesse mit phlegmonösem Eiter oder einer gelblichen, auch wohl blutigen Flüssigkeit als Inhalt. Die Gewebszerstörung kann sich über den Anwendungsort hinaus in die Tiefe und die Fläche ausdehnen und zu lochartigen Substanzverlusten führen. Venenentzündung und Ischias können weitere Folgen sein. Waschen des Kopfes mit chininhaltigem Haarwasser rief öfter Jucken und Brennen und eine chininhaltige Pomade einen papulösen Ausschlag über Kopf und Hals, oder eine Urtikaria hervor.

Die akute tödliche Form der Vergiftung durch die angegebenen hohen Dosen verläuft unter schweren Gehirnerscheinungen. Nachdem Ohrensausen stärkster Art, oder, nach kurzer Erregung, Lichterscheinungen und Minderung des Sehvermögens bis zur Blindheit, oder wohl auch Übelkeit und Magenschmerzen vorangegangen sind, schwindet das Bewußtsein. Bei zwei durch etwa 3 g bzw. 1—1,2 g zugrunde gegangenen Kindern stellten sich zuvor Krämpfe ein. Statt dieser kann schnell Kollaps mit Bewußtlosigkeit, Kälte der Haut, Zyanose, Verminderung der Pulszahl bis auf 45 Schläge, Erweiterung und Reaktionslosigkeit der Pupillen und der Tod nach einer bis vier Stunden eintreten. In anderen Fällen weicht die Bewußtlosigkeit ganz allmählich — dies kann 11—24 Stunden dauern —, die bis dahin nicht vorhanden gewesene Reflexerregbarkeit stellt sich wieder ein, während Gehör, Gesicht und Sprache erst nach längerer Zeit wiederkommen.

Die arzneiliche Verabfolgung von Chinin schafft recht oft eine beträchtliche Zahl von erheblichen Funktionsstörungen[4]), die in der überwiegenden Zahl der Vorkommnisse zur Genesung führen. Obenan

---

[1]) Chapéron, Beitr. zur Kenntn. d. Wirk. d. Chinins, Würzburg 1869.
[2]) L. Lewin, Arch. f. exp. Pathol. u. Pharmak., Bd. 60, 1909.
[3]) Mélier, Mém. de l'Académ. de Médec., T. X, 1843, p. 724.
[4]) L. Lewin, Die Nebenwirk. der Arzneimittel, 3. Aufl., S. 406 ff. — Merkel, D. Archiv. f. klin. Mediz. 1885, S. 356. — Lente, New York medic. Record, 1878, p. 388. — Rosenbusch, Brit. med. Journ. 1888, I, p. 980. — Rizu, Wien. med. Presse, 1887, S. 450. — Erlenmeyer, Centralbl. f. Nervenheilk. 1890, N. F., Bd. 1. — Bertolazzi, Gaz. degli Ospit. 1884, Nr. 80. — Roberts, Lancet, 1876, I, p. 736. — Harris, Therap. Gaz. 1885, p. 698. — Peters, Lancet, 1889, II, p. 727. — Herrlich, Charité-Annalen, 1885, Bd. X p. 232. — Tomaselli, Semaine méd. 1888, p. 405. — Rivet, L'Union médic. 1881, 1. Nov., p. 729. — Simon, Gaz. des hôpit. 1861, 19. janv., p. 30. — Ménage, Gaz. méd. de Paris, 2. Sér., T. VIII, 1840, p. 262. — Lancet, Vol. 38, 1840. — Giuffré, La Sem. méd. 1888, p. 405. — Zani, Rivista Veneta, 1911, T. 55. — Korybert, Monatsh. f. pr. Derm. 1907, Nr. 12. — Brocq, Journ. de Méd. 1910. — Seiffert, Archiv f. Schiffshyg. 1910, Bd. 14, S. 124 u. a.

stehen die Störungen am Auge[1]), deren auffälligste 1. die Herabminderung des Sehvermögens bis zum absoluten, meist vorübergehenden Verlust ist. Solche amblyopischen resp. amaurotischen Zustände sind gewöhnlich, aber nicht immer doppelseitig, und entstehen entweder in langsamer Entwickelung, oder häufiger plötzlich. Akkommodationslähmung wurde dabei nachgewiesen. Schwerere Fälle setzen als Bedingung für ihr Entstehen große Dosen voraus, die auf einmal oder im Laufe weniger Tage verabreicht werden. So ist z. B. plötzlicher Verlust des Sehvermögens nach einem Klistier von 2,1 g Chininsulfat beobachtet

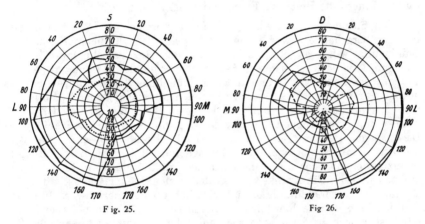

Fig. 25.   Fig. 26.

worden. In einem Falle wurde die Amblyopie resp. Amaurosis von Nystagmus begleitet. Die Bewegungen des Augapfels gingen nach unten und oben vor sich. Die Herabsetzung der Sehschärfe bleibt selbst viele Jahre lang bestehen, und war bei einem Kranken noch nicht nach 20 Jahren ausgeglichen[2]). Sie kann aber auch wieder ganz schwinden. Bemerkenswert ist, daß die einmal eingetretene Ambloypie sich zu verschlimmern vermag, obschon Chinin längst dem Körper nicht mehr zugeführt wird.
2. Die Einschränkung des Gesichtsfeldes kann ein- oder doppelseitig, fast bis zum Fixationspunkte gehen. Sie ist konzentrisch und elliptisch und bleibt nach der völligen Wiederherstellung des Sehvermögens. Nie erreichte das Sehfeld seine natürlichen Grenzen wieder. Das zentrale Sehen kann relativ gut sein. Bei einer Frau, die wegen eines Puerperalfiebers im ganzen 15 g Chininsalz erhalten hatte, und bei der nach vier Tagen Amblyopie erschien, hatte das Gesichtsfeld nach einem Jahr und vier Monaten eine nach oben und unten etwas zusammengedrückte Gestalt:
3. Herabsetzung des Lichtsinns. Eine Kranke gab noch nach zwei Jahren an, daß ihr wäre, als ob ein grauer Schleier vor den Augen läge. 4. Verminderung des Farbensinnes. In den meisten Fällen besteht Farbenblindheit. Während sie anfangs vollkommen zu sein scheint, tritt später nur Rotgrünblindheit ein, dann werden nur

---

[1]) L. Lewin in Lewin u. Guillery, Die Wirkungen von Arzneimitteln und Giften auf das Auge, 2. Aufl., Bd. II, S. 795.
[2]) Baldwin, London med. Record 1882, 15. June, p. 221.

Grün und Grau unvollkommen erkannt, bis sich die volle Farbenwahrnehmung wieder einstellt. Bei der Zurückbildung der Sehstörung hat man auf die Wiederkehr des Farbensinns gewöhnlich länger als auf Wiederherstellung des Sehvermögens zu warten. Vereinzelt wurde Anästhesie der Hornhaut beobachtet. Die Pupillen sind gewöhnlich erweitert. Einzelne Augenmuskeln können paretisch sein. Man beobachtete ferner Nyktalopie, Hemeralopie, Glaskörpertrübungen, Exophthalmus und Blutungen. Ophthalmoskopisch sieht man einen hohen Grad von Gefäßverengerung am Augenhintergrunde, evtl. bis zum Nichtmehrerkennenkönnen der Gefäße. Mitunter erinnern die Bilder an Embolie der Arteria centralis[1]).

Von Störungen am Gehörapparat kommen vor: Schwerhörigkeit und vorübergehende bzw. bleibende Taubheit. Nach Einnehmen von 1,2 g Chininsulfat wurde ein Mann schnell taub und blieb es zehn Jahre. Unter anderem fand sich in solchen Fällen: Injektion der Hammergriffgefäße, Trübung des Trommelfells und andere entzündliche Veränderungen. Seitens des Zentralnervensystems kommen in verschiedener Kombination vor: Benommensein auch mit rauschartigem Charakter, Schwindel, Kopfschmerzen, Schlaflosigkeit, Störung des Gedächtnisses, auch Alienation des Bewußtseins, Delirien — auch schon nach kleineren Dosen —, nervöse Depression mit Somnolenz, oder Melancholie mit Erregtheit und Gehörshalluzinationen, oder Erregungszustände mit Störungen in den Sinnesorganen u. a. m. Ein Kranker mit akutem Gelenkrheumatismus hatte 3,5 g Chininsulfat verbraucht, als er sich plötzlich im Bett herumwarf, fürchterlich delirierte und nach wenigen Stunden starb. Es können ferner Sensibilitätsstörungen in der Peripherie und motorische bis zu tetanischen Zuständen, sowie Hemiplegie entstehen. Nach Einnehmen von 3 g Chininum hydrocyanicum entstanden Zuckungen in den Gesichtsmuskeln, Konvulsionen der oberen Gliedmaßen, unwillkürlicher Harn- und Samenabgang, Speichelfluß, Stottern, Taubheit u. a. m.

Nicht selten ist das Chininfieber, das schon nach kleinen Mengen erscheinen und einem Malariafieber ähnlich sein kann. Einem solchen Fieber kann ein rauschartiger Zustand und Ohrenklingen vorangehen. Auch nach einer Chinaabkochung sah man Fieber kommen. Als Störung der Atmung kommen asthmaähnliche Beschwerden, Keuchen, Röcheln, Zischen, bisweilen mit dem Gefühl der Erstickung oder der Präkordialangst vor. Kollaps auch ohne Bewußtseinsschwund, Dikrotie des Pulses, selten Tachykardie können sich einstellen. Sprachverlust, verbunden mit Kopfweh, geschwollenem Gesicht und Schwindelgefühl stellten sich mehrfach ein. Häufig sind Blutungen aus dem Munde, der Lunge, der Nase, dem Magen, dem Darm, den Nieren, der Haut, sogar der Konjunktiva; sie sprechen eindringlich für meine Auffassung der Gefäßbeteiligung an dem Chininkranksein. Bei einem Malariakranken, der 1,25 g Chininsulfat erhalten hatte, zeigten sich nach einer Stunde neben gallig blutigem Er

---

[1]) Über die speziellen Ursachen der Veränderungen am Augenhintergrund vergl. meine Auseinandersetzungen in: Lewin u. Guillery, l. c. S. 817. Chinin, das zu einer Messerspitze mit Spiritus aromaticus (Kinderbalsam) genommen worden war, rief schwere und bleibende Sehstörungen hervor. Der „Kinderbalsam" ist nicht die Ursache gewesen, wie man gemeint hat (Natanson, Wratschebnaja Gaz. 1909, Nr. 34).

brechen mehr als 20 blutige Stühle. Tödlich war die Darmblutung in einem Falle, in dem ein an Gastroenteritis leidender Mann zuerst 1,8 g Chininsulfat in fünf alle zwei Stunden zu nehmenden Gaben und dann noch 2,4 g in 24 Stunden verbraucht hatte[1]). Blutungen aus dem Zahnfleisch, Schwellung der Zunge oder der Lippen, oder des Gesichts, Speichelfluß, gesellen sich wohl auch zu Magenstörungen, ausstrahlenden Magenschmerzen, Erbrechen und blutigem Durchfall. Hämoglobinurie, Methämoglobinämie, Hämaturie können durch Chinin veranlaßt werden. Die letztere sah man mit Fieber entstehen. Die Zurückführung des sog. S c h w a r z -
w a s s e r f i e b e r s auf Chiningebrauch habe ich wohl zuerst zum Ausdruck gebracht und andere haben es von mir entnommen. Albuminurie nach Chininaufnahme kommt vor, auch bei Arbeitern in Chininfabriken. Mit Blutharnen können Blasenkrampf, selbst zystitische Symptome und Reizung der Harnröhre erscheinen. Durch Chinin können vorzeitige Uterusbewegungen und Ausstoßung der Frucht, schon fünf Minuten bis eine Stunde nach dem Einnehmen, zu jeder Zeit der Schwangerschaft, veranlaßt werden, auch ohne daß ein etwa bestehendes Fieber als Ursache angeschuldigt werden konnte.

Häufig und vielgestaltig sind die C h i n i n e x a n t h e m e. Schon A r b e i t e r i n C h i n i n f a b r i k e n können sie durch Berührung mit Chinin an Gliedmaßen, Stamm, Genitalien, Gesicht nach 8—15tägiger oder erst vierwöchiger Beschäftigung mit dem Alkaloid plötzlich als Flecken, Knötchen, Bläschen, Pusteln usw. bekommen. Frauen und Kinder von Chininarbeitern weisen bisweilen solche Chininausschläge auf, die sie durch Einatmen des chininhaltigen Kleiderstaubes des Mannes bekommen haben. Nach arzneilichem Gebrauch von Chinin entsteht oft Jucken. Arbeiter, die die Entrindung von Cinchonen vornehmen, leiden daran in Verbindung mit Ausschlägen. Jucken ohne Ausschlag kommt auch an der Glans penis vor. E r y t h e m e entstehen an Armen, Beinen, Gesicht für mehrere Tage, und schwinden manchmal unter Abschuppung. Sie tragen masern- oder scharlachartigen Charakter. Frösteln, Schüttelfrost, Fieber, Schwellungen sind Begleiter. Als höherer Grad dieses Leidens ist die D e r m a t i t i s e r y s i p e l a t o i d e a anzusehen. Sie endet evtl. mit mehrwöchiger Abschuppung oder Abstoßung großer Epidermisflächen. Selten werden solche Veränderungen brandig. E r y t h e m a e x -
s u d a t i v u m m u l t i f o r m e kam schon nach 0,025 g Chininsulfat an Augenlidern, Wangen und der Stirn vor, M i s c h f o r m e n e r y t h e -
m a t o - p a p u l ö s e r N a t u r kennt man in großer Zahl mit Schwellung und Allgemeinsymptomen: Nausea, Erbrechen, Oppressionsgefühl, Schüttelfrost, Präkordialangst. Weitere Formen von denen, die ich aufgestellt habe, sind: U r t i k a r i a mit Schwellungen, E k z e m e bei Arbeitern in Chininfabriken, ja sogar bei einer Seidenspulerin, die mit T h a l l e i o c h i n gefärbte Seide verarbeitete, und bei Chinin gebrauchenden Kranken, ferner dem P e m p h i g u s ähnelnde Formen und solche mit p e t e c h i a l e r Gestaltung werden gesehen.

Chinin-Pessare können Vulvitiden und schwere Penis-Dermatitiden erzeugen[2]).

---

[1]) J a n s o n, Ann. de Médec. belge, Août 1836.
[2]) L o g a u, Zeitschr. f. Haut- und Geschlechtskrankheiten, 5/6. R. 445.

Ganz vereinzelt wurde ein Mensch beobachtet, der, weil er das Mittel gern mochte, Chinin gewohnheitsmäßig zu sich nahm. Wenn er es zu nehmen aufhörte, würde er verworren und könnte seinen geschäftlichen Pflichten nicht mehr ordentlich nachkommen.

Der Leichenbefund an Tieren und Menschen, die durch Chinin starben — Hyperämie innerer Organe —, ist bedeutungslos.

Nachweis: Chininlösung, mit frischem Chlorwasser, resp. Bromwasser und etwas Ammoniak versetzt, läßt eine smaragdgrüne Farbe erscheinen (Thalleiochinreaktion). In zwei Litern Harn eines Menschen, der 5 g Chinin in Pillen genommen hatte, sollen 4 g Chinin gewesen sein. Es geht aus alkalischer Lösung beim Schütteln in Äther oder Chloroform (Dragendorff) über und bleibt nach dem Verdunsten desselben amorph zurück. Weitere Reinigung kann durch Petroleumäther, Chloroform oder Benzol vorgenommen werden. Erwärmt man den erhaltenen Rückstand mit einer Mischung von verdünnter Schwefelsäure und verdünnter alkoholischer Jodlösung, so erhält man Blättchen, die im auffallenden Lichte grün metallglänzend erscheinen (Herapathit). Chininsalzlösungen drehen links, fluoreszieren in saurer schwefelsaurer Lösung in Blau und schmecken bitter.

Behandlung: Die meisten Vergiftungssymptome nach Chinin verschwinden von selbst, bis auf die Gehör- und Sehstörungen stärkeren Grades. Gegen die letzteren wandte Graefe ohne sonderlichen Erfolg lokale Blutentziehung an der Schläfe an. Zweckmäßiger wären Einatmungen von Amylnitrit. Der gefahrdrohende Kollaps ist durch Frottierungen mit heißen Tüchern, Sinapismen und Einführung von Exzitantien, und die Atmungsstörungen durch die künstliche Respiration zu bekämpfen. Ist noch Gift im Magen, so muß es durch Brechmittel oder Magenausspülungen entfernt werden. In der vernunftgemäßen Verabfolgung des Chinins liegt der beste Schutz gegen Chininvergiftung, an der unbewußt mehr als ein, angeblich tropenkranker, Reisender leidet. Dummheit oder unverständliche Leichtfertigkeit können einen neueren Reisenden veranlassen, „6½ g Chinin täglich während 8—10 Tagen" zu nehmen.

Chinidin oder Conchinin, sehr häufig im Chininsulfat vorhanden, erzeugt bei Hunden Erbrechen[1]). Bei Menschen wurden nach 1—1,5 g Erbrechen, Sinken des Pulses und in einem Falle bei einem Typhuskranken nach 4 g Kollaps mit Bewußtlosigkeit, Aussetzen des Pulses und der Atmung beobachtet. Nach sieben Tagen erfolgte der Tod[2]). Man beobachtete ferner Störungen im Gehirn und den Sinnesorganen wie nach Chinin, ausgedehnte Ödeme am Körper und selbst Aszites.

Cinchonin. Dieses Alkaloid ist im Harn nach toxischen Dosen mehrere Tage lang nachweisbar. Die Muskelerregbarkeit wird durch größere Dosen herabgesetzt. Bei Tieren wurden nach salzsaurem Cinchonin Erbrechen, Schleimausfluß aus dem Munde und Krämpfe beobachtet. Für Hunde wirken 0,15 g pro Kilo tödlich. Bei Menschen wurden nach 0,6—1,2 g beobachtet: Trockenheit des Mundes und der

---

[1]) Chirone et Curci, Lyon médic. 1881, Nr. 41.
[2]) Strümpell, Berl. klin. Wochenschr 1878, Nr. 46, p. 681

Nase[1]), oder Salivation, Schlingbeschwerden, Erbrechen, Kopfschmerzen, Schwindel, Leibschmerzen, Tenesmus, Gesichtsverdunkelung, Ohrensausen, Pulsbeschleunigung und Ohnmacht. Die wässerigen schwefelsauren Lösungen fluoreszieren nicht, geben nicht die Thalleiochinreaktion und drehen nach rechts.

Cinchonidin. Dieses mit dem Cinchonin isomere, linksdrehende, in saurer, schwefelsaurer Lösung nicht fluoreszierende Alkaloid kann vergiften oder töten. Bei Hunden und Katzen erzeugt es auch unabhängig vom Großhirn Krämpfe, Aufhebung der Reflexerregbarkeit und Ataxie[2]). Die tödliche Dosis beträgt für Hunde etwa 0,2—0,4 g pro Kilo. Bei ihrer chronischen Vergiftung findet man angeblich schwere Schädigungen und atrophische Erscheinungen der Gehirnrinde.

Bei der arzneilichen Verwendung des Mittels kommen vor: Hautausschläge, Schwellung des Gesichts, Erbrechen, Magenschmerzen, Seh- und Gehörsstörungen, Schwindel, Schlaflosigkeit, Kopfweh, Zittern und Sehnenzucken. Von einem Knaben wurden aus Versehen in sechs Stunden 7,2 g Cinchonidinsulfat verbraucht, worauf Konvulsionen und Kollaps auftraten, die Körperwärme auf 35° C sank, der Puls unfühlbar, die Haut blaß, die Pupille erweitert und das Bewußtsein alteriert war. Am anderen Morgen erfolgte der Tod[3]). Die Sektion ergab Anämie des Gehirns.

Chinoidin. Dasselbe besteht wesentlich aus amorphem Chinin, Chinidin und Cinchonin. Es wirkt bei Tieren in relativ kleinen Mengen in vier bis sechs Stunden unter Erbrechen und Krämpfen tödlich und tötete einen Erwachsenen in einer Dosis von 10 g und ein Kind zu 5 g in einer halben Stunde[4]).

Cinchonamin. Das schwefelsaure Salz dieses aus **Remijia Purdieana Wedd.** gewonnenen Alkaloids macht Salivation, läßt die Herztätigkeit bis zur Lähmung in Diastole sinken und erzeugt tonische Krämpfe. Bei einem Manne entstanden solche nach 1,2 g. Chloroform beseitigt sie.

Chinatoxine. Sie gehören zu den γ-Chinolylketonen: Cinchonizin, Dihydrocinchonizin, Chinizin und Dihydrochinizin sind Giftkörper.

Optochin. Äthylhydrokuprein ($C_{21}H_{28}N_2O_2$), ein Mittel, das ohne jeglichen Nutzen bei Pneumonie ist und trotz unzulänglicher Versuche immer wieder empfohlen wurde, erwies sich als sehr giftig. Man beobachtete u. a. nach subkutaner Injektion gangränöse Hautabszesse, Sehstörungen mit Abblassung der Papillen[5]), Allgemeinstörungen.

Eukupin. Isoamylhydrokuprein. Nach Verwendung von von 0,5 g viertelstündlich entstand Herabsetzung des Sehvermögens. Sehnerv und Retina waren gestört[6]).

---

[1]) Johannsen, Beitr. z. Kenntn. der Cinchoninresorpt., Dorp. 1870.
[2]) Albertoni, Arch. f. exp. Path. u. Pharm., Bd. XV, p. 272.
[3]) J. E. Winters, New York medic. Journ., 2. Febr. 1884.
[4]) M. Tidy, Lancet, 13. Juli 1872, p. 41.
[5]) Kafka, Zeitschr. f. Augenheilk., Bd. 58, 1926. — Handb. d. ärztl. Erfahr. im Weltkrieg, Bd. 3, 291, 388.
[6]) Franke u. Hegler, Mediz. Klinik 1920, S. 628.

Hymenodictyon excelsum Wall. enthält das Alkaloid Hymenodiktyonin, das bei Fröschen zuerst diastolischen und endlich systolischen Herzstillstand, bei Warmblütern Sinken des Blutdrucks und Dyspnoe erzeugt.

Chiococca anguifuga Mart. und **Chiococca racemosa L.** (Cainca) erzeugen Übelkeit, Erbrechen und heftige Durchfälle.

Randia dumetorum Lam. wird als Fischgift gebraucht. Die Samen wirken emetisch. Die Pflanze enthält ein Saponin.

Cephaëlis Ipecacuanha. Rich.

Die Ruhrwurzel enthält neben den Alkaloiden Psychotrin und Emetoidin noch das brechenerregende Cephaelin ($C_{28}H_{38}N_2O_4$) und das Emetin ($C_{29}H_{40}N_2O_4$), den Methyläther des Cephaelins. Zerstoßen und Pulvern derselben in den Apotheken und Drogerien hat bei besonders empfindlichen Menschen öfters Vergiftungen erzeugt. Hunde gehen durch 0,6 g Emetin in ca. 15 Stunden, Kaninchen durch 0,05 g[1]) unter Sinken des Blutdrucks[2]) durch Herzlähmung zugrunde. Emetin wird als ein allgemeines Protoplasmagift mit elektiver Wirkung auf den Herzmuskel bezeichnet. Es sollen bei Tieren trübe Schwellung der Muskelfibrillen, Verschwinden der Querstreifung und Atrophie der Fasern entstehen. Auch das Endothel der Kapillaren soll dadurch leiden[3]).

An Katzen und Kaninchen fand man bei Zuführung von selbst sehr kleinen Mengen Emetin kumulative Wirkungen mit Störungen in den Funktionen der Leber, der Nieren und damit verbundener Reizung des Darmkanals[4]).

Auf der Haut und Schleimhäuten erzeugen Ipekakuanha und Emetin Entzündung und an der ersteren nach mehrmaliger Einreibung Papeln[5]) oder mit einer Delle versehene Pusteln[6]). Am Auge ruft es heftige Entzündung hervor, die einmal zu zeitweisem Sehverlust geführt hat. Nach subkutaner Anwendung von Emetin entstanden Quaddeln, Verschorfung, Blutungen und Erbrechen. Subkutan beigebrachtes Emetin wird zum Teil in den Magen und Darm ausgeschieden und kann hier ebenfalls Entzündung hervorrufen. Beim Einatmen des Ipekakuanhastaubes wurden beobachtet: Erbrechen, ein Gefühl von Zusammengeschnürtsein im Schlunde, Brustbeklemmung, Asthma, konvulsivischer Husten, Erstickungsanfälle, totenbleiches Gesicht, Rötung und Schwellung der Konjunktiva und vorübergehende Störungen im Sehvermögen, sowie Frösteln. Arzneilich gebraucht, erzeugt Ipekakuanha bisweilen Durchfälle mit Tenesmus, Husten und Dyspnoe.

Anatomischer Befund bei Tieren: Entzündung und Ecchymosierung der Magen- und Darmschleimhaut, Entzündung des Lungenparenchyms. Emetin kann im Harn und in der Galle nachgewiesen werden. Es geht aus alkalischer Flüssigkeit in Äther über. Gegen eine Ipekakuanhavergiftung sind Dekokte von Rad. Ratanhiae oder zweiprozen-

---

[1] Magendie u. Pelletier, Journ. univers. 1816, T. IV, p. 322.
[2] Podwyssotzki, Arch. f. exp. Path. u. Pharm., Bd. XI, p. 231.
[3] Chopra, Ghorsch, Indian medic. Gaz. 1924, Vol. 54.
[4] Dale, Brit. med. Journ. 1916.
[5] Bazin, Leçons sur les affect. cut. artif., Paris 1862, p. 106.
[6] Delieux, **Gaz. de Paris, 1852, Nr. 6.**

tige Tanninlösung zu verabfolgen. Die durch Ipekakuanhastaub gereizten Schleimhäute sind mit Tanninlösung zu bespülen.

Vangueria pygmaea Schlecht. ruft in Transvaal bei Schafen die sog. „Gouziekte" hervor. Es entsteht bei ihnen eine akute Myocarditis, die zur Dilatation der Ventrikel führt und oft plötzlichen Tod veranlaßt. Die Inkubation beträgt 37 bis 65 Tage (vom Aufhören der Verfütterung der Pflanze an gerechnet). Ihre Giftigkeit schwankt in einzelnen Jahren und sogar in dem gleichen Jahr bedeutend. In fast der Hälfte der Vergiftungen verläuft das Leiden in weniger als einem Tage, meist in weniger als acht Tagen. Das hervorstechendste Symptom ist Atembeschleunigung — oft mehr als 100 Atemzüge in der Minute mit starkem Flankenschlagen und oft ruckweiser Bewegung des ganzen Körpers. Auch **V. spinosa Roxb.** hat eine giftige Frucht.

Coffea arabica L.

Das kristallinische Koffein[1]) (Thein, Trimethylxanthin, Methyltheobromin) findet sich in den Samen von Coffea arabica, den Blättern von **Thea Chinensis L., Ilex paraguayensis St. Hil.** (Maté) und **I. Cassine Walt.** (Apalachentee), den Früchten von **Paullinia sorbilis Mart.** (Pasta. Guarana) und in der **Kolanuß (Sterculia acuminata Beauv.).** Vergiftungen sind zu Selbstmord, durch Verwechselung, durch zu große arzneiliche Dosen oder durch Genuß zu starker Kaffeeaufgüsse[2]), um Abort herbeizuführen, zustandegekommen. Gewöhnung läßt größere Mengen vertragen. Vergiftung kann schon nach 0,2 g Koffein oder vier Tassen starken Kaffees auftreten. Doch ist Wiederherstellung noch nach 4 g Koffein[3]), nach Trinken eines Kaffeeaufgusses von 250 g Kaffeebohnen[4]) und nach Aufnahme von 32 Tassen Kaffees, die aus 128 g gebrannter Bohnen hergestellt waren[5]), beobachtet worden. An der Giftwirkung beteiligen sich die brenzlichen Produkte der gebrannten Kaffeebohnen — Kaffeeöl (Kaffeon), das Pyridinbasen und viel Furfuralkohol enthält —, die das Gehirn erregen. Tagesdosen von 2,5 g Koffein wurden häufig ohne Benachteiligung gereicht[6]). Hunde sterben durch ca. 1 g subkutan beigebrachten Koffeins. Die tödliche Dosis pro Kilo Körpergewicht beträgt beim Pferde 0,2, bei Rind, Ziege, Schwein 0,3, beim Hunde 0,5 g[7]).

Große Gaben erhöhen bei Tieren die Blutwärme[8]). Bei Rana temporaria entsteht eine eigentümliche Muskelstarre, die der Totenstarre sehr ähnlich ist, bei R. esculenta Reflextetanus[9]) und bei Warmblütern Konvulsionen, denen Lähmung folgt, Speichelfluß, Pulsbeschleunigung, Verminderung des Blutdrucks durch große Dosen und Tod durch Herzlähmung.

Bei Menschen kamen nach Koffein zur Beobachtung: Brennen im Halse, Magenschmerzen, Übelkeit, Erbrechen, Druck im Epigastrium,

---

[1]) Vergl. auch „Thea Chinensis" und „Xanthinstoffe".
[2]) Clemens, Deutsche Klin. 1865, Nr. 1, p. 4.
[3]) Routh, Lancet 1883, 21. April.
[4]) Fort, Journ. de Médecine 1885, 8. — Curschmann, D. Klin. 1873, p. 377.
[5]) Troschel, Preuß. Vereinszeit. 1843, Nr. 21, p. 92.
[6]) Becher, Wien. med. Blätt. 1884, Nr. 21, p. 640.
[7]) Fröhner, Monatsschr. f. Tierheilk. 1893, Bd. III.
[8]) Binz, Arch. f. exp. Path. u. Pharm., Bd. IX, p. 32.
[9]) Schmiedeberg, Arch. f. exp. Path. u. Pharm., Bd. II, pag. 72.

Leibweh und Durchfall nach jeder Art der Anwendung, Harndrang mit Brennen in der Harnröhre, Präkordialangst, Eingenommenheit des Kopfes, Ohrensausen, Schwindel, Unruhe, Zittern der Extremitäten und Kollaps mit kleinem, unregelmäßigem Puls, Kälte der Glieder, Herzpalpitationen sowie seufzende, langsame Atmung, Pruritus vulvae et ani sowie geistige Erregung, zumal bei neuropathischen Kranken. Das Bewußtsein bleibt erhalten.

Nach subkutaner Beibringung von 0,2 g Koffein bei einem fünfjährigen Kinde entstand tiefe phlegmonöse Infiltration, die zur Eiterung führte. Indurationen und Abszesse sind nicht selten. Bei Vergiftungen mit Kaffeeaufguß erschienen entweder bald oder nach ein bis zwei Stunden: unerträgliche Hitze und Kongestionen nach dem Kopf, Angst, Schweiß, Atemnot, Herzklopfen, Sinken der Pulszahl, Fieber, Kopfschmerzen, Sprachlosigkeit, Schwindel, stechende Schmerzen im Unterleibe, Harndrang bei Unmöglichkeit, den Harn zu entleeren, verminderte Geschlechtserregbarkeit, Zittern und Delirien. Nach zu viel Kaffee wurde bei einem Kinde Rotblindheit und Metamorphosie beobachtet. Die Genesung erfolgt meist innerhalb 24—48 Stunden. In einem Falle war noch am fünften Tage nach dem Genusse des Kaffees der Leib angeschwollen und hart, vorzüglich in der Gegend der Blase und diese gegen Druck sehr empfindlich. Ein Schmerz, der vom äußeren Drucke ganz unabhängig war, nahm die Gegend unter der Milz ein. Der Magen war noch empfindlich, Speisen wurden nicht vertragen. Die Ischurie bestand noch fort.

Sehr große Mengen wurden für die Fruchtabtreibung eingenommen, so z. B. von einer im sechsten Monat Schwangeren täglich ein Kaffeeaufguß von 125 g Kaffeebohnen und in drei Tagen das Wirksame von 375 g, von einer anderen ein Getränk aus 250 g Bohnen. Vereinzelt trat der gewünschte Erfolg ein[1]).

Die chronische Kaffee- und Teevergiftung kommt häufig vor, wird aber selten erkannt. Manche Kranke vertragen koffeinhaltige Getränke gar nicht. Diese wirken z. B. bei Epileptikern nachteilig und bewirken bei einem Stillstand des Leidens neue Ausbrüche. Junge, anämische und heruntergekommene, sowie robuste Personen unterliegen der Giftwirkung. Störungen im Magen und Darm (Appetitverlust, Dyspepsie, Schmerzen im Epigastrium, Übelkeit, Erbrechen, Verstopfung), Störungen seitens des Herzens (Palpitationen, Anfälle von Präkordialangst, Störungen in der Blutzirkulation), nervöse Symptome wie Minderung des Geschmacks und Geruchs, Ohrensausen und Störungen des Sehvermögens kommen vor. Ein Selbstversuch, bei dem täglich 12 Tassen starken Kaffees getrunken wurden, mußte nach zwei Wochen aufgegeben werden wegen Schlaflosigkeit und Verdauungsstörungen. Es waren asthenopische Beschwerden eingetreten und die Sehschärfe herabgesetzt, mit Einengung der Gesichtsfelder, aber ohne Skotome. Letztere wurden dagegen in zwei Fällen beobachtet mit Kopfschmerzen, Lichtscheu, Verengerung des Gesichtsfeldes und Sehen von Flecken. Die Papille zeigte in dem einen Falle eine Verschleierung ihrer Grenzen und temporale Abblassung. Heilung durch Abstinenz, Schwitzkur, Jodkalium und Strychnin[2]). Es können sich ferner schwerere, der Neurasthenie zugehörige Symptome einstellen. Jedes Ge-

---

[1]) L. Lewin, Fruchtabtreibung, 4. Aufl., 1925, S. 427.
[2]) Bulson, Americ. Journ. of Ophthalm. 1905, XXII, p. 55.

räusch ist solchen Menschen unangenehm oder läßt sie zusammenschrecken. Sie klagen über Hyperästhesien oder partielle Anästhesie, sind unlustig und wegen eines allgemeinen Schwächegefühls und Herabsetzung der Muskelkraft auch unfähig zur Arbeit und meist in deprimierter Stimmung. Tremor der Hände, Schlafstörungen, Halluzinationen des Gehörs u. a. m. werden beobachtet und lassen erkennen, daß Abstinente, wenn sie Alkohol durch entsprechende Mengen Tee und Kaffee ersetzen, keine gefahrlosen Mittel aufnehmen.

Nachweis: Koffein geht aus saurer Lösung in Äther, aus alkalischer auch in Chloroform über. In den Harn geht nur wenig unverändertes Koffein über. Das meiste wird bis zum Xanthin entmethyliert[1]). Zur Erkennung wird das erhaltene Produkt mit Salpetersäure auf dem Wasserbade eingedampft. Der Rückstand färbt sich nach Zusatz von Ammoniak purpurrot. Kocht man die zu prüfende Flüssigkeit mit einer Lösung von Kaliumferrizyanid in Salpetersäure, so entsteht beim Vorhandensein von Koffein oder auch von Theobromin und Harnsäure ein blauer Niederschlag von Berlinerblau.

Behandlung: Brechmittel, Hautreize, Einatmung von Amylnitrit, subkutane Morphiuminjektionen sowie künstliche Respiration. Gegen die Ischurie haben sich Dampfsitzbäder, Blutegel, sowie feuchte Umschläge hilfreich erwiesen.

Äthoxykaffein veranlaßt bei Fröschen Reflexverminderung, Paralyse aus zentraler Ursache und Tod. Meerschweinchen starben durch ca. 0,1 g pro Kilo. Bei Menschen beobachtete man nach 0,5—1 g Frösteln, Übelkeit, Erbrechen, Magenschmerzen, Kopfweh, Schwindel und Benommensein. **Methoxykaffein** ist weniger giftig als Äthoxykaffein. **Hydroxykaffein** wirkt erst zu 0,2 g bei Fröschen koffeinartig.

Koffeinsulfosaures Natrium (Symphorol) erzeugte bei Kranken stechende Schmerzen im Hinterkopfe, Flimmern vor den Augen, Schwarzsehen, Brechneigung und Erbrechen.

Kaffee-Surrogate. In jenem Zeitraum, da der Kaffee streng verboten war, wurde der Augenarzt häufig wegen einer Gesichtsschwäche zu Rate gezogen, die einzig und allein von dem häufigen Genusse des Zichorien-Kaffees herrühren sollte und die durch die Vermeidung des Getränkes wieder verschwand. Später wurden solche Sehstörungen angeblich auch nach anderen Röstprodukten, wie Getreidekörnern, Mohrrüben, Schwarzwurzeln u. a. m. neben Übelkeit, Schwindel, Zittern und Muskelschwäche beobachtet.

Vielleicht sind es die brenzlichen Körper, bzw. Pyridinbasen, denen eine solche Wirkung zugeschrieben werden muß.

Coffea Mauritiana Lamark. besitzt giftige Samen. **C. odorata Forst.** Die Samen veranlassen Erbrechen.

Pausinystalia Yohimbi Pierre.

Dieser westafrikanische Baum enthält das Alkaloid Yohimbin, das bisher als in **Corynanthe Yohimbe** vorkommend angenommen wurde. Auch **P. Macroceras** und vielleicht **P. Trillesii** tragen Yohimbin bzw. Yohimbenin. Nach innerlicher Aufnahme des Alkaloids oder nach in-

---

[1]) Albanese, Arch. f. exp. Path. u. Pharmak., Bd. 35, S. 461.

tralumbaler Beibringung in zulässigen oder übergroßen Dosen[1]) sah man bei Tieren und Menschen Giftwirkungen auftreten. Bei Tieren entstanden u. a. Hämorrhagien in der Darmwand[2]). Veränderungen an der Haut stellten sich bei einem Yohimbingebraucher nach einer unbekannten Menge ein. Das Exanthem bestand aus roseolaartigen, meist linsengroßen Flecken und weniger zahlreichen Papeln und ging vom Gesicht aus unregelmäßig auf den ganzen Körper über. Anfangs bestand Jucken im Gesicht und Tränenträufeln, auch Jucken an den Händen. Am dritten Tage begann eine reichliche Desquamation in Form kleienartiger Schüppchen, besonders auch am behaarten Kopfe; doch war kein Haarausfall wahrgenommen worden. Während der Abschuppung war beständig Jucken vorhanden[3]). Ein Chemiker, der aus Versehen einen halben Teelöffel voll, etwa 1,8 g Yohimbin statt Azetylsalizylsäure eingenommen hatte, bekam etwa 10 Minuten später Herzklopfen und Schweißausbruch. Erbrechen wollte trotz eines Herbeiführungsversuches nicht eintreten. Es kam ferner hinzu: Schwindel und nach etwa 40 Minuten Bewußtlosigkeit, Zyanose, Blutdrucksenkung und Andeutung von Lungenödem. Man stellte auch Priapismus fest. Magenausspülung, Koffeinbeibringung, Aderlaß ließen den Zustand nach acht Stunden weichen[4]). Nach intralumbarer Beibringung von 0,005 und 0,0075 g des Mittels entstanden Delirien mit Gesichtshalluzinationen. Voran war Schüttelfrost gegangen. Bei körperlicher Mattigkeit bestand gehobene Stimmung, Arbeitslust, Erektionen. Die zweite Injektion rief Bewußtseinsverlust und Nackenschmerzen hervor. Die Funktion der sakralen und lumbalen Zentren war gesteigert[5]).

Coptosapelta flavescens Korth. Ein Kletterstrauch, dessen Wurzelrinde in entsprechender Zubereitung unter dem Namen „Prual" als Pfeilgiftzusatz bei den Sakai auf Malakka in Gebrauch ist. Der Froschmuskel, in den dieses Gift direkt gelangt, wird an der Injektionsstelle steif und bekommt Blutextravasate. Das gleiche erscheint bei Meerschweinchen. Außerdem erzeugt das Mittel Kollaps und bei Kaltblütern Herzstillstand in Diastole. Angeblich enthält die Pflanze zwei Alkaloide, von denen das eine auf das Herz, das andere auf das Nervensystem wirkt.

Palicourea. Mehrere Arten dieser Gattung besitzen giftige Eigenschaften in ihren Blättern und besonders in ihren Früchten. Letztere werden in Brasilien für Mäusegift verwendet. Besonders scheint dies für **P. Marcgravii St. Hil.** zu gelten, deren frische Blätter und Saft auf Tiere, besonders Tauben, giftig wirkt. Darin soll neben einem Alkaloid Palicourin, eine für Tauben sehr giftige Myoktoninsäure vorkommen.

P. rigida H. B. K., brasil., wie andere Spezies, Douradinha genannt, enthält eine Base, die mit Vanadin-Schwefelsäure tiefrot und darauf grün wird und bei Fröschen zu 0,01 g Lähmung, vielleicht vom Zentralnervensystem ausgehend, erzeugt. Ein noch giftigerer Körper, vielleicht eine organische Säure, tötet Frösche schneller. **P. densiflora L.** Diese Pflanze dient in Brasilien zur Vergiftung von Ratten. Diese „herva de

---

[1]) Die einzelne Maximaldosis beträgt nach dem Deutschen Arzneibuch, 6. Ausgabe, 0,03, die Tagesdosis 0,1 g.
[2]) Daels, Berl. klin. Wochenschr. 1907, Nr. 42.
[3]) Coulon, Arch. gén. de Médecine 1904, Nr. 45.
[4]) Meyer, D. med. Wochenschr. 1924, S. 1513.
[5]) Lehrmann, Münch. med. Wochenschr. 1925.

rato" ist nicht zu verwechseln mit einer in der Provinz Ceara ebenso bezeichneten Cassiaart.

Asperula odorata L. Der Waldmeister kann wegen seines Gehaltes an Kumarin (v. dieses) nervöse Erscheinungen, aber auch Diarrhöe und Leibschmerzen erzeugen. Auch **Spermacoce semierecta Roxb.** und andere Arten enthalten in den Blättern Kumarin. Ebenso **Galium triflorum Michx.**

Morelia Senegalensis A. Rich. ist auf Martinique zur Fischvergiftung im Gebrauch.

Basanacantha armata Hook. fil. enthält ein Fische betäubendes Prinzip.

Vangueria Pygmaea Schlecht. ruft bei Schafen in Transvaal eine Vergiftungskrankheit hervor, die als „Gouziekte" bezeichnet wird. Die Giftigkeit der Pflanze schwankt nach den Zeiten. Die Latenzperiode des Leidens dauert etwa 37 bis 65 Tage. Der Tod erfolgt in einem oder weniger als acht Tagen. Der Krankheitsverlauf ist fieberlos. Charakteristisch für ihn ist eine außerordentlich hohe Atemfrequenz[1]). Auch **V. spinosa Roxb.** hat eine giftige Frucht.

Geophila reniformis Don. gilt auf den Antillen als ein Gift für Geflügel. Von **G. macropoda DC.** erzeugt die Wurzel Erbrechen.

Bothriospora corymbosa Hook. f. Das Holz ist giftig. **Rubia noxia DC., Tricalypsa Sonderiana Hiern., Coprosoma linariifolia Hook. f.** enthalten gleichfalls Gift.

Uncaria glabrata DC., U. pilosa Roxb., U. ovalifolia Roxb. enthalten ein Alkaloid, das ein Atmungsgift ist. Ein Hühnchen, das 30 mg davon eingespritzt erhalten hatte, starb nach sechs Stunden unter Dyspnoe und Krämpfen.

Valerianaceae.

Valeriana officinalis L.

Der Baldrian enthält Baldrianöl (Pinen, Kamphen, Borneol, Bornylformiat usw.), Baldriansäure $C_5H_{10}O_2$, in frischem Zustande auch ein Alkaloid und ein Glykosid, die beide unbeständig sind und beim Trocknen oder bei der Darstellung der galenischen Präparate zum Teil verschwinden. Das Alkaloid wirkt auf die Medulla oblongata. Es wird Depression und Paralyse hervorgerufen[2]). Außerdem besitzt die Baldrianwurzel noch ein Harz. Der beruhigenden, die Reflexerregbarkeit stark herabsetzenden Wirkung des frischen Saftes, die meiner Überzeugung nach nur dem ätherischen Öl zukommt, geht eine leichte Erregung voraus. Die Säure tötet Kaninchen zu 6—8 g durch Magen- und Darmentzündung. Große Dosen der Pflanze als Tinktur oder im Aufguß erzeugen bei Menschen Kolikschmerzen, Übelkeit, gelegentlich einmal Erbrechen, Aufstoßen, Kollern im Leibe, Diarrhöe, Kopfschmerzen, auch wohl Schwindel, Halluzinationen, Pupillenerweiterung. Nach Einnehmen von 8 g des Extrakts stellten sich bei einem nervösen Manne Delirien, Tobsucht, Taumeln, Störungen des Sehvermögens mit weiten Pupillen und ein kleiner, sehr frequenter und unregelmäßiger Puls ein. Außerdem bestand Drang zum Urinieren. **Valeriana Dioscoridis Sibth.** Große Dosen der Wurzel wirken giftig.

---

[1]) Theiler, du Toit, Mitchell, Union of S. Africa 1923.
[2]) Chevalier, Compt. rend. de l'Acad. des Sciences, T. CXLIV, p. 154.

Dipsaceae.
Scabiosa succisa L. („Herbe à diable") wirkt für Vieh giftig.

Compositae.
Vernonia.
Vernonia nigritiana Oliv. u. Hiern, in Westafrika als Fiebermittel (Batjintjor) gebraucht, enthält in der Wurzel das schwach digitalisartig wirkende Vernonin[1]). **V. anthelmintica Willd.** tötet Eingeweidewürmer. Die gepulverten Samen töten Läuse.

V. Hildebrandtii Vatke, von den Wandorobbo am Kilimandscharo als „Ol abai" bezeichnet, wird als Pfeilgift gebraucht. Nach meinen Untersuchungen enthält die Pflanze ein Alkaloid, dem eine, nicht dem Digitalistypus entsprechende Herzwirkung zukommt. Die Herzarbeit sinkt dauernd durch eine zentrale toxische Vagusreizung. Außer dieser Herzwirkung vollzieht sich eine Funktionsverminderung im Bereiche der Bewegung und Empfindung. Tauben erbrechen nach Beibringung des Giftes. Es folgt ein eigenartiger kataleptischer Ruhezustand. Gehen die Wirkungen weiter, dann fällt das Tier um, bekommt Zittern, die Atmung wird tief dyspnoetisch und der Tod erfolgt in ein bis acht Stunden. Von dem Alkaloid reichen 0,03—0,05 g für diesen Erfolg aus. Die Pflanze wird zu einem Pfeilgift benutzt[2]).

Ageratum conyzoides L. reizt die Niere (Herbe à pisser).

Mikania Guaco L.
Extrakte der als Gegengift des Schlangenbisses berühmten Pflanze rufen bei Tieren Erbrechen, Diarrhöe, Beschleunigung und Verflachung der Atmung, Abnahme von Puls und Blutdruck, Albuminurie, Sinken der Körperwärme, Somnolenz und Tod hervor[3]). Bei Menschen entsteht nach dem angeblich wirksamen Bestandteil Guacin Erbrechen und Schweiß.

Grindelia robusta Nutt. Große Dosen wirken infolge eines Gehaltes an ätherischem Öl, sowie an saponinartigen Stoffen auch bei Menschen giftig.

Eurybia moschata enthält das Glykosid Eurybin, das zu 0,7 g bei Katzen Erbrechen erzeugt und zu 0,05 g Frösche tötet.

Pterigeron ascendens Benth. ist in Australien als giftig verdächtig.

Solidago spectabilis ist in Nevada für Schafe ein Futtergift. In frischem und getrocknetem Zustande enthält es ein Gift für das zentrale Nervensystem. Im akuten Angriff entstehen maniakalische Symptome, subakut leichte Gehirnstörungen und nach chronischer Aufnahme Ataxie und Lähmung. Die Vergiftung hat eine etwas längere Inkubation. Ein Lamm, das 500 g in acht Stunden verzehrt hatte, wurde erst nach 23 Stunden vergiftet[4]). **S. odora Ait.** reizt und rötet die Haut. **S. Virgaurea L.** ist in Nordamerika als Futtergift bekannt. Pferde fressen die Pflanze gierig, gehen aber leicht dadurch zugrunde. Der Verlauf der

---

[1]) Heckel et Schlagdenhauffen, Bull. d. l'Ac. de Méd., Par. 1888, 23. Mai.
[2]) L. Lewin, Arch. f. exper. Path. u. Pharmak., Bd. 85, 1919.
[3]) Butte, Ann. de la policlin. 1890, 35, 60 u. ff.
[4]) Lockett, Journ. Americ. Veter. Medic. Associat., Vol. LI.

Krankheit ist stets schleichend. Erst zwei Wochen bis drei Monate nach dem Beginn tritt der Tod ein. An Symptomen stellen sich ein: Niedergeschlagenheit, Fieber, oft Ödeme an den Schenkeln und unter dem Bauche und Abmagerung. An den Schleimhäuten der Eingeweide findet man bei der Sektion Blutflecke und außerdem starken Milztumor.

Clibadium asperum DC. schmeckt bitter und dient in Südamerika als Fischbetäubungsmittel, ebenso **Cl. Barbasco DC.** Man wirft die mit Fleisch zu einer Kugel geformten Blätter in das Wasser, wodurch der Fisch meistens stirbt[1]).

Echinacea angustifolia DC. Die Wurzel erzeugt Salivation und übermäßige Schweißsekretion.

Ichthyothere Cunabi Mart. dient in Guyana zur Fischbetäubung[2]).

Xanthium spinosum L. ist in gewissen Wachstumsstadien für die Herden ein Gift. Noch mehr gilt dies für **X. strumarium L.**, das, wenn es jung und saftig ist, wohl 50 Prozent der Herde töten kann. Versuche ergaben, daß bei Hornvieh Herzlähmung ohne Krämpfe erfolgt. B e i M e n s c h e n kamen durch die frischen Samen und deren fettes Öl Massenvergiftungen vor, die zahlreiche Todesfälle, zumal von Kindern, zur Folge hatten. Die Symptome sollen denjenigen einer Belladonnavergiftung ähnlich gewesen sein. Alter Samen erwies sich für Menschen und Katzen als ungiftig. Ein aus alten Samen isoliertes Glykosid war für Frösche ungiftig.

Montanoa tomentosa Llav. u. Lex. Eine Blätterabkochung macht vorzeitige Uterusbewegungen. Die Montanoasäure soll wie Ergotin wirken. Ebenso wirkt **M. floribunda Koch.**

Cacalia cervariaefolia DC. Sie enthält ein ätherisches Öl, ein Harz und ein Alkaloid. Von dem alkoholischen Extrakt ruft 0,1 g beim Frosch Lähmung und Herzstillstand, 0,5 g beim Hunde, intravenös beigebracht, allgemeine Analgesie, Minderung der Herzarbeit und Atemstörungen für etwa zwei Stunden hervor. M e n s c h e n, die 30 g der Tinktur genommen hatten, bekamen danach Erbrechen, Leibweh, Krämpfe und Schwächeanwandlungen[3]).

Matricaria nigellaefolia DC. Diese Pflanze, die in Natal für Rinder verheerend wirkt, äußert ihre Energie in frischem und getrocknetem Zustande und auch, nachdem sie in überhitztem Dampf sterilisiert worden ist. Für Rinder sind etwa 10 Kilo tödlich. Die Mortalität beträgt 80 Prozent. Die erzeugte Krankheit heißt „Staggers" oder „Pushing disease of cattle". Das Krankheitsbild wechselt von Fall zu Fall. Es kann so aussehen, daß die Tiere Futter verweigern und in tiefes Koma verfallen, das fünf Tage andauern kann. Gewöhnlich stellen sich nervöse Symptome ein: ruheloses Umherwandeln, stolperiger Gang, erschwertes Trinken und andere Koordinationsstörungen, auch Zwangsbewegungen, wie Schütteln der Ohren, und dann Lähmung. Besonders charakteristisch ist das Stoßen mit gesenktem Kopf gegen ein festes Hindernis. In akuten Fällen stellen sich noch in späteren Stadien heftiges Drängen und Purzelbäume ein. Die Dauer des Leidens kann Tage oder Wochen dauern. Der Leichenbefund ist bedeutungslos.

---

[1]) S c h o m b u r g k, Reis. in Brit. Guyana 1848, II, p. 434.
[2]) C o u d r e a u, Études sur les Guyanes 1887, p. 166.
[3]) A l t a m i r a n o, Therap. Gaz. 1884, p. 578.

Matricaria neglectifolia. In verschiedenen Gegenden von Natal kommt eine durch diese Pflanze erzeugte Krankheit vor und wirkt, wie die vorige, verheerend auf Rinderherden. Sie zeigen nach einer Inkubation von 20—42 Tagen ein ruheloses Umherwandern, unsicheren, stolperigen Gang, erschwertes Trinken, Zwangsbewegungen, wie Schütteln der Ohren und dann Lähmung, z. B. der Strecker der Vorhand mit Überköten. Als charakteristisch wird, wie bei der Matricaria nigellaefolia, das Stoßen mit gesenktem Kopf gegen ein festes Hindernis angesehen („Pushing disease", „Staggers" der Rinder). Dabei sind die Tiere nicht bösartig, sondern eher deprimiert. Das Krankheitsbild wechselt von Fall zu Fall und von Farm zu Farm, je nachdem die eine oder die andere Symptomengruppe mehr in den Vordergrund tritt. Schnell hört die Futteraufnahme auf. Die Tiere werden schwach und verfallen in Koma. In akuten Fällen äußern sie noch in späten Stadien heftiges Drängen. Sie schlagen Purzelbäume. Das komatöse Stadium kann bis fünf Tage dauern, die ganze Krankheitsdauer bis drei bis vier Tage, bis mehrere Wochen, vereinzelt bis zu drei Monaten. Zwischen dem 10. und 20. Tage kommen die meisten Tiere zur Notschlachtung. Die Mortalität beträgt etwa 80 Prozent. Auch die durch überhitzten Wasserdampf bei 115° C sterilisierten Pflanzen sind noch giftig. Bei Pferden, Schafen, Ziegen, Schweinen, Kaninchen ließ sich die Krankheit nicht hervorrufen[1]).

Cichorium Intybus L. Bei Beginn der Fütterung damit erkranken Rinder. Sie bekommen Speichelfluß, Kauen wird schwierig oder unmöglich, die Pupillen sind erweitert und die Beweglichkeit leidet. Es erfolgt schnell Erholung. Bei Menschen stört die Zichorie die Magenverdauung und verlangsamt sie noch stärker als Kaffee. Gleichzeitig wird Hyperazidität erzeugt.

Taraxacum officinale L. Der Löwenzahn gehört zu den Saponinpflanzen. Rote Blutkörperchen werden durch ein Fluidextrakt daraus gelöst[2]).

Eupatorium perfoliatum L. Der „durchwachsene Wasserhanf" enthält das ein Nitrat bildende Eupatorin. Eupatorium ruft bei seinem Gebrauche gegen Influenza schon nach einigen Dosen Nausea und bisweilen auch Erbrechen hervor. Nach etwa sechs bis sieben Stunden entstehen flüssige Stuhlentleerungen sowie reichliche Schweißabsonderung. Das wirksame Prinzip, Eupatorin, tötet Mäuse nach subkutaner Injektion. **E. ageratoides L.,** Schlangenwurzel, ruft, an Haustiere verfüttert, eigentümliche Lähmungssymptome, verbunden mit tetanischen Muskelkontraktionen, hervor. Die Erkrankung endet meist in 5—27 Tagen tödlich.

Santolina Chamaecyparissus L. tötet Eingeweidewürmer und Motten.

Grindelia robusta Nutt. Nach dem Gebrauch eines Fluidextrakts daraus entsteht Brennen im Magen und oft Durchfall. Dem ätherischen Öl aus der frischen Pflanze sollen giftige Eigenschaften zukommen.

Achillea Millefolium L. In dem blühenden Kraut der Schafgarbe wirken, solange es frisch ist, der Bitterstoff Achillein und ein ätherisches Öl. Nach Gebrauch von Infusen wurden einige Male Ausschläge beobachtet. Dieselben erstreckten sich über den ganzen Körper und

---

[1]) Andrews, Union of South-Africa 1923, S. 121.
[2]) Kroeber, Heil- u. Gewürzpflanzen 1925, Bd. 8.

stellten unerträglich juckende, kleine, bis erbsengroße, bald eitrig werdende Bläschen dar, die nach einigen Tagen eintrockneten. Große Gaben der Droge können Schwindel und Betäubung entstehen lassen. **A. Ptarmica L.** Das Blattpulver erregt Niesen.

Sonchus arvensis L. Die Wurzeln der S a u d i s t e l vergifteten einmal die Hälfte einer Herde von Schafen. Es starben 6, gelähmt und betäubt wurden 70.

Liatris odoratissima Willd. Darin findet sich Kumarin. Die Blätter töten Motten.

Rudbeckia laciniata hat giftige Blätter — wenigstens verfielen Schweine, die davon gefressen hatten, in eine Art Delirium, dem nach wenigen Stunden der Tod folgte. Sie suchten nach der Vergiftung Wasser auf und verblieben darin bis zum Tode. Als günstig für den Verlauf der Vergiftung wird das Eintreten von Brechen und Purgieren angesehen. Als wirksame Hilfsmittel haben sich Milch und Speck erwiesen, namentlich, wenn ihre Anwendung bald geschieht. Durch ausgewachsene Blätter dieser Rudbeckia sollen auch schon Menschen schwer, aber nicht tödlich vergiftet worden sein.

Parthenium hysterophorus L. enthält ein bitter schmeckendes Prinzip. Alkaloid scheint darin vorzukommen. Ein solches, das P a r t h e n i n, ruft zu 0,1 g bitteren Geschmack und Speichelfluß hervor. Bei Tieren soll nach größeren Mengen der Blutdruck und die Atmung sinken[1]).

Helianthus annuus L. schwächt bei Kalt- und Warmblütern die Herztätigkeit, läßt den Blutdruck sinken und erzeugt durch Beeinflussung des Großhirns Schlaf. Die Milz verkleinert sich[2]). Die Pflanze enthält ein Glykosid. Mehrere Menschen, die die Früchte der Sonnenblume auflasen, bekamen eine Dermatitis an Händen, Armen, Nacken und Konjunktivitis[3]). **H. tuberosus** hat Tiere vergiftet.

Spilanthes Acmella L. wird in Indien zur Fischvergiftung gebraucht. Sie scheint wie **S. oleracea Jacq.** ein scharfes, Schleimhäute anfangs reizendes, später anästhesierendes Prinzip zu enthalten.

Bidens frondosa L. erzeugt Reizung und Entzündung der Haut.

Schkuhria abrotanoides Roth. tötet Insekten.

Inula Helenium L. Das Stearopten des A l a n t s, der Alantkampfer, kann in großen Dosen, wie andere ähnliche Körper, die Funktion von Gehirn und Rückenmark herabsetzen und dadurch u. a. Erlöschen der Reflexerregbarkeit, resp. Lähmung erzeugen.

Helenium autumnale L., das als Fiebermittel in Amerika gebraucht wird, stellt ein starkes gewebsreizendes Mittel für Schleimhäute dar. Augentränen, Nasenlaufen, Erbrechen, Durchfall, stellen die entsprechenden Reizfolgen dar. Gastroenteritis bedingt den Tod der Versuchstiere. Die subkutane Injektion des wirksamen, kristallinischen Prinzips, das H e l e - n i n, schafft Ödem. Das Helenin lähmt das Herz durch Muskelbeeinflussung. Vieh, das die Pflanze frißt, wird dadurch vergiftet. **H. tenuifolium** Nutt. erzeugt bei Pferden und Maultieren Zucken des Kopfes, dann der übrigen Körpermuskeln. Daran schließen sich Konvulsionen, die in Intervallen auftreten. In diesen frißt das Tier. Von Schafen wird die

---

[1]) U l r i c i et D u e n a s, Revue bibliogr. univ. 1885, 30. juin.
[2]) T s c h i r w i n s k y, Arch. f. exper. Path. u. Pharmak. 1894, S. 162.
[3]) D r e y e r, Dermatol. Zentralbl. 1906, Nr. 2.

Pflanze gefressen. Das getrocknete Kraut wirkt auf Kühe noch giftig. Bei Menschen, welche Mehl verbraucht hatten, das mit der Pflanze in Berührung gekommen war, entstand Vergiftung mit Delirien, Muskelkrämpfen und Bewußtseinsverlust.

Anacyclus Pyretrum DC. Der wirksame Bestandteil, das Pellitorin, wird aus dem Harz erhalten. Es scheint ein Pyridinderivat zu sein, und erzeugt, wie Piperovatin, tetanische Krämpfe[1]).

Leucanthemum vulgare Lam. soll bei besonders dafür empfänglichen Individuen an der Haut Entzündung mit Jucken, Hitze und Blasenbildung hervorrufen.

Anthemis Cotula L. veranlaßt an der Haut Rötung und evtl. Blasen.

Pyrethrum.

Pyrethrum roseum Bieb. s. Chrysanthemum coccineum Willd., P. carneum Bieb., P. caucasicum Willd. und **P. cinerariaefolium Trev.** liefern das Insektenpulver. In den Blüten findet sich ein ätherisches Öl, eine Pyrethrotoxinsäure, die flüchtige Chrysanthemumsäure, und in Chr. cinerariaefolium das Alkaloid Chrysanthemin ($C_{14}H_{28}N_2O_3$)[2]). Neuerdings wurde im Insektenpulver ein Harz „Pyretol" als hellgelber Sirup gewonnen. Auf der Zunge soll es die Empfindung lähmen, zu 0,1 mg einen Frosch lähmen, aber bei Warmblütern auch zu 1—2 g unwirksam sein[3]). Das Pulver der Pflanzen ist für Insekten ein Gift. Hymenopteren gehen durch gutes Insektenpulver zugrunde. Die Einwirkung auf Mücken, Fliegen, Blattläuse ist keine dauernde, doch wird auch angegeben, daß die reifen Früchte von Chrysanthemum cinerariaefolium Fliegen stark und rasch betäuben und schließlich töten. Bei Menschen kann sein Staub Vergiftung erzeugen. Eine Frau, die viel von demselben auf ihr Bett gestreut hatte, wurde von Kopfschmerzen, Sausen vor den Ohren, Blässe des Gesichts, Schmerzen im Epigastrium, Übelkeit und synkopeartigen Erscheinungen ergriffen[4]). Auch Asphyxie kann durch Aufnahme des Pulvers in die Lungen entstehen. Nach Verschlucken von viel Insektenpulver sah man Bewußtlosigkeit und Albuminurie auftreten. Ein Kind von elf Monaten, das viel Pyrethrumpulver verschluckt hatte, wies als Symptome auf: Blässe, Kollaps, langsamen und schwachen Herzschlag, Atmungsstörungen und Erbrechen, wurde aber durch Brechmittel wiederhergestellt.

Centipeda orbicularis Clarke steht in einzelnen Distrikten von Australien im Verdacht, ein Gift für die Herden zu sein.

Tanacetum vulgare L.

Der Rainfarn besitzt ein ätherisches Öl. Sowohl Aufgüsse der Pflanze[5]) als das Öl haben mehrfach, als Abortiva[6]) oder Wurmmittel[7])

---

[1]) Dunstan and Garnett, Chemic. News. 1895
[2]) Zucco, Rendic. d. Acad. dei Linc., VI, p. 571.
[3]) Sato, Journ. of the Pharmac. Society of Japan 1905.
[4]) Boucard, L'Union médic. 1858, 57.
[5]) Pendleton, Amer. Med. Tim. 1861, 16. March. — Peyraud, Compt. rend. de l'Acad. des Sciences 1887, 525.
[6]) L. Lewin, Die Fruchtabtreibung, 4. Aufl., 1925, S. 431. Dort findet sich die gesamte Literatur.
[7]) Speier, Northwestern Lancet 1885, 1. Febr. — Bailey, St. Louis Courier, 1885, Apr.; Medic. News 1889, p. 408.

oder zu Selbstmord gebraucht, Vergiftung hervorrufen. Das Rainfarnöl enthält außer l-Kampfer und Borneol das β-Thujon (Tanazeton, Tanazetylhydrür), $C_{10}H_{16}O$, ein Methylketon. Das Tanazeton erzeugt bei Fröschen, denen die Dämpfe desselben zugeführt werden, schließlichen Verlust der willkürlichen und Reflexbewegungen und Lähmung der Nervenendigungen in den Muskeln. Bei Warmblütern veranlassen Inhalationen oder subkutane Injektionen von Tanazeton gleich dem isomeren Kampfer Krämpfe, einen rauschähnlichen Zustand, Salivation, Sinken der Körpertemperatur und Arhythmie des Herzens[1]). Der Zustand ähnelt dem der Hundswut („Simili rage"). Junge Rinder, welche auf der Weide Rainfarn in größeren Mengen gefressen hatten, gingen dadurch zugrunde.

Menschen, die das Öl zu 15—30 g gebrauchten, starben nach 1—2—3½ Stunden unter Krämpfen, die in Pausen von 5—10 Minuten eintraten, und sich auch als Opisthotonus und Trismus darstellen können[2]). Die Kranken werden bewußtlos, haben ein gerötetes Gesicht, Schaum vor dem Munde, erweiterte unbewegliche Pupillen, schnellen, später unregelmäßig werdenden Puls und beschleunigte, stertoröse Atmung. Wiederherstellung nach schwerer Vergiftung durch 7 g kam zustande. Bei einer Vergiftung mit dem Aufguß der Pflanze wurde Kälte der Haut, Pupillenverengerung und Lähmung der willkürlichen Muskeln beobachtet. Bisweilen haben die Krampfanfälle den Typus der epileptoiden. Kauen der Blüten kann Schwellung der Lippen erzeugen, und Hautausschläge, z. B. pustulöser Art, bei der Vergiftung mit dem Öl entstehen. Die Ausstoßung des Fötus erfolgt gewöhnlich nicht. Die Sektion ergab den Geruch des Öls in den Körperhöhlen und Gastritis. Die Generationsorgane waren nicht entzündet. Die Vergiftung ist mit Brech- und Abführmitteln, reizenden Klistieren und Exzitantien zu behandeln.

Artemisia Absinthium L.

Der Wermut, von dem schon ein alter Schriftsteller sagte: „At tetra Absinthi natura", besitzt ein giftiges ätherisches Öl mit Thujon und einen Bitterstoff, das Absinthiin, das für sich in großen Dosen Schwindel und Betäubung hervorrufen soll. Bei Tauben ist es bis zu 2 g ungiftig. Das Wermutöl hebt bei Fröschen die Erregbarkeit des Rückenmarkes auf. Bei Warmblütern steigt der Blutdruck nach mittleren und sinkt nach großen Dosen. Die Atmung wird bei normalem Pulse dyspnoetisch und der Tod erfolgt durch Lähmung des Atmungszentrums. Ulzerationen oder Entzündung des Magens und Darms sind, ebenso wie Nierenveränderungen, selten. Die schädlichen Wirkungen des Absinthlikörs sind wesentlich dem Gehalt desselben an Absinthöl zuzuschreiben. Besonders soll Epilepsie bei Säufern dadurch bewirkt werden können. Schon gegen Ende des 17. Jahrhunderts wurde angegeben, daß da, wo Bier mit Absinth statt Hopfen bereitet werde, die Trinker besonders unangenehme Symptome, wie Schwindel, heftiges Kopfweh usw., bekämen.

---

[1]) Putzeys, Bull. de l'Ac. de Méd. Belge, T. XII, 3. Sér., Nr. 11.
[2]) Dalton, Schmidts Jahrb., Bd. LXXIV, p. 296.

Der Absinthismus deckt sich nur zum Teil mit dem Alkoholismus. Als Symptome erscheinen: Ameisenkriechen, schmerzhaftes Ziehen in den Gliedern, gesteigerte Empfindlichkeit der Hautnerven, Zittern, Gedächtnisschwäche, Halluzinationen und Epilepsie. Der Alkohol und das Absinthöl, evtl. mit anderen Ölen des Absinthlikörs, wie Anisöl, Fenchelöl usw., sind Ursache dieses Zustandes[1]). Die Hauptrolle spielt meines Erachtens der Alkohol hierbei als Schrittmacher des Öls. Säugetiere zeigen nach kleinen Gaben Absinthöl Muskelzittern und stoßweise Muskelzuckungen, die sich vom Kopfe auf den übrigen Körper ausdehnen. Größere Dosen veranlassen ferner Trismus oder Konvulsionen mit Zusammenklappen der Kinnladen, stertoröse Respiration und unwillkürliche Entleerungen von Harn und Kot. Solche Anfälle wiederholen sich in Pausen von 10 bis 20 Minuten[2]).

Bei Menschen erzeugen große Dosen von Wermut Magenschmerzen, Übelkeit, Erbrechen, auch wohl Schwindel und Betäubung. Ein Mann, der ein konzentriertes Infus aus Wermut getrunken hatte, bekam Schwindel, Schwäche, Zittern in den Beinen, anhaltenden Harndrang und Brennen in der Glans penis. Nach 15 g Absinthöl traten bei einem Erwachsenen Konvulsionen, Trismus und Schäumen des Mundes auf[3]). Die Erscheinungen verloren sich in 48 Stunden. Ein 30jähriger Mann trank ca. ¾ Liter Absinth (mit 60 Prozent Alkohol) auf einen Zug aus. Er stürzte besinnungslos zu Boden. Drei Stunden darauf kam er puls- und respirationslos mit einer Temperatur von 34,5° C ins Hospital. Durch Magenspülung, künstliche Respiration, Faradisierung des Phrenikus, Exzitantien wurde zwar Atmung und Herztätigkeit angeregt, doch trat nach 18 Stunden trotzdem der Tod ein. Für gewöhnlich äußert sich der akute Absinthismus in konvulsiven Anfällen, an welchen sich zwei aufeinanderfolgende Phasen unterscheiden lassen. Die erste, gewöhnlich kurz dauernde, ist die der tonischen Krämpfe, charakterisiert durch Steifigkeit der hinteren Hals- und Rückenmuskeln, wodurch Opisthotonus entsteht. Das zweite Stadium besteht in klonischen Krämpfen der verschiedenen Muskelgruppen mit Ausnahme der des Gesichts, Zähneknirschen usw. Besonders charakteristisch ist das Schlagen der Brust, das die Folge des stets vorhandenen Oppressionsgefühls ist. Das ganze Krankheitsbild spielt sich in etwa einer Stunde ab, worauf die Kranken erwachen.

In Frankreich, Belgien, der Schweiz besteht ein vollständiges Fabrikations- und Einfuhrverbot des Absinths. Absinthpflanzungen sind vernichtet worden.

Artemisia Abrotanum L. enthält das Alkaloid Abrotin, das ein Herzgift für Frösche ist.

Artemisia maritima L. Santonin.

Vergiftungen mit Zittwerblüten, den Blütenköpfchen der A. maritima und dem darin besten Falles zu 1,3 Prozent enthaltenen, auch in A. gallica Willd. vorkommenden Santonin ($C_{15}H_{18}O_3$), das

---

[1]) Cadéac et Meunier, Revue d'Hygiène, T. XI, p. 1060. — Bull. de l'Acad. de Médec. 1889, 10. Sept.
[2]) Magnan, Compt. rend., Bd. LXXII, 5, 1871 u. Gaz. des hôpit., 1869, p. 79, 82 u. ff. — Laborde, L'Union méd. 1889, p. 516.
[3]) Smith, The Lancet 1862, 6. Dec.

Lakton der Santoninsäure[1]), kommen bei der arzneilichen Anwendung, besonders der in der Dosierung nicht immer zuverlässigen Trochisci Santonini oder durch Zufall zustande. Schwere Vergiftung sah man schon nach 0,06 g oder nach Verbrauch von 0,15 g Santonin in drei Tagen[2]) und den Tod zwölf Stunden nach dem zweimaligen Einnehmen von je 0,06 g Santonin[3]) oder zwei Tage nach Aufnahme von noch nicht 10 g Fl. Cinae[4]) auftreten. Bei Kindern erfolgte jedoch noch Wiederherstellung nach 0,72 g Santonin und nur leichte Intoxikation nach zwei Dosen von je 0,18 g. Erwachsene haben Dosen von 0,5 und 1 g und vom Santoninnatron noch mehr ohne sonderlichen Nachteil genommen.

Das Santonin wird von den Schleimhäuten der ersten Wege aus resorbiert, da Speichel, Galle, pankreatischer Saft[5]) und Magensaft[6]) es lösen. Nach subkutaner Injektion von Santoninnatron wurde in Versuchen, die ich anstellen ließ[6]), im Dünndarm Santonin gefunden. Meine Annahme, daß ein Teil des vom Magen und Darm aus resorbierten Santonins wieder in den Darm ausgeschieden wird, ist dadurch erwiesen worden, daß sich besonders in den unteren Darmabschnitten das Santonin als rosa gefärbte Substanz vorfindet. Angeblich soll Santonin nicht in die Milch übergehen. Ich halte dies für unrichtig. Der gelbe Harn nach Santoningebrauch dreht links und enthält zwei bis drei Tage lang wahrscheinlich noch Santonin in einer Form, die durch molekulare Umlagerung infolge von Wasserentziehung entstanden ist[7]) neben Santogenin[8]). Santoninharn, stark alkalisch gemacht, wird rot. Fügt man zu Santonin Alkohol und Natronlauge, so entsteht die gleiche Färbung. Wenn Santoninharn fault und alkalisch geworden ist, so kann er rot werden. Die besondere Gefährlichkeit des Santonins liegt in seiner durch die langsame Ausscheidung bedingten kumulativen Wirkung. Einzelne Vergiftungssymptome können zwei bis drei Tage anhalten. Die ganze Vergiftung kann auch in sechs bis acht Stunden beendet sein. Für die Giftwirkung der Zittwerblüten kommt auch noch das in denselben enthaltene ätherische Öl in Frage. Die durch Santonin hervorgerufene Erregung der Großhirnrinde gibt sich in den nachfolgend geschilderten Symptomen kund. Santonin erniedrigt die Rektaltemperatur bei Versuchstieren durch eine Steigerung der Wärmeabgabe, die wieder bedingt ist durch eine vasodilatatorische Wirkung auf die peripherischen Gefäße.

Hunde reagieren bisweilen auf Santonin unangenehm. Nach 0,2 g, die gegen Spulwürmer gegeben worden waren, starb ein solches Tier, nachdem Unruhe, Zittern, Krämpfe und Schlafsucht vorangegangen waren, nach drei Stunden.

---

[1]) Der Lactoncharakter des Santonins wird für die Erregung, der die Wurmmuskulatur unterliegt, verantwortlich gemacht, während er für die krampferregende Wirkung des Santonins bei Säugetieren nicht in Frage kommt (Trendelenburg, Arch. f. exp. Pathol. . . . 1915, Bd. 79).
[2]) Demme, Ber. d. Jennerschen Spitals, 1891.
[3]) Grimm, Schweiz. Zeitschr. f. Med. 1852, H. 4, p. 492.
[4]) Linstow, Vierteljahrschr. f. ger. Medic., Bd. XXI, 1874, p. 80.
[5]) Schaur, Ursach. d. versch. Verhalt. einiger Harze, Dorpat 1866.
[6]) Caspari, Über das Verhalten des Santonins, 1883.
[7]) L. Lewin, Berl. klin. Wochenschr. 1883, Nr. 12.
[8]) Jaffé, Zeitschr. f. klin. Mediz., Bd. XVII, H. 3 u. 4.

Die Vergiftungserscheinungen nach Flores Cinae stellten sich in einem tödlichen Falle als zweitägiges Erbrechen, Schmerzen in der Magengegend, Konvulsionen, Kälte der Haut, weite, kaum reagierende Pupillen, Somnolenz und Asphyxie dar. Nach Santoninvergiftung werden Augenflimmern, Reaktionslosigkeit der Pupillen und Gelbsehen (Xanthopsie), resp. Violettsehen, das mitunter mehr als zwölf Stunden anhält, beobachtet. Weiße Flächen erscheinen grüngelb, dunkle violett, blaue grün, orange blaßrot und grüne gelbgrau. Innerhalb des Bannkreises einer besonderen individuellen Reaktionsfähigkeit können sogar verschiedene Dosen bei dem gleichen Individuum verschiedenartige Farbenstörungen hervorrufen. So sah ein junger Mann nach 0,3 g Santonin die Gegenstände gelb, nach 0,6 g (!), die nach 36 Minuten gegeben wurden, rot, nach einer weiteren halben Stunde orange und dann wieder gelb. Einem anderen erschienen sie nach 0,3—0,6 g blau. Die Ursache der Xanthopsie liegt wahrscheinlich in nervösen Störungen der Netzhaut[1]). Sie hat keinerlei Beziehung zu etwaiger Santonin-Gelbfärbung des Blutserums oder der Augenmedien. Das gelbe Produkt fand man bisher nur in der Markschicht der Nieren. Seltener sind Amblyopie und Amaurose. Ein fünf Jahre altes Kind hatte gegen Spulwürmer 0,03 g Santonin erhalten mit 7 g Rizinusöl. Nach acht Stunden erschien Stuhl mit Würmern. An den beiden nächsten Tagen bestand äußerste Schwäche, Unfähigkeit, die Glieder zu bewegen, am dritten Tage aber völlige Blindheit, die in den nächsten drei Monaten noch nicht gewichen war. Bei einem sechs Monate alten Kinde blieb die Blindheit 2½ Monate und bei einer 60jährigen Frau, die Pulver aus 0,12 g Santonin in Intervallen von zwölf Stunden eingenommen hatte, war das Sehvermögen nach 24 Stunden fast ganz geschwunden und die Pupillen weit. Nach einem Klistier gingen drei Bandwürmer ab und das Sehvermögen kehrte sofort zurück. Für eine Woche blieb noch Grünsehen zurück. Nach Santonin kommen auffallend lange Nachbilder. Bei allgemeinen Konvulsionen können auch die äußeren Augenmuskeln funktionell leiden.

Halluzinationen kommen in allen Sinnen vor, meist bei Krampfzuständen. Ein dreijähriges Kind nahm im Verlauf von 1½ Stunden 0,24 g Santonin in Form der bekannten Zeltchen. Bald darauf stellten sich angenehme Halluzinationen ein, denen aber in der Nacht klonische Krämpfe, Rollen der Augen und Halluzinationen schreckhaften Inhalts (Tiervisionen) folgten. Es bestand hochgradige Aufregung bei weiten Pupillen, einem Pulse von 120 und Temperatur von 37,4° C. Das Kind litt ferner an häufigem Urindrange und Blasenkrampf, während die klonischen Krämpfe sich alle fünf Minuten wiederholten. Da ein gegebenes Laxans erbrochen wurde, wurde durch ein Klistier Stuhlgang erzielt. Eine Gabe von 0,2 g Antifebrin beruhigte das Kind sehr schnell. Noch am dritten Tage war Santonin im Harne nachweisbar und das Kind war noch tagelang sehr aufgeregt und reizbar. Es erscheinen ferner mehr oder minder häufig Brennen in der Harnröhre beim Harnlassen, Strangurie, Hämaturie, Albuminurie, Cylindrurie. Gelegentlich kamen kleine Ulzerationen an Zahnfleisch, Lippen und Zunge vor, Magenschmerzen. Aufstoßen. Häufig sind: Übelkeit,

---

[1]) Vergl. meine vollständige kritische Darlegung der Forschungsergebnisse in meinem Augenbuch. Dort auch das Verzeichnis der gesamten Literatur.

Erbrechen, Speichelfluß, Kollern im Leibe, Durchfälle, Ikterus, Schweiße, Urtikaria, Bläschen u. a. m., am Gesicht ödematöse Anschwellung[1]), Fieber und Milzschwellung. Fast nie fehlen Kopfschmerzen und Schwindel, und häufig sind: ein rauschähnlicher Zustand[2]), Zittern, taumelnder Gang, Umfallen, stertoröse Atmung, tetanische Konvulsionen und Trismus mit Bewußtlosigkeit. Vereinzelt entstand Parese der Beine. Die Krämpfe können in allen Stärkegraden von leichtem, konvulsivischem Zucken der Gesichtsmuskeln und Finger, krampfhaftem Verdrehen und Rollen der Augen bis zu schweren paroxysmenweis auftretenden, klonischen und tonischen Krämpfen der Gesichts- und besonders der Kiefermuskeln, sowie der Muskeln des Rumpfes und der Gliedmaßen vorhanden sein, indem sie allmählich an Ausdehnung zunehmen oder jäh große Muskelgruppen ergreifen. Sie sind gewöhnlich mit tiefer Bewußtlosigkeit verbunden und halten mehrere Stunden an, um dann langsam zu schwinden und tiefem Schlaf Platz zu machen. Eine Vorstellung von der Heftigkeit, die dieselben erlangen können, gibt folgende Schilderung. Ein 2½ Jahre alter Knabe hatte einen Teelöffel voll Flores Cinae erhalten. Nach zehn Minuten stellte sich Erbrechen nebst allgemeinen Krämpfen ein. Sie bestanden in Verdrehungen der Glieder nach allen Richtungen, wobei nur Zehen und Finger frei blieben. Kopf und Rumpf wurden bald rückwärts, bald vor-, bald seitwärts geworfen. Von Zeit zu Zeit kamen Erschütterungen durch den ganzen Körper, mit Stampfen der Füße und Stoßen mit dem Kopfe nach hinten und oben. Vorzugsweise wurden die Stöße in der Oberbauchgegend und Brust von der aufgelegten Hand gefühlt. Die Augäpfel waren bald konvulsivisch nach oben gewandt, bald starr nach außen gerichtet, die Pupillen weit und reizlos. Die Zunge war zuweilen zylindrisch zusammengezogen und krampfhaft zwischen den Lippen hindurchgedrängt[3]). In anderen Fällen bestand Trismus mit Schaum vor dem Munde, Tetanus und Opisthotonus. Kongestionen nach dem Kopfe können bei den Krämpfen vorhanden sein. Bei manchen Individuen bewirkt das Santonin eine allgemeine U n r u h e. In einem solchen Falle lief die Kranke in großer Erregung im Zimmer umher, gab an, daß das Bett mit ihr tanze, erzählte Scherze, und lachte laut. Dazu können sich gesellen oder auch allein bestehen: Halluzinationen des Geruchs, seltner des Geschmacks und Gefühls. Auch ausgesprochene Delirien kommen vor. In einem Falle nahm man ein eigentümliches Rückwärtslaufen wahr. Statt der Erregung oder auf diese folgend beobachtete man auch Prostration oder tiefes K o m a. Oppressionsgefühl kann dieselben einleiten. Die Kranken können nicht Hände und Füße bewegen, haben aber für eine gewisse Zeit noch einen Bruchteil ihres Bewußtseins behalten, so daß sie, aufgerüttelt, Fragen richtig beantworten. Der Puls wird klein oder unfühlbar, die feuchtkalte Haut nimmt die bereits angegebenen Farbenveränderungen an, bisweilen wird sie sogar gegen Stiche unempfindlich, die Augen sinken ein und das Bewußtsein schwindet ganz. Vereinzelt kam Aphasie vor. Drei Stunden nach dem Einnehmen von 0,05 g Santonin konnte ein Mädchen auf alle Fragen, deren Sinn sie verstand, nur das Wort „mais" erwidern. Allmählich schwand dieser mit

---

[1]) S i e v e k i n g, Brit. Med. Journ. 1871, p. 166.
[2]) R o s e, Virchows Archiv, Bd. XVI, p. 233 u. Bd. XVIII, pag. 15.
[3]) N o a c k, Jahresb. f. d. ges. Medic., Bd. 38, S. 19.

Gelbsehen verbundene Zustand[1]). Bei Fröschen verschwinden die Krämpfe durch Abtrennen des Rückenmarks von der Medulla oblongata.

Es gibt auch ein Bild von den Folgen einer chronischen Santoninzuführung, die einen Knaben betraf, der innerhalb vier Monaten mindestens 4 g davon eingenommen hatte. Er hatte vom Arzt mehrmals das Mittel verschrieben bekommen. Daran anschließend gab die Mutter unautorisiert das Mittel weiter. Dem Kinde wurden die Beine schwächer, die Sprache schwerer, die Stimme immer tonloser, der Kranke hatte die verschiedensten Gesichtshalluzinationen, Xanthopsie, die Pupillen wurden weit, reaktionslos, die Atmung beschleunigt, Puls 80, endlich konnte der Knabe sich auch im Bette nicht mehr erheben. Keine Entartungsreaktion, kein Fußklonus, normale Patellarsehnenreflexe. Sensibilität gut erhalten. Es bestanden Xanthopsie, Pupillenstarre, Lichterscheinungen. Außerdem hatte der Knabe Anfälle von länger andauernden klonischen Zuckungen in den Beinen, weniger in den Armen, in den Augen und im Gesichte ohne Bewußtseinsstörung. Sechs Wochen dauerte es, bis unter Jod und Brombehandlung Besserung eintrat[2]). Die Sektion ergab bei Tieren belanglose Hyperämie der Rückenmarks- und Gehirnhäute, sowie der Gehirnsubstanz.

Nachweis: Verwandt werden der Harn, der auf Zusatz von Natronlauge rot wird, Erbrochenes, Darmentleerungen, der Magen und der untere Teil des Darmes. Im Blute gelingt der Nachweis nur, wenn sehr viel resorbiert wurde und nicht lange Zeit verflossen ist. Das Untersuchungsobjekt wird nach Dragendorff mit Kalkmilch behandelt, mit Alkohol maceriert, der Alkohol abdestilliert und der alkalisch-wässerige Rückstand zur Reinigung mit Benzin ausgeschüttelt, die Flüssigkeit dann zur Zerlegung des Kalziumsantonats mit Salzsäure angesäuert und mit Benzin behandelt. Nach Verjagen des Benzins bleibt Santonin. Es dreht links, wird beim Erwärmen mit Zyankalium bis zum Schmelzen, oder beim Versetzen mit alkoholischer Kalilauge, oder beim Behandeln mit konz. Schwefelsäure und verdünntem Eisenchlorid, oder beim Verbrennen mit Schwefelsäure und Äthylalkohol rot. Befeuchtet man ein fein zerriebenes Gemenge von Santonin und Wismutsubnitrat mit Schwefelsäure, so entsteht Blaufärbung. Nimmt man statt Wismutsalz Diphenylamin, so entsteht beim Erwärmen Rotbraun- und nach über zwölf Stunden Grünfärbung. Bei Anwesenheit von Santonin im Harn tritt, wenn man Fehlingsche Lösung hinzufügt, eine grüne Farbe auf[3]).

Behandlung: Brechmittel, Magenausspülung und reichlich Abführmittel, die Äther- oder Chloroformnarkose, oder Paraldehyd innerlich zur Beseitigung der Krämpfe, und evtl. Exzitantien für das Herz. Entleerende, besonders Essigklistiere, allein oder in Verbindung mit Baldrian, haben sich in solchen Fällen hilfreich erwiesen. Will man Brechmittel anwenden, so ist das Apomorphin angezeigt, weil es auch bei Trismus zur Resorption und zur Wirkung gebracht werden kann. Für die Wegsamkeit der Niere muß durch starke Kaffeeaufgüsse oder diuretisch

---

[1]) Dunoyer, Gaz. hebdom. de Médec. 1884, p. 645.
[2]) Van Rey, Therap. Monatsbl. 1889, Nov.
[3]) Neuhaus, D. med. Wochenschr. 1906, S. 466.

wirkende pflanzensaure Alkalien (Kalium aceticum, Tartarus boraxatus und andere) gesorgt werden.

Das **Wurmsamenöl,** Oleum Cinae (Cineol und Dipenten) erzeugt bei Tieren Muskelzuckungen, sowie verminderte Sensibilität und tötet Kaninchen zu 2 g[1]).

Santoninoxim, ein Derivat des Santonins, wirkt diesem ähnlich, aber schwächer. Das gleiche gilt vom **Photosantonin, santoniger Säure** und verwandten Isomeren und Derivaten.

Arnica montana L.

Die Blüten und Wurzeln der Wohlverleih enthalten ein ätherisches Öl, sowie den amorphen Bitterstoff Arnicin. Es liegen Versuche mit allen Teilen der durch längere Aufbewahrung unwirksam werdenden Pflanze an Menschen und Tieren und Vergiftungen mit der Arnikatinktur vor. Die gepulverten Arnikablüten rufen an Schleimhäuten Rötung, die filtrierte oder unfiltrierte Tinktur auch an der Oberhaut unter Jucken und Brennen Ausschläge hervor. Bringt man die Tinktur auf eine empfindliche Haut, so entsteht, je nach der Beschaffenheit des Präparates, Jucken oder Brennen und nach einiger Zeit Rötung und Schwellung besonders im Gesicht, so daß die Augen nicht geöffnet werden können, und Dysphagie durch Schwellung des Halses. Ein Mann wandte bei einer Luxation seines rechten Armes Arnikatinktur unverdünnt an. Bald nach der Einreibung empfand er an der betreffenden Stelle ein schmerzhaftes, brennendes Gefühl, dem Entzündung und Schwellung der Haut folgten. Auch die linke Hand, die Arnika eingerieben hatte, war rot und entzündet. Hierzu gesellte sich Fieber, so daß der Kranke acht Tage das Bett hüten mußte. Bisweilen schwellen in solchen Fällen auch die Lymphdrüsen an. Manche Menschen bekommen nach Arnika auf einem ödematösen Hauterythem miliare bis linsengroße, eiterhaltige Bläschen und selbst ausgebildete Bullae[2]). Auch eine erysipelatöse Form mit Fieber kommt vor. Diese Veränderungen haben entsprechende Allgemeinerscheinungen im Gefolge. Als Beispiel, wie der Verlauf einer solchen Veränderung sich gestaltet, sei folgendes angeführt. Es machte jemand zweimal Umschläge mit Arnikatinktur auf eine durch Stoß am Schienbein veranlaßte Exkoriation. Die bestehende Röte nahm bald zu; es entstanden Phlyktänen von Fünfmarkstückgröße, die von kleinen, dunkelroten Erhabenheiten umgeben waren. Trotzdem wurden die Umschläge noch zweimal wiederholt. Als sich das gesunde Bein mit dem kranken im Bett berührte, erkrankte auch dieses mit einem Ausschlag. Schmerzen raubten dem Kranken den Schlaf. Auch im Gesicht erschienen, vielleicht durch Übertragung, Bläschen. Die Hände blieben aber frei. Der Ausschlag ähnelte einem Eczema rubrum. Erst nach 14 Tagen war er verschwunden. Ist ein solches Ekzem durch Arnika entstanden, dann wird leicht an irgendeiner entfernteren Stelle, z. B. dem Gesicht oder Nacken, die dem Druck, einer Reibung oder der Hitze ausgesetzt ist, reflektorisch ebenfalls ein Ekzem entstehen. In seltenen

---

[1]) Rose, Arch. f. path. Anat., Bd. XVI, S. 223.
[2]) Ochsenheimer, Österr. Wochenschr. 1844, Nr. 9.

Fällen gehen die örtlichen Veränderungen bis zu **oberflächlicher Gangrän**. Ein Kranker, der mehrfach gegen ein Ekzem Arnikatinktur angewandt hatte, sah sehr bald das ursprüngliche, eng begrenzte Leiden sich weiter ausdehnen. Die Haut wurde rot, schmerzhaft, geschwollen und bedeckte sich mit Papeln, Blasen und Pusteln. Nach 10—12 Tagen bestanden diese Veränderungen noch, und dazu hatten sich Stellen mit je einem oberflächlichen, zentralen, blauschwarzen, bis bohnengroßen Brandschorf gesellt. Da, wo dieselben schwanden, entstanden Ulzerationen[1]).

Arnikablüten-Aufgüsse (0,3 bis 1 bis 2 g : 120 Wasser), **die in den Magen eingeführt werden**, erzeugen Brennen und Kratzen im Munde und auch wohl Dysphagie. Die letztere erschien in einem Falle sogar nach Aufbringen von Arnikatinktur auf eine Kontusion. Man beobachtet ferner bisweilen Auftreibung des Magens oder Magenschmerzen, Ekel, Aufstoßen, Leibschneiden und ab und zu auch Tenesmus und Diarrhöe. Der Harn kann eine ikterische Färbung annehmen. In manchen Fällen zeigen sich drückender Kopfschmerz, Benommenheit, Schwindel und unruhiger Schlaf. Große Dosen lassen neben gastrointestinalen Nebenwirkungen noch Kollaps mit fadigem Puls und Kopfweh selbst mehrere Tage anhalten. Auch eine gleichzeitige Erschwerung der Atmung und Schwere im Kopfe kommen vor. Bei einem Manne, der gegen Influenza 0,18 g Pulv. rad. Arnicae genommen hatte, erschienen nach acht Minuten starkes Herzklopfen, allgemeine Kälte des Körpers, Angst und Schwindelgefühl. Die beiden letztgenannten Symptome sind häufiger beobachtet worden. Ganz vereinzelt wird von Tetanus berichtet.

Nach dem Trinken eines Tees aus Arnikablättern (ein paar Finger voll auf 1 Liter Wasser) entstand ebenfalls nach gastrischen Symptomen mit choleraartigen Durchfällen Kollaps und nach Opium Besserung. Ein Mann trank aus Versehen ca. 70 g **Arnikatinktur** und starb unter Magenschmerzen in 36 Stunden. Der eingedampfte Mageninhalt des Vergifteten rief auf der Haut eines Gesunden Reizungserscheinungen hervor[2]) Nach versehentlichem Trinken eines Arnikaliniments kamen: Konstriktion im Halse, Dyspnoe, Spasmus glottidis und Asphyxie und trotz der Anwendung der Magenpumpe der Tod.

Senecio canicida Moc.

Die Yerba dellos Perros enthält, besonders in der Wurzel, ein bei Warm- und Kaltblütern giftiges, pikrotoxinartige Krämpfe, Pupillenerweiterung, Polyurie, Fieber und Respirationsstillstand erzeugendes Prinzip. Die Vergiftung läßt aufeinanderfolgend ein Stadium der Exzitation, Depression und der Krämpfe erkennen. Beim Menschen treten nach giftigen Mengen von Dekokten der Pflanze Übelsein, allgemeine Mattigkeit, Angst, Oppression, Schmerzen in Muskeln, Beschleunigung und Unregelmäßigkeit des Pulses bei Atemverlangsamung und Dyspnoe, Mydriasis, Trismus und Konvulsionen ein. Das Bewußtsein bleibt erhalten. — **S. vulgaris L.,** Speikraut, Würgkraut, enthält zwei Alkaloide, Senecionin und Senecin, von denen das eine kurareartig und als

---

[1]) Secheyron, Ann. d'hygiène publ. 1886, 3. Sér., p. 158.
[2]) Lancet 1880, Vol. II, p. 65.

Herzgift wirken soll. Ebenso **S. Jacobaea L.**, das auf den Uterus zu wirken scheint, und Abort erzeugen könnte. Bei Pferden kann dadurch eine Futtervergiftung entstehen, die zu Leberatrophie führen können soll. **S. Kaempferi DC.** enthält eine ungesättigte Fettsäure, S e n e c i o s ä u r e, die an der hautrötenden Wirkung der Pflanze beteiligt ist. Sie ist D i - m e t h y l a c r y l s ä u r e. Es gibt aber eine andere Seneciosäure, die Konvulsionen erzeugt. — **S. latifolius** enthält zwei Alkaloide: S e n e c i - f o l i n ($C_{18}H_{27}O_8N$) und S e n e c i f o l i d i n, von denen das erstere für Tiere ein Gift darstellt. **S. Grayanus Hemsl.** und **S. cervariaefolius Hemsl.** haben giftige Wurzeln.

Gallilepis laureola DC. ist eine sehr giftige südafrikanische Pflanze, die auch Eingeweidewürmer tötet.

Aster erigeroides Harv. ist ein Anthelmintikum.

Athrixia heterophylla Less. besitzt Reizwirkungen für Schleimhäute, erzeugt z. B. heftiges Niesen.

Carlina acaulis L. Die E b e r w u r z sollte, was falsch ist, das resinöse A t r a k t y l i n enthalten, das bei Tieren in kleinen Dosen Krämpfe, in großen Lähmung erzeugt[1]. Es liegt hier eine Verwechselung mit der folgenden Atractylis gummifera vor. Für Kaninchen ist auch die frische Wurzel der Eberwurz ungiftig[2]).

Atractylis gummifera L. hat mehrfach Vergiftungen erzeugt[3]). Von arabischen Frauen wird die Wurzel, wie Mutterkorn, als Abortivmittel gebraucht. Die Vergiftungssymptome bestehen in Erbrechen, Leibschmerzen, Anurie, kleinem und frequentem Pulse und dem Tode vorangehenden Krämpfen. Eine Harzsäure, das vorerwähnte A t r a k t y l i n, ist vielleicht der wirksame Bestandteil. Drei Kinder aßen von der Wurzel der Atractylis gummifera L. (C a r l i n a g u m m i f e r a Less.) Nach 24 Stunden erkrankte eins davon unter heftigen Atmungsbeschwerden und Somnolenz. Schließlich kollabierte es und starb. Bei dem zweiten Kinde zeigten sich die ersten Symptome der Vergiftung noch später. Erst 48 Stunden nach Genuß der Wurzel trat die gleiche mühsame Atmung auf. Trotz zugezogener ärztlicher Hilfe starb der Knabe im Koma unter deutlichen Zeichen der Asphyxie. Die S e k t i o n der beiden Kinder zeigte nur kongestive Hyperämie des venösen Systems, besonders im Gehirn und in den Lungen. Die Fasern der Wurzeln wurden im Magendarmkanal gefunden. Das dritte Kind, das nur sehr wenig von der Giftpflanze genossen hatte, erhielt eine große Dosis Rizinusöl und genas[4]). Ich kenne außer diesen noch drei weitere Todesfälle von Kindern. Der Genuß des Wurzelsaftes, der sterilen Frauen gegeben worden war, rief ebenfalls schwere Magensymptome, Respirationsbeschleunigung, Anurie, Erniedrigung der Körperwärme auf 33,8° C, Sopor und Tod hervor. Die Autopsie ergab Blutextravasate auf allen Schleimhäuten. Die Magenschleimhaut war mit kolloiden, gelblich-grünen Massen bedeckt, die auch die Ausführungsgänge ihrer sämtlichen Drüsen anfüllten[5]).

---

[1] L a z z a r o, Arch. di Farmacol. 1894, p. 236.
[2] H u s e m a n n, Wien. med. Blätter 1897, Nr. 41 u. 42.
[3] C u r c e n e t, Arch. de Médec. et pharmac. militaire 1892, XIX, p. 303.
[4] Z a m m i t, Brit. med. Journ. 1898, 22. Jan.
[5] M a l a f o s s e, Gaz. des hôpit. 1905, Nr. 10.

Cnicus benedictus L. Das kristallinische Knicin des Kardobenediktenkrautes rief zu 0,36 g Brennen im Schlunde und Ösophagus, Erbrechen, Kolik, Durchfall und Fieber hervor.

Crepis lacera Tenore. (Ichthyotere Cunabi Mart.) Das Kraut soll verschiedentlich durch Verwechselung mit den Blättern von Cichorium Inthybus ganze Familien unter Erbrechen, Durchfällen, auch Delirien, Konvulsionen, Pupillenerweiterung, Kollaps, Singultus vergiftet, evtl. in zwei bis drei Tagen getötet haben. Die Sektion ergab Entzündung der Eingeweide und Hyperämie der Lungen.

Onopordon Acanthium L. Die Wurzel der Krebs- oder Eselsdistel tötet Vögel, Hunde usw. und vergiftet Menschen unter Erbrechen, Durchfall und Konvulsionen. Von dem wässerigen Extrakt der Pflanze töten 24 g einen Hund in neun Stunden. Vielleicht ist diese Wirkung auf einen Gehalt der Pflanze an Knicin zurückzuführen.

Cynara Scolymus L. Der Genuß von Milch, die von mit Artischocken gefütterten Kühen herstammt, soll bei Kindern Erbrechen und Durchfall erzeugen. Man stellte aus den Blättern ein alkaloidartiges Weichharz dar, das bei geeigneter Behandlung einen in Wasser löslichen, bei Fröschen nach 10 Minuten vermehrten Herzschlag und nach zwei Stunden den Tod der Tiere herbeiführte. Wiederholt wurden nach dem Genießen von gekochten Artischocken von Menschen Vergiftungen beobachtet. Es stellten sich ein: Magenkrämpfe, Erbrechen und Durchfälle. Es handelt sich hierbei wohl immer um verdorbenes Material. Man stellte aus einem solchen, das Vergiftung erzeugt hatte, einen Koli-Bazillus und einen Mikrokokkus dar, der Scheiben der Artischocken eine grüne Farbe mitzuteilen die Fähigkeit hatte und für Kaninchen pathogen war. Die auf Artischocken spontan entstandene grüne Farbe wandelt sich in Blau. Der Blaustoff färbt Wolle. Artischocken dürfen nicht zum Genusse aufbewahrt und blaugewordene nicht gegessen werden.

Carthamus corymbosus L. Der Wurzelsaft soll die Haut entzünden.

Lactuca virosa L.

Der Giftlattich, der alte Thridax, sowie **L. sativa L., L. Scariola L.** und **L. tartarica Meyer** können giftig wirken. Im Milchsaft des ersteren will man außer Laktucin noch Hyoszyamin gefunden haben. Das letztere ist bestritten worden. Dagegen scheint ein mydriatisch wirkendes Alkaloid darin vorzukommen[1]). Hunde sterben durch 2 g eines frischen Extraktes aus Giftlattichsaft, nachdem Erbrechen, Parese der Beine und schwache Krämpfe vorangingen. Das Laktukarium erzeugt, subkutan angewandt, Verlangsamung von Puls und Atmung, Sinken des Blutdrucks, Minderung der Bewegungen, Lähmung der motorischen Nerven und Tod durch Herzlähmung. Bei Menschen wurde durch Lattichsaft Magendruck, Erbrechen, Benommensein, Kopfschmerzen, Schwindel, Pupillenerweiterung, Pulsverminderung, Atembeklemmung, Hautjucken sowie Schwanken beim Gehen beobachtet. Als Nachwirkungen kommen vor: Schwindel, Kopfschmerzen, Eingenommensein des Kopfes und Schweiße.

---

[1]) Farr u. Wright, Pharmaceut. Journ. 1904.

Tragopogon pratensis L. Kinder essen gern die Knospen und oberen Blätter mit den zarten Stengeln des Bocksbartes. Ein Knabe, der auf leeren Magen viel davon verschluckt hatte, bekam abends Kopfweh, am nächsten Tage Gesichtsschwellung und Dunkelheit in den Augen bis zum Schwarzsehen. Erst nach vier Tagen sah er wieder etwas Licht. Von neuem setzten am fünften Tage Schwindel und Kopfweh ein, ferner Steifigkeit im Unterkiefer und Sprachstörungen, die Augen waren starr und daran schlossen sich am sechsten Tage Streckkrämpfe, Rollen der Augen, vollkommenes Erloschensein der Lichtempfindung. Nach weiteren zwölf Stunden erfolgte Wiederherstellung[1]). Man wird, ehe man bestimmt Tragopogon solcher Wirkungen für fähig erklärt, weitere Erfahrungen sammeln müssen. Vielleicht haben schmarotzende Pilze des Bocksbarts die Vergiftung erzeugt. Auf ihm kommen vor: Cystopus cubicus, Puccinia Tragopogi und besonders Ustilago Tragopogi pratensis.

Gynura Pseudo-China DC. tötet Eingeweidewürmer.

Gundelia Tournefortii L. Das darin enthaltene Harz ruft Erbrechen hervor.

Cardopatium corymbosum Pers. Die Wurzel besitzt einen gewebsreizenden Stoff.

Saussurea Lappa Clarke (Haplotaxis auriculata DC.). Die Wurzel (Kostus) tötet Eingeweidewürmer und kann Abort bewirken. Ebenso **Staehelinia dubia L.**

Haplocarpha lyrata Harv. ist ein südafrikanisches Futtergift.

Othonnopsis intermedia Boiss. ist ein Gift für Kamele.

Microrhynchus sarmentosus DC. (Launaea pinnatifida Cass.) ist ein Anthelmintikum. Der Milchsaft soll bei Kindern Schlaf erzeugen.

Elephantopus tomentosus L. ruft Erbrechen hervor.

Echinops Ritro L. aus Sibirien enthält das Alkaloid Echinopsin. Ebenso **E. sphaerocephalus L.**

Goodeniaceae.

Scaevola Koenigii Vahl. Der Blätterauszug schmeckt bitter und verlangsamt den Herzschlag. Man fand in der Pflanze zwei Glykoside, von denen das eine saponinartig Schleimhäute reizt. Der bittere Stoff der Rinde ist ungiftig. Die Pflanze soll als Fischgift dienen.

Eine Goodenia-Art soll von den Eingeborenen Australiens benutzt werden, um Kinder längere Zeit in Schlaf zu versetzen.

Lobeliaceae.

Lobelia inflata L.

Die wirksame Substanz von L. inflata ist das flüssige, brennend, tabakähnlich schmeckende Alkaloid Lobelin ($C_{18}H_{23}NO_2$), das sich neben anderen kristallinischen, auf die Gefäßnerven wirkenden und Kollapsgifte darstellenden Alkaloiden und neben Phytosterin (Inflatin) darin vorfindet. Vergiftungen kommen durch Blätter und Samen zustande, die in zu großen Dosen, besonders durch Quacksalber in England und Amerika

---

[1] Schall, Württemb. Korrespondenzblatt 1891, S. 230.

gereicht werden[1]). Giftig wirken von den Blättern 0,6—1 g, tödlich 4 g[2]) in fünf bis sechs oder nach 36 Stunden. Bei Kaninchen bewirken vier bis fünf Tropfen Lobelin (intravenös) Verminderung, dann Zunahme der Pulsfrequenz und Sinken des Blutdrucks unter die Norm[3]). Lobelin wirkt in kleinen Dosen wie Nikotin, in großen wie Atropin und ist ein Respirationsgift. Atem- und Brechzentrum werden erst gereizt, später gelähmt und auch die Endigungen der Vagusfasern in der Lunge gelähmt[4]).

Die Vergiftungssymptome nach Lobelia inflata und deren Tinktur bei Menschen bestehen in Trockenheit im Schlunde, Übelkeit, Erbrechen, Durchfall, Leibschmerzen, allgemeiner Prostration, Brennen in den Harnwegen, Angstgefühl, Schwindel, Kopfschmerzen, Zittern, Kleinheit des Pulses, Atembeschwerden, Verengerung oder Erweiterung der Pupille, Prickeln in allen Körperteilen, Schweißen, Miosis, Unempfindlichkeit gegen Licht, Somnolenz und Zuckungen in einzelnen Muskelgruppen. Der Tod kann unter Konvulsionen erfolgen. Ein Mann, der an mehreren Tagen je einige Teelöffel voll Blätter und Samenpulver nahm, starb plötzlich, nachdem die letzten Dosen nicht mehr Würgen und Erbrechen erzeugt hatten. Die Einspritzung von salzsaurem Lobelin, das für arzneiliche Zwecke eine Höchstgabe von 0,02 g hat, rief bei asphyktischen Neugeborenen unter 25 Fällen dreimal tonische und klonische Krämpfe hervor, die an schwere Eklampsie erinnerten und bei der leisesten Berührung der Kinder immer wieder von neuem einsetzten. Während dieser Anfälle sistierte die Atmung. Es trat Genesung ein[5]). Der Leichenbefund ergab einmal Entzündung der Magenschleimhaut.

Nachweis: Lobelin geht aus alkalischer Lösung in Äther über und färbt sich mit dem Fröhdeschen Reagens violett. Die Behandlung kann nur symptomatisch sein.

Lobelia syphilitica L. wirkt wie L. inflata. Der Blütenduft von **L. Tupa L.** soll bei Menschen Erbrechen erzeugen können. Blätter und Samen von **L. nicotianaefolia Heyne** sind so giftig, daß sie an schneller Vergiftungswirkung noch die Datura übertreffen. **L. serrata Meyen.** (Tupa Berterii DC.). Die Emanationen rufen Erbrechen, der Saft am Auge Entzündung hervor, so daß Sehstörungen entstehen können. Fische werden dadurch getötet.

Tupa Rhynchopetalum A. Rich. (Lobelia rhynchopetalum Hemsl.) wirkt wie die vorige, desgleichen **Siphocampylus giganteus Don.** (Lobelia salicifolia Sw., Tupa salicifolia Don.).

Isotoma longiflora Presl. (Lobelia longiflora L.), eine Milchsaftpflanze, enthält ein giftiges Alkaloid, Isotomin, das dem Lobelin sehr nahe steht, und das zu 0,06 g ein Huhn und zu 0,005 g Frösche tötet. Es hebt die willkürlichen Bewegungen auf, stört die Koordination und läßt Herz und Atmung stillstehen[6]). Am Auge ruft die Pflanze Entzündung und ihre Ausdünstungen angeblich Brustbeklemmungen hervor. Sie ist

---

[1]) Letheby, Med. Times and Gaz., Mai 1854, p. 491.
[2]) Taylor, Die Gifte, übers. v. Seydeler, Bd. III, p. 380.
[3]) Ott, Boston med. Journ. 1875.
[4]) Dreser, Arch. f. exp. Path., Bd. XXVI, 1890.
[5]) Mennet, Centralbl. f. Gynäkolog. 1925, Bd. 49, S. 2703.
[6]) Plugge, Arch. f. exp. Path. u. Pharmak., Bd. 32, S. 286.

für das Vieh ein starkes Gift, ebenso wie **J. Brownii G. Don.** und **J. axillaris Lindl.**

Pratia erecta Gaudich steht in Australien in dem Verdachte, ein tödliches Gift zu sein.

Vaccinieae.

Vaccinium uliginosum L. Die T r u n k e l b e e r e soll einmal in großen Mengen Kopfschmerzen, Benommensein, Übelkeit und Erbrechen erzeugt haben. Dieselben werden sonst ohne Schaden gegessen.

Vaccinium Vitis Idaea L. Die P r e i ß e l b e e r e enthält in den Blättern freies H y d r o c h i n o n und A r b u t i n. In ein wässeriges Dekokt gehen diese beiden Stoffe und Erikolin. In großen Dosen werden die Blätter durch Hydrochinon giftig[1]). V. M y r t i l l u s L. enthält Erikolin, aber auch Arbutin.

Ericaceae.

Arctostaphylos Uva Ursi Spreng. Die B ä r e n t r a u b e n b l ä t t e r besitzen das von mir an ihrer Stelle arzneilich empfohlene Glykosid A r b u t i n und Methylarbutin, die im Körper Hydrochinon und Methylhydrochinon abspalten und deswegen oft einen olivgrünen links drehenden[2]) Harn liefern. Magenstörungen oder ein Arzneiexanthem kann sich gelegentlich danach einstellen. Nach einer zu großen, gegen Blasenkatarrh benutzten Dosis sah ich eine ziemlich starke, sechs bis sieben Tage anhaltende Blasenblutung entstehen. In einem seltenen Falle, bei besonderer Empfindlichkeit, sah man nach 3 g der Blätter — gewöhnlich werden 10 bis 20·g im Dekokt verbraucht — neben der schon von mir angegebenen Urtikaria noch Erbrechen, Zyanose, unregelmäßigen Puls und Atemstörungen entstehen[3]).

Agauria pyrifolia. Blätter, Blüten, Früchte und Samen dieses auf Réunion wachsenden Strauches (Mapou) sind giftig. In den Blättern ist ein Glykosid, das bei intraperitonealer Anwendung ein Meerschweinchen zu 2 mg tötet. Schwach alkoholische Auszüge der Blätter rufen bei diesen Tieren Störungen in Magen, Darm und daran anschließend solche im Nervensystem mit Lähmung hervor.

Gaultheria procumbens L.

Von dem bei Tieren Krämpfe und Lähmung des Respirationszentrums[4]) erzeugenden Öl (Wintergrünöl) des k a n a d i s c h e n T e e s, das aus S a l i z y l s ä u r e m e t h y l ä t h e r und G a u l t h e r i l e n besteht, riefen 15 g bei einem Knaben Erbrechen, Durchfall, Magenschmerzen, frequenten Puls, beschwerliche Atmung und Gehörsschwäche hervor. Genesung erfolgte erst nach 14 Tagen. Nach 30 g Öl, d i e z u r A b t r e i b u n g e i n g e n o m m e n w u r d e n, erschienen außer den bisher angeführten Symptomen noch Harndrang, Schweiße, nach sechs Stunden Krämpfe, Bewußtlosigkeit, unwillkürliche Harnentleerung und nach 15 Stunden der Tod. Die S e k t i o n ergab Nierenkongestion und

---

[1]) K a n g e r, Arch. f. exper. Pathol. 1903, Bd. 50.
[2]) L. L e w i n, Arch. f. path. Anat., Bd. XCII, H. 3.
[3]) M e y e r s Nederl. Tijdschr. voor Geneesk. 1902.
[4]) W o o d, Therap. Gaz. 1886, Nr. 2.

Gastritis[1]). Nach 4 g käuflichen Gaultheria-Öles (Birkenöl aus **Betula lenta L.**) kamen Krampfanfälle, Atmungslähmung und Tod[2]). Ebenso starb ein Mensch durch 6 g ihm von einem Drogisten verkaufter Methylsalizylsäure[3]). In einer durch Versehen zustandegekommenen Massenvergiftung von jungen Mädchen entstanden Tachykardie, Dyspnoe, unstillbarer Durst und Schweiße. In den Harnen ließ sich Salizylsäure nachweisen[4]). Schwere Vergiftung entstand auch nach Gebrauch eines zu starken Aufgusses der Pflanze bei 14 Soldaten. Die arzneiliche Verwendung des leicht, auch von der Haut aus resorbierten und in 24 Stunden zu 80 Prozent durch Nieren und Darm ausgeschiedenen Gaultheriaöls schuf verschiedentlich Übelkeit und Erbrechen, Ohrensausen, Eingenommensein des Sensoriums, Kopfschmerzen, eine dem Delirium tremens ähnliche Symptomengruppe, Muskelzittern, auch wenn mäßige Mengen genommen worden waren. Sehr große machten Schwindel, Schläfrigkeit, Delirium, Myosis, Halluzinationen des Gesichts und Gehörs, Sehstörungen und Blindheit. Vereinzelt kam es zu linksseitiger Hemiparesis[5]).

Andromeda japonica Thunb.

Durch diesen Strauch können Pferde, Kühe, Lämmer getötet werden. Das giftige Prinzip Asebotoxin[6]) oder Andrometoxin ist hier sowie in **A. polifolia L., A. Catesbaei Walt., A. calyculata L., A. mariana L.** („Schaftöter") in den Blättern und im Holze enthalten. Kaninchen enden durch 0,003 g pro Kilo (subkutan) unter blausäureähnlichen Symptomen. Frösche bekommen nach 0,25—1 mg Andrometoxin digitalisartige Herzbeeinflussung, Atmungsstillstand, Brechbewegungen, fibrilläre Zuckungen und Bewegungslähmung. Bei Warmblütern entstehen: Salivation, Erbrechen, Krämpfe und Tod durch Lähmung des Atmungszentrums. Salzsäure erregt in einer weingeistigen Lösung von Asebotoxin einen Geruch nach Spiraea ulmaria und Blaufärbung, die beim Erwärmen in violettrot übergeht. Das Andrometoxin färbt sich mit Fröhdes Reagens dunkelblau. **A. Leschenaultii** enthält Salizylsäuremethyläther. **A. polifolia L.** wirkt scharf, narkotisch, tötet Schafe.

Kalmia angustifolia L. enthält Andrometoxin und Arbutin. **K. cuneata Michx.** und vor allem **K. latifolia L.** sind Gifte. Die letztere tötet Schafe („Lamb-Kill") und Rindvieh, die in Nordamerika sehr häufig durch das Fressen des Laubes zugrunde gehen. Sie zeigen Erbrechen, unregelmäßige Atmung, Verlust des Sehvermögens, Betäubtsein und Koma. Die Kalmia-Arten liefern einen giftigen Honig. Von K. latifolia sollen Indianer die Blätter zu Selbstmord gebrauchen. Sie wirkt auch sonst giftig, wenn die Blätter zu Getränken angesetzt werden.

Pieris formosa D. Don., P. ovalifolia D. Don., Cassandra calyculata D. Don., Monotropa uniflora L. und **Azalea indica L.** können durch Andrometoxin giftig wirken.

---

[1]) Pinkham, Bost. med. Journ. 1887, 8. Dec.
[2]) Price and L'Engle, Amer. Journ. of Medic. Scienc. 1904, Nr. 383.
[3]) Howard, Boston med. and surg. Journ. 1924, 190.
[4]) Archambaud et Friedmann, Annales de Médec. lég. 1926, T. 6.
[5]) Hamilton, New York Medic. Journ. 1875, p. 602.
[6]) Plugge, Arch. d. Pharmac. 1893, p. 1 u. 813. — Eykmann, New Remed., Vol. XI, p. 290.

Zenobia speciosa D. Don. reizt die Schleimhäute. Sie dient als Niespulver.

Rhododendron chrysanthum Pall.

Die sibirische Schneerose, deren Blätter widerlich riechen und scharf schmecken, wirkt auf Tiere und Menschen durch Andrometoxin (Asebotoxin) giftig. In den Blättern wurden außerdem ein stickstofffreies Glykosid Rhododendrin und ein der Kampferreihe zugehöriger Körper Rhododendrol gefunden, wovon das erstere unwirksam ist, das letztere Frösche kampferartig, Hunde und Kaninchen gar nicht beeinflußt[1]). Eine Abkochung der Blätter erzeugt bei Menschen Brennen im Schlunde, Erbrechen, Durchfall, Ameisenlaufen und Schmerzen in den Gliedern, Jucken der Haut, Augentränen und einen rauschartigen Zustand mit Eingenommensein des Kopfes. Auch Hautausschläge, sowie vermehrte Diurese und Brustbeklemmung wurden beobachtet. Starke Aufgüsse, die von Tataren als Teegetränk benutzt werden, berauschen, rufen aber auch Fieber, Ameisenlaufen, Gliederschmerzen und evtl. Geistesabwesenheit hervor. Auch Erbrechen. Kühe und Ziegen wurden dadurch vergiftet, die ersteren mit Kolik, Zähneknirschen, Stöhnen, Erbrechen, Tympanitis, Rotfärbung der Milch, die letzteren schon nach 10 Blättern mit Erbrechen, großer Erregbarkeit und Fieber. Immer erfolgte Wiederherstellung.

Rhododendron ponticum L. (Azalea pontica), im Altertum als Aigolethron, Ziegentod, bezeichnet, **Rh. hybridum Ker-Gawl., Rh. arboreum Sm.** und andere Spezies der Alpenrose mit Ausnahme von **Rh. ferrugineum L.** und **Rh. hirsutum L.** können in Blättern und Blüten durch Andrometoxin giftig wirken, evtl. giftigen Honig liefern. Der pontische Honig war für die Truppen des Xenophon unheilvoll. In **Rh. maximum L.** wurde Arbutin und Erikolin gefunden. Nach Vergiftung von Kälbern mit Rh. hybridum entstanden: Verlangsamung von Puls und Atmung, Zähneknirschen, Erbrechen, Schwanken und Niederstürzen. Es erfolgte Heilung. **Rh. cinnabarinum Hook. fil.** Ziegen gehen ein, wenn sie die Blätter gefressen haben. Schäumen und Kopfbewegungen gehen voran. Der Rauch der angezündeten Pflanze läßt das Gesicht schwellen und die Augen entzündet werden.

Leucothoe revoluta DC. enthält Andrometoxin. **L. Catesbaei A. Gray.** wirkt auf Rinder giftig, „Kalbstöter".

Leucothoe Grayana Max., ein Strauch Japans („Hanahirinoki", „Mokuriro") enthält ein Gift, das bei Kaninchen schwere Atemstörungen und allgemeine motorische Lähmung verursacht, bei Fröschen Würgebewegungen und fibrilläre Zuckungen der Skelettmuskeln und Lähmung. Bei Hunden entsteht durch das Gift bei jeder Anwendungsart Erbrechen. An Schleimhäuten entsteht sensible Reizung[2]).

Ledum palustre L.

Der Porsch hat einen durch das Porschöl (0,3—2 Prozent) bedingten, betäubenden Duft. Aus dem Öl gewinnt man den Ledum-

---
[1]) Archangelsky, Arch. f. exp. Pathol., Bd. 46, S. 347.
[2]) Kubo, ibid., Bd. 67, 1912, S. 111.

kampfer, der ein stark auf das Zentralnervensystem einwirkendes Gift darstellt. Nach Genuß eines starken Tees aus Ledum palustre und Marum verum entstanden Konvulsionen, gerötetes, gedunsenes Gesicht, röchelnde Atmung mit frequentem Pulse, Erbrechen, Aufgetriebensein des Leibes und Unempfindlichkeit gegen äußere Reize.

Plumbagineae.

Plumbago rosea L. Die Wurzelrinde färbt die Haut dunkel und zieht auf ihr Blasen. Läßt man sie einige Stunden liegen, so folgt der Blasenbildung eine tiefe, schwer heilende Ulzeration. Die getrocknete Wurzel hat die gleiche Wirkung wie die frische, wenn man sie anfeuchtet. Ich habe mancherlei Versuche mit Material angestellt, das mir Treub aus dem Garten von Buitenzorg gesandt hatte. Innerlich genommen, kann dadurch Abort entstehen, der sich vollziehen kann, ohne daß die Mutter dadurch stirbt. Es gibt kaum einen Ort in Indien, in dem die abtreibende Wirkung nicht bekannt ist. Milder wirkt **P. zeylanica L.** (Chittra moolum). Es wirkt darin das Plumbagin. **P. scandens L.** („Herbe du diable", „Blisterbush"), **P. toxicaria Bertol.** Der Saft soll in Südafrika als Pfeilgift benutzt werden.

Statice brasiliensis Boiss. ruft vorzeitige Uterusbewegungen hervor. **St. pectinata Ait.** wird auf den Kap-Verden als Fischgift benutzt.

Primulaceae.

Cyclamen europaeum L.

In der Wurzel des Alpenveilchens findet sich ein Saponin, das giftige Glykosid Zyklamin (Primulin, Arthanitin). Von der Wurzel erzeugen 8 g bei Kaninchen den Tod[1]), während 10—20 g des Wurzelsaftes vertragen werden[2]). Schweine fressen die Wurzeln ohne Schaden (Saubrot). Fische gehen in Lösungen des Zyklamins von 1:300 Wasser, Frösche durch 0,02 g[3]) zugrunde, während nach 0,3 g bei Menschen Übelsein, Magen- und Kopfschmerzen auftreten. Eine Wurzelabkochung von 8 g ruft bei Menschen Erbrechen, Diarrhöe und in größerer Dosis Schwindel, kalte Schweiße und Konvulsionen hervor. Letztere wurden auch bisweilen nach Zyklamin bei Tieren neben Sinken der Temperatur, Dyspnoe, Herzschwäche und Hämoglobinurie beobachtet[4]). Bei Fröschen wird die Erregbarkeit der quergestreiften Muskeln gelähmt. An der Injektionsstelle oder an Wunden zeigt sich bei Warmblütern nach Applikation von Zyklamin, wie nach Sapotoxin, Entzündung, evtl. Gangrän. Die getrocknete und selbst jahrelang aufbewahrte Wurzel verliert nicht ihre Wirksamkeit.

C. hederaefolium Willd. wird, wie C. europaeum, als Fischbetäubungsmittel gebraucht. Auch **C. persicum Mill.** ist giftig. Man sah danach Erbrechen, kalte Schweiße, Benommensein und Krämpfe auftreten. Es soll früher zu Pfeilgiften verwendet worden sein.

---

[1]) Schroff, Zeitschr. Wiener Ärzte 1859, 21 u. 22.
[2]) Cl. Bernard, Leçons sur les eff. des subst. tox. 1857, p. 482.
[3]) Harnack, Arch. f. exp. Path. 1874, p. 301.
[4]) Chirone, Jahresb. für d. ges. Med. 1877, I, p. 427.

Primula.

Mehrere Primelarten besitzen die Fähigkeit, unter Umständen an der Stelle, an der sie die menschliche Haut berühren, eine Entzündung zu erzeugen. Angeschuldigt werden bisher in dieser Beziehung die **Primula obconica** Hance, die **Primula sinensis** Lindl., die **P. japonica** A. Grey, eventuell noch die Varietät der letzteren, die **Primula sinensis alba plena**. Zum Zustandekommen der Haut-, beziehungsweise Schleimhautentzündung ist eine Disposition absolut erforderlich. Es kam auch vor, daß lange Zeit hindurch, z. B. bei der Pflege eines Busches der P. obconica, eine Person keinerlei körperliche Störung dadurch erfuhr, dann aber plötzlich sich ein Ekzem einstellte. Am häufigsten erkranken Frauen unter diesem Einflusse, und von den Männern solche mit einer zarten Hautbeschaffenheit, oder mit einer nicht ganz intakten Haut. Die Entzündung tritt meistens erst einige Stunden nach der Berührung auf. Von der Entstehungsstelle aus kann sie durch Giftübertragung auch an anderen Körperteilen, z. B. den Geschlechtsteilen, erscheinen. Es ist aber auch möglich, daß die Verbreitung der Entzündung dadurch zustande kommt, daß das Gift — wie ich dies von Phenylhydroxylamin, Jodoform u. a. m. erwiesen habe — durch die Lymphbahnen der Haut sich langsam fortbewegt. Die häufigste Form der Hautveränderung ist das akute Ekzem, doch kommen auch Erytheme, Urtikaria, Papeln, Furunkeln und Bläschen, und selbst erysipelatöse Störungen vor. Jucken und Schwellung begleiten dieselben. Die Heilung kann Tage dauern. Alkoholwaschungen sind energisch vorzunehmen.

Die Hautentzündungen entstehen bei Primula obconica durch das gelblichgrüne, Mikrokristalle enthaltende Sekret von Drüsenhaaren, welche die Pflanze bedecken. Eine kleine Menge davon auf den Unterarm gebracht, rief nach sieben Stunden Hautentzündung hervor. Durch Primula sinensis entstehen viel seltener Hautentzündungen. Sie hat in den Trichomen ihrer oberirdischen Teile dasselbe Sekret[1]).

Häufig werden die Augenlider von so starkem Ödem und Schwellung befallen, daß an Sehen nicht zu denken ist. Dazu können sich Blasen gesellen. In einem Falle war u. a. die Augenbrauengegend erysipelatös erkrankt. Die Konjunktiva erscheint mehr oder weniger stark entzündet, zuweilen unter dem Bilde des Trachoms. Man findet die Pflanzenhaare im Sekret, wenn man stark aufhellende Flüssigkeiten vermeidet[2]). Neben örtlichen Entzündungen und Schwellungen kann auch eine Iritis mit grauen Stippchen der Deszemetschen Membran, Hypopyon usw. durch das Primelgift erzeugt werden[3]), das auf irgendeine Weise in das Auge kommt.

---

[1]) Nestler, Ber. d. Deutschen botan. Gesellsch. 1900, Bd. XVIII, S. 189.
[2]) Topolanski, Wien. ophthalm. Gesellsch., 20. Februar 1911.
[3]) Hilbert, Wochenschr. f. d. Ther. u. Hyg. des Auges 1900, S. 181. — Peters (D. med. Wochenschr. 1900, Nr. 41): Bei einer Dame sollen u. a. Schwellungen im Gesicht, Conjunctivitis, Lichtscheu, Tränenlaufen, hauchige Hornhauttrübung und Iritis mit Trübung des Kammerwassers durch Riechen an Primula obconica entstanden sein. — Oldacres, Brit. med. Journ. 1889, II, p. 719. Erkrankung von Leuten, welche viel Zeit in Gewächshäusern zubrachten. — Marcus, Münch. med. Wochenschr. 1922. — Piza, D. med. Wochenschr. 1900, S. 723. — Husemann, Wien. Mediz. Blätter 1898, Nr. 26. — Pooley, Lancet 1893, II, p. 196. — Kirk, ibid. 1899, I. — Waldo, ibid. 1897, I. — Ulmann, Exc. medica, XIII, 9.

Daß, wie in der Neuzeit angegeben wurde, der in das Auge gelangte Primelsaft einen Menschen getötet haben soll, halte ich für mehr als unwahrscheinlich.

Primula veris L. (P. elatior Hill.) Die Schlüsselblume enthält in ihrer Wurzel neben der Saponinsubstanz Zyklamin die Glykoside Primverin und Primulaverin, von denen das erstere den sogen. Primulakampfer liefert, der der Methylester der m-Methoxysalizylsäure ist. Das ätherische Öl, das sich aus dem Primulaverin durch Hydrolyse bildet, ist ein Gemenge von den Methylestern der p-Methyläther-β-Resorzylsäure und der m-Methoxysalizylsäure. Das Ferment ist die Primverase. Auch die Schlüsselblume übt an Schleimhäuten Reizwirkungen aus.

P. reticulata Wall. ist ein Gift für Rindvieh.

Anagallis arvensis L. Der Gauchheil wird in Indien zur Fischvergiftung gebraucht. Er wirkt wie Saponin, besitzt angeblich fleischverdauende Eigenschaften und kann Tiere töten. Große Dosen erzeugen Magenätzung.

Die Gattungen **Androsace, Soldanella** und **Trientalis** besitzen saponinartige Wirkungen. **T. europaea** L. Der Wurzelstock wirkt brechenerregend.

Myrsinaceae.

Embelia Ribes Burm. enthält die Embeliasäure und tötet Eingeweidewürmer. **E. Kraussii Harv.** Die Blätter und die schwarzen Beeren werden gegen Bandwürmer und Askariden in Südafrika benutzt.

Aegiceras majus Gaertn. (Rhizophora corniculata L.) sowie **Aegiceras minus Gaertn.** (Connarus microphyllus Hook) werden vielfach in Ostasien als Fischgift gebraucht

Jacquinia armillaris L.[1]) „Barbasco", **J. arborea Vahl** und **J. obovata Schrad.** dienen in Südamerika als Fischbetäubungsmittel. J. armillaris soll als Zusatz zum Kurare dienen. **Jacquinia Seleriana Urb. et Loes.** erfüllt den gleichen Zweck in Mexiko. Es findet sich darin nach meinen Untersuchungen ein Alkaloid und ein Glykosid. Das erstere bildet ein krist. Hydrochlorid. Kalt- und Warmblüter gehen dadurch unter lähmungsartigen Symptomen zugrunde, am schnellsten Fische. Die Wirkung bei Kaninchen und Fröschen tritt sehr langsam ein, und hält mehrere Stunden bis zum Tode an. Das Glykosid macht schwere örtliche Entzündung und ist wahrscheinlich ein Sapotoxin. Fröhdes Reagens färbt das Alkaloid schön grün, später blau.

Sapotaceae.

Bassia latifolia Roxb. (Mahua). Aus den Blüten wird ein berauschendes Getränk gewonnen, ebenso aus **B. longifolia Willd.** Die nach der Ölabscheidung bleibenden Preßrückstände wirken auf Schleimhäuten und Wunden stark reizend. Sie enthalten ein stickstofffreies Glykosid. Bei der Spaltung desselben entsteht die Mowrasäure. Sie wirkt hämolytisch. Eine Ratte von 150 g Gewicht stirbt durch 0,005 g Glykosid oder Mowrasäure. Gerin-

---

[1]) Humboldt, Reise 4, S. 245 u. S. 457.

gere Mengen verlangsamen die Herzarbeit und erzeugen Atemnot. Der Preßrückstand wirkt brechenerregend und vergiftet Fische.

Vitellaria mammosa Gaertn. enthält Blausäure.

Mimusops Elengi L. Ein Mann kaute gegen Zahnschmerzen — hierfür wird die Rinde in Indien benutzt — ein Stück von ¼ Zoll im Quadrat. Danach bildete sich innerhalb von zwölf Stunden ein sehr starkes Ödem der Uvula und der Schleimhaut des ganzen Mundes heraus und ein Speichelfluß von mehrstündiger Dauer. **M. Djave** aus Kamerun soll giftige Samen haben.

Illipe Mac Clayana aus Neu-Guinea enthält in ihren Nüssen nutzbares Fett und wahrscheinlich mehrere Alkaloide und ein Glykosid, Macleyin, das, lokal angewendet, starke Reizung sowie eine eigentümliche Starrheit der Muskeln veranlaßt. Subkutan beigebracht, bringt es Herzlähmung hervor.

Sideroxylon Borbonicum A. DC. tötet Insekten.

Ebenaceae.

Diospyros montana Roxb. Die Früchte sind giftig und werden in Travancore zur Betäubung von Fischen gebraucht. Auch **D. Ebenaster Retz., D. acris Hemsl.** usw. wirken, letztere durch einen blasenziehenden Saft, giftig[1]). **D. Malacapai** A. DC. tötet Insekten. **D. toxicaria** Hiern. Die Früchte töten Vögel.

Royena villosa L. besitzt gewebsreizende Eigenschaften, die an die eines Kantharidenpflasters erinnern.

Oleaceae.

Jasminum glabriusculum Blum. enthält neben einem Bitterstoff eine wenig giftige Base.

Chondrospermum. Eine der Arten hiervon, die die Peba am Marañon in ihr Kurare tun, soll als Herzgift wirken.

Ligustrum vulgare L.

Zwei Vergiftungen[2]) mit den Beeren des Hartriegels ließen als Symptome erkennen: Durchfall, Schmerzen im Leibe, Kollaps, Pulsschwäche und Konvulsionen vor dem Tode, der auch nach einer vorübergehenden Besserung eintreten kann. Vögel sollen die Beeren ohne Schaden genießen. Der Liguster enthält ein Glykosid, Syringin, das Ligustron und einen Bitterstoff, Syringopikrin.

Apocynaceae.

Allamanda cathartica L. und andere Spezies rufen in größeren Mengen Erbrechen und Durchfall hervor, und gelten auf Ceylon für giftig.

---

[1]) Comins, Pharm. Journ. 1895, 31. Aug., p. 391.
[2]) Taylor, Die Gifte, III, S. 399. — Cheese, Jahresb. f. d. ges. Med. 1867, I, S. 485.

Melodinus.

Melodinus monogynus Roxb. (Whrightia piscidia Don.) Die Rinde enthält ein fischtötendes Gift, **M. laevigatus Blume** ebenfalls in der Rinde usw. ein Alkaloid, das ein Herzgift ist. Ein Frosch geht durch 8 mg unter Krämpfen zugrunde. **M. laxiflorus Bl.** und **M. orientalis Bl.** sind ebenfalls stark giftig.

Leuconotis eugenifolius A. DC. enthält ein alkaloidisches Herzgift. Kröten gehen durch 4 mg desselben zugrunde.

Acokanthera.

Acokanthera Schimperi A. DC. und **A. Deflersii** Schwfth. sind die Arten, die nach meinen Untersuchungen zur Pfeilgiftbereitung Verwendung gefunden haben und finden. Die beiden ersten sind Bäume, die von Erythraea und Abessinien an bis in die ostafrikanischen Gebiete gehen. A. Deflersii ist eine Varietät von A. Schimperi. **A. venenata G. Don.** (Cestrum venenatum, Toxiphloea Thunbergii) kommt in Brit. Zentralafrika, Ost- und Südafrika vor und diente früher als Pfeilgift. Die neuerdings benannte **A. spectabilis** Hook. fil.[1]) ist identisch mit der von mir beschriebenen A. venenata. Aus dem Holze von A. Schimperi und A. Deflersii stellte ich, nachdem zuvor aus einer unbekannten Art ein kristallinisches, dem Strophantin nahestehendes Ouabain dargestellt worden war[2]), das wirksame Prinzip als amorphes Ouabain ($C_{30}H_{48}O_{13}$) dar[3]). Dieses Produkt stellt eine Individualität dar[4]). In konzentrierter Schwefelsäure gelöst, entsteht Fluoreszenz in Grün. Durch 0,0005—0,002 g sterben Frösche nach 7—8 Minuten an typischem, systolischem Herzstillstand, nachdem Verminderung der Herzschläge, und Peristaltik des Ventrikels vorangegangen sind. Kaninchen enden durch 3—5 mg Ouabain, nachdem Zittern, giemende Atmung, schwere Dyspnoe, Exophthalmus und Krämpfe vorangegangen sind. Die Atmungsstörungen sind die Folgen der fortschreitenden Herzlähmung. Bei herzkranken Menschen riefen Zubereitungen aus A. Schimperi gelegentlich Übelkeit und Erbrechen hervor. Nach intravenösen Beibringungen meines Ouabain in Mengen von 0,002—0,0028 g bei Herzkranken beobachtete man gelegentlich Unruhe, Herzklopfen, Angstzustände, Vernichtungsgefühl, Dyspnoe. Unter etwa 100 Behandelten kamen drei Todesfälle vor. Ouabain besitzt örtlich anästhetische Wirkungen.

A. venenata wirkt in dem gleichen Sinne.

Carissa-Arten, die nicht bitter schmecken, sind nach meinen Feststellungen nicht giftig. Dies gilt z. B. von **C. edulis** Vahl, **C. Arduina** Lam.,

---

[1]) Stapf in Thiselton Dyer l. c.
[2]) Arnaud, Compt. rend. de l'Acadèm. des Sciences 1888, p. 1011.
[3]) L. Lewin, Arch. f. path. Anat. 1893, Bd. 134, S. 231. — Ibid. 1894, Bd. 136, S. 96. — Englers Botan. Jahrb. 1893, Bd. XVII, Beibl. 41. — Die Pfeilgifte, 1923, S. 299. S. auch: Thiselton Dyer, Flora of trop. Africa, Vol. IV, 1904, p. 89, 93, 94, 95, wo meine Ergebnisse botanisch berichtet werden. Produkte, die später als amorphe Glykoside unter den Namen Acokantherin bzw. Acocanthin, Abyssimin bekanntgegeben wurden, sind mein Ouabain oder unreines Ouabain. — L. Lewin und Stadelmann, Über Acokanthera Schimperi bei Herzkrankheiten, Berl. klin. Wochenschr. 1906, Nr. 50.
[4]) Fraser and Tillie, Arch. intern. de Pharmacodyn. 1899, Vol. V, p. 349.

C. ferox E. M., **C. Carandas** L. und **C. tomentosa** R. **C. ovata** R. Br. var. **stolonifera** Bail. soll in der Rinde ein sehr bitter schmeckendes giftiges, Erbrechen, Kopfschmerzen u. a. m. erzeugendes Glykosid enthalten.

Rauwolfia.

Rauwolfia serpentina Benth. enthält ein Alkaloid Pseudobrucin, das chemisch wie toxikologisch dem Brucin nahe stehen soll. Der Saft der Pflanze erzeugt Erbrechen und Durchfall. Die Wurzel ist ein Fischgift. **R. canescens W.** besitzt ebenfalls einen ätzenden, auch brucinartig tödlich wirkenden Milchsaft und in der Rinde ein Alkaloid. **R. Lamarki DC.** wird in Westindien als Abortivum gebraucht. **R. nitida** Jacq. veranlaßt Erbrechen und Durchfall.

Cyrtosiphonia spectabilis Miq. und **C. madurensis Teijsm. et Binn.** enthalten Alkaloide und ebenso **Ophioxylon serpentinum L.**

Hunteria corymbosa Roxb. besitzt in der Rinde ein bitteres, auf der Zunge (noch zu 1 : 10 000 Wasser) brennendes Alkaloid, das Frösche tötet und an der Injektionsstelle blutige Infiltration erzeugt.

Thevetia neriifolia Juss.

In den Früchten von Thevetia neriifolia findet sich ein giftiges, digitalisartig wirkendes Glykosid T h e v e t i n, das beim Kochen mit Säuren T h e v e r e s i n abspaltet. Die Pflanze soll in Ostindien nicht selten zu absichtlichen Vergiftungen mißbraucht werden. In ihr findet sich ein Chromogen, P s e u d o i n d i c a n, das durch Einwirkung von konz. Salzsäure und Schwefelsäure in ein blaues Pigment, T h e v e t i a b l a u, übergeht. Ein dreijähriges Kind starb durch einen Samen. Die Symptome der Vergiftungen[1]) bestanden u. a. in Erbrechen, Durchfall, Zittern, Aufregung oder Somnolenz und Krämpfen. Kaninchen gehen durch 0,03 g Thevetin in zwei bis drei Stunden, unter Verminderung und Irregularität des Herzschlages, Dyspnoe und Lähmung zugrunde. Bei der subkutanen Injektion bilden sich an der Einstichstelle abszedierende Bindegewebsknoten. Auch das T h e v e r e s i n ist giftig. Es töteten 0,02 —0,03 g größere Kaninchen[2]). Th. neriifolia wird in den Tropen viel als Fischgift, zum Töten von Vieh, und auf Malakka als Zusatz zu Pfeilgift gebraucht. Milchsaft, Rinde und Samenkerne enthalten Gift. **T. Ahouai A. DC.** wird in Brasilien zum Vergiften der Fische und die Fruchtkerne auch zu Giftmorden benutzt. **Th. Yccotli DC.** (Yoyote) ist ein Gift. Das darin angeblich vorkommende Thevetosin soll bei Tieren zu 0,05 g Erbrechen und Atemstörungen, letzteres durch Lähmung der Atemmuskeln veranlassen.

Cerbera Odollam Gaertn.

Dieser Baum ist in allen Teilen giftig. Der Fruchtkern wird in Indien zu Giftmorden gebraucht. Im Jahre 1885 und 1886 wurden allein elf Fälle bekannt. Man fand darin das kristallinische, giftige C e r b e r i n ($C_{27}H_{40}O_8$), das dem Thevetin nahesteht, und mit Tanghinin isomer ist. Durch Zer-

---

[1]) B a l f o u r and M a c l a g a n, Canstatts Jahresb. 1857, V, p. 122.
[2]) H u s e m a n n, Arch. f. exp. Path. u. Pharmak. 1886, Bd. V, S. 228.

legung erhält man giftiges Cerberitin. Reines Cerebrin wirkt auf das Herz von Fröschen ganz wie Digitalis. Es steht bald in Systole still. Das giftige **Odollin** aus den Samenkernen ist ein Glykosid. Die Samen bewirken bei Menschen Erbrechen, Durchfall, Kollaps und Tod. Bei einem Knaben, der die Kerne aß, beobachtete man Jucken der Haut, tiefen Schlaf, Muskelzuckungen und nach 16 Stunden den Tod. Die grünen Früchte werden benutzt, um Hunde zu töten. **C. lactaria Hamilt.** wurde früher auf Raratonga zu Giftmorden benutzt. Es ist ein Fischgift.

Pseudochrosia glomerata Blume tötet infolge eines Alkaloidgehaltes Frösche zu ca. 6 mg.

Lactaria acuminata T. et B. enthält ein Alkaloid, das bei Kalt- und Warmblütern das Herz lähmt. **Kopsia flavida Bl.** wirkt giftig.

Calpicarpum Roxburghii G. Don und **C. albiflorum T. et B.** enthalten bitter schmeckende, bei Kaltblütern Tetanus erzeugende Alkaloide.

Tanghinia venenifera Poir.

Auf Madagaskar wurden früher die Kerne der grün und purpur getüpfelten Steinfrüchte von T. venenifera zu Gottesgerichten gebraucht. Die Howas ließen, nachdem für den Gebrauch schwere Strafen ausgesprochen waren, den Baum, wo er erreichbar war, umhauen. Der Gifttrank, meist aus zwei Nüssen, wirkte oft noch während der Prüfung tödlich. Extrakte der Kerne rufen bei Fröschen schließlich Verlust der neuromuskulären Erregbarkeit und Herzstillstand hervor. Bei Warmblütern entstehen: Erbrechen, Diarrhöe, Krämpfe und Respirationsstillstand. Bei Menschen veranlassen 0,15 g Extrakt Koliken, Durchfälle, Erbrechen, Kopfschmerzen und allgemeine Schwäche. Das wirksame Prinzip ist das kristallinische Tanghinin, das primären Herzstillstand macht.

Aspidosperma Quebracho Schl.

Die Quebrachorinde enthält sechs giftige Alkaloide. Die Rinde erzeugt bei Kaninchen zu 1—2,5 g motorische Lähmung, Atemnot und Tod. Das salzsaure Aspidospermin lähmt zu 10 mg Frösche und mindert die Herzfrequenz durch Lähmung der Herzganglien[1]). Kaninchen gehen nach 0,18 g unter Dyspnoe und von krampfartigen Bewegungen unterbrochener Muskelparalyse zugrunde[2]). Aspidosamin beeinflußt den Blutdruck im Sinne einer Senkung. Ähnlich wirkt Quebrachin. Bei Menschen rufen beide Mittel und auch das alkoholische Extrakt von Quebracho in großen Dosen Übelkeit und Erbrechen hervor[3]). Man berichtete ferner über Speichelfluß, Kopfschmerzen, Hitze und Schweiß, Schwindel, Benommensein, Umnebelung des Sensoriums und Neigung zu Schläfrigkeit, die nach dem arzneilichen Gebrauch der Droge auftraten. Bei Hunden erzeugt nur das Aspidosamin (0,03 g subkut.) Erbrechen[4]). Das Quebrachin verursacht an der Lunge auf blaßanämischem Grunde rote, an Hämorrhagien erinnernde Flecke, die indessen von Atelektasen und

---

[1]) Gutmann, Arch. f. exp. Path. u. Pharmak., Bd. XIV, S. 451.
[2]) Penzoldt, Berliner klin. Wochenschr. 1880, Nr. 40.
[3]) Maragliano, Gaz. degli osp. 1883, 69.
[4]) Harnack u. Hoffmann, Zeitschr. f. klin. Med., Bd. VIII, H. 6.

starker Füllung der Kapillaren herrühren. **Aspidosperma sessiliflorum Freire Allemao** besitzt einen Milchsaft, der zum Betäuben von Fischen dient.

Plumiera acutifolia Poir. Die Rinde wird in Indien als Drastikum und als Abortivum gebraucht und hat dabei mehrfach unter Erbrechen, Verminderung der Herztätigkeit und Pupillenerweiterung getötet. Die Dosis war in einem Falle ein Quadratzoll großes Stück. Der Milchsaft ätzt. Eine P l u m i e r a s ä u r e sowie das noch in Verdünnung von 1 : 1500 Wasser bittere, aber nicht giftige P l u m i e r i d wurde aus derselben dargestellt. **Pl. rubra L.** besitzt einen ätzenden Milchsaft. **Pl. phagedaenica Mart.** tötet Helminthen, wenn bis 1,5 g verwendet werden. Größere Dosen sind für Menschen giftig. **P. rubra L.** besitzt Ätzwirkungen.

Alstonia scholaris R. Br.

Aus dem D i t a r i n d e n b a u m sind die Alkaloide D i t a m i n und E c c h i t e n i n (amorph), sowie das kristallinische, vielleicht mit dem Glykosid Ditain identische E c h i t a m i n dargestellt worden. Ditain lähmt zu 5 mg die Nervenendigungen, das Rückenmark, die Reflexerregbarkeit und die Endigungen der Vagusfasern. Es hebt den Muskarinstillstand am Herzen auf. Bei Kaninchen wirkt 0,1 g wie Kurare. Der Blutdruck sinkt. Künstliche Respiration schiebt den tödlichen Ausgang hinaus. Eingeweidewürmer werden arzneilich in Indien durch den frischen Saft getötet.

Rhazia stricta Decn. enthält Basen, darunter eine flüchtige, an Koniin im Geruche erinnernde.

Adenium Boehmianum Schinz dient in Südafrika zur Darstellung des Echuja-Pfeilgiftes. Aus dem Milchsaft stellte man das Glykosid E c h u j i n dar, das zu 0,1 mg das Froschherz lähmt und Kaninchen zu 1,3 mg, Hunde zu 0,6 mg pro Kilo unter Atemstörungen und tetanischen Krämpfen tötet[1]). **A. obesum Roem. et Schult** wirkt ähnlich. **A. somalense** soll von Somalen zu Pfeilgiften benutzt werden und Adeniumsaft wird zu Gottesgerichten gebraucht.

Urechites suberecta Muell. (H a e m a d i c t y o n s u b e r e c t u m G. Don.) enthält die glykosidischen Herzgifte Urechitin und das schwächere Urechitoxin, die cumulativ wirken, also auch nach längerem Gebrauch, wie die Droge selbst, trotz scheinbaren Wohlbefindens plötzlich töten. Das Froschherz wird durch eine Lösung Urechitin 1 : 200 000 im W i l l i a m schen Apparat in neun Minuten getötet[2]). Angeblich sollen die „Obimänner" in Westindien sich dieses Mittels zu chronischen Vergiftungen ihrer Opfer bedienen.

Echites venenosa Roxb. et Mart. Der Saft bewirkt Reizung bzw. Entzündung der Schleimhäute. Als weitere Symptome werden Delirien, Betäubung angegeben. Der Tod soll danach eintreten können. Pferde und Rindvieh können dadurch schwer vergiftet werden. **E. b i f l o r a** Jacq. enthält einen betäubenden Milchsaft. Ebenso **E. difformis** Walt (T r a c h e l o s p e r m u m d i f f o r m e).

---

[1]) L. L e w i n, Pfeilgifte 1920, S. 89, 135 ff., 420.
[2]) S t o c k m a n n, Med. Chronicle 1893, Febr.

Kicksia arborea Steud. Der Entzündung erregende Milchsaft tötet Eingeweidewürmer. Sie wirkt auch allgemein giftig durch einen eiweißartigen Körper.

Alyxia daphnoides Cunn. Der Milchsaft ätzt.

Pottsia Cantonensis Hook. et Arn. scheint ein strophantinartiges Glykosid zu besitzen.

Blaberopus villosus Miq. ist alkaloidhaltig.

Orchipeda foetida Bl. enthält ein scharf und bitter schmeckendes Alkaloid.

Tabernaemontana malaccensis Hook. wird zu Pfeilgiften auf Malakka, Sumatra, den Mentaweiinseln usw. und eine andere Art für die Kurarebereitung benutzt. **T. sphaerocarpa Bl.** enthält ein Alkaloid und wirkt giftig für Warm- und Kaltblüter. **T. dichotoma** Roxb. Die Samen wirken narkotisch und erzeugen außerdem Delirien und andere, den Daturawirkungen ähnliche Symptome neben Durchfällen, die auch durch die Blätter und die Rinde hervorgerufen werden. **T. persicariaefolia** Jacq. besitzt einen ätzenden Milchsaft.

Tabernanthe Iboga Baill. Die B o c c a w u r z e l steht in Gabun in dem Rufe, berauschende und erregende Wirkungen zu besitzen. Ihr Alkaloid I b o g a i n ist kristallinisch. Für Meerschweinchen wirken intraperitoneal 0,09 bis 0,1 g, für Hunde intravenös 0,045 bis 0,5 g auf ein Kilogramm Körpergewicht tödlich. Vergiftungssymptome sind: Starke Erregung, Rauschzustände, Sinnestäuschungen, Bewegungsstörungen, Zittern, später Lähmung, Anästhesie und tetanische Zuckungen bis zum Tode, der unter Atemstörungen erfolgt.

Geissospermum Vellosii Allem. enthält die Alkaloide Geissospermin, Pereirin und Vellosin ($C_{23}H_{28}N_2O_4$). Das V e l l o s i n , in seiner Wirkung mit Bruzin übereinstimmend, vergiftet Frösche zu 0,005 g und tötet sie zu 0,05 g unter Krämpfen, denen Lähmung folgt. Kaninchen sterben durch 0,15 g pro Kilo unter Krämpfen und Lähmung des Respirationszentrums[1]).

Cameraria latifolia L. Der Milchsaft soll als Pfeilgift gedient haben oder dienen.

Guachamaca toxifera De Gross (M a l o u e t i a n i t i d a S p r .) liefert durch Auskochen des Holzes ein Gift. Frösche gehen durch das Extrakt unter kurareartigen Symptomen zugrunde. Die Atmung dauert aber im Gegensatz zu Kurare fort.

Nerium Oleander L.

Blätter, Blüten, Rinde, und Holz des Oleander haben mehrfach zu Vergiftungen durch Selbstmord, Verwechselung, zur Täuschung des Arztes, um vom Militärdienst freizukommen[2]) und therapeutischen Gebrauch[3]) geführt. Fleisch, das auf Oleanderholz aufgespießt war, vergiftete, was man seit der Mitte des 16. Jahrhunderts weiß, diejenigen, die dasselbe aßen. Von 12 solcher Soldaten starben sieben und die anderen fünf waren schwer vergiftet. Ein französischer Armeebefehl untersagte deswegen, die Zweige

---

[1]) F r e u n d , C h a u v e t und S c h u l t z e , Annal. d. Chem., CCLXXXII, p. 247.

[2]) H u o t , Annal. d'hyg. 1905, Juillet-Sept.

[3]) L a n d e r e r , Zeitschr. d. österr. Apothekerver. 1883, Nr. 2.

des Oleanders abzuschneiden[1]). In Südeuropa braucht man das Holz als Rattengift, in Bulgarien als Emmenagogum bzw. Abtreibungsmittel, auch mit tödlichem Ausgange[2]). Der Oleander enthält: das amorphe O l e a n d r i n, das zu 0,25 mg systolischen Stillstand des Froschherzens erzeugt, und das N e r i i n [3]). Für den M e n s c h e n dürften etwa 6 g des Extraktes des Holzes und der Rinde als tödlich anzusehen sein[4]). Nach Einnehmen von 60 g Wurzelsaft stellte sich 14 Stunden später der Tod ein und starke Vergiftung nach einer Abkochung von 40 Oleanderblättern auf 200 g Wasser[5]).

Hühner und Gänse starben in größerer Zahl durch Fressen der Blätter, die durch Verschneiden der Oleanderbäume am Boden lagen. Bei den letzteren verlief die Vergiftung unter Kolik und Lähmungssymptomen. Um das vierte Jahrhundert verstopfte man Mäuselöcher mit Oleanderblättern (Rododaphnes folia) und tötete so die Mäuse. Bei Pferden entstanden Kolikzustände, Unmöglichkeit, sich zu bewegen, leichte Krämpfe, Verlangsamung des Herzschlages, Erhöhung der Körperwärme und evtl. der Tod. Oft sind Kühe dadurch zugrunde gegangen, nachdem Speicheln, allgemeine Erregung, Aufhören der Freßlust und der Milchsekretion, Polyurie oder seltener Anurie, auch blutiger Durchfall, Auftreibung des Leibes eingetreten waren. Der Puls wurde verlangsamt, im Beginne der Vergiftung beschleunigt, dikrot, aussetzend gefunden. Die Atmung erfolgte stoßweise und war beschleunigt, die Wiederherstellung nach fünf Tagen bis drei Wochen. Während dieser Zeit kann die Pulsarrhythmie anhalten. Tödliche Ausgänge kommen vor.

Bei M e n s c h e n wurden beobachtet: Erbrechen, dysenterieartige Durchfälle, Pupillenerweiterung, Konvulsionen und in einigen Fällen Sopor. Schon im Jahre 1473 wurde zum Ausdruck gebracht, daß der Saft oder die Rinde oder die Zweigspitzen, bei Menschen verabfolgt, erzeugen können: Synkope, Herzunruhe und Angstzustände. In einer der letzten Vergiftungen zu Selbstmord, in der eine Abkochung der Zweigspitzen eingenommen worden war, entstand als bemerkenswertestes Symptom Verlangsamung und Unregelmäßigkeit des Pulses, aber auch Wiederherstellung nach 48 Stunden. Auch die B l ü t e n wirken so. Ein Kind, das zwei Hände voll davon gegessen hatte, wurde nach sechs Stunden soporös, das Gesicht blaß, die Haut kalt und unempfindlich, die Pupillen waren verengt, die Atmung und der Puls selten und unregelmäßig. Bei jedem vierten oder fünften Schlage setzte er aus, am nächsten Tage bei jedem dreizehnten. Ein Soldat, der viel von den Blättern genommen hatte, bekam Fieber von 40,2 °, starke Leibschmerzen nebst Dysurie, Blutharnen und Diarrhöe. Dazu gesellten sich kalte Haut, Kopfschmerzen, Beklemmung, Schmerzen in der Lendengegend, Zyanose und anhaltendes Erbrechen. Der Tod erfolgte nach anderthalb Tagen. Hier sollte eine

---

[1]) Journ. de Chimie médic., T. IX, 2. Sér., Juillet 1843, p. 393. Bericht von R i c h a r d aus 1809. — R e v e i l, ibid. 1857, T. III, 4. Sér., Avril.
[2]) L. L e w i n, Fruchtabtreibung, 4. Aufl., S. 413.
[3]) Neuerdings gewann man aus der Rinde des Oleander ein Glykosid mit den Reaktionen des Strophantin (L e u l i e r, Journ. de Pharm. et de Chimie 1911, p. 157).
[4]) K u r z a k, Wiener Zeitschr. 1859, 44, 50.
[5]) W a t e f f, D. med. Wochenschr. 1901, S. 801.

Malaria vorgetäuscht werden. In der Tat lassen sich durch fünf bis acht Blätter nach zwei Stunden Fröste und ein Fieberanfall von sechs bis sieben Stunden Dauer mit Herzverlangsamung und evtl. Hämoglobinurie erzeugen. Aus alter Zeit wird angegeben, daß der Rauch von Oleander giftig sei, und man begegnet ferner der Behauptung, daß der eingeatmete Oleanderduft Übelkeit, Kopfschmerzen und Pulsverlangsamung veranlasse. Genesung kann in einigen Tagen, der Tod nach neun Stunden erfolgen. Nach Aufnahme von ca. 30 g Wurzelsaft trat er nach 14½ Stunden unter tetanischen Krämpfen ein. Anatomische Veränderungen fehlten beim Menschen. Bei Pferden fanden sich Darmentzündung, bei Rindern hämorrhagische Gastroenteritis, bei Gänsen Entzündung innerer Schleimhäute, Pseudomembranen im Ösophagus, kruppöse Entzündung der Magenschleimhaut, Ecchymosen im Darm und viel Fett in der Leber.

Nachweis: Botanische Vergleichung der im Körper oder dem Erbrochenen vorhandenen Pflanzenreste. Die Darstellung des Oleandrins könnte durch Extraktion der Objekte mit Alkohol, Fällen mit Bleiessig und Ammoniak und Verjagen des Alkohols aus dem Filtrate versucht werden. Konzentrierte Schwefelsäure löst Oleandrin mit brauner Farbe, die auf Zusatz von Bromkalium lebhaft rot wird. Behandlung: Giftentleerung und Herzstimulantien.

Nerium Odorum Soland. enthält die glykosidischen Herzgifte Neriodorin und Neriodorein. Vergiftungen mit diesem Oleander (Rinde, Saft), besonders zu Selbstmorden und Mord sind in den Präsidentschaften Bombay und Madras häufig. In 15 Jahren wurden 29 entdeckt. Die Symptome bestehen in Übelkeit, Erbrechen, Leibschmerzen, Benommensein, Aussetzen des Herzschlages, Sehstörungen, bisweilen in tetanischen Symptomen. Der Tod erfolgte in einem solchen Mordfalle nach etwa drei Stunden.

Strophanthus hispidus, DC.

Strophanthus Kombé Oliv.

Beide Arten liefern die bisher arzneilich gebrauchten Strophanthus-Samen. Ich habe den Nachweis erbracht, daß ein Unterschied beider in arzneilicher und toxischer Wirkung nicht besteht. Es besteht auch nicht zwischen ihnen und dem **Strophanthus gratus Wall. et Hook.** und ebensowenig zwischen dem bisher gewonnenen und gebrauchten Strophanthin und dem g-Strophanthin, höhere Homologie des Ouabains. Das Öl der Samen ist toxisch wirkungslos. Strophanthin hat, wie Digitalin, eine hämolytische Wirkung auf die Blutkörperchen. Eine solche kommt auch dem Oleander zu. Das Herz wird bei Kalt- und Warmblütern nach Art der Digitalis beeinflußt. Die der letzteren zukommende Kumulativwirkung hat auch, vielleicht in geringerem Maße, Strophanthus.

Vergiftungen damit kommen in reichstem Ausmaße in Afrika für Pfeilgiftwirkungen vor[1]), außerdem bei der arzneilichen Verwendung, zumal nach der intravenösen Einspritzung von Strophanthin. Auch bei dieser Anwendungsart findet eine Ausscheidung in den Magen hinein statt.

---

[1]) L. Lewin, Die Pfeilgifte, 1923, S. 258. Dort auch die anderen Arten.

Werden 1—2 mg Strophanthin in das Unterhautzellgewebe gebracht, so entsteht alsbald brennender Schmerz am Injektionsorte, der vier bis acht Stunden anhält. Dazu gesellt sich Rötung und ziemlich starke Schwellung der die Stelle umgebenden Haut in großer Ausdehnung. An diese örtlichen Symptome können sich noch entferntere, wie Kopfschmerzen, Ohrensausen, Brechreiz und Erbrechen anschließen. Tropft man Strophanthin auf die Hornhaut, so entstehen Reizung und Schmerzen. Wässerige Auszüge des alkoholischen und ätherischen Extrakts der Samen bewirken Tränen, Ziliarinjektion und Interferenzerscheinungen. Die Kerzenflamme zeigt regenbogenfarbige Ringe und auf der Kornea entsteht ein zarter Hauch[1]).

Nach einer einmaligen Dosis von 2,5 g Strophanthustinktur stellten sich Amblyopie, Doppeltsehen und Augenflimmern neben Erbrechen, Herzangst usw. ein. Ein Mann nahm etwa 6—7 g Tinctura Strophanthi zu sich. Danach wurde die Atmung schnaufend, die Haut zyanotisch, die Pupillen eng und reaktionslos und der Puls flatternd. Das Gesicht war gedunsen und die unteren Lider, ebenso wie Unterschenkel und Füße, ödematös. Beim Schluß der Augenlider bestand starker Tremor derselben. Es gesellten sich im weiteren Verlaufe der Vergiftung zu den eben genannten Symptomen hinzu: Bewußtlosigkeit, Konvulsionen, Halluzinationen, Anästhesie und Cheyne-Stockessches Atmen. Die Miosis blieb bestehen. Am zweiten Tage der Beobachtung wurden die Augen untersucht. Die Venen waren stark gefüllt. Reichliche Pigmentanhäufung im Verlaufe der Gefäße. Tiefe physiologische Exkavation. Papillen normal. Nach vier Tagen erfolgte der Tod[2]). Mit dem Leben kam ein anderer davon, der zum Selbstmord etwa 10 g der Tinktur getrunken hatte. Hier waren nach einer Viertelstunde vorhanden: ein blasses, verzerrtes Gesicht, Angst, Unfähigkeit, zu antworten, Würgen und Erbrechen, unfühlbarer und verlangsamter Puls. Rapide Todesfälle nach der intravenösen Injektion sind mehrfach mitgeteilt worden. Einmal erfolgte nach einer Stunde dieser Ausgang unter Schüttelfrösten, bei einer alten Frau schon nach 1 mg und 4 ccm einer 10prozentigen Lösung von Euphyllin (Theophyllin mit Äthylendiamin)[3]). Disponierend für diese schlimmste Wirkung sollten Perikarditis, chronische Nierenleiden mit hohem Blutdruck, Myokarditis, Herzschwäche bei Basedowscher Krankheit u. a. m. sein. Nach innerlicher oder subkutaner arzneilicher Anwendung entstanden wiederholt: Magen-Darmstörungen, Ekel, Übelkeit, Würgen, Erbrechen, Diarrhöe mit oder ohne Kolikschmerzen, bei Alkoholikern bisweilen unter Hitzegefühl und profusen Schweißen Kollaps, Ohrensausen. Sehr große Mengen können auch Krämpfe veranlassen.

Strophanthussamen liefern, auch in kleinen Fragmenten, mit konzentrierter Schwefelsäure eine blaugrüne Färbung.

Strophanthus Pierrei Heim., ein mächtiges Schlinggewächs in Annam „Cây Vói-Vói", von den Mois „Châa" genannt, wird von den letzteren zum Vergiften von Pfeilen benutzt.

---

[1]) Steinach, Wien. klin. Wochenschr. 1888, S. 431 u. 461.
[2]) Müller, Ein Fall von akuter Strophanthusvergiftung, Berlin 1898.
[3]) Lehmann, Mediz. Klinik 1924. — Rahn, D. Archiv f. klin. Mediz. — Hopfner, ibid., Bd. 92, H. 5 u. 6.

Apocynum cannabinum L. In dem als Fischgift benutzten indianischen Hanf befinden sich zwei zur Digitalisgruppe gehörende Substanzen, das Apozynin und Apozynein, von denen das erstere bei Fröschen systolischen Herzstillstand erzeugt. Der wichtigste aus Wurzel und Rinde jetzt gewonnene Bestandteil ist das Zymarin ($C_{30}H_{44}O_9$). Es wird durch Säuren zerlegt in Zymarigenin und Zymarose. Zwischen Zymarin und Strophanthin besteht Verwandtschaft[1]). Das Zymarin erwies sich in klinischen Versuchen als digitalisartig wirkend. Die arzneilichen und giftigen Dosen liegen relativ weit auseinander. Ein Fluidextrakt aus Apozynum rief zu 10—30 Tropfen mehrmals täglich Übelkeit, Erbrechen und Diarrhöe und Schweiße hervor. **A. androsaemifolium L.** wirkt ebenso. Sein Wurzelsaft bringt die Haut zur Entzündung und reizt Magen, Darm, Nieren. Fische werden dadurch vergiftet. Ebenso wirkt **A. pubescens R. Br.**

Vinca rosea L. ist durch den Gehalt an Alkaloid ein Herzgift. **V. pusilla Murr.** Tiere, die sie auf der Weide aufnehmen, werden betäubt und sterben.

Aganosma caryophyllata Don. Die Zweige und Blätter dienen in Malabar als Fischgift, ebenso auch **A. calycina A. DC.**

Cercocoma macrantha T. et B. Das Alkaloid tötet Kröten zu 3 mg.

Chonemorpha macrophylla G. Don. enthält ein giftiges Alkaloid.

Asclepiadeae.

Asclepias Vincetoxicum L.

Cynanchum Vincetoxicum (Vincetoxicum officinale Mönch.), Schwalbenwurz, Hundswürger, besitzt ein Glykosid, Vincetoxicin, das zu 1 g ungiftig ist. Ein als Asklepiadin bezeichnetes Glykosid ruft bei Fröschen Brechbewegungen, Verlust der Reflexerregbarkeit und Lähmung, bei Warmblütern Respirationsstillstand und Erstickungskrämpfe mit unregelmäßiger Herztätigkeit hervor, die in Herzlähmung übergeht[2]). Durch Zerlegung desselben entsteht Asklepin, das bei Fröschen nach initialer Unruhe und Erbrechen bald totale Lähmung und Tod veranlaßt. **A. curassavica L.** und **A. incarnata L.** enthalten das giftige Asklepiadin. Tiere können durch die Pflanze geschädigt werden. Parasiten gehen durch sie zugrunde. Beide veranlassen Erbrechen.

Cynanchum sarcostemmoides K. Schum. dient in Ostafrika als Fischbetäubungsmittel, **C. macrophyllum Pers.** (Gonolobus carolinensis R. Br.), angeblich als Pfeilgift bei den nordamerikanischen Klamath-Indianern benutzt, und **C. caudatum Max.** verursacht Gefühllosigkeit und Verlust der Kontrolle über die Glieder.

Asclepias cornuti Decne. enthält im frischen Rhizom ein flüchtiges, scharfes Prinzip, das auf den Händen Blasen unter Jucken erzeugt.

---

[1]) Windaus u. Hermann, Ber. D. Chem. Ges., Bd. 48, 1915 und 1925, Bd. 58, S. 1509.

[2]) Harnack, Arch f. exp. Path. u. Pharmak. 1874, S. 502. — Gram, ibid., Bd. XIV, H. 6.

Calotropis procera R. Br.

Die M u d a r - oder M a d a r p f l a n z e der Indier, Oschar oder Ushâr der Araber, ein stark milchender, immergrüner Strauch, findet sich weit in Afrika, Indien, Westindien und Zentralamerika. In Ägypten wurde sie als Totengabe in die Gräber gelegt. In den erstgenannten Ländern wird sie arzneilich viel gebraucht. Der Milchsaft ruft in Mengen von mehr als 0,2 g Erbrechen und Durchfall hervor. Er wird in Indien, wie es scheint häufig, zu Kindsmorden und zu erfolgreichen Selbstmorden verwendet. Von zwei Arabern, die sich überreden ließen, gegen Hustenreiz einen Eßlöffel voll zu nehmen, kam der eine, der ihn auf vollen Magen eingenommen hatte, mit Erbrechen davon, während der andere, der ihn nüchtern verschluckt hatte, starb[1]). Die Bagára-Araber bestreichen ihre Lanzen damit. Auf der Reise von Brehm wurde einer der Diener von einer solchen getroffen. Um die Einstichstelle entstand bald ein violetter Ring und als Allgemeinwirkungen erschienen Krämpfe, die den Körper in jedem Augenblick zusammenrissen, bis der Tod eintrat. Ein zweiter Getroffener konnte durch Ausschneiden der widerhakigen Lanze gerettet werden. Schafe und Ziegen sollen Calotropis ohne Schädigung fressen.

Meine Untersuchungen über den Milchsaft[2]) ergaben, daß er in Wasser löslich ist und beim Stehen unter Abscheidung klumpiger Harzmassen gerinnt. Alkohol oder Azeton bewirken sofort die Trennung des festen Teiles und von sehr viel Magnesiumsulfat von der goldgelben Wolke. Kocht man diese, so fällt Eiweiß aus. Das wirksame Prinzip ist C a l o t r o p i n, das durch Eindampfen der harz-, magnesiumsulfat- und eiweißfreien Lösung als wasserlösliches braunes Pulver erhalten wird. Aus alkoholischer Lösung ist es durch Äther als aschefreie Substanz fällbar. Zu 1—3 mg wirkt es am Froschherzen digitalisartig wie der Milchsaft. Die Wirkung von diesem ändert sich nicht auch durch langes Stehen. Von Fäulnis wird er nicht ergriffen. Bei Kaninchen rufen 0,5 g davon, subkutan beigebracht, nach 17 Minuten beschleunigte Atmung, nach 32 Minuten Herabsinken des Kopfes und zeitweiliges Kopfzittern, nach 36 Minuten Ausgleiten der Vorderextremitäten, nach 45 Minuten Dyspnoe mit Zyanose und nach 48 Minuten den Tod ohne Krämpfe hervor. Die digitalisartige, giemende, mit Schnalzlauten einhergehende Atmung wird auch hier wahrgenommen.

Örtlich wird überall am Körper durch den Milchsaft Entzündung erzeugt. Sein Hineingelangen in das Auge wird in Indien und Ägypten allgemein als Veranlasser von Blindheit angesehen. Daß das Sehen durch Veränderungen an der Hornhaut beeinträchtigt wird, ergab ein Selbstversuch[3]).

Calotropis gigantea R. Br. erzeugt durch seinen gleichfalls entzündungserregenden Milchsaft heftiges Erbrechen und Durchfall. Der Saft der Pflanze soll in Indien und Afrika zur Darstellung berauschender Getränke (Bar oder Giya) benutzt werden[4]).

---

[1]) Nach mir persönlich gemachten Mitteilungen.
[2]) L. L e w i n, Calotropis procera, ein neues digitalisartig wirkendes Herzmittel, Arch. f. exper. Path., Bd. 71, 1913.
[3]) L e w i n u. G u i l l e r y, Die Wirk. von Arzneimitteln und Giften auf das Auge, Bd. II, S. 765.
[4]) W a t t, Diction., Vol. II, p. 47 u. 49.

Cryptostegia grandiflora R. Br. soll angeblich einmal nach Aufnahme ihrer Blätter in 15 Stunden, nachdem Erbrechen u. a. m. erschienen war, bei einem Menschen tödlich gewirkt haben. Tierversuche ergaben die Wirkungslosigkeit derselben. Es finden sich in den stark giftigen Blättern zwei nichtglykosidische, harzige Bitterstoffe.

Tylophora fasciculata Buch.-Ham. Blätter und Wurzeln werden in Indien als Rattenvertilgungsmittel gebraucht und haben mehrfach Menschen unter Trockenheit im Schlunde, Durst, Erbrechen, Pupillenerweiterung, Schwindel und Bewußtlosigkeit vergiftet. **T. lutescens Den.** führt in den Blättern und in der Rinde ein scharf schmeckendes, giftiges Alkaloid.

Sarcolobus Spanoghei Miq. (Walikambing) enthält ein Harz, S a r k o - l o b i d, das ausgesprochene kurare- oder koniinartige Wirkungen besitzt, und wird, wie **S. globosus Wall.**, auf Java usw. zum Vergiften von Raubtieren benutzt.

Marsdenia erecta R. Br. besitzt einen sehr giftigen Milchsaft und in den Blättern ein Alkaloid.

Periploca graeca L., die indische H u n d s w i n d e, tötet Tiere. Darin findet sich ein kristallinisches Glykosid P e r i p l o z i n, das stark bitter schmeckt. Es soll die Digitalis ersetzen können und keine Kumulativwirkung haben. Subkutan angewendet, ruft es Reizwirkungen bis zur Geschwulstbildung und Schmerzen an der Stelle hervor, und als Resorptivwirkungen, z. B. nach Beibringung von 1 mg und mehr, Übelkeit, Erbrechen, Leibschmerzen und Durchfälle.

Xysmalobium lopathifolium R. Br. Der frische Milchsaft tötet Würmer, Maden.

Gonolobus Cundurango Triana wirkt durch sein glykosidisches Kondurangin giftig, erzeugt bei Tieren strychninartige Krämpfe zerebralen Ursprungs neben Erbrechen und tötet durch Atemlähmung.

Sarcostemma australe R. Br. ist ein tödliches Gift für Vieh, dagegen ist der Milchsaft von S. Brunoniana in Indien genießbar.

Hoya australis R. Br. tötet Vieh, das diese milchsaftreiche Pflanze frißt.

Secamone emetica R. Br. Die Wurzel erzeugt durch örtliche Reizung Erbrechen.

Metaplexis Stauntoni Schult. besitzt giftige Früchte.

Menabea venenata Baill. („Ksopo") soll — wie man eine Zeitlang annahm — auf Madagaskar wie Thanginia venenifera zu Gottesurteilen, sicher aber zu Selbstmorden gebraucht werden. Das trockene, alkoholische Extrakt tötet Kaninchen zu 0,008 bis 0,01 g etwa 45 Minuten nach intravenöser Beibringung. Ungefähr so wirkt auch die subkutane Einspritzung. Die Symptome sind: Lautes Schlucken, Kaubewegungen, das Herabsinken des Kopfes, die lähmungsartigen Symptome und Verlangsamung und Unregelmäßigkeit der Herzarbeit. Der Tod erfolgt durch Atemstillstand. Auf den Hund ist die Wirkung stärker. Bei Fröschen steht das Herz in Diastole still[1]).

---

[1]) C a m u s, Compt. rend. de l'Acad. des Sciences, T. CXXXVI, 1903. — M o d e l, Ber. d. deutsch. Pharmac. Gesellsch. 1903, H. 9. — Münch. medic. Wochenschr. 1900 u. 1901.

Fockea multiflora Schum. liefert einen giftigen Milchsaft, der den Humbe-Kaffern in Süd-Angola zum Vergiften von Pfeilen dient. Ich nehme an, daß das Vorkommen dieser Fockea im Süden des Kongostaates mit der gleichen Verwendung im Zusammenhang steht.

Loganiaceae.

Gelsemium sempervirens Ait.

Vergiftungen mit dem von Indianern als Fischgift benutzten **gelben Jasmin** kommen vorzugsweise nach dem arzneilichen Gebrauche der alkoholischen Wurzeltinktur, irrtümlicher Dosierung usw. vor. Einmal stand ein Arzt in dem Verdacht, seine Bediensteten durch Gelsemium getötet zu haben. Das in der Pflanze vorhandene kristallinische **Gelsemin** wirkt bei Warmblütern nicht giftig, erzeugt aber zu 0,01 g bei Fröschen eine bis zu 80 Stunden anhaltende gesteigerte Reflexerregbarkeit und Tetanus. Größere Dosen wirken kurareartig und 0,02 g töteten durch Herzlähmung. Das amorphe **Gelseminin** tötet Kaninchen zu 0,001 g unter den Symptomen einer absteigenden Lähmung des zentralen Nervensystems. Die Atmung steht vor dem Herzen still. Künstliche Atmung wirkt lebensrettend[1]). Große Dosen **Gelsemium** erzeugen bei Tieren Lähmung der motorischen Centra des Gehirns und Rückenmarkes, Tremor, in späteren Stadien Sinken der Körperwärme, vielleicht durch die verminderte Energie der Herztätigkeit, und den Tod unter Konvulsionen durch Respirationslähmung. **Gelsemiumsäure** soll Frösche zu 0,03 g in wenigen Minuten töten[2]).

Für **Menschen** würden von der in der Konzentration sehr schwankenden Gelsemiumtinktur etwa 3 g resp. 1,2 g (Konzentration 1 : 4) bei Kindern, 12—15 g[3]) bei Erwachsenen tödlich wirken können. Wiederherstellung erfolgte noch nach Trinken von 30 g oder sogar von etwa 250 bis 500 ccm (½—1 Pinte) einer Tinktur. Das **Fluidextrakt** tötete akut zu drei Teelöffel nach 7½ Stunde, auch zu zwei Teelöffel, und ein Kind von zwei Jahren durch 21 Tropfen. Nach einem Gesamtverbrauch von 75 g erfolgte der Tod sechs Stunden nach der letzten Dosis[4]). Die individuelle Empfindlichkeit für das Mittel schwankt hiernach in weiten Grenzen. Sah man doch 24 g des Fluidextrakts wirkungslos sein. Nichtsdestoweniger ist eine Kumulation des Mittels auf Grund langsamer Ausscheidung aus dem Körper wahrscheinlich[5]).

Symptome bei Menschen: Kopfschmerzen, Schwindel, Verlust der Sprache, Unvermögen, die Zunge zu bewegen und zu schlingen, Ptosis, Sehschwäche[5]) oder Doppeltsehen, Pupillenerweiterung, die auch nach Einbringung des Gelseminins in das Auge eintritt, Trockenheit im Munde, Zittern der Glieder, Schwäche oder Parese oder Rigidität der Muskeln, Bewußtlosigkeit, die auch fehlen kann, Zyanose, Dyspnoe, Orthopnoe, Koma und bisweilen Trismus oder allgemeine Krämpfe. Sehstörungen,

---

[1]) Cushny, Arch. f. exp. Path. u. Pharmak., Bd. XXXI, S. 49.
[2]) Wormley, Amer. Journ. of Pharm. 1883, p. 337.
[3]) Rehfuss, Therapeut. Gazette 1885, p. 655, 658 ff.
[4]) Seymour, Philad. med. Times, 1882, 28. Jan.
[5]) L. Lewin, Nebenwirkungen der Arzneimittel, 3. Aufl., S. 193.

Schwäche usw. können noch einige Tage anhalten. Eine Dame, die 40 Tropfen Fluidextrakt auf einmal genommen hatte, sah zuerst doppelt, dann alles schwarz und verlor das Bewußtsein. Der Unterkiefer sank herab. Sie holte mühsam Atem. Ein Brechmittel versagte. Unter Anwendung von Friktionen und Brandy kehrte nach 1½ Stunden das Bewußtsein wieder. Die Muskellähmung war erst nach einigen Tagen behoben.

Nach Einbringen des Gelseminsulfates in das Auge erscheint gewöhnlich ohne Schmerzen kurzdauernde Myosis und schließlich Mydriasis, die sogar 14 Tage anhalten kann. Perikorneale Injektion und gleichnamige Diplopie kann diese Veränderung begleiten. Das Vorkommen der letztgenannten Nebenwirkungen scheint nicht häufig zu sein. Länger fortgesetzter örtlicher Gebrauch schafft Stirnkopfschmerz und Schwindel.

Als resorptive Wirkungen nach der Aufnahme von Tinctura Gelsemii oder anderen galenischen Gelsemiumpräparaten oder Gelsemin vom Magen aus zeigen sich häufig als Nebenwirkungen ein Gefühl von Schwere oder Schmerzen in den Lidern und Augäpfeln, bisweilen Ptosis und Behinderung in der Bewegung der Augäpfel. Doppeltsehen ohne Schielen[1]) erscheint vorübergehend oder dauernd, kann auch nur an einem Auge und auch nur in einem Teile des Gesichtsfeldes vorhanden sein und die Stellung der Bilder wechseln lassen. In seltenen Fällen ist das dauernde Doppeltsehen mit Schielen verbunden. Namentlich der innere Augenmuskel weist eine auffällige Schwäche auf. Die Pupillen erweitern sich. Dazu gesellen sich Akkommodationsstörungen, die das Sehen undeutlich machen.

Man fand ferner nach mäßigen und größeren Dosen der Tinktur Blässe des Gesichtes, häufiges Gähnen, Trockenheit im Munde, Schlingstörungen, auch Brechneigung und Erbrechen. Der Puls ist in einem Drittel der Fälle beschleunigt. Kollaps mit Pulsschwäche und Verlangsamung läßt die Kranken bleich, kalt und bewußtlos werden, während die Atmung bis zum Auftreten von Orthopnoe gestört sein kann. In einem Falle erschien nach Verbrauch von 0,36 g Gelseminum sulfuricum in drei Dosen plötzliche Bewußtlosigkeit neben Anästhesie, Atemstörungen, Kinnbackenkrampf und anderen Symptomen[2]). Große Gelsemiumdosen können auch Polyurie und Blasenbeschwerden hervorrufen, und seitens des Zentralnervensystems Kopfschmerzen verschiedener Stärke und verschiedenen Sitzes, Benommensein, Schwindel, allgemeine Muskelschwäche, schwankenden Gang[3]), Erschwerung der Zungenbewegung, Schwere, Steifigkeit und Zittern der Hände und Taubheit der Finger, vereinzelt auch eine eigentümliche Rigidität oder lähmungsartige Zustände der Nacken-, Arm- und Beinmuskeln. Die Verabfolgung von Strychnin gegen diese Störungen halte ich für sehr bedenklich.

An Gelsemium kann Gewöhnung wie an ein narkotisches Genußmittel stattfinden und sich ein Gelseminismus chronicus herausbilden. Ein an Rheumatismus Leidender nahm dagegen große Dosen des Fluidextraktes. Da dies Erfolg hatte, wiederholte er es und unterlag der An-

---

[1]) Rouch, Bullet. génér. de Thérap. 1883, 15. juin.
[2]) Fronmüller, Memorabilien 1887, p. 195.
[3]) Freemann, The Lancet, 1873, 27. Sept., p. 475.

gewöhnung und dem inneren Drange, das Mittel in steigenden Dosen zu nehmen, so daß er schließlich 30 g der Flüssigkeit auf einmal nehmen konnte. Er wurde infolgedessen bleich, unruhig, verstimmt, magerte ab und litt an geistigem Verstörtsein. Trotzdem stieg er mit den Dosen noch höher, versank in hoffnungslosen Idiotismus und starb in Betäubung[1]).

Nachweis: Die Alkaloide gehen aus alkalischer Lösung in Äther über. Man kann auch die Objekte mit Petroleumäther und dann mit Chloroform schütteln, um u. a. den in Rad. Gelsemii vorkommenden blau fluoreszierenden, angeblich nicht mit dem Äskulin identischen Stoff zu beseitigen, und schließlich nach Versetzen mit wenig Ammoniak die Basen mit Benzin aufzunehmen[2]). In Schwefelsäure gelöst und mit Kaliumbichromat versetzt, liefert Gelsemin eine kirschrote, allmählich grün werdende Farbe. Bei einer Vergiftung mit Rad. Gelsemii würde auch die Fluoreszenz der Lösung auf das Gift schließen lassen.

Behandlung: Brechmittel, Abführmittel, Exzitantien, künstliche Respiration.

G. elegans Benth., die in China zu tödlichen Vergiftungen geführt hat, enthält eine basische Substanz.

Spigelia marylandica L. Die Wurzel enthält ein Gift, welches das Rückenmark lähmt, zentrale Vagusreizung und den Tod durch Respirationslähmung veranlaßt. Bei Hunden beobachtet man: Würgen, Muskelschwäche, Atemstörungen mit Mydriasis und Koma[3]). **S. Anthelmia L.** (Herbe de Brinvilliers, Demarary-Pinkroot). Damit werden im Norden von Südamerika aus Bosheit Pferde und andere Haustiere vergiftet und enden nach schwerem Leiden in zwei bis drei Stunden.

Buddleia brasiliensis Jacq. (Barbasco) scheint in Brasilien als Fischgift zu dienen. In Mexiko werden für diesen Zweck die gestampften Zweige benutzt. Das gleiche gilt für **B. verticillata H. B. et K.**

Strychnos nux vomica L.

Die Früchte des Brechnußbaumes enthalten in einer schleimigen, giftigen Masse eingelagert, scheibenförmige, mit graugelben Haaren bedeckte Samen (Krähenaugen, Brechnüsse) mit etwa 1,5 Prozent Strychnin. Sowohl diese Samen als auch die Rinde des Baumes (Falsche Angosturarinde) mit 1,5 Prozent **Brucin** und Spuren von **Strychnin,** ferner das Holz und die Samen von **Strychnos colubrina L.**, auch die rötlich-grauen Ignatiusbohnen von **Strychnos Ignatii Berg** (mit 1,7—3 Prozent Strychnin und etwas Brucin), sowie **Strychnos Gauteriana Pierre** (Hoang-Nán) und schließlich manche bornesische Pfeilgifte[2]) (Upas Tieuté oder U. Radja) aus dem Safte der Wurzelrinde von **Strychnos Tieuté Lesch.**, enthalten, wahrscheinlich an Kaffeegerbsäure (Igasursäure) gebunden das Alkaloid Strychnin ($C_{21}H_{22}N_2O_2$) und mit Ausnahme der letztgenannten Pflanze auch das Alkaloid Brucin. Auch **Str. axillaris Colebr.** ist giftig. Ebenso **S. Henningsii Gilg, S. Icaja Baill.**, die in der Wurzelrinde 6 Prozent Strychnin und in den Blättern 0,5 Prozent Brucin besitzt, **S. alnifolia Bak., S. triclisioides Bak., S. Tonga Gilg, S. cocculoides Bak.,**

---

[1]) Caldwell, Medical and surgical Herald 1885, Vol. II, p. 21.
[2]) Schwarz, Der forens. chem. Nachw. d. Gelsemins, 1882.
[3]) Hare, Medical News 1887, p. 286.

S. Cabalonga Hort. Lind., **S. lanceolaris** Miq. (Blay Hitam) und **S. toxifera Schomb.**[1]). Die Fruchtpulpa des Brechnußbaumes besitzt ein Glykosid Loganin. Das Strychnin, ein Anilinderivat nach Art des Azetanilids, ist schwer, seine Salze meist in Wasser und Alkohol löslich. Durch Reduktion entsteht aus ihm das noch giftige, bittere Desoxystrychnin und das sauerstoffreie ungiftige Alkaloid Strychnolin.

Es gibt alkaloidfreie Strychnos-Arten, z. B. **Strychnos Potatorum L.** Früchte von Schumanniana Gilg, werden in Angola gegessen, ebenso die von S. Unguacha A. Rich., S. Quagua Gilg, S. cerasifera Gilg, S. innocua Delile, S. brachiata Ruiz. et Pav., S. angustifolia Benth., S. laurina Wall. enthält weder Strychnin noch Brucin und vielleicht auch die von S. Welwitschii Gilg. Die Fruchtpulpa von spinosa Lam. (Kokiya) wird gegessen, während die Samen giftig sind. Außerdem kommt eine Strychnosart vor, S. Deckindtiana Gilg, die giftig ist, ohne Strychnin oder Brucin zu enthalten. S. Vacacoua Baill. enthält ein Glykosid Bakankosin. Vielleicht ist auch S. aculeata Sol. glykosidhaltig. Das wirksame Prinzip tötet Fische[2]).

Vergiftungen mit Strychnos oder Strychnin ereigneten sich früher selten, jetzt, zumal zum Mordzweck, häufig. Auch im Auslande, weil Strychnin für Tierfang viel gebraucht wird und dadurch in vieler Hände gelangt. Es wird damit Massenmord von Pelztieren, z. B. in Ostasien, geübt. So handeln mongolische Jäger von russischen Kleinhändlern deutsches Strychnin in unglaublichen Mengen ein. In Urga sah ein Reisender in einer kleinen Bude einen Schrank, 1 Meter breit, 2½ Meter hoch, dichtgefüllt mit dem Alkaloid. Durch die Erhältlichkeit desselben für den gleichen Zweck kamen auch in Deutschland Vergiftungen vor. Ich kenne allein aus dem Jahre 1925 zwölf Mordversuche und erfolgreiche Morde, für die das Gift, z. B. zu 2 g, in den von dem Opfer benutzten Salznapf oder in das Kaffeegetränk geschüttet worden war. Ein Angestellter bestrich die Klebseite eines Bogens mit Strychnin, um den daran leckenden Vorgesetzten zu töten. Ein Landwirt vergiftete einen Arbeitslosen und wurde dafür zum Tode verurteilt. Mehrfach kamen solche Vergiftungen durch Strychninweizen vor, von denen zwei Körner 0,2 mg Strychnin enthielten. Der Tod eines Kindes erfolgte durch solchen Weizen mit 0,02 g Strychnin, den eine Mutter ihrem Kinde gegeben hatte. Selbstmorde durch dieses Gift, das das Individuum entsetzlich leiden läßt, kennt man seit langem. In allerletzter Zeit vergiftete sich ein verhafteter Verbrecher durch einen mit Strychnin versehenen Apfel, und ein anderer kurz vor Eröffnung der Verhandlung. In Preußen allein starben durch Selbstmord

1919	1920	1921	1922	
12	14	11	12	Menschen.

Vergiftungen auch mit tödlichem Ausgang erfolgten einmal dadurch, daß von einem Eingeborenen Borneos gestohlenes Ipoh-Pfeilgift (Upas) für Selbstmord eingenommen wurde, oder daß ein Neugieriger mit 0,18 g davon an sich einen Versuch hat machen wollen[3]), oder daß versehentlich

---

[1]) Siehe Curare.
[2]) Hébert, Journ. de Pharm. et de Chimie. 1908, p. 151.
[3]) Mannkopff, Wiener Wochenschr. 1862, 30, 31.

Kompretten mit im ganzen 0,004 g Strychnin verschluckt wurden[1]), oder für die Herbeiführung des kriminellen Aborts[2]), auch durch Versehen bei dem Einnehmen oder Verwechselung in der Apotheke. So wurde Strychnin verabfolgt statt Santonin, Spartein, Morphin, Salizin, Magnesiumsulfat, auch das Pulver der Brechnuß statt Zittwerblüten oder Ipecacuanhapulver, und Extractum Strychni anstatt Walnußextrakt usw.[3]), ja sogar durch homöopathische Strychninverreibungen oder Nux vomica-granules entstanden Vergiftungen. Auch durch Genießen von Präparaten, die, wie „Battles Vermin Killer"[4]), zum Vertilgen von Tieren gebraucht werden, oder von „Krähenaugen", die als Vogelfutter verkauft worden waren, oder von mit diesen vergifteten Vögeln (Krammetsvögeln, Lerchen), einmal auch von einem als Köder hingelegten, mit Strychnin vergifteten rohen Ei. Die verschiedenen Eier enthielten 0,12—0,15 g Strychnin[5]). Eine gewisse Gefährdung besteht bei allen denen, die beruflich mit strychninhaltigen Präparaten zu tun haben, zumal bei der Herstellung von Rattengift. Bei einer solchen Arbeit entstand eine Vergiftung durch Einatmung der Wasserdämpfe, die sich bei der Lösung eines Strychninsalzes entwickelten[6]).

Für Tiere wirken pro Kilo Körpergewicht tödlich: 3,5 mg für ein Meerschweinchen, 0,5—1 mg für Kaninchen, 0,6—0,7 mg für den Hund, 1,8 mg für ein Huhn. Für 500 Kilo Rind soll die tödliche Dosis 0,5 g Strychnin betragen.

Akut giftig für Menschen können 0,001—0,005—0,01 g, ausgesprochener 0,02—0,03 Strychnin. nitric. wirken. Nach 0,004—0,006 bis 0,008—0,018 g[7]) traten bei Kindern, nach 0,03 g bei Erwachsenen öfter noch nach 0,12 bis 0,36 g, der Tod ein. Dagegen sind auch infolge besonderer Begleitumstände Wiederherstellungen nach 0,045 g[8]), 0,05 g, 0,22 g, 0,24 g, 0,28 g, 0,3 g, 0,5 g, 0,6 g, ja nach über 1 g, 2 g, 4 g[9]) und selbst 5 g Strychnin trotz eines ausgebildeten Tetanus zustande gekommen. Von der Brechnuß wirkten 0,75—3 g tödlich. Vereinzelt wurden noch 10—15 g derselben überstanden. Nach zwei Dosen von je fünf Tropfen der Tinctura Strychni traten bei einer Frau Unregelmäßigkeit und Schwäche der Herzarbeit auf und nach 2—3 g starben Menschen. Von dem Extrakt können 0,2 g das gleiche bewirken.

Die Resorption des reinen Strychnins geht schnell, diejenige der galenischen Strychnospräparate etwas langsamer von allen Schleimhäuten und Wunden aus vor sich. Ein halbstündiger Tetanus folgte sogar einmal

---

[1]) Willführ, D. med. Wochenschr. 1925, S. 827.
[2]) Mangol, ibid. 1899, S. 495.
[3]) Taylor, Die Gifte, Bd. 3, S. 394. — Danvin, Ann. d'Hyg. publ. 1861. — Terrien, Progrès médic. 1900 u. andere.
[4]) Burton, D.-amerik. Apoth.-Zeit. 1884. — Dieses Präparat hat mehrfach zu Selbstmord gedient. Jedes Paket enthält 0,1 g Strychnin.
[5]) Jones, Lancet, 1889, 9. Nov., p. 951. Dort auch Fälle von Jones und Lyster.
[6]) Newbecker, Journ. amer. med. Assoc. 1904, Nr. 5.
[7]) Behrendt, Zeitschr. f. Medizin.-Beamte 1911, S. 118. — Falconer, Practitioner 1898, XXVI, p. 9.
[8]) Prideaux, Lancet 1881, 8. January. — Green, ibid. 1898, 18. June. — Dick, Brit. med. Journ. 1900, II. — Prinzing, Württemb. Korresp. 1889, S. 235. — Suadicani, Zeitschr. f. Medizin.-Beamte 1908, Nr. 6. — Danieljans, Feldscher 1903, Nr. 12. (Nach 0,5 g in 2 Tagen Gesundung.)
[9]) Waller, Philad. medic. Report. 1866. — Niedner, Charité-Ann. 1905.

dem Aufbringen von 3 mg Strychninnitrat auf einen Tränenpunkt[1]). Die Ausscheidung des Alkaloids erfolgt in unverändertem Zustande wesentlich durch den Harn, in kleinen Mengen auch durch den Speichel und die Milch. Fraglich scheint es mir zu sein, ob die Leber das Alkaloid zurückhält. In der Regel findet keine Gewöhnung an dasselbe statt. Sie kommt aber vor. So verbrauchte eine paralytische Frau in langsamem Aufstieg in zwei Monaten etwa 4 g Strychninsalz. Gelegentlich mag es auch vorkommen, daß einer oder der andere in Ostasien Strychnossamen prophylaktisch gegen Cholera oder gegen Schlangenbiß kaut. Ein dem Trunke ergebener Mann nahm angeblich fast zwei Jahrzehnte lang von Zeit zu Zeit Strychnin, um sich wieder nüchtern zu machen. Dem Strychnin kommen vielmehr ausgesprochene funktionell-kumulative Wirkungen[2]) zu, falls die einzelnen Dosen in zu schneller Aufeinanderfolge oder in zu schneller Steigerung gereicht werden. Der neue Einfluß wirkt ein, während der alte noch nicht ausgeglichen ist. Als ein junger Epileptiker erst 0,01, dann 0,015 bis 0,06 g täglich erhalten hatte, erschien, obschon ein freies Intervall von fünf Tagen seit dem Einnehmen der letzten Dosis verstrichen war, am sechsten Tage Strychnintetanus, an dem er starb. In einem anderen Falle hatte ein Arzt fünf Monate lang Strychninsulfat ohne Beschwerde genommen, bis er eines Tages plötzlich bei Tisch Tetanus bekam und an diesem zugrunde ging. So erging es auch einem anderen Kranken, der allmählich bis 0,09 g Strychnin gestiegen war und „asphyktisch" endete. Nach subkutaner Einführung von täglich 4 mg erfolgte keine Vergiftung, wohl aber, als die Dosis auf 5 mg erhöht worden war[3]). So verhält es sich auch mit dem längeren Gebrauche von Strychnos-Samenpulver, z. B. von 0,5 g täglich 15 Tage lang, der zum Tode führte. Pferde, die nach zwei bzw. drei Tagesdosen von je 0,03 g Strychnin eine Dosis von 0,06 g erhalten hatten, gingen unter Tetanus zugrunde.

Als besonders disponiert für Giftwirkungen bezeichnete ich Herzkranke, Apoplektiker und Menschen mit Blutungen in das zentrale Nervensystem. Bei Kindern entsteht leicht Tetanus. Einen solchen sah man z. B. nach zwei Teelöffeln Sirupus Hypophosphite Fellow, etwa 2 mg Strychnin entsprechend, eintreten[4]). Starke Raucher sollen in gewissen Grenzen Toleranz gegen Strychnin aufweisen. Eine hohe Toleranz für das Gift zeigen unter den Tieren nur Vögel, Hühner, die es durch den Schnabel aufnehmen, während unter die Haut gespritzte kleinere Mengen auch töten können. Der Nashornvogel soll so immun gegen Strychnossamen sein, daß er diese am liebsten frißt. Als Grund für die Toleranz des Huhns werden langsame Resorption und Zerstörung des Strychnins angegeben. Eine durchaus falsche Beobachtung führte zu der Angabe, daß von mit Strychnin wiederholt behandelten Kaninchen sich ein „Heilserum" gegen Strychnin gewinnen lasse. In den Eiern von Hühnern, die in 12—16 Tagen 0,28—0,36 g davon erhalten hatten, konnte es nicht nachgewiesen werden. Enten scheinen nicht den hohen Widerstand zu besitzen. Die giftigen Samen von

---

[1]) Schuler, Gaz. méd. de Paris, 1861. — Langenbeck, Allgem. Wien. med. Zeit. 1862, Nr. 25.
[2]) L. Lewin, Untersuchungen über den Begriff der cumulativen Wirkung D. med. Wochenschr. 1899, Nr. 43.
[3]) Carreras-Arago, Centralbl. f. pr. Augenheilk. 1880, IV, 113—116.
[4]) Jonas, Ärztl. Sachverst.-Zeit. 1900.

Strychnos Cabalonga werden angeblich auch von einigen Säugetieren, wie Dasyprocta Aguti, gefressen. Der Katzenfötus soll gegen Strychnin immun sein. Die ersten Symptome erscheinen in 3—30 Minuten, die Krämpfe mitunter erst nach ein bis drei — in einem Falle, in dem Strychnin mit Butter genommen worden war, erst nach sechs Stunden[1]) — und noch später. Selbst 14 Tage nach dem Aussetzen des Mittels sollen noch Krämpfe entstehen können. Der Tod stellt sich nach 10—20 Minuten, gewöhnlich ein bis drei Stunden nach der Giftzufuhr ein, ist aber auch noch nach 9—20 und mehr Stunden möglich.

Im Körper findet keine Zersetzung statt. Die Ausscheidung geht in kleinen Mengen durch den Speichel[2]) und die Milch, vorzugsweise jedoch durch den Harn[3]) in längstens 48 Stunden[4]) vor sich und kann in diesem schon nach fünf Minuten dargetan werden. Der Harn, der später als 48 Stunden nach medizinalen Strychnindosen gelassen wird, enthält kein Strychnin. Eine Aufspeicherung des noch zu 1 : 40 000 Wasser bitterschmeckenden Strychnins in Körperorganen findet nicht statt, vielmehr ist der Strychningehalt der einzelnen Organe ihrem jeweiligen Blutgehalt proportional, d. h. er überwiegt in blutreichen Organen (Leber, Lungen) und deren hauptsächlichen Ausscheidungsorganen (Nieren) gegenüber dem Gehirn. Bei Fröschen fand man das Rückenmark am gehaltreichsten an Strychnin und nach großen Dosen das Blut.

Bei Tieren wird die Reflexerregbarkeit des ganzen Zentralnervensystems, besonders des Rückenmarkes, wahrscheinlich durch direkte Reizung der Reflexzentren, weniger wahrscheinlich durch Lähmung der reflexhemmenden Zentren, gesteigert. Es führt dies zu tetanischen Anfällen, die durch äußere Reize — chemische scheinen bei Fröschen unwirksam zu sein — hervorgerufen werden und mitunter so schnell aufeinanderfolgen, daß Intervalle zwischen den einzelnen Anfällen vermißt werden. Alle Muskeln, auch das Zwerchfell, können an diesen Krämpfen teilnehmen. Den Ureter sah ich bei vergifteten Tieren sich nicht durch diesen Einfluß bewegen. Die Zentren der Atmung und der Vasomotoren leiden. Der Blutdruck steigt anfangs durch Reizung des vasomotorischen Zentrums und sinkt später. Bei Fröschen findet durch Reizung des Vagus Pulsverlangsamung statt. An dem Herzen von Kalt- und Warmblütern werden durch sehr hohe Strychnindosen diastolische Stillstände veranlaßt, die ihren Grund in einem Leiden des muskulomotorischen Apparats haben[5]). Die Eigenwärme erfährt Veränderungen[6]). Das Leber- und Muskelglykogen schwindet fast vollständig. Der Tod erfolgt auch bei Warmblütern weder durch Glottiskrampf, noch durch Tetanus des Zwerchfells und der respiratorischen Brustmuskeln, sondern, meiner Auffassung nach, durch die eintretende allgemeine Erschöpfung, resp. die Lähmung des Nerven- und Muskelsystems. Auch schon in den unteren Reihen des Tierreichs gibt

---
[1]) Honigmann, D. med. Wochenschr. 1889.
[2]) Gay, Centralbl. f. med. Wissensch. 1867, p. 49.
[3]) Schulzen, Arch. f. Anat. u. Phys. 1864, p. 491. — Hamilton, Med. Rec., 1867, Nr. 25.
[4]) Kratter, Wien. med. Wochenschr. 1882, Nr. 8—10.
[5]) Igersheimer, Arch. f. exper. Path. u. Pharmak. 1905, Bd. 54.
[6]) Kionka, Internat. Archiv f. Pharmakodynamie, 1898, Bd. V. — Harnack u. Hochheim, Zeitschr. f. klin. Mediz., Bd. XXV, S. 16. — Habel, Münch. med. Wochenschr. 1888, Nr. 1. (Erhöhung beim Menschen auf 38° C.)

sich die Strychninwirkung kund. Bringt man Seesterne in strychninhaltiges Seewasser, so krümmen sich die Strahlen dorsalwärts. An Sinnpflanzen erzeugt Strychnin starke Spannungen in den bewegbaren Organen, welche ihre Elastizität und Biegsamkeit verlieren und starr werden. Die Spannung wird so groß, daß ein strychnisiertes Blatt ein fünfzehnmal größeres Gewicht ohne sich zu biegen aushalten kann, als es vor der Einwirkung des Alkaloids tragen konnte.

Symptome bei Menschen: Mitunter ein brennendes Gefühl im Magen, selten Erbrechen[1]). Oft zeigen sich prämonitorisch: Ziehen, Steifigkeit oder Schmerzen oder Spannung in den Kau- und Nackenmuskeln, allgemeines Unbehagen, Ameisenlaufen, ein lästiges Muskelspannungsgefühl, Schwere. Die Kiefer werden gespannt, als wenn die Beweglichkeit ihrer Gelenke gehindert würde, auch leichte Muskelzuckungen entstehen, z. B. in den Waden, so daß sich bald die Flexoren, bald die Extensoren mehr kontrahieren. Darauf kann sich die Vergiftung beschränken. In schwereren Fällen folgt jedoch, gewöhnlich nach einer Bewegung und bei einigen Individuen unter lautem, auch während der Krämpfe anhaltendem Schreien ein tetanischer Anfall. Der Kopf wird nach dem Nacken gezogen, die Hände sind geballt, die Muskeln angespannt, der Körper steif, die Augen verdreht, vor dem Munde steht Schaum, die Atmung hört auf, das Gesicht ist zyanotisch, selten rot und geschwollen[2]), die Augäpfel hervorgetrieben, starr, die Pupillen erweitert und der Puls meist unfühlbar. Ein Mann, der Strychnin enthaltenden Kaffee — angeblich nur einen Schluck — getrunken hatte, fühlte etwa 15—20 Minuten später, als er in den Hof gegangen war, um das Anspannen des Fuhrwerks zu beschleunigen, das ihn zum Arzt bringen sollte, ein Versagen der Beine. Unter lautem Schreien „Krampf, Krampf!" verzerrten sich die Gesichtszüge, Trismus trat ein, die Hände ballten sich, die Beine führten Beuge- und Streckbewegungen aus. Nach etwa viertelstündiger Dauer kam Opisthotonus dazu. Die Krämpfe wiederholten sich und eine Stunde nach dem Trinken erfolgte der Tod[3]).

Gewöhnlich besteht der tetanische Anfall, der mit Erhöhung der Körperwärme verbunden ist, eine bis ausnahmsweise mehrere Minuten. Er hört dann auf, die Muskeln erschlaffen, der Kranke, dessen Bewußtsein ungetrübt bleibt, klagt über Durst, Trockenheit im Schlunde und Oppressionsgefühl. Selten ist Singultus vorhanden. Aber die Remission bleibt nur kurze Zeit, längstens 10—15 Minuten bestehen; Berührungs-, optische und akustische Reize lösen einen erneuten Anfall aus, dessen Eintritt vom Kranken meist vorher mit Angst empfunden wird. Doch kommen Fälle vor, in denen gelindes Reiben des Unterleibes sogar Linderung schafft. Sind die Krämpfe nicht stark, so entwickelt sich in den Pausen ein Schweißausbruch an der bisweilen bleifarbenen Haut. Auch der Pharynx kann an den Krämpfen teilnehmen. Mitunter ist mit dem Tetanus auch Trismus verbunden. Die Remissionen der tetanischen Anfälle werden immer kürzer und der Kranke erliegt, nachdem 2—5, seltener mehr derselben aufgetreten sind, in einem krampffreien Intervall, bei ziemlich intaktem Bewußtsein, oder im tiefen Sopor, besonders wenn Opiate ver-

---

[1]) Burdach, Medic. Zeit. 1837, S. 137. — Nickel, Vierteljahrschr. f. ger. Medic., Bd. 31, H. 1.
[2]) Thomson, Br. m. Journ. 1893, 1, p. 406.
[3]) Lesser, l. c. S. A. S. 77.

abfolgt waren. Andernfalls werden die Krämpfe immer schwächer bis zum gänzlichen Erlöschen. Die Kranken sind meistens in den nächsten Tagen muskelschwach, verlieren unfreiwillig Harn und Kot oder haben Zusammenziehungen der Finger. Nach Verschlucken von 0,18 g salzsauren Strychnins und im Anschluß an schwere klonische und tonische Krämpfe wurde auch eine dreitägige Harnverhaltung beobachtet. Der dann gelassene Harn enthielt Hämoglobin neben Harnzylindern und Epithelien[1]). Auch im Stuhl kommt Blut vor.

Nach der arzneilichen Verabfolgung von strychninhaltigen Präparaten werden oft unerwünschte Wirkungen beobachtet. Kommt salpetersaures Strychnin auf eine Wunde, so rötet sich diese, veranlaßt Jucken und dann brennenden Schmerz. Auch in der Umgebung der Wunde wird eine stechende Empfindung wahrgenommen. Unerträgliches und hartnäckiges Jucken beobachtete man auch als resorptive Strychninwirkung nach mehrmaligem Gebrauch des Mittels. An der Haut entstehen Ausschläge, Erythem, auch mit scharlachartigem Aussehen nach Gebrauch von Strychnos-Pillen. Unter Fieberschauern kamen am 12. Tage Röte und Geschwulst. Es entstanden Eiterbläschen, die einen fast zusammenhängenden Ausschlag bildeten und sich über den ganzen Körper verbreiteten. Nach sechs Tagen verschwand alles unter Abschuppung. Jedesmal, wenn der Kranke das Mittel nahm, erschien das Hautleiden, auch in Ekzemform. In anderen Fällen kamen „frieselähnliche Ausschläge" oder auch ein Herpes circinatus. Der über den ganzen Körper verbreitete Ausschlag kann schon nach zwei Stunden geschwunden sein. Es kommen ferner vor: Starker Durst, Salivation, Brennen in Schlund und Magen, Kolikschmerzen und Durchfall. Erbrechen ist sehr selten. Es ist wahrscheinlich, daß eine Ausscheidung von Strychnin in den Magen stattfindet. Gelegentlich erscheinen Harndrang, Spasmus des Blasenhalses, Erektionen, Beförderung der Menstruation, Pulsverlangsamung, erschwertes Atmen, Funkensehen, Ohrensausen. Schon bei dem sachgemäßen Gebrauch von Strychnin können Störungen seitens des Zentralnervensystems kommen. Außer den bereits geschilderten warnenden Vorsymptomen zeigt sich bisweilen das folgende: Die Kranken vermögen die Brust nicht völlig zu erweitern und werden bei den tiefen Inspirationen durch eine Art allgemeinen Muskelkrampfes gehemmt. Doch ist diese Steifigkeit keine anhaltende, sondern verschlimmert sich vielmehr momentweise und springt von einem geringen Grade auf einen stärkeren oder sehr starken über. Diesen spasmodischen Kontraktionen geht oft ein von einem beträchtlichen Schauder begleitetes Frösteln voraus, dann stellen sich Parästhesien und wohl auch elektrischen Schlägen ähnliche Schmerzempfindungen ein. Auch ohne solche prämonitorischen Symptome können plötzlich Krampfsymptome eintreten. Ein Kranker wurde, als er sich von seinem Sitze erheben wollte, wie vom Blitz wieder auf denselben zurückgeworfen und mußte den Versuch, aufzustehen, zu seinem eigenen und seiner Umgebung Schrecken aufgeben. Mehr als 1½ Stunden kann dieser auch schmerzhafte Zustand dauern. Die hierbei wahrgenommene Empfindung wird vielfach als elektrische Erschütterung bezeichnet. Überraschen die letzteren den Kranken

---

[1]) Habel, l. c. — Hale, Brit. med. Journ. 1899, July. — Honigmann, l. c.

im Stehen, so ist es für ihn schwierig, sich im Gleichgewichte zu erhalten. Die Glieder werden so steif, daß an eine Bewegung nicht zu denken ist. Mit der Höhe der verabreichten Dosis steigt die Gefahr des Mittels, d. h. die Stärke der tetanischen Konvulsionen. Mit diesen können auch ein bohrender lokalisierter oder allgemein verbreiteter Kopfschmerz, Schwindel und Ohrensausen auftreten. Die Prognose ist um so ungünstiger, je ausgedehnter die Zuckungen über Körperteile verbreitet sind. Auch ohne Krämpfe kann der längere arzneiliche Gebrauch von Strychnin einen Erregtheitszustand schaffen. Apoplexie wird gleichfalls auf seine Rechnung geschrieben.

Eine eigentümliche Nachwirkung des Strychningebrauches beobachtete man bei einem gelähmten jungen Mann. Er hatte mehrfach nach Strychnin krampfartige Erschütterungen bekommen. In der Nacht des dritten Tages, nachdem die letzte Strychnindosis genommen war, stellten sich wieder Krampfsymptome ein. Dieselben wiederholten sich von diesem Zeitpunkte ab mehrere Wochen lang anfangs mit tertianem, dann quotidianem Typus. In einem anderen Falle bestanden die Nachwirkungen anfangs nur in intermittierenden, klebrigen Schweißen, nach einer erneuten Verabfolgung in konvulsivischen Anfällen, die in unregelmäßigen Zwischenräumen bald morgens und abends, bald täglich, bald den zweiten oder dritten Tag mehr als zwei Monate hindurch sich einstellten. Im dritten Monat hörten die Konvulsionen auf, während die Schweiße in unregelmäßigen Typen fast mit gleicher Stärke immer wiederkehrten. Auch Jucken wird nach dem Aussetzen des Mittels noch beobachtet.

Sektion: Muskelstarre kann bestehen oder fehlen. Unmittelbar nach dem Tode kann vollständige Erschlaffung der ganzen Körpermuskulatur vorhanden sein[1]), die man bei Tieren nach Belieben hervorrufen kann. Vereinzelt finden sich Kongestion und Extravasate in der grauen Substanz des Rückenmarkes, im Gehirn und den Muskeln.

Nachweis: In Harn, Blut und Leber, aber auch Nieren, Milz, Mageninhalt, Dünndarm, Gehirn und Rückenmark, sowie Teilen der Unterlagen der Leiche. Bei einem mit Strychnin Vergifteten konnte man in jedem Teil der mit physiologischer Kochsalzlösung ausgewaschenen oberen Gliedmaßen, mit Ausnahme der Nervenstämme, wägbare Mengen des Alkaloids nachweisen. Der Dickdarminhalt scheint die Nachweisbarkeit desselben aufzuheben während die Vermischung mit Gehirn, Blut, Leber usw. sie nicht behindert. In den Knochen soll der Nachweis noch zu einer Zeit zu führen sein, wo jede andere Untersuchung fruchtlos ausfallen muß.

Das Strychnin ist schwer durch Fäulnis zerstörbar[2]). Es ist nach sechs Monaten noch im Magen und Mageninhalte einer Leiche[3]), ferner in Blut, das mit Strychnin versetzt, ein Jahr lang gestanden hatte, und selbst nach 1—1½ Jahren in den Flüssigkeiten nachgewiesen worden, die sich aus der Leiche ergossen hatten. Noch nach sechs Jahren soll angeblich der Nachweis in der Leiche gelungen sein. Die weitere Angabe, daß es noch nach 16 Jahren möglich gewesen sei, bezweifle ich. Brucin findet

---

[1]) Fegen, Lancet 1889, II, p. 951.
[2]) Maier, Württ. Correspondenzbl. 1857, 25.
[3]) Sundrick, Pharmac. Centralh. 1884, p. 8.

sich u. a. in der Leber und den Nieren. Ist Brechnußpulver genommen worden, so wird man mikroskopisch die langgestreckten Zellen, aus welchen der Überzug der Krähenaugen besteht, durch Vergleichung erkennen. Das Strychnin läßt sich aus alkalischer Flüssigkeit mit viel Äther oder Benzol oder Chloroform extrahieren. Die erhaltene Chloroformlösung kann man mit saurem Wasser schütteln, die wässerige Lösung alkalisch machen und wieder mit Chloroform aufnehmen. Man kann auch[1]) das Untersuchungsmaterial mit Gips vermischen, mit weinsäurehaltigem Alkohol auskochen, den Alkohol verjagen und den Rückstand mit Wasser aufnehmen. Sodann wird vom Fett abfiltriert, das Filtrat eingeengt, mit Natronlauge und Gips versetzt, die Masse mit Chloroform extrahiert, der Auszug mit einer ätherischen Oxalsäurelösung versetzt und aus dem oxalsauren Strychnin durch Ammoniak Strychnin abgeschieden. Aus der Leber eines mit 0,04 g Strychnin vergifteten Kaninchens ließ sich so das Alkaloid nachweisen[2]). Die quantitative Bestimmung von Strychnin beruht auf der Fällung durch eine Ferrozyankaliumlösung von bestimmtem Gehalt. Kennt man die Gesamtalkaloidmenge, so gibt die Differenz den Brucingehalt[3]). Auch durch Herstellung von Pikraten kann Strychnin und Brucin bestimmt werden[4]). Als Reagens auf Strychnin dient zuerst sein bitterer Geschmack. Fügt man ferner zu einer farblosen Strychninlösung in konz. Schwefelsäure ein Kriställchen von doppeltchromsaurem Kali oder Ceroxyd, so bilden sich, besonders beim Hinundherbewegen, violettblaue Streifen, die später in rotbraun übergehen. Eine Lösung von 1 Tl. Ammoniumvanadat in 100 Tln. konz. Schwefelsäure gibt mit Strychnin Blaufärbung, die bald violett und zinnoberrot und mit ein wenig Natronlauge dauernd rosa- oder purpurrot wird[5]). Mit den genannten Reagentien kann man noch 0,001 g Strychnin nachweisen. Erhitzt man Strychnin auf einem Porzellandeckel mit einem Tropfen verdünnter Salpetersäure und fügt Kaliumchlorat hinzu, so entsteht eine Scharlachfarbe. Ammoniak färbt bräunlich. Erhitzt man zur Trockne, so bildet sich eine in Wasser lösliche grüne Farbe[6]). Gleiche Teile (4) von Strychninlösung und rauchender Salzsäure und 2—3 g granuliertes Zink erhitzt, werden nach 3—4 Minuten, wenn davon 2 ccm mit einem Tropfen 1-promilliger Natriumnitritlösung versetzt werden, rot. Die Empfindlichkeit ist 0,003 mg in 1 ccm Malaquin-Denigès). Angeblich soll sich in den Mohnköpfen eine Substanz finden, die Strychninreaktionen gibt[7]). Auch der physiologische Versuch ist an der Maus oder einer Rana esculenta anzustellen. Durch weniger als 1 mg wird bei diesen Tetanus erzeugt. Im Strychnossamen lassen sich Strychnin und Brucin in den Zellen des Endosperms und Embryos mikrochemisch nachweisen, und zwar Strychnin am besten durch die angeführte Vanadiumlösung, Brucin durch Salpetersäure. Der Zellinhalt färbt sich violett, resp. orangegelb. Brucin färbt sich mit salpetersäurehaltiger Selensäure rot.

---

[1]) Chandelon, Zeitschr. f. phys. Chem., Bd. IX, p. 40.
[2]) Cuhmann, Pharmac. Centralhalle 1895, p. 660.
[3]) Holst u. Beckurts, Pharmac. Centralhalle 1887, p. 119.
[4]) Gerock, Arch. d. Pharmacie 1889, 27, p. 158.
[5]) Mandelin, Pharm. Zeitschr. f. Rußl. 1883, Nr. 22—24.
[6]) Bloxam, Chemic. News 1887, 55, p. 155.
[7]) Paul, Prag. med. Wochenschr. 1893, Nr. 17.

Behandlung: Brechmittel (Apomorphin, Senfpulver (½—1 Teelöffel voll), mit lauem Wasser angerührt, Zinksulfat) oder Magenwaschung in der Chloroformnarkose, Verabfolgung von Tannin (Kaffeeaufgüsse) oder Jodtinktur, resp. Lugolsche Lösung, wodurch nicht ganz unlösliche Niederschläge entstehen. Kolloide, wie Gummi arabicum, Gelatine, Eiweiß, Stärke verzögern die Resorption. Das zuverlässigste symptomatische Mittel ist die leichte Narkose mit Äther oder Bromäther, die lange erhalten werden muß. Dieser am schnellsten wirkende Eingriff ist dem immerhin verwendbaren Paraldehyd oder dem Morphin vorzuziehen. Chloralhydrat beseitigt zweifellos die Krämpfe, ist aber wegen seiner Herzwirkungen gefährlich. Brutal und unverantwortlich ist es, wenn gar in einem solchen Falle 58 g Chloralhydrat in 59 Stunden injiziert werden. Bei Wiedereintritt der Krämpfe nach dem Erwachen aus der Narkose könnte man eine kleine Dosis Paraldehyd (2 g) — in Kognak gelöst — reichen. Zu erwähnen ist, daß auch Bromkalium (bis zu 15 g), Urethan, Kokain, Kurare (subkutan 3—10 Tropfen von 0,06 : 10 g Wasser), Inhalationen von Amylnitrit, die Tierkohle, Fette, Chlorwasser, Infus. Fol. Nicotianae oder ein Eukalyptus-Infus per os oder rektum (0,3—0,5 : 100 Wasser), die Blausäure, der elektrische Strom und die künstliche Respiration empfohlen wurden, aber in schwereren Fällen bedeutungslos sind. Die letztere ist auch bei Vergiftungen von Kaninchen ohne Wert. Sehr eigentümlich ist es, daß, solange man ein solches vergiftetes Lebewesen fest umfaßt hält, der Tetanus aussetzt.

Strychnos Icaja Baill. An der Westküste von Afrika, wird sehr selten als Pfeilgift, meist als Gottesgerichtsgift die Akazga oder Icaja benutzt, die weder Brucin noch Strychnin, sondern ein Alkaloid Akazgin nach einer anderen Untersuchung in Rinde und Blättern nur Strychnin enthalten soll. Dasselbe lähmt in kleinen Dosen und tötet Kaninchen zu 6—10 mg unter Reflextetanus. Durch künstliche Respiration läßt sich das Leben der Tiere verlängern. Bei den Gabonesen muß der Angeklagte, nachdem er ein Dekokt der Wurzel getrunken, über einen Stock springen. Kann er dies infolge der eingetretenen Paralyse seiner Beine nicht, so wird er verurteilt, ebenso, wenn er nicht einige Tropfen Harn auf ein Bananenblatt fallen lassen kann. Da die Vergifteten die Herrschaft über ihren Sphincter vesicae verlieren, so entleert sich unaufhörlich blutiger Harn. Der Tod erfolgt unter tetanischer Streckung.

Brucin.

Dieses Alkaloid hat man mehrfach an Stelle des Strychnins innerlich (0,03—0,1 g) zu verwenden gesucht. Kumulative Wirkungen sollen demselben fehlen. Es besitzt nur $1/6$ bis $1/58$ der Giftigkeit des Strychnins. Ein Teil der damit behandelten Kranken bekam im Magen eine lebhafte Wärmeempfindung, die sich bis zum Isthmus faucium fortsetzte und zuletzt einer intensiven Bitterkeit Platz machte. Bisweilen erschienen auch Magenschmerzen, Übelkeit und für kurze Zeit Minderung des Appetits. Mit der Verminderung der Dosis oder nach dem Aussetzen schwanden diese Nebenwirkungen. Seitens des Zentralnervensystems fand man Unruhe und nervöses Erregtsein für mehrere Stunden. Andere Kranke bekamen Ameisenlaufen in allen Gliedern und Kopfschmerzen.

Diese Nebenwirkungen halten nur wenige Minuten an, wiederholen sich aber täglich. Steigen die Dosen über die Norm, dann stellen sich unwillkürliche Bewegungen in den Gliedern ein, Finger und Zehen sind Sitz von Extensionsbewegungen, aber niemals sieht man solche tetanische Starre wie nach Strychnin. Der Schlaf kann fehlen und auch Sehstörungen vorhanden sein. Bisweilen entstehen Anfälle, die sich aus drei Perioden zusammensetzen. Als Vorläufer erscheinen Gähnen, Gliederstrecken, abwechselnde Flexion und Extension der Finger, Erektionen, Neigung zum Erbrechen und allgemeine Schwäche. Das zweite Stadium dauert 5—10 Minuten und besteht in Steigerung der genannten Flexions- und Extensionsbewegungen, die sich auch auf die Beine, Schenkel, Zehen, Füße und Finger erstrecken können und mit Schmerzen, sowie Fieber einhergehen. Daran schließt sich Erschlaffung und Schwäche.

Giftmord mit Brucin ist in Deutschland, soviel ich weiß, nur einmal vorgekommen, in Frankreich häufiger. Bei der arzneilichen Verwendung und in Selbstversuchen fand man, daß die minimale für die Wahrnehmung von Helligkeits- und Farbendifferenzen notwendige Beleuchtungsintensität dadurch herabgesetzt werden kann. Die Sehschärfe wird vorübergehend gesteigert. Die exzitierende Wirkung soll auf das Auge der Injektionsseite beschränkt bleiben können bei Einspritzung in die Schläfengegend. Als Begleitsymptome kamen vor: Schwachsichtigkeit, Nebligsehen, Kopfschmerzen usw.

Nitroprodukte des Strychnins und Brucins. Das D i n i t r o s t r y c h n i n erzeugt bei Fröschen gleichzeitig Erregungs- und Lähmungssymptome. Die letzteren überwiegen zuletzt. Das K a k o s t r y c h n i n ruft bei Fröschen nach tödlichen Dosen von 0,01 g Krämpfe und Unregelmäßigkeit der Herzschläge und alsdann Lähmung hervor. D i n i t r o b r u c i n wirkt ähnlich wie Dinitrostrychnin. Ein anderes Nitroprodukt des Bruzins, das K a k o t h e l i n, veranlaßt bei Warmblütern Tachypnoe und Dyspnoe und alsdann Steigerung der Reflexerregbarkeit[1]).

Methylstrychnin. Eine Änderung seiner Wirkung erleidet das Strychnin durch Eintritt eines organischen Radikals. So wirkt Methylstrychnin bei Fröschen kurareartig. Die hemmenden Fasern des Vagus werden durch 0,002 g des schwefelsauren Salzes gelähmt.

Str. Wallichiana Benth. und **Str. Maingayi Clarke (Ipoh Aker** und **Aker Lampong),** die bei den Semangs zu Pfeilgiften dienen, wirken digitalis- und kurareartig.

Ein **Ipoh,** dessen sich die Dayaks auf Borneo bedienen, enthält, wie ich durch Reindarstellung nachwies, Strychnin und wird wahrscheinlich aus **Strychnos Tieuté** gewonnen. **St. suaveolens Gilg** enthält in der Rinde Brucin und in den Blättern ein Glykosid.

Curare.

Aus Rinde und Holz verschiedener Strychnosarten: **Strychnos toxifera Schomb., Str. Crevauxii Planch., Str. Castelnaei Wed., S. Gubleri Planch., S. cogens Benth., S. Schomburgkii Klotzsch, S. Melinoniana Baill., S. guayanensis Mart.** (Rouhamon guyanensis Aubl., S. R o u h a m o n Benth.),

---

[1]) W a l k o, Arch. f. exp. Pathol., Bd. 46, 1901, S. 191.

S. rubiginosa, S. hirsuta Spruce, S. yapurensis Planch. und andere wird von Guayana bis Brasilien und Peru, an den Flüssen Orinoko, oberer Essequibo, Rio Negro, oberer Amazonas, Marañon, Javary, Putumayo, Tigre, Japura, Napo, Ucayali usw. durch Einkochen ein bitter schmeckendes Extrakt, das Kurare (Worara, Urari, Wurali), unter Zusatz anderweitiger Pflanzen, z. B. **Cocculus toxiferus** Wed., **C. Amazonum Mart., Abuta rufescens Aubl,** und **A. Imene** Eichl., einiger Pfefferarten und Euphorbiazeen gewonnen. Verpackt wird das Kurare und unter den Eingeborenen-Stämmen so verhandelt in Bambusröhren: Tubokurare, in Kalebassen, in Töpfen und in einer von mir jetzt gefundenen Art: Säckchenkurare. Das wirksame Prinzip ist in allen das Kurarin, das ich nach einem neuen Verfahren rein darstellte[1]). Es ist ein starker Irrtum gewesen[2]), man könne aus der Verpackungsform auf die chemische Beschaffenheit der Kuraresorten schließen. Ich unterscheide nach rein praktischen Erfahrungen[3]): 1. Lehmfarbiges bis braunes Kurare, z. B. von den Majoruna, Ucayali-Stämmen, Iquitos usw. und 2. Braunschwarzes bis schwarzes Kurare, z. B. aus Britisch Guyana, der Uaupés, Siusí usw.

Kurare wirkt in größeren Mengen auch vom Magen aus giftig, schneller nach subkutaner Beibringung. Hühner, die man mit einer in Kuraresösung getauchten Nadel verletzt hat, sterben in drei bis sieben Minuten, Ratten in vier Minuten, Katzen in vier bis elf Minuten, ein Ochse, dem drei Blasrohrpfeile eingeschossen wurden, starb nach 25 Minuten, ein Bär nach fünf Minuten. Frösche werden nach 0,0C0005 g regungslos. Das von mir dargestellte Kurarin erzeugte diesen Zustand zu 0,00005 g in zehn Minuten und tötete Kaninchen zu etwa 0,34 mg pro Kilo Tier. Bei Menschen können je nach der Güte der Kuraresorten 0,05—0,12 g Vergiftungssymptome hervorrufen.

Kurare und Kurarin lähmen die Endigungen der motorischen Nerven in den willkürlichen Muskeln. Es kommt zu einer Unterbrechung der Leitung zwischen motorischen Nerven und Muskelfasern, wodurch jede willkürliche oder reflektorische Bewegung unmöglich gemacht wird. Getroffen werden auch die Vagusendigungen im Herzen und durch große Dosen die sensiblen Nerven. Die Körperwärme sinkt nach vorübergehender Steigerung. Im Harn findet sich, wenn lähmende Dosen per os gereicht wurden, Zucker, aber nicht, wenn sofort künstliche Atmung eingeleitet wurde. Bei Warmblütern, denen Kurare von Wunden oder dem Unterhautzellgewebe beigebracht worden ist, sinkt zuerst der Kopf auf den Tisch. Das Tier legt sich auf den Bauch. Die Gliedmaßen werden abgestreckt. Auch bei Hunden scheinen Sinnesorgane und Empfindungsvermögen unbeeinflußt zu bleiben. Die Atmung leidet und erlischt. Das Froschherz schlägt nach Eintritt der Lähmung noch lange weiter. Warmblüter sterben durch Lähmung der Atemmuskeln. Ein zweites in Kurare vorkommendes Alkaloid, Kurin, soll digitalisartig, und Methylkurinhydroxyd wie Kurarin wirken. Bei Hunden und Kaninchen scheint eine gewisse Gewöhnung an

---

[1]) L. Lewin, Chemiker-Zeitung 1923, Nr. 9. — Die Pfeilgifte, 1923.
[2]) Böhm, Arch. d. Pharmazie, Bd. 235, S. 660.
[3]) L. Lewin, Die Pfeilgifte, 1923. Dort ist alles, was auf Kurare Bezug hat, **dargestellt.**

Kurare stattzufinden. Eine besondere Toleranz dafür kommt dem Faultier zu. Im Vergleich zu anderen Tieren treten bei ihm die Wirkungen am spätesten ein und sind in der Dauer am kürzesten.

Pedaliaceae.

Sesamum indicum L., Sesamum orientale L. Wiederholt wurde nach Verwendung von Sesamöl der letzteren Herkunft (Oleum Sesami gallicum) als Klistier Vergiftung hervorgerufen, die aber auf irgendeine absichtliche oder zufällige Verunreinigung des Produktes zurückzuführen ist. So wurden nach Darmeinläufen mit ⅓ bis ½ Liter beobachtet: Schwächegefühl, Erkaltung der peripherischen Körperteile unter Frostgefühl, Kopfschmerzen mit Zyanose und Gesichtsblässe. Zweimal war etwas Bilirubin und Urobilin im Harn. Einmal bestand ein leichter Ikterus. Das Blut erschien dunkel und enthielt in einem Falle Methämoglobin. Nach 12 bis 36 Stunden schwanden diese Symptome[1]. Ein anderer Kranker wies nach einem Klistier von Sesamöl, das Paraffinum liquidum enthielt, auf: Pupillenstarre, klonische Zuckungen, Opisthotonus, Schlafsucht, Schwerbesinnlichkeit und Amnesie[2]. Die Samen von den Sesampflanzen werden auch zu Abortivzwecken gebraucht. Ich habe den Eindruck, daß die geschilderten Symptome in irgendeiner Beziehung zu Inhaltsstoffen der Preßrückstände, also zu nicht mehr normalen Eiweißstoffen stehen.

Boraginaceae.

Cynoglossum officinale L. Die früher arzneilich viel gebrauchte Hundszunge kann Menschen tödlich vergiften. Das alkoholische Extrakt erzeugt bei Warm- und Kaltblütern narkotische Symptome. Bei einem Menschen sah man 40stündigen Schlaf nach Vergiftung mit der Pflanze eintreten. Das gepulverte Kraut mit Blüten rief zu 0,6 g, mehrmals gereicht, Schwindel hervor. Die Erregbarkeit der motorischen und sensiblen Nerven, sowie der Muskeln wird vermindert. Ebenso wirkt das in der Pflanze enthaltene Alkaloid Cynoglossin. Kurareartige Wirkungen fehlen. Das Herz steht nach anfänglicher Tätigkeitsvermehrung in Diastole still; die Pupille wird erweitert und das Respirationszentrum gelähmt. Die Giftwirkung mindert sich bis zum Verschwinden durch das Trocknen der Pflanze.

Cynoglossum officinale, Anchusa, Echium vulgare und Symphytum officinale (Schwarzwurz) enthalten außer Cynoglossin noch Cholin und ein Glykosid Konsolidin, das zugleich die Eigenschaften eines Alkaloids besitzt und, mit Säuren behandelt, in Glykose und Konsolicin zerfällt. Konsolidin übt gleich dem, auch präformiert in den genannten Pflanzen vorkommenden Konsolizin[3] auf das Zentralnervensystem lähmende Wirkungen aus. In Symphytum ist auch Allantoin.

---

[1] Rautenberg, Berl. klin. Wochenschr. 1906, S. 1397. — D. Arch. f. klin. Medizin, Bd. LXXXVI, 1905, S. 294.
[2] Buttersack, D. med. Wochenschr. 1907.
[3] Greimer, Pharmaz.-Zeitung 1898, Nr. 20. — Arch. der Pharmazie 1900, Nr. 7. — Arch. f. exper. Pharmak., Bd. 41, S. 287. — Schlagdenhauffen et Reeb, Journ. Pharmac. Elsaß-Lothr. 1891, Nr. 11. — Marmé u. Creite, Götting. Gesellsch. der Wissensch. 1870, Nr. 2.

Heliotropium europaeum L. enthält Cynoglossin. **H. parviflorum L.** wird in Westindien als Abortivum gebraucht.

Anchusa officinalis L. Extrakte der Pflanze erwiesen sich bei Fröschen als giftig. Das wirksame Prinzip erzeugt primäre Reizung, später kurareartige Lähmung.

Echium vulgare L. enthält das Alkaloid Echiin, vielleicht mit Cynoglossin identisch, das zu 0,025 g an Fröschen Atmungsstörungen, Gliedersteifigkeit und zu 0,1 g tetanische Krämpfe hervorruft.

Wigandia urens. Die heftig brennende stachelblätterige „Brincamosa" ruft Hautentzündung hervor. Die Gattungen **Cordia** und **Ehretia** enthalten Reizstoffe für die Nieren usw.

Convolvulaceae.

Ipomoea Purga Hayne.

Die Wurzelknolle der J a l a p e enthält ein Harz mit dem gemischten Säureanhydrid Konvolvulin. Zu 0,3 g wirkt dieses drastisch, während größere Mengen der gepulverten Wurzel oder des Harzes Erbrechen erzeugen und das letztere zu 2 g Hunde tötet. Magen und Därme sind entzündet. Durch eine Tctr. Jalap. compos. sollen zwei Kranke gestorben sein. Auch **J. Turpethum R.B.** und **J. muricata Jacq.** können in großen Dosen gastroenterische Symptome hervorrufen. Die letztere tötet Käfer. Für eine Schwangere erwiesen sich einmal 60 g der Tinctura Jalapae als tödlich und ein Kurpfuscher tötete einen Menschen durch etwa 1 g des Jalapenharzes. Pillen aus Jalape und Jalape-Präparaten wurden wiederholt ohne Erfolg als Abtreibungsmittel eingenommen.

Piptostegia Pisonis Mart. wirkt drastisch.

Calystegia sepium R. Br. (Convolvulus sepium L.) besitzt abführende Wirkungen durch starke Darmreizung. Ebenso wirkt **C. Soldanella R. Br.** Sie tötet auch Eingeweidewürmer.

Cuscuta americana L., die, wie andere Cuscuta-Arten, arzneilich gebraucht wird, kann giftig wirken.

Solanaceae.

In der Familie der Nachtschattengewächse gibt es Arten, die gleiche oder chemisch, resp. toxikologisch nahestehende Stoffe, T r o p e i n e und S k o p o l e i n e, d. h. ätherartige Verbindungen des Tropins ($C_8H_{15}NO$), resp. Skopolins ($C_8H_{13}NO_2$) mit aromatischen Säuren besitzen. Alle zu dieser Familie gehörenden Pflanzen mit einem Gehalt an diesen Alkaloiden wirken der Art nach gleich, nur in der Wirkungsenergie gibt es unter ihnen Unterschiede. Die Vergiftungsbilder ähneln sich so, daß ihre spezielle Entstehungsursache anzugeben unmöglich ist.

Atropin ist Tropasäuretropein, der Ester der Tropasäure (α-Phenyl-β-oxypropionsäure) und des Tropins, und Hyoszyamin ist die linksdrehende, Atropin die razemische Verbindung. Auf das Froschrückenmark wirkt

Atropin stärker erregend als l-Hyoszyamin und d-Hyoszyamin noch stärker als Atropin. Auf die Nervenenden in den Drüsen, im Herzen und der Iris wirkt l-Hyoszyamin doppelt so stark als Atropin und etwa 12- bis 18 mal so stark als d-Hyoszyamin. Atropin wirkt auf die Speicheldrüse 20 mal so stark als d-Hyoszyamin und l-Hyoszyamin 40 mal so stark als die rechtsdrehende Verbindung. Setzt man die Wirkung des Atropins = 100, so beträgt sie bei Hyoszyamin 200, bei Methylatropin 150, bei d-Hyoszyamin 0,075, bei l-Homatropin (Mandelsäuretropein 0,07). Tropin läßt sich leicht in das geometrisch isomere ψ-Tropin umlagern. Einzelne Verbindungen weichen in der Hauptwirkung voneinander ab. Atropin und Homatropin erweitern die Pupille, aber nicht Tropasäure-ψ-tropein und Mandelsäure-ψ-tropein.

Atropa Belladonna L.

Die Tollkirsche enthält **Atropin** ($C_{17}H_{23}NO_3$), **Hyoszyamin** ($C_{17}H_{23}NO_3$), **Belladonnin** ($C_{17}H_{21}NO_2$), **Scopolamin** ($C_{17}H_{21}NO_4$) und **Atropamin** ($C_{17}H_{21}NO_2$) neben einem Schillerstoff. In den Blättern der wilden Belladonna findet sich am meisten Atropin (0,5 Prozent), in den Beeren zirka 0,35 Prozent[1]. Vergiftungen mit Belladonnateilen oder deren galenischen Präparaten und Atropin kamen zustande durch den Genuß der Beeren und deren Saft[2]. So überaus zahlreich sind derartige, auch tödlich verlaufene, Vergiftungen in den letzten Jahren an Kindern vorgekommen, daß ich dringend für die Ausrottung der Tollkirsche in der Nähe von menschlichen Wohnungen plädiere — trotz des Gesichtspunktes, daß Naturdenkmäler erhalten werden sollen. Junge Menschenleben sind wertvoller als Sträucher mit verlockenden Tollkirschen. Auch zu Selbstmord sind die Kirschen benutzt worden. Nach Verschlucken von 40—50 Stück erschienen stürmisches Delirium mit Illusionen, Beziehungsideen und Gesichts- und Tasthalluzinationen, die wegen ihrer Traumbildartigkeit denen nach Haschisch oder Kokain ähnelten. Es erfolgte Wiederherstellung. Ferner durch den Genuß der Wurzel, durch Trinken von äußerlich anzuwendenden Atropinlösungen[3], oder Belladonnaliniment[4] Verwechselung von Belladonna oder Atropin[5] in Apotheken, oder Verunreinigungen z. B. von Fructus Rhamni mit Belladonnabeeren[6], durch zu große arzneiliche Dosen, durch Resorption des Atropins als solchem[7] oder aus Belladonnpflastern und -salben[8] von Wundflächen und Schleimhäuten aus, zu Selbstmord[9] und sehr selten zu Mordzwecken. Der nordafrikanische Stamm der Tuaregs bediente sich einer Art des Hyoszyamus, **H. Falezlez Coss.**, um die Flattersche Expedition zu vergiften. Diese Pflanze sollen Kamele und Ziegen ohne Schaden verzehren können. Hyos-

---
[1] Gerrard, Lond. Pharm. Journ. 1882, p. 190.
[2] Rosenberger, Canstatt's Jahresber. 1843, p. 295.
[3] Sonnenschein, Handb. d. ger. Chemie 1869, p. 196. — Travers, Brit. med. Journ. 1889, I, p. 1051.
[4] Grattan, Lancet 1881, Nr. 11.
[5] Schüler, Berliner klin. Wochenschr. 1880, Nr. 46, p. 658.
[6] Kratter, Vierteljahrschr. f. gerichtl. Med. 1886, Bd. XLIV, p. 1.
[7] Kjellberg, Deutsch-Amerik. Apoth.-Ztg. 1883.
[8] Jenner, Med. Times and Gaz. Nov. 1856.
[9] Machiavelli, Jahresber. f. d. ges. Med. 1880, p. 468.

zyamus-Arten, z. B. u. a. **H. muticus L.**, werden in Asien wahrscheinlich als Berauschungsmittel und als Narkotikum für zu beraubende Opfer benutzt. Die seit 1850 mitgeteilten Atropinvergiftungen belaufen sich jetzt schon auf ca. 100.

Atropin geht auf den Fötus über. Die Milch einer Säugenden wird, falls diese ein tropeinhaltiges Medikament bekommen hat, tropeinhaltig und kann den Säugling vergiften. Die giftigen resp. tödlichen Dosen hängen von dem Gehalt des Präparates an Atropin ab. Kleine Kinder vertragen relativ größere Dosen als Erwachsene. Von den Tollkirschen können schon drei bis vier Stück[1]) Vergiftung erzeugen, Genesung aber bei Kindern[2]) noch nach 13 und selbst 30 und bei Erwachsenen nach 50 Stück eintreten. Von den Blättern riefen 1,2 g als Infus in zwei Klistieren[3]) oder ein Infus von 0,4 g Vergiftung hervor, und Genesung erfolgte nach einem als Klisma angewandten Infus von 30 g Belladonnakraut. Die Wurzel wirkte, zu 5 g im Dekokt als Klisma angewandt, tödlich. Schon Hohenheim bezeichnete 4 g als eine Delirium erzeugende, 12 g als eine tödliche Dosis. Vom Belladonnaextrakt vergiften 0,1 g leicht, 0,5—1 g schwer. Auch Suppositorien mit zu hohem Extraktgehalt, sowie Dekokte zu Klistieren können vergiften. Wiederherstellungen sind noch nach 2,5 g, 4 g, ja selbst nach 30 g beschrieben worden. Belladonnasalbe aus 4 g Extrakt, die in zwei Tagen auf eine wunde Haut gebracht war, erzeugte Vergiftung. Eine Vergiftung mit über 60 g eines Belladonnalinimentes wurde glücklich überstanden. Siebenstündiges Liegen eines Belladonnpflasters auf einer nicht normalen Stelle des Rückens schuf eine schwere Vergiftung, ebenso das Auflegen auf die Brustdrüsen. Vom Atropin können 0,01—0,06 g Vergiftung und selbst den Tod bedingen. Dagegen ist noch Genesung nach 0,005, 0,015 und 0,03 g, subkutan angewandt, nach Trinken von 0,05 g in Lösung, nach 0,06 g bei einem zweijährigen Kinde, nach 0,25 g und selbst 0,5 g bekanntgeworden. Jede Art der Anwendung auf Schleimhäuten, Wunden usw. kann die Vergiftung entstehen lassen.

Chronisch können Menschen durch Tropeine vergiftet werden, die dieselben wegen Augenleidens immer wieder zu Einträufelungen in das Auge erhalten, oder die abführende Pillen mit Extrakt, Belladonnae oder Atropin dauernd zu sich nehmen. Unter anderem kann dadurch eine Geisteskrankheit entstehen, die zur notwendigen Internierung in einer Irrenanstalt führt[4]).

Pflanzenfresser besitzen eine ausgesprochene Immunität gegen Belladonnateile und Atropin. Kaninchen und Meerschweinchen können, wie auch meine Versuche dies erwiesen haben, mit Belladonna (Blättern, Beeren, Wurzeln) lange ernährt werden. Ja, sogar an mehreren Generationen hindurch konnte man dies, im Sommer mit der frischen, im Winter mit der trockenen Pflanze fortsetzen. Trotzdem scheiden solche

---

[1]) Fink, Med. Annalen 1841, p. 445. — Evans, Brit. med. Journ. 1861, 21. September.
[2]) Kauders, Wien. med. Wochenschr. 1881, Nr. 45, p. 1253.
[3]) Knapp, Rust's Magaz. 1843, Bd. LX, p. 299.
[4]) Einen solchen Fall lernte ich als Gutachter kennen. Ein Kranker hatte von einem Arzte 120 Atropinpillen verschrieben bekommen und eingenommen. Der Erfolg war der obenbezeichnete.

Tiere einen mydriatischen Körper, wahrscheinlich Atropin, mit ihrem Harn aus. Auch Hunde und Affen vertragen sehr große Dosen Atropin, und Schnecken können Belladonnablätter wochenlang fressen. Vergiftung von Menschen kann eintreten, wenn solche Atropin-Tiere genossen werden. Andererseits ist eine Beobachtung von Immunität eines Menschen mitgeteilt worden, der angeblich auf der Jagd zur Erfrischung öfter sechs Tollkirschen verzehrte (?).

Die ersten Vergiftungssymptome treten, je nach der Art der tropeinhaltigen Substanz, am schnellsten nach Atropinaufnahme nach 15—30 Minuten, in selteneren Fällen erst nach zwei bis drei Stunden ein. Der Tod kann in 5—15, selbst erst nach 37 oder gar 78 Stunden (nach Aufnahme von sehr viel Beeren) erfolgen. Die Ausscheidung des leicht resorbierbaren Atropins erfolgt durch den Harn und ist meist in ca. 10—30 Stunden beendet, kann aber noch länger andauern. Nach Einträuflung in das Auge ist das Alkaloid im Humor aqueus nachgewiesen worden. Die ganz lokale Pupillenerweiterung nach Atropin, die bei Vögeln fehlt und bei Katzen schwerer zu erkennen ist, beruht in einer Lähmung der Okulomotoriusendigungen. Damit im Zusammenhange steht auch vielleicht die Akkommodationslähmung. Die Herztätigkeit wird anfangs beschleunigt, später gelähmt (Vagusbeeinflussung). Große Dosen erzeugen Lähmung der Herzzentren und des Herzmuskels. Der arterielle Druck steigt nach kleinen und sinkt nach größeren Dosen; der Gefäßtonus nimmt ab; die Atmung ist gewöhnlich beschleunigt, vielleicht infolge von Einwirkung auf das diese Funktion regelnde Zentralorgan. Die Drüsensekretionen nehmen ab oder hören ganz auf durch Lähmung der peripherischen Endigungen sekretorischer Nerven. An der Speicheldrüse ist durch Reizung der Chorda keine Sekretion mehr zu erzielen. Am Darm werden durch größere Dosen die seine Bewegungen regulierenden nervösen Apparate, vielleicht auch seine Muskulatur gelähmt. Die Erregbarkeit der sensiblen Nervenendigungen nimmt ab.

Die Symptome der akuten Vergiftung sind, wenngleich Verschiedenheiten bei einzelnen Individuen vorkommen, doch im ganzen sehr charakteristisch. Sind Tollkirschen gegessen worden, so erfolgt häufig Übelkeit und rettendes Erbrechen. Im Munde, Rachen und Halse stellt sich das Gefühl von Zusammengeschnürtheit ein. Es besteht Durst. Die Pupillen erweitern sich manchmal so, daß die Iris nur als ein schmaler, blaugrüner Saum erscheint, und werden starr. Es kamen aber auch Belladonnavergiftungen ohne Pupillenerweiterung vor[1]). Doppeltsehen, Nebligsehen, Verdunkelung des Gesichts — selbst völlige Blindheit können entstehen. Mitunter schwellen die Augenlider an. Auch das Gehör kann leiden. Selten ist es ganz aufgehoben. In einigen Fällen (nach Vergiftung mit Tollkirschen oder Belladonnablättern) kamen auch Leibschmerzen vor. Selten sind Niesanfälle. Stehen und Gehen werden bald unmöglich, die Vergifteten schwanken und werden schwindlig. Die Pulszahl steigt evtl. auf 170 und mehr in der Minute. Bei einzelnen tritt eine diffuse oder fleckige Scharlachröte von der Stirn bis zum Leibe auf. Das Schluckvermögen ist behindert oder aufgehoben, kann aber auch ganz intakt sein.

---

[1]) Montgommery, Medic. News 1896, 25. Jan. — Siegmund, Arch. f. path. Anat., Bd. 48 u. Bd. 49, 1870.

In späteren Stadien wird mitunter eine Scheu vor dem Schlingakt, wie bei der Tollwut, beobachtet. Bei dem größeren Teil solcher Kranken stellen sich Aufregung und Angst ein, das Gesicht rötet sich — bisweilen kommt ganz gegen die Grundregel Schweiß — die Karotiden pulsieren stark, im Gesicht und auch an den Gliedmaßen vibrieren oder zucken einzelne Muskeln oder Muskelgruppen, wie bei dem Delirium alkoholicum, die Besinnung schwindet und es erscheinen Halluzinationen in allen Sinnen. Die Kranken zeigen einen dauernden Bewegungstrieb, sprechen fortwährend ungereimte Dinge oder schreien, lachen, pfeifen, bellen, schlagen um sich oder wollen beißen. Sie haschen nach Gegenständen, knirschen mit den Zähnen und müssen in diesem Delirium, zu dem sich Konvulsionen gesellen können, gewaltsam ruhig gehalten werden, um nicht sich und anderen Schaden zuzufügen. Diese Besinnungslosigkeit kann selbst zwei Tage lang anhalten.

Als Nebenwirkungen bei der arzneilichen Anwendung irgendeines atropinhaltigen Medikamentes fand man Hautausschläge (Erythem, Urtikaria, Vesikeln, Hautgangrän), Harnverhaltung, Nasenbluten, Sprachstörungen, Sehstörungen (Fixierung der Pupillen und Mydriasis, Glaukomanfall usw.), Bewegungsanomalien — schon wenige Augenblicke nach der Resorption des Mittels kann der Kranke die Gehfähigkeit verlieren und bewußtlos niederfallen. Selbst da, wo schon vorher längere Zeit hindurch Atropin zur Verwendung gekommen war, beobachtete man derartiges. Auch Schwere in den Armen, Steifigkeit der Hände und Finger bei Schwellung derselben, sowie paraplegische Zustände der unteren Gliedmaßen kommen vor. Es kann sich auch an den unteren Gliedmaßen Lähmung, an den oberen Krampf und Zittern einstellen, so daß kein Glas zum Munde geführt werden kann, und der Kranke, zumal da die Artikulation der Sprache ebenfalls gehindert ist, den Eindruck eines Apoplektischen macht. Dieses Zittern kann vor sich gehen, obschon die Gliedmaßen immer noch unter der Herrschaft des Willens stehen. Außer dem Zittern kommen automatische und konvulsivische Bewegungen zur Beobachtung. Arme und Beine bewegen sich andauernd und hierzu können sich leichte allgemeine, konvulsivische Anfälle, Hautausschläge, Kälte der Glieder, Delirien u. a. m. hinzugesellen. Erst nach zwei Tagen war in einem Falle das Gehen wieder möglich. Bei anderen Kranken erfolgte unmittelbar nach dem Einträufeln von Atropin in das Auge Schwindel, Hinsinken und der Ausbruch von partiellen oder allgemeinen Krämpfen. Das Bewußtsein war teilweise erhalten. Selten kommt Trismus vor, psychische Erregungszustände, Herzklopfen, Änderungen in der Atmung u. a. m. Ein Kind, dem zwei bis drei Tropfen einer Atropinlösung in jedes Auge vor- und nachmittags instilliert worden waren, bekam nach der letzten Einträufelung Schwindel und konnte nur mit Mühe nach Hause gelangen. Dazu gesellten sich Sinnesverwirrung, Lachen, Plaudern, Gesichtshalluzinationen, Amnesie. Dies alles hielt etwa 24 Stunden an, um dann allmählich abzuklingen. Ein Kind von 22 Monaten kam mit dem Leben davon, obschon es 0,05 g Atropinsulfat in Lösung verschluckt hatte und die Magenausspülung erst nach acht Stunden vorgenommen worden war.

Der Sektionsbefund nach Atropin- und Belladonnavergiftung ist nicht charakteristisch genug, um selbst, wenn alle gleichzunennenden Veränderungen konstant wären, einen sicheren Schluß auf eine stattgehabte Vergiftung zu gestatten. Die Pupillen wurden mehr oder weniger erweitert, und mehrfach die Schleimhaut des Ösophagus, des Magens und des oberen Dünndarmes nach Genuß von Tollkirschenbeeren entzündet und evtl. geschwürig verändert gefunden mit Bildung eines mit Blut gemischten, membranartigen fibrinösen Exsudates. Nach Atropinvergiftung sind Magen und Darm normal. Im Verdauungskanal finden sich meistens nach Aufnahme von Pflanzenteilen noch Reste (Samenkörner der Tollkirsche) vor. Am Herzen können Ecchymosen vorhanden sein.

Der Nachweis kann in entsprechenden Fällen durch botanische Vergleichung der im Erbrochenen oder in den Eingeweiden befindlichen Pflanzenteilen oder durch die chemische Untersuchung von Harn, Liquor cerebralis, Blut, Leber und Magen-Darminhalt geführt werden. Das Atropin geht aus alkalischer Flüssigkeit in Äther über. Im Kot hielt sich Atropin in einem Falle während fünfmonatiger Aufbewahrung unzersetzt und konnte durch Ausziehen mit Chloroform nachgewiesen werden. Der dunkelrote Farbstoff der Beeren wird durch Alkalien grün. Atropin in wenig rauchender Salpetersäure gelöst und auf dem Wasserbade abgedampft, gibt einen farblosen Rückstand, der sich nach dem Erkalten auf Zusatz von alkoholischer Kalilauge violett und dann kirschrot färbt. Ist viel Atropin vorhanden, so erhält man beim Erwärmen mit alkoholischer Sublimatlösung einen gelben Niederschlag, welcher bald ziegelrot wird. Dieselbe Reaktion gibt auch Hyoszyamin. Phenolphthaleinpapier rötet sich durch Atropin. Erwärmt man Atropin in einem Schälchen mit konzentrierter Schwefelsäure bis zur Dampfbildung, so tritt ein angenehmer Blumenduft auf, der intensiver wird, wenn man ein paar Tropfen Wasser oder einen Kristall von doppeltchromsaurem Kali in die Lösung bringt. Diese Reaktion kann ich als eine stets zutreffende rühmen. In einem Falle war Atropin im Harn nicht nachweisbar, wohl aber konnte man durch Ausziehen mit Chloroform, Verjagen des Chloroforms, Lösen in verdünntem Alkohol, Fällen mit Bleiazetat und Entbleien in dem Waschwasser des mit Alkohol und Ammoniak gewaschenen Schwefelbleies den Schillerstoff der Belladonna, die Chrysatropasäure, an der blauen Fluoreszenz erkennen. Unentbehrlich ist der physiologische Versuch mit dem erhaltenen, leicht angesäuerten Atropin. Man bringt dessen Lösung in das Auge eines Menschen, um die lokale, in 6—20 Minuten auftretende Pupillenerweiterung zu konstatieren. So lassen sich 0,01 mg nachweisen.

Behandlung: Brechmittel (Apomorphin. hydrochlor. 0,01 g), hohe Darmirrigationen, wenn Pflanzenteile genossen wurden, Morphin (0,01 bis 0,02 g pro dosi), das ich für das zuverlässigste Antidot halte, soweit man überhaupt Sicherheit von Heilmitteln bei Vergiftungen erwarten kann, das aber auch von manchen als nutzlos, evtl. Verschlimmerung herbeiführend angesehen wird, Pilokarpin (subkutan bis zu 0,03 g) und Blausäure innerlich. Um die Störungen in der Herzaktion zu beseitigen, wurden auch Physostigmin. salicylic. (subkutan bis 0,002 g pro dosi!) und Amylnitrit-Einatmungen empfohlen. Erfolg wurde von Chloroforminhalationen, die bis zum Eintritte des Schlafes fortgesetzt wurden, gesehen. Nebenher können Eisumschläge auf den Kopf, Essigklistiere usw. in Anwendung gezogen werden. Früher wurden in solchen Fällen auch Venaesektionen (300 g Blut) vorgenommen.

Die Atmung ist beschleunigt, stertorös oder verlangsamt, die Blutwärme in manchen Fällen um 1—2° C erhöht und die Harnentleerung behindert. Die Exzitation kann fehlen und anstelle derselben ein tiefer, kurz nach der Vergiftung eintretender und viele Stunden anhaltender Sopor vorhanden sein. In manchen Fällen wechseln Sopor und Exzitation in ein- bis zweistündigen Intervallen ab bis zu dem schließlich mit oder ohne Konvulsionen eintretenden Tode. Bei schwerer Vergiftung erfolgt einige Zeit vor dem Tode Lähmung der Blase und des Mastdarms. In Genesungsfällen weicht allmählich — in drei bis vier Tagen — die Pupillenerweiterung, Puls und Atmung bekommen einen mehr normalen Typus und das Bewußtsein kehrt mitunter erst nach zehn und mehr Stunden wieder. Die Pupillenerweiterung, auch rote Flecke auf den Wangen, Appetitstörungen, sowie allgemeine Müdigkeit können noch mehrere Tage bestehen. Die eigentliche akute Vergiftung ist gewöhnlich in 24—48 Stunden beendet.

Chronische Atropinvergiftung.

Eine Art von chronischer Atropinvergiftung ist infolge des bereits erwähnten längeren Gebrauchs von Atropinkollyrien usw. beobachtet worden. Dieselbe gibt sich als reizbare Schwäche und Darniederliegen der Assimilation zu erkennen. Auch bei Hunden, die längere Zeit hindurch Atropin erhalten haben, wurde eine schließliche Gewöhnung in gewissen Grenzen, aber dabei auch Abmagerung und Mattigkeit festgestellt[1]). Sowohl im menschlichen Organismus als in dem des Hundes, ja sogar in isolierten, mit Blut durchströmten Organen wird ein, wenn auch geringer, Teil des Atropins zersetzt. Dem Hunde kommt eine das Atropin stärker zerlegende Kraft als dem Menschen zu. Der Hund zerstört 1 cg Atropinsulfat, der Mensch nur 1 mg.

Es gibt Fälle, in denen auch eine akute Vergiftung länger dauernde Nachkrankheiten schuf. Außer Pupillenerweiterung beobachtete man: Mangel an Appetit, Schwäche in den Beinen, Müdigkeit, Kopfschmerzen, Lichtscheu, Störungen in der Harnsekretion, allgemeine Depression des Nervensystems, Behinderung der Artikulation, Trägheit im Denken und sehr leichter Stimmungswechsel. Ein Mann, der mehr als elf Monate lang von seiner Frau im Kaffee Belladonnaabkochung erhalten hatte, wurde apathisch, magerte ab, der Harn wurde mit Schmerzen entleert, die Sehkraft minderte sich, Schluckbeschwerden und brennender Durst, sowie psychische Exzitation, die sich u. a. in tätlicher Bedrohung seiner Umgebung kundgab, und schließlich allgemeine Verwirrtheit stellten sich ein. Im Krankenhause trat volle Genesung ein.

Bellafolin. Tabletten aus diesem, die Gesamtalkaloide der Belladonna enthalten sollenden Präparat sind zu 140 Stück zum Selbstmord benutzt worden. Es erschienen u. a. Delirien. Nach 23 Stunden erfolgte Heilung.

Atropa lutescens Jacq. wirkt wie A. Belladonna auf Grund ihres Gehaltes an auch pupillenerweiternden Alkaloiden und wird hier und da wie Mandragora gebraucht.

Latua venenosa Phil. steht in dem Rufe, stark giftig zu sein.

---

[1]) Roßbach u. v. Anrep, Arch. f. d. ges. Phys., Bd. XXI, 1880.

Datura Stramonium L.

Der Stechapfel (Strychnon manicon, Herbe aux sorciers, Herbe au diable) enthält Atropin (Daturin), die Isomeren Hyoszyamin und Scopolamin (Hyoszin). Vergiftungen kommen zustande: durch Verwechselung der Samen mit Mohn- oder Nigellasamen, Verschlucken derselben beim Spielen, Verwechselung der Blätter, durch Verzehren der Wurzel statt Pastinak, durch Genuß des Preßrückstandes von den Samen, zu Selbst- und Giftmorden — Bilsenkrautsamen wurden zur Tötung eines „Altsitzerpaares" benutzt. Die Mörder waren der Meinung, daß dieses Gift nicht nachweisbar sei. Sie wurden zu Zuchthaus verurteilt. Vergiftungen entstehen ferner durch verbrecherische Verwendung als Erregungsmittel der sexuellen Sphäre in Bordellen usw., oder als Hausmittel gegen Pleuritis, oder durch arzneiliche Anwendung von Klistieren der Pflanzenteile, oder von Stramoniumzigaretten und -zigarren gegen Asthma. In solchem Rauch fanden sich bis zu 5 Zentimilligramm Atropin neben Spuren von Blausäure und Schwefelwasserstoff. Die tödlichen Dosen der letzteren lassen sich nicht genau feststellen. Jedenfalls genügt schon ein wenig von dem Kraut für eine schwere Vergiftung. In ziemlich ausgedehnter Weise wurde mit Datura im 15. und 16. Jahrhundert, wie schon im frühesten Altertum in Griechenland, Rom und Ägypten von Fanatikern aller Sekten, Thaumaturgen, Fakirs, Magikern, Priestern usw. Unfug getrieben[1]). Zigeuner sollen aus Belladonna und Stechapfel ein Pulver „Dur" verfertigen, das Betäubung erzeugt. In Ostasien soll die Sekte der Thugs damit Vergiftungen vornehmen. Als Berauschungsmittel dient Datura in Ostafrika, vielfach in Ostasien bis in China hinein. Ein Kind, das von seinem Spielgenossen etwas davon bekommen und gegessen hatte, war dadurch nach 2½ Stunden bewußtlos geworden, hatte Mydriasis, Rötung des Gesichts, einen Puls von 150—160 und eine Atmung von 55—60, teilweise mit Cheyne-Stokesschem Typus, und dazu klonische Krämpfe, an die sich Somnolenz angeschlossen hatte. Von den kleinen Samen haben bereits drei[2]) bzw. 20 heftige Symptome und 15 Stück den Tod bei einem Kinde und über 100 den eines Erwachsenen veranlaßt. Die Symptome verlaufen bis auf belanglose Varianten meistens in gleicher Weise.

Ein Knabe kommt ataktisch, mit maximalweiten, reaktionslosen Pupillen, mit Gesichts- und Gehörstäuschungen zum Arzt, erweist sich in seiner Auffassungsfähigkeit und Orientierung erheblich gestört, gerät in furibunde Erregung, die nur mittels Narkose bekämpft werden kann, wird am anderen Tage allmählich klar, ist ohne Erinnerung für die überstandene Störung. Ursache dieses deliranten Zustandes: Genuß von Stechapfelsamen.

Eine Frau und ihr Kind tranken aus Versehen einen mit Datura hergestellten Tee. Danach stellten sich Kopfweh und Schwindel ein. Sie glaubten festzustehen und das Zimmer tanze. Nach 2½ Stunden lagen sie auf dem Boden mit weiten Pupillen und suffundierten Augen, gerötetem Gesicht und oszillierendem Kopf. Die Bewußtseinslage war verschoben. Es erfolgte Wiederherstellung, nachdem reichlich Morphin

---
[1]) L. Lewin, Die Gifte in der Weltgeschichte 1920.
[2]) Bennesch, Wien. med. Presse 1901, Nr. 21.

subkutan (der Knabe erhielt viermal alle halbe Stunde 15 mg, die Mutter in der gleichen Zeit viermal je 0,03 g) verwandt worden war. Personen, die Stechapfeltee statt Brennesseltee getrunken hatten, bekamen nach einer halben Stunde Schwere in den Beinen und wurden benommen. Im Bett redeten sie irre, waren verwirrt, die Pulse klein, sehr beschleunigt, die Pupillen weit, reaktionslos. Es bestand außerdem starker Harndrang mit Entleerung von viel Harn. Am nächsten Morgen kam geistige Klarheit. Die Symptome können sich auch schwerer gestalten. Knaben, die reife Samen davon gegessen hatten, bekamen Pupillenerweiterung und Pulsvermehrung und wiesen geistige Verwirrtheit auf. Dabei bestand eine starke Jaktation, dauernde Bewegung der Hände mit irgendeinem Gegenstande. Ein Knabe machte Versuche, an der Wand emporzuklettern. Ein anderer wälzte sich am Boden, stöhnte, atmete mühsam und antwortete nicht. Gußweise war hier Erbrechen grünlicher Massen, in welchen schwärzliche Hülsen schwammen, eingetreten. Stuhl und Urin waren unwillkürlich abgegangen. Die Atmung war oberflächlich, Puls und Herzstoß unfühlbar, Kopf, Hals und Brust waren hoch scharlachrot, Lippen livid. Dieser Fall endete tödlich. Der Tod erfolgt gewöhnlich im Sopor unter Trachealrasseln. Die Lippen arbeiten bei so Vergifteten unaufhörlich. Sie werden bald zu-, bald aufgemacht, zucken einmal wie zum Lächeln, ein anderes Mal wie zum Schreien. Halblaut knirschen die Zähne. Bei anderen bestehen ununterbrochene klonische Krämpfe, auch so stark, daß der Körper im Bett umhergeschleudert werden kann. Dabei unartikuliertes Schreien und röchelnde und unregelmäßige Atmung und unregelmäßige Herzarbeit.

Pferde, die Stechapfel gefressen hatten, erkrankten mit Erbrechen und **Speichelfluß**. Nach subkutaner Beibringung eines Extraktes bekam ein Meerschweinchen Pupillenerweiterung, Krämpfe und daran anschließend Lähmung. Der Tod erfolgte durch Erstickung.

Die Sektion dadurch Gestorbener lieferte bisher anatomisch keinen sicheren Anhalt für die Todesursache. Die Samen fanden sich bei einer Vergiftung nach sechs Stunden nur im Blind- und Grimmdarme. Die Art des Nachweises und die Behandlung stimmen mit den bei Belladonna und Hyoszyamus gemachten Angaben überein.

D. dassiflorum Loueiro ist in Tonking sehr verbreitet. Im Jahre 1908 wurde fast die ganze europäische Besatzung von Hanoi das Opfer einer Verschwörung. Es sollten zuerst die Soldaten kampfunfähig gemacht und dann alle Fremden getötet werden. Der erste Teil des Komplotts gelang. Eine halbe Stunde nach der Beendigung der Abendmahlzeit, die stark mit diesem Gift versehen war, wiesen die vergifteten Soldaten auf: Gesichtsröte, Redelust, Mydriasis, Delirien und Halluzinationen. Der eine sah Ameisen auf dem Bette, ein zweiter flüchtete auf einen Baum, weil er angeblich einen Tiger sah, ein dritter legte sein Gewehr auf Fliegen an usw. An diese Erregungszustände schloß sich Erschöpfung an. Das Komplott mißlang.

Datura Metel L. ist, abweichend von D. Stramonium, eine typische Skopolaminpflanze. Sie wächst hauptsächlich am Nordwest-Himalaya und den Bergen von Dekan und wird in Ostasien viel zu verbrecherischen Zwecken benutzt, z. B. durch leichtes Anblasen des Pulvers gegen die Nase eines Schlafenden oder durch Verabfolgen in Kaffee oder Tee. In den Wurzeln auch kleiner Pflanzen findet sich nur Skopolamin (0,2 bis 0,22). Auch die Samen enthalten dieses Alkaloid. Die Wirkungen gleichen denen von D. Stramonium.

Datura fastuosa L. (Datura Hummatu, Ketjoeboeng) ist synonym mit D. Stramonium. Die schwarze Datura ist in den tropischen Gegenden Indiens sehr verbreitet, ebenso wie die Kenntnis ihrer Wirkungen. Sie wird verbrecherischerweise nicht zur Tötung, sondern zum Einschläfern oder auch als Zusatz zu berauschenden Getränken, Toddy usw., bzw. zum Rauchen benutzt. Indessen kommen doch Tötungen durch zu große Dosen zustande, auch wenn die Verwendung für arzneiliche Zwecke geschieht. In einem Vergiftungsfalle entstanden: Akute Verwirrtheit mit retrograder Amnesie, Pupillenerweiterung, Rötung des Gesichts, Krampf der Schließmuskeln von Blase und Mastdarm. Genesung erfolgte nach drei Tagen.

Datura alba Nees ist eine Varietät der vorigen. Die trockenen Blätter werden gelegentlich geraucht. Halluzinationen mit anderen Veränderungen der Bewußtseinslage entstehen dadurch.

Datura meteloides ist skopolaminhaltig. Verwendung und Wirkung decken sich mit dem Vorstehenden.

Die Vergiftungssymptome bestehen in zunehmender, bisweilen von Erbrechen begleiteter Betäubung, unsicherem Gang, aufgetriebenem, gerötetem Gesicht, Pupillenerweiterung, Akkommodationslähmung, Schwindel, Trockenheit im Munde, vermehrten Herzschlägen, Zittern und Zucken der Glieder, Unbesinnlichkeit, Zähneknirschen, Flockenlesen, erschwerter Atmung, unverständlichem Lallen und Verwirrung in Worten und Handlungen. In manchen Fällen tritt mehr Depression als Exzitation zutage und wenn Delirien vorhanden sind, so sind sie vorwiegend ruhiger Natur. Der gewöhnliche Ausgang ist Genesung, die in 24 bis 48 Stunden erfolgen kann.

Datura arborea L. (Brugmansia candida Pers.), in Brasilien F l o r i - p o n d i o genannt, wirkt wie die vorgenannten Arten. Vergiftungen damit sind vorgekommen.

Hyoscyamus.

Das an Hecken und Schutthaufen wachsende schwarze Bilsenkraut **Hyoscyamus niger L.**, das eine blaßgelbe Blumenkrone und sehr kleine, plattgedrückte graue Samen besitzt, enthält neben Hyoszyamin noch das Alkaloid Skopolamin. Es hat zu Vergiftungen geführt durch Verwechselung der Blätter und Wurzeln mit entsprechenden Teilen von Küchengewächsen (Pastinakwurzel, Zichorien, Endivien), durch Verzehren der Sprossen von Bilsenkraut, durch Zufall (Naschen der Kinder von den Samen) oder Blättern, sowie durch zu große arzneiliche Dosen, zumal der Tinktur. Wiederherstellung erfolgte noch nach 22 g der letzteren. Der Beginn der Vergiftungssymptome fällt um 10—15 Minuten bis zu zwei Stunden nach der Aufnahme der Bilsenkrautteile. Die Mortalität dieser Vergiftung berechnet sich nach den bisherigen Erfahrungen auf 11,6 Prozent. Als wirkende Prinzipe im Bilsenkraut kommen in Frage: Hyoszyamin, die linksdrehende Verbindung, während Atropin die razemische Verbindung darstellt. Atropin wirkt auf die Speicheldrüse 20 mal stärker als d-Hyoszyamin und l-Hyoszyamin 40 mal so stark als die rechtsdrehende Verbindung ein. Skopolamin ($C_{17}H_{21}NO_4$) ist i-Hyoszin. Das letztere ist der l-optisch aktive Körper zum razemischen Skopolamin. Die Base ist Skopolin, die Säure die Tropasäure. Skopolamin und Hyoszin lähmen Funktionen der Großhirnrinde.

Wiederholt wurden die Pflanzensamen zu Mordversuchen benutzt. Eine alte Bäuerin, die ein kleines Grundstück und ein Leichenvereinsbuch besaß, traf ein Abkommen mit einem Ehepaar, dem sie ihr Vermögen gegen die Verpflichtung übertrug, sie bis an ihr Lebensende ordentlich zu erhalten, und nach ihrem Tode ihr ein anständiges Leichenbegängnis zu besorgen. Nachdem das Ehepaar das Vermögen in Händen hatte, behandelte es die Alte in der denkbar schlechtesten Weise, und als sie trotzdem nicht sterben wollte, gab das Ehepaar der Unglücklichen auf Anraten eines alten Weibes Bilsenkrautsamen, „weil dieser langsam tötet und jede Spur davon verloren geht". In der Tat quälte sich das Opfer durch elf Wochen, und obwohl der Verdacht einer Vergiftung laut wurde und drei Ärzte berufen wurden, so erkannte doch keiner die Vergiftung, sondern es wurde als Todesursache Gehirnlähmung festgestellt. **Erst nach zwei Jahren** kam die Sache wieder auf. Die Untersuchung wurde eingeleitet, doch gelang es dem Gerichtschemiker nicht, in den ausgegrabenen Leichenteilen das Pflanzengift nachzuweisen. Dagegen sagten die zahlreichen Zeugen sehr belastend aus und das Verbrecherpaar selbst gestand zu, daß es die Absicht gehabt hätte, die Alte zu vergiften, leugnete jedoch die Ausführung. Die Anklage konnte nur auf Mordversuch aufrechterhalten werden. Die Frau wurde zu 12 Jahren und der Mann zu sechs Jahren Zuchthaus verurteilt.

Einen Einblick in Varianten des Verlaufes geben die folgenden Vorkommnisse: Vier Knaben im Alter von 11, 9, 7, 5 Jahren hätten eine **größere Menge Samenkapseln von Hyoscyamus niger gegessen** und wurden in das Krankenhaus gebracht.

Der elfjährige zeigte ein gerötetes Gesicht, Lippen trocken, Pupillen ad maximum erweitert; losgelassen schlägt der Knabe um sich, wälzt sich umher und schreit öfters laut auf. Durch die Magenpumpe und später auch durch Erbrechen wurde eine große Menge schwarzer Samenkörner entleert. Es wurden 9 mg Morphium subkutan injiziert, die den Knaben nach einer Viertelstunde zu tiefem Schlaf brachten. Am anderen Morgen war er wach und klar und erzählte, daß er 21 Samenkapseln gegessen hätte.

Der Fünfjährige spricht bei der Aufnahme fortwährend unzusammenhängende Worte mit heiserer Stimme und greift fortwährend mit den Händen in der Luft umher. Die Lippen sind trocken, auf der Haut des Thorax und der Nates ein scharlachähnliches Exanthem, Pupillen äußerst weit. Auch hier wurden durch Magensonde und Erbrechen massenhaft Samenkörner entleert. 3 mg Morphium schafften Ruhe, doch erwachte der Knabe in der Nacht und wurde sehr unruhig, wobei er fortwährend phantasierte. Auf weitere 3 mg Morphium schlief er gegen Morgen ein. **Die Pupillen waren im Schlafe eng**; wurde er aufgeweckt, so erweiterten sie sich ad maximum, um im Schlaf wieder eng zu werden; das Scharlachexanthem war morgens verschwunden, und als der Knabe erwachte, war er vollkommen klar.

Bei dem Neunjährigen waren die Pupillen ebenfalls ad maximum erweitert, das Gesicht gerötet, die Stimme heiser; der Knabe selbst war still, apathisch und ließ sich ohne weiteres die Magensonde einführen; auch bei ihm wurde eine Menge Samen entleert; er gab an, etwa 20 Kapseln gegessen zu haben. Da er ruhig war, bekam er kein Morphium, wurde aber zum Abend sehr unruhig, so daß ihm 6 mg Morphin injiziert wurden, die jedoch ganz ohne Wirkung blieben, indem er fortwährend delirierte; eine nochmalige Dosis von 6 mg blieb ebenfalls **wirkungslos**. Morgens wurde ihm ein warmes Bad mit kalter Übergießung gegeben, worauf er einschlief und am Nachmittag vollkommen klar erwachte.

Der siebenjährige Knabe klagte über Trockenheit im Munde, sprach heiser, das Gesicht war gerötet, **das Sensorium vollkommen frei**. Auf ein Emetikum erfolgte Erbrechen mit einigen Samenkörnern; Morphium wurde nicht gegeben. Am anderen Morgen sprach er noch etwas heiser, sein subjektives Befinden war aber ein gutes.

Nach arzneilichem Hyoszyamingebrauch stellte sich bei zwei hysterischen Kranken eine sehr seltene Sinnestäuschung, nämlich Geschmackshalluzination, ein. Jedesmal, wenn ihnen das Alkaloid, aber nicht, wenn ihnen Hyoszyamus, Skopolamin oder Belladonna einverleibt worden waren, entstand der Geschmack nach Asa foetida, der durch Belladonna sogar zum Verschwinden gebracht werden konnte. Bei keinem anderen Kranken zeigte sich dieses Symptom.

Als **Nebenwirkungen bei häufigerem, subkutanem arzneilichem Gebrauch** entstanden unter anderem: **Störungen des Allgemeinbefindens** und der Ernährung, Schwächegefühl, krankhaftes Aussehen und Abnahme der Ernährung und des Körpergewichts. Schweiße entstanden in sieben Fällen zweimal. Nach öfterer Einspritzung in das Unterhautzellgewebe bei Geisteskranken entstanden Furunkel. Bei ausgedehnterem Gebrauch würden wahrscheinlich noch andere Hautveränderungen beobachtet werden. Störungen der Sprache und solche seitens des Herzens und der Atmung, Trockenheit des Schlundes, Beschwerden beim Schlucken, Schlingkrampf, Nausea, Aufstoßen, Erbrechen und Störungen in den Darmfunktionen kommen wie nach Belladonna-Aufnahme vor. Seitens des **Gehirns** zeigen sich bisweilen Eingenommensein und Kongestionen nach dem Kopfe, Schwindelgefühl, Halluzinationen des Gesichts und Gehörs und Erregungszustände (Lachen, Wahrnehmung einer Verdoppelung der eigenen Persönlichkeit, die den Kranken seine eigenen Halluzinationen als Zuschauer beurteilen lassen usw.), die bisweilen dem Alkoholdelirium sehr ähnlich sind. Im Anschluß daran oder selbständig entstehen traurige Verstimmung oder tiefer Stupor. Sehr heftige Muskelschmerzen in den Beinen, die man nach Hyoszyamingebrauch sah, werden auf den letzteren zurückgeführt, ebenso Koordinationsstörungen und klonische resp. tetanische Zuckungen, die bei einer an Paralysis agitans leidenden Dame nach zwei Pillen von je 0,005 g Hyoszyamin auftraten. Die psychische Erregung kann sich auch mit einem kurzdauernden, paralytischen Zustande oder voller Lähmung der willkürlichen Muskeln verbinden.

Nach Einträuflung einer Lösung von schwefelsaurem Hyoszyamin in das Auge wurden mehrfach, nach ½—2 Stunden auftretende und mehrere Stunden anhaltende bohrende Schmerzen in der Tiefe desselben empfunden.

Als **Nachwirkungen** fand man am Morgen nach dem Einnehmen unter sieben Kranken fünfmal Schwindel, einmal Trockenheit im Schlunde und zweimal Brechreiz und Aufstoßen. Ein aufgeregtes Mädchen, das

1 mg des Alkaloids erhalten hatte und danach stuporös geworden war, war noch sehr geraume Zeit hindurch stumpf.

Für den Nachweis und die Behandlung dieser Vergiftung sind die im vorigen Kapitel gegebenen Richtlinien zu berücksichtigen.

Nach Einreibung von Bilsenkrautöl auf eine Hand entstand bei einem Kranken eine allgemeine bullöse Dermatitis mit 14 Tage lang anhaltendem Fieber und heftigen Beschwerden.

Hyoscyamus muticus (arab. Ssakaran, d. h. trunken machende Pflanze), das in Ägypten reichlich vorkommt, zeichnet sich durch seinen besonders hohen Gehalt an Alkaloiden aus. Allein an Hyoszyamin enthält es 0,6 bis 1,2 Prozent, während die reichsten indischen Proben nur 0,38 Prozent enthalten. In den Ursprungsländern kommen damit Vergiftungen vor.

Hyoscyamus albus L. wirkt wie H. niger.

Hyoszyamin ($C_{13}H_{23}NO_3$). Diese Base kann zu 0,005 g Vergiftung erzeugen. Subkutane Beibringung läßt Herzwirkungen nach zwei bis drei Minuten erkennen. Als ungewollte Störungen fand man ferner: Schwindel, Halluzinationen in allen Sinnen, Delirien oder Stupor, zeitweilige Parese oder Paralyse der Glieder, Zuckungen, Schlingkrampf, Erbrechen, Schweiße und nach längerer Aufnahme Störungen in der Ernährung. Die Akkommodationslähmung fehlt öfters und die vorher erweiterte Pupille ist im Schlaf verengt.

Scopolaminum hydrobromicum.

Dieses Alkaloid wirkt manchmal ganz außerordentlich heftig und ungestüm auf gewisse Organfunktionen ein, wenn es für ophthalmologische oder psychiatrische Zwecke als Schlafmittel oder als ein „Mittel der Disziplinierung" bei quärulierenden oder komplottierenden Schwachsinnigen verwendet wurde. Nur die weit auseinandergehende individuelle Empfindlichkeit ist für die Verschiedenheit der Wirkung bei verschiedenen Menschen verantwortlich zu machen. So rufen 0,6 mg bei dem Einen Schlaf, bei einem Anderen 0,8 mg Delirien hervor. Durch den häufigeren Gebrauch soll ziemlich schnell Gewöhnung eintreten. Plötzliches Aussetzen nach längerem Gebrauch rief Kollaps hervor. Als unerfreuliche Nebenwirkungen kommen vor: Schmerzen an der Einspritzungsstelle, selten Abszesse, häufiger Schwellung und Furunkel bzw. entzündliche Infiltrationen. Nach jeder Art der Anwendung können Trockenheit im Halse und Schluckbeschwerden auftreten, die letzteren bis zu Äußerungen des Schlundkrampfes. Nach subkutaner Beibringung entstanden Appetitlosigkeit, Übelkeit, auch wohl Erbrechen.

Bei manchen Kranken folgen auf die subkutane Beibringung des Mittels langanhaltende Diarrhöen.

Im Beginn der Skopolaminbehandlung pflegt das Körpergewicht zu sinken. In einer Beobachtungsreihe nahm die Hälfte der Kranken über 1—2 kg ab. Dies geschieht hauptsächlich bei den Kranken, welche unter dem Einflusse des Skopolamins sehr benommen und hinfällig werden. Sie sind nicht imstande, Nahrung aufzunehmen. Die Trockenheit im Munde, der bisweilen für kurze Zeit eine starke Speichelansammlung vorangeht, hindert sie daran, und die schwere Benommenheit macht ihnen das Schlucken unmöglich. In den meisten Fällen gleicht sich später dieser Verlust wieder aus. Nur bei den Paralytikern fiel das Körpergewicht so rapid und sie wurden so hinfällig, daß trotz Aussetzens des Mittels der Tod eintrat.

Die Stimme verändert sich häufig. Sie wird kraftlos, murmelnd, hohl, heiser[1]). Das Sprechen macht dem Kranken Mühe. Die Lippen sowie der weiche Gaumen können sich in einem Lähmungszustande befinden. Auch nach Einbringung in das Auge kommt Artikulationsstörung der Sprache aus zentraler Ursache vor. Die Atmung ist bei vielen während des Schlafes oder noch im wachen Zustande verlangsamt und tief und dann unregelmäßig oder beschwerlich und stertorös. Der Puls kann primär etwas verlangsamt werden, wurde aber auch bei Halluzinationen und Delirien meist für ein bis drei Stunden vermehrt, regelmäßig und voll, seltener aussetzend und arhythmisch. Auf diese Vermehrung folgt eine ausgesprochene Verminderung der Pulszahl. Mit der Steigerung der Pulszahl steigt der Druck und fällt, sobald die Pulsfrequenz geringer wird. Abweichungen hiervon kommen vor[2]).

Ohnmachtsgefühl zeigt sich mehr bei Frauen als bei Männern. Dasselbe kann die einzige unangenehme Wirkung darstellen; doch wird auch Synkope mit oder ohne Zyanose beobachtet. Im Kollaps kann der Tod erfolgen. Nach 1 mg des salzsauren Salzes sah man ihn eintreten, während in einem anderen Falle nach 5 mg durch künstliche Atmung das Leben erhalten werden konnte[3]). Die Pupillen sind entweder erweitert oder normal, in einzelnen Fällen reaktionslos[4]). Die Akkommodationsstörung kann mehrere Stunden anhalten und mit den entsprechenden Sehstörungen und auch mit Flimmern verbunden sein. Gelegentlich sollen auch nystagmusartige Bewegungen vorkommen. Die Gehörsempfindung verliert sich nach vier bis fünf Minuten für sehr kurze Zeit, worauf bis zum Eintritte des Schlafes Hyperakusis folgt. Auch die Geruchsempfindung und das Tastgefühl werden zeitweilig herabgesetzt.

Kopfschmerzen verbreiten sich bei vielen Kranken bald über den ganzen Kopf, bald über die Stirn oder die Seitenwandbeine. Statt dessen kann ein Gefühl von Benommensein und Druck oder Schwere im Kopfe auftreten. Auch nach Einträuflung in das Auge, wie nach jeder anderen Anwendung, kommt es häufig, mehr bei Frauen als bei Männern zu Schwindel, der selbst bis zu einer Stunde anhalten kann. Bisweilen besteht bedeutende Unbesinnlichkeit. Ein Mädchen, dem man Skopolamin in das Auge brachte, verlor Gegenstände und schlug mehrmals, anstatt nach Hause heimzukehren, einen verkehrten Weg ein, so daß man sie aufsuchen mußte. Meist verläuft die Wirkung nach subkutaner Einspritzung bei Geisteskranken so, daß nach etwa 20 Minuten Pausen in dem tobsüchtigen Treiben eintreten, die Stimme heiser, die Zunge schwer wird, die Kranken sich anlehnen, taumeln, unverständliche Worte lallen, die Arme schlaff hängen lassen, als wären sie betrunken, dann hinfallen und in einer Ecke mit herabgesunkenem Kopfe kauern. Bisweilen läuft aber die Wirkung so heftig ab, daß eben noch lärmende Kranke, wie vom Schlage getroffen, plötzlich zu Boden sinken und mit gerötetem Gesicht, langsamer, stertoröser Atmung und verlangsamtem

---

[1]) Salgó, Wiener med. Wochenschr. 1888, p. 746.
[2]) Olderogge u. Jurmann, Therap. Wochenschr. 1896, Nr. 2.
[3]) Ostermayer, Allgem. Zeitschr. f. Psychiatrie 1891, Bd. 47, p. 304.
[4]) Dornblüth. Berliner klin. Wochenschr. 1888, p. 992.

Pulse ein bis zwei Stunden völlig betäubt daliegen. Der Schlaf ist nicht erquickend. Beim leisesten Geräusch erwachen die Kranken.

Erregung setzt häufig auch nach Einträuflung des Skopolamin in das Auge ein[1]). Die Kranken werden ruhelos, sind rauschartig umfangen wie durch Alkohol, verändern beständig ihre Lage oder ihren Ort, sprechen viel mit schwerer Zunge, verwirrt, gebrauchen verkehrte Ausdrücke oder weisen wilde und aktive Delirien auf, schreien und haben Halluzinationen des Gesichts und Gehörs. Zwei Geisteskranke krochen an der Erde herum und suchten dort immer etwas aufzunehmen. Ein Kranker hörte z. B. zwei Stimmen, von denen ihm die eine einen guten, die zweite einen schlechten Weg zeigte[2]). Die Sinnestäuschungen sind teils schreckhafter, teils heiterer Art. Bestehende Sinnestäuschungen werden durch das Mittel gesteigert und vermehrt. Hierzu kann sich Zittern an einzelnen Teilen oder am ganzen Körper gesellen. Auch zu eigentümlichen klonischen Zuckungen an den Gliedern[3]), die im Schlafe, vereint mit stertoröser Atmung ablaufen, und selbst zu tetanischen Bewegungen und Opisthotonus kommt es bisweilen. Statt der Erregung, oder auch ihr folgend, bildet sich das Gefühl der Hinfälligkeit und Mattigkeit aus, das auf teilweiser Muskellähmung beruht. In höheren Graden gibt sich die letztere durch einen taumelnden Gang, verbunden mit einem verstörten Aussehen des Kranken kund.

Als Nachwirkung des Skopolamins findet man noch am nächsten Tage bei manchen Kranken Eingenommensein des Kopfes, Schwindel, Bewegungsstörungen und leichte Lähmung der Pharynxmuskulatur.

Nach 1 mg erfolgte einmal der Tod. Bei der Verwendung zur Herbeiführung der schmerzlosen Entbindung im Dämmerschlaf starben Kinder wegen Überdosierung. Bei leichter Asphyxie war die Wiederbelebung des Neugeborenen möglich. Eine Vergiftung eines Erwachsenen verlief so: Es erschienen anfänglich Benommensein, dann tiefes Koma, Trismus, klonische Zuckungen der Glieder und zeitweilig auch des Unterkiefers, Blässe des Gesichts, maximale Erweiterung der reaktionslosen Pupillen, Pulsbeschleunigung, Harn- und Kotverhaltung. Nach Beseitigung der Krämpfe durch Morphin erschien Körperstarre und dann Stupor. Die Wiederherstellung erfolgte schnell. In anderen Fällen entstanden noch Schlundkrampf, Diarrhöen, heisere Sprache, Ohnmacht, Kollaps, Kopfweh, Schwindel, Delirien, Jaktation, Halluzinationen des Gesichts und Gehörs, Zittern, stertoröse Atmung und Krämpfe. Zum Nachweis ist der mit Natriumkarbonat übersättigte Harn mit Äther zu schütteln und in dem Salzsäureauszug mit Goldchlorid das Skopolamin zu fällen. Der schwach alkalisierte Salzsäureauszug kann in das Menschen-, nicht in das Katzenauge gebracht werden.

Behandlung wie bei Belladonnavergiftung.

Atroscin. Atroscin ist optisch inaktives Skopolamin. Das Mittel soll energischer auf das Auge wirken und weniger Nebenwirkungen haben als Atropin und Skopolamin. Fehl- oder Teilerfolge in bezug auf die Beeinflussung der Akkommodation kommen vor. In sechs von 18 Fällen ent-

---

[1]) Foster, M. News 1896, p. 293. — Morton, Br. m. Journ. 1896, I, p. 336.
[2]) Colmann and Taylor, The Lancet, 1889, 12. Oct., p. 736.
[3]) Root, The Therapeutic Gazette 1886, p. 598.

standen nach drei Tropfen einer 0,1prozentigen Lösung als resorptive Nebenwirkungen: Schwindelgefühl, Rötung des Gesichts, Pulsbeschleunigung, gesteigerter Bewegungsdrang und Trockenheit im Halse[1]).

Nach der Sakralanästhesie mit 0,75 g Novokain, der vor 2½ Stunden eine Morphin-Skopolamininjektion vorangegangen war, entstand plötzlich Apnoe und tiefes Koma. Man mußte 1¼ Stunden künstliche Atmung vornehmen. Das Sehvermögen war schlecht geworden und das Gehör beiderseits ausgefallen. Noch nach einem Jahre bestand starkes Ohrensausen. Todesfälle durch Morphin-Skopolaminbeibringung kamen relativ häufig vor. Die Gefahren dieses letzteren Mittels liegen in einem Übergreifen der Lähmungswirkung auf das Atmungszentrum sowie in der Möglichkeit eines Herzkollapses. Ein Beobachter hatte unter 14 Fällen vier Todesfälle, ein anderer bei vier Kranken zweimal tödlichen Ausgang. In allen vier Fällen handelte es sich um schwere Atmungsstörungen, die kurze Zeit nach der Injektion von Pantopon-Skopolamin oder von Pantopon allein eingetreten waren. Zweimal war Pantopon-Skopolamin in Dosen von 0,04 zu 0,0004 g eingespritzt worden, einmal 0,02 g Pantopon nach tagsvorher erfolgter Pantopon-Scopolamininjektion und einmal ausschließlich Pantopon zu 0,04 g. Der Tod erfolgte auch nach 2,6 cg Pantopon und 4 dcmg Skopolamin etwa sieben Stunden nach der Skopolamininjektion. Mitunter zeigt sich hohe Toleranz gegen Skopolamin. Einem Kranken wurden statt 0,0007 g 0,007 g, also zehnmal so viel als beabsichtigt, eingespritzt. Er schlief wie ein Narkotisierter ein. Nach ¾ Stunden erfolgte Atemstillstand, der eine 15 Minuten lange künstliche Atmung erforderlich machte. Nach einer Stunde zeigte sich Besserung. Am Nachmittag war der Kranke wieder orientiert.

Scopolia atropoides, Scopolia japonica. Beide enthalten Hyoszyamin, Atropin, Norhyoszyamin, Noratropin sowie Skopolamin. Mit der ersteren, „Altsitzerkraut", sollen in Litauen Giftmorde gegen unbequeme Leute bewerkstelligt werden.

Scopolia carniolica Jacq., „Tollrübe", hat ein knollig verdicktes Rhizom. Sie ist in Litauen in ihren Eigenschaften gut gekannt und wird, wie man sagt, zu mehr als zu Unfug verwendet. Ich weiß, durch Exemplare, die ich von einem Schüler erhielt, daß sie stellenweise auch in Gärten gezogen wird.

Atropamin (Apoatropin, Belladonnin) kommt in der Belladonnawurzel vor, ist unwirksam. Es erzeugt keine Pupillenerweiterung. Bei seiner Spaltung entsteht Tropin und Atropasäure (Phenylakrylsäure). Bei Kaninchen sah man nach Atropamin entstehen: Blutdrucksteigerung, Lähmung der Vagusendigungen im Herzen und Tod durch Atemstillstand[2]), bei Hunden Krämpfe.

Pseudoatropin (Atrolaktyltropein) wirkt mydriatisch.

Pseudohyoscyamin (N o r h y o s c y a m i n) ist wenig giftig, wirkt aber mydriatisch.

Homatropin ($C_{16}H_{21}NO_3$) aus Mandelsäure und Tropin erzeugte mehrfach unangenehme Wirkungen: Trockenheit im Schlunde, Schling-

---

[1]) Königshofer, Ber. d. chem. Ges. 1896, p. 1781. — Meyer, Arch. d. Pharm. 1898, 236, p. 73.
[2]) Marcacci, Annali di Chimica e di farmac. 1885, p. 94.

beschwerden, Pulsverlangsamung, Arhythmie, Kollaps, kalte Schweiße, Verlust des Bewußtseins, Erregtsein, Schwindel, Schwäche der Glieder und Glaukom.

Physochlaina praealta Miers erweitert die Pupillen wie Belladonna. Im Munde sollen die Blätter Schwellung und das Verschlucken der Pflanze mehrtägige narkotische Vergiftung erzeugen[1]).

Duboisia myoporoides R. Br.

Diese Pflanze enthält Duboisin, Pseudohyoszyamin und Skopolamin. Nach Einträuflung von ½—1 mg Duboisin, dem vielleicht nicht einheitlichen Alkaloide dieses australischen, eigentlich in die Scrophularineae einzureihenden Strauches, in das Auge sah man motorische und psychische Störungen auftreten: Ruhelosigkeit, Schwindel, Aufregung und Delirien[2]), seltener Erbrechen, Ohrensausen, Schwerhörigkeit, Kälte der Haut, Parese der Arme und Beine, auch wohl Krämpfe und erschwerte, stertoröse Respiration[3]), bleibende Mydriasis, sowie eine Konjunctivitis follicularis. Die Nachwirkungen (Schweiße, Erregung usw.) können mehrere Tage anhalten. Nach subkutaner Injektion von 0,0005 g Duboisin wurden beim Menschen Trockenheit des Schlundes, Sehstörungen und nach 0,001 g Hautröte und Kollaps, Präkordialangst, sowie Bewußtlosigkeit und Harndrang beobachtet.

Duboisia Hopwoodi Müller (Pitury) enthält in den Blättern ein flüssiges Alkaloid, Piturin, das dem Nikotin sehr nahe steht. Wenige Tropfen einer Lösung von 1 : 20 erzeugen bei Katzen Trockenheit des Maules, nach vorangegangener Salivation, Pupillendilatation, erschwerte Atmung und Zuckungen[4]). Die Pflanze wird von australischen Eingeborenen noch viel als Rauschmittel benutzt[5]).

Franciscea uniflora Pohl. Subkutane Einführung von Zubereitungen der Wurzel erzeugen Atemstillstand.

Atropa Mandragora L.

In der Alraunwurzel, die im Altertum und Mittelalter als schlaferzeugendes Mittel, sowie, in Menschenform geschnitzt (s. Fig. 27), zu mystischen und betrügerischen Zwecken benutzt wurde, wies man zwei basische Stoffe nach, die vielleicht Isomere des Hyoszyamins darstellen. Das kristallinische schwefelsaure Salz des einen (Mandragorin) erweitert die Pupille; das zweite, nicht kristallinische tut das gleiche. Man brauchte den Saft der frischen Pflanze, die getrocknete Wurzelrinde und die gelblichen Früchte. Die Wurzel oder deren Saft erzeugen, wie man schon vor 250 Jahren feststellte, schweren Sopor, Schluckstörungen, Rötung des Gesichtes, Jucken und Brennen am Körper, Trockenheit im Halse, Delirien oder Melancholie. Den Tod sah man nach ca. 0,5 g der Wurzel in 12 Stunden eintreten.

---

[1] Watt, Dictionary, 1892, VI, 1, p. 226.
[2]) Davidson, Lancet, 1879, 6. September. — Chadwick, Brit. med. Journ., 1887, I, p. 327.
[3]) Berner, Med. Times and Gaz., 1881, 26. Februar.
[4]) Ringer and W. Murrel, Journ. of Physiol., 1879, p. 377.
[5]) L. Lewin, Phantastica, 2. Aufl., 1927.

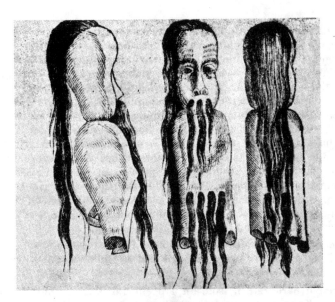

Fig. 27.

Anisodus luridus L. (Scopolia lurida Dunal), eine indische Solanacee, wirkt in einer Blättertinktur auf das Auge wie Belladonna, nur noch dauerhafter.

Scopolia.

Scopolia japonica Maxim. enthält wahrscheinlich Skopolamin. Die Wurzel wirkt narkotisch. Auszüge der Wurzel fluoreszieren. **S. mutica Dun.** (Hyoscyamus muticus L.). Eine Vergiftung mit weniger als 0,06 g des Wurzelextraktes zeitigte Schling- und Sehstörungen, Pupillenerweiterung, Sinnestäuschungen, Angst, Schwindel, Harndrang, Pulsvermehrung und Störung des Bewußtseins. Noch bis zum siebenten Tage bestand Körperschwäche[1]). **S. atropoides Bercht et Presl** enthält Skopolamin ($C_{17}H_{21}NO_4$). Das Extrakt rief zu 0,06 g Symptome wie die eben genannten hervor[2]). **S. lurida Dun.** (Anisodus luridus Linket Otto) wirkt auf die Pupille wie Belladonna. Sie enthält (Same, Kraut, Wurzel) nur Hyoszyamin. Wir haben einen Bericht aus dem Jahre 1580, in dem es heißt: „In der Grafschaft Tecklenburg, im Dithmarischen wird der Walchenbaum mit Bier wider die Varren gegeben, davon der Kranke so gewaltig mit dem Schlaf überfallen wird, ob er sterben solt. Das Gesicht wird von dem Trank gar seltsam benebelt und verdunkelt wie auch die Vernunfft und der Verstand geschwächt etliche Stunden. Im Lande zu Braunschweig gebraucht man dergleichen Tränke davon die Kranken vier und zwentzig Stunden ungefährlich ruhen und schlaffen" — Skopolaminwirkungen.

Lycopersicum esculentum Mill. (Solanum Lycopersicum L.), Liebesapfel, Tomate. Darin findet sich u. a. ein zwiebelartiges,

[1]) Schroff, Oest. Zeitschr. f. pr. Heilk. 1861, p. 27.
[2]) Lippich, Med. Jahrb., Bd. XX, p. 582.

ätherisches Öl und Solanin. Wiederholt kam es in neuerer Zeit vor, daß Gärtner, die mit den Früchten oder Blättern hantierten, oder Umpflanzungen vornahmen, Hautentzündungen bekommen haben. Auch nach dem Verzehren noch nicht vollständig ausgereifter Tomaten entstanden Vergiftungssymptome, die denen glichen, die nach dem Verzehren noch nicht reifer Kartoffeln entstehen können und auf Solanin zurückzuführen sind. Es erschienen etwa zwei Stunden später Kolikschmerzen und Diarrhöen. Die Pupillen waren stark erweitert. Die Symptome wichen schnell nach Ipekakuanha. In gleicher Weise haben Tomatenkonserven Vergiftungen veranlaßt, die man anfangs auf ein in der Büchse entstandenes Zinn- bzw. Bleisalz zurückführen wollte, weil gerade in solchen Tomaten eine leicht Metallsalze bildende Säure entstünde. Die weitere Frage, ob Herzstörungen auf diese Weise entstehen können, wie man behauptet hat, muß vorläufig unbeantwortet bleiben. Sie sollten neben Magenschmerzen als Arhythmie, zugleich mit Dyspnoe auftreten.

Nicandra physaloides Gaertn., die schluttenartige Giftbeere, in Mexiko als Belladonna de pais bekannt, soll angeblich wegen eines Alkaloids belladonnaartig wirken.

Lycium barbarum L. soll ein Tropein unbekannter Zusammensetzung besitzen. Kamele, die davon fressen, sterben.

Solanum.

In **Solanum Dulcamara L.** (Bittersüß), in **S. nigrum L., S. Lycopersicum L.** usw., in Keimen, Kraut und Beeren der Kartoffel, **S. tuberosum L.**, vielleicht auch in Spuren in dieser selbst, findet sich das kristallinische Solanin, ein basisches, dem Sapotoxin ähnlich wirkendes Glykosid, das durch Kochen mit Säuren in Zucker, und wie Solanin wirkendes Solanidin zerfällt. In Kartoffelkeimen ist Solanidin präformiert. Außerdem ist in Dulcamara noch das Dulkamarin, wahrscheinlich auch eine Saponinsubstanz, vorhanden. In den Beeren wurde ein Alkaloidgehalt von 0,15 Prozent nachgewiesen. In den Blättern der Kartoffel und in Solanum nigrum scheint sich auch noch ein mydriatisches Tropein zu finden. Vergiftungen bei Menschen sind vereinzelt durch Genuß der Beeren verschiedener Solanumarten[1]), z. B. von **S. nigrum**[2]), **S. verbascifolium L.**, welches die Susumbeeren liefert, durch zu große Mengen therapeutisch verwandter Abkochungen der Stengel von Bittersüß[3]) und durch den Gebrauch ausgewachsener und unreifer Kartoffeln beobachtet worden[4]). Besonders die an den Mutterkartoffeln ausgewachsenen kleinen Kartoffeln können durch Solanin (0,6 : 1 Kilo) schädigen[5]).

---

[1]) Lancet, June 1856. — Lancet 1889, II, p. 673.
[2]) Auch Schweine werden durch Solanum nigrum vergiftet.
[3]) Schlegel, Hufel. Journ. 1822, p. 27.
[4]) Kahlert, Clarius u. Radius, Beitr. z. Heilk., Bd. I. — Rahn, Gazette de Santé 1785, Bd. IV, p. 93. — Heim, Arch. f. med. Erfahr. 1808, Bd. XIII, p. 311. — Munke, Med. Annal. 1845, Bd. XI, p. 298. — Cortial, Arch. d. Méd. mil. 1889, XIV, p. 2.
[5]) Meyer, Arch. f. exp. Path., Bd. XXXVI, p. 361. — Schmiedeberg, ibid., p. 373.

Giftig wirken bei Kindern 10 Beeren von Solanum Dulcamara. Leichte Vergiftung sah man nach einem Dekokt von 2 g Stipites Dulcamarae entstehen[1]). Kaninchen gehen durch 15 g des Dulcamaraextraktes zugrunde. Das Solanin tötet Kaninchen zu 0,2 g (subkutan), Tauben zu 0,15 g[2]). Bei Menschen wurden nach 0,2—0,4 g Solanin leichte Vergiftungssymptome erzeugt. Bei Tieren werden nach der Solaninvergiftung beobachtet: Muskelzittern, Erbrechen, Hämaturie, Sinken der Körperwärme, Lähmung des Respirationszentrums und Pulsbeschleunigung bei normaler Pupillenweite. Der Tod erfolgt durch Erstickung. Das Solanidin verursacht bei Tieren Steigerung der Körpertemperatur, zentrale, absteigende Lähmung auch des Respirationszentrums, Lähmung von Herzganglien[3]), Erweiterung der Pupille bei Kaninchen und Konvulsionen. Von Pferden, die 12 Tage lang, ansteigend 2½ bis 10 Pfund Kartoffeln erhalten hatten, erkrankte eins am elften Tage mit Taumeln, Kreuzschwäche, Pupillenerweiterung, Mastdarmlähmung, Lähmung der Kau-, Nasenflügel-, Lippen-, Gaumensegelmuskeln, Lähmung der Harnblase (tropfenweises Abgehen des Harns), Lähmung des rechten oberen Augenlides, Hornhauttrübung und Hornhautgeschwüren. Der Tod erfolgte nach 18 Tagen. Chronische Fütterung von Tieren mit keimenden Kartoffeln erzeugt Abmagerung und Siechtum. Der Sektionsbefund deckt sich im wesentlichen mit dem durch Sapotoxine erhältlichen[4]). Kühe und Ochsen, die unreife, gedämpfte Kartoffeln gefressen hatten und unter anderem mit Fieber bzw. Kolik erkrankt waren, wiesen bei der Obduktion entzündliche Rötung der Dickdarmschleimhaut, etwas blutigen Erguß in die Bauchhöhle und Hyperämie von Milz und Leber auf. Langer Gebrauch von gedämpften Kartoffeln schuf bei Kühen Kreuzschwäche, Kreuzlahmheit und Darmschmerzen. Bei Schafen entstanden nach Aufnahme unreifer Kartoffeln auch Harnbeschwerden.

Bei der Vergiftung von Menschen mit Solanin oder solaninhaltigen Pflanzenteilen, z. B. unreifen Kartoffeln, sind Erbrechen, Durchfall und Kopfschmerzen häufig. Auch erscheinen Konstriktionsgefühl, Steifigkeit der Zunge, starrer Blick, Magenschmerzen, Schwindel, allgemeine Körperschwäche, Angstgefühl, Pupillenerweiterung oder -verengerung, Druck in den Augen, Sehstörungen, Verlangsamung und Aussetzen des Pulses — letzterer kann auch normal sein[3]) —, kalte Schweiße, Blässe des Gesichts, Zittern und Zucken der Glieder, Sprachstörungen, Halluzinationen und Bewußtlosigkeit. Wiederherstellung erfolgt langsam, z. B. bei einer Erkrankung von 100 Soldaten, die Auswüchse alter Kartoffeln genossen hatten, erst nach vier bis acht Tagen. Nach Verzehren von Kartoffelsalat erkrankten 20 Soldaten mit Erbrechen, Kopfschmerzen, Durchfall und beschleunigtem kleinen Puls. Bei zweien der Leute erschienen auch Wadenkrämpfe. Der weitere Verlauf war leicht und ohne ernstere Folgen.

Als ganz sicher kann die alleinige Zurückführung der Vergiftung mit unreifen oder alten, mit Auswüchsen versehenen oder sonstwie nicht nor-

---

[1]) Stein, Prager med. Wochenschr. 1892, Nr. 12.
[2]) Husemann u. Balmañya, Arch. f. exp. Path. u. Pharm., Bd. IV, p. 309.
[3]) Perles, Arch. f. exp. Path. u. Pharmak., Bd. XXVI, p. 88.
[4]) Bourneville, Gaz. des hôpit. 1864, p. 35.

malen Kartoffeln auf einen hohen Solaningehalt nicht angesehen werden. Vielleicht spielen hier Zersetzungsprodukte nebenher noch eine Rolle.

Es fehlt seit Jahren nicht an Stimmen, die solche Massenerkrankungen auf Toxine zurückführen, die infolge Wachsens verschiedener Bakterienarten in den warmen, gekochten Kartoffeln sich bilden.

Haustiere sind im allgemeinen gegen Solanin unempfindlich. Beim Rinde hatten 3,5 bzw. 3,75 g des reinen oder salzsauren Solanins, entsprechend etwa 140—150 Pfund Kartoffeln und je 1 g Solanidins keinerlei krankmachende Wirkung. Ebenso erwiesen sich Hunde und angeblich Kaninchen als unempfindlich gegen Solanin.

Nachweis: Verfährt man nach der Stas-Ottoschen Methode, so wird dadurch wohl meistens aus dem Solanin Solanidin entstehen, das aus alkalischer Lösung in Äther übergeht und sich mit konzentrierter Schwefelsäure violett färbt. Solanin geht nicht in Äther, aber aus alkalischer Flüssigkeit in Amylalkohol über. Es färbt sich mit Alkonol und Schwefelsäure beim Erwärmen rot, mit Natriumseleniat und Schwefelsäure violett, und mit Ammoniumvanadat und Schwefelsäure rot. Solanin und Solanidin gelatinieren in Amylalkohol. Solanin läßt sich auch exakt quantitativ in Kartoffeln usw. bestimmen[1]).

Solanum pseudocapsicum L. (Cerisette, Oranger des savetiers). Ein Kind, das drei bis vier Stück der korallenroten Beeren (guigne) aß, bekam Übelkeit, Leibschmerzen, Somnolenz und Pupillenerweiterung. Bei einem anderen traten erst nach Stunden Krämpfe auf. **S. paniculatum L.** (Jurubeba) soll ein Alkaloid enthalten. Extrakte der Droge heben bei Kalt- und Warmblütern die Reflexerregbarkeit auf und machen unregelmäßige und verlangsamte Herztätigkeit. **S. Carolinense L.**, Giftkartoffel, Pferdenessel, enthält das Gift in der Wurzelrinde, kann Pferde und Kühe schwer vergiften und bei Menschen Somnolenz erzeugen. **S. esuriale Lindl.** hat in Neu-Südwales Vergiftungen veranlaßt.

Solanum aviculare Forst. Diese Pflanze ist, bis auf den Westen, in ganz Australien verbreitet. Sie wirkt giftig, aber nicht pupillenerweiternd. Der Geschmack ist tabakähnlich. **Solanum incanum L.** („Gautan Kura"), mit gelber, tomatenähnlicher Frucht, ist im Haussalande als Delirien erzeugende Pflanze bekannt.

Solanum sodomeum L. wirkt stark nierenreizend und harntreibend. Die Frucht ist giftig.

Capsicum annuum L.

Die Früchte des spanischen Pfeffers (Paprika) enthalten das flüssige Kapsikol, aus dem das kristallinische Kapsaizin isoliert wurde. Auf der Haut und Schleimhäuten erzeugt Kapsikol Röte, Brennen und Entzündung. Hunde vertragen 50 g spanischen Pfeffer bis auf Erbrechen gut, bekommen aber nach Einführung von 1 ccm Kapsikol in den Magen vorübergehend Zittern, Schüttelfrost und einen halbschläfrigen Zustand Menschen reagieren auf größere Mengen von Capsicum mit Aufstoßen, Brennen im Munde und Schlunde, Brechneigung, Leibschmerzen und Durchfall. Auch ein tödlicher Ausgang einer solchen Vergiftung soll zustande kommen können.

---

[1]) G. Meyer, l. c.

Nicotiana Tabacum L.

Man schätzt die Gesamtproduktion dieses Genußmittels auf der ganzen Welt auf 1300,28 Millionen Kilogramm. Das Nikotin ($C_{10}H_{14}N_2$), isomer den beiden bekannten Hexahydrodipyridylen, ist im Tabak je nach seiner Provenienz zu 0,5—8 Prozent enthalten, und zwar am reichhaltigsten in geringwertigem, am wenigsten in Havannatabak. Es stellt eine allmählich an der Luft braunrot werdende, flüssige und flüchtige Base dar, die mit Wasser, Alkohol und Äther mischbar ist und rechts dreht. Im Tabakrauch soll das Nikotin der einzig giftige Bestandteil sein. Durch den Verbrennungsprozeß wird nur wenig Nikotin einer Zigarre zerstört[1]). Das Tabaköl ist ungiftig[2]).

Die Resorption des Nikotins aus jedem Tabakpräparat findet von allen Schleimhäuten und auch von der intakten Haut aus statt. So kann z. B. das Aufbringen eines Tabakaufgusses auf die Schamgegend zur Vertreibung von Morpionen eine schwere akute Vergiftung hervorrufen. Schon das Liegenlassen von Tabakblättern an der Haut läßt das flüchtige Alkaloid in die Haut bis zu der gefäßführenden Schicht und von dort weiter dringen. In den Harn geht wenig Nikotin über. Nach Einspritzung einer Abkochung von Schnupftabak in die Urethra gegen Gonorrhoe erschienen schnell: heftigste Schmerzen im ganzen Unterleib, Erbrechen nach Tabak riechender Massen und nach einer halben Stunde allgemeine Krämpfe mit Verlust des Bewußtseins, zyanotisches Gesicht, aussetzender Puls, Unmöglichkeit zu gehen, Delirien mit Remissionen. Erst nach 24 Stunden kehrte das Bewußtsein zurück, aber noch nicht das Gedächtnis.

Akute Vergiftungen kamen vor: durch reines Nikotin zu Mord[3]), Selbstmord[4]), durch Nikotinsulfatlösung, die durch Verwechselung mit Schnaps getrunken wurde[5]), oder auch, wie ich an einem Chemiker beobachtete, durch Verschütten von Nikotinlösung auf die Kleider und Benetzen der Haut damit, durch zu viel Tabakrauchen, durch Rauchwetten, durch Tabak, der absichtlich verzehrt[6]) oder durch Zufall in Genußmittel gelangt ist[7]), oder von Schmugglern auf den bloßen Leib gebunden wird[8]), oder durch arzneiliche Anwendung desselben in Form von Aufgüssen zu Klistieren[9]), auch im Dekokt zu Umschlägen gegen Krätze und in Pulverform gegen Favus, durch den Saft, der sich in den Pfeifen findet (Schmergel), und entweder aus Übermut in den Schnaps gegossen wurde[10]) oder innerlich gegen Bandwürmer[11]) oder äußer-

---

[1]) Kissling, Chemiker-Zeitung 1883.
[2]) Schmiedeberg, Grundz. d. Arzneimittellehre 1895, p. 100.
[3]) Annales d'hygiène, 1851, p. 167.
[4]) Fonssagrives et Bernou, Annales d hygiène, 2. Sér., XV, p. 404. — Nally, Journ. of. Laborat. and Clinic. Medec. 1922, T. VIII
[5]) Bost. med. and surg. Journ. 1924, p. 190.
[6]) Skae, Medic. Centralzeit. 1856, p. 94.
[7]) Barkhausen, Preuß. Vereinszeit. 1836, Nr. 7.
[8]) Namias, Gaz. des hôpit. 1864, p. 336. — Hildebrand, Hufelands Journ. 1801, p. 157.
[9]) Krauss, Württemb. Correspondenzbl., Bd. X, p 82.
[10]) Sonnenschein, Ger. Chemie 1869, p. 200.
[11]) Westrumb, Rusts Magaz., Bd. XLII, H. 3.

lich zu Einreibungen gegen Kopfläuse[1]) oder Eingeweidewürmer[2]), gegen Hautaffektionen Verwendung findet, und durch Kau- resp. Schnupftabak, die in zu großen Dosen genommen oder anderen beigebracht werden[3]). Trauben, die zur Beseitigung von Ungeziefer mit einem Tabakpräparat bespritzt wurden, sollen sechs Wochen später bei Menschen Erbrechen und Synkope erzeugt haben.

Die chronische Vergiftung entsteht meistens durch übermäßiges Tabakrauchen oder Tabakessen.

Die Höhe der giftigen und tödlichen Dosis hängt u. a. von der Gewöhnung des Individuums an Tabak ab. Absolut haltlos ist die Meinung, daß Gewöhnung an dieses Gift nichts anderes sei als die Fähigkeit des Körpers, ein Gegengift zu erzeugen. Gewöhnung heißt Anpassung der von dem Gift getroffenen Organe. Auch bei Tieren ist durch allmähliche Steigerung der Dosen eine gewisse Toleranz für Nikotin erzeugt worden. Frösche gehen durch ¼ Tropfen, Hunde durch ein bis zwei Tropfen Nikotin zugrunde. Durch Gewöhnung vertragen Tiere schließlich zwei bis drei Tropfen des Mittels. Bei Menschen kann schon ein Tropfen Nikotin Vergiftung hervorrufen. Ich habe in einer unglücklichen Zufallsvergiftung mindestens vier Tropfen reinen Nikotins aufgenommen und nach schweren Herzstörungen überstanden. Tödlich wirkten 30 g zerschnittenen und 4—12 g im Dekokt verabfolgten Tabaks, während 2 g vergifteten und nach einem Klistier aus 15 g Blättern Wiederherstellung erfolgte. Ein starker Raucher starb, nachdem er in ca. 12 Stunden bei mangelnder Nahrungszufuhr und Arbeit 40 Zigaretten und 14 große Zigarren geraucht hatte. Von dem Tabaksaft aus Pfeifen sollen 30 g, vom Schnupftabak 2—3 g, innerlich genommen, den Tod erzeugen. Ein zweijähriges Kind, das an der Pfeife seines Vaters sog, starb nach wenigen Stunden.

Hornvieh und Ziegen sollen angeblich gegen Tabakblätter immun sein. Demgegenüber wurde darauf hingewiesen, daß vier Kühe, die Tabakblätter gefressen hatten, vergiftet worden sind[4]).

Die Nikotinwirkung tritt einige Minuten nach der Aufnahme des Mittels, der Tod nach reinem Nikotin in drei bis fünf Minuten, nach Tabak und dessen Präparaten in ¾ bis zu sieben Stunden ein. Die Resorption des Alkaloids geht von Schleimhäuten und schneller vom Darme als vom Unterhautzellgewebe aus vor sich. In den Harn wird wenig Nikotin ausgeschieden. Das Nikotin löst bei direkter Berührung die roten Blutkörperchen auf und ruft an Schleimhäuten Ätzwirkungen hervor. Schnupftabak, der infolge von Niesen bei geschlossenem Munde durch den Tubenkanal in die Pauke geschleudert wird, macht eine schlimme Mittelohrentzündung. Die Herztätigkeit wird sekundär durch Vaguslähmung beschleunigt, unregelmäßig, aussetzend und schließlich durch Lähmung des Herzens selbst sistiert. Durch Reizung des vasomotorischen Zentrums entsteht Gefäßkrampf und Blutdrucksteigerung. Die Atmung ist anfangs beschleunigt, später verlangsamt. Die Darmperistaltik nimmt zu, vielleicht durch Lähmung der Hemmungsnerven für die Darmbewegung. Mit dem

---

[1]) Weill, Dufour et Delone, Lyon médic. 1924, T. CXXXIII.
[2]) Broomhead, Medic. Chronicle 1889, March.
[3]) Reil, Journ. f. Pharmakol., Bd. II, 1860, p. 219.
[4]) René, Recueil de Médec. vétérin. 1881, p. 848.

Steigen des Blutdrucks kommen meistens Darmtetanus und Uteruskontraktionen zustande. Die Pupille wird konstant bei lokaler und häufig nach innerlicher Anwendung verengt. Bei einer Frau, die sich gegen Madenwürmer eine Eingießung von Tabakinfus aus 15 g gemacht hatte, bestand vollständige Blindheit für vier Stunden und Pupillenerweiterung für zwölf Stunden. Die Wirkung des Okulomotorius (zentral vom Ganglion) auf die Pupille wird bei Kaninchen nach 5½ mg gelähmt. Dann erfolgt Lähmung des Ganglion cervic. supr., dann die der Nervenendigungen des Okulomotorius, Trochlearis und Abduzens in den äußeren Augenmuskeln, und schließlich der intramuskulären Nervenendigungen der Muskeln, die vom Trigeminus und Facialis versorgt werden[1]). Bei Warm- und Kaltblütern beobachtet man fibrilläre Muskelzuckungen und Krämpfe, die später einer Lähmung auch der intramuskulären Nervenenden Platz machen. Der Tod erfolgt durch Lähmung des Atmungszentrums.

Bei Menschen, die akut mit Nikotin oder nikotinhaltigen Präparaten vergiftet wurden, können auftreten: Brennen und Kratzen im Schlunde auch nach äußerer Anwendung, Speichelfluß, Übelkeit, Schwindel, Kopfschmerzen, Zittern, Nausea auch von mehrtägiger Dauer, Erbrechen, auch gallig-blutiger Natur — dies säh man nach Trinken eines Tabakaufgusses zum Zwecke des Freikommens vom Militärdienst —, mitunter plötzliches Umfallen, sowie Blässe und Entstelltsein des Gesichtes. Die Augen sind von bläulichen Ringen umgeben, die Haut kalt und schweißig, die Pupillen meistens verengt, ausnahmsweise auch sehr erweitert. Sehstörungen bis zu Blindheit von vier Stunden Dauer neben Pupillenerweiterung und Unempfindlichkeit der Konjunktiva sah man nach einem Tabakklistier. Es bestehen ferner: Schwäche, mühsame, in der Frequenz und Stärke unregelmäßige, auch stertoröse Atmung, Geruch der Exhalationsluft und des Schweißes nach Tabak, und als beherrschende und bedrohlichste Symptome verminderte Energie und Unregelmäßigkeit in der Herztätigkeit, Kleinheit des Pulses, Beängstigungen, Ohnmacht, Magenschmerzen, sowie reißende Unterleibsschmerzen, die durch Berührung gesteigert werden, mitunter wässerige oder blutige Stühle sowie Verminderung der Harnmenge und Dysurie. Die Muskeln weisen eine lähmungsartige Schwäche auf und können dem Willen ganz entzogen sein. In einem tödlich endenden Falle wurden die Beine gekrümmt und gebogen. Das Sprachvermögen kann gestört und auch das Bewußtsein alteriert sein. Das Vergiftungsbild kann weiterhin durch Delirien, Zittern und Konvulsionen vervollständigt werden und der Tod durch Atmungslähmung unter Pupillenerweiterung innerhalb 24 Stunden erfolgen. Nach einem Tabakklistier sah man bei einem Manne sofort das Bewußtsein schwinden und Delirien eintreten. Endet die Vergiftung mit Genesung, so bleiben häufig noch einzelne Symptome, wie Schwäche, Tremor, Heiserkeit, besonders aber Unregelmäßigkeit der Herzarbeit zurück. Bei mir bestand die letztere mehrere Wochen. In zwei Fällen fand man nach Resorption einer Nikotinlösung von der Kopfhaut aus, wohin sie zur Vertilgung von Läusen gebracht worden war, angeblich neben Zyanose auch Methämoglobinämie.

Die Sektion ergibt in schnell tödlich endenden Fällen in den Körperhöhlen den Geruch nach Tabak. Bisweilen wurde die Magenschleim-

---

[1]) Langley and Anderson, The Journ. of Physiol., XIII, p. 460.

haut ecchymosiert, der Dünn- und Dickdarm tetanisch kontrahiert und deren Schleimhäute mit blutigem Schleim bedeckt und die Darmdrüsen auch vergrößert gefunden. Der Befund am Intestinaltraktus kann aber auch negativ sein, besonders, wenn Tabak äußerlich verwandt wurde. Bei mit Nikotin vergifteten Hunden und Kaninchen sollen Veränderungen degenerativer Art im N. vagus bestanden haben: zerklüftetes Mark und zerbröckelte Markscheiden. Dabei waren die Lungen mäßig gebläht und hier und da mit vereinzelten Blutungen durchsetzt. Es wurde für möglich gehalten, daß hier der gestörte Vaguseinfluß auf die Bronchialmuskulatur (Vagusreizung bedingt eine Kontraktion der Bronchialmuskeln mit folgender Lungenblähung) eine Rolle gespielt habe[1]. Krämpfe und arhythmische Rasselgeräusche sah man bei einem Hunde auftreten, der etwa 15 Zigarrenstummel verschluckt hatte. Ein an akuter Manie leidender Soldat verschluckte fast 30 g zerschnittenen Tabak. Danach bekam er Prostration, Bewegungs- und Empfindungslosigkeit, einen kaum fühlbaren Puls, stark kontrahierte Pupillen, Erbrechen und Durchfälle und mit Intermissionen auftretende Konvulsionen mit Zähneknirschen und lautem Schreien. Nach sieben Stunden trat der Tod ein[2].

Die chronische Tabakvergiftung.

An Tabakgenuß in jeder Form kann innerhalb gewisser Grenzen Gewöhnung eintreten in der Art, daß auch nach steigenden Mengen Giftwirkungen, die anfangs erschienen waren, nicht wiederkehren. Es gibt Menschen, die trotz Mißbrauchs dieses Stoffes nicht zu leiden haben. Allgemeine Abstraktionen über die Gründe eines solchen Verhaltens lassen sich nicht machen. Sicher ist nur, daß es Menschen besonderer Struktur gibt, die ungestraft leidenschaftlich Tabak mißbrauchen, während andere — unabhängig von der Rasse — darunter an irgendeiner Körperfunktion — und es gibt kaum eine, die nicht gestört sein kann — zu leiden haben. Tiere unterliegen unter Umständen der gleichen Vergiftung wie Menschen.

Die chronische Nikotinvergiftung, deren Gefahr, soweit das Rauchen in Frage kommt, in abnehmender Stärke in dem Zigaretten-, Zigarren-, Pfeifen-, Wasserpfeifenrauchen liegt, entsteht auch durch Tabakkauen, -schnupfen, durch gewerbliche Beschäftigung mit Tabak[3] und gewohnheitsmäßigen Aufenthalt in mit Tabakrauch gefüllten Räumen. Meistens führt erst ein jahrzehntelanger übermäßiger Genuß zu typischem Nikotinismus. Eine universelle körperliche Immunität gibt es hierbei nicht. Als Symptome findet man: Chronischen Rachenkatarrh, Leukoplakia buccalis, Nasen- und Kehlkopfkatarrh, Magenschmerzen und in einzelnen Fällen auch dyspeptische und asthmatische Beschwerden mit schwachem, aussetzendem Herzschlage oder einem der Angina pectoris ähnlichen Zustande. Daß der Tabakmißbrauch Angina pectoris erzeugen könne, ist bestritten worden[4], meiner Überzeugung nach mit Unrecht. Ich selbst kenne zwei solcher Fälle aus eigener, langer Beobachtung. Auch der Aufenthalt in tabakrauchigen Zimmern kann die Angina verursachen. Außerdem andere

---

[1] Esser, Arch. f. exper. Pathol. 1903, Bd. 49.
[2] Skae, Edinb. med. Journ. 1856, Jan.
[3] Chapman, Virgin. med. monthly, Nov. 1891, p. 638 (Vergiftung bei Tabakdämpfen).
[4] Kohn, D. med. Wochenschr. 1926, Nr. 11.

Symptome, die für „weakened heart" sprechen. Es gibt für manche Störungen in der Herzarbeit kaum eine fruchtbarere Veranlassung als Nikotin. Dazu können sich gesellen: Präkordialangst, Muskelzittern und Rückenschmerzen, auch ein Gefühl von Steifigkeit und Unsicherheit in den Bewegungen, epileptiforme Krämpfe oder Ohnmachten. Bisweilen zeigen sich Abmagerung, Schwinden der Potenz sowie lähmungsartige Schwäche der Sphinkteren. Tabakarbeiter sowie auch Menschen, die im Übermaße rauchen, leiden häufig an Bronchitis, Laryngitis und Lungenemphysem. In einer Tabakindustrie mit 1025 Arbeitern, die genötigt waren, viel nikotinhaltigen Staub und auch Zigarettenrauch aufzunehmen, stellte man 48 Fälle mit Basedow-Symptomen und fünf mit Polyneuritis fest[1]). Häufig erkranken die Geschlechtsorgane. Die Zahl der Frühgeburten von solchen Arbeiterinnen ist höher als bei anderen Arbeiterinnen. Trächtige Meerschweinchen und Kaninchen, die mit Tabakmazeraten oder wässerigen Lösungen von Tabakrauch vergiftet wurden, abortierten oder brachten tote Junge zur Welt. Menstruationsstörungen und stärkere Blutungen nach der Geburt kamen bei Zigarrenarbeiterinnen mehr als bei anderen vor. Verkalkungsvorgänge in den Gefäßen mögen hierbei eine besondere Rolle spielen. Derartiges und chronische Reizzustände im Gebärapparat bei leidenschaftlich zigarettenrauchenden Mädchen überaus häufig festzustellen, wird keine Schwierigkeit machen. Es scheint ferner, als ob in der Tabakindustrie ein Faktor läge, der fördernd auf das Entstehen bzw. die Ausbildung der Lungentuberkulose wirke, wobei freilich, wie eine neue Erhebung dartut, die schlechte wirtschaftliche Lage der Zigarrenarbeiter mit berücksichtigt werden muß[2]).

Die Sehstörungen durch Tabak.

Der Einfluß der Dauer des Tabakgebrauches und der verwendeten Mengen.

Wie lange ein Mensch Tabak, resp. Nikotin in irgendeiner Form aufnehmen muß, um Sehstörungen zu bekommen, läßt sich selbstverständlich schon aus dem Grunde nicht beantworten, weil es ja immer nur bestimmte Menschen sind, die davon ergriffen werden. Wie bei jedem, besonders chronisch wirkenden Gifte, entscheidet auch hier der Umfang individueller Empfindlichkeit, wozu auch der Funktionszustand der Nieren gehört. Es ist, auch nach den praktischen Erfahrungen, falsch, anzunehmen, daß für das Entstehen einer toxischen Amblyopie ein Tabakgebrauch von 15 Jahren erforderlich sei. Schon viel früher kann sich dieselbe einstellen. Mehrfach erschien die Störung nach fünf bis sechs Jahren. Ebenso wurde ein Mann amblyopisch, der nur zwei Jahre lang täglich 15 g Twist geraucht und ein anderer, der nur ein Jahr dieser Leidenschaft gefrönt hatte. Auch noch kürzere Zeitintervalle, angeblich sogar eine oder zwei Wochen, können zu dieser Erkrankung führen.

Die Sehstörung kann plötzlich manifest werden, oder in langsamer Entwicklung bis zu dem Grade anwachsen, daß der Kranke dadurch belästigt wird. Bei einem 46jährigen Manne, der total alkoholabstinent

---

[1]) Neiding, D. Zeitschr. f. Nervenheilk. 1924, Bd. 81.
[2]) Holtzmann, Zentralbl. f. Gewerbehygiene 1925, Nr. 11.

war, wurde das Gesicht in einem Tage schlecht. Mitunter ist es ein unbewußtes Ansteigen in der Dosis, das plötzlich die Sehstörung fühlbar sein läßt.

Ein 70jähriger Mann, der seit seinem 15. Lebensjahre **täglich** 12 bis 15 **Havannazigarren** rauchte, bekam zunehmende Sehschwäche, **nachdem er eine Zeitlang dasselbe Quantum leichterer holländischer Zigarren geraucht hatte.**

SR = $^1/_{30}$, SL = $^1/_{40}$. Mit + 12,0 wurde rechts noch 1,8, links 2,0 Snellen entziffert.

Farben wurden richtig erkannt. Die Peripherie des Gesichtsfeldes für Weiß, Rot und Grün war normal, dagegen bestand parazentrale Stumpfheit für Rot und Grün. Reduktion des Rauchens, Strychnininjektionen und kalte Abreibungen bewirkten, daß nach zehn Wochen die Sehschärfe $^2/_9$ betrug. Die Havannazigarren enthielten 2,02 Prozent Nikotin, die holländischen 1,8 Prozent. Dafür wogen die letzteren aber 9 g, die ersteren 4,7 g, so daß der Kranke dadurch fast die doppelte Menge Nikotin gegen früher aufgenommen hatte.

Eine Bestimmung des zulässigen Quantums ist verschiedentlich versucht worden. Die großen Differenzen der Angaben sprechen sehr deutlich für die Unsicherheit einer solchen Feststellung. Der eine betrachtet 20 g täglich als die noch unschädliche Menge, ein anderer will nicht mehr als 15 g gestatten, ein dritter hat selbst hierbei noch allmähliche Erblindung beobachtet; ja schon 15 g pro Woche soll Amblyopie erzeugen können. Auf Grund der Beobachtung von 21 Fällen reiner Tabak-Amblyopie wurde festgestellt, daß durch einen Verbrauch von 20 bis 80 g Tabak, oder etwa 8—26 Zigarren täglich, und Aufenthalt in mit Tabakrauch erfüllten Räumen dieses Leiden entstanden war. Ich halte wegen der Art, den Rauch im Munde usw. zu behalten, das Zigarettenrauchen für die gefährlichste Verwendungsart von Tabak. Etwa 60—70 Stück derselben entsprechen 25 g Pfeifentabak. Der Verbrauch von Tabak seitens der Bevölkerung schwankt in den einzelnen Ländern. Er betrug am Ende des vorigen Jahrhunderts in Nordamerika 3,1 Kilogramm pro Kopf und Jahr, in den Niederlanden 2,8 Kilogramm, in Deutschland 1,9 Kilogramm, in Rußland 0,9 Kilogramm, in Frankreich 0,875 Kilogramm, in England 0,6 und in Dänemark 0,1 Kilogramm.

Störungen seitens des Auges.

Der **Sehapparat** kann in sehr verschiedenem Grade plötzlich oder in allmählich sich steigernder Weise in Mitleidenschaft gezogen werden. Trinker, deren Appetit nicht oder nur sehr wenig gelitten hat, leisten dieser Erkrankung Widerstand, während solche, die ihre normale Verdauung eingebüßt haben und einen chronischen Magenkatarrh haben, in größter Gefahr stehen, zu erkranken. Die Symptome treten ein-, meist aber doppelseitig auf. Sie finden sich am häufigsten bei Individuen jenseits des 30. Jahres und können bis 15 Jahre bestehen. Erblindung scheint nicht oder doch höchst selten vorzukommen. Bindehautkatarrhe sind häufig. Partielle Xerosis der Konjunktiva bulbi fand sich viermal bei 1000 Kranken in Form kleiner, xerotischer Dreiecke nach außen am Limbus corneae. **Viele dieser Kranken klagen über einen Schleier, oder Flimmern, oder lästigen Schimmer vor den Augen. Selbst mittleren Druck können sie in** der Nähe nicht lesen, während sie auf die Entfernung hin noch eine ziemliche Sehschärfe besitzen, die aber in kurzer Zeit sinken kann. Die Herabsetzung der Sehschärfe steht zu der Krankheitsdauer in keinem Verhältnis, und kann ¾ bis $^{15}/_{200}$, ja selbst $^{6}/_{200}$ betragen. In manchen Fällen ist das Sehvermögen nach monatelangem Bestehen der Krankheit fast normal, in anderen mit kurzer Dauer ist es stark herabgesetzt.

Als ein wichtiges Kennzeichen wird angegeben, daß die Kranken die Fähigkeit, Distanzen zu schätzen, verlieren. Es soll dies durch ein Zittern des Akkommodationsmuskels hervorgebracht werden, da der Gegenstand bald entfernt, bald nahe, bald groß, bald klein erscheint. In 1000 Fällen kam Pupillenerweiterung verschiedenen Grades auf beiden Augen 25mal vor; die Reaktion der Pupillen auf Licht war 25mal sehr gering und 10mal war reflektorische Pupillenstarre vorhanden. Doppelseitige Abduzenslähmung fand sich in drei Fällen, 13mal nystagmusartige Zuckungen beim Versuch, die Grenzen des Blickfeldes zu erreichen, und zweimal ausgesprochener Nystagmus. Auch Ptosis kommt neben Nystagmus und Abduzensparese vor und ebenfalls nyktalopische Symptome. Solche Kranke geben an, am Abend, in der Nacht oder im Schatten deutlicher als in der Helligkeit zu sehen. Seltener sind Polyopie und Miosis.

Die Störungen des Farbensinns in einem begrenzten zentralen Teil des Gesichtsfeldes, zentrales Farbenskotom, bildet ein hervorragendes Symptom dieser Erkrankung. Es kann auch bei demselben Menschen und sogar bei demselben Auge peri- und parazentral liegen. Bisweilen fehlen zentrale Farbenskotome ganz. Einheitliches läßt sich über die Gestalt der Skotome nicht angeben. Man sah sie mit rundlicher, polyedrischer oder selbst längsovaler Abgrenzungsfigur, häufig vom Mariotteschen Fleck durch ein normales Intervall geschieden. Innerhalb derselben schwinden Rot und Grün oder werden undeutlich, während Blau häufig richtig gesehen wird. Unter 80 zentralen Farbenskotomen wurde 50mal ein solches für Rot und Grün auf beiden Augen, dreimal nur an einem Auge und mehrfach für Rot und Grün an einem oder beiden Augen beobachtet. Manchmal entsteht auch ein zentrales Farbenskotom für Blau, sehr selten für Gelb, während Rot und Grün erkannt werden. Die Rückbildung der Skotome erfolgt in allmählicher Verkleinerung von der Peripherie nach dem Zentrum. Die Sehschärfe hält mit der zentralen Farbenstörung oft gleichen Schritt, kann aber fast voll sein, während Skotome für Rot und Grün noch bestehen und den Fixierpunkt mit einschließen. Trotz Ermäßigung des Zigarrenverbrauchs und selbst nach völliger Enthaltung kann nicht nur nicht Besserung, sondern noch einige Wochen lang Verschlimmerung und dann erst Wiederherstellung erfolgen. Ophthalmoskopisch erkennt man meistens eine atrophische, milchige Verfärbung der temporalen Papillenteile. Es ist wahrscheinlich, daß es sich stets dabei um ausgesprochene anatomische Veränderungen interstitiell neuritischen Charakters im Sehnervenstamm handelt. Die Gefäße wurden auch verdünnt gefunden. Oft fand man verschiedene Entwicklungsstufen der Neuritis retrobulbaris alcoholica.

Seitens des Gehörorgans fand man Tubenschwellung und Kongestion der Trommelhöhle mit ihren Folgezuständen. Die Kranken klagen über Ohrensausen und andere Binnengeräusche sowie Abnahme des

Gehörs. Bei den höheren Graden des Nikotinismus kommt es zu Parese und Paralyse der Hörnerven und damit zu unangenehmen Gehörsstörungen, Ohrensausen usw. Vielleicht handelt es sich hier auch um neuritische Prozesse.

Das Zentralnervensystem kann in einer oder der anderen seiner mannigfachen Funktionen ebenfalls leiden. So wurde die Beobachtung gemacht, daß in höheren Schulen die Nichtraucher bessere Fortschritte als Raucher, namentlich die starken Raucher, machten. Wo Kinder von neun bis 15 Jahren rauchten, fand man Abnahme der Intelligenz, Faulerwerden und Neigung zu geistigen Getränken. Leidenschaftliche Raucher leiden nicht selten an Kopfdruck, Schlaflosigkeit, ausnahmsweise an Schlafsucht, trüber Stimmung, Unlust, auch Unfähigkeit zur Arbeit und Schwindel. Wird bei nüchternem Magen geraucht, dann ist der Schwindel am stärksten. Es sind gewöhnlich solche Raucher, die auch an Angina, Anorexie und unregelmäßigem Puls, Schläfen-Kopfschmerzen, Dyspnoe, Konstriktion in der Brust usw. leiden. Der Kranke fühlt eine eigentümliche Leere, hat die Empfindung, als sollte er das Bewußtsein verlieren, macht die größten Anstrengungen sich zu sammeln, vermag es aber nicht. Die Bewegungen werden unzusammenhängend und die Sinnesorgane empfangen täuschende Eindrücke. Alles scheint dem Kranken in drehender Bewegung zu sein. Auch Neuralgien können durch dieses Leiden hervorgerufen werden. Bei einem Arbeiter, der 40 Jahre in einer Tabakmanufaktur beschäftigt war und Tabakpräparate viel berührte, fand sich Anästhesie an den unteren Gliedmaßen neben motorischen, später die Form einer Hemiplegie annehmenden Störungen. Unsicherheit in den Bewegungen, selbst Anzeichen einer Ataxie, lähmungsartige Schwäche der Sphinkteren, Zittern, sowie vereinzelt Krampfsymptome kommen ebenfalls vor.

Nikotinpsychosen sollen bei Rauchern selten, häufiger bei Schnupfern, noch häufiger bei Tabakkauern sein. Das Prodromalstadium dauert ca. drei Monate und hat als Symptome allgemeines Unwohlbefinden, Unruhe, Angst, Schlaflosigkeit, Unlust, Depression, oft mit religiöser Färbung. Weiterhin kommt es zu Präkordialangst und daran schließt sich die Psychose mit drei Stadien: 1. Halluzinationen in allen Sinnen, Wahnvorstellungen mit Neigung zum Selbstmord, trübe Stimmung, Schreckanfälle und im Anschluß daran Gewalttätigkeiten und Schlaflosigkeit; 2. gehobene Stimmung, leichter maniakalischer Zustand, angenehme Halluzinationen, und nach etwa zwei bis vier Wochen Abspannung, auf die später wieder ein maniakalischer Zustand folgt; 3. die Intervalle zwischen Aufregung und Abspannung werden kürzer, der Kranke wird empfindlich und leicht reizbar, hat aber im übrigen für seine Umgebung keine sonderliche Aufmerksamkeit. Auffassung und Gedächtnis leiden. Wird der Tabak ausgesetzt, so kann angeblich im ersten Stadium die Heilung in fünf bis sechs Monaten erfolgen, im zweiten Stadium erfordert sie ein Jahr und im dritten ist keine zu erwarten.

Die Therapie des Nikotinismus hat in erster Reihe die Entziehung des Genußmittels anzustreben. Dies scheint meistens zu gelingen. Jodkalium, Laxantien, warme Bäder sollen die Ausscheidung des etwa noch im Körper vorhandenen Giftes beschleunigen helfen. Gegen den Schwindel wurden subkutane Ätherinjektionen (?) empfohlen, gegen die

Amblyopie Strychnininjektionen oder Extr. nuc. vomicarum und Extr. Hyoscyami oder Quecksilberjodid und Pilokarpininjektionen, die letzteren auch gegen Gehörstörungen. Raucher, die Herzstörungen haben, sollen lange Zeit Tinct. Castorei und Valeriana sowie leichte Ableitungen auf den Darm gebrauchen.

Die Sektion ergibt in schnell tödlich endenden Fällen von Tabakvergiftung in den Körperhöhlen den Geruch nach Tabak. Bisweilen wurde die Magenschleimhaut ecchymosiert, der Dünn- und Dickdarm tetanisch kontrahiert und deren Schleimhäute mit blutigem Schleim bedeckt und die Darmdrüsen auch vergrößert gefunden. Der Befund am Intestinaltraktus kann aber auch negativ sein, besonders wenn Tabak äußerlich verwandt wurde.

Chemischer Nachweis der akuten Nikotinvergiftung. Nikotin kann noch lange nach dem Tode in der Leiche nachgewiesen werden. Langsame Fäulnis bei niederer Temperatur und gehindertem Zutritt von atmosphärischer Luft zerstört dasselbe nicht. Die Salze des Nikotins scheinen der Fäulnis noch größeren Widerstand zu leisten. Bei höherer Temperatur und Zutritt der Luft — wobei sich die Base verändern und verflüchtigen kann, ergibt die sorgfältigste chemische Untersuchung nur negative Resultate. Blut, Harn, Speichel, Magen, Darm nebst Inhalt, sowie die Leber sind zu verarbeiten. Man findet das Nikotin in dem ätherischen Auszug aus alkalischer Lösung. Nach dem Verjagen des Äthers, dem zur Entziehung von Wasser etwas geschmolzenes Chlorkalzium zugesetzt werden kann, bleibt dasselbe als ölige Flüssigkeit zurück. Der ammoniakalische Petrolätherauszug läßt ebenfalls nach dem Verdunsten das Nikotin zurück. Auch durch Destillation der Untersuchungsmassen mit Kalilauge erhält man das Gift. Jod und Nikotin in ätherischen Lösungen liefern eine ölige Masse, aus der allmählich rubinrote, im reflektierten Lichte dunkelblau schillernde Nadeln kristallisieren (Roussinsche Kristalle). Aus Lunge und Leber eines seit vielen Jahren Schnupftabak gebrauchenden Menschen wurde Nikotin dargestellt. Die Blatthaare des Tabaks sind für den Nachweis nicht charakteristisch genug. Für forensische Zwecke ist das Tierexperiment am Frosche unerläßlich. Fast unmittelbar nach der Injektion einer winzigen Menge von Nikotin schlägt er die vorderen Extremitäten nach hinten und legt sie an die Seitenwände des Bauches an; die Oberschenkel stehen rechtwinklig zur Längsachse des Tieres und die Unterschenkel sind ganz gebeugt, so daß sich die Fußwurzeln auf dem Becken berühren. Außerdem ist auf die fibrillären Muskelzuckungen zu achten. Die quantitative Bestimmung des Nikotins gelingt auch auf biologischem Wege mit einem genügenden Näherungswert. Als Grundlage dient die Feststellung des Erregungsumfangs am isolierten Darm. Am isolierten überlebenden Kaninchendarm erweist sich noch eine Nikotinverdünnung von 1:3 Millionen wirksam. Besser ist der Versuch am Blutegel[1]).

Nicotiana suaveolens Lehm. ist giftig wegen eines dem Nikotin in der Wirkung ähnlichen Alkaloids. In Neu-Süd-Wales beobachtete man, daß 25 Prozent aller Pferde, die davon gefressen hatten, blind und noch mehr

---

[1]) Fühner, Biochem. Zeitschr., Bd. 92, 1918, Heft 5 u. 6. Dort ist die Versuchsanordnung nachzusehen.

schwachsichtig wurden. Die Erkrankung beginnt mit Nachtblindheit, welche allmählich in totale Erblindung im Laufe einiger Monate übergeht. Dabei zeigten sich träge Pupillenreaktion, zuweilen auch Lähmung der Hinterbeine. Bei einigen Tieren fanden sich ausgedehnte Veränderungen am Rückenmark und an den peripherischen Nerven und einfache Atrophie des Optikus. Aber auch fibröse Wucherungen mit Atrophie der Nervenfasern wurden an einem solchen Optikus festgestellt. Das Leiden bleibt stationär, wenn man die Tiere transloziert.

Scrophulariaceae.
Digitalis purpurea L.

Vergiftungen mit rotem Fingerhut oder dessen wirksamen Bestandteilen kommen zustande durch zu große oder zu lange gereichte Dosen von Blätteraufgüssen[1]) oder Homolleschen Digitalingranules (je 1 mg Digitalin[2]) oder der Digitalistinktur, ferner durch Verwechselungen der Digitalisblätter[3]), ihres Extraktes oder ihrer Tinktur; außerdem kamen Digitalissaft zum Abort[4]) und Digitalin zum Selbstmorde und zum Giftmorde[5]) in Anwendung. Die chronische Digitalisvergiftung kann sich aus der arzneilichen Anwendung oder durch Mißbrauch zum Zwecke des Freikommens Wehrpflichtiger vom Militärdienste herausbilden[6]). Auch Tiere, z. B. Pferde, die die Pflanze fraßen, sind dadurch schwer und tödlich vergiftet worden. Von 70 Pferden, die im Kleeheu Digitalis aufgenommen hatten, verendeten zwei, nachdem sie vorher u. a. blind geworden waren. Sie waren so hinfällig, daß sie kaum die Beine heben konnten. Alle anderen hatten einen matten Blick, wässernde Augen und Speichelfluß und viele von ihnen einen aussetzenden Puls, gesteigerten Durst, Durchfall mit Koliken. Sie verendeten im Koma unter Zuckungen[7]). Von vier anderen Pferden genas eines nach neuntägiger Krankheit, drei mußten ein bis fünf Tage nach Beginn der Vergiftung notgeschlachtet werden.

Die Samen sind chemisch anders zusammengesetzt als die Blätter[8]). Unter den sich vielfach widersprechenden Angaben über die wirksamen Bestandteile scheint folgendes festzustehen: Die Digitalisblätter enthalten ein kristallinisches Glykosid, Digitoxin, das neben anderen Glykosiden die Herzwirkungen der Digitalis bedingt. Digitonin und Digitalin fehlen darin. Die Digitalissamen enthalten große Mengen Digitonin neben Digitalin. Die Existenz des Digitaleins ist fraglich. Bisher nahm man nach Schmiedeberg in den Blättern an die Glykoside: Digitalin, Digitalein, das soponinartig wirkende Digitonin und das angeblch nichtglykosidische Digitoxin. Nativelles Digitalin enthält hauptsächlich Digitoxin, während das Digitalin des Handels ein Gemisch von Digitalein, Digitonin und Zersetzungsprodukten ist.

---

[1]) A. Martin, L'Union méd. 1883, p. 491.
[2]) Mawer, Lancet 1880, Vol. I, p. 167.
[3]) Mazel, Gaz. des hôp. 1864, p. 301.
[4]) Caussé, Canstatts Jahresb., 1859; V, p. 103.
[5]) Tardieu et Roussin, Gaz. des hôp. 1864, p. 330. — Der berühmte Prozeß „La Pommerais" in: Pharmac. Journ. & Transactions, Sér. II, 1864/65.
[6]) Köhnhorn, Vierteljahrschr. f. ger. Med., Bd. XXIV, p. 402.
[7]) Derache, Annal. de Médec. vétérin. 1877, p. 158.
[8]) Kiliani, Arch. d. Pharmacie, Bd. CCXXXIII, 1895, p. 307.

Trotz der gegenteiligen Behauptung ist es wahr, daß die wilde Digitalis gehaltreicher als die kultivierte ist und die Digitalisblätter durch langes Liegen an Wirksamkeit verlieren. Der Digitalis kommen kumulative Eigenschaften zu. Nierenkranke sollen für eine Giftwirkung derselben prädisponiert sein, vielleicht wegen der behinderten Ausscheidung.

Von dem deutschen Digitalin oder dem Digitaline Nativelle können 3—5 mg, von dem Digitaline Homolle 0,006 g giftig wirken. Wiederherstellung ist aber noch nach 0,056 g des letzteren möglich. Digitoxin rief zu 0,002 g in einem Selbstversuche Vergiftung hervor, während 8 mg Hunde töten. Das Digitalein bewirkt zu ¼—1 mg beim Frosch systolischen Herzstillstand. Von den Digitalisblättern töteten zwei Aufgüsse, zu je 3,5 g in zwei Stunden verbraucht, während sich nach 45 g Digitalis im Aufguß Wiederherstellung ermöglichen ließ. Ebenso wurde der Tod nach 2,4 g des Digitalispulvers und Genesung nach 4 g beobachtet. Von der Digitalistinktur töteten gelegentlich 50 g, ja selbst 100 g nicht, während ca. 30 g und von dem Digitalisextrakt 1,2 g es taten. Wenn frühzeitig Erbrechen erfolgt, so ist die Rettung wahrscheinlich. Die Vergiftungssymptome erscheinen nach einer bis vier Stunden, evtl. erst nach einigen Tagen, und der Tod entweder in 5—13 Tagen, oder ohne vorheriges Kranksein plötzlich.

Die Resorption der Digitalisbestandteile geht vom Magen aus schwer und wegen der verschiedenartigen Löslichkeit auch ungleichmäßig vor sich. Über ihr Schicksal im Tierkörper ist nichts bekannt. In den Harn gehen sie, wie es scheint, nicht. Die subkutane Injektion von Digitalin bedingt oft lokale Entzündung und Schwellung, die von Digitoxin auch Phlegmone. Die Analyse der graduell verschiedenen Wirkungen des Digitalins, Digitaleins und Digitoxins ergab: Die Druckerhöhung im arteriellen System ist eine Folge der Volumenzunahme der Herzpulsationen bei Kalt- und wohl auch bei Warmblütern. Die Elastizitätsverhältnisse des Herzmuskels werden nach Schmiedeberg hierbei geändert. Die Verminderung der Pulsfrequenz hat ihren Grund in einer Reizung des Vagus; durch Vaguslähmung oder durch weitere Veränderungen am Herzmuskel kann Herzstillstand eintreten. Bei Fröschen zeigt sich vor dem systolischen Herzstillstande Ventrikelperistaltik. Die Atmung nimmt ab, bei Warmblütern bis zur Dyspnoe. Das Erbrechen scheint aus einer örtlichen Wirkung auf den Magen zu entstehen. Das Digitonin von Kiliani soll bei Fröschen Tetanus erzeugen. Zersetzungsprodukte der Digitalis-Bestandteile z. B. Digitaliresin, Toxiresin wirken krampferzeugend.

Die Vergiftungssymptome bei Menschen können mit Kopfschmerzen und Schwindel, der besonders bei Bewegungen hervortritt, beginnen; oft zeigen sich zuerst Speichelfluß, Brechneigung und evtl. mehrtägiges Erbrechen, Durst und bisweilen bald, oder erst später auftretende unerträgliche Schmerzen in der Magengegend. Es kommen ferner vor: Pupillenerweiterung, auch Frostgefühl, Kälte der schweißbedeckten Glieder, Kolikschmerzen mit oder ohne Stuhlgang, verlangsamte, seufzende Atmung, Verlangsamung und Unregelmäßigkeit des Pulses, Abgeschlagenheit, Präkordialangst, Schlaflosigkeit, Muskelzittern, Schwachsichtigkeit, Verminderung der zentralen Sehschärfe, Flimmern vor den Augen, Gelb- oder Grünsehen, selten Blindheit, Ohrensausen, Nervenschmerzen, anhaltender Singultus, Halluzinationen, Delirien, Störungen der Harnabsonderung (Drang, Verhaltung, schmerzhafte oder unwillkürliche Entleerung) und evtl. Abort und Gebärmutterblutungen. Das Bewußtsein ist meist lange erhalten. Der Tod erfolgt unter Krämpfen, evtl. unter Dyspnoe, oft bei dem Versuche aufzustehen. Gerade nach jähem Lagewechsel sah man Menschen akut sterben. Vielleicht sind hier Gehirnblutungen die Ursache. Weicht die Vergiftung, so hebt sich allmählich die Pulszahl, die Dyspnoe schwindet, aber erst nach drei bis elf Tagen erfolgt Wiederherstellung. Während der Rekonvaleszenz können, ebenso wie während des Bestehens der Vergiftung Ausschläge (Erythem, erysipelasartige Dermatitis, Papeln, Urtikaria) oder transitorische Aphasie oder Gefäßzerreißungen auftreten.

Sehstörungen nach arzneilicher Digitalisverwendung sind häufiger, als sie allgemein bekannt werden. Als e i n e Ursache derselben läßt sich die durch Digitalis zustande kommende Verringerung der Herzarbeit im Verein mit ihrer gefäßverengernden Eigenschaft ansehen. Abgesehen von vereinzelt beobachtetem Ikterus kommt am häufigsten eine P u p i l l e n e r w e i t e r u n g, öfter mit Starre, selten eine Verengerung, und nur ausnahmsweise eine Ungleichheit der Pupillen vor. Die letztere beobachtete man bei einem mit Sehnervenatrophie behafteten Menschen, der zuviel Digitalis bekommen hatte. Die Pupillenerweiterung verband sich bei einem Manne, der wegen Hydrops die Digitalistinktur 30 Tage lang genommen hatte, mit Rötung der Konjunktiva bulbi et palpebrarum. Erst nach sechs Tagen schwanden diese und die allgemeinen Symptome, wie Sinken der Pulszahl, Unruhe, Halluzinationen, von denen sie begleitet waren. Durch ein Infus. Digitalis aus nur 0,75 g der Blätter, das eßlöffelweise genommen worden war, entstand am ersten Tage ein starkes Delirium, das nach dem Fortlassen des Medikamentes sich besserte[1]). Das Delirium kann ohne alle Prodromen einsetzen[2]).

D a s F a r b e n s e h e n, das nach Einträufelung von Digitalin in den Konjunktivalsack festgestellt wurde, kommt in mannigfacher Variation häufig nach innerlichem Gebrauche der Digitalis zur Beobachtung. Blau-, Gelb- und Rotsehen wurde festgestellt. In einem Selbstversuche führte man 0,4 g Digitalispulver ein, nachdem schon drei Tage zuvor je eine solche Dosis genommen worden war. Nach etwa fünf Stunden entstanden Kopfschmerzen, Übelkeit, Ohrensausen und Sehstörungen. Alle Gegenstände nahmen bei Sonnenbeleuchtung eine b l ä u l i c h e F a r b e an, und konnten nicht fixiert werden. Nach weiteren 24 Stunden bestanden noch Übelkeit, Kopfschmerzen, unregelmäßiger Puls und Exophthalmus.

G e l b s e h e n kommt vor, ohne daß die Bindehäute ikterisch gefärbt sind, und ohne oder mit Amblyopie und erweiterten und reaktionslosen Pupillen. Man sah es nach 90 g Digitalistinktur, aber auch bei einem Herzleidenden, der Digitalis in normaler Dosis eingenommen hatte. Wichtig ist es, daß auch der am stärksten wirkende Anteil der Digitalisstoffe, das D i g i t o x i n, Gelbsehen erzeugen kann. Zwei Möglichkeiten liegen hier vor, nämlich, daß entweder das Digitoxin es ist, das der Digitalis diese eigentümliche gelegentliche Wirkung erteilt, oder daß die durch die ganze Digitalis oder durch einige ihrer Bestandteile veranlaßten Störungen im

---

[1]) F r i e d r e i c h , Medicin. Annalen 1836.
[2]) C a r r , Med. Clin. of North America 1926, Vol. IX.

Gehirn oder am Augenhintergrunde an sich geeignet sind, dieses oder ein ähnliches Symptom erscheinen zu lassen. Aus Analogiegründen scheint das letztere richtiger zu sein.

Über Grünsehen wurde gleichfalls berichtet. Ein Mann nahm aus Versehen einen Aufguß von 45 g Digitalis ein. Danach traten ein: Einbuße der Sehschärfe für die Nähe und die Ferne, Grünsehen, Schwanken kleiner Objekte, Deformation aller Gegenstände und eine Neigung derselben um 45° nach links. Aber auch nach Einnehmen eines Infuses aus 1,2 g : 120 wurde ein Kranker amaurotisch und sah in der Rekonvaleszenz grün. Augenflimmern und Doppeltsehen — das letztere für kurze Zeit — entstanden nach mehrfachen Dosen von Digitalispulver. Größere Bedeutung kommen der gelegentlich einsetzenden Amblyopie bzw. Amaurose zu. Die Blindheit kann schnell einsetzen und tagelang andauern oder auch in eine Amblyopie mit Störungen des Farbensehens übergehen. Unter mehreren mit Digitalis behandelten Epileptikern war einer, der durch das Mittel eine doppelseitige Amaurosis mit Pupillenerweiterung sowie Prominenz eines Augapfels bekam. Dieses Symptom könnte mit Gefäßstörungen in ursächlicher Verbindung stehen. In manchen Fällen erschien die Digitalisblindheit in Begleitung von schwerem Kollaps. Vielleicht ist es von den Inhaltsstoffen der Digitalis, das Digitoxin, dem der größte Anteil an der Erzeugung der Blindheit zuzuschreiben ist. Nach 2 mg dieses Stoffes entstand bei einem Gesunden nur fünf Tage Schwachsichtigkeit, so daß die Gesichtszüge von Menschen verschwommen und undeutlich erschienen. Alle Gegenstände schienen ohne Begrenzung ineinander überzugehen, so daß nur aus den bald dunkleren, bald helleren größeren oder kleineren Feldern im Gesichtskreis' die bekannten Dinge erschlossen werden konnten.

Die chronische Vergiftung nach längerem Gebrauche von Digitalis hat zu Symptomen: rasche Abmagerung, Ekel, Mangel an Appetit, Augenflimmern, Eingenommensein des Kopfes, Gliederschwäche, Schmerzen in den Gelenken, auch wohl Abnahme der Potenz und des Gedächtnisses, Ohnmachten, sowie Schwindelanfälle neben unregelmäßiger Herzaktion. Ein Schmied nahm gewohnheitsmäßig täglich einige Eßlöffel voll eines einprozentigen Digitalisaufgusses, so daß er in seinen fünf letzten Jahren etwa 500—600 g Digitalisblätter verbraucht hatte[1]).

Sektion: Befunde bei Menschen bedeutungslos. Gelegentlich sah man bei Menschen und Tieren Reizerscheinungen im Magen.

Nachweis: Für die chemische Untersuchung sind Giftreste oder andere Objekte mit heißem 90prozentigem Alkohol auszuziehen. Digitalin geht hierbei reichlich in Lösung und muß weiter gereinigt werden. Französisches Digitalin ist auch in Chloroform löslich, ebenso wie Gitalin (Verodigen). Ist es rein, so scheidet es sich in Körnern ab. Mit konzentrierter Schwefelsäure wird es gelb und diese gelbe Lösung durch Bromwasser vergänglich violettrot. Alkoholisierte Schwefelsäure (1 : 1) und Eisenperchlorid werden mit Digitalin blaugrün. Auch Digitoxin, Oleandrin, Adonidin und Sapotoxin sollen diese Lafonsche Reaktion geben. Als Reagens auf Digitalisstoffe wird empfohlen, eine Lösung von

---

[1]) Münch. med. Wochenschr. 1902, Nr. 38.

1 ccm Ferrisulfatlösung (5 Prozent) auf 100 ccm konzentrierte Schwefelsäure. Wenig Digitalin färbt sich dadurch rotviolett, Digitoxin braunrot, Digitonin bleibt unverändert. Fügt man zu einem Gemisch von Digitalin und Digitoxin eisenhaltigen Eisessig (1 Ferrisulfat: 100 ccm Eisessig) und schichtet darunter die obige eisenhaltige Schwefelsäure, so wird nach 30 Minuten der Eisessig indigoblau (Digitoxin), die Schwefelsäure rotviolett. Für den Froschversuch reichen Bruchteile von Milligrammen von Digitalin aus; sie erzeugen nach subkutaner Injektion Abnahme der

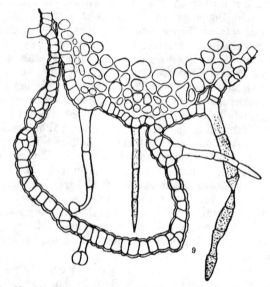

Fig. 28. Abgehobene Epidermis von Digitalis purpurea mit Blatthaaren.

Herzfrequenz, Ventrikelperistaltik, Unregelmäßigkeit der Schlagfolge und schließlich systolischen, bei Warmblütern diastolischen Herzstillstand. Die mikroskopische Untersuchung darf nicht unterbleiben. Das Mikroskop zeigt nicht charakteristische, aber doch verdächtige mehrzellige oder Köpfchen tragende Blatthaare (vergl. Fig. 28).

Digitalis nervosa Steud., D. gigantea Fisch., D. parviflora Jacq., D. ambigua Murr., D. eriostachya Bess. und andere Arten wirken wie D. purpurea, aber **D. ferruginea L.** etwa zehnmal so stark. Am meisten Digitalin enthalten die Samen, dann die Blätter, Samenkapseln und Stengel.

Behandlung: Entleerungsmittel für das Gift. Kohle, Analeptika. Senfteige gegen die Magenschmerzen, Vermeidung jeder Bewegung. Gegen das Erbrechen: Eisstückchen, Pulv. rad. Colombo 10 g auf ein halbes Glas Wasser, Kokain. hydrochlor. 0,05 g auf 500 g Wasser, halbwasserglasweise zu trinken. Ernährende Klistiere.

Pedicularis palustris L. schmeckt brennend scharf, tötet Insekten und soll bei Woll- und Hornvieh u. a. Blutharnen erzeugen.

Rhinantus alectorolophus Pollich ist ein Insektengift. **Rh. minor Ehrh., Rh. hirsutus Lam.** und **Rh. angustifolius Gmel.** scheint für Menschen und Kaninchen ungiftig zu sein.

Melampyrum silvaticum L., Wald - Wachtelweizen. Die Samen enthalten das giftige Rhinantin. Fütterung damit und mit anderen Arten an Kaninchen und Mäusen rief Betäubung hervor. Die letzteren gehen dabei zugrunde. Ein Schafbock, der viel von den Samen gefressen hatte, fiel plötzlich um. Diese Samen töteten Mäuse und größere Tiere unter Abgestumpftheit und Schläfrigkeit in einigen Stunden. Menschen sollen Kopfweh und Schwindel dadurch bekommen. In Brot verbacken färben die Rhinanthusarten dasselbe blau oder violett, bzw. violettschwarz. In einem solchen Mehl fanden sich die Samen von **Rhinanthus buccalis Wallr.** (Alectorolophus hirsutus Rehb. (Glitscher genannt). Verfärbt wird Brot noch durch einen Gehalt von Trifolium arvense L., Bromus secalinus L., Secale cornutum (bläulich, fleckig, schlechter Geschmack, widerlicher Geruch), Agrostemma Githago L. (scharfer, bitterer Geschmack), **Melampyrum arvense L.** (Kuhweißen). Dem durch Melampyrum verfärbten Brote werden keine gesundheitsschädigenden Eigenschaften zugeschrieben, es dürfte aber klüger sein, ein solches nicht zu genießen. Ich halte das Rhinantin für ein Zellgift.

Verbascum Thapsus L. Die Samen der Königskerze sollen, wie diejenigen von **V. thapsiforme Schrad., V. phlomoides L.** (Fischkörnerkerze), **V. nigrum L.** und andere Wollkrautarten, Fische betäuben.

Linaria vulgaris Mill. ist ein Gift für Insekten. Es reizt Schleimhäute.

Antirrhinum Orontium L. Dieses Löwenmaul (Totenkopf) galt früher für giftig. Es wurde als Zaubermittel benutzt.

Scrophularia-Arten rufen beim Vieh Enteritis und Blutharnen hervor.

Scrophularia nodosa L. Die knotige Braunwurz, die von einer Kuh in großen Mengen verzehrt worden war, bewirkte Mattigkeit, Versiegen der Milchsekretion, unsicheren Gang, Kälte an Haut und Schleimhäuten, Stumpfheit der Sinne und Durchfall. Die am nächsten Tage gelieferte Milch bestand aus Gerinnseln und Molken. Auch **Scrophularia aquatica L.** erwies sich an Schafen als giftig.

Curanga amara Juss. (Herpestis am. Benth.), eine ostasiatische Pflanze, tötet Eingeweidewürmer. Enthält das der Digitalis angeblich ähnlich wirkende Glykosid Kurangin.

Gratiola officinalis L. Das Gottesgnadenkraut (Purgierkraut) enthält die Glykoside Gratiolin und Gratiosolin. Aus den Tierversuchen Orfilas und aus den Sektionsergebnissen bei Menschen, die infolge der Gratiolaanwendung zugrunde gingen, geht hervor, daß die Blätter in Pulverform oder als Aufguß und das alkoholisch-wässerige Extrakt der Gratiola, gleichgültig, ob sie in den Magen, den Mastdarm oder das Unterhautzellgewebe gebracht werden, giftig wirken können. Sie erzeugen auf Schleimhäuten und Wundflächen intensive Entzündung. Der gewöhnliche Befund bei Tieren, die durch innerliche oder subkutane Verabfolgung dieses Mittels umkommen, besteht in einer Gastroenteritis. Bei Menschen beobachtete man danach: Speichelfluß, Ekel, Erbrechen, Brennen in den Harnwegen, Appetitverlust und bei manchen Frauen nymphomanische Zufälle. Die Milch säugender Frauen erhält dadurch abführende Wirkung. Zu 0,12 g ruft Gratiosolin bei Kaninchen Herz- und Atmungsstörungen und zu 0,3 g Durchfall, Abort, Zuckungen und den Tod hervor.

Vandellia diffusa L. kann giftig wirken.

Castilleja canescens soll digitalisartig wirken.

Leptandra virginica Nutt. (Veronica Thuong-San) wirkt brechenerregend und diuretisch. In der Pflanze findet sich ein ätherisches Öl, Dimethoxyzimtsäure und ein brauner, amorpher Bitterstoff, der bei der Hydrolyse Zimtsäure und p-Methoxyzimtsäure liefert[1]).
Lyperia crocea Eckl. Wird in Südafrika und Hinterindien als Gehirndepressivum gebraucht.
Mimulus moschatus L. Diese dritte der nach Moschus riechenden Pflanzen (Adoxa moschata, Malva moschata L.) enthält ein ätherisches Öl, dessen Dampf stark exzitierende Wirkungen entfaltet. In größeren Mengen entstehen durch das Öl Schwindel, Kopfweh, Abgeschlagenheit, Somnolenz, Gähnen und tiefer Schlaf. Nervöse und chlorotische Menschen werden dadurch heftig erregt mit Zittern und Erbrechen.

Lentibularieae.

Pinguicula vulgaris L. Die Blätter des Fettkrautes machen die Milch dick. Vieh frißt die Pflanze nicht, die u. a. purgierend wirkt, und Eiweiß in Pepton umwandelt. Schafe sollen dadurch zugrunde gehen können.
Utricularia. Vieh frißt die Utrikulariaarten nicht, aber Enten tun es. Es ist ein eiweißverdauendes Prinzip in manchen Arten, z. B. in **U. neglecta Lehm.**, enthalten.

Bignoniaceae.

Bignonia crucigera L., B. Catalpa L., B. petiolaris DC. (Tecoma Leucoxylon Mart.), **B. radicans L.** und **B. procera Willd.** sind giftig, reizen die Haut und dienen teilweise in Südamerika als Fischbetäubungsmittel.
Crescentia Cujete L. Das Fruchtfleisch des Kalabassenbaumes ist ein Gift für Geflügel und kleinere Tiere.

Acanthaceae.

Adhatoda Vasica Nees ist für niedere Tiere, Insekten, Frösche, Egel usw., wahrscheinlich durch ein flüchtiges Alkaloid giftig, für höhere angeblich nicht.
Paulowilhelmia speciosa Brown. ist eine afrikanische Pflanze, die als Fischgift dient. An der Golfküste heißt sie „Adubiri".
Ruellia suffruticosa Roxb. wird stellenweise in Indien bei der Bereitung von Reisbier gebraucht[2]).
Strobilanthes callosus Nees erzeugt Gastroenteritis[3]).

Myoporineae.

Myoporum deserti A. Cunning und **M. acuminatum R. Br.** verursachen durch ihre Beeren und Blätter, wenn sie von wandernden Schafherden in Australien gefressen werden, große Verluste, z. B. verendeten 500 Stück unter 7000 Schafen.
Eremophila maculata F. Muell. Schafe, die nicht an die Pflanze gewöhnt sind, gehen durch dieselbe unter Anschwellung, Exophthalmus und Ausfluß von Sekret aus der Nase zugrunde. Vier Früchte töten ein Schaf.

---

[1]) Powers & Rogerson, Journ. chem. Soc. London 1910, 97, 1944.
[2]) Watt, Dictionary, II, 259, VI, p. 7.
[3]) Kirtikar, Pois. plants of India, Fasc., I.

Selaginaceae.

Globularia Alypum L.

Aus der strauchartigen Kugelblume wurde das Glykosid Globularin und, als Zersetzungsprodukt, Globularetin dargestellt. Das Globularin verringert bei Menschen zu 0,15—0,45 g täglich die Harnmenge und setzt die Pulszahl herab. Nach 0,5 g wurden Kolikschmerzen, Diarrhöen, Präkordialangst, Schwindel, Kopfschmerzen, Schüttelfrost, Gliederschmerzen und Sinken der Körperwärme beobachtet. Bei Fröschen nehmen durch 0,1—0,3 g Puls- und Atemzahl ab. Reflexerregbarkeit und Bewegung schwinden. Der Tod tritt nach zwei Stunden ein. An den Injektionsstellen zeigen sich Ecchymosen. Das Globularetin wirkt zu 0,1—0,4 g bei Menschen purgativ, diuretisch und drastisch[1]).

Verbenaceae.

Lippia dulcis Trevir. Das darin enthaltene Lippia-Öl erzeugt Unwohlsein, das Lippiol zu 0,2 g bei Katzen Erbrechen, Unruhe, Schlaf.

Verbena officinalis L. Pferde und Kühe fressen die Pflanze nicht. Das darin enthaltene ätherische Öl enthält Zitral, Terpene und Alkohole. Der Geruch ist kampfer- und pfefferminzähnlich. Auch ein Glykosid wurde darin nachgewiesen. **V. jamaicensis** ist ein Erregungsmittel für das Nervensystem, **V. hastata** eine schweißtreibende Pflanze.

Lantana brasiliensis Lk. mit dem stark bitteren Alkaloid Lantanin. Nach der Droge entstanden heftiges Erbrechen, allgemeines Kältegefühl, Kollaps, profuser Schweiß, Mydriasis, gebrochene Stimme, Stuhlverhaltung[2]).

Labiatae.

Hyssopus officinalis L. Das Ysopöl macht Krämpfe wie Salbeiöl.

Salvia officinalis L.

Das Salbeiöl, ein Bestandteil des in Frankreich früher getrunkenen Eau d'Arquebuse, erzeugt bei Hunden epileptische Anfälle, schon wenn 0,05 g intravenös beigebracht werden. Es verhält sich in dieser Beziehung wie Absinthöl. Es enthält ein Thujon, d-β-Thujon, neben l-α-Thujon. (Semikarbazon (Sm. 180°). Eine Kranke, die Salbeiöl gegen Asthma statt tropfenweise zu zwei Teelöffel eingenommen hatte, starb einige Stunden später unter Krämpfen und Zyanose[3]). Auf tonische Starre folgen klonische Zuckungen. Die tödliche Dosis für Hunde beträgt 0,2 bis 0,5 g. **S. pratensis L.** soll das Bier berauschender machen und dem Vieh nachteilig sein. Krampferzeugend wie Salbeiöl wirken noch **Fenchel-, Absinth-, Rosmarin-, China-** und **Zedernöl**. Das **Rosmarinöl** vergiftet Kaninchen zu 10 Tropfen und tötet sie zu 1,2 g unter epileptiformen Krämpfen und Verlust der Reflexe durch Lähmung des Atmungszentrums. Der Blutdruck sinkt und der Puls wird verlangsamt und dikrot. Nach

---

[1]) Heckel, Gaz. hebdomad. 1882, p. 402 u. 424.
[2]) Rouffiandis, Bullet. Soc. de pathol. exotique 1910, Avril.
[3]) Whitling, Lancet 1908, Nr. 4415.

chronischer Vergiftung entstehen im Magen Hämorrhagien, Albuminurie, Cylindrurie sowie Leber- und Nierenverfettung. Nach Verschlucken mehrerer Eßlöffel voll einer Mischung aus 6 Teilen Rosmarinöl und 2 Teilen Zitweröl starb ein Kind.

Lavandula.

Lavendel- und Spiköl aus **Lavandula vera DC.** und **L. Spica DC.** wirken giftig. Letzteres erzeugt bei Kaninchen zu 3,6 g Atmungsbeschwerden, Zuckungen und schnellen Tod. Durch Einatmen, resp. Hautresorption traten bei einem Menschen, dem eine mit Lavendelöl gefüllte Flasche in der Tasche zerbrach, Übelkeit, Erbrechen, Kopfschmerzen und Frösteln auf. Bei einer Dame stellten sich, wie ich es sah, nach einer durch Versehen ausgeführten subkutanen Injektion von Spiköl Kopfschmerzen, Schmerzen an der Injektionsstelle, Abszedierung, sowie weiße Bläschen im Munde ein.

Mentha piperita L. Die Pfefferminze enthält ein ätherisches Öl, das gleich dem daraus darstellbaren Menthol ($C_{10}H_{20}O$) Schleimhäute reizt und dann anästhesiert, die weißen Blutkörperchen und die Reflexerregbarkeit mindert, in großen Dosen den Blutdruck erhöht und auf das Herz wie Kampfer wirkt[1]). Menthol, in Chloroform gelöst, gibt mit wenig Jod eine indigoblaue Farbe. Nach Einführung von 8—9 g Menthol — einer ganz unzulässigen Menge — entstanden sofort Kältegefühl im Munde und Kehlkopf, das sich auch bis in den Darm erstreckte. Bei einem Kranken trat nach einigen Stunden an der Haut der Hände und Füße die eigentümliche Erscheinung auf, daß Berührung ein unangenehmes Kältegefühl verursachte[2]). Hier fand sich Menthol wahrscheinlich in den Lymphgefäßen.

Mentha Pulegium L. Das Pulegon enthaltende ätherische Öl der Poleiminze, das, zumal in England, vielfach zum Abort gebraucht wird, veranlaßte zu ca. 5 g Kollaps mit Kälte der Glieder, Besinnungslosigkeit, Salivation und unregelmäßige, schwache Herztätigkeit. Brechmittel und Brandy bewirkten Wiederherstellung. Das Poleyöl kann im Tierkörper auch schwere anatomische Veränderungen hervorrufen: fettige Entartung in Leber, Nieren und im Herzen. Ebenso wirkt Pulegon. Weniger stark, aber ähnlich wirkt Methylhexanon, ein niederes Homologes des Pulegons, welches sich beim Behandeln des letzteren mit Ameisensäure abspaltet[3]).

Origanum vulgare L. Das ätherische Öl des Dosten gehört zu der Gruppe ätherischer Öle **(Calamintha, Mentha, Ocimum Basilicum L, Satureja, Angelica, Chamomilla, Valeriana),** die auf eine Erregung Lähmung folgen lassen. Ein Mann, der es längere Zeit im Munde gehalten und wahrscheinlich dabei auch etwas verschluckt hatte, bekam einen stundenlangen Starrkrampf. Nach der arzneilichen inneren Verwendung entstand ein Hautausschlag, den die Hildegardis im 12. Jahrhundert als Lepra ähnlich bezeichnet hat.

---

[1]) Pellacani, Archiv f. exper. Pathol. u. Pharmak., Bd. XVII, S. 384.
[2]) Schwenckeberger, Münch. med. Wochenschr. 1899.
[3]) Arbeit. aus dem Gesundheitsamt XV, 3. — Lindemann, Arch. f. exper. Pathol. 1899, Bd. 42.

Stachys arvensis L. Dieses Unkraut, der Feldziest oder Heckennessel, tötete viele Tiere in Australien, die es unter Futterkräutern fraßen. Pferde werden davon schwindelig, schütteln sich und gehen, ebenso wie arbeitende Stiere, dadurch zugrunde oder werden arbeitsuntauglich. Ein so vergiftetes Tier bleibt plötzlich stehen, bekommt allgemeines Zittern, Schwindel und Schwanken und stirbt nach kurzer Zeit oder wird arbeitsunfähig. Bei den verendeten Tieren wurden die Mägen verätzt gefunden. Sie sehen wie säureverbrannt aus, wahrscheinlich wegen Blutungen.
Leonurus cardiaca L. ist giftverdächtig. Es kommen ihm Einwirkungen auf das Herz und den Uterus zu.
Eremostachys superba Royle dient in Indien als Fischbetäubungsmittel.
Glechoma hederacea Benth. Wiederholt ereigneten sich Vergiftungen von Tieren mit Gundelrebe. Sechs Pferde nahmen sie mit Luzernenfutter auf. Danach stellte man bei ihnen fest: Gespreizte Stellung, röchelnde Atmung, Pupillenerweiterung, Schweiße, Speichelfluß, pochenden Herzschlag, Ausfluß aus der Nase. Zwei von den Tieren starben.

Thymus vulgaris L.

Thymol.

Das ätherische Öl des Thymian ruft zu ca. 0,03 g pro Kilo Hund Reflexlosigkeit, Kontrakturen, Zittern und Drehen hervor. Die Thymianöle enthalten 25—30 Prozent Phenole.

Das daraus darstellbare Thymol ($C_{10}H_{14}O_4$) erzeugt auf Schleimhäuten weiße Ätzflecke, die unter Abstoßung der Epithelialschicht verschwinden[1]. Kaninchen sterben durch 3—4 g subkutan oder 5—6 g in den leeren Magen beigebrachten Thymols unter Sinken des Blutdrucks und Koma durch Atemlähmung. Der Harn enthält Eiweiß, Zylinder, mitunter Blut, Indikan. Künstliche Atmung kann lebensrettend wirken. Nierenentzündung und Leberverfettung können vorhanden sein.

Bei Menschen sah man bisweilen nach 6—10 g Thymol eintreten: Erbrechen, Magen- und Leibschmerzen, Durchfall, Schwindel, Ohrensausen, Schwerhörigkeit und Kollaps. Trotzdem ist Thymol nicht als Gift im landläufigen Sinne anzusehen, denn die Dosen, die Störungen hervorrufen, liegen weit über die Grenze, die als giftigen Stoffen zugehörig angesprochen wird. Daß, wie aus Amerika berichtet wurde, eine Frau durch 2,6 g in drei Stunden gestorben sei[2], bezweifle ich sehr. Der Tod soll unter Schwindel und zunehmender Bewußtlosigkeit erfolgt sein. Und noch unwahrscheinlicher ist die Angabe, daß schon 1,3 und 0,65 g neun Tage nach dem Einnehmen einen Menschen an Pneumonie getötet haben sollen[3]. Es ist andererseits begreiflich, daß man ein Phenol nicht zu 6 bis 10 g einführen darf, ohne erwarten zu können, daß Störungen danach fernblieben. Der überaus hohen, unvernünftigen Dosierung oder Anwendungsart ist dann ein evtl. eingetretener tödlicher Ausgang[4], aber nicht dem Mittel an sich zuzuschreiben. Nach innerlicher Beibringung z. B.

---

[1] L. Lewin, Virchow's Archiv, Bd. LXV.
[2] Wihtling, The Lancet, 1908, Nr. 4415.
[3] Barnes, Journ. americ. medic. Assoc. 1922.
[4] Leichtenstern, Ned. Tijdschr. v. Geneesk. 1927, S. 2657.

gegen Anchylostomen oder Bandwürmer (0,25 g während mehrerer Tage) ist Alkoholgenuß zu meiden. Andernfalls können unangenehme Nebenwirkungen auftreten.

Thymol liefert noch in einer Verdünnung von 1 : 100 000 mit Eisessig und konzentrierter Schwefelsäure Violettfärbung mit spektralen Absorptionsstreifen. Löst man es in der Wärme in Kalilauge und setzt Chloroform hinzu, so entsteht Violettfärbung. Im Harne von Menschen, die Thymol nahmen, findet es sich als Chromogen eines grünen Farbstoffes, als Thymolglykuronsäure, Thymolschwefelsäure und Thymolhydrochinonschwefelsäure.

Thymus Serpyllum L. Das ätherische Öl des Quendels tötet Hunde zu ca. 3 g unter Anästhesie, Reflexlosigkeit und motorischer Inkoordination.

Hedeoma pulegioides Pers. Nach dem Einnehmen eines Teelöffels voll des ätherischen Öles (Poley- oder Pennyroyal-Öl) zusammen mit Ergotin zum Abort beobachtete man: Bewußtlosigkeit, Kälte der Glieder, Zittern, Opisthotonus und tetanische Kontraktionen der Glieder mit Remissionen. Nach der Wiederherstellung bestand noch einige Zeit Muskelschwäche.

Illecebraceae.

Dysphania myriocephala Benth. Diese Unkrautpflanze ist in Australien ein schlimmes Herdengift geworden. Von einer kleinen wandernden Schafherde starben in kurzer Zeit 30 Tiere. Die Symptome stellen sich bald nach der Aufnahme ein.

Amaranthaceae.

Achryanthes aspera L. entzündet den Darm und wird in Ostasien als Abortivum gebraucht.

Chenopodiaceae.

Chenopodium.

Das ätherische Öl von **Chenopodium ambrosioides var. anthelminticum Gray.**, American wormseed, liefert bei geeignet vor sich gehender Destillation ein ätherisches Öl, dessen wirksamster Anteil zu 62 bis 65 Prozent das Askaridol, ein Peroxyd, ist. Bei geeigneter Behandlung gewann man aus ihm ein kristallinisches Terpin (Terpinenterpin) und 1,4-Cineol. Das Askaridol macht Spulwürmer bei direkter Berührung betäubt und sehr schnell unbeweglich. Bei Katzen ruft das Chenopodiumöl allgemeine Lähmung, Sinken des Blutdrucks, Koma, und zu etwa 2 ccm pro Kilo Körpergewicht den Tod in 12—48 Stunden hervor. Das Askaridol wirkt etwa zweimal so stark. In reicher Zahl hat das arzneilich verwendete Öl Kinder und Erwachsene wegen zu hoher Dosen auch tödlich vergiftet. Dieser Vergiftung kommt eine Mortalität von 40—50 Prozent zu. Das Öl rangiert mithin praktisch unter die schwersten Gifte. So erfolgte z. B. der Tod eines achtjährigen Knaben nach Verbrauch von 8 g Öl (2—3mal täglich 5—10 Tropfen), nachdem die Erkrankung am 11. Tage eingesetzt hatte, am 13. Tage[1]). Ein zwölfjähriger Knabe hatte einen Kaffeelöffel von Ol. Chenopodii 4, Ol. Terebinthinae 4, Extr. Spigeliae 12,0, bekommen und war dadurch in tiefe Benommenheit versunken. Sein Gang war unsicher, es bestanden starke Kopfschmerzen und Ohrenklingen sowie Schwerhörigkeit. Die Benommenheit ging in fünftägige Bewußtlosigkeit über. Die zehnjährige Schwester, die abends nur einen Teelöffel voll der Mixtur genommen hatte, bekam Erbrechen neben Schwerhörigkeit und Ohrenklingen und Kopfschmerzen. Es erfolgte Wiederherstellung. In tödlichen Fällen überwiegen die schweren Gehirnsymptome. Ein Kind von einem Jahr und zehn Monaten bekommt gegen Askariden am ersten Tage mittags und abends je drei Tropfen und am zweiten Tage morgens sechs Tropfen. Nach zwei Stunden stellen sich ein: Erbrechen, Zuckungen im Gesicht und mit den Schultern, am Abend Bewußtlosigkeit, Mydriasis, Verlangsamung und Aussetzen des Pulses, Verlangsamung der Atmung und Koma. In diesem erfolgt der Tod nach 36 Stunden.

Das Vergiftungsleiden kann sich auch einige Tage hinziehen. So wurden 2 g Chenopodiumöl durch Verwechselung mit Rizinusöl in Kapseln eingenommen. Sofort entstand Brennen der Hand- und Fußflächen, Übelkeit und kurze Ohnmacht. Dazu Sehstörungen und Cheyne-Stokessche Atmung. Am vierten Tage bestand noch Ohrensausen und Schwerhörigkeit. Es lag nach der Untersuchung eine partielle Schädigung beider Nervi acustici vor[2]).

Die Sektion ergab bei dem oben erwähnten Knaben, der durch 8 g am 13. Tage gestorben war: akutes Lungenemphysem, trübe Schwellung von Leber und Nieren, an letzteren ausgesprochene glomerulotubuläre Degeneration mit ausgedehnter Epithelialabstoßung und starker Verfettung mit schwerer degenerativer Endothelveränderung an diesen Organen, fast völligen Schwund des Nebennierenfetts, und Schwellung der mesenterialen Lymphdrüsen. Es kamen Todesfälle ohne anatomischen Befund vor[3]).

Chenopodium hybridum L. Gänsefuß, Sautod, soll in einem Falle Schwindel, Dunkelheit vor den Augen, Zittern, Pupillenerweiterung und Zyanose, resp. lange bleibenden Ikterus veranlaßt haben. **Ch. Vulvaria L.**, Stinkmelde, enthält Trimethylamin.

Chenopodium Quinoa Willd., Melde. **Atriplex littoralis,** die Sodapflanze, kommt in China als Atriplex angustissima und Atriplex serrata (Clao-lintsai) vor. Die dadurch bedingte Krankheit wird als Atriplicismus bezeichnet. Die gut schmeckenden jungen Schösse der Pflanze werden von den ärmeren oder besser den bettelnden Chinesen, die eine ganze Klasse bilden, an Stelle von Spargel beinahe roh gegessen, nämlich entweder in halbrohem Brotteig, oder als Salat oder in gewissen Formen von Pfannkuchen.

Danach kann eine, trotz ihrer Häufigkeit in chinesischen Werken nicht verzeichnete Krankheit entstehen, die ohne allgemeine Symptome einhergeht und besonders charakteristisch ist durch ein im Gesicht, an den Händen und an den Vorderarmen lokalisiertes Ödem,

---

[1]) Esser, Klin. Wochenschr. 1926. — Niemeyer, D. med. Wochenschr. 1924, S. 1145.
[2]) v. Liebenstein, Medizin. Klinik 1924.
[3]) Braun, Münch. med. Wochenschr. 1925, S. 810.

durch örtliche Störungen der Bewegung, der Empfindung, des Kreislaufs, durch trophische Hauterkrankung, die oft mit mehr oder minder ausgedehnten Brandschorfen auf den ödematösen Flächen vergesellschaftet ist.

Alle Kranken gaben an, die Pflanze durchschnittlich 10—20 Stunden vor den ersten Vergiftungssymptomen gegessen zu haben. Aber nicht alle Menschen, die die Melde verzehren, erkranken, angeblich, weil manche dafür eine Immunität besitzen, und weil nicht alle Schösse der Pflanze giftig seien. Die Pflanze erzeugt niemals Schaden, wenn sie gut gewaschen und gekocht wird, und wenn man diejenigen Exemplare von dem Genusse aussondert, deren Blätter rötlich gefärbt sind. Meistens sind aber die rötlich gefärbten Blätter schon breit und hart und werden deshalb nicht zum Genusse gewählt, so daß derartige Präparate für die Beurteilung des Wesens der Vergiftung nicht ins Gewicht fallen.

Sehr wahrscheinlich handelt es sich hier nicht um eine Pilzerkrankung, sondern um die Einwirkung eines gelblich-grünen Parasiten, **einer Art Blattlaus**, die kleiner als ein Hanfsamen ist und deren Kolonien man häufig in den Spitzen der Pflanze findet. Viele chinesische Ärzte schreiben die Melde-Krankheit den von diesen Tieren abgesonderten und auf der Pflanze deponierten Giften zu[1]). Mehr durch das Waschen als durch das Kochen werden die letzteren beseitigt und damit ist jede Gefahr ausgeschlossen.

Die soziale chinesische Not, Hungersnot, und das alltägliche Darben der Bettlerklasse schaffen den Atriplizismus bei Alt und Jung, aber merkwürdigerweise nur äußerst selten bei Männern, fast immer bei Weibern und Mädchen, sobald die Gelegenheit vorhanden ist, d. h. im Beginn des Sommers, die Pflanze zu erhalten. Das weibliche Geschlecht besitzt keine besondere Empfänglichkeit für das Gift, sondern ist der Schädlichkeit leichter ausgesetzt, weil in dieser Klasse der elendesten Menschen das Weib das elendeste in bezug auf die Lebenserhaltung ist, und mit den kümmerlichsten Nahrungsresten fürlieb nehmen muß, die ihr der Mann übrig läßt. Die Körperschwäche als disponierendes Moment tritt in solchen Familien allgemein dadurch zutage, daß die schwächsten jungen oder alten Individuen erkranken.

Der Gang der **rein örtlichen Erkrankung** ist folgender: Ziemlich plötzlich erscheint ein schmerzhaftes Erstarrungsgefühl an den Händen; oft ist die Erkrankung am Daumen und Zeigefinger lokalisiert. Die Fingerspitzen werden kalt. Ameisenlaufen in ihnen und Jucken am Handrücken, das zu Kratzen und damit zu Wunden Veranlassung gibt, herrschen beständig. Der Handrücken und dann die Finger fangen meistens etwa ¾ Stunden, sehr selten 4—5 Stunden nach dem Beginn der ersten schmerzhaften Symptome an, ödematös zu schwellen und die Fingernägel und die Fingerspitzen werden zyanotisch. Nun dehnt sich das Ödem schnell unter Schmerzen, indem es die Innenflächen des Vorderarmes frei läßt, bis zur Ellenbeuge aus, überschreitet diese aber nicht. Das Ödem bildet, schräg auf dem Vorderarm aufsteigend, eine Art von Dreieck, dessen Basis am Handgelenk und dessen Spitze am Epikondylus ist. Die wurstförmigen

---

[1]) Hier sei daran erinnert, daß auch die bei uns vorkommenden Blattläuse **ein starkes Gift besitzen (s. dieses Kapitel)**.

Finger sind durch das Ödem flektiert und auseinandergespreizt. Mit der Schwellung der Hände beginnt auch unter leichtem Jucken eine solche von einzelnen Teilen oder der Hälfte oder des ganzen Gesichtes bis zur Entstellung. Nach 15—20 Stunden hat die ödematöse Infiltration ihre größte Höhe erreicht. Die Lippen können schwer bewegt werden und die Augenlider oft gar nicht. Hier und da sieht man bis zum Nacken weinrote Ecchymosen, die auch an den Händen und dem Vorderarm vorkommen.

Geklagt wird sehr über die Schmerzen in den schwer beweglichen Fingern. Hier ist das Ödem hart, schwer wegdrückbar und läßt lange Zeit den Fingerdruck erkennen. Nicht immer sind beide Hände in gleicher Stärke beteiligt, und oft sind deren Innenflächen frei. An den ecchymosierten Stellen erheben sich bisweilen in den ersten Tagen gelbe Bläschen bis zu Haselnußgröße, die auch zusammenfließen können.

An den letzten Phalangen des Daumens und Zeigefingers besteht oft eine absolute Anästhesie. Die Empfindung für Wärme ist beträchtlich erhöht, daher auch die Kranken ihre Hände vor Licht und Sonne verbergen.

Das Gesichtsödem schwindet meist in zwei bis drei Tagen, selten nach acht Tagen. Ebenso verhält sich das Ödem und die Zyanose der Hände und des Vorderarmes; der Handrücken schwillt in schweren Fällen erst in zirka zehn Tagen ab.

In der ganzen Zeit der Erkrankung ist das Allgemeinbefinden gut. Nie ist Eiweiß im Harn. Nur der Puls erscheint verlangsamt. Die Erkrankung endet entweder mit dem Schwinden des Ödems und epidermoidaler Abschuppung oder mit schnell heilenden Ulzerationen, die sich entweder an die vorerwähnte Blasenbildung anschließen, oder sich später an den ecchymosierten Stellen bilden und schwer, bisweilen mit Hinterlassung von keloidförmigem Gewebe heilen und vernarben. Das Auftreten der letzteren ausgedehnten Ulzerationen macht natürlich Fieber und Appetitverlust.

Die Unterscheidung des Atriplizismus von der Raynaudschen Krankheit, mit der sie einige Ähnlichkeit besitzt, und der Erythromelalgie ist nicht schwer.

Laveran hatte gemeint, die Affektion käme dadurch zustande, daß die Leute mit Daumen und Zeigefinger die Pflanze pflücken, und deswegen diese, und durch Übertragung der Schädlichkeit mit den Fingern das Gesicht erkranke. Direkte Versuche, durch Reibung der Atriplex-Schösse auf Gesicht und Händen den Zustand hervorzurufen, schlugen fehl. Auch das Ausreißen der Pflanze seitens der Hospitaldiener schuf weder an Händen noch an dem Gesicht die Affektion.

Spinacia oleracea L. Nach Genuß von englischem, zweijährigen Winterspinat (Rumex patientia L.) erkrankten zahlreiche Personen an Durchfall, Erbrechen sowie Albuminurie[1]). Die Ursache darf nicht in dem Oxalatgehalt des Spinats gesucht werden[2]). Vielmehr sind Zersetzungsprodukte, die bei der Behandlung der Pflanze entstehen können, dafür anzuschuldigen, hauptsächlich vom Pflanzeneiweiß.

---

[1]) Weekbl. voor Geneesk. 1905, Nr. 17. — Münch. med. Woch. 1905, S. 2195.
[2]) Siehe Sauerampfer.

Phytolaccaceae.

Phytolacca decandra L.

Die **Kermesbeere** besitzt dunkelrote, zum Färben benutzte Beeren. Kochen hebt angeblich die Giftigkeit der Pflanze auf. In der Pflanze findet sich ein oxydierend wirkendes Enzym. Den wirksamen Bestandteil soll das pikrotoxinartig wirkende **Phytolaccotoxin** bilden[1]). Vergiftungen, selbst mit tödlichem Ausgange, kommen vor mit der Wurzel durch Verwechselung und durch die Beeren. Die ganze Pflanze enthält ein drastisches Gift. Ein Kind, das eine Handvoll der letzteren gegessen hatte, bekam nach etwa einer Stunde Ekel, Druck in der Magengegend, Erbrechen, dauernden Durst, Schwächegefühl, auch blutige Durchfälle, Kälte und Zyanose der Haut, Kleinheit und Unregelmäßigkeit des Pulses, Pupillenerweiterung, Schwellung der Mundschleimhaut und Benommensein. Genesung kann in 24 Stunden erfolgen. Schluckenlassen von Eisstückchen, kolloiden Stoffen, Mucilago Gummi arabici usw., und Analeptika werden dieselbe beschleunigen. Von drei damit vergifteten Kindern starben zwei.
— **Phytolacca stricta** Hoffm. „Die wilde süße Kartoffel" vom Kap der Guten Hoffnung hat oft Vergiftung erzeugt.

Phytolacca abessinica Hoffm. enthält ein Saponin und ein Alkaloid. Sie wirkt erregend auf den Herzmuskel, bringt Gefäße zur Kontraktion, erhöht den Blutdruck. Auch die Wurzel, die für Rüben gegessen wurde, hat wiederholt Vergiftung erzeugt. Zwei Mädchen erkrankten dadurch mit heftigem Erbrechen und blutigem Durchfall, Stupor, Neigung zu schlafen, schnellem, unregelmäßigem Puls, langsamer Atmung und kalten Schweißen. Die Symptome schwanden nach einigen Stunden. Ein Mann bekam kalte, bläuliche Haut, einen kleinen Puls und einen rauschartigen, soporösen Zustand. Einmal wurde der tödliche Ausgang einer solchen Vergiftung gesehen.

Gallesia gorazema. Moq. Der **Knoblauchbaum** riecht in allen seinen Teilen nach Knoblauch bzw. Asa foetida durch ein schwefelhaltiges, ätherisches Öl, dessen Dämpfe Augentränen und Hautröte, wie Senföl, verursachen.

Polygonaceae.

Polygonum.

Polygonum hydropiperoides Pursh. Versuche an Tieren ergaben die Abort hervorrufende Eigenschaft dieser angeblich auch als Fischgift benutzten Pflanze. Große Dosen des alkoholischen Extraktes erzeugten bei Katzen u. a. unkoordinierte Muskelbewegungen, allgemeine Lähmung und Koma. Diese Pflanze besitzt, wie **P. maritimum** L., örtliche Reizwirkungen auf Gewebe. **P. barbatum L.** betäubt Fische.

P. Fagopyrum L. Der **Buchweizen.** Zumal in einer Varietät des Buchweizens, dem Silberbuchweizen, findet sich ein fluoreszierender Stoff, das **Fluorophyll**, das die Haut hellfarbiger Tiere, die die Pflanze gefressen haben, so lichtempfindlich macht, daß die hellen Hautstellen,

---

[1]) **Kashimuva**, Pharm. Journ. 1891, p. 1170.

zumal am Kopfe, sich entzünden, schwellen und blasig oder selbst brandig werden. Dies kann sich meiner Ansicht nach nur so vollziehen, daß das Fluorophyll lange in den Lymphgefäßen steht. Im Schatten entsteht die Wirkung nicht. Sonst reiben und scheuern sich die Tiere an jedem hierfür geeigneten Gegenstande bis zum Wundwerden. Als Allgemeinsymptome gesellen sich zu dieser **photodynamischen Wirkung**[1]) Schleimhautkatarrhe, Reizzustände im Magen-Darmkanal und in den Harnorganen, Erregung und Krämpfe. So sah man z. B. rote Schweine nicht durch Buchweizenkleie erkranken, während weiße oder scheckige schon zwei Stunden nach der Fütterung Atmungsstörungen, Unruhe, Schreien, Schäumen, Drehen im Kreise bis zum Umfallen und Gefühllosigkeit, aber nur im Frühling und Sommer an warmen, sonnigen Tagen, aufweisen. In einigen Jahren bleiben die Erkrankungen ganz aus, in anderen entstehen sie auch im Winter. Es reiht sich mithin dieses Naturprodukt in die Reihe aller jener künstlich herstellbaren und technisch benutzten Stoffe ein, die eine Hochsensibilisierung der Haut für direktes Licht mit den geschilderten Wirkungsfolgen hervorrufen.

P. Persicaria L., der gemeine **Knöterich, Flohkraut** soll in alten Zeiten als Zaubermittel verwendet worden sein. Es war ein Arkanum des Parazelsus. Als „ein Magnet sollte es die bösartigen Geister an sich ziehen". Deswegen wurde das Kraut vergraben, damit der angezogene Geist nicht verflöge. Das Flohkraut wurde auch, gegen den Strom gewaschen, an den leidenden Ort des Körpers angehängt und gleichfalls nachher vergraben.

Rumex acetosa L. Es liegt eine nicht geringe Zahl von Berichten vor, nach denen, zumal Kinder, die **Sauerampfer** gegessen haben, dadurch vergiftet worden seien. Als Grund für eine solche Wirkung wird der Gehalt des Ampfers an oxalsaurem Kalk (etwa 10 Prozent) angegeben. Es sollte die Vergiftung mit dieser Pflanze, wie durch andere Kalkoxalat enthaltende, auf eine Oxalatvergiftung hinauslaufen. Ich teile diese Annahme nicht — abgesehen von anderen Gründen deswegen nicht, weil die verzehrten und verzehrbaren Mengen der Pflanze kaum auf die Höhe der giftigen bzw. tödlichen Dosen des oxalsauren Kaliums kommen können. Auch die für die Ampfervergiftung berichtete Symptomatologie deckt sich nicht mit derjenigen einer Oxalatvergiftung[2]). Als ganz falsch ist die Ansicht zu bezeichnen, die die in vielen, auch eßbaren Pflanzen (Ananas usw.) vorkommenden Kristalle von oxalsaurem Kalk (Rhaphiden) durch ihre spitze Kristallform für geeignet hält, an Geweben Reizwirkungen zu veranlassen. Dafür sind sie ganz ungeeignet[3]). Am meisten interessiert, zumal wegen der praktischen Bedeutung, die Frage, ob der Sauerampfer oder der frische Rhabarber usw. für den menschlichen Genuß gefährliche Pflanzen seien. Von tierärztlicher Seite liegen Beobachtungen vor, die bejahend lauten:

1. Eine Haferstoppelweide, auf welcher Sauerampfer in großer Menge wuchs, wurde von 20 Schafen abgeweidet, von denen sieben unter

---

[1]) Vergl. dieses Kapitel.
[2]) L. Lewin, Ist der Sauerampfer ein Gift? D. med. Wochenschr. 1899, Nr. 30.
[3]) L. Lewin, Über die toxikologische Stellung der Raphiden; D. med. Wochenschr. 1900, Nr. 15 u. 16.

Atmungs- und Herzstörungen, später auch unter Durchfall erkrankten. Von diesen erholten sich fünf, während zwei starben. Magen- und Darmschleimhaut waren bei diesen hyperämisch und ecchymotisch.

2. Von 300 Schafen, die zwei Tage auf einer Roggenstoppelweide Sauerampfer gefressen hatten, verendeten 40 Stück unter den Erscheinungen und dem anatomischen Befunde einer Enteritis.

3. Ein Pferd, das **Rumex acetosella**, den kleinen Ampfer, mit Samen gefressen hatte, erkrankte nach drei Stunden unter Krämpfen, die alle fünf bis sechs Minuten eintraten. Die Absonderung e i n e s k l a r e n H a r n s war vermehrt, die Atmung gestört, die Schleimhäute erschienen blaß. Die Sektion ergab Magen- und Darmentzündung.

Auch durch diese so positiven Angaben wird die Frage nach dem bestimmten Vergiftungseinfluß des Sauerampfers noch nicht beantwortet. Nach meiner Meinung muß noch irgendein bisher unbekannter, gelegentlicher, nicht konstanter Bestandteil von Ampfer oder der Blattrippen von Rhabarber, die frisch noch neben Äpfelsäure 0,78 Prozent Oxalsäure enthalten, dazu kommen, um die schweren Vergiftungssymptome, die auch an Menschen sichergestellt sind, erklären zu können. Für die Vergiftung von Tieren kämen z. B. mitaufgenommene Brand- oder Rostpilze in Betracht. Als Symptome der Menschenvergiftung durch Ampfer werden angegeben: Wiederholtes Erbrechen, Leibschmerzen, Gedunsensein des Gesichts und Albuminurie. In dem Harn eines angeblich dadurch vergifteten Knaben fanden sich 12 Prozent Eiweiß — eine Menge, die kaum nach direkter Vergiftung mit saurem Kaliumoxalat zu finden sein dürfte. Dazu gesellten sich weiterhin Bewußtlosigkeit und klonische Muskelkrämpfe, bis zu dem am neunten Tage erfolgenden Tode des Kindes. Alles in allem würde das Schlußurteil über den Giftcharakter der Oxalatpflanzen lauten, daß nach deren sehr reichlichem Genuß wiederholt auch schwere Funktionsstörungen des Körpers eintraten, daß aber nach der Symptomatologie und dem Krankheitsverlauf der Beweis dafür, daß eine Parallelisierung oder Übereinstimmung derselben mit den in den gleichwertigen Dosen nach Oxalaten beobachteten Vergiftungen bisher nicht erbracht worden ist, vielmehr die Möglichkeit oder sogar die Wahrscheinlichkeit vorliegt, daß irgendwelche Begleitstoffe pilzlicher oder nichtpilzlicher Natur als unmittelbare Erkrankungsursache herangezogen werden müssen. Somit würden die frischen Oxalatpflanzen bzw. deren Präparationen z. B. als Mus, als giftverdächtig, aber nicht an sich als oxalatgiftig anzusprechen sein.

Rumex spinosa tötet bei Pferden Eingeweidewürmer, **R. Eckloni** Bandwürmer.

Rheum palmatum. Der echte Rhabarber enthält u. a. Emodin (Trioxymethylanthrachinon) und oxalsauren Kalk, den letzteren in Mengen, die beim Kauen des Rhabarbers Knirschen erzeugt. Es ist ausgeschlossen, daß dieser, auch wenn gleichzeitig Säuren, wie Zitronen- oder Weinsäure, genossen wird, etwa die freiwerdende Oxalsäure wirken läßt.

Hysterische Frauen vertragen häufig den Rhabarber schlecht. An diese Droge kann G e w ö h n u n g eintreten. Man kennt diese Verhältnisse genauer, weil es Rhabarberesser gibt. Es müssen nicht nur immer größere Dosen zur Hervorrufung einer Abführwirkung gebraucht werden, sondern es bildet sich auch eine Neigung zu Verstopfung, eine Atonie des Darmes.

Fieberhafte Zustände sollen den Gebrauch des Rhabarbers kontraindizieren. Der wirksame Bestandteil desselben geht in die Milch über, so daß Säuglinge purgieren, wenn die Nährende Rhabarber genommen hat. Die Milch färbt sich gelb. Auch der Schweiß wurde von einem älteren Beobachter gelblich befunden. Im Harne ist diese Gelbfärbung ausgesprochen. Auf Zusatz von Natronlauge wird er kirschrot. Die Unterscheidung dieses Harns von dem nach Santonin gelassenen ist bereits bei dem letzteren Stoff erörtert worden. Längerer Gebrauch des Rhabarbers soll bisweilen Schwindel erzeugen können.

Auch Hautausschläge kommen danach vor. Ein gegen dieses Mittel mit Idiosynkrasie behafteter Mensch bekam jedesmal auch nach kleinen Mengen, nachdem ein Schüttelfrost vorangegangen war, einen Ausschlag, der aus einer Mischung eines großen, fleckigen Exanthems mit einem schweren Pemphigus bestand und sich besonders an den Ellenbeugen, den Händen und Füßen, sowie am Hoden und Penis fand. Derselbe gab zu starken Blutungen des Penis Anlaß. Das Epithel der Mundschleimhaut, Zunge und Lippe löste sich ebenfalls ab. Vereinzelt kam nach Rhabarberaufnahme Hämaturie vor.

Aus alter Zeit wird berichtet, daß das Extraktum panchymagogum (Extr. Rhei compositum) gelegentlich Priapismus hervorgerufen habe. Angeblich reduziert der nach Rhabarber gelassene Harn wie ein zuckerhaltiger. Versetzt man einen Rhabarberharn mit Salzsäure, schüttelt mit Chloroform, hebt die obere Schicht ab und fügt Kalilauge hinzu, so entsteht an der Berührungsstelle eine violette Zone, eine rote dagegen, wenn statt des Chloroforms Xylol genommen wird. (Vid. auch Santonin.)

Das Pulv. Liquiritiae compos., das Kurellasche Brustpulver, kann, in der Wirkung zu weit gehend, einen fieberhaften Darmkatarrh veranlassen, der nicht auf den Schwefel, sondern auf den Rhabarber zurückzuführen ist.

Purgatin, der Diazetylester des Anthrapurpurins, d. h. des Trioxyanthrachinons, kann Leibschmerzen und als Nachwirkung eine Stuhlträgheit durch Darmatonie veranlassen.

Aristolochiaceae.

Asarum europaeum L., Haselwurz, und **A. canadense L.** sind Gifte für Tiere und Menschen. Sie erzeugen gastroenteritische Symptome und auch wohl Hautreizung mit erysipelatösem Aussehen. Stellenweise wird die erstere in Deutschland als Abortivum gebraucht oder arzneilich, als menstruationstreibendes Mittel. A. europaeum ist ein Mäuse- und Rattengift. A. canadense enthält in der Wurzel ein ätherisches Öl mit einem Phenol ($C_9H_{12}O_2$), mit α-Pinen (Nitrolpiperidid), Linalool, Borneol, lα-Terpineol, Geraniol und Methyleugenol (36,9 Prozent). Asaron, der feste Anteil aus dem Haselwurzöl, ist ein Oxyhydrochinonderivat. Es ruft bei Tieren Erbrechen hervor.

Aristolochia rotunda und Clematitis L. Osterluzei, ist in allen Teilen giftig. Der Geschmack ist äußerst scharf. Man begegnet sogar der Meinung, daß auch der Geruch von A. Clematitis schädlich sei. Das wirksame Prinzip Clematin soll mit dem Aristolochin[1]) oder Serpentarin aus Serpentaria sowie mit der unreinen Aristolochiasäure identisch sein. Es ruft Nierenbeschädigung, nekrotische Veränderungen, ausgedehnteste Veränderungen an den Harnkanälchen, Blutharnen hervor. Der Tod der Tiere erfolgt durch Atemstillstand. **A. anguicida L.** Ihr Saft soll, wie der Name besagt, für Schlangen giftig sein, sie betäuben, ebenso **A. indica L.** Die letztere findet auch zur Fruchtabtreibung und zur Fischvergiftung in Indien Verwendung. **A. tomentosa** Sims soll gegen Schlangenbiß wirksam sein, auch **A. trilobata L. A. densivenia** Engl., in Usambara „Lunkulwe" genannt, vergiftet Rindvieh, Ziegen, Schafe.

Bragantia tomentosa Sims dient als Abortivum. Es reizt alle davon berührten Schleimhäute.

Piperaceae.

Piper nigrum L.

Der schwarze Pfeffer stellt die getrocknete unreife, der weiße die reife Frucht von Piper nigrum dar. Im Pfeffer sind enthalten: das Alkaloid P i p e r i n ($C_{17}H_{19}NO_3$), aus welchem P i p e r i d i n und Piperinsäure erhältlich ist, und das C h a v i c i n (scharfes Pfefferharz)[2]).

P i p e r i d i n ($C_5H_{11}N$) lähmt bei Fröschen die Endigungen der sensiblen Nerven, tötet Kaninchen zu 0,19 g durch systolischen Herzstillstand, erzeugt Pupillenerweiterung, Abnahme der Sensibilität und mindert die Reflexerregbarkeit herab[3]).

Örtlich kann Pfeffer die Haut bis zur Blasenbildung reizen. Es bedingt dies das P i p e r i n, welches zu 0,6—1,2 g Brennen im Magen und Rachen, Rötung der Augen und Anschwellung der Augenlider, Nase und Lippen erzeugt[4]). Der P f e f f e r kann zu 50—60 g Durst, Brennen in den ersten Wegen, Leibschmerzen, Blässe, Fieberschauer, Laryngitis, Besinnungslosigkeit, Zuckungen, später auch Erbrechen und auch wohl Urtikaria veranlassen[5]). Mehrfach wurden tödliche Ausgänge einer verkehrten Pfeffertherapie berichtet, die mit starken Schmerzen im Leibe verliefen und bei der Obduktion stellenweise intensive Entzündungszustände erkennen ließen. Einmal erfolgte der Tod eines Kindes nach sechs Pfefferklistieren.

P. darinense DC (Ottonia glaucescens Miq.). Die Blätter betäuben Fische. **P. plantagineum** Schlecht. liefert in Westindien einen betäubenden Trank. **P. ovatum** Vahl enthält ein Harz, aus dem sich das kristallinische, strychninartige Krämpfe erzeugende Piperovatin darstellen läßt.

Piper Betle L. Der B e t e l p f e f f e r, der in Verbindung mit der Nuß der Areka-Palme und Kalk, zum Betelkauen Verwendung findet, enthält ein ätherisches Öl, dessen Bestandteile je nach seiner Herkunft C h a v i c o l (Paraoxyallylphenol) und B e t e l p h e n o l neben C a d i n e n sind.

---

[1]) P o h l, Arch. f. exp. Path. u. Pharmakol., Bd. 29, S. 282.
[2]) B u c h h e i m, Arch. f. exper. Path. u. Pharmak., Bd. V, p. 463.
[3]) K r o n e c k e r, Ber. d. chem. Gesellsch., Bd. XIV, p. 712.
[4]) C h i a p p a, Schmidts Jahrb., Bd. XIII, p. 153.
[5]) R e u s c h e r, Rusts Magazin, Bd. XXV, p. 94. — J ä g e r, ibid. XXI, p. 549.

Versuche am Kaninchen ergaben nach Einspritzung von ca. 0,2 g vermehrten Bewegungstrieb, dem Ermüdung folgte.

Piper methysticum Forst.

Der Kawapfeffer besitzt in seiner Wurzel das unwirksame Kawahin und ein in zwei Komponenten zerlegbares, Schlaf und örtliche Anästhesie erzeugendes Harz[1]). Kawa dient bei den Südseeinsulanern als Berauschungsmittel. Das Gesicht wird bleich, das Sehvermögen gestört, es tritt Diplopie ein, und Stehen und Gehen werden unmöglich. Man ist bei erhaltenem Bewußtsein nicht imstande, die Bewegungen der Beine zu lenken. Große Dosen einer Mazeration können tiefen, langdauernden Schlaf erzeugen. Der fortgesetzte Kawagebrauch soll Leberleiden und eine lepraähnliche Hautkrankheit hervorrufen, die mit Abmagerung und Erschöpfung einhergeht.

Cubeba officinalis Miq.

Die unreifen Steinfrüchte von **Piper Cubeba L.** enthalten Kubebensäure und ein ätherisches Öl, das Pinen bzw. Kamphen und Dipenten enthält. Die Hauptmasse des Öls besteht aus zwei linksdrehenden Sesquiterpenen. Die Kubebensäure ruft (10 g in sechs Stunden) Aufstoßen, Brennen im Magen und der Harnröhre, vermehrte Diurese und Leib- und Kopfschmerzen hervor. Der Harn trübt sich durch Salpetersäure wegen eines Harzgehaltes. Das ätherische Öl tötet Kaninchen zu 30 g. Bei Menschen erzeugt es, zu 6—10 g in geteilten Dosen genommen, Aufstoßen, Erbrechen, Kollern im Leibe, Durchfall, Schwindel und Reiz zum Harnlassen. In den Harn geht es als Harz über.

Die Kubeben können zu 8—20 g hervorrufen: Übelkeit, Erbrechen, Diarrhöe mit oder ohne Leibschmerzen, und auch in kleineren Mengen schon Fieber mit oder ohne Hautschwellung, Hautausschläge (Erythem, Papeln, Urtikaria, Blasen und selbst variolaähnliche Pusteln), Prostration, Gliederschmerzen, Nierenreizung, Pulsschwäche, Bewußtlosigkeit, Zuckungen, Myosis, Delirien oder Koma. Der Tod kann unter Asphyxie eintreten. Behandlung: Ölige und schleimige Mittel, Opium und Diuretika.

Myristicaceae.

Myristica fragrans Houtt.

Die wahrscheinlich schon den Ägyptern bekannten Muskatnüsse enthalten zu 14 Prozent das ätherische Muskatnußöl (Pinen, Myristicin), die Samenmäntel (Muskatblüten) das Macisöl und die Blätter das fein duftende Muskatblätteröl zu ca. 10 Prozent. Die Öle stehen sich chemisch und toxikologisch nahe. Kaninchen sterben durch 8—21 g Muskatnußöl in 13 Stunden bis fünf Tagen unter Muskelschwäche, Pulsbeschleunigung, Entleerung von blutigem Harn und Durchfällen, Hunde werden dadurch in Schlaf und durch große Dosen in Reflexlosigkeit versetzt. Intravenös angewandt, töten 0,8 g Muskatnußöl einen Hund von 6 Kilo in 12 Stunden,

---

[1]) L. Lewin, Über Piper methysticum 1886.

1,25 g einen Hund von 9 Kilo in 1½ Stunden und 2,75 g einen Hund von 20 Kilo in acht Minuten. **Muskatblütenöl** veranlaßt beim Frosche zu 0,03 g eine muskellähmende Wirkung. Die Ursache der Giftwirkung der Muskatnüsse wird in dem Myristizin ($C_{11}H_{12}O_3$) oder 6-Methoxy-1,2-Methylendioxybenzol erblickt, das sich in den höchst siedenden Anteilen des Öls findet.

Von den Muskatnüssen hieß es schon vor Jahrhunderten: „Unica nux prodest, nocet altera, tertia mors est." Die niederen Tiere sind gegen Muskat empfindlicher als die höheren. Zwei Teelöffel gemahlener Muskatblüte riefen nach zwei Stunden schwere Symptome hervor, die erst nach einigen Tagen schwanden. Schon nach einer gemahlenen Nuß entstand Atemnot bei sehr vermehrter Pulszahl und Narkose[1]). Bei M e n s c h e n kommen Vergiftungen durch die Nüsse vor: zur Herbeiführung von kriminellem Abort oder durch unzweckmäßigen arzneilichen Gebrauch (Magenmittel, Liebestränke). Meistens reicht eine Nuß aus, um Symptome zu verursachen. Abgesehen von Durstgefühl, Übelkeit, Rötung und Schwellung des Gesichts, starken Schweißen, Harndrang, Brustbeklemmung und Vermehrung der Pulszahl herrschen hauptsächlich erregende oder depressive, vorzugsweise auf Myristizin zurückgeführte[2]) Wirkungen am Zentralnervensystem vor: Kopfschmerzen, Lachkrämpfe, Halluzinationen, Irrereden, Ruhelosigkeit, Schwindel, Beißbewegungen und Beißlust bei freiem Sensorium, oder Benommensein, Schläfrigkeit, Amblyopie, Stupor, Kollaps mit Zyanose, Sphinkterenlähmung u. a. m. Das Benommensein kann zwei bis drei Tage anhalten und völlige Klarheit erst nach fünf Tagen eintreten.

Das **Muskatnußöl** verursacht bei Menschen in großen Dosen Brennen vom Munde bis zu den Eingeweiden und Hautröte.

Monimiaceae.

Daphnandra repandula F. v. M. ist ein Gift für Fische, Mollusken und Infusorien.

Cinnamomum Cassia Bl. Das Zimtkassienöl wirkt auf Tiere ungefähr so giftig ein wie das Muskatnußöl. Kaninchen sterben durch 24 g in fünf Stunden und werden durch 4 g nur für mehrere Tage krank. Schwangere Frauen, die eine größere Menge Zimt nehmen, können, wie ich fand, Methämoglobinurie, Hämatinurie, Albuminurie und Cylindrurie bekommen. Ein solcher Harn fault nicht. Abort kann durch das Öl entstehen. Längere Berührung des Zimtkassienöls mit der Haut rötet diese unter Prickeln und Stechen.

Laurineae.

Cryptocarya australis Benth. enthält ein Alkaloid, das bei Warmblütern Atemstörungen erzeugt, die mit Asphyxie und Tod enden[3]).

Haasia firma Bl. (Dehaasia) und **H. squarrosa Miq.** besitzen das Alkaloid L a u r o t e t a n i n, das bei Fröschen Krämpfe erzeugt[4]).

---

[1]) M e n d e l s o h n, D. med. Wochenschr. 1907.
[2]) P o w e r u. S o l w a y, Americ. Journ. of Pharm. 1908, S. 563.
[3]) B a n c r o f t, Australian Journ. of Pharm. 1887.
[4]) G r e s h o f f, Mededeelingen, VII, p. 77.

Persea gratissima Gaertn. wird in Westindien als Abortivum gebraucht.
Nothaphoebe umbelliflora Bl. enthält ebenfalls das Krampfgift Laurotetanin.

Sassafras officinale Nees.

Rinde, Holz und Wurzel enthalten das ätherische Sassafrasöl (Safrol, Safren und Eugenol), das in Nordamerika viel zum Aromatisieren von Tabak, Getränken usw. gebraucht wird. Das Öl tötet Mäuse zu zwei Tropfen unter Krämpfen, während nach 4 g (subkutan) eine Katze absolute Insensibilität aufwies, sich aber wieder erholte. Ein Mensch, der zwei Mundvoll Öl verschluckte, wurde alsbald kalt, bleich und bewußtlos, hatte einen fadenförmigen, schnellen Puls, wurde aber wiederhergestellt. Mattigkeit blieb noch lange zurück. Auch Hautausschläge können entstehen. Safrol erzeugt bei akut vergifteten Fröschen Narkose mit Reflexverminderung, bei Kaninchen und Katzen ähnliche Symptome und den Tod durch Atemlähmung. Die subakute Vergiftung schafft allgemeinen körperlichen Verfall und nach einiger Zeit den Tod. Bei der Sektion findet sich Verfettung von Leber und Nieren. Isosafrol ist viel weniger giftig.

Actinodaphne procera Nees enthält Laurotetanin oder ein nahestehendes Alkaloid, das zu 0,003 g einen Frosch tetanisierte.

Litsea chrysocoma Bl. erzeugt durch seinen reichlichen Gehalt an Laurotetanin bei Warm- und Kaltblütern Tetanus. Ebenso wirken **L. latifolia Bl.** und **L. javanica Bl.**

Tetranthera citrata Nees, T. amara Nees, T. lucida Hassk. und **T. intermedia Bl.** wirken wie die vorgenannten.

Aperula. Auch Spezies aus dieser Gattung enthalten Laurotetanin.

Laurus Camphora L.

Kampfer ($C_{10}H_{16}O$), sowie seine Lösungen, Ol. camphor. und Spirit. camph. vergiften häufig durch zu große Dosen (per os und per rectum), die arzneilich oder zum kriminellen Abort[1]), selten einmal zum Selbstmord, z. B. mit Kampferspiritus, gereicht oder eingenommen, oder als Dampf eingeatmet werden. Tödliche Ausgänge wurden mehrfach beobachtet. Alkoholische oder ölige, besonders vom Mastdarm aus aufgenommene Kampferlösungen wirken bei individuell für dieses Mittel empfindlichen Menschen am stärksten. Wiederherstellungen wurden noch nach 6—10 g, selbst in Alkohol genommen, und nach 9—12 g pulverförmigen Kampfers beobachtet.

Nach 0,9 g Kampfer sah man bei einem 11jährigen Kinde Krämpfe, Kollaps und nach 2 g den Tod eintreten[2]). Für Erwachsene sind als giftige Dosis 2 g anzusehen. Vom Kampferöl töteten so viel als 3 g Kampfer entspricht, ein 16 Monate altes Kind, ein Teelöffel voll ein fünfjähriges Kind, aber Wiederherstellung erfolgte noch nach versehentlichem Trinken von 30 g Kampferliniment[3]). Die Wirkung tritt bald nach dem Einnehmen, spätestens nach zwei Stunden ein und kann bis zu

---

[1]) Kuby, Friedreichs Blätter 1881, Nr. 4. — Pollak, Wiener med. Pr., 1874, p. 258. — Lederer, eod. loc., p. 121.
[2]) Schaaf, Gaz. méd. de Strasbourg, Mai 1850. — Davies, Brit. med Journ. 1887, I, p. 726. Tod eines 2½jährigen Kindes nach Aufessen „eines Stückes" Kampfer.
[3]) Lang, Milton, Journ. americ. medic. Assoc. 1924., Vol. 82.

20 Stunden anhalten, während der Tod auch bei Kindern erst nach 18 Stunden, aber auch schon nach einer Stunde[1]) erfolgen kann. Schleimhäute und Wunden resorbieren das Mittel. Tiere können von letzteren aus tödlich vergiftet werden. Die Ausscheidung erfolgt zum Teil durch die Lungen und die Milch. Säugende können dadurch den Säugling vergiften. Im Harn finden sich ungiftige Kampfoglykuronsäuren und eine amorphe stickstoffhaltige gepaarte Säure[2]).

Auf Schleimhäuten erzeugt Kampfer Brennen, Schmerzen und Entzündung. Insekten sterben dadurch. Bei Kaltblütern bewirkt er Lähmung der motorischen Nervenenden und des Rückenmarkes, bei Warmblütern Krämpfe durch Reizung des Krampfzentrums[3]), sowie des Schweiß- und Respirationszentrums in der Medulla oblongata. Bei Fröschen findet nach kleinen Dosen eine Verstärkung der Herzenergie[4]), nach großen eine Lähmung der Herztätigkeit statt[5]). Die Reflexerregbarkeit sinkt und bei Warmblütern wird die Körperwärme erniedrigt[6]). Eine Kuh, die 70 g Kampferspiritus in drei Malen erhalten hatte, zeigte heftige Kaubewegungen, Schäumen, Zucken, Zittern, Schweiße und Taumeln.

Vergiftungssymptome bei Menschen: Man beobachtete nach 0,7 g einen rauschartigen Zustand, nach 2,4 g dringendes Bewegungsgefühl in den Muskeln, verringerte Sensibilität, Ideenjagd, Gesichtstäuschungen, Schwinden des Bewußtseins, gerötetes Gesicht und konvulsivische Bewegungen[7]), und nach größeren Dosen Brennen in den ersten Wegen, Übelkeit, Erbrechen, heftiges Brennen im Magen, Durst, Kopfschmerzen, Ohrensausen, glänzende Augen, Verdunklung des Gesichtes, Funkensehen, Halluzinationen des Gesichtes, Schwindel, Angstgefühl, Blässe, Zyanose, kalte Schweiße und Sinken der Körpertemperatur. Es entstehen ferner Ameisenlaufen, erschwerte Atmung, bisweilen Pupillenerweiterung, meistens ein kleiner, unregelmäßiger, vermehrter, selten normaler Puls, Ohnmacht, Zittern der Lippen, tonische und klonische Zuckungen oder mehrere epileptiforme Anfälle, zwischen denen das Bewußtsein erhalten ist, Delirien und Manie. Eine Frau, die etwa 3 g Kampfer in Spiritus eingenommen hatte und ohne Symptome eingeschlafen war, bekam um Mitternacht solche Anfälle[7]). Häufig besteht Anurie oder Strangurie. Der Harn kann weiße und rote Blutkörperchen enthalten. In seltenen Fällen erfolgt Lähmung von Blase und Mastdarm. Die Rekonvaleszenz kann mehrere Tage oder zwei bis drei Wochen dauern. Besonders Übelkeit und Erbrechen halten an.

Nach dem arzneilichen Gebrauch von Kampfer sah man am Orte der Anwendung z. B. im Unterhautgewebe entstehen: Brennen, Schmerzen, Entzündung, gelegentlich auch Gewebszerfall und resorptiv Schweiße, Anurie, Strangurie, Kollaps mit kleinem, aussetzendem Puls und sogar ein mehrtägiger, komatöser Zustand oder häufiger starke Kopfschmerzen und geistige Erregung[7]), die sich bis zu Delirien steigern kann, und evtl.

---

[1]) Barker, Brit. med. Journ. 1910, 16. April.
[2]) Schmiedeberg u. Meyer, Zeitschr. f. phys. Chem., Bd. III, p. 422.
[3]) Wiedemann, Arch. f. exp. Path., Bd. VI, p. 216.
[4]) Harnak u. Wittkowski, Arch. f. exper. Pathol., Bd. V, p. 427.
[5]) Heubner, Arch. f. Heilk., Bd. XI, p. 334.
[6]) Binz, Arch. f. exper. Path., Bd. V, p. 109, u. Bd. VIII, p 50.
[7]) Purkinjé, Neue Breslauer Samml., Bd. I, p. 428.

auch Krampfsymptome, auf die Gliederlähmung folgt. Sehr selten kommt es zu Verlust des Sehvermögens.

Amidokampfer ($C_8H_{14}.(NH_2)OH$) ruft Lähmung und fibrilläre Zuckungen bei Fröschen, Krämpfe bei Warmblütern hervor.

Bornylamin ($C_8H_4.CH_2.CHN_2N_2$) macht Blutdrucksteigerung, Arhythmie und Kleinheit des Pulses.

Kampferol. Dieses Hydroxylderivat des Kampfers hebt bei Fröschen zu 0,01 g die spontane und Reflexerregbarkeit auf, läßt bei Säugetieren Konvulsionen entstehen und vermindert die Pulszahl.

Bromkampfer. Kampfer liefert mit Brom: Monobromkampfer ($C_{10}H_{15}BrO$) und Dibromkampfer ($C_{10}H_{16}Br_2O$). Frösche sterben durch 0,05 g Bromkampfer. Kaninchen vertragen 1 g. Bei Hunden erscheinen nach 0,3—0,5 g (per os) Gliederkrämpfe, Speichelfluß, Atemnot und lebhafteste Reflexerregbarkeit. Das Herz erleidet eine Abnahme seiner Frequenz und eine Zunahme seiner Energie. Vergiftung von Menschen durch 1—3 g Monobromkampfer ergab als Symptome: Schwere und Druck im Kopf, Kurzatmigkeit, Kälte des Körpers, Pulsverlangsamung, Zuckungen in den Gliedern, später allgemeine Zuckungen und Bewußtlosigkeit. Die letztere wich nach Verabfolgung von Äther bzw. nach erfolgtem Erbrechen nach sechs Stunden[1]).

Cassytha filiformis L. enthält vielleicht Laurotetanin.

Hernandia sonora L. und **H. ovigera L.** erzeugen wegen eines Gehaltes an Laurotetanin, bzw. einem nahestehenden Alkaloid Krämpfe.

Thymelaceae.

Daphne Mezereum L.

Vergiftungen mit Seidelbast (Kellerhals) kamen durch den versehentlichen oder arzneilichen Gebrauch der roten Früchte (Semina Coccognidii) als Abführmittel, oder der Rinde als Hautreizmittel, oder durch Kauen eines Zweiges wegen des Gehaltes dieser Teile an Mezereinsäureanhydrid zustande. Unter 13 Vergiftungen kennt man vier Todesfälle[2]). Durch 12 Beeren starben Erwachsene, während andere noch nach 60 Stück[3]) und ein Kind nach 12 Beeren[4]) wieder genas. Gleich Mezereinsäureanhydrid veranlassen auch die Teile der Pflanze an Geweben Schwellung, Blasen und langsam heilende, mitunter mit Pusteln versehene Geschwüre. Durch Selbstübertragung können auch an entfernteren Körperstellen Ausschläge entstehen. Neben den schweren lokalen Veränderungen erscheinen bisweilen durch Resorption von der Haut aus (durch Pflanzenpulver, Blättersaft) allgemeine Symptome, wie Kopfschmerzen, Trockenheit im Schlunde und Delirien. Durch 6 g Daphnepulver werden Hunde unter Erbrechen und Mattigkeit vergiftet, durch 12 g verenden sie.

Bei Menschen wurden nach dem Genusse der Beeren beobachtet: Schwellung von Lippen und Zunge, Brennen in den ersten Wegen, Schlingbeschwerden, Durst, Erbrechen, wässerige und auch blutige Stühle, Leib-

---

[1]) Rosenthal, Wien. med. Blätter 1881, Nr. 44.
[2]) Springenfeldt, Beitr. z. Geschichte d. Seidelbastes, Dorp. 1890.
[3]) Pluskal, Oesterr. med. Wochenschr. 1843, p. 478.
[4]) Eagar, Brit. m. Journ. 1887, II, p. 239.

schmerzen, Hämaturie, Albuminurie, Eingenommensein des Kopfes, blasses Gesicht, kalte Schweiße, Pulsvermehrung und mühsame Atmung. Auch narkotische Symptome und Zuckungen traten bei Kindern zutage. Gewöhnlich erfolgt Genesung in Wochen oder Monaten.

Sektion: Bei Hunden erzeugte Daphnepulver Magengeschwüre, Magenblutungen, sowie Entzündungserscheinungen in den oberen Darmabschnitten. Ähnliches, sowie Nephritis, kann bei Menschen entstehen.

Nachweis: Die Pflanzenteile, evtl. aus Magen und Darm oder deren ätherisches Extrakt sind auf ihre hautreizende Eigenschaft zu prüfen.

Behandlung: Ölige und schleimige Getränke nach genügender Entleerung des Magens, Opiate und Senfteige, Blutegel in die Magengegend.

Daphne Gnidium L., D. Cneorum L. wirken wie D. Mezereum L. und werden wohl vereinzelt als Fischgift, D. Cneorum L. angeblich auch als Abortivmittel gebraucht. **D. Laureola L.** besitzt sehr giftige Blätter, die selbst Pferde töten können. Ebenso berichtete man Vergiftungen von Kamelen mit den Blättern von **D. oleoides Schreb. D. Genkwa Sieb. et Zucc.** zieht Blasen.

Schoenobiblus daphnoides Sieb. et Zucc. soll ein Bestandteil von Kurare sein.

Dirca palustris L. erzeugt Erbrechen und Durchfall[1]) und an der Haut Blasen und Geschwüre.

Pimelea haematostachya F. Muell. wirkt wie D. Mezereum und soll in Australien Hunderte von Schafen töten. **P. pauciflora R. Br.** gilt ebenfalls als Schafgift, und **P. simplex F. Muell.** als giftig.

Stellera Chamaejasme L. Die Wurzel wurde früher in Rußland als Drastikum gebraucht und soll manchen getötet haben.

Dais octandra L. erzeugt Erbrechen.

Wickstroemia indica C. A. Mey. soll in Australien Hornvieh, das davon in Zeiten der Not frißt, vergiften. Sie wird auch als Fischgift gebraucht.

Lasiosiphon eriocephalus Decne. dient in Indien als Fischgift. Es zieht auf der Haut Blasen. **L. Kraussii Meisn.**, in der Haussasprache: Tuturubi. Blätter und Wurzel dieses Krautes sind stark giftig. Sie töten Fische und Insekten. Ein für Menschenvergiftung berechnetes Präparat wird von den Haussa hergestellt.

Santalaceae.

Santalum album L. Das Öl des Sandelholzes (Santalol $C_{15}H_{26}O$ und ein Aldehyd $C_{15}H_{24}O$) erzeugte bei Menschen nach innerlicher Aufnahme: Hautausschläge, Magen- und Darmstörungen, Beschwerden beim Harnlassen, Blutharnen u. a. m. Der Sandelölharn gibt im Gegensatz zum Kopaivharn nach Zusatz von Mineralsäuren keine Farbenreaktion und verhält sich auch spektroskopisch negativ. Er enthält, wie der Kopaivharn, Harzsäuren, die durch Zusatz von konzentrierter Salzsäure zur Ausscheidung gebracht werden. Die Intensität der Ausscheidung ist bei ihnen beträchtlicher als beim Kapaivharn. Im Gegensatz zum letzteren besitzt der Sandelölharn ein erhebliches Reduktionsvermögen, das durch eine oder mehrere gepaarte Glykuronsäuren bedingt ist. Er verliert die angegebenen

---

[1]) Gresshof, Mededeelingen, X, p. 122.

Eigenschaften bereits 12—15 Stunden nach der Einführung des Medikaments. Die Ausscheidung des Öles erfolgt schneller als die des Kopaivöls.

Euphorbiaceae.

Durch Verwunden verschiedener Wolfsmilcharten läßt sich ein im trockenen Zustande gelblichweißer oder braungelber Saft gewinnen, der örtlich und allgemein giftig wirkt. Afrikanische und ostindische Eingeborene umgeben ihre Gehöfte mit Euphorbienhecken, die dadurch schützen, daß der weiße Milchsaft leicht abbrechbarer Teile scharf ätzend wirkt. Der Saft tropischer Euphorbien, z. B. der einer arabischen, Uwâr genannten, macht am Auge Keratitis und evtl. Blindheit. Manche Pflanzenfresser nehmen giftige Euphorbien ohne Schaden auf, während ihre Milch Menschen[1]) schädigen kann. Doch sah man gelegentlich auch bei Kühen, die viel Wolfsmilch aufgenommen hatten, Koliken und Durchfall entstehen[1]).

Euphorbia resinifera Berg liefert E u p h o r b i u m, dessen wirksamer Bestandteil das Euphorbinsäureanhydrid ist. Vergiftungen entstanden durch zu große arzneiliche Dosen von Euphorbium oder durch unvorsichtige Anwendung desselben. Gutes Euphorbiumpulver ruft auf Schleimhäuten Reizwirkung, z. B. in der Nase Niesen und evtl. Nasenblutung, auch Bronchialblutungen, Konjunktivitis, Keratitis usw., auf Wunden Entzündung, und eine alkoholische Lösung von Euphorbium auch auf der Oberhaut Entzündung hervor. Hunde sterben durch 15 g Euphorbium[1]). M e n s c h e n, die größere Mengen (0,5 g und mehr) davon innerlich nehmen, erkranken an gastroenteritischen Symptomen und deren Folgen, Ohnmacht, Pulsarhythmie und Konvulsionen[2]). Bei Tieren fand man nach solcher Vergiftung im Magen und Darm Entzündung, Blutung und evtl. Geschwüre. Für die B e h a n d l u n g kommen in Frage: schleimige Mittel, Eispillen, Opiate.

Euphorbia canariensis L. und E. Cyparissias L. s. **Tithymalus Cyparissias Lam.**, B a u e r n r h a b a r b e r, wirken ähnlich wie Euphorbia resinifera. Schafe können dadurch verenden. Mehrere Todesfälle von Menschen wurden nach alten Berichten, die vielleicht in bezug auf die Diagnose der Pflanze nicht ganz zuverlässig sind, durch Klistiere aus der Pflanze oder Verzehren der Wurzel herbeigeführt. Die Haut schält sich nach der Einreibung des Saftes. Dieser kann auch eiterige Keratitis erzeugen. Eine Kuh, die größere Mengen von E. Cyparissias gefressen hatte, bekam erst am Abend Vergiftungssymptome: Versagen des Futters, Niederstürzen, Unruhe, Schweiß, stürmischen Herzschlag. Heilung erfolgte durch Kaffee und Rum.

E. Peplus L. s. **Tithymalus Peplus Gaertn.** Der Saft macht auf der Haut Brennen, Anschwellung und erysipelasartige Entzündung mit Blasenbildung.

Euphorbia Esula L. — die „Wulfesmilch" (Carduus niger der Heil. Hildegardis) — erzeugt an der Haut Entzündung, Geschwulst, Gewebstod,

---

[1]) O r f i l a, Lehrb. d. Toxikol., übers. v. K r u p p, 1854, p. 104.
[2]) T i m a e u s a G ü l d e n k l e e, Opera medic. 1677, p. 312.

Schmerzen und hat nach innerlichem Gebrauch — auch als Klistier der Abkochung — Menschen in kurzer Zeit getötet. Etwa 2 g der Samen wirken tödlich. Die am Auge dadurch erzeugbare Keratitis kann zu Blindheit führen.

Euphorbia verrucosa Lam. besitzt ebenfalls einen entzündungserregenden Milchsaft. Eine Frau, die eine Abkochung davon eingenommen hatte, starb drei Tage später unter gastroenteritischen Symptomen (Erbrechen, Blutbrechen, Durchfall). Die Rachen- und Magenschleimhaut waren gerötet und mit Bläschen besetzt. Der Tod war nach einer scheinbaren Besserung plötzlich erfolgt. **E. marginata Pursh.** rief in einem Falle Entzündung und Blasen an der Haut hervor, und **E. corollata L.** erzeugt das gleiche, besonders in frischem Zustande. **E. Ipecacuanha L.** veranlaßt in kleinen Dosen Erbrechen, in großen auch Schwindel, Hitze usw. **E. helioscopia L.**, Milchkraut oder Hundsmilch, ruft Ulzerationen an der Haut hervor und kann resorptiv allgemeine Vergiftungssymptome erzeugen. **E. pilulifera L.** Der Saft dieser jetzt gegen Asthma gebrauchten Pflanze ist ein Gift für Schlangen und andere Tiere. Es lähmt Herz und Atmung.

Euphorbia Tirucalli L. Der Saft entzündet, wie ich an mir selbst fand, sehr energisch die Haut. Auch diese Pflanze wird zum Einhegen von Gehöften gebraucht. Man benutzt sie auch zum Töten wilder Tiere und in Goa zum Fischfang. Für den letzteren Zweck dienen ebenfalls **E. pubescens, E. geniculata** — ein Gift für Haustiere —, **E. neriifolia L., E. cotinifolia L.**, auch für Pfeilgift gebraucht, **E. aleppica L., E. platyphyllos L., E. Sibthorpii Boiss. usw.** Die E. Tirucalli liefert auch im Treibhause Milch. Nach persönlichen Erfahrungen weiß ich, daß diese kaum noch die Haut reizt.

Euphorbia Drummondii Boiss. kommt in Australien vor. Bei Schafen, welche die frische Pflanze fressen — die trockene ist unschädlich —, schwillt der Kopf enorm an, so daß die Tiere ihn nicht tragen können, sondern am Boden hinschleifen. Die Ohren schwellen und eitern. Der Magen zeigt schwarze Stellen da auf, wo die Pflanze ihn berührte. Die tödliche Dosis für ein Schaf ist nur gering. **E. eremophila A. Cunn.** soll für Schafe giftig sein. **E. cotinifolia L.** betäubt Fische.

Euphorbia Latyris L. (Tithymalus latifolius), Springkraut, besitzt einen Milchsaft, der Katzen zu 1,2 g vergiftet. Die Samen (Semin. Cataputiae minoris) enthalten einen öligen und durch das Öl giftig wirkenden Kern. Die Vergiftung von Menschen mit ihnen läßt folgende Symptome auftreten[1]): Brennen im Munde, Erbrechen, Durchfall, erweiterte Pupillen und Kollaps mit Blässe, Starre und Eiskälte des Körpers, kalten Schweißen, arhythmischem Puls, ferner Schwindel, Delirien, bisweilen Zuckungen und Pulsbeschleunigung und schließlich heiße Haut und reichliche Schweiße. Karl der Große ließ die Pflanze in seinen Gärten kultivieren unter dem Namen Lacteridae. Sie wirkt gleichfalls durch Euphorbon gewebsentzündend.

Euphorbia Dinteri Berg., die gemeinste der unter dem Sammelbegriff „Kandelaber-Euphorbie" bekannten Euphorbia-Arten. Diese kaktus-

---

[1]) Sudour et Caraven-Cachin, Acad. des Sciences, Séance du 10 Oct. 1881.

artige Wolfsmilch ist stark mit Milchsaft geladen, der an Händen Blasen zieht, und, in das Auge gelangt, schmerzhafte Augenentzündung macht. Ebenso wirken die Milchsäfte von **E. spartaria** N. E. Br., **E. neglecta** N. E. Br., **E. sanguinea** Hochst. und die meisten anderen Arten, von denen allein in Afrika etwa 400 vorkommen. Qualitativ wirken sie, wie ich bereits angab, gleich. Quantitativ toxisch sind die Unterschiede nicht sehr belangreich. Vielfach werden die Milchsäfte als Zusätze zu Pfeilgiften verwendet, wodurch der Wundzustand sich verschlimmern kann.

Claoxylon angustifolium Müll. ist ein Gift für Herden.

Pedilanthus pavonis Boiss. enthält in den Zweigen einen drastisch wirkenden Milchsaft.

Nachweis einer Euphorbiumvergiftung: Extraktion der organischen Massen mit Alkohol und Prüfung des alkoholischen Rückstandes auf die Fähigkeit, zartere Hautstellen zu entzünden. Eine weitere Extraktion mit Petroleumäther könnte kristallinisches Euphorbon liefern. Samen von Euphorbia Lathyris müßten botanisch erkannt oder mit Alkohol und Äther extrahiert werden, um das Öl zu gewinnen. Eventuell ließe sich Äskuletin nachweisen.

Pedilanthus tithymaloides Poit. enthält in allen seinen Teilen einen scharfen, auf der Haut bald Phlyktänen und innerlich genommen allgemeine Vergiftungssymptome erzeugenden Milchsaft. Angeblich soll er auch zu Pfeilgiften für die Jagd auf den Antillen benutzt worden sein.

Beyeria viscosa Miq. wirkt auf Tiere giftig.

Buxus sempervirens L. Der Buchsbaum enthält ein Alkaloid Buxin (Pelosin, Bibirin), das Parabuxin und das amorphe Buxinidin. Für Hunde beträgt die tödliche Dosis des Buxins 0,8 g. Die Vergiftungssymptome bestehen in Erbrechen, Durchfall, Zittern und Schwindel[1]). Versuche mit Buxusextrakten an Fröschen ergaben Herabsetzung der Motilität und der Reflexerregbarkeit, Tetanus und spinale Lähmung[2]).

Bridelia montana Willd. und **B. retusa Spreng.** töten Eingeweidewürmer.

Cleistanthus collinus Benth. (Andrachne Cadishaw) ist ein Gastroenteritis erzeugendes Gift, dessen man sich in Indien als Ätzmittel und Fischgift bedient. Auch Mord und Selbstmord sind dort damit bewerkstelligt worden.

Phyllanthus Conami Sw., Ph. piscatorum H. B. et K., Ph. falcatus Sw. dienen als Fischgifte in Guyana und Brasilien. **Ph. Niruri L.** enthält einen giftigen kristallinischen Bitterstoff, der zu 1:10 000 Wasser Fische unter Krämpfen tötet[3]).

Cicca disticha L. Der weiße Wurzelsaft ruft Erbrechen und Durchfall hervor.

Fluggea-Arten werden als Fischgift in Ostindien usw. gebraucht, z. B. **Fluggea obovata Baill.** und **F. Wallichiana Baill.**

Andrachne cordifolia Muell. Zweige und Blätter sollen Rindvieh töten.

---

[1]) Conzen, Unters. üb. Ersatzm. d. Chinins, Bonn 1869.
[2]) Ringer u. Murrell, Med. Times 1876, II, p. 76.
[3]) Ottow, Ned. Tijdschr. voor Pharm. 1891, p. 128, 160.

Hyaenanche globosa Lamb.

Aus den Samen wurde ein chemisch indifferenter, kristallinischer Bitterstoff dargestellt, welcher bei Tieren in den Harn übergeht und Erbrechen, Trismus und Tetanus erzeugt. Für Katzen sind 3 mg, für Kaninchen 14 mg tödlich. Ein amorphes, früher dargestelltes Präparat erzeugte zu 0,06 g bei Hunden Krämpfe und nach 1½ Stunden den Tod. Erhöhte Reflextätigkeit wird nicht erzeugt, Veränderungen in Magen und Darm sind geringfügig[1]).

Lebidieropsis orbicularis Müll. (Cluytia collina Roxb.) Frucht und Rinde sind sehr giftig.

Toxikodendron capense Thb. (Hyaenanche globosa Lemb.) **Piranhea trifoliata** Baill. tötet Fische.

Plagianthera oppositifolia R. et Z. In den Blättern befindet sich ein gewebsreizendes Harz.

Piranhea trifoliata Baill. dient vielleicht als Fischgift.

Daphniphyllum bancanum Kurz. (Mentjena). Der Bast enthält ein giftiges Alkaloid, das den Herzmuskel und seine Ganglien und die Atmung lähmt[2])

Jatropha Curcas L.

Schwächer als Crotonsamen wirken die Samen (Semin. Ricini majoris) dieser Pflanze. Aus ihnen wird ein farbloses, zu 15 Tropfen purgierend wirkendes Öl (Oleum infernale) gewonnen. Der Genuß von 5—20 Samen erzeugt analoge Vergiftungserscheinungen wie die Rizinussamen. Nach fünf Stück sah man Brennen im Munde und Schlunde, Schmerzen, Erbrechen, Durchfall, Hitze, Schwindel, Delirien und Bewußtlosigkeit auftreten. Das Bewußtsein kehrte wieder, aber der Körper war bleich und kühl und die Pulszahl betrug 110. Auch Muskelzucken, Taubheit, Abnahme des Sehvermögens und Gedächtnisschwäche erschienen danach, **J. multifida L.** (Coral). Die Samen erzeugen in Indien gelegentlich Vergiftung mit gastroenteritischen Symptomen. **J. gossypifolia L.** wird in Westindien als Abortivum gebraucht.

Jatropha Manihot L.

Die Kassawapflanze (Venez.: Yucca, Guyana: Cassade, Bras.: Mandioca) besitzt eine mit einem Milchsafte angefüllte Wurzel. Nach Entfernung desselben wird eine Stärke gewonnen, die als Kassawa, Tapioka oder Arrow-Rot in den Handel gebracht wird und ungiftig ist. Der frische Milchsaft enthält Blausäure, und zwar 0,017 Prozent in der süßen, und in der bitteren Kassawa 0,027 Prozent. Vielleicht ist noch ein anderes Gift darin vorhanden. Der Saft, zu ca. 20 ccm Hunden subkutan injiziert, erzeugt Brechen und Bewegungsstörungen, noch mehr davon macht Krämpfe, die angeblich schneller eintreten, wenn das Gift in den Magen gebracht wird. Das Herz arbeitet weniger. Der Tod wird durch Atemlähmung herbeigeführt. Stanley verlor Leute, die ungewaschene Jatropha verzehrt hatten. Die Indianer Guyanas benutzen als Antidot gegen den Saft von M a n i h o t u t i l i s s i m a die P o t a l i a a m a r a A u b l.

---

[1]) H e n k e l, Arch. d. Pharmac. 1858, Bd. XCIV, p. 16. — E n g e l h a r d t, Dorpat. Arb. 1892, VII, p. 1.

[2]) G r e s h o f f u. P l u g g e, Arch. f. exper. Path., Bd. XXXIII, p. 277.

Johannesia princeps Vell. Rinde und Samen dienen als Fischgift. Die letzteren wirken drastisch.

Aleurites triloba Forst. Große Dosen des Samens erzeugen Schwindel, Durchfälle und Koliken.

Croton Tiglium L.

Das Öl der Samen (Grana Tiglii) ruft Entzündung und Pusteln an Geweben hervor, der bisherigen Anschauung nach wegen seines Gehaltes an freier Krotonölsäure, evtl. an dem Glyzerid dieser Säure, aus dem sich im Darm die letztere abspaltet. Jetzt erwies sich die „Krotonölsäure" als aus inaktiven Fettsäuren und einem blasenziehenden K r o t o n h a r z bestehend. Vergiftungen[1]) mit dem K r o t o n ö l kommen durch Verwechselung oder zu große arzneiliche Dosen oder vereinzelt zum Mord[2]), seltener durch den Genuß oder das Verpacken und Bearbeiten der Krotonsamen vor. Auch Blätter und Wurzel der Pflanze sind giftig. Früher dienten Holz und Samen zur Fischbetäubung. Giftig wirkten schon 1—2 Tropfen Krotonöl (0,04—0,08 g), in anderen Fällen sollen viel größere Mengen sich als unschädlich erwiesen haben[3]). Nach 20 Tropfen wurde der Tod, dagegen nach 4 g und selbst 15 g noch Wiederherstellung beobachtet[4]). Frühzeitiges und ergiebiges Erbrechen bei gefülltem Magen läßt solche Differenzen erklärlich sein. Von den Samen können vier Stück einen Menschen, 8—10 einen Hund und zirka 15 Stück ein Pferd töten. Die ersten Symptome treten nach fünf bis zehn Minuten ein, können in vier bis zwölf Stunden mit dem Tode endigen oder in sechs bis zehn Tagen zur Genesung führen.

A u f   d e r   H a u t erzeugt Krotonöl Brennen und rote Flecke auf geschwollener Basis, und nach zirka 12—24 Stunden Bläschen, deren Inhalt eiterig wird. Die Pusteln platzen oder trocknen ein und hinterlassen keine Narbe. Die Hautveränderung kann sich sekundär auch an anderen Körperstellen ausbilden. Krotonöl an das Auge gebracht, erzeugt heftige Entzündung, Ohrensausen und Schwindel.

V e r g i f t u n g s e r s c h e i n u n g e n : Brennen und Kratzen im Munde und Schlunde, Erbrechen, das in seltenen Fällen fehlen oder verspätet eintreten kann, Beklemmung und Unruhe, wässerige, unter Schmerzen erfolgende Stuhlentleerungen, Kopfschmerzen, Benommensein, Schwindel, Hinfälligkeit und Kollaps. Die Glieder sind kühl, mit kaltem Schweiße bedeckt. Auch Zyanose, ein kleiner, verlangsamter, mitunter arhythmischer Puls, Verlangsamung der Atmung, Sinken der Temperatur und Verfall der Kräfte kommen vor. Asphyxie kann das Ende bilden. Wenn die Vergiftung in Genesung übergeht, so läßt der Kollaps nach, ebenso mindern sich die Diarrhöe und die Schmerzen.

Der L e i c h e n b e f u n d ist bei Menschen und Tieren nicht charakteristisch. In einigen Fällen war der Magen fast gar nicht alteriert, in anderen entzündet und ecchymosiert. In den Därmen kommen Blutergüsse, sowie Entzündung, Geschwüre und Abtrennung von Schleimhaut vor.

---

[1]) H i r s c h h e y d t, Dorp. Arbeit., IV, 1890, p. 5.
[2]) M a y e t   e t   H a l l e t, Ann. d'hyg. publ., Janvier 1871.
[3]) K e i t h, Monthly Journ., November 1843, Nr. 35.
[4]) S m o l e r, Wiener Med.-Halle 1863, u. Gaz. des hôp., 1861, p. 399.

Nachweis: Giftreste oder das Chloroformextrakt des Darminhaltes, resp. der entleerten Kotmassen oder des Mageninhaltes können auf ihre Fähigkeit geprüft werden, auf der Haut oder besser nach dem Einimpfen in diese, Pusteln zu erzeugen. Behandlung wie bei der Rizinusvergiftung.

Croton moluccanus L. und andere Krotonarten wirken ähnlich wie Croton Tiglium.

Chrozophora tinctoria Juss. soll die in Persien als Tatuleh bezeichnete Giftpflanze sein, welcher dort mehrere Menschen, die sie aus Verwechselung genossen hatten, unter Bewußtlosigkeit, Stöhnen, Gelbfärbung des Gesichts, Pupillenerweiterung, Erbrechen, Nasenbluten, nach zirka drei Tagen zum Opfer fielen. Der Harn enthielt Blut und war gallig gefärbt.
C. plicata Juss. ist in allen Teilen scharf giftig.

Claoxylon angustifolium Muell. gilt in Australien als eine für den Viehstand giftverdächtige Pflanze.

Eine nicht näher bestimmte kaktusartige Euphorbie, die in Sierra Leone **Oro** heißt und zu Selbstvergiftungen gebraucht wird, ruft Blasen im Munde, Erbrechen und Durchfall, allgemeine Ödeme und nach wenigen Stunden den Tod im Kollaps hervor.

Mercurialis perennis L. In dem Bingelkraut wurde Merkurialin, d. h. Methylamin (CH_3NH_2) gefunden. Erbrechen, Durchfall, Betäubung und selbst der Tod soll nach dem Genusse des Krautes erfolgt sein, und bei Schweinen danach Blutharnen entstehen. Auch Schafe werden dadurch vergiftet. Versuche mit einem Fluidextrakt ließen nur verstärkte Diurese als Wirkung erkennen.

Mercurialis annua L. Das einjährige Bingelkraut vergiftete Pferde und Kühe, Schweine, Schafe und Ziegen unter folgenden Symptomen: Appetitlosigkeit, Magen-Darmstörungen, Konjunktivitis, Pulsbeschleunigung, Polyurie, Hämaturie, Cylindrurie, Absonderung blutiger Milch (Blutmelken). Der Tod erfolgte bei einzelnen Tieren schnell, bei den anderen trat Genesung erst nach Wochen ein. Im Harn von dadurch vergifteten Pferden fand sich Hämoglobin, ebenso auch im klaren Blutserum.

Macaranga spinosa Muell. dient in Sikkim als Fischgift.

Ricinus communis L.

Vergiftungen kommen bei Menschen mit den Samen (Semina Caputiae majoris) des Wunderbaumes, sehr selten mit dem Öle desselben, bei Tieren (Schweinen usw.) bisweilen durch den Genuß der nach Entfernung des Öles bleibenden Preßkuchen vor. Das Gift der 0,1—0,4 g schweren Rizinusbohnen sitzt im Samen. In den Samenschalen soll es sich nicht finden. Dieser Annahme widerspricht ein Bericht, wonach Tiere mit den Erscheinungen der Gastroenteritis, an Versiegen der Milch- und Harnsekretion, subnormaler Körperwärme usw. erkrankten, nachdem sie mit Erdnußkuchen die Schalen von Rizinussamen gefressen hatten. Die Vergiftung ist häufig. So erkrankten z. B. 1886 viele Bahnarbeiter, die Rizinussamen aus einem geplatzten Sacke gegessen hatten, und einige starben. Nach Verzehren von 17 Stück trat noch Genesung, nach 20 Stück der Tod bei einem Mädchen nach fünf Tagen ein[1]). Bei Kindern sollen fünf bis sechs Stück letal, drei bis vier schwer vergiftend wirken können. Von dem Rizinusölkuchen erzeugten 2 g schwere Vergiftung[2]). Das vergiftende Prinzip der Samen soll ein fermentartig wirkender Körper, R i z i n, sein, dem jeder Eiweißcharakter abgesprochen wird, und der in fibrinfreiem Blut einen Niederschlag erzeugt und bei Kaninchen zu 0,04 g pro Kilo tödlich wirkt. Was von dem Rizin nicht verdaut wird, macht in Darmgefäßen Gerinnung, Verstopfung und Geschwüre durch Selbstverdauung. Es sollen davon 0,03 g einen Menschen vergiften können[3]). Aus den Samenschalen des Rizinus gewann man das stickstoffhaltige, nicht alkaloidische R i z i n i n, das nach G i a c o s a auf die Nervenzentren des Rückenmarkes erregend wirkt.

S y m p t o m e : Bald nach dem Verzehren der Bohnen erscheinen Übelkeit, dem bis 48 Stunden anhaltendes Erbrechen, Magenschmerzen sowie Brennen im Schlunde folgen, später Leibschmerzen. D u r c h f a l l blutiger oder unblutiger Beschaffenheit k a n n g a n z f e h l e n. Das Gesicht nimmt einen schmerzlichen Ausdruck an[4]), wird blaß und zyanotisch, die Haut klebrig, der Puls schnell, klein, die Temperatur subnormal, und es besteht Anurie. Bisweilen ist Bewußtlosigkeit vorhanden, in welcher unter Krämpfen der Tod eintreten kann. Meistens lassen Erbrechen, Schlingbeschwerden und Schmerzen nach, und in drei bis zehn Tagen tritt Restitution ein.

In einem tödlichen Falle ergab d i e S e k t i o n partielle Loslösung und Entzündung, Geschwüre und Ecchymosen der Magen- und Darmschleimhaut. Es kann auch alleinige Erkrankung der letzteren bestehen.

N a c h w e i s : Botanische Vergleichung etwa vorgefundener Bohnenreste, evtl. Extraktion des Öles. B e h a n d l u n g : Kalte Umschläge, Eisstückchen und schleimige oder ölige Getränke, Opium, warme Bäder, salinische Diuretika und Analeptika. P r o p h y l a k t i s c h ist auf eine Beseitigung von Rizinussträuchern aus Gärten, öffentlichen Anlagen usw. zu dringen.

Baliospermum montanum Muell. Die Samen erzeugen in großen Dosen Brechdurchfall und entzünden direkt die Haut. Auch **B. axillare Bl.** wirkt giftig.

Cnesmone javanica Blume (mal. Djelatang). Die sehr großen, haarigen Blätter erzeugen an der Haut eine starke Urtikaria und noch schlimmere Entzündung. Das wirksame Prinzip muß flüchtig sein, da mir aus Sumatra zugegangene Präparate wirkungslos waren[5]).

Homalanthus populifolius R. Grah. tötet das Vieh. Ein auffallendes Symptom ist Hämaturie.

Hippomane Mancinella L.

Der M a n z a n i l l b a u m liefert sowohl in den Früchten als in seinen übrigen Teilen einen giftigen, früher zu Pfeilgiften benutzten Milchsaft,

---
[1]) T a y l o r, Die Gifte, übers. von S e y d e l e r, Bd. II, p. 565.
[2]) C a l l o u d, Journ. de Pharm. et de Chim. 1848, p. 189.
[3]) S t i l l m a r k, Dorpat. Arb. 1889, Bd. III, p. 59.
[4]) L a n g e n f e l d t, Berl. klin. Wochenschr. 1882, p. 9.
[5]) L. L e w i n, Die Pfeilgifte 1920.

dessen Ausdünstung betäubend wirken soll. Letzteres ist nicht erwiesen. Dagegen erzeugen schon kleine Mengen des Saftes, oft schon nach einer halben Stunde, auf der Haut Rötung, Schwellung und Bläschen. Der Regen, der über die Blätter fällt und auf die Haut gelangt, soll das gleiche veranlassen. Sehr heftige Entzündung erscheint nach dem Hineingelangen des Saftes in das Auge. Manche Menschen werden aber wenig davon benachteiligt. Tiere können durch Aufbringen desselben auf Wunden unter Erbrechen und Abnahme der Kräfte verenden. In größeren Mengen verursachen die Früchte bei Menschen Magen- und Darmentzündung, Fieber und Paralyse und evtl. den Tod. Doch scheint die tödliche Dosis ziemlich hoch zu liegen, da noch nach Verzehren von 24 Äpfeln Genesung beobachtet wurde[1]). Als Gegengift gilt allgemein die mit Hippomane meist zusammenwachsende Bignonia leucoxylon L. oder frisches Seewasser.

Stillingia silvatica L. Der Saft der grünen Wurzel entzündet und läßt die Haut schwellen.

Sapium aucuparium Jacq., auch **S. insigne Trimen,** enthalten in der Rinde einen giftigen Milchsaft, der z. B. am Gesicht Phlegmone hervorruft und innerlich genommen töten kann. Ähnlich wirken **S. indicum Willd.,** das als Fischgift und für Diebe abhaltendes Gehege dient. Der Milchsaft soll erblinden lassen können. **S. ilicifolium Willd.** tötet Würmer.

Excoecaria Agallocha L. (Stillingia Agallocha Baill.) liefert einen ätzenden und entzündungserregenden Milchsaft. Gelangt er in das Auge, so entsteht mehrtägige Blindheit. Sogar dem Rauch des brennenden Holzes, das zur Heilung von Lepra benutzt wird, kommen ätzende Eigenschaften zu. Vieh stirbt, wenn es das Laub frißt. Auch **E. Dallachyana** wirkt giftig. **E. virgata Zoll. et Mor.** dient auf den Molukken als Fischgift.

Sebastiania Palmeri besitzt einen zu Pfeilgiften benutzten Milchsaft[2]).

Hura crepitans L. Der Sandbüchsenbaum liefert Samen, von denen mehrere bei Menschen tödlich wirken können. Von Affen, Agutis usw. werden sie gefressen. Der als Pfeil- und Fischgift dienende Milchsaft enthält das kristallinische Hurin und ruft auf der Haut Entzündung, Blasen und Pusteln, und am Auge Vereiterung resp. Blindheit hervor. Das Giftigste an dem Samen ist der Embryo. Wahrscheinlich handelt es sich hier um ein Toxalbumin. Angeblich sollen Fluß- oder Teichwasser, in das die Samen fielen, bei den dasselbe häufig Genießenden intermittierendes Fieber erzeugen.

Urticaceae.

Trema aspera Bl. soll angeblich Viehherden, die davon fraßen, getötet haben. **Tr. amboinensis Bl.** vergiftete mehrfach Stiere tödlich.

Gironniera reticulata Thw. besitzt ein fäkulent riechendes, Skatol enthaltendes Holz.

Humulus Lupulus L.

Die Fruchtstände des Hopfens (Hopfenmehl, Lupulin) können vergiften, vielleicht durch den Gehalt an Hopfenöl oder an Hopfenalkaloiden. In manchen Gegenden wird Hopfen — meist ohne Erfolg — als

---

[1]) Peyssonel, Journ. de Médec., T. VII, p. 412.
[2]) Riley, Pharm. Journ. and Transact. 1891, Nr. 1100, 64.

Abortivum gebraucht. Große Lupulinmengen erzeugen Kopfweh, Ekel, Verlust des Appetits und Verlangsamung des Pulses[1]). Auch der längere Aufenthalt in Hopfenmagazinen soll Eingenommensein des Kopfes und Schläfrigkeit herbeiführen. Bei einem Knaben zeigten sich nach Hopfenpflücken in einem geschlossenen Raume Erbrechen, Sopor, Delirien, schnarchende Atmung, Pulsverlangsamung, Sehnenhüpfen und Pupillenerweiterung, starkes Pulsieren der Temporalarterien, vermehrte Schweißabsonderung, Verhaltung von Stuhl und Harn. Auf der Haut erschien am dritten Tage ein scharlachähnliches Erythem und später Pusteln. Brechmittel, Laxantien und Essigklistiere schufen langsame Besserung. Noch nach Monaten waren indes die Pupillen weit und die psychischen und motorischen Funktionen träge[2]). Ja sogar von der Haut aus scheint Vergiftung entstehen zu können. Ein Mädchen steckte seine frostigen und aufgesprungenen Hände in einen Hopfenkasten, um sie zu wärmen. Bald entstanden schmerzhaftes Jucken, ein Erythem, Schlafsucht und 24stündiger Schlaf, aus dem heraus sie bisweilen über Kopfschmerzen klagte. Währenddessen schwollen Hände und Gesicht an und bedeckten sich mit Bläschen, die unter Abschuppung verschwanden. Bekannt ist auch die **Ophthalmie der Hopfenpflücker**, die nur durch Herangelangen von Hopfen an die Augen entsteht.

Cannabis indica Lam.

Die Wirkungen des indischen Hanfes beruhen auf mehreren Stoffen, von denen einzelne rein dargestellt wurden, von denen aber keines alle Symptome hervorruft, die man bei dem Gebrauche der Pflanze in den Tropen beobachtet. Das K a n n a b i n soll Schlaf erzeugen, das K a n n a b i n o n , ein Weichharz, ruft motorische und psychische Willenslähmung, Halluzinationen, Schwindel und maniakalische Zustände und Zuckungen hervor, T e t a n o k a n n a b i n soll strychninartige Krämpfe veranlassen, der K a n n a b i s b a l s a m machte in mehreren Fällen Halluzinationen, Kollaps u. a. m. und das Kannabindon unangenehme Halluzinationen. Die giftigen oder tödlichen Dosen der verschiedenen K a n n a b i s p r ä p a r a t e lassen sich wegen ihrer Uneinheitlichkeit und Inkonstanz nicht mit Sicherheit angeben.

In Indien werden als Rauchgenußmittel gebraucht: G â n j â h , d. h. die weiblichen Blütenstände, aus denen mechanisch das Harz herausgepreßt ist, ferner C h a r a s (Churus), das Harz von Blättern, Stengeln und Blüten, und B h a n g , die gereifte und befruchtete Pflanze, die nicht geraucht, sondern zu einem berauschenden Getränk, H a s c h i s c h , oder zu M a j u n , einem Zuckerwerk, verarbeitet wird. In fast allen Teilen Afrikas wird auch Hanf als L i a m b a und unter anderen Namen geraucht. In Tunis und Marokko heißt ein solches Präparat S c h i r a . **Akute Vergiftungen** sind meist mit dem Extrakt (zur Herbeiführung von Rausch[3]) oder durch zu große arzneiliche Dosen[4]) auch der obengenannten wirksamen Bestandteile zustande gekommen. Die giftigen Mengen betrugen etwa 2—3 g, doch können von guten Präparaten schon 0,5—1,0 g toxisch

---

[1]) J a u n c y , Edinb. med. Journ. 1858, Februar.
[2]) B a u m a n n , Württemb. Correspondenzbl. 1864, p. 151.
[3]) R i e d e l , Deutsche Klinik 1866, Nr. 19.
[4]) S t r a n g e , Brit. med. Journ. 1883, 7. July.

wirken. Nur eine tödliche Vergiftung von Menschen wurde bisher bekanntgegeben. Die erste Giftwirkung kann nach ½, aber auch erst nach drei Stunden auftreten. Man beobachtet bei Menschen Kälte und Taubsein der Extremitäten, Anästhesie und Beängstigungen; die Pupillen sind erweitert und reaktionslos. Es erscheinen ferner starker Bewegungstrieb, Gehörs- und Gesichtshalluzinationen meist grotesker Natur, teilweises Schwinden des Bewußtseins, Doppeltsehen, Funken und Flammensehen, Delirien, lärmende Gefühlsausbrüche[1]), Verwirrung, erhöhter Bewegungsdrang, Sehnenhüpfen, Parästhesien an den Gliedmaßen, Herzstörungen, Übelkeit, Erbrechen und vereinzelt auch Krämpfe.

Auf diese Erregung folgt gewöhnlich eine Depression in Gestalt von allgemeiner Schwäche oder eines katalepsieähnlichen Zustandes. Gesundung erfolgt meist innerhalb 48 Stunden. Außer Giftentleerungsmitteln sind kalte Begießungen und in dem depressiven Stadium Analeptika zu verwenden.

Die amerikanische Hanfpflanze soll denselben Wert wie die indische haben[2]).

Der chronische Kannabinismus.

Viele Millionen Menschen in Asien und Afrika nehmen Hanfpräparate als Genußmittel auf, und wenn auch in einer gewissen Breite Gewöhnung eintreten kann, so erkranken doch so viele, daß für alle jene Erdstriche dieser Zustand als ein soziales Übel angesehen werden muß. In den Irrenasylen Bengalens waren unter 232 Fällen 76 Menschen, die als Krankheitsursache den Hanf hatten, und nur 34 dieser Kranken wurden wiederhergestellt. Für die Jahre 1891 und 1892 betrug die Zahl der durch Ganjah Erkrankten in den bengalischen Asylen sogar 53 Prozent aller Kranken. Für Afrika gibt es keine Statistik, sonst würden diese Erkrankungen z. B. nur im Kongobecken enorme Zahlen ergeben. Der Kannabinismus entsteht aus der Leidenschaft, sich zu berauschen, sich durch geeignete Dosen in jenes eigentümliche, behagliche Gefühl geistiger, von Visionen und Halluzination durchwobener Alienation zu versetzen. Das Individuum ist in seinem Rausche glücklich, fühlt sich körperlos, über Zeit und Raum erhaben, vernimmt Harmonien, und der Sonnenstrahl, der seine Retina trifft, wird zu Sonnen, die ihm die schönsten innerlichen Genüsse erglänzen lassen. Dieser gefällige Wahnsinn wiederholt sich nach jeder erneuten Dosis, die Dosen werden immer häufiger genommen, und so sind schwere, auch im wachen Zustande andauernde Funktionsstörungen des Gehirns unausbleiblich — es kommt zu maniakalischen oder melancholischen Irrsinnsformen[3]).

Trophis anthropophagorum Seem. Der Saft erzeugt an der Haut wochen-, resp. monatelang anhaltende Schmerzen.

Streblus asper Lour. und **Homoioceltis aspera Bl.** enthalten der bisherigen Annahme nach ein dem Antiarin ähnliches Prinzip; in St. asper wurde aber der giftige, amorphe Bitterstoff Streblid[4]) und in **Streblus mauritianus Blume** angeblich ein Eiweißgift gefunden.

---

[1]) Prentiss, Therap. Gazette 1892, p. 104. — Hamaker, ibid., 1891 p. 808.
[2]) Houghton und Hamilton, Americ. Journ. of Pharm. 1908.
[3]) L. Lewin, Die Nebenwirk. d. Arzneim. 1893, p. 183.
[4]) Visser, Nederl. Tijdschr. voor Pharm. 1896, Juli.

Dorstenia Contrajerva L. soll Kajapin und Kontrayerbin enthalten. Für Tiere sind wässerig-alkoholische Auszüge giftig. Etwa 6 g pro Kilo töten Warmblüter vom Magen aus. Kleine Mengen erzeugen Aufhebung der Bewegungen, große Tetanus und Abnahme der Herztätigkeit.

Ficus amboinensis Kostel. Die Wurzel betäubt Fische. **F. hispida L.** erzeugt Erbrechen und soll Saponin enthalten. **F. procera Rnwdt.** dient als Fischgift. **F. toxicaria L., F. cordifolia Roxb.** wirken örtlich reizend und erzeugen auch allgemeine Vergiftungssymptome.

Antiaris toxicaria Lesch.

Der javanische Giftbaum[1] (Ipo) besitzt einen gelblichen Milchsaft, der, aus dem Baume abgezapft und eingedickt, zum wesentlichen Teile das Pfeilgift, Upas Antiar, das „Makassargift", darstellt, das sehr viel auf Malakka, bei den Batak auf Sumatra, wahrscheinlich auch bei den Naga-Stämmen im Manipurgebiet und sicher bei den Dayak auf Borneo (Sirengift) gebraucht wird. In ihm finden sich neben Kalisalpeter, einem Harz und dem Antiarol (Trimethoxybenzol) die zwei Antiarin-Glykoside, die α- und β-Form[2]). Bei der Spaltung liefern beide Antiarigenin und als Zucker Antiarose bzw. Rhamnose. Sie sind Herzgifte und töten durch Herzlähmung. Hunde gehen durch 1—2 mg (intravenös) in neun Minuten[3]), bei anderer Applikationsart durch

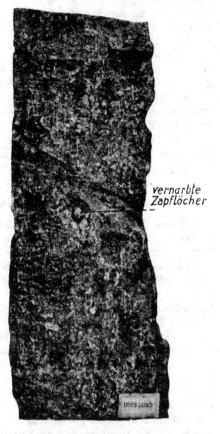

Fig. 29. Antiaris toxicaria mit Zapfstellen.

0,02—0,03 g, Frösche durch 0,000009 g in 24 Stunden zugrunde. Ein streichholzdickes, spitzes, mit dem Gift bestrichenes Bambusstückchen in das Bein eines Huhnes gestoßen, tötet dieses in 20 Minuten. Dagegen kommt keine Wirkung, wenn man Hühner vom Gifte ein Stück von ungefähr Pillengröße (etwa 0,1 g) verschlucken läßt. Der Stamm der Kuki in Vorderindien legt auch Fußangeln, die mit dem Gift bestrichen sind. Andere Stämme im Manipur-Gebiet verwenden den Saft auch als Fischgift („deo-bi"). Kaninchen sterben durch 15—30 mg, in die Brust gespritzt, nach 4—5 Minuten, und ein Meerschweinchen, dem man 1 mg

---

[1]) L. Lewin, Pfeilgifte, 1894, p. 103. — Gorodetzky, Antiaris toxic., Moskau 1894.
[2]) Kiliani, Arch. der Pharmacie, Bd. CCXXXIV, 1896, p. 439.
[3]) Schroff, Wiener med. Jahrb. 1874.

in den Magen gebracht hatte, endete erst nach einer Stunde. Der Tod erfolgt unter Krämpfen. Ein mit Ipoh vergifteter Blasrohrpfeil fiel aus einem Köcher und verwundete einen Träger am Fuße. Trotzdem man den Pfeil alsbald herausgezogen und viel Blut aus der Wunde herausgedrückt hatte, und sogar eine Ligatur um das Bein gelegt worden war, entstanden Schmerzen an der Wundstelle sowie Erbrechen und Magenkrämpfe. Die Blätter des Antiarbaumes sollen von Nashörnern unbeschadet gefressen werden, ihre Exkremente aber dann für Fische giftig sein. Dem Antiarissaft kommen Kumulativwirkungen zu. Der Blutdruck wird gesteigert; die Hemmungswirkung des Vagus auf das Herz ist vermindert. Die quergestreiften Muskeln und die motorischen Nerven werden gelähmt. Dem Tode gehen Herzarythmie, Dyspnoe und Konvulsionen voraus. Vom Magen aus kommt ebenfalls, wenngleich diese Tatsache geleugnet wurde, eine Wirkung des Antiarissaftes zustande[1]). Die Samen der Pflanze besitzen ein sehr bitteres, giftiges, anscheinend nicht mit Antiarin identisches Glykosid. Salzsäure spaltet Antiarin in Antiarigenin und Antiarose.

Cecropia mexicana Hemsl. Der Milchsaft ätzt stark.

Urtica.

Urtica urens L. Die B r e n n e s s e l bedingt örtlich einen Quaddelausschlag an der Haut. Man nahm bisher an, daß die in den Haardrüsen enthaltene Ameisensäure dies bewirke, meint aber jetzt, da auch der eingetrocknete Drüsenrückstand das gleiche erzeugt, die Ameisensäure aber beim Eintrocknen sich hätte verflüchtigen müssen, daß es ein eiweißartiges Ferment ist, dem die Wirkung zuzuschreiben sei. Auch ein kristallinisches Alkaloid ist in der Nessel, das zu 0,01 g Frösche durch zentrale Lähmung und Herzstillstand tötet, auf Warmblüter aber wenig wirkt. Neuerdings leugnet man das Vorkommen von Alkaloiden, hält aber die Anwesenheit eines leicht zersetzlichen Glykosids für wahrscheinlich. Das Giftorgan besteht, wie auch bei K a j o p h o r a, aus einer vielzelligen Basis, auf welcher die Sekretionszelle sitzt. Bei der Verletzung bricht die Spitze dieser Zelle ab. Eine Abkochung der Stengel von Urtica urens innerlich genommen, machte einmal Gesichtsekzem und Harnverhaltung. Ein alkoholisch-wässeriger Auszug aus der gewöhnlichen Brenn- oder Eiter nessel in die Ingularvene von Hunden injiziert, ließ schon nach einigen Minuten heftiges Jucken und häufiges Niesen erscheinen. Die Stärke des Juckens ging aus dem Kratzen aller ihren Pfoten erreichbaren Körperstellen sowie dem Scheuern an Möbelkanten und durch Wälzen auf dem Boden hervor. Die Juckanfälle dauerten etwa 15 Minuten. Eine Urtikaria bestand nicht an der Haut. Eine zweite Beibringung am nächsten Tage hatte einen viel geringeren Effekt[2]).

U. baccifera L. Berührung dieser baumartigen Nessel kann Fieber erzeugen. **U. dioica L.** wirkt wie U. urens. **U. furialis Boj.** (Amiana, Madagaskar). Die Blätter brennen wie die gewöhnliche Nessel. **U. nivea L.** (B o e h m e r i a n i v e a G a u d.) dient als ein Zusatz zu malakkensischen Pfeilgiften, hauptsächlich um die Wirkung der Antiaris toxicaria zu ver-

---

[1]) L e w i n, Pfeilgifte 1920.
[2]) W i n t e r n i t z, Arch. f. Dermat. 1888, Heft 2/3.

stärken. **Fleurya aestuans Gaud.** (Urtica aestuans L.) dient als Fischgift in Niederländisch-Indien.

Laportea moroides Wedd. ist eine der schlimmsten Plagen in Queensland. Die beiderseitig mit Brennhaaren versehenen Blätter erzeugen bei Tieren und Menschen qualvolle Schmerzen, die weit ausstrahlen. Die entsprechenden Drüsen schwellen, der Schlaf schwindet und noch mehrere Wochen lang empfindet man Schmerzen, besonders beim Benetzen der vergifteten Stellen mit Wasser. Hunde heulen, wenn das Blatt sie berührt, wie besessen, und Pferde wälzen sich vor Schmerzen auf dem Boden umher und können sich in dieser Raserei tödlich verletzen.

Platanaceae.

Platanus occidentalis L. Die Blätter besitzen flaumartige Haare, die, eingeatmet, anhaltenden Husten erregen.

Cupuliferae.

Quercus robur, Eiche. Rinder, die im Frühjahr vor dem Erscheinen des Grases Eichenblätter aufnehmen, bekommen dadurch Verstopfung und Durst. Das Flotzmaul erscheint trocken, die Haare struppig, die Augen eingesunken, der Gang eigenartig. Dann folgt Diarrhöe mit blutig- schleimigem Kot. Durch die längere absichtliche Verfütterung von Blättern des **Q. gambelli** an Haustiere erschien die gleiche Symptomenreihe, der Abmagerung und Ödem folgte. Auch der reichliche Genuß von Eicheln ruft bei Tieren, z. B. Hunden, Giftwirkungen, wie Leibschmerzen, Stöhnen, Erbrechen, Tenesmus, aufgetriebenen Leib, bluthaltigen Harn hervor. Bei der Obduktion fanden sich Blutungen in die Unterhaut und auf seröse Häute. Magen und Därme wiesen Entzündung auf. Am fünften Tage kamen Schwäche mit Muskelkrämpfen, Enteritis, Anurie, zentrale Erregung, der Lähmung folgte.

Fagus silvatica L.

Die Bucheckern liefern das Bucheckernöl und einen giftigen, zu 0,4 g eine Katze in neun Stunden tötenden Stoff, das Fagin[1]), und in den Preßkuchen eine Cholinbase[2]). Auch tödliche Vergiftungen wurden durch Buchenkerne an Menschen und Tieren beobachtet[3]). Schafe, Schweine, Rinder, Eichhörnchen und Vögel scheinen Toleranz für Bucheckern zu besitzen. Giftig wirkten frische und getrocknete Kerne, Aufgüsse oder Emulsionen derselben, die braune Oberhaut der Nüsse, das warm ausgepreßte Öl und der Preßkuchen, der an Tiere verfüttert wird.

Die Symptome bestehen bei Menschen in Übelkeit, Magenweh, Erbrechen, Leibschmerzen, Kopfweh, Atmungsbeschwerden und Benommensein, selten in einem lyssaähnlichen Zustande. Bei Pferden zeigen sich Taumeln, Zittern, Dyspnoe, Parese des Hinterteils, später klonische

---

[1]) Herberger, Arch. d. Apothekerver., Bd. XXXV, 1830.
[2]) Böhm, Arch. d. Pharmac., Febr. 1884, p. 159.
[3]) Gottsched, Act. Havn., Vol. II, p. 160. — Kortum, Reitr. z. pr. Arzneiw. 1795, p. 145. Pusch, Monatsschr. f. Tierheilk. 1893, IV, H. 6. — Hartenstein, Ber. üb. das Veterin.-Wes. in Sachsen 1893, p. 112.

oder tetanische Zuckungen (nach 1—1½ kg)¹) und seltener Blutungen aus der Nase. Von 11 Kälbern starben sieben nach der Verfütterung von einem Kilo Samenmehl. In den Organen fand sich der **Bacillus enteridis Gaertn.** Er wurde auch aus dem Futtermehl gezüchtet. Ein zwei Monate altes Kalb erkrankte durch Fütterung mit 250 g Bucheckernmehl. Nach fünf Stunden erschienen spastische Paralyse der Glieder, Opisthotonus, Nystagmus, Durchfälle. Nach vier Tagen erfolgte Besserung. Bei der Obduktion fanden sich kleine nekrotische Herde in der Leber sowie Rotfärbung der Intima der Aorta und Pulmonalis. Von Bucheckern-Preßkuchen verursacht mitunter schon ½ Kilo Tympanitis, Nystagmus, Ataxie, Parese und Paralyse der Glieder.

Salicineae.

Populus candicans Lodd. Tinkturen aus derselben erzeugen bei manchen Menschen Hautentzündung oder Ausschläge.

Orchideae.

Vanilla planifolia Andr.

Die Fruchtkapseln der Vanille enthalten Vanillin (Methyl-Protokatechualdehyd), das auch aus dem Mark der unreifen Vanillefrucht und durch Oxydation des Koniferins erhalten wird. Der Saft der Zweige enthält oxalsauren Kalk in spitzen Nadeln, die auf der Haut Urtikaria hervorrufen sollen. Bei **Arbeitern, die mit dem Reinigen und Sortieren der Vanille beschäftigt sind**, entsteht bisweilen chronische Blepharitis und Koryza oder Jucken im Gesichte und an den Händen; die Haut bedeckt sich mit einer pruriginösen Eruption, schwillt an und schuppt sich nach einigen Tagen ab. Als Ursache dieser Affektion wird — was mir nicht wahrscheinlich erscheint — eine Milbe angesehen, die nicht unter die Haut dringt, sondern nur durch Berührung wirkt. Zugleich mit der Hautveränderung, die auch in Papeln oder Bläschen mit allgemeinem Ödem und Juckreiz bestehen kann, beobachtet man bei Arbeiterinnen, die mit dem Verpacken und Sortieren der Vanille beschäftigt sind, eine Art Aufregung, verbunden mit Schlaflosigkeit, sehr reichliche Menstrualblutungen bzw. Menorrhagien. Bei einer Frau, bei der seit zwei Jahren Menopause bestand, stellten sich bei dieser Arbeit die Menses wieder ein. Man hat für diese Allgemeinstörung das „starke Aroma" der Vanille, d. h. die Einatmung der flüchtigen Bestandteile der Vanille, verantwortlich gemacht, während — was unrichtig ist — die Hautveränderungen von Kardol aus Anacardium occidentale stammen sollen. In anderen Fällen entstehen, besonders bei der Beschäftigung mit schlechteren Vanillesorten, Kopfschmerzen, Betäubung, Schwindel, Steifigkeit, Muskelschmerzen und Blasenreizung, welche den Arbeiter unfähig zur Arbeit machen²).

Vanillin besitzt antiseptische Eigenschaften³), soll primär Krämpfe, dann Lähmung bei Fröschen erzeugen³) und die Körperwärme erhöhen.

---

¹) **Wamrer**, Berl. tierärztl. Wochenschr. 1890, p. 53.
²) **Layet**, Ann. d'hygiène 1883, II, p. 361.
³) **Grasset**, Arch. de Médec. 1886, Août.

Ohne Grund wurde dasselbe als Ursache der Vanilleeis-, resp. Vanillecreme- oder Vanillespeisevergiftung angesprochen. Es ist auch nicht Kupfer, Zink oder Blei, die aus dem Geschirr in diese Genußmittel kamen, noch Perubalsam oder Styrax, durch welche Vanille gelegentlich verunreinigt sein soll, noch die mechanische Wirkung des oben erwähnten Kalkoxalats, auch nicht der etwaige Verbrauch unreifer Vanilleschoten hierfür anzuschuldigen. Nach kritischer Würdigung aller Verhältnisse scheint es mir — was ich schon 1885 an dieser Stelle zum Ausdruck brachte und was etwa 15 Jahre später[1]) als neue Erkenntnis gekündet wurde, — in vielen solchen Fällen sich um Zersetzungsgifte zu handeln, die durch Benutzung verdorbener Eier zu dem Nahrungsmittel in den Körper gelangen. Seltener oder gar nicht wird ein Gehalt der Vanille an Kardol oder anderen giftigen Pflanzenbestandteilen, die durch das Wachsen der Vanille an giftigen Bäumen (Jatropha Curcas) in die Schoten gelangen, anzuschuldigen sein. Als Symptome beobachtete man: Erbrechen, Magenschmerzen, schmerzhafte, auch blutige Stuhlentleerungen. Pupillenerweiterung, Wadenkrämpfe, sowie Kälte und Zyanose des Körpers. Die Genesung kann in 10 Stunden bis sechs Tagen erfolgen. Brennen und Entzündung im Schlunde dauern etwas an[2]).

Cypripedium spectabile Salisb., C. pubescens Willd. und **C. parviflorum Salisb.** Die Blätter erzeugen an der menschlichen Haut Röte und eine Dermatitis, die ca. 10 Tage zur Rückbildung braucht. Die kurzen Drüsenhaare enthalten einen sauren Zellsaft. Mehrfach sind Gärtner auf diese Weise beruflich erkrankt.

Zingiberaceae.

Kaempferia rotunda L. Der Saft der Knollen erzeugt bei Menschen Salivation und Erbrechen[3]).

Bromeliaceae.

Bromelia silvestris Vell. (Ananas silvestris). Der Saft wird in Brasilien als Abortivum gebraucht. Die Früchte verursachen Brechdurchfall und blutige Diarrhöen. Das darin enthaltene Bromelin[4]) gibt Alkaloidreaktionen.

Irideae.

Iris germanica L. Ein Wurzelstück frischer Schwertlilie in eine Wunde gebracht, erzeugte, solange man es darin beließ, Fieber und Durchfall. **I. foetidissima L., I. pseudocorus L., I. sibirica L.** rufen in frischem Zustande Erbrechen, Leibschmerzen und evtl. blutige Stühle hervor. Der Pflanzensaft erzeugt auf Schleimhäuten Brennen.

Homeria aurantiaca Sweet. gilt in Australien als eine den Kühen verderbliche Pflanze.

---

[1]) Wassermann, Zeitschr. f. diätetische und physik. Therapie 1899, Bd. III, H. 3.
[2]) Schroff, Wiener med. Wochenschr. 1863, Nr. 52. — Rosenthal, Berl. klin. Wochenschr. 1874, p. 115. — Davenport, Bost. med. Journ. 1886, II, p. 110.
[3]) Kirtikar, Poison. plants of Bombay, Fasc. I, part. II.
[4]) Peckolt, Pharm. Rundsch. 1895, p. 237.

Amaryllideae.

Narcissus Pseudonarcissus L. Die gemeine Narzisse ruft im wässerigen Extrakt oder wenn sie von Tieren gefressen worden ist, hervor: Erbrechen, Durchfall und Lähmung. Magen und Darm werden entzündet[1]). Daß Rhaphiden die örtlichen Reizungserscheinungen hervorrufen, halte ich für unrichtig, selbst wenn Schnecken nur die rhaphidenfreie Nebenkrone zernagen. Nach dem irrtümlichen Verzehren von Knollen der Narzisse an Stelle von Zwiebeln stellten sich ein: Erbrechen, Speichelfluß und Diarrhöe. In den Knollen findet sich ein wirksames Alkaloid. Dies wirkt, aus der blühenden Narzisse gewonnen, anders als das nach der Blüte dargestellte. Das erstere ähnelte in der Wirkung dem Atropin, letzteres verursachte Speichelfluß und Pupillenverengerung. **N. poeticus L.** Nach dem Genusse von vier der Zwiebeln erkrankten zwei Menschen an Würgen, Erbrechen, Magenschmerzen, Umneblung der Sinne, Ohnmacht, kaltem Schweiße, Gliederzittern und Diarrhöe mit Kolikschmerzen[2]). **N. Tazetta L.** gilt in Japan als Gift. Die ostasiatische **Narcissus orientalis,** die „chinesische Lilie" oder „Gitterblume", enthält ein kristallinisches Glykosid, das sich mit Schwefelsäure rotbraun und mit Salpetersäure gelb färbt, sowie ein kristallinisches Alkaloid.

Galanthus nivalis L. Das Schneeglöckchen enthält Alkaloide, die mit denen der Narzissenzwiebeln übereinstimmen. Sie wirken scharf und brechenerregend.

Leucojum aestivum L. In einer Massenvergiftung entstanden Übelkeit, Erbrechen, Kopfschmerzen und Schwindel, während ein Individuum noch Halsschmerzen, Pupillenerweiterung, kolikartige Anfälle und Sopor bekam[3]).

Crinum angustifolium R. Br. gilt als Gift für Herdenvieh, ebenso **C. pedunculatum R. Br. C. asiaticum L.,** besonders aber die Wurzel von **C. zeylanicum L.** entzündet Haut und Schleimhäute bis zur Blasenbildung.

Amaryllis formosissima L., die Erbrechen erzeugt, und **A. Belladonna L.** liefern zwei wirksame Alkaloide Amaryllin und Bellamarin. Die Zwiebel von A. Belladonna soll unter Umständen ein Gastroenteritis und Nervenwirkungen erzeugendes, tödliches Gift (2—3 g) darstellen. Die Karaiben sollen sie als Pfeilgift verwenden.

Haemanthus toxicarius L.

Ein wässeriges Extrakt der von Buschmännern als Pfeilgift benutzten Pflanze (Buphane disticha Benth.), „Giftbol" der Buren, ruft bei Katzen hervor: Schläfrigkeit, Schwäche, Zittern, Tetanus, Sehstörungen, bei jeder, auch subkutaner Anwendung konstant[4]), Erbrechen, Bewegungslähmung. Bei Menschen entstehen nach Verzehren der Pflanze Schwäche, Delirium, Trockenheit des Mundes, vermehrte Harnabsonderung und Pupillenerwei-

---

[1]) Orfila, Lehrb. d. Toxik., übers. v. Krupp, Bd. II, p. 122. — Melle, Canstatts Jahresber. 1856, Bd. VI, p. 24. — Dinter, Ber. üb. das Veterin.-Wes. in Sachsen 1882, p. 126.
[2]) Pfau, Oesterr. medic. Wochenschr. 1844, Nr. 30.
[3]) Brandis, Deutsche Klinik 1856, Nr. 33, p. 341.
[4]) L. Lewin, Arch. f. exp. Pathol. u. Pharmak. 1919, Bd. 85, u. 1912, Bd. 70.

terung. Das Äsen dieser Pflanze reißt Lücken in die Herden der „Springböcke" in Südafrika. Zu Hunderten gehen sie ein, gleich den Schafen und Ziegen des freien Weideganges, die darin nicht vorsichtig sind. Die Giftigkeit ist groß genug, um diese Haemanthus auch für Pfeilgift verwenden zu lassen. Wahrscheinlich ebenso giftig sind Haemanthus Arnoldianus de Wild et Dur. („Kiope" [„Kasongo], „Luvungi-Vungi" [Tanganjika], „Ilanga" [Ikwangula]), auch Haemanthus Lescrauwaetii de Wild und andere.

Pancratium illyricum L. enthält ein Herzgift.

Agave americana L. liefert die berauschende Pulque.

Crocus sativus L.

Der Safran, die Narben der Krokusblüten, kann sowohl nach längerer Einatmung seiner flüchtigen Bestandteile, als nach Verschlucken größerer Mengen Vergiftungen erzeugen. Der wahrscheinlich giftige Bestandteil ist ein ätherisches Öl. Unerforscht ist die Wirkung des Safranfarbstoffes Krocin (Polychroit) und dessen Zersetzungsprodukte.

Nach älteren Berichten sollen schwere Erkrankungen, selbst der Tod, durch zufälliges Schlafen auf oder bei frischem Safran herbeigeführt worden sein[1]. Hierbei, sowie nach dem Einnehmen großer Safranmengen zu Abortivzwecken beobachtete man heftige Schmerzen im Leibe, allgemeine Mattigkeit, Eingenommensein, Kopfweh, Schwindel, Delirien, seltener Uterinblutungen von mehrtägiger Dauer. Die negativen Resultate, die in Selbstversuchen oder bei Tieren erhalten wurden, sind vielleicht auf die schlechte Beschaffenheit der angewandten Präparate zurückzuführen. Mehrmaliges Einnehmen von Safranabkochung erzeugte nach drei Tagen Abort. Schon im Altertum schätzte man die tödliche Dosis des Safrans auf 12 g.

Gladiolus communis L. Der Wurzelsaft reizt Schleimhäute.

Haemodoraceae.

Lycoris radiata Herb. enthält in der Zwiebel zwei Alkaloide, von denen das kristallinische, in Wasser kaum lösliche Lykorin, der wirksame Bestandteil, das Sekisanin, unwirksam ist. Lykorin erzeugt Erbrechen, Durchfall und Kollaps, aber keine Herzstörungen und keine Wirkungen an der Injektionsstelle. Magen-Darmschleimhaut, Pleura und Endokard zeigen Blutaustritte. An Fröschen entsteht allgemeine Lähmung des Zentralnervensystems und des Herzmuskels.

Lachnanthes tinctoria Ell. (Dilatris carolinana Lam.), die Wollnarzisse, läßt bei nicht schwarzen Schweinen die Hufe abfallen und färbt die Knochen rot.

Sanseviera thyrsifolia tötet Eingeweidewürmer.

Dioscoreaceae.

Dioscorea.

Dioscorea hirsuta Bl. (Gadong) [Helmia daemona, Kunth] ist eine Kletterpflanze. Die Wurzelknollen sind giftig und werden z. B. auf

---

[1] Borellus, Histor. et observ Cent. IV, obs 35, p. 303.

Malakka, vor allem von den Sakai, zu Pfeilgiften und auf Java zur Fischbetäubung gebraucht. In dem Safte der Wurzelknollen findet sich neben einem Sapotoxin ein giftiges, amorphes, bitteres Alkaloid, Dioskorin, das Pferde zu 0,01 g unter Betäubung tötet, und ein flüchtiges, schwächer giftiges, koniinartig riechendes Alkaloid, Dioskorecin, das Kaninchen zu 0,04 g (subkutan) unter den Symptomen allgemeiner Lähmung durch Lähmung des Atemzentrums verenden läßt. Die Pflanze läßt sich durch geeignete Behandlung entgiften. **D. villosa L.** enthält Saponin. **D. bulbifera L.** Die in den Achseln der oberen Blätter sich entwickelnden Luftzwiebeln enthalten ein Frösche lähmendes Glykosid[1]). Auch andere Tiere werden durch die Pflanze vergiftet. Die unterirdische Knolle ist ungiftig. Mazerieren der in Scheiben geschnittenen Zwiebel oder das Eintauchen derselben in Holzasche vor dem Kochen macht sie ungiftig. Auch **D. pentaphylla L.** und **D. daemona Roxb.** wirken giftig. Die Karen sollen die letztere in Zeiten der Not, aber wahrscheinlich entgiftet, essen. Bei Menschen kennt man als Vergiftungssymptome: Kopfweh und Benommenseins- oder Trunkenheitsgefühl, Magenkrampf, Übelkeit, Erbrechen, Blutbrechen, Lähmung der Gliedmaßen und, wenn viel davon aufgenommen worden ist, den Tod nach etwa 24 Stunden. Es scheint auch der Blättersaft giftig zu sein.

Tamus communis L. Die roten Beeren der Schmeerwurz können giftig und selbst tödlich wirken. Hunde bekommen nach 20 Beeren mehrtägige lähmungsartige Schwäche der Beine, und Frösche nach Beibringung der alkoholischen Tinktur der Beeren Zuckungen. Ein damit vergiftetes zweijähriges Kind erkrankte unter Kolik und Erbrechen[2]).

Liliaceae.

Smilax Sarsaparilla L. Die Sarsaparillawurzel enthält das Glykosid Smilacin, ein Saponin. Nach Einnehmen derselben in irgendeiner Form kommt gelegentlich vor: Speichelfluß, Ekel, Erbrechen, Koliken, Durchfall und Fieber. Smilacin veranlaßte außerdem Schweiße, Schwäche, Husten und Ohnmacht.

Convallaria majalis L.

Die Maiblume enthält besonders in den Blüten je nach der Sammelzeit in verschieden großer Menge das Glykosid Konvallamarin, das bei Hunden zu 0,015—0,03 g Herzstillstand nach anfänglicher Abnahme und darauf folgender Vermehrung der Herztätigkeit hervorruft[3]). Wässerige Lösungen des Maiblumenextraktes erzeugen bei Hunden Durchfall, Erbrechen, Schwäche, Somnolenz, Dyspnoe und Pulsverlangsamung[4]). Bei Menschen nimmt die Herzenergie ab und es können sich Durchfälle, Übelkeit, Schwindel und Schwäche einstellen[5]). Das Konvallarin wirkt purgierend. Schon das Lutschen an den Blättern schuf bei Kindern Vergiftung. Ein fünfjähriges Kind hatte aus einem Glase Wasser ge-

---

[1]) Heckel et Schlagdenhauffen, ref. Pharmac. Zeit. 1892, p. 770.
[2]) Coutagne, Lyon médical, T. XLVI, p. 239, 1884.
[3]) Marmé, Götting. Nachrichten 1867, p. 167.
[4]) Troitzki, Deutsche med. Wochenschr. 1882, p. 479.
[5]) Desplats, Journ. des Scienc. méd. de Lille, Tome IV, p. 731

trunken, in dem vorher längere Zeit Maiblumen gestanden hatten. Es verlor bald die Besinnung und starb in der folgenden Nacht. In dem Glase fand sich wahrscheinlich etwas von dem konzentrierten wässerigen Extrakt der Convallaria. Ein verwelkter Strauß von Convallaria wurde auf den Hof geworfen. Von zehn jungen und zwei älteren Gänsen gefressen, starben neun sofort, die anderen erholten sich.

Als Nebenwirkungen fand man nach Einnehmen der Tinktur für arzneiliche Zwecke Übelkeit und bisweilen auch nach anderen Präparaten Flatulenz und Durchfälle. Nach fünf Tropfen einer Tctr. Convallariae wurde bei einem Manne mit unregelmäßiger Herztätigkeit fast unmittelbar nach dem jedesmaligen Einnehmen der Puls an der Radialis beinahe unfühlbar. Der Kranke klagte über ein Gefühl von Druck über dem Sternum, Übelkeit, Kälte der unteren Gliedmaßen, Schwindel und hochgradiges Schwächegefühl. Diese Symptome hielten jedesmal fast zwei Stunden an. Nach innerlicher oder subkutaner Beibringung von Konvallamarin sah man den vorher noch ziemlich regelmäßigen Puls vollständig irregulär werden. Bei Kranken fand man nach Einführung von 0,006—0,03 g Konvallamarin Salivation, Nausea, Gastralgie, Erbrechen und Diarrhöe.

Aloë.

Vergiftungen mit Aloe, dem eingedickten Saft der Blätter verschiedener Aloesorten, kommen zumeist zu Abtreibungszwecken vor. Es kann eine Placentarapoplexie entstehen. Tödlich können 8 g nach 12 Stunden wirken[1]). Der deutsche Kaiser Otto II. starb im Jahre 983, wie die Monumenta Germaniae berichten[2]), durch 16 g Aloe, die er gegen Verstopfung eingenommen hatte, unter den Symptomen einer mit Blutungen einhergehenden Nieren- und Darmentzündung. Die tödliche Dosis für ein Pferd betrug 90 g, die in drei Tagen verabfolgt worden waren. Aber auch solche starben, die zweimal je 20 g an einem Tage erhalten hatten. Für einen erwachsenen Menschen beträgt die tödliche Dosis 8—20 g. Einer der wirksamen Bestandteile der Aloe, das Aloin, tötet zu 0,19 pro Kilo einen Hund und zu 0,3 g pro Kilo, subkutan angewendet, Kaninchen. Mäuse sterben unter Konvulsionen. Die Aufnahme der Aloe vollzieht sich auch von Wunden. Nach Aufbringen von 0,25 g auf eine Vesikator-Wundfläche erfolgten nach 10 Stunden Stuhlgänge und Koliken. Die direkte Einbringung in die Gefäße hat Sinken des Blutdrucks zur Folge. Immer zeigt die Obduktion eine hämorrhagische oder eine hämorrhagisch-ulzeröse Gastritis neben parenchymatöser Nephritis. Bei vergifteten Menschen und im Experiment mit Aloin fand sich in den Nieren Kalk[3]), der nur durch das Blut den Nieren zugeführt worden sein kann. Die Kalkabscheidungen sind die gleichen wie bei der Sublimatvergiftung. Nach großen Aloindosen, durch welche Kaninchen binnen wenigen Tagen starben, entstand eine fast totale Nekrose des Epithels der gewundenen Harnkanälchen, während kleine Aloindosen eine parenchymatöse Nephri-

---

[1]) Taylor, Die Gifte, Bd. II, p. 564.
[2]) Richeri, Histor. libr. III, p. 96. „Post cum ex indigestione Romae laboraret et intestini squibalas ex melancolico humore pateretur aloën ad pondus dragmarum quattuor avidus sumpsit."
[3]) K. Brandenburg, Über die Wirkung des Aloins auf die Nieren, 1893.

tis machen. Man findet zahlreiche, meist von einem rötlichen Hof umgebene Ecchymosen an der Magenschleimhaut. Vereinzelt sieht man im Mastdarm auf der Höhe der Falten frische Ulzerationen, und Hämorrhagien in den Nieren. Der Harn der Tiere enthält weiße Blutkörperchen und feinkörnige Harnzylinder. Die Epithelien der gewundenen Harnkanälchen sind trübe und körnig, zeigen Kernschwund und sind mit körnigen, kalkigen Massen erfüllt.

Nachweis: Magen- und Darminhalt, Harn usw. werden eingedampft, mit Alkohol aufgenommen und der alkoholische Auszug mit dem doppelten Vol. Benzin geschüttelt. Letzteres wird, nachdem es gelblichgrün geworden, abgegossen, mit Ammoniak versetzt und erwärmt. Das Ammoniak färbt sich violettrot. Durch Säuren verschwindet die Farbe[1]). Verdünnte Aloelösungen werden durch wenig Kupfersulfat gelb und bei weiterem Zusatz von Chlornatrium und Alkohol rot oder rosaviolett. Aloinhaltiger Harn wird mit Essigäther geschüttelt, der letztere abgegossen und mit Piperidin versetzt. Es entsteht eine violettrote oder gelbe Farbe[2]).

Asparagus officinalis. Der Spargel ist in allen seinen Teilen ungiftig. Doch hat die Erfahrung gelehrt, daß, so wie es Menschen gibt, die durch den Genuß von Erdbeeren, Himbeeren, Krebsen, Zimt, Pomeranzenschalen oder manche Pflanzendüfte krankhafte Zustandsänderungen bekommen, es auch solche gibt, die durch die Berührung von Spargelsaft beim Schälen der Pflanze eine Hautentzündung, oder wenn sie überhaupt mit Spargel hantieren müssen, z. B. als Köche, Niesen, Schnupfen, Augentränen, und, daran sich anschließend: Dyspnoe, Husten und Auswurf aus den Luftwegen bekommen. Kein anderes rohes Gemüse, nicht einmal Zwiebeln, beeinflußten einen derart spezifisch empfindlichen Menschen, der auch gekochte Spargel ohne Nachteil essen konnte, wohl aber bekam er Asthma mit mehrtägigem Bettlager, wenn er auch nur einige Spargel beruflich zu schälen genötigt war. Auf die Nieren übt der Spargel einen Reiz aus.

Yucca baccata Torr., Y. angustifolia Pursh und andere Arten besitzen ein Saponin und können in großen Dosen die entsprechenden Wirkungen äußern.

Asphodelus fistulosus L. Der Wurzelsaft reizt örtlich.

Bulbine bulbosa Haw. ist ein heftiges Gift für Hornvieh, Pferde und Schafe. Die Tiere fallen hin; Pferde beißen sich selbst; aus der Nase fließt grüngelber Schleim und der Harn soll angeblich grün sein. Schafe sterben nach drei, Pferde nach acht Tagen. Ebenso wirkt **B. semibarbata Haw.**

Chlorogalum pomeridianum Kunth enthält ein Saponin.

Dianella intermedia Endl. Die Beeren sollen bei Menschen schwere Vergiftung erzeugt haben. **D. nemorosa Lam.** wird angeblich von Malayen auf Malakka zum Vergiften der Ratten gebraucht.

Allium sativum L. Der Knoblauch wirkt durch ein ätherisches Öl, das mehrere geschwefelte Körper, unter anderen Allylpropyldisulfat ($C_3H_5S . SC_3H_7$) enthält. Er, wie andere Allium-Arten reizen Haut und Schleimhäute selbst bis zur Blasenbildung. Sehr große Mengen des Knoblauchsaftes oder vier Zwiebeln können nach der

---

[1]) Bornträger, Zeitschr. f. anal. Chem. 1880, p. 165,
[2]) Meyer, Arch. f. exp. Path., Bd. XXVIII, 1891, p. 186.

Resorption schwere Vergiftung, heftiges Brennen im Unterleibe, Harndrang, Zystitis und Fieber erzeugen. Ein Mann nahm gegen Bandwurm an zwei Tagen je einen Eßlöffel voll zerhackten Knoblauchs ein. Danach bekam er auch einen rotfleckigen Hautausschlag, der nach einigen Tagen schwand. Nach Verzehren von vier Knoblauchknöllchen erscheinen Schmerzen im Leib, Harndrang, Fieber und Zystitis. Rinder, die auf der Weide viel wilden Knoblauch (ail sauvage) gefressen hatten, erkrankten mit Aufregung, Geifern, unruhigem Blick und fortwährendem Brüllen. Am nächsten Tage erfolgte Wiederherstellung[1]).

Scilla maritima L.

Die Meerzwiebel, die als Bestandteile Scillitoxin[2]) (Glykosid Scillain)[3]) und Scillipikrin enthält, hat auch tödliche Vergiftungen erzeugt, wenn 1 g oder ein Eßlöffel der gepulverten Knolle oder 6,0 g des Extraktes oder größere Mengen (20—30 g) des Scillasirups genommen waren. Zweimal hat der Meerzwiebel-Sauerhonig (Oxymel Scillae) wegen zu hoher Dosen Menschen getötet. Ein Tagelöhner, der an Bauchwassersucht litt, bereitete sich eine Meerzwiebeltinktur, die etwa 6 g des Extrakts entsprach und trank sie in einer Stunde. Danach stellten sich ein: Würgen und sehr starke Leibschmerzen. Nach 24 Stunden war das Gesicht heiß, gerötet, Hände und Füße waren kalt, der Puls klein, der Leib empfindlich. Der Tod folgte nach zwei Tagen. Scillitoxin tötet Frösche zu ½ mg unter systolischem Herzstillstand. Kaninchen und Hunde sterben durch 0,01—0,05 g. Auch Scillipikrin macht diastolischen Herzstillstand. Der Saft der Zwiebel erregt auf der Haut Entzündung. Ich halte es für unrichtig, hierfür die Rhaphiden verantwortlich zu machen, die sich in die Haut und in das Epithel der Schleimhäute einbohren sollen. Tiere, die Scilla erhalten haben, bekommen Erbrechen, Zittern, Steifigkeit, Atembeschleunigung, Pulsverlangsamung, Dyspnoe und evtl. systolischen Herzstillstand vor dem Aufhören der Atmung. Vor dem Tode tritt eine Steigerung der Eigenwärme ein[4]).

Große und kleine Tiere können dadurch zugrunde gehen. So starben sechs Schweine unter den Symptomen des Rotlaufs und Gehirnkrämpfen. Sie hatten Meerzwiebeln gefressen, die zur Vertilgung von Ratten gelegt worden waren.

Die Scilla erzeugt an der Haut, zumal wenn der Saft mit ihr in innige Berührung kommt, eine Entzündung. Bei dieser Scilladermatitis besteht die Blasendecke aus normaler Hornschicht, während bei Ekzem Wucherung des Rete besteht. Als Nebenwirkungen bei dem arzneilichen Scilla-Gebrauch kamen vor: Schmerzen in den Beinen, Lähmungssymptome und auch Konvulsionen. Gewöhnlich erscheinen Brennen im Halse, Ekel, Übelkeit, Erbrechen, Magenschmerzen, wässerige Stuhlentleerungen mit kolikartigen Leibschmerzen. Bei einer Frau, die Szilla in Substanz gegen Helminthen eingenommen hatte, ging bald der Harn mit Schmerzen, tropfenweis und blutig ab. Diese Symptome schwanden wieder schnell.

---

[1]) Pascault, Revue de Médec. vétérin. 1881, p. 16.
[2]) Möller, Über Scillipicrin etc., Götting 1878.
[3]) Jarmerstedt, Arch. f. exp. Path. u. Pharm., Bd. XI, p. 22.
[4]) Husemann, Arch. f. exp. Path. u. Pharm. 1876, Bd. V, p. 253.

Auch Unregelmäßigkeit des Pulses, Abnahme der Pulszahl, Zyanose und Erschwerung der Atmung sind vereinzelt beobachtet worden.

Bei Menschen kamen auch als Symptome: Ekel, Erbrechen, Leibschmerzen, Strangurie, Blutharnen, Kälte der Extremitäten, Zyanose[1]), schnelles Atmen, Kleinheit des Pulses und Konvulsionen. Mehrmals trat eine bläschenförmige Hautentzündung auf. Die Sektion ergab in einem Falle Entzündung des Magens. Behandlung: Entleerung des Giftes, Demulgentien, Kampfer, Kaffee.

Ornithogalum altissimum L. und **O. caudatum Jacq.** wirken der Scilla ähnlich.

Fritillaria imperialis L. Die Wurzel der Kaiserkrone riecht unangenehm und schmeckt brennend. Sie oder ihr Saft ruft bei Hunden Erbrechen, Zittern, Zuckungen und den Tod hervor. Auch für Menschen ist sie ein Gift. Die Vegetationsperiode scheint einen Einfluß auf die Giftigkeit zu haben.

Tulipa Gesneriana L. enthält in allen Teilen das Alkaloid Tulipin. Dieses erregt Speichelfluß, wirkt auf das verlängerte Mark und die sensiblen Nerven, ist ein Muskelgift und macht bei Fröschen Herzstillstand in Systole.

Colchicum autumnale L.

Die in allen Teilen giftige Herbstzeitlose enthält, besonders in der vor der Blüte wirksamsten Zwiebelwurzel und den Samen, das kristallinische, nicht basische Kolchizin. Aus diesem kann durch Oxydation auch im Tierkörper gebildet werden, und findet sich in galenischen Präparaten des Kolchikum, das wirksame Oxydikolchizin. Durch Spaltung des Kolchizin entsteht das Kolchizein, der Methyläther des Kolchizin. Alle drei Produkte wirken qualitativ gleich. Vergiftungen mit Kolchikum und dessen pharmazeutischen Präparaten kamen vor: durch Essen unreifer und reifer Samen[2]), der Samenkapseln[3]) oder der mit Essig als Salat zubereiteten Blätter[4]), Verzehren von Blüten, ferner durch Verwechselung (Kolchikumtinktur statt Chinawein, Kolchizin statt Kotoin[5]), mehrfach zu Selbstmord (Trinken der Wurzeltinktur) und infolge unzweckmäßiger, therapeutischer Anwendung (Blüten in Milch gekocht als Abführmittel[6]) oder zu konzentrierter Dekokte der Samen). Auch die Kelchröhren mit Fruchtboden, Griffeln und Staubgefäßen enthalten so viel Gift, daß in einem Falle Hantieren damit von den Fingern genug auf ein Butterbrot kommen ließ, um Vergiftung zu erzeugen. Die Milch von Ziegen oder Schafen, welche die Pflanze fraßen, soll giftig wirken. Kühe können mit Speichelung, Koliken, blutigen Durchfällen, Zittern und Gliederschwäche durch Herbstzeitlose erkranken. Nichtsdestoweniger habe ich in der Schweiz alte Kühe, vielleicht auf Grund von Gewöhnung, sehr bedeutende Mengen davon auf Alpenwiesen ohne akuten Schaden fressen sehen.

In der tierärztlichen Praxis kommen solche Vergiftungen vor. So starben z. B. von 14 Kühen, welche Kolchikum gefressen hatten, vier.

---

[1]) Therap. Gaz. 1886, p. 788.
[2]) Werner, Württ. m. Correspond. 1884, p. 269.
[3]) Hafner, ibid. 1855, Nr. 44.
[4]) Tartarin, Gaz. des hôp. 1881, Nr. 54, p. 427.
[5]) Roux, L'Union médic. 1855, 36.
[6]) Vogt, Pharmakodyn., Bd. II, p. 278.

Die subkutane Einspritzung von Kolchizin schafft an der Injektionsstelle lebhaftes, gewöhnlich eine halbe Stunde, manchmal auch länger anhaltendes Brennen und Jucken. Mehrfach entstand eine örtliche Hautentzündung mit mäßiger Geschwulst und Empfindlichkeit gegen Druck. Als allgemeine Nebenwirkungen kamen vor: Seitens des Verdauungskanal nach kurzem oder erst mehrtägigem Gebrauche selten Speichelfluß, oder eine lähmungsartige Erstarrung oder Schwellung der Zunge mit Entzündung der Papillen, häufiger Kratzen und Brennen im Halse, großer Durst, Aufstoßen, Brennen und Druck im Magen, Magenkrampf, Übelkeit und Erbrechen. Letzteres kann in schweren Fällen ein bis vier Tage anhalten und sich mit Prostration verbinden. Beachtet man die flüchtige Nausea oder das Erbrechen nicht und reicht das Medikament weiter, dann können verhängnisvolle weitere Störungen sich einstellen, wie anhaltende Durchfälle mit Tenesmus. Die Harnabsonderung leidet ebenfalls nicht selten. Bisweilen entstehen Schwierigkeit in der Harnentleerung, Harnverhaltung und Brennen im Harnlassen. Da auch nach subkutaner Beibringung von Kolchizin derartiges beobachtet wurde, so erschließe ich daraus eine Ausscheidung des Mittels durch die Nieren. Besonders zu fürchten ist der Kollaps, der nach Kolchizin auftreten kann. Die Kranken klagen über einen beängstigenden Druck in der Magengrube, der Puls wird klein, arhythmisch, auch stark gespannt, die Stimme schwach, das Gesicht bleich, die Augen fallen ein, abwechselnd tritt das Gefühl von Leere im Kopfe, auch von Frost und Hitze ein, und Atembeschwerden sowie Ohnmacht mit oder ohne Störung des Bewußtseins können sich dazu gesellen. In einem tödlich abgelaufenen Falle waren Eingenommensein des Kopfes, Kopfschmerzen, Schwindel, Schlaflosigkeit und Delirien vorhanden. Als Nachwirkung nach dem arzneilichen Gebrauch fand man in einem Falle noch längere Zeit anhaltend Ekel, Erbrechen und Durchfälle. Nach Einspritzungen von 0,001 g Kolchizin in viertelstündigen Pausen entstanden Übelkeit, selten Erbrechen, nach vier bis sieben Stunden starke Durchfälle mit schrecklichem Geruch, auch wohl Bewußtseinsverlust, Verlust der Empfindlichkeit, Lähmung der quergestreiften Muskulatur und Respirationslähmung. Diese Nervensymptome fehlten bei einem Manne, der komprimierte Kolchizintabletten mit je 0,001 g in ¾ Stunden eingenommen hatte und mit dem Leben davongekommen war[1]). Man hatte innerlich Kohle, ferner Koffein, Kampfer und Strychnin. nitric. subkutan gereicht. Die Haare, die dem Vergifteten ausgefallen waren, wuchsen in alter Stärke wieder.

Kolchizin wirkt kumulativ. Von den Blättern sind etwa 60 g tödlich, von den Samen ein Eßlöffel voll im Dekokt, und von der Tinktur aus den Samen riefen 14 Tropfen Vergiftung hervor, während noch nach 30 g Genesung, aber in einem anderen Falle der Tod beobachtet wurde. Von Vinum Kolchici wirkten 14—60 g tödlich, während nach 12, 20 und selbst 30 g noch Genesung erfolgte. Das Extrakt tötete zu 1,5 g, ja schon zu 0,66 g, die in drei Dosen genommen waren, Erwachsene, und ein Mädchen starb nach Verzehren von drei Blüten. Handelskolchizin erzeugt, zu 0,01 g innerlich genommen, Vergiftung. Nach 0,045 g wurde ein Mensch noch wiederhergestellt. Eine Frau starb durch zwei Pulver von

---

[1]) Leibholz, Medizin. Klinik 1923, Nr. 51/52.

je 0,2 g nach 52 Stunden[1]). Bei Einführung in den Magen würden 0,00125 g pro Kilogramm als tödliche Dosis anzusehen sein. Die Mortalität der Kolchizinvergiftungen beträgt ca. 90 Prozent. Kaltblüter sind am resistentesten gegen das Gift, Fleischfresser erliegen demselben leichter als Pflanzenfresser. Für Frösche beträgt die letale Dosis des Handelskolchizin 0,005—0,02 g, aber selbst 0,06 bis 0,1 g sollen vom reinen Kolchizin noch vertragen werden[2]); Kaninchen gehen durch 0,02 g in fünf bis zwölf Stunden, Hunde durch 0,1 g in 15 Stunden zugrunde[3]).

Bei Menschen zeigen sich die ersten Giftwirkungen der Herbstzeitlose selten bald, meistens fünf bis sechs Stunden nach der Vergiftung. Der Tod tritt zwischen sieben Stunden[4]) und ca. 1½ Tagen, sehr vereinzelt noch später ein. Die Resorption des Kolchizins geht sehr langsam von Schleimhäuten aus, bei Tieren angeblich auch nach Einreibung in die Haut vor sich. Die Ausscheidung findet durch Harn, Kot und Milch statt. Im Munde und Schlunde erzeugt Kolchizin Brennen. Subkutan injiziert, entsteht außer Brennen lokale Hautentzündung mit Geschwulst und Schmerz. Bei Tieren steigt nach der Injektion von Kolchizin der Blutdruck, um gegen das Ende der Vergiftung zu sinken[5]); das Herz wird durch Vaguserregung verlangsamt[6]). Auch Pulsbeschleunigung und Herzarhythmie kommen vor, während die Atmung allmählich erlischt durch Lähmung des Atmungszentrums. Die in der Darmwand gelegenen nervösen Apparate werden erregt und dadurch die Erscheinungen einer Gastroenteritis erzeugt. Der quergestreifte Muskel wird wie durch Veratrin verändert; die peripherischen sensiblen Nervenendigungen werden ebenso wie die im Rückenmark und der Medulla oblongata gelegenen motorischen Zentren gelähmt[7]). Das Herz pulsiert nach dem Tode auch bei Warmblütern noch lange fort.

Symptome: Die Kolchizinvergiftung sieht oft choleraartig aus. Man beobachtet in wechselnder Kombination: Würgen, Brennen in den ersten Wegen, Erbrechen, Durst, auch wohl Schlingbeschwerden, reißende Schmerzen im Magen und in dem eingezogenen Unterleib, Stuhldrang und reiswasserähnliche, schleimige oder blutige Stühle, Präkordialangst, ein Gefühl von Zusammengeschnürtsein der Brust und Schmerzen z. B. in der Supraorbitalgegend, im Rücken, den Armen und Beinen. Im weiteren Verlaufe der Vergiftung treten, meistens von Erbrechen und Durchfall begleitet, ein: Blässe und Eingefallensein des Gesichtes, allgemeine Prostration, Kälte und Zyanose der Glieder, oft Mydriasis und Kleinheit, Verlangsamung, sehr selten Vermehrung, aber Arhythmie des Pulses, bisweilen ein scharlachrotes Exanthem, Verminderung oder Vermehrung der Harnabsonderung und Harndrang. Dazu kommen: Zittern und Zuckungen besonders im Gesicht, den Armen, Beinen, aber auch anhaltende oder anfallsweise auftretende klonische und tonische Zuckungen des Körpers und stöhnende, dyspnoische Atmung, Sehnenhüpfen, Sprachstörungen, Schwindel. Ein-

---

[1]) Casati, Ann. di Chimica 1890, p. 169.
[2]) Jacoby, Arch. f. exp. Path. u. Pharm., Bd. XXVII, p. 125.
[3]) Rossbach, Würzb. pharmak. Unters. 1876, II, p. 1.
[4]) Taylor, Die Gifte, übers. v. Seydeler, Bd. II, p. 540.
[5]) Aronowitz, Über Colchicin, Würzburg 1876.
[6]) Schaitanow, Inaug. Dissert., St. Petersburg 1869.
[7]) Jacoby, l. c.

genommenheit des Kopfes und Sopor sind wie Delirien selten. Das Bewußtsein ist fast immer bis kurz vor dem Todeseintritt erhalten. In den günstig verlaufenden Fällen hören die Krämpfe nach und nach auf, während Erbrechen, Durchfall und quälender Durst noch zwei bis vier Tage lang bestehen können. Die Kräfte nehmen allmählich zu und in fünf bis acht Tagen erfolgt Genesung. Bisweilen kommen selbst tödliche Rückfälle noch nach ein bis zwei Monaten zustande. In einem solchen waren am dritten Tage nach der Vergiftung Hornhautflecke und dann ein Kapsellinsenstar entstanden, die schwanden, um Gelenkschwellungen Platz zu machen.

Sektion: Bei Tieren, die mit Kolchizin vergiftet wurden, fand man im Magen und Darm unterhalb des Pylorus und beim Übergange des Ileum in den Dickdarm punkt- oder streifenförmige Hämorrhagien, evtl. Ulzerationen im Duodenum. Hämorrhagien können auch Pleura, Perikardium und Peritoneum aufweisen[1]). Entzündlich erkrankt können auch Lungen, Brustfell, Milz und Bauchspeicheldrüse sein[2]). In der Niere wurde parenchymatöse Entzündung gefunden. Bei Menschen fiel der Leichenbefund bei Kolchizinvergiftung negativ aus. Nur in einigen Fällen wurden submuköse Ecchymosen im Magen bei intaktem Darmkanal, oder Schwellung der Darmdrüsen gefunden[3]).

Der Nachweis des Kolchizins kann im Harne, dem Blute, der Milch, dem Erbrochenen, dem Magen- und Darminhalte, sowie in Nieren, Harnblase und Harn[1]) geführt werden. Kolchizin läßt sich in forensischen Fällen durch Kombination chemischer und biologischer Prüfung mit Sicherheit nachweisen.

3—5 ccm der zu prüfenden Lösung werden im Reagenzglase mit etwa fünf Tropfen verdünnter Salzsäure (15—20prozentig) versetzt. Das Glas wird eine halbe Stunde lang in das kochende Wasserbad eingehängt. Dann wird Eisenchlorid zu der Lösung getropft (3—5 Tropfen), solange die auftretende Grünfärbung dunkler wird. Die Flüssigkeit wird abgekühlt und mit ⅓ bis ¼ Volumen Chloroform geschüttelt. Dieses färbt sich — je nach der Menge des vorhandenen Kolchizins — gelb bis granatrot. Ist Grün- und Granatrotfärbung zu undurchsichtig, so wird mit Wasser und Chloroform weiter verdünnt. Bei starker Verdünnung geht die granatrote Färbung durch braun in gelb über. Die Grenze für die granatrote Färbung liegt zwischen 2 und 5 mg. Der erste Teil der Reaktion, die Grünfärbung mit Eisenchlorid, ist empfindlicher, aber nicht genügend charakteristisch.

Zum biologischen Nachweise kleiner Kolchizinmengen lassen sich weiße Mäuse verwerten, welche durch $1/10$ mg Kolchizin unter Durchfällen nach 24 Minuten sterben. Die Kolchizinimmunität der Frösche läßt sich durch Erwärmen derselben gleich wie ihre Immunität gegen Tetanustoxin aufheben. Noch $1/10$ mg Kolchizin Boehringer tötet Wasserfrösche bei 30—32° C in zwei bis vier Tagen. Die Giftigkeit des Kolchizins für Frösche ist bei dieser Temperatur, Zimmertemperatur gegenüber etwa fünfhundertfach gesteigert. Unter diesen Bedingungen können auch Frösche zum bio-

---

[1]) Paschkis, Wien. Med. Jahrb. 1883, p. 258.
[2]) Rompel, Mitteil. aus der tierärztl. Praxis 1878/79.
[3]) Andreae, Preuß. Vereinszeit. 1834, p. 135.

logischen Kolchizinnachweis dienen. — Frösche scheiden subkutan beigebrachtes Kolchizin in wirksamer Form zum Teil im Harn aus[1]). Das Kolchizin widersteht der Fäulnis bis zu drei Monaten. Oft wird es möglich sein, noch Pflanzenteile im Erbrochenen oder Magen- und Darminhalte aufzufinden. Kolchizin und O x y d i k o l c h i z i n gehen aus saurer Lösung in Äther oder Chloroform oder Amylalkohol über. Salpetersäure oder konz. Schwefelsäure und ein Tropfen Salpetersäure liefern mit Kolchizin eine blauviolette Farbe, die bald in Braun und Gelb übergeht und auf Zusatz von Ätzkali blutig himbeerrot wird[1]). Beim Behandeln mit Salpetersäure tritt ein an Juchtenleder erinnernder Geruch auf.

B e h a n d l u n g : Warme Milch, Haferschleim, Eisstückchen sind zu reichen, Senfteige, evtl. Blutegel oder blutige Schröpfköpfe können in die Magengegend appliziert, feuchtwarme Umschläge auf den Leib gemacht und innerlich Opiate, Extr. Belladonnae und Exzitantien gegeben werden. Als Wichtigstes sehe ich die Verabfolgung von Diureticis (Tartar. boraxatus) an und wiederholte hohe Darmeingießungen.

Die Wirkungen einiger D e r i v a t e d e s K o l c h i c i n s stellten sich so dar:

Die pharmakologische Wirkung ergab, daß das K o l c h i z e i n, in welchem nur eine Enolmethoxylgruppe des Kolchizins verseift ist, viel weniger starke Wirkung besitzt als der Methyläther, das Kolchizin, daß hingegen bei weiterer Abspaltung des Azetylrestes von der Aminogruppe, wobei man zur Trimethylkolchizinsäure Zeisels gelangt, die Wirksamkeit gegenüber dem Kolchizein wieder zugenommen hat. Noch mehr nähert sich die Giftigkeit der ursprünglichen des Kolchizins, ohne sie indes zu erreichen, wenn man durch Methylierung die ursprünglich im Kolchizin vorhandene Methoxylgruppe wieder herstellt. Benzoylierung letzteren Produktes führt dann zu einer Substanz, welche sich vom Kolchizin nur durch eine Benzoylgruppe an Stelle der Azetylgruppe unterscheidet, ein Derivat, das sich im Versuche an der Katze hinsichtlich seiner Magen-Darmwirkung als etwa zehnmal weniger wirksam erwies als das Kolchizin selbst. Ein durch Oxydation weiter abgebautes, in der Aminogruppe benzoyliertes inneres Säureanhydrid zeigte in großen Dosen noch immer die Kolchizindarmwirkung.

Am interessantesten unter den geprüften Substanzen erschien ein durch Chromsäureoxydation aus dem Kolchizin zu erhaltendes O x y k o l c h i z i n, interessant namentlich im Hinblick auf das Oxydikolchizin J a c o b j s. Es besitzt an Fröschen wie letzteres Krampf- und veratrinähnliche Muskelwirkung, und zwar schon in geringerer Dosis als das Oxydikolchizin. Hingegen ist es im Gegensatz zu diesem an Säugetieren in den geprüften Dosen unwirksam[1]).

Chamaelirium luteum A. Gray ist saponinhaltig (Chamaelirin).

Gloriosa superba L. besitzt eine scharf und ekelhaft bitter schmeckende, drastisch und giftig wirkende Wurzel. Ihr Bitterstoff, S u p e r b i n (identisch mit Scillitoxin?), tötet zu 0,047 g eine Katze[2]). Es sind mehrfach töd-

---

[1]) F ü h n e r , Arch. f. exper. Pathol. u. Pharmak. 1913, 72, S. 228. Arch. f. exp. Path. u. Pharmak., Bd. 63, 1910. — C. v. R e h b e i n , ibid., Bd. 79, 1915.

[2]) W a r d e n , Pharmac. Journ. and Transact. 1880.

liche Vergiftungen von Menschen damit beschrieben worden. Die Symptome bestanden in Erbrechen, Krämpfen und Schmerzen.

Trillium pendulum Willd., T. erectum L. und andere Spezies besitzen ein örtlich stark reizendes Prinzip, das u. a. Erbrechen erzeugt. Glykoside und Alkaloide sollen sich darin finden. Das wässerige Extrakt scheint digitalisartig zu wirken.

Paris quadrifolia L.

Die Einbeere enthält die Glykoside Paridin und Paristyphnin. Giftig sind alle Pflanzenteile, besonders die Blätter; nur die reifen Samen sollen ungiftig sein. Das Paridin wirkt saponinartig. Magenschmerzen, Erbrechen, Leibweh, Durchfall wurden aus alter Zeit als Vergiftungssymptome neben Kopfweh und Schwindel angegeben[1]). **P. obovata Ledeb.** und **P. polyphylla Sm.** werden ebenfalls als örtlich reizend und narkotisch wirkend bezeichnet.

Sabadilla officinarum Brandt.

In den Läusesamen kommt ein kristallinisches Alkaloid Veratrin (Cevadin) vor, das noch zwei amorphe, vielleicht mit ihm isomere, toxikologisch aber mit ihm übereinstimmende Modifikationen besitzt. Ein Zersetzungsprodukt der ungiftigen, in den Läusesamen enthaltenen Veratrumsäure ist das Veratrol [Dimethylbrenzkatechin $C_6H_4(OCH_3)_2$], das als resorptive Wirkungen nach Vermersch einen rauschartigen Zustand erzeugt, dem Lähmung folgt. Vergiftungen mit Veratrin kamen durch Zufall vor (Genuß veratrinhaltigen Essigs), durch arzneiliche Anwendung zu großer Dosen von Veratrin oder den äußerlichen Gebrauch des Sabadillpulvers gegen Ungeziefer, zumal Kopfläuse, und Krätze, durch Verwechselung und zum Selbstmord. In den meisten Fällen erfolgt Genesung; die Mortalität ist gering. Vergiftung kann durch ca. 1 g des Sabadillpulvers oder 0,005 g Veratrin entstehen. Wiederherstellung ist noch nach etwa 15 g Sabadillsamen, also etwa die 60fache Maximaldosis (0,25) und nach 0,06 g Veratrin und 15 g Sabadillsamen beobachtet worden. Hunde sterben durch ca. 0,2 g Veratrin.

Veratrin wird auch von der Haut aus resorbiert, da nach Einreibung von Veratrinsalbe entferntere Wirkungen vorkommen[2]), und wird zum Teil durch den Harn ausgeschieden. Bei subkutaner Anwendung wird wahrscheinlich ein Teil des Mittels in den Magen und Darm eliminiert, da auch bei dieser Einführungsart Erbrechen und Durchfall entstehen. Veratrin, auf die Haut in Salben oder in alkoholischer Lösung eingerieben, erzeugt Brennen und Stechen gewöhnlich ohne Entzündung, selten eine flüchtige Röte oder einen varizellenähnlichen Ausschlag oder Pusteln. Das Erysipelas pustulosum brennt heftig und kann zur Schorfbildung führen oder Geschwüre hinterlassen. Auf Schleimhäuten treten Kratzen, Brennen und Reaktionsäußerungen wie Niesen, Augentränen usw. auf. Bei Tieren werden in geringem Maße die motorischen, ausgesprochener die sensiblen und sekretorischen Nerven nach vorübergehender Reizung gelähmt. Der quergestreifte Froschmuskel verkürzt sich durch Reizung wie nor-

---

[1]) Schroff, Hist. Stud. über Paris quadr. 1890.
[2]) Forcke, Phys.-ther. Unters. üb. Veratrin 1837, p. 24.

mal, dehnt sich aber sehr langsam wieder auf seine frühere Länge aus. Dieselbe Einwirkung veranlaßt am Herzen einen sehr langsamen Übergang von Systole in Diastole. Das Herz wird durch große Dosen infolge von Beeinflussung seiner Zentren und des Herzmuskels gelähmt. Blutdruck und Temperatur sinken, im Harn erscheint Zucker[1]) und der Tod erfolgt wahrscheinlich durch Lähmung des Respirationszentrums.

Symptome der Vergiftung mit Sabadilla oder Veratrin bei Menschen: Bisweilen Zungenschwellung, meistens Kratzen und Brennen vom Halse bis zum Magen, Durst, Konstriktionsgefühl im Schlunde, Speichelfluß und Erbrechen, das in seltenen Fällen erst nach zwei bis acht Stunden auftritt, Leibschmerzen mit wässerigen, auch schleimig-blutigen Entleerungen und Tenesmus. Harnzwang entsteht nach Verminderung der Harnmenge. Die Vergiftung beginnt bisweilen mit Verlangsamung und Schwäche des Pulses. Es tritt Kollaps ein mit Schwindel und Verdunkelung des Gesichtes, Hinfälligkeit und oft tagelang anhaltende Verlangsamung und Unregelmäßigkeit des Pulses. Bei schwerem Kollaps kann Bewußtlosigkeit und ohne solche Zittern, Zuckungen und Delirien bestehen. Auch tödliche Vergiftungen sah man nach Aufstreuen von Sabadillapulver auf den Kopf unter Konvulsionen verlaufen.

In 24 Stunden kann Wiederherstellung erfolgen, aber noch mehrtägiger Kopfschmerz und Schwere des Kopfes, auch Anästhesie an einzelnen Körperstellen bestehen, selten erscheinen flohstichähnliche Flecke. Die Herzsymptome können noch am zehnten Tage nach der Vergiftung bestehen.

Sektion: Nach Veratrinvergiftung findet man bisweilen bei Tieren den Darm hyperämisch, an der Duodenalschleimhaut auch wohl Geschwüre.

Nachweis des Veratrins in Harn, Blut-, Magen- und Darminhalt, Erbrochenem und Muskeln: Das Alkaloid, das in Mengen, welche die tägliche Maximaldose erreichen, durch Schimmelpilze nicht verändert wird, geht aus schwachsaurer Lösung in Chloroform über. Mit Salzsäure gekocht wird dasselbe rot, mit konzentrierter Schwefelsäure gelb und allmählich kirschrot. Verreibt man die gelbe Lösung mit Rohrzucker, so wird die Flüssigkeit grün, dann dunkelblau. Statt Zucker kann man auch Furfurollösung und Schwefelsäure nehmen. Außerdem ist der Froschversuch anzustellen.

Behandlung: Giftentleerung auch durch Diuretica, Opium innerlich, und subkutan Moschustinktur, Coffein. natriobenzoic. usw. sowie Atropin, evtl. Chloroformierung während der Krämpfe.

Veratrum album L.

Die weiße Nieswurz (Germer) und auch **V. viride Ait., V. nigrum L.** und andere Spezies enthalten als wirksamsten Bestandteil Protoveratrin[2]) neben giftigem Jervin und bedeutungslosen Alkaloiden. Vergiftungen mit der Pflanze ereigneten sich durch Verwechselung[3]) (mit Rad.

---

[1]) Lépine, Compt. rend. de la Soc. de Biol., 1892, IV, p. 544.
[2]) Salzberger, Arch. d. Pharmac. 1890, Bd. CCXXVIII, p. 462.
[3]) Arch. f. med. Erfahrungen, Bd. XXVIII, p. 1002. — Wagner, Rusts Magaz., Bd. XIV, p. 547. — Hager, Untersuch. 1871, II, p. 205.

Galangae, Kümmel usw., oder der Tctr. Veratri mit Tctr. Valerianae), durch Eingeben von Veratrumpulver zu einem Giftmord[1]) und durch zu große arzneiliche Dosen der Tctr. Veratri viridis[2]). Einmal erkrankten fünf Menschen, die Suppe genossen hatten, die in einem Topfe gekocht war, in dem sich eine Abkochung der Nieswurz befunden hatte. Der am schwersten Erkrankte war zyanotisch, pulslos, kalt und vollkommen blind. Die Blindheit begann zu schwinden, nachdem sich Puls und Körperwärme gehoben hatten. Der Tod trat nach 1—2 g des Wurzelpulvers (V. album) ein, während nach Einnehmen selbst von 15 g und eines Aufgusses von 60 g der Wurzel Genesung erfolgte. Mehrere Menschen, die das gebratene Euter einer drei Tage vor dem Geschlachtetsein mit 1,5 g Veratrum album behandelten Kuh gegessen hatten, erkrankten mit heftigem Erbrechen. Pferde, die Stengel und Blätter von Veratrum album gefressen hatten, bekamen Speichelfluß, Kolik und Brechreiz. Ein Pferd, dem 1 g Veratrin subkutan beigebracht worden war, bekam Krämpfe und Brechwürgen und starb nach 20 Stunden. Eine Kuh, die in zwei Tagen 30 g erhalten hatte, starb[3]). Das Protoveratrin wirkt wie Veratrin bis auf das Normalbleiben der Muskelkurve. Es ist aber für Frösche ca. fünfmal, für Kaninchen (0,1 mg pro Kilo) ca. 25 mal so giftig wie kristallinisches Veratrin. Es wirkt örtlich anästhetisch und lähmt den Vagus. Warmblüter bekommen Dyspnoe und Salivation, Kaninchen bisweilen Krämpfe und bei schwerer Vergiftung Glykosurie, Kaltblüter hauptsächlich Lähmung[4]). Jervin erzeugt fibrilläre Muskelzuckungen, Muskelschwäche und klonisch-tonische Zuckungen, die bis zu dem durch Lähmung der Atemmuskeln bedingten Tode fortdauern. In den letzten Stadien der Vergiftung hebt sich die anfangs gesunkene Herzaktion[5]). Das Veratroidin ist wohl mit Protoveratrin identisch.

Die Symptome der Vergiftung mit Veratrum album oder dessen galenischen Präparaten sind denen des Veratrins sehr ähnlich: Brennen in den ersten Wegen, Erbrechen, Diarrhöe, Unvermögen zu schlucken, Harnzwang, Kollaps mit oder ohne Bewußtlosigkeit, Unempfindlichkeit, Schwindel, Blindheit, Gliederlähmung oder auch leichte Konvulsionen. Von drei Menschen, die irrtümlich einen alkoholischen Auszug der Nieswurz getrunken hatten, zeigte einer nur erweiterte Pupillen, die beiden anderen außerdem noch Blindheit, die nach kurzer Zeit schwand. Auch Diplopie durch Veratrin kam vor. Die Behandlung würde sich derjenigen der Veratrinvergiftung anschließen.

Zygadenus venenosus S. Wats., „Death Camas" Quamasia, Quamasch = **Zygadenus paniculatus,** enthält in der Wurzel drei dem Veratrin nahestehende Alkaloide: Veratralbin, Sabadin und Sabadinin. Es wirkt wie Kolchikum und ruft bei Pferden Durchfälle hervor.

Amianthium muscaetoxicum A. Gray ist ein Fliegengift.

---

[1]) Nivet et Giraud, Gaz. hebdomad. 1861, Nr. 31, 2. Aout, p. 499.
[2]) Fleischmann, Prag. med. Wochenschr. 1876, p. 189.
[3]) Thierfeldte, Berl. tierärztl. Wochenschr. 1895, S. 124.
[4]) Watts Eden, Arch. f. exp. Path. u. Pharmak., Bd. XXIX, p. 440. Vergiftung von Pferden mit dem Pulver; Guilleben, Schweiz. tierärztl. Arch. 1881, p. 62.
[5]) Wood, Am. Journ. of med. science, Vol. CXVII, p. 36.

Palmaceae.

Areca Catechu L.

Die Betelpalme enthält in ihren, als Genußmittel verwendeten[1] Samen das Alkaloid Arekolin ($C_{13}H_{18}NO_2$), von dem 0,025 g ein Kaninchen, 0,01 g eine Katze, 0,5 g ein Pferd töten und 0,05 g einen Hund schwer vergiften. Es findet Gewöhnung an dieses Gift statt. Bei mit Arekolin vergifteten Tieren stellte man eine hämorrhagische Glomerulonephritis fest. Gänse, die Arekanuß zur Abtreibung von Bandwürmern erhalten hatten, bekamen schnell Erbrechen — eine bekam krampfartige Starre der Beine und des Halses. Als Symptome sind anzuführen: Abnahme der Herztätigkeit je nach der Dosis, Beschleunigung, resp. Abnahme der Atmung, Unruhe, Steigerung der Reflexerregbarkeit, Krämpfe und darauf folgend Lähmung, selten Verengerung der Pupillen, die aber nach Einträuflung in das Auge immer eintritt, auch wohl Akkommodationskrampf und Herabsetzung des intraokularen Druckes, Durchfälle mit Kolik, Harndrang und Vermehrung der Speichel-, Nasen- und Bronchialabsonderung. Außer Arekolin finden sich noch andere homologe Arekabasen in der Betelnuß[2]).
A. lutescenz Bory. Die Früchte machen auf Lippen und Zunge heftiges Brennen, angeblich durch die im Mesokarp befindlichen Rhaphiden.
Arenga saccharifera Labill. Das Perikarp der reifen Frucht reizt die mit ihr in Berührung kommenden Schleimhäute ungemein. Die Tagalen gebrauchen sie als Fischgift.
Corypha umbraculifera L. (Gembanga rotundifolia Blume). Die Früchte werden als Fischbetäubungsmittel gebraucht. **C. silvestris Mart.** Der Blättersaft erzeugt Erbrechen.
Borassus flabelliformis L. Aus dem Safte gewinnt man den berauschenden Toddy, ebenso wie aus **Caryota urens L., Cocos nucifera L.** und **Phoenix silvestris Roxb.** Die Früchte der letzteren sollen bisweilen giftig wirken[3]).
Cycas media R. Br. Die Frucht ist unpräpariert giftig. Die Eingeborenen Australiens klopfen, braten und wässern den Kern, bis das Ganze eine weiße Grütze geworden ist.

Typhaceae.

Typha latifolia L. Der Rohrkolben soll giftig wirken. Kühe zeigten nach der Verfütterung der frischen Pflanze Steifigkeit in den Gliedern und vermehrte Respirationsfrequenz.

Aroideae.

Arum maculatum L. Der gefleckte Aron rief bei Kühen, die davon gefressen hatten, hervor: Milchverlust, gesträubtes Haar, Zittern und Tod. Bei einem Tiere fand sich eine Schwellung eines Vorderschenkels. Bei der Obduktion zeigte sich im Dünndarm blutiger Schleim und allgemeine

---

[1] L. Lewin, Über Areca Catechu etc., Stuttgart 1890.
[2] Jahns, Ber. d. chem. Ges., Bd. XXI, p. 3404 u. Marmé, Gött. Nachr. 1889, p. 125.
[3] Watt, Dictionary, VI, I, p. 311.

Kongestion. Der Dickdarm zeigte in seiner ganzen Ausdehnung Ecchymosen. Die Milz war geschwollen. Zwei Schweine, die vom Fleische einer dadurch krepierten Kuh gefressen hatten, erkrankten und eins davon starb nach einigen Tagen. Mit solchem Fleische gefütterte Hunde erkrankten gleichfalls mit Anschwellung des Maules, der Lippen und des Halses und starben. Schnecken lassen Arumblätter auch nach mehrtägigem Fasten unberührt. Legte man der gewöhnlichen Ackerschnecke (Limax agrestis) frische Arumknollen vor, so bissen sie begierig an, schreckten aber alsbald davon zurück. Die süß schmeckenden Beeren von Arum maculatum üben in der Mundhöhle Reizwirkungen aus, können aber nach der Resorption der wirksamen Bestandteile an entfernteren Körperteilen Prickeln in der Haut und Spannungsgefühl in derselben neben Schwerfälligkeit beim Gehen, Schwindel und Schwäche und Eingenommensein im Kopfe noch tagelang nach der Aufnahme verursachen[1]). Narkotische Wirkungen traten bei einem Kinde hervor, das nur einen Blattstengel abgebissen hatte. Unmittelbar danach fing es zu schreien an und schon nach einigen Minuten waren Zunge und Mundhöhle geschwollen und stark gerötet. Während des folgenden ruhigen, fünf Minuten dauernden Schlafes hatten sich auf dem ganzen Körper kleine, rote Flecke gebildet. Der Puls war langsam, das Gesicht stark gerötet. Nach dem Erwachen war das Kind schläfrig und verfiel bald in einen tiefen, langwierigen Schlaf[2]). In Ostasien (Malakka usw.) werden manche Aroideen, wie **Amorphophallus campanulatus Blume, Pythonium Wallichianum Kunth, Synantherias silvatica Schott.** u. a. m. zu Pfeilgiften verwendet[3]). Allen ist die mehr oder mindere Reizwirkung an Geweben gemeinsam. Wo sensible Nerven davon berührt werden, reagieren sie, je nach Stärke und Dauer des Entzündungsreizes, mit den entsprechenden Symptomen. Ich betone nochmals, daß die in den Aroideen häufig vorkommenden Kristalle von Kalziumoxalat an solchen Wirkungen unbeteiligt sind.

Es scheint, als wenn Aroideenknollen entgiftet und dann genossen werden können. Es gibt solche in Tibet, die man einige Tage in einem Erdloche gären läßt, dann zerquetscht und genießt. Es ist dort die Meinung verbreitet, daß, wenn man die Kollen nicht entgiftet hat, die Haare ausfallen.

A. italicum Mill., das örtlich reizt, soll ein Saponin enthalten.

Arum venenatum surinam. (Punkin). Die bis einen Fuß langen Blätter, aber auch alle anderen Teile der Pflanze, sind giftig. Vom Safte töten 0,6 g einen Hund in einer Viertelstunde. Berührung des Blattes mit der Zunge läßt diese, die Lippen usw. schwellen und Blasen entstehen. Die innerlich eingeführte Pflanze erzeugt Schlingbeschwerden und Magenschmerzen. Das Blut soll lange nach dem Tode flüssig bleiben. Abkochen oder Trocknen der Pflanze machen sie ungiftig. **A. Rumphii Gaudich.** In der frischen Knolle ist ein örtlich reizendes Gift, die ausgewaschene ist unschädlich. Ähnlich wirken **Arisaema triphyllum L., A. Dracunculus L., A. fornicatum Roxb.** u. a. m.

[1]) Kanngießer, Zeitschr. f. Mediz.-Beamte 1916, H. 20.
[2]) Forßmann, Finska läk. sälls. handling., Bd. 14, 1872, S. 34.
[3]) L. Lewin, Pfeilgifte 1920.

Arisaema triphyllum Schott. Der Saft entzündet die Haut, wie **A. Dracontium Schott. A. curvatum Kunth** und **A. speciosum Mart.** sollen auch allgemein giftig wirken, und **A. tortuosum Schott.** tötet Ungeziefer des Viehes.

Lagenandra toxicaria Dalz. gilt in Südindien als giftig.

Symphoricarpus foetidus Nutt. entzündet die Haut.

Calla palustris L., das S c h w e i n e k r a u t, sowie andere Kallaarten besitzen in frischem Zustande ein Entzündung erregendes Gift. Unter dem Namen „Calla Lily" wird die angebliche Vergiftung eines Kindes mitgeteilt, das an den Stengeln derselben gesogen hatte. In der Nacht bekam es Starre, Blässe, Erbrechen, Lividität, Aussetzen des Pulses und Konvulsionen. Nach drei Tagen entstanden papulös-hämorrhagische Hautausschläge.

Lasia Zollingeri Schott ist durch einen erheblichen Blausäuregehalt giftig, ebenso **Cyrtosperma Merkusii Schott** und andere Cyrtospermaarten.

Montrichardia arborescens Schott. Der Saft ätzt.

Homalomena cordata Schott wird in Niederländisch-Indien als Fischgift gebraucht. Eine Spezies Homalomena dient auf Sumatra für Pfeilgifte.

Philodendron guttiferum Kunth, Ph. Imbe Schott und einige andere Arten besitzen einen ätzenden Saft und wirken drastisch. Langer äußerer Gebrauch derselben gegen Orchitis soll Schwinden der Hoden veranlassen.

Dieffenbachia Seguine Schott. Caladium seguinum Vent. Ihr Saft macht an der Haut Brennen und erysipelasartige Entzündung, innerlich genommen, Schwellung der Zunge und Schlundentzündung. 3—4 g davon sollen einen Menschen töten. Der Blattsaft färbt Wäsche echt schwarz. Auf diese Pflanze ist wohl eine Vergiftung zurückzuführen, bei der infolge des Verzehrens der Wurzel zusammen mit einem Radieschen Entzündung der ersten Wege und Stummheit für drei Tage neben Husten und Schwellung der Epiglottis aufgetreten waren. Ein Kind, das ein Blütenstück von **Dieffenbachia rex** (wohl einer Form von D. Seguine) verschluckt hatte, zeigte folgende Symptome: Schwellung von Lippen und Zunge, Salivation, Unmöglichkeit zu sprechen und erhöhte Pulszahl. Brechmittel schafften Wiederherstellung.

Caladium bicolor. Vent. besitzt einen scharf ätzenden Saft, der in großen Dosen Darmentzündung erzeugt. Ebenso wirkt **C. arborescens Vent.**

Colocasia macrorrhiza Schott gilt stellenweise in Australien als Herdengift. **C. virosa Kunth** wird in Indien für giftig gehalten[1]) und **Alocasia indica Schott** besitzt örtliche Reizwirkungen.

Sauromatum pedatum Schott hat scharf wirkende Knollen.

Alismaceae.

Alisma Plantago L. Rindvieh, das den scharf schmeckenden F r o s c h l ö f f e l frißt, soll zugrunde gehen. Er enthält ein hautreizendes, blasenziehendes Prinzip. Ziegen fressen Alisma-Arten gern.

---

[1]) S t a h l, Jenaische Zeitschr. 1888, p. 641.

Cyperaceae.

Carex brevicollis DC. erzeugt bei Pferden Betäubung und Taumeln[1]).

Gramineae.

Heu. Nach zweitägigem Verweilen im Heu entstanden: Benommenheit, gedunsenes Gesicht, Unruhe, Brechreiz, Kopfschmerzen, Zeichen von Heufieber und Heuschnupfen. Nach drei Tagen erfolgte Heilung. Aufgüsse von Heu, die Tieren subkutan beigebracht werden, machen hohes Fieber.

Avena sativa.

Im Perikarp des Hafers soll sich ein Alkaloid (Avenin) finden, das die motorischen Nervenzentren erregt und angeblich Ursache der auch psychischen Erregung der Pferde nach reichlichem Hafergenuß ist. Bei Meerschweinchen führen 6 mg diese Wirkung herbei[2]).

Anthoxanthum odoratum L. enthält Kumarin (v. dieses) und kann deswegen, besonders wenn noch viel Melilotus im Heu vorhanden ist, Tiere unter Kolik, Benommensein, erhöhter Pulsfrequenz erkranken lassen.

Zea Mays L. v. Schizomyzeten.

Paspalum scrobiculatum L. Die Samen erzeugen in Indien häufig Vergiftung mit Erbrechen, Delirium, Bewußtlosigkeit, Zittern, Pulsschwäche und Atemstörungen.

Sorghum halepense Pers. soll in Indien bisweilen dem Vieh schädlich werden.

Alopecurus geniculatus L. macht angeblich Schafe krank (Faulwerden). Pferde und Kühe fressen die Pflanze.

Glyceria aquatica Presl. ist giftverdächtig. Vielleicht ist die bei Rindern beobachtete blitzschlagähnliche Erkrankung auf Rostpilze zurückzuführen, die die Pflanze befallen haben. Gewöhnlich verschmähen Rinder beharrlich dieses ihnen vorgelegte Futter.

Arundo phragmites L. Vergiftungen von Tieren mit Schilf sind häufiger berichtet. Es ist nicht sicher, ob dieselben durch die Pflanze oder durch die auf ihr schmarotzenden Ascomyceden (Scirrhia rimosa u. a.) veranlaßt werden. Das letztere ist das Wahrscheinliche.

Lolium temulentum L.

Der Taumellolch, Schwindelhafer, schon im alten Griechenland als Schwere und Schmerzen im Kopfe erzeugende Giftpflanze gekannt, „αἶρα βαρὺς καὶ κεφαλαλγῆς", und von den Germanen als „Lokis-Hafer" bezeichnet, findet sich, zumal in nassen Jahren, unter Gerste und Hafer oder Leinsamen, kann dadurch in das Getreide gelangen und das Brot, evtl. das Bier oder Leinöl vergiften. Seine wirksame Substanz ist die zweisäurige, sehr leicht in Wasser lösliche Pyridinbase Temulin ($C_7H_{12}N_2O$)[3]). Außerdem findet sich in der Pflanze noch ein anderer, auf Magen und Darm wirkender Körper. Schon vor über 30 Jahren gewann

---

[1]) v. Janka, Österr. bot. Zeitschr. 1884, p. 273.
[2]) Sampson, Journ. de l'Anat. et de Phys. 1888, p. 81.
[3]) Hofmeister, Arch. f. exp. Path., Bd. XXX, p. 202.

man in Frankreich durch Ätherextraktion unrein einen narkotisch und einen nicht narkotisch wirkenden festweichen Körper, von denen der erstere in Wasser löslich war. Man nahm an, daß die Schädlichkeit des Lolium nicht durch die Back-, resp. Siedehitze zerstört wird. Gegenüber der einwandfreien Feststellung, daß das Alkaloid Temulin das wirksame Prinzip sei, erhob sich die Behauptung, daß die Giftwirkung sich unter dem Einflusse eines Befallungspilzes, Endoconidium temulentum, bilde, der symbiotisch mit Lolium lebe. Dieser Nachweis ist nie erbracht worden. Lolium vom Libanon, das ich von Schweinfurth erhielt, war pilzfrei und doch giftig. Dies widerlegt auch die Angabe, daß nur pilzhaltige Früchte das Alkaloid besitzen[1]). Das Kraut soll vor der Samenreife unschädlich sein. Für Kaninchen und Hunde sind die vergiftenden und tödlichen Mengen ziemlich groß. Durch 10 g des wässerigen Auszuges von Lolium, die in den Magen von Kaninchen gelangen, entstehen zwar schwere Vergiftungssymptome, aber noch nicht der Tod. Vom Unterhautzellgewebe aus kann man mit 2 g des Präparates die Tiere innerhalb zweier Stunden töten. Die Körperwärme sinkt hierbei nach primärer Steigerung unaufhaltsam und der anfangs beschleunigte Puls verlangsamt sich wachsend, setzt aus, ebenso wie die Atmung. Der Tod erfolgt unter schwachen Zuckungen im Kollaps. Die Atmung überdauert die Herzarbeit. Hafer mit nicht mehr als 2,5 Prozent Lolch soll bei Pferden ohne Bedenken längere Zeit gegeben werden können.

Vergiftungen mit Lolium kamen früher epidemisch vor, jetzt vereinzelt, z. B. durch Verzehren eines Breies aus Hafermehl, das mit Lolch vermischt war, oder durch Genießen von Leinöl, das aus mit Lolium temulentum verunreinigtem Leinsamen geschlagen wird. Alte Leute und Trinker sollen besonders stark durch Lolch ergriffen werden. Auch Pferde, Rinder, besonders aber Kamele (Mongolei) werden durch große Mengen des Lolches vergiftet, wogegen manches Federvieh damit gemästet wird und Menschen dasselbe angeblich mit Sauerkraut ohne Schaden genießen können. Nach ca. 1 g des Extraktes von Taumellolch tritt Vergiftung auf[2]). Hunde vertragen 8 g des Lolchpulvers ohne Schaden, werden durch 15 g vergiftet, aber selbst durch 90 g noch nicht getötet[3]).

Temulin tötet Frösche zu 0,02 g, Katzen zu 0,25 pro Kilo. Die Symptome bestehen in Betäubung, Schläfrigkeit, Aufhören der Willkürbewegungen, Taumeln, Zittern, Mydriasis, anfänglicher Beschleunigung, späterer Verlangsamung und Verflachung der Atmung, Sinken und darauffolgender Erhöhung der Körperwärme, Beeinflussung der glatten Muskulatur wie durch Atropin und Pulsverlangsamung durch Einfluß auf die automatischen Herzganglien.

Bei Menschen erschienen nach Lolchvergiftung folgende Symptome: Schmerzen und Schwere im Kopfe, Schwindel, Schwanken, Betäubung, Sausen und Klingen in den Ohren, Schlummersucht, Irrereden[4]), Präkordialangst, bisweilen Dunkelheit vor den Augen oder Grün-

---
[1]) Hannig, Botan. Zeit. 1907, S. 25.
[2]) Fantoni, Jahrb. f. pr. Chemie, Bd. VI, p. 5.
[3]) Hartwig, Bresl. Samml., 1829, p. 407.
[4]) Schneider, Henke's Zeitschr., 14. Ergh. p. 76. — Camerarius, Misc. cur. Dec. II, ann. 8, 1690, p. 430.

sehen, Übelkeit, heftiges Erbrechen, Magenschmerzen, Schlingbeschwerden[1]), Kolikschmerzen, Verstopfung oder Durchfall. Gewöhnlich zeigen sich: häufiges, auch erschwertes Harnlassen, kalte Schweiße, kleiner, unregelmäßiger Puls und Gliederzittern. Der Tod kann unter Zuckungen erfolgen oder Genesung in 24 Stunden eintreten.

Sektion: Bei Pferden, die durch Taumellolch verendeten, war kein charakteristischer Befund oder bedeutungslose leichte Gastroenteritis zu finden.

Nachweis: Mikroskopische Untersuchungen des Getreides, des Brotes oder des Erbrochenen. Die sehr kleinen Stärkekörner zeigen eine netzartige Struktur und die Spelzen eigentümliche Haare. Chemisch müßte Temulin isoliert werden, was wohl selten gelingen wird, da der Lolch davon nur 0,06 Prozent enthält.

Behandlung: Brech- und Abführmittel, hohe Darmeingießungen, sowie Stimulantien. Die giftigen Samen sollten sorgfältig aus dem Getreide entfernt werden.

Lolium perenne L. (L. remotum) soll ein gutes Futtergras und auch **L. italicum** unschädlich, aber **L. linicola Sonder** giftig wie L. temulentum sein.

Stipa viridula. Das Pfriemengras, Schlafgras, das in den Südstaaten der Vereinigten Staaten von Amerika vorkommt, erzeugt bei Pferden und Rindern, aber angeblich nicht bei Schafen, eigentümliche Vergiftungserscheinungen: Unfähigkeit zu Bewegungen, Atemnot und Störungen bei der Harnentleerung. Ein mit Salzsäure bereitetes Extrakt ruft bei Kaninchen Pupillenerweiterung und Lähmung hervor. Die vergifteten Tiere stehen mit gesenktem Kopf und Schwanz, am ganzen Körper zitternd, da, an allen Seiten von Schweiß überströmt, mit unregelmäßigen, beschleunigten Atembewegungen, gesteigerter Herzarbeit, Unfähigkeit, sich zu bewegen, scheinbar dem Tode nahe. Harn wird nicht oder schwer entleert. In zwei Tagen schwinden die bedrohlichen Symptome. Auch Kaninchen werden durch Extrakte aus dem Schlafgras vergiftet. Es scheint, als wenn sie von großer Angst und Halluzinationen befallen werden.

Andere Stipa-Arten, z. B. **St. tenacissima L.**, dem Espartogras, scheinen solche Wirkungen nicht, wohl aber der **Stipa inebrians** und der **St. sibirica** zuzukommen.

Gnetaceae.

Ephedra vulgaris Rich., Meerträubchen, aus Rußland, Ungarn, Sibirien, Südtirol, Wallis, liefert das Alkaloid Ephedrin, das Pupillenerweiterung durch Erregung des Dilatators und bei Warmblütern Tod durch Herz- und Atemlähmung nach vorangegangenen Krämpfen und Erhöhung der Körperwärme erzeugt. Ähnlich wirkt das aus anderen E.-Spezies hergestellte Pseudoephedrin. Die süßlich schmeckenden Früchte sind genießbar.

Festuca Hieronimi. Darin soll fast immer ein Pilz, Endoconidium templaderae, vorkommen, der eine Krankheit, die „Tembladera", als Futtervergiftung erzeugt.

---

[1]) Hussa, Prager Vierteljahrsschr., 1856, Bd. II, p. 40.

Conifereae.

Pinus pinaster Ait.

P. Laricio Poiret, P. australis Mich., P. Taeda L. und andere Abietineen liefern das **Terpentinöl** ($C_{10}H_{16}$), mit dem akute Vergiftungen zustande kommen: zum Selbstmord[1]), durch Verwechselung, durch zu große medizinale Dosen (z. B. als Bandwurmmittel), und dadurch, daß sein Dampf in größeren Mengen oder lange, besonders von schwächlichen Individuen[2]), auch bei berufsmäßigem Arbeiten damit, z. B. bei Malern, Polierern, eingeatmet wird. Manche Menschen vertragen große Mengen ohne Schaden. Unter 132 Anstreichern, Malern, Polierern klagten 50 über unangenehme Terpentinwirkungen, darunter Beschwerden beim Harnlassen und Blutharnen, Kopfschmerzen, Ohrensausen, Schwindel u. a. m. Ein Todesfall kam dadurch zustande, daß ein Maler das Innere eines zylindrischen Kessels mit terpentinölhaltiger Lackfarbe anzustreichen hatte, nachdem schon tagszuvor die gleiche Arbeit von einem anderen wegen Körperstörungen nicht hatte zu Ende geführt werden können. Ein Kind starb nach ca. 15 g in 15 Stunden[3]) und ein Erwachsener nach 180 g[4]). Genesung kam noch nach einem Weinglas voll vor. Die Resorption geht schnell auch von der Haut aus, die Elimination durch Harn, Luftwege und Haut vor sich. In dem nach Veilchen riechenden, auch stark reduzierenden Harn findet sich Terpentinöl unverändert und mit Glykuronsäure gepaart.

Auf der Oberhaut und auf Schleimhäuten ruft Terpentinöl Ausschläge oder Rötung und Entzündung, auch heftige Dermatitis[1]), subkutan injiziert, Entzündung und Eiterung ohne Mikroorganismen[5]) hervor. Durch toxische Dosen werden Atemfrequenz, Temperatur, Reflexerregbarkeit und Gehirntätigkeit schließlich gelähmt. Der Blutdruck sinkt, die Sekretion der Drüsen hört auf und die Zahl der weißen Blutkörperchen ist vermehrt. Bei Hunden, denen man Terpentinöl in den Magen gebracht hatte, minderten sich die weißen Blutzellen um fast die Hälfte. Kleine Dosen wirken entgegengesetzt[6]). Kaninchen gehen durch 10—15 g, Hunde durch größere Mengen in mehreren Stunden zugrunde. Ein Pferd, das fünf Minuten lang mit jedem Nasenloch den Dampf einer mit Terpentinöl gefüllten Flasche einatmete, fing zu zittern an und bekam erweiterte Pupillen, krampfhaftes, von Husten unterbrochenes Atmen, beschleunigten Puls, erhöhte Körperwärme, Zuckungen in den Gliedern, Trismus und Kolik. Erst am dritten Tage besserte sich der Zustand[7]).

Symptome bei Menschen: Übelkeit, Erbrechen nach Terpentinöl riechender Massen, Rötung des Gesichtes, Speichelfluß, Schmerzen im Halse, Durst, Meteorismus, Diarrhöe und Kolikschmerzen. Hierzu können sich gesellen: Kälte der Glieder, kleiner, mitunter frequenter Puls und unregelmäßige Atmung; die Exhalationsluft riecht bisweilen nach Veilchen.

---

[1]) Thomsen, Vierteljahrsschr. f. ger. Medicin, Bd. V, 1866, p. 337.
[2]) Crucis, Act. phys. et morb. de la Théréb. 1874.
[3]) Miall, Lancet 1869, I, p. 360.
[4]) Thomson, Petersb. med. Wochenschr. 1897, Nr. 10.
[5]) Uskoff, Virchows Arch., Bd. LXXXVI, 1881, p. 150.
[6]) Kobert, Zeitschr. d. Naturw., Bd. XLIX.
[7]) Marchal, Compt. rend. de l'Acad., T. XLI, p. 1041.

Auch ein Zustand von Trunkenheit mit Aufregung, Toben und Umsichschlagen bei ganz oder teilweise erhaltenem Bewußtsein, taumelnder Gang, Zucken, besonders in den Armen, Strangurie, Brennen beim Harnlassen, Hämaturie, Albuminurie, Glykosurie, schmerzhafte Erektionen und Hautausschläge (Erythem, Papeln, Urtikaria, Vesikeln, Blasen) stellen sich in einzelnen Fällen ein. Der Tod erfolgt in tiefem Koma mitunter nach scheinbarer Besserung. Ein 14 Monate alter Knabe, der aus einem Medizinglas etwa 15 g Terpentinöl geschluckt hatte, bekam erst nach etwa einer Stunde Krämpfe, wurde bewußtlos, dann komatös mit verengter Pupille und sehr verlangsamter Atmung und schnellem, schwachem Puls für zwölf Stunden. Dann erfolgte Besserung des Zustandes, aber auch schneller Rückfall und Tod nach 15 Stunden. Dies war wahrscheinlich ein Giftmord. Nach der länger dauernden Einatmung von Terpentindampf in einem frisch gestrichenen Zimmer[1]) beobachtete man bei zwei Frauen u. a. Nausea, Kolikanfälle, Gesichtsblässe, Kälte und Schwäche der Extremitäten und verlangsamten, kaum fühlbaren Puls. Reizmittel schafften Wiederherstellung. Auch bronchitische Reizungen können hierbei entstehen. Kaninchen und Katzen, die 20—34 Minuten in einem Kasten bleiben, dessen Wände mit Terpentinöl angestrichen sind, gehen zugrunde. Das Blut der durch Terpentinöl getöteten Tiere ist schwarz[1]), in den Lungen finden sich punktförmige Hämorrhagien, im Magen und Darm starke Desquamation der Epithelien und hämorrhagische Erosionen.

Sektion. Bei einer durch 180 g Terpentinöl vergifteten Frau fand man starke Leichenstarre, die Augen offen, die Pupillen wenig erweitert, Hirn- und Rückenmarkshäute von dunklem Blute erfüllt, ohne Terpentingeruch, Hirn und Lungen sehr blutreich, im Magen starker Terpentingeruch, seine Schleimhaut sowie die des Duodenums und Jejunums sehr gerötet mit Ecchymosen versehen, den Inhalt emulsionsartig, terpentinölhaltig.

Nachweis: Terpentinöl siedet zwischen 150—160° C; das amerikanische Öl dreht rechts, deutsches und französisches nach links. Mit gepulvertem Jod zusammengebracht verpufft das Öl.

Behandlung: Warme Bäder, Frottierungen, Wärmflaschen, schleimige Getränke, Kaffee. Der tödliche Ausgang erfolgte in einem Falle trotz baldiger dreimaliger Magenausspülung.

Haarlemer Öl. Die Vergiftungen mit diesem Geheimmittel (Schwefel mit Rüböl gekocht und Terpentinöl) sind häufig. In 1½ Jahren wurden 12 Fälle, worunter zwei mit tödlichem Ausgange, mit heftiger Nierenentzündung, sowie anderen Terpentinöl-Symptomen verlaufend, beobachtet.

Fichtennadeln, die von Ziegen gefressen worden waren, erwiesen sich für sie als giftig.

Oleum Templinum, das in der Tierheilkunde manchenorts benutzte Öl der Tannenzapfen wirkt gleich dem Terpentinöl.

Thuja occidentalis L.

Der Lebensbaum besitzt als wirksamstes Prinzip das Thujaöl, aus dem Pinen, linksdrehendes Thujon und Fenchon gewonnen wurden. Er gehört, der alten Lehre nach, zu den Stoffen, die entzündungserregend

---

[1]) Kobert u. Köhler, Centralbl. f. d. med. Wissensch. 1877, p. 129.

auf Schleimhäuten wirken, und durch Fortpflanzung der Entzündung von dem Darm auf die Organe des kleinen Beckens, vielleicht sogar durch direkte Einwirkung auf den Uterus, resp. die Eihäute, Abort erzeugen können. Hierfür wird Thuja gebraucht. Große Dosen gefährden immer Mutter und Kind. Mehrfach erfolgte der Tod der Schwangeren als Wirkungsfolge des Mittels. Man beobachtete nach einem starken Thujadekokt: In derselben Nacht Leibschmerzen, am anderen Tage Durchfall, nach zwölf Tagen Ödeme der Beine, Erbrechen, am 14. Tage einen eklamptischen Anfall, Anurie, Koma, Albuminurie, Zylindrurie, nach 16 Tagen Abgang eines nekrotischen Stückes der Blasenschleimhaut, am 28. Tage Abgang einer lebenden Frucht, Infarktbildung in der Plazenta und im Wochenbett Thrombose in den Venae saphenae. Es erfolgte Genesung. Mitunter schafft das Erbrechen das Gift wieder heraus, so daß kein Schaden eintritt. Wie sich die Nachleiden einer solchen Selbstvergiftung darstellen können, lehrt das folgende: Ein Mädchen trank eine Abkochung von zwei Hände voll Thujazweige, um die Menstruation herzustellen, ohne zu wissen, daß sie schwanger sei. In einer Nacht erschienen schließlich Leibschmerzen und tags darauf Durchfall, nach etwa fünf Wochen Ödem der Beine, dann Erbrechen, eklamptische Anfälle, Anurie, Koma. Im Urin waren ein Prozent Eiweiß und zahlreiche Zylinder. Man machte warme Vaginalirrigationen. Darauf stellten sich erfolglose Wehen ein, und es erschienen Zystitis mit Nekrose der Blasenschleimhaut. Acht Wochen nach dem Einnehmen erschienen plötzlich wieder Wehen, durch die eine nicht lebensfähige Frucht ausgestoßen wurde.

Juniperus communis L.

Aus den Beeren des **Wacholders** wird das **Wacholderöl** (Pinen, Kadinen) gewonnen. Nach Einführung in den Magen wird es durch Lungen und Nieren ausgeschieden. Der Harn hat den Geruch des Öles. Kaninchen verenden durch 15 g in 22 Stunden unter Verminderung der Herzarbeit[1]), mühsamer Respiration, Schwäche der Extremitäten, Durchfall und Zylindrurie. Bei Menschen ist Hämaturie beobachtet worden. Bei Tieren riecht die Bauchhöhle nach dem Öle und im Magen und Darm finden sich Epithelabstoßungen und kleine Hämorrhagien.

Juniperus virginiana L. Das Öl (rotes Zedernöl) bildet eine kristallinische Masse und besteht aus **Zedernkampfer** und **Zedren**. Vergiftungen **bei Menschen** (zur Fruchtabtreibung) brachten an Symptomen: Stechen am ganzen Körper, tonische Krämpfe, Bewußtlosigkeit, Rigidität der Glieder, Erbrechen, Dyspnoe und Zyanose, leichte Delirien und schnellen Puls. Die tödliche Dosis beträgt ca. 15 g, doch erfolgte nach dieser Dosis auch Wiederherstellung[2]).

Trotz hoher Dosis des Öls und schweren dadurch veranlaßten Symptomen sah man eine abortive Wirkung ausbleiben, dafür aber die genannten schweren Vergiftungssymptome eintreten.

Cupressus thyoides L. enthält ein Öl, **weißes Zedernöl**, das zu 16 Tropfen innerlich genommen Trismus und epileptiforme Konvulsionen erzeugt[3]).

---

[1]) Semon, Berl. Vereinsztg. 1844, Nr. 19, p. 85.
[2]) Brown, Medic. News 1893, II, p. 15.
[3]) Jahresber. f. d. ges. Medicin 1872, I, p. 400.

Cephalotaxus Fortuni Hook., C. pedunculata Sieb. u. Zucc. enthalten im Blättersafte ein Gift, das bei Hunden Muskelzuckungen, Erbrechen, Verlangsamung von Puls und Atmung, Narkose und Tod im Koma durch Herzstillstand erzeugt. Die inneren Organe fanden sich blutreich.

Taxus baccata L.

Die schon Griechen und Römern als giftig bekannte E i b e vergiftet oft Menschen und Tiere schwer oder tödlich. Um nicht in Cäsars Hände zu fallen, vergiftete sich der König der Eburonen mit Taxus. Grund der Vergiftung bei Menschen ist der Gebrauch von Blättern und Stielen, seltener der Früchte, in Pulvern oder Abkochung als Abortivum, seltener die Anwendung als Anthelmintikum, sowie der Zufall. Tiere verenden schnell, wenn sie von Taxushecken fressen. Welke Nadeln sind giftiger als frische. Rinder, die solche welke Nadeln fressen, gehen zugrunde. Zunächst wird die Herz- und Atemtätigkeit erhöht und der Puls beschleunigt; dann verlangsamt sich der Herzschlag; es tritt Erschlaffung der Herzmuskeln und Senkung des Blutdruckes ein, worauf unter Krämpfen der Tod erfolgt. Trächtige Tiere können — was man an Stuten sah — abortieren. Ein Mädchen starb, dem geraten worden war, 1,5 g Taxusblätter zu essen. Ein anderes starb eine Stunde nachdem sie einen Aufguß von Taxuszweigen getrunken hatte. Die wirksame Substanz ist das Alkaloid, T a x i n, das sich in allen Teilen der Pflanze, in den Blättern aber reichlicher als in den Samen findet[1]), aber in den Blättern auch nur zu 0,04 Prozent.

T a x i n tötet Frösche zu 0,05—0,09 g, Katzen zu 0,03—0,5 g intravenös in 15—20 Minuten. T a x u s b l ä t t e r töten Hunde zu 30 g, Pferde zu 500 g in 45 Minuten[2]) und 3—15 g des Ätherextraktes lassen Pferde, 1 g Kaninchen verenden[3]). Das Wasserextrakt ist für Tiere ungiftig. Für erwachsene Menschen haben sich Abkochungen von 50—100 g, für Kinder der Genuß eines Löffels voll Taxusblätter oder der übermäßige Genuß der roten Beeren als todbringend erwiesen. Die oft aufgestellte Behauptung, daß nur die männliche Pflanze Taxin enthalte[4]), ist unrichtig. Weiblicher Taxus (Zweige) ist ebenfalls giftig. Wenig gefährlich scheinen die Frühlingstriebe zu sein, solange sie schön hellgrün sind[5]). Davon fressen auch Tiere ohne Schaden. Plutarch sagt, daß Taxus nur schädlich sei, wenn er zu blühen beginnt. Das Fleisch der roten Beeren wurde früher für ungiftig gehalten, die taxinhaltigen Samen sind giftig. Unreife Früchte sind vielleicht giftiger als reife. Kaninchen, Meerschweinchen und Katzen können ziemlich hohe Gaben vertragen. Es scheint bei Tieren durch wiederholtes Fressen kleiner Mengen der Taxusnadeln eine Toleranz auch für einmalige größere Mengen zu entstehen. Ausgehungerte Hasen, die nie davon gefressen hatten und sich im Winter einmal daran satt fraßen, gingen dadurch zugrunde. Ähnlich liegen die Verhältnisse für wiederkäuende Haustiere. Amseln und Drosseln mögen die Eibenbeeren gern. Für Pferde sollen 2 g

---

[1]) M a r m é, Centralbl. f. med. Wissensch. 1876, Nr. 6, p. 97.
[2]) C h e v a l l i e r, D u c h e s n e, R e y n a l, Ann. d'hygiène publ. 1855, p. 35, 335.
[3]) S c h r o f f, Zeitschr. d. Ärzte z. Wien, Nr. 21, 1860.
[4]) W o r t l e y, Pharm. Journ. and Transact. 1892, 1158.
[5]) C o r n e v i n, Journ. de Médec. vétérin. 1893, p. 129.

pro Kilogramm tödlich sein, für Rinder und Schafe 10 g, für Ziegen 12 g, für Schweine 3 g und für Kaninchen 20 g pro Kilogramm. Die tödliche Gesamtdosis würde sich belaufen für ein Pferd auf 100—200 g, für ein Rind auf 500 g, für ein Schaf auf 100 g. Das Experiment ergab aber auch, daß zwei Schafe von insgesamt 72 Kilogramm, die des Versuchs wegen in 35 Tagen 7,5 Kilogramm bekommen hatten, dadurch nicht vergiftet wurden[1]).

Bei Menschen treten die ersten Symptome nach ½—1½ Stunden, aber auch der Tod bisweilen in 1½ oder in 10—24 Stunden ein.

Es entstehen: Erbrechen, Magen- und Leibschmerzen, Blässe des Gesichtes, Schwindel, Betäubung, Zufallen der Augenlider wie zum Schlaf und Albuminurie. Auf Gliedmaßen und Rumpf können purpurne Flecken erscheinen, und sich stertoröse Atmung und unregelmäßige Herztätigkeit einstellen. Der Tod tritt durch Erstickung gewöhnlich unter Krämpfen ein[2]).

Bei Tieren fand man als Symptome: Sopor, Meteorismus, Harnzwang, Blutharnen und Injektion aller Schleimhäute. Bei Rindern beobachtete man auch einen apoplektischen Tod unter Konvulsionen nach vier Tagen. Pferde sah man drei Stunden nach der Giftaufnahme plötzlich verenden.

Sektion: Nicht charakteristische Entzündung und Ecchymosenbildung im Magen und Darm. In ersterem finden sich in manchen Fällen noch Fragmente der Blätter vor. Bei Tieren zeigte sich eine Nierenentzündung.

Nachweis: Botanische Identifizierung der im Magen und Darm vorgefundenen Pflanzenteile (Blätter, rote Beeren), oder Ausschüttelung von Magen- und Darminhalt mit Chloroform, Verjagen desselben und Betupfen des Rückstandes mit konz. Schwefelsäure. Taxin färbt sich hierbei rot. Fügt man zu dem Rückstande der ätherischen Lösung des Alkaloids etwas konzentrierte Salpetersäure, so entsteht Blaufärbung[3]).

Behandlung: Giftentleerung und Herzstimulantien.

Juniperus Sabina L.

Der Sadebaum liefert aus seinen Zweigspitzen (Summitates Sabinae) ein ätherisches Öl (Pinen, Kadinen) von brennendem Geschmack. Außerdem soll sich in ihm noch ein giftiges Säureanhydrid finden. Sadebaumöl wird von Schleimhäuten und Wunden und von letzteren auch aus der gepulverten Sabina aufgenommen[4]). Lungen und Nieren scheiden es aus. Der Harn riecht nach dem Öl. Kaninchen sterben durch 7 g in 7½ Stunden[5]); Katzen werden durch 3,6 g des Öles vergiftet[6]). Zu sechs Tropfen macht das Öl bei Menschen Vergiftung. Hunde gehen durch 14 bis 22 g Sabinapulver unter Speichelfluß, erschwerter Harnabsonderung, Zittern, Pulsbeschleunigung, Dyspnoe, Sinken der Körpertemperatur und Lähmung zugrunde. Einreibungen des Öls auf die Haut erzeugen Rötung. Schleimhäute werden entzündet und das Zentralnervensystem gelähmt.

---

[1]) Ehrenberg u. Romberg, Tierärztl. Wochenschr. 1924, S. 248.
[2]) Borchers, Untersuchung. üb. Taxin 1876.
[3]) Vreven, Annales de Pharmac., Louvain 1896, Nr. 4.
[4]) Orfila, Lehrb. d. Toxikol., übers. v. Krupp, Bd. II, p. 113.
[5]) Deutsch, Med. Vereinszeit. 1851, Nr. 38.
[6]) Hillefeld, Experim. circa venena quaedam.

Vergiftungen mit Sabina in Pulvern oder Aufgüssen bei Menschen sind zur Abtreibung nicht selten. Ich habe in der Literatur zwölf Fälle gefunden, von denen neun tödlich endeten. Wahrscheinlich kommen schon jährlich mehr in Deutschland vor, von denen man nichts erfährt. Man beobachtet als Giftwirkung Brennen im Schlunde und Magen, Erbrechen, Kolikschmerzen, dünnflüssige, mitunter blutige Stuhlgänge. Uterinblutungen, Hämaturie, Beschwerden beim Harnlassen, stertoröse Atmung und Bewußtlosigkeit. Der Tod kann in wenigen Stunden bis zu fünf Tagen eintreten. In sehr seltenen Fällen gelingt die Abtreibung ohne den Tod der Mutter. Ein alter Schriftsteller sagt: „sanguinem per urinam educit et partus expellit!" Mitunter fällt der Versuch trotz großer Dosen negativ aus; der Mechanismus des Aborts ist der gleiche wie bei Thuja.

Bei dem äußerlichen arzneilichen Gebrauch der Sadebaumspitzen zur Wegätzung von Kondylomen und Geschwülsten, wie z. B. Karzinom, entstehen ab und zu so unerträgliche Schmerzen, daß das Mittel infolgedessen ausgesetzt werden muß. Noch intensiver wirkt das Sabinaöl, das auf der Haut neben subjektiven Schmerzempfindungen Blasen hervorrufen kann. Nach dem inneren Gebrauche von Sabina (0,3—0,8 g) als Menstruation treibendes Mittel beobachtet man nicht selten Störungen in der Verdauung, mitunter auch Erbrechen und Durchfall, Drang zum Harnlassen, Entleerung blutigen Harns und reichlicheren Blutabgang zur Zeit der Menstruation. Bei schwangeren Frauen können zu große oder längere Zeit fortgebrauchte kleinere Dosen Abort veranlassen.

Das Entscheidende wird wohl in allen solchen Fällen eine Plazentarapoplexie sein. Der Tod der Mutter ist ein gewöhnlicher Ausgang: Eine 21jährige Schwangere bekam am frühen Morgen, nach einem Souper mit ihrem Liebhaber, heftige Magenschmerzen und verfiel bald darauf in Bewußtlosigkeit und Konvulsionen. Gegen Mittag kamen Wehen. Bald nach 3 Uhr starb sie plötzlich während der Geburt. Im Magen fand sich Sadebaumpulver. Auch mit einem Aufguß der Sadebaumspitzen und mit dem Sabinol ist der Abort bewerkstelligt worden — aber auch der Tod der Mutter.

Gelegentlich wurde die Sabina auch lange in immer wiederholten Dosen für die Abtreibung eingenommen. Eine Frau, die so monatelang täglich 0,3—0,5 g der Sadebaumspitzen eingenommen hatte, bekam Kopfschmerzen, Erbrechen, Schwellung von Gesicht und Leib, wurde benommen und blind. Man stellte fest: Schwellung der Papillen, Schlängelung der Netzhautvenen und reichliche Blutungen an der Netzhaut. Nach fünf Monaten war der Zustand noch unverändert.

Die Sektion ergibt bei Tieren und Menschen Entzündung oder auch Blutungen in die Ösophagus- und Magenschleimhaut, Entzündung von Darm, Nieren, Uterus, Peritoneum, Blase. Die letztere kann ecchymosiert sein.

Nachweis: Konstatierung des Sabinaduftes. Botanische Vergleichung der im Körperinnern gefundenen Pflanzenteile. Die Zweigspitzen der Sabina werden durch die vierzeilig geordneten Blättchen eingehüllt, welche auf dem Rücken mit einer Ölfurche versehen sind. Das Öl läßt sich durch Äther extrahieren.

Behandlung: Demulgentien gegen die innere Entzündung, sowie möglichst ergiebige Entleerung des Giftes.

Cycadaceae.

Makrozamia. Die Nüsse einer Makrozamia-Spezies erzeugen, nur wenn sie von Tieren roh gefressen werden, eine eigentümliche Krankheit. Ein Harz soll das Gift darstellen[1]).

B. Kryptogamen.

Algae.

Kladothrix. Eine Kladothrixart soll das Finger-Erysipeloid erzeugen. Auch in einem retrobulbären Abszeß wurde sie gefunden.

Actinomyces, der Strahlenpilz, der mikroskopisch einer Kristalldruse ähnelt, erzeugt am Kiefer, der Lunge, am Euter des Rindes und des Schweines weißliche Geschwülste, welche auf dem Durchschnitte abszeßähnliche Herde zeigen, aus denen die Aktinomyzeskörner ausgedrückt werden. Er durchdringt bei Menschen die Gewebe, erzeugt Abszesse, Fistelgänge, Phlegmone, Angina Ludovici, Periostitis, Lungeneiterungen mit Durchbrüchen usw. und zuletzt Pyämie. Auch der Darm kann befallen werden und Durchbrüche in das Peritoneum usw. erfolgen. Am Auge können unangenehme Funktionsstörungen durch Befallenwerden mit Aktinomyzes entstehen. Mit der aktinomyzotischen Lid- und Kiefererkrankung kann auch noch eine solche der Orbita bestehen — wenigstens glaube ich diese in den folgenden Fällen annehmen zu dürfen.

Ein 30jähriger Mann bekam Schmerzen am linken Ohr, Ausfluß aus demselben und Kieferklemme. Der Unterkiefer schwoll, wurde inzidiert und entleerte Eiter. Trotzdem nahm die Schwellung an der linken Kopfseite zu. Der Mann verlor die Sprache und hatte Kopfschmerzen. In der linken Backe fühlte man zwei erbsengroße Geschwülste. Am Unterkieferwinkel bestand Rötung und eine Fistel. Druck auf dieselbe entleerte Aktinomyzeskörner. Die linken Augenlider schwollen. Die Fistel wurde gespalten und eine Inzision in der Schläfengrube senkrecht zum Jochbogen gemacht. Nach einigen Tagen entstand Fluktuation am vorgebauchten Infraorbitalrande. In der Augenlidspalte war Eiter. Bei Druck auf die Lider entleerte sich Aktinomyzes enthaltender Eiter. Nach einer vorübergehenden Besserung traten wieder Sprachstörungen ein. Dazu kamen Druckgefühl in der rechten Orbita, Protrusio bulbi und rechtsseitige Stauungspapille, während der linke Augenhintergrund normal war. Das rechte untere Lid fluktuierte. Eine Inzision entleerte übelriechenden Eiter. Sämtliche Erscheinungen an diesem Auge bildeten sich zurück. Der Tod erfolgte nach Erschöpfung. Die Bulbi erwiesen sich bei der Sektion intakt.

---

[1]) Lauterer, Chemist and Drugg. 1896, XLVIII, p. 822.

Actinomyces hominis et bovis gleichen sich morphologisch vollkommen, weisen aber kulturell Verschiedenheiten auf, da nur der letztere anaerob wächst.

Crenothrix polyspora. Das Wasser, das diese Alge enthält, kann in heißen Sommermonaten Durchfall erzeugen.

Fungi.

Giftwirkungen von höheren Pilzen kannte man bereits im Altertum. Seneka nannte die Pilze: voluptuarium venenum, Plinius: eine zweifelhafte Speise, ancipitem cibum und Juvenal erzählt in bissiger Weise, wie Agrippina den Klaudius durch ein Pilzgericht, das aber wahrscheinlich außerdem noch vergiftet worden war, getötet habe. Jahrhunderte hindurch glaubte man, daß die Pilze durch ihren Standort ihre Giftigkeit erlangten. Man nimmt jetzt allgemein das an, was ich vor vielen Jahren an dieser Stelle aussprach: daß es zwar giftige und ungiftige Pilze gibt, daß aber die letzteren auch erst durch Zersetzung infolge äußerer Einflüsse giftig werden können. Von einer großen Zahl von Pilzen wird die Giftigkeit behauptet, für nur relativ wenige derselben ist sie dargetan worden. Das sicherste, was wir in dieser Beziehung besitzen, entstammt ärztlichen Beobachtungen und Experimenten. Die Zahl der „verdächtigen" Pilze muß sich verkleinern. Hierzu bedürfte es vorläufig nicht der exakten chemischen Untersuchung — die Konstatierung der Art der biologischen Einwirkung genügte. Bei vielen sind die Differenzen in der beobachteten Wirkung auf die Art der kulinarischen Behandlung zurückzuführen, insofern der eine einen Pilz nicht giftig nennt, den er erst nach mehrfachem Abbrühen und Fortgießen des Sudwassers genossen hat, der andere mit demselben Pilz üble Erfahrungen macht, wenn er ihn ohne weiteres, ohne solche Maßregeln genießt. Denn fast ausnahmslos sind alle Pilze zu entgiften, wenn man ihr Gift durch Wasser auslaugt. Von dem Pilzgewebe der Amanita phalloides wird freilich selbst nach dem Kochen mit Wasser Gift energetisch zurückgehalten. Etwas von demselben muß aber wohl doch in das Kochwasser übergehen, da eine Vergiftung bekanntgeworden ist, die nur durch den Genuß der Brühe zustande kam. Nicht unmöglich ist es auch, daß einige Pilze in verschiedenen Wachstumsstadien wechselnde Giftmengen enthalten und dadurch ebenfalls zu Irrtümern über ihre Giftigkeit Anlaß geben. Auch kann durch Pilzzersetzung sowie durch ein eigentümliches individuelles Verhalten gegenüber gewissen Pilzen Vergiftung erzeugt werden. Ein sicheres äußeres oder chemisches Merkmal für die Giftigkeit oder Ungiftigkeit gibt es nicht. Nur die Diagnose des Pilzes kann zu einer solchen Erkenntnis führen. Im folgenden sind die sichersten Tatsachen über giftige, auch niedere Pilze wiedergegeben. Die Zahl der ungewissen Beobachtungen ist sehr viel größer.

Die Symptome der Pilzvergiftung spielen sich ab: 1. vorwiegend im Magen-Darmkanal (Fungismus gastroentericus), 2. selten gleichzeitig im Blute (Fungismus haematicus), 3. im Gehirn (Fungismus cerebralis), 4. am Herzen (Fungismus cardiacus). Wie Pilze können auch Pilzextrakte giftig werden.

Schizomycetes.

Mikrokokken.

Polythrincium trifolii wuchert auf Klee und Luzerne und erzeugt bei Pferden und Wiederkäuern ein Krankheitsbild, das vielfach mit dem der südafrikanischen Pferdesterbe übereinstimmt. **Streptokokken** sind die am häufigsten angetroffenen niederen, Gift produzierenden Pilze. Als durch Streptokokken bestimmte Leiter werden angegeben: Erysipelas, Puerperalfieber und pyämische bzw. septikämische Prozesse. Bei Scharlach kann eine sekundäre Streptokokkeninfektion und bei Masern eine Larynxkomplikation von Streptokokken-Ursprung entstehen. Auch bei Meningitis, bei manchen schweren Abszessen, Osteomyelitis, Lymphangitis, Phlebitis, Endo- und Perikarditis, Bronchopneumonie wurde dieser Pilz gefunden. Ebenso am und im Auge. Es gibt nichtpathogene (St. b r e v i s) und pathogene Streptokokken. Unter den letzteren (St. l o n g u s): **St. pyogenes** (S t. e r y s i p e l a t i s), der bei Mäusen und teilweise bei Kaninchen tödlich verlaufende Septikämie erzeugt. S t. p y o g e n e s ist häufig ein Begleiter schwerer progressiver Eiterungen, Pyämie usw.

Von **Staphylokokken** sind als Eiterungserreger (Panaritium, akute Abszesse, Empyem, Mammaabszeß, Impetigo usw.), besonders **St. pyogenes aureus** und **albus** zu nennen. Gelegentlich findet man Staphylokokken auch bei nur serösen Entzündungen.

Unter den **Diplokokken** findet sich der **Gonokokkus,** der Erreger der Gonorrhoe. Weiße Mäuse und Meerschweinchen bekommen nach Einbringung von Gonokokkenkultur in die Bauchhöhle eitrige Peritonitis.

Der **Pneumokokkus** gilt als Erreger der Lungenentzündung, findet sich u. a. auch bei Otitis media, ist bisweilen im Speichel von Gesunden vorhanden und soll die Sputumseptikämie erregen.

Tetragenus. Micrococcus tetragenus findet sich in gewissen Abszessen und in der Lunge von Phthisikern und erzeugt bei Tieren (weiße Mäuse und Meerschweinchen) und Menschen Abszesse und Septikämie. Er kommt auch im normalen menschlichen Speichel vor.

Sarcina. Die **Sarcina ventriculi** schafft Störungen der Magenfunktion.

Bazillen.

Bacillus prodigiosus, ein kokkenähnlicher Bazillus, der grauweiße, später rötliche bis blutrote Kolonien, besonders auf Kartoffeln und anderen stärkehaltigen Nahrungsmitteln bildet (der Pilz der blutenden Hostien usw.) — ich traf ihn auf rotem Käse, der in einer Berliner Markthalle reichlich verkauft wurde —, erzeugt bei Tieren, intravenös beigebracht, keine Erkrankung, wohl aber wurden Menschen vergiftet, die viel von ihm in Brot aufnahmen. Er scheint das Brot zu zersetzen. Er bildet aus Proteinen Ammoniak und Trimethylamin. Man beobachtete danach: Erbrechen, Kopfschmerzen, Magenschmerzen, Durchfall, Mydriasis, Pulsschwäche, heiße Haut u. a. m. Er produziert ein entzündungerregendes Prinzip. Die Einspritzung der wirksamen Bestandteile aus Kulturen in das Unterhautgewebe von Menschen veranlaßt Schmerzen sowie erysipelatöse Rötung und Schwellung — eine Reaktion, die nach 48 Stunden schwindet. Menschen, die viel von dem Pilze in Brot usw. aufnahmen, erkrankten mit

Erbrechen, Kopf- und Magenschmerzen, Durchfall, Pupillenerweiterung, Pulsschwäche u. a. m. Dieser Pilz, den Alkohol nicht schädigt (?), soll zu den Bazillen gehören, welche Eiterung hervorrufen können, ohne die Tendenz der weiteren Verbreitung zu besitzen. Durch Impfung mit ihm ließ sich Panophthalmitis hervorrufen. Die Tränen besitzen keine bakterizide, wohl aber eine antitoxische Einwirkung auf den Bazillus.

Bacillus Diphtheriae, der sich bisweilen auf der Bukkalschleimhaut oder im Auge oder der Nase von Gesunden befindet, erregt die Diphtherie; sein Gift, dem Mäuse, Ratten und Rinder widerstehen, tötet Meerschweinchen und hat geringeren Einfluß auf Geflügel und Kaninchen. Er ist chemisch ganz unbekannt.

B. Oedematis maligni ist pathogen und kann auch Menschen töten. Schafe, die faule R u n k e l r ü b e n fraßen, erkrankten unter Fieber (41 bis 41,3° C), Enteritis, Ödemen und Bildung von Exsudaten in der Bauchhöhle; einige genasen, andere starben, noch andere bekamen nach einer scheinbaren Besserung Nekrose der unteren Bauchwand und diese sowie die Eingeweide fielen plötzlich auf den Boden. Es bestand Peritonitis. In anderen Fällen weideten Schafe drei Tage lang ein Rübenfeld ab, auf dem nur B l ä t t e r u n d H ä l s e d e r R ü b e n vorkamen, und bekamen danach Auftreibung des Hinterleibes, Dyspnoe, Schwäche und Fieber. Bei der Sektion fehlte Enteritis, es bestand aber Lungenödem und i m B l u t e f a n d m a n d e n B a c i l l u s O e d e m a t i s m a l i g n i.

Bazillen der Septicaemia haemorrhagica. Durch mehrere verwandte Bazillen werden viele Tierinfektionskrankheiten erzeugt, wie z. B. die S c h w e i n e s e u c h e, d e r M ä u s e t y p h u s, d i e K a n i n c h e n - s e p t i k ä m i e u. a. m.

B. proteus Haus. läßt sich aus fauler Hefe züchten und kommt bei jauchig-phlegmonösen Eiterungen des Menschen vor. Der fieberhafte Ikterus (W e i l sche Krankheit) soll ebenfalls durch den Proteus veranlaßt werden[1]). Bei Tieren erzeugt die Reinkultur das Bild der Sepsinvergiftung (hämorrhagische Infiltrationen im Darm, Schwellung der Mesenterialdrüsen usw.). Nach Einbringen in den Kreislauf entstehen auch Eitermetastasen[2]). Das Gift ist ein chemisches Individuum. Aus dem Darm von Menschen, die durch Fleischgenuß erkrankten, wurde dieser Bazillus isoliert[3]). Der Proteus liefert in Fleischkulturen: Cholin, Äthylendiamin, Gadinin und Trimethylamin, d. h. dieselben Stoffe wie faules Fleisch. Tiere sollen gegen Proteus durch Beibringung von Cholin immun werden.

Wie B. Proteus gehören noch andere Pilze zur Gruppe des freilich in seiner Virulenz schwankenden, im Dickdarm von gesunden Menschen und Tieren vorkommenden, saprophytischen, dem Typhusbazillus sehr ähnlichen, stark säurebildenden **Bacterium coli commune**[4]), dem die Fähigkeit zukommt, durch das in seinem Zelleib enthaltene Gift gastroenteritische Symptome und Veränderungen hervorzurufen. Die Kulturbouillon ist

---

[1]) J a e g e r, Zeitschr. f. Hygiene 1892, XII, p. 525.
[2]) B r u n n e r, Münch. med. Wochenschr. 1895, Nr. 5.
[3]) L e v y, Arch f. exp. Path. u. Pharmak., Bd. XXXIV, p. 342.
[4]) v. E r m e n g e m et v. L a e r, Ann. et Bull. de la Soc. de Méd. de Gand, T. LXXI, p. 245.

giftig[1]). In dem Abszeßeiter, der bei einer Frau nach der Entbindung im Poupartschen Bande entstand, fand sich B. coli comm., ebenso im Harn[2]) und im Exsudat bei Perforationsperitonitis[3]). Impfung der Bakterien in die Hornhaut eines Kaninchens verursacht einen Kornealabszeß in 20 Stunden, evtl. auch eine heftige Entzündung mit Hypopyon. Das Impfungsergebnis kann auch nur in einer leichten Hornhauttrübung bestehen. Häufig finden sich Kolibazillen bei Blennorrhoea neonatorum. In 11 solcher Fälle waren sie siebenmal vorhanden.

B. intestinalis Escherich. Die Bouillonkultur erzeugte, Tieren injiziert: fibrilläre Zuckungen, Mydriasis, Lähmung, Somnolenz, Konvulsionen, Nystagmus, tetanische Kontrakturen, Opisthotonus usw.[4]).

B. Enteritidis Gaertner veranlaßt bei Mäusen, Meerschweinchen, Kaninchen akute Enteritis und Hämorrhagien auf Pleura und Perikard.

B. Enteritidis sporogenes Klein, der durch die Milch übertragen wird, erzeugt blutige Diarrhöen[5]).

B. Typhi abdominalis, bewegliche Stäbchen, die zu gegliederten oder ungegliederten Fäden vereint sind, Geißeln haben und sich leicht färben lassen und nach Gram entfärbt werden, findet sich bei Typhus in der Darmwand, Milz, Leber, Nieren, Knochenmark usw. Er ist für Tiere ungiftig. Auf Fleisch kultiviert, liefert er bisweilen das basische Typhotoxin[6]), das Tiere in einen lähmungsartigen Zustand versetzt. Mit den Typhussymptomen hat dieser Stoff nichts zu tun. Die Typhuskeime halten sich im Wasser wochenlang entwicklungsfähig.

B. Anthracis, der Milzbrandbazillus, ist für Menschen weniger pathogen als für Schafe, Rinder, Pferde, Mäuse, Meerschweinchen und ist für Hunde, die meisten Vögel, Frösche und manche Arten von Ratten ungiftig.

Der **Rauschbrandbazillus** ist für Rinder, Schafe, Ziegen, Meerschweinchen pathogen, während Hunde, Schweine, Katzen, Kaninchen, Hühner, Tauben, Mäuse immun dagegen sind.

B. Mallei, der Rotzbazillus, ist für Tiere und Menschen giftig.

B. Tuberculosis läßt Menschen, Affen, Rinder (Perlsucht) usw. an örtlicher oder allgemeiner Tuberkulose erkranken.

B. Leprae ist auf Kaninchen und angeblich auch auf Menschen mit Erfolg übertragen worden. (?) Er stellt schlanke Stäbchen dar, die dem Tuberkelbazillus ähneln. Die Übertragungsversuche der Krankheit auf Tiere durch Einimpfung von Lepragewebe oder Leprablut haben keine reinen Resultate geliefert, soweit man eine wirklich konstitutionelle Erkrankung mit ihren spezifischen Äußerungen zu erwarten hoffte. Nur bei zwei Hunden fanden sich nach subkutaner Impfung mit leprosem Material Neubildungen, die mit menschlichen Lepratuberkeln übereinstimmten. Auch der Versuch an Affen verlief demgegenüber negativ. Ebenso die Verimpfungen in das Auge von Leprabazillen.

B. Tetani vergiftet Menschen und Tiere. Wenig empfänglich dafür sind Kaninchen, Ratten, Hunde, Tauben und Hühner. Kulturen desselben auf

---

[1]) Roger, Compt. rend. de la Soc. de Biol. 1893 p. 459.
[2]) Eisenhart, Arch. f. Gynäkol. 1894, Bd. XLVII, p. 189.
[3]) Laruelle, Bakteriol. Jahresber. 1889, p. 335.
[4]) Gilbert, Compt. rend. de la Soc. de Biol. 1893, V, p. 214.
[5]) Klein, Centralbl. f. Bacter. 1896, Nr. 24.
[6]) Brieger, Ptomaine 1886, p. 86 u. 89.

Fleisch lieferten die bisher nicht rein gewonnene Base Tetanin, die klonische und tonische Krämpfe erzeugt, aber nichts mit dem spezifischen Tetanusgift zu tun hat. Nach Einimpfung von Kulturen des Tetanusbazillus in die vordere Kammer von Kaninchenaugen beginnt die tonische Kontraktion der Muskeln am Halse und an den Vordergliedern. Die Hinterglieder sind zuletzt gleichfalls zusammengezogen. Im eingespritzten Auge tritt Exophthalmus und Vermehrung der Spannung ein, und da die Bewegungen des Lidschlages ausbleiben, erscheint die Hornhaut matt. Nach Einspritzung des Tetanotoxins in den Glaskörper von Hunden entstand eine Keratitis parenchymatosa. Werden Tetanusstoffe Kaninchen subkonjunktival oder in den Glaskörper eingeführt, so entsteht zuerst ein Krampf des M. orbicularis. Auch andere Augenmuskeln nehmen an den Krämpfen teil.

B. Meningitidis schafft durch Übertragung krampfartige und andere Vergiftungssymptome[1]).

B. Influenzae wächst nur auf hämoglobinhaltigem Nährboden und erzeugt experimentell bei Affen katarrhalische Influenza[2]).

B. pyocyaneus[3]) ist für Menschen evtl. tödlich, wenn er direkt in die Blutbahn gelangt oder indirekt durch seine giftigen Stoffwechselprodukte wirkt. Unter diesen findet sich auch eine bei Menschen und Tieren eitrige Entzündung erregende Substanz. Bei dafür empfindlichen Tieren erzeugt er u. a. Somnolenz, Durchfälle, Albuminurie, Konvulsionen, Lähmungen, Symptome, die oft lange Zeit zu ihrer Ausbildung brauchen. Durch Hornhautimpfung mit Pyocyaneus lassen sich bei Kaninchen Hornhautgeschwüre erzeugen.

B. pyogenes. Der als Infektionsträger der Euterpyobazillose angesehene Pilz fand sich bei eitriger infektiöser Keratitis der Rinder. Überimpfung in die Hornhaut brachte das typische Bild wieder zur Entwicklung.

Bacillus proteus vulgaris, B. fluoreszenz, B. putrificus coli, Micrococcus roseus und **Micrococcus agilis** sind mehr oder weniger pathogen.

B. capsulatus. Der in der chinesischen Tusche entdeckte Kapselbazillus tötet nach der Verimpfung Mäuse, deren Milz geschwollen gefunden wird[4]). An der Hornhaut ruft er ein Geschwür hervor mit mäßigen Reizerscheinungen. Je schlechter die Tusche ist, um so reichlicher der Bazillus.

Bazillus Maydis (Maj.) Trev.

Wird der Mais von den Maisbazillen befallen, so entstehen eiweißartige und basische Zersetzungsprodukte unbekannter Zusammensetzung, die bei Maisessern den Maidismus oder die Pellagra erzeugen. Versuche mit Bouillonkulturen aus verdorbenem Mais, die an Tieren angestellt wurden, ergaben ein Vergiftungsbild, das der Pellagra ähnlich war[5]). Die Annahme, daß Oospora verticilloides Sacc. die Pellagra hervorrufende Zersetzungsprodukte erzeuge, kann demgegenüber keinen Platz finden. Die Krankheit ist in Oberitalien stark verbreitet und fordert viele Opfer[6]). Als prämonitorische Symptome entstehen: Schwäche,

---

[1]) Centanni, Arch. per le science med., Bd. XVII, Nr. 1.
[2]) Pfeiffer, Zeitschr. f. Hyg., Bd. XIII, 1893.
[3]) Kossel, Zeitschr. f. Hygiene 1894, XVI, p. 368.
[4]) Pfeiffer, Zeitschr. f. Hyg., Bd. VI, 1889.
[5]) Vittige Tirelli, Arch. ital. de Biol., T. XXV, 1896, p. 45.
[6]) Lombroso, La Pellagra, Roma 1878. — Küttner, Zeitschr. f. Hyg., Bd. XIX, p. 263.

Kopfschmerzen, Schwindel, Brennen in den Gliedern und alsdann bricht an den dem Lichte ausgesetzten Teilen mit Jucken und Schwellung ein Erythem hervor, das nach wiederholtem Entstehen eine rauhe oder verdickte, rissige Haut zurückläßt. Brennen im Munde, Rissigkeit der Zunge, Schluckbeschwerden, Zahnfleischblutungen und Diarrhöen schwächen den Kranken weiter, und wenn die Maisnahrung nicht aufhört, entstehen schwere und unheilbare zentrale Störungen wie durch Secale cornutum: Ptosis der Lider, Sehstörungen, häufig mit Veränderungen an der Retina und deren Gefäßen, Krämpfe mit dem Charakter der kortikalen Epilepsie und Delirien. Bisweilen sterben die Kranken unter typhösen Symptomen. Meistens entwickelt sich eine Geisteskrankheit: stuporöse Melancholie, seltener Manie, oft ein der Dementia paralytica ähnelndes Bild; die Glieder sind halbflektiert, die Extensoren gelähmt, das Kniephänomen sehr verstärkt bis zum Patellarklonus[1]) und andere spinale Erkrankungssymptome (Parästhesien, Kontrakturen, Paraplegien) können sich hinzugesellen. In fast allen solchen Fällen ist eine symmetrische Erkrankung der Hinter- und Hinterseitenstränge des Rückenmarks nachweisbar.

Die Behandlung kann wesentlich nur eine prophylaktische sein. Orts- und Nahrungsveränderung sind vielleicht imstande, leichte Erkrankung zurückzubringen, schwere scheinen auch hierdurch unbeeinflußt zu bleiben.

Die **Pelade** (Kolumbische Maiskrankheit) scheint auf ähnlichen Maiszersetzungsprodukten zu beruhen.

Spirillen.

Vibrio Cholerae asiaticae Koch. Der Cholerabazillus vergiftet unter bestimmten Einführungsbedingungen Tiere und liefert ein Gift, das Choleratoxin, das aber nur wenige Erscheinungen der Cholera hervorruft. Die als wirksame Gifte des Bazillus dargestellten alkaloidischen oder andersartigen Stoffe sind Kunstprodukte. Bei der Cholera-Zyanose gehören die Augenlider zu den am stärksten befallenen Körperteilen.

Die Conjunctiva bulbi kann in verschiedenen Graden und verschiedener Ausdehnung an ihrem unteren Teil gerötet sein. Dabei ist ihre Oberfläche trocken, stellenweise xerotisch. An ihr beobachtete man bei elf unter 810 Kranken, und zwar solchen, die starben, Ecchymosen oder kapillare Apoplexien als schwarze oder dunkelkirschrote Flecke von der Größe einer Linse bis zu einer Erbse. Konjunktivitis kann dabei fehlen.

Bei einer 24jährigen Frau, die asphyktisch, zyanotisch und mit Krämpfen in das Krankenhaus kam, bemerkte man an der unteren Hälfte einer jeden Konjunktiva eine erbsengroße, fast schwarz erscheinende, in der Nähe dunkelkirschrot gefärbte Ecchymose. Man bedeckte sie bei der im höchsten Stupor daliegenden Kranken mit Läppchen, die in Kamilleninfus getaucht waren. Schon am Nachmittag stießen sich die Flecke ab und eiterten. Während sich ein Bindehautkatarrh entwickelte, dauerte die Eiterung bei gänzlicher Unbesinnlichkeit der Kranken bis zum Tode an. Bei der Sektion zeigte sich, daß die durch Losstoßung der Flecke er-

---

[1]) Tuczek, Neurol. Centralbl. 1887, p. 440. — D. med. Wochenschr. 1888, p. 222.

zeugten Substanzverluste in den Konjunktiven durch deren Dicke bis zur Sklera drangen, welche an diesen Stellen teilweise bloßlag[1]). Die im Reaktionsstadium fast bei allen Kranken beobachtete Augenbindehaut-Hyperämie führt im typhoiden oder diphtheroiden Nachstadium, oder, wenn sich die Genesung durch Exanthembildung verzögert, nicht selten zu Bindehautkatarrh, der in der Rekonvaleszenz wieder schwindet. Der Eiter, der abgesondert wurde, war in einem Falle gelblichgrau, klebrig; auf dem umgekehrten Lide fanden sich membranöse Fetzen, die nur schwer wegzuwaschen waren.

Schwache Trübungen der Hornhaut, die wie bestäubt aussieht, finden sich fast bei jedem Asphyktischen, und in schweren Fällen von Nachstadien. Man nahm an, daß sie durch Halboffenstehen der Lidspalte und Mangel an Befeuchtung entstehen. Auch auf Giftwirkung wurde sie zurückgeführt[2]). Zweimal unter 810 Kranken kam es zu einer Erweichung der Kornea. Es war ihre untere Hälfte allein erkrankt. Beide weibliche Kranke hatten schon mehrere Tage schwer besinnlich mit halboffenen Augen dagelegen und Trockenheit und Bestäubung der Kornea vor dem Beginn der schlimmeren Veränderungen gezeigt, die sich als eine grauweiße Trübung wie ein partielles Gerontoxon darstellte. Kurz vor dem Tode barst bei der einen Kranken die Hornhaut und ließ Humor aqueus austreten. In der Hornhaut wurden Zerklüftungen gefunden, die durch Eiterkörperchen, eine amorphe Exsudatmasse und Kerne ausgefüllt waren[3]). Man kann sich nur schwer vorstellen, daß diese Veränderungen Folgen einer Austrocknung darstellen sollen. Sie machen vielmehr den Eindruck, Folgen einer schweren allgemeinen Ernährungsstörung zu sein.

Hefepräparate haben wiederholt Allgemeinstörungen hervorgerufen. So erzeugte ein solches, „Gople" genanntes Präparat, das als Teeaufguß benutzt worden war: Akute Nephritis mit stürmischen toxischen Begleitsymptomen.

Der **Finkler-Prior**sche **Vibrio** soll zuweilen nach Übertragung Tiere an Cholera nostras erkranken lassen.

Der **Vibrio von Metschnikoff** vergiftet Geflügel und Meerschweinchen.

Spirochaete Obermeieri erregt die Febris recurrens.

Blastomycetes.

Sacharomyces.

Die Saccharomycesarten sind nur zum kleinsten Teil pathogen. Sie erzeugen abnorme Gärungsvorgänge im Magen. **S. ovalis Bizz.** und **S. sphaericus Sacc.** wurde in Kopfhautschuppen, resp. in einem Ekzem gefunden und **S. capillitii** soll die Ursache der Pityriasis capitis sein.

Als Saccharomykose wird eine unter dem Bilde chronischer Pyämie verlaufende, durch eine pathogene Hefeart hervorgerufene Infektionskrankheit beschrieben, bei der sich eine eiterige Zerstörung der Haut,

---

[1]) Joseph, Zeitschr. f. klin. Med., Bd. VII, S. 372 u. 373. — v. Graefe, Arch. f. Ophthalm., Bd. XII, Abt. 2.
[2]) Garlinski und Gorecki, Annales d'Oculist., T. CXIII, p. 207.
[3]) Joseph, l. c. — Kramsztyk (Pamietn. Towarzystwa Lekarsk Warzsaw. 1873, p. 319) berichtet von einer Hornhautverschwärung bei Cholera.

Kornea, Knochen, Lungen, Nieren, Milz findet. Die Hefeart lebt teils intra-, teils extrazellulär in dem Gewebe, das sie zerstört[1]).

Unter 50 Hefearten wurden sieben gefunden, welche bei Meerschweinchen unschädlich, für Mäuse immer, bisweilen auch für Kaninchen pathogen waren. Nach subkutaner Einspritzung fanden sie sich reichlich im Blute und in Organen, so daß sie vielleicht durch Infektion und nicht durch Intoxikation wirken.

Hyphomycetes.

Unter den **Schimmelpilzen** gibt es mehrere pathogene Gattungen. Vergiftungen durch verschimmelte Nahrungsmittel kommen bei Tieren und Menschen vor, z. B. bei Liebhabern von schimmeligem, grünem Roquefort- oder Stilton-Käse u. a. m. Pferde, die verschimmeltes Bohnenstroh gefressen hatten, erkrankten mit Mattigkeit, Schwanken in der Nachhand, Einknicken in den Hinterfesseln, Kreuzen der Hintergliedmaßen beim Vorführen. Eines der Pferde nahm eine hundesitzige Stellung ein und ein anderes bekam für drei Wochen Blasenlähmung. Die Dauer der Erkrankung betrug 6—12 Tage. Leider sind nicht immer in den bisher mitgeteilten Erkrankungen durch verschimmelte Nahrungsmittel die Spezies festgestellt worden — wir würden sonst mehr Einsicht in die Wirkung dieser Pilzreihe haben, von denen einige sehr verderblich wirken können. So starben Rinder, die schimmelig-faule Rüben (Beta campestris) fraßen, bisweilen schon nach zwei Stunden.

Mucor rhizopodiformis Cohn, M. corymbifer Cohn, M. septatus Bez., M. racemosus Fres. und **M. pusillus.** Injiziert man deren Sporen in die Gefäße oder die Bauchhöhle von Kaninchen, so sterben die letzteren in ca. 50 Stunden und man findet die Pilzmyzelien in der Niere, der Milz und dem Knochenmark. Auch in Hornhautgeschwüren sollen sie sich festsetzen. Vielleicht sind auch **M. piriformis Leers** und **M. stolonifer Ehrenb.**, die auf Birnen und Äpfeln vorkommen, in großen Mengen nicht gleichgültig. Der letztere tötet Meerschweinchen und Ratten nach Injektion in die Bauchhöhle in 3—23 Tagen unter Peritonitis mit fibrinösen Pseudomembranen.

Subkutaninjektionen von Mukorinen erregen lokale entzündliche Reaktion ohne Abszeßbildung. Die Sporen selbst gehen hierbei zugrunde.

Aspergillus glaucus L., A. niger v. Thiegh., besonders die erwiesen pathogenen: **A. fumigatus Fresen** und **A. flavescens Wred.** kommen häufig auf B r o t vor und bedingen in ihm einen Verbrauch von Kohlehydraten und Bildung von Zersetzungsprodukten. Erkrankungen nach G e n u ß v o n s o l c h e m B r o t gehen bisweilen mit Erbrechen, Gesichtsschwellung, Durst, Koliken, Abgeschlagenheit und Kopfweh einher. Injektion der pathogenen Arten in die Blutbahn von Tieren bedingt den Tod. In allen Organen finden sich Myzelien. Pneumonie bildet sich bei Vögeln, welche die Sporen von **A. fumigatus** einatmen.

Bei M e n s c h e n entsteht nach Hornhautverletzungen eine Keratomykosis aspergillina (eitrige Keratitis mit Aspergillusmyzelien), und eine Durchsetzung des äußeren Gehörganges und des Trommelfells mit Myzelien **(A. niger, A. fumig., A. flavus, A. nidulans Eid. und Eurotium malignum Lindt).** Selten ist das Ergriffenwerden kranken Lungengewebes von dem

---

[1]) B u s s e, Virchows Archiv, Bd. CXL, p. 23.

Pilz (Pneumonomykosis aspergillina). Im Antrum Highmori wurde eine Aspergillus-Mykosis beobachtet[1]).

Penicilliumarten sind im allgemeinen harmlos. Große Mengen von **P. glaucum Link,** das einen entzündungserregenden Stoff besitzt, und den auf Apfelsinen vorkommenden **P. olivaceum Wehm.** und **P. italicum Wehm.** könnten jedoch Magendarmstörungen erzeugen.

Von den **Oidiumarten** ist **O. Tuckeri Berk.** auch für Menschen pathogen. Rinder, die von Mehltau (**Erisyphe s. Oidium Tuckeri**) befallene Rebenblätter gefressen hatten, erkrankten unter Appetitstörungen, schnaubender Atmung, Diarrhöe und Versiegen der Milch. Eine trächtige Kuh verkalbte[2]). **Oidium albicans** veranlaßt Soor. Man nimmt an, daß **Monilia candida Bon.** den Soorpilz liefert, der sich an Schleimhäuten unter Schmerzen entwickelt, tief in die Gewebe eindringt und Nekrose, Eiterung usw. hervorruft. Intravenöse Injektion des Pilzes erzeugt eine universelle Soormykose (Soor in Nieren, Herz, Leber, Milz) und schnellen Tod. Eine Allgemeininfektion dadurch ist also möglich[3]). Oidium-Arten können auch Hautmykosen verursachen.

Oospora porriginis (Mont. et Berk.) Sacc. (Achorion Schoenleinii Remak.) erzeugt Favus, **Trichophyton tonsurans** den Herpes und **Microsporon furfur Rob.** die Pityriasis versicolor.

Inocybe frumentacea Bull. mit kegelig-glöckigem, später ausgebreitetem, breit gebuckeltem, ziegelrotem Hut, rötlich schimmerndem Fleisch und fleischigem, weinrotem Stiel. An diesem Pilz starb ein alter Pilzkenner und -sammler, während zwei weitere Menschen seiner Familie mit dem Leben davonkamen. Als Krankheitserscheinungen kamen: Leibschmerzen, Wadenkrämpfe, Kältegefühl und schließlich Herzlähmung. In den letzten Stunden vor dem Tode bestand Erblindung. Das Bewußtsein war erhalten. Auch **Inocybe rimosa** hat Menschen und Tiere vergiftet.

Tricholoma tigrinum ist ein bitterschmeckender, Vergiftung erzeugt habender Pilz. Dagegen soll **T. rutilans Schaeff.**, der rötliche Ritterling, ein eßbares, wohlschmeckendes Gewächs sein.

Telephora multipartita Schweincke. Vergiftungen mit diesem Pilz kamen in Niederländisch-Indien vor. Nach dem Verzehren in gekochtem Zustande verursachte er überstarken Schwindel, Bauchschwellung und Tod.

Polyporus (Polystictus) **sanguineus L.** hat in Niederländisch-Indien, wo er als Heilmittel gegen Lungenblutung gebraucht wird, Vergiftung erzeugt.

Fusarium roseum Link. und **Cladosporium herbarum Pers.** wurden neben einer Gibberella und einem Helmintosporium in einem russischen Getreide gefunden, das Taumeln erzeugte. Roggen kann unter besonderen Umständen in feuchten Gegenden und regnerischen Jahren eine giftige Beschaffenheit annehmen, wenn er von F. roseum befallen wird. Der Genuß eines solchen Mehles ruft in einigen Stunden Schwindel, starke Kopfschmerzen, Erbrechen, Störungen des Sehvermögens usw. hervor — Erscheinungen, die mehrere Tage anhalten und tödlich enden können. Auch Haustiere werden dadurch krank.

---

[1]) Mackenzie, New York Medic. Journ. 1894, 25. Aug., p. 238.
[2]) Bissauge, Recueil de Médecine vétérin. 1893, Nr. 23.
[3]) Ostrovsky, Rech. expér. sur le champignon du Muguet, Paris 1896.

Sterigmatocystis Ficuum (Reich.) P. Henn. Nach dem Genuß von wenig rohen Feigen und solchen, die gedämpft als Kompot zubereitet waren, stellten sich alsbald Leibschmerzen und starker Durchfall ein. Im Innern der Feigenfrüchte fand sich eine schwarze Sporenmasse, die der **Ustilago Ficuum Reich.** zugehörte. Ein naher Verwandter dieses Pilzes ist **Ustilago Phoenicis Corda** oder besser **Sterigmatocystis Phoenicis** der Datteln.

Oomycetes.

Peronospora viticola de Bary vergiftete Kühe, die damit bedeckte Weinblätter fraßen[1]).

Uredineae.

Die Rostpilze können bei Tieren und Menschen Vergiftung erzeugen. Pferde[2]) und Rinder[3]), die damit versehenes Futter aufnehmen, erkranken im ersten Stadium unter Kolik oder mit geschwollener Maulschleimhaut, im zweiten unter Harnbeschwerden, Blutharnen, Fieber, Schwanken, Apathie, im dritten unter Paraplegie. Der Verlauf ist meist sehr akut und ähnelt bisweilen dem Milzbrand. Auch an der äußeren Haut und den Schleimhäuten sollen durch Anstäuben bei der Fütterung örtliche Entzündungen hervorgerufen werden können[4]). Bei der Sektion solcher zugrunde gegangenen Tiere wurde hämorrhagische Darmentzündung und Hämorrhagien im Gehirn gefunden. Auch scheint es eine Eigenschaft dieser Pilze zu sein, Abort veranlassen zu können. Von 18 neugeborenen (teils Frühgeburten) Kälbern starben 15 in einigen Stunden bis zu einigen Tagen nach der Geburt, nachdem die Kühe ausschließlich mit von Rostpilzen stark befallenem Haferstroh gefüttert worden waren.

Aecidium Grossulariae Pers., das auf Johannis- und Stachelbeerblättern vorkommt, vergiftete mehrere Kinder tödlich, nachdem diese die damit bedeckten Beeren verzehrt hatten. Das Experiment am Kaninchen mit dem Pilz gab kein sicheres Resultat. Es ist möglich, daß der Pilz in den Beeren Zersetzung erzeugt hatte.

Auch die Gattung **Uromyces** wirkt bei Tieren giftig. Sie befällt u. a. Wicken, Kleearten und Gräser. **Uromyces Viciae** vergiftete Kühe unter Lähmung der Schlingorgane.

Ustilagineae.

Tillaria Tritici ist ein auf dem Weizenkorn parasitisch lebender Pilz. Er hat kleine, durchscheinende dunkelbraune Sporen. Die davon befallenen Ähren haben einen unangenehmen Geruch nach verdorbenen Heringen. Die Getreidekörner behalten ihre Form, haben aber in ihrer dünnen, zerbrechlichen Samenhaut viele Sporen. Werden solche Körner mit gesunden vermahlen, so erhält das Mehl einen unangenehmen Geruch und eine schmutzige Farbe. Es sollen schwere Massenvergiftungen von Menschen dadurch zustande gekommen sein.

---

[1]) Bissange, Recueil de Médec. vétérin. 1893, p. 726.
[2]) Plättner, Zeitschr. f. Veterinärkunde 1893, p. 513.
[3]) Wienke, Arch. f. wiss. Tierheilk. 1893, XIX, p. 311. — Bertsche, Tierärztl. Mitteil. 1885, p. 113.
[4]) Vogel, D. tierärztl. Wochenschr. 1892, I, p. 3.

Ustilago maydis, der Maisbrandpilz vernichtet die Blütenkolben und erzeugt an Blättern und Stengeln Knollen mit Sporen gefüllt. Solcher brandige Mais veranlaßte nach achttägiger Verfütterung bei elf Kühen Abort. Trächtige Hündinnen, denen man U. experimentell reichte, abortierten ebenfalls. Meerschweinchen verwarfen oder starben nach mehrtägiger Verfütterung der Sporen. Sporen von einer mehrere Jahre alten Staude waren wirkungslos, bei Meerschweinchen selbst zu 25 g. Nichttragende Tiere werden durch die Sporen nicht vergiftet.

Ustilago hypodites Schlecht., der auf Arundo Donax vorkommt, soll Entzündung und Schwellung an Geweben erzeugen, die er berührt.

Tilletia caries. Tul. Der Schmierbrand kann vergiften. Pferde, die mit von Schmierbrand befallenem Dinkelabzug gefüttert wurden, stürzten plötzlich hin und starben nach sechs resp. zwanzig Stunden. Experimentelle Untersuchungen an Pferden, Rindern, Schafen, Ziegen, Schweinen ergaben demgegenüber zwar vereinzelt Appetitstörungen und Durchfall, sonst aber keine Befindensänderungen. Auch wässerige, alkoholische und ätherische Extrakte der reinen Sporenmasse verhielten sich diesen Tieren gegenüber indifferent. Dagegen bekamen Mäuse, Sperlinge und ein Hahn hämorrhagische Gastritis, eine Henne Somnolenz. An trächtigen Tieren (Meerschweinchen, Kühen) ließ sich mehrfach durch die Sporen Abort erzeugen, resp. sah man Kälber, die unter diesem Einflusse geboren waren, sich schlecht entwickeln.

Ustilago Carbo Tul. Der Rußbrand, der Grasblüten befällt, vergiftete Rinder tödlich unter Speicheln, Zungenlähmung, Diarrhöe, Kolik, Koma, Pupillenerweiterung, Pulsschwäche, vermehrter Tränensekretion usw. in 15—18 Stunden. Schlund und Kehlkopf fand man entzündet.

Puccinia coronata. Dieser Pilz verursachte unter Pferden, die ihn reichlich im Heu aufgenommen hatten, Verlust des Appetits, motorische Störungen, Somnolenz, auf Druck Schmerzen im Leib, beschleunigte Atmung, pochenden Herzschlag, Fieber, trockene, rissige Zunge und übelriechenden, weichen Kot. Die Sektion ergab Entzündung des Blinddarms. Kühe sah man nach Verzehren von schimmligem Brot erbrechen. Giftig für Pferde erwiesen sich ebenfalls schimmliges Brot und Hafer. Das erstere rief Koliken, Schwanken des Hinterteils, keuchende Atmung, sehr schnellen Puls und Petechien an der Konjunktiva hervor. Darauf folgte ein komatöser Zustand, der schließlich in Erregung überging. Die Tiere sprangen auf, drängten gegen die Wand, hatten außerdem kalte Schweiße. Erst nach mehrmaliger Wiederholung solcher Anfälle erfolgte Genesung. Nicht selten ist der tödliche Ausgang. Von sieben Rindern, die schimmliges Futter aufgenommen hatten, erlagen vier einer Magen-Darmentzündung.

Puccinia arundinacea. Ochsen, die mit dieser Uredinee reichlich versehenes Heu gefressen hatten, erkrankten mit Schwäche resp. Lähmung des Hinterteils, Blutharnen, Fieber, Speichelfluß und Appetitlosigkeit. Bei einem verendeten Tier fand sich Entzündung der Dünndarmschleimhaut, des Mastdarms und der Nieren.

Puccinia Graminis. Dieser Rostpilz hat mehrfach Pferde vergiftet und getötet.

Basidiomycetes.

Clavaria Botrys Pers. Der Trauben-Ziegenbart schmeckt in ausgewachsenem Zustande bitter und soll gastroenteritische Symptome erzeugen. Er findet sich häufig auf Märkten und wird auch gegessen. Die gleichen Verhältnisse walten bei **Cl. flava Schaeff.** ob.

Merulius lacrimans Wulf. Der einen widerlichen Geruch verbreitende Holzschwamm kann, wenn er in reichem Maße in bewohnten Räumen vorkommt, bei den Insassen vielleicht durch Aufnahme der durch ihn erzeugten gasigen Zerfallsprodukte, weniger durch dauernde Einatmung der Sporen Benommensein, Schwindel, Sopor, sowie auch anginöse Zustände veranlassen. Angeblich soll hierdurch ein Todesfall erzeugt sein.

Polyporus officinalis Fr., Boletus laricis Jacq., enthält das Agarizin, eine zweibasische Säure. Bei dem arzneilichen Gebrauch des Pilzes oder des Agarizin können Erbrechen, Durchfall und Kopfschmerzen auftreten.

Boletus luridus Schaeff., Hexenpilz, mit schnell dunkelblau werdendem Fleisch. Er enthält die Luridussäure, die angeblich den Farbstoff des Pilzes darstellt, und kleine Mengen von Muskarin neben viel Cholin (Luridocholin) und ein ätherisches Öl. Der Gehalt des Pilzes an Gift ist nach den Jahrgängen verschieden. Er ist, obschon er an Hunden, ohne Vergiftung zu erzeugen, verfüttert werden kann, und auch nicht selten von Menschen gegessen wird, lieber zu meiden. Eine schwere, unter dem Bilde der Cholera verlaufende, mit Krämpfen, Besinnungslosigkeit usw. einhergehende Vergiftung entstand nach absichtlichem Verzehren eines Stückes vom Hutfleisch[1]).

B. erythropus Pers. hat in einigen Fällen Übelkeit, Schwindel, Bewußtlosigkeit, Hautröte, Zuckungen, auch Tetanus und Trismus, Delirien und Kollaps hervorgerufen[2]). Brechmittel und Strychnininjektionen erwiesen sich hilfreich. Der Saft von **B. edulis** wirkt nicht vom Magen, aber vom Unterhautgewebe aus bei Kaninchen giftig.

Boletus Satanas Lenz, Satanspilz, mit graubraun oder bräunlichgrünlichem glatten Hut. Er wächst in Laub- und Nadelwäldern erst im Spätsommer und Herbste. Sein Geschmack ist nußartig süß. Das Fleisch wird beim Durchschneiden rötlich und dann dunkelblau. Er erzeugt anhaltendes, auch blutiges Erbrechen, Leibschmerzen, blutigen Durchfall, Kollaps und Muskelkrämpfe. Hier handelt es sich sehr wahrscheinlich um die Wirkung eines giftigen Eiweißstoffes (Toxalbumin).

Boletus lupinus Fr. wirkt dem vorigen ähnlich, wenn auch schwächer. **B. piperatus Bull.** mit bräunlichem Hut schmeckt sehr bitter und ist verdächtig. **B. pachypus Fr.** mit auf dem Bruch bläulich werdendem Fleisch ist außerordentlich bitter und deswegen ebenso wie **B. felleus Bull.**, der Gallenpilz (Tylopilus felleus Bull.), der in jungem Zustande einem jungen Steinpilz ziemlich ähnlich sieht, ungenießbar. Verwechselung kann sehr unangenehm werden. **B. calopus Fr.** ist giftverdächtig, soll aber auch gegessen werden.

---

[1]) Phoebus, Deutschlands kryptog. Gewächse, Berl. 1838, p. 81, Not. 500.
[2]) Koenigsdorffer, Th. Monatsh. 1893, p. 571.

Cantharellus aurantiacus Wulf.

Der falsche Gelbling ist dem Pfifferling sehr ähnlich. Die Sporen des ersteren haben einen gelblichen Rand und glatte Oberfläche, die des letzteren einen farblosen Rand und unebene Oberfläche. Er ist mindestens verdächtig. Gleditsch sah danach Kolik und Durchfälle auftreten. Auch drei Todesfälle werden ihm zugeschrieben, die unter Erbrechen, Koliken und Bewußtlosigkeit nach vier Tagen zustande kamen.

Russula emetica Schaeff.

Der Speitäubling mit weißen Lamellen und weißem Fleisch ist giftig. Er erzeugt heftiges Erbrechen, Durchfall, lang anhaltende Magenschmerzen, Schwindel und Kollaps und soll — was ich bezweifle — vereinzelt den Tod bewirkt haben. Angeblich sollen dafür sehr empfindliche Personen schon durch den Geruch des frischen Pilzes Brechreiz und Erbrechen bekommen. Bei mit Russula Vergifteten soll das Vergiftungsbild der akuten Phosphorvergiftung sehr ähnlich sein. Auffallend erscheint die starke Beteiligung der Leber. Die Gallenbildung leidet. Es kommt zu reichlicher Ausscheidung von Leuzin und Tyrosin und dem typischen Bilde der akuten Verfettung der Leber. Im Harn erscheint neben den Aminosäuren noch Milchsäure, wofür die verschlechterte Oxydationsenergie des Organismus verantwortlich gemacht wird[1]. Wer den Pilz ohne Kenntnis der Giftgefahr verzehrt, bekommt nach etwa 15 Minuten allgemeine Schwäche, Beängstigung, Schwindel, Gliederschwäche, Erbrechen mit Schmerzen, Schweiße, Ohnmacht, usw. Der Puls wird schwach, der Leib gebläht und gespannt. Die Schmerzen im Leib können tagelang anhalten. Trinken von kaltem Wasser mildert sie.

Aus einer noch nicht abgeschlossenen Untersuchung dieses Pilzes will ich folgendes anführen. Die aus dem Grunewald bei Berlin stammenden, botanisch verifizierten Exemplare schmeckten scharf, anhaltend brennend. Durch Alkohol ließen sich reichliche Mengen Mannit, der von Schnecken künstlich aus dem Pilz herausgefressen wird, extrahieren. Schüttelt man die Träber mehrmals mit Äther, so erhält man nach dem Verjagen desselben ein hellgelbes Öl, von dem die kleinsten Mengen nicht sofort, sondern erst nach etwa zwei Minuten an der Zunge unerträgliche, auch durch Wasserkühlen nicht zu beseitigende, lange anhaltende Schmerzen ohne jede örtliche Veränderung erzeugen. Beim Stehen zersetzt sich dieses Öl schnell. Es treten statt seiner Kristalle von einer oder mehreren Fettsäuren auf, die wirkungslos sind. In Äther gelöst, hält es sich länger. Der alkoholische oder wässerige Auszug des Pilzes zeigt zwei Absorptionsstreifen, einen breiten im Anfangsteil des Grün, einen zweiten schmalen an der Grenze von Blau. Trocknen bei 40—50° C läßt in dem Pilz nur einen bitteren Geschmack zurück. Langes Kochen sowie Mazeration in Salzwasser machen den Speitäubling teilweise unschädlich. Aber ein Täubling, der schon zehn Tage lang an der Luft gehangen hatte und eine Stunde in Wasser gesotten und gut ausgedrückt worden war, wies zwar eine geringere Schärfe auf, schmeckte aber noch stark beißend.

---

[1] Stähelin, Zeitschr. f. klin. Med., Bd. LXXV, 1913, H. 5 u. 6.

Russula fragilis Pers. und **R. rubra DC.** sind ebenfalls giftig. **R. foetens Pers.** hat einen ekelerregenden Geruch und ist zweifellos auch in Abkochungen schädlich. **R. cyanoxantha Schaeff.** ist verdächtig. **E. sanguinea Bull.** hat einen brennenden Geschmack und **R. nauseosa Pers.** einen üblen Geruch.

Hypholoma fasciculare Huds. Der Schwefelkopf schmeckt bitter und ist giftverdächtig. Er erzeugte Brechdurchfall und dessen Folgeerscheinungen.

Hebeloma fastibile Fr., Ekelschwamm, und **Inocybe rimosa Bull.,** Rießschwamm, erzeugen muskarinartige Vergiftungssymptome und werden vom Atropin antagonistisch beeinflußt.

Pleurotus noctilucius Inoko. Der phosphoreszierende japanische Giftschwamm (Kumachirataka) erzeugt erst spät bei jeder Art der Anwendung Erbrechen und Durchfall, depressive Gehirnsymptome und Herz-, sowie Atemlähmung. Gefunden wird eine Gastritis catarrhalis. Der Genuß von mit Pleurotus vergifteten Tieren ist auch Menschen gefährlich[1]). Hunde, Kaninchen und Mäuse erliegen, wie Menschen, dem Pilze.

Lepiota Vittadinii ist zweifellos giftig; er erzeugt Erbrechen und Durchfall.

Amanita muscaria Fries.

Der Fliegenpilz ist scharlachrot, mit weißen Warzen besetzt und hat in der Mitte des Strunkes einen weißen Ring. Der für Fliegen giftige Bestandteil des Pilzes schwindet beim Trocknen. Auch in den getrockneten Pilzen findet sich die giftige Base Muskarin ($C_5H_{15}NO_2$) (Pilz-Muskarin), neben einem atropinartig wirkenden Körper und neben Cholin ($C_5H_{15}NO_2$). Aus dem letzteren kann man durch Oxydation ein synthetisches Muskarin (Cholin-Muskarin) erhalten[2]). **Wahrscheinlich sind in dem Pilze noch mehr wirksame Substanzen enthalten.** Die Ursache der Fliegenschwammvergiftung ist gewöhnlich Verwechselung, z. B. mit dem Kaiserling, A. caesareus.

Von Samojeden, Kamtschadalen, Tschuktschen und anderen ostasiatischen Nomaden wird der Fliegenpilz auch trocken zu Berauschungszwecken benutzt, wie er angeblich von nordischen Kämpfern (Berserkarne) genommen wurde, um sich in kriegerische Wut zu reden. Nicht ein Muskarin, sondern eine atropinartig wirkende Substanz (Pilzatropin) ist die Ursache des Rausches. Der nach dem letzteren entleerte Harn wirkt ebenfalls berauschend.

Der Fliegenpilz verliert seine Wirkungen, die in den Warzen am stärksten sein sollen, wenn er mit essighaltigem Wasser mazeriert, ½ Stunde lang gekocht und das Kochwasser fortgegossen wird. Vier Pilze können einen Menschen töten. Für Hunde sind 12 g giftig, für Schafe 20 g des Saftes und auch größere Mengen des Pilzes ungiftig. Vom Pilz-Muskarin sind 4—8 mg für Katzen tödlich, während bei Menschen 3—5 mg Vergiftung erzeugen. Die ersten Symptome nach der Pilzvergiftung treten so-

---

[1]) Inoko, Mitteil. d. Univ. Tokio, 1889, I, p. 313.
[2]) Harnack u. Schmiedeberg, Arch. f. exp. Path. u. Pharmak., Bd VI, p. 101.

gleich[1]) oder nach ½ bis zwei Stunden, bisweilen auch erst nach zehn Stunden, der Tod nach ca. zehn Stunden bis nach drei Tagen auf.

Das Pilz-Muskarin erzeugt nach der Resorption Miosis und Akkommodationskrampf, die indes unabhängig voneinander auftreten können[2]). Das natürliche Muskarin und auch das Anhydromuskarin (Berlinerblausche Base) erweitert die Vogelpupille nicht nach Einbringung in das Auge, was aber das synthetische tut[3]). Durch Reizung der sekretorischen Drüsennerven verursacht Muskarin verstärkte Absonderung von Speichel, Schweiß, Tränen, Galle, Sperma und pankreatischem Saft[4]). Das Herz wird durch Erregung seiner Hemmungsganglien verlangsamt, evtl. zum diastolischen Stillstande gebracht; große Dosen erzeugen Lähmung des Herzmuskels[5]) und erniedrigen die Körperwärme[6]). Die Atmung wird anfangs beschleunigt, später dyspnoetisch und langsam durch Beeinflussung des Respirationszentrums. Die Darmperistaltik wird bis zum Tetanus gesteigert und Blase und Uterus kontrahieren sich. Bei Warmblütern erzeugt Muskarin ein Lungenödem, das als Stauungsödem infolge von Herzmuskelkrampf[7]) aufgefaßt oder durch die mangelhaften Herzsystolen und die Pulsverlangsamung erklärt wird. Das synthetische Muskarin lähmt beim Frosch die intramuskulären Nervenendigungen, das natürliche nicht. Das Anhydro-Muskarin wirkt weder auf das Herz, noch auf das Katzenauge, vermehrt aber die Drüsensekretionen und tötet durch Atemlähmung. Extrakte des Fliegenpilzes wirken analog, erzeugen auch bei subkutaner Injektion vermehrte Darmperistaltik, aber keine narkotischen Erscheinungen[8]). Fast alle Muskarinsymptome werden von Atropin antagonistisch beeinflußt.

Bei Menschen wurden nach Genuß von frischen Fliegenpilzen beobachtet: Ekel, Erbrechen, Durst, Kolik, schleimige und blutige Stuhlgänge, Salivation, Ohnmachten, bisweilen auch ein rauschartiger Zustand mit Umhertaumeln und Betäubung, leichte Muskelzuckungen, Mydriasis, vereinzelt Sehstörungen, selbst vorübergehende Blindheit, Delirien, Halluzinationen, Raserei, Zyanose, Kälte der Glieder, erschwerte Atmung, Verlust des Bewußtseins und selten von Trismus begleitete Krämpfe. Genesung kann in 5—24 Stunden erfolgen. Doch bleibt meist noch Mattigkeit und Pupillenerweiterung zurück. Der Leichenbefund ist bis auf eine leichte Entzündung im Magen und Duodenum sowie Lungenödem negativ.

Nachweis: Botanische Vergleichung charakteristischer Pilzstücke. Es ließe sich auch durch Extraktion des eingetrockneten Magen- und Darminhaltes, sowie des Harnes mit absolutem Alkohol das Muskarin gewinnen und nach Verjagen des Alkohols, weiterer Reinigung und Aufnahme des Rückstandes in Wasser, der diastolische Stillstand des Froschherzens dartun. Die chemische Nachweisbarkeit des Muskarins im Harn ist bezweifelt

---

[1]) Minich, Wien. Med.-Halle 1863, Nr. 14 u. 15.
[2]) Krenchel, Arch. f. Ophthalm., Bd. XX, p. 135.
[3]) W. Meyer, Apothek.-Zeit. 1893, p. 168.
[4]) Prévost, Compt. rend. de l'Ac. 1874, 10. Août.
[5]) Williams, Arch. f. exp. Path. u. Pharmak., Bd. XIII.
[6]) Alison, Compt. rend., LXXXII, p. 669.
[7]) Grossmann, Wien. med. Wochenschr. 1887, p. 335.
[8]) Bogosslowsky, Centralbl. f. med. Wissensch. 1870, p. 99.

worden[1]), da aber der Harn der Menschen, die den Fliegenpilz als Rauschmittel gebrauchen, rauschartig wirkt, so muß man einen Übergang der wirksamen Prinzipe also auch vom Muskarin annehmen.

Therapie: Brech- und Abführmittel, schwarzer Kaffee, Tannin, Schwefeläther, Atropin subkutan, vielleicht auch Strychnininjektionen (je 0,001 g) und kalte Kompressen auf den Kopf. Atropin ist bei Erregungszuständen nicht oder nur mit großer Vorsicht zu verwenden.

Amanita phalloides Fr.

Der Wulstblätterpilz, Knollenblätterschwamm (Agaricus bulbosus Bull.) kommt in zwei Varietäten vor, die eine mit hellgrünem, die andere mit weißem Hut und weißlichen Fetzen der früheren Hülle und weißem Fleisch und Blättern (die Blätter des Champignon, womit dieser Pilz verwechselt wird, sind nie weiß, sondern rosarot bis braun) gibt recht oft zu Vergiftungen mit einer Mortalität von ca. 80 Prozent Anlaß. Von sechs Erwachsenen und sechs Kindern, die den Pilz verzehrten, starben alle bis auf einen Knaben[2]). Von 13 Knaben eines Schulinstituts in der Gironde, die von einem solchen giftigen Pilzgericht gegessen hatten, starben elf unter heftigen Schmerzen. In jeder Zubereitung, auch gebraten, vergiftet dieser Pilz, auch einer Temperatur von über 100° C ausgesetzt, bleibt er giftig. Auch sein Alter ändert hieran nichts. Selbst ein zehn Jahre alter Pilz erwies sich als giftig. Als wirksame Substanz wurden bisher zwei alkalische Substanzen, das Bulbosin und das Phalloidin angegeben, welche Lähmung, Dyspnoe und Konvulsionen erzeugen. Auf ein lokal reizendes Prinzip habe ich schon früher an dieser Stelle hingewiesen. Hinzugekommen ist ein Enzym, Mykozymase, das nur vom Unterhautzellgewebe aus vergiften soll, und das Phallin, ein giftiger Eiweißstoff. Die wesentlichen Symptome dieser Pilzvergiftung, besonders die nervösen, auf Phallin zurückzuführen, ist nicht angängig, zumal dieser Stoff, per os eingeführt, zum großen Teile ungiftig wird, Menschen aber schon nach Genuß weniger Pilze schwer vergiftet werden können, ferner auch abgekochte Pilze giftig wirken, Phallin aber durch Kochen zerstört wird. Die Gifte des Pilzes gehen in die Milch der Säugenden über und können den Säugling vergiften[3]).

Das Phallin ruft bei Tieren Auflösung der roten Blutkörperchen, Hämoglobinurie, Methämoglobinurie, Ikterus, Blutgerinnungen, Entzündung des Magen-Darmkanals hervor und soll angeblich auch ein Gift für das Protoplasma der Ganglienzellen sein. Demgegenüber wurde festgestellt, daß Auszüge von A. phalloides Blut gar nicht verändern und weder bei Menschen noch Tieren Hämoglobinurie zur Vergiftung mit A. phalloides gehört. Nach Genuß des Schwammes, des Pilzsaftes, sowie des alkoholischen Pilzextraktes erkranken besonders Mäuse, schwerer Hunde und Katzen unter choleraähnlichen Erscheinungen, Erbrechen, Durchfall, Zittern und Konvulsionen.

---

[1]) Harmsen, Arch. f. exp. Pathol., Bd. 50, S. 361.
[2]) Schroeter, Bresl. ärztl. Zeitschr. 1883.
[3]) Buttenwieser u. Bodenheimer, D. med. Wochenschr. 1924.

Bei Menschen werden die ersten Symptome nach ca. 9 bis 11 bis 24, selten nach 3—4 Stunden, der Tod gewöhnlich innerhalb ein bis drei, aber auch erst nach zirka acht Tagen beobachtet. Während dieser Zeit kann vollstes Wohlbefinden bestehen. Vielleicht ist es wahr, daß je früher die ersten Symptome kommen, desto günstiger der Verlauf sich gestaltet.

Zwei Formen der Vergiftung lassen sich unterscheiden: 1. die gastrische, meist zur Genesung führende, mit Diarrhöe, Erbrechen, Kolik, Durst, Hinfälligkeit, Kollaps, kleinem, schnellem, auch unregelmäßigem Puls, lividen Lippen, kalten Schweißen, ganz ausnahmsweise mit Ausscheidung von Blut, evtl. Gallenfarbstoff, gelegentlich mit Harnverhaltung[1]) und geringen zerebralen Erscheinungen; 2. die zerebrale Form mit Kopfschmerzen, Somnolenz, Wadenschmerzen, Trismus, Opisthotonus, Kontrakturen in den Armen, krampfhaften Drehbewegungen des Körpers, Schnellen des Kopfes von rechts nach links, Wegwerfen der oberen linken und ruckweisem Anziehen der unteren linken Extremität, Schwindel, Stöhnen, Jammern, hydrozephalischem Schreien[2]), Mydriasis und auch Amaurose. In einer Vergiftung einer ganzen Familie (Eltern und fünf Kinder) beobachtete man bei einigen die gastrische Vergiftungsform, bei drei anderen, von denen zwei starben, die zerebrale Form. Hier erschienen anfangs Somnolenz und krampfhafte Schmerzen in den Waden. In den beiden tödlich verlaufenen zeigten sich Trismus, Opisthotonus, Kontrakturen in den Armen, krampfhafte Bewegungen des Oberkörpers, krampfhafte Drehbewegungen um die Längsachse von links nach rechts. Besonders fiel auf das gleichzeitig auftretende Wegwerfen der oberen linken und das schnellende ruckweise Anziehen der linken unteren Extremität. In einem Falle bestand auch Schwindelgefühl. Das leise Stöhnen und Jammern wurde durch hydrozephalische Schreie unterbrochen. Zuckungen um den Mund und schnellende Bewegungen mit dem Kopfe von links nach rechts in ganz isochronen Intervallen gingen dem im Stupor bzw. Koma endenden Zustande voran. Bei einem Vergifteten erschien das Koma am dritten Tage und der Tod zehn Stunden später, bei dem anderen erst am vierten Tage und dauerte fast vier Tage.

Anatomischer Befund: Gastroenteritische Veränderungen können fehlen und nur Schwellung der Peyersche Plaques und solitären Follikel, evtl. Trübung der Magen-Darmschleimhaut, aber auch heftige Entzündung und diffuse Blutaustritte an derselben, sowie subpleurale und intrapulmonale Blutungen vorhanden sein. Leber, Nieren, Herzmuskel usw. weisen sehr viel Fett auf, während der Panniculus adiposus atrophisch sein kann. Bei mehreren Vergifteten fand sich sehr starke Verfettung der verschiedensten Organe, die in ihrer Stärke mit der nach Phosphor entstehenden übereinstimmte. Betroffen waren: Leber, Nieren, besonders in der Rindensubstanz und die Muskulatur des Herzens.

Behandlung: Die Prognose ist schlecht zu stellen. Brech- und salinische Abführmittel (Tartar. natronat.), Analeptika, evtl. beim Überhandnehmen zerebraler Symptome ein Aderlaß. Kohle und viel Alkalien.

---

[1]) Trask, Am. Journ. of. Med. Sc. 1883, p. 358.
[2]) Studer, Sahli, Schärer, Schwammvergiftungen, Bern 1885.

Amanita mappa Batsch mit gelbem Hute und weißen Pusteln erzeugt ähnliche Symptome wie A. muscaria, aber keinen diastolischen Herzstillstand.

Amanita pantherina Pers., **Amanita umbrina** Pantherwulstling. Der Hut ist anfangs kugelförmig, später flach und selbst vertieft. Farbe lederoder graubraun. Weiße Warzen auf der Oberhaut. Der Stiel besitzt am Grunde einen fast rundlichen Knollen mit braunem, ins Grüne, Gelbe, Weiße oder Blaue spielendem Hut, weißen Lamellen und Fleisch. Der P a n t h e r s c h w a m m enthält neben Cholin noch wenig einer mit dem Fliegenschwamm-Muskarin identischen Base[1]). In frischem Zustande wird er in Japan als Fliegengift gebraucht. Trocken büßt er seine Wirkung ein. Eigentümlich ist es, daß dieser Pilz, n a c h d e m e r s e i n e r O b e r h a u t e n t k l e i d e t i s t, im sächsischen Vogtlande und im Erzgebirge mit Vorliebe genossen wird. Tiere (Meerschweinchen, Vögel), die den Pilz oder Abkochungen desselben erhalten, gehen hauptsächlich unter nervösen Symptomen, solche (Katzen), denen die Base beigebracht wurde, unter Salivation, Erbrechen, Durchfall, Dyspnoe, Myosis usw. zugrunde. Leber und Nieren scheinen nach älteren Mitteilungen sehr brüchig zu sein, d. h. pathologisches Fett zu enthalten. V e r g i f t u n g e n v o n M e n s c h e n und ein Giftmord schufen als Symptome: Delirien, Halluzinationen mit Kollaps, in manchen Fällen auch gastroenteritische Symptome[2]). Die Behandlung ist wie bei Agaricus muscarius einzurichten.

Auch in der Untergattung **Collybia** scheinen Pilze mit narkotischen Wirkungen vorzukommen.

Amanita rubescens Fr. Der P e r l p i l z wird, wie der vorige, in Sachsen, Schlesien usw. nach Entfernung seiner Oberhaut verspeist. Er ist aber als giftig zu bezeichnen. G i f t v e r d ä c h t i g s i n d f e r n e r : **A. excelsa Fr.** und **A. solitaria Bull.** Der Saft von **Agaricus campestris** und **A. caesareus** wirkt bei Kaninchen nicht vom Magen, aber vom Unterhautgewebe aus giftig.

Agaricus superbiens rief leichtes, aber unaufhaltsames Erbrechen hervor. Nach dessen Beendigung blieb keinerlei Störung zurück[3]).

Armillaria mellea, Agaricus melleus. Der honiggelbe Hallimasch ist ein für Menschen ungiftiger Pilz. Schweine, die ihr Futter mit dem Wasser angerührt bekommen hatten, das zum Kochen von 2½ Kilogramm dieses Pilzes benutzt worden war, zeigten Benommenheit, Verlust der Hautsensibilität, Speichelfluß, Hinfälligkeit, Röcheln, Konvulsionen. Nur eines von vieren genas[4]).

Lactarius torminosus Sch. Der G i f t m i l c h l i n g , B i r k e n r e i z k e r , G i f t r e i z k e r , erkennbar zum Unterschied von Lactarius deliciosus durch den stets zottig behaarten Rand des Hutes und seinem bitteren, beißenden Geschmack. Von elf damit vergifteten Menschen starben zwei Frauen und ein Kind. Alle Erkrankten boten die Erscheinungen einer Magen-Darmentzündung dar. Die ersten Symptome waren: Übelkeit, Ohrensausen, Kompressionsgefühl, Erbrechen, heftige Diarrhöe bis zu Cholerastühlen, Magenkrämpfe, allgemeine Schwäche, Pupillenerweiterung,

---

[1]) B ö h m , Arch. f. exp. Path. u. Pharmak., Bd. XIX, p. 78.
[2]) I n o k o , Mitteil. d. Univ. Tokio 1889, I, p. 313.
[3]) S c h u l z e r u. M ü g g e n b u r g , Österr. Bot. Zeitschr. 1875, S. 169.
[4]) M o r e l , Recueil de Méd. vétérin. 1911, p. 85.

Anurie, Koma. Der Tod erfolgte unter den Symptomen der Herzlähmung. Die Autopsie ergab das typische Bild einer Magen-Darmentzündung, sowie Verfettung des Herzens, der Leber und der Nieren. Die nicht tödlich verlaufenen Fälle boten nur das Bild eines akuten Magendarmkatarrhs. Der Pilz ist sicher giftig, obschon auch das Gegenteil behauptet wird. Widersprechende Angaben liegen über viele andere Laktarien, z. B. **L. necator, L. scrobiculatus Scop, L. insulsus Fr.** u. a. m. vor[1]). **Lactarius rufus Scop.** ist wegen seiner Bitterkeit, Schärfe und wegen des Kratzens, das er im Schlunde erregt, ungenießbar.

Lactarius deliciosus ist ein ganz ungiftiger Pilz. Nach seiner Aufnahme kann ein roter, blutähnlicher Farbstoff im Harn auftreten. Schaden wird nicht dadurch erzeugt.

Mehr als verdächtig, zum Teile schon wegen ihrer Schärfe, sind: **Lactarius piperatus Scop., L. vellereus Fries., L. pyrogalus Bull.** Neben schleimigen, gummösen Mitteln sind Opiate bei den hierhergehörigen Vergiftungen zu reichen.

Phallus impudicus L. Die stinkende Giftmorchel ist ungenießbar. Ihr Geruch erzeugt bei manchen Menschen Kratzen im Halse, Rauhigkeit auf der Brust, Übelkeit und Erbrechen, und nach dem Verzehren soll neben anderen Giftwirkungen Abort entstehen können. Schafe, die ihn frisch gefressen, werden toll, gehen mit aufgesperrten Mäulern auf Menschen los, um sie zu beißen. In dem Pilze ist ein gewebsreizendes Gift, das auch Halsschmerzen erzeugen kann. Auf einem solchen Prinzip beruht wahrscheinlich auch die stets angenommene, durch diesen widerlichen Pilz erzeugbare gesteigerte sexuelle Erregbarkeit. Seine Penis-Gestalt mag in früheren Jahrhunderten zu einer solchen Annahme auf Grund des sog. Ähnlichkeitsprinzips beigetragen haben.

Scleroderma vulgare Hornem. Der Kartoffel-Bovist, den ich von einem Händler in einer Markthalle habe feilhalten sehen, ist giftig. Selbst nach zweimaligem Absieden behält er die Giftigkeit. Die trockenen Sporen habe ich oft Kaninchen ohne Vergiftungssymptome in den Magen gebracht.

Ascomycetes.

Phialea temulenta Prill. und deren Konidienstadium **Endoconidium temulentum Prill. u. Delacr.** wurden in einem französischen Taumelgetreide gefunden. Das Korn war von einem Pilzmyzel durchwuchert. Brot aus solchem Getreide (Seigle enivrant) rief Schwindel, Taumeln, Schläfrigkeit und für 24 Stunden Arbeitsunfähigkeit hervor[2]).

Scirrhia rimosa Alb. und **Schw.** auf Arundo phragmites soll Tiere, die dieses fressen, vergiften.

Pseudopeziza Trifolii Fuck. hatte ein Kleefeld derartig befallen, daß dadurch angeblich die Milch der Kühe, die den Klee gefressen hatten, bei vielen Kindern als Giftwirkung Diarrhöen erzeugte[3]).

---

[1]) Phoebus, Kryptog. Giftgew., Berl. 1838. — Boudier-Husemann, Berlin 1867.
[2]) Prillieux, La France méd. 1891, p. 279.
[3]) Alt, Deutsche med. Wochenschr. 1896, Nr. 5.

Helvella esculenta Pers.

Die Speiselorchel, Gyromitra esculenta Pers., deren brauner Hut faltig und grubig ist, hat öfter auch tödliche Vergiftungen erzeugt. Man kennt dieselben seit über 50 Jahren. Sie sind auf ein den frischen Morcheln zukommendes, der Menge nach in den Pilzen aus äußeren Gründen schwankendes Gift, und nur ausnahmsweise auch auf Standort der Pflanze, Vorhandensein von Würmern oder Insektenlarven, Fäulnis des Pilzes usw. zurückzuführen. Morcheln und Lorcheln verderben nach einem Regen und auch in zubereitetem Zustande schnell und können hierdurch mehr als sonst schaden. Die Giftwirkung der Lorchel kann aufgehoben werden, wenn sie mit Wasser mehrmals abgebrüht und das Kochwasser fortgegossen wird, während Vergiftung eintritt, wenn die Pilze in Suppe, oder in Butter gebraten genossen werden. Das Morchelgift soll die stickstofffreie, flüchtige, in Alkohol lösliche Helvellasäure sein[1]). Ich glaube nicht, daß nur dieser Körper das Gift darstellt. Das Pilzgift ist nicht in kaltem, wenig in warmem, aber leicht in heißem Wasser löslich[2]), ist entweder flüchtig oder zersetzt sich beim Dörren, längerem Liegen, sowie beim Eindampfen seiner Lösung[3]). Die gedörrte halbjährige Morchel ist ungiftig. Daher ist auch die Abkochung der frischen Morchel am giftigsten, die von halbgetrockneten weniger giftig und von ganz trockenen ungiftig. Hunde sterben nach Einführung einer Abkochung von 100 g, werden durch frische Morcheln (1 Prozent ihres Gewichtes) vergiftet, und durch 2 Prozent getötet. Die ersten Symptome treten bei Menschen nach fünf bis sieben, seltener nach zwölf Stunden, der Tod in 20—48 Stunden ein.

Das Morchelgift laugt die roten Blutkörperchen aus und soll Methämoglobinämie erzeugen. Hunde, die mit frischen Morcheln oder einer Abkochung derselben vergiftet werden, erbrechen, werden matt, bekommen hämatogenen Ikterus und eine zwei- bis dreitägige Hämoglobinurie, Cylindrurie, Albuminurie und eine selbst zehntägige Cholurie. In dem mitunter teerartigen Blute erscheinen nach dem Verzehren der Pilze, birnen- oder hantelförmige, ganz oder weniger entfärbte rote Blutkörperchen und Stromata derselben. Nach tödlichen Dosen treten Steifigkeit in den Gliedern, Krämpfe und der Tod ein.

Bei Menschen wurden beobachtet: reißende Schmerzen im Unterleibe, Ekel, anhaltendes Erbrechen, Schlingbeschwerden, Durst, Kolik und Auftreibung des Leibes, schleimiger oder blutiger Durchfall, choleraartiges Aussehen, Bleifarbe des Gesichtes, mehrtägiger Ikterus, Schwäche, Kopfschmerzen, Kälte der Glieder, Sehstörungen[4]), Beklemmungen, Schwindel, Angst, Unruhe, erschwerte Atmung, Sopor und Krämpfe, resp. Trismus und Tetanus[5]), sowie Delirien. Der Tod erfolgt im Koma. In günstig verlaufenden Fällen tritt Genesung in zwei bis sechs Tagen ein. Die Sektion ergab bei Menschen Hyperämie und Schwellung der Milz; bei Tieren fand man in ihr zerbröckelte und ausgelaugte Zellen, sowie analoge Veränderungen im Knochenmark, Ikterus, Hyperämie und Lockerung der Magen-

---

[1]) Böhm u. Külz, Arch. f. exp. Path. u. Pharmak., Bd. XIX.
[2]) Bostroem, Deutsch. Arch. f. klin. Med., Bd. XXXII, p. 209.
[3]) Ponfick, Virchows Arch., Bd. LXXXVIII, p. 445.
[4]) Schüler, Berliner klin. Wochenschr. 1880, p. 658.
[5]) Maurer, Ärztl. Intelligenzbl., 1881, Nr. 1 und 2.

schleimhaut, und bei Hunden Nephritis diffusa. Die Harnkanälchen sind mit Hämoglobinkristallen und körnigen Hämoglobinmassen ausgefüllt.

Nachweis: Auffinden von Pilzresten. Behandlung: Brech- und salinische Abführmittel (7,5 g gepulverten Glaubersalzes in 1½ Glas Selterswasser), Magenausspülungen, Milch, schleimige Getränke, sowie möglichst schnell harntreibende Mittel (Liquor Kal. acet. oder Tart. Borax je 5 g pro dosi). Zu empfehlen wäre vielleicht auch bei Eintritt von Ikterus eine Infusion von 0,6 Prozent Kochsalzlösung mit oder ohne vorangeschicktem Aderlaß. Die Lorchel soll nicht, ohne sie mit Wasser mehrmals abgebrüht zu haben, genossen werden.

Morchella conica Pers. Die Spitzmorchel erzeugte mehrfach Vergiftungssymptome (Erbrechen u. a. m.). Haller erklärte solche Fälle durch „verborgenes und verfaultes Gewürm" im Pilz.

Claviceps purpurea Tul.

Das Mutterkorn (Secale cornutum), das Dauermyzelium von Claviceps purpurea, bildet sich aus den Fruchtknoten der jungen Roggenblüten. Auch auf anderen Gramineen (Weizen, Gerste usw.) schmarotzt dieser Pilz. Unter den noch immer nicht ganz gekannten Namens-Bestandteilen des Mutterkorns sind zu nennen: Das stickstofffreie, in Wasser unlösliche, gelbe Sphacelotoxin (Spasmotin), das Ergotoxin, eine pulverförmige, basische Substanz[1]), und als schon ältere: das sirupöse, leicht zersetzliche Alkaloid Kornutin[2]) und die stickstoffhaltige, glykosidische Ergotinsäure (Sklerotinsäure). Sicher in dem Mutterkorn vorhanden sind drei wirksame Prinzipien, die als Erregungsmittel für die glatte Muskulatur in Frage kommen. Außerdem sind in den meisten Extrakten Substanzen enthalten, die entgegengesetzt wirken, so daß der Blutdrucksteigerung eine Depression vorangeht oder folgt: es sind die Ergotinsäure (= Sekaleamidosulfosäure) und wahrscheinlich Ammoniumbasen vom Typus des Cholins. Einmal wurde ein Krampfgift Kornutin aus Mutterkorn isoliert. Als unwirksame Inhaltsstoffe wurden bezeichnet: Klavin und Ergotinin. Das unwirksame Ergotinin ($C_{35}H_{39}O_5N_5$) unterscheidet sich nur durch ein Minus von einem Äquivalent Wasser von dem kristallinische Salze bildenden Alkaloid Ergotoxin, das als das charakteristischste Gift des Mutterkorns erkannt worden ist. Es wurden aus dem letzteren weiter isoliert: Isoamylamin und p-Oxyphenyläthylamin. Die Wirkung des Oxyphenyläthylamins entspricht etwa der einer 20 mal geringeren Adrenalinmenge. Es ist möglich, daß Isoamylamin und Oxyphenyläthylamin erst bei der Bearbeitung des Sekale-Extraktes entstehen. Die Wirkung des Oxyphenyläthylamins ähnelt sehr derjenigen des Adrenalins. Die intravenöse Beibringung von 1—2 mg macht bei Katzen Blutdrucksteigerung durch Kontraktion der Arterienmuskulatur, Kontraktion des trächtigen Uterus, Erweiterung der Pupille, Tränen- und Speichelfluß. Ergotoxin veranlaßt typisch Brand am Hahnenkamm[3]).

---

[1]) Jacobi bei Schmiedeberg, Grundzüge der Arzneimittellehre, 1895, p. 185.
[2]) Kobert, Arch. f. exp. Path., Bd. XVIII, p. 316.
[3]) W. Heubner, Therap. Monatsh. 1909, Jahrg. XXIII, Dez.

Das kristallinische **Ergotinin**[1]) wird als der einzige originäre, kristallinische und wirksame Bestandteil des Mutterkorns angesprochen[2]). **Cholin** im Mutterkorn ist bedeutungslos. Es kommen mit Mutterkorn und dessen Präparaten akute Vergiftungen zum Hervorrufen von Abort meist mit schwerer Schädigung der Mutter, oder durch medizinale Anwendung zu großer Dosen, und chronische Vergiftung nach zu langem, arzneilichem Gebrauch, oder durch häufigen Genuß mutterkornhaltigen Mehles oder daraus bereiteten Brotes vor. Diese Vergiftung tritt gewöhnlich epidemisch bis in die neueste Zeit hinein auch in Deutschland in nassen Jahren und nach schlechten Ernten da auf, wo Bodenkultur und hygienische Verhältnisse wenig entwickelt sind. In einer Familie bleiben manche Mitglieder, die unter denselben Verhältnissen wie die Erkrankten leben, von Vergiftung frei[3]). Säuglinge bleiben häufig bei Erkrankung der Mutter verschont, während Kinder von zwei bis sieben Jahren, sowie schwache Personen für das Gift sehr empfänglich sind. In Hessen erkrankten in 15 Ortschaften mit 2500 Einwohnern etwa 500 Menschen, darunter 13 an Geistesstörung.

Der Gehalt an wirksamen Substanzen im Mutterkorn schwankt nach Alter und Provenienz der Droge. Von einem frischen Präparat können 4 g schwere Vergiftung hervorrufen, aber noch nach 8—10 g Genesung eintreten. Multiplen Brand und Tod sah man schon nach 0,8 g erfolgen. Wässeriges Mutterkornextrakt erzeugte zu 5 g eine dreitägige Vergiftung[4]); durch subkutane Anwendung von 0,05 bis 0,3 g wurden mehrfach unangenehme Symptome veranlaßt[5]). Chronische Vergiftung kann schon entstehen[6]), wenn das Mehl $^1/_{10}$ Prozent, und noch leichter, wenn es 2 Prozent[7]) und mehr Mutterkorn enthält. **Der Versuch, einen Gehalt von 2 Prozent Mutterkorn im Mehl als zulässig zu betrachten**[8]), **muß zurückgewiesen werden.** Die Symptome können nach subkutaner Anwendung des Extraktes schon nach fünf Minuten, nach innerlicher Verabfolgung aber auch erst nach zirka neun Stunden auftreten. Der Genuß mutterkornhaltigen Mehles führte nach fünf Tagen, seltener nach 14—21 Tagen[9]) oder vier bis acht Wochen, zur Vergiftung. Der Tod kann bei der akuten Vergiftung innerhalb weniger Stunden, bei der chronischen Vergiftung nach drei Tagen bis nach mehreren Monaten eintreten.

Durch experimentelle Verfütterung von Mutterkorn oder durch Aufnahme desselben mit **Agrostis** vulgaris, **Elymus virginicus** und anderen Gräsern, oder nach Beibringung von isolierten, unreinen Bestandteilen des Mutterkorns sind schon im vorigen Jahrhundert an Tieren die Symptome hervorgerufen worden, die an Menschen nach der Mutterkornvergiftung zur Beobachtung kommen, z. B.: Krämpfe, Gliederlähmung, typhöse

---

[1]) Tanret, Journ. de Pharm. et de Chim. 1885, 15. Mars.
[2]) Keller, Schweiz. Wochenschr. f. Chem. u. Pharm. 1896, 21. Febr., p. 65.
[3]) F. Siemens, Arch. f. Psych., Bd. XI, p. 108 u. 366.
[4]) Debierre, Bull. gén. de Thér. 1884, 30. Janv.
[5]) Langenbeck, Berl. kl. Wochenschr. 1869, p. 117.
[6]) Flinzer, Vierteljahrschr. f. ger. Med., Bd. VIII, p. 360.
[7]) Menche, D. Arch. f. kl. Med., Bd. XXXIII.
[8]) Moeller, Zeitschr. f. Nahrungsmittel-Unters. 1895, Nr. 10.
[9]) Bonjean, Compt. rend., Bd. XIX, 1844. u. Aschoff, Casp. Wochenschrift, Oct. 1844.

Erscheinungen, Brand mit Abstoßung von Körperteilen, so z. B. Gangrän der Ohren und der Glieder. Neben den genannten Symptomen sah man in den letzten Jahrzehnten bei Rindern, die Futter mit Mutterkorn aufgenommen hatten: Blasenbildung am Epithel und Zerfall desselben, evtl. Gangrän, im Maule, und Erosionen auch bei einem Kalbe, das nur die Milch einer solchen Kuh aufgenommen hatte, Schwindel, schwankender Gang, Pupillenerweiterung, Depression mit Exzitation wechselnd, Verstopfung und später Diarrhöe, Fehlgeburten, dann Lahmheit, Schwellungen und dann Nekrose vom Klauenspalt bis zu den Schienbeinen, auch an den Ohren, Schwänzen, Zitzen, Mastdarmgeschwüre und schließliche Abstoßung. Pferde, Schafe und Schweine blieben gesund, vielleicht weil sie infizierte Gräser vermieden.

Sphacelotoxin und Ergotoxin erzeugen Brand und veranlassen Bewegungen des schwangeren Uterus. Schon einige Stunden nach der Einverleibung dieser Stoffe tritt bei Hähnen Brandigwerden von Kamm- und Bartlappen auf, und die Flügel können sich abstoßen. Es handelt sich hierbei um hyaline Thrombosen der Arterienästchen durch andauernde Kontraktion der letzteren[1]). Man beobachtete derartiges auch nach Einführung reiner Sphacelinsäure neben Erbrechen und Durchfall, ferner Gangrän der Fußballen noch mehrere Wochen nach beendeter Zufuhr des Giftes. Eine gewisse Toleranz bildet sich nach einmaligem Überstehen des Brandes, während Immunität gegen Brand bei Kaninchen, Katzen und Meerschweinchen vorhanden ist. Bei Kaninchen entstehen nach akuter Vergiftung mit Sphacelotoxin Lähmung, nach chronischer Motilitäts- und Sensibilitätsstörung. Der Blutdruck wird durch Reizung des vasomotorischen Zentrums gesteigert. Das Kornutin erzeugt bei Säugetieren außer Erbrechen und Durchfällen Steifigkeit der Beine und epileptoide Krämpfe. Am Uterus treten wellenartige Bewegungen auf; der Blutdruck steigt, die Gefäße sind durch Reizung des vasomotorischen Zentrums verengt, und der Tod erfolgt nach einem tetanischen Anfalle durch Erstickung. Die Ergotinsäure ist bei Warmblütern fast ungiftig; bei Kaltblütern erzeugt sie Lähmung. Ergotinin veranlaßte vereinzelt bei Menschen Synkope.

Die akute Vergiftung mit Mutterkorn bei Menschen kann mit Erbrechen und unstillbarem Durst beginnen oder durch Kolik, Atmungs- und Schlingbeschwerden, Speichelfluß, vorübergehende Besinnungslosigkeit und Präkordialangst eingeleitet werden. Es zeigen sich dann stechende und bohrende Schmerzen in der Zunge, der Brust, dem Epigastrium, in den Extremitäten, Schwindelgefühl, Kriebeln und Ameisenlaufen in den Gliedern, Taubsein und evtl. Unempfindlichkeit der Haut gegen Schmerz, Kälte und Wärme, Verdunkelung des Gesichtes, Sprachhaesitationen, krampfhafte Symptome an den Sprechwerkzeugen, Verlust der Sprache, Bewegungsstörungen, allgemeines Frösteln und Kältegefühl. Später können zu diesen Symptomen noch epileptoide, von einer Kontraktion der Flexoren gefolgte Zuckungen hinzutreten. Auch Kleinheit des Pulses, Sinken der Körperwärme, Bewußtlosigkeit, sowie Irrereden wurden beobachtet. Häufig kommt es bei schwangeren Personen zu Nierenkoliken, Abort und zu Blutungen. In sehr seltenen Fällen tritt nach längerer Anwendung von Mutterkorn, sogar bisweilen erst 1½ Monate nach der letzten

---

[1]) v. Recklinghausen, Handb. d. allgemein. Patholog. 1883.

Dosis, begrenzte oder über mehrere Glieder sich verbreitende und evtl. mit Hautödem einhergehende Gangrän, auch unter dem Bilde multipler Abszeßbildungen auf. Die Kontraktionen des Uterus können das Kind in demselben töten. Wiederherstellung erfolgt in schweren Vergiftungsfällen allmählich. Unempfindlichkeit, Dyspnoe und Präkordialangst nehmen ab, und nach drei bis vier Tagen kann Genesung eintreten.

Bei der arzneilichen Verwendung von Mutterkorn oder Herstellungen aus ihm beobachtet man nicht selten unerwünschte Wirkungen, so z. B. Hautveränderungen. Spritzt man wässerige oder alkoholische Lösungen des Mutterkornextraktes unter die Haut, so bildet sich häufig eine schmerzhafte, knotige Infiltration oder eine phlegmonöse Entzündung an der Einstichstelle und deren Umgebung. Die Hautknoten können viele Wochen bestehen bleiben und noch nach Monaten Residuen erkennen lassen. Auch tiefes Einstechen der Nadel, sowie gründliches Verstreichen der eingespritzten Flüssigkeit verhinderte diese Nebenwirkung nicht. Abszesse können in 78 Prozent der Fälle eintreten. Nicht immer ist für diese Störungen eine pilzliche Unreinheit des verwendeten Mittels anzusprechen.

Als resorptive Veränderungen sind die nach großen Dosen beobachteten Schwellungen an der Haut der Gliedmaßen, des Rumpfes, am Gesicht und den Augenlidern anzusprechen. In einem solchen Falle bestand gerade die Menstruation; vielleicht gab sie eine Disposition für diese Nebenwirkung ab. Ein Erythem sah man nach innerlichem Gebrauche des Fluidextraktes von Secale cornutum eintreten. Sehr selten entstehen Petechien.

Die unangenehmste Hautveränderung ist der nach jeder Art der Beibringung des Mutterkorns mögliche Brand einzelner Körperteile. Es besteht die Annahme, daß sich derselbe durch eine Gefäßverengerung, evt. durch eine hyaline Thrombose bildet. Thrombose kann, auch ohne Brand, z. B. an der Brachialarterie der Vena basilica und Vena brachialis nach Einspritzung am Vorderarm sich bilden.

Häufig wurde ein Ansteigen der Pulszahl beobachtet, während der Puls selbst klein oder auch unregelmäßig befunden wurde. Tritt Kollaps ein, so sinkt die Pulszahl, der Puls wird kaum fühlbar oder schwindet zeitweilig ganz, die Pupillen erweitern sich, die Haut wird kühl, zyanotisch und bedeckt sich mit kaltem Schweiß, das Bewußtsein schwindet und die Körperwärme sinkt beträchtlich. Ohne Kollaps wurde gelegentlich Erhöhung der Körperwärme, oder ein fieberloser Schüttelfrost bei kongestioniertem, leicht bläulichem Gesicht und Präkordialangst mit retrosternalem Schmerz festgestellt. Ist Durchfall eingetreten, so fehlt der Schweißausbruch. Bei einem Typhuskranken schloß sich an den Mutterkorngebrauch Nasenbluten. Es kommen ferner, meist in Begleitung von anderweitigen Symptomen, vor: anhaltendes Gähnen, quälender Singultus, zeitweiliger Verlust der Sprache, Brustbeklemmung, Präkordialangst, Luftmangel, Herzklopfen und Dyspnoe besonders bei Bewegungen, sowie bohrende Schmerzen in der Brust.

Seitens des Sehapparates stellen sich bei manchen Menschen ein: Schwellung der Lider, Pupillenerweiterung, Flimmern vor den Augen und Funkensehen, sowie Herabsetzung des Sehvermögens. Die letztere scheint auch ohne Kollaps, wobei eine Verdunkelung des Gesichtes ja etwas nicht Ungewöhnliches ist, vorzukommen und würde somit den arzneilichen

Amblyopien zuzurechnen sein. Unwahrscheinlich ist es dagegen, daß der arzneiliche Gebrauch des Mutterkorns Katarakt erzeugen könne.

Das Zentralnervensystem dient nicht selten als Angriffspunkt für unerwünschte Wirkungen. Kopfschmerzen, lokalisiert oder im ganzen Kopf, Benommensein, Schwindel und auch wohl Gesichtstäuschungen stellen sich ein. Eine Dame, die wegen Uterinblutungen täglich 0,3 g Mutterkornextrakt subkutan erhielt, bekam jedesmal ca. 30—40 Minuten nach der Einspritzung für eine bis zwei Stunden Gähnen, Brechbewegungen, Luftmangel, Kleinheit des Pulses, außerdem sprach sie irre. Vielleicht ist in diesem Falle das Irrereden als Kollapswirkung aufzufassen. Es ist aber auch ohne Kollaps beobachtet worden. In mannigfacher Weise leidet die Empfindung. Nach jeder Art der Anwendung beobachtete man bei manchen Kranken Kribbeln, schmerzhaftes Ameisenkriechen, Eingeschlafensein oder Jucken an Gliedern und Rumpf. Bisweilen beschränken sich die Zustände nur auf einzelne Körperteile, ergreifen aber auch den ganzen Körper. Vereinzelt entsteht allgemeine Hautanästhesie. Vielfältig können die Bewegungsstörungen sein. Allgemeine Abgeschlagenheit, unsicherer, taumelnder Gang und selbst vollständiger Verlust der willkürlichen Bewegung und der Sprache kommen vor. Ein an Ataxie und Okulomotoriuslähmung leidender Mann bekam in allmählicher Steigerung schließlich 1 g des Mittels täglich. Die letzte Dosis war nur zwei Tage genommen worden, als vollständige Lähmung aller vier Gliedmaßen und Verlust der Stimme eintrat. Durch Aussetzen des Mittels erfolgte allmähliche Besserung, aber die ursprüngliche Tabes hatte sich verschlimmert.

Die Frage, ob dem Kinde im Uterus durch den Gebrauch des Mittels seitens der Schwangeren Schaden erwachsen könne, ist bisher sehr verschieden beantwortet worden. Während heute vielfach angenommen wird, daß dies nicht der Fall sei, und wo Totgeburt oder Scheintod mit der Verabfolgung von Mutterkorn zusammenfallen, diese Ereignisse auf andere Ursachen zurückzuführen seien, so läßt sich doch die zustande gekommene Schädigung des Kindes in utero durch Mutterkorn sicher erweisen. Bisweilen scheint die Höhe der Dosis von Einfluß zu sein. So sah man nach Verabfolgung von 1,5 g nach ½ Stunde Tetanus uteri eintreten und die Kinder tot geboren werden, während kleinere Dosen gut vertragen wurden. Ebenso spielt hierbei die individuelle Reizempfänglichkeit des Uterus eine Rolle. Die Häufigkeit unglücklicher Zufälle ist freilich bisher auch nicht annähernd zu schätzen gewesen, da der Negierung Übertreibungen gegenüberstehen. So wurde vor einem halben Jahrhundert behauptet, daß unter den angegebenen Verhältnissen eins von fünf Kindern durch Kompression der Nabelschnur infolge der andauernden Kontraktion des Uterus stürbe, während ein Teil der geborenen Kinder bleich oder livid aussähe, eine schwache Nabelschnurpulsation und einen fast unmerklichen Herzschlag sowie beschwerliches Atmen besäße. Andere Beobachter geben die Zahl der durch den Einfluß des Mutterkorns verstorbenen Kinder auf 9—33 Prozent, und die der scheintot geborenen auf 10 Prozent an. Die geborenen Kinder sollen bald abmagern, eine welke Haut bekommen und dann unter Konvulsionen sterben. Die Wahrheit ist, daß die Möglichkeit eines unangenehmen Zwischenfalles stets vorhanden ist, aber ganz besonders wächst, wenn das Mutterkorn unrichtig gebraucht wird.

Sclerotinsäure, ein aus dem Mutterkorn abgeschiedener, zersetzlicher Körper, rief an der Einspritzungsstelle starke Reizerscheinungen: Brennen, Rötung und Entzündung und auch wohl Abszedierung hervor, letztere unter Schüttelfrost und Fieber.

Die chronische Vergiftung mit Mutterkorn.

Der Ergotismus chronicus (Ignis sacer, Ignis St. Antonii, Kriebelkrankheit) stellt sich als **Ergotismus convulsivus** — Morbus spasmodico-convulsivus, wie man ihn vor 300 Jahren nannte — und **Ergotismus gangraenosus**, die für sich allein oder vergesellschaftet vorkommen können, dar. Der Ergotismus herrscht gewöhnlich epidemisch und kann bald nach dem Genusse des Mutterkorns, aber noch nach zwei Monaten eintreten[1]). Die Kranken fühlen sich anfangs für Tage oder Wochen matt, haben Schmerzen oder Eingenommenheit des Kopfes und Störungen des Appetits. Es entwickelt sich dann eine der beiden Formen des Ergotismus.

1. **Ergotismus convulsivus.** (S. Fig. 30.) In leichteren Graden besteht Appetitlosigkeit oder Heißhunger, Durchfall, selten Verstopfung, Erbrechen und Magenschmerzen. Die Gliederschwäche nimmt zu, und es können sich hierzu gesellen: Schwindelgefühl, Schlaflosigkeit, das Gefühl von Taubheit oder von Ameisenkriechen, selten Albuminurie. Einige Zeit nach dem Aussetzen der mutterkornhaltigen Nahrung können diese Symptome schwinden. Ist die Erkrankung schwerer, so treten neben Entkräftung und erdfahlem Aussehen reißende Schmerzen in den Gliedern auf, ferner starker Durst, Urinverhaltung mit Urindrang, sowie an Händen und Füßen lokalisiertes oder allgemeines Kribbeln. Die Sensibilität kann intakt bleiben oder Defekte aufweisen, die Sehnenreflexe fehlen, und von Minuten bis viele Tage anhaltende Kontrakturen, resp. Krallenstellung an den Beugern der Finger und Zehen auftreten. Manche Kranke haben unerträgliche Schmerzen, sind betäubt und klagen über ein Feuer, das ihnen Hände und Füße verzehre, über Nebelsehen und krampfhafte Spannung im Unterleibe[2]). Am Oberarm und Oberschenkel können mehr die Streckmuskeln in Kontraktionsstellung sein; die Unterschenkel werden oft nach hinten gezogen und bilden mit den Oberschenkeln einen spitzen Winkel. Die Zehen stehen in Plantar-, die große Zehe auch wohl in Dorsalflexion[3]). Es erscheinen ferner gelegentlich: Opisthotonus mit Angstgefühl und Wehklagen der Kranken, Atemnot, Schmerz in der Herzgrube und das Gefühl der aufsteigenden Kugel (Krampf des Zwerchfelles und der Schlundmuskulatur), tonische, seltener klonische Krämpfe in einzelnen Muskelgruppen, Kieferkrämpfe, Tetanus) und Singultus, und darauf Erschöpfung und Schlaf. Vereinzelt wurde Muskelatrophie an den Vorderarmen und Unterschenkeln beobachtet[4]). Zu den epileptoiden Krämpfen können sich Schwachsinn und Melancholie, seltener Manie und Delirien gesellen. Als terminale Erscheinung wurde ein tabesartiger Gang, neben Gürtelgefühl, Schwanken bei geschlossenen Augen, blitzartigen Schmerzen,

---

[1]) Maisonneuve, Gaz. des hôpit. 1854, Nr. 18.
[2]) Hussa, Prager Vierteljahrschr., Bd. L, p. 38.
[3]) Heusinger, Studien über den Ergotismus, 1856. Vid. die umstehende Figur.
[4]) Leyden, Klinik der Rückenmarkskrankheiten, Bd. II, p. 287.

häsitierender Sprache und Silbenstolpern beobachtet. Der Tod kann unter Konvulsionen erfolgen oder der Vergiftete viele Jahre an Krämpfen mit sekundärer Demenz, Ataxie usw. leiden[1]).

2. Der Ergotismus gangraenosus wird durch Kribbeln — das auch fehlen kann —, Nebelsehen, Schwindel, Krämpfe, Gliederschmerzen eingeleitet, worauf dann an irgendwelchen Körperstellen Anästhesie, Kältegefühl und unter Schmerzen und Entzündung Brandblasen

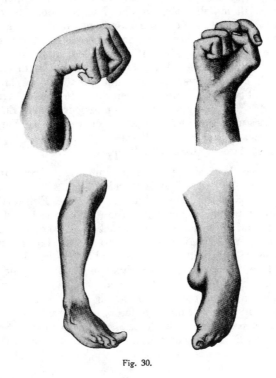

Fig. 30.

mit anfangs serösem, später mißfarbigem Inhalte entstehen. Die meist trockene Gangrän kann sich evtl. von den Fingern und Zehen auch bis zu dem Knie- resp. Ellenbogengelenk fortsetzen und zur Abstoßung der genannten Teile führen. Selten werden die oberen Glieder und der Rumpf angegriffen. Entsteht ausgedehnter Hautbrand, so verbreitet der Kranke einen kadaverösen Geruch und kann bald unter Kolikschmerzen, Diarrhöe, Delirien, Schluchzen, Ohnmachten und Koma sterben. In anderen Fällen von Gangrän ist das subjektive Befinden, abgesehen von den Schmerzen, weniger alteriert und selbst die Abstoßung von Gliedmaßen, z. B. eines oder beider Beine, die ohne jede Blutung erfolgen kann, ändert an diesem Verhalten wenig. Sehr selten erscheint Lungengangrän oder eine Linsentrübung, die in ¼—1 Jahr zum Star führt. Wiederherstellung kann nach mehreren Wochen, aber auch der Tod nach Wochen oder Monaten durch

---

[1]) Walker, Arch. f. Psych., Bd. XXV, H. 2.

Erschöpfung erfolgen. Bei zwei Kühen eines Müllers, die mit Abfallkorn gefüttert wurden, das Secale cornut. enthielt, beobachtete man: Mumifikation beider Ohren, Abstoßung des Schwanzendes, Hautnekrose an verschiedenen Körperstellen und Abstoßung eines Hinterschenkels im Sprunggelenke nach vollständiger Mumifikation.

Der Sektionsbefund bei akuter Mutterkornvergiftung ergab bisweilen[1]) Ecchymosen und Blutsuffusionen an Lungen, Nieren, Uterus, Bauchfell, Därmen und Magen. Bei chronisch mit Mutterkorn vergifteten Menschen wurde eine Erkrankung des Rückenmarkes, vorzüglich des Brustmarkes, konstatiert, die sich nicht von der typischen Hinterstrangsklerose unterschied, nur war es nicht zur Schrumpfung gekommen[2]). Als Ursache dieser Ernährungsstörung ist wahrscheinlich die Gefäßverengerung und die hyaline Thrombose anzusehen. An den brandigen Teilen wurden die zuführenden Arterien entzündet gefunden[3]). Bei Hähnen, die nach wiederholter Einführung von Sphacelinsäure zugrunde gingen, fanden sich im Verdauungskanal follikulärer Katarrh, sowie Blutextravasate, Schwellung, markige Infiltration usw. der solitären Follikel und Plaques.

Nachweis des Mutterkorns im Mehle oder im Brot: Man schüttelt das Objekt mit schwefelsäurehaltigem Alkohol oder mit angesäuertem Äther. Spektroskopisch liefert das rote Filtrat (Sclererythrin) zwei Absorptionsstreifen im Grün und Blau (links von E und F). In durch Natriumbikarbonat alkalisierter Lösung rücken die Absorptionsstreifen mehr nach Rot hin. Wenn man die saure ätherische Lösung mit ammoniakalischem Wasser ausschüttelt, so zeigt das letztere drei Absorptionsbänder: 1. zwischen D und E, 2. über und rechts von E, 3. über und links von F[4]). Man kann auch das Objekt mit 40 Prozent ammoniakhaltigem Spiritus bei 40° C ausziehen, filtrieren, mit Bleiessig versetzen, den Niederschlag sammeln und mit Boraxlösung digerieren. Letztere entzieht dem Mutterkorn den violetten Farbstoff. Es lassen sich so noch 0,05 Prozent Mutterkorn nachweisen[5]). Mikroskopisch kann man das unregelmäßige Hyphengewebe des Mutterkorns erst nach der Verzuckerung der Stärke des Mehles durch Diastase erkennen.

Nach einer einmaligen Dosis von 1 g ließen sich — was forensischmedizinisch wichtig ist — Pilzteile im Kot nachweisen. Dies wird ermöglicht wegen der Unverdaulichkeit der Membransubstanz der Pilze, die nicht aus Zellulose, sondern aus einem dem tierischen Chitin verwandten Körper besteht. Man sieht ein weißes, kleinzelliges Gewebe, das Fettropfen enthält, und aus innig miteinander verwebten Pilzhyphen besteht[6]).

Zum Nachweis von Secale cornutum im Getreide färbt man die vorher mit salzsäurehaltigem Wasser behandelte Probe mit einer alkoholischen Lösung von Dimethylamidoazobenzol, Thionin und Safranin. Die Bruch-

---

[1]) Petersb. med. Wochenschr. 1884, p. 105.
[2]) Tuczek, Arch. f. Psychiatrie, Bd. XIII, p. 99.
[3]) Barrier, Gaz. hebdomad. 1855, 31.
[4]) Mjoën, Forschungsber. üb. Lebensm., Hyg. Pharmakogn. 1895, II, p. 346.
[5]) Palm, Zeitschr. f. an. Chem., Bd. XXII, p. 319.
[6]) Strassburger, Zentralbl. f. Gynäk. 1907, Nr. 49.

stücke des Mutterkorns färben sich gelb und unterscheiden sich bei geringer Vergrößerung leicht von den blau gefärbten Getreidefragmenten.

Leichenteile sind mit 80 Prozent Alkohol zwölf Stunden lang bei 40° C mehrfach zu digerieren, das Extrakt im Vakuum zu verdampfen, der Rückstand mit alkoholhaltigem saurem Wasser aufzunehmen und die Lösung mit Petroleum- oder Schwefeläther zu schütteln. Die letzteren Portionen färben sich rosa und zeigen die angegebenen Absorptionsstreifen[1]). Mutterkornhaltiges Brot hat oft auf der Schnittfläche violette Flecke und riecht unangenehm.

Behandlung der akuten Mutterkornvergiftung: Entleerung des Giftes durch Brech- und Abführmittel und Inhalation von Amylnitrit (3 Tropfen: 4 g Äther). Bei dem Ergotismus chronicus können außerdem Belladonna, Morphium, evtl. auch Chloroforminhalationen und warme Bäder gegen die Krämpfe gebraucht werden. Ortswechsel und roborierende Diät sind erforderlich. Ist Gangrän vorhanden, so muß dem Eintritte von Pyämie vorgebeugt werden. Die evtl. Abstoßung geht ohne chirurgische Hilfe spontan vor sich. Prophylaktisch ist darauf zu sehen, daß schon beim Dreschen des Getreides das Mutterkorn entfernt wird. Müller sollten derartig verunreinigtes Getreide nicht vermahlen.

Claviceps microcephala Wallr., der auf Molinia coerulea Mönch., Arundo Phragmites L., Diplachne serotina Lk. und Nardus vorkommt, verhält sich chemisch und toxikologisch wie Cl. purpurea, da Tiere, welche die genannten Pflanzen fraßen, vergiftet wurden.

Eine Art Mutterkorn wächst auf dem Gras **Ampelodesmos tenax** Link, vorzugsweise in Algerien, dort **Diss** genannt. Die arzneiliche Wirkung gleicht der des Secale cornutum. Auch die Vergiftungssymptome, die am Hunde festgestellt wurden.

Lichenes.

Parmelia parietina L. ist bis auf weiteres für ungiftig zu halten[2]).

Evernia vulpina Ach. (Lichen vulpinus L.). Die Fuchsflechte, die zum Vergiften von Füchsen benutzt wird[3]), enthält die Vulpinsäure. Dieselbe ist für Frösche und Warmblüter ein Gift. Katzen sterben durch 0,03 g pro Kilogramm unter Dyspnoe und Krämpfen. Die Pulvinsäure (Anhydrid der Diphenylketipinsäure) ist weniger giftig als die Vulpinsäure.

Cetraria Pinastri Ach. enthält die Pinastrinsäure[4]), die der Vulpinsäure ähnlich, aber schwächer wirkt. Ebenso scheint es sich mit der als giftig bekannten **C. juniperina** zu verhalten.

---

[1]) Pouchet, Ann. d'hyg. Ser. 3 1886, p. 252. — Hartwich, Schweiz. Wochenschr. f. Chem., 1895 p. 12.
[2]) Kobert, Dorpat. Naturf. Gesellsch. 1892, Dez. — Zeitschr. d. österr. Apothekervereines, 1894, p. 30.
[3]) Fries, Lichenograph. scandin., p. 105, „Vulpibus non vero lupis canibusque perniciosum hunc lichenem perhibent rusticolae Herjedalenses".
[4]) Zopf, Liebigs Annal., Bd. CCLXXXIV, p. 108.

Polypodiaceae.

Aspidium Filix mas Sw.

Die Farnwurzel, deren Geschichte als wurmtreibendes Mittel etwa 2000 Jahre alt ist, scheint je nach ihrer Herkunft verschieden stark giftig zu sein. Besonders ihr ätherisches Extrakt, das ein lähmendes bzw. betäubendes Gift für Bandwürmer darstellt, hat Vergiftung und Tod unter den Anzeichen zerebrospinaler Lähmung oder Krämpfen erzeugt[1]). Verursacher oder Beteiligte an den Giftwirkungen der Pflanze sind Butanone, ketonartige Bindungen von Phlorogluzin und dessen Verbindungen mit Alkoholradikalen an Buttersäure und Kondensationsprodukte solcher Butanone (Flavaspidinsäure, Albaspidin, Filixsäure). In dem leicht zersetzlichen Filmaron sind vier Butanone diphenylmethanartig verbunden. Eines dieser Butanone ist identisch mit Aspidinol, die übrigen drei sind zusammen identisch mit Filixsäure und je zwei dieser drei letzteren sind zugleich identisch mit Albaspidin oder Flavaspidinsäure. Unter 43 Vergiftungen durch Farnwurzel endeten fünf tödlich und 14 mit Erblindung und unter 78 solcher Vergiftungen kamen 12 Todesfälle vor, während 33 dieser Menschen erblindeten. Die tödliche Dosis betrug 4,5 oder 7,5 bzw. 8 g, oder 22 bis 34 g. Die gesetzliche maximale Einzeldosis des Farnextraktes von 10 g ist zu hoch, und das Filmaronöl des D. A. B. 6 eine sehr unangenehme Überflüssigkeit. Man beobachtete sowohl experimentell (in 35,7 Prozent der Versuche) bei Hunden, denen ca. 0,1 g Extr. Filicis pro die und Kilo Gewicht während mehrerer Tage gegeben wurde[2]), als auch bei Menschen, z. B. nach Verbrauch von je 3 g 12 Tage lang, oder nach einmaligem Einnehmen nach 48 oder weniger Stunden eine ein- oder doppelseitige Amaurose. Schon 0,8 g des Extr. Filicis aeth., mit Honig eingenommen, riefen bei einem fünfjährigen Kinde eine sehr schwere Vergiftung hervor. Nach fünf Stunden bestand Bewußtlosigkeit. Atmung und Puls waren stark beschleunigt, der letztere bis auf 160 in der Minute gestiegen, Erbrechen, auch von Galle, wiederholte sich jede halbe Stunde. Rettung erfolgte erst nach fünf Tagen. Sehr große, ungehörige Mengen, z. B. 27 g des Extraktes, veranlaßten einen Vergiftungsverlauf unter dem Bilde einer schweren Strychninvergiftung. Ein tödlicher Ausgang kam einmal schon nach 4,5 g des Extrakts zustande. In diesem Falle bestanden neben Erbrechen Schmerzen im Leib und Durst. Es folgten dann: Zyanose, Pupillenstarre, Blindheit, Magenschmerzen, Diarrhöe, Dyspnoe, Kollaps und klonische Krämpfe, die bis zum Tode anhielten. Auch Tetanie kommt vor. Der Augenspiegelbefund ist meist negativ; vereinzelt wird von einer grauen atrophischen Papille berichtet. Die Pupillen sind starr, reaktionslos, auch erweitert. Das Sehvermögen kommt bis nach 14 Tagen ganz oder teilweise wieder. Vorläufer sind manchmal Erbrechen, Durchfall, Leibschmerzen und Sopor. Als Symptome bei Menschen treten ferner auf: Bisweilen erst nach einiger Zeit lang-

---

[1]) Poulsson, Arch. f. exp. Path. u. Pharmak., Bd. XXIX, p. 1. — Eich, Deutsche med. Wochenschr. 1891, Nr. 32. — Schlier, Münch. med. Wochenschr. 1890, p. 553. — Paltauff, Prag. med. Wochenschr. 1892, Nr. 5. — Hofmann, Wien. klin. Wochenschr. 1890, p. 493. — Grawitz, Berl. klin. Wochenschr. 1894, Nr. 52.

[2]) Katayama u. Okamoto, Vierteljahrschr. f. ger. Med., Bd. VIII, 1894, p. 148.

andauernder Kollaps, allgemeine Schwäche, krampfhaftes Schluchzen, Fieber, Dyspnoe, Ikterus, der durch Schädigung des Lebergewebes zustande kommt, Kopfschmerzen, Zittern, in der Somnolenz Trismus und Gliederkrämpfe und unwillkürliche Entleerung zucker- und eiweißhaltigen, auch mit Formelementen versehenen Harnes.

Das rohe ätherische Farnöl tötet niedere Tiere, besonders Bandwürmer. Infolge der Bandwurmkur mit Filix mas erfolgt eine erhebliche Abnahme des Trockengehaltes des Blutes, welche auf ein Zugrundegehen von roten Blutkörperchen zu beziehen ist. Der Ort, an dem die Blutkörperchen zerstört werden, ist die Leber. Es entsteht infolgedessen in ihr eine vermehrte Bildung und Eindickung von Galle mit Gelbsucht im Gefolge. Der Ikterus ist danach eine Folge von Pleiochromie der Galle. Besonders unangenehm sind die an den Augen ablaufenden Störungen. Von 22 000 Wurmabtreibungen im rheinisch-westfälischen Kohlenbezirk sind vier dauernde Erblindungen und einige zwanzig Fälle vorübergehender Erblindung und teilweiser Sehschädigung vorgekommen. Die Symptome beginnen bisweilen mit Schmerzgefühl in der Tiefe beider Augen, oder beim Bewegen des Bulbus, zuweilen auch mit Funkensehen, oder mit Erweiterung und Starre der Pupillen, oder mit Nebelsehen. Es können ihnen Kopfschmerzen, Schwindel, Ohrensausen, Prostration, Diarrhöe, Erbrechen, Konvulsionen oder Koma vorangehen. In Fällen von leichter Erkrankung sind objektiv Veränderungen nicht nachweisbar. Diese sind aber die selteneren. In der Regel entsteht ebenso plötzlich und ähnlich wie nach Chinin die vollständige dauernde oder vorübergehende Blindheit mit dem Befunde der Neuritis oder auch nur der Abblassung von Papille und Retina mit folgender oder von vornherein erkennbarer Sehnervenatrophie. Die Gefäßverengerung, die bei der Chininamaurose so auffällig und häufig ist, erscheint hier weniger ausgesprochen und, wenn überhaupt, so an den Arterien. In einem solchen Falle waren die Papillen wachsweiß, stark vertieft, die Zentralgefäße sehr schmal, und die Aderhaut erschien atrophisch. In anderen werden ausdrücklich Schwellung, Trübung und verwaschene Grenzen der Papille angegeben. Als Begleitsymptom treten auf in wechselnder Kombination und Stärke, u. a. Nausea, Erbrechen, Ikterus, Albuminurie, Dyspnoe, Zyanose, Gastroenteritis, Trismus, Lähmung, Somnolenz u. a. m. Die Prognose des Augenleidens ist ganz unberechenbar und, abgesehen von der Möglichkeit eines tödlichen Ausganges, immer eine ernste. Die Erblindung erfolgt meistens doppelseitig. Dauernde Blindheit schufen schon 10 g des ätherischen Extraktes. Sie erschien aber auch schon nach 6 g bzw. 3 g, die wegen Anchylostoma duodenale eingenommen worden waren. Am nächsten Tage bestand anfangs hochgradiges Nebligsehen und dann linksseitige Blindheit. Wiederherstellung von diesem Übel erfolgte noch, nachdem es durch 30 g Wurmfarnextrakt entstanden war. Die Sehstörung kann sich sehr schnell entwickeln, z. B. nach einem mehrstündigen Schlafe. Seltener vergehen mehrere, fünf bis zwölf Tage. Die doppelseitige bleibende Erblindung geht auch mit Sehnervenatrophie einher. Die Papillen können monatelang atrophisch und die Pupillen starr bleiben. Ich halte die Verabfolgung von 20 g Farnextrakt und mehr für Kunstfehler. Auch Aufgüsse aus der Farnwurzel haben doppelseitige Blindheit hervorgerufen. Die Entwicklung und der Verlauf der Erkrankung beiderseits ist oft ein verschiedener. Eine Filix-Blindheit mit normalem Augenhintergrunde ist selten. In der größeren Zahl der Fälle bestand das Bild der Sehnervenatrophie bald mit nur leicht blassen, bald wachsbleichen, stark vertieften Papillen. Bisweilen nur sind die Gefäße verengt und die Venen geschlängelt. Einem Arbeiter, der nach der Behandlung seiner Wurmkur mit Extr. Filic. blind geworden war, wurde vom Reichsgericht eine Unfallrente zugesprochen.

Man meinte durch gelegentlich beobachtete Zirkulationsstörungen bis zur Thrombose das Entstehen der Filix-Amaurose erklären zu können ohne Annahme einer Giftwirkung des Mittels auf die nervösen Elemente. Da das Filix-Extrakt ein energisches Muskelgift ist, sollte durch Reizung der Muskularis zunächst Arterienkrampf eintreten und durch den Sauerstoffmangel plötzliche Erblindung entstehen. Bei Nachlaß des Krampfes könne die Amaurose vorübergehen. Bei weiterer Giftwirkung erfolge Lähmung der Muscularis und dadurch Stauung, seröse Gewebsdurchtränkung und tiefere Ernährungsstörung. Leider kommt man mit solchen Konstruktionen nicht weit, da es eine Fülle von Mitteln gibt, die Gefäßkrampf und doch nicht das erzeugen, was Farnwurzel macht. Als weitere unangenehme Begleiterscheinung der Farnwurzelverwendung sind zu erwähnen: Kopfschmerzen, Schwindel, Zittern, Benommensein in allen Abstufungen bis zur vollen Unbesinnlichkeit. Die Somnolenz kann 20—30 Stunden anhalten und mit Erbrechen und mit Krämpfen, klonischer oder tetanischer Art verbunden sein. Um die Verschiedenartigkeiten im Entstehen und im Verlaufe der toxischen Filixwirkungen ganz zu verstehen, könnte man auch noch daran denken, daß die Darmparasiten selbst, vielleicht unter der Einwirkung des Mittels, Gifte in den Darm entleeren, die an der Entstehung der genannten Giftwirkungen ursächlich beteiligt sind.

Verschiedene Ursachen wurden für das unverständliche, kapriziöse toxikologische Verhalten der Farnpräparate angegeben. Es versagen aber alle Erklärungsversuche, zumal wenn man daran denkt, daß Vergiftungen, einschließlich von Blindheit, auch nach Erbrechen fast des ganzen eingenommenen Mittels beobachtet wurden. Ich habe an die Möglichkeit gedacht, daß die Würmer an sich an diesen Wirkungen durch Abscheidung von Giftstoffen aus ihrem Leibe beteiligt sein könnten. Danach würde der durch das Wurmmittel angegriffene Parasit gewissermaßen Angst- oder Krankheitsstoffe absondern, die, resorbiert, unangenehme Wirkungen erzeugen könnten.

Manches Positive in chemisch-toxikologischer Beziehung ist bereits seither in dieser Hinsicht bekannt geworden. So erwies sich ein durch Ausziehen mit physiologischer Kochsalzlösung gewonnenes Extrakt von Hundebandwürmern, Taenia cucumerina und Taenia coenurus, als giftig. Es erzeugte u. a. Hämolyse und bewirkte eine Verfettung des Leberparenchyms. Auch Anchylostoma duodenale scheint ein ähnliches Gift zu bergen.

Recht häufig sind die Störungen seitens des Magen-Darmkanals, häufiges lang anhaltendes Aufstoßen und Schluchzen, Durst, Übelkeit, Erbrechen, Magenschmerzen, Koliken, Durchfälle auch blutiger Massen. Damit kann Kollaps einhergehen. Ein geistig überreizter und erschöpfter Mann hatte eine Bandwurmkur mit dem „Helfenberger Mittel" (Farnkrautrhizomextrakt und Rizinusöl) durchgemacht. Es stellten sich rasende Kopfschmerzen und seekrankheitähnliche Symptome ein, und im Anschluß hieran derartige Erregungszustände, daß er in die psychiatrische Klinik gebracht werden mußte. Fast zwei Monate blieb er darin als Geisteskranker, als der er sich benommen hatte. Er wurde als geheilt entlassen[1]). Einmal erschienen nach Vergiftung mit Extr. Filicis maris („Helfenberger Mittel") intermittierendes Hinken und Rückenmarkserkrankung[2]). Der beobachtete Ikterus ist ein Stauungs-Ikterus, hervorgerufen durch katarrhalische Schwellung der Duodenalschleimhaut. Gelegentlich erscheint auch unwillkürliche Entleerung von Harn, der eiweißhaltig sein kann. Nach unzulässig hohen Dosen kamen im Harn auch zylindrische Abgüsse der Nierenkanälchen zum Vorschein. Diese Veränderung sowie die Albuminurie hielten zwölf Stunden an. Vereinzelt erschien ein Exanthem, z. B. an den Augen.

Die Sektion solcher Fälle ergab Hyperämie des Magens, in seinen hinteren Teilen blutige Imbibition ohne Blutaustritte, aber auch Ecchymosen unter der Schleimhaut und auf ihr kleine Extravasate. Ähnliche, nicht charakteristische Befunde liefert der Darm, der, besonders in seinem unteren Teile, eine hyperämische, stark gelockerte Schleimhaut aufwies.

Es ist abzuweisen, daß die Ursache der Körperschädigung nach Farnextrakt darin läge, daß als Abführmittel hinterdran Rizinusöl gegeben würde, das eine leichte Lösung der wirksamen Bestandteile veranlasse, denn auch als Glaubersalz an Stelle davon gereicht worden war, sah man die geschilderten Störungen eintreten.

Die Therapie hat in erster Reihe sich auf die vollständigste Entleerung des Mittels aus dem Körper zu richten. Es ist das Gelingen um so schwerer, als das Extrakt außerordentlich fest an den Schleimhäuten haftet. Hohe Darmeingießungen mit viel warmem Wasser, in dem etwas Sapo medicatus gelöst sein kann, sind in erster Reihe und sodann Magenwaschungen vorzunehmen. Auch die Anwendung der Diurese kann Nutzen schaffen. Subkutane Strychnininjektionen sind angezeigt, dagegen der Wert von Amylnitriteinatmungen oder Einnehmen von Natriumnitrat mehr als problematisch.

Nebenher kann Zitronensaft gereicht werden, der den Giftwirkungen der Farnpräparate entgegenwirken soll.

Filmaronöl. Eine Frau nahm 20 g dieses sehr überflüssigen und gefährlichen Präparates ein. Sie erkrankte an akuter gelber Leberatrophie und starb[3]).

Befund nach Farnpräparaten: Hyperämie des Magens und Darms, blutige Imbibition ihrer Schleimhäute ohne Blutaustritte, aber auch solche allein. Bei Tieren findet man Wassergüsse in Gehirn und Rückenmark, Blutungen in die Gehirnhäute und Nephritis. Die Behandlung hat aus Klugheit alle Lösungsmittel für dieses Extrakt (Fette, Öle, auch Äther subkutan) zu vermeiden. In den Magen ein- und auszuspülen ist Holzkohlenpulver, und ferner zu verabfolgen: Kalium aceticum in viel Wasser gelöst, warme Einwickelungen, Frottierungen, Mucilaginosa und Kampferklistiere. Besonders empfohlen wurde Zitronensäure.

---

[1]) Westphal, Klin. Wochenschr. 1927, S. 1190.
[2]) Magnus-Levy, Berl. klin. Wochenschr. 1911, Nr. 13.
[3]) Gutstein, Zeitschr. f. klin. Med. 1921, Br. 92.

Aspidium spinulosum Sw. enthält zwei Polystichumsäuren, die Frösche zu 2 mg, Kaninchen zu 0,03—0,05 g pro Kilogramm töten. Der Tod erfolgt durch Atemlähmung, nachdem erhöhte Reflexerregbarkeit und eine von Krämpfen begleitete motorische Lähmung vorangingen[1]. **A. athamanticum Kunze.** Aus dem Rhizom (Rh. Pannae) wurde eine Pannasäure gewonnen, die ein Muskelgift für Frösche darstellt. Auf Kaninchen wirkt sie nicht[2]).

Pteris aquilina. Der Adler-Saumfarn vergiftete Pferde, denen er längere Zeit in größerer Menge verabfolgt worden war, unter folgenden Symptomen: Schluß der Augenlider, Rötung der Konjunktiva, später ikterische Färbung der Skleren, Pupillenerweiterung, Schreckhaftigkeit, Schwerbeweglichkeit oder Unmöglichkeit sich zu bewegen, leichtes Umfallen, Krämpfe. Beim Gehen wurde der Kopf gestreckt, die Vordergliedmaßen steif und gespannt gehalten, die Füße wurden ruckweise gehoben und schlenkernd wieder niedergesetzt. Kam der Kopf aus der gradlinigen Haltung, so verlor das Tier das Gleichgewicht. Puls, Appetit, Bewußtsein normal. Fünf Pferde starben in 24—48 Stunden unter Konvulsionen. Die Sektion ergab eine Meningitis des Kleinhirns und der Medulla oblongata.

Allosurus crispus Bernh. gilt in Norwegen als giftig.

Actiniopteris dichotoma Bedd. tötet Eingeweidewürmer.

Equisetaceae.

Equisetum hiemale L. Der Schachtelhalm, aus dem in einem Falle fast das ganze Grünfutter bestand, rief bei Pferden leichte Erregbarkeit, Schreckhaftigkeit, Schwanken und Lähmung des Hinterteiles hervor. Bei Rindern und Schafen kann Abort und Hämaturie entstehen. Ähnlich wirken die alkaloidhaltigen **E. palustre L.** und **E. limosum L.**, durch die Rinder und Schafe, besonders aber Pferde, vergiftet und evtl. unter Krämpfen nach 6—14 Tagen getötet werden. Im Heu sollen diese Pflanzen giftiger als im frischen Zustande wirken[3]). Vereinzelt sah man bei Pferden auch Kreuzlähmung, Lähmung des N. cruralis und Konjunktivitis auftreten[4]).

Equisetum palustre L. Der Sumpf-Schachtelhalm verursacht, wenn er häufig mit Heu verfüttert wird, Schwanken der Tiere. Die Pflanze an sich verschmähen die Rinder. Aber durch abgebrochene Blätter, die ins Heu kommen, nehmen sie es auf. Das Giftige im **E. palustre** wird auf ein Alkaloid Equisetin zurückgeführt. **E. arvense** ruft bei Menschen eine außerordentlich starke Vermehrung der Harnmenge herbei. Die Milch von Kühen versiegt dadurch, kommt aber nach Wochen wieder. Von sechs Pferden, die viel Schachtelhalm gefressen hatten, starben drei und die drei letzten mußten notgeschlachtet werden. Als Symptome waren aufgetreten: Völlige Lähmung des Hinterteils und der Harnblase, dann der Mittel- und

---

[1]) Poulsson, Arch. f. exp. Path. u. Pharmak., Bd. XXXV, p. 97.
[2]) Böhm, Arch. f. exper. Path. u. Pharmak., Bd. XXXV, p. 1.
[3]) Pelschimowsky, Jahresber. f. d. Veterin. Mediz. 1888, p. 155, und Oesterr. Monatssch. 1886, p. 89.
[4]) Leistikow, Arch. f. wissensch. Tierheilk. 1892, XVIII, p. 456.

Vorhand. Von einer sibirischen, von Pferden gefressenen Art wird angegeben, daß sie bei diesen Tieren einen grünen Schweiß hervorruft[1]). Vom **Equisetum arvense L.** wird behauptet, daß es ein harmloses Futter darstelle[2]).

Lycopodiaceae.

Lycopodium Selago L., Purgier-Bärlapp, ist ein heftiges Drastikum und Emetikum. Alle mit ihm in direkte Berührung kommenden Schleimhäute werden entzündet. Eine daraus bereitete Salbe macht Pusteln. Pferde, denen das Mittel in großer Menge eingegeben wird, gehen an Gastroenteritis, Krämpfen usw. zugrunde. Während der Schwangerschaft kann als Giftwirkung Abort entstehen. Vergiftung von Menschen damit ergab als Symptome: Schlundreiz, Erbrechen, Schwindel, Taumeln, Bewußtlosigkeit.

L. Saussurus enthält das giftige, emethokathartische Alkaloid Piliganin[3]).

---

[1]) F. v. Wrangel, Reise, T. II, S. 233.
[2]) Lohmann, Chemiker-Zeitung 1905, Nr. 31.
[3]) Adrian, Compt. rend. de l'Acad., 1886, 7. Juin.

Fünftes Buch.

Tiergifte.

In mehreren Tierklassen findet man Individuen, die in sich Gifte für andere tierische Lebewesen enthalten. Dieselben können in besonders dazu eingerichteten Behältnissen fertig vorhanden sein (Hydromedusen) oder frisch in Drüsen produziert werden (Schlangen, giftige Stachelfische, Hymenopteren) oder sich in allen oder einzelnen Teilen des Tieres (Kanthariden, Tetrodonarten) oder nur zu gewissen Zeiten und Lebenszuständen (Barbe) vorfinden. Sie werden da, wo ein Verbrauch stattfindet (Schlangen, Fische usw.), wieder ersetzt, gewöhnlich durch Drüsentätigkeit, bei einigen niederen Gifttieren vielleicht auch durch direkte Diffusion aus dem Gefäßsystem in die Giftbehältnisse oder giftigen Körperteile. Bei übermäßigem Verbrauche kann die Reproduktion für einige Zeit geschwächt oder ganz aufgehoben sein. Der Verbrauch geschieht zur Erlangung von Nahrung oder zur Verteidigung. Außer dem Gifte besitzen viele Tiere noch Apparate, vermöge deren sie das Gift an oder in den Körper des zu Vergiftenden gelangen lassen. Dieselben können sich als Fäden oder eigenartige Borsten, Stacheln oder Zähne darstellen. Bei manchen Tieren sind sie mit Widerhaken oder sägezahnartigen Einrichtungen versehen (Quallen, Wespen usw.), bei anderen sind sie kanalförmig gefurcht oder in ihrer ganzen Länge von einem Kanal durchzogen (Schlangen).

Das Gift ist gewöhnlich für die Individuen derselben Gattung unschädlich. Hiervon gibt es jedoch Ausnahmen, da z. B. das Gift des Wassersalamaders ihn selbst tötet, wenn es in seine Bauchhöhle gebracht wird. Wie für andere Gifte, so besitzen auch für diese einige Tiere eine verschieden vollständige Immunität. Über die Natur der meisten dieser, durch die Individualität der betreffenden Tiere physiologisch entstehenden Gifte ist bisher nichts Sicheres bekannt geworden, zum Teil wegen der schwierigen Erreichbarkeit genügenden Materials, zum Teil wegen der Schwierigkeit der Untersuchung selbst. Soviel scheint festzustehen, daß es sich meistens um eiweißartige Substanzen, selten um Körper aus der Fettreihe, um organische Säuren oder Basen handelt.

Zufall oder Unvorsichtigkeit, sehr selten Selbst- oder Giftmord, führen zu solchen Vergiftungen, bei denen alle auch sonst möglichen Ausgänge vorkommen können. Abseits der oben angeführten Gruppen stehen die Gifte, die durch **Zersetzung des Tierleibes** oder einzelner Teile **unter Bildung giftiger Eiweißderivate** entstehen. Diese Produkte sind nicht konstant, sondern wechseln aus inneren oder äußeren Gründen. Sie werden zum Teil in den folgenden Kapiteln, zum Teil bei den Fäulnisgiften besprochen.

Es gibt auch Tiere, die, an sich völlig ungiftig, als Träger von Krankheitserregern gefährlich werden können, wie z. B. die Ratte als Überträger des Pestbazillus. Es blieb bisher unbeachtet, daß schon im Jahre 50 vor der jetzigen Zeitrechnung Strabo schrieb: „Mäuse machen Pest." Der gegen solche Gifterzeugungsträger jetzt eingeleitete Kampf ist zu begrüßen, selbst auf die Gefahr hin, daß alle Ratten dadurch auch als Naturdenkmäler ausgerottet werden.

Protozoa.

Den Übergang zum Tierreiche bilden, und mit den Infusorien und Amoeben verwandt sind die Protozoen, parasitisch lebende Plasmaklümpchen, von denen viele aus ihrem Zelleib Pseudopodien, Geißeln, Wimpern aussenden können. Über die pathogene Bedeutung dieser Lebewesen gehen die Ansichten auseinander. Neuerdings werden sie als sichere Krankheitserreger bezeichnet nur für: die Malaria, die Pebrine, jene verheerende Krankheit der Seidenraupen, die durch die Genialität Pasteurs in ihrem Wesen erkannt wurde, das intrakanalikuläre Papillom der Gallengänge, wahrscheinlich auch für das Molluscum contagiosum und die Dysenterie. Für ganz unbewiesen wird ihre Beteiligung an dem Entstehen der Geschwülste angesehen[1]).

Rhizopoden.

Amoeba coli Loesch., auch **Entamoeba histolytica, Leydenia gemmipara,** in Aszitesflüssigkeit zweier Krebskranken gefunden, ist als Ursache der Dysenterie anzusprechen. Die im normalen Darminhalte vorkommende Amoebe Amoeba coli läßt sich morphologisch von der bei Dysenterie gefundenen **Amoeba dysenteriae** nicht unterscheiden. Die letztere erzeugt nur bei Katzen nach Einverleibung per rectum und nach Vernähung des Afters ulzeröse, hämorrhagische Dickdarmentzündung. Die Dysenterieamoeben sind Gewebsparasiten, die tief in die Submukosa und selbst bis in die Serosa eindringen. Die echte Amoebenkolitis ist ein durch ulzerative Verletzungen im Kolon charakterisiertes Leiden, das auf einem spezifischen, symbiotischen protozoischen Organismus der Entamoeba histolytica beruht. Es kann mit sporadischer oder dauernder Dysenterie verbunden sein. Amoeben, Blut, Eiter, Schleim sind stets in den Ausleerungen enthalten. Eine Amoebenulzeration kann jedoch monatelang vorhanden sein, ohne von Dysenterie oder Blutung begleitet zu sein. Metastatische Abszesse in der Leber komplizieren leicht solche Fälle. Für das Entstehen der Affektion scheint Wasserinfektion die Quelle zu sein. Dieselbe dringt auch in die Blutgefäße evtl. bis zur Leber vor, und veranlaßt oft durch die mitgeschleppten Bakterien Abszesse. Auch in der Blase wurden Amoeben gefunden, die von dort in die Niere wandern oder durch Antiperistaltik des Ureters dahin geschafft werden und Nierenerkrankungen veranlassen können.

Balantidium coli. Dieses Protozoon kann eine schlimme Enteritis erzeugen. Ein Fleischer bekam profuse Durchfälle mit Tenesmus und zeitweilig

---

[1]) Hauser, Biol. Centralbl. 1895, Nr. 18 und 19, p. 676 und 689, vid. auch Török, Internat. Congreß für Hygiene, 1894.

heftigen Koliken. In den Entleerungen wurde Balantidium nachgewiesen. Der Tod erfolgte durch Darmblutungen. In den Belägen der vorhandenen Darmgeschwüre fanden sich zahlreiche Parasiten[1]).

Sporozoën.

Die mehrgliedrigen **Gregarinen** sind kein für die Zellerkrankungen oder für den Wirt wichtiges Vorkommnis[2]).

Über die an und in Fischen vorkommenden **Psorospermien** ist bezüglich ihrer Wirkung wenig bekannt.

Die **Koccidien** sind spezifische Epithelschmarotzer und können eine Massenverwüstung von Darm- und Leberepithelien erzeugen. Kaninchen, die mit C. p e r f o r a n s infiziert werden, zeigen Darmentzündung und Geschwüre im Dickdarm, und unter dem Rindvieh gibt es eine Koccidienruhr. Koccidien kommen auch bei Menschen, in der Leber von Kaninchen, seltener im Darm, als **C. aviforme**, im Darm als **C. bigeminum**, in akuten Entzündungsherden, im Molluscum contagiosum, bei der roten Ruhr des Rindes (Dysenteria hämorrhagica coccidiosa) usw. vor.

Von den **Sarkosporidien** ist der **Mieschersche Schlauch,** der in Muskeln von Schweinen und auch bei Menschen im Herzmuskel (Sarcocystis Lindemannii) vorkommt, ein Schädling. Nach reichlicher Übertragung auch von Glyzerinextrakten desselben gehen Kaninchen, evtl. unter Steigerung der Körperwärme und Kollaps unter Krämpfen zugrunde.

Aus S c h a f s a r k o s p o r i d i e n (**Sarcocystis lenella**) gewann man mit Kochsalz ein für Kaninchen stark wirksames Gift, das auf die Blutkörperchen von Hammel, Meerschweinchen, Menschen, Pferd, Taube ausflockend wirkt.

Microsporidien erzeugen an Seidenraupen die Pébrine-Krankheit

Haemosporidien finden sich in den roten Blutkörperchen bei Malaria (**Haemamoeba Malariae** [P l a s m o d i u m M a l a r i a e]) und sind als deren Erzeuger anzusehen. Die Hämoglobinurie der Rinder (Texas-Fieber) wird durch die Hämosporidie **Pyrosoma bigeminum** veranlaßt.

Vielleicht spielen, trotz der oben erwähnten Zweifel, noch andere parasitäre Protozoen bei Krebs- und Sarkomgeschwülsten[3]), bei Molluscum contagiosum, der P a g e t schen Krankheit, vielleicht auch bei akuten Exanthemen, wie die Pocken, eine Rolle. In der Ascitesflüssigkeit eines Krebskranken wurde eine amöbenähnliche Rhizopode L e y d e n i a g e m m i - p a r a S c h a u d. gefunden[4]). Manche Erkrankungen von Fischen (Barben, Schleien usw.) werden, wahrscheinlich mit Recht, auf eine Infektion mit Myxosporidien zurückgeführt.

Man unterscheidet folgende verschiedene Typen der Malariaerzeuger:

Der **Quartanparasit**, Erreger der Quartana; Entwicklungszeit 72 Stunden; nicht besonders stark beweglich; gröberes Pigment enthaltend, erreicht die Größe des Blutkörperchens, sporuliert in Form eines Gänse-

---

[1]) P o p p e r, Wien. klin. Wochenschr. 1909, Nr. 7.
[2]) L. P f e i f f e r, Correspondenzbl. von Thür. 1893, XXII, p. 132 und die Zellerkrankungen, Jena 1893.
[3]) C l a r k e, Centralbl. f. Bakterienkunde 1894, XVI, 20. Auch in Myomen sollen Protozoen als Krankheitserreger und Beförderer nisten. — V e - d e l l a, Centralbl. f. Bakterienk. 1895, XVII.
[4]) v. L e y d e n u. S c h a u d i n, Ber. d. Akad. Wissensch., Bd. XXXIX, 1896.

blümchens und bildet 8—12 runde Sporen. Die Sporulation geht im Beginn des Fieberanfalls vor sich. Beherbergt das Blut mehrere Generationen der Quartanamöbe, dann kommt es zur Quartana duplex oder triplex.

Der **Tertianparasit,** Erreger der Tertiana; Entwicklungszeit 48 Stunden; lebhaft beweglich; feines Pigment enthaltend, vergrößert das rote Blutkörperchen, sporuliert in Rosetteform mit 14—20 Sporen. Bei Vorhandensein von zwei Generationen Tertiana duplex, die bei gleicher Stärke des Anfalls eine falsche Quotidiana ergeben kann, ebenso wie übrigens auch die Quartana triplex.

Der **Quotidianparasit,** Erreger der Quotidiana, klein, stark beweglich, wenig Pigment, messingene Färbung der Wirtszellen, Bildung von fünf bis zehn Sporen. Bei länger dauernder Infektion Auftreten von Laveranschen Halbmonden. Von sichelförmiger Gestalt, doppelt so lang wie die Blutkörperchen, mit mittelständigem Pigment, zeigen dieselben ihre beiden Pole auf der konkaven Seite durch eine feine Linie verbunden, die sich manchmal kreisförmig um den ganzen Parasit fortsetzt als Überrest der Wirtszelle. Die Halbmonde verändern ihre Gestalt, werden oval, später rund, senden Geißelfäden aus, die an ihrem freien Ende kolbig aufgetrieben sind und sich lebhaft bewegen. Nach der Ansicht der meisten Autoren stellen die Halbmonde und ihre Geißeln Degenerationsformen dar.

Infusorien.

Unter den **Flagellaten** (Geißeltierchen), die u. a. bei Lungengangrän im Sputum gefunden wurden, werden als Gesundheitsschädiger von Menschen angesehen: **Plagiomonas urinaria,** den man bei Blaseneiterung sah, **Trichomonas vaginalis Donné,** in dem sauren Vaginalschleim bei Frauen, aber angeblich auch einmal im blutig-eiterigen Harn eines Mannes nachgewiesen, der außerdem an schmerzhaftem Harndrang litt[1]), **Trichomonas hominis Dav.** und **Cercomonas hominis Dav.,** ein Diarrhöe-Erzeuger oder -Verstärker; **Lamblia intestinalis Lambl.,** (M e g a s t o m a e n t e r i c u m G r a s s i) wurde als ein harmloser Kommensale, aber auch als Schädiger für den Darm angesehen. Auch von den **Wimperinfusorien** (Ciliata) schmarotzen einige bei Menschen. **Balantidium coli** lebt im Schweinedarm und kann durch Übertragung auf Menschen Dickdarmerkrankungen erzeugen. **Vorticellen** sind als Schädiger bislang nicht einwandsfrei erwiesen worden. Man behauptete, daß **Vorticella ascoidium** in innere Organe einwandere, Zysten bilde und, wo sie in Wunden gelangt, pathogene Wirkungen ausüben könne. Sie soll Bildner der M i e s c h e r schen Schläuche sein[2]).

Paramaecium coli, beim Menschen 60—70 μ, beim Schwein bis 100 μ lang, im Darm von Mensch und Schwein. Ellipsoidische Infusorien, die an ihrer ganzen Oberfläche Wimperhaare tragen.

Coelenterata.

In der Klasse der **Hydrozoa, Actinozoa** und **Ctenophora** gibt es zahlreiche Lebewesen, die als, bei einzelnen millionenfache, Giftapparate die N e s s e l o r g a n e besitzen, die im Epithel der Körperbedeckung (Ektoderm)

---

[1]) D o c k, Medic. News, 22. Dez. 1894.
[2]) L i n d n e r, Deutsche Med.-Ztg. 1896, p. 697.

liegen — bei einigen Opisthobranchien und Aeolididen liegen sie in den Zellen der Lebersäcke, welche in die Rückenfortsätze des Körpers vorragen. Diese letzteren öffnen sich durch besondere Poren an ihrem Ende nach außen[1]). Sie können verschiedene Gestalt haben, bestehen aber meist aus einer Kapsel, mit einer sie auskleidenden Membran, die sich in eine nach innen gestülpte häutige Röhre und weiter in einen langen, scheinbar hohlen und wie die Röhre mit Widerhäkchen versehenen Faden fortsetzt. Die Nesselzellen (Cnidoblasten, Nematoblasten), die nur bei den Ctenophoren nicht vorkommen, stellen zugleich giftige Drüsen und Stechapparat für die menschliche Haut dar. Im Plasma der Zellen sind, abgesehen von den Kernen, runde, ovale oder schlauchförmige Blasen oder Kapseln — je eine in einer Zelle — gelagert (Nematozysten). Die größten sind bis 1 mm lang. In der Kapsel ist, in Übereinstimmung mit der Außenfläche der Zelle, eine breite, mit einem besonderen prismatischen Deckelchen verdeckte Öffnung vorhanden. Über dem Deckelchen ragt nach außen ein besonderer Fortsatz als Härchen oder Dörnchen (Cnidocil) heraus, welcher den Reiz aus der Außenwelt aufnimmt und weiterleitet. Die Nematozyste entlädt sich, der Spiralfaden wird nach außen gestülpt und vorgeschnellt an den vermeintlichen Angreifer, oder besser denjenigen der den Anstoß gegeben hat. Dieser wird durch ihn verletzt bzw. hautvergiftet. Dies vollzieht sich um so leichter, als sie in mehreren spiralig angeordneten Reihen von Härchen oder Dörnchen an der Basis des Fadens zuerst aus der Kapsel treten und sich als Vorbohrer in die Haut des Opfers senken und dadurch dem Nesselfaden den Weg in das Gewebe eröffnen. In reicher Zahl enthalten die Coelenteraten die Nesselkapseln. Ein einziger Fangarm der Actinia mesembryanthemum des Mittelmeers soll über vier Millionen von diesen reifen Giftapparaten. besitzen. Um das Gift der Nesselorgane zu gewinnen, wurden die Tentakeln von Aktinien und der Physalia mit Alkohol ausgezogen. Ein solcher mit Wasser verdünnter Auszug einer Aktinie erzeugt nach der Einspritzung bei einem Hunde starkes Jucken und Reizung der Nasenschleimhaut. Dabei besteht Durchfall und vermehrtes Harnlassen. Das Reizgift verursacht an allen Geweben, zumal nach seinem Eindringen in die Lymphbahnen, starke Wirkungen. Es enthält zwei Giftstoffe, das Thalassin und Kongestin. Das erstere kann aus alkoholischer Lösung in Kristallen erhalten werden. Bei 200° wird es unter Bildung von kristallinischen Aminen zerstört. Tierische Kohle adsorbiert auch Spuren von Thalassin. Aus einem Kilogramm Aktinien erhält man 3 g kristallinisches Thalassin, das zu 0,00012 g bei einem Hunde, intravenös beigebracht, die exzessivsten Reizsymptome an Haut und Schleimhäuten veranlaßt: Ständiges Niesen, Ohrenjucken, Hautjucken, das für 5—10 Minuten dauerndes Kratzen und Sichscheuern hervorruft und Erbrechen, falls größere Mengen beigebracht worden sind. Ich kenne einen Fall, in dem ein Mann, im Seebade von Quallen berührt, ein schmerzhaftes Erythem bekam. Dieses heilte. Trotzdem erschien es spontan nach mehreren Monaten verstärkt wieder in Begleitung von Neurosen. Mir will scheinen, als wenn derartige Rückfälle auf die Wirkungsfolge giftiger Eiweißverbindungen hinweisen. Sie deuten auf Rückbleibsel des Giftes in den Lymphbahnen.

---

[1]) Pawlowsky, Giftiere, S. 21.

Praktisch wichtig ist, daß die Aktinien bei der gewerblichen Schwammfischerei ihre Giftwirkung äußern. Die Schwämme sind häufig mit Aktinien bedeckt und wenn sie von den Händen abgerissen werden, läßt die Aktinie ihre Nesselbatterien auf ihnen spielen. Es bilden sich Quaddeln, die Gewebe röten sich und schwellen. Nach einigen Tagen kann es zu Gewebsnekrose kommen. Die entstehenden Wunden machen den Fischer arbeitsunfähig. Als Allgemeinsymptome des aufgenommenen Giftes erscheinen Fieber, Schüttelfrost, Kopfschmerzen, allgemeine Schwäche u. a. m. Das Gift scheint im August besonders stark zu wirken. Eine einzige Aktinie besitzt aber mehr als 100 Fangarme. Dies würde mithin einem Besitze von etwa 400 Millionen Nesselkapseln entsprechen. Vom Thalassin töten 0,0025 g bis 0,009 g 1 Kilogramm Hund durch Herzlähmung. Es ist übrigens mit Recht bezweifelt worden, ob solche Wirkungen allein dem Thalassin oder vielleicht unbekannten Begleitstoffen — ich denke an eiweißartige — zuzuschreiben seien. Das zweite gewonnene Prinzip, das Kongestin, gibt Eiweißreaktionen. Von ihm töten 0,0045 g 1 Kilogramm Hund, intravenös beigebracht. Bei so vergifteten Hunden entstehen: Erbrechen, blutige Durchfälle, Hyperämie der Schleimhaut des Magens und Darms, Koma und Tod durch Atmungslähmung. Dem Kongestin soll die Eigenschaft zukommen, Anaphylaxie zu erzeugen, d. h. eine sehr gesteigerte Empfindlichkeit des Organismus zu ein und demselben Gift nach wiederholter Beibringung.

Physalia. Unter den Syphonophoren gibt es Lebewesen, die andere Gifte in sich hervorbringen. So produziert die Physalia einen in Alkohol unlöslichen Stoff, der schon bei 55° zerstört wird. Er wird Hypnotoxin geheißen und besteht aus Eiweißsubstanzen. Was davon schon nur in 2 g der Tentakel enthalten ist, genügt, um eine Taube von 300 g Gewicht unter den Symptomen nervöser Lähmung zu töten. Schnell tritt Somnolenz ein, die Reflexerregbarkeit erlischt, die Herzarbeit ist vermehrt, das Tier taumelt bei halbgeschlossenen Augen und die Körperwärme sinkt um mehrere Grade. Atemlähmung ist das Ende. **Physalia pelagica L.** ruft an der Haut von Menschen einen brennenden Schmerz und Quaddeln hervor, der an Heftigkeit eine ganze Zeit hindurch wächst. Der Puls wird schnell, fieberhaft, die Atmung schwer und fast eine Stunde lang hielt bei einem Selbstbeobachter Angstgefühl an. Zu Giftmorden sollen auf den Antillen und in Kolumbien die trockenen Tentakeln einiger Cölenteraten für die innere Einführung verwendet werden. Auch wirbellose Tiere reagieren auf Aktiniengift mit krampfartigen Symptomen. Das gleiche erfolgt durch Extrakte aus den Tentakeln, wobei offen gelassen werden muß, ob nur die Tentakeln mit ihren Nematoblasten oder auch die in ihnen außerdem vorhandenen Drüsenzellen der Körperbedeckung, Ausstülpungen der gastro-enteralen Höhle, Muskeln usw. zu dem giftigen Extrakt beigetragen haben. Es hat sich in dieser Beziehung herausgestellt, daß auch andere Seetiere, wie Krabben, Austern, Midien, Krevetten Giftstoffe besitzen, die dem Thalassin bzw. dem Kongestin ähnlich wirken[1]).

Es scheint an das Nematozystengift Gewöhnung stattzufinden. Die Aktinie Adamsia palliata lebt mit dem Krebs Eupagurus Pride-

---

[1]) Pawlowski, l. c.

auxii zusammen. Der letztere ist nur gegen sehr hohe Dosen des Giftes der Adamsia empfindlich, wahrscheinlich weil er gewohnheitsmäßig die vorgeschnellten Nesselfäden der Aktinie einschluckt. In seinem Darmkanal fand man in der Tat Nematozysten der Adamsia[1]).
Actinia equina. Aus ihr ist Tetramethylammoniumhydroxyd, das kurareartig wirkt, isoliert worden.

Bei Berührung der Nesselkapseln springen diese auf, als erste stülpt sich die Röhre hervor, bohrt sich mit den giftgetränkten Widerhaken in den Fremdkörper, und als zweiter stülpt sich der gifttragende Faden aus und geht an oder, was verständlicher ist, in das Opfer. Polypen haben die Nesselorgane meist an bestimmten Stellen, die einer besonders starken, spiraligen Einrollung fähig sind (Nesselbatterien, Nesselköpfe). Nach Berührung von **Quallen, Schwimmpolypen, Seeanemonen,** z. B. Physaliaarten, **Anthea cereus** usw. entstehen für viele Stunden an der Haut: Brennen, Rötung, Quaddeln oder Schwellung des betreffenden Gliedes, mitunter auch Störungen des Allgemeinbefindens. An Schleimhäuten, z. B. der Zunge, kann sich Entzündung und Eiterung herausbilden. Das Gift ist nicht sauer und kann trocken noch nach Monaten wirken. Aus faulenden Polypen wurde ein Kollidin gewonnen.

Echinodermata.

Toxopneustes lividus Agass., Seeigel. Schon Hippokrates gab von ihnen an, daß sie Diarrhöe erzeugen. Die Tiere schaffen zur Zeit ihrer Fortpflanzung ein Gift, das choleraartige Symptome hervorruft.

Zwischen den Stacheln befinden sich vorgestülpte Ambulakralfüßchen, die der Bewegung dienen. Außerdem besitzt das Tier Pedizellarien mit endständigen Zangen aus drei Armen. Die Greifzängelchen schlagen sich in das Opfer ein, wobei eine rote Flüssigkeit aus den Zangenspitzen fließt. Das Gift entstammt Drüsen, die in den spitzen Zangenenden des Pedizellarienköpfchens liegen. Jede von den Giftdrüsen wird durch zwei Äste gebildet, welche einem gemeinsamen Ausführungsgange aufsitzen. Dieser mündet am spitzen Ende der Pedizellarienzange. Nach dem Einschlagen der Greifzängelchen brechen diese an einer dafür vorbereiteten Stelle ab, regenerieren sich aber wieder. Niedere Tiere, wie z. B. ein Regenwurm, in dessen Leib das Gift gelangt ist, machen einige krampfhafte Bewegungen, bevor sie sterben, was schnell erfolgt. Ein 2—3 cm langer Aal ringelt sich nach dem Bisse einer Pedizellarie zusammen und schlägt nach allen Seiten umher. Das Gift ist auch bei direkter Berührung mit Muskeln des Frosches ein Gift für diese. Es erfolgt eine Erregungswirkung. Ein Froschherz wird durch eine einzige Pedizellarie dauernd gelähmt. Das Gift ist eine dicke, säuerliche Flüssigkeit, die bei der Berührung mit Wasser sich in eine unwirksame (!), körnige Masse umwandelt. Extrakte des Giftes der Pedizellarien von **Sphaerechinus granularis, Strongylocentrotus lividus, Arbacca** und **Spatangus purpureus,** die man Holoturien und Seesternen einspritzte, erwiesen sich als wirkungslos. Ein Auszug von 200 Pedizellarien des Sphärechinus in 1 ccm Meerwasser wirkte, einem Frosche beigebracht, gar nicht. Andere Tiere, wie Krabben, Tintenfische, einige Seefische, Eidechsen, Kaninchen reagieren auf das Gift der Pedizellarien.

---

[1]) Pawlowsky, l. c.

Kaninchen von 1½ Kilogramm Gewicht sterben nach Beibringung eines kalten Kochsalzlösung-Extraktes von 40 Pedizellarien von Sphaerechinus granularis auf ein ccm in zwei bis drei Minuten unter Atemlähmung (Lähmung des Atmungszentrums). Das Herz überlebt die Atmung.

Asthenosoma urens Saras. In den interambulakralen Zwischenräumen trägt dieses Tier besondere Organe, welche aus kleinen, gestielten Köpfchen bestehen. An diesen Köpfchen und an anderen Körperstellen sind gelenkige Dornen angeordnet, die in den Körper dringen, sobald man ihn berührt. Beim Stiche entleeren die Dornen Drüsengift in die geschlagene Wunde. Kaninchen gehen durch das Gift an Erstickung zugrunde. Bei der Krabbe kommt es dadurch zu Herzlähmung.

Diadema setosum Gray. Aus Vertiefungen der Korallenstöcke ragen häufig die nadeldünnen, schwarzen Stacheln dieses Tieres hervor. Bohrt sich ein solcher in den Finger, so entstehen nicht nur heftige Schmerzen, sondern auch ein starker Fieberanfall[1]).

Solaster papposus Forb. Dieser S e e s t e r n und andere Arten töten Muscheltiere durch einen giftigen Saft. Katzen sterben durch S. papposus in ¼—2 Stunden. Hunde tötete man experimentell schon vor mehr als 100 Jahren durch drei kleine Seesterne. Der Laich derselben soll nach Versuchen kaustisch für Säugetiere und Fische wirken.

Vermes.

Discophori.

Aus Ostasien und Nordafrika wird von B l u t e g e l n, **Hirudo ceylanica** usw., berichtet, deren, meiner Ansicht nach giftiger Biß Entzündung und Eiterung an Gliedmaßen erzeugte und selbst die Amputation erforderlich machte. Sie sollen auch durch Hineinkriechen in Nase, Schlund, Magen nicht nur Schmerzen, sondern bei Tieren und Menschen den Tod veranlassen. **H. vorax** kriecht in jugendlichem Zustande auch in die Nasenhöhle, die Trachea usw. und kann Blutungen und weiteren Schaden verursachen. Auch das Auge wird durch Blutegel verletzt. Er beißt in die Conjunctiva bulbi, auch in die Kornea, wo er eine Narbe in der Form eines lateinischen V hinterläßt. Gelegentlich kommt es zu einer Blutung in die vordere Kammer, das Corpus ciliare usw. Die Pupille kann disloziert werden und ein Hypopion entstehen. In einem Falle mußte das Auge enucleiert werden. Es gibt ostasiatische Blutegel, z. B. **Hämadipsa ceylanica,** die sich massenhaft an den wandernden Menschen ansetzen, Schmerzen verursachen und, wahrscheinlich durch Infektion, sogar den Tod veranlassen können. Es gibt auch große hellgelbe Regenwürmer in Kaiser-Wilhelm-Land, die, gereizt, zwischen ihren Lebensringen einen wasserhellen, scharfen Saft hervorspritzen[2]).

Plathelminthes.

Unter den **Trematoden** sind es die D i s t o m u m a r t e n, und unter den **Cestoden** T a e n i a   s o l i u m   R u d., C y s t i c e r c u s   c e l l u l o s a e und viele andere, denen ich Giftwirkungen zuschreibe. Ohne eine solche An-

---

[1]) K ü k e n t h a l, Im Malayischen Archipel, S. 47.
[2]) W e r n e r, Kaiser Wilhelm-Land, 1911, S. 202.

nahme lassen sich mancherlei schwere Symptome, die sich zumal bei bandwurmtragenden Kindern zeigen, nicht verstehen.

Nematodes.

Strongyloides intestinalis Bav., Filiaria sanguinis Lewis, Oxyuris vermicularis L., Ascaris lumbricoides L., der Spulwurm, der am weitesten verbreitete menschliche Parasit, **Trichina spiralis Owen, Anchylostoma duodenale Dub.** sind, wie die vorgenannten, im Menschen schmarotzende Lebewesen, die nicht nur durch mechanische Reizung des Organs, in dem sie leben, krank machen, sondern auch durch ihre Stoffwechsel- bzw. Zerfallsprodukte vergiften und z. B. wie **Filaria sanguinis** Fieber, Kachexie, Hämaturie, Chylurie, oder wie **Trichina spiralis Ow.** auch Diarrhöe, Fieber, Delirien usw. erzeugen. Die Echinokokkenflüssigkeit enthält ein Gift, **Ascaris lumbricoides** wahrscheinlich ein flüchtiges Ätzgift. Ich habe bei einem Askaridenträger schwere nervöse Allgemeinsymptome entstehen sehen. Bei Kindern kommen, dadurch veranlaßt, schwere perniziöse Anämien vor. Bei der Beschäftigung mit **Ascaris megalocephala** entstanden krankhafte Zustände, wobei Niesen, Anschwellung der Tränenkarunkeln, starke Tränensekretion und heftiges Jucken konstant waren. Askariden haben einen eigentümlichen, scharfen Geruch, der die Augen zum Tränen bringt. Sowohl im Körper als auch in den Ausscheidungen der Askariden sind flüchtige Stoffe enthalten, welche mit lokal gewebsreizender Eigenschaft ausgestattet sind. Die Reizung der Schleimhäute bei der Arbeit mit den Askariden hängt vor allem von den flüchtigen Aldehyden der Fettsäuren dieser Würmer ab — unvollständig abgebauter Endprodukte des ohne Sauerstoff ablaufenden Stoffwechsels dieser Tiere. Als spezifisches Helminthengift wird das aus Askariden gewonnene Askaron angesprochen[1]). Es gelang, die Baldriansäure und die Buttersäure zu isolieren. Die lokal reizenden Stoffe sind die Alkohole und Ester der Äthyl-, Butyl- und Amylreihe. Alle Störungen, die Askariden erzeugen, auch die nervösen, lassen sich durch die chronische Vergiftung durch Aldehyde, insbesondere durch die atypisch wirkenden Verbindungen der Amylreihe erklären[2]). Für gewöhnlich leiden Askaridenträger an lokalen Darmbeschwerden, kolikartigen Schmerzen mit dem Sitz in der Nabelgegend, meist im nüchternen Zustande am frühen Morgen, überhaupt nach längerem Fasten, zuweilen nach dem Genuß gewürzter, reizender Speisen, Salate usw. Bisweilen ziehen die Schmerzen im Leibe herum. Die Parasiten können auch die Darmwand verletzen. Bei einer Rekonvaleszentin, die plötzlich unter Erbrechen und Konvulsionen gestorben war, fanden sich bei der Autopsie zwei Knäuel von Spulwürmern, welche die Darmwand arrodiert hatten. Vor und hinter dem Knäuel fand sich blutiger Schleim. Stetiger Brechreiz, Kribbeln im Halse, Schlingbeschwerden, Fieber und Delirien kommen als Askaridenwirkungen vor. Die Askariden wandern nach Magen, Kolon und Speiseröhre. Sie gelangen auch nach dem Kehlkopf und in die Luftröhre, wodurch sie schwere Atemstörungen veranlassen können, die unter Umständen die Tracheotomie erforderlich machen. Auch in die Ausführungsgänge der großen Unterleibsdrüsen wandern sie

---

[1]) S h i m a m u r a , Journ. of Japan. Soc. Veter. Sc., Bd. 4, Nr. 2, p. 189.
[2]) F l u r y , Arch. f. exper. Path. u. Pharmak., Bd. 67, 1911/12, S. 275.

ein, z. B. in den Ductus pancreaticus, in den Ductus-choledochus, in die Gallenblase und in die Leber. Etwa 50 solcher Fälle sind bekannt geworden. Schwere klinische Symptome können die Folgen dieses Unheils sein. Abszesse entstehen durch die von ihnen aus dem Darme mitgeführten Infektionskeime. In manchen Fällen kommt es zu Durchbrüchen in die Abdominalhöhle. Aus dem Funde von Askariden in der Bauchhöhle schloß man, daß die Tiere auch die gesunde Darmwand zu durchbohren vermöchten. Dies wird jetzt bezweifelt. Sicher ist trotzdem, daß sie bei vorhandenen Geschwüren die Perforation herbeiführen können. Eine solche Öffnung ist schon gefunden worden. Spulwürmer können aus den sog. „Wurmabszessen", z. B. an der Bauchwand, hervortreten. Geschwürige Prozesse des Darms durch Duodenal- und Magengeschwüre führen zu partieller Peritonitis, Durchbruch und Abszeßbildung an der Bauchwand. Die Askariden treten aus.

Acanthocephali.

Echinorhynchus gigas Goeze vergiftet das Bohrloch, das er an der Schleimhaut erzeugt.

Eine Nematode, eine **Spiroptera** verursacht im Vormagen und der Speiseröhre der Ratte eine papillomatöse und karzinomatöse Geschwulstbildung. Sie schmarotzt in dem Plattenepithel der Schleimhäute der genannten Organe. Der Zwischenwirt ist die Schabe. Die Papillombildung kann so stark sein, daß der ganze Magen dadurch ausgefüllt wird. Die Papillomatose kann das Vorstadium zur Entwicklung maligner Epitheliome mit infiltrativem heteropen Wachstums des Epithelioms sein. Bei einigen der so infizierten Ratten mit malignem Epitheliom ließen sich in anderen Organen, wie Harnblase, Lunge, retroperitonealen Lymphdrüsen, Metastasen nachweisen. Die Ursache ist in einer Giftproduktion dieses Nematoden zu suchen.

Anguillula intestinalis. Nicht nur in den Tropen, sondern auch bei uns kommt dieser Darmparasit vor. Die Anguilluliasis ist keine harmlose Erkrankung. Der etwa 2,2 mm lange Fadenwurm lebt im Dünndarm des Menschen. Man fand ihn in großer Zahl innerhalb des Drüsenepithels der Darmschleimhaut[1]), wo auch sichere Spuren seiner zerstörenden Wirksamkeit in Gestalt von Bohrlöchern in der Darmschleimhaut sichtbar sind. Als Symptom erscheint wesentlich hartnäckiger Durchfall, bei dessen langem Bestehen sich allgemeine Körperschwäche, Ohnmachtsanfälle und Magenbeschwerden einstellen.

Anchylostoma duodenale. Die Länge dieser weißlichen oder gelblichen, gelbroten oder braunen Parasiten beträgt 7—16 mm, im Durchschnitt 11,5 mm. Sie sind 0,6 mm dick. Der Mund ist mit einer glockenartigen, chitinisierten Mundkapsel versehen. An dem Rande der Mundkapsel stehen sechs zahnartige Chitinleisten. Der Kot kann eine ungeheuerliche Menge der Eier dieses Wurms enthalten. In einem Gramm Kot waren 189 100 Eier, und in dem ganzen Stuhlgang von 233 g mithin 4 216 930 Eier. Bald nach dem Ausschlüpfen des Embryo beginnt sein Wachstum. Nach Vollendung des Längenwachstums vollzieht sich die Einkapselung der Larve, das Endstadium der Anchylostomen im Freien. Im menschlichen Darm

---

[1]) Trapp, Deutsche med. Wochenschr. 1907, S. 713

wird die Chitinhülle, in der sie sich befinden, durch den Darmsaft gelöst und es erfolgt im Duodenum und Jejunum die Entwickelung zum geschlechtsreifen Parasiten. Fünf bis sechs Wochen nach erfolgter Infektion erscheinen die ersten Anchylostomeneier in den Stühlen der Infizierten[1]), zu denen Lehmarbeiter, Ziegelarbeiter, Erdarbeiter, Bergarbeiter, Tunnelarbeiter u. a. m. gehören. Im Bergwerksbezirk Dortmund kamen 1896: 107, 1900: 275, 1901: 1030 Krankheitsfälle an Anchylostomiasis vor. Die Tiere leben im Duodenum, Jejunum, Ileum, die meisten im Jejunum. Sie nähren sich vom Blute des Wirtes. Davon sind die schweren Gesundheitsstörungen abzuleiten. Die befallenen Individuen leiden an auffallender Anämie, Kräfteverfall und wachsendem Siechtum. Der Tod erfolgt durch Merasmus. Die Annahme besteht mit Recht, daß an der Herbeiführung dieser Zustände nicht allein der Blutverlust, sondern fast mit Gewißheit ein Gift beteiligt ist,

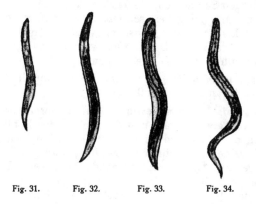

Fig. 31.   Fig. 32.   Fig. 33.   Fig. 34.

das die Tiere produzieren und in die Säftebahnen gelangen lassen. Im Urin der Infizierten ist ein Ptomain gefunden worden, das, Kaninchen beigebracht, Verfall derselben herbeiführte.

Von Störungen, die die Würmer erzeugen, seien erwähnt: Magenbeschwerden, häufige Koliken, Übelkeit, Sodbrennen, Erbrechen, Durchfälle, Schmerzen rechts und links von der Magengegend und unmittelbar unter der Leber. Dann folgt die Entwickelung der Anämie mit Schwäche, Müdigkeit, schlechtem, fahlem Aussehen, Ohrensausen, Schwindel, Kopfschmerzen, Herzklopfen, Abmagerung und Ödeme an den Augenlidern, den Knöcheln usw., Auftreibung des Leibes, bisweilen auch Zyanose, Darniederliegen der geschlechtlichen Potenz, bei Frauen Amenorrhöe, Fieber, Albuminurie und evtl. auch Vergiftung des Auges in 7—8 Prozent der Fälle schließen sich an. Es bestehen dann: Ödem und Blässe der Papille oder Verschwommensein des temporalen Papillarrandes, zentrales Skotom, Blutungen in die Netzhaut und Verschmälerung der Arterien. Bisweilen fand man Neuroretinitis mit Blutergüssen auf dem Augengrunde, Verringerung der Sehkraft und Minderung der Lichtempfindung. In leichteren Fällen bestehen Hemeralopie und Nystagmus. Die Hämorrhagien am Augenhintergrunde sind besonders charakteristisch, mehr als die Porzellanfarbe

---

[1]) Peiper, Tierische Parasiten, 1904, S. 277 ff.

der Papille usw. Sie erscheinen streifenförmig und als isolierte Flecke und auch in breiten, dem Gefäßverlauf folgenden Herden. Die für Retinitis albuminurica eigentümliche Veränderung an der Macula sieht man selten. Ebenso Eiweiß im Urin. Von Sehstörungen sind noch zu erwähnen akkommodative und muskuläre Asthenopie mit Doppelsehen sowie Schwindel. In den Stühlen sind Anchylostomen-Eier und rote Blutkörperchen.

Eustrongylus gigas Rud. Der blutigrote Riesenpalisadenwurm wird bis zu 1 m lang. Man fand diesen Parasiten im Nierenbecken, seltener in den Ureteren und in der Harnblase des Hundes, Wolfes, Pferdes, Rindes, Seehundes und des Menschen. In dem gleichen Individuum wurden mehrfach zwei bis acht dieser Parasiten gefunden. Der Parasit wandert auch. So fand man ihn in der Bauchhöhle und in Abszessen. An Störungen veranlaßt er beim Hunde Harnverhaltung oder nur tropfenweise Entleerung. Gleichzeitig bestehen Schmerzen, die das Tier Tag und Nacht heulen lassen. Die Tiere magern ab und gehen schließlich marastisch zugrunde. Blutharnen ist nicht konstant. Bei Menschen verläuft das Leiden unter dem Bilde einer Nierenkrankheit. Das Parenchym dieses Organs kann schwer durch die Anwesenheit des Wurmes leiden.

Strongyloides intestinalis. Ein Mensch starb durch diesen Parasiten trotz Thymol- und Santoninbehandlung.

Filaria sanguinis hominis Lewis (Filaria Bancrofti), ein Rundwurm, der eine Länge von etwa 38 mm und die Dicke eines Kopfhaares hat, und dessen Embryonen nur 0,2 mm lang und 0,004 mm dick sind. Er zeichnet sich u. a. durch seine sehr lebhaften Bewegungen aus, die er im Blute vollführt. Die Tiere sind ganz durchscheinend. Wenn seine Bewegungen allmählich erlöschen, wird der Inhalt körnig. Bei Tage halten sich die Embryonen in den Blutgefäßen der Muskeln, im Gehirn, den Nieren und den Blutgefäßen der Lunge auf. Von Sonnenuntergang bis Mitternacht steigt die Zahl der Larven an und sinkt von da ab. Von Mittag bis Abend findet man keine Filarien im Blute. Läßt man die Kranken am Tage schlafen und nachts wachen, so tritt der umgekehrte Zyklus ein. Die geschlechtsreifen Parasiten wohnen zumal im Lymphgefäßsystem, sind aber auch im linken Ventrikel gefunden worden. Als Zwischenwirt werden die Moskitos angesehen. Die Embryonen wandern in die Mundteile der Moskitos und von hier aus durch die von den letzteren beim Stechen verursachten Stichkanäle in den Menschen. Die Filaria-Krankheit findet sich in Ägypten, Algier, Tunis, Indien, China, Japan, in Südamerika usw. Das hervorragendste Krankheitssymptom ist eine Hämato-Chylurie. Es entsteht unter Schmerzen im Rücken, Kreuz, in der Nierengegend, im Hoden, am Perineum eine Harnblutung, verbunden mit Chylurie. Auch nur die letztere kann bestehen. Der Harn sieht pfirsichrot aus. So bleibt er wochen- und monatelang. Es folgt ein Nachlaß, bis er erneut nach längerer Zeit das frühere Aussehen bekommt. Wenn in ihm sich ein Blutsediment gebildet hat, erscheint der darüber stehende Urin wie verdünnte Milch. Eiweiß findet sich in schwankenden Mengen (0,6—3,3 Prozent) neben Fetttröpfchen. Die Erkrankung kann sich auf viele Jahre erstrecken.

An den verschiedensten Stellen des Auges und auch unter der Lidhaut sind Fadenwürmer beobachtet worden. Die **Filaria loa** kommt bei Negern an der Westküste Afrikas, vereinzelt auch bei dort befindlichen Europäern, unter der Konjunktiva auch doppelseitig[1]) vor. Die Symptome bestehen oft in Tränen, in einer häufig rezidivierenden, Stunde oder Tage anhaltenden Konjunktivitis, eventuell mit Schwellung, Stechen und Schmerzen, die letzteren besonders, wenn der sich lebhaft bewegende Wurm an die Kornea gelangt. Man hat beobachtet, daß derselbe plötzlich und für immer aus dem Auge verschwand, ohne weitere Störungen zu erzeugen.

Andere Filarien, wie **Filaria medinensis, Filaria papillosa** usw., die leider nur in den seltensten Fällen zoologisch bestimmt wurden, kommen auch im Augeninnern, in der vorderen Kammer, der Linse und im Glaskörper vor. An keiner dieser Stellen sind sie als ein harmloses oder auch nur wenig gefährliches Objekt anzusehen, gleichgültig, ob man nur die lebhafte mechanische Reizung durch die Bewegung des Tieres, oder ihre Sekrete und Exkrete, oder ihren Zerfall nach dem Tode als schuldige Ursache anspricht. Ich glaube, daß auch hier die **wesentliche Schädigung durch ein von den Filarien erzeugtes Gift** bedingt wird. Siebold nahm an, daß in der Leibeshöhle der Filaria medinensis eine auf Wunden des Menschen giftig wirkende Ätzsubstanz enthalten sei.

Schon gegen die Mitte des 18. Jahrhunderts kannte man diese Tiere als Gäste des Auges und extrahierte sie. Nicht wenige Fälle wurden auch im vorigen Jahrhundert berichtet, in denen die Entfernung der Tiere zum Teil auf sehr primitive Weise gelang.

Die Neuzeit lieferte ein verhältnismäßig recht häufiges Vorkommen dieser Eindringlinge im Tier- und Menschenauge.

Bei Tieren, die von dem Wurm heimgesucht waren, beobachtete man: Tränenfluß, Konjunktivitis, Lichtscheu, Korneatrübung oder auch eine Keratitis mit kleinen zentralen Ulzerationen. Es gelang die Extraktion stets mittels Pinzette nach Perforation der Kornea. Die Heilung erfolgte in wenigen Tagen.

Die Beobachtungen am Menschen lehren, daß es unter Umständen außerordentliche Schwierigkeiten machen kann, das Tier zu fassen, und daß eventuell bei tiefem Sitze die Iridektomie gemacht werden muß.

So konsultierte eine Dame wegen eines „Wurmes im Auge", den sie in Kalabar acquiriert hatte. Der Wurm erschien mit Vorliebe im linken Auge, auf das er sich zuletzt beschränkte. Manchmal kroch er über das Auge unter der Konjunktiva, manchmal unter der Haut der Augenlider und verursachte Kitzeln. Manchmal wurde das Auge blutunterlaufen und die Lider geschwollen und leicht schwarz. Im warmen Zimmer war der Wurm besonders lebhaft und erzeugte auch Konjunktivalinjektion. Für Kälte war er sehr empfindlich und zog sich dann in tiefere Teile zurück, um so für Wochen und Monate zu verschwinden.

Bei der ersten Untersuchung konnte das Tier nicht mit Sicherheit festgestellt werden. Nach einigen Monaten fühlte die Kranke den Wurm wieder im linken Auge und die sofortige Untersuchung ließ ihn unter der linken Konjunktiva, die sich leicht bei seinen Bewegungen hob, erkennen. Er bewegte sich fast bis an den äußeren Kornealrand. Tränen und verstärkte Injektion bestanden.

---

[1]) Robertson, Transact. of the Ophthalm. Soc. of the Unit. Kingd. 1895, Vol. XV, p. 137.

Das Auge wurde kokainisiert, die Konjunktiva über dem Wurm gehoben, eingeschnitten, und derselbe ausgezogen. Es war ein 25 mm langes und kaum ½ mm dickes, rundes, transparentes und farbloses Männchen.

Die zoologische Untersuchung ergab, daß es sich um eine **Filaria loa** handelte.

Nach sechs Wochen spürte die Dame wieder etwas Abnormes im linken Auge, besonders in der Wärme. Nach mehreren vergeblichen Versuchen, den Wurm zu sehen und zu fassen, und sogar nach einem vergeblichen Einschnitt und nachdem Schwellung der Temporalgegend aufgetreten war, gelang es, einen weiblichen Wurm von 30 mm Länge und fast 1 mm Dicke im rechten Auge zu fassen, und zu extrahieren[1]).

Daß auch bei Menschen wie bei Tieren materielle Gewebsveränderungen durch den Parasiten entstehen können, zeigte sich bei einem 30jährigen Manne, der lange an granulärer Lidentzündung usw. gelitten hatte. Er wies **opake Hornhäute** auf, bis auf die untere Hälfte der linken, die klar war. Ein kleiner, fadenartiger Fremdkörper wurde an dem **unteren Teil der Iris gesehen**. Man entfernte ihn durch Iridektomie. Es war **Filaria medinensis**.

Es wird jetzt behauptet, daß die Übertragung der Blutfilaria ausschließlich durch den Stich der Stechmücken erfolge. Die Filarien entwickelten sich in Anophelesarten, in **Culex penicillarius** und **Culex pipiens**, aber die einzelnen Arten in verschiedenen Organen des Wirts.

In einem Falle **saß ein Entozoon unmittelbar vor der Makula**, erzeugte von Anbeginn an außer unangenehmem Drücken und Stechen zentrales Skotom, außerordentlich quälende Farben- und Lichterscheinungen und allmähliches Sinken der Sehschärfe bis auf das Erkennen von Fingern in etwa 3 m Entfernung, **bei diffuser Glaskörpertrübung**. Nach der Extraktion des Tieres, das als Larvenform einer **Filaria oder eines Strongylus** bestimmt wurde, schwanden die Glaskörpertrübungen, an der Netzhaut kehrte volle Diaphanie und Glanz wieder, die monokulären Doppelbilder, die nach der Operation entstanden waren, schwanden, die entzündlichen Veränderungen um die Makula herum minderten sich, und Finger wurden auf 3 m gezählt. Das zentrale Sehen blieb aber an diesem Auge dauernd verloren[2]).

Bei einem Kranken sah man während des Lebens **eine Art von Filaria** im Glaskörper. Bei der Sektion des wegen Magenkrebses Gestorbenen fand sich im Bulbus ein 7,5 mm langer und 0,17—0,22 mm dicker Fadenwurm.

Oxyuris vermicularis L.

Der drehrunde, fadenförmige **Pfriemenschwanz**, auch **Maden- oder Springwurm** genannt, hat eine Länge von 2,5—5 mm und ist 0,15 bis 0,2 mm dick. Das Weibchen hat etwas größere Dimensionen. Die Würmer sitzen vornehmlich im Coekum. Von dort wandern die Weibchen zur Zeit der Legereife in das Rektum und den After. Es entleeren die aus dem Darm ausgewanderten oder mit den Fäkalmassen ausgestoßenen

---

[1]) Friedreich, Deutsches Arch. f. klin. Med., Bd. IX, S. 459.
[2]) Maurer, Deutsches Arch. f. klin. Med., Bd. VIII, S. 378.

Weibchen ihre von Eiern strotzenden Fruchthalter erst außerhalb des Darms. Die Eier entwickeln sich bis zur Ausbildung des wurmförmigen Embryos im Freien. Die Eier gelangen auf sehr verschiedene Weise, auch aus mit Jauche begossenen Früchten und vielen anderen Ursachen, sogar durch Selbstinfektion mittels der Finger in den Menschen. An Symptomen werden hervorgerufen: Jucken und Brennen am After, zumal beim Hinlegen ins Bett. Bei Kindern kann sich die durch den Reiz geschaffene Unruhe bis zu Konvulsionen steigern. Schmerzen und Unruhe, die z. T. mit dem Auswandern der Würmer aus dem Darm zusammenfallen, stellen sich bisweilen periodisch um die gleiche Stunde ein. Kaffee- oder Teegenuß sollen Jucken und Schmerzen verstärkt veranlassen, Wein- oder Säuregenuß sie geringer sein lassen. Die Darmschleimhaut wird durch viel Oxyuren gereizt, zumal der Wurmfortsatz soll solchen Reizwirkungen häufig ausgesetzt sein. Daher schmerzhafte diarrhöische Stühle. Mitunter gehen ganze Wurmballen ab, die in Schleim gehüllt sind. Abhängig von diesen primären Reizstellen werden dem Darm benachbarte Organe leidend, d. h. in einen chronischen Reizzustand versetzt, z. B. Prostata und Samenbläschen, Ekzeme in der Genitalkruralfalte, an den Genitalien selbst, oder am Hoden usw. verstärken noch den Juckreiz. Auf der Wanderung gelangen die Parasiten auch wohl in die Vagina, wodurch Masturbation veranlaßt werden kann. Auch vermehrte Sekretion kann dadurch bewirkt werden, die dem Fluor albus ähnelt. Selbst in den Uterus und die Harnblase und durch die Tuben auf das Peritoneum — ganz ausnahmsweise auch in den Magen, den Ösophagus und in den Mund — sollen die Würmer gelangen können. Schlaflosigkeit, schlechtes Aussehen und Abmagerung kommen als Wirkungsfolge vor, seltener universelle Krämpfe, wie Chorea, Epilepsie usw. oder partielle, z. B. am Gesicht. Bei einem Knaben stellten sich, meist gegen Abend, Anfälle von Kopfweh und Erbrechen ein, dazu gesellten sich vermehrte Tränenabsonderung, ziehende Schmerzen in den Zehen und Waden und in der Nacht Delirien. Dies alles dauerte drei Tage bis zur Entleerung ganzer Knäuel von Oxyuris. Nach einer gründlichen Wurmkur kamen die Symptome nicht wieder zum Vorschein[1]). Meiner Überzeugung nach sind die Oxyuren, wie die Askariden, Gifttiere. Als das sicherste Beseitigungsmittel sehe ich nach mancherlei Erfahrungen die Einspritzung von Knoblauchaufgüssen (20—25 g auf 500 Wasser) an.

Trichina spiralis ist in toxikologischer Beziehung den Askariden anzureihen. Sie werden zu Gifttieren durch ihren anoxibiotischen Stoffwechsel. Es werden dadurch Stoffwechselprodukte gebildet, die bei den Trichinenkranken Giftwirkungen auslösen. Neben den unvollständig abgebauten Endprodukten ihres eigenen Stoffwechsels — Fettsäuren und Gärungsprodukten — sind es die giftigen Zerfallsprodukte des Muskels, in dem die Trichine lebt, deren Wirkungen zu dem Bilde der Trichinosis führen. Die Trichinen scheiden lokalreizende Stoffe, zumal flüchtige Säuren und Aldehyde ab und dazu kristallisierte und kolloidale Muskelgifte der Purinreihe, die Steifheit und Starre der Muskulatur verursachen, auch Stoffe der Guanidinreihe, welche die Erregbarkeit der motorischen Nervenendigungen herabsetzen, kurareartige Basen (Karnosin, Karnitinfraktion), labile Ermüdungsstoffe und ein hitzebeständiges Kapillargift, das Hämor-

---

[1]) Peiper, l. c., S. 330.

rhagien in verschiedenen Organen und Lungenödem verursacht. Auch die frühzeitig auftretenden Ödeme sind durch dieses Gefäßgift erklärbar[1]).

Trematoden.

Distomum haematobium, Leberegel, Bilharzia, lebt beim Menschen in der Pfortader. Von hier aus verbreitet es sich auf die übrigen Venen des Unterleibes, besonders des Beckens, der Harnblase und des Mastdarms. Es ist in Afrika verbreitet, besonders stark in Unterägypten, wo namentlich Knaben und Jünglinge befallen werden. Man gibt an, daß die Erkrankung durch diesen Wurm bei 80 Prozent der Kinder vorkommt. Auch in Deutschland kam diese Wurmkrankheit zur Entstehung, bei Fischer, die Aale, Zehrte, Plötze roh verzehrt hatten. Danach entstanden „rheumatische" Beschwerden, chronisch-intermittierende Verdauungsstörungen sowie Leberschwellung. In den Körper gelangen die Larven vermutlich durch das Trinkwasser oder beim Baden der Kinder. Die Larve dringt vom Darm aus in das Pfortadersystem und entwickelt sich hier zum Wurm. Der Wurm schleppt das Weibchen mit sich umher, das in den sogen. Canalis gynaecophorus des männlichen Tieres eingebettet ist. In den Blutgefäßen findet die Absetzung zahlloser Eier statt, die am hinteren Ende einen spitzen Stachel tragen. Diese gelangen in die Beckengefäße und erzeugen Entzündung der Beckenorgane, namentlich der Blase, der Samenbläschen, der Prostata. Das hauptsächlichste Symptom ist Blutharnen, alsdann Pyelitis und Pyelonephritis, ferner schwere Erkrankungen des unteren Darmabschnitts, des Rektums von dysenterischem Charakter. Häufig suchen die Distomen das Pankreas auf und veranlassen dadurch örtliche und ausstrahlende Schmerzen. Die Prognose ist sehr ernst. Die Behandlung wurde mit den verschiedensten Mitteln erfolglos gehandhabt.

Die sog. Lachsvergiftung der Hunde, die hauptsächlich an den Küsten von Oregon und Washington vorkommt, kommt dadurch zustande, daß Hunde die nach dem Übertritt der Lachse in das Süßwasser zur Laichzeit verendeten Exemplare fressen. Die Vergiftung soll durch mitgefressene Trematoden des Lachses bedingt sein. Die Inkubationszeit dauert sechs bis zehn Tage. Die Symptome bestehen in Fieber, Nahrungsverweigerung, Ödem des Kopfes, eitriger Augenentzündung, blutiger Enteritis, Schwäche und staupeartiger Lähmung. Der Tod erfolgt in vier bis acht Tagen. Die Sektion ergibt hämorrhagische Gastritis mit zahlreichen Egeln.

Turbellarien.

Dendrocoelum lacteum, Polycelis nigra. Polycelis cornuta, Planaria gonocephala, Planaria lugubris und **Bdellocephala punctata.** Extrakte aus diesen Turbellarien erwiesen sich als giftig, wenn sie Tieren intrakardial beigebracht werden. Vor dem Tode bekommen Meerschweinchen, Kaninchen, weiße Mäuse Streckkrämpfe an den Hinterläufen, auf die Lähmung folgt. Die Atmung erfährt Beschleunigung. Das isolierte Froschherz bleibt durch diese Gifte in Systole stehen. Die intravenöse Einspritzung des

---

[1] Flury, Arch. f. exper. Pathol., Bd. 73, 1913, S. 164.

Extrakts von Pl. gonocephala läßt bei Kaninchen den Blutdruck schnell sinken.

Cestoden.

Das zu Taenia solium gehörige Finnenstadium (geschlechtslose Jugendform) **Cysticercus cellulosae,** die S c h w e i n e f i n n e, geht aus dem Import embryonenhaltiger Taenieneier in den Magen des Schweines. Sein gewöhnlicher Sitz pflegt das intramuskuläre Bindegewebe, das Herz, die Lungen, Nieren, Leber und das Auge zu sein. Die Dauer der Entwicklung schätzt man auf 2½ Monate. Im Auge und Gehirn können die Finnen bis kirschgroß, in den Ventrikeln selbst taubeneigroß werden. Der in der Finne gelegene Bandwurmkopf entspricht dem Kopfe der Taenia solium, d. h. er besitzt vier Saugnäpfe und einen Hakenkranz. Cysticercus cellulosae sitzt nicht nur in der Haut um das Auge herum, sondern gelegentlich auch in den Lidern, unter der Konjunktiva, im Innern des Auges, in der Tenonschen Kapsel und in der Orbita. Namentlich von den letzteren Stellen aus kann er die schlimmsten Symptome, bis zur Zerstörung des Sehvermögens, veranlassen. Es sind nicht nur Drucksymptome, wie Ödeme, Exophthalmus, Schmerzempfindungen u. a. m., die die Wurmcyste bei orbitalem Sitz erzeugt, sondern auch solche, die von einer Vergiftung abgeleitet werden können, wie z. B. eine phlegmonöse Entzündung des orbitalen Gewebes in der nächsten Umgebung und weiter von der Geschwulst ab und Neuritis sowie evtl. Sehnervenatrophie.

Das zu **Taenia echinococcus** gehörige Finnenstadium, der **Echinococcus polymorphus,** entwickelt sich meist primär in der Augenhöhle und erzeugt entweder in langsamer Entwicklung oder in jähem, in einigen Wochen beendetem Ablaufe Schmerzen im Augeninnern, auch intermittierend, welche die verschiedensten Empfindungsformen und die verschiedensten Stärkegrade sowie die schwersten Abhängigkeitsleiden, z. B. Bewußtlosigkeit und Delirien, darstellen können. Dazu kommen wieder materielle Druck- und auch Vergiftungssymptome. Als Giftwirkungen fasse ich vornehmlich die funktionellen und ophthalmoskopisch erkennbaren Veränderungen am Sehnerven auf. Dies gilt nicht nur für den retrobulbären Sitz des Echinococcus-Sackes. Das Sehvermögen leidet in allen Graden bis zum Verluste. Es besteht Neuritis und Papillitis. Die Zyste ist auch im Sehnerven selbst gefunden worden. Die Echinococcenflüssigkeit enthält wohl das Gift. In derselben ist außer Leucin und Tyrosin und Bernsteinsäure eine Substanz enthalten, die örtlich entzündungerregend wirkt. In die Leibeshöhle eingeführt, erzeugt sie Bauchfellentzündung.

Cysticercus acanthotrias wurde zu 12—14 Stück beim Menschen in den Muskeln, unter der Haut und frei an der Oberfläche der Dura mater gefunden. Er stellt wahrscheinlich eine Anomalie des Cysticercus cellulosae dar.

Taenia solium. Der bewaffnete Bandwurm besitzt, entwickelt, eine Länge von 2—3 m. Der stecknadelkopfgroße, kuglige Kopf zeigt vorn einen etwas vorspringenden Höcker, das Rostellum, dessen Basis ein Doppelkranz von 26—30 Haken umgibt. Um den Hakenkranz gruppieren sich vier Saugnäpfe. An den Kopf schließt sich der etwa ein Zentimeter lange, schmale Halsteil und an ihn die lange, flache Gliederkette (Proglottiden), aus etwa 400 Gliedern bestehend. Alle Bandwürmer sitzen im Dünndarm des Menschen und allen schreibe ich jetzt wie schon früher Giftwirkungen zu durch Stoffe, die sie ausscheiden und die vom Darme des Wirts aufgenommen werden und im Körper sich verbreiten. Es gibt Menschen, die jahrelang Bandwürmer tragen, ohne auch nur das mindeste von ihrer Gegenwart bemerkt zu haben. Die Konstitution des Kranken bedingt die Erscheinungsformen dieses Wurmleidens. Von Störungen, die das letztere macht, seien erwähnt: Die Störungen von Magen und Darm, Brechneigung, übles Aufstoßen, Sodbrennen, Darmkoliken. Schon das Einbohren mit ihrem Hakenkranz läßt die Taenie Reizzustände hervorrufen. Es kann nicht bestritten werden, daß auch weitergehende, vor allem nervöse Störungen damit in Verbindung zu bringen sind, wie Chorea minor, Lähmungserscheinungen, epileptiforme Anfälle, Schwindel, Ohnmachtsanfälle, Kopfweh, Singultus, Gesichts- und Gehörstörungen, Pruritus. Durch Einspritzungen von Extrakten aus Taenien bei Tieren wurden Konvulsionen und lähmungsartige Schwäche erzeugt.

Taenia saginata, Taenia mediocanellata. Der feiste Bandwurm hat eine Länge von 4—8 m. Ihm fehlt der Hakenkranz, dafür aber hat er vier mächtig entwickelte Saugnäpfe. Die Proglottidenkette umfaßt 1200—1300 Glieder. Vom ca. 1000. Gliede an enthält der Uterus embryonenhaltige Eier. Die mittleren Glieder sind 12—14 mm breit und nur 5 bis 6 mm lang. Der Cysticercus der Taenia saginata findet sich vornehmlich beim Rinde. Die massenhafte Übertragung embryonenhaltiger Eier beim Rinde kann unter Umständen die tödliche akute Cestodentuberkulose hervorrufen[1]. Unter 181 Bandwurmkranken hatten 112 die Taenia saginata, 64 die Taenia solium, 5 den Dibotryocephalus latus[1]).

Dibotryocephalus latus L., Botryocephalus latus. Der Grubenkopf erlangt eine Länge von 5—9 m. Der Halsteil von fadenförmiger Dünne verbreitet sich allmählich zu einem langen, platten, kurz gegliederten Bande, welches 3000—4000 Proglottiden hat. Diese erlangen eine Breite von 10 bis 18 mm und eine Länge von 5—6 mm. Die Entwicklung dieses Wurms findet im Wasser statt. Zwischenwirt sind der Hecht und die Quappe (Lota vulgaris). In der Muskulatur und in den Eingeweiden des Hechts wurde er gefunden. Übertragungen der Plerozerkoiden an Menschen ergaben nach mehreren Wochen bei Abtreibungskuren Dibotryozephalen. Auch der Flußbarsch scheint Zwischenwirt zu sein. Selbst in geräucherten Hechten fand man noch lebende Plerozerkoiden. Wiederholt hat die Botriocephalus-Anämie den Charakter der perniziösen Anämie angenommen. Aus den Proglottiden des breiten Bandwurms wurde ein hämolysierender Lipoidstoff gewonnen, der nicht sezerniert wird. Subkutan injiziert, anämisiert er deutlich. Die Botriocephalus-Anämie kann zum Tode führen. Die Symptome bestanden in einem solchen Falle in: Kopfschmerzen, Appetitmangel, Schlaflosigkeit und großer Schwäche. Das Blut war sehr wässerig, der Hämoglobingehalt 20 Prozent des Normalen. Man findet Makro- und Mikrozyten. Geldrollenform fehlt. Trotz der Abtreibung des Bandwurms erfolgte keine Besserung, vielmehr trat nach fünf Tagen der Tod ein. Während der ganzen Beobachtungszeit war Fieber bis 39° vorhanden[2]).

---

[1] Mosler in Peiper, Tierische Parasiten, 1904, S. 72.
[2] Zinn, D. med. Wochenschr. 1903, Nr. 15.

Der Dibotryocephalus latus kann auch tödliche perniziöse Anämie verursachen. Als Vorläufer zeigten sich Schwindel, Kopfschmerzen, Appetitmangel, Schlaflosigkeit, große Schwäche und erhöhte Körperwärme. Die Zahl der roten Blutkörperchen betrug etwa eine Million. Hämoglobingehalt 12 Prozent des normalen. Der Tod erfolgte am fünften Tage nach der Abtreibung[1]). Aus den Proglottiden des breiten Bandwurms wurde ein hämolysierender Lipoidstoff dargestellt. Subkutan injiziert anämisiert er deutlich.

Cysticercus racemosus. Dieser ist eine pathologische Abart des Cysticercus cellulosae. Bei einer Frau, die unter der Diagnose eines Hirntumors zur Sektion gekommen war, fanden sich an der Basis des Gehirns innerhalb des Subarachnoidealraumes blasige Membranen frei heraushängend, die bis dahin im basalen Subarachnoidealraum eingepfercht waren. Sie lagen an der Unterseite der Medulla oblongata und des Pons. Der Tod war bei der Trägerin dieses Wurms durch Ependymitis granulosa und chronischen Hydrocephalus hervorgerufen worden. Bis in die Gehirnrinde drangen die Würmer ein.

Mollusca.

Cephalopoda.

Die Tintenfische, z. B. **Octopus vulgaris** (Polypus der Alten) werden, wie andere Cephalopoden, in Italien (Frutti di mare) gegessen, doch soll danach der Schlaf schlecht werden. **Octopus macropus** hat ein sehr stark eiweißhaltiges Gift, das Krabben vergiften kann[2]).

Eledone moschata. Besonders die hintere Speicheldrüse dieses Tieres, ein einziger, mehrmals gewundener Schlauch, von welchem zahlreiche, blinde, die eigentlichen drüsigen Teile des Organs darstellenden Zweige abgehen, aber auch die vordere Speicheldrüse sind für Kaninchen giftig. Die Wirkung des Sekretes der hinteren Drüsen soll sich auf Herz und Gefäße erstrecken. Große Dosen davon heben die Gerinnbarkeit des Blutes auf[3]). Bei Krabben entstehen nach Beibringung des Giftes: allgemeine Erregung, Zittern der Extremitäten, alsdann Lähmung und Tod. Kochen macht das Sekret ungiftig.

Gastropoda.

Schnecken sollen nach alten Berichten mehrfach Menschen vergiftet oder getötet haben. Als Ursache wurde die Aufnahme verdorbener oder giftiger Dinge seitens dieser Tiere und als Schutz die längere Aufbewahrung derselben in reinen Gefäßen angegeben.

Aplysia depilans L. (Meerhase). Von dieser Meerschnecke gaben schon Griechen und Römer besondere Giftwirkungen an und vor zwei Jahrhunderten wurde als Ergebnis von Versuchen berichtet, daß der Saft des Tieres Entzündung und Schwellung der Haut erzeuge. Dem ist wider-

---

[1]) Zinn, D. med. Wochenschr. 1903, Nr. 15.
[2]) Fleig et Rouville, Compt. rend. de la Soc. de Biol. 1910, T. 69, p. 502.
[3]) E. de Rouville, Compt. rend. de la Soc. de Biol. 1910, T. 68, p. 878.

sprochen worden. Das Tier besitzt einen roten Anilinfarbstoff, den es auch freiwillig ausströmen läßt, besonders aber liefert, wenn es beunruhigt wird. Nach dem Verzehren des Meerhasen sollten eintreten: Magenerkrankung, Blutharnen, Delirien, Atembeschwerden, Bluthusten und Tod.

Murex brandaris L. Die Purpurschnecke, in Suppe gegessen, rief gastroenteritische Symptome, Hautjucken, Krämpfe und Tod hervor. Die Seeschnecken **Conus, Pleurotomia, Cancellaria** — eine Gruppe, die den Namen Toxoglossa führt — sind mit einem giftigen Rüssel versehen. Die benachbarten Monotocardia, z. B. **Dolium galea** und **Tritonium** sondern als Speichel eine saure Flüssigkeit ab. Die Säure ist eine ziemlich konzentrierte Schwefelsäure, die dem Feinde entgegengespritzt wird. Von dem Tiere werden an Schwefelsäure bzw. Schwefelsäureanhydrid 0,2 bis 3,42 Prozent angegeben, wodurch Lähmung der Beute und chemische Zerstörung seiner festen Decke ermöglicht wird. Das Sekret liegt in zwei großen Drüsen, die sich dicht neben dem Magen finden und durch zwei lange Ausführungsgänge, rechts und links neben der Radula, der Reibplatte, dem Hauptkauorgan der Schnecken, ausmünden. Die rote Schnecke **Arion rufus** wird auch von sonst nach Schnecken gierigen Tieren gemieden. Sie muß mindestens einen gewebsreizenden Saft besitzen. Ich sah, daß eine breite Fingerwarze, die wiederholt erfolglos mit Säuren weggeätzt worden war, aber immer wiederkehrte, durch Einreiben mit dem Körpersaft dieser Schnecke — es scheint dies ein bekanntes Volksmittel zu sein — zerfiel und nicht wiederkehrte. Durch Extraktion dieser Schnecke mittels Glyzerin erhält man ein Produkt, das in die Vena jugularis injiziert, den Kreislauf hemmt und Tiere tötet.

Lamellibranchiata.

Unter den Muscheltieren haben manche Arten häufig Menschen vergiftet, ohne daß bisher sicher die Ursache erwiesen wurde. Dies gilt z. B. von **Cardium edule L.** (Herzmuschel) und von **Arca Noae L.**, welche letztere auch unter Krämpfen und Magendarmentzündung tötete.

Mytilus edulis.

Vergiftungen mit der Miesmuschel sind seit fast 300 Jahren beschrieben und nicht wenige Experimente schon vor 100 Jahren damit angestellt worden. Neuere Berichte und Untersucher zeigten leider eine nicht immer genügende Kenntnis des bisherigen toxikologischen Materials und haben deshalb längst Bekanntes von neuem wiedergegeben. Die Bemühungen, die giftigen Miesmuscheln von den ungiftigen an der Verschiedenheit der Schalen zu erkennen, haben kein annehmbares Resultat gezeitigt[1]). Die früher betonte Möglichkeit, daß das Hineingelangen von menschlichen oder tierischen Dejekten aus dem Wasser in den Muschelkörper diesen giftig mache, mag gelegentlich

---

[1]) Schmidtmann, Deutsche med. Wochenschr. 1885, Nr. 53. — Brieger, ibid. — Salkowski, Virch. Archiv, Bd. CII, p. 578. — Virchow, Berl. klin. Wochenschr. 1885. — Werlhof, Opera med. 1776, III, p. 769. — Behrens, ibid., II, p. 589. — Griffiths, Chem. News, 1890, p. 17. — Bardet, Soc. de Médec., Sept. 1893.

einmal vorhanden sein, da gesunde Muscheln, in fauliges Wasser gesetzt, giftig werden. Sicher ist, daß vielfach nur ein Stück oder wenig mehr Exemplare der in gutem Wasser gefangenen Miesmuscheln Vergiftung hervorriefen, so daß von einer Tischgesellschaft nur derjenige erkrankt, der die vereinzelten giftigen genießt. Es ist nicht einzusehen, weswegen aus einer unter äußerlich gleichen Verhältnissen lebenden Schar von Muscheln, nur eine oder zwei ein an ihrem Aufenthaltsorte befindliches Gift aufgenommen haben sollten. Früher meinte man, daß die Aufnahme von gallertartigen, ätzend wirkenden Pseudoembryonen des Seesternes, oder von giftigen Medusen usw., oder das Haften an fauligem Holz oder der Zustand während der Befruchtung die Muschel krank mache. Ob es sich ferner vielleicht um eine Krankheit mancher Muschelstöcke handelt, ließ sich bis jetzt nicht erweisen. Mehrfach wurde angegeben, daß solche Muscheln scharf und brennend geschmeckt haben. Die größte Wahrscheinlichkeit liegt dafür vor, daß das Gift durch Zersetzung im Tierleibe sich bildet. Schon vor vielen Jahren ist behauptet worden, daß die Tiere zur Zeit der Befruchtung und im Sommer Krankheit erzeugen. Die Tlinkit-Indianer, die sich viel mit diesen Muscheln ernähren, meiden sie zu gewissen Zeiten. Vancouver verlor Leute, die Miesmuscheln gegessen hatten, und im Jahre 1799 starben von einer Abteilung Aleuten (Konjagen), die bei einer Rast in der Peril-Straße sich an diesen Muscheln gesättigt hatten, **innerhalb zweier Stunden** mehr als 100 Menschen unter schrecklichen Krämpfen. Aus der Verschiedenheit der Symptome, die sich bei solchen Vergiftungen gezeigt haben, schließe ich, **daß es auch nicht nur eine bestimmte Giftsubstanz, sondern** je nach den im Tiere sich abspielenden Zersetzungsvorgängen **verschiedenartige giftige Produkte sind**, welche die Erkrankung bedingen. Einer der Träger der giftigen Wirkung soll das **Mytilotoxin** sein. Diese kurareartig wirkende Base ist bei der chemischen Verarbeitung von giftigen Miesmuscheln neben anderen Basen gefunden worden. Wenn dieses Alkaloid zu riechen aufhört, verliert es seine Giftigkeit. Schon aus diesem Grunde **halte ich dasselbe nicht für ein spezifisch bei der Vergiftung mit Muscheln in Frage kommendes Gift** und vielleicht sogar für ein Kunstprodukt, das sich durch energische chemische Eingriffe in den leicht zersetzlichen Tierleib bildet. Angeblich soll die Leber des Tieres das Gift enthalten. Durch Kochen wird an dem Giftcharakter der einmal giftig gewordenen Tiere nichts geändert, auch nicht durch Rösten und Genießen des auf diese Weise erhältlichen Saftes, auch nicht durch Konservieren in Essig.

Die **akuten Vergiftungssymptome**, die bald nach dem Genusse oder erst nach drei bis vier Stunden auftreten, sind entweder:

1. **exanthematischer Natur**: Unter Prickeln, Jucken entsteht Urtikaria oder ein andersgearteter Hautausschlag oft mit phlegmonöser Schwellung im Gesicht und Ödem an den Extremitäten, oder die Vergiftung hat

2. **choleriformes Gepräge** und vereinigt sich mit der exanthematischen Form. Außer dem Ausschlage entstehen Erbrechen, Durchfall, Leibschmerzen, Schüttelfrost, Benommensein, Präkordialangst oder schnell eintretende asthmatische Anfälle mit hochgradiger Zyanose und ein universeller Urtikariaausschlag. Ein Mensch, der abends die Muscheln ge-

gessen hatte, schlief bis 2 Uhr, bekam dann Erbrechen und stürzte bewegungs- und regungslos hin. Erst nach Einspritzung von 11 Spritzen Äther erfolgte vier Stunden später Besserung.

Die Vergiftungssymptome stellen sich auch ein

3. in der, mit einer der vorgenannten Formen verbundenen, prognostisch schlimmsten, meist im Gegensatz zu den vorigen Formen sich langsam entwickelnden schlimmsten, paralytischen Gestalt dar: Sensible und motorische Lähmungserscheinungen, Parästhesien in den Gliedern, Konstriktionsgefühl im Schlunde, Atemstörungen, Taumeln, Schwindel — seltener Konvulsionen oder Tetanie — und Taubsein der Hände. Der Tod kann bei Bewußtsein krampflos in zwei bis fünf Stunden erfolgen. Säuglinge sollen erkranken, wenn die Amme sogar gesunde Muscheln ißt. Auch Tiere enden schnell, denen man giftige Muscheln zu fressen gibt. Bei der Sektion von Menschen fand man u. a. Milzvergrößerung, Schwellung und Rötung der Darmschleimhaut und hämorrhagische Infarzierung der Leber. Seltener stellt sich erkennbar, nach dem Überstehen der akuten Vergiftung, ein entzündliches Nierenleiden ein, das annehmen läßt, daß das Gift eiweißartiger Natur gewesen ist.

Zur prophylaktischen Entgiftung sind die Muscheln einige Zeit in reinem, kochsalzhaltigem Wasser zu halten. Die Behandlung mit Essig entgiftet sie nicht, vielleicht aber mit kohlensauren Alkalien. Kurativ sind energische Entleerungen von Magen und Darm (auch durch hohe Eingießungen) vorzunehmen und Diuretika, Äther, Koffeininjektionen, Kampfer und evtl. kleine Mengen von Strychninnitrat zu reichen.

Zur Prophylaxe gehört auch, daß man die Muscheln nicht genießt, die frei in Körben usw. vor den Läden der Händler tagelang stehen und den Straßenschmutz aller Art in Staubform aufnehmen.

Ostrea edulis L.

In alter und neuer Zeit[1]) wurden Erkrankungen und Todesfälle durch Genuß von Austern beschrieben, die unter Übelkeit, Erbrechen, Magenschmerzen, Kolik, Durchfall, Sehstörungen[2]), Schlingbeschwerden, Speichelfluß, Schwere im Kopfe akut oder subakut verliefen. Andere, auch epidemisch auftretende Fälle zeigten die Symptome von Abdominaltyphus oder Cholera und man nahm an, daß die von den Händlern vor dem Verbrauch in fließendes Wasser gesetzten Austern dann Typhus-, resp. Cholerakeime aus den Abwässern bewohnter Orte aufgenommen haben. Für die akut auftretenden Vergiftungen ist wohl zersetztes Eiweiß des Tierleibes als Ursache anzuschuldigen, dessen Entstehen vom Mai bis September besonders droht.

Crustacea.

Astacus fluviatilis L. Krebse, auch Taschenkrebse, können gelegentlich schaden, wenn eine Idiosynkrasie dafür vorliegt (Hautausschläge, besonders eine Urtikaria mit oder ohne Jucken, Kopfschmerzen

---

[1]) Brit. med. Journ. 1895, 20. April. — Ibid. 1887, II, p. 444. — Deutsche Vierteljahrschr. f. Gesundheitspfl., Bd. XX, Suppl. p. 72.

[2]) Brosch, Wien. klin. Wochenschr. 1896, Nr. 13.

usw.), oder immer, wenn sie durch Krankheit oder postmortale Zersetzung verdorben sind (Erbrechen, Angstgefühl usw.). Ähnlich verhält es sich mit den H u m m e r n, **Homarus marinus,** die, besonders Büchsenhummer, choleraartige Erkrankungen sowie den Tod erzeugen können. Leicht werden gefrorene Hummern nach dem Auftauen giftig. Es erfolgt dabei schnell Zersetzung.

Drei Tage nach dem Genusse von gekochtem H u m m e r bekam eine Frau hartnäckiges Erbrechen und Verstopfung, Stirnkopfschmerz, Schwindel, starken Durst, Magen- und Leibschmerzen, Ohrenklingen. Später folgte Fieber. Die Widalsche Reaktion mit dem Blute fiel positiv aus. Deswegen wurde das Leiden für Typhus erklärt. Am dritten Tage folgten Kollaps, Dyspnoe und Erhöhung der Pulszahl. In dem jetzt durch Klistiere entleerten Darminhalt fand sich ein Stück unverändertes Hummerfleisch. Es trat Genesung ein. Nach Genießen von H u m m e r m a y o n n a i s e stellte sich einmal eine Massenvergiftung junger Leute ein[1]). Abgesehen von Erbrechen, bestanden Gliederreißen, Kreuzschmerzen, heftiges Kopfweh, auffallende Gesichtsblässe und Pulsbeschleunigung.

Je frühzeitiger und ergiebiger das Erbrechen bei dem Einzelnen auftrat, um so rascher und um so leichter verlief das Krankheitsbild. Diejenigen, die erst später Symptome zeigten, bekamen einen kollapsartigen Zustand, der die Überführung in eine Klinik benötigte. Bei einem der Erkrankten bestand Glykosurie für zwei Tage. Bei Menschen, die für Hummern eine besondere, krankhafte Empfindlichkeit haben, sind die Symptome von den eben geschilderten etwas verschieden. Bei einem solchen stellten sich bis zum 22. Jahre regelmäßig, auch wenn er nur sehr wenig davon gegessen hatte, nach fünf bis sechs Stunden ein: Frost, Übelkeit, Eingenommensein des Kopfes, Rötung und Schwellung der Lider, Augentränen, Müdigkeit der Glieder und mehrfach mehrstündiges Delirium. Nach 8—24 Stunden stellte sich eine Urtikaria mit prominenten, breiten Vesikeln und heftigem Jucken am ganzen Körper ein. Nach dem 22. Jahre war diese Überempfindlichkeit vermindert. Er erfuhr noch unangenehme Symptome, aber nicht mehr nach jedem Genusse, und wenn sie eintraten, waren sie nur gering an Stärke. Als seltene W i r k u n g s f o l g e n der Hummervergiftung erschien eine akute Polyneuritis (Pseudotabes peripherica)[2]).

Crangon vulgaris Fabr. Die tote G a r n e e l e (Garnat), C r e v e t t e kann unter gewissen, eine eigentümliche Zersetzung bedingenden inneren oder äußeren Einflüssen, eine choleraartige, epidemische Vergiftung, evtl. den Tod erzeugen, selbst wenn von dem Einzelnen nur einige wenige Tiere verzehrt wurden. Die Symptome erscheinen drei bis vier Stunden nach dem Genusse und bestehen in Durst, Magenschmerzen, Übelkeit, Präkordialangst, Kolik, Zittern, Erbrechen, Zyanose, Diarrhöen (Garneelencholera), Schwäche und Krämpfen. Längeres Aufbewahren der gekochten Tiere in feuchtwarmer Luft bedingt leicht ihr Giftigwerden. Vor dem Kochen abgestorbene Garneelen werden beim Kochen nicht krebsrot, sondern weiß, ihr Fleisch ist matschig und ihr Schwanz nicht gegen den Thorax gekrümmt. **Crangon vulgaris** wird beim Kochen nicht rot, wohl

---

[1]) G e o r g i i, Münch. med. Woch. 1901, Nr. 18.
[2]) S c h t s c h e r b a k, Arch. de Neurol. 1907.

aber **Palaemon squilla L.** aus der Ostsee. Aus den Garneelen wurde eine Base Krangitin gewonnen.

Cancrina. Auch K r a b b e n können unter bestimmten Verhältnissen giftig wirken und unter choleraartigen Erscheinungen töten.

Dromia Rumpfii wird am adriatischen Meere nicht gegessen und allgemein für giftig gehalten. Eine Seekrabbe, **Lophozozymus epheliticus L.**, wird in Niederländisch-Indien (Mimi nanggal) zu Vergiftungen verwendet. Sie wird gekocht oder geröstet und zerrieben eingegeben. Danach erfolgt Erbrechen, Verlust des Bewußtseins nach etwa einer halben Stunde und Tod asphyktisch mit Schaum vor dem Munde.

Arachnoidea.

Scorpionidae.

Die tropischen Skorpione: **Buthus afer L., Androctonus funestus Ehr.** usw. rufen bei Menschen Veränderungen an der Stichstelle und allgemeine, auch tödliche, Vergiftung, die europäischen **Euscorpius europaeus L.**, nur die örtlichen in geringem Maße hervor. Skorpione sind von jeher eine Kalamität für Menschen gewesen. Tiere und Menschen leiden durch dieses Gifttier. Schon Aristoteles führt in seiner Tierkunde an, daß in Scythien — also etwa am Schwarzen Meer — Schweine durch Skorpione getötet würden, wo man doch wisse, wie unempfindlich diese Tiere gegen die Bisse anderer seien. Aus Durango in Mexiko, wo Skorpione häufig sind, wird berichtet, daß jährlich etwa 240 Kinder durch Skorpionenstich stürben, etwa 1,5 Prozent der Bevölkerung. (Schmerzen, Rötung, Schwellung um die Stichstelle herum.) Doch kann schon **Androctonus** (S c o r p i o o c c i - t a n u s) von Südeuropa und Nordafrika örtliche Wirkungen in der Form der Phlegmone, Erbrechen, Ohnmacht und Krämpfe verursachen. Die Skorpione besitzen ein mehrgliederiges Postabdomen, dessen letztes aufgeblasenes Glied zwei Giftdrüsen enthält, deren anfangs klarer, saurer, in Wasser löslicher, z. B. bei **S. Orvitanus** etwa 2 mg betragender, später trübliche, bezw. milchweise Inhalt durch zwei Öffnungen des gebogenen hornartigen, scharfen Giftstachels entleert wird. Das Gift, das für eine Isozyanverbindung, vielleicht Amylkarbylamin gehalten wurde, meiner Ansicht nach aber, trotz anderer Meinung, wegen der Vergiftungssymptome als ein Eiweißgift anzusehen ist, löst die roten Blutkörperchen von Vögeln und Kaltblütern, aber nicht vom Menschen auf. Die verschiedenen Skorpione liefern verschieden stark wirksame Gifte, wahrscheinlich auch das gleiche Tier zu verschiedenen Zeiten. Es wird sehr wahrscheinlich in den Mund, den Magen und Darm ausgeschieden. Buschmänner scheinen durch eine vorgängige Impfung immun gegen dasselbe zu werden. Auch durch elektrische Reizung der Basis der Giftblase gelang es nie, von einem Exemplar mehr als 10 Tropfen Gift zu erhalten. Das Gift aller Skorpione scheint die Agglutination der roten Blutkörperchen besonders stark zu machen. Bei Kaltblütern — Fischen, Amphibien — kommt es zu einer Auflösung derselben.

Bei F r ö s c h e n erzeugt **Scorpio occitanus** gesteigerte Reflexerregbarkeit, evtl. mit Tetanus, fibrilläre Muskelzuckungen und dann Lähmung. Vögel und Hunde unterliegen dem Gifte in wenigen Minuten bis zu vier Stunden. Bei Menschen zeigten sich nach dem Stiche tropischer Skorpione starke örtliche Entzündung, Anschwellung mit Schmerz und Fieber, seltener Abszesse oder Gangrän, Lymphangitis und Drüsenschwellung und als Allgemeinerscheinungen ein eigentümliches Erstarrungsgefühl der Zunge, Erbrechen, Durchfall, anhaltende Erektionen, Kollaps, Delirien und Krämpfe selbst tetanischer Natur, die in 24 Stunden, besonders bei Kindern, zum Tode führen können. Einige südamerikanische Arten verursachen neben Fieber und Lähmung noch Schwellung der Zunge und Sehstörungen. Ein Mann erhielt im Schlafe den Stich eines Skorpions in das untere Augenlid. Nach wenigen Minuten war das ganze Gesicht schmerzhaft geschwollen und erysipelatös. Dabei bestanden Erbrechen und Ohnmacht. Die Zunge war ihm schwer. Dieses Zungensymptom, das ganz unabhängig von dem Orte des Gifteintritts in allen Fällen eintritt, ist pathognomonisch. Das Gefühl der Erstarrung und Schwere der Zunge hängt von einer Art unvollkommener Lähmung des Lingualis und Hypoglossus ab. Der Kranke hat die Empfindung, als sei die Zunge größer und schwerer geworden, er vermag sie weniger leicht zu bewegen, daher das Sprechen etwas behindert ist, und gleichzeitig sind Tast- und Geschmacksinn abgestumpft. Eine Einreibung von Quecksilbersalbe und Ammoniak ließ die Schmerzen schwinden[1]). Der Skorpion ist auch gegen sein eigenes Gift empfindlich, wenn auch für hohe Dosen toleranter als andere Tiere oder Menschen auf die gleiche Dosis — aber nicht immun. So sah man einen Skorpion verenden, der den Inhalt der Giftblase eines anderen Individuums injiziert erhalten hatte. Solches habe ich auch experimentell bei der Kreuzotter festgestellt. Die Behauptung, daß der Skorpion, falls man ihn mit einem Kreise aus glühenden Kohlen umgibt, sich mit seinem Giftstachel tötet, beruht trotzdem auf einem Irrtum. Die geängstigten Tiere suchen sich zu retten und verkriechen sich. Sie rennen auf die Kohlen zu, um sich unter ihnen zu verbergen und schrecken zurück. Dabei erhitzen und verbrennen sie sich die Kopfganglien. Sie empfinden instinktiv Lebensgefahr und stellen sich nach einigem Herumfuchteln ganz plötzlich tot. Dieses Totstellen ist bei den Spinnentieren verbreitet. Die Tiere sind gar nicht tot, sondern bewegen sich, wenn man sie in Ruhe läßt, nach kurzer Zeit wie früher. Er mag sich wohl auch am Kopfe stechen, wenn der Schmerz am Kopfe — diesen faßt das Tier als Feind auf — ihn peinigt und sticht nach ihm, d. h. sich selbst. Gegen eine tödliche Selbstvergiftung spricht schon allein die Plötzlichkeit des scheinbaren Totwerdens. So schnell könnte das Gift keinesfalls wirken, zumal bei einem Tier, das durch Gewöhnung an sein eignes Gift eine hohe Toleranz erlangt hat.

Auf Tiere wirkt das Skorpionengift je nach der Empfindlichkeit derselben verschieden ein. Immunität dagegen sollen besitzen: der Gerbillus, die Scolopendra, der Schmetterling des Seidenspinners und das Pfauenauge, die Larven der Kerambyziden, des Maikäfers, Lucanus cervus, der Nashornkäfer, Rosenkäfer und Raupen verschiedener Schmetterlinge. Aber nur Insekten mit vollständiger Metamorphose genießen diese Immunität — die Orthopteren nicht —, bei ihnen fehlt das Stadium der Puppe. Das konstanteste Symptom ist die lähmungsartige Schwäche,

---

[1]) Carron du Villards, Annal. d'Oculist., T. XXXIV, p. 86.

bezw. die kurareartige Lähmung, die sich bei höheren und niederen Tieren einstellt und die Vorbedingung für die Sicherung der Beute des Skorpions darstellt. Vögel sind gegen Skorpiongift sehr empfindlich. Ein Meerschweinchen stirbt durch 0,1 mg des trockenen Giftes von Buthus australis. Das gleiche Gift tötet einen mittelgroßen Hund, dem es zu 1—1,5 mg in Lösung in die Vene gespritzt worden ist. Das Gift von Scorpio maurus tötet ein Meerschweinchen noch nicht zu 0,5—1,4 mg, während die entsprechenden Dosen von Buthus australis zur Tötung von 5 und 14 Meerschweinchen ausreichen[1]). Die Symptome beim Hunde ähneln den beim Menschen beobachteten: Speichelabsonderung, Augentränen, Erbrechen, Niesen, blutiger Durchfall und unwillkürliche Harnentleerung. Die Atmung wird langsam und beschwerlich. Darauf folgt die allgemeine Lähmung. Die Reizwirkung am Auge, die voraussetzt, daß das Gift in die Tränendrüsen gelangt ist, zeigt sich auch bei Kaninchen, ebenso wie der Speichelfluß. Direkte Berührung der Kornea durch das Gift veranlaßt Trübung. Die Reizwirkung kann zu Chemosis führen. Erst nach zwei Tagen schwinden diese Symptome. Die peripherischen motorischen Nerven sollen wie durch Kurare beeinflußt werden.

Behandlung: Erweiterung der Stichstelle und Auswaschen mit verdünntem Amoniak, Saugen an einer sauren Zitrone, Brechmittel und evtl. Opiate. Alt ist die Therapie, zerstoßene Skorpione auf die Wunde zu legen.

Buthus quinquestriatus. Sein Gift ruft, intravenös beigebracht, bei Kaninchen und Hund Blutdrucksteigerung und Herzverlangsamung hervor, etwa der Adrenalinwirkung gleichend. Nach der Vergiftung durch Buthus occitanus zeigen die Nieren von Mäusen schon nach weniger als 10 Minuten Glomerulitis. Zwischen der Wandung der Bowmanschen Kapsel und dem Gefäßknäuel sammelt sich ein reichliches seröses Exsudat an, in welchem sich Kerne des Flachepithels der Kapsel befinden. Im Innern der Kapsel kommen Blutergüsse vor. Ein Teil der gewundenen Kanäle hat nekrotisches Epithel. Die Zellen schwellen an und füllen fast ganz das Lumen der Kanäle. Das Protoplasma wird vakuolisiert. Dazu kommt Chromatolyse und Kariolyse. Auch die Sammelkanäle werden nekrotisch.

Klinisch genau beobachtet und mitgeteilt sind nur sehr wenige Fälle von Vergiftung durch Skorpione. In einem neueren handelte es sich um einen malayischen Kuli, der durch einen kleinen, braunen Skorpion gestochen worden war und danach im Krankenhause anfangs nur erhöhte Körperwärme (39,4°), dann erst am sechsten Tage die Lähmung bekam, die sich anfangs auf die Beine, dann am zweiten Tage auf die Bauchmuskeln bis zum Nabel fortsetzte. Am achten Tage war die Harnblase gelähmt. Es erfolgte Harnverhaltung. Im Harn war Zucker. Am 15. Tage bestanden ein komatöser Zustand und eine Körperwärme von 35° und am 17. Tage erfolgte der Tod.

Die Obduktion ergab akute diffuse Myelitis der Kreuzgegend. In einem anderen, algerischen, Falle — der Stich war in die Fußsohle erfolgt — stellte sich anhaltendes Erbrechen ein. Das Erbrochene enthielt schließlich Blut. Der Speichel floß dauernd. Der Kranke konnte wegen Läh-

---

[1]) Pawlowsky, l. c. S. 49.

mung nicht aufstehen. In Krämpfen schlug er um sich. Die Atmung war erschwert. Der Kranke sah blaß aus. Der obere Teil des Gesichts war unbeweglich. Der Gang war unsicher und taumelnd, das Reden verlangsamt und mühsam. Es bestand ein unaufhörlicher trockener Husten. Schweiß am ganzen Körper stellte sich ein. Die Pulszahl war 140. Sehnenreflexe fehlten. Die Pupille war starr. Dazu kamen bald Zuckungen und klonische Krämpfe an den oberen Gliedmaßen. Auffällig ist es, daß an der Stichstelle des Skorpions Veränderungen nicht eingetreten waren.

Arthropoda.

Araneae.

Alle wahren **Spinnen**, z. B. **Avicularia-, Theraphosa-, Chiracanthium-, Dolomedes-, Cteniza-, Latrodectes-, Segestria-, Tarantula-** und **Trochosarten** haben beiderseits in dem dicken Basalgliede des Fühlerkiefers ein Giftbläschen, das seinen sauren, ölartigen Inhalt durch das durchbohrte Klauenglied in die geschlagene Wunde gelangen lassen kann. Über die Natur des Giftes ist nichts Sicheres bekannt. Außer dem Gifte der Drüsen sollen die Spinnen noch giftiges Eiweiß in ihrem Körper haben, und um so giftiger wirken, je mehr von dem letzteren sich zu dem ersteren gesellt[1]). Das Drüsengift von **Mygale avicularis,** das ich auf einer Glasplatte mit Kupfersulfat versetzte, ergab ein Kupferalbuminat. Jedes Drüsengift stammt eben aus dem Körper und enthält Eiweiß oder dem Eiweiß verwandte Körper. Daher ist auch das Blut der Giftschlangen giftig.

Die örtlichen Veränderungen bestehen, wenn man das Spinnengift verimpft, in Schwellung und Rötung. Die Spinnen, welche die menschliche Haut durchbohren — **Epeira diadema L.,** die Kreuzspinne, vermag dies bei Erwachsenen nicht —, rufen, wie z. B. **Chiracanthium nutrix, Lycosa Tarantula L., Dolomedes fimbriatus Clerck** u. a. m., auch ausstrahlende Schmerzen, heftige, über ein ganzes Glied sich erstreckende, ein bis drei Tage bestehende Geschwulst, seltener Bläschen, Hautemphysem und Gewebszerstörung, z. B. an den Lidern hervor. Eine solche kann aber auch entstehen, wenn zerquetschte Spinnen z. B. auf den Arm aufgelegt werden. Danach sah man ein Anschwellen des Armes um das Dreifache und Phlyktänen von brandigem Aussehen sich entwickeln. Findet der Stich an einer Schleimhaut, z. B. des Mundes, statt, so ist die Entzündung heftiger, und schnell erscheinen Blasen oder Abszesse. Unempfindlichkeit kann an den gebissenen Teilen und weiter als diesen, selbst noch nach dem Abheilen der Affektion bestehen. Auch die Haare mancher Spinnen verursachen unangenehme Symptome.

Vinagrillo. Die Vinagrillos in Mexiko, den Skorpionen verwandt, spritzen aus einem röhrenförmigen, langen, spitzen Anhang ihres Abdomens eine nach Essigsäure riechende Flüssigkeit aus, die auf der Augenbindehaut fast kauterisierend wirkt und furchtbare Schmerzen hervorruft[1]).

Außer den örtlichen Veränderungen können allgemeine Störungen auftreten:

---

[1]) Carron du Villars, l. c.

a) als reflektorische Folgen der örtlichen (Fieber, Durst usw.), oder

b) als entferntere Wirkungen des Giftes auch ohne örtliche Verletzung und in einzelnen Symptomen, z. B. der Parese, wochenlang anhaltend: Pupillenerweiterung, Zungenschwellung, Konstriktionsgefühl im Schlunde, Schlingbeschwerden, Erbrechen, Präkordialangst, kalte Schweiße, kleiner Puls, auch Dyspnoe (nach Latrodectes tredecim gutt. F., Malmignatte), Ohnmacht, besonders konstant Dysurie, Lichtblitze vor den Augen, lanzinierende Schmerzen, Krämpfe, z. B. der Kaumuskeln und Lähmungsgefühl. Nicht nur Tiere sterben durch dieses Gift (Vögel und Eidechsen durch Mygale avicularis L., Ratten durch Phrictis crassipes, Pferde, Schafe durch Latrodectes s. Theridium lugubris Koch, die Karakurte), sondern gelegentlich auch Menschen nach zwei bis sechs Tagen. Das Schwinden der Allgemeinerscheinungen nach 9—36 Stunden wird oft durch Schweiß eingeleitet. Ikterus erscheint bisweilen nach der Genesung. In alter Zeit behauptete man, daß auch verschluckte Spinnen vergiften könnten. Dem steht nur entgegen, daß Sonderlinge und manche unzivilisierte Völker Spinnen verzehren, was jedoch auf Grund von Gewöhnung möglich wäre.

Die gewebsreizenden Eigenschaften der Spinnengifte können bis zur Erzeugung von Brand gehen. So erzeugt eine mexikanische, vom Volke „Capulina" genannte Spinne durch ihren Stich an den Lidern einen Brandschorf. Ein einjähriges Kind ging infolge einer solchen Verletzung zugrunde. Eine andere, in Portoriko vorkommende und von einem Laien als Phrynea Guaba bezeichnete Spinne veranlaßt durch den Stich an den Augenlidern eine phlegmonöse Entzündung, welche manchmal in eine elephantiasisähnliche chronische Verdickung übergeht. Gewebszerstörungen werden hier und da auch von europäischen Spinnen, z. B. von Chiracantium- und Dolomedesarten hervorgerufen.

Das Gift der Kreuzspinne erzeugt, in das Auge gebracht, sehr bedeutende Anschwellung der Lider, Schwellung und Hyperämie der Konjunktiva, eitrige Sekretion und als Ätzwirkung oberflächliche Abstoßung und trockene Gangrän der Haut.

Nicht alle Angaben, die über Augenverletzungen durch Spinnen aus alter Zeit vorliegen, lassen sich kontrollieren. Dazu gehört auch die folgende: Ein Mann lag im Bette, sah eine Spinne über seinem Gesichte hängen und wollte sie von seiner Frau fangen lassen. Dabei fiel ein Tröpfchen einer Flüssigkeit aus der Spinne gerade in sein Auge. Er sah sofort nur noch Schatten. Das Sehvermögen schwand ganz, ohne daß äußerlich etwas sichtbar war. Diese Angaben sind bisher nicht bestätigt worden. Dagegen scheinen wohl schwere örtliche Veränderungen schon zu Anfang des achtzehnten Jahrhunderts beobachtet worden zu sein.

So wurde ein Mann im Schlafe von einer Spinne in ein Augenlid gestochen und empfand bald lebhaften Schmerz. An der Stichstelle und in ihrer Umgebung war eine Sugillation; die Haut der Brauen und des Lides war geschwollen, emphysematös und schmerzhaft. Nach 24 Stunden war die Stichstelle und ihre nächste Nähe brandig, schwarzbläulich. Die Gangrän zog weiter bis an beide Augenwinkel; besonders die Tränendrüse war betroffen. Es entstand Tränenträufeln. Das untere Lid blieb verschont. Die Konjunktiva war gerötet. Nach kurzer Zeit wurde auch die Wangenhaut, angeblich besonders an den Stellen, die von dem Tränenfluß getroffen wurden, gangränös. Äußerliche Mittel halfen wenig. Es wurden Skarifikationen gemacht. Schließlich trat Heilung mit nur relativ geringen Defekten und ohne Störung des Sehvermögens ein.

Behandlung: Skarifikationen und Befeuchten mit Liq. Amm. caust., kalte und ölige Umschläge. Brechmittel, Analeptika und evtl. heiße Bäder. Gewebswunden werden nach chirurgischen Prinzipien behandelt.

Solpurgina.

Die Walzenspinnen sind giftig und bewirken unter Umständen auch den Tod. Angeblich soll — im Gegensatz zu dieser südrussischen Volkserfahrung — ihr Biß nicht gefährlicher als ein Bienenstich sein. Abgesehen von einem örtlichen Schmerz während des Bisses traten in einem Falle weder weitergehende entzündliche Symptome, noch Allgemeinerscheinungen ein. Jedenfalls besitzen sie besondere Drüsen in der Form von zwei gewundenen Röhren, welche sich zu beiden Seiten des Magens befinden, über deren Rolle freilich bisher sehr verschiedene Anschauungen bestehen. Neuerdings wird der Charakter dieser Drüsen als Giftdrüsen geleugnet[1]). Man nimmt an, daß evtl. beim Biß zersetzte, am Tiere haftende Nahrungsstoffe in die Wunde gelangen und dadurch Infektion verursachen. Sollten Verdauungssäfte des Tieres, typisch in die Wunde gelangend, örtliches oder allgemeines Kranksein erzeugen, so würden die Solpugen Gifttiere bleiben, obschon sie kein Giftorgan haben.

Acarina.

Die Milben beißen, stechen oder saugen. Sie haben feste oder zurückziehbare, scheren-, klauen-, nadel- oder sägeförmige Kieferfühler, oder einen durch die Kiefertaster gebildeten Saugrüssel. Mannigfache Symptome sprechen dafür, daß es nicht nur die mechanische Reizung an sich, sondern auch Gifte sein müssen, die das Tier in die von ihm erzeugten Wunden bringt.

Fast allen kommt die Eigenschaft zu, die Haut zu verletzen und entweder wie **Sarcoptes scabiei L., Crithoptes monunguiculosus** oder **Dermanyssus avium Dug.** ausgedehntere krätzartige Erkrankungen (Ekzem, Jucken, Pusteln) oder wie die Zecken, z. B. **Ixodes ricinus L.**, der Holzbock, **Argas persicus Fisch.**, die Mianawanze **A. reflexus Fabr.**, die Taubenzecke, wochenlanges Jucken, Entzündung, Knoten, Erytheme, Ödeme und vereinzelt auch unangenehme Allgemeinerscheinungen hervorzurufen. Ixodes ricinus, die Nase und Ohren in den Vorderbeinen und ihre Eier auf dem Kopfe trägt, augenlos ist und sich bei reichlicher Nahrungsaufnahme bis zum 30fachen des ursprünglichen Umfangs vergrößert, steht in dem Rufe, daß durch sie die Hämoglobinurie der Kinder übertragen wird. Ixodes ricinus und andere Species werden jedoch jetzt vielfach nur als Überträger verschiedener durch Bakterien und Protozoen verursachter Krankheiten angesehen. Einige Milben besitzen jedoch einen giftigen Drüsenspeichel, welcher beim Saugen in das Blut des Opfers gelangt und in irgendeinem Grade vergiftet. Während des Durchbohrens der Haut und die Zeit danach empfindet der Gestochene Schmerzen. Der Speichel einiger Zeckenarten ist aber auch an sich unzweifelhaft giftig.

---

[1]) Pawlowsky, l. c. S. 175.

Schafe gehen durch Befallenwerden von vielen Zecken ohne Infektionszeichen zugrunde. Dies weiß man z. B. von der Gattung **Ornithodoros**. Für den Menschen sind die Ornithodorusbisse nicht schmerzhaft beim Saugen. Doch können Ödem und Infiltration folgen. An der Bißstelle entsteht eine bläuliche Ecchymose in der Umgebung der Wunde.

Ornithodorus coriaceus Koch. Der Biß dieser Zecke (Mexiko, Kalifornien) wird für giftig gehalten. Das Knötchen — die Deponierungsstelle des Giftes — bleibt monatelang bestehen.

Ornithodorus turicata verursacht durch den Biß starkes Jucken, Eiterung der Wunde, rotlaufartige Entzündung, Bildung von Bläschen in der Umgebung der Bißstelle, bisweilen auch Lymphangitis, aber selten Brand. Als Allgemeinstörungen kamen: Sprech- und Schluckbeschwerden, Erbrechen, Durchfall, Schwellung und Steifigkeit des Körpers.

Ornithodorus moubata Murr. kommt in Afrika von Ägypten bis Transvaal vor. An den Hüften des ersten Beinpaares münden eine Hüftdrüse und eine Antikoagulindrüse. Ihr Biß ist schmerzhaft, die Umgebung der Wunde entzündet sich sehr schnell. Beim Saugen des Blutes tritt aus den Koxen des ersten Beinpaares ein Tropfen durchsichtiger Flüssigkeit aus, die das Blut ungerinnbar macht. Das Sekret der Speicheldrüsen wirkte, Tieren eingespritzt, nicht giftig. Die O. moubata soll den Typhus recurrenserreger, Spirochaeta duttoni, übertragen.

Argas reflexus Fisch. lebt in Hühnerhäusern und Taubenschlägen. Tauben, die von viel Zecken überfallen werden, sterben. Auch Menschen werden befallen und bei starker Empfindlichkeit dafür geschädigt. Einige Stunden nach dem Biß erscheinen am ganzen Körper ein Ödem, ferner Atemnot und Herzklopfen.

Ixodes ricinus. Die Empfindlichkeit der Menschen für die Bißfolgen des Holzbocks schwankt sehr. Bisweilen entstehen: knotige Verdickung an der Bißstelle, auch Pusteln, Lymphangitis, Fieber. Bei Pferden entstehen Pusteln bei Hautentzündung, auch nässendes Ekzem. Ein Extrakt des ganzen Holzbocks ergab als Inhaltsstoff Antikoagulin und nebenher noch einen Giftkörper.

Ixodes bicornis Neumann überfällt den Menschen. Sein Biß kann den Tod von Kindern zur Folge haben.

Ixodes holocyclus. Haustiere, Vögel usw. leiden durch ihn. Bei Hunden sah man durch den Biß Lähmung erfolgen, bei Kindern Muskellähmung, die mit Tod enden kann. Der Annahme, daß der giftige Tierspeichel dies erzeugt habe, steht die andere gegenüber, daß ein bisher noch unbekannter, von dem Tiere übertragener Krankheitserreger diese Leiden verursacht habe. Solche Lähmungszustände kommen auch nach dem Bisse von

Dermatocentor venustus Banks in den Vereinigten Staaten von Nord-Amerika vor, zumal bei Kindern. Bei Schafen saugen sie sich längs der Wirbelsäule des Tieres an. Als Vergiftungssymptome erscheinen: Fieber, Pulsbeschleunigung, Konvulsionen[1]). Falls die Zecke nicht entfernt wird, kann der Tod eintreten. Sonst erfolgt Genesung nach einigen Stunden[1]). Bei Menschen entsteht dadurch das „fièvre pourprée des Montagnes rocheuses", „Rocky Mountains spotted Fever", für das Gelenk-

---

[1]) Pawlowsky, l. c. S. 186, 187.

und Muskelschmerzen und ein petechialer Ausschlag charakteristisch sind[1]). Die Inkubationszeit dauert drei bis zehn Tage — was für den Eiweißcharakter des verursachenden Giftes spricht. Die Mortalität soll 33—75 Prozent betragen.

Rhipicephalus simus Koch überträgt bei Rindern die Theileria varva. Bei Menschen verursacht diese Zecke, ebenso wie Amblyomma hebraeum, Fieber mit allgemeiner Schwäche, Muskelschmerzen, Anschwellung der Lymphknoten und Rigidität der Muskeln des Nackens. Am vierten Tage der Erkrankung erscheint ein papulöser Ausschlag. Für acht bis zehn Tage bestehen die akuten Symptome. Die Drüsen bleiben für einen Monat und länger vergrößert[1]).

Margaropus annulatus Say überträgt gleichfalls die Theileriasis auf Großvieh, parasitiert aber auch an Menschen. Der Biß hat ähnliche Folgen wie der der vorgenannten Zecke.

Hyalomma aegyptium Lin. Bis 2 cm lang. Schmarotzt an Haustieren. Ihr Biß bei Menschen — wie von anderen Arten — sehr schmerzhaft. Es ist wahrscheinlich, daß der Speichel des Tieres giftig ist.

Dermonyssus galliae. Gewöhnlicher Hühnerparasit, der aber auch an Menschen geht und bei ihnen einen stark juckenden Hautausschlag hervorruft, der zu einer Gewerbekrankheit der Hühnerzüchter werden kann.

Dermanyssus hirundinis wirkt wie der vorige. Er lebt in Schwalbennestern.

Leptus autumnalis. Die Herbstgrasmilbe lebt auf Gräsern und Sträuchern von Juli bis Oktober. Sie geht auch auf Menschen. Sie sitzen meist gruppenweise zusammen, mit ihren Kopfteilen senkrecht in die Haut gebohrt, die Hinterleiber in die Höhe gestreckt. Die so befallene Haut wird infiltriert und wird an ihrer Oberfläche siebartig durchlöchert. Sie wird leicht geschwürig. Wahrscheinlich handelt es sich um die Larven zweier Arten. Man nahm, vielleicht mit Unrecht, an, daß Leptus die Larve von **Trombidium holosericum** sei. Leptus veranlaßt starkes Jucken und einen quaddelartigen Hautausschlag, auch wohl mit Fieber. In den Haarlemer Blumenzwiebel-Züchtereien treten in den Monaten August und September bei den mit dem Reinigen und Sortieren der Zwiebeln beschäftigten Arbeitern Reizungen der Haut und der Augen auf. Es finden sich in dem Staube Rhaphiden, die an sich unschädlich sind, und eine lebende Milbe von der Größe einer Käsemilbe. Es wird angenommen, daß diese sich in die Haut bohrt und dann abstirbt. Sie gehört wahrscheinlich zu den Gras- und Getreidemilben (Leptus autumnalis). Es ist indessen nicht gelungen, beim Menschen Milben oder deren Larven, oder ihre Bestandteile in der Haut oder im Bindehautsack zu finden. Man bringt das Leiden mit Perubalsam oder Alkohol fort.

Thrombidium tlalsahuate geht an Haut, Augenlider, Achselhöhle, Nabel, Präputium von Menschen und macht einen juckenden Hautausschlag.

Sarcoptes scabiei L., Acarus scabiei. Die Krätzmilbe wurde erst 1687 entdeckt, während die Krätze schon im Altertum bekannt war. Aber schon die Äbtissin St. Hildegardis wußte, daß als Verursacherin der letzteren eine Milbe in Frage komme. Das ausgewachsene Männchen mißt in der Länge 0,23 bis 0,25 mm, und ist 0,16 bis 0,2 mm breit. Der Mund besteht aus scherenförmigen Kieferfühlern und seitlich anliegenden Kiefertastern. Das geschlechtsreife Weibchen lebt in selbstgegrabenen Gängen der Oberhaut des Menschen. Mit den scharfen Kieferscheren sucht sie die Epidermis zu durchbohren. Allmählich senkt sich der Hinterleib, die Milbe dringt in schräg gebohrtem Gange durch die Hornschicht in die tieferen Lagen des Rete Malpighii. Erreicht sie die Nervenpapillen, so entsteht ein stechender Schmerz. Dem Biß der Milbe folgt die Absetzung eines Exsudates zwischen der Cutis und der jüngsten Epidermislage. Von der letzteren nährt sich das Tier. Am zweiten Tage ist meist die Epidermis samt dem Milbengange zu einer Papel oder einem Bläschen erhoben, das nach drei Tagen eintrocknet. Die Epidermis schuppt sich ab und damit ist der Krätzeprozeß an dieser Stelle beendet. Wahrscheinlich werden die Hautveränderungen durch eine giftige Flüssigkeit mit starken Reizwirkungen hervorgerufen, die das Tier mit dem Bisse entleert. Das Weibchen legt die Bohrgänge, die bald gradlinig, bald winklig oder geschlängelt verlaufen, etwa 1 m Länge haben und mit Eiern gefüllt sind, zum Zwecke der Eiablage an. Die Entwicklung der Larve im Ei dauert vier bis sieben Tage. Die Larven halten sich nicht lange in dem Gange auf. Auch sie graben sich nach Verlassen des Ganges ein. Die Milbe hat eine Lebensdauer von zwei bis drei Monaten. Die Krätzmilbe geht auch an das Auge: Bei einem 19jährigen Ackerknechte beobachtete man eine büschelförmige Keratitis, welche durch eine Krätzmilbe hervorgerufen war. Dieselbe hing an der Spitze des Gefäßbüschels in einer grauweißen strangförmigen Masse, wie man sie bei Fädchenkeratitis sieht. Es war eine weibliche Milbe, in deren unmittelbarer Nähe acht Eier lagen in verschiedenen Entwicklungsstadien. Sonstige Krätze bestand nicht. Perubalsam tötet bei direkter Berührung die Milbe. Deswegen müssen zuvor die Milbengänge z. B. mit Bimssteinpulver in grüner Seife aufgerieben werden. Eine alte Zahnbürste dient hierfür am besten.

Tarsonemus-Arten. Pediculoides ventricosus schmarotzt an Insekten und Menschen. Sie sticht und veranlaßt Jucken, Urtikaria und deswegen Schlaflosigkeit. Landarbeiter aller Art, die mit Getreide in Berührung kommen, werden von Pediculoides befallen und bekommen Gelenkschmerzen, Fieber („Kornfieber", „fièvre de grain"). Wird der Ausschlag zerkratzt, so entstehen Schorfe in Gestalt von bräunlichen oder grauen Flecken. Irrigerweise wurden Tarsonemusarten, die Gallen erzeugen können, mit der Entstehung von Karzinom in Beziehung gebracht. Sie haben nichts damit zu tun.

Tyroglyphus farinae. Bei Arbeitern, welche russischen Weizen verladen hatten, fand man diese Milbe.

Glyciphagus prunorum geht an Menschen. Ebenso **Rhizoglyphus parasiticus,** der bei Menschen einen Bläschenausschlag zwischen den Zehen hervorrief.

Histiogaster spermaticus wurde in einer Hodenzyste gefunden.

Demodex folliculorum. Haarbalgparasit. Er veranlaßt gelegentlich Hautreizung und Ausschläge: Akne, Pusteln. Auch in den Meibomschen Augendrüsen fand man ihn. Die Entzündung gibt sich sowohl am Drüsenepithel als auch im peripherischen Bindegewebe zu erkennen, so daß keine Zysten entstehen können. Das Leiden erscheint unter dem Bilde eines Chalazion. Die Augenbindehaut ist gerötet, und die Lider sind geschwollen. Es besteht Tränen und Jucken. Es kommen durch das Tier auch Reizerscheinungen an der Konjunktiva vor. Die Wimpern fallen aus. Anatomisch fand man die Follikel umgeben von einer Zellwucherung, welche bis zur Bildung von lymphomartigen Infiltraten fortschreitet. Ob Demodex nur durch seine Lebensäußerungen und ihre Stoffwechselprodukte oder noch durch besonderes Gift wirkt, muß vorläufig dahingestellt bleiben.

Myriapoda.

Chilopoda. Die T a u s e n d f ü ß l e r. Das erste Paar der Gliedmaßen ist zu einer Art Unterlippe vereinigt, das zweite Paar, dessen Hüftglieder median verwachsen sind, erscheint jederseits als ein mächtiger viergliedriger Haken, der in eine durchbohrte, mit einer Giftdrüse in Verbindung stehende Endklaue ausläuft. Die Giftdrüse stellt ein längliches Säckchen dar, welches im dicken Teil des Kieferfußes gelegen ist. Das Gift ist sauer, eiweißartig, durch Fällungsmittel fällbar. Im Winter macht der Stich des S k o l o p e n d e r s eine Quaddel, in warmer Jahreszeit eine Entzündung, die zwei bis drei Tage anhalten und mit weitgehender Schwellung, Lymphangitis, Brennen, auch Pusteln und Gangrän einhergehen kann. Ein Stich in einen Finger kann eine Amputation erforderlich machen. Tauben, die von tropischen Skolopendern gestochen werden, sterben nach einigen Tagen. An Allgemeinsymptomen fand man nach dem Stich von **Scolopendra morsitans L.** Angstgefühl, Schlaflosigkeit, unregelmäßigen Puls, Schwindel, Kopf- und Gliederschmerzen und Erbrechen. **Scolopendra subspiniceps** wird u. a. von den Sakai auf Malakka zu Pfeilgiften benutzt. An den Stichstellen entsteht Entzündung und nach der Resorption nervöse, lähmungsartige Symptome. **Scolopendra morsitans** stach einen Gärtner ins Auge. Binnen zehn Minuten war das Gesicht mit einem Erysipel und Phlyktänen überzogen.

Die **Chilognatha,** S c h n u r r a s s e l n, besitzen am Rücken Öffnungen (Foramina repugnatoria), die bei Berührung einen angeblich ätzenden, jedenfalls z. B. bei **Fontaria gracilis** blausäurehaltigen Drüsensaft absondern.

Geophilus longicornis tötet niedere Tiere, z. B. Regenwürmer, durch sein Gift. Der Giftapparat ähnelt dem der Spinnen.

Julus terrestris sezerniert angeblich Chinon, das von der verletzten Stelle aus resorbiert werden kann. Das Sekret riecht stechend und soll eiweißfrei sein, was ich bezweifle.

Arthropoda.

Insecta.

Unter den Kerftieren gibt es solche, deren Mundteile beißen oder stechen oder saugen (D i p t e r a, R h y n c h o t a), die Gift in besonderen Behältnissen (H y m e n o p t e r a, R h y n c h o t a), oder im ganzen Körper verbreitet (C o l e o p t e r a) haben, oder giftige Haare besitzen (L e p i d o p t e r a), oder giftiges Blut aus der Körperwand ausspritzen. Ein solches Blut, z. B. von **Timarcha, Eugaster, Orphania,** auch von **Cimbex**-Larven, besitzt örtliche Reizwirkungen für damit benetzte Gewebe, aber auch allgemeine Giftwirkungen. So tötet es Eidechsen und Frösche, denen man es in den Körper injiziert hat. Als ein Jnhaltsstoff derartigen Blutes wird Kantharidin angesprochen.

1. Rhynchota.

Bei den Schnabelkerfen finden sich vier Stechborsten und stark entwickelte Speicheldrüsen.

Die Läuse haben einen mit Widerhaken versehenen Rüssel, in welchem der hohle Stachel liegt. Sie verletzen die Haut und veranlassen Jucken und Ekzeme. Auch unter den Aphidina, den Blattläusen, gibt es solche, die durch einen entzündungserregenden Saft bei Menschen und Tieren schaden, bei letzteren unter Krämpfen auch töten können. Geflügel, das viel Blattläuse von und mit Blättern fraß, erkrankte und starb. Selbst bei Ziegen sah man auf diese Weise Vergiftung eintreten. Pferde, die ein solches Futter — Wicken und Kleefutter — aufgenommen hatten, bekamen entzündliche Schwellung, besonders der hellen Hautstellen, auch Nekrotisierung der Haut an begrenzten Stellen und hartnäckige Augenentzündung.

Die Wanzen, z. B. **Cimex lectularius Merr.**, saugen Blut und vergiften die Wunde. Die Bettwanze kann Typhus exanthematicus und Rekurrens auf den Menschen übertragen. Der Rattenfloh, **Pulex Cheopis**, kann den Pesterreger auf die von ihm gestochenen Menschen bringen. An der Hinterbrust haben viele eine mit Ausführungsgang und manchmal in einen Hohlstachel verlaufende Stinkdrüse. Manche Wasserwanzen wie **Naucoris cimicoides L.**, und **Notonecta glauca L.**, stechen empfindlich. Der Stich einer bolivianischen, „Vinchuca" genannten, 2—3 cm langen Wanze ruft eine kirschgroße Beule hervor.

2. Orthoptera.

Manche Schaben, z. B. **Periplaneta orientalis L.** (Blatta orientalis) enthalten Kantharidin. v. Hochstetter traf in Sidney eine Schabe, die, gleich den Wanzen, willkürlich aus dem After einen ätzenden Saft auszuspritzen vermochte, dessen durchdringender Geruch unerträglich war. Sie wurde „woodbug" genannt.

Decticus verrucivorus L., eine Heuschrecke, besitzt einen ätzenden Saft (Warzenbeißer).

3. Diptera.

Die Hausfliege, **Musca domestica L.**, kann vergiften, wenn sie aufgenommene zersetzte Substanzen auf resorbierende Flächen am Menschen überträgt.

Die Dasselfliege, **Hypoderma bovis Deg.**, legt ihre Eier an die Haare des Rindes und bringt dieses dadurch zu sinnloser Aufregung. Die Larve bohrt sich bis in das Unterhautgewebe und macht die Dasselbeulen. Diese und andere, vielleicht auch an sich nicht ungiftige Fliegen, z. B. **Sarcophaga Wohlfahrti P.**, und **Lucilia macellaria Fabr.**, können schwere Gewebszerstörung, Allgemeinleiden und auch den Tod[1]) erzeugen.

Anophelinae. In Europa kommen vor: **Anopheles maculipennis**, die gemeine Malariamücke, **A. bifurcatus, A. nigripes, A. pseudopictus**. Sie sind Überträger der Malaria.

---

[1]) Paltauf, Wien. klin. Wochenschr. 1891, p. 646.

Die Anophelen machen, wie die Stechmücken überhaupt, ihre Entwicklung im Wasser durch. Die Eier werden in dieses abgesetzt, entwickeln sich hier zur Larve und Puppe und erst das aus dieser ausschlüpfende, geflügelte Insekt, die Imago, verläßt wieder das feuchte Element. Sowohl die gewöhnlichen Stechmücken, die Kulexarten, wie auch Anopheles haben stehendes Gewässer zu ihrer Entwicklung nötig. Sie nehmen den Sauerstoff aus der Luft auf und müssen deshalb an die Oberfläche steigen. Die zweite für Anophelenwässer charakteristische Bedingung ist ziemliche Seichtheit, die nicht viel über einen Meter steigen darf; doch ist sehr seichtes Wasser, das mehrere Zentimeter nicht übersteigt, für die Anophelenaufzucht als untauglich anzusehen. Die Anophelenbrutstätten müssen reines Wasser haben, die Kuliziden bevorzugen verschmutztes. Soweit für die Aufzucht der Anophelenbrut geeignete Tümpel vorhanden, sind überall die Anophelen in ganz imponierender Menge zu finden. Die Häufigkeit der Anophelen steht vor allem in starker Abhängigkeit von der Temperatur. Ist diese eine verhältnismäßig hohe, so sind die Weibchen schon zehn Tage, nachdem sie die Puppenhaut verlassen haben, geschlechtsreif; aus den abgelegten Eiern kriechen schon nach acht Tagen die kleinen Larven aus, machen eine dreimalige Häutung durch, bis sie mit der vierten sich zur Puppe umwandeln. Das Larvenstadium dauert bei günstiger Temperatur ein bis zwei Wochen, das Puppenstadium nur zwei Tage. Aus der Puppe bricht dann das geflügelte Insekt, die Imago, hervor. Die ganze Entwicklung dauert also ungefähr drei Wochen. Man hat berechnet, daß sich aus einem überwinterten Anophelesweibchen, da die durchschnittliche Eierzahl 150 und die daraus hervorgehenden Weibchen die Hälfte betragen, rein theoretisch, nach vier Generationen 31 640 625 Weibchen ergeben.

An der Stichstelle entsteht nach einigen Minuten unter Jucken ein Schwellungsring. Die Folgen des Stiches von Anopheles maculipennis werden von einigen erst nach etwa einer Woche empfunden. In Anophelesgegenden erwerben die Menschen eine gewisse Immunität gegenüber den Folgen der Stiche. Die Giftwirkung an der Stichstelle vollzieht sich wahrscheinlich durch die bei verschiedenen Arten ungleich, ja auch bei der gleichen Mückenart in bezug auf verschiedene Wirte verschieden angreifenden Speichel der Mücke, bzw. durch Stoffe aus drei in die Speiseröhre unmittelbar vor dem Magen mündenden Divertikeln (Vorratsmagen). Extrakte der letzteren, in die menschliche Haut injiziert, wirken wie der Mückenstich. Der Speichel einiger Mücken agglutiniert die roten Blutkörperchen des Menschen, aber nicht die der Maus, des Meerschweins und des Affen. Im Speichel der Anopheles findet sich ein sehr starkes Agglutinin. A n o p h e l e s   b i f u r c a t u s ,   C u l e x   p i p i e n s und S t e g o m y i a   f a s c i a t a haben keinen agglutinierenden Speichel.

Phora ruficeps Meig., die in den Magen gelangt, veranlaßt Gastritis.
Giftig sind, und haben wohl auch ein Giftbehältnis, u. a. **Simulia columbaczensis Fabr.**, die G o l u b a t z e r oder K o l u m b a t s c h e r   F l i e g e, und **Glossina morsitans Tasch.** (T s e t s e - F l i e g e), die Vieh töten und Menschen vergiften. Die Infektionsvermittlung durch solche Fliegen ist bedeutend. **Stomoxys calcitrans,** die gewöhnliche S t a l l f l i e g e, die Speicheldrüsensekret in die von ihr erzeugte Wunde entleert, ist z. B. als Überträgerin des Poliomyelitis-Virus erkannt worden. Von zwölf durch

diese Fliegen gebissenen Affen erkrankten sechs unter den Symptomen der Poliomyelitis, die bei zwei Affen tödlich verlief. Ein Kubikzentimeter des Rückenmarkes eines Affen, auf den die Poliomyelitis durch Fliegenbiß übertragen worden war, einem gesunden Affen intrazerebral eingeimpft, rief am dritten Tage nach der Impfung die ersten Lähmungssymptome hervor, die rasch weitergriffen und letalen Ausgang herbeiführten. Die Kniee von gestochenen Pferden schwellen dermaßen an, daß die Tiere nicht mehr stehen können.

Glossina morsitans. Die Tsetse-Fliege vergiftet die mit ihrem Stachel erzeugten Wunden durch ihren Speichel. Schwellung, Verdickung, meistens ohne eitrigen Zerfall, sind die Folge. Sie saugt bis 15 Minuten lang Blut. — Die Fliege überträgt die Trypanosomen verschiedener Tiere, unter anderem Trypanosoma gambiense, den Erreger der Schlafkrankheit, durch ihren Stich auf den Menschen.

Durch die Stiche der schwärzlichen Golubatzer Fliege bekommt das Weidevieh Fieber, pochenden Herzschlag, Aufregung, gerötete Schleimhäute und am Kehlgange, an Unterbrust, Unterbauch, Euter ein subkutanes, sehr schmerzhaftes Ödem. Der Appetit schwindet. Viele Tiere sterben. So gingen allein in Rumänien im Jahre 1923 dadurch 16 474 Rinder und 10 592 Schweine zugrunde.

Gastrophilus equi. Die Larven der Pferdebremse wurden auch bei einem Kinde gefunden. Von einem roten Flecke der Haut aus gehen feine gradlinige, rote, etwas erhabene Streifen aus, die langsam fortkriechen, ihre Richtung plötzlich ändern, im Zickzack zurückkehren oder sich bogenförmig abbiegen und sich verschlingen. Die älteren Streifen blassen mit der Zeit ab, die jüngsten sind lebhaft rot, etwa 1 mm breit. Bei einem Kinde schob sich der Streifen täglich gegen 9 Uhr etwa um ½—1 mm in einer Stunde vor, so daß der Streifen täglich um 15 cm vorrückte. Diese „Kriechkrankheit", Creeping-Eruption" ging bei zwei Kindern von den Nates aus. Dem Tiere ist schwer beizukommen. Die Larven kommen im Magen von Pferden vor. Ich würde zu ihrer Tötung Aqua chlori statt des vorgeschlagenen Schwefelkohlenstoffs empfehlen.

Simuliden und Culiciden liefern hauptsächlich die Vertreter der so quälenden Moskitos, die örtliche und allgemeine Vergiftung veranlassen, während die gewöhnliche Mücke, **Culex pipiens L.,** und von anderen Gattungen z. B. **Hexatoma bimaculata Fabr.** nur juckende Quaddeln erzeugt.

Simulia ornata. Viele Rinder gehen jährlich durch die Kribblinge zugrunde. Diese veranlassen u. a. eine Schwellung des Kehlganges, resp. der Haut in dessen Nähe. In hochgradigen Fällen erstreckt sie sich vom Maule bis zur Brust. Am Bauch und Euter kommen die Schwellungen in 5 Prozent der Fälle vor. Es besteht Venenpuls und ein präsystolisches Herzgeräusch, und meistens auch Atemnot. Auch bei Pferden und Schafen kommen Schwellungen, bei letzteren vorzugsweise an den Ohren, vor. Von 170 Rindern starben 26, und viele mußten notgeschlachtet werden.

4. Lepidoptera.

Es gibt einige Raupen und Puppen von Schmetterlingen, die, wie die Römer schon wußten, beim Berühren lokale und allgemeine Krankheitserscheinungen hervorrufen können, z. B. **Cnethocampa processionea L.**, der Prozessionsspinner, **Gastropacha trifolii W., Cneth. pinnivora** und **Arctia Caja L.** Die Haare sind besenartig, gespitzt, oder sind feinste Stacheln, die in Grübchen sitzen und vielfach unter sich Drüsen haben, deren scharfes, manchmal saures, aber als Eiweißgift wirkendes Sekret in den etwaigen Hohlraum der Haare, und aus diesen entweder durch Abbrechen des Haares oder durch Porenkanäle austritt. Wer solche Raupen anfaßt oder den Staub ihrer Nester an seine Schleimhäute dringen läßt, kann geschädigt werden.

Der Pinien-Prozessionsspinner trägt an der Rückenseite eines jeden von den acht letzten Körperringen je ein besonderes Organ, das aus einer Vertiefung der äußeren Körperoberfläche besteht, die von einer vorderen und hinteren Hautfalte begrenzt ist. Die letzteren tragen zehn symmetrisch angeordnete Büschel von gelben oder weißen Haaren, die 0,0025—0,003 mm lang sind. Sie besitzen im Innern einen Kanal, der mit dem Inhalt der birnenförmigen Drüsenzelle im Zusammenhang steht. Die letztere ist an der Basis des äußerlich mit Spitzchen besetzten Haares gelegen. Abgesehen von diesen Haaren gibt es noch zahlreiche kleine Härchen, welche für Brennhaare gehalten werden. Sie befinden sich an vier Chitinfeldern, die zwischen der vorderen und hinteren Chitinfalte liegen. Die Falten können beim Aneinanderrücken die von Brennhaaren besetzten Felder ganz verdecken. Ein solches Gebilde wird als Spiegel „miroir" bezeichnet. Die kleinen Haare sind ebenfalls mit Spitzchen besetzt, besitzen einen Zentralkanal und stehen mit den Drüsenzellen in Verbindung, welche unter dem entsprechenden Chitinfeld des Spiegels ein eigenartiges Drüsenfeld bilden. Die Brennhaare stehen in einer sehr losen Verbindung mit der Chitinkutikula, welche, in Übereinstimmung mit jedem Haare, von einem feinen Kanal durchdrungen ist; daher brechen die Haare sehr leicht ab und werden im Freien zerstäubt. Im Innern sind sie von dem Sekret der Drüsenzellen angefüllt, welches seine nesselnde Wirkung auf die Haut und die Schleimhäute des Menschen und der Haustiere bedingt[1]). Der Spiegel des Prozessionsspinners ist ein sehr empfindliches Organ. Aus dem offenen Organe ragt ein Höcker mit Büscheln roter (Nessel-) Haare hervor; bei der leisesten Reizung wird er unter die Haut eingezogen und von der vorderen und hinteren Falte bedeckt. „Bei häufigem Öffnen und Schließen werden die an den Rändern sitzenden Härchen eingestülpt und brechen unter der Haut ab, so daß am Boden der Vertiefung sich Staub aus den abgebrochenen Härchen bildet, welcher bald zu Klümpchen angesammelt wird. Wenn sich das Organ auf einmal öffnet, so wirft der Mittelhöcker diese Härchenreste nach außen, auf die Körperseiten der Raupe, aus, und sie werden beim leisesten Windhauch in der Gestalt von goldigen, für den Beobachter sehr unangenehmen Staubpartikelchen in die Luft gehoben. An die Haut gelangt, verursachen sie Jucken." (Fabre.) Man hielt den Spiegel für einen speziellen Apparat zum Verreiben der Nesselhaare. Die Büschel der an der vorderen Falte des Spiegels befindlichen Wehrhaare neigen sich zur Körperoberfläche und decken einen Teil des dem vorhergehenden Körperring angehörenden Spiegels zu. Bei der Fortbewegung der Raupen neigen sie sich noch tiefer, dringen zwischen die Nesselhaare

---

[1]) Pawlowsky, l. c. S. 66.

ein und brechen dieselben ab, wobei sie wie ein Hebelarm wirken. An der Haarbasis liegen zwei Epithelzellen — eine Drüsenzelle (oder trichogene Zelle, auf deren Kosten sich das Haar entwickelt) und eine thekogene Zelle, welche die Basalschale oder Theke des Haares bildet. Das Sekret einer solchen Drüse tritt in den Hohlraum eines Haares ein, aus welchem es nur nach Abbrechen des Haares nach außen entleert werden kann[1]). Gewebsreizende Eigenschaften liegen zumal in der Familie **Thaumetopoeidae, Lymantriidae, Megalopygidae, Hemileucidae** u. a. m.

Raupen bzw. deren Haare wurden schon im alten Rom von Vergiftern zu Untaten benutzt. Deshalb war durch Gesetz der Verkauf der Fichtenraupe, Eruca Pini, Pithyocampa der Römer, verboten. Man schrieb ihnen die Eigenschaft zu, die Haut zu entzünden und auch Blasen zu erzeugen und wußte auch, daß die unbehaarten Raupen diese Eigenschaften nicht oder nur in geringem Grade besäßen. Die feinen abgebrochenen, gifttragenden Härchen können, durch die Luft fortgetragen, in den Mund und die Luftwege gelangen und dadurch zu Schwellungen der Pharynx- und Larynxschleimhaut mit Schluckbeschwerden, Husten und Heiserkeit Anlaß geben. Kinder, die durch Unterzeug und Kleider nicht gehörig geschützt waren, bekamen durch den Raupenhaarstaub Anschwellung der Genitalien, Leukorrhoe bzw. Phimosis. Nach dem zufälligen Verschlucken einiger Kohlraupen entstand bei einem Mädchen Erbrechen und starke Schwellung des Unterleibs neben großen Schmerzen. Kühe, welche stark mit Raupen besetzte Krautblätter gefressen hatten, erkrankten tödlich an Gastroenteritis mit einer Krankheitsdauer von sieben bis acht Tagen. Das Hauptsymptom war Kolik.

Gewerblich können durch Raupen Frauen erkranken, die das Abschälen der Seidenraupenkokons zu besorgen haben. Es entsteht bei ihnen erythematöse oder vesikulöse Entzündung an den Händen. Heilung tritt nach Öffnung der Blase schnell ein, falls keine tiefergreifende phlegmonösen Prozesse hinzukommen. Als Ursache kommen in Frage entweder die faulige Flüssigkeit, in der die Kokons mazerierten, oder, wahrscheinlicher, ein scharfer, in Blut und Exkrementen der Tiere aufgefundener Stoff, ähnlich dem der Prozessionsraupe, der im Moment der Verpuppung von dem Tiere in die den Kokon umspinnende Seide abgesondert wird. Dieses „Mal de bassine" ließ sich künstlich durch Verarbeitung der Puppen zu einer Salbe und Auflegen derselben auf den Vorderarm erzeugen. Es entstanden dunkle Rötung, Ödem, Bläschen, Krusten und darunter Erosionen.

Die Entzündung kann durch manche Raupen z. B. die in Indien als „Shoã poka" bezeichnete oder in Australien durch die **Lasiocampa vulnerans** so stark werden, daß Hautbrand entsteht. Tiere können dadurch wie Menschen leiden, z. B. Hunde, Pferde, Rindvieh, Ziegen und Schafe. Pferde bekommen erbsen- bis haselnußgroße Knoten an Beinen und Bauch. Vögel und auch Wild verlassen die Wälder, in denen Raupen, z. B. die **Liparis** oder die Prozessionsraupe Verwüstungen anrichten. Nur Kuckuck, Buntspecht, Trappe und Zwergtrappe scheinen eine Ausnahme zu machen. Der Kuckuck sucht die Raupen auf und verzehrt sie. Bei der Untersuchung von Vögeln und Amphibien, die auch Raupen aufnehmen, fand

---

[1]) Pawlowsky, Gifttiere, S. 63.

man, daß die abgebrochenen Härchen der Raupe in deren Körper weitergewandert und durch konzentrisch geschichtete Bindegewebslagen abgekapselt waren. Solche Knötchen resp. Zysten fand man z. B. im Mesenterium des Frosches. Den Magen von Vögeln, die solche Raupen gefressen hatten, fand man mit den Härchen besetzt. Sie waren mehrere Millimeter tief in das Gewebe eingedrungen. Der Muskelmagen des Kuckucks kann durch die eingebohrten Härchen den Eindruck machen, als trüge er eine Filzschicht. Das heftige Jucken an der menschlichen Haut hört auf, wenn man die erkrankten Teile mit frischer Petersilie einreibt. Über das Gift der Haare ist sicheres nicht bekannt. Einige meinten, es sei Ameisensäure. Dies schließe ich ganz aus, weil die Ameisensäure die geschilderten Krankheitsbilder nicht zu erzeugen vermag. Übrigens wurde erwiesen, daß auch das Raupenblut gewebsreizend wirkt, ebenso wie die Exkremente des Tieres. Die Exkremente aller Raupen erwiesen sich als giftig und auch die Ätherauszüge aus den letzteren.

In einem Selbstversuche mit dem Staube der Prozessionsraupe, der auf dem Unterarm mittelst eines gefensterten Pflasters fixiert wurde, erschien am dritten Tage Rötung, die von den Haarbälgen ausging und von Jucken begleitet war. Nach dem Reiben dieser Stellen entstand eine Urtikaria mit harten, wulstigen, unregelmäßigen Rändern. In der Kälte verminderte sich die Anschwellung, in der Wärme trat sie deutlich hervor. Am achten Tage entstand Brennen und Jucken an Armen, Schultern und Brust. Ein feiner Ausschlag erschien hier in Gestalt von zugespitzten Papeln von der Größe eines Hirsekorns bis zu der eines Senfkornes. In der folgenden Nacht wurden Hals, Gesicht und Ohren ergriffen, nach vier weiteren Tagen Oberschenkel und Füße. In der Nähe der Anwendungsstelle waren keine Veränderungen bemerkbar. Nur an der Beugeseite desselben Armes zeigten sich einige Papeln. Nach fünf Tagen war die Eruption an Fingern, Handrücken, Flachhand, wo auch einige Bläschen zum Vorschein kamen. Nach 6—10 Tagen verschwand die Erkrankung. Das Jucken hielt bis zuletzt an.

Bei Menschen und Tieren können auch an der Haut Knoten entstehen. Bei Pferden, Kühen und Ziegen sah man solche von Erbsen- bis Haselnußgröße. Bei einem Manne, dem eine Brombeerspinnerraupe auf den Fußrücken gefallen war, entwickelte sich eine halbkuglige Geschwulst erst nach einigen Monaten.

Sehr häufig werden die Augen von Menschen durch hineingeratene Raupenhaare, meistens in verhängnisvoller Weise geschädigt, unter den Tieren werden Schafe durch die Haare der Prozessionsraupe von Augenerkrankungen und Husten befallen, seltener Kühe und Ziegen. Das Augenleiden wird manchmal so heftig, daß Blindheit die Folge ist, indem Blennorrhöen der Bindehaut die Hornhaut zerstören oder auch Trübung derselben zurücklassen[1]).

Die Entzündung des Auges durch Raupenhaare, die in vielen Fällen — man zählt deren schon über 25 — durch mutwilliges Hineinwerfen einer Raupe zustande kam, ist schon vor beinahe 200 Jahren erwähnt, wahrscheinlich aber bereits in römischer Zeit bekannt gewesen. Naturgemäß leidet die Landbevölkerung am meisten durch diese Schädlichkeit.

---

[1]) Nicolai, Die Wander- oder Prozessionsraupe, Berlin 1883, S. 26.

Durch Versuche wurde erwiesen, daß, wenn Raupen mit Gewalt gegen Tieraugen geschleudert wurden, die Haare bis in die vordere Kammer hineingetrieben werden. Réaumur, der noch heute gültige Beobachtungen über das Leben der Raupen und die durch sie erzeugten Körperbeschädigungen anstellte, beobachtete an sich selbst, nachdem er verschiedentlich bereits durch das Hantieren mit Raupennestern Jucken an den Händen überstanden hatte, eine Augenentzündung von viertägiger Dauer und eine solche Schwellung der Augenlider eines Auges, daß er sie kaum zur Hälfte öffnen konnte.

Aus Mitteilungen aus dem Beginne des 19. Jahrhunderts gewinnt man den Eindruck, als ob den damaligen Ärzten die schädigende Einwirkung der Raupen auf das Auge sehr gut bekannt und geläufig gewesen wäre. So wurde mitgeteilt, daß ein Knabe, der an dem Einsammeln der Kienraupe beteiligt war, sich mit den Fingern das linke Auge rieb und daran bald eine Entzündung bekam. Nach acht Tagen war es „ganz aus seiner Höhle herausgetrieben und erschien einem Stücke rohen Fleisches ähnlich". Ungeachtet aller Mittel konnte die Sehkraft nicht wiederhergestellt werden.

Die Form und der Umfang der Augenverletzung durch Raupenhaare hängt auch von der Innigkeit der Berührung der Schädlinge mit den Augengeweben und der Menge des in die letzteren gelangenden Giftes ab. Die Verhältnisse liegen hier genau so wie an der Haut. **Dem Wesen nach sind Haut- und Augenerkrankung durchaus gleich.** Man unterscheidet einen Erucismus inflammatorius und einen Erucismus nodulosus. Die in Konjunktiva, Kornea und evtl. tiefere Augenschichten eingedrungenen Raupenhärchen veranlassen, wie andere gröbere, reizende und außerdem noch giftgeladene Fremdkörper, oder auch der in das Auge gespritzte Saft zerquetschter Raupen, Abwehräußerungen des Organs. Es entsteht vorerst eine reaktive Entzündung, die eine Ausstoßung oder Einkapselung des Eindringlings schaffen kann. Ich glaube, angesichts auch anderweitiger Beobachtungen über die Resistenz in Gewebe eingedrungener Haare nicht an eine Auflösung und Resorption derselben.

Vielleicht stellt das Reiben der Augen mit den Fingern infolge des Brenn- und Juckreizes einen Umstand dar, der für die Schwere und die Dauer des Verlaufes maßgebend ist. Ein solcher Druck ist wohl imstande, ganze Haare oder deren Fragmente tiefer einzudrücken, so daß sie von dem Gewebsinnern Wanderungen vornehmen können. Die ersten entzündlichen Symptome geben sich kund durch Schmerzen, Lichtscheu und Tränenfluß. Die Schmerzen werden durch Kokain nicht ganz gestillt, auch nicht durch Atropin, das übrigens die Pupille in einzelnen Fällen nur schwer ad maximum ausdehnte. Eine ganze Woche können die Symptome anhalten und dann allmählich bis zur Heilung nach drei Wochen abklingen. Die Hornhaut kann freibleiben und Knötchen fehlen. Bei einem älteren Arbeiter war das Leiden nach neun Tagen beendet[1].

Einem Jungen wurde die Raupe von Bombyx rubi in ein Auge geworfen. Darauf erfolgte eine heftige langwierige Entzündung, welche mit Inter- und Remissionen sechs Monate dauerte, dann sich besserte und

---

[1] Baas, Klin. Monatsbl. f. Augenheilk. 1888, S. 63.

das Auge nicht sonderlich schädigte. Zwei Haare wurden aus der Konjunktiva entfernt; in tieferen Geweben fand man keine[1]).

Es ist auch möglich, daß lange nur eine Konjunktivitis besteht, heilt, und schließlich als nodulöse Form rezidiviert. Dies war bei einem Manne der Fall, dem vor 18 Monaten eine Raupe in das Auge gelangt war. Es entstand Konjunktivitis von langer Dauer. Sie rezidivierte nach einem Jahre als Konjunktivitis mit Iritis und Bildung zahlreicher weißlicher Körnchen[2]). Hier wurde ernstlich, aber sehr falsch, der Zustand so gedeutet, daß Tuberkulose bestünde, erzeugt durch Tuberkelbazillen, die an den Raupenhaaren sich befunden hätten.

Die katarrhalische Augenerkrankung kann sich mit Reiz- beziehungsweise Entzündungserscheinungen an tieferen Augenhäuten, vorzugsweise mit Iritis oder Iridozyklitis, oder mit epithelialen oder tiefergehenden Veränderungen an der Hornhaut verbinden. Diese Hornhauterkrankung, die, wie in dem folgenden Falle das Bild der Keratitis punctata superficialis (Fuchs) darbieten kann, läßt die Raupenhaare erkennen, aber auch vermissen. In jedem Falle ist an ihrem Entstehen das Raupengift wesentlich beteiligt. In einzelnen Fällen erschienen an der Hornhaut, auch mit Nachschüben, grauweißliche Bläschen, von denen aus sich streifige Trübungen radiär fortsetzten.

Einem 14jährigen Mädchen war vor vier Stunden eine kleine grüne Raupe in das linke Auge geschleudert worden. Sofort traten Schmerzen auf, Lidkrampf, Lichtscheu, Tränen, fortwährend an Intensität zunehmend. Eine Untersuchung war erst nach Kokain möglich. Auf der Hornhaut fand sich im äußeren unteren Quadranten, über die Mitte hinausreichend, ein Epitheldefekt. Starke Miosis. Eine Untersuchung bei fokaler Beleuchtung war nicht möglich.

Nach Reinigung der Bindehaut und Umgebung mit feuchten Sublimatwattebäuschen wurde ein Verband, Eis und Kokain angewendet.

Während der nächsten vier Tage zeigten sich zunehmende Reizerscheinungen der Bindehaut[3]) (Auflockerung der Übergangsfalten, Schleimabsonderung), alsdann Abnahme. Die Hornhaut war am vierten Tage rauchig getrübt, der Epitheldefekt noch etwas uneben. Mit der Hornhautlupe sah man zahlreiche, anscheinend im Epithel sitzende grünliche Härchen, besonders im äußeren unteren Quadranten. Deren Umgebung war nicht getrübt. Die Iris war hyperämisch, und es bestand Konjunktivitis.

Bei täglicher Reinigung des Auges erfolgte eine Abnahme der Reizerscheinungen. Nach weiteren drei Tagen war die Hornhaut durchsichtig, und das Epithel regeneriert. Im äußeren unteren Quadranten saßen einzelne wasserklare Bläschen. In deren Umgebung sowie in der übrigen Hornhaut waren die Härchen noch sichtbar.

Nach sieben Tagen war die Hornhaut im äußeren unteren Quadranten wenig matter. Über die ganze Fläche verteilten sich zahlreiche rund-

---

[1]) Lawford, Brit. med. journ. 1895, Vol. I, p. 1377.
[2]) Borel, Ann. d'Oculist. 1891, T. CIII, p. 303.
[3]) Vielleicht eine Folge der Sublimatanwendung.

liche weiße Fleckchen mit dichtem Zentrum, meist scharf konturiert, teils homogen, teils fein granuliert, anscheinend in den tiefsten Epithelschichten oder subepithelial liegend. Dazwischen saßen die Härchen zum Teil in ganz klarem Gewebe. Die Iris war normal. Die Bulbusbindehaut war etwas injiziert, die übrige zeigte akuten Katarrh mit Schwellung und Hypertrophie des Papillarkörpers, besonders oben.

Nach einem Monate waren alle Reizerscheinungen geschwunden, die Hornhaut unverändert, die Härchen blasser, dünner, wie geschrumpft. An der Lidbindehaut zeigte sich noch mäßige Papillarhypertrophie. Nach drei Monaten war die Hornhaut vollkommen glatt, glänzend, die Trübungen spärlicher, die Haare bedeutend vermindert mit der obigen Veränderung; die Bindehaut fast normal. Die letzte Untersuchung, nach zirka vier Monaten, ergab: Sehschärfe normal. Im unteren äußeren Quadranten noch zahlreiche Fleckchen und dazwischen einzelne ganz geschrumpfte Haare[1]).

Einem 13jährigen Knaben war vor zwei Tagen eine kleine, schwarze, langhaarige Raupe in das rechte Auge geworfen worden.

Es folgten mäßige Reizerscheinungen. **Über der ganzen Hornhautoberfläche sah man riß- und streifenförmige**, ziemlich tiefe **Erosionen**, daneben zahlreiche flache Dellen und oberflächliche, kleine, flockenförmige **Infiltrate**. Im unteren Hornhautteile saßen zwei dunkle Haare, parallel der Oberfläche, das eine in den hinteren, das andere in den mittleren Schichten.

Nach drei Wochen fand sich ein reizloser Zustand. An Stelle des größeren Haares war eine zarte Narbe, das andere unverändert. Weiterer Verlauf unbekannt[2]).

Es gibt auch einen Erucismus ohne Knötchenbildung. Es geht ohne weiteres aus allgemein biologischen Gründen hervor, daß unter gewissen Bedingungen das Eindringen von giftgeladenen Fremdkörpern in die Konjunktiva, Kornea und Iris Knötchen erzeugen kann. Es ist überflüssig, diese als Pseudotuberkeln zu bezeichnen. Der biologische Vorgang, der zu ihrer Bildung führt, ist der gleiche, wie er sich auch an anderen Körperstellen unter ähnlichen Verhältnissen abspielt: die Entzündung mit endlicher Abkapselung des fremden Gegenstandes. Die besondere Gefährlichkeit, die dem Erucismus ophthalmicus zukommt, liegt in der gleichzeitigen mechanischen und giftigen Einwirkung des Raupenhaares. Wenn irgendeine Beweisführung geeignet wäre, die nosologische Wertigkeit des Giftfaktors in das rechte Licht zu stellen — ganz abgesehen von der Tatsache, daß Raupenhaare auch reaktionslos in der Hornhaut einheilen können —, so ist es die in der Neuzeit kennen gelernte Symptomatologie der Augenerkrankung durch ungiftige Pflanzenhaare.

Unangenehmer noch stellt sich der knötchenförmige Erucismus dar.

Ein 14jähriger Lehrling wies bei der augenärztlichen Untersuchung etwa in der Mitte und an der Grenze der **rechten** unteren Übergangsfalte und Conjunctiva bulbi ein kaum stecknadelkopfgroßes, blaßrotes, mit zwei feinen, leicht gelbgefärbten Spitzen endendes, auf der Sklera ver-

---

[1]) Elschnig, Klin. Monatsbl. f. Augenheilk. 1895, Bd. XXXIII, S. 182.
[2]) Stargardt, l. c.

schiebbares Knötchen auf. Links war die Unterlidbindehaut geschwollen und gerötet und zeigte ebenfalls da, wo die Übergangsfalte auf den Bulbus übergeht, ein sich nach oben verjüngendes Knötchen und vier andere in der Übergangsfalte selbst. An dem Tarsalteile der Konjunktiva sah man einen, der Lidkante parallel verlaufenden Komplex von rötlichen, stecknadelkopf- bis hirsekorngroßen, durch Furchen voneinander getrennten Knötchen oder Wärzchen, die von einem sich stets neubildenden zähen, milchweißen Sekret bedeckt waren. Die Knötchen besaßen Härchen. Drei der letzteren saßen auf kleinen, hellen Bläschen an der zirkumskript geröteten Unterlidbindehaut. Das Knötchen des rechten Auges ließ erst mikroskopisch ein Härchen erkennen. Ausziehen der Härchen, Exzision der Prominenzen, Tuschierung mit Bleilösung und kalte Umschläge ließen Heilung eintreten. Die in das Auge gedrungenen Härchen stammten aus dem Innern von Hagebutten[1]). Der Kranke hatte solche bei sich getragen, um bei anderen damit Jucken zu erzeugen. Im Gegensatze zu Raupenhaaren polarisierten diese Härchen[2]).

Auf Grund der Doppelseitigkeit des Prozesses im Verein mit dem anatomischen Substrat, das dem des Trachoms ähnlich ist, wurde diese Pflanzenhaarkonjunktivitis als Pseudotrachom bezeichnet.

Ein Vergleich des Verlaufes der eben geschilderten Erkrankung mit den folgenden, durch Raupenhaare bedingten, läßt erkennen, wie relativ harmlos er sich gestaltete. Weder die subjektiven Symptome noch die objektiven Veränderungen kommen in ihrer Schwere den letzteren gleich. Nur die konkurrierende Giftwirkung der Raupenhaare — besonders mit einem Eiweißgifte — läßt eine Erklärung der Differenz und der Insidiosität des Prozesses zu.

Wird der Verlauf einer Verletzung der Hornhaut durch einen eindringenden Fremdkörper nicht tierischer Herkunft schlimm, so ist wohl an eine importierte bakterielle Infektion zu denken. Landleute, die im Herbst die eßbaren Kastanien abschlagen und denen gelegentlich eine stachelbewehrte Hülse in das Auge fliegt und die Hornhaut verletzt, bekommen eine sehr heftige Reaktion, oft mit Kornealinfektion, Hypopyon und Zerstörung der Kornea. In seltenen Fällen werden die Fremdkörper einige Monate vertragen. Unter zehn Fällen, in denen die Spitzen die Kornea trafen, entstand viermal einfache oder multiple Perforation der Kornea.

Der Erucismus nodulosus wurde bisher fast ausschließlich als einseitiger beobachtet. Während die entzündlichen Reizerscheinungen und Hornhautveränderungen schon nach vier bis fünf Stunden entstehen können, kam bisher die Knötchenbildung nicht vor der zweiten, bzw. dritten Krankheitswoche zur Beobachtung. Auch eine sehr frühe Inbehandlungnahme kann nicht verhindern, daß nach Wochen oder Monaten den zuerst entstandenen Knötchen neue nachfolgen, gleichgültig, ob die

---

[1]) Die Samen der Hagebutte liegen zwischen kurzen, weißlichen stehenden Haaren. Übrigens sei bemerkt, daß das eigentliche „Juckpulver" die früher gegen Nematoden gebrauchten Fruchthaare von Mucuna pruriens darstellt. Dasselbe wird zur Verübung von Unfug noch gebraucht. Es kann Enteritis erzeugen.

[2]) Markus, Zeitschr. f. Augenheilk. 1899, Bd II, S. 34.

ersten verschwunden sind oder nicht. Diese Nachschübe sind in der Regel von erneuten, mehr oder weniger heftigen Entzündungserscheinungen begleitet, doch findet man auch eine Steigerung der Reizerscheinungen ohne neue Knötchenbildung, ebenso wie den umgekehrten Fall.

Einer 20jährigen Erzieherin wurde tags zuvor eine große braune, schwarzgefleckte, behaarte Raupe in das rechte Auge geworfen. Bald darauf entstand heftiger Schmerz. Durch kühle Umschläge empfand sie keine Linderung. Es bestand ziemlich erhebliche ödematöse Schwellung der Lider, besonders nach dem äußeren Winkel, Rötung der Haut wie nach oberflächlicher Verbrennung, starker Lidkrampf, Lichtscheu, Tränenfluß, dichte Injektion und Schwellung der Conjunctiva palpebrarum, mäßige Hyperämie der Conjunctiva bulbi und leichte perikorneale Röte. Auf der Hornhaut war ein linearer Substanzverlust, bogenförmig schräg von oben außen nach innen unten durch das Pupillargebiet, dasselbe nach beiden Richtungen etwas überschreitend. Nach Kokain war Lupenuntersuchung möglich. Ein Fremdkörper wurde nirgends entdeckt. Die Hornhaut war klar, die Iris unverändert. Ophthalmoskopischer Befund normal. Atropin-Kokainsalbe zweimal täglich und feuchtwarme Kompressen wurden verordnet.

Am folgenden Tage bedeutende Besserung. Am nächsten war wieder leichte Verschlimmerung eingetreten. Die Hornhaut hatte sich diffus getrübt in Form zahlreicher feinster Streifen, gerade oder in Wellenlinien verlaufend, meist horizontal, anscheinend in den mittleren Lagen; die Oberfläche war etwas matt durch Unebenheiten des Epithels. Im unteren Abschnitte saß ein grauweißliches Bläschen, von welchem eine kurze, streifige Trübung in radiärer Richtung ausging. Dieses Bläschen war in den nächsten Tagen verschwunden, statt dessen waren im oberen äußeren Quadranten vier neue wasserhelle entstanden, ohne radiäre Ausläufer, und ein kleines grauweißes Infiltrat auf dem Limbus unten innen. Keine Härchen.

Nach zwei Tagen waren diese Bläschen nicht mehr vorhanden, aber unten innen drei ähnliche. Ein stecknadelkopfgroßes Infiltrat zeigte sich oben auf dem Limbus und ein gleiches unten im vertikalen Meridian. Nach 24 Stunden waren dieselben wieder verschwunden.

Am folgenden Tage bestand ein heftiger Reizzustand und starke Schmerzen. Die Lider waren ödematös, der Ziliarkörper oben sehr druckempfindlich, auch der übrige Bulbus. Leichte Chemose, starke Rötung der Konjunktiva. Hornhaut und Pupille waren unverändert. Es waren dabei einige Knötchen in der Konjunktiva aufgeschossen. Nach vier Tagen war Besserung eingetreten, welche anhielt. Von der vierten Krankheitswoche an waren die Reizerscheinungen geschwunden, während die Konjunktivalknötchen noch länger bestanden. Es waren im ganzen vier, drei in der Conjunctiva bulbi, eins in der Conjunctiva tarsi superioris ungefähr in der Mitte derselben. Die übrigen saßen in der Nähe der unteren Übergangsfalte, gerade nach unten und nach unten innen. Sie waren verschieblich in der Konjunktiva, von rötlichgelber, später graugelber Farbe. Nach zwei bis drei Wochen waren sie resorbiert. Darauf entstand ein neues, und in der neunten Woche wieder eins, letzteres oben, mit tieferem Sitz unter der Konjunktiva. Nach vier bis fünf Wochen war es verschwunden. Später wurde noch einmal ein frisches bemerkt (im vierten Monate), seitdem nicht mehr. Die Hornhaut wurde ganz klar. Sehschärfe zuletzt $= 0,9^1$).

Eingeleitet wird der noduläse Erucismus stets durch die bereits geschilderten Reizerscheinungen, von denen bald diese, bald jene vorhanden sein können: Tränenfluß, Lichtscheu, Lidschluß durch Blepharospasmus, ödematöse Schwellung der Lider, dichte Injektion oder Fahlröte der Konjunktiva[2]), starke Schmerzen, die man alsbald nach der Vergiftung, wahrscheinlich infolge von starkem Reiben sah, und die später als heftige tagelang anhaltende Ziliarschmerzen in Verbindung mit Iritis, Iridozyklitis und glaukomatösen Symptomen bei der weiteren Entwicklung der krankhaften Vorgänge erschienen[3]).

Die Konjunktiva, besonders in ihren unteren Teilen oder im Lidspaltenbezirk, ist am häufigsten Sitz der Affektion. Man sah aber auch sklerale und episklerale Knötchen und solche in der Tenonschen Kapsel. Sie kommen auch in der Kornea und besonders häufig in der Iris vor, auch in beiden Geweben vereint, und gleichzeitig können Konjunktiva und Sklera noch mit demselben Leiden behaftet sein. In einem Falle saß auf dem Bulbus im Bereiche der Lidspalte 3—4 mm vom inneren Hornhautrande eine biskuitförmige Geschwulst, die mit der Sklera verwachsen war und in ihrer Mitte Raupenhaare trug. Histologisch verhielt sie sich wie ein Tuberkel[4]). Befallen kann jeder Teil der Iris werden, z. B. ihre Peripherie oder der untere nasale Quadrant[5]) oder der untere äußere Quadrant zwischen Circulus arteriosus major und minor; auch im Kammerfalz dieser Gegend sah man Knötchen. Schon in der ersten ophthalmologisch exakten Beschreibung des Augenerucismus[6]) und auch später wurde darauf aufmerksam gemacht, daß bisweilen die Iris nach unten und innen Falten zeige, an deren Ende, an dem Pupillenrande oder nahe dem Kammerfalz, Knötchen sitzen.

Dieselben stehen auch an anderen Augengeweben gruppiert oder vereinzelt, auch verschiebbar; sie erscheinen als follikelartige, derbe, selten sulzige, durchscheinende oder halbdurchscheinende, runde oder ovale Gebilde, mohnkorn- bis stecknadelkopfgroß, im Durchschnitt 1—2 mm lang, aber auch zu einem 7 mm langen und 3 mm dicken und breiten, der Sklera fest aufsitzenden Tumor auswachsend[7]). Sie werden als gelblichgrau, blaßgrau, gelblichweiß, grauweiß, graugelb bezeichnet. In den meisten von ihnen wurden ein oder mehrere Haare gefunden. Ein einziges Mal kam es vor, daß ein Tropfen des durch Zerquetschen der Raupe ausgedrückten Leibessaftes einem Menschen in das Auge gelangte. Nach Reinigung dieses Auges trat bald Tränen und undeutliches Sehen auf und abends Stechen im Augapfel. Ober- und Unterlid schwollen an. Schmerzen und Schwellung wuchsen und dazu kamen Tränen und Lichtscheu.

---

[1]) Natanson, Klin. Monatsbl. f. Augenheilk. 1897, Jahrg. XXXV, S. 189.
[2]) Reis, Klin. Monatsbl. f. Augenheilk. 1900, Bd. XXXVIII, S. 827.
[3]) Bayer, Münch. med. Wochenschr. 1900, Nr. 21. — Salva, Dauphiné médic., Nov. 1905.
[4]) Bostroem, Inaug.-Dissert., Gießen 1897.
[5]) Becker, Berliner klin. Wochenschr. 1892, Nr. 22, S. 529.
[6]) Pagenstecher, Klin. Monatsbl. f. Augenheilk. 1883, Beilageheft S. 177.
[7]) Vossius, Zeitschr. f. prakt. Ärzte 1897, Nr. 13, S. 433.

Die Bindehaut war chemotisch. An der Außenseite der Hornhaut bestand ein erbsengroßes Bläschen. Leichte Iritis. Alte zentrale Hornhauttrübung. Der Augenhintergrund war normal, die Ziliargegend empfindlich. Es erfolgte in 14 Tagen Heilung. Das Sehvermögen kann nach dem Hineingelangen von Raupenhaaren in das Auge ernstlich leiden; natürlich um so mehr, je umfangreicher die Pupillarexsudate und die Trübungen der durchsichtigen Teile sind. Die Iridektomie schafft, wenn überhaupt, nur eine kurzdauernde Besserung. In einem der zuvor zitierten Fälle, der einen mit heftiger Iridozyklitis erkrankten Knaben betraf, war bei fast vollständigem Pupillarverschluß und Reflexlosigkeit aus dem Augeninnern die Sehschärfe $= 3/500$, nach der Iridektomie $10/500$, aber schon nach vier Wochen $= 1/2000$.

Noch mehr illustrieren die folgenden Fälle den Gang der Herabsetzung des Sehvermögens bis zum völligen Verfall, selbst wenn die Iridektomie vorgenommen wurde.

Beim Reisigsammeln schlug ein, wahrscheinlich mit Raupenhaaren versehenes Ästchen gegen das rechte Auge einer Frau. Sofort erschienen Schmerzen und Entzündung und nach sechs Wochen: Lichtscheu, Tränen, perikorneale Injektion, fünf strichförmige Infiltrate in der Kornea und aufgelockerte Iris; ihr Pupillarrand war mit der vorderen Linsenkapsel verklebt, die Pupille von einem grauweißlichen Exsudat bedeckt, der Fundus eben sichtbar. Sehschärfe $= 3/500$.

Durch warme Umschläge, künstliche Blutegel usw. wurde nach zirka drei Wochen Besserung erzielt. Bald folgte wieder ein erhöhter Reizzustand. Die Iris war trübe, verwaschen, die Kornea diffus getrübt; es erschienen im unteren äußeren Abschnitt der Conjunctiva bulbi sechs bis acht, später auf 14 anwachsende, auch episklerale und sklerale, follikelartige, prominente Gebilde. Raupenhaare wurden vergeblich gesucht. Ein Knötchen saß in der Iris.

Gegen Ende der achten Woche war das Irisknötchen geschwunden; dafür kamen im Kammerfalz zwei neue Prominenzen. Die mikroskopische Untersuchung der Knötchen ergab die Anwesenheit von Haaren. Man machte die Iridektomie. Das Kolobom reichte an einer schmalen Stelle fast bis zum Ziliarrand. Sehschärfe $= 1/500$. Im weiteren Verlaufe wurde das Auge reizlos; bis auf einen kleinen Fleck hellte sich die Hornhaut auf; Knötchen blieben. Die Iris war zirkular und flächenhaft mit der vorderen Linsenkapsel verklebt; das Pupillarexsudat nahm an Dichte ab. SR $= 5/200$. Nach elf Monaten wurde die Frau wieder gesehen. Phthisis anterior. Das Auge war reizlos, Knötchen fehlten. An ihrer Stelle schimmerten kleine blaugraue Fleckchen durch die Bindehaut hindurch. Die Vorderkammer war aufgehoben, das Irisgewebe atrophisch, die Pupille eng, unregelmäßig. Occlusio und Seclusio pupillae. SR $= 1/2000$. Die Projektion nach oben und innen war schlecht.

Hemerocampa leucostigma Smith. Die Büschelmotte besitzt in den Haaren ihrer Larven ein Gift, das sofort oder nach Tagen Schwellung der Haut, Jucken, Entzündung und bei sehr empfindlichen Menschen Schlaflosigkeit und Allgemeinsymptome hervorruft. Das Gift stammt aus Giftdrüsen am Grunde der Haare.

Hymenoptera.

Die weiblichen und geschlechtslosen Individuen aus mehreren Familien der **Aculeate** (Bienen, **Apis mellifica L.**; Wespen, **Vespa germanica Fabr., Polistes gallica Fabr.**; Hornisse, **Vespro crabro L.**; Hummeln, **Bombus lapidarius L., B. silvarum Jur.**) besitzen einen Giftapparat, der aus zwei Drüsenschläuchen, einem nicht kontraktilen Giftbläschen und einem Stachel besteht. Letzterer liegt z. B. bei der Honigbiene unter der Afterblase, im Ruhezustande in den Hinterleib eingezogen. Beim Stechen wird der Stachel vorgeschoben, der aus der Rinne, den zwei Scheidenstücken und den beiden spitzen, mit Widerhaken versehenen Stechborsten besteht[1]. Der Inhalt der Giftblase wird durch eine spritzenstempelartige, mit den Stechborsten in Verbindung stehende Vorrichtung aspiriert und in die Wunde injiziert[2]. Das Gift enthält neben Ameisensäure[3], und bei den Ameisen auch Undekan, noch ein Eiweißgift.

Beim Stiche der Bienen und Wespen bleibt sehr häufig der Stachel in der Wunde zurück. Bei der Waldameise, **Formica rufa L.**, ist der Stachel rudimentär und ist nur ein Stützapparat für die Ausmündung der Giftblase, die ihren Inhalt von der aus vielfach verzweigten glashellen Schläuchen bestehenden Giftdrüse erhält[4]. Die Waldameise und andere, z. B. **Lasius fuliginosus Latr.**, suchen mit den Oberkiefern zu beißen, können aber nur bei weichhäutigen Tieren Verwundung hervorrufen. Einige Ameisen, z. B. **Ponera**, besitzen auch einen Stachel. **Atta cephalotes Fabr.** und andere Spezies, verursachen bei Menschen schmerzhafte Bisse und töten Schlangen.

Als örtliche Symptome beobachtet man in der Stärke wechselnd: Rötung, Schwellung, Schmerzen, die z. B. nach dem Stiche von **Vespa Fruhstorferi Stad.** den Befallenen fast bewußtlos machen, und erysipelasartige Entzündung an den gestochenen Teilen. Nach einem Bienenstich in das Auge war einige Wochen später die Konjunktiva gewulstet, die Kornea pannusartig bezogen und mit einer den Stachel bergenden Erhöhung versehen. Nach vier Wochen war die Kornea durchsichtig und ein Exsudat in der vorderen Kammer. Es trat Genesung ein, doch bestand nach drei Jahren noch eine reaktionslose Pupille. Das Auge wurde myopisch. Nach Stichen in die Zunge und den Gaumen kann durch Schwellung Glottisödem und Erstickungsgefahr, und, ebenso wie durch Überfallenwerden von Bienenschwärmen oder den Stich mehrerer Wespen, dagegen sehr selten durch den Stich einer, dann wahrscheinlich infizierten Biene, der Tod eintreten. Es ist auch möglich, daß beim Hineingelangen des Giftes in ein Gefäß Thrombose und dadurch der Tod entsteht. Übelkeit, Erbrechen, Neigung zu Trismus, selten Aphonie, Fieber und Ohnmachten erscheinen oft als entferntere Wirkungen.

An Kindesleichen und an lebenden Schleimhäuten können Ameisen Substanzverluste und Schwarzfärbung erzeugen, die letztere durch Bildung von saurem Hämatin als Wirkung der Ameisensäure.

---

[1] Dewitz, Vergl. Unters. über d. Stachel d. Honigbiene, Königsberg 1874, p. 14.
[2] Vogel, Entomologische Nachrichten 1884, p. 195.
[3] Carlet, Compt. rend. de l'Acad. des sciences 1884, T. XCIX, p. 206.
[4] Dewitz, Zeitschr. f. wissensch. Zoologie, Bd. XXVIII, p. 527.

Behandlung: Ausziehen des Stachels, Waschen der Wunde mit Ammoniakflüssigkeit oder einer Lösung von Ammonium carbonicum und Beseitigung der Entzündung (Eis, geschabte Kartoffeln, Bleiwasserumschläge, Öleinreibungen), evtl. Skarifikationen der Wunde oder die Tracheotomie bei Erstickungsgefahr.

Ichneumonidae. Die S c h l u p f w e s p e n sind toxikologisch bedeutungslos, obschon sie schmerzhaft stechen können.

Coleoptera.

Wenig durchforscht ist die Giftwirkung dieser Tiergruppe. Ich glaube, daß in vielen Gattungen derselben eigentümliche, meist entzündungerregende Gifte, auch eiweißartiger Natur, noch in reicher Zahl vorhanden sind, die nur der entdeckenden Hand harren.

Chrysomelidae (Blattkäfer). **Diamphidia simplex.** Die Kalahari birgt diesen als Pfeilgift benutzten, länglich-eiförmigen, grau- bis lehmgelb gefärbten Käfer, der auf dem Kopfe, dem Pronotum und dem vorderen Teil der Flügeldecken schwarzgefleckt ist. Das Pronotum weist fünf größere und vier sehr kleine Flecke auf. Die Larven sind gelblich, der Kopf und der erste Brustring bräunlich und hornartig. Auf dem Rücken haben sie einen grauen Mittelstrich und ein dunkelbraunes, hartes Kopf- und Rückenschild. Drei kurze Fußpaare sind vorhanden. Eine lebende Larve wiegt 0,1—0,2 g. Sie liefert den größten Teil des Körpergewichts an Körpersaft. Der aus grauschwarzen Sandkörnchen bestehende, 12—13 mm lange Kokon ist kurz eiförmig, und am Ende stumpf abgerundet. Dieser äußeren Hülle liegt innen eine häutige an. Sie umschließt die Larve bzw. Puppe. Die Buschmänner geben an, daß das in den Larven enthaltene Gift am kräftigsten wirke. Die zerkleinerten ganzen Käfer verhalten sich nach meinen Untersuchungen chemisch und toxikologisch wie die Larven. Es ist ein Eiweißkörper, dem in überaus kleiner Menge die Giftwirkung zuzuschreiben ist[1]). Ein enteiweißtes Extrakt aus Käfern und Larven habe ich wiederholt Tieren ohne jede Wirkung beigebracht. Dem Gifte kommen gewebsentzündende Eigenschaften zu. Spritzt man Mäusen den Saft der Larven in die Bauchhöhle, so sieht man die Tiere nach zwei bis drei Minuten in die Höhe springen und dann unter allgemeinen klonischen Krämpfen tot auf den Rücken fallen, oder unter schwerer Atemnot mit Maulaufreißen und Krämpfen verenden. Auch Wild, das von einem damit versehenen Giftpfeil getroffen wird, kann auf diese Weise akut sterben. Von einer Verreibung des Preßsaftes einer 0,12 g schweren Larve in 1 ccm Kochsalzlösung wurden 0,25 ccm einem Hunde injiziert. Atmungs- und Pulszahl nahmen nach 15 Minuten zu. Dann folgten nach zehn Stunden und später Erbrechen, Entleerung blutigen Urins und dünner blutiger Stühle. Nach 29 Stunden erschienen Atmungsstörungen, Stöhnen und bald darauf endete das Tier unter Krämpfen durch Atmungslähmung. Das Erbrechen kann sich auch schon nach zwei Stunden einstellen. Die annähernd gleiche Dosis rief bei einer Katze nur Abszedierung und Beschleu-

---

[1]) H e u b n e r, Arch. f. exper. Pathol. 1907, Bd. 57, S. 362, trennte das Eiweiß und Salze von dem Gifte ab und erzielte mit dem so erhaltenen, nicht rein dargestellten Gifte bei Hunden noch Blutharnen und nach mehreren Tagen den Tod des Versuchstieres.

nigung der Atmung hervor. Die örtliche Wirkung des frischen Larvengiftes zeichnet sich in der Gestalt heftiger Entzündung, Schwellung und Blutungen an den Geweben innerer Organe ein. Dünndarm, Mesenterium, Bronchialschleimhaut, Nieren, Darmschleimhaut u. a. m. sind gewöhnlich angegriffen. Die resorptiven Vergiftungssymptome, die der gelöste frische Preßsaft der Larven veranlaßt, bestehen in beschwerlicher Atmung, die in den Tod unter Inspirationskrämpfen ausklingt und bisweilen in Krämpfen.

Blepharida evanida. Wie der vorige Käfer, wird auch diese Chrysomelide von Buschmännern als Pfeilgift verwendet, vor allem von Kung-

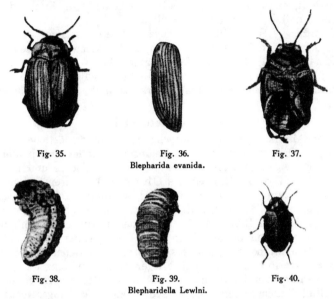

Fig. 35.   Fig. 36.   Fig. 37.
Blepharida evanida.

Fig. 38.   Fig. 39.   Fig. 40.
Blepharidella Lewlni.

Buschmännern in der nordwestlichen Kalahari. Der Körper ist rostrot, Thorax und Flügeldecken verschossen gelb, ersterer mit drei bis fünf verloschenen roströtlich gefärbten Makeln, letztere in Reihen braun punktiert. Die Länge beträgt 7 mm. Die Larve ist 6—7 mm, im Leben wenigstens 9 mm lang, weißlich-gelb gefärbt. Mundteile und Beine sind schwarz. Der wäßrige Auszug der Larven erwies sich als eiweißhaltig. Der mit Salpetersäure erzeugte Eiweißniederschlag löst sich in der Wärme auf und fällt in der Kälte wieder aus. Das wäßrige Mazerat der Käfer erwies sich als albumosefrei. Injiziert man einem Kaninchen 3 g eines sechstägigen wäßrigen Auszuges aus neun Larven auf 15 g Wasser subkutan, so zeigt sich nach zwei Stunden eine Trägheit des Tieres. Es hockt lange unbeweglich, ohne Futter zu berühren, mit halbgeschlossenen Augen. Noch am dritten Tag ändert sich der Zustand nicht. Eine erneute Einspritzung von 1 ccm der Giftlösung bewirkt, daß nach einigen Stunden eine lähmungsartige Schwäche das Tier zum Liegen gebracht hat. Daran schließt sich nach kurzer Zeit der Tod. An der Darmschleimhaut fanden sich einzelne Ecchymosen. Die Nieren erschienen vergrößert, die Epithelien geschwollen. Der somnolente Zustand stellt sich auch nach Einspritzung eines wäßrigen Larvenauszuges ein und hält evtl. mehrere Tage an. Der Darm arbeitet während dieser Zeit verstärkt. An der Einspritzungsstelle kann sich ein Abszeß mit grünem Eiter bilden. Die gleiche Somnolenz weisen auch so vergiftete Tauben auf. Sie gehen nach acht bis zwölf Stunden zugrunde. In den Eingeweiden kommen stellenweise entzündliche Rötungen vor — Blutungen nur nach großen Dosen. In dem blutigen Harn eines solchen Tieres fand ich Methämoglobin. Das Herzblut war jedoch normal. Der Käfer wirkt giftig wie seine Larven.

Blepharidella Lewini[1]), Weise. Auch diese 4,5 mm lange Chrysomelide, die den dritten der zu Pfeilgiften von den Buschmännern benutzten Käfer darstellt, kann, wie die bereits besprochenen, nur durch ein giftiges Eiweiß ihres Leibes diesen Zweck erfüllen.

Vesicantia. Viele Gattungen dieser Familie besitzen ein blasenziehendes Prinzip, meistens Kantharidin, z. B. **Cerocoma, Henous, Lydus, Meloë** (Maiwurm), **Mylabris, Nemognatha** usw. und können deswegen Vergiftung erzeugen, die mit der durch Lytta vesicatoria hervorgerufenen übereinstimmt. **Epicometis hirsutella** wirkt ähnlich, ohne Kantharidin zu enthalten.

Lytta vesicatoria L.

Das kristallinische, stark lichtbrechende, in Fetten lösliche Canthar idin ($C_{10}H_{12}O_4$), das Lakton einer Ketonsäure, findet sich in den spanischen Fliegen, Cantharis vesicatoria L. und in C. adspersa, C. vittata, C. eucera Chev. und anderen Spezies zu 0,4 bis 0,6 Prozent zum größeren Teil frei, zum kleineren Teil an Basen, Ammonium, Magnesium, Kalium, Natrium, aber wohl auch organisch gebunden, vorzugsweise im Blute und in den Nebendrüsen des männlichen Geschlechtsapparates und in den Eiern der Käfer. Außer dem Kantharidin soll ein noch nicht näher gekanntes, flüchtiges, unangenehm riechendes, reizendes Prinzip in den spanischen Fliegen enthalten sein. Vergiftungen mit Kantharidin kommen zustande durch den Gebrauch derselben als Reizmittel für geschlechtliche Erregung, zu Abtreibungszwecken, oder infolge von Verwechselung[2]), ferner in früheren Zeiten zu Mordzwecken[3]), aus Mutwillen, sowie infolge unzweckmäßiger, medizinaler Anwendung[4]). Eine Massenvergiftung von Menschen wurde nach Genuß von Fröschen beobachtet, die kantharidinhaltige Käfer verschluckt hatten. Auch nach Verzehren anderer Tiere, die mit Kantharidin besetzte Strauchblätter gefressen haben, kann Vergiftung entstehen. Der Tod kam auch nach äußerlicher Anwendung von Blasenpflastern zustande[5]). Schleimhauterkrankungen können beim Pulvern der Kantharidin vorkommen. Chronische Vergiftungen entstehen, wenn Individuen zu erotischen Zwecken heimlich das Gift beigebracht wird.

Die gepulverten Kantharidin haben zu 0,6 g vergiftet und zu 1,5 g nach drei bis vier Tagen getötet. Wiederherstellung ist jedoch noch nach 3—4 g, ja selbst nach zwei Teelöffeln voll[6]) beobachtet worden. Von

---

[1]) L. Lewin, Arch. f. exp. Path. u. Pharmak. 1912, Bd. 69, und Die Pfeilgifte, 1920, p. 22, 65.
[2]) Lasègue, Gaz. des hôpit. 1880, p. 698.
[3]) Taylor, Die Gifte, übers. von Seydeler, Bd. II, p. 553.
[4]) Lewin, Die Nebenwirk. d. Arzneim. 1893, p. 767.
[5]) Buhl, Zeitschr. für rationelle Medic., Bd. VIII, p. 32.
[6]) Material. f. die Staatsarzneiwissenschaft, 9. Samml., 1819, p. 257.

der Tinktur wirken 30 g und vom Pflaster 15 g tödlich. Das Collodium cantharidatum vergiftete zu 15 Tropfen. Das Kantharidin wirkt zu 0,01 g bald nach dem Einnehmen giftig und in 24 Stunden bis zehn Tagen tödlich. Nach 0,05 g traten schwere Vergiftungssymptome, aber auch Genesung ein. Im Blute kreist das für Igel angeblich wirkungslose, nach meinen Versuchen aber bei ihm örtlich und allgemein wirkende Mittel unverändert, und wird nach 1—1½ Stunden in kleinen Mengen in den Darm, sonst durch den Harn ausgeschieden. An der Ausscheidung beteiligen sich die Epithelien der Harnkanälchen und vermutlich auch die Glomeruli[1]). Auf mit Blutgefäßen versehenen Geweben (Haut, Schleimhaut, Muskeln[2]) ruft Kantharidin Rötung, Schmerzen, Anschwellung, Blasen und bei sehr langer Einwirkung evtl. Gangrän hervor[3]). Häufige Kantharidindosen veranlassen Erweiterung und nutritive Störungen der Kapillarwand, erhöhte Durchgängigkeit für Blut und dadurch bedingte Infiltrationsherde. Berufsmäßige Darstellung von Kantharidenpflaster soll dadurch Beschädigung hervorrufen, daß sich das Kantharidin aus siedender alkoholischer Lösung verflüchtige und dadurch, z. B. an der Hornhaut, Blasenbildung veranlasse. Bei Arbeitern, die sich mit dem Pulvern dieser Käfer abgeben, und besonders bei solchen, die die gepulverte Masse sieben, kann so viel von dem giftigen Staube an die zugänglichen Schleimhäute gelangen, daß trotz Tragens einer schützenden Kopfkappe und einer Staubbrille ernste Schädigung entsteht. Nach etwa 15 Minuten beginnen Niesen und Husten, Augentränen, Blendungsgefühl, Schwellung und krampfhafter Verschluß der Lider. Dazu können kommen Chemosis und Epitheldefekte an der Hornhaut. Brächte man an eine solche Fläche irgendein Fett, das Kantharidin löst, so entstünden Blasen an der Hornhaut, auch Trübung derselben und Iritis. Der Inhalt der Blasen erzeugt an Geweben wiederum Blasen, iritische Reizung usw.

Als Symptome erscheinen in wechselnder Kombination: Brennen im Munde, Durst, Schlingbeschwerden, Trockenheit, Schmerzen, Schwellung und Blasenbildung an der Zunge und anderen Teilen des Mundes, Salivation und Schwellung der Speicheldrüsen, Übelkeit, brennende Schmerzen im Schlunde und der Speiseröhre, auch Schlingbeschwerden, Magenkrampf, Brennen im Magen, Erbrechen auch wohl von Schleimhautfetzen, Aufgetriebensein des Unterleibes, und bisweilen blutiger Durchfall mit Tenesmus. Diese gastrischen Symptome können fehlen, wenn nach großen Giftmengen der Tod schnell eintrat. Häufig erscheinen ferner: Schmerzen in der Nierengegend, Brennen in der Urethra und vermehrter Drang zum Harnlassen, Albuminurie, Cylindrurie, Hämaturie und schmerzhafte Erektionen. Schwangere Frauen können unter Selbsterkrankung abortieren. Im weiteren Verlaufe sinken Pulszahl und Pulsstärke, es erscheinen Kältegefühl, Schüttelfrost, Schwindel, Ohnmacht und Kollaps, oder auch Schwindel und Delirien, und in sehr schweren Fällen, mitunter erst nach mehreren Tagen Dyspnoe und Konvulsionen. Mit Suffokation und tetanischen Krämpfen beginnt die Vergiftung bisweilen[4]). Nimmt sie eine

---

[1]) Eliaschoff, Virch. Arch., Bd. XLIV, p. 323.
[2]) Wernher, Einfl. d. Cantharid. auf tier. Gewebe, Gießen 1860.
[3]) Hoppe, Canstatts Jahresb. 1852, V, 138.
[4]) Bonfanti, Canstatts Jahresb. 1864, V, p. 136.

günstige Wendung, so kann unter Normalwerden des Harnes in fünf Tagen Wiederherstellung erfolgen.

Es gibt Menschen, bei denen fast jedes Pflaster wie ein Zugpflaster wirkt. Bei solchen erregt Kantharidenpflaster meist sehr ausgebreitetes **Erysipel mit Fieber**. Man beobachtet ferner eine weitgreifende **Dermatitis bullosa, papulöse Ausschläge** oder ein **Ekzem**, das sich von der nächsten Umgebung des Anwendungsortes über den ganzen Körper ausdehnen und jahrelang bestehen kann, seltener Ekthymapusteln, die sich über den Körper verbreiten. Bisweilen entstehen nach Berstung der großen Blase, zumal bei jungen und alten, geschwächten, auch an Morbus Brightii Leidenden, **Geschwüre**. Manchmal ist **Brand** bei dieser Therapie erzeugt worden, z. B. 24 Stunden nach Auflegen eines solchen Pflasters auf die Wade. Man nahm früher an, daß diese Gefahr bei Menschen, die akute Exantheme überstanden haben oder noch an solchen leiden, und bei Greisen, besonders groß sei. Bei Kindern kann dieses Leiden direkt den Tod veranlassen. In einem Falle gebrauchte man auf einer durchgelegenen Stelle ein Kantharidenpflaster. Es entstanden: ausgesprochener Wundbrand, Fieber, Delirien und später gangränöse „Aphthen" im Munde und Schlunde. Auch nach Einspritzung von kantharidinsaurem Kali kommt es zu Fieber neben örtlichen Veränderungen. Nach Einspritzung einer Kantharidin enthaltenden Flüssigkeit (Liquor vesicatorius) auf eine kahle Kopfstelle erschienen erst acht Tage später Schwellung von Kopf, Gesicht und Hals bis auf die Brust, Ausfallen der Haare am ganzen Körper, ferner ein Exanthem und Blutharnen. Auch die Nägel fielen ab und erneuerten sich erst nach ¾ Jahren. Die Haare kamen nicht wieder.

Sektion: Im Munde und Pharynx sind häufig Bläschen oder Ulzerationen vorhanden, und auch im Magen und Darm finden sich Entzündung, Geschwüre, Ecchymosen oder Suffusionen. Die Niere ist meistens entzündet (Glomerulonephritis). Makroskopisch ist sie geschwollen[1], mikroskopisch erkennbar ist eine Erweiterung der Harnkanälchen, deren Epithel von der zerfallenden Zelle abgelöst ist. Das Kapselepithel ist geschwollen. Das Epithel der Blase kann sich abstoßen und ihre Schleimhaut, sowie die der Urethra entzündet sein. Bei Tieren, denen man einen Tag um den anderen in Öl gelöstes **Kantharidin** unter die Haut gespritzt hatte, fanden sich im Magen bloßliegende, bis zu Linsengröße gediehene Blutgerinnsel, welche einen entsprechend großen Defekt der Schleimhaut ausfüllten, dessen Rand an einzelnen Stellen wallartig über das übrige Schleimhautniveau hervortrat. Die Geschwüre waren bis linsengroß.

Chemischer Nachweis: Verarbeitet werden Nieren, Blase, Leber, Muskeln und Blut. Das Kantharidin widersteht lange der Fäulnis. Man stellt durch Kochen mit Kalilauge Kaliumkantharidat her, zersetzt es durch Schwefelsäure und schüttelt das Kantharidin mit Chloroform aus. Der nach dem Verdampfen des Chloroforms bleibende Rückstand wird in Mandelöl gelöst und auf der Haut oder Schleimhäuten seine blasenziehende Eigenschaft erprobt. Mit dem Rückstande kann man nach dem Umkristallisieren aus Ameisensäure auch die Prüfung unter polarisiertem Lichte vor-

---

[1] Browicz, Centralbl. f. d. medic. Wissensch. 1879, p. 145.

nehmen. Besonders ist auf F r a g m e n t e d e s K ä f e r s i m E r b r o c h e n e n, sowie in M a g e n u n d D a r m zu fahnden, da die metallglänzenden Schüppchen der Flügeldecken, sowie Glieder von Beinen usw. die Diagnose ermöglichen.

B e h a n d l u n g : Fette und Öle sind ganz zu meiden, Brechmittel, Magen- und Darmwaschungen vorzunehmen, schleimige Getränke und Opiate zu verabfolgen und die Harnsekretion durch warme Tees zu befördern. Senfteige und Blutegel in die Magen- und Nierengegend appliziert, sowie warme Bäder mindern die Schmerzen und die Entzündung.

Melolontha vulgaris Fab. Der M a i k ä f e r scheint Kantharidin oder einen ähnlichen reizenden Körper, vielleicht auch einen schwefelhaltigen Eiweißkörper (Melolonthin) zu enthalten, ebenso **Cetonia aurata,** der Rosenkäfer, der wie die Kantharidin in Abessinien gegen Hundswut benutzt wird.

Epicauta caustica soll schon dadurch, daß er den Schläfern über die Haut kriecht, Brennen und Blasen erzeugen. Reizend wirken auch **Stenocia apicalis.**

Meloë majalis und M. proscarabaeus enthalten beträchtliche Mengen von Kantharidin und können dementsprechend Giftwirkungen äußern. Einige solcher Käfer, z. B. der Marienkäfer, auch **Eugaster guyoni** in Algerien, **Ephippiger brunneri, Tetraphyllus aoerbus,** spritzen giftiges Blut aus Hautsäckchen oder aus anderen Körperstellen, auch aus besonderen Öffnungen in der Körperwand (Coelomoporen) bis auf etwa 50 cm Entfernung aus. Die Imago des Maiwurms stößt beinahe 0,5 ccm Blut aus. Nach dem früheren arzneilichen Gebrauch von M e l o e m a j a l i s und M. proscarabaeus beobachtete man Katharidinsymptome: Schmerzen in der Harnblase, Schneiden und Brennen in der Harnröhre, Erbrechen, Leibschmerzen, Diarrhöe, Anurie. Nach Verschlucken einer halben Meloe proscarabaeus bekam ein Knabe heftigen Drang zum Harnlassen und so starke Schmerzen, daß er ohnmächtig wurde.

Auch gewisse Laufkäfer aus der Gattung Brachinus (B o m b a r d i e r k ä f e r) spritzen, wenn sie in Gefahr sind, eine ätzende Flüssigkeit weit von sich, die gewebsreizende Eigenschaft besitzt. Von dem Saft derartiger exotischer Käfer wird angegeben, daß er nach Salzsäure röche und sauer reagiere.

Epicauta ruficeps (Legén) soll Strychnin enthalten (?). Als hautreizend werden auch die Gattungen **Henous, Nemognatha, Zonitis** und **Tatraonyx** bezeichnet. Kantharidin findet sich ferner in **Epicometis hirsutella** und wahrscheinlich in **Curculio Oryzae** und **Dermestes lardarius.** Die Larven werden als Mörder junger Tauben angesehen.

Pisces.

Schon die Alten kannten einige wesentliche Bedingungen für das Giftigsein von Fischen, z. B. den Giftapparat und das Giftigwerden durch Aufnahme tierischer Dejekte, oder die Erkrankung derselben durch „morbo pestilentiali". Wir wissen jetzt hierüber das folgende: Oppian, der im dritten Jahrhundert über Fische schrieb, wußte, daß manche Fische

„gewaltige Zähne, andere Gift im Maule, noch andere gefährliche Dornen besitzen, auch daß sie den Feind mit einem giftigen Stachel verwunden"[1]).
Fischvergiftungen erzeugen:

1. **Fische, welche einen oder mehrere drüsige Giftapparate besitzen und das in den Drüsen produzierte Gift durch in Stacheln mündende, bedeckbare oder unbedeckte Ausführungsgänge entleeren können.**

a) Unter den **Scorpaenoidei** haben Giftstacheln: **Scorpaena porcus L.** an der Rücken- und Afterflosse, **S. scropha L., Pterois volitans C. V., Pelor didactylum**, dessen Gift auf Malakka als Zusatz zu Pfeilgiften benutzt wird[2]), **P. filamentosum C. V., Synanceia verrucosa Bloch., S. brachio Lac.** Todesfälle nach dem Stich der Synanceia sind öfter beobachtet worden. Im Meeressande liegend, stechen sie den auf sie Tretenden mit ihren zahlreichen gerinnten Rückenflossenstacheln, die mit Giftsäcken in

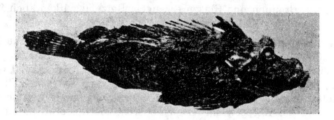

Fig. 41. Synanceia verrucosa.   L. Lewin phot.

Verbindung stehen. Schmerzen, Schwellungen und sogar Gangrän der Stichstelle und anderer Körperteile, Lymphangitis, Kollaps, Präkordialangst, Durchfälle und evtl. der Tod unter tetanischen Symptomen können die Folgen sein. In den stachligen Flossenstrahlen von **Sebastes** liegen Hautdrüsen wie bei der Scorpaena. In Japan wird der Stich dieses Fisches für giftig gehalten.

Unter den **Teuthidae** findet sich ebenfalls eine giftige mit Stacheln versehene Art: **Amphacanthus lineatus Cuv. et Val.** Die Giftdrüsen liegen in den stachligen Strahlen der Rückenflosse, auch bei **A. sutor** und **A. luridus**.

b) **Trachinoidei, z. B. Trachinus draco Cuv. et Val.**, den Plinius, als „pestiferum animal, spinae in dorso aculeo noxium" bezeichnet, das **Petermännchen**, und **T. radiatus Cuv. et Val.**, deren Kiemendeckel einen 1—3 cm langen, mit Rinnen versehenen, nach rückwärts gerichteten, an seiner Wurzel von einer schlaffen Hauttasche bedeckten Stachel besitzen. Das Innere dieser mit Epithel ausgekleideten Tasche sezerniert Gift, das sich über den Stachel ergießt. Beiderseits an der Basis der Rückenfloßstacheln befindet sich je ein membranartiges längliches Säckchen, an dessen Grunde die Giftdrüse sitzt. Dringt der Stachel in die Haut, so entleert sich infolge des Druckes das Drüsengift, ähnlich wie beim Vipernstiche, nur mit dem Unterschiede, daß es hier durch zwei kleine,

---
[1]) Oppian, De piscib. 2, V, 43.
[2]) L. Lewin, Die Pfeilgifte 1920.

symmetrisch an beiden Seiten des Stachels liegende Kanälchen geschieht. Auch die vordere Rückenflosse hat scharfe Stacheln, die wahrscheinlich durch eine Einrichtung vergiftet werden können. Bei Fröschen entsteht durch das Gift Herzlähmung, bei Tauben Krämpfe. Bei Menschen schwillt das gestochene Glied unter Schmerzen an, und wenn dasselbe nicht alsbald umschnürt wird, breitet sich die Entzündung auf den Rumpf aus, und Mattigkeit, Fieber und Herzklopfen gesellen sich hinzu. Bisweilen entsteht an der Stichstelle Gewebs- und evtl. Knochennekrose. Ein von **Trachinus vipera** in den rechten Zeigefinger gestochener Knabe bekam sofort heftige Schmerzen im Finger, die Hand schwoll an und der Finger wurde dunkelblau. Dazu kamen Kopfschmerzen, Übelkeit und Erbrechen. Noch nach 14 Tagen bestand Handschwellung, trotzdem alsbald tiefe Inzisionen in den Zeigefinger gemacht und viel venöses Blut entleert worden war.

Gasterostei. Die Stichlinge haben eine Rückenflosse, die aus freien, nicht durch Haut verbundenen Stachelstrahlen besteht. **G. aculeatus** hat drei starke Stacheln auf dem Rücken. Schon Amatus Lusitanus im 16. Jahrhundert kannte die mit Schmerzen einhergehende Verwundungsfolge durch dieses nestbauende bösartige Fischchen.

Uranoscopus scaber L. und **U. Duvalli Bott.** besitzen einen, mit einer Scheide bedeckbaren Stachel, der von dem Gifte eines in die Scheide mündenden Sackes umspült werden kann.

c) **Batrachoidei. Thalassophryne reticulata Günth.** und **Th. maculosa Günth.** haben ein längsdurchbohrtes, in der Ruhe von Haut bedecktes, und mit einer Giftdrüse kommunizierendes Os operculare, sowie zwei ähnlich gebaute Rückenstacheln. Der Stich macht neben örtlichen Erscheinungen bei Menschen Fieber.

d) **Cataphracti. Cottus scorpius Bl.** besitzt am Kieferdeckel drei doppeltkanalisierte Stacheln, die aus Giftdrüsen gespeist werden können, welche aber nur zur Laichzeit Gift absondern.

In der Sagami-Bucht in Japan kommt ein „Hobo" genannter Fisch, **Lepidotrigla Bürgeri** vor, der metallischgrüne Flossen, auf ihnen glänzend blaue Augenflecke und an der Rückenflosse scharfe Giftstacheln besitzt. **Copidoglanis tandanus** und **C. Hyrtlii**, australische Fische, sind an Rücken- und Brustflossen mit starken, spitzigen Stacheln versehen, deren Stich bösartige Entzündung hervorrufen kann. Die Stacheln an der Brustflosse sind sogen. Sperrstacheln, d. h. sie können aufgerichtet und durch einen eigentümlichen Mechanismus festgestellt werden. **Arius australis**, „Jew fish" der Ansiedler, ist ein nestbauender Wels, der durch Stacheln der Brustflossen verletzt und wahrscheinlich vergiftet.

Plotosus canius aus Bengalen und dem ostindischen Archipel. Die Plotosus-Arten haben in der ersten Rückenflosse einen starken, langen, hohlen Stachel, der mit einer Giftdrüse in Verbindung steht. Das Gift wird auf Malakka als Pfeilgiftzusatz verwendet. Der Stachel bricht gewöhnlich in der Wunde ab. Nach dem Stich von **Plotosus anguillaris** sah man einen Arm schon nach einer Stunde stark geschwollen und fast unbeweglich sein[1]). Der Laffisch der ostindischen Gewässer, Synanceia, von denen vier Arten im Indisch-Pazifischen Ozean leben, weist an jedem Stachel der

---

[1]) Doflein, Ostasienfahrt 1906, S. 268.

Rückenflosse jederseits in seiner oberen Hälfte eine tiefe Furche auf, in der sich ein häutiger, oben offenstehender Kanal befindet — die Verlängerung einer birnenförmigen, am Grunde gelegenen Giftdrüse. Synanceia, Trachinus und Scorpaena erweisen sich in bezug auf die Gestaltung ihrer Giftdrüsen als zu ein und demselben Typus gehörend[1]). Cuvier nahm schon an, daß der die Flossen von Synanceia bedeckende Schleim die Ursache der Schmerzhaftigkeit ihres Stiches sei. Der Schleim ist das Sekret besonderer einzelliger Drüsen, welche reichlich in der mehrschichtigen Epidermis der Fische vorhanden sind. Beim Stiche der Flossen gelangt das Sekret, welches auf die Hautoberfläche entleert wird, in die durch den Stachel der Flosse geschlagene Wunde und entwickelt seine Giftwirkungen. Die Spitzen der Stacheln liegen oberflächlich unter der Haut. Drückt aber ein Gegenstand, z. B. der nackte Fuß, auf den Rücken, so treten sie heraus, verwunden und zugleich ergießt sich das milchähnliche Gift in die Wunde. Bisweilen wird dadurch der Tod des Verletzten bewirkt. Am häufigsten vergiften **Synanceia horrida und S. verrucosa.** Das Gift der letzteren wird auf Malakka für Pfeilgift verwendet. **S. thersites** Seale „Nufu" oder „ñgofu" oder „No'u-Fisch" im Stillen oder Indischen Ozean, mit 13 Stacheln in der Rückenflosse. Sie sind breitgedrückt und tragen auf ihrer Vorder- und Rückenseite eine flache Längsrinne. Unweit ihres oberen spitzen Endes liegt ein kuglig sich vorwölbender Giftsack. Zu jedem der 13 Stacheln gehören je zwei Giftsäcke mit etwa je 0,5 g Gift. Diese Gebilde sind in eine dicke, die Flosse bis zu ihrem oberen Ende umgebende Haut miteingeschlossen. Tritt jemand auf den regungslos im Wasser liegenden Nofu, so ergießt sich das Gift in die Stichwunde.

g) **Muraenoidei. Muraena helena L.** und andere Spezies besitzen Gaumenzähne, die durch von einzelligen Drüsen der Gaumenschleimhaut geliefertes Sekret vergiftet werden können. Der Biß wird von den Fischern sehr gefürchtet.

Das Blutserum des Meeraals (**Conger**) ist, wie das des Neunauge, der Schleie, des Aales, der Anguillula japonica, des Thunfisches, des Karpfens, des Hechts, der Karausche, des Frosches, des Zitterrochens, giftig. Es löst die Erythrozyten des Menschen, Kaninchens, Hammels, Meerschweinchens auf. Alkalien, Säuren und Erhitzen auf 58° C lassen die Giftigkeit schwinden. Nach innerlicher Verabfolgung ist es unschädlich. Injiziert man das Serum des Blutes Hunden (0,02 g pro Kilo Körpergewicht), so erfolgt der Tod nach einigen Minuten unter Konvulsionen, Pupillenerweiterung, Atemstillstand und Herzstillstand. Ich beobachtete einmal von einer Buhne am Meere aus die Jagd von Muränen auf Heringe, sah, wie sie den letzten von dem Schwarm Bisse austeilten und wie bald danach die gebissenen Tiere bauchoben schwammen. Gelangt Aalblut an die Augenbindehaut, so wird diese entzündet. Bei Fischern, Fischhändlern, Köchen usw. ist es längst bekannt, daß Aalblut, in das Auge gespritzt, dort heftige Reizerscheinungen verursachen kann, aber erst aus neuerer Zeit liegen genauere Beobachtungen vor, welche diese Angaben bestätigen. Es entsteht sofort oder nach wenigen Minuten lebhaftes Brennen, wie wenn eine ätzende Substanz in das Auge gelangt wäre. In kürzester Zeit entwickelt sich unter starker Lichtscheu eine akute Binde-

---

[1]) Pawlowsky, l. c. S. 112, 113.

hautentzündung, besonders am Unterlide und der unteren Übergangsfalte. Die Conjunctiva bulbi beteiligt sich mit Injektion und Chemose. Dabei besteht Tränenfluß und schleimige Sekretion. Dieser Zustand verschwindet ebenso schnell wie er gekommen ist. Nach Auswaschen des Auges und kühlender Behandlung ist meist nach 24 Stunden alles beseitigt. Es können aber auch oberflächliche Hornhauttrübungen entstehen, deren Aufhellung etwas länger dauert.

h) **Trigonidae.** Die **Stechrochen** haben gleich den Adlerrochen gewöhnlich einen langen und zwei kürzere, starke, gezähnte Schwanzstacheln, mit denen schlimme Verletzungen, und durch ein gleichzeitig eindringendes Gift allgemeine Vergiftungssymptome erzeugt werden können. Dies gilt z. B. von **Trygon walga** und **Tr. Kuhlii.** Sie erzeugen von der Stichstelle an den Füßen aus in den Oberkörper irradiierende Schmerzen, Krämpfe, die zum Tode führen, oder auch lange bestehen bleibende Lähmungen. Ein Begleiter von C r e v a u x starb am Magdalena-Fluß durch einen Stich einer Raja. Ähnlich können die Stechrochen **Taeniura magdalena** und **Taeniura (Trygon) hystrix** wirken.

2. F i s c h e , d e r e n G e n u ß m e i s t V e r g i f t u n g e r z e u g t.

Hierher gehören u. a. aus den **Clupeoidei: Clupea thrissa Bl.**, dessen Rogen in Japan oft den Tod in ¼—3 Stunden veranlaßt, **Sardinellaarten, Petromyzon fluviatilis L.** (N e u n a u g e), das, roh oder gekocht gegessen, ruhrartige Durchfälle erzeugen kann, aber durch Bestreuen mit Salz und Abwischen des Schleimes (Sekret der Hautdrüsen) giftfrei wird, vielleicht auch **Scatophagus argus Cuv. et Val.**, der sich besonders von menschlichen Dejekten nährt. D i e M e i n u n g , d a ß e s i m m e r n u r d i e A r t d e r N a h r u n g i s t , d i e d i e s e T i e r e z u g i f t i g e n m a c h t , i s t n i c h t z u h a l t e n , d a j a s o n s t a u c h d a s k o t f r e s s e n d e S c h w e i n e i n G i f t o b j e k t w ä r e . **Gymnocaster arcticus** wird, vielleicht mit Unrecht, von den Isländern für giftverdächtig gehalten. Der Pfeil- oder Meerhecht Barracuda **Sphyraena vulgare, Sphyraena barracuda** Cuv., S i g u a t e r r a , **Sparusarten, z. B. Sparus pagrus, Sp. chrysops, Sp. erythrinus** (Seebrasse) stehen in dem gleichen Verdacht. Nach dem Genuß des Fisches erkrankten mehrere Menschen und auch Hunde, ein Schwein, ein Papagei. Der letztere starb. Auch die **Scari,** die P a p a g e i f i s c h e , stehen im Giftverdacht. Sie sollen durch Fressen von Korallen-Polypen oder nesselnden Medusen giftig werden.

Einige **Labrus-Arten** gelten auf Isle de France zu gewissen Zeiten für giftig. **Clupea thrissa** soll nach C h i s h o l m in einem Zeitraume bis zu 10 Minuten einen Menschen, der davon gegessen hat, töten können. **Balistes betula** wird auf Bourbon als hochgiftig angesehen. Auf Bahama sollen viele solcher Fische vorkommen. **Ostracion tricaulis** und **O. cornutum** sind giftverdächtig.

3. F i s c h e , b e i d e n e n e i n z e l n e O r g a n e o d e r K ö r p e r s ä f t e i m m e r o d e r z u g e w i s s e n Z e i t e n g i f t i g s i n d:

a) **Gymnodontes.** Schon 1668 wurde von K a e m p f e r über den giftigen japanischen Fisch **Furube** berichtet, der auch zu Selbstmorden diene, und vor 100 Jahren erkrankten C o o k und die beiden F ö r s t e r nach dem Genusse der Leber eines **Tetrodon,** während ein Ferkel, das die Fischeingeweide desselben verschluckt hatte, verendete. Hauptsächlich sind es **Tetrodonarten,** die sogenannten F u g u f i s c h e , die giftig wirken, z. B.

T. chrysops, T. inermis Schleg., T. pardalis Schleg., T. rubripes Schleg., T. Honkenyi Bloch, T. stellatus Günth. Ungiftig ist **T. cutaneus.**
Die meisten Spezies dieser Gattung sind schädlich, gleichviel ob sie in China, im Roten Meere oder am Kap vorkommen. Die größte Giftigkeit haben sie während der Laichzeit. Der Eierstock ist am giftigsten. Schwere Vergiftung gerade durch deren Rogen berichtete man schon im vorigen Jahrhundert. Bei einigen Arten ist die Leber gar nicht, bei anderen weniger, nur vereinzelt das Blut, sehr leicht die übrigen Eingeweide und die Muskeln nie gifthaltig[1]). Langes Kochen (drei bis acht Stunden) soll die Ovarien entgiften. Das Gift ist kein Alkaloid, sondern wahrscheinlich ein Eiweißderivat. Die ichthyophagischen Beduinen essen die Kugel- oder Igelfische (Diodon-Arten) ohne die Köpfe, die sie für giftig halten. Auch die Andamanen-Leute verzehren die sonst für giftig geltenden Tetrodon-Arten. Hunde, die **Tetrodon inermis** gefressen haben, sterben binnen etwa einer halben Minute unter Krämpfen. **Tetragonurus Cuvieri,** ein Fisch, der bei Nizza die größten Tiefen bewohnt, gilt als sehr gefährlich. Er ruft akute Leibschmerzen, Erbrechen und Stuhlzwang hervor. Risso, der die Ichthyologie jenes Meeres beschrieben hat, erlitt dadurch eine schwere Vergiftung.

Tetrodon lineatus, der gestreifte Stachelbauch, soll durch Berühren einen nesselartigen Ausschlag erzeugen. Nach Verzehren von Teilen von ihm erfolgten Mattigkeit, Krämpfe in den Gliedmaßen, Frostschauer und Delirium. Der Genuß des Rogens schuf die schlimmsten Folgen. Die Schwäche kann durch Tetrodongenuß bis zu kurareartiger Lähmung gehen. Aus dem Rogen frischer Tetrodon gewann man eine kristallinische Masse, die aus Tetrodonin und Tetradonsäure besteht. Von dem ersteren töteten, subkutan injiziert, 0,05 g einen etwa 2 Kilogramm schweren Hund unter Erbrechen und Lähmung, und 0,19 g ein Kaninchen von 3,4 Kilogramm Gewicht in sieben Minuten. Ein anderer erblickt das Tetrodon-Gift im Tetrodotoxin, das Kaninchen zu 0,004 g pro 1 Kilogramm Gewicht tötet. Salzsäure spaltet diesen Stoff in zwei unwirksame Körper, eine Base Tetronin und Tetrodopentose. Das Gift des Tetroden soll ein Hormon der Geschlechtsdrüsen sein. Das Fleisch des Tetrodon scheint ohne Schaden eßbar zu sein. Die Galle von **Tetrodon immaculatus,** var. virgata Bl. (Ikan bibi), gilt in Niederländisch-Indien für ein tödliches Gift.

Auch Diodon-Spezies sind giftig, wie **Diodon orbicularis,** dessen Fleisch nicht gegessen wird.

Diodon coeruleus wird auf den Mariannen-Inseln wegen Giftverdachts nicht gegessen.

b) **Scorpaenoidei. Sebastes marmoratus Cuv. et Val.** (jap. Kasago). Der Rogen ist immer giftig.

c) **Muraenoidei.** Die Gattungen **Anguilla, Muraena** und **Conger** haben ein blau fluoreszierendes, örtlich im Munde reizendes Blutserum, das Tiere durch Atem-, resp. Herzlähmung, bezw. schwere Muskellähmung auch unter Krämpfen tötet[2]) und durch Erhitzen auf 100° diese Wirkung verliert. Vergiftungen von Menschen mit Muraenaarten sind früher be-

---
[1]) Takahashi u. Inoko, Mitteil. d. Japan. Univers., Bd. I, Nr. 5.
[2]) Mosso, Arch. f. exp. Path. u. Pharmak., Bd. XXV, p. 111.

richtet worden. Ein Mann, der Aalblut mit Wein trank, erkrankte unter Brechdurchfall, stertoröser Atmung und Zyanose.

d) Einige Spezies anderer Gattungen sollen ebenfalls immer giftige Körperteile haben: z. B. **Engraulis** (Fleisch), **Scarus** (Galle), **Scomber** (Leber), **Balistes** (Fleisch), **Tetragonurus** (Fleisch) u. a. m.

4. **Fische, die an und für sich ungiftig sind und als Nahrungsmittel viel gebraucht, nur in einzelnen ihrer Teile, z. B. den Eiern, zu gewissen Zeiten, wie im Frühjahr, eine Schädlichkeit besitzen, während der übrige Fisch genießbar ist.**

Hierher gehören z. B. **Scomber Kanagurta,** einige **Labrus-** und **Scarusarten, Barbus fluviatilis Agass., Esox lucius L., Meletta venenosa Cuv.**

Nach dem Genusse von Rogen der Barbe, **Barbus fluvialitis,** wurde oft — man weiß es schon seit dem 16. Jahrhundert —, Erkrankung einzelner Menschen oder ganzer Familien an Erbrechen und Diarrhöe beobachtet. An der Wolga wird weder der Rogen der Barbe noch der der Brasse gegessen. Das Fleisch der Barbe ist ungiftig. Die Vergiftungssymptome zeigen sich nach ¾—3 Stunden, meistens im Monat Mai. Sie sind stets gleich und ähneln den Symptomen der Cholera (Barbencholera): Schwindel, anhaltendes Erbrechen, Leibschmerzen, schmerzhafte Durchfälle, Trockenheit und Brennen im Munde und Schlunde, starker Durst, Kälte der Hände und Füße, Kleinheit des Pulses, Ohnmachtsanfälle, kalte Schweiße, Blässe des Gesichts und wohl auch Wadenkrämpfe. Es erfolgt fast immer Genesung. **Schistothorax**-Arten haben ebenfalls zu Vergiftungen Anlaß gegeben. Menschen, die **Sch. argenteus, Sch. orientalis** und **Sch. oxagensis** (Marginki) bzw. deren Caviar gegessen hatten, erkrankten. Nur wenn gleich nach dem Fange Magen und Eingeweide entfernt und das Fleisch sorgfältig gekocht wird, bleiben Giftwirkungen nach dem Genusse aus.

5. **Fische, die an und für sich ungiftig sind und als Nahrungsmittel gebraucht werden, aber in unbehandeltem oder konserviertem Zustande auch ohne erkennbare Veränderung in Aussehen, Geruch oder Geschmack, oder auch, wo solche Veränderungen bemerkbar sind, in allen ihren Teilen giftig und selbst tödlich wirken.**

Meistens wird es sich hierbei um die zerlegende Tätigkeit von Mikroorganismen handeln. Das Tiereiweiß kann aber auch unter anderen Einflüssen zerfallen. Meiner Überzeugung nach stellt keines der durch Fischfäulnis bisher erhaltenen und analysierten basischen Produkte, wie Hydrokollidin[1]), Äthylendiamin, Gadinin oder eine muskarinartige Substanz[2]), das „Fischgift" dar. Dies sind Stoffe von mehr theoretischem Werte; denn die aus vielen Kilo gefaulten Materials erhältlichen Mengen sind so klein, daß mit Rücksicht auf die geringen Quantitäten von Fischfleisch, die der Einzelne überhaupt verzehrt, eine Vergiftung durch diese „Fischgifte" in praxi auszuschließen ist. Dies gilt auch für anderweitige aus giftigen Fischen gewonnene Ptomaine, z. B.

---

[1]) Gautier et Etard, Compt. rend de l'Acad., T. XCIV, p. 1601.
[2]) Brieger, Ptomaine, Berl. 1885, p. 14.

dem kristallinischen Sardinin[1]). Einen Fortschritt erblicke ich in dieser Frage nur darin, daß es gelang, in solchen giftigen Fischen eine **bakterielle Infektion** nachzuweisen. Eine solche erkannte man z. B. in giftgem Stör- und Lachsfleisch[2]), in Karpfen, bei denen eine giftige, durch Kochen entgiftbare Albumose[3]) gefunden wurde, und in Sardinen. Der hier nachgewiesene Mikroorganismus erzeugt bei den mit Sardinenverpacken beschäftigten Arbeitern Eiterungen[4]). Als Ursache des Sterbens von Bassin-Fischen wies man einen **Bacillus piscidius agilis** nach, der für Kalt- und Warmblüter virulent ist[5]), und als Ursache der Giftwirkung von „rotem" Stockfische das Vorhandensein von **Clathrocystis roseopersicina Cohn** (Lamprocystis roseopers. Schroet.), oder **Coniothecium Bertherandi Megn.**, oder **Penicillium roseum Link**, oder eine **Sarcinaform**. So wäre es auch möglich, daß auf Eis konservierte Fische giftig würden, wenn in sie aus dem Schmelzwasser pathogene Organismen gelangten. **Bei solcherart und anderswie zersetzten Fischen kann es sich immer nur um Eiweißderivate handeln, die sich in großer Mannigfaltigkeit in jedem Stadium des Zerfalls dieses labilen Körpers bilden, und deswegen gibt es nicht ein, sondern wahrscheinlich viele Fischgifte.**

a) Von konservierten Fischen wirken u. a. zum Teile in weiter epidemischer Verbreitung giftig, resp. tödlich: **Accipenser Sturio L., A. huso L.** (Hausen), **A. Ruthenus L.** (Sterlet), besonders in rohem, gesalzenem Zustande, **Clupea harengus L.** (Hering), der in Büchsen, oder gesalzen, oder dessen Rogen schwere gastrische, resp. paralytische Symptome erzeugte[6]), der Stör, nach dessen Genuß Diplopie und vorübergehende gänzliche Amaurose beobachtet wurde. Nach Verzehren von rohem Stör und Lachs starben fünf Menschen. Das Fleisch zeigte eine auffallend weiche Konsistenz, aber keine Fäulnis. Man fand aber darin lebende Bazillen, die den Typhusbazillen ähnelten. Die ersten Vergiftungssymptome zeigten sich 10—28 Stunden nach dem Verzehren, der Tod nach einigen Tagen, nachdem Sehstörungen, Trockenheit im Munde, Unvermögen zu schlingen, Aphonie, Verstopfung und Minderung der Harnabsonderung bestanden hatten. Vor dem Tode bestand Asphyxie. Aus solchem Fischfleisch gelang es auch, Ptomaine zu gewinnen. In gleicher Weise vergiftete auch der roh gegessene Hausen, **Accipenser Huso**. Von 16 Menschen starben dadurch 15 innerhalb einiger Stunden. Vergiftungen mit der Scholle, **Platessa vulgaris,** riefen u. a. Krämpfe und im Anschluß daran den Tod hervor. Die Inkubation dauerte bei einigen zwei bis drei Tage. Vergiftung kam auch vor mit Thynnus pelamys, der Bonite und **Thynnus vulgaris,** dem Thunfisch, der, bald nachdem er gefangen worden ist, die Tendenz zur schnellen Fäulnis zeigt. Es gibt eben der Art

---

[1]) Griffiths, Chemic. News, 1893, p. 45
[2]) Arustamoff, Centralbl. f. Bakteriol. 1891, p. 113.
[3]) Fischel u. Enoch, Fortschr. d. Med. 1892, p. 277.
[4]) Dubois Saint-Sevrin, Ann. de l'Inst. Pasteur, 1894, Nr. 3.
[5]) Sieber-Schoumow, Arch. des Sciences biol. 1895, T. III, p. 226.
[6]) Alexander, Schles. Ges. f. vaterl. Cult. 1888. — Med. Practit. 1886, Nr. 4.

und der Individualität nach Eiweiße, die eine größere oder geringere Labilität besitzen. Eine hohe Labilität zeigt auch **Practocephalus hemiliopterus** Agass., von den Kolonisten in Britisch Guyana als „Gilbagre", von den Indianern als „Paruaruima" bezeichnet. Die meisten Indianerstämme genießen ihn wegen der Vergiftungsgefahr nicht. Brasilianer am Rio Branco essen den „Pirarara". **Caranx fallax** gilt in Birma, wenn er alt geworden ist, für ungesund, im Jugendzustand für eßbar. **Orbis laevus oblongus** ist giftig, wenn er mit der Haut gegessen wird, ohne sie nicht. **Limulus rotundicauda Latr.** gilt in Niederländisch-Indien für sehr giftig. Eine Massenvergiftung kam durch Verzehren von **Coroina Sina**[1]) zustande. Als Symptome erschienen Erbrechen, Leibschmerzen, Durchfälle, Herzschwäche, Pupillenerweiterung, Frost, später Fieber. Der Tod trat schon nach 24 Stunden ein. Giftig können ferner wirken: **Clupea pilchardus Art.,** Sardinen, welche mehrere Tage offen in der Büchse standen, oder deren Behältnis nicht dicht ist, **Salmo salar Val.,** der in Zinnbüchsen konserviert ist, **Pleuronectes flesus L.** (Flunder), der **Bückling,** der öfters in gebratenem Zustande Erkrankung: Sopor, Röcheln, Verminderung der Pulszahl, Bewußtseinstörung u. a. m. veranlaßt hat, und von Fischprodukten der **Kaviar.** Wiederholt führte der Genuß von Heringsrogen zu Vergiftung mit Erbrechen, Leibschmerzen, Dysenterie für 48 Stunden u. a. m. In einer Massenvergiftung von 13 Menschen durch Strand- und Seeheringe, die mit Essig begossen worden waren, war das vergiftende der bitter schmeckende Rogen. Reiher, die verdorbene, gesalzene Heringe gefressen hatten, krepierten, nachdem Diarrhöe, Krämpfe und Lähmung vorangegangen waren. Bei der Obduktion fand sich heftige, kruppöse Entzündung des Magens und hämorrhagische Entzündung der Gedärme.

b) Unter nicht konservierten Fischen, die nur kulinarisch behandelt wurden, gaben, oft ohne erkennbaren Grund, aber sicherlich immer infolge von Zersetzung zu Vergiftung und Tod Anlaß: **Osmerus eperlanus L.** (Stint) — von acht Menschen, die davon gegessen hatten, starben fünf unter den Symptomen eines bösartigen Fiebers —, **Lachsrogen, Hechtrogen,** der Rogen von **Sebastes marmoratus** (japan. „Kasago"), der schnell tötet, **Tinca Chrysitis Agass.** (Schleie, die ca. fünf Tage in Essig gelegen hatten, nach 20 Stunden vergifteten und unter Atropinsymptomen, Zyanose und Dyspnoe töteten), **Makrele, Scomber** rief einmal endemische Vergiftung mit Gastroenteritis und Peritonitis hervor, **Cyprinus Carpio L.** (Karpfen), **Barbus fluviatilis,** die Barbe, deren Rogen, wie schon erwähnt wurde, giftig sein kann, **Silurus bagre** und **S. militaris,** die choleriforme Symptome erzeugten, **Gadus morrhua L.** (Kabliau), der, scheinbar frisch, Brechdurchfall und Ausschläge veranlaßte — die Alkaloide des **Lebertranes** Asellin, Morrhuin usw. kommen hierbei nicht in Betracht —, **Scomber Thynnus L.** (Thunfisch), **S. Pelamys L.** (Bonite), **S. scombrus L.** (Makrele), **S. regalis Bl., S. carrangus Bl.** u. a., durch deren Genuß alle Formen der Fischvergiftung veranlaßt werden können, **Sparus Maena Cuv.** (Laxierfisch), **Pagrus vulgaris Cuv. et Val.** und **Coracinusarten, Perca fluviatilis** bzw. **Perca major.** Durch den Genuß, zumal der Leber dieses Barsches erfolgte gleichfalls Vergiftung.

---

[1]) Oudard, Arch. de Médec. navale 1909, Nr. 7.

Die **Vergiftungssymptome bei allen Fischvergiftungen** können wie nach **Tetrodon inermis** nach wenigen Minuten bis nach 20 Stunden und der Tod in acht bis zehn Minuten bis nach mehreren Tagen erfolgen. Sie lassen sich in drei Gruppen: den choleriformen, exanthematischen und paralytischen Ichthysmus scheiden, die in verschiedenartiger Kombination auftreten.

1. **Choleriformer Ichthysmus.** Als Beispiel mag die **Barbencholera** dienen: Anhaltendes Erbrechen, Koliken, Diarrhöen, Präkordialangst, Schwindel, Zittern, Trockenheit im Munde, Durst, bleiches, eingefallenes Gesicht, kleiner, kaum fühlbarer Puls, Anurie, Pupillenerweiterung, Wadenkrämpfe und Ohnmachten. Schwangere können die Vergiftung ohne Abort überstehen. In schwereren Formen dieses Ichthysmus können auch blutiges Erbrechen und blutige Durchfälle vorhanden sein.

2. **Exanthematischer Ichthysmus.** Derselbe begleitet häufig die choleriforme und paralytische Form. Nach Genuß der Leber von **Squalus Catulus** oder Verzehren von **Thunfisch, Schellfischen** u. a. m. entstehen bisweilen urtikaria- und masern- oder scharlachartige Ausschläge. Sie erscheinen häufig mit Jucken. Das Gesicht ist in einzelnen Fällen erysipelasartig gerötet und geschwollen. Dem Erscheinen des Ausschlages geht mitunter Fieber voraus, während die Affektion selbst von gastritischen und Atmungsstörungen begleitet sein kann. Der Ausschlag schwindet gewöhnlich unter Abschuppung, die bis zu 20 Tagen anhalten und auch am Kopfe vor sich gehen kann, ohne daß die Haare ausfallen. Das Fleisch von **Squalus glacialis,** dem **Eishai,** ruft hervor: Nasenbluten, einen aussatzähnlichen Hautausschlag und evtl. den Tod. Die Isländer meiden deswegen den Fisch.

3. **Paralytischer Ichthysmus:** Nach Verzehren von **Gymnodonten,** schlechten **Heringen, Schleien, Hausen** usw.: Trockenheit im Halse, Schlingbeschwerden, Konstriktionsgefühl, evtl. Aufgehobensein des Schluckvermögens, Durst, Schwindel, Gesichtsverdunkelung, Pupillenerweiterung, Doppelsehen, Gelb- oder Rotsehen, Lähmung im Gebiete der M. oculomotorii, Ptosis, Parese des weichen Gaumens, allgemeine Muskelschwäche, Kleinheit und Verlangsamung des Pulses, Unregelmäßigkeit der Atmung, Atemnot, Kältegefühl und sensible und motorische Lähmung der Extremitäten. Bisweilen gesellen sich dazu Heiserkeit oder Stimmlosigkeit, Verstopfung, Magenschmerzen, Auftreibung des Leibes, auch wohl Erbrechen oder Blutbrechen und blutige Diarrhöen, schneidende Magenschmerzen, Beklemmung, Dyspnoe, tiefes Koma, und abwechselnd mit diesem Krampferscheinungen und selten Delirium. Meistens erfolgt der Tod bei Bewußtsein. Manche Fische dieser Gruppe rufen nur paretische Zustände hervor. In der Kosmina werden außer Lachsforellen noch eine andere rote Fischgattung, die an der Kolyma als „Krasmina" bekannt ist, gefangen. Dieser hat einen guten Geschmack, ruft aber Übelkeit und Mattigkeit an allen Gliedern hervor[1]).

Es gibt natürlich noch andere, irreguläre Verlaufsarten, die besonderen Zersetzungsstoffen in Fischen ihr Entstehen verdanken. So begann

---

[1]) F. v. Wrangel, Reise, T. II, 1839, S. 113.

eine solche bei einer jungen Frau, die schlechtgewordene Fische gegessen hatte, mit unstillbarer Diarrhöe. Am zweiten Tage ihres Krankenhausaufenthaltes bekam sie unter Schmerzen Gangrän des linken Fußes. Bei der Autopsie fand sich die Schleimhaut des Dickdarms von Kollum bis zum Anus stark erkrankt, tief injiziert und mit Ecchymosen bedeckt. Außerdem waren sehr viele Geschwüre verschiedener Gestaltung vorhanden und der Mastdarm zeigte ein wurmstichiges Aussehen und viele Stücke adhärenter, falscher Membranen[1]).

Die Sektion ergibt nur vereinzelt Magen-, Darm- und Nierenentzündung mit oder ohne Blutaustritte. Behandlung: Reinigung von Magen und Darm, des letzteren durch öfter wiederholte hohe Eingießungen, Diuretika (Tart. borax. Kal. acet.) und subkutane Strychnininjektionen.

Amphibia.

Bufo.

Die in alter Zeit vielbefabelten Kröten, **Bufo viridis Laur., B. cinereus L.** und andere Spezies, besitzen in ihren warzenförmigen, am Rücken des Körpers und der Gliedmaßen befindlichen Giftdrüsen eine gelblichweiße, schaumige, unangenehm riechende Flüssigkeit, die sie durch Zusammenziehen der Haut ausdrücken können. Die Möglichkeit des Wegspritzens derselben ist jetzt mehrfach auch von tropischen Arten bestätigt. Es wird hierfür eine Flüssigkeit bezeichnet, die aus zwei starken, am Genitalapparat liegenden Drüsen sezerniert wird, und die die Kröte auf Entfernung ausspritzen kann. Die Schleimdrüsen liefern kein giftiges Sekret[2]). Ein wirksames Prinzip, das alkalische Fällungs- und Farbenreaktionen von Alkaloiden liefernde Phrynin oder Bufidin, ist für Warm- und Kaltblüter bei subkutaner Anwendung stark, vom Magen aus in gleicher Dosis weniger giftig. Die subkutane Injektion erzeugt an der Einstichstelle Abszesse und selbst Gangrän. Große Dosen wirken wie Digitalin und lähmen schnell die willkürlichen Muskeln[3]). Die Vermehrung des Harns wie nach Digitalis ist durch die alten Krötenkuren beglaubigt. Außerdem sollen im Krötengift, was unwahrscheinlich ist, wirken: Methylkarbylamin neben Methylkarbylaminkarbonsäure (Isozyanessigsäure)[4]). Aus vielen Exemplaren von **Bufo vulgaris** wurden Bufotalin und Bufonin gewonnen[5]). Als ursprüngliche Giftsubstanz des Krötengiftes wird jetzt das Bufotoxin bezeichnet. Bufotalin ist ein Spaltungsprodukt des Bufotoxins[6]). Eine wässerige Lösung des ersteren, in das Auge gebracht, macht eine Konjunktivitis. Auch eine langdauernde örtliche Anästhesie an Hornhaut und Bindehaut des Menschen wird durch Krötengift erzeugt, wenn man dasselbe in einer Verdünnung von 1:100 einbringt. Die Unempfindlichkeit hält etwa fünf

---

[1]) W. Smith, Academ. of Medecine of Irland 1887.
[2]) Schultze, Arch. f. mikr. Anat., Bd. XXXIV, p. 11.
[3]) Fornara, Journ. de Thérap. 1877, p. 882 u. 929.
[4]) Calmels, Compt. rend de l'Acad. 1884, T. XCVIII, p. 536.
[5]) Faust, Arch. f. exp. Path. u. Pharmak., Bd. 49, 1902.
[6]) Wieland, Ber. d. chem. Gesellsch., Bd. 55, 1922. — W. u. Weil, ibid. Bd. 46, 1913. — u. Weyland, Sitz.-Ber. der Bayr. Akademie 1920.

Stunden an. Verminderung der Hornhautempfindlichkeit ist noch nach 24 Stunden nachweisbar. Eine Kröte, die als Eindringling mit einer Zange gefaßt werden sollte, spritzte einer Frau einen Tropfen Flüssigkeit, die nicht Harn war, in ein Auge. Brennen und Lidschluß folgten. Nach einer halben Stunde war die Bindehaut entzündet und die Hornhaut diffus getrübt. Es bestand eine leichte Ptosis und eine Schwerbeweglichkeit des Augapfels. Wiederherstellung erfolgte nach zwei Tagen.

Hunde sterben **nach Einbringung des Krötengiftes** in eine Wunde nach einer Stunde. Sie bekommen Erbrechen, schwankenden Gang und Konvulsionen. Eidechsen enden ebenfalls unter Krämpfen. Doch ist hervorzuheben, daß Einbringen des Giftes in Wunden von Ziegen und Hühnern keinerlei Wirkung hervorrief. Die **örtlichen** Wirkungen des Krötengiftes sollen sich auch an der unverletzten Haut bemerkbar machen. Ein Knabe, der Kröten mit einem Stein warf und den Stein immer wieder anfaßte, bekam angeblich Anschwellung der Hände und weiterer Körperteile. Auch Blasen können sich bilden. An den Augen erzeugt Krötengift unter Schmerzen Konjunktivitis, Keratitis und örtliche Unempfindlichkeit[1]), im Magen Brennen und Erbrechen.

Das Krötengift, in die Säftebahnen aufgenommen, wirkt digitalisartig auf das Herz. Es wurde deshalb in alter Zeit arzneilich gegen Wassersucht gebraucht. Man ließ sogar für diesen Zweck eine Kröte verschlucken. Von einem Marktschreier, der öffentlich Krötensaft verschluckte, weiß man, daß er, nachdem er einmal dadurch, auch mit Verdunkelung des Gesichts, erkrankt und wiederhergestellt worden war, bei einer Wiederholung des Versuches starb. Das getrocknete Krötengift ruft bei Fröschen Unruhe, Beschleunigung der Atmung und reichliche Absonderung von Hautschleim hervor. Es folgen dann: Stillstand der Atembewegungen, Bewegungsschwäche, Bewegungslähmung und Einstellung der Reflexe. Das Herz bleibt in Systole stehen, wie durch Digitalis. Warmblüter gehen durch Erstickung zugrunde. Das Herz des Hundes wird noch durch 0,0007 g pro Kilo Tier zum Stillstand gebracht. In Blutlösungen soll das Krötengift Methämoglobin erzeugen. Vögel scheinen gegen das Gift sehr empfindlich zu sein. Ein Sperber, der auf einen Bufo cinereus einhackte, sprang plötzlich, wie in Angst, unter fortwährendem Kopfschütteln fort. Er war wie betäubt, wankte kopfschüttelnd umher, versuchte vergeblich zu erbrechen, und stürzte dann plötzlich in wenigen Sekunden tot hin. Maul- und Rachenschleimhaut waren bläulich verfärbt. Von den Omuambo in Südwestafrika sollen Kröten gegessen werden[2]).

Menschen, die sich für Heilzwecke Kröten auf eine an Herpes erkrankte Bauchhaut für längere Zeit setzten, erkrankten an schweren Symptomen wie Hunde, die man ähnlich behandelte. Es entstanden: Verminderung der Pulszahl, Pupillenerweiterung, Erbrechen, Konvulsionen und Ulzerationen. Das Krötengift aus den Speicheldrüsen tötet Tauben zu 1 mg pro Kilo Tier, Kaninchen zu 15 mg pro Kilo, Meerschweinchen zu 25 mg pro Kilo und Frösche zu 100 mg pro 100 g, Kröten sterben nicht durch 500 mg[3]).

---

[1]) S t a d e r i n i , Bollet. n. Acad. dei Fisiocr. di Siena, IV, fasc VII, 1888.
[2]) S c h i n z , D.-Südwest-Afrika, S. 299.
[3]) N o v a r o, Compt. rend. de la Soc. de Biol., Tom. LXXXVII, 1922

Hyla arborea. Der Laubfrosch bedeckt sich, nachdem er gereizt worden ist, mit einem giftigen Schleim, der aus seinen Hautdrüsen austritt. Mäuse und Frösche bekommen nach Beibringung dieses Giftes Atem- und Herzstillstand. Es übt an den Schleimhäuten des Auges starke Reizwirkungen aus. Es löst auch rote Blutkörperchen auf. Der Rana temporaria einverleibt, bringt es das Herz, wie Krötengift dies bewirkt, zum Stillstand in Systole.

Rana esculenta. Der W a s s e r f r o s c h. Das Sekret der Hautkörnerdrüsen reagiert sauer. Das vom Rücken abgewaschene Gift rief bei einem Finken Konvulsionen, dann Lähmung und Herzstillstand hervor. Spritzt man das Sekret in die Vene eines Hundes ein, so sinkt der Blutdruck bis zum Tode des Tieres nach einer zeitweiligen Erholung. Der Tod erfolgt unter Konvulsionen. Durch 6—13 mg des Trockengiftes pro Kilo Körpergewicht sterben Kaninchen. Ein Frosch liefert eine für zwölf Kaninchen tödliche Giftmenge. Das im Verhältnis von 1 : 80 000 Wasser verdünnte Gift tötet auch Fische und Kaulquappen. Örtliche Reiz- bzw. Entzündungswirkungen an der Augenschleimhaut kommen auch diesem Gifte zu. Ebenso können im Unterhautgewebe Abszesse entstehen. Die Träger dieser Wirkungen der Eskulenten sind stickstoffreie neutrale oder saure Substanzen. Sie scheinen zur Gruppe des Sapotoxins und der Gallensäuren zu gehören[1]).

Phyllobates melanorrhinus. Ph. bicolor. Ph. chocoensis. Dieser, etwa 100 mm lange, auch auf Bäume kriechende, am Kopfe und am Rücken gelbe oder gelbgrüne, am Bauch schwarzblaue oder graublaue und an den Beinen samtschwarze Frosch dient den Choco-Indianern als Pfeilgift. Mit der, wegen der Reizwirkung, durch ein Blatt geschützten Hand wird das Tier gegriffen und ihm ein zugespitztes Stäbchen schräg durch das Maul in einen hinteren Fuß gestoßen, um es so besser halten zu können. Alsdann wird es dem Feuer genähert. Durch die Hitze schwitzt reichlich ein milchiges, leicht gelbliches, giftiges Sekret durch die Haut aus, in das die Pfeile getaucht werden. Ein einziges Tier liefert für 50 Pfeile Gift. In Wasser ist es nur teilweise löslich. An Schleimhäuten werden dadurch starke Reizwirkungen erzeugt. Als Staub erregt es heftiges Niesen, im Munde Speichelfluß, an der Haut Juckreiz. Vom Magen aus scheint es ungiftig zu sein. Hühner vertragen das hundertfache dessen, was, subkutan angewandt, sie getötet haben würde. Falls das Gift bei ihnen wirkt, bekommen sie Atembeschleunigung, halten den Schnabel offen und bewegen die Zunge dauernd von vorn nach hinten. Sie wanken und fallen hin, indem sie stark mit den Flügeln schlagen, Kopf und Hals zur Brust beugen und die Klauen strecken und zitternd bewegen. Unter starkem Flügelschlagen sterben sie. Die Agonie beginnt gewöhnlich acht Minuten nach der Einimpfung und geht nach vier Minuten in den Tod über. Katzen und Meerschweinchen bewegen sich sehr unruhig, legen sich hin, richten sich wieder auf, fallen wieder, wie erschöpft, hin, um von neuem, wie durch eine Feder emporgeschnellt, hochzuspringen. Die Extremitäten zittern, die Schnauze ist, wenn Atmungsstörungen beginnen, geöffnet. Brechreiz, Erbrechen und häufige Harnentleerungen deuten auf gewebsreizende Eigenschaften des Giftes. Die Katzen scheinen während der Agonie das Gehör verloren zu

---

[1]) F l u r y, Arch. f. exp. Path. u. Pharmak., Bd 81, 1917.

haben. Bei Kaninchen schließen sich an die Atmungsstörungen Zuckungen und Lähmung. Bei Menschen, denen das Gift zufällig in Wunden kam, entstanden Erbrechen, Durchfall und allgemeines Zittern vor dem Tode. Kröten scheinen gegen dieses Gift immun zu sein.

Calyptocephalus gayi mit höckeriger Haut und weitgespaltenem Maule und **Calyptocephalus testudiniceps.** Das Fleisch dieser O c h s e n f r ö s c h e gilt von Panama bis nach Südchile als giftig. Die Hautausschwitzung erzeugt den „Froschschnupfen".

Bufo melanostictus. Auf Java „Gal" geheißen. Das gebratene Tier wird, um zu vergiften, unter das Futter gemengt. Danach entstehen Verlust des Appetits, Blutbrechen und Tod.

Bombinator igneus Merr., die rotbauchige U n k e, sondert, in Furcht versetzt, ein krötenartiges, giftiges Sekret aus der Haut des Rückens ab, das wie Seifenschaum aussieht und wahrscheinlich glykosidisch ist.

Bombinator pachypus, mit fast eiförmigem Körper, liefert bei großer Angst eine scharfe Absonderung aus den Drüsen des Rückens und der Oberschenkel. Man braucht nur an einer mit Unken besetzten Schachtel einige Male zu riechen, um die Wirkung des scharfen Saftes an sich selbst wahrzunehmen. Ein plötzlich auftretender sehr heftiger Schnupfen ist die Folge.

Hyla venulosa Daud. Dieser b r ü l l e n d e L a u b f r o s c h sezerniert an der Haut einen unangenehm riechenden Schleim und aus den Ohren einen weißlichen Saft, der in der Haut Schmerzen und Dunkelfärbung erzeugt.

Salamandra maculata Laur.

Der schwarze, mit gelben Flecken versehene E r d m o l c h oder F e u e r s a l a m a n d e r wirkt giftig. Das Gift ist in dem milch- oder rahmartigen, mit Wasser eine Emulsion liefernden, moschusartig riechenden, sauren Sekret der Giftdrüsen (nicht Schleimdrüsen) enthalten. Der plumpe, walzenförmige Rumpf trägt vier Reihen von Drüsenwülsten, zwei zu beiden Seiten des Rückgrates und zwei weitere zu beiden Seiten als Fortsetzung der Ohrdrüsen. Wenn man einen Salamander im Genick ergreift und ihn drückt, spritzt er Saft aus. Das Tier kann aber seine Drüsen auch willkürlich ausleeren und tut es regelmäßig in der Angst, um sich zu schützen. Ein giftiger Bestandteil dieses Sekretes ist das alkaloidische S a m a n d r i n, dessen wässerige Lösungen sich beim allmählichen Trocknen an der Luft zersetzen, das sich aber trocken mehrere Monate wirkungsvoll erhält. Ein zweiter ist das S a m a n d a r i d i n. Beide rufen Krämpfe hervor. Es ist die Vermutung ausgesprochen worden, daß das Salamandergift A m y l k a r b y l a m i n sei, welches Krämpfe erzeugt. Weitere Versuche[1]) zur Darstellung eines reinen Samandarins ergaben bei der Verarbeitung der ganzen Salamander eine basische Substanz, die weder selbst kristallisierte noch kristallinische Salze lieferte und die auf das Zentralnervensystem von Tieren wirkte. Die in der Medulla oblongata gelegenen automatischen Zentren werden zuerst erregt, dann gelähmt (Konvulsionen, schließlich mit Tetanus gepaart, beschleunigte

---

[1]) F a u s t , Arch. f. exper. Pathol. u. Pharmak., Bd. 41, 1898, p. 229.

Atmung, Erhöhung des Blutdrucks, Abnahme der Pulszahl). Die Reflexerregbarkeit schwindet nach einer vorübergehenden Steigerung schließlich ganz. Zu Mord ist das Sekret des Erdmolches einmal erfolglos gebraucht worden. Tiere sterben nach Einbringen desselben, ja schon nach Auflegen auf die Zunge in 3—29 Minuten. Ein Hund, der seinem Herrn einen Feuersalamander apportierte, bekam nach einigen Minuten als Vergiftungssymptome: Schäumen, Erbrechen, Lähmung der Hinterläufe und heftige Zuckungen am ganzen Körper. Die Augen waren nach vorn gedrängt. Nachdem er wieder aufgestanden war, wankte er fortwährend und konnte nicht mehr weitergehen. Dann tat er sich wieder nieder und verendete am Platze. Der ganze Vorgang dauerte ca. zehn Minuten. Das Gift wird hier durch verschlucktes Salamandergift vom Magen aus gewirkt haben. Bei Fröschen tritt seine Wirkung schneller vom Magen als vom Unterhautzellgewebe aus ein. Auf Schleimhäuten erzeugt es Rötung und Entzündung. Die tödliche Dosis des salzsauren Samandrins beträgt für den Hund ca. 2 mg subkutan und 8—10 mg vom Magen aus angewandt. Häufige Präventiveinspritzungen schaffen eine gewisse Gewöhnung. Doch töten 5—10 mg (subkutan) den Salamander selbst.

Die resorptiven Symptome stimmen bei Warm- und Kaltblütern überein. Es zeigen sich Unruhe, Zittern und epileptiforme, anfangs nur an einzelnen Gliedern, später allgemein auftretende und mit kurzen Ruhestadien, eine bis zwei Minuten anhaltende, auch tetanische Krämpfe mit Erhöhung der Körperwärme (bis 43° C)[1]. Bei Hunden werden die Krämpfe mit dem jedesmaligen Eintritt von Erbrechen stärker. Dabei besteht Speichelfluß, Pupillenerweiterung, unregelmäßige Herzarbeit, schwache, keuchende Atmung, die während der Krämpfe sistiert und vor dem definitiven Herzstillstand aufhört, und Herabsetzung oder Aufhören der Reflexempfindlichkeit. Bei Tieren findet man viszerale und meningeale Kongestionen und Ecchymosen.

Auf Schleimhäuten veranlaßt das Gift heftiges Brennen und Entzündung. Fische sterben in einem Aquarium, in das der Drüsensaft sterbender Salamander getan worden ist. Hunde, denen man zerhackte Salamander zum Fressen gab, erbrachen, Hühner und Puter vertrugen dies ohne Störung.

Spelerpes fuscus Bp. Der braune Höhlensalamander besitzt ein ätzendes Hautsekret, das ihn gegen seine Feinde schützt.

Triton cristatus.

Der Giftdrüsenapparat des Wassersalamanders setzt sich aus einzelnen Acinis zusammen, von denen jeder einen kurzen, an der Oberfläche der Haut mündenden Ausführungsgang besitzt[2]. Das Gift ist besonders stark am oberen Schwanzteile und am Nacken entwickelt, wird durch Streichen der Rückenhaut gewonnen und stellt eine milchartige, saure, durchdringend riechende Flüssigkeit dar. Von 300 Tritonen erhält man ca. 40 g Saft. Derselbe enthält das Gift in mikroskopischen, mit einer Eiweißhülle umgebenen Kügelchen. Sie platzen bei Zusatz von Wasser

---

[1] Phisalix et Langlois, Acad. des Sciences, 1889, 16. Sept.
[2] Caparelli, Arch. ital. de Biol. 1883, T. IV, p. 72.

und enthalten angeblich eine gemischte Glyzerinverbindung (Pseudolezithin), die sich in Diolein und eine neue Säure spaltet. Das Pseudolezithin soll **Äthylkarbylaminkarbonsäure** (α-Isozyanpropionsäure) enthalten. Durch Behandeln des Sekrets nach dem Stas-Ottoschen Verfahren erhält man ein saures, stickstoffreies, giftiges Ätherextrakt.

Das Sekret ist für Warm- und Kaltblüter giftig. Hunde sterben dadurch in 3—18 Stunden und angeblich selbst der Triton, wenn ihm das Gift in die Bauchhöhle gebracht wird. Auf der Konjunktiva erzeugt es Rötung und Augentränen, auf der Nasenschleimhaut vermehrte Absonderung und Niesen. Die allgemeinen Vergiftungssymptome bei Tieren bestehen in Abnahme der Herzarbeit bis zum systolischen Stillstand, Verminderung der Atmung und Lähmung motorischer Nerven. Der Tod erfolgt ohne Krämpfe. Das Gift zerstört die roten Blutkörperchen.

Reptilia.

Sauria.

Heloderma horridum Wiegm. Der Biß dieser im westlichen Mexiko vorkommenden, etwa 1 m langen Krustenechse „Escorpion" oder „Silafica" der Kreolen, die vorn und rückseitig gefurchte, gekrümmte Giftzähne hat, ist, wie man seit lange weiß, giftig. Sie besitzt tiefliegende Speicheldrüsen, welche den ungiftigen Mandibulardrüsen der Schlangen homolog sind. Jede von den beiden Giftdrüsen, die aus den Unterkieferdrüsen hervorgehen, liegt unter der Vorderhälfte des Unterkiefers, mit ihren Vorderenden berühren sie fast die Symphyse, hinten reichen sie bis zur Lippenkommissur. Die Heloderma verwundet mit ihren Unterkieferzähnen, an die allein die Ausführungsorgane der Giftdrüsen treten, welche den sonst bei den Echsen schwach entwickelten Unterkieferspeicheldrüsen entsprechen. In die Wunden gelangt das Sekret der Giftdrüsen und die schleimige Absonderung der Backenalveolen. Es sind schon Menschen gebissen worden, ohne Giftwirkungen davongetragen zu haben. Dafür wird außer einer geringen Individualempfindlichkeit die Jahreszeit, in der der Biß erfolgte, verantwortlich gemacht. Das Gift wirkt hämolytisch.

Von **Mabuia multifasciata** Kuhl und **Lygosoma variegatum** Pet. soll das Blut, der Speise zugemischt, Menschen töten. Auf Timor sind solche Tode beobachtet worden.

Untersucht ist noch nicht die Flüssigkeit, die **Oreocephalus cristatus**, in Furcht gesetzt, aus jedem Nasenloch spritzt.

Chelonia. Das Fleisch der Lederschildkröte, **Dermatochelys coriacea Str.**, und der Karettschildkröte, **Chelone imbricata D. B.**, gelten für zeitweilig, oder auch überhaupt giftig.

Ophidia. Schlangen.

Man teilt die Schlangen, von denen es jetzt 1639 verschiedene Arten gibt, ein in: a) Serpentes innocui, die nur derbe, furchenlose und undurchbohrte Zähne besitzen (Ringelnatter u. a.), b) S. suspecti, mit Furchenzähnen neben soliden, c) S. venenosi s. Thanatophidii.

Die Tanatophidii scheidet man in:

I. Proteroglyphen.

Hinter den vorngefurchten Giftzähnen finden sich solide Zähne.

1. Hydrophidae (Seeschlangen).
Die Gattungen: Platurus, Hydrophis, Pelamis.

2. Elapidae (Prunkottern).
Die Gattungen: Elaps, Naja, Pseudechis, Bungarus, Dinophis, Causus, Callophis, Acanthophis u. a.

II. Solenoglyphen.

Der Oberkiefer besitzt nur hohle Giftzähne.

1. Crotalidae.
Die Gattungen: Crotalus, Lachesis, Trigonocephalus, Bothrops, Trimesurus, Tropidolaemus u. a.

2. Viperidae.
Die Gattungen: Cerastes, Vipera, Pelias, Clotho, Echis, Daboia.

Es gibt auch Schlangen, die wie man schon im frühen Altertum wußte, ihren Speichel auf weite Entfernung herausspeien, gewöhnlich mit Treffabsicht und Zielsicherheit in das Gesicht ihrer Angreifer, z. B. **Naja nigricollis** (N. sputatrix) auf Malakka, **Sepedon haemochates** am Nyassa-See, **Dipsadomorphus dendrophilus.** Das Ausgespiene ist giftig. Diese Schlangen suchen niemals zu beißen. Gelangt das Ausgespiene, wie gewöhnlich, in ein Auge, so entsteht heftiges Brennen, dem Bindehautentzündung, mit Chemosis und ödematöser Schwellung der Lider folgt. Die Schmerzen sind stark. Mehrfach sah man an der Hornhaut dadurch Trübung entstehen, die das Sehen störte. In einem solchen Falle blieb infolge von Ulzeration ein grauer Hornhautfleck zurück, der an dem Auge eine fast vollständige Blindheit bedingte.

Die Zahl der „verdächtigen Giftschlangen" (Opistoglyphen) verringert sich allmählich. So ist z. B. jetzt bei **Coelopeltis insignitus** eine kleine Drüse entdeckt worden. Von den Trugnattern kann **Tarbophis fallax,** die Katzenschlange, Eidechsen durch ihren Biß töten. Für Menschen ist ihr Biß unschädlich. Die einzige Trugschlange, deren Biß sicher den Tod von Menschen zur Folge gehabt hat, ist **Dispholidus typus** Smith. Die gebogenen, spitz endigenden, von einigen Millimetern bis zu 1—3,4 cm langen Giftzähne[1]) sind entweder nur mit einer Rinne an der convexen Seite versehen oder von einem Kanal durchzogen, der für die Herausbeförderung des Giftes bestimmt ist. Es sind deren gewöhnlich je einer an jeder Seite des Oberkiefers vorhanden. Dieselben können, wenn sie funktionsunfähig werden oder verloren gehen, durch zwei und mehr Reservezähne ersetzt werden, die sich hinter den Giftzähnen befinden. Die Giftzähne liegen, solange sie nicht gebraucht werden, mit der

---

[1]) Zahnmessungen, sowie alles sonst über Schlangengift Wissenswerte findet sich in einem Werk aus meinem Laboratorium: M. Brenning, Die Vergiftungen durch Schlangen, Stuttgart 1895.

Spitze nach hinten gerichtet, in einer scheidenartigen Zahnfleischduplikatur. Beim Beißen richten sie sich durch eine geeignete Muskel-, resp. Gelenkvorrichtung unter Heben des Oberkiefers auf und ermöglichen so ein Einfließen des Sekretes der Giftdrüse in die Wurzelöffnung des Zahnes. Die azinösen Giftdrüsen liegen jederseits zwischen Oberkiefer und Quadratbein unter und hinter dem Auge. Bei einigen reichen sie bis weit auf den Rücken und bei **Callophis intestinalis Gth.** und **C. bivirgatus** (D o l i o p h i s b i v i r g a t u s B o i e) liegen sie in der Bauchhöhle und haben einen sehr langen Ausführungsgang.

Durch Kontraktion der Schläfenmuskeln, resp. des Leibes (bei Callophis) werden die bei manchen Arten (Trigonocephalus) der menschlichen Parotis fast an Größe gleichkommenden Drüsen komprimiert und zur Giftentleerung veranlaßt. Bei einigen Schlangen, wie **Naja tripudians Merr.** und **Bungarus fasciatus Cantor** sind die Giftzähne nicht erektil. Eine große **Vipera ammodytes Dum. et Bibr.** liefert ca. 0,06 g, **Vipera Berus Daud.** 0,022 g und eine Klapperschlange 0,5 g Gift bei jedem Bisse. Bei einer K o b r a fand C a l m e t t e in den Drüsen 1,136 g Gift. An der Bißstelle beobachtet man je nach der Zahl der eingedrungenen Zähne zwei oder mehrere nadelstichartige Punkte oder feine Striche ohne merkliche Blutung. Von unverletzten Schleimhäuten aus scheint, bis auf das Gift der Brillenschlange, Schlangengift nicht resorbiert zu werden, obschon die Aufnahme vom leeren Magen aus auch behauptet wurde. Die Ausscheidung erfolgt teilweise in den Magen[1]), so daß Tiere, die das Erbrochene von Menschen fressen, dadurch verenden.

Die Zahl der Giftschlangen muß, auch in Europa, sehr groß sein. So tötete ein französischer Bauer im Jahre 1914 in der Umgebung von Bourges an drei Tagen 549 Stücke davon. Im schlesischen Kreise Waldenburg sollen jährlich mehr als 2000 derselben getötet werden. Dort ereignen sich jährlich nur, offiziell gemeldet, 43 Kreuzotternbisse. Die wirkliche Zahl ist viel höher. Auch in der nördlichen Umgebung von Berlin, an einzelnen Stellen Pommerns usw., gibt es sehr viel dieser Tiere. In den Hochgebirgen Europas steigt die Kreuzotter bis zu 3000 m empor. Auf Malakka allein gibt es 110 Arten von Schlangen, die Hälfte davon in Singapore.

Die Zahl und die Mortalität der Vergiftungen durch Schlangenbisse ist in Europa gegenüber den Tropen klein. Von acht durch Kreuzotterbiß Vergifteten starb einer[2]) und von 316 durch Vipern Verletzten 44, d. h. 14 Prozent. Die durchschnittliche Mortalität beträgt etwa 8 Prozent[3]). Dagegen starben in Britisch-Indien 1869: 11 416, 1886: 22 134, 1888: 22 480, 1889: 21 412, 1892: 19 025, 1893: 21 213 Menschen. Unter 63 Schlangenbissen in der Schweiz waren 88 Prozent durch V i p e r a a s p i s M e r r. und 12 Prozent durch die Kreuzotter zustande gekommen[4]).

Die Farbe des meist klebrigen, sauren, nur vereinzelt neutralen Schlangengiftes variiert von strohgelb bis grün. Es kann in eingetrocknetem Zustande bis 22 Jahre wirksam sein und verliert diese Eigenschaft

---

[1]) A l t, Münch. med. Wochenschr. 1892, Nr. 41.
[2]) Prager Vierteljahrschr. 1856, p. 15.
[3]) V i a u d - G r a n d - M a r a i s, Gaz. des hôp. 1868, Nr. 62, 65 und 1869, Nr. 48.
[4]) K a u f m a n n, Correspondenzbl. f. Schweizer Ärzte 1892, Nr. 22 u. ff.

auch in wässerigen, ja sogar fauligen Lösungen nur teilweise oder gar nicht (Brillenschlange).

Alle Schlangengifte wirken nur durch giftige Eiweißstoffe (Globulin, Syntonin, Serumalbumin, Protalbumose, Heteroalbumose usw.), die sich auch mit den Bezeichnungen: Krotalin, Viperin, Echidnin, Giftpepton, Echidnotoxin, Echidnase usw. decken[1]).

Der Wirkung nach wollte man die verschiedenen Gifte der Schlangen einteilen in:

1. Gifte, welche hauptsächlich den Blutdruck erniedrigen, am reinsten repräsentiert durch das Gift von Crotalus adamanteus. Dieses Ophiotoxin vermehrt auch die Respirationsfrequenz und vermindert die Gerinnbarkeit des Blutes, Symptome, welche sämtlich den Erscheinungen des anaphylaktischen Schocks gleichen.

2. Das Kobragift (von Naja tripudians) als Vertreter des kurarisierenden Typus, so genannt, weil eine mit der Kurarewirkung völlig identische Lähmung der peripheren Endigungen der motorischen Nerven die dominierende Rolle spielt.

3. Gifte, welche in vivo koagulieren, d. h. intravaskuläre und intrakardiale Thrombosen hervorrufen, vertreten durch das Gift von Vipera Russelii (Daboia).

Krotalin ist ein Bestandteil des Klapperschlangengiftes, der eine Doppelwirkung bei Menschen ausübt. Die in ihm enthaltenen Peptonbestandteile bedingen eine nervenlähmende Wirkung und ein zweiter, ein Globulin, setzt die Gerinnungsfähigkeit des Blutes herab. Von dem Krotalotoxin erwiesen sich 0,34—0,4 mg pro Kilo bei Injektion in die Ohrvene eines Kaninchens als tödlich[2]), während nach subkutaner Injektion auch größere Mengen nur örtliche Wirkungen erzeugten. Erhitzen des Giftes bedingt starke Verminderung, resp. Aufhebung der Giftigkeit. Kobragift wird erst durch zweistündiges Erhitzen auf 107° C, bzw. schon durch 20 Minuten langes Erhitzen auf 98° C[3]), das Kreuzottergift durch Erhitzen auf 95—97° C unwirksam. Erhitztes Vipern- oder Kobragift (90° C) scheint keine örtliche Entzündung mehr zu veranlassen. Vielleicht wird hierdurch der diese Wirkung erzeugende Anteil zerstört[4]). Die Resistenz der einzelnen Schlangengifte gegen Hitze ist im Allgemeinen verschieden groß. Ebenso verhalten sich chemische Agentien, da z. B. Kobragift durch eine zehnprozentige Kalilauge, aber hierdurch nicht das Klapperschlangengift unwirksam wird.

Das Blut durch Vipernbiß Gestorbener soll für Menschen und Tiere, Hunde und Kaninchen ungiftig sein[5]).

---

[1]) Weyr-Mitchell and Reichert, Researches up. the venom of pois. serpents, Wash. 1886. — Kanthak, Journ. of Phys. 1892, p. 272. — Martin, Journ. of Phys. 1893, p. 380. — Kaufmann, Du venin de la vipère, Paris 1889.
[2]) Faust, Arch. f. exp. Path. u. Pharm., Bd. 64, 1911, S. 244.
[3]) Calmette, Ann. de l'Inst. Pasteur 1892, p. 160, 1894, p. 275. — Calmette, Le venin des serpents, Paris 1896, p. 27.
[4]) Phisalix et Bertrand, Comptes rend. de l'Acad., T. CXVIII, 1894, p. 288.
[5]) Albertoni, Lo Speriment., Agost. 1879; Buffalini, Rivist. di chim. med. e farm., Vol. I, Fasc. XII.

Eine angeborene Immunität der Menschen gegen Schlangengift gibt es nicht, wohl aber, wie es scheint, eine durch Impfung damit erworbene[1]). Die Giftwirkung nach dem Schlangenbisse bleibt mitunter aus. So soll die Vipera Redii im April gar nicht und in den folgenden Monaten in anwachsender Stärke giftig sein. Häufiges Beißen führt zur Wirkungslosigkeit des Bisses.

Eine Immunität von Giftschlangen gegen ihr eigenes Gift besteht nicht, da Klapperschlangen durch ihre eigenen, nach wiederholten Reizungen sich selbst beigebrachten Bissen, **Bothrops lanceolatus Wagl.**, die Lanzenschlange, durch Einspritzung ihres eigenen Giftes[2]) und Vipera Berus nach mehrfachen Selbstbissen oder Bissen ihrer eigenen Art, wie ich beobachtete, sterben, oder auch nur eine auffallende Muskelschwäche darbieten und zugrunde gehen[3]). Giftschlangen verschiedener Art können sich tödlich vergiften, z. B. eine Naja die andere. Angeblich sollen Ringelnattern, **Tropidonotus natrix, u. a.** gegen Viperngift immun sein[4]), weil sie selbst aus ihren Oberlippendrüsen Gift absondern[5]) und giftiges Blut haben. Das letztere erhält weder bei giftigen noch ungiftigen Schlangen durch „innere Sekretion", sondern durch Resorption des Giftes nach dem Verschlucken der Beute diese Eigenschaft[6]). Immun gegen Schlangengift sollen Blutegel, Schnecken, Wasserschildkröten[7]), und Kaltblüter weniger empfindlich als Warmblüter sein. Der Igel ist, wie meine Versuche erwiesen, nicht gegen Schlangengift immun. Die Empfindlichkeit der Tiere gegen dieses Gift ist nicht proportional ihrem Gewichte. Um 500 g Kaninchen zu töten, braucht man fast das Doppelte wie für 500 g Meerschweinchen.

Das Gift der Vipera Redii tötet zu ½—1 mg einen Frosch und zu 0,18 g einen Menschen, und das der Naja tripudians zu 1 mg Vögel, zu 3 mg Kaninchen. Der Biß der Kreuzotter kann ein Fohlen töten. Die kleinste tödliche Dosis des Giftes der Brillenschlange (**Naja tripudians**) für Meerschweinchen ist 0,00018 g, für Kaninchen 0,03 pro Kilogramm Körpergewicht, für eine weiße Ratte 0,00025, für Katzen nahezu 0,005 g. Das Gift der Klapperschlange (**Crotalus horridus**) tötet Kaninchen zu 0,004 g, das von **Sepedon haemachetes** zu 0,0025 g pro Kilogramm Tier. Die Mortalität der Kreuzotternbißverletzung beträgt 0,8—10 Prozent. Gelangt das Gift in eine Vene, so ist der Tod sicher. Die Symptome können unmittelbar nach dem Bisse, oder nach drei bis vier Stunden auftreten. Der Tod erfolgt je nach den Umständen nach einer Stunde bis nach mehreren Tagen. Ein Mann, dem angeblich im Schlafe eine Kreuzotter in den Magen gekrochen war, kam ohne Schaden davon. Die Schlange wurde tot durch ein Abführmittel ausgetrieben. Die Gefährlichkeit des Bisses hängt ab: von der Größe der Giftdrüse, der Länge des Giftzahnes, der Kraft der Expulsion, der Örtlichkeit des Bisses und dem Zustand der

---

[1]) Brenning, l. c. — Calmette, l. c. p. 59.
[2]) Tricard, Arch. de med. nav., T. LXI, 1894, p. 357.
[3]) L. Lewin, D. Med. Woch. 1898.
[4]) Phisalix et Bertrand, Arch. de Physiol. 1894, T. VI, p. 423.
[5]) Blanchard, Compt. rend. de la Soc. de biol. 1894, p. 35.
[6]) L. Lewin, Deutsche Medic. Zeit. 1895, p. 1045, und bei Brenning, l. c.
[7]) Fontana, Abh. üb. d. Viperngift, Berlin 1787, p. 20.

Schlange, insofern eine solche, die lange nicht gebissen hat, besonders gefährlich ist.

Quergestreifte Muskeln und Nerven verlieren durch Viperngift ihre Erregbarkeit; das Flimmerepithel und die amöboiden Bewegungen der weißen Blutkörperchen werden gelähmt. W a r m b l ü t i g e T i e r e zeigen nach dem Biß der K l a p p e r- oder B r i l l e n s c h l a n g e verstärkte Atmung, Lähmung, Krämpfe, Sinken des Blutdruckes, Störungen der Herztätigkeit, Erbrechen und Diarrhöe. Die Blutungen sind nicht auf eine Blutveränderung, sondern auf einen Erweichungsprozeß an den Gefäßwandungen zurückzuführen, wodurch viele rote Blutkörperchen per diapedesin aus den Gefäßen auswandern. Die angenommenen intravitalen Thrombosierungen der Lunge halte ich nicht für genügend erwiesen. Der Tod erfolgt durch Atemlähmung. Durch Naja tripud. erfolgt diese schneller als durch Crotalus[1]). Schon während des Lebens soll in dem fast neutralen, schwärzlichen Blute der durch B o t h r o p s l a n c e o l a t u s gebissenen Tiere Methämoglobin enthalten sein, was ich bei Tieren, die durch die Kreuzotter tödlich vergiftet wurden, nie habe nachweisen können. Rote Blutkörperchen werden durch Schlangengift gelöst. Die hämolytische Kraft schwankt von einer Spezies zur anderen und geht durchaus nicht parallel der Toxizität. Die Muskulatur vergifteter Tiere erfährt — am stärksten in der Umgebung der Beibringungsstelle — eine „wachsige Degeneration". Auffällig ist bei Tieren eine Abnahme des Körpergewichts bei geminderter Körperwärme. Diese nahm z. B. innerhalb acht Stunden nach der Injektion um 7—12 ° ab[2]).

Tiere werden wie Menschen vergiftet. Ein Windhund, der von T r i g o n o c e p h a l u s a t r o x in der Nähe des rechten Auges in den Kopf gebissen worden war, winselte dauernd. Der spitze Kopf schwoll so an, daß man ihn nicht mehr als Hundekopf zu erkennen vermochte. Hunde verlieren den Geruch. Kühe scheinen besonders empfindlich gegen Schlangengift zu sein. Ein Hund, der von einer gereizten Kreuzotter in ein Ohr gebissen worden war, heulte eine halbe Stunde lang. Der gebissene Teil wurde blau und seine Umgebung schwoll stark an. Erbrechen erfolgte hier ausnahmsweise nicht. Fressen wurde verweigert. Der Tod trat nach 24 Stunden ein. Mitunter erscheint die Gewebsschwellung erst nach vielen Stunden. Manche vergiftete Tiere entleeren blutigen Urin. Kühe bekommen eine starke Allgemeinreaktion und gewöhnlich auch eine nekrotisierende Entzündung der Bißstelle. Nach Exzision der nekrotisierten Hautstellen trat Heilung ein.

Die V e r g i f t u n g s s y m p t o m e stellen sich bei M e n s c h e n durch getrennt oder mannigfach kombiniert auftretende, örtliche und resorptive Symptome dar. Die ö r t l i c h e n V e r ä n d e r u n g e n a n d e r B i ß s t e l l e, die bisweilen dann meiner Ansicht nach ganz fehlen, w e n n k e i n G i f t i n d i e C u t i s g e l a n g t i s t, gehen einher mit: Strahlenden Schmerzen, aber Gefühllosigkeit an der Bißstelle, weit sich verbreitender Anschwellung, Lymphangitis, Lymphadenitis, blauroter Hautfärbung, Entzündung der Weichteile, die zentralwärts fortschreitet, evtl. eiteriger Phleg-

---

[1]) V o l l m e r, Arch. f. exp. Path. u. Pharmak., Bd. XXXI, H. 1.
[2]) H a r n a c k u. H i l d e b r a n d, Münch. med. Woch. 1912, Nr 26

mone, mit Öffnungen, Fistelgängen, Brandblasen, Gangrän. Hineingelangen von Gift in das Auge veranlaßt heftige Entzündung.

Die resorptiven Wirkungen erscheinen bisweilen schon nach einigen Minuten, selten sofort als Ohnmacht[1]). Meist werden zuerst Beängstigung, Unruhe, Präkordialangst und Kopfschmerzen wahrgenommen. Dann folgen Kälte und Schweiß an der Haut, selten das Gegenteil, kaltes Schaudern, Verlangsamung und Schwäche des Herzens, Durst, Erbrechen, Schluckbeschwerden, Schlundkrampf, Schwellung des Leibes, Durchfall, Ikterus, Tenesmus, Strangurie, meistens Verminderung der Harnmenge, auch wohl Albuminurie und Glykosurie, Kopfschmerzen, Benommensein, Schwindel, Amblyopie, resp. bleibende Blindheit, Mydriasis, Ptosis (nach Biß der Naja tripudians), Akkommodationslähmung, Schmerzen in den Stirnhöhlen und Augen, Abort bei Schwangeren, Verfallen der Gesichtszüge, Ohnmachten mit kleinem, flattrigem Puls, gesunkener Körperwärme und Atembeschwerden, so daß der Kranke bisweilen nur aufrecht sitzend atmen kann, Aphasie, Schluchzen und mimischer Krampf. Dabei besteht bald eine starke Empfindlichkeit am ganzen Körper, bald auch eine vollständige Anästhesie. Selten und von böser Vorbedeutung sind Blutungen aus Mund, Nase, Ohren, Augen, Nieren, resp. Blase, Darm, sowie Petechien an der Haut. In schweren Fällen erscheint Koma mit Delirien und Konvulsionen. Nach längerem Bestehen können die Krämpfe in Lähmung (Zunge, Kehlkopf, Schließmuskeln usw.) übergehen. Der Tod erfolgt unter Erstickungskrämpfen häufig bei vollem Bewußtsein.

Als Nachwirkung des Schlangenbisses beobachtet man: Ikterus, der monatelang bestehen kann, Gelenksteifigkeit, Lähmung von Gliedern oder Schließmuskeln, Schwäche, Ödeme, Hämorrhagien, auch periodisches Erscheinen von Beklemmungen, Neuralgien, Kopfschmerzen und krampfhaften Flexionen, Wiederaufbrechen der Bißstelle und langwierige Eiterungen selbst noch nach vielen Jahren. Ich habe bei einem durch Fingerstich vergifteten Forstbeamten periodisch wiederkehrende, mit Schmerzen einhergehende Armschwellungen entstehen sehen. Der Unglückliche fiel dem Morphin anheim und war einer Therapie nicht mehr zugänglich.

Der Leichenbefund ist nicht charakteristisch. Bei Menschen kann das Zellgewebe um die Bißstelle, sowie die darunter liegenden Muskeln mit sanguinolenter Flüssigkeit infiltriert[2]), oder in eine schleimartige, unangenehm riechende Masse umgewandelt, die Gerinnungsfähigkeit des Blutes herabgesetzt sein und die roten Blutkörperchen Formveränderungen aufweisen. Lungen, Darmschleimhaut, die untere Fläche der Leber unter der Glissonschen Kapsel, sowie das Peritoneum und die Nieren weisen häufig punktförmige oder größere Blutungen auf. Auch eine interstitielle Nephritis wurde gefunden.

Behandlung[3]): Die Zahl der Vorschläge für die Behandlung ist außerordentlich groß. Im Altertum schätzte man das Blut des Krokodils, innerlich genommen, sehr hoch als Antidot. Die Giftresorption kann durch

---

[1]) Romiti, Arch. it. de Biol. 1884, Tome V, p. 37.
[2]) Romiti, l. c.
[3]) Brenning, l. c., enthält die bisher erschöpfendste Darstellung der Behandlung.

schnelles Abbinden des gebissenen Teiles oberhalb der Bißstelle, oder durch Schröpfköpfe, weniger durch Aussaugen, verhindert werden. Die Absperrung der Giftaufnahme darf nie plötzlich aufgehoben werden, weil sonst die akute Vergiftung nicht ausbleibt. Lüftung von Zeit zu Zeit läßt immer nur so viel in den Kreislauf eintreten, daß der Organismus diese kleinen Mengen bewältigen kann. Nimmt man Skarifikationen vor, oder schneidet man die Bißstelle heraus, so sind sofort, bei gleichzeitiger Abbindung, Spülungen der Wunde mit Wasser oder Alkohol anzuwenden. Als Zerstörungsmittel für das Gift gelten: Die Injektion von übermangansaurem Kali (2—5 Prozent) in die Wunde oder in die Vene[1]), oder von unterchlorigsaurem Salz (2 Prozent filtrierte Lösung von Chlorkalk) rings um die Wunde[2]) oder einer einprozentigen Chromsäurelösung, oder von Jodjodkalium, Natronlauge, Goldchloridlösung (1 Prozent), Sublimat, Natriumsalizylat u. a. m. Alle diese Mittel sollen günstig wirken, setzen aber voraus, daß sie mit dem Gifte in Berührung kommen, was nicht immer zu erzielen ist. Sie sind deshalb in ihrem Erfolge sehr zweifelhaft.

Innerlich verabfolgt, können einen Nutzen stiften: Alkohol, bis zur Berauschung gereicht, Liquor Ammonii causticus subkutan oder innerlich (Crofts drops), Liq. Ammonii succinici (Eau de Luce), Ammonium carbonicum, Schweiß erzeugende Thees, das Bibronsche Antidot (Kal. jod. 0,24, Hydrarg. bichl. 0,12, Bromi 20,0, hiervon 10 Tropfen in 1 Eßlöffel Kognak oder Wein stündlich), Aqua chlori, Injektionen von Natr. bicarbon., vor allen Dingen aber von Strychnin. nitric. (10 mg). Wenig zu erwarten ist von Atropin, Koffein oder Kokain. Dagegen haben sich oft forcierte Bewegungen als nützlich erwiesen. Die als Gegengifte gerühmten Pflanzen sind sehr zahlreich und bisher nur wenig untersucht. Viele, wie Mikania Guaco und Dorstenia brasiliensis, spielen in ihrer Heimat für diesen Zweck eine große und vielleicht nicht unberechtigte Rolle. Exzitantien, wie Äther, Moschus u. a. sind erforderlichenfalls unerläßlich.

Seit langer Zeit weiß man ferner, daß in verschiedenen Erdteilen, teils von Schlangenbeschwörern, teils anderen, der Gefahr der Schlangenbisse ausgesetzten Menschen prophylaktisch und kurativ Impfungen mit Schlangengift mit gutem Erfolge vorgenommen werden. Neuere Versuche haben die Möglichkeit des Gelingens erhärtet. Durch allmähliches Gewöhnen an steigende Dosen können Tiere schließlich sonst tödliche Dosen vertragen und giftfest werden, wenn sie durch chemische Zusätze (Chlorkalk) oder Erhitzen abgeschwächtes Gift, oder das Blutserum von immunisierten Tieren oder von Giftschlangen (Naja haje) intraperitoneal und subkutan erhalten[3]). Sogar die Schutzkraft des Serums von Kaninchen, welche gegen Abrin immunisiert sind, wurde behauptet[4]). Ich halte dies in der Prämisse und den Folgerungen auf Grund

---

[1]) Lacerda, Gaz. des hôpit. 1881, p. 112.

[2]) Aron, Zeitschr. f. klin. Med., Bd. VI, H. 4. — Calmette, Compt. rend. de la Soc. de Biol., T. VI, 1894, p. 120.

[3]) Kaufmann, Compt. rend. de la Soc. de Biol., VI, 1894, p. 113. — Calmette, ibid. 1894, p. 120, 204. — Phisalix et Bertrand, ibid. 1894, p. 111, 124. — Calmette, Le venin des serpents, Paris 1896, p. 59 u. ff. — Fraser, Brit. med. Journ. 1895, 15 june.

[4]) Roux, Ann. de l'Institut Pasteur 1894, p. 722.

eigener Versuche für unrichtig[1]). Sehr gerühmt wurde das Einnehmen von Schlangengift bei Schlangenbissen.

Echidna hystrix und **E. setosa,** der Ameisenigel, besitzt gelbe. schwarz gespitzte Stacheln. Die Männchen haben an den Fersen der Hinterbeine einen durchbohrten Sporn, durch welchen eine Drüse eine bisher noch nicht als giftig erkannte Flüssigkeit absondert.

Hystrix cristata. Der äußerste Teil des Stachels vom Stachelschwein gleicht einem zweischneidigen Dolche. Die erzeugte Verwundung entspricht nicht nur einer mechanischen Verletzung. Sie blutet schlecht und hinterläßt nachhaltige und ausstrahlende Schmerzen, oft auch Anschwellung. Diese Begleiterscheinungen dürfen als eine Art Giftwirkung angesprochen werden, um so mehr, als sie auch bei anderen Stacheltieren vorkommen. Wahrscheinlich handelt es sich um eine bazilläre Infektion.

Ossifraga gigantea. Der Riesenturmvogel spritzt viel einer übelriechenden öligen Flüssigkeit dem sich ihm Nähernden an. Schon die jungen Vögel bringen dies fertig. Die so beschmutzten Kleider müssen des nicht zu beseitigenden Geruches wegen fortgeworfen werden, und von der menschlichen Haut bringen auch wiederholte Bäder den Geruch nicht fort.

Mephitis. Das Stinktier spritzt aus einem großen Beutel eine ganz besonders übelriechende bräunlichrote Flüssigkeit seinem Feinde entgegen. Sie riecht knoblauchartig und mag wohl einen schwefelhaltigen, einem ätherischen Öl nahestehenden Körper enthalten.

---

[1]) L. Lewin, Deutsche med. Wochenschr. 1895, Nr. 47.

Sechstes Buch.

Metabolische Gifte.

Metabolische Gifte.

Durch vitale Vorgänge innerhalb des Tier- und Pflanzenleibes oder durch den chemischen Zerfall der toten Organe von Tieren und Pflanzen oder durch die Einwirkung von niederen Pilzen oder Enzymen bzw. Katalysatoren eiweißartiger Herkunft auf die genannten Substrate, und zwar speziell auf Proteine, d. h. Eiweißkörper (Albumine, Globuline, Nukleoalbumine, Albumosen, Peptone usw.), oder Proteide (Nukleoproteide, Hämoglobine) oder Albumoide (Kollagen, Leim usw.) und durch Beeinflussung von Lezithin, einem Bestandteil des Protoplasmas, und von Gehirn- und Nervenbestandteilen (Zerebroside usw.) können als Umsetzungsprodukte nichtbasische oder basische, giftige oder ungiftige Produkte entstehen. Wird im gesunden Zustande bei Menschen Organ- oder zirkulierendes Eiweiß hauptsächlich bis zu Harnstoff umgewandelt, so besteht Krankheit im wesentlichen darin, daß unter krankhaft veränderten Lebensbedingungen, z. B. auch bei gehetzten Tieren, das labile Eiweiß noch andere Zersetzungsrichtungen einschlägt und hierbei Produkte bildet, die so vielfältig sein können, wie die verschiedenen Krankheitsursachen, resp. die inneren oder äußeren Verhältnisse, unter denen dieselben wirken. Oxydations- und Reduktionsprozesse sind hierbei tätig. Die entstandenen Zerfallsprodukte des Eiweißes können noch das Gepräge von Proteinen tragen, oder sind, wie man dies auch durch künstliche chemische Eingriffe zu erzielen vermag, basischer oder anderer Natur (Lysatin, Lysin, Guanidin, Amidosäuren, Benzolderivate usw.). Viele dieser Stoffe, die als Stoffwechselprodukte im Tierleib entstehen, gehören zur Gruppe der Harnsäure, des Kreatinins und des Cholins und können bei Menschen durch mangelhafte Ausscheidung aus ihren Bildungsstätten Selbstvergiftung erzeugen.

Die bereits abgehandelten giftigen Tiere beweisen andererseits, welche reiche Fülle von Eiweißgiften konstant und gesetzmäßig in manchen niedrig und hoch organisierten Wesen entstehen. Diese Gifte brauchen nicht, wie das Schlangengift, ausgeschieden zu werden, sondern gehören, wie bei Diamphidia simplex, zur Wesenheit des Körpers. Auch das Zelleben mancher Pflanzen schafft, wie dasjenige von Tieren, giftiges Eiweiß oder aus Eiweißzersetzung ableitbare Alkaloide. Besonders die Familien der Euphorbiaceen, Urticaceen und Leguminosen sind reich an Pflanzen mit Eiweißgiften.

Zu den von Tieren und Pflanzen gelieferten, teilweis giftigen Eiweißstoffen gehören auch **Enzyme** oder **ungeformte Fermente**, Produkte chemischen Zellebens, die hauptsächlich als amylolytische (diastatische), proteolytische (eiweißlösende) und steatolytische (fettspaltende) vorkommen. Viele Gifte finden sich unter den eiweißlösenden Enzymen der Pflanzen, die der Erforschung harren, z. B. das Drüsensekret der **Droseraarten, der Dionaea muscipula**, das Enzym von **Doliaria, Carica Papaya** usw. **Ihnen allen als toten, aber mit großer chemischer Energie versehenen Stoffen kommt die Eigenschaft zu, lebendes Eiweiß unter Krankheitssymptomen in andere Zerfallsbahnen zu lenken, wie dies manche pathologischen Eiweiße des kranken Tierkörpers neben anderen Einflüssen ausüben.**

1. Fäulnisgifte.

Die Tatsache, daß fauliges Eiweiß giftig wirken kann, ist einige Jahrtausende alt. Ich wies auf den Bericht des Aristoteles über das Pfeilgift der Skythen hin, das durch Faulenlassen von Schlangen und menschlichem Blut oder Blutserum hergestellt wurde[1]). Wirken auf Proteine oder verwandte Körper Zerfallsbedingungen ein, so müssen die neu gebildeten Produkte, ihre Menge und die Schnelligkeit ihres Auftretens verschieden sein, je nach der Art des zerfallenden Stoffes und den äußeren Verhältnissen (Feuchtigkeitsgrad, Zutritt von Luft, Licht, Wärme, Art des Zersetzungserregers usw.). Dieselben können noch eiweißartiger Natur sein oder ausgesprochene Basen darstellen, die man in früherer Zeit als **Moderalkaloide**, jetzt als **Leichen-** oder **Kadaveralkaloide** oder nach **Selmi Ptomaine** ($\pi\tau\tilde{\omega}\mu\alpha$ = Leiche) und, soweit diese giftig sind, als **Toxine** bezeichnet[2]). Besonders bei Mangel an Sauerstoff sollen sich dieselben bilden. Daß sie ebenfalls in Leichen, vielleicht auch durch Synthesen entstehen können, ist selbstverständlich. Ein toxikologisches Interesse gewannen die Fäulnisprodukte, als gelegentlich der gerichtlichen Untersuchung von Leichen, bei denen der Verdacht auf Giftmord vorlag, Stoffe, vorwiegend basischer Natur, isoliert wurden, die mit gewissen Pflanzenstoffen Ähnlichkeit besaßen. Die Kenntnis dieser Verhältnisse besonders für die forensische Chemie ist wichtig, da Irrtümer durch Verwechselung mit Pflanzenbasen leicht zu Justizmorden führen können.

Viele Ptomaine zeigen sich in ihrem physikalischen Verhalten (optische Inaktivität usw.) und ihren allgemeinen, chemischen Reaktionen

---

[1]) L. Lewin, Die Pfeilgifte 1920.
[2]) Kastner, Arch. f. Naturlehre, Bd. 1, p. 488, Bd. II, p. 499 — Bergmann und Schmiedeberg, Centralbl. f. med. Wiss. 1868, p. 497. — Gautier, Traité de chimie appl. 1873, 2. — Nencki, Journ. f. pr. Chem. 1882, 14, p. 47 und Über d. Zers. d. Gelatine, Bern 1876. — Selmi, Alcaloidi cadaverici, Bologna 1881. — Maas, Fortschr. d. Med. 1883, Nr. 15. — Brieger, Über Ptomaine, Berlin 1885/1886. — Gautier, Sur les alcaloides dériv. . . . . ., Paris 1886. — Brouardel et Boutmy, Ann. d'hyg. publ. 1881, juin. — Guareschi et Mosso, Arch. ital. de Biol., 1882, T. II, p. 375 und T. III, p. 254. — Cervello, Arch. ital. de Biol. 1884, T. V, p. 199. — Oechsner de Coninck, Compt. rend. de l'Acad., T. XC, p. 1339, T. CXII, p. 584 et T. CXVII, p. 1097. — Hoffa, Ber. d. phys. med. Ges., Würzburg 1889, p. 96. — Kratter, Vierteljahrschr. f. ger. Med. 1890, Bd. LIII, p. 227. — Hunter, Proc. Roy. Soc. 1891, Vol XLIX, p. 376. — Pellacani, Therap. mod. 1892, p. 242.

den Pflanzenbasen nahestehend (Alkaloidreaktionen mit Phosphormolybdänsäure, Kaliumwismutjodid, Phosphorwolframsäure usw.). In dem Vergiftungsprozesse Brandes-Krebs wurde eine als Koniin angesprochene Base dargestellt, die sich als ein Ptomain erwies. In drei in Italien geführten Kriminalprozessen wurden aus Leichen Alkaloide gewonnen, die von den ersten Sachverständigen für Delphinin, Morphin und Strychnin gehalten wurden und sich als Leichenalkaloide herausstellten, und in Portugal glaubten Chemiker in dem Prozeß Urbino de Freitas Pflanzenbasen nachgewiesen zu haben, die, wie andere und ich dartaten, solche nicht sein konnten[1]). Auch experimentell wurden aus faulenden animalischen Bestandteilen Alkaloide extrahiert, die gewisse Eigenschaften mit Pflanzenalkaloiden, z. B. dem Koniin, Nikotin, Chinin („animalisches Chinoidin"), Veratrin, Digitalin, Pikrotoxin gemeinsam hatten. Unterscheidungsmerkmale, ob Pflanzenalkaloide oder Ptomaine vorliegen, gibt es nicht. Weder Giftigkeit noch Ungiftigkeit, noch das Ferrizyankalium oder ein Gemisch von Eisenchlorid, Salzsäure, Chromsäure und Ferrizyankalium, die nur mit Ptomainen Berlinerblau liefern sollten, kommen in Betracht.

So groß auch der wissenschaftliche Wert der bisher experimentell dargestellten Fäulnisbasen, besonders in bezug auf ihre Ableitung aus Proteinen ist, so wenig Bedeutung haben sie bisher in praktischer Beziehung, z. B. für forensische Zwecke, für die Vergiftung mit Nahrungsmitteln usw., **gehabt. Hierfür müßten wir alle bei dem Eiweißzerfall entstehenden, wahrscheinlich nach Tausenden zählenden Produkte kennen.** Denn die Bedingungen, unter denen z. B. Leichen faulen, sind so mannigfaltig, daß nur durch ausgedehnte, heute noch fehlende Untersuchungen von möglichst verschiedenartigem Material, gewisse, als Norm geltende Gesichtspunkte hinsichtlich der dabei entstehenden Produkte gewonnen werden können. Alter und vorangegangene Krankheiten des Individuums, die Art der Zersetzung (Fäulnis, Verwesung), die Beschaffenheit des Bodens (Feuchtigkeit, Porosität), die Temperatur u. a. m. müssen die Schnelligkeit des Zerfalls und die dabei sich bildenden Produkte in so weiten Grenzen modifizieren, daß die in einem Falle gefundenen Ptomaine von dem in anderen Fällen isolierten verschieden sein können — gar nicht der chemischen Methoden der Darstellung zu gedenken, die sehr oft für sich das Endprodukt beeinflussen.

Eine Generalisierung der bei „der Fäulnis" auftretenden Substanzen ist daher vorläufig nicht möglich. Die bisher gewonnenen Ptomaine sind meist sauerstoffrei, vereinzelt auch sauerstoffhaltig. Die davon aus faulendem Eiweiß gewonnenen Mengen sind oft im Verhältnis zu dem verarbeiteten Material nur winzig, weil viele dieser Stoffe überhaupt nur in Spuren vorhanden sind. Wahrscheinlich ist es, daß die basischen Spaltungsprodukte des Eiweißes aus den Protaminen hervorgehen, von denen einige, wie das Salmin und Sturin, aus den Spermatozoen des Lachses bzw. Störs gewonnen wurden[2]). Man stellt sie u. a. dar nach dem Stas-

---

[1]) Da Rocha, O probl. medico-legal, Coimbra 1893. Process Urbino de Freitas 1891—1893 in: Coimbra Medica, O problema medico-legal 1891—1893.
[2]) Kossel, Zeitschr. f. phys. Chemie, Bd. 22.

Ottoschen oder Dragendorffschen Ausschüttelungs- oder nach dem Fällungsverfahren mit Sublimat, oder der Methode von Kippenberger. Nicht näher gekannt sind: **Sepsin** (in fauler Hefe)[1], **Base** $C_{10}H_{15}N$ (aus faulenden Seepolypen, liefert bei der Oxydation Nikotinsäure), **Saprin** ($C_5H_{14}N_2$, ungiftig, in faulenden Leichen), **Mydaleïn** (Leichenfäulnis), **Gadinin** ($C_7H_{17}NO_2$, in faulenden Dorschen, soll Lähmung erzeugen) und viele unbenannte Basen (aus faulem Fleisch), die muskarin- oder kurareartig wirken.

Zur Pyridinreihe gehören: Das giftige **Kollidin** (Gelatinefäulnis) und das giftige **Parvolin** (Fäulnis des Makrelenfleisches).

Von den aliphatischen Verbindungen sind zu erwähnen: **Methylamin, Äthylamin, Propylamin** (Leichenfäulnis), die giftigen **Di-** und **Trimethylamin** und **Di-** und **Triäthylamin** (Hefe-Leim-Eiweißfäulnis), **Äthylidendiamin** ($CH_3 . CH . [NH_2]_2$), **Tetramethylendiamin** (Putreszin, $C_4H_{12}N_2$), **Pentamethylendiamin** (Kadaverin, $NH_2[CH_2]_5NH_2$). Die letzten drei Stoffe entstammen der Leichenfäulnis. Ferner gehören hierher die giftigen: **Mydatoxin** ($C_6H_{13}NO_2$), **Neurin** und **Leichenmuskarin** (alle drei aus faulen Leichen gewonnen und muskarinartig wirkend), die ungiftigen **Betaïn** und **Neuridin** ($C_5H_{14}N_2$) und **Methylguanidin** ($CH_4N_3CH_3$) im faulen Fleisch, während Guanidin aus Eiweiß durch Oxydation erhältlich ist.

Fäulnisprodukte aus der aromatischen Reihe[2]: **Tyrosin, aromatische Oxysäuren, Phenol, Kresol, Phenylessigsäure, Phenylpropionsäure, Indol, Skatol, Skatolkarbonsäure.**

Außerdem entstehen bei der Zersetzung von Eiweiß: Ammoniaksalze der flüchtigen Fettsäuren, wie **Butter-, Valerian-, Kapronsäure,** aus lebendem Eiweiß nach Salkowski **Milchsäure,** aus totem, wie es scheint, nur **Bernsteinsäure, Schwefelwasserstoff, Methylmerkaptan, Rhodankalium** u. a. m.

Die größte Bedeutung beanspruchen jene Produkte, die noch den Proteincharakter tragen und die praktisch hauptsächlich in Frage kommen. Hier hat die Forschung bisher Halt machen müssen, da nur über die Giftwirkung dieser Derivate, aber nichts über ihre chemischen Eigenschaften ausgesagt werden kann.

Die meisten und giftigsten Ptomaine entstehen bei künstlicher Muskelfäulnis in den ersten 48 Stunden. Daß einige Ptomaine sich schon vor dem Auftreten des Fäulnisgeruches bilden, ist sicher nachzuweisen. So beobachtete man bei dem arzneilichen Gebrauch angeblich frischer Thyreoidea Vergiftungssymptome, wie Übelkeit, Erbrechen, Herzklopfen, Schwindel, Kollaps u. a. m., die von Zersetzung des Mittels abzuleiten sind[3]. Tiere erkrankten und starben nach dem Genuß von Maismalz, das scheinbar gut, infolge einer starken Gärung basische Ptomaine enthielt[4]. Fibrin, welches 7½ Monate gefault war, bewirkte bei Tieren keinerlei Giftwirkung, und das Wurstgift verschwindet mit dem Eintritte der eigentlichen Fäulnis. Die relative Unschädlichkeit alter fau-

---

[1] Schmidt, D. Zeitschr. f. Tiermed. 1890, p. 300: Vergiftung von Kühen durch Bierhefe.
[2] Salkowski, Zeitschr. f. phys. Chemie, Bd. XII, p. 215, und
[4] Lanz, Deutsche med. Wochenschr. 1895, Nr. 37.
[3] Masson et Grégoire, Chemiker-Zeitung 1895, 71.

lender Muskeln findet darin ihre Bestätigung, daß Eskimos ohne Schaden auch stinkfaules Seehunds- und Walroßfleisch essen.

2. Bakteriengifte.

Alle pflanzlichen und tierischen Lebewesen haben einen, ihren Lebensbedingungen entsprechenden, und mit diesen sich in gewisser Breite quantitativ und qualitativ ändernden Stoffwechsel. Bei den niederen Pilzen sind einige Produkte ihrer biologischen Tätigkeit chemisch rein gewonnen, andere nur ihren giftigen Eigenschaften nach erkannt worden, wie dies z. B. von vielen Fäulnisprodukten gilt, die im vorstehenden Kapitel besprochen wurden. Die wichtigste, wenngleich nicht sehr hoffnungsvolle Erkenntnis auf diesem Gebiete besteht aber darin, daß nichtpathogene oder pathogene Bakterien den Abbau des Proteinmoleküls auch so vornehmen können, daß aus der Zerlegung nur in ihrer chemischen Wesenheit bislang nicht weiter verfolgbare, oft giftige Eiweißderivate entstehen.

Viele Bakterien erzeugen aber nicht nur in ihren Leibern giftiges Eiweiß und scheiden dieses aus, sondern scheinen auch für große Mengen fremden, toten oder lebendigen Eiweißes katalytisch den Anstoß zum Zerfall zu geben, vielleicht durch Erzeugung von Enzymen, auch proteolytischer Natur. Als Beispiele mögen die folgenden dienen:

Es liefern außerhalb des Tierkörpers[1]: **Bacillus prodigiosus** ein an die Zelle gebundenes, giftiges Protein, **Bacillus Proteus** Sepsin, **Staphylococcus aureus** einen giftigen, Eiterung erzeugenden Eiweißkörper (Phlogosin), **Bacillus Tuberculosis** das besonders stark giftige Tuberkulin, **Bacillus Oedematis maligni** einen aldehydartigen Körper, wahrscheinlich neben Eiweiß, und **Streptococcus longus s. Erysipelatis** ein Gift, das ein langsam ansteigendes, und mit entsprechend langsamen Remissionen verlaufendes Fieber, ev. Delirien hervorruft, und an das sehr langsam oder gar nicht Giftgewöhnung oder Immunisierung von Menschen eintritt[2]. Andere haben kein wirksames Streptokokkentoxin auffinden können[3]. Der **Bacillus Diphtheriae** erzeugt ein Enzym, resp. ein den Albumosen oder Peptonen nahestehendes Eiweiß[4], **Bacillus Anthracis** einen giftigen, wasserlöslichen Eiweißkörper, dessen Eiweißnatur jedoch bestritten wird, oder neben dem ein nicht eiweißartiger, Kachexie erzeugender Körper vorkommt[5], **Bacillus Mallei** eine giftige Base (Morvin?)[6], **Bacillus Typhi** das ungiftige Mydin,

---

[1] Fermi, Centralbl. f. Phys. 1891, p. 481 u. Arch. f. Hygiene, Bd. XIV, 1892, p. 1. — Arloing, Les virus, Paris 1891. — Griffith, Compt. rend. de l'Ac., 1892, CXV, p. 418. — Brieger u. Fraenkel, Berl. klin. Wochenschr. 1890, p. 241, 267. — Brieger u. Wassermann, Charité-Annal., 1892, p. 822. — Hammerschlag, Centralbl. f. klin. Med. 1891, p. 9. — Hankin et Wesbrook, Ann. de l'Inst. Pasteur, 1892, VI, p. 633. — Scholl, Arch. f. Hygiene 1892, Bd. XV, p. 172. — Viron, Arch. de Méd. expér., IV, p. 136.

[2] Friedrich, Berl. klin. Wochenschr. 1895, Nr. 49, p. 1065. — Coley, Americ. Journ. of medic. sciences 1893, May. u. 1894 July.

[3] Aronson, Berl. klin. Wochenschr. 1896, p. 717.

[4] Guinochet, Arch. de médec. expér. et danat. path. 1892, T. IV, p. 487, leugnet den Eiweißcharakter des Giftes, ebenso Brieger und Boer, Zeitschr. f. Hyg. 1896, H. 1.

[5] Marmier, Ann. de l'Instit. Pasteur, 1895, p. 529.

[6] Über rohes Malleïn und Pneumobacillin vid. Artaud, Les Toxines microb., Paris 1895, p. 47 und 91.

einen giftigen Eiweißkörper und das kristallinische Typhotoxin ($C_7H_{17}NO_2$), und der **Bacillus Tetani**, die nicht Tetanus erzeugende Base Tetanin und einen giftigen Eiweißkörper. Jetzt wird angenommen, daß weder das in Kulturen gebildete, noch im Blut und Rückenmark von Tetanuskranken gefundene „Tetanustoxin" Eiweißkörper seien[1]). Durch Erhitzen auf 65° C wird das Tetanusgift u. a. in seiner Wirkung geschädigt[2]). **Vibrio cholerae asiaticae** bildet ein giftiges Eiweiß, giftige Peptone (das Vorhandensein eines Peptotoxins überhaupt ist auch geleugnet worden) und ein bei 100° C flüchtiges Ptomain, der **Finkler-Priorsche** und der **Metschnikoffsche Vibrio** ein proteolytisches und amylolytisches Enzym, der erste auch Diamine, **Micrococcus tetragenus** eine giftige Base, der **Gonococcus** einen giftigen Eiweißkörper, der angeblich nur Orchitis erzeugt. Die Natur des Giftes, das durch den **Meningococcus intercellularis Weichselbaum und Jäger** erzeugt wird, und bei Ziegen Genickstarre hervorruft[3]), ist noch nicht erforscht. Ein bestimmtes **Harnbakterium** erzeugt Schwefelwasserstoff und bei Menschen Hydrothionurie[4]).

3. Krankheitsgifte. Autointoxikation.

Ohne oder mit Einwirkung pathogener pilzlicher Organismen kann der Tierleib Funktionsstörungen erleiden. Am häufigsten wird es sich in beiden Fällen endlich um die Wirkungen eiweißartiger Zerfallsprodukte handeln, die entweder, wie das Eiweißgift der Hundswut, eine akute allgemeine Vergiftung oder, wie z. B. das Sekret der Gonorrhoe, örtliche entzündungserregende Symptome, oder wie das syphilitische Gift, chronische Ernährungsstörungen an Geweben hervorrufen. Die lange, scheinbar paradoxe Haftung, die das syphilitische, oder die durch dieses erzeugten und andere endogene Eiweißgifte mitunter aufweisen, findet ihr Analogon in den Nachwirkungen des Schlangengiftes. Fehlende oder unvollkommene Ausscheidung der Gifte mit Se- oder Exkreten bei chronischen Leiden sind hauptsächlich hierfür verantwortlich zu machen, während bei akuten Erkrankungen die Elimination bedeutungsvoller Gifte oder belangloser Produkte durch den Kot, besonders aber durch den Harn in mehr oder minder typischer Weise vor sich geht.

a) Die Giftigkeit des Harns.

Der normale menschliche Harn wirkt in größeren Mengen auf verschiedene Tierarten giftig (Myosis, Kuraresymptome). Der Harn von Erwachsenen tötet zu 40—60 ccm 1 Kilo Tier, der Harn von Säuglingen erst zu 60—120 ccm. Schafe, die menschlichen Nachtharn gesoffen hatten, erkrankten unter tympanitischer Auftreibung des Leibes und Umfallen. Sie mußten notgeschlachtet werden[5]). Durch den Harn eines Menschen erfolgte die Vergiftung eines Bullen[6]). Die Giftigkeit bleibt be-

---

[1]) Blumenthal, Zeitschr. f. klin. Medic., Bd. XXX, H. 5 u. 6. — Brieger und Boer, Zeitschr. f. Hygiene 1896, Bd. XXI.
[2]) Kitasato, Zeitschr. f. Hyg., Bd. X, 1891. — Vaillard et Rouget, Annal. de l'Inst. Pasteur, 1892, p. 385. — Fermi u. Pernossi, Zeitschr. f. Hyg. 1894, Bd. XVI, p. 385.
[3]) Heubner, Jahrb. f. Kinderheilk., N. F., Bd. XLIII, H. 1.
[4]) v. Jaksch, Prag. med. Wochenschr. 1896, Nr. 18.
[5]) Haase, Arch. f. wiss. u. prakt. Tierheilk., Bd. XI, S. 228.
[6]) Norsk Veterinärtıdskrift 1912, S. 132.

stehen, auch wenn dem Harn die Kali-, resp. Ammoniumsalze entzogen worden sind. Der Tagesharn ist giftiger und wirkt anders als der Nachtharn. Der in Infektionskrankheiten, z. B. bei Pneumonie, gelieferte Harn ist giftiger als der in normalen Tagen abgesonderte. Inwieweit der **Harnstoff** an der Giftwirkung beteiligt ist, steht nicht ganz fest, da er in mäßigen Mengen ungiftig ist, aber bei Kaninchen und Hunden Tetanus erzeugen soll, wenn er in großen Mengen in das Blut, zu $1/100$ des Körpergewichts bei Tauben, zu $1/50$ bei Fröschen, subkutan eingespritzt wird. Die Hauptgiftwirkung des Harns soll von Basen ausgehen, deren im Harn ja genügend vorhanden sind (Xanthingruppe und andere) und in Krankheiten noch mehr nachweisbar sind, z. B. bei der Pneumonie bis zum Höhepunkt des Leidens. Hunde sind 2½ mal so widerstandsfähig gegen Harngifte wie Kaninchen. Mäuse und Meerschweinchen bekommen durch Beibringung frischer Tierharne (Kaninchen, Hunde, Meerschweinchen) Tetanus. Kochsalzeinspritzung soll die Harnvergiftung paralysieren[1]). Unter pathologischen Verhältnissen kann die Menge der Harngifte erhöht und ihre Art verändert sein[2]).

Bei Infektionskrankheiten steigt der urotoxische Koeffizient des Harns (Gewicht des Kaninchens in Kilo, welches durch die vom Kilo Körpergewicht eines Individuums in 24 Stunden entleerte Harnmenge getötet wird). Die hier vorhandenen Gifte entstehen sicher teilweise im Darm und gelangen nach ihrer Resorption in den Harn.

Die aus dem Harn von Pneumonikern erhältlichen Alkaloide, z. B. $C_{20}H_{26}N_2O_3$, sind je nach der Schwere des Falles quantitativ verschieden, nehmen am Tage der Deferveszenz an Menge ab und erzeugen bei Fröschen systolischen Herzstillstand. Der Harn von Pleuritiskranken lieferte eine kristallinische, giftige Substanz, das **Pleurizin** $C_5H_5O_2$, der Harn bei Masern **Glykozyamidin** ($NH.C.NHCO.NHCH_2$), bei Keuchhusten die Base $C_5H_{19}NO_2$, bei Influenza das giftige kristallinische Alkaloid $C_9H_9NO_4$, bei Erysipelas die Base $C_{11}H_{13}NO_3$.

Bei chronischen Krankheiten, z. B. dem Karzinom, fand man die Base $C_8H_5NO_5$ und das **Kancerin,** das Fieber und Tod erzeugt, bei Zystinurie **Tetramethylendiamin und Kadaverin,** bei Purpura ein unter Atmungsstörungen und Exophthalmus tötendes Gift und bei Morbus Basedowii drei giftige Ptomaine. Bei Epileptikern soll der Harn nach dem Anfall giftiger als sonst sein und sich in ihm ein giftiges Leukomaïn: $C_{12}H_{16}N_5O_7$ finden. Bei Morbus Addisonii liefert der Harn ein Gift, das bei einem Hunde Erbrechen, Somnolenz, Erregung und Abnahme der Herz- und Atemtätigkeit hervorrief.

---

[1]) Fubini und Modinos, Moleschott's Untersuch., Bd. XV, p. 556.
[2]) Pouchet, Compt. rend. de l'Acad., T. XCVII, p. 1560. — Bouchard, Revue de Méd., 1882, p. 825. — Semaine méd., 1889, p. 348. — Griffith, Compt. rend. de l'Acad., Tom. CXIII, p. 656, CXIV, p. 496, CXIV, 1382. — Lépine et Guerin, Rev. de Médec., 1884, p. 767. — Boinet et Gilbert, Marseille méd., 1892, p. 348. — Surmont, Arch. gén. de méd., 1892, p. 162. — Voisin, Soc. de Biol., 1892. — Udranszky u. Baumann, Zeitschr. f. phys. Chemie, Bd. XIII, 1889, p. 562. — Colasanti et Bellati, Boll. d. R. Acc. die Roma, XIX, Fasc. 8. — Lapicque et Marette, Compt. rend. de la Soc. de Biol., 1894, p 598.

Die Harne von Leberkranken (infektiöser Ikterus, Ikterus durch Gallensteine, syphilitische Leberentzündung, Karzinom der Leber, eiterige Echinokokkenzyste, multiple Leberabscesse, Zirrhose) erzeugten: gastroenteritische Symptome, Minderung der Körperwärme, Exophthalmus, Mydriasis und Somnolenz, der eine Erregung mit Krämpfen folgte.

Diamine wurden in Harnen nach Infektionskrankheiten immer vermißt. Der sterilisierte Harn von Tieren, die mit Bacillus pyocyaneus infiziert waren, macht bei anderen Tieren Lähmungssymptome.

Man kann die Harnvergiftung nach Guyon in zwei Abteilungen trennen. Die erste Gruppe umfaßt alle Krankheitsbilder, die durch den aseptischen Harn hervorgerufen werden. Sie wird als Harnintoxikation bezeichnet. Die Ausscheidung der normalerweise im Harn enthaltenen giftigen Substanzen erfolgt nicht in genügendem Maße, und es findet deshalb eine Anhäufung im Blut statt, sei es, daß die Niere selbst solche toxischen Stoffe retiniert (akute und chronische Urämie), sei es, daß von dem schon mit allen toxischen Substanzen von den Nieren sezernierten Harn ein Teil wieder zur Resorption gelangt (Urotoxämie). Die zweite Gruppe umfaßt die Vergiftung des Organismus mit septischem Harn. Es ist dies eine vom uropoetischen System ausgehende, allgemeine Septikämie (Uroseptämie, Urosepsis). Zwischen diesen beiden Formen gibt es eine ganze Reihe von Übergängen und Kombinationen; besonders häufig gesellt sich zu einer Urotoxämie eine Urosepsis. Die chronische Harnvergiftung ist eine bei den verschiedensten Erkrankungen der Harnorgane vorkommende Erscheinung. Man beobachtet sie bei Stauung des Harns im Nierenbecken, besonders bei doppelseitiger Hydronephrose, sowie bei mechanischen Behinderungen des Harnabflusses durch größere Nierensteine, zumal, wenn die Schleimhaut dabei verletzt ist. Noch häufiger kommen urotoxämische und uroseptische Zustände vor bei der Stauung des Harns in der Blase aus verschiedenster Ursache. Die Resorption tritt unter zwei Hauptbedingungen ein, nämlich, wenn der Harn unter hohem Druck in innigem langdauernden Kontakt mit der Schleimhaut steht. Erhöht wird deren Resorptionsfähigkeit noch durch Kontinuitätstrennungen des Epithels, durch Einrisse, entzündliche und neoplasmatische Prozesse. Ferner ist die Infektion von besonderer Bedeutung für die chronische und akute Harnvergiftung (akutes Harnfieber). Entweder ist die Infektion eine exogene, indem verschiedenste Bakterienarten durch ein nicht gehörig desinfiziertes Instrument eingebracht werden, oder eine endogene ohne Einführung von Instrumenten und ohne Verschleppung von Keimen von der Urethra her. Die Bakterien können auf verschiedenen Wegen in den so besonders disponierten Nährboden, die Blasenschleimhaut und den Harn, gelangen. Sie erreichen manchmal durch direktes Weiterwuchern vom Orificium urethrae externum aus die Blase. In vielen Fällen findet ein einfaches Überwuchern der Bakterien (namentlich des Bact. coli commune) von dem beim Manne unmittelbar benachbarten Mastdarm aus auf dem Wege der Lymphbahnen statt. Auch auf dem Blutwege ist die Infektion möglich nach Analogie einer Blaseninfektion bei allgemeinen Infektionskrankheiten (Scharlach, Typhus). Am häufigsten, in etwa 43 Prozent, erfolgt die Infektion durch das Bact. coli commune, das vielfach in Reinkultur im Harn und Blut gefunden wird; ferner kommen Staphylokokken,

Streptokokken und andere Bakterien (Pyozyaneus, Proteus) in Betracht. Die Allgemeinerscheinungen, die uroseptischen Zustände, sind gewiß eher durch die Mischinfektion mit Eitererregern entstanden, als durch eine reine Koliinfektion. Letztere stellt im allgemeinen eine viel leichtere Erkrankung dar, als die durch pyogene Bakterien hervorgerufene. Die Allgemeininfektion, die Urosaptämie, entsteht jedoch erst, wenn durch Epithelläsionen der Schleimhäute, wie sie bei Zystitis, Pyelitis und nach Verletzungen bei Einführung von Instrumenten beobachtet werden, der Übertritt von Bakterien bzw. Bakterienstoffwechselprodukten ermöglicht wird.

Die Harnvergiftung weist eine auffällige Übereinstimmung der **Symptome** auf. Letztere sind zum größten Teil Allgemeinsymptome, hervorgerufen durch das Zirkulieren der Harngifte im Blute, nämlich das Fieber, die gastro-intestinalen, die zerebralen und die lokalen Symptome des uropoetischen Systems. Das **akute Harnfieber** ist entweder ein Intoxikations-, ein Infektions- oder ein nervöses Reaktionsfieber. Als Paradigmata für diese drei Formen kann man auffassen: 1. Für das **Intoxikationsfieber** das akute Fieber bei einer Nierenkolik, durch Verschluß eines Ureters und Stauung des Harns, eine Erscheinung, die wir nur durch Resorption toxischer Substanzen aus dem sonst normalen aseptischen Harn erklären können. Dasselbe Fieber beobachtet man bei intraperitonealer Blasenruptur und den verschiedenen Formen der **akuten Harnverhaltung**. 2. Der **Infektionsfieberanfall** kommt zustande durch bakterielle Infektion bei Sondierung und findet sich auch bei septischen Nierenbeckenerkrankungen und Zystitis. 3. Das akute Harnfieber als Reflexaktion kommt bei empfindlichen Kranken mit hyperästhetischer hinterer Harnröhre nach instrumentellen (aseptischen) Eingriffen. Außer diesen akuten Formen ist noch zu erwähnen der **subakute**, sogen. akute rekurrierende **Typus** und endlich das **chronische Harnfieber**. Dies zeigt oft eine Ähnlichkeit mit der Fieberkurve von allgemeiner Septikopyämie: normale oder subfebrile Temperaturen, unterbrochen durch täglichen Schüttelfrost mit rapidem Temperaturanstieg. Übrigens verlaufen auch manche — und gerade schwere Formen der Harnvergiftung — ohne Fieber. Die **gastro-intestinalen** Symptome beherrschen in vielen Fällen das Krankheitsbild: es bestehen Übelkeit, Appetitlosigkeit, Erbrechen, Kopfschmerzen, Diarrhöen abwechselnd mit Verstopfung, verbunden mit einer der drei Fieberformen. Charakteristisch ist das kachektische Aussehen der Kranken; die Zunge erscheint zerklüftet und geschrumpft („langue urinaire" Guyon), ebenso die Rachenschleimhaut. Der Kranke kann kaum sprechen und schlucken. Eine häufige Komplikation ist Soor der Mundschleimhaut. Diese Affektion ist nicht identisch mit der Stomatitis urämica bei der chronischen Nephritis und Urämie, die mit starkem Speichelfluß einhergeht. Ein häufiges und als Signum mali ominis aufzufassendes Symptom ist die Hyperemesis. Alle diese Zustände sind wohl als chronische katarrhalische aufzufassen, vereinzelt auch als funktionelle infolge Überladung des Organismus mit Zerfallsprodukten. Eine gewöhnliche Begleiterscheinung der chronischen Harnvergiftung ist ferner die Obstipation; Diarrhöen treten meist nur bei der Urosepsis als profuse septische Durchfälle auf. Die **zerebralen** Symptome sind meist nur ganz gering angedeutet; in leichten Fällen bestehen Migräne, Schwindel, Ohrensausen, in den schweren komatöse Zustände.

Die Diagnose der in Rede stehenden Zustände ist leicht, wenn der Kranke selbst die Aufmerksamkeit auf die Untersuchung seiner Harnorgane lenkt, kann aber sehr schwierig werden, wenn die Beschwerden sich vornehmlich auf die Verdauungsorgane beziehen. Differentialdiagnostisch kommen — außer malignem Magenneoplasma oder chronischem Magenkatarrh — in Betracht: chronische Nephritis bzw. Urämie, Diabetes insipidus und Malariaanfall. Mit der chronischen Nephritis gemeinsam hat die Urotoxämie die Vermehrung der Harnmenge, die Verdauungsbeschwerden, den Kopfschmerz und die zerebralen Symptome. Auch ist nicht außer acht zu lassen, daß bei den an Urotoxämie leidenden Kranken sich ebenfalls sekundär chronische Nierenaffektionen hinzugesellen können. Der wesentliche pathogenetische Unterschied zwischen Urotoxämie und Urämie liegt darin, daß urämische Zustände durch Retention von Giften und Anhäufung im Blute infolge Impermeabilität der Nieren, bei entzündlichen und destruktiven Prozessen in denselben, auftreten, während bei der Urotoxämie erst später eine Resorption von Harnbestandteilen aus den harnleitenden Wegen stattfindet. Klinisch sind die Unterschiede noch größere; höchstens findet sich in den terminalen Stadien eine gewisse Ähnlichkeit, wo die Patienten unter den Zeichen der Herzmuskelinsuffizienz anurisch, evtl. in Koma zugrunde gehen. Zu dem Symptomenbilde der Urotoxämie gehört — im Gegensatz zu der oft bis zur Anurie gesteigerten urämischen Oligurie — die Polyurie und Pollakisurie. Es fehlen Krämpfe und — wenigstens im Beginn der Krankheit — Eiweiß und Zylinder im Harn; auch vermißt man Netzhautveränderungen, Nasenblutung, paroxysmalen Kopfschmerz, Ödeme und Hypertrophie des linken Ventrikels. Mit Diabetes mellitus, namentlich aber mit Diabetes insipidus gemeinsam hat die Urinintoxikation die große Menge des produzierten hellen, spezifisch leichten Harnes und das lebhafte Durstgefühl.

Harntoxizität bei verschiedenen Krankheitszuständen.

An 69 Fällen und in 133 Tierversuchen (Meerschweinchen) wurden die Toxizitätsverhältnisse des menschlichen Harns bei folgenden Erkrankungen geprüft[1]): Epilepsie (genuine und Jackson-Epilepsie. 13 Fälle), Dementia praecox (10), Chorea infectiosa minor (1), multiple Sklerose (4), progressive Muskeldystrophie, Korsakoffsche Psychose bei Polyneuritis, Tabes, Paranoia chronica inc., Manie, Hämatom der Dura, Diabetes, Gangrän (je 1 Fall), infektiöses Fieber (23 Fälle), Nephritis (10 Fälle).

1. Die in der Temperaturreaktion sich äußernde Giftigkeit der Harne unter physiologischen und pathologischen Verhältnissen erwies sich bis zu einem hohen Grade unabhängig von seinem spezifischen Gewicht, demgemäß auch von seinem Gehalt an Salzen. Dasselbe gilt für den Gehalt an Albumen und an freier Säure.

2. Die Giftigkeit der untersuchten Harne mit gesteigerter Toxizität äußerte sich lediglich in einer quantitativen, durch die Temperaturreaktion meßbaren Zunahme normaler Giftigkeitsverhältnisse.

---

[1]) Pfeiffer und Albrecht, Wien. klin. Wochenschr. 1912.

3. Im Gegensatz zu Meerschweinchenharn, welcher zu Zeiten gesteigerten Eiweißzerfalls neben einer Zunahme dieser seiner allgemeinen Giftigkeit davon völlig unabhängige nekrotisierende Eigenschaften gegen die Subkutis des Meerschweinchens bei völliger Inaktivität gegen die Erythrozyten erwirbt, konnte bei selbst hochgradig giftig im Sinne der Temperaturreaktion wirkenden Menschenharnen niemals eine nekrotisierende Wirkung wahrgenommen werden. Daraus ergibt sich, daß in den untersuchten Fällen beim Menschen eine wesentliche Zunahme nur des einen von beiden Giftkörpern eintritt, wodurch wieder der Beweis erbracht ist, daß es sich bei der allgemeintoxischen und nekrotisierenden Wirkung von Harnen um streng voneinander zu trennende, völlig unabhängig im Harne erscheinende Substanzen handelt, welche mit der Wirkung der Harnsalze nichts zu tun haben.

Die an der Temperaturreaktion gemessene Toxizität der Harne von Epileptikern ist in anfallsfreien Tagen, die nicht zu nahe vor oder nach den Anfällen gewählt werden, wesentlich höher als in der Norm. Vor einem Anfall sinkt die Harngiftigkeit derart, daß hier selbst gänzlich ungiftige Proben sezerniert werden können. Nach dem Anfall, meist im Verlauf von einigen Stunden, schnellen die Giftigkeitswerte sowohl für den einzelnen Kubikzentimeter, als auch für die tägliche Gesamtmenge weit über das Normale in die Höhe, um sich meist durch Tage auf dieser zu erhalten.

Bei Dementia praecox ist die Harntoxizität im Sinn der Temperaturreaktion gesteigert und übertrifft um ein Vielfaches die physiologischen Werte. Die Mehrausscheidung des Giftes hält sich bei nicht geändertem Zustandsbilde dauernd auf beträchtlicher Höhe. In fünf Fällen von wesentlicher symptomatischer Besserung sank auch die Harngiftigkeit auf normale oder die Norm nicht mehr wesentlich übersteigende Werte und hielt sich (im Gegensatz zu den Harnen von Epileptikern nach dem Anfall) in einem Fall dauernd auf physiologischer Höhe. In einem Fall von Dementia praecox, dessen Zustand sich während des Spitalaufenthaltes verschlimmerte, stiegen die anfangs nur mäßig erhöhten Giftwerte stark an.

In einem Fall von Chorea konnte eine enorm gesteigerte Giftigkeit des Harnes beobachtet werden, die bei symptomatischer Besserung des Befindens absank, mit einer neuerlich einsetzenden Verschlimmerung aufs neue zunahm.

Eine, mit der früher beschriebenen gleichsinnige, wenn auch nicht so hochgradige Hypertoxizität des Harnes wurde in Fällen multipler Sklerose mit schweren Spasmen, bei einem Fall von Korsakoffscher Psychose mit Polyneuritis, sowie bei einem Fall von progressiver Muskeldystrophie zur Zeit eines Verlustes an Körpergewicht gefunden, hingegen zeigten einzelne Fälle von Paranoia chronica inc., periodischer Manie, Tabes und intrakraniellem Hämatom durchaus physiologische Verhältnisse.

Im infektiösen Fieber (Pneumonie, akuter Gelenkrheumatismus, Mumps, Erythema multiforme, Tuberculosis pulmonum) ist die, durch die Temperaturreaktion nachweisbare Harngiftigkeit weit über die Norm gesteigert. Bei Berechnung der Mittelwerte der Toxizität von Harnen einer größeren Anzahl von Fieberkranken ist ein gewisser Parallelismus zwischen Harngiftigkeit und Höhe des Fiebers unverkennbar.

Bei chronischer **Nephritis** war die Giftwirkung des Harnes sowohl für den Kubikzentimeter, als auch für die täglich sezernierte Gesamtmenge berechnet, unter die Norm gesunken. Bei fieberhaften Attacken trat in mehreren Einzelfällen wesentliche Steigerung beider Werte über die Norm ein, die mit Verschwinden der Fiebererscheinungen auch wieder zurückging.

b) Die Exhalationsluft.

Die Exspirationsluft des Menschen soll, was bestritten wird, flüchtige Basen enthalten[1]). Nachgewiesen wurden im Kondenswasser der Exspirationsluft geringe Mengen von Ammoniak und Spuren von Chlor. Außerdem eine sehr kleine Menge organischer Substanzen, die unbestimmbar war. Der Abdampfrückstand des Kondenswassers besteht aus dem Kalksalz einer unbekannten Säure und stammt aus dem Glase der zu den Versuchen verwandten Spiralen. Vorläufig ist es unmöglich, über die chemische Natur oder über die Giftigkeit der ausgeschiedenen organischen Stoffe Bestimmtes auszusagen. Es ist wahrscheinlich, daß sie wie fast alle Auswurfsstoffe des Körpers, gesundheitsschädlich sind[2]), aber noch nicht bewiesen. Bei akuten und manchen chronischen infektiösen Erkrankungen der Lunge, z. B. Bronchitis putrida und Gangraena pulmonum, halte ich die Giftigkeit für sehr wahrscheinlich.

c) Die Giftwirkungen des Speichels.

Bei dem Speichel, dessen örtliche und allgemeine Giftwirkung oft genug festgestellt wurde, handelt es sich vielleicht weniger um fertig gebildete Protein- oder andere Gifte, als um die sich langsam ausbildende Wirkung von Bakterien. Die neuere Feststellung, daß der während des Fastens abgesonderte Speichel besonders giftig sei, kannten schon die Alten: „Jejuni hominis morsus acerbior est, atque ad sanandum difficilior." Katzen sollen in ihrem Speichel den **Bacillus salivarius septicus** haben, der wohl die mitunter verderbliche Wirkung des Katzenbisses zu erklären imstande ist.

Der **Biß des tollwütigen Hundes, der Katze und des Wolfes** läßt genügend giftigen Speichel in die Wunde kommen, um bei empfänglichen Individuen Vergiftung zu erzeugen. Auch der trockene, mehrere Monate alte Wutspeichel[3]) wirkt. Im wesentlichen verläuft die **Lyssa** mit Reflexkrämpfen. Oft erfolgt der Tod nach einer scheinbaren Besserung. Die **Pasteur**sche Impfung gegen die Wutkrankheit ist meistens erfolgreich. Bisse von nichtkranken Tieren, z. B. des Haushahns[4]), des Pferdes, der Ratte, haben oft Vergiftungssymptome, wahrscheinlich durch bakterielle Infektion, hervorgerufen. Am schlimmsten scheint die „**Rattenbißkrankheit**"[5]) (jap. „Sokodu") zu sein. Ihre Inkubationszeit beträgt häufig ein bis drei Wochen, selten ein oder mehrere Monate. Sie beginnt mit Frost, Unwohlsein, Schwindel, Mattigkeit, Übelkeit, Appetitlosigkeit,

---

[1]) Wurtz, Compt. rend., 1888, CVI, p. 213.
[2]) K. B. Lehmann u. Jessen, Arch. f. Hyg., Bd. 10, Nr. 3. — Brown-Séquard und d'Arsonval.
[3]) Chantemesse, Soc. méd. des hôp. 1891, 8. Mai.
[4]) Rusts Magazin 1826, S. 552.
[5]) Ogata, D. med. Wochenschr. 1908, S. 1099.

Kopfschmerz, vermehrten Pulsschlägen und Fieber. Die Bißwunde, welche nach einigen Tagen scheinbar geheilt ist, bleibt selten unverändert. Meistens zeigen sich an ihr entzündliche Veränderungen, Rötung, Schwellung, Schmerzhaftigkeit, Blasen und sogar Nekrose. Dabei bestehen Lymphangitis und starke Schwellung der benachbarten Lymphdrüsen. Das Fieber steigt am ersten Tage bis 40° C und darüber und bleibt mehrere Tage so hoch. Dann fällt es rasch zur Norm nach starkem Schweißausbruch. Nach einigen Tagen erscheint das Fieber von neuem und bekommt einen hektischen Charakter, oder es erscheint intermittierend wie Malaria an jedem zweiten oder dritten Tag, mit Frost, Hitze und Schweiß verlaufend. Nebenher kann ein Erythema exsudativum bestehen. Die Übertragung von Stückchen der geschwollenen Lymphdrüsen auf Kaninchen ließ Meerschweinchen nach 24 bis 26 Tagen sterben. Nach einem Pferdebiß entstand nach Jahren bei einem Knecht eine ausgesprochene Schüttellähmung (Paralysis agitans): Zitterbewegungen am linken Arm und Bein, steife Haltung des Oberkörpers, Verlangsamung sämtlicher Bewegungen usw. Rentenansprüche wurden von allen Instanzen abgelehnt[1]).

d) Die Giftwirkung von Schweiß.

Große Mengen von S c h w e i ß erzeugen bei Tieren (Hunden, Kaninchen usw.) nicht augenblicklich, sondern nach Tagen oder oft nach mehreren Wochen den Tod durch progrediente Kachexie. Der am meisten toxische Schweiß ist der, der während und nach einer intensiven Muskeltätigkeit eintritt. Der Schweiß mit der geringsten Toxizität wird durch äußere Wärme erzeugt. Die erste Schweißmenge erzeugt bei Hunden erst Unruhe, dann Prostration, Muskelzittern, tränende Augen, Steigerung der Körperwärme, Erbrechen, Diarrhöe, auch Darmblutungen, Beschleunigung und Schwäche des Pulses, Kälte der Haut und Kollaps, Lähmung der Glieder usw.

Es gibt wohl keinen menschlichen innerlichen Körperteil, dessen Extrakt, auf andere Lebewesen übertragen, nicht Zustandsänderungen erzeugen könnte. Dies gilt zumal von Drüsen, wie z. B. der Thyreoidea, der Nebenniere, der Leber usw. Der Volksglaube mißt seit mehreren tausend Jahren dem Menstrualblut eine giftige Beschaffenheit zu. Sogar Emanationen desselben werden angenommen, die sich durch Wirkungen bemerkbar machen. So sollten Milch und frischer Wein durch die Nähe menstruierender Frauen sauer, frische Butter bitter werden, gesalzenes Fleisch in saure Gärung übergehen, Samen und Früchte in den Gärten verfaulen usw. An dem allem ist nichts! Auch nichts an der Annahme, die im alten Griechenland verbreitet war, daß Stierblut giftig sei.

Insuline, d. h. aus den Langerhansschen Inseln der Bauchspeicheldrüse dargestellte Extrakte, riefen u. a. hervor: Ö r t l i c h Schmerzen und Infiltrate, auch universelle Urtikaria, Adynamie und Kollaps bei klarem Bewußtsein. Einzelne Fälle verliefen tödlich. Hierfür machte man die Hypoglykämie verantwortlich. Bisweilen riefen schon kleine Mengen, z. B. ½ Einheiten, einen Zustand tiefster Benommenheit hervor, aus der der Kranke nicht mehr erwachte.

---

[1]) P l a c z e k, Medizin. Klinik 1910, Nr. 35.

Es ist verständlich, daß in größerer Menge in den Kreislauf übergehende wirkliche Zersetzungsgifte proteinartiger Natur örtliche Gewebsschädigung und allgemeine Symptome veranlassen können. Geht dies doch schon aus den Symptomen hervor, die **jede im Körperinnern vorhandene Eiterung** erzeugt und die sich nicht nur als **Resorptionsfieber**, sondern auch durch andere Krankheitserscheinungen kundgeben. Schon vor Jahrzehnten wurde erkannt, daß die Resorption krebsiger Massen Herzstörungen bedinge, und durch Behinderung der Resorption, z. B. durch häufiges Waschen der krebsigen Stellen, zeitliche Besserung eintrete. Für die **Cholera** ist die Resorption der durch sie erzeugten Gifte durch ihre in den Magen hinein erfolgende[1]) Ausscheidung erwiesen worden. **Diamine** werden für gewöhnlich hierbei nicht gebildet, sondern nur wenn gleichzeitig Fäulnis im Darm vorhanden ist[2]). Aus der Lunge und Leber von mit **Bronchopneumonie** behafteten **Masernkranken** konnte ein flüchtiges und flüssiges, starke Gewebsreizung erzeugendes Alkaloid, ferner aus hydatidischen Flüssigkeiten ein Eiweißgift u. a. m. dargestellt werden.

So ist es also auch möglich, daß **metabolische Gifte**[3]), die durch Bakterien oder durch endogene Erkrankung des menschlichen Leibes entstehen und nicht schnell und ergiebig genug ausgeschieden werden können, Autointoxikationen[4]) hervorrufen, von denen einige in ihrem Entstehen und Verlaufe sehr klar sind. Als Beispiele mögen die folgenden dienen:

Die **Hydrothionämie** kommt durch Aufnahme von im Darm oder anderwärts gebildeten Schwefelwasserstoffs zustande. Durch bestimmte Bakterien und vielleicht auch Gewebsenzyme wird der organische Schwefel, z. B. des Harns, zerlegt. Unterschwefligsaure Salze kommen für den menschlichen Harn hierbei nicht in Frage.

4. Nahrungsmittelgifte.

Aus den vorstehenden Angaben über Fäulnis und Zersetzung läßt sich die Tatsache wissenschaftlich ableiten, die empirisch seit Jahrtausenden gekannt ist, daß eiweißartige und andere Nahrung bei Menschen Vergiftung veranlassen kann. Den Versuch, die giftigen Produkte zu den Diaminen oder anderen der bisher bekanntgewordenen, chemisch gut charakterisierten Ptomainen in Beziehung zu setzen, habe ich schon vor Jahren zurückgewiesen, weil es schwer verständlich ist, wie so minimale Mengen dieser Gifte, wie sie sich aus zersetzten pflanzlichen oder tierischen Nahrungsmitteln bilden, imstande sein sollten, z. B. nach Aufnahme eines Fingerhut voll Fleisch bei einem Kinde so heftig, zumal vom Magen aus, und oft erst nach vielen Stunden, ja selbst erst nach einem Tage und nach zwei Wochen zu wirken, wie dies meistens der Fall ist. Für solche Fälle

---

[1]) Alt, D. med. Wochenschr. 1892, 20. Okt.
[2]) Roos, Berliner klin. Wochenschr. 1893, p. 354. — Pouchet, Compt. rend. de l'Acad. 1884, Tom. XCIX, p. 848.
[3]) Ich glaube, daß dieser Sammelname am besten alle hierhergehörigen Gifte deckt.
[4]) Bouchard, Leçons sur les autointox., Paris 1887. — Albertoni, Rif. med., 1891, VII, p. 181. — Belardi, Rif. med. 1894, p. 15. — Albu, Die Autointoxicationen, Berlin 1895, und Volkmanns Samml., Nr. 141.

ist die Annahme gestattet, daß die mit der verdorbenen Nahrung aufgenommenen Zersetzungserreger erst im Magen und Darm eine zersetzende Tätigkeit entfalten, die zu einer Bildung von giftigen Stoffen eiweißartiger Natur führt. In den Fällen, in denen sehr schnell nach Genuß einiger Bissen der betreffenden Nahrung Giftwirkung, resp. Tod eintrat, muß es sich um giftige Proteine, resp. Enzyme handeln. Die Übereinstimmung der Fisch-, Fleisch-, Wurst- und Käsevergiftung in manchen Symptomen seitens des Sehapparates, der Drüsenfunktion usw. lassen mich annehmen, daß ein gemeinsamer Stoff in allen diesen Fällen wirkt. Die Notwendigkeit, diesen als Ptomatropin zu bezeichnen, liegt nicht vor. Die Annahme, daß es sich, soweit die Störungen der Augenfunktionen in Frage kommen, um zwei Zersetzungsgifte handelt, stützt sich darauf, daß Lidlähmung und Augenmuskellähmung ohne Veränderung der Pupillenweite und der Akkommodation beobachtet wurden oder eintraten, nachdem die letzteren und anderweitige Sehstörungen schon eine Zeitlang bestanden hatten.

Die verschiedenartigsten Nahrungs- und Genußmittel: **Reisbrei**[1]), **Kohlrüben, pilzlich zersetztes Brot, Mehlspeisen, Eier, Milch, Eiscreme, Fische, Schaltiere** usw. können auf der Basis der vorstehenden Auseinandersetzung Giftwirkungen entfalten. Recht oft machen die durch Nahrungsmittel Vergifteten den Eindruck von Typhuskranken: Kopfschmerzen, Stumpfsein, stille Delirien, Kraftlosigkeit, belegte Zunge, übler Geruch des Atems. In dem größeren Teil der Fälle zeigt sich im Beginne leichtes Frösteln, worauf die Körperwärme jäh bis 40° und mehr ansteigt und zwei bis drei Tage so verbleibt. Dann folgt der Abfall nicht gleichmäßig, sprungweise bis zur Entfieberung. Es handelt sich fast immer um eine bakterielle Erkrankung. Drei Gruppen solcher lassen sich unterscheiden. Bei der ersten Gruppe ist es eine Vergiftung durch das Gift des Bacillus botulinus, bei der zweiten eine solche durch die Giftprodukte von Proteusarten, die in Kartoffelsalatvergiftungen wiederholt festgestellt wurden. Die dritte Vergiftungsgruppe wird hervorgerufen durch Bakterien der sogenannten Typhus-Koligruppe. Deren klinischer Verlauf ist gekennzeichnet durch meist stürmischen Beginn: hohes Fieber, Schüttelfröste, Erbrechen, Durchfälle, Wadenkrämpfe, Kräfteverfall. Meist handelt es sich hier um Fleischvergiftungen, durch den Genuß von Fleisch septisch-pyämisch erkrankter, notgeschlachteter Tiere. Als solche Erkrankungen kommen besonders in Betracht septische Entzündungen der größeren Gliedmaßengelenke (Kälberlähme), Kälberruhr, septische Prozesse puerperaler Natur, Euterentzündungen und Magen-Darmerkrankungen. Hierbei ist zu erwähnen, daß in Deutschland jährlich 160 000 Notschlachtungen, d. h. etwa ein Prozent des gesamten Viehbestandes, stattfinden. Die von Gaertner entdeckte Bazillusform der Fleischvergiftungen ist keine einheitliche. Es fanden sich Bakterien, die sich zwar nicht kulturell, wohl aber durch Agglutination vom Gaertnerschen Bazillus, dem Bacillus enteridis, trennen ließen. Dies sind die Paratyphusbazillen von Typus B, die die Fleischvergiftung veranlassen. Der Typus A kommt nicht in Frage. Fleisch krankheitsverdächtiger Tiere sollte nur dann zum menschlichen Verbrauch zugelassen werden, wenn seine völlige Unschäd-

---

[1]) Arch. f. Hygiene, Bd. VI, p. 124.

lichkeit erwiesen ist. Zumal vor dem Genusse rohen Fleisches in Form von Hackfleisch kann nicht dringend genug gewarnt werden.

a) Fleischvergiftung.

Vergiftungen durch Fleisch kommen gewöhnlich als Massenerkrankungen vor. Nur selten bietet eine derartige giftige Nahrung äußere Kriterien ihrer abnormen Beschaffenheit, wie Verfärbung, üblen Geruch und schlechten Geschmack dar. Ja, Grönländer essen mit Begierde verfaulten Seehundskopf, die Indianer auf der Prinz Ruperts-Insel verfaultes Fleisch und die Bewohner der Markesas-Inseln Haifische und Rochen erst dann, wenn sie in Fäulnis übergegangen sind. Die Anwohner eines Teiles der Lena, Jakuten und Russen genießen ihre Fische nur, wenn sie sich in vollständiger Fäulnis befinden. Ihre Jurten sind deswegen durch die üblen Gerüche verpestet. Feuerländer essen Pinguine nur in vollfaulem Zustande. Aus den vorstehenden Angaben erhellen die vielen Möglichkeiten des Giftigwerdens von Fleisch der Tiere, die Paratyphusträger sind, gleichgültig, ob die Pilze an dem betreffenden Lebewesen bereits Giftwirkungen erzeugt haben, oder nur zeitweilig latent darin gelebt haben. Ich halte es für wahrscheinlich, daß es auch giftig wirkende Abbauprodukte tierischen Eiweißes gibt, die im menschlichen Körper enzymatisch, bzw. katalytisch wirken. Seit langer Zeit kennt man die Massenvergiftungen durch schlechtes Fleisch. Als 1599 eine Rindsseuche eintrat, verbot der Rat von Venedig bei Todesstrafe, das Fleisch solcher Tiere zu verkaufen, und 1677 starben viele Leipziger Studenten, die das Fleisch kranker, „mit inneren Geschwüren" versehener Tiere gegessen hatten. Jede Art von nicht normalem Fleisch, dessen Eiweiß bereits giftige Proteinderivate enthält, kann dies veranlassen, z. B. Kalbfleisch, Wachteln, Lerchen[1], Rebhühner, geräucherte Gänsebrüste, Gänsebraten[2], Wildpret, Wildpastete, einzelne Organe von Tieren, wie die Leber, besonders Kalbsleber und Gänseleber, Schinken, Kalbskopf, kalter Kalbsbraten, Pferdefleisch, Überbleibsel von ausgelassenem Fett und Gehirn, welch letztere choleraartige oder exanthematische Erkrankung erzeugt, ferner Büchsenfleisch, Bratensoße und auch Suppe, die aus schlechtem Fleisch bereitet wird. Rohes, gepökeltes, gekochtes, gebratenes und geräuchertes Fleisch schuf Vergiftung, deren Intensität von der Menge des verzehrten Fleisches, der Art seiner Zersetzungsprodukte oder Zersetzungserreger und der Empfänglichkeit des Individuums abhängt. Für gewisse Fleischgifte ist keine der vorgenannten Zubereitungen ein sicheres Zerstörungsmittel, so daß Menschen auch durch gesalzenes, geräuchertes und gekochtes Fleisch sterben können[3]).

Schon vor 200 Jahren beobachtete man, daß Menschen gesund blieben, die von dem gleichen Material öfters gegessen hatten, durch welches andere schwer erkrankten. Entweder haben solche Individuen das Eiweißgift verdaut oder sonstwie unschädlich gemacht, oder sie boten nicht, falls es

---

[1]) Schachtrupp, Apoth.-Ztg. 1886, Nr. 93.
[2]) Wiedner, Zeitschr. f. Medizinalbeamte 1890, p. 409.
[3]) Silberschmidt, Correspondenzbl. f. Schweizer Ärzte 1896, Nr. 8.

sich um pathogene Bakterien handelte, den geeigneten Nährboden für Entwickelung und Lebenstätigkeit derselben dar, oder die Schädlichkeit war nicht gleichmäßig in dem Fleische verteilt, was bei pilzlichen Erkrankungen sehr wohl möglich ist. Von 72 Familien, die verdorbenes Fleisch gegessen hatten, traten nur in 22 Erkrankungen auf, und von 120 Personen, Tischgenossen in den Häusern der Erkrankten, wurden nur 40 ergriffen[1]).

Bekannt ist es auch, daß der Paratyphusbazillus leicht Geschwüre verursacht, die sich bei länger zurückliegender Infektion des Tieres zwar vollständig abkapseln, aber trotzdem noch virulente Bazillen enthalten können. Werden die Geschwüre noch rechtzeitig entdeckt, so wird allerdings das betreffende Fleisch meist sofort beim Verkauf als minderwertiges Material behandelt, d. h. nur in gekochtem Zustand abgegeben. Da das Fleisch indes, wenn man es nicht völlig entwerten will, nicht überall durch längere Schnitte zerlegt werden kann, so können natürlich kleine Geschwüre, besonders in dem dicken Muskelfleisch, leicht einmal übersehen werden. Bei der späteren Verarbeitung des Fleisches zu Hackfleisch, das erfahrungsgemäß häufig Fleischvergiftungen hervorruft, kann der Inhalt des Geschwüres entleert und dem Gesamtfleisch mitgeteilt werden. Gefährlich sind immer die Organe, Leber, Milz, Nieren, die gern in Wurst oder Schwartenmagen verarbeitet werden.

Die Infektion von Mehl- und Grießspeisen durch Paratyphusbazillen ist vielleicht teilweise dadurch zu erklären, daß Milch mit Paratyphusbazillen infizierter Tiere zu ihrer Anfertigung ohne genügendes vorheriges Kochen benutzt wurde. Bei den Fischvergiftungen, bei denen Paratyphusbazillen eine Rolle spielen, wird die Möglichkeit nicht auszuschließen sein, daß die Bakterien von den Fischen vielleicht mit verunreinigtem Wasser aufgenommen worden sind, ähnlich, wie es z. B. für mit Typhusbazillen infizierte Austern nachgewiesen ist.

Die Giftstoffe der Paratyphusbazillen rufen bei kleinen Versuchstieren Durchfälle und in kurzer Zeit unter Krämpfen und Lähmungen der Gliedmaßen den Tod herbei. Hierdurch erklären sich auch die schweren Vergiftungserscheinungen bei der menschlichen Paratyphusinfektion. Die Giftstoffe werden in dem Fleische der Tiere richtig aufgespeichert; die ausgelaugten Leibessubstanzen der Bakterien stellen die Giftstoffe dar. Durch ihre Hitzebeständigkeit erklärt es sich auch, daß oft nach dem Genuß von gebratenen und größeren Stücken gekochten Fleisches oder von Fleischbrühe Vergiftungserscheinungen noch eintreten.

Sind in frisch genossenem Fleisch nur wenige Paratyphusbazillen vorhanden, so wird der menschliche Körper auch nicht von Giftstoffen überschwemmt werden, sondern es kommt lediglich zur Infektion. Diese ist durch einen langsamen und weniger stürmischen Verlauf gekennzeichnet.

Die gewöhnliche Paratyphusinfektion bietet im ganzen zwei durch ihren Verlauf verschiedene Krankheitsbilder. Meist handelt es sich um einen akuten, stürmischen, mit schweren Vergiftungserscheinungen verbundenen Magendarmkatarrh, der sich in nichts von akuter Fleischvergiftung unterscheidet; nur in 40 Prozent der Fälle etwa besteht ein mehr typhusähnlicher Verlauf.

---

[1]) Niericker, Korrespond.-Blatt f. schweiz. Ärzte 1881, S. 642.

Die Paratyphus-Nahrungsmittelinfektion pflegt oft mit schweren toxischen Symptomen, Benommenheit, Krämpfen, Kräfteverfall, einherzugehen, weil neben der Infektion mit den Bazillen noch eine Vergiftung mit den Giftstoffen dieser Bakterien besteht. Der Paratyphusbazillus vermag **hitzebeständige Giftstoffe zu bilden, die sogar längere Zeit der Siedetemperatur widerstehen können.** Diese Stoffe unterscheiden sich also durch diese Eigenschaft von den eigentlichen Toxinen, z. B. dem Botulismustoxin.

Aus Fleisch, das endemische Fleischvergiftung erzeugt hatte, wurde der **Bacillus Proteus Haus.** isoliert und als Ursache der Giftwirkung angesprochen. In neueren Fällen züchtete man den Pilz aus dem Darminhalt der durch Fleisch Gestorbenen und fand denselben auch im Eisschrank, der zur Aufbewahrung des Fleisches gedient hatte[1]). Auch Bakterien, die zu der Gruppe **B. coli commune** gehören, z. B. der **Bacillus enteridis Gaertn.**, können ähnliches durch Gifte erzeugen, die sie abscheiden. Auch deren abgetötete Zelleiber wirken giftig. Neuerdings wurde aus einem giftigen Schinken ein anärober **Bacillus botulinus** gewonnen, der die Gelatine verflüssigt und ein sehr giftiges Toxin erzeugt. Selbst Hunde, Katzen und Kälber können durch bestimmtes, verdorbenes Fleisch erkranken. Das Fleisch von Tieren, die durch einen im giftigen Fleisch gefundenen Bazillus tödlich infiziert waren, tötete andere Tiere, die dasselbe fraßen. Katzen, Kaninchen, Meerschweinchen erkrankten durch giftigen Schinken unter den Symptomen der Fleischvergiftung. Die ersten **Vergiftungssymptome** durch giftiges Fleisch können im Verlaufe von 1—19 Tagen, sehr selten noch später auftreten. Die Dauer der Erkrankung vermag sich von wenigen Tagen bis zu fünf Wochen auszudehnen. Einzelne Fälle mit langsamem Verlauf ähneln dem Typhus abdominalis oder der Meningitis. So wurde wiederholt von Nordpol-Reisenden angegeben, daß der Genuß der Hundeleber von Eskimohunden, die nur in höchster Not gegessen wurde, bald nach der Aufnahme eine auffällige Schlafsucht und Einschlafen trotz des Willens, die Augen offen zu halten, bewirkten. Es folgten fürchterliche Kopfschmerzen, Schweiße und ein Losschälen der Haut am ganzen Körper. Gewöhnlich bestehen als Symptome der Fleischvergiftung: Übelkeit, wiederholtes Erbrechen und Diarrhöe, die in schlimmen Fällen fehlen kann und durch Verstopfung ersetzt ist. Diesen Symptomen gehen voran oder folgen: Trockenheit im Munde und Halse, Druck in der Magengegend, Koliken, schweres Krankheitsgefühl, Pupillenerweiterung, Flimmern, Mattigkeit und allgemeine Körperschwäche. Dazu gesellen sich Jucken und Fieber, oder von Nasen- und Darmblutungen begleitete Exantheme (Flecke, Petechien, Papeln, Furunkeln, Blasen). **Beim Ausweiden von Wild** kam es mehrfach zu Schwellungen der Hände, Pustelbildung, Überspringen der exanthematischen Veränderung auf entferntere Körperteile und mehrfachen Rezidiven nach erfolgter Besserung. Diese Hautvergiftungen können mit schweren Allgemeinerscheinungen, wie Fieber, Gliederschmerzen, sowie Albuminurie, Wadenkrämpfen, Heiserkeit, Husten, Dyspnoe, Ptosis, Ophthalmoplegie u. a. m. einhergehen.

---

[1]) L e v y, Arch. f. exper. Path. u. Pharmak., Bd. 34, S. 342.

Mattigkeit, Schwere des Kopfes und Schwäche in den Gliedern bleiben nach dem Überstehen der Vergiftung zurück. Es kann aber auch nach einem Intervall von mehrtägiger Gesundheit ein typhusähnlicher, zwei bis drei Wochen andauernder Zustand mit oder ohne Fieber und Diarrhöe mit leichter Milzschwellung, einem roseolaartigen Ausschlag, Empfindlichkeit der Coekalgegend, leichtem Meteorismus und Delirium auftreten, und durch Erschöpfung tödlich enden. Langsame Genesung ist aber der gewöhnliche Ausgang.

Anatomische Veränderungen: Oft septische Gastroenteritis; Hyperämie von Magen und Darm, und in letzterem Hämorrhagien, Geschwüre (Ileum), Schwellung und Verschorfung der Peyerschen Plaques und solitären Follikel, Milzschwellung und kleine Nierenabszesse.

Behandlung: Herausbeförderung des Giftes aus Magen und Darm (Brech- und Abführmittel; hohe Darmeingießungen, Kalomel), ölige Mittel und Extr. Belladonnae.

b) Wurstvergiftung.

Der seit 1735 bekannte Botulismus (Allantiasis) kommt vereinzelt oder als Massenerkrankung (400 Personen in Middelburg[1]) vor. Trichinose wurde in früherer Zeit damit nicht selten verwechselt. Die Wurstvergiftung ist besonders in Schwaben häufig und tödlich. In 50 Jahren (1800 bis 1850) kamen in Württemberg unter 400 Vergiftungen 150 Todesfälle vor[2]). Durch Proteusinfektion mittels Wurst wurden 1918 an der Front 2000 Soldaten vergiftet, die an fieberhafter Gastroenteritis erkrankten[3]). In Preußen starben an Fleisch-, Fisch- und Wurstgift offiziell: 1919: 75, 1920: 40, 1921: 49 und 1922: 54 Menschen. Die meisten Erkrankungen fielen in den Monat April, die übrigen verteilten sich wesentlich auf die Winter- und andere Frühlingsmonate. Vorzüglich geben die leicht zersetzlichen, dicht gestopften und oft nicht bis zum Zentrum durchräucherten Blut- und Leberwürste zu Vergiftungen Anlaß. Mehrfach fand man im Zentrum sulzig erweichte, schmierige Stellen.

In einem tödlich endenden, von mir toxikologisch und im Kochschen Institut mit negativem Erfolge bakteriologisch untersuchten Falle mit mehrfach tödlichen Ausgängen, wo es sich um eine schmackhaft riechende Fleischwurst handelte, fanden sich breite Spalten nicht an den Stellen, wo die tödlichen Scheiben abgeschnitten waren, sondern viel tiefer. Von gleichzeitig und gleichartig dargestellten Würsten braucht nur eine schlecht zu sein. Auch Würste, die aus Fleisch hergestellt wurden, das seinerseits Vergiftung erzeugt hatte, erwiesen sich als giftig. Fleisch totgeborener Kälber wird als besonders gefährlich in Würsten angesehen. Der Grund des Grauwerdens der Würste ist bislang noch nicht geklärt worden. Er beruht nicht in einem zu hohen Wassergehalt, sondern vielleicht in Fehlern der Bereitung oder in schneller Zersetzung durch pilzliche Einflüsse. Man schuldigte hierfür den Bacillus mesentericus an[4]).

---

[1]) Müller, D. Zeitschr. f. pr. Med. 1875, Nr. 1—3.
[2]) Schlossberger, Arch. f. phys. Heilk., Bd. XI, p. 709. — Reisz, Wiener med. Presse 1891, p. 1862. — Souchay, Zur Kennt. d. Wurstvergift., Tüb. 1889.
[3]) Bärthlein, Münch. med. Wochenschr. 1922.
[4]) Müller, Ber. üb. d. Veterinärwesen in Sachsen 1894, p. 21.

Die Ursache der Giftwirkung von Würsten (Blut-, Rinder- und Leberwürste und andere Arten) beruht entweder auf Bakterien, vielleicht zur B. coli-Gruppe gehörend, **Bacillus botulinus**, sporulierend, anärob, von denen viele in Würsten aktiv oder latent vorhanden sind, **oder auf gebildeten Proteingiften**. Nicht entwicklungsfähige Cholerabazillen fand Pfeiffer in Wurststücken, die ich ihm zur Untersuchung gab. Meiner Überzeugung nach stehen die in übelriechenden Würsten gefundenen Basen, wie Cholin und Neuridin, Di- und Trimethylamin[1]), die auch aus Kulturen eines in solcher Wurst enthalten gewesenen Mikroorganismus[2]) gewonnen wurden, in keiner Beziehung zur Wurstvergiftung. Stinkende Würste enthalten selten diese giftigen Stoffe. Fütterungsversuche mit giftiger Wurst an Tieren fielen bisher meistens negativ aus. Ein Affe vertrug, wie ich sah, die Wurst, an der Menschen gestorben waren.

Alte und schwache Menschen sollen stärker affiziert werden als andere. Schon 1—2 Wurstscheiben reichten vereinzelt zum Hervorrufen der Vergiftung aus. Die ersten Vergiftungserscheinungen sind nach ½ Stunde[3]), gewöhnlich nach 12—24 Stunden beobachtet worden. In ¾ Stunden kann die Erkrankung ablaufen[4]). Gewöhnlich beträgt ihre Dauer vier bis zwölf Tage. Der Tod kann nach 3 bis 6 bis 13 Tagen[5]) erfolgen. Die Mortalität ist hoch, etwa 12 bis 20 Prozent.

Die ersten **Symptome** bestehen in: Ekel, Würgen, Erbrechen, unlöschbarem Durst und Verminderung der Speichel-, Schweiß- und Tränensekretion (nur ausnahmsweise wird verstärkte Speichelabsonderung beobachtet), Kopfschmerzen, Schwindel, Pupillenerweiterung. Mageninsuffizienz, Durchfall und seltener Verstopfung.

In schwereren Fällen treten noch hinzu: Schmerzen im Epigastrium, Tenesmus, bisweilen auch Fieber und Schlingbeschwerden, aphthöse Veränderungen im Munde, schmierige Beläge an Tonsillen und Rachen, Trockenheit der Haut, auch Herpes labialis, heisere, tonlose Stimme und krupppartiger Husten. Seitens der Augen findet man Erweiterung und Starre der Pupillen, Neblig- und Doppeltsehen, Amblyopie oder Amaurose, Akkommodationslähmung[6]), die nur sehr langsam schwindet, und Ophthalmoplegie, auch mit Ptosis. Das Gesicht ist bleich und starr, der Puls klein und schwach[7]), die Sprache gestört[8]). Es zeigen sich ferner Kälte, kalte Schweiße und lähmungsartige Schwäche, Meteorismus, unruhiger Schlaf und Dyspnoe. Nach Genuß von schimmliger, stark riechender Wurst erkrankte ein Soldat mit hohem Fieber, Erbrechen, Kopfweh, Benommenheit und typhösem Stuhl. Am vierten Tage erschien leichte Gelbsucht und gleichzeitig ein ausgedehnter Bläschenausschlag an Lippen, Mundwinkeln

---

[1]) Ehrenberg, Zeitschr. f. phys. Chem., XIII, p. 239.
[2]) Nauwerck, Württ. Correspondenzbl. 1886, p. 154.
[3]) Kaatzer, Deutsche med. Wochenschr. 1881, Nr. 7.
[4]) Kühn, Vers. üb. d. Wurstgift, Käsegift, 1824, p. 123.
[5]) Deutsch, Preuß. med. Vereins-Ztg., Nr. 4, 1851.
[6]) Leber, Arch. f. Ophthalm., Bd. XXVI, p. 236.
[7]) Pürkhauer, Bayr. ärztl. Intellig. 1877 und 25.
[8]) Röser, Württemb. Correspondenzbl. 1842, Bd. XII, p. 1.

und Nasenflügeln. In der Wurst wies man massenhaft „Stäbchen in Reinkultur und Amöben" nach. In einem anderen in zwei Tagen tödlich verlaufenen Falle fand sich in den Mandeln, dem Dünndarm und der Milz der Bacillus enteridis Gaertn. Versuche mit acht Tage alten Bouillonkulturen von Wurstbakterien ergaben nach subkutaner Injektion von 0,01 g den Tod von Meerschweinchen. Durch 0,001 g wurden diese Tiere krank. Der Tod erfolgt unter zunehmender Schwäche meistens bei Bewußtsein. Konvulsionen sind selten. Nach scheinbarer Genesung kommen Rückfälle vor. Die Genesung erfolgt sehr langsam.

Durch die Kesselbrühe der Wurstmacher wurden junge Hunde vergiftet.

Sektionsbefund: Im Darmkanal werden bisweilen entzündete, sugillierte Stellen gefunden. Einmal fand sich eine interstitielle Leberentzündung. Das Blut von Wurstvergifteten agglutinierte den Bacillus noch in 800facher Verdünnung[1]). Behandlung: wie bei der Fleischvergiftung. Selbst mehrere Tage nach der Vergiftung sind Brechmittel wegen der möglichen Ausscheidung des Giftes in den Magen und hohe Darmeingießungen sowie Pilocarpin (subkutan) indiziert.

Eier. Älteres Eiereiweiß oder solches aus gefrorenen Eiern rief, auch in einem Eierkuchen oder in Pudding-Soße gegessen, mehrtägige schwere Prostration. Erbrechen, Diarrhöe, Schwindel, Kopfschmerzen, eigenartige Bewegungshinderungen, Zyanose, Delirien, Kollaps, hohes Fieber und Herzstörungen hervor.

Vier im Alter von 8, 13, 15 und 16 Jahren befindliche Kinder erhielten ein mit Zucker verriebenes rohes Gänseei, das aber wegen des schlechten Geschmackes nur etwa zu ¾ verzehrt wurde.

Vier Stunden nach dem Genuß erkrankte das älteste der Kinder an Leibschmerzen, Erbrechen und Durchfall, später stellten sich noch Delirien und Kollaps ein. Innerhalb der nächsten 12 Stunden erkrankten auch die übrigen Kinder in ähnlicher Weise. Das gleichzeitig vorhandene Fieber erreichte eine Höhe von 41° C. Die Erkrankungen waren so heftig und anhaltend, daß die Kinder während mehrerer Tage in der größten Lebensgefahr schwebten.

Während die übrigen Symptome allmählich zurücktraten, blieben die Leibschmerzen am längsten bestehen und die Kinder fühlten sich noch lange Zeit sehr angegriffen.

Ich betone nochmals, was ich schon vor Jahrzehnten angab, daß die Vergiftung durch Vanilleeis und ähnliche Genußmittel, für deren Herstellung Eigelb benutzt wird, giftig werden können, falls das benutzte Ei sich in Zersetzung befand. Auch tödliche Ausgänge kommen auf diese Weise zustande, nachdem enteritische Symptome, Koliken, Durchfall, Krämpfe, Fieber bis 40°, Delirien[3]) vorangegangen sind. Mit Eiern und mit Milch hergerichtete Speisen haben stets durch das Verdorbensein dieser Ausgangsmaterialien sehr oft Vergiftungen erzeugt, so z. B. auch Puddings, Torten usw.

---

[1]) Riemer, Rostocker Ärzteverein 1908, 11. Jan.

d) Milchvergiftung.

Akute und chronische Vergiftung können durch Milch erzeugt werden:

1. Wenn sie von kranken Tieren (Septikämie, hämorrhagische Enteritis, Perlsucht oder akute Seuchen) stammt, und dadurch entweder Eiweißgifte oder pathogene niedere Pilze enthält. Nach Aufnahme von Milch einer kranken Kuh (hämorrhagische Enteritis) beobachtete man: Erbrechen, blutige Stühle, Albuminurie, Benommensein und Delirien, Genesung erfolgte im schwersten Falle nach 19 Tagen[1]. Der „Milchschmutz", der aus dem Kot der Kuh, Kuhhaaren, Handschmutz des Melkenden, Epidermiszellen, Bakterien usw. besteht, trägt zum Giftigwerden der Milch bei. Unter den Bakterien finden sich stark pathogene, Darmreizung bzw. Darmentzündung erzeugende und peptonifizierende. Ein Teil der Sommerdiarrhöen von Kindern ist als Vergiftung durch solche verunreinigte Milch, in der sich auch Stoffwechselprodukte solcher Bakterien und giftige Abbauprodukte von stickstoffhaltigen Milchbestandteilen finden, anzusehen.

2. Wenn sie durch von außen eingedrungene Mikroorganismen infiziert, und durch diese oder andere Umstände bis zur Bildung giftiger Derivate eiweißartiger oder anderer Natur (Laktotoxine) zersetzt ist. Eine neutrale Reaktion der Milch soll die Toxinbildung unter dem Einfluß von Cholera, Diphtherie- und Tetanusbazillen hemmen, die alkalische sie gestatten[2]).

Über die Vergiftung mit **Vanillecreme** ist bereits früher das nötige gesagt worden.

Eine Massenvergiftung von 200 Menschen kam durch eine **Nußcremetorte** zustande, die aus Milch, Eiern, Nüssen, Zucker und Mehl hergestellt worden war. Die Symptome waren relativ sehr leicht und bestanden in Übelkeit, Erbrechen, Magenschmerzen und Diarrhöe — nur in einigen Fällen erinnerte das Krankheitsbild an eine Arsenikvergiftung. Die Untersuchung der Creme ergab das Vorhandensein einer „sehr pathogenen" Art von Staphylococcus pyogenes aureus. Dieser soll sich angeblich in Torten und Creme entwickeln, wenn dieselbe bei höherer Temperatur sauer wird. Es ist durchaus zu bezweifeln, daß der Staphylokokkus in solchen Fällen an sich eine Rolle spielt. Nur fertig gebildete, in dem Nahrungsmittel enthaltene Gifte aus dem Ei oder der verwendeten Milch, wahrscheinlich aus dem ersteren, können die geschilderten Symptome so akut erzeugen.

3. Wenn sie Alkaloide, Glykoside oder andere Giftkörper besitzt, die aus giftigen, mit dem Futter eingeführten Pflanzen, z. B. Kolchikum, oder andersartiger Nahrung stammen. Nach dem Genuß von Milch von Kühen, die mit „befallenem Klee" gefüttert worden waren, erkrankten viele Kinder einer Pflegeanstalt plötzlich mit starkem Durchfall ohne Störung des Allgemeinbefindens, der nach dem Aussetzen der Milch aufhörte. Der Klee war von zwei Pilzarten befallen, mit Phoma trifolii und Pseudopeziza trifolii. Auch die Milch von Kühen, die mit den Malztrebern der Brauereien gefüttert werden, soll bei Kindern bis zu sechs

---

[1]) Gaffky, Deutsche med. Wochenschr. 1892, p. 297.
[2]) Blumenthal, Arch. f. path. Anatom. 1886, Bd. CXLVI, p. 65.

Monaten Erkrankung mit Durst, Erbrechen, Diarrhöe, Gesichtsblässe, Atemstörung und Abmagerung hervorrufen[1]). Man kennt auch eine Vergiftung durch Milch, die in einem Restaurant zur Konservierung von Fleisch verwendet worden war und kadaverös roch, bzw. schmeckte. Katzen, die mit Borsäure konservierte Milch (1 : 1000) längere Zeit hindurch getrunken hatten, starben sämtlich nach Verlauf von vier Wochen. Ebenso verderblich erwies sich Formaldehyd-Milch.

e) Käsevergiftung.

Jede Art von Käse, auch frischer, wirkt giftig, wenn gewisse Proteinsubstanzen durch Zersetzung des Kaseins, resp. des Laktalbumins sich in ihm gebildet haben. Dies kann, braucht aber nicht unter der Einwirkung von Pilzen, z. B. Bacillus pyocyaneus, vor sich zu gehen[2]). In einem giftigen „Knetkäse" fand sich eine vom Bacillus coli nicht zu unterscheidende Bakterienart, die, in Reinkulturen bei Kaninchen verfüttert, Enteritis und vereinzelt auch den Tod veranlaßte. Bei Kälbern entstand eine äußerst schwere, wenn auch nicht immer tödliche, der infektiösen Diarrhöe dieser Tiere ähnliche Vergiftung. Ich sah in einer Berliner Markthalle zum Verkauf einen mit Mikrococcus prodigiosus ganz durchwachsenen roten Käse zum Verkauf ausliegen. Studenten, die in einem Dorfe Käse gegessen hatten, der porös wie Schweizer Käse war, an vielen Stellen aber gelblichrot aussah, wahrscheinlich durch den M. prodigiosus, bekamen Magenschmerzen, Schleimwürgen, Durchfall, Hinfälligkeit, Schwindel und rauschartige Umnebelung des Gesichts und Gehörs. Die Annahme, daß die auch sonst beobachtete Rotfärbung von Eisenrhodanid stamme, halte ich nicht auf alle Fälle dieser Erscheinung für anwendbar. Selbstverständlich können sich hierbei auch anderweitige Produkte bilden. Sicher ist für mich, daß das sogenannte, nicht einmal genügend analysierte, aber überall als ein bedeutungsloses Schlagwort angeführte Tyrotoxin[3]) mit dem „Käsegift" nichts zu tun hat[4]). Auch eine kristallinische Base $C_{16}H_{24}N_2O_4$, die bei Meerschweinchen Erbrechen erzeugt[5]), und eine Base, die Frösche zu ½ mg lähmt[6]), wurden als Käsegifte angesprochen. In faulem Käse wurde Oxyphenyläthylamin gefunden. In schwarzgeflecktem Parmesankäse wurde ein Knoblauchgeruch nachgewiesen. Diesen Geruch trifft man überall da an, wo Phosphate in faulende Substanzen zersetzt werden. Auch die phosphorhaltigen Verbindungen in den Eiweißsubstanzen zersetzen sich durch naszierenden Wasserstoff und geben als letztes Reaktionsprodukt Phosphorwasserstoff, der nach Knoblauch oder faulem Fisch riecht. Auch bei faulenden Fischen nimmt man zuweilen diesen Geruch wahr. Die Schwarz-

---

[1]) Holit, Centralbl. f. Bakteriologie, Bd. XX, H. 4 u. 5.
[2]) Viele Pilze: Saccharomyces-Arten, Conidien-Formen der Fungi imperfecti, Perisporidien, Zygomyceten u. a. findet man im Käse und der Milch.
[3]) Vaughan, Zeitschr. f. phys. Chem., X, p. 146.
[4]) Hat doch einmal ein Beobachter sogar behauptet, daß das Gift der Miesmuscheln Tyrotoxicon sei. Er vergaß anzugeben, woher die Muscheln den Käse bezogen hatten.
[5]) Lepierre, Journ. de Pharm. et Chim., T. X, p. 524.
[6]) Dokkum, Ned. Tijdschr. voor Pharm. 1894, p. 213.

färbung des Käses wird durch Eisensulfid bewirkt, an dessen Entstehung besondere stäbchenförmige Spaltpilze beteiligt sind[1]).

Recht häufig hat zersetzter „Limburger Käse" Vergiftung mit Magen-Darmblutungen, Herzstörungen, Schwindel, erdfarbigem Aussehen usw. veranlaßt. Fettsäuren, selbst wenn sie durch ihre großen Mengen im Munde ätzen, kommen hierbei nicht in Betracht.

Katzen werden nicht durch jeden giftigen Käse vergiftet. Die Vergiftung von Menschen erscheint unmittelbar nach dem Essen, resp. nach ½ bis 12 Stunden, der Tod nach 24 Stunden.

Als Symptome beobachtete man: Brennen und Trockenheit im Munde, Druck in der Magengrube, anhaltendes Erbrechen, Blutbrechen, Magen- und Leibschmerzen, Durchfälle mit Tenesmus, quälendste Koliken, die aber auch fehlen können, Darmblutungen, Durst, Hinfälligkeit, Blässe, Zyanose und Kälte der Glieder, Delirien mit Aphasie abwechselnd, leichter Trismus[2]), Gefühl von Hitze und Frost, auch wohl erhöhte Puls- und Atemfrequenz und vereinzelt Salivation. Nicht selten treten Augenstörungen, als Herabsetzung der Sehschärfe, Pupillenerweiterung und Reaktionslosigkeit, Doppeltsehen und Ptosis auf.

Bisweilen endet die Erkrankung schnell, wenn ein starker Schüttelfrost und darauf reichlicher Schweiß eintritt; in anderen Fällen halten die gastroenteritischen Symptome noch mehrere Tage in wechselnder Stärke an, und selten entsteht nach dem Aufhören des Erbrechens ein typhöses Krankheitsbild: erbsenfarbige Stühle, furibunde Delirien, Borkenbildung in der Mundhöhle und den Nasenflügeln, Ulzerationen an der Mundschleimhaut, Sehnenhüpfen, Gangrän an den Trochanteren, eiteriger Scheidenausfluß, Hornhauteiterungen, Hypopion und Phthisis bulbi[3]). Auch völlige Erblindung kam als Folge einer Käsevergiftung („saurer Käse") aus gesalzenem Quark) vor. Der Tod kann unter Krämpfen in 8—24 Stunden und Genesung nach acht und mehr Tagen eintreten.

Gelangen Zersetzungsprodukte von altem Käse in das Auge, so kann dadurch enorme Schwellung der Kornea eintreten, die aber schnell schwindet.

Konserven.

Die Möglichkeit, daß auch in Konservenbüchsen Zersetzung von Nahrungsmitteln erfolgen kann, liegt vor und hat zu sehr viel Unglück geführt. Prinzipiell läßt sich hierbei feststellen, daß Unterschiede zwischen pflanzlichem und tierischem Eiweiß, soweit seine Zersetzung auch giftige Produkte liefert, nicht bestehen. Die schlimmsten Massenvergiftungen ereigneten sich durch verdorbene pflanzliche Büchsenkonserven. Bisweilen erkennt man die Zersetzung von Büchsenfleisch an der Auftreibung des oberen oder unteren Deckbleches (Bombage), durch die in der Büchse entstandenen Fäulnisgase. Ein Unterschied in der Schädigungsmöglichkeit zwischen Fleisch- und Fisch-Büchsenkonserven besteht nicht. Am zweifelhaftesten erscheinen mir von dem letztgenannten Material die

---

[1]) Marpmann, Pharm. Ztg. 1897. — Becana, Chem.-Ztg. 21, S. 265.
[2]) Ehrhardt, Vereinsbl. d. Pfälz. Ärzte 1887, III, p. 4.
[3]) Pflüger, Württembergisches Correspondenzbl. 1894, Nr. 19.

Hummer- und Garneelen-Konserven zu sein. Mayonnaisen aus solchen zweifelhaften Hummern haben oft vergiftet und aufbewahrte Hummern und Garneelen auch Menschen getötet.

In der Mehrzahl der Vergiftungen handelt es sich um bakterielle Infektion. Die Symptome decken sich im wesentlichen mit den bereits angeführten. Am häufigsten hat B o h n e n g e m ü s e aus Büchsen Menschen geschädigt. Hunderte von Menschen wurden auf diese Weise krank und viele starben, so daß dieses Material allgemein mindestens als zweifelhaft und bedenklich angesprochen werden muß. Bei einer solchen Massenvergiftung fand man in den vorher gekochten Bohnen Bacterium coli commune und Bacterium paratyphi B. In einer Öse des Bohnengemüses fanden sich bei ärober Züchtung 180 000 bis 320 000 entwicklungsfähige Keime. Das Krankheitsbild — nervöse, zentral bedingte Symptome, wie motorische Lähmungen verschiedener Hirnnerven, sekretorische Störungen, Dysphagie und Tod — wurde durch die hitzebeständigen giftigen Stoffwechselprodukte der Bakterien hervorgerufen, wobei die wenigen nach der Erhitzung noch lebenden Bakterien entweder gar keine oder nur eine untergeordnete Rolle spielten.

Ebenso vergiftete B o h n e n s a l a t. Die hierfür verwendeten Wachsbohnen waren in Weißblechbüchsen konserviert. Der Geruch war widrig ranzig nach Buttersäure. Die Flüssigkeit, in der die Bohnen lagen, war so giftig, daß etwa 0,005 g, unter die Haut eines Kaninchens gespritzt, für die Tötung ausreichten. Wurde die Flüssigkeit zum Sieden oder auch nur auf 90° C erhitzt, so verlor sie ihre Giftigkeit. Es handelt sich als Gifterzeuger um eine Bakterienart, die, gleich dem Ermenghschen Bacillus botulinus, sich in pflanzlichem Material bildet. Die Keime gelangten wahrscheinlich in Sporen- oder Dauerform aus den Bohnen in die Büchsen und überstanden so das Kochen.

Ähnlich verlaufene Vergiftungen kennt man von Rhabarberkonserven aus Blechdosen. Nach Genuß von Rhabarbertorte aus solchem Rhabarber entstanden Durchfall und kolikartige Schmerzen. Hier wurde irrigerweise die Erkrankung darauf zurückgeführt, daß der Rhabarber den inneren Lacküberzug des Bleches aufgelöst und die verzinnte Dosenwand angegriffen hätte. Da die Konserven 0,015—0,135 Prozent Zinn enthielten, schrieb man irrigerweise diesem die Vergiftung zu.

Auch frisch zubereitete Pflanzennahrung kann durch chemische, auch nicht pilzliche oder pilzliche Zersetzung Gesundheitsstörungen veranlassen. Dahin gehören gefrorene und wieder aufgetaute Nahrungsmittel, vor allem Kohlrüben. Einem solchen Material erlagen oft große Tiere. Das gleiche beobachtete man an Menschen, die gefroren gewesene Speisepilze, wie z. B. den Steinpilz (Boletus edulis), den Sandpilz (Boletus variegatus), den Pfifferling (Cantharellus cibarius), Mousserons (Marasmius alliatus), welche einmal Nachtfrost durchgemacht hatten, genossen hatten. Nach 2½ Studen erschienen Übelkeit, Erbrechen, Krämpfe und Gliederschmerzen. Die Genesung erforderte acht Tage. In derartig giftig wirkende Stoffe sind von irgendwoher Infektionskeime gelangt. Dies ist auch die Ursache von Giftwirkungen faulig angegangener Mohrrüben, oder von Obst, das mit Jauche gedüngt worden ist. So kenne ich zwei Erkrankungsfälle durch frische E r d b e e r e n. Die Symptome waren: Brechdurchfall, Frösteln, Tremor, Nystagmus, unregelmäßige Herzarbeit, Benommenheit und motorisch-spastische Vorgänge. Alle schwanden nach 24 Stunden bis auf eine noch tagelang andauernde Mattigkeit. Solche Krankheitsbilder entsprechen den vom Paratyphus-Bazillus B. geschilderten.

Zu einem gefahrvollen Material können, wie viele Vergiftungen beweisen, B ü c h s e n - S a r d i n e n werden. Bei einem siebenjährigen Mädchen entstand dadurch Koma, das zum Tode führte. Bei der Autopsie fanden sich keine anderen Veränderungen im Verdauungskanal, dagegen Kongestion des Gehirns mit zahlreichen Petechien[1]). In anderen Fällen kam es auch nur nach dem Genießen von zwei solchen Sardinen bei zwei Personen zu Brechdurchfall, Leibschmerzen, Schwindel und Zittern. In verschiedenen F i s c h - u n d K r e b s k o n s e r v e n (Thunfisch, Sardinen, Makrelen in Öl, Hering und Makrelen in Weißwein, Hummern, Lachs) wurde auf die Gegenwart von Ptomainen untersucht. Sämtliche Konserven — 18 an der Zahl — enthielten im Augenblicke, wo sie geöffnet wurden, solche Ptomaine in Mengen zwischen 0,2 und 0,6 g pro Kilogramm. In den Büchsen mit Thunfisch-, Hummer- und Lachskonserven, welche einen Ptomaingehalt von 0,3 pro Kilogramm aufwiesen, war das Zentrum ptomainreicher als die Peripherie. Erst zwei Tage nach dem Öffnen der Büchse nehmen die Ptomaine an Menge zu. Ihre Bildung scheint durch das Öl (Sardinen usw.) begünstigt zu werden. Die dargestellten Ptomaine sind fast sämtlich in Äther löslich. Die Basen aus Hummer und Lachs besitzen einen ausgeprägten Wanzengeruch.

Honig.

Honig kann giftig werden, wenn Bienen von giftigen Pflanzen Gift aufgenommen haben. Solche Vergiftungen kennt man schon seit altgriechischer Zeit, wie wir es z. B. von Xenophon wissen, der des giftigen Honigs von Trapezunt — woher angeblich jetzt Honig nach Deutschland eingeführt wird — (mel ponticum) erwähnt. Sie kommen auch jetzt noch gar nicht selten unerkannt vor. · So werden sie neuerdings aus Neuseeland berichtet. Sie stellen sich dort in gastrischer, nervöser und zerebraler Form dar. So warf sich z. B. ein Maori, der reichlich von solchem Honig gegessen hatte, nieder, verlor das Bewußtsein und bekam epileptiforme Anfälle, die sich mit Intervallen wiederholten. Dazu bestand Geistesverwirrung und Zyanose.

Reisende[2]) haben bestätigt, daß in jenen Gegenden wirklich giftiger Honig erhältlich ist. In solchen Fällen von Vergiftungen handelt es sich nicht um eine Idiosynkrasie, sondern um eine reale Übertragung von Pflanzengift, das sich im Honig findet. Als Lieferantinnen des Giftes werden genannt: **Andromeda mariana, Azalea pontica,** die schon Plinius als Giftlieferantin für die Bienen anführte, **Azalea mediflora, Rhododendron ferrugineum** und **Rhododendron flavum,** und **Rh. ponticum, Kalmia-Arten, Apocynum syriacum.** auch **Aconitum, Nerium Oleander, Gelsemium sempervirens, Kalmia angustifolia** und **K. latifolia** und **K. hirsuta** Walt., **Magonia pubescens, Cytisus Laburnum, Serjana lethalis** und **Melianthus major,**

---

[1]) C a i g e r, Brit. med. Journ. 1905, Nr. 2337.
[2]) H a m i l t o n, Reise in Kleinasien, Leipzig 1843.

Digitalis purpurea. Die brasilianische **Vespa Lecheguana** liefert giftigen, Saponin enthaltenden Honig.

Die natürlich nicht immer übereinstimmenden Symptome, die nach dem Genuß giftigen Honigs auftreten, sind diejenigen einer starken Reizwirkung mit narkotischem Einschlag: Erbrechen, Diarrhöe, Frösteln, Betäubung, Verdunkelung des Gesichts, Halluzinationen, Delirien und Konvulsionen. Die Atmung wird laut, beklemmend, und die Herzarbeit wird schwach und unregelmäßig. Brechmittel und Herzexzitantien erwiesen sich als helfend. Noch längere Zeit danach bestand bei einem Vergifteten Pupillenerweiterung und Stechen auf der Zunge. Auch durch reichliches Trinken von Honigwasser, das giftig war, erkrankte im Jahre 1878 ein Mann, wenige Meilen von der Stelle, wo vor mehr als 2000 Jahren die Vergiftung von Soldaten des Xenophon sich ereignet hatte, nämlich zwei Tagemärsche von Trapezunt. Wie jene Soldaten, erkrankte auch dieser Mann mit großer Schwäche, Brechen, Durchfall, Kopfweh, temporärer Blindheit. In der betreffenden Gegend blühten reichlich Schierling und Bilsenkraut.

Spektroskopische Lage der Absorptionsstreifen für Blut und Blutderivate in Wellenlängen.

	660	640	620	600	580	560	540	520	500	480	460	440	420	400	380
Blut					577		537						415		
Oxyhämoglobin					579		542						415		
Hämoglobin						559						429			
Kohlenoxydhämoglobin aus Oxyhämoglobin					570		542						416		
Methämoglobin rein, neutral					575		533		499				410		
Methämoglobin rein, alkalisch					579		540		493				415		
Hämatin sauer { aus Blut	659				578		535							390¹)	
{ rein, gelöst in Aceton			630				540							402¹)	
Hämatin alkalisch { rein, in Wasser gelöst			616		568		540		502						
{ rein, gelöst in Aceton					580		524								
Hämochromogen { aus Oxyhämoglobin						558		526							
{ aus Hämatin						560	530								
Hämin, mit Natronlauge gelöst			612		567										
Sulfhämoglobin			623		579		542						423		
Hämatoporphyrin sauer { aus Blut				598	575	553						428¹)			380¹)
{ rein (Nencki)				593	571	550		510					411		385
Hämatoporphyrin alkal. { aus Blut			624		574	563	544	509						404, 390	
{ rein (Nencki)			614	608		567	546		501					404, 399, 388	
Mesoporphyrin rein, sauer				608, 589		567	535		501					403	380
Mesoporphyrin rein, alkalisch mit Ammoniak gelöst		633	615		583	560	535				463			402	

¹) Einseitige Absorption nach Ultraviolett, beginnend mit der angegebenen Wellenlänge.

Alphabetisches Sachregister

A.

Aalblut 995.
Aale 952.
Abendmahlswein, Arsen im 176.
Abrastol 586.
Abrin 28.
Abrotin 758.
Absinthlikör 511, 757.
Absinthöl 839.
Abstinenzsymptome 30.
Abtreibung durch Gift 11.
Abtrittsgrube 117.
Abuta Imene 608, 800; rufescens 800.
Acacia digitalis 648; falcata 711; Jurema 711; penninerva 711; salicina 711; vera 711.
Acanthaceae 838.
Acanthocephali 946.
Acanthophis 1005.
Acarina 965.
Acarus scabiei 967.
Accipenser huso L 996; Ruthenus L 996; Sturio L 996.
Acetum pyrolignosum 496.
Achillea millefolium 754.
Achorion Schoenleinii 907.
Achryanthes aspera 842.
Ackersenf 644.
Acokanthera Deflersii 776; Schimperi 776; spectabilis 776; venenata 776.
Aconitin 600.
Aconitum anthora 602; camschaticum 600; ferox 600; Fisheri 600; heterophyllum 600; Napellus 600; septentrionale 600.
Aconittinktur 602.
Actaea spicata 604.
Actinia equina 943.
Actiniopteris dichotoma 932.
Actinodaphne procera 853.
Actinomyces 898.
Actinozoa 940.
Aculeata 983.
Adalin 431.
Adamsia 943.
Adenia digitata 720; venenata 720.
Adenin 393.

Adenium Boehmianum 779; obesum 779; somalense 779.
Adhatoda Vasica 838.
Adler-Saumfarn 932.
Adonidin 594.
Adonis aestivalis 594; amurensis 595; cupaniana 594; gracilis 594; vernalis; vesicatoria 594.
Adoxa moschata 838.
Adrenalin 48, 378.
Adsorptionstherapie 47.
Aecidium grossulariae 908.
Aegiceras majus 774; minus 774.
Aepfel, arsenhaltige 177.
Aepfelsäurenitril 401.
Aesculus californica 683; Hippocastanum 683; ohioensis 683; Pavia 683.
Aeskulin 683.
Aeskuletin 683
Aether 437.
Aetheratmen 440.
Aetherdampf 438 f.
Aethoxylbenzolamidochinolin 583.
Aethoxykaffein 749.
Aethusa Cynapium 732.
Aethylaldehyd 436.
Aethylalkohol 473, 510; siehe auch Alkohol.
Aethylamin 441, 1018.
Aethylanilin 345.
Aethylbenzamid 553.
Aethylbromid 421.
Aethylchlorid 442.
Aethyldiaminopropanol 581.
Aethyldiazetsäure 366.
Aethyldisulfid 443.
Aethylen 385, 402.
Aethylenbromid 424.
Aethylenchlorid 443.
Aethylendiamin 440, 995.
Aethylendiäthylsulfon 483.
Aethylenjodid 424.
Aethylfluorid 109.
Aethylgasolin 286.
Aethyl-Guajakol 349.
Aethylhydrokuprein 745.
Aethylidenchlorid 441.

Aethylidendiamin 441, 1018.
Aethylidendiäthylsulfon 483.
Aethylidendimethylsulfon 484.
Aethylisocyanid 401.
Aethyljodid 423.
Aethylkakodyl 198.
Aethylkarbaminkarbonsäure 402.
Aethylkarbylaminkarbonsäure 1004.
Aethyllaktat 414.
Aethylmorphin 631, 634.
Aethylnitrat 443, 444.
Aethylquecksilber 261.
Aethylrhodanid 501.
Aethylschwefelsäure 129.
Aethylsulfozyanat 501.
Aetzkalk 234.
Aetzstoffe 120.
Aetzung 51.
Afrika, Vergiftungen in 10.
Aganosma calycina 784; caryophyllata 784.
Agaricin 910.
Agaricus bulbosus 914; caesareus 912, 916; campestris 916; melleus 916; oreades 499; superbiens 916.
Agauria pyrifolia 769.
Agave americana 873.
Ageratum conyzoides 752.
Ago 694.
Agrostemma Githago 649.
Ailanthus glandulosa 676.
Aiozoon canariense 725.
Airol 21, 214.
Akazga 798.
Akazgin 798.
Ake-Apfel 682.
Akelei 595.
Aker Lampong 799.
Akkumulatoren 292.
Akkumulatorenwerke 124.
Akolyktin 600.
Akonin 600.
Akridin 390, 525, 526, 536.
Akridinfarbstoffe 532.
Akrolein 412.
Aktinien 941.
Alangium Lamarckii 736; sundanum 736.
Alaninquecksilber 261.
Alantkampfer 755.
Alaun 316.
Albaspidin 928.
Albizzia anthelmintica 711; lebbekoides 711; lophanta 648; saponaria 711; stipulata 711.
Albromin 573.
Albumine 1015.
Albumoide 1015.
Albumosen 1015.
Aldehydschweflige Säure 141.
Aldehydtrimethylammonium 441.
Aldrovanda vesiculosa 715.

Aleurites triloba 861.
Algae 898.
Alisma Plantago 888.
Alismaceae 888.
Alkalisulfid 117.
Alkohol 510.
Alkohole 473.
Alkoholismus 514.
Alkoholverbrechen 510.
Allamanda cathartica 775.
Allantiasis 1033.
Alliaria officinalis 410, 644.
Allium Cepa 411; sativum 411, 876.
Allonal 432.
Allosurus crispus 932.
Allylaldehyd 412, 413.
Allylalkohol 412, 512.
Allylcyanamid 412.
Allyldisulfid 411.
Allylpropyldisulfat 876.
Allylpropyldisulfid 411.
Allylsenföl 410, 644.
Allylsulfoharnstoff 411.
Allyltetramethoxybenzol 733.
Allyltrimethylammoniumchlorid 441.
Alocasia indica 888.
Aloe 875.
Alopecurus geniculatus 889.
Alpenrose 771.
Alpenveilchen 772.
Alphitonia excelsa 681.
Alphonsea ceramensis 606; ventricosa 605.
Alraun 818.
Alstonia scholaris 779.
Aluminium 315.
Alypin 580.
Alyxia daphnoides 780.
Amalgamplomben 255.
Amanita excelsa 916; mappa 916; muscaria 912; pantherina 916; phalloides 914; rubescens 916; solitaria 916; umbrina 916.
Amaranthaceae 842.
Amarin 553.
Amaryllideae 872.
Amaryllis formosissima 872.
Ameisen 983.
Ameisenigel 1012.
Ameisensäure 419.
Amianthium muscaetoxicum 885.
Amidazetal 436.
Amidoazetphenetidin 542.
Amidoazobenzol 531.
Amidoazotoluol 531.
Amidobenzolsäuren 554.
Amidobenzol 339.
Amidodiphenylamin 544.
Amidodiphenyltolamin 544.
Amidoguanidin 393.
Amidokampfer 855.
Amidonaphtol 343.

p-Amidophenol 359.
Amidophenylacetylsalicylat 552.
Amidophenylarsinsäure 201.
Amidotoluole 562.
Amino-aurothiophenolkarbonsäure 357.
Aminobenzoyldiäthylaminoaethanolchlorhydrat 574.
Aminoform 379.
Ammania baccifera 718; indica 718.
Ammoniak 142; brenzlich kohlensaures 229.
Ammoniakdämpfe 144.
Ammoniak-Gummiharz 735.
Ammonium carbonicum pyrooleosum 229; molybdaenicum 334; wolframicum 334.
Ammoniumbasen 441.
Ammoniumkarbonat 229.
Ammoniumnitrat 157, 365.
Ammoniumperchlorat 94.
Ammoniumsulfozyanid 501.
Amnesin 638.
Amoeba coli Loesch. 938; dysenteriae 938.
Amoeben 28.
Amorphophallus campanulatus 887.
Ampelodesmos tenax 927
Ampelopsis japonica 681; quinquefolia 681.
Amphacantus lineatus 990; luridus 990; sutor 990.
Amphibia 999.
Amygdalin 498, 499, 503, 713.
Amygdonitrilglykosid 713.
Amylaldehyd 406.
Amylalkohol 407, 473, 511.
Amylamin 405.
Amyläther, salpetrigsaurer 396.
Amylacetat 398.
Amylen 406.
Amylencarbamat 396.
Amylenchloral 425.
Amylenhydrat 396.
Amylismus 398.
Amyljodür 406.
Amylkarbylamin 1002.
Amylmorphin 631.
Amylnitrit 396.
Amylwasserstoff 407.
Amyrin 676.
Amyris toxifera 674.
Anacardiaceae 683.
Anacardium occidentale 684.
Anacyclus Pyrethrum 756.
Anagallis arvensis 774.
Anagyrin 688.
Anagyris 691; foetida 688.
Analgen 583.
Anamirta Cocculus 606.
Anamirtin 606.
Ananas 459; silvestris 871.
Anchusa officinalis 801.

Anchylostoma duodenale 945, 946.
Ancistrocladus Vahlii 654.
Andira Araroba 705; retusa 706.
Andrachne Cadishaw 859; cordifolia 859.
Androctonus 960; funestus 960.
Andromeda calyculata 770; Catesbaei 770; japonica 770; mariana 770; mariana, giftiger Honig durch 1040; polifolia 770.
Andrometoxin 770, 771.
Androsace 774.
Anemone 592, 594; nemorosa 592; pratensis 592; Pulsatilla 592; ranunculoides 592; silvestris 592.
Anethol 732, 734.
Angelica 840.
Anguilla 994; intestinalis 946; japonica 992.
Anhalonin 723.
Anhalonium fissuratum 725; Jourdanianum 725; Lewinii 723; Visnagra 725; Williamsi 725.
Anhydromuscarin 913.
Anilin 34, 339; arsenhaltiges 180.
Anilinarbeiter 339, 341 f.
Anilinbetriebe 342 ff.
Anilindampf 341.
Anilinfarbstoffe 527.
Anilingelb 531.
Anilinöl 339.
Anilinorange 527, 531.
Anilinschwarz 533.
Anilismus 343.
Anis 732.
Anisodus luridus 819.
Anisöl 605, 732.
Anisol 375.
Anona muricata 605; palustris 605; reticulata 605; spinescens 605; squamosa 605.
Anonaceae 605.
Anophelinae 970.
Anopheles bifurcatus 970; maculipennis 970; nigripes 970; pseudopictus 970.
Antagonisten 47.
Anthea cereus 943.
Anthemis Cotula 756.
Anthorin 602.
Anthoxantum 693; odoratum 889.
Anthrachinon 526, 676.
Anthrakokali 579.
Anthrapurpurin 849.
Anthriscus silvestris 734.
Anti-Knock 286.
Antiaris toxicaria 867.
Antiarol 867.
Anticorrosivum 382.
Antifebrin 536.
Antikörper 27, 47.
Antimon 206.

Antimonbutter 207.
Antimondampf 206.
Antimonfluorid 207
Antimonoxyd 207.
Antimonpentasulfid 207.
Antimonsaures Kalium 207.
Antimonstaub 206.
Antimontrichlorid 207.
Antimontrisulfid 207.
Antimonwasserstoff 206.
Antimosan 207.
Antinervin 538.
Antinonnin 559.
Antiopiumpflanze 715.
Antipyrin 565.
Antirrhinum Orontium 837.
Antisepsin 539.
Antispasmin 637.
Antithermin 565.
Antitoxine 47.
Apalachentee 747.
Aperula 853.
Aphanamixis grandifolia 678.
Aphania Senegalensis 682.
Apiol 733.
Apis mellifica L. 983.
Apium Petroselinum 733.
Aplysia depilans L. 955.
Apoatropin 817.
Apocynaceae 775.
Apocynum androsaemifolium 784; cannabinum 784; pubescens 784; syriacum, giftiger Honig durch 1040.
Apodytes dimidiata 679.
Apoharmin 670.
Apokodein 634.
Apolysin 541.
Apomorphin 638.
Aponal 396.
Apozynein 784.
Aprikosenkerne 500.
Aqua amygdalarum 500; Toffana 175.
Aquarellfarben, arsenhaltige 180.
Aquilegia chrysantha 595; vulgaris 595.
Arabis tartarica 643; toxophora 645.
Arachis hypogaea 696.
Arachnoidea 960.
Aragallus Lamberti 696.
Aralia spinosa 735.
Araliaceae 735.
Araneae 963
Arbacca 943.
Arbeiter mit Quecksilber 256; in Zinkhütten 249.
Arbutin 769, 770.
Arctia Caja L. 973.
Arctostaphylos Uva Ursi 769.
Areca Catechu 886.
Arekanuß 886.
Arekolin 886.
Arenga saccharifera 886.

Argas persicus 965; reflexus 966.
Argemone grandiflora 642; mexicana 642; ochroleuca 642.
Argentum nitricum 229.
Arginin 689.
Argyrie 231.
Argyrol 234.
Arion rufus 956.
Arisaema curvatum 888; Dracontium 888; Dracunculus 887; formiatum 887; tortuosum 888; triphyllum 887, 888.
Aristolochia anguicida 850; clematitis 849; densivenia 850; indica 850; rotunda 849; tomentosa 850.
Aristolochiaceae 849.
Arkanol 551.
Armillaria mellea 916.
Arnica montana 763
Arnicin 763.
Arnikablüten 763.
Arnikatinktur 763
Aroideae 886.
Aron 886.
Arrhenal 206.
Arrhenol 176.
Arrow-Root 860.
Arsacetin 205.
Arsalyt 205.
Arsen 40, 174; berufliches Arbeiten mit 179.
Arsenige Säure 179
Arsenik 175.
Arsenikarbeiter 191.
Arsenikessen 192.
Arsenmehl 179.
Arsenmelanose 190.
Arsensäure 180.
Arsenverbindungen, organische 201.
Arsenwasserstoff 199, 560.
Arsphenamin 205.
Arthanitin 772.
Artemisia Abrotanum 758; Absinthium 757; gallica 758; maritima 758.
Arthropoda 963, 969.
Artischocken 766.
Arius australis 991.
Arum 648; italicum 887; maculatum 886; Rumphii 887; venenatum 887.
Arundo Donax 909; phragmites 889, 917.
Arzneivergiftungen 11.
Asa foetida 411, 734.
Asaprol 586.
Asarum canadense 849; europaeum 849.
Ascaris lumbricoides L. 945; megalocephala 945.
Asclepiadeae 784.
Asclepiaden-Eid 8.
Asclepiadin 784.

Asclepias curassavica 784; cornuti 784; incarnata 784; Vincetoxicum 784.
Ascomycetes 917.
Asebotoxin 771.
Asellin 997.
Asimina triloba 606.
Askaridol 842.
Asparagin 689.
Asparagus officinalis 876.
Aspergillus u. Arsen 198; flavescens 906; fumigatus 906; glaucus 184, 906; nidulans 906; niger 501, 906.
Asperula odorata 751.
Asphalt 577, 578.
Asphaltöl 578.
Asphodelus fistulosus 876.
Aspicarpa urens 687.
Aspidium athamanticum Kunze 932; Filix mas Sw. 928; spinulosum Sw. 932.
Aspidosamin 778.
Aspidosperma Quebracho 778; sessiliflorum 779.
Aspidospermin 778.
Aspirin 550.
Astacus fluviatilis 958.
Aster erigeroides 765.
Asthenosoma urens 944.
Astragalus Bigelorii 696; diphysus 696; mollissimus 695; Thurberi 696.
Astrophytum myriostigma 725.
Atlasholz 672.
Atmung und Gift 44; künstliche 48.
Atophan 584.
Atoxyl 201.
Atraktylin 765.
Atractylis gummifera 765.
Athrixia heterophylla 765.
Atriplex angustissimus 843; littoralis 843; serrata 843.
Atriplicismus 843.
Atrolaktyltropein 817.
Atropa Belladonna 803; Mandragora 818.
Atropamin 803, 817.
Atropin 30, 802, 803.
Atroscin 816.
Attich 737.
Atta cephalotes Fabr. 983.
Auramin 527, 528, 529.
Aurantia 517, 532.
Auripigment 174, 176, 181.
Aurin 527.
Austern 958, 1031.
Autointoxication 1020.
Auxolin 382.
Avena sativa 889.
Avenin 889.
Avertin 525.
Aviatollack 404.
Avicularia 963.
Azadirachta indica 677.

Azalea indica 770; meliflora, giftiger Honig durch 1040; pontica 771.
Azetal 435.
Azetaldehyd 434, 436.
Azetaltrimethylammonium 441.
Azetamid 419.
Azetanilid 536.
Azetanilidoessigsäure 539.
Azetanisidin 542.
Azetessigsäure 366.
Azine 526.
Azeton 366, 414.
Azetonchloroform 420.
Azetonersatz 392.
Azetonöl 392.
Azetoxime 418.
Azetphenetidin 539.
Azetylen 423.
Azetylendichlorid 402.
Azetylentetrachlorid 404.
Azetylfluorid 109.
Azetylmorphin 631, 634.
Azetyloxaminphenylarsinsäure 205.
Azetylparaoxyphenylurethan 579.
Azetylphenylhydrazin 564.
Azetylsalicylsäure 550.
Azetylschwefelharnstoff 412.
Azobenzol 368.
Azofarbstoffe 531.
Azoxybenzol 368.
Azuru 10.

B.

Bacillen 900.
Bacillus Anthracis 902, 1019; botulinus 1029, 1032; coli 1037; coli commune 1032; Diphtheriae 901, 1019; enteridis 902, 1029, 1032; fluorescens 903; Influenzae 903; intestinalis 902; Leprae 902; Maidis 903; Mallei 902, 1019; Meningitidis 903; Oedematis maligni 901, 1019; piscidius agilis 996; prodigiosus 900, 1019; proteus 901, 903, 1019, 1032; putrificus coli 903; pyocyaneus 903, 1022; pyogenes 903; Tetani 902, 1020; Tuberculosis 902, 1019; Typhi 902, 1019.
Bacterium coli commune 901.
Baekea frutescens 718.
Bairischblau 527.
Bakankosin 790.
Bakteriengifte 1019.
Balanites Roxburghii 676.
Balantidium coli 938, 940.
Baldrian 751.
Baldrianöl 751.
Baldriansäure 405, 751.
Baliospermum montanum 863.
Balistes 995; betula 993.
Balsamineae 671.
Balsamum peruvianum 707.
Bandwürmer 953 ff.

Banisteria Caapi 687.
Banisterin 688.
Baptisia 691; australis 689; tinctoria 689.
Bar 785.
Barbe 995.
Barbencholera 995, 998.
Barbiera maynensis 694; polyphylla 694.
Barbus fluviatilis 995, 997.
Bärenklaue 734.
Bärentraubenblätter 769.
Bariumazetat 238, 239.
Bariumchlorid 238.
Bariumkarbonat 238.
Bariumnitrat 238, 239.
Bariumsulfid 238, 239.
Bärlapp 933.
Barracuda 997.
Barringtonia 648; insignis 718; intermedia 718; Neocaledonica 718; rubra 718; speciosa 718; splendida 718.
Barsch 997.
Baryt 238.
Basanacantha camata 751.
Basedow 1021.
Basidiomycetes 910.
Bassia latifolia 774; longifolia 774.
Batrachoidei 991.
Bauhinia guianensis 710; purpurea 710.
Baumwollarbeiter 208.
Baumwollensamen 654.
Baumwollensaatmehl 654.
Bay-Rum 477, 718.
Bazillol 559.
Bdellocephala punctata 952.
Becksche Paste 213.
Begonia gracilis 723; Rex 723.
Begoniaceae 723.
Beizmittel, arsenhaltige 178.
Bekleidung, arsenhaltige 180.
Belladonna 803.
Belladonnaextrakt 804.
Belladonnpflaster 804.
Belladonnin 803, 817.
Benzalamidoguanidin 393.
Benzalchlorid 553.
Benzaldehyd 390, 393, 553, 583.
Benzamid 553.
Benzanilid 539.
Benzhydrol 381.
Benzidin 343, 380.
Benzidin-Blutprobe 38.
Benzidinaphthionat 344.
Benzin 388.
Benzindampf 382, 391.
Benzoesäure 552.
Benzoesäureguajakol 348.
Benzoesäuremethylestervalerianat 573.

Benzoflavin 527.
Benzokoll 542.
Benzol 381.
Benzoldampf 383.
Benzonaphtol 586.
Benzopurin 527.
Benzosalin 552.
Benzosol 348.
Benzotrichlorid 553.
Benzoylbromid 553.
Benzoylchlorid 553.
Benzoylekgonin 668.
Benzoyleugenol 713.
Benzoyljodid 553.
Benzoylmorphin 631, 636.
Benzoylpseudotropeinhydrochlorid 669.
Benzylanilin 345.
Berberidaceae 608.
Berberin 595, 609.
Berberis aristata 609; vulgaris 609.
Berberitze 609.
Bergapten 672.
Berlinerblau 317, 502.
Bernstein 579.
Bernsteinkiefer 579.
Bernsteinöl 579.
Bernsteinsäure 408, 1018.
Beruhigungspulver 208.
Beryllium 312.
Besenginster 690.
Betain 1018.
Betelpalme 886.
Betelphenol 850.
Betol 586.
Betriebsgifte 11, 18, 19.
Beyeria viscosa 859.
Bibrombernsteinsäure 408.
Bidens frondosa 755.
Biene 983.
Bier 511, 839.
Bignonia Catalpa 838; crucigera 838; petiolaris 838; procera 838; radicans 838.
Bignoniaceae 838
Bilharzia 952.
Bilirubin 573.
Bilsenkraut 12, 811.
Bingelkraut 862.
Birkenreizker 916.
Birkenteer 579.
Bismarckbraun 528, 531.
Bismogenol 215.
Bismutum citricum ammoniatum 212.
Biß von Tieren 1026.
Bittermandelöl 357, 498, 499, 500.
Bittersalz 226.
Bittersüß 820.
Bixineae 647.
Blaberopus villosus 780.
Black-Varnish-Oel 382.
Blastomycetes 905.
Blatta orientalis 970.

Blattkäfer 984.
Blattlaus 844.
Blausäure 497, 459, 647, 656, 713, 719, 737, 860; in Pflanzen 498; wasserfrei 499.
Blausäuregas gegen Ungeziefer 497.
Blausäure-Arbeiter 507.
Blei 18, 35, 282.
Bleiacetat 282.
Bleiarbeiter 289 ff.
Bleiarseniat 177.
Bleichereien 124, 142.
Bleichflüssigkeit 89.
Bleichromat 282, 284, 292, 293, 301.
Bleierz-Verhüttung 289.
Bleiessig 283.
Bleifarben 292.
Bleiglanz 282.
Bleiglätte 282, 284, 294.
Bleikarbonat 282.
Bleikolik 300.
Bleikugeln 290 ff.
Bleioxyd 289, 307.
Bleipflaster 288.
Bleisaum 297.
Bleischmelzkessel 289.
Bleisubkarbonat 294.
Bleisulfat 282, 307.
Bleisuperoxyd 282.
Bleistaub 289.
Bleitetraäthyl 286.
Bleitriäthyl 286.
Bleiverbindungen 22.
Bleiwasser 305.
Bleiweiß 282 ff., 304, 307; als Anstrich 293.
Bleizucker 282, 294.
Blepharida evanida 985; Lewini 985, 986.
Blumenbachia insignis 719.
Blut bei Vergiftungen 36.
Blutegel 944.
Blutfarbstoff 32.
Blutgifte 32.
Blutkörperchen, rote 50.
Blutkraut 642.
Blutlaugensalz 502.
Boccawurzel 780.
Bocconia arborea 642; cordata 642; frutescens 642.
Bocksbart 767.
Bockshornsamen 693.
Boden, arsenhaltiger 194.
Boehmeria nivea 868.
Bohnengemüse 1039.
Bohnensalat 1039.
Bohröle 376.
Boletus calopus 910; edulis 910; erythropus 910; felleus 910; laricis 910; lupinus 910; luridus 910; pachypus 910; piperatus 910; Satanas 910.
Bombage 1038.

Bombardierkäfer 989.
Bombax globosum 655.
Bombinator igneus pachypus 1002.
Bombus lapidarius L. 983; silvarum Jur. 983.
Bombyx rubi 976.
Bonite 997.
Boraginaceae 801.
Borax 219.
Borneokampfer 654.
Borneol 654.
Bornylamin 855.
Borsäure 217.
Bortrichlorid 219.
Bortrifluorid 219.
Bothriospora corymbosa 751.
Bothrops 1005; lanceolatus 1008, 1009.
Botryocephalus latus 954.
Botulismus 1033.
Bowdichia major 707.
Bragantia tomentosa 850.
Brai 576, 577.
Brandy 473.
Brassica juncea 410.
Brassica Napus 644; nigra 410, 644; Rapa 644.
Braunkohlenteer-Arbeiter 576.
Braunkohlenschwelereien 576.
Braunschweiger Grün 276.
Braunstein 329.
Braunwurz, knotige 837.
Brech- und Abführmittel 45.
Brechweinstein 207, 208 ff.
Breiyera anthelmintica 714.
Bremse 972.
Brennkraut 591.
Brennessel 868.
Brennpetroleum 386.
Brenzkatechin 371.
Brenzkatechinmethyläther 348.
Brenzweinsäure 407.
Bridelia montana 859; retusa 859.
Brikett-Arbeiter 576.
Brillantgrün 527.
Brillantschleifer 290.
Brillenschlange 1008, 1009.
Brom 98.
Bromalhydrat 426.
Bromalkalien 100.
Bromazeton 392.
Brombuttersäureamid 405.
Brombutyrylharnstoff 405.
Bromcadmium 250.
Bromdampf 23.
Bromdiäthylacetylharnstoff 431.
Bromelia silvestris 871.
Bromeliaceae 871.
Bromessigsäuremethylester 385.
Bromide 100.
Bromidia 426.
Bromisovaleriansäureamid 405.
Bromisovalerianylharnstoff 420.

Bromkalium 100.
Bromkampfer 855.
Brommethyl 447.
Bromnatrium 100.
Bromoform 444.
Bromstrontium 242.
Bromtetramorphin 631.
Bromural 420.
Bromvalerianylharnstoff 405.
Bromzyan 502.
Bronzepulver 282.
Brot, alaunhaltig 317; Arsen in 176; pilzlich zersetztes 1029.
Brotöl 391.
Brucamarin 676.
Brucea sumatrana 676.
Brucin 789, 798.
Brugmansia candida 811.
Brunnen, Vergiftung von 9, 16.
Brunnenkresse 643.
Brustpulver 116, 710.
Bryoidin 676.
Bryonia alba 721; dioica 721; laciniosa 721.
Bryoniabeeren 721.
Bucheckern 869.
Bucheckernöl 869.
Buchweizen 526, 846.
Bückling 997.
Buddleia brasiliensis 789; verticillata 789.
Bufidin 999.
Bufo cinereus 999; melanostictus 1002; viridis 999; vulgaris 999.
Bufonin 999.
Bufotalin 999.
Bufotoxin 999.
Bulbine bulbosa 876; semibarbata 876.
Bulbocapnin 642.
Bulbocapnus cavus 642.
Bulbosin 914.
Bungarus 1005; fasciatus 1006.
Buntpapier, arsenhaltiges 179.
Buphane disticha 872.
Burnettesches desinfecting fluid 242.
Burseraceae 676.
Burzeldorn 670.
Büschelmotte 982.
Buschmanntee 677.
Butanon 928.
Buthus afer 960; occitanus 962; quinquestriatus 962.
Buttergelb 527, 528.
Buttersäure 409, 1018.
Butylaldehyd 716.
Butylalkohol 409, 511.
Butylamin 409.
Butylchloralhydrat 407.
Butylsenföl 409.
Butyramid 409.
Butyronitril 401.
Buxus sempervirens 859.

Byblis gigantea 715.
Byrsonia amazonica 687.
Byrsonima armeniaca 687; tripudians 1007; crassifolia 687.

C.

Cacalia cervariaefolia 753.
Cacteae 723.
Cactus divaricatus 725; grandiflorus 725; grandispinus 725; pentagonus 725.
Cadinen 850.
Cadmium 250.
Caesium 228.
Caesiumchlorid 228.
Caladium arborescens 888; bicolor 888; seguinum 888.
Calamintha 840.
Calla Lily 888; palustris 888.
Callophis 1005; bivirgatus 1006; intestinalis 1006.
Calophyllum inophylium 651; montanum 651.
Calotropin 785.
Calotropis gigantea 785; procera 785.
Calpicarpum albiflorum 778; Roxburghii 778.
Caltha palustris 594.
Calycanthaceae 608.
Calycanthin 608.
Calycanthus glaucus 608.
Calyptocephalus gayi 1002; testudiniceps 1002.
Calystegia sepium 802.
Camellia Sasanqua 652; theifera 652.
Cameraria latifolia 780.
Canadin 595.
Cancellaria 956.
Cancrina 960.
Cangura 688.
Cannabinismus 866.
Cannabis indica 865.
Cantharellus aurantiacus 911.
Cantharis adspersa 986; eucera 986; vesicatoria 986; vittata 986.
Capidoglanis Hyrtlii 991; tandanus 991.
Capparidaceae 640.
Capparis aphylla 646; frondosa 646; globulifera 646; heteroclita 646; horrida 646; jamaicensis 646; religiosa 646; spinosa 646; tomentosa 646.
Caprifoliaceae 736.
Caprylwasserstoff 398.
Capsella Bursa pastoris 410, 646.
Capsicum annuum 822.
Caraipa fasciculata 652.
Caranx fallax 997.
Carapa guianensis 678.
Cardamine 410; amara 409.
Cardiospermum halicacabum 682.
Cardium edule L. 956.

Cardopatium corymbosum 767.
Carex brevicollis 889.
Careya arborea 718.
Carica digitata 720; Papaya 719, 1016; spinosa 720.
Carissa arduina 776; Carandas 777; edulis 776; ferox 776; ovata 777; tomentosa 777.
Carlina acaulis 765.
Carotin 735.
Carthamus corymbosus 766.
Carum Carvi 732.
Caryocar glabrum 652.
Caryophyllata urbana 713.
Caryophylleae 648.
Casbis 216.
Casearia graveolens 719; tomentosa 719.
Casimiroa edulis 672.
Cassa-Rinde 710.
Cassade 860.
Cassandra calyculata 770.
Cassia absus 709; acutifolia 710; angustifolia 710; bracteata 710; florida 709; hirsuta 709; occidentalis 709; Siamea 709; Sophera 709.
Cassuvium pomiferum 684.
Cassytha filiformis 855.
Castanospermum australe 707.
Castela Nicolsoni 676.
Castilleja canescens 837.
Catafaille blanc 672.
Cataphracti 991.
Catha edulis 680; paniculata 680; scandens 680.
Causus 1005.
Caviar 995, 997.
Cây Vói-Vói 783.
Cayaponia Tayuya 720.
Cecropia mexicana 668.
Cederöl 578.
Cedrin 676.
Celandine-Strauch 642.
Celastrineae 680.
Celastrus edulis 680.
Cellulose-varnish 404.
Centipeda orbicularis 756.
Cephaelin 746.
Cephaelis Ipecacuanha 746.
Cephalantin 737.
Cephalantus occidentalis 737.
Cephalopoda 955.
Cephalotaxus Fortuni 895; pedunculata 895.
Cerastes 1005.
Cerbera lactaria 778; Odollam 777.
Cerberin 777.
Cercocoma macrantha 784.
Cercomonas hominis Dav. 940.
Cereus flagelliformis 725; grandiflorus 725; peruvianus 725.
Ceris 529.

Cerise 527.
Cerium 335; s. auch Zerium.
Cerocoma 986.
Cestoden 944, 953.
Cetonia aurata 989.
Cetraria juniperina 927; Pinastri 927.
Cevadin 883.
Châá 783.
Chaberts Oel 572.
Chaerophyllum bulbosum 733; silvestre 733; temulum 733.
Chailletia toxicaria 678.
Chamaelirium luteum 882.
Chamomilla 840.
Channa 725.
Chaparro amargosa 676.
Chauffeure 391.
Chaulmoogra-Oel 647.
Chavicin 850.
Chavicol 850.
Cheiranthin 646.
Cheiranthus cheiri 646; tristis 646.
Chelerythrin 641, 642.
Chelidonin 641, 642.
Chelidonium corniculatum 641; glaucium 641; majus 640.
Chelone imbricata 1004.
Chelonia 1004.
Chenopodiaceae 842.
Chenopodium 477, 648; ambrosioides 601, 842; anthelminticum 842; hybridum 843; Quinoa 843; vulvaria 843.
Chenopodiumöl 842.
Chilisalpeter 156.
Chilognatha 969.
Chilopoda 969.
Chimney-sweepers cancer 576.
Chinaöl 839.
Chinatoxine 745.
Chineonal 433.
Chinidin 744.
Chinin 433, 738 ff.
Chininarbeiter 743.
Chininsalze 738 ff.
Chinizin 745.
Chinoidin 745; animalisches 1017.
Chinolin 582.
Chinolingelb 527.
Chinolylketone 745.
Chinon 371, 533.
Chinondiimin 544.
Chinosol 583.
Chinotoxin 583.
Chikot 709.
Chikwaya dume 679; jike 679.
Chiococca anguifuga 746.
Chiracanthium 963, 964.
Chisocheton divergens 678.
Chlor 86, 93; Chlorismus im Gewerbe 87.
Chlorakne 88.
Chloral 421.

Chloralaceton 425.
Chloralacetophenon 425.
Chloralantipyrin 421.
Chloralformamid 425.
Chloralhydrat 468.
Chloralose 425.
Chloramin 560.
Chlorammonium 228.
Chloran 421.
Chloranilin 380.
Chloranilsäure 371.
Chloräthylmorphinäther 632.
Chloratzündholzfabriken 92.
Chlorazeton 392.
Chlorbarium 240.
Chlorbenzamid 553.
Chlorbenzol 384.
Chlorcadmium 250.
Chlordioxyd 94.
Chloressigsäure 418, 419, 496.
Chloressigsäuremethylester 385.
Chloreton 420.
Chlorgas 23.
Chlorhydrine 440.
Chlorisovalerianylharnstoff 405.
Chlorkalk 93.
Chlorkalium 225.
Chlorkalzium 236.
Chlorkodein 634.
Chlorkohlenoxyd 491.
Chlorkohlensäureäthylester 502.
Chlorkohlensäuremethylester 502.
Chlorkrotonsäure 414.
Chlormethyl 448.
Chlormethylchloroformiat 494.
Chlornatrium 224.
Chlorodyne 459.
Chloroform 448.
Chloroformsucht 455.
Chlorogalum pomeridianum 876.
Chloromorphid 639.
Chloroxaläthylin 464.
Chloroxyd 94.
Chloroxylon Swietenia 672.
Chloroxylonin 672.
Chlorphenole 374.
Chlorphenolquecksilber 255.
Chlorphenylmercaptursäure 384.
Chlorpikrin 392.
Chlorsaures Kali 90.
Chlorschwefel 140.
Chlorschwefeläthyl 395.
Chlorstickstoff 405.
Chlorsulfonsäure 192, 392.
Chlorsulfonsäuremethylester 129.
Chlorteerderivate 88.
Chlorvinyldichlorarsin 206.
Chlorzink 242, 244, 245, 249.
Chlorzink-Lötwasser 247.
Chlorzinkpaste 244.
Chlorzyan 502.
Cholerabazillus 904, 1034.

Choleratoxin 904.
Cholin 594, 801, 869, 1015.
Cholin-Muscarin 912.
Chondrospermum 775.
Chonemorpha macrophylla 784.
Chorea 1024, 1025; infectiosa 1024.
Christophskraut 604.
Christwurz 594.
Chrithoptes monunguiculosus 965.
Chrom 320.
Chromalaun 320.
Chromarbeiter 323.
Chromatstaub 324.
Chromblei 307, 320; s. auch Bleichromat.
Chromfarben 320.
Chromoxydhydrat 320.
Chromsäure 321 ff.
Chrozophora tinctoria 862.
Chrysanilin 527.
Chrysanthemum cinerariaefolium 756; coccineum 756.
Chrysanthemumsäure 756.
Chrysarobin 705.
Chrysoidin 528, 531.
Chrysomelidae 984.
Chrysophanhydroanthron 709.
Chrysophanol 705.
Chrysophansäure 706.
Chytranthus Mannii 682.
Chuchuarin 684.
Cicca disticha 859.
Cichorie 754.
Cichorium Intybus 754.
Cicuta virosa 729.
Cicutoxin 729.
Cigarre, arsenhaltig 182.
Cimbex-Larven 969.
Cimex lectularius 970.
Cimicifuga racemosa 604.
Cinchona 738.
Cinchonamin 745.
Cinchonidin 745.
Cinchonin 744.
Chinchonizin 745.
Cineol 717, 842.
Cinnamomum cassia 852.
Cissampelos ovata 608; Pareirae 608.
Cissus caustica 681; nivea 681.
Citrus 673.
Citrullus Colocynthis 722.
Citrus Limonum 673.
Cladosporicum herbarum 907.
Clao-lintsai 843.
Claoxylon angustifolium 859, 862.
Clathrocystis roseopersicina 996.
Claviceps microcephala 927; purpurea 919.
Cleistanthus collinus 859.
Clematis angustifolia 591; erecta 591; flammula 591; integrifolia 591; virginiana 591; vitalba 591.

Clematiskampfer 591.
Cleome chelidonii 646; frutescens 646; psoraleaefolia 646; pungens 646; rosea 646; pruriens 646; uniglandulosa 646; viscosa 646.
Clibadium asperum 753; Barbasco 753.
Clorylen 404.
Clotho 1005.
Clupea harengus 996; pilchardus 997; thrisia 993.
Clupeoidei 993.
Clusia macrocarpa 652.
Cnesmone javanica 863.
Cnestis glabra 688; polyphylla 688.
Cnethocampa pinnivora 973; processionea 973.
Cnicus benedictus 766.
Cobra s. Kobra.
Coca s. Koka.
Cocain 340.
Coccidium aviforme; bigeminum 939.
Coccinia Moirnoi 720.
Cocclaurin 608.
Cocculus Amazonum 608, 800; toxiferus 608, 800; trilobus 608.
Cochlearia armoracia 410, 646; officinalis 409, 646.
Coelenterata 940.
Coelopeltis insignitus 1005.
Coffea arabica 747; Mauretiana 749; odorata 749.
Colchicum autumnale 878.
Collybia 916.
Colocasia macrorhiza 888; virosa 888.
Columbia-Spiritus 473.
Combretaceae 715.
Combretum bracteatum 715; erythrophyllum 715; sundaicum 715.
Commiphora **Myrrhae** 677.
Comocladia 684; dentata 684.
Compositae 752.
Conchinin 744.
Conger 992, 994.
Coniferae 892.
Coniin s. Koniin 726.
Coniothecium Bertherandi 996.
Conium maculatum 726.
Connaraceae 688.
Connarus Africanus 688; microphyllus 744.
Conus 956.
Convallaria majalis 874.
Convolvulaceae 802.
Convolvulus sepium 802; soldanella 803.
Copaifera officinalis 708.
Coprosoma linariifolia 751.
Coptis anemonaefolia 598; teeta 598.
Coptosapelta flavescens 750.
Coracinusarten 997.
Cucurbita Pepo 722.
Cucurbitaceae 720.

Corallocarpus epigaea 723.
Corchorin 656.
Corchorus capsularis 656.
Cordia 802.
Coriandrum sativum 735.
Coriareae 687.
Coriaria atropurpurea 687; myrtifolia 687; nepalensis 687; ruscifolia 687; sarmentosa 687.
Corneaceae 736.
Cornus Amonium 736.
Coroina Sina 997.
Coronilla Enerus 696; glauca 696; montana 696; pentaphylla 696; scorpioides 696; vaginalis 696; varia 696.
Corybulbin 642.
Corycavin 642.
Corydalin 642.
Corydalis cava 642.
Corydin 642.
Corynanthe Yohimbe 749.
Corynocarpus laevigata 684.
Corypalmin 642.
Corypha silvestris 886; umbraculifera 886.
Corytuberin 642.
Coscinium Blumeanum 608.
Cotoneaster-Arten 713.
Cottus scorpius 991.
Cotyledon orbiculata 715.
Coublandia frutescens 705.
Crangon vulgaris 959.
Crassulaceae 715.
Crataegus oxyacantha 498, 714.
Cremes 357.
Cremolin 649.
Cremor tartari 409.
Crepis lacera 766.
Crescentia Cujete 838.
Crevette 959.
Crewsches desinfecting fluid 242.
Crinum angustifolium 872; asiaticum 872; pedunculatum 872; zeylanicum 872.
Crocus sativus 873.
Crotalaria Burkeana 689; dura 689; paniculata 689; retusa 689; sagittalis 689; striata 689.
Crotalidae 1005.
Crotalus 1005; adamanteus 1007; horridus 1008.
Croton mollucanus 862; Tiglium 861.
Cruciferae 643.
Crustaceae 958.
Cryptocarya australis 852.
Cryptogia grandiflora 786.
Cteniza 963.
Ctenophora 940.
Cubeba officinalis 851.
Cucumis macrocarpa 722; Melo 720; myriocarpus 720; sativus 720; trigonus 720.

Culex penicillarius 950; pipiens 950, 972.
Cumidin 343.
Cupania emarginata 682; sapida 682.
Cupressus thyades 894.
Cupuliferae 869.
Curalues 216.
Curanga amara 837.
Curare 799.
Curculio Oryzae 989.
Cuscuta americana 802.
Cyan s. auch Zyan.
Cyannatrium 402.
Cyanquecksilber 252, 259, 265.
Cycas media 886.
Cyclamen europaeum 772; hederaefolium 772; persicum 772.
Cymol 545.
Cynanchum candatum 784; macrophyllum 784; sarcostemmoides 784; Vincetoxicum 784.
Cynara Scolymus 766.
Cynoglossin 801.
Cynoglossum officinale 801.
Cyperaceae 889.
Cypripedium parviflorum 871; pubescens 871; spectabile 871.
Cyprinus Carpio 997.
Cyrtosiphonia spectabilis 777.
Cyrtosperma 499; Mercusii 888.
Cysticercus acanthotrias 953; cellulosae 944, 953, 955; racemosus 955.
Cystopus cubicus 767.
Cytisin s. auch Zytisin.
Cytisus Adami 691; biflorus 691; capitatus 691; nigricans 691; Ruthenicus 691; sessilifolius 691; supinus 691.
Cytisus laburnum, giftiger Honig durch 1040.

D.

Daboia 1005, 1007.
Dahliafarbstoff 529.
Daia octandra 856.
Daphnandra repandula 852.
Daphne Cneorum 856; Genkwa 856; Gnidium 856; Laureola 856; Mezereum 855; oleoides 856.
Daphniphyllum bancanum 860.
Darmeingießungen 45.
Darmstein 214.
Dasselfliege 970.
Datura alba 811; arborea 811; dassiflorum 810; fastuosa 811; Metel 810; meteloides 811; Stramonium 809.
Daucus Carota 735.
Death Camas 885.
Decticus verrucivorus 970.
Dekahydronaphthalin 376.
Delphinin 598, 1017.
Delphinium Ajacis 599; camporum 598; peregrinum 599; mauritanum 599; scopulorum 598.

Dementia praecox 1024, 1025.
Demodex folliculorum 968.
Dendrocoelum lacteum 952.
Dermanyssus avium Dug. 965; hirundinis 967.
Dermatin 382.
Dermatocentor venustus 966.
Dermatochelys coriacea 1004.
Dermatol 215.
Dermestes lardarius 989.
Derosnesches Salz 636.
Derrid 705.
Derris elliptica 705; uliginosa 705.
Detarium Senegalense 709.
Diabetes insipidus 1024; mellitus 1024.
Diadema setosum Gray 944.
Dial 431.
Diallylbarbitursäure 431.
Diamid 563.
Diamidodiphenyl 380.
Diaminodimethyldiphenyl 380.
Diaminodiphenylmethan 381.
Diamphidia simplex 984.
Dianella intermedia 876; nemorosa 876.
Dianisidin 344, 381.
Diäthylamin 1018.
Diäthylanilin 345.
Diäthylarsin 198.
Diäthylbarbitursäure 427.
Diäthylendiamin 441.
Diäthylketon 418.
Diäthylmalonharnstoff 427.
Diäthylsulfon 483.
Diäthylsulfonäthylacetessigsäure 484.
Diäthylsulfonmethyläthylmethan 482.
Diazetylmorphin 631.
Diabenzol 368.
Diazomethan 402.
Dibenzamid 553.
Dibenzoylamid 564.
Dibenzoylmorphin 631.
Dibotryocephalus latus 954.
Dibromazeton 392.
Dibromdimethyltoluidin 563.
Dibrommethyläther 385.
Dibrompropyldiäthylbarbitursäure 433.
Dicentra formosa 643; pusilla 643; spectabilis 643.
Dichapetaleae 678.
Dichapetalum acuminatum 679; Lolo 679; Lujaei 679; mombongense 679; mossambicense 679; Stuhlmannii 679; tomentosum 679; toxicarium 678; venenatum 679.
Dichinolindimethylsulfat 583.
Dichloranilin 345.
Dichloräthylen 404.
Dichloräthylsulfid 395.
Dichloranthracendisulfonat 525.
Dichloranthracendisulfosäure 526.
Dichlorbenzol 384.
Dichloressigsäure 418.

Dichlorhydrin 440.
Dichlormethyläther 385.
Dicyanamid 237.
Dieffenbachia rex 888; seguine 888.
Digitalein 832.
Digitaliresin 833.
Digitalis ambigua 836; eriostachys 836; ferruginea 836; gigantea 836; nervosa 836; parviflora 836; purpurea 832; giftiger Honig durch 1041.
Digitalisblätter 833.
Digitalisextrakt 833.
Digitalispulver 833.
Digitalistinktur 833.
Digitonin 832.
Digitoxin 832.
Dihydrochinizin 745.
Dihydrocinchonizin 745.
Dihydroharmin 670.
Dihydronaphthaakridinkarbonsäure 536.
Dihydronaphthalin 376.
Dihydrooxykodeinonchlorhydrat 634.
Dihydroxylbenzol 349, 370, 371.
Dijodacetylen 424.
Dijodmethylimidoazol 582.
Dijodphenol-p-sulfonsaures Quecksilber 261.
Dikodein 634.
Dilleniaceae 605.
Dimethylamin 1018.
Dimethylaminomethylparaminobenzoyloxybutanhydrochlorid 409.
Dimethylanilin 345.
Dimethyläthylkarbinol 396.
Dimethylbenzol 586.
Dimethylbrenzkatechin 883.
Dimethylguanidin 393.
Dimethylketon 366.
Dimethyloxybenzidin 381.
Dimethylparaphenylendiamin 544.
Dimethylphosphin 532.
Dimethylsulfat 23, 129.
Dimethylsulfonäthylmethylmethan 483.
Dimethylsulfondiäthylmethan 483.
Dimethyltoluidin 563.
Dimethylxanthin 393, 394, 655.
Dinitrobenzol 362.
Dinitrobrucin 799.
Dinitrochlorbenzol 385.
Dinitrokresol 531, 559.
Dinitronaphthol 531, 586.
Dinitronaphtholsulfosaures Natrium 532.
Dinitrophenol 375.
Dinitrosoresorcin 532.
Dinitrostrychnin 799.
Dinitrotoluol 560.
Dinkelabzug 909.
Dinophis 1005.
Diodon coeruleus 994; orbicularis 994.
Diogenal 433.
Dionaea muscipula 715, 1016.

Dionin 634.
Dioscoracea 873.
Dioscorea 648; bulbifera 874; daemona 874; hirsuta 873; pentaphylla 874; villosa 874.
Dioskorecin 874.
Dioskorin 874.
Diospyros Ebenaster 775; Malacapai 775; montana 775; toxicaria 775.
Dioxyaceton 367.
Dioxydiamidoarsenobenzol 203.
Dioxynaphthalin 536.
Dipenten 734, 851.
Diphenylamin 345.
Diphenylaminfarbstoffe 532.
Diphenylin 380.
Diphenylendioxyd 478.
Diphenylkarbinol 381.
Diphenylketipinsäure 927.
Diphenylketon 418.
Diphenylpyrazolkarbonsäure 571.
Diphenylquecksilber 261.
Diphosgen 494.
Diphyllin 642.
Diplokokken 360.
Diplotaxis erucoides 644.
Dippels Tieröl 572.
Dipropylbarbitursäure 432.
Dipsaceae 752.
Dipsadomorphus dendrophilus 1005.
Diptera 969, 970.
Dipterocarpeae 654.
Dipterocarpus turbinatus 654.
Dirca palustris 856.
Discophori 944.
Dispholidus typus 1005.
Diss 927.
Distomum haematobium 952.
Distomumarten 944.
Ditamin 779.
Ditarindenbaum 779.
Dithiocyansaures Aethyl 402.
Dithicyansaures Kalium 402.
Dithiosalicylsaures Natrium 552.
Diuretin 394.
Dizyan 501.
Djelatong 863.
Dju-dju, Vergiftungen bei den 10.
Dodonaea viscosa 682.
Doliaria 1016.
Doliocarpus strictus 605.
Doliophis bivirgatus 1006.
Dolium galea 956.
Dolomedes fimbriatus 963.
Dolomedes 963, 964.
Dorema Ammoniacum 735.
Dormiol 421.
Dorstenia contrajerva 867.
Dosten 840.
Dotterblume 594.
Doundakérinde 737.
Douradinha 750.

Dowersches Pulver 615.
Dromia Rumpfii 960.
Drosera communis 715; rotundifolia 715.
Droseraceae 715.
Dryobalanops Camphora 654.
Duboisia Hopwoodii 818; myoporoides 818.
Duboisin 818.
Dulcin 375.
Dynamit 148, 414.
Dynamitfabriken 236.
Dysoxylon amooroides 678; caulostachyum 678.
Dysoxylum aculangulum 678; arborescens 678.
Dysphania myriocephala 842.

E.

Eau d'Arquebuse 839; de Cologne 477, 511.
Ebenaceae 775.
Eberwurz 765.
Ecbalion Elaterium 721.
Echidna hystrix 1012; setosa 1012.
Echidnase 1007.
Echidnin 1007.
Echidnotoxin 1007.
Echiin 801.
Echinacea angustifolia 753.
Echinocarpus 499.
Echinocereus mammillosus 725.
Echinococcus polymorphus 953.
Echinodermata 943.
Echinops Ritro 767; sphaerocephalus 767.
Echinorhynchus gipas 946.
Echis 1005.
Echitenin 779.
Echites biflora 779; difformis 779; venenosa 779.
Echium vulgare 801.
Echtblau 527, 531.
Echtgelb 531.
Efeu 736.
Ehretia 802.
Eibe 895.
Eiche 869.
Eier 1035; Giftwirkung von schlechten 1029.
Eiereiweiß 1035.
Eierkuchen 1035; arsenhaltig 177.
Einbeere 883.
Eiscreme, Giftwirkung durch zersetzte 1029.
Eisen 317.
Eisenalbuminat 318.
Eisenblech, verzinktes 248.
Eisenchlorid 317, 318.
Eisensesquichlorid 317 ff.
Eisensulfat 318.
Eisenvitriol 317, 318 f.

Eishai 998.
Eiweiß 1015.
Eiweißvergiftung 47.
Ekelschwamm 912.
Ekgonin 668.
Ekrasit 374.
Elaeodendron glaucum 680; orientale 680.
Elapidae 1005.
Elaps 1005.
Elarson 190, 205.
Elaterin 721.
Elaterium 721.
Elayl 402.
Eledone moschata 955.
Elemiharz 676.
Elephantenläuse 684.
Elephantopus tomentosus 767.
Elephantorrhiza 710.
Embarin 261.
Embelia Kraussii 774; Ribes 774.
Embeliasäure 774.
Emailleure 292.
Emaillierwerke 34, 94.
Emaillit 404.
Emetin 746.
Emodin 848.
Emetoidin 746.
Emulsin 498.
Endoconidium temulentum 890, 917.
Engraulis 995.
Entada scandens 711
Entamoeba histolytica 938.
Enterolobium 648; Timbouva 711.
Entseuchung durch Blausäure 497.
Entzündungsgifte 32, 120 ff.
Entzündungsstoffe 21.
Enzyme 1016.
Eosin 525, 526.
Epeira diadema.
Ephedra vulgaris 891.
Ephedrin 892.
Ephippiger Brunneri 989.
Epicanta caustica 989; ruficeps 989.
Epicometis hirsutella 986, 989.
Epilepsie 1021, 1024, 1025.
Epilobium hirsutum 719.
Epiphyllum Russelianum 725.
Equisetaceae 932.
Equisetum arvense 932, 933; hiemale 932; limosum 932; palustre 932.
Erdbeeren 1039.
Erdmolch 1002.
Erdnuß 696.
Erdnußkuchen 862.
Erdnußölkuchen 696.
Erdöl 385.
Eremophila maculata 838.
Eremostachys superba 841.
Ergotinin 919, 920.
Ergotinsäure 919.
Ergotismus 924 ff.

Ergotoxin 919, 921.
Erica B 527.
Ericaceae 769.
Erikolin 769.
Eriobotrya japonica 713.
Erisyphe Tuckeri 907.
Erun 220.
Erysimum aureum 643; cheiranthoides 643; crepidifolium 643; nanum 646; Perowskianum 643.
Erysimupikron 643.
Erysipelas 1020.
Erysolin 643.
Erythrophlaein 710.
Erythrophlaeum judiciale 10, 710.
Erythroxyleae 657.
Erythroxylon Coca 657.
Eschscholzia californica 642.
Escorpion 1004.
Eselsdistel 766.
Esox lucius 995.
Espartogras 891.
Eßgeschirre 311.
Essig 495.
Essigessenz 494.
Essigsäure 494.
Essigsaure Tonerde 315, 317.
Essigsprit 495.
Ethylfluid 286.
Eucalyptol 717.
Eucalyptus globulus 716.
Eucalyptusöl 716.
Euchresta Horsfieldii 691, 712.
Eugallol 370.
Eugaster 969; guyoni 989.
Eugenia caryophyllata 718; Chekan 718; jambolana 718; pimenta 718.
Eugenol 605, 718, 853.
Eukain 573.
Eukodal 634.
Eukodin 634.
Eukupin 745.
Eupagurus Prideauxii 943.
Eupatorin 754.
Eupatorium ageratoides 754; perfoliatum 754
Euphorbiaceae 857.
Euphorbia aleppica 858; canariensis 857; corollata 858; cotinifolia 858; cyparissias 857; Dinteri 858; Drummondii 858; eremophila 858; Esula 857; geniculata 858; helioscopia 858; Ipecacuanha 858; Lathyris 858; marginata 858; neglecta 859; neriifolia 858; Peplus 857; pilulifera 858; platyphyllos 858; pubescens 858; resinifera 857; sanguinea 859; Sibthorpii 858; spartaria 859; Tirucalli 858; verrucosa 858.
Euphorbium 859.
Euphorin 579.
Eupteron nodosum 735.

Eurotium malignum 906.
Eurybia moschata 752.
Euscorpius europaeus 960.
Eustrongylus gigas 948.
Evernia vulpina 927.
Evonymus atropurpureus 680; europaeus 680.
Exalgin 538.
Excoecaria Agallocha 864; Dallachyana 864; virgata 864.
Exhalationsluft 1026.
Exspirationsluft 1026.
Extractum Filicis maris 931; panchymagogum 849; Rhei compositum 849.

F.

Fagara flava 672; xanthoxyloides 672.
Fagaramid 672.
Fagarastrum capense 672.
Fagin 869.
Fagus silvatica 869.
Farben, arsenhaltige 178.
Färbereien 124.
Farbstoffe, organische 527.
Farnextrakt 928.
Farnöl 929.
Farnwurzel 928.
Faulbaum 713.
Fäulnisgifte 1016.
Fehlingsche Lösung 274.
Feldziest 841.
Felle, arsenhaltige 178.
Fenchelöl 734, 839.
Fenchon 734.
Fermente 1016.
Ferridzyankalium 502.
Ferrozyankalium 502.
Ferrosilizium 171.
Ferula communis 734; galbaniflua 735; Narthex 734; persica 734; Schair 735.
Festuca Hieronimi 891.
Fettkraut 838.
Feuerlöscher 446.
Feuersalamander 1002.
Fibrolysin 411.
Fichtennadeln 892.
Ficoideae 725.
Ficus amboinensis 867; cordifolia 867; hispida 867; procera 867; toxicaria 867.
Ficusarten 580.
Fidschi-Inseln, Vergiftungen auf 10.
Fingerhut, roter 832.
Filaria Bancroftii 948; loa 948, 950; medinensis 949, 950; papillosa 949; sanguinis 945, 948.
Filmaronöl 931.
Filzhutfabrikation 257.
Finnen 953.
Fische 989; Giftwirkung durch zersetzte 1029.

Fischkonserven 1038, 1040.
Flachs 657.
Flagellaten 940.
Flake white 294.
Flavanilin 528.
Flavaspidinsäure 928.
Fleisch 1019.
Fleischkonserven 1038.
Fleischvergiftung 1030.
Fleurya aestuans 869.
Flieder, persischer 677.
Fliege 970; spanische 986.
Fliegenpilz 912.
Flindersia australis 673.
Flohkraut 847.
Flores Cinae 759.
Floripondio 811.
Fluggea obovata 859; Wallichiana 859.
Flunder 997.
Fluor 107.
Fluor-Bier 109.
Fluorescein 526, 530.
Fluorescin 530.
Fluorkachexie 108.
Fluorkalzium 108.
Fluornatrium 108, 109.
Fluoroform 459.
Fluorophyll 846.
Fluorose 108.
Fluorsilber 109.
Fluorsilizium 173.
Fluorwasserstoff 173.
Fluorwasserstoffsäure 28, 107.
Flußsäure 107.
Fo 543.
Fockea multiflora 787.
Foeniculum capillaceum 734.
Fontaria gracilis 969.
Formaldehyd 377.
Formaldehyd-Milch 1037.
Formamid 419.
Formamidquecksilber 261.
Formamint 380.
Formanilid 539.
Formica rufa L. 983.
Formin 379.
Fowlersche Lösung 179; 181, 183.
Franciscea uniflora 818.
Frauen als Vergifterinnen 9.
Freiberger Hütten, Arsen durch 183.
Friars Balsam 552.
Fritillaria imperialis 878.
Frosch 992.
Froschlöffel 888.
Fuchsflechte 927.
Fuchsin 179, 180, 344, 528.
Fugufische 993.
Fumariaceae 642.
Fungi 899.
Furfurol 571.
Furube 993.
Fusarium roseum 907.

Fuselöl 407.
Fußbodenöl 357.

G.

Gadinin 995, 1018.
Gadong 873.
Gadus morrhua L. 997.
Gährungsamylalkohol 407.
Galanthus nivalis 872.
Galbanum 735.
Galega officinalis 694.
Galegin 694.
Galium triflorum 751.
Galle 573.
Gallenpilz 910.
Gallensäuren 573.
Gallesia gorazema 846.
Gallilepsis laureola 765.
Gallium 315.
Gambogiasäure 651.
Gânjâh 865.
Gänseei 1035, s. auch Eier.
Gänsefuß 843.
Gänsesterbekraut 643.
Garcinia Forsteriana 651; Morella 651.
Garn, bleihaltiges 293.
Garneele 959.
Gase, Aufnahme der 22.
Gasoform 220.
Gasolin 388.
Gasterostei 991; aculeatus 991.
Gastrolobium callistachys 689; grandiflorum 689; spinosum 689.
Gastropacha trifolii 973.
Gastrophilus equi 972.
Gastropoda 955.
Gaswerkteer 576.
Gauchheil 774.
Gaultheria procumbens 769.
Gaultherilen 769.
Gautan Kura 822.
Geanothus americanus 681.
Gegengifte 12.
Geißeltierchen 940.
Geißospermin 780.
Geißospermum Vellosii 780.
Geißraute 694.
Gelatine, arsenhaltig 177.
Gelbkreuz 395.
Gelbling, falscher 911.
Gelenkrheumatismus 1025
Gelsemin 787.
Gelseminin 787.
Gelsemium elegans 789; sempervirens 787; giftiger Honig durch 1040.
Gelseminsulfat 788.
Gembanga rotundifolia 886.
Genista 691; ephedroides 690; florida 690; germanica 690; monosperma 690; tinctoria 690.
Genußmittel, bleihaltige 294.
Geoffrea surinamensis 706.

Geophilus longicornis 969.
Geophila macropoda 751; reniformis 751.
Geraniaceae 671.
Geraniol 716.
Germanium 216.
Germaniumdioxyd 216.
Germer 884.
Geschirr, bleihaltiges 293, 294.
Geschwülste durch Gifte 18.
Getränke, alkoholische 523 f.
Geum urbanum 713.
Gewehröl 391.
Gewöhnung 28.
Gibberella 907.
Gießfieber 246, 250.
Gift, Definition von 14; Geschichte 5; metallisches 41; organisches 42; Schicksal·im Körper 23; zu Selbstmord 8.
Giftablagerung 24.
Giftausscheidung 35.
Giftbol 872.
Giftgesetze 15, 16, 17.
Giftlattich 766.
Giftmenge 19.
Giftmilchling 916.
Giftmorchel, stinkende 917.
Giftnachweis 39.
Giftpepton 1007.
Giftpflanzen 591.
Giftreizker 916.
Giftsumach 685.
Giftverbleib 21.
Giftwirkung, Bedingungen für 19.
Giftwirkungen 31; örtliche 33; von Schweiß 1027; des Speichels 1026.
Gilbagre 997.
Gillenia stipulacea 713; trifoliata 713
Ginseng 648.
Ginster 690.
Gips 236.
Gironniera reticulata 864.
Gisekia pharnacioides 725.
Githagin 649.
Gitterblume 872.
Giya 785.
Gladiolus communis 873.
Glasätzer 107.
Glasfabriken 94.
Glasperlenversilberung 232.
Glasur 311.
Glasuren 292.
Glättolin 390.
Glaucium luteum 641.
Glechoma hederacea 841.
Gleditschia triacanthos 711.
Gleditschin 711.
Gleisse 732.
Globularetin 839.
Globularia Alypum 839.
Globularin 839.

Globuline 1015.
Gloriosa superba 882.
Glossina morsitans 971, 972.
Glukokochlearin 409.
Glukonasturtin 643.
Glukotropäolin 645.
Gluta Renghas 684.
Glutarsäurenitril 401.
Glutinpeptonsublimat 261.
Glyceria aquatica 889.
Glycosurie, toxische 38.
Glyciphagus prunorum 968.
Glykocholsaures Natron 573.
Glykokoll-Quecksilber 268.
Glykozyamidin 1021.
Glyzerin 413.
Glyzerintrinitrat 414.
Gnetaceae 891.
Goapulver 705.
Gold 312.
Goldchlorid 312.
Goldkaliumcyanid 313.
Goldlack 646.
Goldmagnesium 312.
Goldregen 691.
Goldschwefel 207.
Golubatzer Fliege 971.
Gommalin 649.
Gompholobium uncinatum 689; virgatum 689.
Gonococcus 900, 1020.
Gonolobus Cundurango 786.
Gonorrhoe 1020.
Goodeniaceae 767.
Gordonia javanica 652.
Gossypium herbaceum 654.
Götterbaum 676.
Gottesgnadenkraut 837.
Gottesurteilsrinde 710.
Gouania 680.
Gramineae 889.
Grana Tiglii 861.
Granatapfelstrauch 716.
Granaten 392.
Gras-Miere 650.
Grasblüten 909.
Gratiola officinalis 837.
Gratiolin 837.
Gratiosolin 837.
Grays Lösung 340.
Gregarinen 939.
Grenadin 529.
Grewia asiatica 656; mallococca 656.
Grießspeisen 1031.
Grindelia robusta 752, 754.
Grubengas 399.
Grubenkopf 954.
Grün 292.
Grünkreuzstoff 494.
Grünspan 180, 275, 278.
Guachamaca toxifera 780.
Guacin 752.

Guajacum 648; officinale 670.
Guajakharz 671.
Guajakol 346, 348.
Guajakolcarbonat 348.
Guajazetin 349.
Guanidin 393, 1018.
Guanin 393.
Guano 395.
Guarea Aubletii 678; trichiloides 678; tuberculata 678.
Guäthol 349.
Guatteria veneficiorum 605.
Guayusa 679.
Guazuma tomentosa 656.
Guhrdynamit 416.
Guignets Grün 320.
Guilandina dioica 709.
Gummigutt 651.
Gundelia Tournefortii 767.
Gundelrebe 841.
Gunera perpensa 719.
Gurjunbalsam 654, 708.
Gurke 720.
Gurkenbrühe 720.
Gustavia augusta 718; brasiliensis 718; speciosa 718.
Gutti 651.
Guttiferae 651.
Gymnema 499.
Gymnocaster arcticus 993.
Gymnocladus 648; canadensis 709.
Gymnodonten 998.
Gymnodontes 993.
Gynandropis triphylla 647.
Gynocardia odorata 647.
Gynura Pseudochina 767.
Gypsophila 648.
Gyrocarpus asiaticus 715.
Gyromirta esculenta 918.

H.

Haarbalgparasit 968.
Haarfärbemittel 294.
Haarfärber 257.
Haarfärbung 543.
Haarlemer Öl 893.
Haarwässer 357.
Haasia firma 852; squarrosa 852.
Habitima 638.
Hackfleisch 10, 30.
Haemadictyon suberectum 779.
Haemadipsa ceylonica 944.
Haemamoeba Malariae 939.
Haemanthus toxicarius 872.
Haematin 36, 37, 38.
Haematoporphyrin 36, 37.
Haematoporphyrinhydrochlorid 527.
Haematoxylin 709.
Haematoxylon Campechianum 709.
Haemochromogen 37.
Haemodoraceae 873.
Haemoglobine 1015.

Haemosporidien 939.
Hafer 889.
Haffkrankheit 178.
Hagebutte 979.
Hagenia abessinica 714.
Halkajod 106.
Hallersches Sauer 129.
Haloragidaceae 719.
Hamamelidaceae 712.
Hamamelis virginica 712.
Hanahirinoki 771.
Hanf, indianischer 784.
Haplocarpha lyrata 767.
Haplotaxis auriculata 767.
Harmalin 670.
Harmin 670.
Harminsäure 670.
Harn 1020.
Harnbacterium 1020.
Harnblase, Nichtaufnahme durch 22.
Harnsäure 1015.
Harnstoff 1021.
Harntoxizität 1024.
Harpullia arborea 682; rupestris 682; thanatophora 682.
Hartpech 577.
Hartriegel 775.
Haschisch 865.
Hasenschrot 290.
Hauhechel 707.
Hausen 996, 998.
Hausfliege 970.
Haut als Schutzorgan 21.
Hebeloma fastibile 912.
Hechte 954, 992.
Hechtrogen 997.
Heckennessel 841.
Hectin 206.
Hedeoma pulegioides 842.
Hedera Helix 736.
Hederasäure 736.
Hederich 644.
Hederin 736.
Hedonal 426.
Hedwigia balsamifera 677.
Heerabolmyrrhe 677.
Hefe, 28, 905, 1018.
Helenium autumnale 755; tenuifolium 755.
Helfenberger Mittel 931.
Helianthus annuus 755; tuberosus 755.
Heliotropium europaeum 801; parviflorum 801.
Helleborin 596.
Helleborus Dumetorum 596; foetidus 596; niger 596; viridis 596.
Helmia daemona 873.
Helmintosporium 907.
Helmitol 380.
Heloderma horridum 1004.
Helvella esculenta 918.
Helvellasäure 918.

Hemerocampa Leukostigma 982.
Hemialbumose 162.
Hemileucidae 974.
Henous 986, 989.
Heracleum lanatum 734; Spondylium 734.
Herbe à diable 752, 772; à pisser 752.
Herbstgrasmilbe 967.
Herbstzeitlose 878.
Hering 996, 998, 1040.
Heringslake 477.
Heringsrogen 997.
Herniaria 648
Hernandia ovigera 855; sonora 855.
Heroin 634.
Heroinismus 635.
Herz und Gift 44.
Herzgift 10.
Herzmuschel 956.
Heteromoriba arborescens 735.
Heteroxanthin 394.
Hetralin 380.
Heu 889, 909.
Hexa 532.
Hexal 380.
Hexalin 376, 536.
Hexanitrodiphenylamin 532.
Hexatoma bimaculata Fabr. 972.
Hexahydropyridin 584.
Hexamethylentetramin 379, 441.
Hexamethylguanidoniumjodid 393.
Hexenkraut 651.
Hexenmehl 532.
Hexenpilz 910.
Hexeton 584.
Hexyllupetidin 584.
Hexyltrimethylammoniumchlorid 441.
Hibiscus Rosa sinensis 654.
Himmelsbaum 676.
Hippocastanaceae 683.
Hippomane Mancinella 863.
Hippomarathrum Libanotis 735.
Hirschhornsalz 229.
Hirtentäschel 646.
Hirudo ceylanica 944; vorax 944.
Histiogaster spermaticus 968.
Hobo 991.
Hochofen 20, 35.
Hochofenteer 575.
Hoffmanns Tropfen 439.
Höhlensalamander 1003
Hohlwurzel 642.
Holokain 581.
Holigarna ferruginea 684; longifolia 684.
Höllenstein 230.
Holunder 737.
Holzbock 965.
Holzessig 496.
Holzessigsäure 494.
Holzgeist 472, 533.
Holzschwamm 910.

Homalanthus populifolius 863.
Homalomena cordata 888.
Homarus marinus 959.
Homäthinkokain 668.
Homatropin 817.
Homeria aurantiaca 871.
Homobrenzkatechin 372.
Homochelidonin 641, 642, 643.
Homoioceltis aspera 866.
Homomethinkokain 669.
Homopropinkokain 669.
Honig 770, 771, 1040, 1041.
Honigwasser 1041.
Hopfen 864.
Hopfenmehl 864.
Hopfenöl 864.
Hopfenpflücker 865.
Hornfärber 292.
Hornisse 983.
Hosackia Purshiana 694.
Hostien, Arsen in 176.
Hoya australis 786.
Hummeln 983.
Hummer 959, 1040.
Hummermayonaise 959.
Humulus Lupulus 864.
Hundeholzbaum 705.
Hundskirsche 736.
Hundspetersilie 732.
Hundswürger 784.
Hundswut 1020.
Hunteria corymbosa 777.
Hura crepitans 864.
Hurin 864.
Hüttenkatze 300.
Hüttenrauch 179.
Hyaenanche globosa 860.
Hyalomma aegyptium Lin. 967.
Hydnocarpus alpinus 647; inebrians 499, 647; Wightiana 647.
Hydrangea 648; arborescens 715; grandiflora 715; Hortensia 715; paniculata 715.
Hydrangenol 715.
Hydrastin 595.
Hydrastinin 595.
Hydrastis canadensis 595.
Hydrazin 563.
Hydrazinsulfat 563.
Hydrazobenzol 368.
Hydrazotoluol 560.
Hydrobenzamid 553.
Hydrochinon 352, 370, 769.
Hydrocotyle asiatica 726; javanica 726; vulgaris 726.
Hydrohydrastinin 595.
Hydrokaffein 749.
Hydrokollidin 995.
Hydrokotarnin 637.
Hydrol 528.
Hydrolutidin 584.
Hydromedusen 937.

Hydrophidae 1005.
Hydrophyllaceae 801.
Hydrophis 1005.
Hydrothionaemie 1028.
Hydrothionurie 1020.
Hydroxylamin 22, 153.
Hydrozoa 940.
Hygrin 668.
Hyla arborea 1001; venulosa 1002.
Hymendodictyon excelsum 746.
Hyoscyamin 803, 809, 814.
Hyoscin 809.
Hyoscyamus albus 814; Falezlez 803; muticus 804, 814; niger 811.
Hypericineae 651.
Hypericum crispum 651.
Hypholonia fasciculare 911.
Hyphomycetes 906.
Hypnal 421.
Hypnotoxin 942.
Hypoderma bovis Deg. 970.
Hyposulfite 141.
Hypoxanthin 393, 394.
Hyssopus officinalis 839.
Hystrix cristala 1012.

I.

Ibervillea Sonorae 723.
Ibogain 780.
Icaja 798.
Ichneumonidae 984.
Ichthyol 579.
Ichthyotere Cunabi 753, 766.
Ichthysmus paralyticus 998.
Icica Icicariba 676.
Igel 25.
Igongo 694.
Ikan bibi 994.
Iktrogen 690.
Ilex aquifolium 679; Cassine 679, 747; Dahoom 679; paraguayensis 679, 747; religiosa 679.
Illecebraceae 842.
Illicineae 679.
Illicium anisatum 605; religiosum 605.
Illigera pulchra 715.
Imidoazole 582.
Imidoharnstoff 393.
Immunitäten 25.
Impatiens nolitangere 671; Roylei 671.
Indarsol 205.
Indazinblau 532.
Indien, Vergiftungen in 10.
Indigo 645.
Indigofera australis 694.
Indikan 545.
Individualität 19, 24 ff.
Indoinblau 532.
Indol 545, 1018.
Indulinsulfonsaures Natron 531.
Inflatin 767.
Influenza 1021.

Infusion von Kochsalz 50, 51.
Infusorien 940.
Inga senegalensis 710.
Ingweressenz 477.
Ingweröl 477.
Inocybe frumentacea 907; rimosa 912.
Insecta 969.
Insektenpulver 756.
Insuline 1027.
Inula Helenium 755.
Ipecacuanha 25, 746.
Ipeconal 432.
Ipoh Aker 799.
Ipomoea muricata 802; Purga 802; Turpethum 802.
Irideae 871.
Iridium 333.
Iris foetidissima 871; germanica 871; pseudocornus 871; sibirica 871.
Isatis tinctoria 645.
Isatropylkokain 668.
Isoakonitin 600.
Isoamyläther, essigsaurer 398.
Isoamylhydrokuprein 745.
Isoamyltrimethylammoniumchlorid 441
Isoapiol 733.
Isobutylalkohol 473.
Isobutylchlorid 409.
Isobutyllupetidin 584.
Isobutylnitrit 409.
Isocyanbenzol 458.
Isocyanpropionsäure 402.
Isodipyridin 572.
Isoform 398.
Isonitrile 401.
Isonitrosoverbindungen 418.
Isopentylalkohol 407.
Isopentylsäure 405.
Isopral 424.
Isopropylalkohol 366, 418, 512.
Isopropylmorphinäther 632.
Isopropylpropenylbarbitursaures Pyramidon 432.
Isosafrol 853.
Isothiocyanallyl 646.
Isotoma axillaris 769.
Isotoma Brownii 769; longifolia 768.
Isotomin 768.
Isotropis 689.
Isovalerianylharnstoff 405.
Isozikutin 729.
Isozyansäure 502.
Ixodes ricinus 965, 966; bicornis 966; holocyclus 966.

J.

Jaboridin 674.
Jaborin 674.
Jacquinia arborea 774; armillaris 774; obovata 774; Seleriana 774.
Jagdzieke 691.
Jalape 802.

Jamaika-Ingwer 477.
Jasmin, gelber 787.
Jasminum glabriusculum 775.
Jateorrhiza Calumba 608.
Jatropha Curcas 860, 871; gossypifolia 860; Manihot 498, 860; multifida 860.
Javellesche Lauge 89.
Jequirity 28.
Jervin 884.
Jod 103.
Jodacetylen 424.
Jodal 426.
Jodbenzin 388.
Joddämpfe 104.
Jodeosin 527.
Jodessigsäureäthylester 385.
Jodessigsäuremethylester 385.
Jodglidine 399.
Jodgrün 527.
Jodide 105.
Jodin 399.
Jodipin 399.
Jodismus 107.
Jodival 399.
Jodmethyl 448.
Jodoform 464.
Jodol 398.
Jodophein 542.
Jodphosphonium 172.
Jodsalze 105.
Jodtinctur 103 ff.
Joduret 478.
Jodzyan 502.
Johannesia princeps 861.
Johannisbeerblätter 908.
Johannisblut 651.
Johanniskraut 651.
Julus terrestris 969.
Juniperus communis 894; oxycedrus 578; Sabina 896; virginiana 894.
Juvenia 543.
Juvenil 543.

K.

Kabliau 997.
Kadaveralkaloide 1016.
Kadaverin 442, 1018, 1021.
Kadelöl 578.
Kadmiumoxyd, essigsaures, kohlensaures, salpetersaures, schwefelsaures 250.
Kadmiumverbindungen 250.
Kaempferia rotunda 871.
Kadinen 894.
Kälberkopf 733.
Kaffee 747; Arsen in 176; -Surrogate 749.
Kainit 174, 225.
Kairin 582.
Kaisergelb 532.
Kaiserkrone 878.

Kaiserling 912.
Kajapin 867.
Kajophora 868.
Kakao 655.
Kakaokuchen 656.
Kakaoschalen 656.
Kakodylsalze 205.
Kakostrychnin 799.
Kalabassenbaum 838.
Kalanchoe spathulata 715.
Kalbstöter 771.
Kalebassenkurare 800.
Kalialaun 315.
Kali, schmelzendes 134.
Kalilauge 132.
Kalisalpeter 157.
Kalisalzgruben 112.
Kaliseife 136.
Kalium antimonicum 207; aurobromid- 312; bioxalicum 459; kohlensaures 85; osmicum 333; telluricum 119; unterphosphorigsaures 173; -Cyanat 502.
Kaliumbichromat 320.
Kaliumbisulfat 130.
Kaliumbisulfit 141.
Kaliumchlorat 90.
Kaliumhypochlorit 89.
Kaliumoxalat 459.
Kaliumperchlorat 94.
Kaliumpermanganat 326 ff.
Kaliumquecksilberjodid 260.
Kaliumsulfat 131.
Kalk 33; gelöschter 235.
Kalkbrennen 236.
Kalkmilch 235.
Kalkmörtel 235.
Kalkstickstoff 237.
Kalkverbindungen 234.
Kalmia angustifolia 770, 1040; cuneata 770; hirsuta 1040; latifolia 770, 1040; Arten, giftiger Honig durch 1040.
Kaltvulkanisation 140.
Kalzium-Arsenpulver 176.
Kalzium carbonicum 236.
Kalziumcyanamid 237.
Kalziumkarbid 171.
Kalziumphosphat 174.
Kamphen 851.
Kampfer 853.
Kampferbaum 654.
Kampferol 855.
Kampferöl 853.
Kampferoxim 418.
Kanadischer Tee 769.
Kancerin 1021.
Kandelaber-Euphorbie 858.
Kannabin 865.
Kannabinon 865.
Kannabisbalsam 865.
Kanthariden 937.

Kantharidenpflaster 987 ff.
Kantharidin 970, 986.
Kapronaldehyd 716.
Kapronsäure 1018.
Kapzaisin 822.
Kapsikol 822.
Karakurte 964.
Karausche 992.
Karbaminsäure 426
Karbaminsäuremetatolylhydrazid 579.
Karbaminsaures Ammoniak 229.
Karboldampf 354.
Karbolineum 556.
Karbolöl 355.
Karbolsäure 22, 350, 557.
Karbothialdin 435.
Kardobenediktenkraut 766.
Kardol 684.
Karettschildkröte 1004.
Karminsaures Ammoniak 36.
Karnitin 951.
Karnosin 951.
Karpfen 992, 996.
Kartoffel 820.
Kartoffel-Bovist 917.
Kartoffelbranntwein 510, 514.
Kartoffelsalat 1029.
Karvon 732.
Karwinskia Humboldtiana 681.
Kasago 994, 997.
Kaschubaum 684.
Käse 294.
Käsegift 1037.
Käsevergiftung 1036.
Kastanie 683.
Kat 680.
Katzenschlange 1005.
Kaugoed 725.
Kautschuk, bleihaltig 311.
Kautschukfabriken 94.
Kaviar 997.
Kawaharz 851.
Kawahin 851.
Kawapfeffer 851.
Kellerhals 855.
Kentucky-Kaffeebaum 769.
Kerbel 734.
Kerman 220.
Kermes minerale 207.
Kerosin 386.
Ketonsäure 986.
Kicksia arborea 780.
Kienöl 579.
Kieselfluorammonium 221.
Kieselfluorkalzium 221.
Kieselfluornatrium 109, 220.
Kieselfluorwasserstoffsäure 220.
Kieselgurstaub 236.
Kigelia africana 647.
Kinderspielzeug, arsenhaltiges 180.
Kirosko-Baum 10.
Kirschgeist 510.

Kirschkerne 500.
Kirschlorbeer 713.
Kirschlorbeerwasser 497, 500, 713.
Kladothrix 898.
Klapperschlange 1008, 1009.
Klapperschlangengift 1007.
Klavin 919.
Klee, schwedischer 694.
Kleesalz 459.
Kleesäure 459.
Kloakengas 116, 117.
Kloakenreiniger 143.
Knallsäure 503.
Knoblauch 876.
Knoblauchgeruch durch Arsen 198.
Knoblauchöl 411, 644.
Knochenentzündung, multiple, recidivierende 166.
Knollenblätterschwamm 914.
Knöterich 847.
Knowltonia rigida 594; vesicatoria 594.
Koagulation 121.
Kobalt 332.
Kobaltchlorid 332.
Kobaltsulfat 332.
Kobaltultramarin 180.
Kobaltzyanid 502.
Kobaltzyankalium 502.
Kobra 1006.
Kobragift 1007.
Koccidien 939.
Kochgeschirre 311.
Kochsalz 224.
Kodein 610, 632.
Kodeonal 634.
Koffein 652, 656, 679, 682, 747.
Koffeinsulfosaures Natrium 749.
Kohlenleuchtgasfabriken 229.
Kohlenoxyd 20, 34, 35, 55, 385, 503; Geschichte 55; Vorkommen 56; Blut 57; Ursachen der Giftwikung 61; Individualität und K 63; Entstehung der Vergiftung 65, Formen der Vergiftung 67ff.; das Erkennen von K 79; biologisch 80; Behandlung 81.
Kohlenoxysulfid 119.
Kohlensäure 83.
Kohlensaurer Kalk 236.
Kohlensaures Ammoniak 229.
Kohlensaures Natron 225.
Kohlrüben, Giftwirkung von 1029.
Koka 657.
Kokaäthylin 669.
Kokabasen 668.
Kokablätter 657.
Kokain 574, 657.
Kakainismus 662.
Kokamin 668.
Kokkelskörner 12, 606.
Kokons 974.
Kolanuß 656, 747.

Kolchizin 878 ff.
Kollagen 1015.
Kollargol 234.
Kollidin 584, 943, 1018.
Kolliquation 121.
Kollodium 417.
Kollodiumwolle 148.
Koloquinten 722.
Kolozynthin 722.
Kolumbatscher Fliege 971.
Kolumbische Maiskrankheit 904.
Kommabazillus 477.
Kongestin 941.
Königswasser 153.
Konicin 726, 1017.
Konserven 1038; bleihaltige 293; -Essenz 177.
Konsolicin 802.
Konsolidin 802.
Kontragerbin 867.
Konvallarin 874.
Konvallamarin 874.
Konvolvulin 802.
Konydrin 726.
Kopaivbalsam 708.
Kopaivharz 708.
Kopaivöl 708.
Kopellidin 584.
Koprinchlorid 442.
Kopsia flavida 778.
Korallin 178, 530.
Koriamyrtin 687.
Koriander 735.
Kornrade 649.
Kornutin 919.
Korsakoffsche Psychose 1024, 1025.
Kosaprin 542.
Kosmisches Pulver 181.
Koso 714.
Kosotoxin 714.
Kostus 767.
Kotarnin 639.
Krabben 942, 960.
Krankheit 14.
Krankheit und Vergiftung 17.
Krankheitsgifte 1020.
Krasmina 998.
Kratokbohne 498.
Krätzmilbe 967.
Kreatinin 393, 1015.
Krebs durch Arsen 190.
Krebsdistel 766.
Krebse 958.
Krebskonserven 1040.
Kreolin 556.
Kreosol 346, 372.
Kreosot 346.
Kreosotarbeiter 576.
Kreosot-Phosphot 347.
Kresole 555.
Kresotal 347.

Kresotinsaures Natrium 553.
Kresse 643, 645.
Kreuzotter 1006, 1008, 1009.
Kreuzottergift 1007.
Kreuzspinne 963.
Krevetten 942.
Kribblinge 972.
Kristallviolett 529.
Krocin 873.
Krokus 873.
Kronwicke 696.
Kropf 108.
Krotalin 1007.
Kröte 999.
Krotonharz 861.
Krotonöl 861.
Krotonsäure 414.
Krotonolsäure 861.
Krotonylsenföl 644.
Kryofin 542.
Kryptogamen 898.
Kryptopin 637.
Krysolein 109.
Krysolgan 312, 357.
Ksopo 786.
Kubebenöl 851.
Kubebensäure 851.
Kuchen 357; Arsen in 176.
Küchenschelle 592.
Kugelblume 839.
Kugelfisch 994.
Kuhblume 594.
Kuhweißen 837.
Kumarin 545, 693.
Kumarsäureanhydrid 545.
Kuminaldehyd 677, 716.
Kümmel 732.
Kümmelöl 732.
Kumulatron 24.
Kunstdünger 174.
Kunstseideindustrie 124.
Kupfer 274.
Kupferacetat 276.
Kupferalbuminat 278.
Kupferamalgam 255.
Kupferarbeiter 279.
Kupferarsenit 179.
Kupferchlorid 275.
Kupferkarbonat 276.
Kupferoxychlorid 276.
Kupferoxyd 275.
Kupferoxyd-Ammoniak 276.
Kupfersalmiak 280.
Kupfersulfat 276 ff.
Kupfervitriol-Kalkmischung 276.
Kurare 608, 775, 856.
Kurarin 800.
Kürbis 722.
Kurellas Brustpulver 111, 710.
Kurrinia zeylanica 680.
Kusa uzu 600.
Kusso 714.

L.

Labiatae 839.
Labidieropsis arbicularis 860.
Labrus-Arten 993, 995.
Lachesis 1005.
Lachgas 146.
Lachnanthes tinctoria 873.
Lachs 952, 996; in Büchsen 1040.
Lachsrogen 997.
Lackindustrie 142.
Lackrot 292.
Lackschildlaus 580.
Lactaria acuminata 778.
Lactarius deliciosus; insulsus 917; nector 917; piperatus 917; pyrogalus 917; rufus 917; scrobiculatus 917; torminosus 916; vellereus 917.
Lactotoxine 1036.
Lactuca tartarica 766; sativa 766; Scariola 766; virosa 766.
Laffisch 991.
Lagenandra toxicaria 888.
Lagenaria vulgaris 720.
Laktukarium 766.
Laktophenin 541.
Laktylphenetidin 541
Lamblia intestinalis 940.
Lamellibranchiata 956.
Lantana brasiliensis 839.
Lantanin 839.
Lansium domesticum 678.
Lanthan 335.
Lanthannitrat 335.
Lanzenschlange 1008.
Laportea moroides 869
Lappakonitin 600.
Lasia heterophylla 498; Zollingeri 888.
Lasiocampa vulnerans 974.
Lasiosiphon eriocephalus 856; Kraussii 856.
Lasius fuliginosus 983.
Latrodectes 963; lugubris 964; tredecim gutt. 964.
Laubfrosch 1001; brüllender 1002.
Lauchhederich 644.
Laudanin 637.
Laudanosin 637.
Laudanum 618.
Laugen 132.
Laugenessenz 132.
Launaea pinnatifida 767.
Lauraceen 550.
Laurineae 852.
Laurocerasin 498.
Laurotetanin 852, 853.
Laurus Camphora 853; Tinus 737.
Läusekraut 598.
Läusesamen 883.
Lavandula Spica 840; vera 840.
Lawuo-Wurzel 694.
Lebensbaum 893.
Lebenskraft 26.

Leberegel 952.
Lebertran 405, 997.
Lecheguana Wespe 681.
Lederbaum 687.
Lederschildkröte 1004.
Ledum palustre 771.
Ledumkampfer 771.
Legen 989.
Leguminosae 688.
Leichenalkaloide 1016.
Leichenmuskarin 1018.
Leim 1015.
Leinöl 657.
Leinölkuchen 657.
Lentibularieae 838.
Leonurus cardiaca 841.
Lepidium oleraceum 645; owaihiense 645; piscidium 645; ruderale 645; sativum 645.
Lepiota Vittadinii 912.
Lepidoptera 969, 972.
Lepidotrigla Bürgeri 991.
Leptandra virginica 838.
Leptus autumnalis 967.
Letternmetall 206.
Leucaena glauca 711.
Leucanthemum vulgare 756.
Leucojum aestivum 872.
Leuconotis eugenifolius 776.
Leucothoe Catesbaei 771; Grayana 771; revoluta 771.
Levkoje 645.
Lewisite 206.
Leydenia gemmipara 938, 939.
Lezithin 1015.
Liatris odoratissima 755.
Licania hypoleuca 713.
Lichen vulpinus 927.
Lichenes 927.
Lichte, arsenhaltige 180.
Lichtensteinia Bailiana 733; Lichtensteinia interrupta 733.
Liebesapfel 819.
Lignosulfit 137, 141.
Ligroin 388.
Ligusticum levisticum 734.
Ligustron 775.
Ligustrum vulgare 775.
Liliaceae 874.
Lilie, chinesische 872.
Limburger Käse 1038.
Limonen 732.
Limulus rotundicanda 997.
Linaceae 656.
Linamarin 498, 656.
Linaria vulgaris 837.
Linum catharticum 657; usitatissimum 498, 656.
Liparis 974.
Lippia dulcis 839.
Lippia-Öl 839.
Lippiol 839.

Liquidambar styraciflua 712.
Liquor Aluminii acetici 315; Ammonii anisatus 146; Ammonii caustici 143; Ferri sesquichlorati 317; Hollandicus 443; Kalii caustic. 132; Pearsonii 180.
Liriodendron tulipiferum 605.
Lithium 227.
Lithiumchlorid 228.
Lithraea venenosa 684.
Litsea chrysocoma 853; javanica 853; latifolia 853.
Llanosia Toquian 652.
Loasa hispida 719; Mentzelia 719; oligosperma 719; tricolor 719.
Loaseae 719.
Lobelia inflata 767; longiflora 768; nicotianaefolia 768; rhynchopetalum 768; salicifolia 768; serrata 768; syphilitica 768; Tupa 768.
Lobeliaceae 767.
Lobelin 50, 767.
Löffelkraut 409, 645.
Loganiaceae 787.
Loko-Kraut 694, 695.
Lolch 889.
Lolium linicola 891; perenne 891; temulentum 889.
Lonicera coerulea 736; xylosteum 736.
Lophopetalum pallidum 680; toxicum 680.
Lophozozymus ephiliticus 960.
Lorchel 918.
Loretin 478.
Lötmassen 311.
Lotos 651.
Lotus arabicus 694; australis 694.
Löwenmaul 837.
Löwenzahn 754.
Lucilia macellaria 970.
Lucuma Bonplandia 498.
Ludwigia erigata 719.
Lugolsche Lösung 103.
Luminal 433.
Lunasin 673.
Lungenentzündung 18.
Lupanin 689.
Lupetidine 584.
Lupinidin 689.
Lupinin 689.
Lupinose 690.
Lupinotoxin 690.
Lupinus angustifolius 689; hirsutus 689.
Lupulin 864.
Luridussäure 910.
Luzerne 694.
Lychnis 648.
Lychnol 649.
Lycium barbarum 820.
Lycopersicum esculentum 819.
Lycopodiaceae 933.

Lycopodium Selagq 933; Saussurus 933.
Lycosa Tarantula 963.
Lydit 374.
Lydus 986.
Lygosoma variegatum 1004.
Lykoktonin 600.
Lykorin 873.
Lymantriidae 974.
Lyperia crocea 838.
Lysargin 234.
Lysol 159, 556.
Lysoform 380.
Lythargyrum 282.
Lythraceae 718.
Lytta vesicatoria 986.

M.

Mabuia multifasciata Kuhl 1004.
Macaranga spinosa 862.
Machau 679.
Madagascar, Vergiftungen auf 10.
Madarpflanze 785.
Madenwurm 950.
Maerua angolensis 647.
Magdalarot 532.
Magentarot 528.
Magnesium 226.
Magnesiumoxyd 227.
Magnesiumsulfat 226.
Magnoliaceae 605.
Magonia pubescens 683.
Maiblume 874.
Maikäfer 989.
Mais 903.
Maisbacillen 903.
Maisbrandpilz 909.
Maismalz 1018.
Maiwurm 986.
Makassaröl 499.
Makrele 997, 1018, 1040.
Malachitgrün 529.
Malakin 542.
Malaria 970.
Malmignatte 964.
Malonal 427.
Malonetia nitida 780.
Malonitril 401.
Malonsäure 414.
Malpighiaceae 687.
Malva moschata 838.
Malvaceae 654.
Malztreber 1036.
Mammea americana 652.
Mammillaria uberiformis 725.
Manchestergelb 531.
Manҫonin 710.
Mandarin 527.
Mandaringelb 531.
Mandeln, bittere 500, 510.
Mandioca 860.
Mandragora 818.

Mandragorin 818.
Manihot utilissima 860.
Mangan 326.
Manganarbeiter 329.
Mangandampf 330.
Manganismus 329.
Manganoxydul, kohlensaures 328.
Manganoxydulsulfat 328.
Mangansulfat 328.
Mangifera foltida 683; indica 683; Kemanga 683; macrocarpa 683; racemosa 684.
Mango 683.
Mapou 769.
Maretin 579.
Margaropus annulatus 967.
Marginki 995.
Marienkäfer 989.
Marlea rotundifolia 736.
Marlea tomentosa 736; vitiensis 736.
Marron 529.
Marsdenia erecta 786.
Martinsschlacke 174.
Martinsgelb 531.
Marzipan 357.
Massilia 8.
Matai nimate 10.
Maté 679, 747.
Matricaria neglectifolia 754; nigellaefolia 753.
Matrin 706.
Matthiola livida 646.
Mauerpfeffer 715.
Mäuseschrot 220.
Mäusetyphus 901.
Mauvein 532.
Meconopsis aculeata 642.
Medicago sativa 694.
Medinal 432.
Medusen 993.
Meeraal 992.
Meerhase 955.
Meerhecht 993.
Meerrettich 646.
Meerträubchen 891.
Meerzwiebel 877.
Meerzwiebel-Sauerhonig 877.
Meerzwiebeltinktur 877.
Megalopygidae 974.
Megastoma entericum 940.
Mehl, arsenhaltiges 177.
Mehlspeisen 1031; zersetzte 1029.
Mehltau 907.
Mekonsäure 636, 638.
Melampyrum arvense 837; silvaticum 837.
Melanorrhoea Curtisii 685.
Melanthin 598.
Melde 843.
Meletta venenosa 995.
Melia Azederach 677; dubia 678.
Meliaceae 677.

Melianthaceae 683.
Melianthus comosus 683; major 683; giftiger Honig durch 1040.
Melicope erythrococca 672.
Melilotus alba 693; altissimus 693; officinalis 693.
Melinit 374.
Melodinus laevigatus 776; laxiflorus 776; monogynus 776; orientalus 776.
Meloë 986; majalis 989; proscarabaeus 989.
Melolontha vulgaris 989.
Melonenbaum 719.
Melonenemetin 720.
Melothria pendula 721; scrobiculata 721.
Melubrin 571.
Menabea venenata 786.
Meningococcus intercellularis 1020.
Menispermaceae 606.
Mennige 282, 284, 292, 307.
Menstrualblut 1027.
Mentha piperita 840; Pulegium 840.
Menthol 840.
Mentjena 860.
Mephitis 1012.
Mercurialin 862.
Mercurialis annua 862; perennis 862.
Mercurinitrat 259.
Mercurioöl 268.
Mercurisulfat 259.
Merjodin 261.
Merk 733.
Meroxyl 261.
Merulius lacrimans 910.
Mescal buttons 724.
Mesembrin 725.
Mesembryanthemum emarcidum 725; expansum 725; tortuosum 725.
Mesityloxyd 367.
Mesotan 571.
Mesothorium 223.
Meßwein 497.
Mesurol 216.
Metaarsensäureanilid 205.
Metaazettoluid 563.
Metabolische Gifte 937, 1015.
Metadinitrobenzol 362.
Metadioxycholansäure 573.
Metakresol 555.
Metaldehyd 437.
Metallfolie 311.
Metanilgelb 527, 531.
Metanilorange 527.
Metanitroanilin 345.
Metanitrophenol 375.
Metaphosphorsäure 173.
Metaplexis Stauntonii 786.
Metatoluidin 562.
Methaemoglobin 36, 37.
Methan 399.
Methazetin 542.
Methoxykaffein 749.

Methoxysalicylsäuremethylester 794.
Methylal 477.
Methylaldehyd 377.
Methylalkohol 472.
Methylamidooxybenzoat 553.
Methylamin 441, 862, 1018.
Methylanilin 345.
Methylarbutin 769.
Methylarsinsaures Natrium 206.
Methyläthylbromazetylharnstoff 405.
Methylatropin 803.
Methylbenzamid 553.
Methylblau 532.
Methylbromid 447.
Methylchlorid 448.
Methylchloroform 459.
Methylchlorsulfat 392.
Methylenäther 400.
Methylenbichlorid 400.
Methylenblau 526, 532.
Methylendimethyläther 477.
Methylendimethylsulfon 483.
Methylengrün 527.
Methylenjodid 401.
Methylenviolett 526.
Methylfluorid 109.
Methylgrün 529.
Methylguamidin 393, 1018.
Methylhexalin 536.
Methylhexanon 840.
Methylhydrastamid 596.
Methylindolessigsäure 546.
Methylindolkarbonsäure 545.
Methylisopropylzyklohexenon 584.
Methyljodid 448.
Methylkarbylamin 402, 999.
Methylkarbylaminkarbonsäure 999.
Methylketon 757.
Methylkodein 634.
Methylkoniin 726.
Methylkyanäthin 402.
Methylmercaptan 478, 1018.
Methylmorphimethine 631.
Methylmorphin 632.
Methylmorphinchlorid 631.
Methylnitramin 381.
Methylnonylketon 418, 671.
Methylorange 527.
Methylphenole 555.
Methylphenylketon 418.
Methylpropylkarbinolurethan 426.
Methylpyridin 583.
Methylquecksilber 261.
Methylstrychnin 799.
Methylsulfonal 482.
Methylthebain 637.
Methyltheobromin 747.
Methyltriäthylstilboniumjodid 442.
Methyltrihydrooxychinolinkarbonsäure 583.
Methylviolett 529.
Methylwasserstoff 399.

Methyscophyllum glaucum 677.
Metol 405.
Metyl-Protokatechualdehyd 870.
Mezereinsäureanhydrid 855.
Mianawanze 965.
Micrococcus agilis 903; roseus 903; tetragenus 900, 1020.
Microrhynchus sarmentosus 767.
Microsporidien 939.
Microsporon Furfur 907.
Midien 942.
Miere 650.
Mieschersche Schlauch 939, 940.
Miesmuschel 956.
Migraenin 569.
Mikania Guaco 752.
Mikrokokken 900; s. auch Micrococcen.
Milben 965, 967.
Milch, Giftwirkung durch zersetzte 1029.
Milchsäure 414, 1018.
Milchsäurenitril 401.
Milchsaures Strontium 242.
Milchschmutz 1036.
Milchvergiftung 1036.
Milletia caffra 695; ferruginea 695; piscidia 695; sericea 694.
Mimi nanggal 960.
Mimosa pudica 710.
Mimulus moschatus 838.
Mimusops Djave 775; Elengi 775.
Mineralgrün 179.
Mineralwässer, arsenhaltige 192.
Mirbanöl 357.
Mistgrube 117.
Mitragyna speciosa 738.
Mixture vénétienne 543.
Moaholz 673.
Modecca palmata 719; venenata 719.
Modeccin 720.
Moderalkaloide 1016.
Mogdad-Kaffee 709.
Mohaholz 673.
Mohn 609.
Mohnköpfe 610, 611.
Mohnsirup 612.
Mohnstroh 611.
Mohrrübe 735, 749.
Mollusca 955.
Molybdän 334.
Molybdaenwasserstoff 334.
Momordica anthelmintica 723; Cymbalaria 723.
Monilia candida 907.
Monimiaceae 852.
Monobromazetanilid 539.
Monobromazetan 392.
Monobrombernsteinsäure 408.
Monobromessigsäure 419.
Monochloressigsäure 418.
Monochlorpropionsäure 365.
Monojodpropionsäure 365.
Monomethylphosphin 532.

Monotropa uniflora 770.
Monssenna 711.
Montamin 220.
Montanoa floribunda 753; tomentosa 753.
Montrichardia arborescens 888.
Morbus Addisonii 1021; Basedowii 1021.
Morchella conica 919.
Mord durch Gift 8, 12.
Morelia senegalensis 751.
Moringeae 647.
Moringo pterygosperma 647.
Morisons Pillen 651.
Morphin 12, 20, 459, 609, 612 ff.
Morphinätherschwefelsäure 631.
Morphinchinolinäther 631.
Morphinderivate 631.
Morphinist 101.
Morphinismus 620.
Morrhuin 997.
Morvin 1019.
Moskito 972.
Mowrasäure 774.
Mücke 972.
Mucor und Arsen 198; corymbifer 906; piriformis 906; pusillus 906; racemosus 906; rhizopodiformis 906; septatus 906; stolonifer 906.
Mucuna pruriens 979.
Mudarpflanze 785.
Mukonsäure 381.
Müllera moniliformis 705.
Mundulea suberosa 694; Telfairii 694.
Muraena 994; helena 992.
Muraenoidei 992, 994.
Murex brandaris 956.
Musca domestica 970.
Muscal buttons 724.
Muscarin 912.
Muskatblütenöl 852.
Muskatnuß 851.
Muskatnußöl 851.
Mustardgas 395.
Mutterkorn 919; chronische Vergiftung mit 924.
Mydalein 1018.
Mydatoxin 1018.
Mydin 1019.
Mygale avicularis 963, 964.
Mylabris 986.
Myoktoninsäure 750.
Myoporineae 838.
Myriapoda 969.
Myrica acris 718.
Myristicaceae 851.
Myronsaures Kalium 410.
Myrosin 410.
Myrrhe 677.
Myrsinaceae 774.
Myrtaceae 716.
Myrtenol 717.
Myrtol 717.

Myrtus communis 717.
Mytilus edulis 956.
Myxosporidien 939.

N.

Nachtschattengewächse 802.
Nahrungsmittel, bleihaltige 294; kupferhaltige 274.
Nahrungsvergiftung 11.
Naja nigricollis 1005; sputatrix 1005; tripudians 1006, 1008.
Napellin 600.
Naphtha 385.
Naphthalin 533.
Naphthalingelb 531.
Naphthalol 586.
Naphthol 343, 585.
Naphtholgelb 531.
Naphtholkampfer 586.
Naphtholmonosulfosaures Kalzium 586.
Naphthonitril 401.
Naphthylamin 343, 585.
Narcein 637.
Narceinphenylhydrazon 637.
Narcissus orientalis 872; poeticus 872; Pseudonarcissus 872; Tazetta 872.
Narkophin 636.
Narkotin 636, 639.
Narzisse 872.
Nasturtium officinale 643.
Nativelles Digitalin 832.
Natrium benzoicum 552; nitricum 156; silicicum 220; tellurosum 119; unterphosphorigsaures 173; vanadinsaures 216; wolframicum 334.
Natriumaluminat 135.
Natriumapocholat 573.
Natriumbikarbonat 226.
Natriumcadmiumchlorid 250.
Natrium carbolicum 351.
Natriumcholat 573.
Natriumdesoxycholat 573.
Natriumglykocholat 573.
Natriumhyposulfit 141.
Natriumkarbonat 225.
Natriummethylarseniat 176.
Natriumnitrit 152.
Natriumperoxyd 131.
Natriumpersulfat 131.
Natriumplatinchlorid 332.
Natrium, salicylsaures 546.
Natriumsulfantimoniat 207.
Natriumsulfat 130.
Natriumsulfit 140.
Natronlauge 132.
Natronplumbat 292.
Naucoris cimicoides 970.
Nelumbium speciosum 651.
Nematodes 945.
Nematozyster 943.
Nemognatha 986, 989.
Neosalvarsan 204.

Neotrepolin 216.
Nephelium Lougana 682.
Neriin 781.
Nerium Odorum 782; Oleander 780.
Nervengifte 32.
Nesaea verticillata 718.
Neugelb 292
Neurin 441.
Neurodin 579.
Neuronal 446.
Neurosperma cuspidata 720.
Nesselorgane 940.
Neunauge 992, 993.
Neuridin 1018.
Neurin 1018.
Nicandra physaloides 820.
Nickel 330.
Nickelarbeiter 331.
Nickelcarbonyl 331.
Nickelkohlenoxyd 331.
Nickelkrätze 331.
Nickeloxydul, essigsaures 331.
Nickelsulfat 330.
Nicotiana suaveolens 831; Tabacum 832.
Nierenbaum 684.
Nieswurz 12, 596, 884; böhmische 594.
Nigella 648; aristata 598; Damascena 598; sativa 598.
Nikotin 572, 818, 823.
Nirvanol 426.
Nitraria tridendata 670.
Nitrile 401, 501.
Nitroäthan 444.
Nitroanilin 345.
Nitrobenzoesäuren 554.
Nitrobenzol 357, 340.
Nitrobenzolarbeiter 361.
Nitrobenzoldampf 361.
Nitrochlorbenzol 385.
Nitrochloroform 392.
Nitrofarbstoffe 531.
Nitroglycerin 148, 414.
Nitrojute 148.
Nitrolit 375.
Nitromannit 148.
Nitronaphthalin 535.
Nitropentan 397.
Nitrophenole 375.
Nitroprussidnatrium 402.
Nitrose Gase 34, 147.
Nitrose-Schwefelsäure 148.
Nitrosodimethylanilin 345, 528.
Nitrosofarbstoffe 531.
Nitrosomethylurethan 426.
Nitrosomorphin 631.
Nitrotoluol 357, 560.
Nitrozellulose 148.
Noir 527.
Norhyoscyamin 817.
Notaphoebe umbelliflora 853.
Notonecta glauca L. 970.

Novasurol 261.
Novokain 574.
Nukleine 393
Nukleoalbumine 1015.
Nukleoproteide 1015.
Nußcremetorte 1036.
Nuzin 543.
Nymphaceae 651.

O.

Obeahmaenner 10.
Obimaenner 10.
Ochsenfrosch 1002.
Ocimum basilicum 840.
Ocker 317.
Octopus macropus 955; vulgaris 955.
Ölbildendes Gas 402.
Oenanthe crocata 730.
Oenothera 459.
Oidium albicans 907; Tuckeri 907.
Oker 292.
Ol abai 752.
Oleaceae 679, 775.
Oleander 780.
Oleanderrauch 782.
Oleandrin 781.
Oleum 124; animale foetidum 571; cadini 578; camphoratum 853; Juniperi empyreumaticum 578; Rusci 579; succini 579; Templinum 893.
Onagraceae 719.
Ononis spinosa 707.
Onopordon Acanthium 766.
Oomycetes 908.
Oospora porriginis 907; venticilloides 903.
Ophidia 1004.
Ophioxylon serpentinum 777.
Opian 636.
Opiansäure 596.
Opiophagie 620 ff.
Opistoglyphen 1005.
Opium 8, 22, 439, 609, 612 ff, 615.
Opiumessen 620.
Opiumextrakt 612.
Opiumpflaster 614.
Opiumraucher 620.
Opiumtinkturen 610, 611, 621.
Optochin 745.
Orange II 527.
Orangein 537.
Orbis laevus oblongus 997.
Orchideae 870.
Orchipeda foetida 780.
Ordalien 10.
Oreocephalus cristatus 1004.
Orexin 583.
Origanum vulgare 840.
Ormocarpium glabrum 696.
Ormosia dasycarpa 707.
Ornithodoros coriaceus; **turicata**; moubata 966.

Ornithogalum altissimum 878; candatum 878.
Oro 862.
Orphania 969.
Orsudan 205.
Orthoamidosalicylsäure 552.
Orthoazettoluid 563.
Orthobromtoluol 560.
Orthoform 553.
Orthohydrazinparaoxybenzoesäure 565.
Orthokresol 555.
Orthomethylazetanilid 538.
Orthonitroanilin 345.
Orthonitrochlorbenzol 385.
Orthonitrophenol 375.
Orthonitrophenylpropiolsäure 546.
Orthoptera 970.
Orthosulfaminbenzoesäureanhydrid 554.
Orthotoluidin 562.
Orthotoluylrhodanid 501.
Orwin 220.
Oschar 785.
Osmerus eperlanus 997.
Osmium 333.
Osmiumoxyd 334.
Osmiumsäure 333.
Ossifraga gigantea 1012.
Ostracion cornutum; tricaulis 993.
Osteomeles arbutifolia 713.
Osterluzei 849.
Ostrea edulis 958.
Othonnopsis intermedia 767.
Ougeinia dalbergoides 696.
Oxaläthylin 464.
Oxalonitril 401.
Oxalpropylin 464.
Oxalursäure 464.
Oxalsäure 459, 671.
Oxalsäure-Äthyläther 463.
Oxalsaurer Kalk 463.
Oxamid 419, 464.
Oxaminsäure 464.
Oxazime 526.
Oxazone 526.
Oximidverbindungen 418
Oxyakanthin 609.
Oxybenzoesäure 215.
Oxybenzylsenföl 411.
Oxybuttersäure 366.
Oxychinolinmethylhydrür 582.
Oxychinolinschwefelsaures Kalium 583.
Oxydimorphin 627, 632.
Oxydiphenylkarbonsäure 552.
Oxyhaemoglobin 36.
Oxykarbanil 537.
Oxylobium 689.
Oxymel Scillae 877.
Oxymercurichlorphenoxylessigsaures Natrium 261.
Oxymethylsulfonsaures Natron 379.
Oxyphenyläthylamin 919, 1037.

Oxypiperidinsäure 573.
Oxysäuren, aromatische 1018.
Oxytropis Lamberti 696.
Oxyuris vermicularis 945, 950.
Oxyzimtsäureanhydrid 545.
Ozon 110.

P.

Pachygone ovata 608.
Paeonia officinalis 664; Moutan 604.
Paeonol 604.
Pagrus vulgaris Cuv. et Val. 997.
Pain expeller 146.
Palaemon squilla 960.
Palicourea densiflora 750; Marcgravii 750; rigida 750.
Palicouria 750.
Palit 494.
Palmaceae 886.
Panax 648.
Pancratium illyricum 873.
Pangium ceramense 647; edule 498, 647.
Papageifische 993.
Papaver alpinum 640; dubium 640; nigrum 640; nudicaule 640; Rhoeas 640; somniferum 609.
Papaveraceae 609.
Papaverin 636.
Papaw 606.
Paprika 822.
Paraazetanisidin 542.
Paraazettoluid 563.
Parabansäure 464.
Paracetamidophenol 374.
Parachinolintetrahydrürmethoxyl 582.
Parachlorphenol 374.
Paraffinarbeiter 576.
Paraffine 390.
Paraffinkrätze 576.
Paraffinöl 389.
Paraffinum liquidum 801.
Paraformaldehyd 377.
Parahydrangin 715.
Parajodanisol 398.
Parakodin 634.
Parakoniin 729.
Parakresol 555.
Paralaudin 638.
Paraldehyd 434.
Paraldehydismus 435.
Paramaecium coli 940.
Paramethoxypropenylbenzol 732.
Paramidophenol 374.
Paranitroanilin 345.
Paranitrochlorbenzol 384.
Paranitrophenol 375.
Paranoia 1024.
Paraphenylendiamin 543.
Parasorbinsäure 714.
Paratoluidin 562.
Paratoluolsulfochlorid 560.

Paratyphusbazillen 1031.
Paraxanthin 393.
Paridin 883.
Paris obovata 883; polyphylla 833; quadrifolia 883.
Paristyphnin 883.
Parkia africana 710.
Parmelia paricetina 927.
Parmesankäse 1037.
Parpevolin 584.
Parthenin 755.
Parthenium hysterophorus 755.
Parthenocissus quinquefolia 681.
Paruaruima 997.
Parvolin 584, 1018.
Paspalum scrobiculatum 889.
Passiflora Herbertiana 719; quadrangularis 719.
Passifloraceae 719.
Pasta guarana 682, 747.
Pastinaca sativa 733.
Pavia rubra 683.
Paullinia costata 682; cupana 682; Cururu 682; jamaicensis 682; macrophylla 682; meliaefolia 682; pinnata 682; sorbilis 682, 747; trigona 682; uloptera 682.
Paulowilhelmia speciosa 838.
Pausinystalia macroceras 749; Trillesii 749; Yohimbi 749.
Pearsonsche Lösung 181.
Pébrine 939.
Pech 576, 577.
Pechöl 578.
Pedaliaceae 801.
Pedicularis palustris 836.
Pediculoides ventricosus 968.
Pedilanthus tithymaloides 859.
Peganum Harmala 670.
Peirescia lychnidiflora 725.
Pelade 904.
Pelamis 1005.
Pelias 1005.
Pellagra 903.
Pelletierin 716.
Pellitorin 725, 756.
Pelor didactylum 990.
Pelzschwarz 543.
Pemba, Vergiftungen auf 10.
Penicillium brevicaule 184; glaucum 907; italicum 907; olivaceum 907; roseum 996.
Pennyroyal-Öl 842.
Pental 406.
Pentamethylendiamin 442, 1018.
Peptone 1015.
Peptonquecksilber 261.
Perca fluviatilis 997; major 997.
Perchlorate 94.
Pereirin 780.
Pergamentpapier 294.
Pericampylus incanus 608.

Periplaneta orientalis 970.
Periploca graeca 786.
Perlmutterdrechsler 166.
Perlpilz 916.
Permanganat 327.
Peronin 636.
Peronospera viticola 908.
Persea gratissima 853.
Persico 357.
Petermännchen 990.
Petite cigue 732.
Petroleum 385.
Petroleumarbeiter 385.
Petroleumäther 388.
Petroleumdampf 387.
Petromyzon fluviatilis 993.
Peyotl 723.
Pfannkuchen, arsenhaltig 177.
Pfeffer 850.
Pfefferharz 850.
Pfefferminze 840.
Pfefferminzessenz 477.
Pfeile, giftige, 5.
Pfeilhecht 993.
Phellandren 734.
Pfennigkraut 645.
Pferdebiß 1027.
Pferdebremse 972.
Pfifferling 1039.
Pfingstrose 604.
Pfirsichbranntwein 357.
Pfirsichkerne 497, 500.
Pflaumenkerne 500, 713.
Pfriemengras 891.
Pfriemenschwanz 950.
Phallin 914.
Phalloidin 914.
Phallus impudicus 917.
Pharaoschlangen 259.
Phaseolunatin 498.
Phaseolus lunatus 498.
Phenazetin 539.
Phenazin 526.
Phenazinfarbstoffe 532.
Phenazylidin 542.
Phenetidin 539.
Phenetol 375.
Phenetolharnstoff 375.
Phenetylkarbamid 375.
Phenokoll 542.
Phenol 1018.
Phenolkampher 375.
Phenolmethyläther 375.
Phenolphthalein 530.
Phenylamidopropionsäure 689.
Phenylacetonitril 401.
Phenylakrylsäure 545.
Phenyläthyläther 375.
Phenyläthylbarbitursäure 433.
Phenyläthylhydrantoin 426.
Phenyläthylpyrazolammonium 570.
Phenyläthylsenföl 647.

Phenylchinolinkarbonsäure 584.
Phenyldimethylpyrazoljodmethylat 570.
Phenyldimethylpyrazolon 565.
Phenyldimethylpyrazolonamidomethansulfonsaures Natrium 571.
Phenylenbraun 531.
Phenylendiamine 543.
Phenylessigsäure 1018.
Phenylhydrazin 564.
Phenylhydrazinbrenztraubensäure 565.
Phenylhydrazin-Laevulinsäure 565.
Phenylhydrochinazolin 583.
Phenylhydroxylamin 368, 466.
Phenylmethylpyrazol 571.
Phenylmethylpyrazolkarbonsäure 571.
Phenyloxypropionsäure 802.
Phenylpropionitril 643.
Phenylpropionsäure 1018.
Phenylpyrazoldikarbonsäure 571.
Phenylpyrazoljodmethylat 570.
Phenylschwefelharnstoff 412.
Phenylurethan 579.
Phesin 542.
Phialea temulenta 917.
Philodendron guttiferum 888.
Phloridzin 712.
Phloroglucin 928.
Phoma trifolii 1036.
Phoenix 543.
Phora rucifeps 971.
Phoron 367, 368, 414..
Phorogluzin 370.
Phosgen 491.
Posphin 532.
Phosphor 158; roter 170.
Phosphorbronzefabriken 159.
Phosphordampf 159.
Phosphorfabriken 159.
Phosphorige Säure 160.
Phosphorkalzium 171, 174.
Phosphorlatwerge 159.
Phosphorlebertran 159.
Phosphoroxychlorid 172.
Phosphorpillen 159.
Phosphorsäure 173, 174.
Phosphorsäureanhydrid 173.
Phosphorsesquisulfid 119, 171.
Phosphortrichlorid 172.
Phosphorwasserstoff 171.
Phosphorzündhölzchen 159.
Photinnia serrulata 713.
Photodynamische Stoffe 525.
Photosantonin 763.
Phrynea Guaba 964.
Phrynin 998.
Phthaleine 530.
Phthalsäurediäthylester 587.
Phyllanthus Conami 859; Niruri 859.
Phyllobates bicolor. 1001; chocoensis 1001; melanorrhinus 1001.
Phyllocactus Ackermannii 725.
Physalia 941, 942; pelagica 942.

Physaliaarten 943.
Physchlaina praealta 818.
Phytolacca abessinica 846; decandra 846.
Phytolaccaceae 846.
Phytosterin 767.
Picraena excelsa 675.
Pieris ovalifolia 770; formosa 770.
Pikolin 583.
Pikraminsäure 372, 374.
Pikrinsäure 11, 148, 372, 531.
Pikroakonitin 600.
Pikrotoxin 606.
Piliganin 933.
Pilocarpus Jaborandi 674; microphyllus 675.
Pilokarpidin 674.
Pilokarpin 674.
Pilze. 899.
Pilz-Muscarin 912, 913.
Pimelea haemostachya 856; pauciflora 856; simplex 856.
Pimpinella Anisum 732; Panatjan 735; saxifraga 735.
Pinastrinsäure 927.
Pinen 716, 734, 893, 894.
Pinguicula vulgaris 715, 838.
Pinites succinifer 579.
Pinksalz 221.
Pinus australis 892; Laricio 892; pinaster 892; Taeda 892.
Piper Betle 850; Cubeba 851; dariense 850; methysticum 851; nigrum 850; ovatum 850; plantagineum 850.
Piperaceae 850.
Piperazin 441.
Piperidin 584, 850.
Piperin 850.
Piperonylakrylsäure 672.
Piperovatin 756.
Piptostegia Pisonis 802.
Pirarara 997.
Piranhea trifoliata 860.
Pirus malus 712.
Pisces 989.
Piscidia erythrina 705.
Pistacia integerrima 683.
Pithecolobium Saman 74.
Pittosporeae 647.
Pittosporum densiflorum 647; floribundum 647; javanicum 647.
Piturin 818.
Pitury 818.
Piuri 683.
Placenta seminum lini 657.
Plagianthera oppositifolia 860.
Plagianthus spicatus 654.
Plagiomonas urinaria 940.
Planaria gonocephala 952; lugubris 952.
Platanaceae 869.
Platanus occidentalis 869.
Platessa vulgaris 996.

Plathelminthes 944.
Platin 332.
Platinbasen 333.
Platinchlorid 332.
Platurus 1005.
Pleurizin 1021.
Pleuronectus flesus 997.
Pleurotomia 956.
Pleurotus noctilucius 912.
Plomben aus Amalgam 256 ff.
Plotosus anguillaris 991; canius 991.
Plötze 952.
Plumbagineae 772.
Plumbago rosea 772; scandens 772; zeylanica 772.
Plumbisulfat 282.
Plumbosulfid 282.
Plumbum s. auch Blei.
Plumiera acutifolia 779; phagedaenica 779; rubra 779.
Plumbago toxicaria 772.
Pneumokokkus 900.
Pneumonie 1021, 1025.
Podophyllin 608.
Podophyllotoxin 608, 609.
Podophyllum Emodi 609; peltatum 608.
Poison Oak 685.
Polanisia Chelidonii 646; uniglandulosa 646.
Poley-Öl 840, 842.
Polonium 314.
Polycelis cornuta 952; nigra 952.
Polychroit 873.
Polygala 648.
Polygalaceae 550.
Polygonaceae 846.
Polygonum barbatum 846; Fagopyrum 526, 846; hydropiperoides 846; maritinum 846; Persicaria 847.
Polyneuritis 1024.
Polypen 943.
Polypodiaceae 928.
Polyporus officinalis 910; sanguineus 907.
Polypus 955.
Polyscias nodosa 735.
Polistes gallica 983.
Polystichiumsäuren 932.
Polysulfide 115.
Pomaden 357.
Pometia glabra 682.
Ponceau 527.
Ponera 983.
Pongamia Piscidia 705.
Popowia pisocarpa 606.
Porsch 771.
Porschöl 771.
Portwein 510.
Potalia amara 860.
Potentilla Tormentilla 714; Salesowiana 714.
Poterium canadense 714.

Pottasche 85; arsenhaltige 179.
Pottsia Cantonensis 780.
Poudre de tranquillité 208.
Poussière 251.
Practocephalus hemiliopterus 997.
Pratia erecta 769.
Preißelbeere 769.
Preolith 382.
Primula japonica 773; obconica 773; reticulata 774; sinensis alba plena 773; sinensis 773; veris 774.
Primulaceae 772.
Primulakampfer 774.
Primulaverin 774.
Primulin 527, 772.
Primverase 774.
Primverin 774.
Prokosin 714.
Propion 418.
Propionamid 365.
Propionitril 401.
Propionsäure 365.
Proponal 432.
Propylaldehyd 365.
Propylalkohol 418, 511, 512.
Propylamin 365, 1018.
Propylen 417.
Propylidendimethylsulfon 483.
Propylidendisulfon 365.
Propyllupetidin 584.
Propylnitrit 365.
Protargol 234.
Proteide 1015.
Proteroglyphen 1005.
Proteusarten 1029.
Protokatechusäure 371.
Protopin 637, 642, 643.
Protoveratrin 884.
Protozoa 938.
Prozessionsraupe 975, 976.
Prozessionsspinner 973.
Prual 750.
Prulaurasin 713.
Prune 532.
Prunus-Arten 498.
Prunus Cerasus 712; domestica 712; Laurocerasus 713; Padus 713; undulata 713.
Pseudechis 1005.
Pseudoakonitin 600.
Pseudoatropin 817.
Pseudobrucin 777.
Pseudochrosia glomerata 778.
Pseudoephedrin 891.
Pseudohyoscyamin 817, 818.
Pseudoindican 777.
Pseudomorphin 632.
Pseudopelletierin 716.
Pseudopeziza Trifolii 917, 1036.
Psikain 574, 657.
Psoralea 694; pentaphylla 694.
Psorospermien 939.

Psychotrin 746.
Pterigeron ascendens 752.
Pteris aquilina 932.
Pterois volitans 990.
Ptomaine 1016.
Ptomatropin 1029.
Puccinia arundinacea 909; coronata 909; graminis 909; Tragopogi 767.
Pudding 1035.
Puder, bleihaltig 294.
Pulegon 840.
Pulex Cheopis 970.
Pulmotor 49.
Pulsatilla vulgaris 592.
Pulvinsäure 927.
Punica Granatum 716.
Pupillenweite 44.
Purgatin 849.
Purgier-Bärlapp 933; -kraut 837.
Purinbasen 652.
Purpura 1021.
Purpurschnecke 956.
Purshia tridentata 713.
Putrescin 1018.
Pygeum africanum 713; parviflorum 499, 713.
Pyoktanin 529.
Pyramidon 570.
Pyramidonprobe 38.
Pyrethrum carneum 756; caucasicum 756; roseum 756.
Pyrethrotoxinsäure 756.
Pyretol 756.
Pyridin 572.
Pyridinbasen 576, 749.
Pyrodin 564.
Pyrogallol 369.
Pyrogallussäure 369, 674.
Pyrolaceen 550.
Pyrophosphorsäure 173.
Pyrrol 565, 571.
Pyrroldiazolbromid 565.
Pyrroldiazoljodid 565.
Pyrrolkarbonsäure 565.
Pyrosoma bigeminum 939.
Pyrotartronil 401.
Pyrotin 527.
Pythonium Wallichianum 887.

Q.

Quallen 937, 943.
Quamasch 885.
Quamasia 885.
Quartana 939.
Quartanparasit 939.
Quassia amara 675.
Quassiaextrakt 675.
Quassiin 675.
Quebrachin 778.
Quebrachorinde 778.
Quecksilber 40, 251; metallisches, Mißbrauch 257, 258.
Quecksilberamidchlorid 259.
Quecksilberarbeiter 268.
Quecksilberbenzoat 261.
Quecksilberbijodid 260.
Quecksilberchlorid 260.
Quecksilbercyanat 260.
Quecksilbernitrat 252.
Quecksilberoxycyanid 260.
Quecksilberoxyd 252.
Quecksilberschwefelcyanür 259.
Quecksilbersulfid 259.
Quecksilber s. auch Mercur.
Quendel 842.
Quercus gambelli 869; robur 869.
Quillaya Saponaria 648, 714.
Quillajasäure 22, 648, 714.
Quisqualis indica 715.
Quittners Emaillit 404.
Quotidiana 940.
Quotidianparasit 940.

R.

Rabelaisia philippensis 673.
Rade 649.
Radieschen 645.
Radioaktive Stoffe 313.
Radium 313; E und F 314.
Radiumbariumbromid 314.
Radiumemanation 313.
Rainfarnöl 757.
Rainfarn 756.
Raja 993.
Rana esculenta 1001.
Randia 648; dumetorum 746.
Rangoonbohne 498.
Ranunculaceae 591.
Ranunculus acer 592, 593; aquatilis 592; arvensis 592; brevifolius 594; bulbosus 592; Breyninus 594; Ficaria 592, 593; flammula 592; japonicus 592; Sardous 594; sceleratus 182, 592, 594; Thora 594.
Raphanolid 643, 645.
Raphanus raphanistrum 645; sativus 645.
Raps 644.
Rapspreßkuchen 644.
Rasse 27.
Rattenbiß 1026.
Rattengift 159.
Rauchschwadengebiete 137.
Raupen 972.
Raupenhaare 973.
Rauschbrandbazillus 902.
Raute 671.
Rautenöl 671.
Rauwolfia Lamarkii 777; nitida 777; serpentina 777.
Rawatol 220.
Realgar 174.
Rebendolde 730.
Rechtskokain 669.

Reisbrei 1029.
Reizgifte 122.
Reptilia 1004.
Reseda luteola 647; odorata 647.
Resedaceae 647.
Reservekraft 35.
Resorcin 349.
Resorption 21 ff.
Resorzylsäuremethyläther 774.
Rettichöl 645.
Rettich 645.
Rhabarber 459, 848.
Rhabarberkonserven 1039.
Rhaphiden 459, 847.
Rhamneae 680.
Rhamnoglykosid 646.
Rhamnus cathartica 680; Frangula 680; Humboldtiana 681; inebrians 681; Purshiana 680; soporifera 681.
Rhazia stricta 779.
Rheum palmatum 848.
Rhigolen 388.
Rhinantus alectorolophus 836; angustifolius 836; buccalis 837; hirsutus 836; minor 836.
Rhipicephalus simus 967.
Rhipsalis conferta 725.
Rhizoglyphus parasiticus 968.
Rhizoma Parmae 932.
Rhizophora corniculata 774.
Rhizopoden 938.
Rhodamin 527.
Rhodanammonium 501.
Rhodankalium 501, 1018.
Rhodannatrium 501.
Rhodanphenyl 501.
Rhodansalze 500; s. auch Schwefelcyanverbindungen.
Rhododendrin 771.
Rhododendron arboreum 771; chrysanthum 771; cinnabarinum 771; ferrugineum 771; giftiger Honig durch 1040; flavum, giftiger Honig durch 1040; hirsutum 771; hybridum 771; maximum 771; ponticum 771; giftiger Honig durch 1040.
Rhus-Arten 686.
Rhus atra 686; coriaria 686; succedanea 686; Toxicodendron 685; venicifera 686.
Rhynchota 969, 970.
Ricinus communis 862.
Rießschwamm 912.
Ringelnatter 1008.
Ritterling 907.
Rittersporn 598.
Robinia Pseudacacia 695; umbraculifera 695; viscosa 695.
Roburit 362, 365.
Rogen 997.
Rohkresol 556.
Rohpetroleum 385.

Rohrkolben 886.
Röntgenstrahlen 223.
Rosaceae 712.
Rosanilin 528.
Rosanilinfarbstoffe 344.
Rose bengale 525.
Rosmarinöl 839.
Rosolsäure 530.
Roßhaar 292.
Roßkastanie 683.
Rostpilze 908.
Rotzbazillus 902.
Rouhamon guyanensis 799.
Rourea coccinea 688; oblongifolia 688.
Royena villosa 775.
Rübe 645.
Rubia noxia 751.
Rubiaceae 737.
Rubidium 228.
Rubidiumammoniumbromid 228.
Rübsen 644.
Rückenbrecher 678.
Rudbeckia laciniata 755.
Ruellia suffruticosa 838.
Rumex acetosa 847; acetosella 848; Eckloni 848; patientia 845; spinosa 848.
Runkelrüben 901.
Ruß 576, 577.
Rußbrand 909.
Russula cyanocantha 912; emetica 911; fragilis 912; nauseosa 912; sanguinea 912.
Ruta bracteata 671; graveolens 671; montana 671.
Rutin 646.

S.

Sabadilla officinarum 883.
Sabadin 885.
Sabadinin 885.
Sabinaöl 896.
Sacharin 554.
Sacharomyces capillitii 905; ovalis 905; sphaericus 905.
Säckchenkurare 800.
Sadebaum 896.
Safran 873.
Safranin 528, 532.
Safransurrogat 531, 559.
Safren 853.
Safrol 605, 853.
Salamander 1002.
Salamandra maculata 402, 1002.
Salazetol 552.
Salbeiöl 839.
Salicineae 870.
Salicylaldehyd 552.
Salicylamid 552.
Salicylsäure 546.
Salicylsäuremethoxymethylester 571.

Salicylsäuremethyläther 713, 769.
Salicylsäuremethylester 550.
Salicylsäurephenyläther 551.
Salicylsaures Quecksilber 260.
Salipyrin 569.
Salizin 546.
Salpetersäure 153; rauchende 154.
Salpetersaures Kali 157; Natron 156; Silberoxyd 229.
Salpetrige Säure 147, 152.
Salpetrigsäureäther 443.
Salmiakgeist 33.
Salmin 1017.
Salmo salar. 997.
Salol 551.
Salophen 552.
Salvarsan 203.
Salvia officinalis 839; pratensis 839.
Salzäther 442.
Salzbergwerk 225.
Salzgenuß 225.
Salzhunger 31.
Salzmüller 225.
Salzsäure 94.
Salzwirkung 224.
Samandarin 1002.
Samanderin 676.
Samandera indica 676.
Sambucus Ebulus 737; racemosa 737.
Sambunigrin 737.
Samydaceae 719.
Sandbüchsenbaum 864.
Sandelholz 856.
Sanguinaria canadensis 642.
Sanguinarin 640, 642.
Sanseveria thyrsifolia 873.
Santalaceae 856.
Santalol 856.
Santalum album 856.
Santolina Chamaecyparissus 754.
Santonige Säure 763.
Santonin 758.
Santoninoxim 763.
Sapindaceae 681.
Sapindus 648; esculentus 682; Mukorossi 682; Rarak 682; Saponaria 682; Senegalensis 682.
Sapium aucuparium 864; illicifolium 864; indicum 864; insigne 864.
Sapogenin 649.
Saponaria officinalis 649.
Saponaretin 649.
Saponarin 649.
Saponin 648, 649, 681, 711, 725, 746, 752, 774, 874.
Sapotaceae 774.
Sapotoxin 22, 648, 714, 774.
Saprin 1018.
Saprol 556.
Sarcina 996; ventriculi 900.
Sarcocephalus esculentus 737.
Sarcocystis lenella 939.

Sarcolobus globosus 786; Spanoghei 786.
Sarcophaga Wohlfahrti P. 970.
Sarcoptes scabiei 965, 967.
Sarcosporidien 939.
Sarcostemma australe 786.
Sardine 997, 1040.
Sardinellaarten 993.
Sardinin 996.
Sareptasenf 644.
Sarkin 394.
Sarothamnus scoparius 690.
Sarsaparilla 648.
Sassafras officinale 853.
Sassafrasöl 853.
Sassy-Rinde.
Satanspilz 910.
Satin wood 672.
Satinholz 672.
Sattler 361.
Satureja 840.
Saturnismus 283, 289.
Saudistel 755.
Sauerampfer 847.
Sauerkraut 496.
Sauerkrautlake 496.
Sauerstoff 49.
Säuferwahnsinn 514.
Sauria 1004.
Säuregelb S. 532.
Säuregrün 527.
Sauromatum pedatum 888.
Saussurea Lappa 767.
Sautod 843.
Saxifragaceae 715.
Scabiosa succisa 752.
Scaevola Koenigii 767.
Scari 993.
Scarus 995; -Arten 995.
Scatophagus argus 993.
Schachtelhalm 932.
Schafgarbe 754.
Schaftöter 770.
Schaltiere, Giftwirkung durch zersetzte 1029.
Scharlachrotfarbe 531.
Scheeles Grün 179, 184.
Scheidewasser 153.
Schellack 580; arsenhaltig 179; -lösung 510.
Schellfisch 998.
Schierling 5, 726.
Schießbaumwolle 148.
Schilddrüsen 106.
Schilf 889.
Schima Noronhae 652.
Schimmelpilze 906; und Arsen 198.
Schinus 684.
Schira 865.
Schistothorax-Arten 995.
Schistothorax argenteus, orientalis, oxagensis 995.

Schizomycetes 900.
Schkuhria abrotanoides 755.
Schlafgras 891.
Schlafkrankheit 972.
Schlangen 937, 1004; Vergiftung durch 12; -gift 22; -wurzel 754.
Schlei 992, 998.
Schleichera trijuga 499, 683.
Schlempe 496.
Schlippesches Salz 113, 207.
Schlüsselblume 774.
Schmeerwurz 874.
Schmergel 823.
Schmetterlinge 972.
Schmierbrand 909.
Schmierseife 136.
Schminke, bleihaltig 294.
Schnabelkerfe 970.
Schnaps 510; Arsen in 176.
Schnecken 955.
Schneebeeren 737.
Schnurrasseln 969.
Schokolade 655; Arsen in 176.
Schoenobiblus daphnoides 856.
Schokoloade 655; Arsen in 176.
Schöllkraut 640.
Schornsteinfeger 576.
Schotendotter 643.
Schrapnellkugeln, arsenhaltige 179.
Schriftgießer 206.
Schriftsetzer 206.
Schuhe 339, 340, 357.
Schwabenpulver 220.
Schwalbenwurz 784.
Schwarzkümmel 598.
Schwarzwurzel 749.
Schwefel 111.
Schwefelalkalien 115.
Schwefelammonium 116, 118.
Schwefelarsen 185.
Schwefeläther 437.
Schwefelbäder 112.
Schwefelchlorür 140.
Schwefeldioxyd 137.
Schwefelkalium 115.
Schwefelkalzium 112.
Schwefelkohlenstoff 21, 484.
Schwefelkopf 912.
Schwefelkupfer 275.
Schwefelquecksilber 260.
Schwefelleber 115.
Schwefelsäure 20, 124.
Schwefelwasserstoff 112, 116, 119, 385, 1018, 1020.
Schwefelwismut 212.
Schwefelzyankalium 501.
Schwefelzyannatrium 501.
Schwefelzyanwasserstoffsäure 501.
Schwefelzinkpaste 244.
Schweflige Säure 137.
Schweinefinne 953.
Schweinekraut 888.

Schweineseuche 901.
Schweinfurter Grün 176, 179, 180, 181, 184, 194.
Schweiß, Giftwirkung von 1027.
Schwertlilie 871.
Schwimmpolypen 943.
Schwindelhafer 889.
Scilla 459, 877.
Scillain 877.
Scillasirup 877.
Scillipikrin 877.
Scillitoxin 877, 882.
Scirrhia rimosa 889, 957.
Scleroderma vulgare 917.
Sclerotinsäure 924.
Scolopendra morsitans 969; subspiniceps 969.
Scomber 995, 997; carrangus, Kanagurta 995; Pelamys, regalis, scombrus, Thynnus 997.
Scopolamin 809, 811.
Scopolaminum hydrobromicum 814.
Scopolia atropoides 817, 819; carniolica 817; japonica 817, 819; lurida 819; mutica 819.
Scorpaenoidei 994.
Scorpaena porcus, scropha 990.
Scorpio occitanus 960; Orvitanus 960.
Scorpionidae 960.
Scrophularia aquatica 837; nodosa 837.
Scrophulariaceae 832.
Sebastes 990; marmoratus 994, 997.
Sebastiana Palmeri 864.
Sebipira 707.
Secal cornutum 919.
Secamone emetica 786.
Sedobrol 103.
Sedum acre 715.
Seeanemonen 943.
Seebrasse 993.
Seehering 997.
Seehundsfleisch 1019.
Seeigel 943.
Seekrabbe 960.
Seepolypen 1018.
Seeschlangen 1005.
Seestern 944.
Segestria 963.
Seidelbast 855.
Seidenholz 672.
Seidenraupe 974.
Seifen 136.
Seifensiederlauge 132.
Seifenwurzel 649.
Seigle enivrant 917.
Sekisanin 873.
Selaginaceae 839.
Selbstmord 8; Statistik 13.
Selen 119.
Selenige Säure 120.
Selensaures Natron 120.
Selenwasserstoff 120.

Semecarpus Anacardium 684; venenosa 684.
Semikarbazon 839.
Semina Cataputiae majoris 862; minoris 858; Ricini majoris 860.
Sempervivum montanum 715.
Senecin 764.
Senecio canicida 764; cervariaefolius 765; Grayanus 765; Jacobaea 765; Kaempferi 765; latifolia 765; vulgaris 764.
Senecionin 764.
Seneciosäure 765.
Senf 410, 644.
Senffabriken 410.
Senfgas 395.
Senföl 643, 646.
Senfspiritus 410.
Sepedon haemochates 1005, 1008.
Sepsin 1018, 1019.
Septicaemia haemorrhagica 901.
Serjana acuminata 681; communis 681; cuspidata 681; dentata 681; erecta 681; glutinosa 681; grandiflora 681; ichthyoctona 681; inebrians 681; lethalis 681; giftiger Honig durch 1040; noxia 681; piscatoria 681; polyphylla 681.
Serumtherapie 27.
Sesamum indicum 801.
Seseli tortuosum 735.
Setzmaschinen 290.
Shimose 374.
Shoa poka 974.
Sicydium monospermum 720.
Sida asiatica 654; rhombifolia 654.
Sideringelb 320.
Siderosthen-Lubrose 382.
Sideroxylon Borbonicum 775.
Sielarbeiter 117.
Signalpfeifen, bleierne 291.
Siguaterra 993.
Sikimifrucht 605.
Sikimin 605.
Silafica 1004.
Silber 229.
Silberarbeiter 232, 233.
Silbernitrat 230, 231.
Silbersalpeter 230.
Silbersalvarsan 205.
Silicium 220.
Siliciumfluorid 220.
Silurus bagre, militaris 997.
Simaba Cedron 676; Valdivia 676.
Simaruba versicolor 676.
Simarubeae 675.
Simulation, Vergiftung zu 11.
Simulia columbaczensis 971; ornata 972.
Sinalbin 411.
Sinapis alba 411; arvensis 644; nigra 644.

Sinigrin 410.
Sirupus Hypophosphite Fellow 792; Papaveris 612.
Sisymbrium 410; Sophia 645; toxophyllum 645.
Sium latifolium 733.
Skatol 864, 1018.
Skatolkarbonsäure 1018.
Skimmia japonica 672.
Sklerose multiple 1024.
Skoparin 690.
Skopoleine 802.
Skorpion 960.
Skorpionengift 402.
Smalte 180.
Smaragdgrün 179.
Smilacin 874.
Smilax Sarsaparilla 874.
Soamin 205.
Soda 225.
Sodafabriken 94, 124, 225.
Sokodu 1026.
Sokrates 5.
Solanaceae 802.
Solanidin 820.
Solanin 820.
Solanum aviculare 822; Carolinense 822; Dulcamara 820; escuriale 822; incanum 822; Lycopersicum 819, 820; nigrum 820; paniculatum 822; pseudocapsicum 822; sodomeum 822; tuberosum 820; verbascifolium 820.
Solaröl 390.
Solarsan 205.
Solaster papposus 944.
Soldanella 774.
Soldering fluid 242.
Solenoglyphen 1005.
Solidago odora 752; spectabilis 752; Virgaura 752.
Solpugina 965.
Solutio Fowleri 179.
Solventnaphtha 385.
Somnifen 431.
Sonchus arvensis 755.
Soorpilz 907.
Sophora alapecuroides 707; angustifolia 706; japonica 707; mollis 706; tomentosa 706.
Sophorin 707.
Sorbinöl 714.
Sorbus aucuparia 498, 714.
Sorghum halepense 889.
Soukoupira 707.
Soymidia febrifuga 678.
Spanische Fliege 986.
Spanischer Pfeffer 822.
Spartein 690.
Spartium scoparium 690; junceum 691.
Sparus Maena 997; chrysops 993; erythrinus 993; pagrus 900.
Sparusarten 993.

Spatangus purpureus 943.
Speckholz 647.
Speere, giftige 5.
Speichel 1026; Giftwirkungen des 1026.
Speikraut 764.
Speiselorchel 918.
Speisesenf 644.
Speitäubling 911.
Speiteufel 159.
Spelerpes fuscus 1003.
Spermacoce semierecta 751.
Sphacelotoxin 919, 921.
Sphaerechimus granularis 943.
Sphedamnocarpus Angolensis 687; pruriens 687.
Sphyraena barracuda, vulgare 993.
Spiegel als Quecksilberquelle 257.
Spiegelbelegereien 256.
Spießglanzoxyd 207.
Spigelia marylandica 789.
Spilanthes Acmella 755; oleracea 755.
Spillbaum 680.
Spinacia oleracea 845.
Spinat 845.
Spinnen 963.
Spiraea Ulmaria 713.
Spirarsyl 205.
Spirillen 904.
Spiritus Aetheris nitrosi 443; camphoratus 853.
Spirochaete Obermeieri 905.
Spirocid 205.
Spiroptera 946.
Sporozoën 939.
Sprenggelatine 415.
Sprengöl 414.
Sprengstoffe 374, 375.
Sprengstoffabrikation 148.
Springgurke 721.
Springkraut 858.
Springwurm 950.
Spritblau 529.
Spumatolin 649.
Squalus glacialis 998.
St. Antoniuskraut 719.
Stachelbauch 994.
Stachelbeerblätter 908.
Stachelschwein 1012.
Stachys arvensis 840.
Staehelina dubia 767.
Stallfliege 971.
Staniol 294.
Staphylococcus pyogenes aureus 1019 1036.
Statice brasiliensis 772; pectinata 772.
Stechapfel 809.
Stechginster 691.
Stechrochen 993.
Steckschußträger 35.
Steinklee 545, 693.
Steinkohlenteerarbeiter 576.

Steinkohlenteerpech 384.
Steinöl 386.
Steinpilz 1039.
Stellaria graminea 650; helodes 650; Chamaejasme 856.
Stenocarpin 711.
Stenocia apicalis 989.
Stephanssporn 598.
Steppenraute 670.
Sterculia acuminata 656, 747.
Sterculiaceae 655.
Sterigmatocystis Ficuum 908.
Sterlet 996.
Sternánis 605.
Stichling 991.
Stickoxyd 148, 416.
Stickstoffdioxyd 147, 148.
Stickstoffoxydul 146.
Stickstofftetroxyd 148.
Stickstoffwasserstoffsäure 146.
Stilbazolin 583.
Stillingia Agallocha 864; silvatica 864.
Stinkbombe 118.
Stinkmelde 843.
Stinktier 1012.
Stint 997.
Stipa inebrians 891; sibirica 891; tenacissima 891; viridula 891.
Stockfisch, roter 996.
Stocklack 580.
Stomonal 417.
Stomoxys calcitrans 971.
Stör 996.
Stovain 581.
Stovarsol 205.
Strandhering 997.
Streblus asper 866; mauritianus 866.
Streptococcus Erysipelatidis 900; longus 900; pyogenes 900.
Streptokokken 900.
Streptokokkentoxin 1019.
Streptostigma viridiflorum 682.
Strobilanthes callosus 838.
Strongylocentrotus lividus 943.
Strongyloides intestinalis 945, 948.
Strongylus 950.
Strontium 241; lacticum 242.
Strontiumchlorid 241.
Strontiumnitrat 241.
Strontiumoxyd 242.
Strophanthin 782.
Strophantus gratus 782; hispidus 782; Kombé 782; Pierrei 783.
Strümpfe, arsenhaltige 180.
Strychnin 9, 12, 22, 789, 1017.
Strychninsulfat 792.
Strychnodendron barbatimao 710.
Strychnon manicon 809.
Strychnos aculeata 790; alnifolia 789; angustifolia 790; axillaris 789; brachiata 790; Cabalonga 790, 793; Castel-

naei 799; cerasifera 790; cocculoides 789; cogens 799; colubrina 789; Crevauxii 799; Deckindtiana 790; Gauteriana 789; guayensis 799; Gubleri 799; Henningsii 789; hirsuta 800; Icaja 710, 789, 798; Ignatii 789; innocua ; lanceolaris 790; laurina 790; Mangayi 799; Melinoniana 799; nux vomica 789; Potatorum 790; Quagua 790; Rouhamon 799; rubiginosa 800; Schomburgkii 799; Schumanniana 790; spinosa 790; suaveolens 799; Tieuté 789, 799; Tonga 789; toxifera 790, 799; triclisioides 789; Unguacha 790; Vacacoua 790; Wallichiana 799; Welwitschii 790; yapurensis 800.
Sturin 1017.
Stylophorum diphyllum 642.
Stypticin 639.
Styrax 712.
Suberit 383.
Sublimat 12, 251 ff., 260, 265, 267.
Succinytril 401.
Sucrol 375.
Sudanfarbstoffe 531.
Sulfaldehyd 435.
Sulfarsenol 206.
Sulfhaemoglobin 36, 37, 113, 117.
Sulfhaemoglobinaemie 117.
Sulfitlauge 137.
Sulfocyanallyl 410.
Sulfocyanverbindungen 500.
Sulfonal 478.
Sulfonalismus 481.
Sulfonsenföl 646.
Sulfurylchlorid 129.
Sumach 685.
Summitates Sabinae 896.
Sumpfschachtelhalm 932.
Sumpfdotterblume 594.
Sumpfgas 399.
Superbin 882.
Superphosphat 173.
Suppen, Arsen in 176
Suprarenin 574.
Surpalit 494.
Susumbeeren 820.
Swainsonia galegifolia 695; Greyana 695.
Swartzia madagascarensis 707; triphilla 707.
Swietenia humilis 678.
Symphoicarpus foetidus 888; racemosus 737.
Symphorol 749.
Synanceia brachie 990; horrida 990; thersites 990; verrucosa 990, 992.
Synantherias silvatica 887.
Synthalin 393.
Syringin 775.
Syringopikrin 775.

T.

Tabak 823 ff.
Tabakrauch 577.
Tabakrauchen 823.
Tabaksaft 577.
Tabernaemontana dichotoma 780; malaccensis 780; persicariaefolia 780; sphaerocarpa 780.
Tabernanthe Iboga 780.
Taenia echinococcus 953; mediocanellata 954; saginata 954; solium 954.
Taeniura hystrix, magdalena 993.
Talauma macrocarpa 605.
Talisia esculenta 682.
Tamus communis 874.
Tanazeton 757.
Tanazetum vulgare 756.
Tanacetylhydrür 757.
Tanghinia venenifera 778.
Tanzschuhe 339.
Tapeten, arsenhaltige 178, 180.
Tapioka 860.
Tapura guianensis 679.
Taraktogenos Blumei 647; Kurzii 647.
Tarantula 963.
Taraxacum officinale 754.
Tarbophis fallax 1005.
Tarlatan 178.
Tarsenemus 968.
Taschenkrebs 958
Tatraonyx 989.
Traubenzecke 965.
Taumelkerbel 733.
Taumellolch 889.
Taurocholsaures Natron 573.
Tausendfüßler 499, 969.
Tavelsche Kochsalz - Sodalösung 224, 226.
Taxin 895.
Taxus baccata 895.
Taxusblätter 895.
Teak native 673.
Tecoma Leucoxylon 838.
Tee 294, 652, 748; kanadischer 769.
Teer 575, 577.
Teerarbeiter 390.
Teerdampf 577.
Teerdämpfe 576.
Teerextractlanolin 576.
Teerfarbstoffe 527.
Teerkrätze 576.
Teerlanolin 576.
Teeröl 577, 578.
Teerschwefelsalbe 575.
Teerseife 376.
Telephora multipartita 907.
Telfairia occidentalis 720; pedata 720.
Tellur 119.
Tellurdioxyd 119, 213.
Tellurigsaures Natrium 119.
Tellurylkalium 119.

Templetonia egena 689; glauca 689; retusa 689.
Temulin 889.
Tenazit 391.
Tephrosia astragaloides 694; candida 694; cinerea 694; coronillaefolia 694; densiflora 694; macropoda 694; piscatoria 694; rosea 694; tomentosa 694; toxicaria 694; Vogelii 694.
Terminalia Bellerica 715.
Ternstroemiaceae 652.
Terpinenterpin 842.
Terpentindampf 893.
Terpentinöl 892.
Terra di Siena 317.
Tertiana 940.
Tertianparasit 940.
Tetanustoxin 1020.
Tetraäthylammoniumjodür 441.
Tetrabromphenolphtalein 531.
Tetracera Assa 605.
Tetrachloräthylen 404.
Tetrachlorkohlenstoff 446.
Tetrachlorphenolphtalein 531.
Tetradonsäure 994.
Tetragenus 300.
Tetragonurus 995; Cuvieri 904.
Tetrahydroatophan 536.
Tetrahydro-β-Naphtylamin 585.
Tetrajodäthylen 399.
Tetrajodpyrrol 398.
Tetrakodein 634.
Tetralin 376, 536.
Tetramethylammoniumchlorid 441.
Tetramethylammoniumhydroxyd 943.
Tetramethylendiamin 442, 1018, 1021.
Tetramethylguanidoniumjodid 393.
Tetramethylthioninchlorid 532.
Tetranthera amara 853;. citrata 853; intermedia 853; lucida 853.
Tetraphyllus acerbus 989.
Tetrodon; Tetrodon-Arten 993.
Tetrodon chrysops 994; cutaneus 994; Honkenyi 994; immaculatus 994; inermis 998; lineatus 994; pardalis 994; rubripes 994; stellatus 994.
Tetrodonin 994.
Tetrodotoxin 994.
Tetrohydronaphthalin 376.
Tetronal 483.
Tetrophan 536.
Teufelsbaum 678.
Thalassin 941.
Thalassophryne maculosa 991; reticulata 991.
Thalictrum macrocarpum 591; adianthifolium 591; aquilegiaefolium 591; flavum 591; minus 591.
Thalleiochin 744.
Thallin 582.
Thallium 314.
Thalliumacetat 314.

Thalliumsulfat 314.
Thanotophidii 1004.
Thapsia garganica 735.
Thaumetopoeidae 974.
Thea assamica 648; Chinensis 652, 747.
Thebain 637.
Theileriasis 967.
Thein 747.
Theobroma Cacao 655.
Theobromin 394, 655.
Theobrominum natriosalicylicum 394.
Theraphosa 963.
Thermodin 579.
Theuthidae 990.
Thevetia Ahouai 777; neriifolia 777; Yccotli 777.
Thevetiablau 777.
Thevetin 777.
Thialdin 435.
Thiazetsäure 395.
Thiazime 526.
Thiazone 526.
Thiodiglykolchlorid 395.
Thiokatechine 527.
Thionylchlorid 142.
Thiophenol 357.
Thioresorzin 350.
Thiosinamin 411.
Thiotetrapyridin 572.
Thiuret 478.
Thlaspi arvense 410, 645.
Thomasschlacke 173.
Thomasschlackenmehl 23.
Thorium 223, 335.
Thoriumsulfat 223.
Thridax 766.
Thrombidium holosericum 967; tlalsahuate 967.
Thuja occidentalis 893.
Thujaöl 893.
Thujon 757, 839.
Thunfisch 992, 996, 997, 998, 1040.
Thymelaceae 855.
Thymol 841.
Thymolquecksilber 261.
Thymus Serpyllum 842; pelamys 996; vulgaris 841, 996.
Typhaceae 886.
Thyreoidea 1018.
Tiere, ausgestopfte, arsenhaltig 178.
Tiergifte 11, 937.
Tieröl 571, 583.
Tiliaceae 656.
Tillaria Tritici 908.
Tilletia caries 909.
Timarcha 969.
Timbo 681.
Tinca Chrysitis 997.
Tinctura Benzoes 552; Convallariae 875; Jodi 103 ff.; Lobeliae 768; Opii s. Opiumtinktur; Opii crocata 622; Pulsatillae 592 Strophanthi 783.

Titan 217.
Tithymalus Cyparissias 857; latifolius 858; Peplus 857.
Tolamin 560.
Tolidin 344, 380.
Tolit 561.
Tollkirsche 803.
Tollwut 1026.
Toluchinon 371.
Toluidin 339, 562.
Toluifera Pereirae 707.
Tolunitril 401.
Toluol 381, 384, 560.
Toluolnatriumsulfochloramid 560.
Toluylendiamin 563.
Toluylenrot 526.
Toluylsäureamide 563.
Tolyldisulfid 447.
Tolypyrin 569.
Tolysal 569.
Tomate 735, 819.
Tomatenkonserven 820.
Tongefäße, bleihaltige 293.
Tonkabohne 545.
Tootgift 687.
Töpfer 292.
Tormentol 714.
Totenkopf 837.
Totogift 687.
Toxicodendrol 685.
Toxikodendron capense 860.
Toxine 1016.
Toxiresin 833.
Toxoglossa 956.
Toxopneustes lividus 943.
Trachelospermum difforme 779.
Trachinoidei 990.
Trachinus draco 990; radiatus 990; vipera 991.
Tragopogon pratensis 767.
Trapa bespinosa 719; natans 719.
Trauben-Ziegenbart 910.
Traubenholunder 737.
Traubenkirsche 713.
Traubensäure 408.
Treber 1036.
Trema amboinense 864; aspera 864.
Trematoden 944, 952.
Trepol 216.
Tresterbranntwein 510.
Triacetonin 419
Triamidoazobenzol 531.
Trianthema monogyna 725; pentandra 725.
Triäthylamin 1018.
Triäthylphosphoniumjodid 173.
Triazetin 440.
Tribromäthylalkohol 525.
Tribromimidoazol 582.
Tribromphenol 356.
Tribulus cistoides 670; terrestris 670.
Tricalypsa Sonderiana 751.

Trichilia Barraensis 678; Casaretti 678; cathartica 678; emarginata 678; emetica 678; hirsuta 678.
Trichina spiralis 945, 951.
Trichinose 1033.
Trichloranilin 345.
Trichloräthylen 402.
Trichlorbutylalkohol 420.
Trichlorchinon 371.
Trichloressigsäure 419.
Trichlorhydrin 440.
Trichlorisopropylalkohol 424.
Trichlormethylchloroformiat 494.
Trichlormethylformiat 494.
Trichlornitroäthan 392.
Trichloromorphin 631.
Trichlorphenol 374.
Tricholoma rutilans 907; tigrinum 907.
Trichomonas hominis 940; vaginalis 940.
Trichophyton, tonsurans 907.
Trichosanthes aegyptiaca 720; amara 720; cucumerina 720.
Tricosan 737.
Trientalis europaea 774.
Trifolium hybridum 694.
Trigonella cretica 693; Foenum graecum 693.
Trigonellin 693.
Trigonidae 993.
Trigonocephalus 1005; atrox 1009.
Trikodein 634.
Trilit 561.
Trillium 648; pendulum 883.
Trilobin 608.
Trimesurus 1005.
Trimethoxybenzol 867.
Trimethylamin 477, 843.
Trimethylammoniumsulphür 442.
Trimethyläthylblei 286.
Trimethylendiamin 442.
Trimethylguanidin 393.
Trimethylkarbinol 409.
Trimethyloxyäthylammoniumhydroxyd 442.
Trimethylvinylammoniumoxydhydrat 441.
Trimethylxanthin 394, 747.
Trinitroanisol 375.
Trinitrokresol 560, 561.
Trinitrophenol 372.
Trinitrotoluol 561.
Trinkgeschirre 311.
Trinol 561.
Trional 482.
Trioxyanthrachinon 849.
Trioxymethylanthrachinon 848.
Trioxymethylen 437.
Triphal 368.
Triphenylrosanilin 529.
Trisulfokarbonsäure 477.
Trithioaldehyd 435.

Tritol 561.
Triton cristatus 402, 1003.
Tritonium 956.
Trochosarten 963.
Trollius europaeus 596.
Tropaeolum majus 671.
Tropakokain 669.
Tropasäure 802.
Tropasäuretropein 802.
Tropeine 802.
Trophis anthropophagorum 866.
Tropidolaemus 1005.
Tropidonotus natrix 1008.
Trotyl 561.
Trugnattern 1005.
Trunkelbeere 769.
Trygon Kuhlii 993; walga 993.
Trypanosoma gambiense 972.
Tryponosomen 972.
Tsetse-Fliege 972.
Tubain 705.
Tuberkulin 1019.
Tubokurare 800.
Tulipa Gesneriana 878.
Tulipiferin 605.
Tupa Berterii 768; Rhynchopetalum 768; salicifolia 768.
Tupakihi 687.
Turbellarien 952.
Turnbullblau 317.
Turraea obtusifolia 678.
Tuschkästen, arsenhaltige 180.
Tutin 687.
Tutokain 409.
Tutugift 687.
Tylopilus felleus 910.
Typha latifolia 886.
Tylophora fasciculata 786.
Typhotoxin 1020.
Typhus-Koligruppe 1029.
Tyroglyphus farinae 968.
Tyrosin 1018.
Tyrotoxin 1037.

U.

Ulex europaeus 691.
Ultramarin 118, 235.
Umbelliferae 726.
Umbra 317.
Uncaria glabrata 751; ovalifolia 751; pilosa 751.
Unke 1002.
Unterchlorige Säure 89.
Unterphosphorigsaures Kalium 173.
Unterschwefligsaure Salze 141.
Unterschwefligsaures Kalzium 142.
Upsulun 255.
Uran 335.
Uranitrat 335.
Uranoscopus Duvalli 991; Scaber L. 991.
Uranylacetat 335.

Urari 800; s. auch Curare.
Urechitin 779.
Urechites suberecta 779.
Urechitoxin 779.
Uredineae 908.
Urethan 426.
Urishinsäure 685.
Uromyces 908; Viciae 908.
Urotoxischer Koeffizient 1021.
Urotropin 379, 441.
Ursol 527, 528, 543.
Urtica baccifera 868; dioica 868; furialis 868; nivea 868; urens 868.
Urticaceae 864.
Ushâr 785.
Ustilagineae 908.
Ustilago Carbo 909; Ficuum 908; hypodites 909; maydis 909; Phoenicis 908; Tragopogi pratensis 767.
Utricularia neglecta 838.

V.

Vaccinieae 769.
Vaccinium Myrtillus 769; uliginosum 769; Vitis Idaea 769.
Vanadium 216.
Vandellia diffusa 837.
Vangueria pygmaea 747, 751; spinosa 747, 751.
Vanilla planifolia 870.
Vanille 870.
Vanillecreme 1036.
Vanilleeis 871, 1035.
Vanillespeise 871.
Vanillin 870.
Valdivin 676.
Valeraldehyd 716.
Valeriana 840; Dioscoridis 751; officinalis 751.
Valerianaceae 751.
Valeriansäure 405, 1018.
Vapokresolin 559.
Vaseline 390.
Vaselinöl 389.
Vasenol-Quecksilber 264.
Veilchen 723.
Vellosin 780.
Ventox 502.
Veramon 434.
Veratralbin 885.
Veratrin 883.
Veratrol 883.
Veratrum album 884; nigrum 884; viride 884.
Verbascum phlomoides 837; thapsiforme 837; Thapsus 837.
Verbena hastata 839; jamaicensis 839; officinales 839.
Verbenaceae 839.
Verbrechen durch Gift 9.
Vergifter, berufsmäßige 9.

Vergiftung, Behandlung 44; chronische 11; Definition von 15; Diagnose einer 36; Geschichte 5; Statistik 12 ff.
Vermes 944.
Vernonia anthelmintica 752; Hildebrandtii 752; nigritiana 752.
Veronal 427, 433; -Natrium 432.
Veronalismus 430.
Versilberung 232.
Verzinkereien 244.
Verzinnung 311.
Vesicantia 986.
Vesicaria glaphanoides 646; gracilis 646.
Vespa Fruhstorferi 983; germanica 983.
Vespa crabro 983.
Vesuvin 531.
Vibrio cholerae 904, 1020; Finkler 905, 1020; Metschnikoff 904, 1020.
Viburnum Opulus 737; prunifolium 737; Tinus 737.
Viktoriablau 529.
Viktoriagelb 531.
Villates-Lösung 495.
Vinagrillo 963.
Vinca pusilla 784; rosea 784.
Vinchuca 970.
Vincetoxicum officinale 784.
Vinylamin 441
Vinylmorphin 637.
Viola odorata 723; tricolor 723.
Violaceae 723.
Vipera 1005; ammodytes 1006; Berus 1006; aspis 1006; Redii 1008; Russelii 1007.
Viperin 1007.
Viperngift 1007.
Viridin 532.
Vitaceae 681.
Vitellaria mammosa 775.
Vitia elongata 681; hederacea 681; inconstans 681; nivea 681; quadragona 681; trifoliata 681.
Vitriolage 125.
Vitriolöl 124.
Vogelbeerbaum 714.
Vogeldunst 290.
Vorticella ascoidium 940.
Vorticellen 940.
Vulkanisation 140.
Vulkanisierung 379.
Vulpinsäure 927.

W.

Wacholder 894.
Wacholderöl 894.
Wacholderteer 578.
Waffen, vergiftete 7.
Wald-Wachtelweizen 337.
Waldameise 983.
Waldmeister 545, 751.
Waldrebe 591.
Walroßfleisch 1019.

Walsura 648; pinnata 678; piscidia. 678.
Walzenspinnen 965.
Wanzen 970.
Warangapulver 185.
Wasser, arsenhaltiges 178; bleihaltiges 294; destilliertes 109.
Wasserblau 529.
Wasserfrosch 1001.
Wasserkraut, kanadisches 595.
Wassernabel 726.
Wassersalamander 1003.
Wasserschierling 729.
Wasserstoffsuperoxyd 110.
Wasservergiftung 16.
Wasserwanzen 970.
Webstuhlöle 376.
Wein 497.
Weinsäure 408.
Weinsaures Kali 409.
Weinstein 409.
Weintrauben, arsenhaltige 177.
Weißdorn 498, 714.
Weißwein 511.
Wermut 757.
Wermutöl 757.
Wespe 681, 937, 983.
Whisky 473.
White-Hazel 712.
Wichse 357, 361.
Wickstroemia indica 856.
Wiener Ätzkalk 235.
Wigandia urens 802.
Wilkinsons Salbe 575.
Wimperinfusorien 940.
Windeln 357, mit Anilinfarbe 340.
Wintergrünöl 769.
Winterspinat 845.
Wismulen 216.
Wismut 210.
Wismutatem 213.
Wismuthydroxyd 215.
Wismutkaliumtartrat 211.
Wismutcarbonat 211.
Wismutnitrat 119; basisches 211, 212ff.
Wismutoxyd 211.
Wismutoxydjodidgallat 211.
Wismutsalicylat 215.
Wismutsubgallat 211.
Witherit 238.
Wohlverleih 763.
Wolfram 334.
Wolfsbohne 689.
Wolfsmilch 857.
Wollnarzisse 873.
Worara 800.
Wrightia Indigofera 645; piscidia 776; tinctoria 645.
Wurali 800.
Würgkraut 764.
Wurstgift 1018.
Wurstvergiftung 1032.

X.

Xanthin 393.
Xanthinstoffe 393.
Xanthium spinosum 753; strumarium 753.
Xanthone 526.
Xanthoprotein 154.
Xanthotoxin 672.
Xanthoxylon piperitum 672.
Xanthoxylum 648; Aubertia 672; caribaeum 672; flavum 672; scandens 672; veneficum 672; zeylanicum 672
Ximenia americana 679.
Xylol 384, 586.
Xylosteia 736.
Xylylbromid 587.
Xylyljodid 587.
Xysmalobium lopathifolium 786.

Y.

Yaupon 679.
Yerba dellos Perros 764.
Yohimbin 749.
Yoloxychitle 605.
Yoyote 777.
Yperit 395.
Ysopöl 839.
Yucca 648, 860; baccata 876.

Z.

Zahnplomben 256, 257.
Zaponlack 398.
Zaubernuß 712.
Zea Mays 889.
Zecken 965.
Zedernkampfer 894.
Zedernöl 839; rotes 894.
Zedren 894.
Zehrte 952.
Zelluloid 148.
Zelluloidlack 398.
Zement 236.
Zementkrätze 236.
Zenobia speciosa 771.
Zerebroside 1015.
Zerium 312.
Zeriumsulfat 312.
Zichorien-Kaffee 749.
Zimt 852.
Zimtaldehyd 677.
Zimtessenz 477.
Zimtkassienöl 852.
Zimtsäure 545.
Zimtsäure-Benzylester 707.
Zincum chloratum 242 ff.
Zineol 716.
Zingiberaceae 871.
Zink 242; cyanwasserstoffsaures 250.
Zinkdampf 244.
Zinkhütten 249, 251.
Zinkhüttenarbeiter 290.
Zinkoxyd 243, 248.
Zinkstearat 243.
Zinksulfat 243.
Zinn 221; bleihaltiges 311.
Zinnamein 707.
Zinnchlorid 221, 222.
Zinnchlorür 221, 222.
Zinnoxyd, apfelsaures 222.
Zinnoxydul-Natrium, weinsaures 221.
Zinnsalz 221; pflanzensaures 221.
Zinntriäthyl, essigsaures 221.
Zirkon 223, 335.
Zitarin 407.
Zitronellol 716.
Zitronen 673.
Zitronenholz 672.
Zitronensäure 406.
Zitrophen 541.
Zitterrochen 992.
Zitwerblüten 758.
Zitweröl 758.
Zizyphus vulgaris 680.
Zonitis 989.
Zuckersäure 459.
Zuckerwerk, Arsen in 176.
Zündhölzchen, schwedische 119.
Zufallsvergiftungen 11.
Zunge, Traktionen 49.
Zwetschenkerne 500.
Zwiebelöl 411.
Zyanamid 501.
Zyanäthyl 401, 501.
Zyanbenzol 401.
Zyangas 501.
Zyankalium 497, 499.
Zyankohlensäuremethylester 502.
Zyanmethyl 401.
Zyansäure 502.
Zyansaures Kalium 502.
Zyanursäure 502.
Zyanwasserstoffsaures Zink 250.
Zygadenus paniculatus 885; venenosus 885.
Zygophylleae 670.
Zygophyllum coccineum 670; jodocarpum 670; spinosum 670.
Zyklamin 772, 774.
Zyklohexakon 376.
Zyklohexanol 376.
Zyklohexen 376.
Zyklon 502.
Zymarigenin 784.
Zymarin 784.
Zymarose 784.
Zymol 716.
Zynoktonin 600.
Zytisin 688, 692.